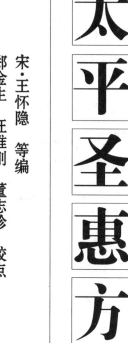

太平圣惠方

宋·王怀隐 等编

郑金生 汪惟刚 董志珍 校点

校点本

上册

U0392009

人民卫生出版社

图书在版编目（CIP）数据

太平圣惠方：全 2 册：校点本/（宋）王怀隐等编；郑金生，汪惟刚，董志珍校点.—北京：人民卫生出版社，2016

ISBN 978-7-117-21245-8

Ⅰ.①太⋯　Ⅱ.①王⋯②郑⋯③汪⋯④董⋯　Ⅲ.①食物疗法-验方　Ⅳ.①R247.1

中国版本图书馆 CIP 数据核字（2015）第 298292 号

人卫社官网　www.pmph.com	出版物查询，在线购书	
人卫医学网　www.ipmph.com	医学考试辅导，医学数据库服务，医学教育资源，大众健康资讯	

太平圣惠方（校点本）
（上下册）

编　　写：宋·王怀隐　等

校　　点：郑金生　　汪惟刚　　董志珍

出版发行：人民卫生出版社（中继线 010-59780011）

地　　址：北京市朝阳区潘家园南里 19 号

邮　　编：100021

E - mail：pmph @ pmph.com

购书热线：010-59787592　010-59787584　010-65264830

印　　刷：三河市宏达印刷有限公司

经　　销：新华书店

开　　本：787×1092　1/16　　总印张：155

总 字 数：3773 千字

版　　次：2016 年 5 月第 1 版　2023 年 12 月第 1 版第 6 次印刷

标准书号：ISBN 978-7-117-21245-8/R·21246

定价（上、下册）：398.00 元

前 言

北宋太平兴国七年（982年），王怀隐等奉敕编纂《太平圣惠方》。书成后于淳化三年（992年）刊行。该书100卷，分1690门，各科医方16 832首，是宋初一部大型官修医书。借助政府组织的优势，该书收集了唐代《备急千金要方》《外台秘要》之后，尤其是唐末五代流传下来的大量珍稀医药资料，并将其印刷成书，颁行天下。该书内容极为丰富，除各科疾病诊治之外，还包括脉学、用药与制药、针经明堂、食治、补益养生等诸多方面。该书对后世医学，乃至对朝鲜、日本等周边国家的医学产生了巨大影响。

一、《太平圣惠方》的编纂与传播

北宋开国皇帝宋太祖赵匡胤、太宗赵光义均十分关注医药，即便在征战之时，也不忘下令收集各地医学资料与药物知识。据《太平圣惠方》御制序，宋太宗在没有登基之前，就已经"求集名方，异术玄针"，"兼收得妙方千余首"。太宗登基之后的第三年，又下令医官院收集经验方万余首，并于太平兴国七年令医官使尚药奉御王怀隐，副史王祐、郑奇，医官陈昭遇四人组织编纂一部大型医书。书成之后，太宗亲自为之作序，并将该书命名为《太平圣惠方》。淳化三年，政府采用当时勃兴的雕版印刷术，将该书刊行并向全国颁布，并令"诸州各置医博士掌之"，使之在各地发挥指导医疗的作用。

时隔1000多年后的2009年，陕西韩城盘乐村发掘出一座宋代壁画墓葬，颜色鲜艳的壁画展示了一幕繁忙的制药图景。图左表现的是药物具体捣、碾、筛的过程，图右的人物则在按书调配药物。其中调剂药物的一男子，他手持的正是《太平圣惠方》。该壁画真实地反映了《太平圣惠方》在当时医药活动中所发挥的切实指导作用。

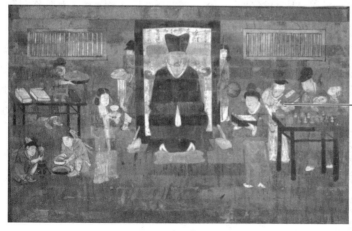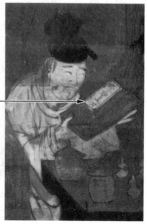

《太平圣惠方》卷帙浩大,翻刻不易。该书在北宋初刊行之后,据现有记载,北宋绍圣三年(1096年)为推广该书有小字刻本。后在南宋绍兴十七年(1147年),福建路转运司"将国子监《太平圣惠方》一部,一百卷,二十六册,计三千五百三十九版,对证内有用药分两及脱漏差误,共有一万余字,各已修改开版"印行。这就是今唯一存世的该书南宋刊本。该本在中国业已无存,但在日本名古屋蓬左文库尚存48卷。此外,据考日本还有一种南宋绍兴间浙刊本《太平圣惠方》,今仅有残卷,存于宫内厅书陵部(4卷)、东京国立博物馆(1卷)。此外,根据存世的以南宋本为资料源头的重抄本有多种,其中多数是日本抄本。

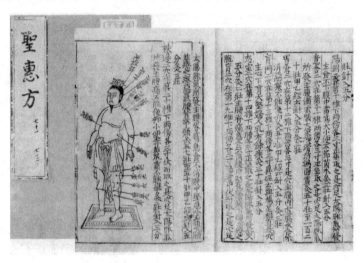

蓬左文库藏南宋绍兴间福建路转运司刊本

《太平圣惠方》的重刊本虽然极少,但其内容却通过后世医书的转载而广泛流传。北宋的《经史证类备急本草》《圣济总录》、南宋的《妇人大全良方》《幼幼新书》、明初的《普济方》等大型医书,或参照该书的编纂方法,或转载其中的内容。此后,朝鲜的《医方类聚》、日本的《顿医抄》等,也都大量引录了该书的文字。1958年,人民卫生出版社首次出版了该书的排印本,并多次重印,加速了该书在现代的流传。

二、《太平圣惠方》的主要内容与特点

宋以前的大型医书,流传后世并产生巨大影响的主要有唐代孙思邈《备急千金要方》(以下简称《千金》)、王焘《外台秘要方》。从编纂的主导思想来看,《太平圣惠方》主要继承了《千金》的传统,即虽以汇集诸病治方为主体,但却不限于医方,而是集当时医学之大成。例如《千金》卷一包括医德、医法、诊候、处方、用药、制药、服药、贮药等内容,卷二十五至卷三十,则收录了药方之外的解毒、救急、食治、养性、诊脉、针灸等内容。受此影响,《太平圣惠方》书前两卷主要是脉法与其他诊法、处方用药、制药服药、药性反畏及五脏诸疾用药法。书后从卷第九十四开始到卷第一百,分别为服食、食治、补益、针经、明堂。因此,《太平圣惠方》并非单纯的医方书,而是以医方为主的大型综合性医书。

该书编纂取材思想虽然深受《千金》影响,但书中的具体资料却不像宋初的《开宝本草》将前代本草内容全部囊括,而是另辟蹊径,收载了大量的唐代《千金》《外台秘要方》等书所不曾收载的内容。该书借朝廷的力量,征集了大批唐后期及五代的珍稀医药资料。例如该书卷第五十五收录的"治三十六种黄证候点烙论并方"、"三十六种黄点烙应用俞穴处",实际上就是早已失传的《点烙三十六黄经》。这一佚存书(原书亡佚但内容尚存他书)展示了当时黄疸的独特分类,保留了早期民间点烙治法的资料。又如卷第三十三的"开内障眼论",详细记载了唐代盛行的白内障针拨手法。又该书最末两卷中,保存了唐代针灸学家甄权《针经》的佚文。由于该书编成于宋初,未经此后校正医书局馆臣修订,因此其中的某些资料还保持了古朴的原貌。例如其中的伤寒、本草、针灸等内容,都保留了今通行的相关著作未经校正前的古貌。另妇科、儿科、外科等卷也都记录了大量的当时诊治方法。由于该书作者均为医家,他们关注的是医术实用性,不大注意标注所引文献的出处,因此其文献价值就不如《外台秘要方》。但只要研读者注意发掘,仍然可从中寻觅到许多唐末五代以前的医药资料。从这个角度来说,此书是宋代与前代医书联系的纽带,是研究宋初及其以前医学发展必不可缺的书籍。

《太平圣惠方》的结构与编纂体例在《千金》的基础上又有了不少改进。唐代《千金》中,已经部分采用了以病分门,门各有论的体例。但《太平圣惠方》将这一体例贯穿全书主体(卷第三至卷第九十三),这种论、方结合的体例,使散乱的医方统一在辨证论治的论说之下。所以该书御制序中说:"凡诸论证,并该其中。品药功效,悉载其内。凡候疾之深浅,先辨虚实,次察表里,然后依方用药,则无不愈也。"

从全书结构来看,《太平圣惠方》在卷帙设置方面明显参考了《千金》,但作出了一些调整,并在编排次序上有较大的改变。该书首列脏腑诸病,卷第三至卷第七以五脏为纲,辑录各脏及相应之腑的理论与病症治疗内容。其次则以内科诸病为主体(外感病在先,内伤病在后),其中卷第八至卷第十四为伤寒,以张仲景《伤寒论》为主;卷第十五、第十六为时气,卷第十七、第十八为热病,汇集了伤寒之外的多种外感病治疗方法;卷第十九至卷第五十九,又分别按病因(风、虚、热劳)、身形(眼、齿、咽喉、口、鼻)及内科诸疾设卷列方。此后,卷第六十至六十八为外科(含痔、痈疽、骨伤、外伤等),卷第六十九至第八十一为妇人科,卷第八十二至第九十三为小儿科的疾病诊治内容,卷第九十四、第九十五为服食,卷第九十六至第九十八为食治、补益,卷第九十九、第一百分别为"针经"、"明堂"。《太平圣惠方》的分卷结构成为北宋末《圣济总录》,乃至元、明、清许多综合性医书的疾病分类基础。

就所收医方而言,《太平圣惠方》多辑录唐末五代至宋初的民间药方,很少取用《伤寒论》等常见医书之方,所以该书有许多无名的"又方"、小方与单方。这些无名方也许就是宋太宗以及医官院收集的众多经验方。毋庸讳言的是,由于受唐代及其以前炼丹服石风气余风的影响,该书卷第九十四、第九十五用了两卷的篇幅收录神仙方与丹药。该书卷第七十六、第七十七涉及妇女生产内容时,还插有具有迷信色彩的产图、神符等。为了保持该书的完整性,校点本未加删节,请读者见谅。

三、关于《太平圣惠方》校点

1958年,人民卫生出版社首次出版的排印本,是根据当时北京市所存的4种抄本为底本排印,其中又以钤有"养安院藏书"(即日本曲直瀬养安院)印记者为"主本"。在当时的情况下,该排印本所选底本已经是最好的了。由于条件限制,此排印本只有句读,没有采用新式标点,且无法获得藏于日本的南宋刊多种残本及精校抄本,因此排印本在校勘标点等方面留下了一些遗憾。此后国内外始终没有出现一种在精选底本与校本基础上的校勘本及现代新式标点本。

1991年,日本大阪才リエント出版社影印了《太平圣惠方》,其中包括日本蓬左文库所

藏的南宋刊本48卷,余卷用抄本配补。1999年,本人在日本访书期间,复制了宫内厅书陵部所藏的4卷南宋刊本(据考为绍兴间浙刊本),以及日本国立公文书馆内阁文库所藏宽政六年(1794年)丹波元悳父子的抄校本(100卷)。上述各本中有南宋刊本50卷(除外重复卷次),为重新校点《太平圣惠方》准备了良好的底本基础。

2012年,人民卫生出版社约请笔者组织力量重校《太平圣惠方》。我的大学同学汪惟刚主任医师(江西原抚州市卫生防疫站站长),偕夫人董志珍研究馆员(浙江衢州市图书馆原馆长),与我联袂担当此任。本次校点,凡有南宋刊本存世的卷次(共50卷)则以宋本为底本,以日本宽政六年丹波氏校勘本为主校本。无宋本存世的卷次则以宽政间的丹波氏抄校本为底本,以其他国内所藏日本抄本为校本,并以《普济方》《医方类聚》等书为参校本(详见书后"校后记")。校勘体例见书前"校点凡例"。全书分上、下两册,每册各50卷。日本丹波氏校勘本之题识作为"附录"置于书后。"附录"之后为"校后记"、"《太平圣惠方·针灸篇》考"。前者详细介绍了本次校勘整理各种有关事宜,后者为黄龙祥教授撰,为《太平圣惠方·针灸篇》的专门研究。书后编制了"方剂索引"。该索引的主体是"方剂笔画索引"及"方剂拼音索引",指示全书各药方所在页码,以适应不同读者的检索需要。

《太平圣惠方》内容非常丰富,很有必要对该书进行深入的研究与整理。本校点本重在校勘整理,略有注释。鉴于个人学识的局限,整理过程中可能还存在不少问题,恳请读者诸君批评指正。

郑金生

2014年2月

校点凡例 ——————————————————————

一、本校点本在人民卫生出版社 1958 年首次句读排印本基础上再加校订。原书凡有南宋刊本存世的卷次(共 50 卷)则以南宋刊本为底本(简称"宋版"),以日本宽政六年(简称"宽政本")丹波(即"多纪")氏校勘本为主校本;无宋本存世的卷次则以宽政本为底本,以其他日本抄本为校本,并以《普济方》《医方类聚》等书为参校本。底本、校本及参校本详细情况详见书末"校后记"。

二、若底本与校本文字有出入,底本有误,则加校注,否则概从底本,不改不注。底本引用前人之文,虽有化裁,但文理通顺,意义无大变者,不改不注。惟引文改变原意,方据情酌改,或仍存其旧,均加校记。

三、本书采用横排简体,现代标点。原书诸如"右件"、"右×味"之类的文字,一仍其旧,不将"右"字改作"上"字。

四、本书序后首为"一百卷排门目录",各卷之前又有分目,今并存之。鉴于"排门目录"各门标题下载有论、方数目,且内容与正文标题不尽相合,故全文保留该篇,另按现代出版物要求,据正文各门标题另行编制目录,下出页码。

五、本书对原有内容不删节、不改编,尽力保持原书面貌。但原书与内容无关的文字(如"某某书卷第×终"之类),径删之。本书下册之后有多纪氏校勘本题识,乃宽政本所有。"附录"为本次校点时所加,内容次第为:"校后记"、"《太平圣惠方·针灸篇》考"、"方剂笔画索引"、"方剂拼音索引"。

六、凡底本多见的异体字、俗写字等,均改作正字,并在"校后记"中统一列表说明,正文中不逐一加注。

七、本次校点原则上遵循 2013 年的《通用汉字规范表》的规定,采用中国大陆通行的规范汉字。少数中医特殊用字及能反映本书时代特征的字词,适当予以保留并在"校后记"中说明理由。其他假借字、古今字、同义字,或底本特殊用字则视情分别处理。以上用字详情请见"校后记"。

八、校点中对药名的处理有如下原则

(1)采用正名,改正误名。误名已积重难返者,从俗不改。药名采用简化字后,无损原义者径改;若可能有损原义,则酌情处理。

(2)体现原著时代特征的药名不改。

(3)外来药物译名酌情处理。

(4)保留药物别名。

根据以上各原则处理后的药名使用详情参本书"校后记"。

九、为保存古籍原貌,本次校点整理对书中实质内容不作任何删改。请读者甄别其中不合时宜的疗法及禁忌等内容,并遵守国家法令,切勿使用古医籍中记载的犀角、虎骨等禁用药物。

十、凡属冷僻的字、词与稀见药名,酌情加以注释。

十一、原书插图以影印为主。若原图文字欠清晰,则重绘植字,所有文字排列方式均依古本。

十二、为免繁注,凡属不合本书用字体例者(如卷首小字病源计数用"首",方计数用"道"等),径改或径补,不注。

御制《太平圣惠方》序[1]

　　朕闻皇王治世，抚念为本。法天地之覆载，同日月以照临。行道德而和惨舒，顺寒暄而知盈缩。上从天意，下契群情，罔惮焦劳，以从人欲，乃朕之愿也。且夫人禀五常，药治百病。能知疾之可否，究药之征应者，则世之良医也。至如风雨有不节之劳，喜怒致非理之患，疾由斯作，盖自物情。苟非穷达其源，窥测其奥，徒烦服食以养于寿命，消息可保于长生矣。自古同今，多乖摄治。疾之间起，积之于微。势兆[2]已形，求诸服饵。方既弗善，药何救焉？《书》曰：药不瞑眩，厥疾弗瘳。诚哉是言也！且如人安之道，经络如泉。或驰骋性情，乖戾形体，莫知伤败，致损寿龄。盖由血脉荣枯，肌肤盛弱，贪其嗜欲，不利机关，及至虚羸，不防他故。四时逆顺，六气交争，贤者自知，愚者未达。是以圣人广慈[3]仁义，博爱源深。故黄帝尽岐伯之谈，虢君信越人之术。揆度者明于切脉，指归者探乎幽玄。论之则五音自和，听之则八风应律，譬犹影响，无不相从。求妙删繁，备诸方册。讨寻精要，演说无所不周；诠括简编，探赜悉闻尽善。莫不考秘密，搜隐微，大矣哉！为学乃至于此耶！则知天不爱其道，而道处其中；地不爱其宝，而宝舍其内。夫医者，意也。疾生于内，药调于外。医明其理，药效如神。触类而生，参详变易。精微之道，用意消停。执见庸医，证候难晓。朕昔自潜邸，求集名方，异术玄针，皆得其要。兼收得妙方千余首，无非亲验，并有准绳。贵[4]在救民，去除疾苦。并遍[5]于翰林医官院，各取到经手家传应效药方，合万余道。令尚药奉御王怀隐等四人校勘编类。凡诸论证，并该其中；品药功效，悉载其内。凡候疾之深浅，先辨虚实，次察表里，然后依方用药，则无不愈也。庶使天高地厚，明王道之化成；春往秋来，布群黎之大惠。昔炎帝神农氏长于姜水，始教民播种，以省煞生；尝味草木，区别药性，救夭伤之命，延老病之生。黔首日用而不知，圣人之至德也。夫医道之难，昔贤犹病。设使诵而未能解，解而未能别，别而未能明，明而未能尽，穷此之道者，其精勤明智之士欤！朕尊居亿兆之上，常以百姓为心，念五气之或乖，恐一物之失所，不尽生理，朕甚悯焉。所以亲阅方书，俾令撰集，冀溥天之下，各保遐年，同我生民，跻于寿域。今编勒成一百卷，命曰《太平圣惠方》。仍令雕刻印版，遍施华夷。凡尔生灵，宜知朕意。

---

〔1〕御制《太平圣惠方》序：此序原在排门目录之后、正文卷一之前。今按现代书籍通例，将序移至排门目录之前。
〔2〕兆：原作"非"，义晦。《正误》："一本非作兆。"《医籍考》《宋以前医籍考》均作"兆"，义长，因改。
〔3〕慈：原作"兹"，与下文"博爱"对文之义不合。《医籍考》《宋以前医籍考》均引作"慈"，义长，因改。
〔4〕贵：《正误》："一本贵作责。"
〔5〕遍：原作"偏"。《医籍考》《宋以前医籍考》均引作"徧"，即"遍"之异体，义长，因改。多纪本多将"徧"误作"偏"。以下遇此径改不出注。

大宋新修太平圣惠方一百卷排门目录〔1〕

御制序一首　凡一千六百七十门〔2〕　序论共一百二十首　病源一千四百五十三首　方都计一万六千八百三十四道〔3〕

第一卷　凡三十门　论三十首

叙为医　叙诊脉法　分寸关尺三部脉位法　辩九候法　辩两手五脏六腑脉所主〔4〕法　辩五脏六腑经脉所合法　诊五脏脉轻重法　辩脉形状　分别脉病形状　平寸口脉法　平关脉法　平尺脉法　辩七表八里脉法　辩阴阳脉法　辩荣卫经脉与漏刻相应度数法　辩脉虚实法　辩脉损至法〔5〕　辩奇经八脉法　诊四时相生相克相乘法〔6〕　辩妊娠分别男女及将产脉法　辩小儿脉法　辩脉动止投数法　扁鹊诊诸反逆脉法　辩七诊脉法　诊百病决死生法　诊三部虚实决死生法　察声色决死生法　论形气盛衰法　论女子盛衰法　论丈夫盛衰法

第二卷　凡一十三门　论四首

论处方法　论合和　论服饵　论用药　分三品药〔7〕　药相反　服〔8〕药忌　肝脏用药　心脏用药　脾脏用药　肺脏用药　肾脏用药　诸疾通用药

第三卷　凡一十五门　论一首　病源一十四首　方共计一百五道

肝脏论一首　治肝虚补肝诸方七道　治肝实泻肝诸方六道　治肝气不足诸方五道　治肝脏中风诸方一十五道　治肝风筋脉拘挛诸方一十五道　治肝风筋脉抽掣疼痛诸方九道　治肝壅热头目不利诸方五道　治肝气逆面青多怒诸方四道　治肝风毒流注入脚膝筋脉疼痛诸方八道

---

〔1〕 排门目录：此为多纪本原有。此目录除各门标题外，载有论、方数目，且内容与正文标题不尽相合。今将此目录视为总目录，全文保留。其与正文不合处，不求统一。若明显差异或脱误，则加注说明或补正。校点本另按现代书籍编目方法，据正文实际内容重新编制目录。

〔2〕 一千六百七十门：《正误》："今计一千六百九十门。"核实《正误》无误。

〔3〕 一万六千八百三十四道：《正误》："今计一万六千八百三十一道。"核实为16832道。

〔4〕 主：原作"生"，据正文改。

〔5〕 辩脉损至法：正文作"辩损至脉法"。

〔6〕 诊四时相生相克相乘法：分目录同。正文作"诊四时脉及太过不及法"。

〔7〕 分三品药：正文此下有"及相畏恶"四字。

〔8〕 服：正文此下有"诸"字。

治肝风冷转筋诸方一十道　治胆虚[1]诸方五道　治胆实[2]诸方五道　治胆虚不得眠睡诸方六道　治胆热多睡诸方五道

第四卷　凡一十五门　论一首　病源一十四首　方共计一百一十四道

心脏论一首　治心虚补心诸方六道　治心实泻心诸方八道　治心气不足诸方七道　治心脏中风诸方一十一道　治心脏风邪诸方一十二道　治心风狂言诸方七道　治心风恍惚诸方八道　治心脏风虚惊悸诸方一十道　治心脏风热诸方七道　治心热多汗诸方五道　治心胸烦热诸方八道　补心益智及治健忘诸方一十一道　治小肠虚冷诸方五道　治小肠实热诸方八道

第五卷　凡一十九门　论一首　病源一十八首　方共计一百四十一道

脾脏论一首　治脾虚补脾诸方十[3]道　治脾实泻脾诸方七道　治脾气不足诸方五道　治脾脏中风诸方九道　治脾脏风壅多涎诸方七道　治脾胃冷热气不和诸方一十道　治脾气虚腹胀满诸方七道　治脾胃气虚冷水谷不化诸方八道　治脾胃气虚弱不能饮食诸方八道　治脾实热咽喉不利诸方七道　治脾胃气虚弱呕吐不下食诸方一十二道　治脾脏冷气攻心腹疼痛诸方一十道　治脾脏冷气腹内虚鸣诸方六道　治脾胃壅热呕哕诸方九道　治脾胃气虚弱肌体羸瘦诸方九道　治脾脏虚冷泄痢诸方八道　治胃虚冷诸方五道　治脾胃热[4]诸方六道

第六卷　凡一十六门　论一首　病源一十五首　方共计一百二十八道

肺脏论一首　治肺虚补肺诸方六道[5]　治肺实泻肺诸方七道　治肺气不足诸方五道[6]　治肺脏中风诸方七道　治肺脏风毒皮肤生疮瘙痒诸方一十八道　治肺脏伤风冷多涕诸方七道　治肺气面目四肢无力[7]诸方一十道　治肺气喘急诸方一十二道　治肺伤风冷声嘶不出诸方八道　治肺脏痰毒壅滞诸方六道　治肺热吐血诸方八道　治肺脏壅热诸方一十二道　治肺萎诸方一十一道　治大肠虚冷诸方五道　治大肠实热诸方六道

第七卷　凡一十八门　论一首　病源一十七首　方共计一百四十八道

肾脏论一首　治肾虚补肾诸方一十三道　治肾实泻肾诸方七道　治肾气不足诸方五道　治肾脏中风诸方六道　治肾脏风冷气诸方六道　治肾脏风虚耳鸣诸方八道　治肾脏积冷气攻心腹疼痛诸方一十四道　治肾脏风毒流注腰脚疼痛诸方八道　治肾脏冷气卒攻脐腹疼痛诸方一十三道　治肾脏虚冷气攻腹胁疼痛胀满诸方八道　治肾脏虚损多睡诸方六道　治肾气虚损骨萎羸瘦诸方五道　治肾脏虚损阳气萎弱诸方一十四道　治肾[8]肠气诸方一十三道　治膀胱虚冷诸方七道　治膀胱实热诸方六道　治膀胱虚冷小便滑数白浊诸方九道

---

〔1〕虚:正文此下有"冷"字。
〔2〕实:正文此下有"热"字。
〔3〕十:《正误》:"十当作七。"
〔4〕脾胃热:分目录及正文作"胃实热"。
〔5〕六道:原缺,据正文卷第六分目录补。
〔6〕五道:原缺,据补同上。
〔7〕面目四肢无力:分目录及正文作"头面四肢浮肿。"
〔8〕肾:分目录及正文均作"育"。考见正文。

第八卷　凡二十五门　论二十四首　方共计五十道

伤寒叙论　辩伤寒脉候　伤寒受病日数次第病证　辩太阳病形证　辩阳明病形证　辩少阳病形证　辩太阴病形证　辩少阴病形证　辩厥阴病形证　辩伤寒热病两感证候　辩伤寒热病不可治形候　辩可发汗形证　辩不可发汗形证　辩可吐形证　辩不可吐形证　辩可下形证　辩不可下形证　辩可灸形证　辩不可灸形证　辩可火形证　辩不可火形证　辩可水形证　辩不可水形证　辩可温形证　伤寒三阴三阳应用汤散诸方五十道

第九卷　凡一十门　病源九首　方共计一百三十二道

治伤寒一日[1]诸方二十四道　治伤寒二日诸方一十四道　治伤寒三日诸方一十一道　治伤寒四日诸方二十一道　治伤寒五日诸方一十七道　治伤寒六日诸方一十四道　治伤寒七日诸方五道　治伤寒八日诸方五道　治伤寒九日已上诸方七道　治伤寒发汗通用经效诸方一十四道

第十卷　凡一十一门　病源一十一首　方共计一百六十六道

治伤寒中风诸方一十八道　治伤寒阴阳刚柔痉巨郢切病诸方一十七道　治伤寒汗后热不除诸方一十六道　治伤寒烦躁诸方一十三道　治伤寒烦渴诸方一十八道　治伤寒谵言诸方一十四道　治伤寒发斑疮诸方一十二道　治伤寒发豌豆疮诸方一十三道　治伤寒鼻衄诸方一十九道　治伤寒热毒攻眼诸方一十五道　治伤寒咽喉痛诸方一十一道

第十一卷　凡一十四门　病源一十四首　方共计一百六十一道

治阳毒伤寒诸方一十六道　治阴毒伤寒诸方二十五道　治伤寒头痛诸方九道　治伤寒食毒诸方一十道　治伤寒心狂热诸方一十一道　治伤寒潮热不退诸方一十三道　治伤寒心悸方七道　治伤寒烦喘诸方九道　治伤寒上气诸方七道　治伤寒干呕诸方一十二道　治伤寒呕哕诸方一十道　治伤寒口疮诸方一十二道　治伤寒吐血诸方一十二道　治伤寒舌肿诸方八道

第十二卷　凡一十门　病源一十首　方共计一百二十道

治伤寒咳嗽诸方二十一道　治伤寒余热不退诸方九道　治伤寒胸膈痰滞诸方八道　治伤寒霍乱诸方九道　治伤寒心腹痞满诸方一十六道　治伤寒心腹胀痛诸方一十一道　治伤寒厥[2]诸方八道　治伤寒后不得眠睡[3]诸方七道　治伤寒虚汗不止诸方一十五道　治伤寒毒气攻手足诸方一十六道

第十三卷　凡一十二门　病源一十二首　方共计一百五十八道

治两感伤寒诸方一十一道　治伤寒结胸诸方一十五道　治伤寒百合病诸方一十七道　治伤寒狐惑诸方二十一道　治坏伤寒诸方九道　治伤寒后胃[4]气不和诸方一十一道　治伤寒宿食不消诸方一十二道　治伤寒下痢诸方一十五道　治伤寒下脓血痢诸方一十二道　治伤寒下部䘌疮诸方一十七道　治伤寒大便不通诸方一十道　治伤寒小便不通诸方八道

---

〔1〕日：正文此下有"候"字。本卷诸日下均脱"候"字。

〔2〕厥：正文此下有"逆"字。

〔3〕眠睡：分目录作"睡卧"，正文作"睡"。

〔4〕胃：分目录及正文此上有"脾"字。

第十四卷　凡一十二门　病源一十二首　方共计一百六十二道

治伤寒后虚羸诸方一十一道　治伤寒后心虚惊悸诸方一十四道　治伤寒后夹劳诸方一十二道　治伤寒后虚羸盗汗诸方一十道　治伤寒后虚损梦泄诸方一十四道　治伤寒后发疟诸方一十道　治伤寒后肺萎劳嗽诸方一十三道　治伤寒后脚气诸方一十七道　治伤寒后腰脚疼痛诸方一十三道　治伤寒[1]发豌豆疮灭瘢痕诸方一十三道　治伤寒[2]劳复诸方一十四道　治伤寒[3]阴阳易诸方二十一道

第十五卷　凡二十二门　论一首　病源二十一首　方共计一百六十六道

时气论一首　治时气一日诸方六道　治时气二日诸方五道　治时气三日诸方六道　治时气四日诸方六道　治时气五日诸方六道　治时气六日诸方五道　治时气七日诸方四道　治时气八日[4]诸方五道　治时气头痛诸方一十道　治时气谵言诸方八道　治时气发狂诸方一十四道　治时气发斑诸方七道　治时气发豌豆疮诸方一十道　治时气口疮诸方七道　治时气结胸诸方七道　治时气咳嗽诸方一十一道　治时气口干诸方八道　治时气热毒攻咽喉诸方一十道　治时气呕逆诸方一十四道　治时气心腹痞满诸方九道　治时气后宿食不消诸方八道

第十六卷　凡一十四门　病源一十三首　方共计一百四十一道

治时气烦躁诸方九道　治时气烦渴诸方一十四道　治时气鼻衄诸方七道　治时气热毒攻眼诸方九道　治时气余热不退诸方一十四道　治时气发黄诸方九道　治时气毒气攻手足诸方一十道　治时气下痢诸方九道　治时气下部䘌疮诸方六道　治时气大便不通诸方六道　治时气小便不通诸方五道　治时气令不相染易诸方六道　治时气劳复诸方一十一道　治时气瘴疫诸方二十六道

第十七卷　凡一十八门　论一首　病源一十七首　方共计一百四十二[5]道

热病论一首　治热病一日诸方一十道　治热病二日诸方七道　治热病三日诸方七道　治热病四日诸方七道　治热病五日诸方六道　治热病六日诸方四道　治热病七日诸方五道　治热病头痛诸方一十道　治热病烦躁诸方七道　治热病狂言诸方九道　治热病烦渴诸方一十八道　治热病喘急诸方九道　治热病发狂诸方一十一道　治热病呕逆诸方六道　治热病哕候诸方九道　治热病汗后余热不退诸方九道　治热病心腹胀满诸方七道

第十八卷　凡一十六门　病源一十六首　方共计一百五十六道

治热病咳嗽诸方九道　治热病咽喉肿痛诸方一十道　治热病口干诸方七道　治热病鼻衄诸方一十道　治热病口疮诸方一十四道　治热病吐血诸方一十道　治热病热毒攻眼诸方八道　治热病发斑诸方一十三道　治热病生热毒疮诸方八道　治热病发疱疮诸方一十道　治热病发黄诸方一十三道　治热病后脾胃虚不思食诸方七道　治热病大便不通诸方七道　治热病小便不通诸方九道　治热病痢下脓血诸方一十四道　治热病后虚劳诸方七道

---

〔1〕寒：分目录此下有"后"字。正文无。

〔2〕寒：分目录及正文此下有"后"字。

〔3〕寒：分目录此下有"后"字。正文无。

〔4〕八日：分目录作"八九日"，正文作"八九日已上"。

〔5〕二：《正误》："二当作一。"

第十九卷 凡一十二门　论一首　病源一十一首　方共计一百六道

　　中风论一首　治中风失[1]音不语诸方一十四道　治中风口噤不开诸方一十一道　治中风不得语诸方一十道　治风癔音臆诸方五道　治风痓巨郢切诸方七道　治风痱音肥诸方八道　治中风口面㖞斜诸方一十六道　治风痹诸方一十一道　治风湿痹不仁诸方一十三道　治风寒湿痹身体手足不随诸方六道　治风血痹诸方五道

第二十卷 凡一十二门　病源一十二首　方共计一百二十五道

　　治瘫缓风诸方一十二道　治卒中风诸方一十道　治贼风诸方一十道　治风入腹拘急切痛诸方七道　治风邪诸方一十一道　治风惊诸方一十道　治风惊悸诸方八道　治风狂诸方七道　治风恍惚诸方九道　治风头痛诸方一十九道　治风痰诸方一十五道　治风冷失声诸方七道

第二十一卷 凡九门　病源九首　方共计一百七道

　　治偏风诸方一十三道　治风角弓反张诸方一十道　治风身体疼痛诸方七道　治风走注疼痛诸方一十七道　治热毒风诸方一十五道　治破伤风诸方二十道　治风腰脚疼痛冷痹诸方九道　治风顽麻诸方六道　治风脚软诸方一十道

第二十二卷 凡一十门　病源一十首　方共计一百四十六道

　　治急风诸方二十六道　治风弹曳诸方八道　治柔风诸方一十一道　治风癫诸方九道　治风痫诸方二十五道　治白虎风诸方二十一道　治刺风诸方五道　治头面风诸方九道　治风头旋诸方一十八道　治头风目眩诸方一十四道

第二十三卷 凡一十门　病源一十首　方共计九十九道

　　治中风半身不遂诸方一十一道　治中风偏枯不遂诸方一十五道　治历节风诸方一十七道　治风虚多汗诸方七道　治风热诸方八道　治风冷诸方八道　治腲腿风诸方七道　治中风手脚不遂诸方七道　治风四肢拘挛诸方一十二道　治大肠风热秘涩不通诸方七道

第二十四卷 凡一十五门　病源一十五首　方共计一百九十三道

　　治大风疾诸方二十七道　治大风鬓眉堕落诸方一十一道　治大风癞诸方一十一道　治乌癞诸方六道　治白癞诸方五道　治大风出虫诸方六道　治风瘾胗[2]上音隐,下音疹诸方三十二道　治瘙瘾胗上音隐,下音疹生疮诸方七道　治风瘙痒诸方九道　治风痦瘟诸方一十八道　治风身体如虫行诸方一十道　治白癜风诸方一十六道　治紫癜风诸方八道　治疬疡风诸方一十七道　治白驳风诸方一十道

第二十五卷 凡七门　方共计一百十六道

　　治一切风通用圆药诸方三十道　治一切风通用散药诸方一十一道　治一切风通用煎药诸方一十五道　治一切风通用浸酒药诸方二十二道　治风腰脚疼痛通用浸酒药诸方一十四道　治一切风通用摩风膏药诸方一十道　治一切风攻手足疼痛通用淋蘸诸方一十四道

────────────

　　〔1〕失:原作"共",据分目录改。
　　〔2〕胗:本书"胗"字均指皮肤病变,即今"疹子"。然本书另有"疹"字,多义为疾病,偶有"疹子"含义。且胗、疹非繁简字、正异体字关系,故不统改为"疹"。下同,不出注。

第二十六卷 　凡一十三门　病源一十三首　方共计一百二十四道

治肝劳诸方九道　治心劳诸方八道　治脾劳诸方一十四道　治肺劳诸方一十三道　治肾劳诸方一十一道　治筋极诸方八道　治脉极诸方六道　治肉极诸方九道　治气极诸方七道　治骨极诸方九道　治精极诸方八道　治五劳六极七伤通用诸方一十四道　治虚损补益诸方八道

第二十七卷 　凡一十一门　病源一十一首　方共计一百二十八道

治风劳诸方一十二道　治虚劳偏枯诸方七道　治急劳诸方一十道　治虚劳骨热诸方九道　治虚劳口舌干燥诸方一十三道　治虚劳渴诸方一十道　治虚劳吐血诸方一十六道　治虚劳咳嗽诸方一十一道　治虚劳里急诸方九道　治虚劳不得睡诸方一十五道　治虚劳不足诸方一十六道

第二十八卷 　凡一十一门　病源一十一首　方共计一百一十四道

治虚劳羸瘦诸方一十一道　治虚劳痰饮诸方八道　治虚劳脾胃虚冷食不消诸方一十道　治虚劳不思食诸方一十一道　治虚劳心腹痛诸方九道　治虚劳积聚诸方八道　治虚劳癥瘕古雅切诸方一十一道　治虚劳惊悸诸方八道　治虚劳兼痢诸方一十道　治冷劳诸方一十八道　治气劳诸方一十道

第二十九卷 　凡一十五门　病源一十五首　方共计一百二十二道

治虚劳呕逆诸方八道　治虚劳唾稠粘诸方九道　治虚劳心腹痞满诸方一十道[1]　治虚劳身体疼痛诸方六道　治虚劳寒热诸方七道　治虚劳盗汗诸方一十二道　治虚劳烦热诸方八道　治虚劳大便难诸方五道　治虚劳小便不利诸方八道　治虚劳小便数诸方一十四道　治虚劳小便白浊诸方七道　治虚劳小便出血诸方一十一道　治虚劳小便余沥诸方七道　治虚劳小便淋涩诸方六道　治虚劳手足烦疼诸方四道

第三十卷 　凡一十九门　病源一十九首　方共计一百六十一道

治虚劳痿痹不遂诸方一十一道　治虚劳筋脉拘挛诸方八道　治虚劳少气诸方一十一道　治虚劳上气诸方八道　治虚劳目暗诸方一十五道　治虚劳耳聋诸方六道　治虚劳浮肿诸方七道　治虚劳腰脚疼痛诸方八道　治虚劳膝冷诸方九道　治虚劳四肢逆冷诸方七道　治虚劳梦与鬼交诸方六道　治虚劳梦泄诸方一十三道　治虚劳阴萎诸方一十道　治虚劳失[2]精诸方七道　治虚劳尿精诸方八道　治虚劳少精诸方七道　治虚劳阴肿诸方八道　治虚劳阴疮诸方四道　治虚劳阴下湿痒生疮诸方八道

第三十一卷 　凡一十一门　病源九首　方共计一百一十道

治热劳诸方一十七道　治骨蒸劳诸方二十五道　治骨蒸肺萎诸方一十三道　治骨蒸痃癖气诸方八道　治骨蒸烦热诸方七道　治骨蒸口舌干渴诸方四道　治骨蒸劳咳嗽诸方一十三道　治传尸羸瘦诸方九道　治传尸复连殗殜上於叶切,下直叶切诸方九道[3]　治骨蒸下虫诸方三道　治传尸骨蒸沐浴诸方二道

---

〔1〕　道:原作"首",据分目录改。

〔2〕　失:原误作"共",据分目录改。

〔3〕　九道:原脱,据分目录补。

第三十二卷 凡二十四门 论一首 病源二十一首 方法共计二百五十道

眼论一首 眼钩割针镰法 一道 治眼赤诸方二十道 治眼风赤诸方一十五道 治眼胎赤诸方一十三道 治眼暴赤诸方一十七道 治眼赤烂诸方一十八道 治眼赤肿痛诸方一十二道 治热毒攻眼诸方一十一道 治风毒攻眼诸方一十一道 治丹石毒上攻眼目诸方一十道 治远年风赤眼诸方一十四道 治眼生努肉诸方一十五道 治眼风泪诸方一十七道 治眼生疮诸方九道 治针眼诸方七道 治眼涩痛诸方一十三道 治目痒急诸方一十一道 治眼眉骨及头疼痛诸方八道 治眼睛疼痛诸方八道 治眼睑垂肿诸方七道 治睑生风粟诸方三道 治睑肿硬诸方四道 治眼摩顶[1]膏诸方六道

第三十三卷 凡二十五门 论二[2]首 病源二十三首 方共计二百三十七道

眼内障论一首 开内障眼论一首 治眼内障诸方二十二道 治眼青盲诸[3]方二十二[4]道 治眼雀目诸方八道 治眼卒生翳膜诸[5]方一十七道 治眼生肤翳诸方一十四道 治眼生丁翳诸方八道 治眼生花翳诸方一十四道 治眼远年翳障诸方一十二道 治眼赤脉冲灌[6]黑睛诸方七道 治眼血灌瞳人诸方六道 治眼生珠管诸方七道 治眼白睛肿胀诸方九道 治目珠子突出诸方五道 治蟹目诸方四道 治眼偏视诸方六道 治坠睛诸方六道 治眼脓漏诸方五道 治斑豆疮入眼诸方七道 治眼眓眓音茫诸方一十二道 治眼见黑花诸方六道 治眼昏暗诸方二十八道 治眼被物撞打着诸方六道 治眯目诸方一十六道

第三十四卷 凡二十一门 论一首 病源一十九首 方共计二百三十一[7]道

口齿论一首 治牙齿疼痛诸方九道 治牙疼诸方一十九道 治齿疼诸方一十二道 治齿风疼痛诸方一十五道 治牙齿蚛孔有虫诸方二十九道 治齿齲驻主切诸方一十道 治齿䘌诸方一十五道 治牙齿风宣诸方一十五道 治牙齿急宣诸方一十六道 治齿漏宣诸方七道 治牙齿历蠹诸方九道 治齿黄黑诸方五道 治牙齿动摇诸方九道 治牙齿挺出诸方一十二道 治齿断肿痛诸方一十四道 治断间血出诸方一十一道 治牙齿脱落牢牙诸方九道 治牙齿不生诸方四道 治龂音雍齿诸方三道 揩齿令白净诸方九道

第三十五卷 凡二十五门 论一首 病源二十二首 方共计二百四十三道

咽喉论一首 治咽喉闭塞不通诸方三十一道 治咽喉肿痛诸方一十三道 治喉痹诸方一十六道 治咽喉不利诸方八道 治咽喉风毒肿痛诸方七道 治咽喉卒肿痛诸方六道 治咽喉疼痛诸方七道 治咽喉干痛诸方五道 治咽喉内生疮诸方六道 治咽喉闭塞口噤诸方七道 治咽喉中如有物妨闷诸方一十道 治尸咽喉痒痛诸方八道 治马喉痹诸方九道 治咽喉颈外肿痛诸方七道 治悬壅[8]肿诸方一十道 治咽喉肿痛语声不出诸方七道 治咽喉生谷贼诸方五道 治

---

[1] 顶:原误作"项",据正文改。
[2] 二:《正误》:"一当作二。"分目录亦作"二",与论实数同。
[3] 盲诸:原误作"肓韶",据正文改。
[4] 二十二:《正误》:"当作一十二。"分目录无误。
[5] 诸:原误作"韶",据改同上。
[6] 灌:分目录及正文均作"贯",义长。
[7] 一:分目录作"二"。
[8] 壅:分目录及正文均作"痈"。

咽喉生痈诸方九道　治瘿初结诸方七道　治瘿气诸方一十四道　治瘿气咽喉肿塞诸方八道　治瘤诸方五道　治诸鱼骨鲠诸方二十二道　治误吞诸物诸方一十六道

第三十六卷　凡二十六门　病源二十五首　方共计三百二十九道

治口舌生疮诸方三十道　治口疮久不差诸方二十三道　治重舌诸方九道　治木舌诸方七道　治舌肿强诸方九道　治口舌干燥诸方九道　治口吻疮诸方一十道　治口臭诸方一十六道　治唇疮诸方一十道　治紧唇疮诸方一十八道　治唇生肿核诸方五道　治唇口面皱诸方四道　治耳聋诸方二十六道　治耳风聋诸方七道　治劳聋诸方七道　治耳久聋诸方二十道　治暴热耳聋诸方七道　治卒耳聋诸方一十二道　治耳虚鸣诸方一十道　治耳疼痛诸方五道　治聤耳诸方三十二道　治耳肿诸方七道　治耳内生疮诸方六道　治冻耳诸方六道　治耳耵聍〔上音顶，下音颏〕诸方四道　治百虫入耳诸方二十九道

第三十七卷　凡二十四门　论二首　病源二十二首　方共计二百二十五道

鼻衄论一首　治衄血〔1〕诸方二十二道　治衄血〔2〕不止诸方一十九道　治鼻久衄诸方一十四道　治鼻大衄诸方一十一道　治鼻塞气息不通诸方一十八道　治鼻齆诸方八道　治鼻中生疮诸方一十道　治鼻中生瘜肉诸方一十三道　治鼻痛诸方五道　治鼻流清涕诸方六道　治鼻干无涕诸方四道

吐血论一首　治吐血诸方二十一道　治卒吐血诸方一十二道　治吐血不止诸方九道　治呕血诸方六道　治吐血衄血诸方一十二道　治唾血诸方八道　治吐血口干诸方六道　治舌上出血诸方七道　治九窍四肢指歧间出血诸方五道　治小便出血诸方一十二道　治大便下血诸方七道

第三十八卷　凡二十七门　论三首　病源一十六首　方共计一百八十五道

服乳石体性论一首　研炼钟乳及单服钟乳法三道　钟乳酒法三道　五石寒食散更生散及钟乳圆散诸方九道　飞炼石英及单服石英法四道　石〔3〕英和草药服饵法〔4〕二道　牛乳中煮炼石英及以石英饲牛取乳服饵法〔5〕三道　石英和草药浸酒方二道　服乳石有五乖七急八不可三无疑法四道　论〔6〕乳石阴阳体性并草药触动形候论并诸方论一首，方一十二道　治饵寒食五石杂石等发动解散兼下石诸方一十六道　治乳石发动上冲头面及身体壮热诸方七道　治乳石发动头痛寒热诸方七道　治乳石发动烦闷诸方一十三道　治乳石发动烦渴诸方一十一道　治乳石发动口舌生疮诸方八道　治乳石发动吐血衄血诸方一十道　治乳石发动虚热痰饮呕逆诸方八道　治乳石发动心膈痞满腹痛诸方六道　治乳石发动心腹痛噤诸方四道　治乳石发动身体浮肿诸方五道　治乳石发动生痈肿诸方一十一道　治乳石发动身体生疮诸方八道　治乳石发动变下痢诸方五道　治乳石发动小便淋涩诸方九道　治乳石发动大小肠壅滞不通诸方八道　服乳石后饮食所宜法论一首，法七道

---

〔1〕　衄血：分目录同。正文作"鼻衄"。
〔2〕　衄血：分目录同。正文作"鼻衄"。
〔3〕　石：分目录及正文上有"白"字。
〔4〕　法：分目录及正文作"方"。
〔5〕　法：分目录及正文作"方"。
〔6〕　论：分目录及正文无"论"字。

第三十九卷 凡二十九门　方法共计二百一十七道

解俚人药毒诸方六道　解诸药毒诸方二十道　解百药蛇虫诸毒诸方二十九道　解金石毒诸方八道　治服药过度诸方九道　治诸饮食中毒诸方四道　治食六畜肉中毒诸方四道　治食牛肉中毒诸方三道　治食马肉中毒诸方二道　治食猪肉中毒方一道　治食狗肉中毒方一道　治食鸭肉成病方一道　治食六畜百兽肝中毒诸方九道　治食漏脯中毒诸方三道　治食射罔肉中毒方一道　治食郁肉中毒诸方二道　治食诸肉中毒诸方三道　治食诸鱼中毒诸方四道　治食鱼鲙中毒诸方四道　治食蟹中毒诸方二道　治食诸菜蕈菌中毒诸方九道　辩鱼鳖蟹毒不可食及诸物不得共食法二十道　辩六畜不可合诸物食法二十一道　治饮酒大醉不解诸方一十道　治饮酒中毒诸方四道　治恶酒诸方五道　治饮酒腹满不消诸方三[1]道　治饮酒后诸病诸方八道　断酒诸方一十道

第四十卷 凡一十七门　病源一十三首　方共计二百三十五道

治头痛诸方一十七道　治头偏痛诸方一十三道　治头疮诸方一十九道　治面上生疮诸方九道　治面䵟黯诸方二十七道　治面疱诸方一十三道　治面皯疱诸方一十道　治酒齄音槟诸方一十二道　治粉刺诸方一十道　治黑痣诸方五道　治疣目诸方一十道　治狐臭诸方一十七道　灭瘢痕诸方二十道　令面光泽洁白诸方一十九道　面脂诸方一十五道　澡豆诸方一十二道　治身体臭令香诸方七道

第四十一卷 凡一十三门　病源一十首　方共计一百三十六道

治发白令黑诸方二十五道　治眉发须不生诸方一十三道　生发令长诸方一十一道　令发润泽诸方五道　治头风白屑诸方一十八道　治发黄令黑诸方七道　治头疮白秃诸方一十一道　治髭[2]发秃落诸方八道　令生眉毛诸方八道　治头赤秃诸方五道　染髭发及换白变黑诸方一十四道　揩齿令髭发黑诸方九道　拔白令黑良日法二道

第四十二卷 凡二十一门　论一首　病源二十首　方共计一百三十四道

上气论一首　治上气喘急诸方九道　治久上气诸方九道　治卒上气诸方七道　治上气胸满诸方七道　治上气不得眠睡[3]诸方八道　治上气喉中作水鸡声诸方五道　治上气呕吐诸方七道　治上气腹胀满诸方七道　治上气咳逆诸方六道　治上气喘急身面浮肿诸方七道　治七气诸方五道　治短气诸方八道　治逆气诸方六道　治因食及饮冷水上气诸方五道　治胸痹诸方八道　治胸痹噎塞诸方八道　治胸痹短气诸方五道　治胸痹心下坚痞缓急诸方五道　治胸痹心背痛诸方七道　治心痹诸方五道

第四十三卷 凡二十一门　论一首　病源二十首　方共计一百五十八道

心痛论一首　治九种心痛诸方九道　治卒心痛诸方一十三道　治诸虫心痛诸方一十五道　治冷气心痛诸方一十一道　治心腹痛胀满诸方八道　治久心痛诸方九道　治恶疰心痛诸方六道　治中恶心痛诸方六道　治心痛多睡诸方六道　治心背彻痛诸方六道　治心痛不能饮食诸方八道

---

〔1〕　三：《正误》："三当作五。"
〔2〕　髭：正文作"须"。
〔3〕　眠睡：正文作"睡卧"。

治心悬急懊痛诸方六道　治心腹相引痛诸方六道　治腹虚胀诸方七道　治心腹鼓胀诸方五道　治腹痛诸方八道　治心腹卒胀满诸方七道　治胸胁痛诸方六道　治腹胀肠鸣切痛诸方七道　治腹内诸气胀满诸方九道

第四十四卷　凡一十六门　病源一十六首　方共计二百二道

治五种腰痛诸方一十九道　治风湿腰痛诸方一十三道　治久腰痛诸方一十道　治卒腰痛诸方九道　治腰痛强直不能俯仰诸方一十三道　治肾着腰痛诸方七道　治臀古对切腰诸方一十八道　治腰脚冷痹诸方九道　治腰脚疼痛诸方一十八道　治腰脚疼痛挛急不得屈伸诸方一十二道　治腰髀疼痛诸方一十二道　治阴癫诸方一十二道　治阴肿诸方一十一道　治阴痛诸方九道　治阴疮诸方二十二道　治阴下湿痒诸方八道

第四十五卷　凡二十八门　论八首　病源一十七首　方共计一百八十四道

脚气论一首　脚气诊脉诀一首　脚气所中处论一首　脚气得之因由论一首　脚气兼诸病论一首　脚气补泻论一首　脚气虚实调养论一首　脚气灸法论一首　治脚气缓弱诸方一十道　治脚气痹挛诸方一十七道　治风毒脚气言语謇涩诸方六道　治脚气疼痛皮肤不仁诸方七道　治干脚气诸方六道　治湿脚气诸方一十五道　治脚气痰壅头痛诸方五道　治脚气上气诸方六道　治脚气冲心烦闷诸方一十道　治脚气呕逆诸方九道　治脚气心腹胀满诸方一十一道　治脚气肿满诸方七道　治脚气春夏防发诸方九道　治江东岭南瘴毒脚气诸方一十三道　治服乳石人脚气发动诸方七道　治脚气大小便秘涩诸方五道　治脚气脚上生风毒疮诸方一十道　治脚气浸酒诸方一十道　治脚气摩风毒膏药诸方五道　治脚气淋蘸诸方一十六道

第四十六卷　凡一十九门　论一首　病源一十七首　方共计一百五十六道

咳嗽论一首　治久咳嗽诸方一十二道　治积年咳嗽诸方一十道　治卒咳嗽诸方一十二道　治气嗽诸方八道　治暴热咳嗽诸方八道　治咳嗽喘急诸方八道　治咳嗽短气诸方九道　治咳嗽上气诸方八道　治久咳嗽上气诸方七道　治咳嗽呕吐诸方九道　治咳嗽面目浮肿诸方九道　治咳嗽失声诸方七道　治咳嗽痰唾稠粘诸方八道　治咳嗽喉中作呀呷声诸方一十二道　治咳嗽不得眠睡诸方七道　治咳嗽唾脓血诸方八道　治久咳嗽唾脓血诸方八道　治咳嗽熏法诸方六道

第四十七卷　凡二十六门　病源一十五首　论五首　方共计一百九十道

霍乱论一首　治霍乱诸方一十六道　治霍乱呕吐不止诸方一十道　治霍乱心腹痛诸方一十三道　治霍乱心腹胀满诸方一十道　治干霍乱诸方七道　治霍乱欲死诸方七道　治霍乱心烦诸方一十一道　治霍乱烦渴诸方一十道　治霍乱干呕诸方一十道　治霍乱心腹筑悸诸方三道　治霍乱后下痢诸方八道　治霍乱四逆诸方七道　治霍乱转筋诸方二十四道　治反胃呕哕诸方一十七道　治咳癔音臆诸方九道

三焦总论一首　上焦论一首　治上焦虚寒诸方五道　治上焦虚热诸方八道　中焦论一首　治中焦虚寒诸方三道　治中焦壅热诸方二道　下焦论一首　治下焦虚寒诸方五道　治下焦壅热诸方五道

第四十八卷　凡二十三门　论二首　病源二十一首　方共计一百四十三道

积聚论一首　治肝积气诸方一十道　治心积气诸方一十道　治脾积气诸方一十一道　治肺积气诸方一十道　治肾积气诸方一十二道　治积聚诸方一十三道　治积聚心腹痛诸方七道　治积聚

---

[1] 治米癥:正文此条在"发癥"条前。
[2] 厌:原作"猒"。分目录作"猏",据正文改。
[3] 消食化气:分目录同。正文作"化气消食"。
[4] 痎:原作"痎"。二者音义皆同,今统作"痎"。下同径改。

---

〔1〕膝：原作"脒"。《正误》："脒当作膝。"《中华字海》："脒，同膝，字见汉《郑固碑》。"下凡此字径改作"膝"，不出注。
〔2〕点烙法并方证：分目录作"点烙论并方证"。正文作"证候点烙论并方"。
〔3〕蹋：分目录及正文作"踏仍"。
〔4〕螫：分目录及正文下有"人"字。
〔5〕卒淋：分目录同。正文下有"涩痛"二字。

---

〔1〕　原作"二",据正文分目录及实际门数改。
〔2〕　一十三道:原脱,据分目录补。
〔3〕　一十四道:原脱,据分目录补。
〔4〕　一十四道:原脱,据分目录补。
〔5〕　四:实数当作三。
〔6〕　二首:《正误》:"当作三道。"与分目录合。
〔7〕　一十三:原误作"一十二",据正文第六十二卷分目录改。
〔8〕　拓:原作"搚"。《中华字海》据《集韵》出二义:dá,打;lɔ,同"拉",摧折。与本书用药法不合。分目录及卷前目录均用此字。正文作"搨"。据方中用法(如"以绵搨汤搨疮上"之类),此同"拓",音 tuò 时,乃以手持软物轻柔触按之义,今赣方言仍有此用法。今从规范汉字改作"拓"。下同,不出注。

第六十三卷　凡七门　方共计五十六道

治一切痈疽发背通用膏药诸方一十道　治一切痈疽发背疮肿结硬膏药诸方五道　治一切痈疽发背止疼痛膏药诸方九道　治一切痈疽发背疮肿溃后排脓膏药诸方八道　治一切痈疽发背生肌膏药诸方八道　治一切恶毒疮膏药诸方八道　消一切毒肿膏药诸方八道

第六十四卷　凡一十六门　病源一十六首　方共计一百八十六道

治一切毒肿诸方一十五道　治风肿诸方八道　治卒风肿诸方一十二道　治毒肿诸方一十七道　治毒肿入腹诸方六道　治游肿诸方九道　治一切丹毒诸方二十道　治丹胗音轸诸方一十五道　治丁疮诸方二十三道　治鱼脐丁疮诸方六道　治恶肉诸方五道　治恶核肿诸方六道　治身体风毒疮诸方一十五道　治热疮诸方一十三道　治冷疮诸方七道　治脚生疮诸方九道

第六十五卷　凡二十门　病源二十首　方共计二百二十八道

治一切癣诸方二[1]十九道　治干癣诸方一十二道　治湿癣诸方一十一道　治风癣诸方九道　治久癣诸方一十四道　治疿疮诸方一十道　治疿疮久不差诸方六道　治一切疥诸方一十三道　治干疥疮诸方七道　治湿疥疮诸方一十二道　治一切恶疮[2]诸方二十一道　治久恶疮诸方一十七道　治无名疮诸方九道　治反花疮诸方九道　治浸淫疮诸方五道　治月蚀疮诸方一十道　治甲疽诸方一十二道　治代指诸方一十道　治漆疮诸方一十八道　治夏月疿疮诸方四道

第六十六卷　凡二十二门　论一首　病源二十一首　方共计二百四十三道

治瘰疬结肿寒热诸方八道　治瘰疬结核诸方二十五道　治瘰疬有脓诸方一十道　治风毒瘰疬诸方二十一道　治气毒瘰疬诸方二十一道　治热毒瘰疬诸方一十六道　治久瘰疬诸方二十道

九瘘论一首　治狼瘘诸方五道　治鼠瘘诸方一十九道　治蝼蛄瘘诸方五道　治蜂瘘诸方一十一道　治蚍蜉瘘诸方四道　治蛴螬瘘诸方五道　治浮疽瘘诸方四道　治瘰疬瘘诸方八道　治转脉瘘诸方三道　治风瘘诸方六道　治蚁瘘诸方七道　治一切瘘诸方二十九道　治冷瘘诸方八道　治久瘘诸方七道

第六十七卷　凡一十五门　方共计一[3]百六十九道

从高坠下伤折诸方一十道　治堕落车马伤折诸方八道　治踠折破骨伤筋诸方一十四道　治压笮坠堕内损诸方七道　治一切伤折恶血不散诸方二十八道　治伤折疼痛诸方一十二道　治马坠诸方一十四道　治一切伤折烦闷诸方四道　治坠损吐唾血出诸方四道　治被打损伤[4]腹中有瘀血诸方一十四道　治打扑损诸方一十一道　治一切伤损止痛生肌诸方八道　治一切伤折淋熨[5]诸方一十一道　治一切伤折疼痛贴熁诸方一十一道　治一切伤折膏药诸方一十三道

第六十八卷　凡二十四门　论一首　病源二十首　方共计二百七十道

金疮论一首　治金疮诸方二十三道　治金疮血不止诸方一十八道　治金疮内漏诸方一十道

---

〔1〕 二:《正误》:"二当作一。"与分目录合。

〔2〕 疮:原脱,据分目录及正文补。

〔3〕 一:原误作"二",总数相差太大,据分目录及方剂实数改。

〔4〕 伤:原脱,据正文补。

〔5〕 熨:分目录同,正文作"煤"。

---

〔1〕痛:分目录及正文均无。
〔2〕瘙:原脱,据分目录及正文补。
〔3〕七:分目录同。《正误》:"七当作八。"实际方数为八。
〔4〕血风:原互乙,据分目录及正文乙转。
〔5〕九:分目录作"五"。《正误》:"九当作五。"
〔6〕五:分目录作"一"。《正误》:"五当作一。"

七道　治妇人月水不利诸方一十道　治妇人月水不通无子诸方三〔1〕道　治妇人月水不断诸方一十一道　治妇人月水不通脐腹积聚诸方一十道　治妇人月水来腹痛诸方一十六道　治妇人月水不通腹内癥〔2〕块诸方一十五道　治室女月水不通诸方一十三道　治妇人淋诸方一十四〔3〕道治妇人脬音泡转诸方九道　治妇人小便不通诸方一十道　治妇人小便出血诸方一十八道　治妇人小便数诸方一十道　治妇人大便不通诸方九道　治妇人大便下血诸方九道　治妇人痔病诸方一十四道

第七十三卷　凡一十六门　病源一十六首　方共计一百九十二道

治妇人漏下诸方一十四道　治妇人漏下五色诸方一十六道　治妇人赤白癞下诸方一十二道治妇人赤癞下诸方七道　治妇人白癞下诸方一十三道　治妇人癞下五色诸方九道　治妇人久赤白癞下诸方一十五道　治妇人崩中下血不止诸方二十一道　治妇人崩中下五色诸方一十四道　治妇人白崩诸方一十道　治妇人崩中漏下不止诸方一十三道　治妇人阴肿诸方六道　治妇人阴痒诸方一十一道　治妇人阴冷诸方四道　治妇人阴挺出下脱诸方一十五道　治妇人阴疮诸方一十二道

第七十四卷　凡一十七门　病源一十七首　方共计一百九十一道

治妊娠中风诸方二十二道　治妊娠中风痉巨郢切诸方九道　治妊娠伤寒诸方三十三道　治妊娠时气诸方一十道　治妊娠热病诸方九道　治妊娠热病胎死腹中诸方六道　治妊娠疟疾诸方一十道　治妊娠霍乱吐泻诸方一十一道　治妊娠痰逆不思食诸方五道　治妊娠咳嗽诸方一十五道治妊娠心烦热诸方七道　治妊娠烦躁口干诸方一十六道　治妊娠下痢诸方一十一道　治妊娠大小便不通诸方四道　治妊娠小便不通诸方八道　治妊娠小便淋涩诸方七道　治妊娠尿血诸方八道

第七十五卷　凡一十三门　病源一十三首　方共计一百二十八道

治妊娠阻病诸方一十二道　治妊娠呕逆不下食诸方一十二道　治妊娠胎动不安诸方一十六道治妊娠胎动下血诸方一十二道　治妊娠漏胎诸方一十道　治妊娠胎不长养胎诸方六道　治妊娠胎动腹痛诸方一十三道　治妊娠心腹胀满诸方六道　治妊娠心腹痛诸方六道　治妊娠心痛诸方九道　治妊娠腰痛诸方九道　治妊娠胎间水气子满体肿诸方一十道　治妊娠僵仆胎动腹痛下血诸方七道

第七十六卷　凡一十七门　论一首　方法共计一百四十七道

胎教论一首　妊娠逐月十二经脉养胎将息〔4〕慎护法一十道　妊娠逐月养胎主疗诸方三十三道　妊娠转女为〔5〕男法五道　妊娠食忌法一十三道　产妇推行年法三十七道　推日游法一首〔6〕　日历法一道　预备药物法一道　产妇杂要物一道　孩子要用药物一道　并方八道　妊娠预

---

〔1〕三：分目录作"五"。《正误》："三当作五"。
〔2〕癥：原误作"痈"，据正文改。
〔3〕四：原脱，据分目录及正文方数补。
〔4〕将息：原脱，据正文补。
〔5〕为：原作"作"，据正文改。
〔6〕首：分目录作"道"。

服滑胎令易产诸方一十道　十二月产图一十二道　借地安床藏衣法二道　产妇衣色及首指并起日法一道　禳谢法一十道　禁草法一道

第七十七卷　凡一十四门　病源一十四首　方共计一百九十五道

治妊娠惊胎诸方五道　治胎上逼心诸方六道　治妊娠堕胎后血下不止诸方一十三道　治妊娠数堕胎诸方四道　治产难子死腹中诸方二十五道　治妊娠堕胎胞衣不出诸方八道　治妊娠胎动安不得却须下诸方一十一道　治妇人[1]腹内有鬼胎诸方六道　治妊娠中恶诸方七道　治产难诸方五十三道　治数日不产诸方一十七道　治胞衣不出诸方一十三道　治逆产诸方一十六道　治横产诸方一十一道

第七十八卷　凡一十五门　病源一十五首　方共计一百四十七道

治产后中风诸方一十三道　治产后中风口噤诸方一十五道　治产后中风角弓反张诸方九道　治产后脏虚心神惊悸诸方一十一道　治产后中风恍惚诸方八道　治产后中风筋脉四肢挛急诸方八道　治产后伤寒诸方一十四道　治产后寒热诸方八道　治产后咳嗽诸方八道　治产后呕逆诸方一十二道　治产后霍乱诸方一十二道　治产后头痛诸方九道　治产后虚喘诸方五道　治产后虚汗不止诸方一十道　治产后咳癔音臆诸方五道

第七十九卷　凡一十六门　病源一十六首　方共计二百一道

治产后积聚癥块诸方一十八道　治产后血瘕古雅切诸方一十五道　治产后烦闷诸方一十九道　治产后烦渴诸方一十道　治产后风虚浮肿诸方八道　治产后腰痛诸方九道　治产后崩中诸方一十七道　治产后月水不通诸方一十四道　治产后月水不调诸方七道　治产后小便淋涩诸方一十道　治产后大小便秘涩诸方一十道　治产后赤白痢诸方一十四道　治产后脓血痢诸方一十道　治产后下痢诸方二十二道　治产后小便数诸方九道　治产后小便血诸方九道

第八十卷　凡一十门　病源九首　方法共计一百六十一道

产妇将护法一道　治产后血运诸方二十四道　治产后血运闷绝诸方一十九道　治产后恶血冲心诸方二十道　治产后恶血腹内疗音校刺疼痛诸方二十六道　治产后血邪攻心狂语诸方一十二　治产后恶露不下诸方一十七道　治产后恶露不绝诸方一十三道　治产后恶露不尽腹痛诸方二十一道　治产后蓐劳诸方八道

第八十一卷　凡一十门　病源一十首　方共计一百四十六道

治产后虚羸诸方一十九道　治产后风虚劳损诸方一十四道　治产后乳无汁下乳汁诸方二十五道　治吹奶诸方二十一道　治妒乳诸方一十三道　治产后儿枕腹痛诸方一十道　治产后心痛诸方九道　治产后心腹痛诸方一十道　治产后小腹痛诸方一十六道　治产后两胁胀满诸方九道

第八十二卷　凡三十二门　论一首　病源二十一首　方法共计二百四十二道

小儿序论一首　小儿初生将护法一十道　小儿初生与朱蜜法一道　小儿初生防撮口著噤及鹅口重腭法九道　小儿受气法一道　小儿寿命长短法一道　拣乳母法一道　乳小儿法一道　小儿始哺法一道　乳母忌慎法一道　初生浴儿法九道　治小儿口噤诸方一十三道　治小儿撮口

---

〔1〕　妇人：原作"妊娠"。分目录及正文均作"妇人"。鬼胎未必是妊娠，故"妇人"义长。

第八十三卷　凡二十四门　病源二十四首　方共计一百九十五道

第八十四卷　凡二十五门　病源二十五首　方共计二百四十二道

第八十五卷　凡一十三门　病源一十三首　方共计二百五十七道

第八十六卷　凡一十二门　论三首　病源九〔5〕首　方法共计一百二十一道

---

〔1〕二:分目录作"三"。《正误》:"二当作三。"

〔2〕发:分目录及正文均无此字。

〔3〕病:分目录及正文均无此字。

〔4〕止:原脱,据正文补。

〔5〕九:原作"七"。据正文病源实数改。

---

[1]　疳:原脱,据正文补。
[2]　齿:原脱,据正文补。
[3]　齆:原误作"痈",据正文改。
[4]　一十四:原作"四",据正文方数改。

---

〔1〕三十八：原作"二十八"，据实数改。

〔2〕七：实数当作"八"。

〔3〕三百四十六：实数当作"三百四十三"。

〔4〕灶：原脱，据正文补。

〔5〕饵：正文作"服"。

神仙服胡麻法八道　神仙服枸杞法二道　神仙服术法四道　神仙服蒺藜子法二道　神仙服槐子法三道　神仙服鹿角法一道　神仙服桂法二道　神仙服菊花法三道　神仙服菟丝子法一道　神仙服桃胶法一道　神仙服蔓菁子法一道　神仙服百花法二道　神仙服仙茅法一道　神仙服大麻子法一道　神仙服芍药法一道　神仙服商陆根法二道　神仙服苣藤法五道　神仙服漆法二道　神仙服灵芝法一道　神仙服乳香法一道　神仙服蜂房法一道　神仙服蔷薇法一道　神仙服泽泻法一道　神仙服蓬蘽法一道　神仙耐寒暑法七道　神仙绝谷法一十四道　神仙去三尸九虫法一十道　神仙诸名方一十八道

第九十五卷　凡三门　序二首　方共计一百六[1]道

丹药序一首　玉[2]芝丹一道　紫粉灵宝丹一道　白金丹一道　青金丹一道　伏火水银硫黄紫粉丹一道　紫灵丹一道　四壁柜朱砂法一道　太阳紫粉丹一道　青花丹一道　太阳流珠[3]丹一道　四灵丹二道　伏火玄石柜灵砂丹一道　玄英散方一道　金液含化灵丹一道　含化朱砂丹一道　金液丹一道　紫霞丹一道　玄石紫粉丹一道　阴伏紫灵丹一道　倚金丹一道　黄庭丹一道　保神丹一道　安魂定魄丹一道　返魂丹一道　护命丹一道　柳花丹一道　胜金丹一道　黄英丹一道　伏火四神玉粉丹一道　小三生丹一道　紫精丹一道　碧珠丹一道　碧玉丹一道　还元丹一道　玉液丹一道　曾青丹一道　神朱丹一道　铜粉丹一道　白雪丹一道　神符玉[4]粉丹一道　华盖丹一道

药酒序一首　地黄酒三道　黄精酒方一道　天门冬酒方二道　枸杞酒方五道　石斛酒方三道　薯蓣酒方二道　菊花酒方二道　菖蒲酒方三道　松叶酒方二道　松脂松节酒方二道　柏叶酒方一道　术酒方三道　乌麻子酒方二道　五加皮酒方一道　桃人酒方一道　紫苏酒方一道　丹参酒方一道　鼠粘子酒方一道　葡萄酒方一道　五枝酒方一道　天蓼木酒方一道　商陆酒方一道　三石浸酒方一道　九仙薯蓣煎一道　地黄煎二道　枸杞煎三道　天门冬煎二道　术煎方二道　麦门冬煎方二[5]道　蔷薇散[6]煎一道　鹿角胶煎二道　髓煎方一道　红雪法一道　紫雪法一道　碧雪法一道　碧雪煎一道　黄雪法一道　金石凌法一道　甘露饧法一道

第九十六卷　凡一十五门　论一首　病源一十四首　方共计一百六十道

食治论一首　食治中风诸方二十五道　食治风邪癫痫诸方八道　食治风热烦闷诸方一十一道　食治三痟诸方一十三道　食治水肿诸方一十三道　食治咳嗽诸方九道　食治烦热诸方一十六道　食治霍乱诸方三道　食治五噎诸方九道　食治心腹痛诸方五道　食治一切痢疾诸方一十六道　食治五痔诸方一十三道　食治五淋诸方一十四道　食治小便数多诸方三[7]道

第九十七卷　凡一十四门　论一首　病源一十三首　方共计一百六十道

食治妊娠诸方一十三道　食治产后诸方一十六道　食治小儿诸方一十一道　食治养老诸方一十道　食治眼痛诸方一十二道　食治耳鸣耳聋诸方七道　食治骨蒸劳诸方九道　食治五劳七伤

---

〔1〕　六：实数当作“五”。
〔2〕　玉：原作“王”，据正文改。本章目录常将“玉”误作“王”，均据正文改。不出注。
〔3〕　珠：原作“疏”，据正文改。
〔4〕　玉：宽政本作“王”，据宋版卷第九十五分目录及正文改。
〔5〕　二：实数当作“一”。
〔6〕　散：原脱。据正文补。
〔7〕　三：实数当作“五”。

诸方一十九道　　食治虚损羸瘦诸方一十六道　　补益虚损于诸肉中蒸煮石英及取汁作食治法八道
食治脾胃气弱不下食诸方一十一道　　食治脚气诸方一十一道　　食治腰脚疼痛诸方九道　　药茶诸
方八道

第九十八卷　凡一门　序一首　方共计一百三十三〔1〕道

　　补益方序一首　朱砂圆三道　钟乳圆三道　雄黄圆一道　硫黄圆三道　云母圆二道　磁石圆
二道　真珠圆一道　白石英圆一道　硇砂圆一〔2〕道　牡蛎圆一道　肉苁蓉圆四道　天雄圆三道
覆盆子圆二道　枸杞子圆一道　石斛圆三道　卷柏圆一道　韭子圆二道　补骨脂圆七道　草薢圆
二道　薯蓣圆三道　楮实圆二道　腽肭脐圆三道　松脂圆一道　荜茇圆三道　泽泻圆一道　巴戟
圆四道　黄耆圆四道　厚朴圆一道　蘹香子圆一道　十香圆一道　七香圆一道　椒红圆三道　沉
香圆三道　大黄圆三道　胡芦巴圆一道　荜澄茄圆一道　何首乌圆二道　安息香圆二道　蚺蛇圆
一道　雀附圆二〔3〕道　附子圆三道　肾附圆二道　鹿茸圆三道　麋茸圆二道　麋角圆六道　獐骨
圆一道　地黄圆四道　地黄煎圆二道　阿魏圆一道　木瓜圆四道　乌头圆一道　青硫圆一道　调
气木香圆五道　槟榔圆五道　牵牛子圆二道〔4〕　大麻人圆一道

第九十九卷

　　针经一门序一首

第一百卷

　　明堂一门序一首

---

〔1〕　一百三十三:实数当为"一百三十五"。
〔2〕　一:分目录作五,与方数合。
〔3〕　二:实数当作"三"。
〔4〕　二道:分目录脱。《正误》:"二当作三。"与实际方数合。

上册目录 [1]

㊀ 目录:此目录除"第××卷"按现代习惯书写外,其余均按正文实际内容新编。本书体例为卷次之后列门、论、方数,若分目录有缺项,则据排门目录或正文补齐,加注说明。上、下册目录分别置于各册之首。

太平圣惠方卷第一 凡三十门 论三十首[1]

叙 为 医

夫清浊形分,阴阳位设。四时序矣,万物生焉。滋味既与[4],疾恙斯作。神农尝之百草,黄帝立以九针。岐伯、雷公备论诊脉,华佗、扁鹊广著群书。分弦钩毛石之功,定君臣佐使之用。立神圣功巧,判虚实浮沉。迩后伎士分镳,名医接踵,皆穷玄奥,尽播声光。自古迄今,更相祖述。道符济国,志在救人也。夫为医者,先须谙《甲乙》《素问》《明堂针经》,俞穴流注,本草药对,三部九候,五脏六腑,表里虚实,阴阳盛衰,诸家方论,并须精熟。然后涉猎诗书,该博释老。全之四教,备以五常。明希夷恬淡之门,达喜舍慈悲之旨。傥尽穷其大体,即自得其重玄。譬犹测影用圭,乾坤不能逃其数;宣疑设卦,倚伏洞可究其源。奚异通神,无殊造圣。是以学者必须傍采典籍,邈审妍媸。服勤以求,探赜无厌。勿恣道听,自恃己长,衒耀声称,泛滥名誉。心中未了,指下难明。欲别死生,深为造次。故曰:医者,意也,非常之意尔。是已上医医国,中医医人,下医医病。又曰:上医听声,中医察色,下医诊脉。又曰:上医疗未病,中医疗欲病,下医疗已病。夫如是,则须洞明物理,晓达人情。悟造化之变通,定吉凶之机要。视表知里,诊候处方。常怀极物之心,普救含灵之苦。苟用药有准,则厥疾必瘳。若能留心于斯,臭[5]而学之,则为医之道,尽善尽美,触事皆通矣。

叙 诊 脉 法

夫脉者,医之大业也。既不深究其道,何以为医者哉? 是以古之哲医,寤寐俯仰,不与常

---

[1] 论三十首:原脱。据排门目录补。
[2] 平:原作“手”。据正文改。
[3] 太过不及法:原作“相生相克相乘法”,排门目录同。据正文改。
[4] 与:排印本作“兴”。皆可通。
[5] 臭:《正误》:“一本作臭。”“臭”同“具”。《故训汇纂》“具”有备也、美也等义。然“臭”有蓄之义。似皆能通。存疑。

1

人同域。造次必在于医,颠沛必在于医。故医者必能感于鬼神,通于天地,可以济众,可以依凭。若与常人混〔1〕其波澜,则庶事隳坏,使夫物类,将何仰焉?由是言之,学者必当并〔2〕弃俗情,凝心于此,则和、鹊之功,因兹可得而致也。

《经》曰:诊脉之法,常以平旦阴气未动,阳气未散,饮食未进,经脉未盛,络脉调匀,气血未乱,乃可诊脉。视其五色,察其精明,观五脏有余不足,六腑强弱,形之盛衰,可以决生死之要也。

凡人禀形气,有中适,有躁静,各各不同。气脉潮动,亦各随其性韵。故呼而脉再至,吸而脉再至,呼吸之间复一至,合为五至,此为中适者也。春秋中,日夜正等,其呼而脉至多,吸而脉至少;或吸而脉至多,呼而脉至少。此则不同,为冬夏日夜长短之异也。凡气脉呼吸〔3〕,昼夜变通,效于四时。然于呼吸定息,应五至之限,无有亏,譬〔4〕犹晷刻,与四时长〔5〕短而岁功日数无遗也。若人状貌〔6〕有赢有壮,其呼吸虽相接续,而昼夜息度随其漏刻,是谓呼吸象昼夜,变通效于四时也。

分寸关尺三部脉位法

夫寸关尺位,多有不同。然《脉法》始于黄帝,《难经》起自扁鹊。此之二部,俱是祖宗;诸家所述,盖并枝叶。今则分其尺寸,定其阴阳,的举指归,用明大要,俾令后学,免更狐疑。《经》曰:凡寸关尺者,脉之要会也。从关至尺,是尺内,阴之所治也;从关至鱼际,是寸口内,阳之所治也。故分寸为尺,分尺为寸。阴得尺内一寸,阳得寸内九分。尺寸终始,一寸九分也。夫人之三部,寸口在上,关脉在中,尺脉在下。《经》云:先言尺,后言寸,不从〔7〕上而言,反从下起者,缘尺泽是人性命之根本。寸口者,人身之本。故有命然后有身,所以先言尺泽在上,盖取命之根本,然后及于身而言之也。凡十二经脉,有病之时,先于尺泽寸口而见之。故尺寸者,是脉之要会也。从关至尺,是尺内阴之所治者。夫三部之脉取中而上下分之。从关中下至尺泽为内,是属阴,故言内阴之所治也。言尺泽者,尺脉一寸之外,余脉下入不见,如入深泽而沉,故曰尺泽也。凡诊之者,若寸口关脉不见,唯尺脉在者,其人必不死。亦如树之有根,枝叶虽枯,其根气元活。故寸关者枝叶也,尺泽者根本也。从关至鱼际是寸口内,阳之所治者。夫自关而向上分之,上而寸口,故言关至鱼际也。鱼际者,是掌骨后际,如鱼之颈际,故曰鱼际也。言从关上至鱼际,下占一寸属阳,是内阳之所治也。然寸口虽占一寸而脉见九分者,言阳数奇,阴数偶故也。是以关上属阳,故言九奇也;关下属阴,故言寸偶也。故分寸为尺者,夫关已上,虽取一寸,而脉见九分,故曰分寸。为其先取一尺而言,盖先从根本言之。故一尺内取一寸,一寸内取九分而诊之,故言分寸为尺,从尺而取寸,从寸而取分是也。分尺作寸者,从关已下至尺泽也。盖取脉长一寸而诊之。其一寸之脉,盖先取一尺之

〔1〕 混:原误作"混"。无此字。据《千金》卷28"脉法"改。
〔2〕 并:《千金》卷28"脉法"作"屏"。"并"可通"屏",屏弃即摒弃。
〔3〕 吸:《正误》:"一本吸下有象字。《千金》作气脉呼吸法昼夜,变通效四时。"然无"象"字,此句亦通。
〔4〕 譬:原作"僻"。《正误》:"一本僻作譬。""譬"字义长,故改。
〔5〕 长:《正误》:"《千金》长上有'有'字。"然无"有"字亦可通。
〔6〕 貌:原作"皃"。"皃"同"貌"(《说文》),今多用貌,故改。下文遇此径改,不出注。
〔7〕 从:原误作"后"。《普济方》卷2引作"从",义长,据改。

分,而其中除却九寸,而更取一寸用之,故言阴得尺内一寸,阳得寸内九分。从始至终,寸尺位脉长一寸九分,此则尺寸始终之法也。凡寸后尺前,两境之内生于关,为寸关尺也。上部属阳故法天,下部属阴故法地,中部阴阳相共故法人。关者穿也,言上可以穿其天,下可以穿其地,上下关通,而取其中,故言关也。而分三部候天地人,以法三寸也。凡古法定尺寸者,皆先取一尺而言之,从尺而取寸,此则是其大纲也。又凡[1]人长短不同,其形各异。又曰人长则脉长,人短则脉短。据此之言,岂可执其一概?必在医者以意审详。今则以鱼际骨下为寸口,位占九分,更下行一寸为尺部,合成一寸九分,中间为关部,以安三指。此之所定寸关尺,盖依黄帝、《难经》,永为楷式,不可改移。其有诸家所说多端,巧伪非一,不欲备载,深为冗繁,故不可以依凭尔。

辩 九 候 法

黄帝曰:余闻《九针》[2]于夫子,众多博大,不可胜数。余愿[3]闻要道,以属子孙,传之后世,著之骨髓,藏之肝肺,歃血而受,不敢妄[4]泄,令合天道,必有终始。上应天光星辰历纪,下副四时五行,贵贱更立,冬阴夏阳,以人应之奈何?愿闻其方。岐伯曰:妙乎哉问也!此天地之至数。帝曰:愿闻天地之至数。岐伯曰[5]:始于一,终于九焉。一者天,二者地,三者人,因而三之,三三者九,以应九野。故人有三部,部有三候,以决死生,以处百病,以调虚实,而除邪疾。帝曰:何谓三部?岐伯曰:有下部,有中部,有上部,部各有三候[6]。三候者,有天,有地,有人也,必指而导之,乃以为真。故下部之天以候肝,地以候肾,人以候脾胃[7]之气。帝曰:中部之候奈何?岐伯曰:亦有天,亦有地,亦有人。天以候肺,地以候胸中之气,人以候心。帝曰:上部以何候之?岐伯曰:亦有天,亦有地,亦有人。天以候头角之气,人以候耳目之气,地以候口齿之气。三部各有天,各有地,各有人。三而成天,三而成地,三而成人,合则为九,九分为九野,九野为九脏。故神脏五,形脏四,合为九脏。五脏已败,其色必夭,夭必死矣。帝曰:以候奈何?岐伯曰:必先度其形之肥瘦,以调其气之虚实,实则泻之,虚则补之。必先去其血脉,而后调之,无问其病,以平为期。帝曰:决死生奈何?岐伯曰:形盛脉细,少气不足以息者危。形瘦脉大,胸中气多者死,形气相得者生。参伍不调者病,三部九候皆相失者死。上下左右之脉相应,如参舂[8]者病甚。上下左右相失不可数者死。中部之候虽独调,与众脏[9]相失者皆死也。

---

〔1〕凡:原误作"几"。据《千金》卷28"平脉大法"改。

〔2〕针:原误作"候"。据《素问·三部九候论》改。

〔3〕愿:原误作"头"。据改同上。

〔4〕妄:原误作"忘",据改同前。

〔5〕岐伯曰:原无。此下《素问·三部九候论》原有"合于人形血气,通决死生,为之奈何?岐伯曰:天地之至数"二十二字。本书略引。今补"岐伯曰"三字,以畅文义。

〔6〕候:原脱,据《素问·三部九候论》补。

〔7〕胃:原脱。据补同上。

〔8〕舂:原误作"春",据改同上。

〔9〕脏:原脱。据补同上,以畅其意。

辩两手五脏六腑脉所主法

肝心出左,脾肺出右,肾与命门俱出尺部,魂魄谷神皆见寸口。左主司官,右主司府。左大顺男,右大顺女。关前一分,人命之主。左为人迎,右为气口。神门决断,两在关后。人无二脉,病则不愈。诸经减损,各随其部。左手寸口,心与小肠脉之所出也。关上者,肝与胆脉之所出也。尺中者,肾与膀胱脉之所出也。关前一分者,人迎之位也。关后一分者,神门之位也。

右手寸口者,肺与大肠脉之所出也。关上者,脾与胃脉之所出也。尺中者,命门三焦脉之所出也。关前一分者,气口之位也。关后一分者,神门之位也。凡五脏之脉并为阴,阴脉皆沉。六腑之脉并为阳,阳脉皆浮。假令左手寸口脉浮者,小肠也。沉者,心之脉也。余皆仿此。

辩五脏六腑经脉所合法

肝脉曰足厥阴,与胆脉曰足少阳合。

心脉曰手少阴,与小肠脉曰手太阳合。

脾脉曰足太阴,与胃脉曰足阳明合。

肺脉曰手太阴,与大肠脉曰手阳明合。

肾脉曰足少阴,与膀胱脉曰足太阳合。

手心主,与三焦脉曰手少阳及命门合。手心主有名而无脏,三焦有位而无形,故二经以为表里也。

诊五脏脉轻重法

初持脉如三菽之重,与皮毛相得者,是肺部也。

如六菽之重,与血脉相得者,心部也。

如九菽之重,与肌肉相得者,脾部也。

如十二菽之重,与筋平者,肝部也。

按之至骨,举指来疾者,肾部也。

辩 脉 形 状

浮脉,按之不足,举之有余,但浮于指下。

沉脉,举之不足,按之有余,重按乃得。

涩脉,细而迟,往来难且散,或一止复来。一曰:浮而短。一曰:短而止,或如散。

滑脉,往来前却,流利展转,替替然与数相似。一曰:浮中如有力。一曰:碌碌如欲脱。

洪脉,极大在指下。

细脉,小大于微,恒有,但细尔。

微脉，极细而软，或欲绝，若有若无。

弦脉，举之无[1]，按之如弓弦状。

紧脉，数如切绳。一曰：如转索，无常也。

迟脉，呼吸三至，去来极迟。

数脉，去来但促急。一曰：一息六至。

缓脉，去来亦迟，小驶[2]于迟。一曰：浮大而软。

弱脉，极软而沉细，按之欲绝指下。一曰：按之乃得，举之即无。

动脉，见于关上，无头尾，大如豆，厥厥然动。

伏脉，极重，指着骨乃得。一曰：关上沉不出，名曰伏。

芤脉，浮大而软，按之中央空，两边实。一曰：指下无，两傍有。

软脉，极软而浮细，曰软。

虚脉，迟大而软，按之不足，隐指下豁豁然，曰虚。

实脉，大而长，微强，按之隐指愊愊然，曰实。

促脉，去来皆疾，时止，曰促。

结脉，往来缓，时一止复来，脉结者生。

代脉，动而中止，不能自还，因而复动，名曰代，不可治。

散脉，大为散，散者气实血虚，有表无里。

革脉，有似沉伏，实大长微弦。

弦与紧相类，浮与芤相类，软与弱相类，微与涩相类，

沉与伏相类，缓与迟相类，革与实相类，滑与数相类。

分别脉病形状

凡诊脉，视其人大小长短，及性气缓急。脉之皆如其人形性[3]则吉，反之者则凶。

夫脉者，血之府也。长则气理，短则气病。数则心烦，大则病进。上盛则气高，下盛则气胀。代则气衰，细则气少。短而急者病在上，长而缓者病在下。弦而沉者病在内，浮而洪者病在外。滑而微浮病在肺，下紧上虚病在脾。长而弦者病在肝，脉小血少病在心，大而紧者病在肾。

脉实者病在内，脉虚者病在外。浮而大者风，浮而绝者气。沉细疾者热，迟紧者为寒。诸腑脉为阳，主热。诸脏脉为阴，主寒。阳微则汗，阴浮自下[4]。阳数则口疮，阴数则恶寒。阳芤则吐血，阴芤则下血。

脉与肌肉相得，久持之至者，可下之。弦小紧者，可下之。弦迟者，宜温药。紧数者，可发汗。

寸口脉浮大而疾者，名曰阳中之阳，病苦烦满，身热，头痛，腹中热。寸口脉沉细者，名曰阳中之阴，病苦悲伤不乐，恶闻人声，少气，时时汗出，阴气不通，两臂不举。

---

[1] 无：《正误》：“《脉经》‘无’下有‘有’字；《千金》‘无’下有‘力’字。”

[2] 驶：音块(kuài)，通“快”。下同。

[3] 形性：《正误》：“《脉经》《千金》之下有‘迟速大小长短’六字。”

[4] 阴浮自下：《正误》：“《脉经》作阴微则自下。”

尺脉沉细,名曰阴中之阴,苦两胫酸疼,不能久立,阴气衰,小便余沥,阴下湿痒。

尺寸[1]脉牢而长,关中无,此为阴干阳。苦两胫重,小腹引腰痛。

寸口脉壮大,尺中无,此为阳干阴。苦腰背痛,阴中伤,足胫寒。

尺脉浮而大,为阳干阴。苦小腹痛满,不能溺,溺即阴中痛,大便亦然。

寸口脉紧者中风,风攻头痛。

夫疟脉自弦,弦数多热,弦迟多寒。初持脉如躁之状,久久按之细而牢,苦腰腹相引痛,不能食,足胫重[2]。

脉来乍大乍小,乍短乍长,为祸祟。脉来但实者,为心劳。

脉来洪大袅袅者,祸祟。寸口脉弦,中手短者,头痛。

脉来过寸口入鱼际者,遗尿。脉来中手弦长者,腰疼,足胫痛。

脉来中手弦从上紧[3]者,肩背痛。脉但数,心下结,热盛。

脉盛滑紧者,痛在外。脉小实紧者,痛在内。

脉小弱而浮滑[4],久病。脉涩浮而疾,新病。

脉沉而弦者,其人有痃,腹内痛[5]。脉来缓滑者,热在胃中。

脉来盛紧者,腹胀。脉弦急,疝瘕,小腹痛。

脉出鱼际,逆气喘急。脉来伏者,霍乱。

脉来弦急疾者,癖病。脉来大坚疾者,癫病。

脉浮而缓,皮肤不仁,风寒入肌肉。脉沉而紧,下焦寒,得冷即大小便痛。

脉来迟而涩,胃中寒,有癥结。脉来駃而紧,有积聚,击痛。

脉沉而细,下焦寒,小便数,苦疠痛、下重,痢。

脉滑而浮散者,有风。脉短而滑者,病酒。

脉紧而滑者,吐逆。脉迟而缓者,脾胃有寒。

脉弦而钩,胁下如刀刺,状如飞尸,至困而不死。

脉沉而迟,腹脏有冷病。脉浮而细滑,伤于寒饮。

脉沉而数,其人中水,冬时不治自愈。

脉滑者,阳气盛。脉微而紧者,有寒。

脉涩细而紧者,痹病。脉沉而滑,为下重[6],背膂痛。

脉短而数,心痛必[7]烦。脉紧而数,寒热俱发,必当下之乃愈。

脉微弱者,有寒,少气。

脉实紧者,胃中有寒,若不能食,时时利者,当难治。

脉弦而紧,胁下痛。脉大细[8]滑,中有短气。

脉微小者,血气俱少。脉涩者,少血多气。

---

〔1〕 寸:《正误》:"《脉经》无寸字。"

〔2〕 重:《普济方》所引同。《正误》:"一本重作寒。"

〔3〕 从上紧:《正误》:《千金》作"促上击"。

〔4〕 浮滑:《正误》:《千金》作"涩"。

〔5〕 痃,腹内痛:《正误》:《脉经》作"悬饮内痛"。二脉证皆可见。

〔6〕 下重:《正误》:《脉经》作下血。

〔7〕 必:《正误》:《脉经》"必"作"心"。

〔8〕 细:《正误》:《脉经》《千金》"细"作"而"。

脉滑者,多血少气。脉大者,气血俱多。

两手脉前部阳绝者,苦心下寒,口中热。

脉洪大紧急,病在外,苦头痛,发痈肿。

脉细小紧急,病在中寒,疝瘕积聚,腹中痛。

脉浮大,中风,头重鼻塞[1]。脉微浮,秋吉冬病。

脉来疾者为热,迟者为寒,滑为鬼疰[2],弦为切痛。

脉沉重而直前绝者,病血在腹间。脉沉重而中散者,因寒食成癥。

脉沉而急,病伤暑,暴发虚热。脉来中散绝者,病痟[3]渴。

脉沉重,前不至寸口,徘徊绝者,病在肌肉遁尸。

脉累累如贯珠不前至,有风寒在大肠,伏留不去。

脉来累累而止,不至寸口软者,结热在小肠膜中,伏留不去。

脉微,即阳气不足,沾热[4]汗出。

凡无阳即厥,无阴即呕。阳微不能呼,阴微不能吸,呼吸不足,胸中气促。前大后小,即头痛目眩。前小后大,即胸满短气。

上部有脉,下部无脉,其人当吐,不吐者死。

阳邪来,见浮洪。阴邪来,见沉细。水谷来,见实坚。

浮而滑者宿食,洪大伤寒热病,弦小者寒癖。

浮滑之脉速[5]疾者,食不消,脾不磨也。

关脉紧而滑者,蛔音回虫也。尺脉沉滑者,寸白虫也。

三部或至或不至,冷气在胃中,故令脉不通也。

脉紧而急者,为遁尸。脉紧而长过寸口者,疰病。

关[6]脉浮,积热在胃中。尺脉浮者,客热在下焦。

诸浮、诸紧、诸弦、诸沉、诸涩、诸滑,若在寸口,膈已上病。若在关上,胃已下病。若在尺中,肾已下病。寸口脉沉,胸中短气。若弦上寸口者,宿食头痛。若有表无里者,邪之所止,得鬼病。何谓表里?寸尺为表,关上为里,两头有脉,关中绝不至也。尺脉上不至关为阴绝,寸脉下不至关为阳绝。阴绝与阳绝皆死,不可治也。

平寸口脉法

寸口脉沉紧,若心下有寒,时痛,即有积邪[7]。

寸口脉偏绝,则臂偏不遂,其人两手俱绝者,不可治。

[1] 塞:原作"寒",据《普济方》卷2"分别脉病形状"改。
[2] 疰:原作"痊"。据改同上。
[3] 痟:本书特殊用字。该字《周礼·天官》用作"痟首疾",乃头酸痛。本处乃特指与消渴相关的一类疾病。
[4] 沾热:语出《千金》卷28"阴阳表里虚实"。"沾"有薄、添益之义,疑"沾热"为轻微发热。《正误》:一本"沾"作"潮"。
[5] 速:原作"连"。《千金》卷28"分别病形状"作"疾";《普济方》卷2"分别脉病形状"作"速"。故知"连"乃"速"之误,因改。
[6] 关:原作"阘"。"阘",同"阘",关门声。《正误》:"阘","關"之讹,下皆同。径改不出注。
[7] 邪:《正误》:《脉经》"邪"作"聚"。

寸口脉瀲瀲如羹上肥,阳气微。寸口脉连连如蜘蛛丝,阴气衰。

寸口脉沉而紧,病在中。浮而盛,病在外。

寸口脉沉而弱,寒中,疝瘕,小腹痛。

寸口脉滑而迟,不沉不浮,不长不短者,为无病。

寸口脉沉大而滑,沉即为血实,滑即为气实。血气相搏,入脏即死,入腑自愈。

寸口脉弦而紧,弦即卫气不行,卫气不行即恶寒,水不流走肠间。

寸口脉紧或浮,膈上有寒,肺下有水气。

寸口脉沉滑者,中有水气,血实目肿。

寸口脉双弦,两胁下拘急而痛,淅淅恶寒。

寸口脉浮而滑,头中痛。

寸口脉缓而迟,缓即为虚,迟则为寒。虚寒相搏则欲温食,食冷即咽痛。

寸口脉迟而涩,迟即为寒,涩为少血。

寸口脉浮大,按之反[1]涩,尺中亦微而涩,故知有滞气宿食。

寸口脉动而弱,动即为惊,弱即为悸。

寸口脉微弱,气血俱虚,男子即吐血,妇人即下血。

寸口脉浮,中风发热头痛。寸口脉紧,伤寒头痛。

寸口脉缓,皮肤顽痹不仁,风寒入肌肉。

寸口脉滑,阳气实,胸中壅满,吐逆。

寸口脉弦,心中愊愊,微头痛,胃管痛,心下有水气。

寸口脉弱,阳气虚,自汗出。寸口脉涩,是胃气少,虚竭不足。

寸口脉芤,即吐血。微芤者,衄血。

寸口脉伏,胸中逆气,噎塞不通,是诸气上冲胸中也。

寸口脉沉,胸中引胁痛,胸膈有水气。

寸口脉软弱,汗自出,是虚损病。

寸口脉迟,上焦有寒。寸口脉实,上焦生热。

平 关 脉 法

关脉时来时去,乍大乍小,乍疏乍数者,胃中寒热,羸弱不欲食,如疟状。

关脉涩坚大实,按之不减有力,为中焦实,有伏结在胃中。

关脉滑,乍大乍小不匀,必吐逆。

关脉浮大,风在胃中,张口肩息,心下澹澹,食即欲呕。

关脉微浮,有积热在胃中,呕吐蛔音回虫,心神健忘。

关脉弦而长,有痛如刀刺之状,在脐左右上下。

关脉浮,气虚腹满,不欲饮食。关脉紧,心下苦满痛,脉紧为实也。

关脉微,胃中有冷气,心下拘急。关脉数,胃中有客热。

关脉缓弱,脾胃气不足,不能食。

---

[1] 反:原误作"及"。据《普济方》卷2"评寸脉法"改。

关脉浮滑,胃中有热,热气满则不欲食,食即吐逆。

关脉弦,胃中有虚冷气,心下厥逆。

关脉弱,胃气虚,胃中有客热。脉弱为大虚小热,有热不可大攻之,热去即寒生。

关脉涩,血气逆冷,为血虚也。

关脉芤,大便下血。关脉伏,腹内有气,溏泄。

关脉洪,胃中有热,必烦满。关脉沉,心下有冷气,苦满吞酸。

关脉软,苦虚冷,脾气弱,重下痢[1]。关脉迟,胃中有寒。

关脉实,即脾胃气塞,热盛腹满。

平 尺 脉 法

尺脉弱,下焦冷,无阳气。尺脉牢小者,足胫寒痿痹。

尺脉细,溏泄,下冷痢。尺脉细而急者,筋挛痹不能行。

尺脉大者,热在脬中,小便赤痛。

尺脉按之不绝,若与关脉相应和滑者,男子气盛血实,妇人即为妊娠。

尺中来而断绝者,男子小腹有滞气,妇人月水不利。

尺脉浮,下焦热,大小便难。尺脉紧,脐下及小腹结痛。

尺脉微,厥逆,小腹有寒气。尺脉数,恶寒,脐下热痛,小便赤黄。

尺脉缓,脚弱下肿,小便难,有余沥。尺脉滑,血气实,经络不利。

尺脉弦,小腹疼,腹中拘急。尺脉涩,足胫逆冷,小便频。

尺脉芤,下焦虚,小便脱血。尺脉伏,小腹痛,寒疝瘕,有水谷不化。

尺脉沉,腰背痛。尺脉软,脚弱风痹,小便难。

尺脉迟,下焦有寒。尺脉紧,脐下切痛。

尺脉微牢,腰髀冷,小腹痛,小便不禁。

辩七表八里脉法

浮、芤、滑、实、弦、紧、洪为七表。迟、缓、涩、微、沉、伏、濡、弱为八里。

浮为中风,左手寸口脉浮,中风发热头痛。关脉浮,腹胀胃虚。尺脉浮,大便难。右手寸口脉浮,肺风鼻塞。关脉浮,食不消化。尺脉浮,小便涩也。

芤为失血及血实。左手寸口脉芤,则吐血或衄血;关脉芤,大便下血;尺脉芤,小便赤及下血。右手寸口脉芤,胸中有积血;关上脉芤,腹内有瘀血;尺脉芤,小腹疼痛下血。

滑为吐逆。寸口滑,胸满气逆。关脉滑,胸中寒,吐逆,不欲食。尺脉滑,为下痢,妇人月信不通。滑脉但在寸关,皆主吐逆也。

实为下痢。寸口实,胸中热。关脉实,腹中满,寒疝气,忽下痢。尺脉实,小腹满痛,小便涩。

弦为拘急。寸口脉弦,胸中急痛。关脉弦,胃中寒,心下拘急。尺脉弦,小腹急满。左右

---

[1] 痢:《正误》《脉经》《千金》"痢"作"病"。

弦，皆主拘急也。

紧为痛。寸口脉紧，头中痛。关脉紧，心下痛。尺脉紧，脐下痛。左右紧，皆主痛也。

洪为热。寸口脉洪，胸胁热满。关脉洪，胃中有积热，吐逆无常。尺脉洪，小腹满，阴中痛。左右洪，皆主热也。

迟为寒。寸口脉迟，上焦有寒。关脉迟，中焦有寒。尺脉迟，下焦有寒。左右迟，皆主寒也。

缓为风结。寸口脉缓，皮肤不仁。关脉缓，腹中有风结。尺脉缓，下焦有寒。左右缓，皆主风寒也。

微为气痞。寸口脉微，上焦寒气痞结。关脉微，胃中寒，心下痛，愊愊然。尺脉微，小腹有寒积聚。左右微，皆为气痞也。

涩为血滞。寸口脉涩，阳气虚，卫气不足。关脉涩，心血气虚，荣气不足。尺脉涩，足胫逆冷，腹中雷鸣。左右涩，皆主气不足也。

沉为水。寸口脉沉，胸中有寒饮。关脉沉，心下满短气。尺脉沉，腰痛脚弱有急水气。左右沉，皆主水也。

伏为物聚。寸口脉伏，胸中有物聚也。关脉伏，有水气，溏泄。尺脉伏，有水谷不化。左右伏，皆有物聚也。

濡为虚损。寸口脉濡，气少，虚损多汗。关脉濡，苦重下虚弱。尺脉濡，发热恶寒。左右濡，俱主虚损也。

弱为筋萎。寸口脉弱，阳气虚，汗自出。关脉弱，胃气不足，小热大虚。尺脉弱，骨肉酸疼。左右弱，皆主虚也。

浮芤相搏，中风衄血。浮滑相搏，中风吐逆。浮实相搏，中风下痢。浮弦相搏，中风拘急。浮紧相搏，中风体痛。浮洪相搏，中风发热。

辩阴阳脉[1]法

脉有阴阳之法，何谓也？然呼出心与肺，吸入肾与肝，呼吸之间，脾受味[2]也。其脉在中，浮者阳也，沉者阴也，故曰阴阳。心肺俱浮，何以别之？然浮而大散者，心也。浮而短涩者，肺也。肾肝俱沉，何以别之？然牢而长者，肝也。按之沉软，举指来疾者，肾也。脾者中州，故其脉在中，是阴阳之脉也。

脉有阳盛阴虚，阴盛阳虚，何谓也？然沉之损小，浮之实大，故曰阳盛阴虚。浮之损小，沉之实大，故曰阴盛阳虚。是阴阳虚实之意[3]也。

阳脉见寸口浮而实大，今轻手按之更减损小，故言阳虚。重手按之反更实大，故曰阳实也。

脉有一阴一阳，一阴二阳，一阴三阳。有一阳一阴、一阳二阴、一阳三阴。凡此六脉者，谓沉、浮、长、短、滑、涩也。凡脉浮、滑、长者，阳也。沉、涩短者，阴也。所言一阴一阳者，谓

〔1〕 脉：原脱，据排门目录及分目录补。
〔2〕 味：《正误》《难经》味上有"谷"字。
〔3〕 意：此上有"虚"字。《普济方》卷2"辨阴阳法"无此字，当衍，删之。

脉来沉而滑也。一阴二阳者,谓脉来沉滑而长也。一阴三阳者,谓脉来浮滑而长,时一沉也。所言一阳一阴者,谓脉来浮而涩也。一阳二阴者,谓脉来长而沉涩也。一阳三阴者,谓脉来沉涩而短,时一浮也。各以其经所在,言病之逆顺也。

凡脉浮、大、数、动、滑,阳也。沉、涩、弱、弦、微,阴也。长者为阳,短者为阴。阳病见阴脉者,逆也。阴病见阳脉者,顺也。关前为阳,关后为阴。阳数即吐,阴微即下。阳弦即头痛,阴弦即腹痛。

辩荣卫经脉与漏刻相应度数法

凡人荣卫之气,与经脉漏刻相应。阴气为荣,荣者血也,行于经脉之中。阳气为卫,卫者气也,行于经脉之外。人一日一夜,凡一万三千五百息,脉行五十周于身,漏水下一百刻。荣卫之气行阳二十五度,行阴二十五度,为一周也。凡人一呼脉行三寸,一吸脉行三寸,呼吸定息,脉行六寸,谓之一息也。凡一息六寸,百息六丈,千息六十丈,万息六百丈。一万三千五百息,合为八百一十丈。凡二百七十息,计行一十六丈二尺,是名一周身,漏水下二刻。故一万三千五百息,脉行五十周,即漏水下一百刻,脉行八百一十丈。此即一日一夜荣卫气行,与漏刻相应之数也。

辩脉虚实法

人有三虚三实者,谓有脉之虚实,有病之虚实,有诊之虚实也。脉有虚实者,脉来濡者为虚,紧牢者实。病有虚实者,出者为虚,入者为实。言者为虚,不言者为实。缓者为虚,急者为实也。有诊之虚实者,濡者为虚,牢者为实。痒者为虚,痛者为实。外痛内快为外实内虚,内痛外快为内实外虚,故曰虚实也。

又邪气盛则实,精气脱则虚。何者是重实?大热病,气热脉满者是也。浮之损小,沉[1]之实大,名曰阴盛阳虚。沉之损小,浮之实大,名曰阳盛阴虚。

脉盛,皮热,腹胀,前后不通,为五实[2]。

脉细,皮寒,气少,泄痢,饮食不入,为五虚。

辩损至脉法

脉有损至,何谓也?然至之脉,一呼再至曰平,三至曰离经,四至曰夺精,五至曰困,六至曰命绝。何谓损?一呼一至曰离经,二呼一至曰夺精,三呼一至曰困[3],四呼一至曰命绝,此损之脉也。至脉从下上,损脉从上下也。损脉之为病奈何?然一损损于皮毛,则皮聚而毛落。二损损于血脉,血脉虚少,则不能荣于五脏六腑。三损损于肌肉,肌肉消瘦,则食饮不为

---

〔1〕沉:《正误》《难经》"沉"作"浮"。
〔2〕五实:《素问·玉机真脏论》之五实还有"闷瞀"。《千金》卷28所引同。但《普济方》卷4"辩脉虚实法"所引则无"闷瞀"。按"前后不通"及大便不通、小便不通,亦可分别作为一实,故无"闷瞀"一症,五实亦可成立。
〔3〕困:《正误》《难经》"困"作"死"。

肌肤。四损损于筋,筋缓则不能自收持。五损损于骨,骨萎则不能起于床。反此者,至于收病[1]也。从上下者,骨萎不能起于床者死。从下上者,皮聚而毛落者死。损至之法奈何?然损于肺者益其气,损于心者调其荣卫,损于脾者调其饮食,适其寒温,损于肝者缓其中,损于肾者益其精,此损至[2]之法也。

辨奇经八脉法

脉有奇经八脉者,何谓也? 然有阳维,有阴维,有阳蹻,有阴蹻,有冲,有督,有任,有带之脉,凡此八脉,皆不拘于经,故曰奇经八脉也。经有十二,络有十五,凡二十七气相随上下,何独不拘于经也? 然圣人图设沟渠,通利水道,以备不然。天雨降下,沟渠溢满,当此之时,霶霈妄行[3],圣人不能复图。此经[4]脉满溢,诸经不能复拘也。奇经者,奇由异也。此之八脉与十二经不相拘制,别道而行,与正经有异,故曰奇经。其数有八,故曰八脉也。奇经八脉者,既不拘于十二经,皆何起何系? 然督脉者,起于下极之俞,并于脊里,上至风府,入属脑。夫督脉者,阳脉之海。督之言都也,是人阳脉之都纲也。人脉比于水,故云阳之海。此奇经之一脉也。

任脉者,起于中极之下,已上毛际,循腹里,上关元,至咽喉。夫任者,妊也,此是人之生养之本,故曰任脉中极之下,长强之上也。此是奇经之二脉也。

冲脉者,起于气冲,并阳明之经,夹脐上行,至胸中而散。夫冲脉者,阴脉之海也。冲者,通也,言此脉下至于足,上至于头,通受十二经之气血,故曰冲焉。此奇经之三脉也。

带脉者,起于季胁,回身一周。夫带者,言束也。言总束诸脉,使得调柔也。季胁在胁下,下接髋骨之间是也。回,绕也,绕身一周,犹如腰带焉。此奇经之四脉也。

阳蹻脉者,起于跟中,循外踝,上行入风池。夫蹻者,捷疾也,言此脉是人行走之机要,动足之所由也,故曰蹻脉焉。此奇经之五脉也。

阴蹻脉者,亦起于跟中,循内踝,上行至咽喉,交贯冲脉。其阴蹻义与阳蹻同。此奇经之六脉也。

阳维阴维者,经[5]络于身溢蓄,不能环流溉灌诸经者也,故阳维起于诸阳会也,阴维起于诸阴交也。夫维者,维持之义也。言此脉为诸脉之纲维,故曰维脉焉。此是阴阳二脉,是为奇经之八脉也。比于圣人图设沟渠,沟渠满溢,流于深湖,故圣人不能拘通也。而人脉隆盛,入于八脉,而不环周,故十二经脉亦不能拘之。其受邪气,蓄则肿热,砭射之也。凡九州岛之内,有十二经水,以流泄地气。人有十二经脉以应之,亦所以流灌身形,犹若气血以养生身,故比之于沟渠。

奇经之为病何如? 然阳维维于阳,阴维维于阴,阴阳不能相维,则怅然失志,容容[6]不能自收持。夫怅然者,其人惊,惊即病。维脉缓,故令人不能自收持。惊即失志,喜忘恍惚也。

---

〔1〕 至于收病:《普济方》卷4"辨损至脉法"所引同。此语出《难经·十四难》。元代滑寿《难经正义》:"当作'至脉之病'也,'于收'二字误。"

〔2〕 损至:《正误》《难经》"损至"作"治损"。

〔3〕 行:《正误》《难经》"行"作"作"。

〔4〕 经:《正误》《难经》"经"作"络"。

〔5〕 经:《正误》《难经》"经"作"维"。

〔6〕 容容:《难经·二十九难》作"溶溶"。

阳跷为病，阴缓而阳急。阳跷在外踝，病即其脉，当从外踝[1]上急，内踝已上缓也。

阴跷为病，阳缓而阴急。阴跷在内踝，病即其脉，当从内踝已上急，外踝已上缓也。

冲脉之为病，逆气而里急。冲脉从关元至咽喉，故其脉为病，逆气而里急也。

督脉之为病，脊强而厥。督脉在脊，病则其脉急，故令脊强也。

任脉之为病，其内苦结，男子为七疝，女子为瘕聚。任脉起于胞门子户，故其病结为七疝、瘕聚也。

带脉之为病，苦腹满，腰容容[2]若坐水中。带脉者，回带人之身体，病即其脉缓，故令腰容容也。

阳维为病苦寒热，阴维为病苦心痛。阳为卫，卫为气，气主肺，故寒热。阴为荣，荣为血，血主心，故心痛。此奇经八脉之为病也。

又云：冲脉者起于关元，循腹里，直上至咽喉中。任脉者起于胞门子户，夹脐上行至胸中。二本虽不同，亦俱有所据，并可以依用也。

寸口脉来大而渐小者，阴络也，苦风痹，痛[3]时自发。

寸口脉来小而渐大者，阳络也，苦皮肤淫痛，汗出恶寒。

寸口脉来紧细而长至关者，任脉也，苦绕脐及横有痛[4]。

诊得任脉，横寸口迟，迟者苦腹中有气上抢心，不得俯仰拘急也。

诊得阳维浮者，暂起即目眩，阳气盛实，苦肩息，洒洒如寒。

诊得阴维沉大而实者，苦胸中痛，胁下支满，心痛也。

诊得阴维如贯珠者，男子两胁实，腰中痛，女子阴中痛，如有热也。

诊得带脉左右绕脐，腰脊痛，冲阴股也。

两手脉浮，阴阳皆盛实者，此为冲督之脉也。冲督之脉者，十二经之道路。冲督用事者，十二经不复朝见于寸口，其人皆苦恍惚，狂痴不定也。

两手[5]脉细微绵绵，阴脉亦微细绵绵，此为阴跷阳跷之脉。

尺寸俱浮直下，此为督脉。腰背强痛，不得俯仰，大人癫[6]病，小儿风痫也。

诊得阳跷病则急，阴跷病则缓。

尺寸牢，直上直下，为冲脉，胸中有寒疝也。

诊四时脉及太过不及法[7]

春脉弦，夏脉钩，秋脉毛，冬脉石，是王脉耶。将病脉耶？然弦、钩、毛、石者，四时之脉也。春脉弦者肝，东方木也，万物之始生，未有枝叶，故其脉之来濡弱而长，故曰弦。夏脉钩者心，南方火也，万物之所盛，垂枝布叶，皆下曲如钩，故其脉之来疾而去迟，故曰钩。秋脉毛

---

[1] 踝：《正误》："踝"下疑脱"已"字。

[2] 容容：《难经·二十九难》作"溶溶"。

[3] 痛：《正误》《脉经》"痛"作"应"。

[4] 横有痛：义不明。《普济方》所引亦同。《脉经》卷2"平奇经八脉病"："动苦少腹绕脐，下引横骨、阴中切痛。"疑"有"为"骨"之误。

[5] 手：《正误》《脉经》"手"下有"阳"字。

[6] 癫：《正误》《脉经》"癫"作"痫"。

[7] 太过不及法：排门目录及原分目录均作"相生相克相乘法"。

者肺,西方金也,万物之所终,草木花叶皆秋而落,其枝独在,若毫毛也,故其脉之来轻虚以浮,故曰毛。冬脉石者肾,北方水也,万物之所以藏也,盛冬之时,水疑如石,故其脉之来,沉濡而滑,故曰石。此四时之脉也。如有变奈何?然春脉弦,反者为病。何谓反?然气来实强,是谓太过,病在外。气来虚微,是谓不及,病在内。气来厌厌聂聂,如循榆叶曰平;益实而滑,如循长竿曰病;急而劲益强,如新张弓弦曰死。春脉微弦曰平,弦多胃气少曰病,但弦无胃气曰死。春以胃气为本。夏脉钩,反者为病。何谓反?然气来实强,是谓太过,病在外。气来虚微,是谓不及,病在内。其脉来累累如环,如循琅玕曰平;来而益数,如鸡举足者曰病;前曲后居,如操带钩曰死。夏脉微钩曰平,钩多胃气少曰病,但钩无气[1]曰死。夏以胃气为本。秋脉毛,反者为病。何谓反?然气来实强,是谓太过,病在外。气来虚微,是谓不及,病在内。其脉来蔼蔼如车盖,按之益大曰平;不上不下,如循鸡羽曰病;按之索消[2],如风吹毛曰死。秋脉微毛曰平,毛多胃气少曰病,但毛无胃气曰死。秋以胃气为本。冬脉石,反者为病。何谓反?然气来实强是谓太过,病在外。气来虚微是谓不及,病在内。其脉来上大下锐,濡滑如雀之啄曰平;啄啄连属,其中微曲曰病;来如解索,去如弹石曰死。冬脉微石曰平,石多胃气少曰病,但石无胃气曰死。冬以胃气为本。胃者,水谷之海也,主禀四时,故皆以胃气为本,是谓四时之变病,死生之要会也。脾者,中州也,其平善[3]不可得见,衰乃见尔。来如雀之啄,如水之下漏,是脾之衰见也。

辨妊娠分别男女及将产脉法

尺中之脉,按之不绝,妇人妊娠也。妇人怀妊离经,其脉浮数,腹痛引腰脊,为今欲生也。但离经者,不病也。

妇人欲产,其脉离经,夜半觉痛,日中则生。妇人妊娠四月,欲知男女,左疾为男,右疾为女,左右俱疾必怀二子。

左手沉实为男,右手浮大为女。左右手俱沉实,必生二男。左右手俱浮大,必生二女。妇人妊娠初时[4],寸口微而呼吸五至,三月[5]而尺数。尺脉若左偏大为男,右偏小[6]为女。左右俱大产二子者,其脉如实状也。

左右俱浮为产二男,不尔则回女作男。左右俱沉为产二女,不尔则回男作女也。

左右尺中浮大者为男,尺中沉细者为女。若尺中来而断绝者,月水不利也。

凡脉得太阳为男,得太阴为女。太阴则沉,太阳则浮也。

辨小儿脉法

夫小儿脉,三岁已上,五岁已下,然可看候,与大人有异。呼吸八至是其常也,九至者病,

---

〔1〕气:《正误》《难经》"气"上有"胃"字。

〔2〕索消:《正误》《难经》"索消"作"萧索"。

〔3〕善:《正误》《难经》"善"作"和"。

〔4〕时:原作"持",据《脉经》卷九"平妊娠分别男女将产诸证"改。

〔5〕三月:下原衍"脉"字。据删同上。

〔6〕小:《正误》《脉经》"小"作"大"。

十至者困。

小儿脉紧者，必风痫也。脉沉者，乳不消。脉弦急者，为客忤。脉沉数者，骨间有冷[1]。脉浮而数，乳痫风热。脉紧而弦，腹痛。脉弦而数，乳热，五脏壅。脉牢而实，大肠秘涩。脉乍短乍长，乍大乍小不等者，有祟。

小儿变蒸之时，身热而脉乱，汗出，不欲食乳，食乳即吐逆，不可用药，必自差矣。

小儿病困，汗出如珠，着身不流者，不可治。

小儿久下痢，脉浮而腹痛者，不可治。

小儿有病，胸[2]陷，口唇干，目直，口中气冷，头低，卧不举身，手足垂软，身体强直，掌中冷，皆不可治。

辩脉动止投数法

脉一动一止，二日死。一经云：一日死。

脉二动一止，三日死。

脉三动一止，四日死，或五日死。

脉四动一止，六日死。

脉五动一止，七日死。

脉六动一止，八日死。

脉七动一止，九日死。

脉八动一止，十日死。

脉九动一止，十一日死。一经云：十三日死。又：立春死。

脉十动一止，立春死。一经云：立夏死。

脉十一动一止，立夏死。一经云：夏至死。

脉十二、十三动一止者，立秋死。又一经云：立冬死。

脉十四、十五动一止者，立冬死。一经云：立夏死。

脉二十动一止，一岁死。又一经云：立秋死。

脉二十五动一止，二岁死。一经云：一岁[3]。又云：立冬死。

脉三十动一止，三岁死。

脉四十动一止，四岁死。

脉五十动一止，五岁死。

脉来五十投而不止者，五脏皆受气，是荣卫不失，即无病也。

脉来四十投而一止者，一脏无气，却后春草生而死。

脉来三十投而一止者，二脏无气，却后三岁麦生[4]而死。

脉来二十投而一止者，三脏无气，却后二岁桑椹赤而死。

脉来十投而一止者，四脏无气，岁中死。

---

[1] 冷：《正误》《脉经》"冷"作"热"。
[2] 胸：《正误》：一本"胸"作"凶"。
[3] 岁：《正误》："岁"下疑脱"死"字。
[4] 生：《正误》《脉经》"生"作"熟"。

脉一来而久住者,病在心主中。

脉二来而久住者,病在肝支中。

脉三来而久住者,病在脾下。

脉四来而久住者,病在肾间。

脉五来而久住者,病在肺支间。

五脉病,虚羸人得此者死。所以然者,药不得而治,针不得而及。如是盛人,可治,气全故也。

扁鹊诊诸反逆脉法

脉病人不病,来如屋漏、雀啄者死。屋漏者,绝止,时时复起而不相连者也。雀啄者,顿来,其数[1]而疾也。又《经》云:得病七八日,脉如屋漏、雀啄者死,脉弹人手如黍米也。

脉来如弹石,去如解索者死。弹石者,辟辟急也。解索者,动数而随散乱,无复次绪也。顺则生,逆则死。所谓顺者,手足温;逆者,手足冷也。

病人脉如虾之游,如鱼之翔者死。如虾游者,苒苒起、寻复退没,不知所在,久乃复起,起辄迟而没去速者是也。鱼翔者,似鱼不行而但掉尾动头,诊[2]而久住者是也。

脉浮短者,其人肺伤,诸气微少,不过一年死。法当嗽也。

脉如转豆者死。

脉如偃刀者死,似侧刀刃。

脉涌涌不去者死。

脉分绝者死,而[3]上下分散也。

脉有表无里者死。《经》名曰结去[4]。何谓结去[5]?在指下如麻子动摇而去,属肾,名曰结去,不可治也。何谓代?凡脉五来,人合一气,气息一止,《经》五来不复增减者,名曰代也。脉来细而微者,血气俱虚,微少气也,脉七来是人一息半时,不复增减,亦名曰代,不可治也。

脉来洪大,盛而坚硬者,血气俱盛实也。

病若闭目不欲见人,脉当得肝脉强[6]急而长,而反得肺脉浮短而涩者,死。

病若开目而渴,心下牢者,脉当得紧实而数,反得濡而微者,死。

病若吐血复鼽衄,脉当得沉细,而反浮大牢者,死。

病若谵言妄语,身有热,脉当洪大,而反手足四逆,脉细而微者,死。

病若大肠[7]而泄,脉当微细涩,而反得紧大而滑者,死。

又形脉与病相反者死。病若头痛目痛,脉反短涩者死。

---

〔1〕 顿来,其数:《正误》:《脉经》作"脉来甚数"。

〔2〕 诊:《正误》:《脉经》"诊"作"摇"。

〔3〕 而:《正误》:《脉经》《千金》无"而"字。

〔4〕 结去:《脉经》卷5"扁鹊诊诸反逆死脉要诀"云:"脉有表无里者,死。《经》名曰'结',去即死。何谓'结'?脉在指下如麻子动摇,属肾,名曰'结',去死近也。"《千金》所引同。本书独以"结去"为名,疑有误。

〔5〕 去:《正误》:《脉经》《千金》"去"作"脉"。

〔6〕 强:《正误》:《脉经》"强"作"弦"。

〔7〕 肠:《正误》:《脉经》"肠"作"腹"。

病若腹痛，脉反浮大而长者，死。病若腹满而喘，脉反滑利[1]者，死。

病若四肢厥逆，脉反浮大而短者，死。

病若耳聋，脉反浮大而涩者，死。病若脑痛[2]，脉反大而缓者，死。

左有病右痛，下有病上痛，此为逆。逆者，不可治。

脉来沉之绝濡，浮之不止，推手者，半月死。

人形病，脉不病者，生。脉病，形不病者，死。

人病尸厥，呼之不应，脉绝者死。脉当大，反小者，死。

肥人脉细小，如丝欲绝者，死。羸人得躁脉者，死。

人身[3]涩，而脉来往滑者，死。

人身滑，而脉来往[4]涩者，死。

人身小，而脉来往大者，死。

人身短，而脉来往长者，死。

人身长，而脉来往短者，死。

人身大，而脉来往小者，死。

尺脉上应寸口，太迟者，半日死。

诊五脏六腑十二经脉，皆有相反，有一反逆，即为死候也。

辩七诊脉法

七诊脉，诸家经论不尽分别。今显脉形状并疾病，有可疗者，不可疗者，同论于中，将明未显尔。

独大者，皮肤壮热，喘息上冲，其脉通[5]度三关，多出少入，与太过相似，两手并极，此乃不治之疾。

独小者，四体微寒，中膈气闭，复冲两胁，其脉沉沉度于三关，名曰独小。小者，气也，不治之疾。

独寒者，恶寒也，四肢俱冷，伏阳在内，其脉指下沉沉如烂[6]绵，按之不知所在。此不治之疾。

独热者，四肢俱热，脏腑亦热，其脉洪数，故曰独热。可治之疾。

独迟者，其脉三部俱迟，气在皮肤，致有不安。可治之疾。

独疾者，寸关急数，尺脉微虚，热在于胃，致使口干心躁，鼻塞头疼。可治之疾。

独陷者，其脉软，隐在肌肉，阴阳并然，四肢不举，疼痛在骨，名曰独陷。可治之疾。

---

[1] 利：《正误》：《脉经》"利"下有"而沉"二字。

[2] 脑痛：《正误》：《脉经》"脑痛"作"目眩"。

[3] 人身：原误作"人自"。下5条均同此。《脉经》卷5"扁鹊诊诸反逆死脉要诀"作"人身"（《千金》所引同），义长，据改。下5条亦改，不另出注。

[4] 往：原脱。据《脉经》卷5"扁鹊诊诸反逆死脉要诀"及上下文例改。

[5] 通：《正误》：一本"通"作"过"。

[6] 烂：《正误》所据本为"线"，且云"一本'烂'下有'练'字"。

诊百病决死生法

诊人温病，三四日不得汗，脉大疾者生，脉细难得者死。

诊人温病，穰穰[1]大热，其脉细小者死。

诊人病甚而脉不调者，难差。诊人病甚而脉洪，易差。

诊人头痛目痛，卒视无所见者死。诊人温病下利，腹中痛甚者死。

诊人病汗不出，出不至足者死。诊人病疟，腰脊强急瘈疭者，不可治。

诊人热病七八日，气不喘，脉不数者，当后三日温汗，汗不出者死。

诊人热病七八日，其脉微细，小便赤黄，口燥，舌焦干黑者死。

热病未得汗，脉盛躁，得汗者生，不得汗者难差。

热病已得汗，脉静安者生，脉躁者难治。

热病脉躁盛而不得汗者，此阳之极也，十死不治。

热病已得汗，脉常躁盛，气[2]之极也，亦死。

热病已得汗，常大热不去者死。

热病已得汗，热未去，脉微躁者，慎不得刺治也。

热病发热，热甚者，其脉阴阳皆竭，慎勿刺，汗不出，必不治[3]。

诊癫病，脉实坚者生，脉沉细小者死。

诊人心腹积聚，其脉坚[4]急者生，虚弱者死。

若腹大胀，四肢逆冷，其人脉形长者死。

诊人心腹痛，痛不得息，脉细小迟者生，坚大疾者死。

诊人肠澼下脓血，脉沉小流连[5]者生，数疾大热者死。

诊肠澼下白脓，脉沉者生，浮者死。

诊洞泄，食不化，下脓血，脉数微小者生，坚急者死。

诊肠澼下脓血，脉弦[6]绝则死，滑大则生。凡肠澼之属，身不热，脉不弦[7]绝，滑大皆生，弦涩皆死。

诊诸肠澼下脓血，有寒者生，有热者死。

诊诸肠澼，其脉滑者生，浮者死，弦绝涩者皆死。

诊咳嗽，脉沉坚[8]者死，浮直者生。

诊吐血衄血，脉滑小弱者生，实大者死。

诊唾血，脉坚[9]强者死，滑者生也。

---

〔1〕穰穰：原作"瀼瀼"。《脉经》卷4"诊百病死生诀"作"穰穰"。"穰"通"攘"，有纷繁扰乱之义。故改。

〔2〕气：《正误》《千金》"气"上有"阴"字。注：《太素》作"阳极"。

〔3〕不治：《正误》《脉经》《千金》"不治"作"下利"。

〔4〕坚：《正误》《脉经》《千金》"坚"下有"彊"（强）字。

〔5〕连：《正误》《脉经》"连"作"通"。

〔6〕弦：《正误》《脉经》"弦"作"悬"。

〔7〕弦：《正误》《脉经》"弦"作"悬"。

〔8〕坚：《正误》《脉经》"坚"作"紧"。

〔9〕坚：《正误》《脉经》"坚"作"紧"。

夫病吐血而嗽上气,其脉数,有热不得卧者死。

夫病咳嗽羸瘦,脉坚大者死。

诊伤寒咳嗽上气,其脉散者死,谓其形损故也。

诊嗽脱形,发热,脉坚急者死。

诊嗽而呕,腹胀而泄,其脉弦,弦[1]欲绝者死。

诊诸咳嗽,其脉浮软者生,沉伏者死。

诊上气脉数者死。

诊人肌瘦脱肛,形热不去者死。

诊上气面浮肿,肩息,其脉大不可治,加利必死。

诊人痟渴,其脉数大者生,细小浮短者死。

诊人痟渴,脉实大病久可治,脉小坚急不可治。

诊人病䘌蚀肛阴[2],其脉虚小者生,脉坚急者死。

诊人肠澼筋挛,其脉小细安静者生,浮大坚[3]者死。

诊人被风不仁痿厥,其脉虚者生,坚[4]急疾者死。

诊人上气喘息低昂,其脉滑,手足温者生,脉涩,四肢寒者死。

诊人汗出若衄,其脉小滑者生,大躁者死。

诊人阴阳俱竭者,见其齿上如熟小豆,其脉躁者死。

诊人寒热瘰疬,其脉代绝者死。

诊金疮血出太多,脉虚细者生,实大者死。

诊人从高顿仆,内伤胀满,其脉坚强者生,小弱者死。

诊伤寒热盛,脉浮大者生,沉小者死。

诊伤寒已得汗,脉沉小者生,浮大者死。

诊心腹积聚,其脉劲强者生,沉小者死。

诊厥逆汗出,脉坚急者生,虚缓者死。

诊水病,脉洪者可治,微细者不可治。

诊水病阴[5]闭,其脉浮大者生,沉细虚小者则死。

诊水病腹大如鼓,脉实者生,虚者死。

诊泄注,脉缓时小结者生,浮大数者死。

诊人内外俱虚,身体冷而汗出,微呕而烦扰,手足厥逆,体不得安静者死。

诊寒气上攻,脉实而顺滑者生,实而逆涩则死。

诊金疮出血,脉沉小者生,浮大者死。

诊人卒得中恶,脉大而缓者生,坚[6]而浮者死,坚细而微者亦生。

诊中恶吐血数升,脉沉细者死,浮大而疾者生。

---

[1] 弦,弦:《正误》《脉经》"弦,弦"作"弦,急"。

[2] 肛阴:"肛",原作"疘",同"肛",今统用"肛"。《正误》:《千金》:"疘阴"作"阴疘"。

[3] 坚:《正误》:《脉经》"坚"作"紧"。

[4] 坚:《正误》:《脉经》"坚"作"紧"。

[5] 阴:《正误》:《脉经》《千金》"阴"作"胀大",下有"软"字。

[6] 坚:《正误》:《脉经》"坚"皆作"紧"。下同。

诊人为百药所伤,脉微细者死,洪大而速者生。

诊老人脉微[1],阳羸阴强者生,脉躁大加息者死。阴弱阳强,脉至而代,奇月而死。

诊热病三五日,身体热,腹满头痛,食饮如故,脉直而疾者,八日死。

尺脉涩如坚,为血实气虚也。其发病,腹痛逆满,气上冲,此为妇人胞中绝伤,有恶血,久成结瘕,黍穄赤而死。

脉来细而微者,血气俱不足,细而来有力者,谷气不充,得节转[2]动,枣叶生而死。

左手寸口脉偏动,乍大乍小不齐,从寸口至关,关至尺,三部之位处处动摇,各异不同,其人仲夏得之,此脉桃叶落而死。

右手寸口脉偏沉伏,乍大乍小,朝来浮大,暮夜沉伏,浮[3]即太过鱼际,沉伏即不至关中,往来无常,时时复来者,榆叶枯落而死。

左手尺部脉三[4]十动一止,又须臾还,三十动一止,乍动乍疏,不与息数相应,其人虽食谷,犹不愈[5],蘩草生而死。

右手尺部脉三[6]十动而一止,止而复来,来如循直木,如循张弓弦,纭纭然如两人共引一索,至立春而死。

诊三部虚实决死生法

三部脉实,长病得之不治。

三部脉虚,长病得之不治。虚而涩,长病亦死,虚而滑亦死,虚而缓亦死。虚而弦急,癫痫亦死矣。

三部脉浮而结,长病得之死。浮而滑,长病亦死。

三部脉弦而数,卒病得之死。三部脉微而伏,长病得之死。

三部脉粗[7],长病得之死,卒病得之生。

三部脉澈澈如羹上肥,长病得之死,卒病得之生。

三部脉连连如蜘蛛丝,长病得之死,卒病得之生。

三部脉软,长病不治自愈,卒病得之生。

三部脉如革,长病得之死,卒病得之生。

三部脉累累如贯珠,长病得之死。

三部脉如水淹然流,长病不治自愈。

三部脉如水之流者,长病得之生,卒病得之死。

三部脉实而滑,长病得之差,卒病得之死。

三部脉羸,非其人得之死。

---

[1] 微:下衍"微"字,据《脉经》卷4"诊百病死生诀"删。
[2] 转:《正误》:《脉经》"转"作"辄"。
[3] 浮:《正误》:《脉经》"浮"下有"大"字。
[4] 左手尺部脉三:《正误》:《脉经》《千金》"左"作"右","三"作"二"。
[5] 愈:《正误》:《脉经》"愈"作"食"。
[6] 右手尺部脉三:《正误》:《脉经》《千金》"右"作"左","三"作"四"。
[7] 粗:《正误》:《脉经》"粗"作"虚"。

三部脉坚而数,如张弓弦[1],蛊毒病必死。

三部脉数软,蛊毒病得之生。

三部脉如屋漏,长病得之死。

三部脉如雀啄,长病得之死。

三部脉浮而数,长病得之生,卒病得之死。

三部脉细长[2]软,长病得之生,微而紧亦生。

三部脉芤,长病得之生。

三部脉细而数,长病得之生。

三部脉弦急,长病得之生。

三部脉如釜中汤沸,朝得暮死,半夜得日中死,日中得夜半死。

三部脉实而滑,长病得之死,实而缓则生,实而紧亦生。

三部脉紧急,癫病可治。

察声色决死生法

夫精明五色者,气之华也。

凡人赤者欲如帛裹朱砂,不欲如赭色也。白者欲如白璧之色,不欲如白垩也。青者欲如苍璧之色,不欲如蓝也。黄者欲如罗裹雄黄,不欲如黄土也。黑者欲如漆,不欲如炭也。

凡色青如草滋,黑如炲,黄如枳实,赤如衃血,白如枯骨,有此五色者,并为死候也。

凡青如翠羽,黑如乌羽,赤如鸡冠,黄如蟹腹,白如豚膏,有此五色者,并为生候也。

病人耳目鼻口有黑色起,入口者,必死。

病人两目皆有黄色起者,其病当愈。病人耳目及颊颧上赤者,五日死。

病人有黑色出于额上及发际,至鼻脊两颧上,五日死。

病人及健人,黑及白色入目鼻口者,五日而死。

病人及健人,面目忽如马肝色,望之如青,近之如黑者,死。

病人口如鱼口,不能复闭,而气出多不返者,死。

病人妄语错乱,及不能语者,不可治。热病者可治。

病人循衣缝,谵言者,不可治。病人尸臭甚者,不可治。

病人目回回直视,肩息者,一日中死。病人背[3]青,人中反者,三日死。

病人面无精光,似土色,不能食者,四日死。

病人目无精光,及牙齿黑色不可治。病人面黄目黑[4]者,九日死。

病人面白目黑者,不可治。病人面赤目白者,十日死。

病人但张口不能闭者,三日死。病人面赤目青者,立即[5]死。

病人面黑目白者,八日死。病人面青目黄者,五日死。

---

〔1〕 张弓弦:《正误》《脉经》《千金》"张弓弦"作"银钗股"。

〔2〕 长:《正误》《脉经》"长"作"而"。

〔3〕 背:《正误》《脉经》"背"作"唇"。

〔4〕 黑:《正误》《脉经》"黑"作"青"。

〔5〕 立即:《正误》《脉经》《千金》"立即"作"六日"。

病人眉[1]系倾者，七日死。病人齿忽变黑者，十三日死。

病人发直者，十五日死。病人遗尿不觉者，死。

病人唇口忽干者，必死。病人爪甲青者，必死。

病人头目久痛，卒视物不见者，必死。病人舌卷及卵缩者，死。

病人面黑目直视，恶风者，死。病人面色黄，目赤者，不死。

病人面青目白者，死。病人面黄目白者，不死。

病人面黄目青者，死。病人面目俱黄，即不死。

病人面目俱白者，即死。病人面黑目青者，不死。

病人面青唇黑者，死。病人发如干麻，喜怒者，死。

病人发与眉冲起者，死。病人面色黑，两胁下满，不能自转反者，死。

病人卒肿，面色苍黑者，死。病人手掌肿无文者，死。

病人脐肿反出外者，死。病人阴囊茎俱肿者，死。

病人手足爪甲下肉黑者，死。病人汗出不流，舌卷者，死。

病人唇反，人中满者，死。病人阴阳绝，目眶陷者，死。

病人五脏已夺，神气不守，声嘶者，死。病人阴结阳绝，目精脱，恍惚者，死。

病人阴阳俱绝，裂[2]衣掇空，妄言者，死。病人阴阳俱泄，绝失音，不能言者，死。

病人荣卫竭绝，面浮肿者，死。

论形气盛衰法

凡人生十岁，五脏始定，血气已通，其气在下，故好走。二十岁，血气始盛，肌肉方长，是以好趋。三十岁，五脏大定，肌肉坚固，气血盛溢，故好步。四十岁，五脏六腑十二经脉其盛已平，腠理始薄，荣华渐落，鬓发斑白，气血平[3]减，而不摇动，故好坐。五十岁，肝气衰，肝叶始薄，胆汁减少，目则不明。六十岁，心气衰，喜多悲忧，血气懈堕[4]，故多卧。七十岁，脾气衰，肤肉枯槁，饮食减少。八十岁，肺气衰，魄神始离，其言多误。九十岁，肾气焦竭，根本萎枯，经脉空虚，是以不听。百岁五脏俱绝，神气不守，魂魄皆去，形骸独居而终矣。又有不尽夭[5]寿，未满百年而终者，皆由脏腑不坚，肌肉不实，数中风邪，气血不通，真邪相攻，根叶相乱，是以不寿而终矣。

论女子盛衰法[6]

凡女子七岁肾气盛，更齿[7]发长。二七而天癸至，任脉通，冲脉盛，月事以时下，故有

---

〔1〕 眉：《正误》：《脉经》"眉"作"目"。

〔2〕 裂：《正误》：《脉经》"裂"作"掣"。

〔3〕 平：《正误》：一本"平"作"半"。

〔4〕 堕：《灵枢·天年》作"惰"。"堕"通"惰"，即懈怠。下同。

〔5〕 夭：《正误》：一本"夭"作"天"。

〔6〕 法：原脱，据分目录补。下节目录"论丈夫盛衰"补"法"字亦同。

〔7〕 更齿：《正误》：《素问》"更齿"作"齿更"。

子。三七肾气平均,故真牙生而长极。四七筋骨坚,发长极,身体盛壮。五七阳明脉衰,面始焦,发始堕。六七三阳脉衰于上,面焦发始白。七七任脉虚,冲脉衰,天癸竭,地道不通,故形坏而无子也。

论丈夫盛衰法

凡丈夫八岁肾气实,发长齿更。二八肾气盛,天癸至,精气溢泻,阴阳和,故有子。三八肾气平均,筋骨劲强,故真牙生而长极。四八筋骨隆盛,肌肉充满[1]。五八肾气衰,发堕齿槁。六八阳气衰竭于上,面焦,发鬓白。七八肝气衰,筋不能动,天癸竭,精少,肾脏衰,形体皆极。八八则齿发去,肾者主水,受五脏六腑之精而藏之,故五脏盛乃写。今脏腑皆衰,精髓津液已竭,筋骨懈惰,天癸尽矣,故鬓发白,身体重,行步不正,而无子也。

---

〔1〕 充满:《正误》:《素问》"充满"作"满壮"。

太平圣惠方卷第二 凡一十三门 论四首

论处方法　论合和　论服饵　论用药　分三品药及相畏恶[1]　药相反　服诸[2]药忌
肝脏用药　心脏用药　脾脏用药　肺脏用药　肾脏用药　诸疾通用药

论 处 方 法

夫处方疗疾,当先诊知病源,察其盈虚,而行补泻。辩土地寒暑,观男女盛衰,深明草石
甘辛,细委君臣冷热。或正经自病,或外邪所伤,或在阴在阳,或在表在里,当须审其形候各
异,虚实不同。寻彼邪由,知疾所起。表实则泻表,里实则泻里。在阳则治阳,在阴则治阴。
以五脏所纳之药,于四时之用所宜,加减得中,利汗无误,则病无不差矣。若不洞明损益,率
自胸襟,畏忌不分,反恶同用。或病在表而却泻里,病在里而却宣表;在阴则泻阳,在阳则泻
阴;不能晓了,自昧端由,疾既不瘳,遂伤患者,深可戒也!故为医者,必须澄心用意,穷幽造
微,审疾状之浅深,明药性之紧缓,制方有据,与病相符。要妙之端,其在于此。凡疗诸病,当
先以汤,荡除五脏六腑,开通诸脉,理顺阴阳,令中破邪[3],润泽枯朽,悦人皮肤,益人气力。
水能净万物,故用汤也。若四肢病久,风冷发动,次当用散。散能逐邪,风气湿痹,表里移走,
居无常处,散当平之。次当用圆。圆药者,能逐风冷,破积聚,消诸坚癥,进[4]饮食,调和荣
卫,能参合而行之者,可谓上工。故曰:医者,意也。大抵养命之药则多君,养性之药则多臣,
疗病之药则多使。审而用之,则百不失一矣。

夫疗寒以热药,疗热以寒药,饮食不消以吐下药,鬼疰蛊毒以蛊毒药,痈肿疮瘤以疮瘤
药,风湿以风湿药[5],各随其所宜。雷公云:药有三品,病有三阶。药有甘苦,轻重不同。病
有新久,寒温亦异。大重热腻[6],醋咸药石并饮食等,于风病为治,余病非对。轻冷甘苦涩
药草石[7]、饮食等,于热病为治,余病非对。轻热辛苦淡药、饮食等,于冷病为治,余病非对。
此其大纲,略显其源流。其余睹其[8]病状可知,临事制宜,当识斯要矣。

---

〔1〕　及相畏恶:原无。据正文标题补。
〔2〕　诸:原无。据正文补。
〔3〕　令中破邪:《正误》:《千金》作"破散邪气"。
〔4〕　进:《正误》:一本"进"下有"美"字。
〔5〕　药:《正误》:《千金》"药"下有"风劳气冷"四字。
〔6〕　大重热腻:《千金》卷1"议处方"作"重热腻滑"。若与下文"轻冷甘苦涩药"比对,"重热腻滑"义长。
〔7〕　甘苦涩药草石:《正误》:《千金》作"粗涩甘苦药草"。
〔8〕　其:《正误》:《千金》"其"作"自"。

论　合　和

凡合和汤药,务在精专。甄别新陈,辩明州土,修制合度,分两无差。用得其宜,病无不愈。若真假非类,冷热相乖,草石昧其甘辛,炮炙失其体性,筛罗粗恶,分剂差殊,虽有疗疾之名,永无必愈之效。是以医者必须殷勤注意,再四留心,不得委以他人,令其修合,非但多少不等,兼亦失本方之意,捣和之后,妍丑难明。众口尝之,众鼻齅之,药之精气,一切都尽,而将疗病,固难得效。此盖是合和之盈虚,不得咎医方之浅拙,熟宜思慎之也。

又古方药味,多以铢两,及用水皆言升数,年代绵历寖[1]远,传写转见乖讹,或分两少而水数多,或水数少而分两多,轻重不等,器量全殊,若不别其精粗,何以明其取舍?今则加减合度,分两得中,削旧方之参差,洽今[2]时之行用。其方中凡言分者,即二钱半为一分也。凡言两者,即四分为一两也。凡言斤者,即十六两为一斤也。凡煮汤,云用水一大盏者,约一升也。一中盏者,约五合也。一小盏者,约三合也。务从简易,庶免参差。俾令修合煎调,临病济急,不更冗繁,易为晓了也。凡草有根茎枝叶,皮骨花实,诸虫有毛翅皮甲、头足尾骨之属,有须炮烧炙,生熟有定,一如其法。顺方者福,逆方则殃。或须肉去皮,或须皮去肉,或须根茎,或须花实,依方拣炼,事襯理削[3],极令净洁,然后称定分两,勿得参差。药有相生相杀,气力有强有弱,君臣相使[4],若不广通诸经,则不知有好有恶。或医自以意加减,不依方分,使诸药石强弱相欺,入人腹中,不能治病,更相斗争[5],草石相反,使人迷乱,力甚刀剑。若调和得意,虽未能去病,犹得安利五脏,于病无所增剧也。

凡煮汤,当以井华水,极令净洁,其水数依方多少,不得参差。常令文火小沸,令药味出,煮之调和,必须用意。然则利汤欲生,少水而多取。补汤欲熟,多水而少取,用新布绞之。服汤宁小热即易消下,若冷即令人呕逆。云分再服三服者,要令势[6]力相及,视人之强羸,病之轻重,以为进退增减之,不必悉依方说也。

凡捣罗圆药,用重密绢令细,于蜜中和则易熟。若罗草药为散,以轻细绢,于酒中调服则不泥。其石药亦用细绢罗,然后研理数百过,视色理和同为佳也。

凡汤酒中用诸石药,皆细捣罗之如粟米,亦可以葛筛令调,并新绵裹,内汤酒中同煎。凡合圆散药,先细切曝燥乃捣之。有各捣者,有合捣者,并随方所言。其润湿药,如天门冬、干地黄之类,皆先切曝,独捣,令遍碎更出,细擘曝干。若逢阴雨,亦以微火烘之,既燥,小停冷乃捣之。凡湿药,燥皆大耗,当先增分两,须得屑乃秤之为正。其汤酒中不须如此也。

凡渍药酒,皆须细剉,用生绢袋盛之,乃入酒密封,随寒暑日数,视其浓烈便可漉出,不必待服[7]至酒尽也。滓可曝燥微捣,更渍饮之,亦可为散服。

凡合膏药,初以酒或醋渍令淹浃,不用多汁,密覆勿泄,从今旦至明旦,亦有止一宿者,微

---

〔1〕 寖:同"浸"。义为渐渐、渐进。

〔2〕 洽今:《正误》:一本"洽今"作"合今"。宋代许洪《指南总论·论合和法》亦作"合今"。皆可通。

〔3〕 炼,事襯理削:《正误》:《千金》"炼"作"治",无"事襯理削"四字。

〔4〕 君臣相使:《正误》:《千金》作"君臣相理,佐使相持"。

〔5〕 争:原作"诤",据《千金》卷1"合和"改。

〔6〕 势:原作"热"。《本草经集注》卷1作"势",义长,因改。

〔7〕 服:《正误》:"服",疑衍。

火煎之，令三上三下，以泄其热势，令药味得出。上之使匝匝沸，乃下之，使沸静良久乃止[1]。宁欲小小生。其中有薤白者，以两头微焦黄为候。有白芷、附子者，亦令小黄色也。猪肪皆勿令经水，腊月弥佳。绞膏以新布绞之。若是可服之膏，膏滓亦可酒煮饮之。可摩之膏，膏滓则宜以傅病上。此盖欲兼尽其药力故也。膏中用雄黄、朱砂、麝香之辈，皆别研如粉，候绞膏毕，乃可投中，以物疾搅至于凝强，勿使沉聚在下不调。有水银、胡粉者，于凝膏中研令消散。

凡修炼神仙延年圆散，皆须先净其室，烧香洒扫，勿令浪语，当使童子捣之，务令细熟，杵数可至千万过，以多为佳。勿令妇女、小儿、丧孝、产妇及痼疾六根不具之人，及六畜见之，皆不效也。其遂急诸小汤散，则不在此限尔。

论　服　饵

夫药有君臣，人有虚实。服饵之法，轻重不同。少长殊途，强赢各异。或宜补宜泻，或可汤可圆，加减不失其宜，药病相投必愈。若病在胸膈已上者，先食后服药。病在心腹以下者，先服药而后食。病在四肢血脉者，宜空腹而在旦。病在骨髓者，宜饱满而在夜。凡药势与食气不欲相逢，食气消即进药，药气散即进食，如此消息，即得五脏安和。非但药性之多方，其节适之早晚，复须调理。今所云先食后食，盖此义也。凡服汤，欲得稍热服之则易消下，若冷则呕吐不下，若太热则伤人咽喉，务在用意。汤必须澄清，若浊令人心闷不解。中间相去如步行十里久再服。若太促者，前汤未消，后汤来冲，必当吐逆。仍问病者腹中药消散否，乃更进服。

凡服圆药补者，皆如梧桐子大，以二十圆为始，从一服渐加至四十圆为限，过多亦损人。云一日再服者，欲得引日，多时不阙，药力渐积，熏蒸五脏，弥久为佳，不须顿服为善。徒饵名药，获益甚少也。

凡服浸酒药，欲得使酒气相接，无得断绝，断绝则不得药力。多少皆随性饮之，以知为度，不可令大醉至吐，大损人也。

凡服毒药治病，先起黍粟，病去即止，不去倍之，不去十之，取去为度。今药中单行一两种有毒之药，只如巴豆、甘遂之辈，不可令至尽剂尔。如《经》所说：一味一毒服一圆如细麻，二味一毒服二圆如大麻，三味一毒服三圆如胡豆，四味一毒服四圆如小豆，五味一毒服五圆如大豆，六味一毒服六圆如梧桐子，以数为圆。而毒中有轻重，只如狼毒、钩吻，岂同附子、芫花之辈耶？凡此之类，皆须量用也。

凡饵汤[2]药，其粥食、肉菜皆须大熟，大熟则易消，与药相宜。若生则难消，复损药力。仍须少食菜[3]，于药为佳。亦少进盐醋乃善。亦不得苦心用力及于[4]喜怒。是以疗病，用药力为首。若在食治，将息得力，大半于药。所以病者务在将息节慎之，可以长生，岂止愈病而已？

---

〔1〕止：原作"上"。据《本草经集注》卷1改。
〔2〕汤：原误作"阳"。据《千金》卷1"论服饵"改。
〔3〕菜：原作"苶"，据改同上。
〔4〕于：《正误》：《千金》"于"作"房室"。

论 用 药

夫济时之道,莫大于医。去疾之功,无先于药。人居五行四气,病生暑湿风寒,药分三品七情,性有温平冷热。凡于行用,不得差殊。庶欲立方,便须凭据,疗之合理,病无不痊。若自昧新陈,莫分真假;用之偏僻,使之稀疏;著以别名,求于奇异;未谙体性,妄说功能;率自胸襟,深为造次。是以医不三世,不服其药,斯言信有之矣,岂不慎思者哉?又不得用土地所无,贵价难市,珠珍诸宝,稀罕所闻;纵富贵而无处搜求,设贫下而寡财不及。或于远邦求药,或则确执古方,不能变通,稽于致办。病既深矣,药何疗焉?繇是医者必须舍短从长,去繁就简,卷舒有自,盈缩随机,斟酌其宜,增减允当,察病轻重,用药精微,则可谓上工矣。

凡药有君臣佐使,以相宣摄合和,宜用一君二臣三佐五使,又可一君三臣九佐使也。又有阴阳配合,子母兄弟,根茎花实,草石骨肉。又有单行者,有相须者,有相使者,有相畏者,有相恶者,有相反者,有相杀者,凡此七情合和之时,用意视之,当用相须相使者良,勿用相恶相反者。若有有毒者宜制,可用相畏相杀者,不尔勿合用也。又有酸咸甘苦辛五味,又有寒热温凉四气,及有毒无毒,阴干曝干,采造时月,生熟土地所出,真伪新陈,并各有法也。

分三品药及相畏恶

上药一百二十种为君,主养命以应天,无毒多服久服不伤人,欲轻身益气,不老延年者。其上品药性亦皆能遣疾,但其势力和厚,不为仓卒之效。然而岁月常服,必获大益,病既愈矣,命亦兼申,天道仁育,故云应天。一百二十种者,当谓寅卯辰巳之月法,万物生荣时也。

中药一百二十种为臣,主养性以应人,无毒有毒,斟酌其宜,欲遏病补虚羸者。其中品药性疗病之辞渐深,轻身之说稍薄,于服之者祛患当速,而延龄为缓,人怀性情,故云应人。一百二十种者,当谓午未申酉之月法,万物成熟时也。

下药一百二十五种为佐使,主治病以应地,多毒,不可久服,欲除寒热邪气,破积聚愈病者。其下品药性专主攻击,毒烈气倾,损中和,不可恒服,疾愈即止。地体收杀,故云应地。一百二十五种者,当谓戌[1]亥子丑之月法,万物枯藏时也。兼以闰之盈数加之。《神农本经》三品合三百六十五种,法三百六十五度,一度应一日,以成一岁也。今所举其纲,宗以明品数,其《本草》中唐之所附,名医尝用加添之药,不在此例也。

玉石上部

玉泉畏款冬花　玉屑恶鹿角　丹砂恶磁石,畏咸水　曾青畏菟丝子　石胆水英为使,畏牡桂、菌桂、芫花、辛夷、白薇　钟乳蛇床为使,恶牡丹、玄石、牡蒙,畏紫石英、蘘草　云母泽泻为使,畏鮀音驼[2]甲及流水　朴消畏麦句[3]姜　消石火为使,恶苦参、苦菜,畏女菀　芒消石韦为使,恶麦句[4]姜　白矾甘草为使,恶牡蛎　滑石石韦为使,恶曾青　紫石英长石为使,畏扁青、附子,不欲鮀甲、黄连、麦句姜　白石英恶鬼白　赤石脂恶大黄,畏

---

〔1〕戌:原误作"戊",据地支之名改。

〔2〕鮀音驼:"驼"原作"蛇"。按鮀(tuó)即鼍科动物鼍,亦名扬子鳄,俗名猪婆龙。《证类》卷21"鮀鱼甲"条注音为"驼",本卷"积聚癥瘕"下之"鮀"下亦同,故"音蛇"当误,今改。

〔3〕麦句:原误作"麦白",据《本草经集注》卷1"序录"改。

〔4〕句:原误作"白",据改同上。下凡遇此误,径改不出注。

芫花　黄石脂曾青为使,恶细辛,畏蜚蠊音廉　白石脂燕粪为使,恶松脂,畏黄芩　太一余粮杜仲为使,畏铁落、菖蒲、贝母

玉石中部

水银畏磁石　殷孽恶防己,畏术　孔公孽木兰为使,恶细辛　阳起石桑螵蛸为使,恶泽泻、菌桂、雷圆〔1〕、蛇蜕　凝水石畏地榆,解巴豆毒　石膏鸡子为使,恶莽草、鬼臼　磁石柴〔2〕胡为使,畏黄石脂,恶牡丹、莽草,杀铁毒　玄石恶松脂、柏子人、菌桂　理石滑石为使,畏麻黄

玉石下部

青琅玕得水银良,畏鸡骨,杀锡毒　礜石得火良,棘针为使,恶虎掌、鬼臼、鹜屎、细辛,畏水　特生礜石得火良,畏水　方解石恶巴豆　代赭畏天雄　大盐漏芦为使

草药上部

六芝薯蓣为使,得发良,恶恒〔3〕山,畏扁青、茵陈　天门冬垣〔4〕衣、地黄为使,畏曾青　麦门冬地黄、车前为使,恶款冬、苦瓠,畏苦参、青襄　术防风、地榆为使　女葳、葳蕤畏卤碱　干地黄得麦门冬、清酒良,恶贝母,畏芜荑　菖蒲秦艽音胶、秦皮为使,恶地胆、麻黄　远志得茯苓、冬葵子、龙骨良,杀天雄、附子毒,畏真珠、蜚蠊、藜芦、齐蛤　泽泻畏海蛤、文蛤　薯蓣紫芝为使,恶甘遂　菊花术、枸杞、桑根白皮为使　甘草术、干漆、苦参为使,恶远志,反甘遂、大戟、芫花、海藻　人参茯苓为使,恶溲音搜疏音疏,反藜芦　石斛陆英为使,恶凝水石、巴豆,畏白僵蚕、雷圆　牛膝恶荧火、龟甲、陆英,畏白前　细辛曾青、枣根为使,恶狼毒〔5〕、山茱萸、黄耆,畏消石、滑石,反藜芦　独活蠡音礼实为使　柴胡半夏为使,恶皂荚,畏女菀、藜芦　庵音淹䕡音闾子荆子、薏音意苡音以人为使　蓄音锡冀音觅子得荆子、细辛良,恶干姜、苦参　龙胆贯众为使,恶防葵、地黄　菟丝子宜圆不宜煮,得酒良,薯蓣、松脂为使,恶蘁音桓菌郡　巴戟覆盆子为使,恶朝生、雷圆、丹参　蒺藜子乌头为使　防风恶干姜、藜芦、白敛、芫花,杀附子毒　络石杜仲、牡丹为使,恶铁落,畏菖蒲、贝母　黄连黄芩、龙骨、理石为使,恶菊花、芫花、玄参、白鲜,畏款冬,胜乌头,解巴豆毒　沙参恶防己,反藜芦　丹参畏咸水,反藜芦　天名精垣衣为使　决明子蓍实为使,恶大麻子　芎䓖白芷为使　杜若得辛夷、细辛良,恶柴胡、前胡　蛇床子恶牡丹、巴豆、贝母　茜草畏鼠姑　飞廉得乌头良,恶麻黄　薇衔得秦皮良　五味子苁蓉为使,恶葳蕤,胜乌头

草药中部

当归恶䕡音闾茹音如,畏菖蒲、海藻、牡蒙　秦艽音胶,菖蒲为使　黄芩山茱萸、龙骨为使,恶葱实,畏丹砂、牡丹、藜芦　芍药须圆〔6〕为使,恶石斛、芒消,畏消石、鳖甲、小蓟,反藜芦　干姜秦椒为使,恶黄连、黄芩、天鼠粪,杀半夏、莨音浪菪若音荡毒　藁本恶䕡茹　麻黄厚朴为使,恶辛夷、石韦　葛根杀野葛、巴豆、百药毒　前胡半夏为使,恶皂荚,畏藜芦　贝母厚朴、白薇为使,恶桃花,畏秦艽、矾〔7〕石、莽草,反乌头　苽音括蒌〔8〕音娄,枸杞为使,恶干姜,畏牛膝、干漆,反乌头　玄参恶黄芩、干姜、大枣、山茱萸,反藜芦　苦参玄参为使,恶贝母、漏芦、菟丝子,反藜芦　石龙芮大戟为使,畏蛇蜕、吴茱萸　石韦滑石、杏人为使,得菖蒲良　狗脊萆薢为使,恶败酱　萆〔9〕薢薏苡为使,畏

---

〔1〕 雷圆:即雷丸。其中"丸"字为避宋钦宗赵桓讳改作"圆"。

〔2〕 柴:原误作"紫",据《本草经集注》卷1"序录"改。

〔3〕 恒:原误作"桓",据改同上。下遇此药误名,径改。

〔4〕 垣:原为避钦宗赵桓讳缺末笔。今复为正字。下凡此不出注。

〔5〕 毒:原误作"每",据《本草经集注》卷1"序录"改。

〔6〕 须圆:敦煌本《本草经集注》作"须须丸"。《医心方》《证类》作"须丸"。《千金》作"雷丸"。《嘉祐本草》云:"别本作雷丸。"须丸乃代赭石之别名。未详孰是。《正误》谓:"须当作雷。"

〔7〕 矾:《大观本草》同。敦煌《本草经集注》《千金》《政和本草》作"礜"。未详孰是。

〔8〕 苽蒌:即葫芦科植物瓜蒌。本药古名栝楼,明清以后多名瓜蒌。本书独用此名,是其特征,故予保留。

〔9〕 草:原误作"草",据《本草经集注》卷1"序录"改。下凡"草薢"之"草",径改作"萆",不出注。

葵根、大黄、柴胡、牡蛎、前胡 蘧音劬麦[1]蘽[2]草、牡丹为使，恶桑螵蛸 白芷当归为使，恶旋覆花 紫菀款冬为使，恶天雄、蘧麦、雷圆、远志，畏茵陈 白鲜皮恶桑螵蛸、桔梗、茯苓、草薢 白薇恶黄耆、干姜、干漆、大枣、山茱萸 紫参畏辛夷 仙灵脾薯蓣为使 款冬花杏人为使，得紫菀良，恶皂荚、消石、玄参，畏贝母、辛夷、麻黄、黄芩、黄连、黄耆、青葙 牡丹畏菟丝子 汉防己殷孽为使，恶细辛，畏草薢，杀雄黄毒 女菀畏卤鹹 泽兰防己为使 地榆得发良，恶麦门冬 海藻反甘草

草药下部

大黄黄芩为使 桔梗节皮为使，畏白及、龙胆、龙眼 甘遂瓜蒂为使，恶远志，反甘草 葶苈榆皮为使，得酒良，恶僵蚕、石龙芮 芫花决明为使，反甘草 泽漆小豆为使，恶薯蓣 大戟反甘草 钩吻半夏为使，恶黄芩 藜芦黄连为使，反细辛、芍药、五参，恶大黄 乌头、乌喙许秒反，莽草为使，反半夏、瓜蒌、贝母、白敛、白及，恶藜芦 天雄远志为使，恶腐婢 附子地胆为使，恶蜈蚣，畏防风、甘草、黄耆、人参、乌韭、大豆 贯众蘵音桓菌音郡为使 半夏射音夜干为使，恶皂荚、雄黄、生姜、干姜、秦皮、鳖甲，反乌头 虎掌蜀漆为使，畏莽草 蜀漆瓜蒌为使，恶贯众 恒山畏玉扎 狼牙芜荑为使，恶枣肌[3]、地榆 白敛代赭为使，反乌头 白及紫石英为使，恶理石、李核人、杏人[4] 蘵音桓菌音郡，得酒良，畏鸡子 茴音间茹音如，甘草为使，恶麦门冬 茛草畏鼠妇 夏枯草土瓜为使 狼毒大豆为使，恶麦句姜[5] 鬼臼畏垣衣

木药上部

茯苓、茯神马间为使，恶白敛，畏牡蒙、地榆、雄黄、秦艽、龟甲 柏子人牡蛎、桂心、瓜子为使，畏[6]菊花、羊蹄、诸石、面曲 杜仲恶蛇蜕音蜕、玄参 干漆半夏为使，畏鸡子 蔓荆子恶乌头、石膏 五加皮远志为使，畏蛇皮、玄参 黄蘖[7]恶干漆 辛夷芎劳为使，恶五石脂，畏菖蒲、蒲黄、黄连、石膏、黄环 酸枣人恶防己 槐子景天为使 牡荆实防风为使，恶石膏

木药中部

厚朴干姜为使，恶泽泻、寒水石、消石 山茱萸蓼实为使，恶桔梗、防风、防己 吴茱萸蓼实为使，恶丹参、消石、白垩，畏紫石英[8] 秦皮大戟为使，恶吴茱萸 占斯解狼毒毒 栀子解踯躅毒 桑根白皮续断、桂心、麻子为使 秦椒恶瓜蒌、防己，畏雄[9]黄

木药下部

黄环鸢尾为使，恶茯苓、防己 石南五加皮为使 巴豆芫花为使，恶蘘草，畏大黄、黄连、藜芦，杀斑猫毒 蜀椒杏人为使，畏款冬 栾华决明为使 雷圆荔实、厚朴为使，恶葛根 溲音搜疏音疏，漏芦为使 皂荚柏子人为使，恶麦门冬，畏空青、人参、苦参

兽上部

龙骨得人参、牛黄良，畏石膏 龙角畏干漆、蜀椒、理石 牛黄人参为使，恶龙骨、地黄、龙胆、蜚蠊，畏牛膝 白胶得火良，畏大黄 阿胶得火良，畏大黄

---

〔1〕蘧麦：即瞿麦，乃石竹科植物。
〔2〕蘽：《本草经集注》卷1"序录"作"蘽"。
〔3〕枣肌：《医心方》《证类》同此。《千金》作"秦艽"。
〔4〕李核人、杏人：原作"杏核人、否人"。考《千金》《医心方》《证类》（政和）均作"李核人、杏人"，本书"否"字类"杏"，故从上述诸本改。
〔5〕姜：下原有"勺"字。《证类》卷2"序例下"无此字，当衍，删之。
〔6〕畏：《正误》：《千金》"畏"作"恶"。
〔7〕黄蘖：即黄檗，今通用名黄柏。本书皆用"黄蘖"，是其特征，故不改。
〔8〕紫石英：原误作"紫英石"，据《证类》卷2"序例下"改。
〔9〕雄：原误作"椎"。据《本草经集注》及《证类》改。

兽中部

犀角松脂为使,恶萑菌、雷圆　羖羊角菟丝子为使　鹿茸麻勃为使　鹿角杜仲为使

兽下部

麋脂畏大黄

虫鱼上部

蜡蜜〔1〕恶芫花、齐蛤　蜂子畏黄芩、芍药、牡蛎　牡蛎贝母为使,得甘草、牛膝、远志、蛇床子良,恶麻黄、吴茱萸、辛夷　桑螵蛸得龙骨疗泄精,畏旋覆花　海蛤蜀漆为使,畏狗胆、甘遂、芫花　龟甲恶沙参、蜚蠊

虫鱼中部

伏翼苋实、去实为使　猬皮得酒良,畏桔梗、麦门冬　蛴〔2〕音锡蝎音亦,恶硫黄、斑猫、芫黄　露蜂房恶干姜、丹参、黄芩、芍药、牡蛎　蠮音柘虫畏皂荚、菖蒲　蛴螬蜚蠊为使,恶附子　鳖甲恶矾石　鮀音驼鱼甲蜀漆为使,畏狗胆、甘遂、芫花　乌贼鱼骨恶白敛、白及　蟹杀莨菪毒、漆毒　天鼠粪恶白敛、白薇

虫鱼下部

蛇蜕音税,畏磁石及酒　蛵蜋畏羊角、石膏　斑猫马刀为使,畏巴〔3〕豆、丹参、空青,恶肤青　地胆恶甘草　马刀得水良

果上部

大枣杀乌头毒

果下部

杏人得火良,恶黄耆、黄芩、葛根,解锡、胡粉毒,畏蘘〔4〕草

菜上部

冬葵子黄芩为使

菜中部

葱实解藜芦毒

米上部

麻蕡、麻子畏牡蛎、白薇,恶茯苓

米中部

大豆及黄卷恶五参、龙胆,得前胡、乌喙、杏人、牡蛎良,杀乌头毒　大麦食蜜为使

右一百九十九种有相制使,其余皆无,故不备録

药　相　反

乌头反半夏、蓏蒌、贝母、白敛
甘草反大戟、芫花、甘遂、海藻
藜芦反五参、细辛、芍药

---

〔1〕蜡蜜:《本草经集注》《医心方》作"螵蜜"。"螵"同"蜡"。《千金》《证类》作"蜜蜡"。据《证类》卷25"蜜蜡"条之畏恶,当为蜂之蜡蜜。

〔2〕蛴:原作"蛴"。据《本草经集注》卷1"序录"改。下同。

〔3〕巴:原误作"也",据《证类》卷2"序例下"改。

〔4〕蘘:《证类》卷2"序例下"作"蘘"。此书"蘘"、"蘘"二字多不易辨别。凡无法确定为"蘘"者均依《证类》径改作"蘘"。此处"蘘"字清晰,故仍其旧。

服 诸 药 忌

有术勿食桃李及雀肉、胡荽、大蒜、青鱼、鲊等。

有藜芦勿食狸肉。

有巴豆勿食芦笋及野猪肉。

有黄连、桔梗勿食猪肉。

有地黄勿食芜荑。

有半夏、菖蒲勿食饴糖、羊肉。

有细辛勿食生菜。

有甘草勿食菘菜。

有牡丹勿食生胡荽。

有商陆勿食犬肉。

有恒山勿食生葱、生菜。

有空青、朱砂勿食生血物。

有茯苓勿食醋物。

有鳖甲勿食苋菜。

有天门冬勿食鲤鱼。

服药不可多食生胡荽及蒜杂生菜，又不可食诸滑物、果实等，又不可多食肥猪、犬肉、油腻、肥羹、鱼脍腥臊等物。

肝 脏 用 药

蕤人温、微寒　空青小寒,大寒　石胆寒　决明子平,微寒　青葙子微寒　曾青小寒　升麻平,微寒　龙脑平,微寒　玄参微寒　栀子寒,大寒　枸杞子微寒　龙胆寒,大寒　苦参寒　车前子寒　菊花平　礜石大热、生温熟热　乌贼鱼骨微温　兔肝寒,平　酸枣人平　秦椒生温熟热　黄连寒,微寒　蔓菁子温　竹沥大寒　熊胆寒　青羊胆温　阿胶平,微温　细辛温　青石脂平

心 脏 用 药

麦门冬平,微寒　远志温　丹参微寒　紫石英温　犀角寒,微寒　玉屑平　铁粉平　银屑平　朱砂微寒　牛黄平　茯神平　真珠寒　凝水石寒,大寒　菖蒲温　铁精微温　龙齿平,微寒　黄连寒,微寒　羚羊角温,微寒　茯苓平　生地黄大寒　竹沥大寒　天竹[1]黄寒　赤石脂大温

脾 脏 用 药

黄耆微温　柴胡平,微寒　附子温,大热　枳实寒,微寒　陈橘皮温　人参微寒,微温　木通平

---

〔1〕 竹：原作"升"，无此药名。据药性功效及近似药名，天竹（竺）黄与此形似，因改。

厚朴温,大温　干姜温,大热　曲[1]大热　大麦蘖温,平　大枣平　黄石脂平　术温　诃梨勒温　桂大热　吴茱萸温,大热　木香温　槟榔温　胡椒大温　肉豆蔻温　丁香温　高良姜大温　荜茇音拨,大热　石蜜平,微温

肺 脏 用 药

款冬花温　桔梗微温　百合平　杏人温　紫菀温　射音夜干平,微温　紫苏子温　木通平　旋覆花温,微温　桑根白皮寒　沙参微寒　天门冬平,大寒　白前微温　百部微温　贝母平,微寒　芫花温,微温　干姜温,大热　车前子寒　麻黄温,微温　蛤蚧平　马兜零寒　半夏生微寒,熟温　五味子温　葶苈寒,大寒　白石脂平

肾 脏 用 药

肉苁蓉微温　巴戟天微温　山茱萸平,微温　牛膝平　菟丝子平　石斛平　鹿茸温,微温　蛇床子平　杜仲平,温　磁石寒　草薢平　干漆温　桑螵蛸平　泽泻寒　补骨脂大温　钟乳温　黑石脂平　石南平　乌喙许秽切,微温　天雄温,大温　石龙芮平

诸 疾 通 用 药[2]

治风通用

防风温　汉防己平,温　秦艽音胶,平　独活平,微寒　芎䓖温　羌活平,微温　麻黄温,微温　天门冬平,大寒　附子温,大热　杜若微温　麦门冬平,微寒　犀角寒,微寒　细辛温　羚羊角温,微寒　藁本温,微寒　天雄温,大温　黄耆微温　蒺藜子温,微寒　菖蒲温　茵私以反耳实温,叶微寒　牡荆子微寒,平　菊花　狗脊平,微温　巴戟微温　莽草平　柏子人平　蔓荆子微寒,微温　天麻平　薏苡人微寒　当归温,大温[3]　草薢平　乌喙许秽切,微温　侧子大热　踯躅温　栾荆温　海桐皮平　小天蓼温　辛夷温　干蝎温　天南星温　乌头温,大热　白花蛇温　乌蛇温　酸枣人平　威灵仙温　鼠粘子平　牛膝平　牛黄平　枳壳微寒

风眩

菊花平　飞廉平　踯躅温　虎掌温,微寒　杜若微温　茯神平　茯苓平　白芷　鸥[4]尺脂切颈平　人参微寒,微温　芎䓖温　蔓荆子微寒,微温　薯蓣温,平　术温　蘼芜温

头面风

芎䓖温　薯蓣温,平　天雄温,大温　山茱萸平,微温　莽草温　辛夷温　牡荆子温　蔓荆子微寒,微温　藁本温,微寒　蘼芜温　茵私以切耳实温,叶微寒　蜂子平,微寒　杜若微温

---

[1] 曲：原作"麹"，字书无此字。人民卫生出版社排印本作"麯"，药性、字形均似，从之改。
[2] 诸疾通用药：原脱。分目录及排门目录均作"诸疾通用药"，因补。
[3] 大温：此下原有"麻黄，温，微温"五字，与前重复，删。
[4] 鸥：原作"鸱"。据《正误》指出乃异体字，因改。

中风脚弱

石斛平　钟乳温　殷孽温　孔公孽温　硫黄大热　附子温,大热　豉寒　丹参微寒　五加皮温,微寒　竹沥大寒　大豆平　天雄温,大温　侧子大热　牛膝平　胡麻平

久风湿痹

菖蒲温　茵芋温,微温　天雄温,大温　附子温,大热　乌头温,大热　细辛温　蜀椒温,大热　牛膝平　天门冬平,大热　术温　丹参微寒　石龙芮平　茵陈平,微寒　松叶温　松节温　侧子大热　蹢躅温　柏子人平　薏苡人微寒　菫熟切耳实热,叶微寒　蔓荆子微寒,微温

贼风挛痛

茵芋温,微温　附子温,大温　侧子大热　麻黄温,微温　芎䓖温　杜仲平,温　草薢平　狗脊平,微温　白鲜皮寒　白及平,微寒　菫私以切耳实温,叶微寒　猪椒温　汉防己平,温　石斛平

风瘙痒

蛇床子平　葫蔄[1]温　乌喙许秽切,微温　蒺藜子温,微寒　景天平　茺蔚子微温,微寒　青葙子微寒　枫香平　藜芦寒,微寒　枳壳微寒

伤寒

麻黄温,微温　葛根平　杏人温　前胡微寒　柴胡平,微寒　大青大寒　龙胆寒,大寒　芍药平,微寒　薰草平　升麻平,微寒　牡丹寒,微寒　虎掌温,微寒　术温　汉防己平,温　石膏微寒,大寒　牡蛎平,微寒　贝母平,微寒　鳖甲平　犀角寒,微寒　豉寒　羚羊角温,微寒　葱白平　生姜微温　芒消大寒　半夏生微寒,熟温　知母寒

时气

牡蛎平,微寒　龙胆寒,大寒　犀角寒,微寒　葱白平　蒜蔄寒　大黄寒,大寒　石膏微寒,大寒　雄黄平,寒,大温　麻黄温,微温　葛根平　杏人温　黄芩平,大寒　白鲜皮寒　葳蕤平　贝母平,微寒　豉寒　射音夜干平,微温　生姜微温　茵陈平,微寒　羚羊角温,微寒　栀子寒,大寒　牡丹寒,微寒　大青大寒　凝水石　水牛角平　升麻平,微寒　竹茹音如,微寒　芍药平,微寒　前胡微寒　柴胡平,微寒

热病

犀角寒,微寒　葛根平　白鲜皮寒　小麦微寒　知母寒　玄参微寒　理石寒,大寒　长石寒　黄芩平,大寒　凝水石寒,大寒　浮萍草寒　败酱平,微寒　大青大寒　栀子寒,大寒　石膏平,微寒　羚羊角温,微寒　垣衣寒　白薇平,大寒　滑石寒,大寒　景天平　升麻平,微寒　大黄寒,大寒　龙齿平,微寒　葶苈寒,大寒　茵陈平,微寒　蓝实及叶寒　白颈地龙平,大寒　楝实寒　苦参寒　朴消寒,大寒

大热

凝水石寒,微寒　石膏微寒,大寒　滑石寒,大寒　黄芩平,大寒　知母寒　白鲜皮寒　玄参微寒　茵陈平,微寒　鼠李根皮微寒　竹沥大寒　栀子寒,大寒　蛇莓音海[2],大寒　芒消大寒　白颈地龙寒,大寒　大黄寒,大寒　苦参寒　沙参微寒

劳热

鳖甲平　柴胡平,微寒　茵陈平,微寒　秦艽音胶,平　诃梨勒温　天灵盖平　青蒿寒　地骨皮大寒　前胡微寒　龙胆寒,微寒　胡黄连平　人参微寒,微温　栀子寒,大寒　獭肝微寒,平　沙参微寒　知母寒　贝母平,微寒　百步微温　木通平　桑根白皮寒　桃人平　杏人温　麦门冬平,微寒

---

〔1〕蔄:原误作"擢"。据《证类》卷2"序例下"改。

〔2〕海:疑误。"莓"读méi,疑"海"当作"梅"。

劳复

鼠粪微寒　豉寒　竹[1]沥大寒　龟甲平　柴胡平,微寒　麦门冬平,微寒

疟病

恒山寒,微寒　蜀漆平,微温　牡蛎平,微寒　鳖甲平　麝香温　麻黄温,微温　大青大寒　防葵寒[2]　猪苓平　汉防己平,温　茵芋温,微温　巴豆温,生温熟寒　白头翁温　女青平　芫花温,微温　白薇平,大寒　松萝平　桃人平　乌梅平　雄黄平,大温　菖蒲温　莽草温

霍乱

人参微寒,微温　术温　附子温,大热　桂心大热　干姜温,大热　陈橘皮温　厚朴温,大温　香薷音柔,温　蘪居笋切　高良姜大温　木瓜温　肉豆蔻温　草豆蔻温　丁香温

转筋

小蒜[3]温　木瓜温　陈橘皮温　鸡舌香微温　肉豆蔻温　生姜微温　杉木微温　藊音扁豆微温

呕哕

厚朴温,大温　香薷温　蘪居笋切舌微温　人参微寒,微温　附子温,大温　术温　楠材微温　木瓜温　高良姜大温　丁香温　桂心大热　陈橘皮温　枇杷叶平　白豆蔻温

大腹水肿

大戟寒,大寒　甘遂寒,大寒　泽漆微寒　葶苈寒,大寒　芫花温,微温　巴豆温,生温熟寒　猪苓平　汉防己平,温　泽兰微温　桑根白皮寒　商陆平　泽泻寒　郁李人平　海藻寒　昆布寒　苦瓠寒　赤小豆平　瓜蒂寒　鳢音礼鱼寒　鲤鱼寒　大豆平　荛音饶花寒,微寒

肠澼下痢

赤石脂大温　龙骨平,微寒　牡蛎平,微寒　干姜温,大热　黄连平,微寒　黄芩平,微寒　当归温,大温　附子温,大热　禹余粮寒,平　藜芦寒,微寒　黄蘗寒　云实温　矾石寒　阿胶平,微温　艾叶微温　陟厘音离,大温　硫黄大热　乌梅平　石榴皮平　枳实寒,微寒　牛角䚡[4]平　地榆微寒　厚朴温,大温　白头翁温　柏叶平　白襄荷微温　赤地利平　桃花石温　蜡温

大便不通

朴消寒,大寒　芒消大寒　大戟寒,大寒　槟榔温　牵牛子寒　郁李人平　大黄寒,大寒　巴豆温,生温熟寒　蜜微温　大麻子平　牛胆大寒　猪胆微寒

小便淋

滑石寒,大寒　冬葵子寒　茅根寒　蘧麦寒　榆皮平　石韦平　葶苈寒,大寒　蒲黄平　麻子平　琥珀平　石蚕寒　蜥音锡蜴音亦,寒　胡燕粪平　衣中白鱼温　乱发微温　石燕寒　车前子寒　木通平　海蛤平　贝齿平　消石寒,大寒　黄芩平,微寒　冬葵根寒　猪苓平

小便利

牡蛎平,微寒　龙骨平,微寒　鹿茸温,微温　桑螵蛸平　漏芦寒,大寒　土瓜根寒　鸡肶胵微寒　鸡肠草微寒　山茱萸平,微温

---

[1] 竹：原作"升"。无"升沥"一药。《证类》卷2"序例下"此作"竹沥"。前文"天竹黄"误作"天升黄"，故知"升"乃"竹"之误，因改。

[2] 寒：原误作"冬"。据《证类》卷2"序例下"改。

[3] 蒜：原作"蒜"。《正误》："蒜俗字。"《证类》卷2"序例下"亦作"蒜"，因改。后同径改。

[4] 䚡：原作"腮"。"䚡"为角中骨，见《说文》，与腮不同。据《证类》卷2"序例下"改。

溺血

戎盐寒　鹿茸温,微温　龙骨平,微寒　蒲黄平　干地黄寒　牛膝平　车前子寒　柏子并叶平,温

消渴

白石英微温　石膏微寒,大寒　茯神平　麦门冬平,微寒　黄连寒,微寒　知母寒　菰蒌根寒　茅根寒　枸杞根大寒　小麦微寒　簟竹叶平,大寒　土瓜根寒　葛根平　李根寒　芦根寒　菰根大寒　冬瓜微寒　马乳冷　牛乳微寒　羊乳温　桑根白皮寒　铅丹微寒

黄疸

茵陈平,微寒　栀子寒,大寒　紫草寒　白鲜皮寒　牡鼠微温　大黄寒,大寒　瓜蒂寒　秦艽音胶,平　菰蒌寒

上气咳嗽

麻黄温,微温　杏人温　白前微温　陈橘皮温　紫菀温　桂心大热　款冬花温　五味子温　细辛温　蜀椒温,大热　半夏生微寒,熟温　生姜微温　桃人平　紫苏子温　射音夜干微温　芫花根并花温,微温　百部根微温　干姜温,大热　贝母平,微寒　皂荚温

肺痿

蒺藜子温,微寒　人参微寒,微温　茯苓平　天门冬平,大寒　麦门冬平,微寒　猪蹄小寒　白石英微温　蛤蚧平　薏苡人微寒

呕吐

厚朴温,大温　陈橘皮温　人参微寒,微温　半夏生微寒,熟温　麦门冬平,微寒　生姜微温　白芷温　铅丹微寒　鸡子微寒　薤白温　甘竹叶平,大寒　附子温,大热

痰饮

大黄寒,大寒　甘遂温,大寒　芒消大寒　茯苓平　柴胡平,微寒　前胡微寒　术温　细辛温　旋覆花微温　厚朴温,大温　人参微寒,微温　枳实寒,微寒　陈橘皮温　半夏生微寒,熟温　生姜微温　甘竹叶平,大寒　荛花寒,微寒　高良姜大温　乌头温,大热　芫花温,微温

宿食

大黄寒,大寒　巴豆温,生温熟寒　朴消寒,大寒　柴胡平,微寒　术温　桔梗微温　厚朴温,大温　皂荚温　曲热　蘖温　槟榔温

腹胀满

麝香温　甘草[1]平　人参微寒,微温　皂荚温　术温　干姜温　百合平　厚朴温,大温　庵音淹蔺音闾子微寒,微温　枳实寒,微寒[2]　桑根白皮寒　大豆黄卷平　旋覆花微温　香薷温　诃梨勒温　草豆蔻温　荜澄茄温

心腹冷痛

当归温,大温　芍药平,微寒　枝梗微温　干姜温,大热　桂心大热　蜀椒温,大热　附子温,大热　吴茱萸温,大热　乌头温,大热　甘草平　礜石大热,生温熟热　术温　戎盐寒　芎䓖温　厚朴温,大温　小蒜温　高良姜大温　蜂子平,微寒　肉豆蔻温　蓬莪茂旬津切,平

---

〔1〕草:原误作"菜"。据《证类》卷2"序例下"改。

〔2〕寒:原脱,据补同上。

肠鸣

丹参微寒　桔梗微温　海藻寒　昆布寒　半夏生微寒,熟温

心下满急

茯苓平　枳实寒,微寒　半夏生微寒,熟温　术温　生姜微温　百合平　青橘皮微温　庵䕡子微寒,微温　杏人温

虚冷气

荜茇音拨,大温　胡椒大温　阿魏平　吴茱萸温,大热　厚朴温,大温　桂心大热　木香温　干姜温,大热　白豆蔻大温　丁香温　术温　京三棱平　荜澄茄温　益智子温　高良姜大温　诃梨勒温　艾叶微温

心烦

石膏微寒,大寒　滑石寒,大寒　杏人温　栀子寒,大寒　茯苓平　贝母平,微寒　木通平　李根微寒　甘竹沥大寒　乌梅平　鸡子微寒　豉寒　甘草平　知母寒　王不留行平　石龙芮平　玉屑平　酸枣人平　凝水石寒,微寒

积聚癥瘕

空青寒,大寒　朴消寒,大寒　芒消大寒　硫黄大热　胡粉寒　礜石大热,生温熟热　大黄寒,大寒　狼毒平　巴豆温,生温熟寒　附子温,大热　乌头温,大热　苦参寒　芫花温,微温　柴胡平,微寒　鳖甲平　蜈蚣温　猪肚微温　白马溺微寒　鮀音驼甲微温　蜀漆平,微温　甘遂寒,大寒　贯众微寒　京三棱平

中恶

鬼箭寒　芍药平,微寒　牛黄平　雄黄平,大温　朱砂微寒　麝香温　芎藭温　吴茱萸温,大热　乌头温,大热　当归温,大温　升麻平,微寒　桃枭微温　菓私以切耳实温,微寒　桃皮平　桃胶平　桔梗微温　干姜温,大热

鬼疰

芫青微温　獭肝微寒,平　龙齿平,微寒　雷圆寒,微寒　白鲜皮寒　牛黄平　盐寒　蚱音乍蝉寒　雄黄平,大温　败天公平　鬼臼温,微寒　野葛温　虎骨平　金牙平　代赭寒　安息香平

尸疰病

鹳骨平　虎骨平　麝香温　狸骨温　卷柏温,平,微寒　野葛温　雄黄平,大温

惊邪

雄黄平,大温　朱砂微寒　紫石英温　茯神平　龙胆寒,大寒　龙齿平,微寒　防葵寒　鬼臼温,微温　升麻平,微寒　麝香温　人参微寒,微温　沙参微寒　桔梗微温　白薇平,大寒　远志温　柏子人平　鬼箭寒　鬼督邮平　小草温　卷柏温,平,微寒　紫菀温　羚羊角温,微温　鮀甲微温　丹雄鸡微温,微寒　犀角寒,微寒　羖羊角温,微温　蚱音乍,又音侧蝉寒　茯苓平

惊悸

朱砂微寒　人参微寒,微温　茯神平　龙齿平,微寒　柏实平　沙参微寒　龙胆寒,大寒　羖[1]羊角温,微温　桔梗微温　远志温　银屑平　紫石英温　金屑平

癫痫

龙齿、角平,微寒　牛黄平　防葵寒　牡丹寒,微寒　白敛平,微寒　莨菪子温　雷圆寒,微寒

---

〔1〕　羖：原作"羒"。"羒"音义均同"羖"，据《证类》卷2"序例下"改。下同径改。

钧藤微寒　白僵蚕平　蛇床平　蛇蜕平　蜣蜋寒　白马目平　铅丹微寒　蚱蝉寒　白狗血温
豚卵温　猪牛犬[1]等齿平　升麻平,微寒　露蜂房平　蛇衔温　熊胆寒　雀瓮平

喉痹病

升麻平,微寒　射干平,微温　杏人温　蒺藜子温,微寒　棘针寒　络石温,微寒　百合平　箽竹
叶平,大寒　莽草温　苦竹叶大寒

噎病

羚羊角温,微寒　木通平　青竹茹音如,微寒　头垢微寒　芦根寒　牛齝丑之切,平　春杵头细
糠平

骨鲠

狸头骨温　獭骨平　鸬鹚骨平,微寒　獭足平

齿痛

当归温,大温　独活平,微温　细辛温　蜀椒温,大热　芎劳温　附子温,大热　莽草温　矾石寒
蛇床子平　生地黄大寒　莨菪子温　鸡舌香微温　车下李根平　马悬蹄平　雄雀粪温

口疮

黄连寒,微寒　黄蘗寒　龙胆寒,大寒　升麻平,微寒　大青大寒　苦竹叶大寒　蜜平,微温　酪寒
酥微寒　豉寒

吐唾血

羚羊角温,微寒　鹿角胶平,温　戎盐寒　柏叶平　艾叶微温　鸡苏微温　生地黄大寒　刺蓟
温　蜥蜴微寒,微温　饴糖微温　伏龙肝微温　牛膝平　马通微温　桑根白皮寒

鼻衄血

矾石寒　蒲黄平　天名精寒　刺蓟温　鸡苏微温　艾叶微温　桑耳平　竹茹微寒　猬皮平
溺垽平　蓝大寒　狗胆平　乱发微温　生地黄大寒

鼻齆

木通平　细辛温　桂心大热　蕤核温,微寒　薰草平　瓜蒂寒

耳聋

磁石寒　菖蒲温　葱涕平,温　雀脑平　白鹅膏微寒　鲤鱼胆[2]寒　络石温,微寒　白颈地
龙寒,大寒　乌鸡膏平　土瓜根寒　龙脑微寒

鼻瘜肉

藜芦寒,微寒　矾石寒　地胆寒　木通平　白狗胆平　雄黄平,大温　礜石大热,生温熟热

目赤热痛

黄连寒,微寒　蕤人温,微寒　石胆寒　空青寒,大寒　曾青小寒　决明平,微寒　黄蘗寒　栀子
寒,大寒　荠子温　苦竹叶大寒　鸡子白微寒,平　鲤鱼胆寒　田中螺大寒　车前寒　菥音锡蓂音觅
子微温　秦皮微寒,大寒

目肤翳

秦皮微寒,大寒　细辛温　真珠寒　贝齿平　石决明平　麝香温　鬼臼温,微温　伏翼平　青
羊胆温　蜥蜴汁微温,微寒　菟丝子平　珊瑚平

---

〔1〕犬:原误作"大",据改同上。
〔2〕胆:原误作"胫",据改同上。

明目

车前子微寒　菟丝子平　柏子人平　细辛温　蒺藜子微温　秦椒生温熟寒　地肤子寒　决明子平,微寒　蔓荆子微寒,微温　乌雄鸡微寒　羚羊角温,微寒　青羊胆温　萤火微温　鲤鱼胆寒　空青寒　芜青子温　龙脑微寒　苋实寒,大寒　芜蔚子微温,微寒　伏翼平

通声

菖蒲温　钟乳温　孔公孽温　皂荚温　苦竹叶寒　麻油微寒　木通平

面皯疱

菟丝子平　麝香温　熊脂微寒,微温　葳蕤平　藁本微温,微寒　木兰皮寒　栀子寒,大寒　紫草寒　冬瓜子平,寒　白僵蚕平　蜀水花平　白附子平

发秃落

桑上寄生平　秦椒生温熟寒　蔓荆子微寒,微温　桑根白皮寒　麻子人平　桐叶寒　猪膏微寒　雁肪平　马鬐膏微寒　松叶温　鸡肪微温,微寒　枣根温,平　浮萍草寒　莲子草平,寒

灭瘢

鹰粪白平　白僵蚕平　衣中白鱼温　白附子平　蜜陀僧平

金疮

石胆寒　蔷薇温,微寒　地榆微寒　艾叶微温　王不留行平　白头翁[1]　钓樟根　水杨花寒　石灰温　狗[2]头骨平　桑根白皮寒　突厥白寒

踒折

牡鼠微温　生龟平　生地黄大寒　乌雄鸡血平　乌鸡骨平　李核人平　无名异平　自然铜平

瘀血

蒲黄平　琥珀平　羚羊角温,微寒　牛膝平　大黄寒,大寒　干地黄寒　朴消寒,大寒　紫参寒,微寒　桃人平　虎杖微温　茅根寒　蠦音柘虫寒　虻虫微寒　水蛭平,微寒　蜚蠊音廉,寒　牡丹寒,微寒　庵蕳子微寒,微温　天名精寒

火灼

柏白皮微寒　胡麻平　盐寒　豆酱冷　井底泥寒　醋温　黄芩平,大寒　牛膝平　栀子寒,大寒

痈疽

络石温,微温　黄耆微温　白敛平,微寒　乌喙许秽切,微温　木通平　败酱平,微寒　白及平,微寒　大黄寒,大寒　半夏生微寒,熟温　玄参微寒　蔷薇温,微寒　鹿角温,微寒　虾蟆寒　土蜂房平　伏龙肝微温　甘蕉根大寒　升麻微寒,平

恶疮

雄黄平,大温　雌黄平,大寒　胡粉寒　硫黄温,大热　矾石寒　松脂温　蛇床子平　地榆微寒　水银寒　蛇衔温　白敛平,微寒　漏芦寒,大寒　黄檗寒　占斯温　藋菌微寒　莽草温　青葙子微寒　白及平,微寒　楝音练实寒　及己平　狼跋寒　桐叶寒　虎骨平　猪肚微温　菌茹寒,微寒　藜芦寒,微寒　石灰温　狸骨温　铁浆平　马鞭草平

---

〔1〕白头翁:《正误》:据例注文脱"温"字。

〔2〕狗:原误作"犳",据《证类》卷2"序例下"改。

漆疮

蟹寒　茱萸皮温,大热　苦芺乌老切,微寒　鸡子白微寒　鼠查[1]微温　井中苔萍大寒　秫米微寒　芒消大寒　黄栌木微寒,平　杉木微温

瘿瘤

小麦微寒　海藻寒　昆布寒　文蛤平　半夏生微寒熟温　贝母平,微寒　木通平　松萝平　连翘平　白头翁温　海蛤平　生姜微温

瘘疮

雄黄平,大温　礜石大热,生温熟热　恒山寒,微寒　狼毒平　侧子大热　连翘平　昆布寒　狸骨温　王不留行平　斑猫寒　地胆寒　鳖甲平　虾蟆寒　漏芦寒,大寒　蛇衔温　矾石寒

五痔

桐叶寒　萹蓄平　猬皮平　猪悬蹄寒,平　黄耆微温　槐实寒　槐鹅微寒　柏叶平　艾叶微温　赤石脂大温　龟甲平　鳖甲平

脱肛

鳖头平　卷柏温,平,微寒　铁精微温　东壁土平　蜗牛寒　生铁微寒

䘌疮

青葙子　苦参寒　蚺音髯蛇胆寒　蝮蛇胆寒　大蒜温　戎盐寒　艾叶微温　马鞭草平

蛔虫

薏苡根平　雚音桓菌音郡,平,微寒　干漆温　楝根微寒　茱萸根温,大热　艾叶微温　石榴皮平　鹤虱平　槟榔温　龙胆寒,大寒

寸白

槟榔温　芜荑平　贯众微寒　狼牙寒　雷圆寒,微寒　青葙子微寒　青橘皮微温　吴茱萸根温,大热　石榴根平　榧子音匪,平

虚劳

朱砂微寒　空青寒,大寒　钟乳温　紫石英温　白石英微温　磁石寒　龙骨平,微寒　茯苓平　黄耆微温　干地黄寒　茯神平　天门冬平,大寒　薯蓣温,平　石斛平　沙参微寒　人参微寒,微温　玄参微寒　五味子温　肉苁蓉微温　续断微温　泽泻寒　牡丹寒,微寒　芍药平,微寒　牡桂温　远志温　当归温,大温　牡蛎平,微寒　五加皮温,微寒　棘刺寒　覆盆子平　巴戟微温　牛膝平　杜仲平,温　柏子人平　桑螵蛸平　石龙芮平　石南平　桑根白皮寒　地肤子寒　车前子寒　麦门冬平,微寒　干漆温　菟丝子平　蛇床子平　枸杞子微寒　大枣平　麻子平　胡麻平　枸杞根寒,大寒

阴萎

白石英微温　阳起石微温　巴戟微温　肉苁蓉微温　五味子温　蛇床子平　地肤子寒　铁精微温　白马茎平　菟丝子平　原蚕蛾[2]热,温　狗阴茎平　雀卵温　天雄温,大温　覆盆子平　石南平　山茱萸平,微温

阴㿗

海藻寒　铁精微温　狸阴茎温　狐阴茎微寒　蜘蛛寒　蒺藜温,微寒　鼠阴平

---

〔1〕查:《正误》:一本"查"作"粪"。

〔2〕蛾:原误作"哦",据《证类》卷2"序例下"改。

囊湿

五加皮温,微寒　槐皮微寒　黄蘗寒　虎掌温,微寒　庵䕡子微寒,微温　蛇床子平　牡蛎平,微寒

泄精

韭子温　龙骨平,微寒　鹿茸温,微温　牡蛎平,微寒　小草温　桑螵蛸平　车前子、叶寒　泽泻寒　石榴皮平　獐骨微温　菟丝子平　棘刺寒　钟乳温

好眠

木通平　孔公蘖温　马头骨微寒　牡鼠目平　茶茗微寒　沙参微寒

不得眠

酸枣人平　榆叶平　细辛温　乳香温

腰痛

杜仲平,温　萆薢平　狗脊平,微温　梅实平　鳖甲平　五加皮温,微寒　菝蒲八切葜[1]弃八切,平,温　爵床寒　牛膝平　鹿茸温,微温　附子温,大热　鹿角胶平,温　乌喙许秽切,微温　续断微温

诸疼痛

当归温,大温　庵䕡子微寒,微温　芎藭温　续断微温　骨碎补温　没药平　质汗温　芍药平,微寒

血气

干地黄寒　延胡索温　蒲黄平　荷叶平,寒　艾叶微温　大黄寒,大寒　骐骥竭平　米醋温　桑耳平　当归温,大温　牛角䚡平　藕平,寒　红蓝花温　白瓷末平　姜黄大寒　质汗温　芎藭温　刘寄奴温　桂大热　桃[2]人平　芍药平,微寒　牡丹寒,微寒

崩中

石胆寒　禹余粮平,寒　赤石脂大温　代赭寒　牡蛎平,微寒　龙骨平,微寒　蒲黄平　白僵蚕平　牛角䚡平　乌贼[3]鱼骨微温　紫葳微寒　桑耳平　生地黄大寒　黄蘗寒　茅根寒　艾叶微温　鮀甲微温　马蹄甲平　鹿角胶温,平　丹雄鸡微温,微寒　阿胶平,微温　鬼箭平　鹿茸温,微温　刺蓟根温　马通微温　伏龙肝微温　干地黄寒　柏叶平　续断微温　地榆微寒

月闭

鼠妇温,微寒　䗪虫寒　水蛭平,微寒　蛴螬微温,微寒　桃人平　狸阴茎平　土瓜根寒　牡丹寒,微寒　牛膝平　占斯温　虎杖微温　阳起石微温　桃毛平　白垩乌洛切,温　铜镜鼻平　虻虫微寒　庵䕡子微寒,微温　卷柏温,平,微寒　干漆温　大黄平,大寒　茅根寒

无子

紫石英温　钟乳温　阳起石微温　紫葳微寒　桑螵蛸平　艾叶微温　秦皮微寒,大寒　卷柏温,平,微寒

安胎

紫葳[4]微寒　鹿角胶平,温　桑上寄生平　鲤鱼寒　乌雌鸡温　葱白平　阿胶平,微温

堕胎

雄黄平,大温　雌黄平,大寒　水银寒　胡粉寒　朴消寒,大寒　飞生虫平　溲疏寒,微寒　大戟寒,大寒　巴豆温,生温熟寒　野葛温　牛黄平　藜芦寒,微寒　牡丹寒,微寒　牛膝平　桂心大热　皂

---

〔1〕 葜:原作"葜"。"葜"同"葜",以下凡"菝葜"均径改为"菝葜",不出注。

〔2〕 桃:原误作"枇"。《本草纲目》卷36"木芙蓉"别名"枇木"。无仁入药之说。据字形及药效,当作桃为是,因改。

〔3〕 贼:原作"鰂",据《证类》卷2"序例下"改。

〔4〕 葳:原作"威",据《证类》卷2"序例下"改。

荚温　菌茹寒,微寒　羊踯躅温　鬼箭寒　槐子寒　薏苡人微寒　蘦麦寒　附子温,大热　天雄温,大温　乌头温,大热　乌喙微温　侧子大热　蜈蚣温　地胆寒　斑猫寒　芫青微温　葛上亭长微温　水蛭平,微寒　虻虫微寒　蘆虫寒　蝼蛄寒　蛴螬微温,微寒　猬皮平　蜥蜴寒　蛇蜕平　蟹爪寒　芒消大寒　莞花寒,微寒　麝香温

蚱蝉寒　代赭寒　狼牙寒　射罔温,大热　生鼠微温　桃人平　附子温,大热　虎掌温,微寒　鬼臼温,微温　狼毒平　莽草温　土瓜根寒　半夏生微寒,熟温　硇砂大热

难产

槐子寒　桂心大热　滑石寒,大寒　贝母平,微寒　蒺藜子温,微寒　皂荚温　酸浆平,寒　蚱蝉寒　蝼蛄寒　飞生虫平　生鼠肝平　乌雄鸡肝血温　弓弩弦平　马衔平　败酱平,微寒　榆皮平　蛇蜕平　冬葵子寒　兔头平　海马平　伏龙肝温

产后腹痛

羖羊角温,微寒　大豆平　秦椒生温熟寒　羚羊角寒,微寒　红蓝花温　干地黄寒　当归温,大温　豉寒　芍药平,微寒　地榆微寒　泽兰微温

下乳汁

钟乳温　漏芦寒,大寒　蛴螬微温,微寒　薛音括蔏音娄,寒　土瓜根寒　猪四足小寒　冬葵子寒　木通平

中蛊

桔梗微温　鬼臼温,微温　犀角寒,微寒　斑猫寒　芫青微温　葛上亭长微温　射罔温,大热　鬼督邮平　白蘘荷微温　败鼓皮平　蓝子寒　羖羊角温,微寒

出汗

麻黄温,微温　葱白平　干姜温,大热　葛根平　石膏微寒,大寒　贝母平,微寒　吴茱萸温,大热　桂心大热　附子温,大热　豉寒　生姜微温　薄荷温　蜀椒温,大热

止汗

麻黄根微寒　术温　半夏生微寒　牡蛎平,微寒　杜仲平,温　枳实寒,微寒　松萝平

吐药

恒山[1]　松萝平　乌梅平　盐寒　砒霜平

---

〔1〕 恒山:《正误》:据例注文脱"寒、微寒"三字。

太平圣惠方卷第三 凡一十五门　论一首　病源一十四首[1]　方共计一百五道

肝脏论一首　治肝虚补肝诸方七道　治肝实泻肝诸方六道　治肝气不足诸方五道　治肝脏中风诸方十五道　治肝风筋脉拘挛诸方十五道　治肝风筋脉抽掣疼痛诸方九道　治肝壅热头目不利诸方五道　治肝气逆面青多怒诸方四道　治肝脏风毒流注脚膝[2]筋脉疼痛诸方八道　治肝风冷转筋诸方十道　治胆虚冷[3]诸方五道　治胆实热诸方五道[4]　治胆虚不得睡诸方六道　治胆热多睡诸方五道

肝　脏　论

论曰：东方生风，风生木，木生酸，酸生肝，肝生筋，筋生心，肝主目。其在天为玄，在人为道，在地为化，化生五味。道生智，玄生神，神在天为风，在地为木，在体为筋，在脏为肝，在色为苍，在音为角，在声为呼，在变动为握，在窍为目，在味为酸，在志为怒，在臭为臊，在液为泪，在虫为毛，在性为仁。其华在爪，其充在筋，其在神为魂。两精相抟谓之神，随神往来谓之魂。魂者，神气之辅弼也。又人卧血归[5]于肝，肝受血而能视。故肝者，木也，王于春，足厥阴是其经，与胆足少阳合。胆为腑，主表。肝为脏，主里。肝气盛为血有余，则目赤，两胁下痛引小腹，令人喜怒。气逆则头眩，耳聋不聪，颊肿，是肝气之实也，则宜泻之。肝气不足，则目不明，两胁拘急筋挛，不得太息，爪甲枯，面青，喜怒悲恐，如人将捕之，是肝气之虚也，则宜补之。春肝脉来弦而长者，平脉也。反得微涩而短者，是肺之乘肝，金之克木，为大逆，不可治也。反得浮大而洪者，是心之乘肝，子之克母，虽病当愈。反得大而缓者，是脾之乘肝，土之畏木，虽病不死。反得沉濡而滑者，是肾之乘肝，母之克子，其病可治。肝脉来盛而滑，如循长竿，曰肝病。脉来急益劲，如新张弓弦，曰死。真肝脉至，中外急如循刀刃，啧啧然如按琴[6]弦，色青白不泽毛折者，死矣。

治肝虚补肝诸方

夫肝虚则生寒，寒则苦胁下坚胀，寒热腹满，不欲饮食，悒悒情不乐，如人将捕之，视物不

〔1〕首：原作“道”。《正误》：“道”当作“首”。本书通例，言病源皆称“首”，下凡用“道”者径改。
〔2〕治肝脏风毒流注脚膝：此据正文目录改。原排门目录及分目录“肝”下无“脏”字，“注”下有“入”字。
〔3〕冷：原脱，排门目录同。据正文补。
〔4〕治胆实热诸方五道：原脱。排门目录作“治胆实诸方五道”。正文作“治胆实热诸方”。因补。
〔5〕归：原作“皈”。《素问·六节藏象论》作“归”。“皈”义虽同“归”而字不同，因改。
〔6〕啧啧然如按琴：《正误》：《内经》“啧啧”作“责责”；“琴”下有“瑟”字。

明,眼生黑花,口苦头疼,关节不利,筋脉挛缩,爪甲干枯,喜悲恐,不得大息。诊其脉沉细滑者,此是肝虚之候也。

治肝气虚寒,两胁胀满,筋脉拘急,腰膝、小腹痛,面青口噤,宜服**补肝柏子人散方**:

柏子人三分　细辛三分　防风三分,去芦头　茯神三分　鳖甲二两,涂醋炙令黄,去裙襕　犀角屑三分　甘草三分,炙微赤,到　桔梗半两,去芦头　独活半两　桂心半两　白术半两　枳壳半两,去瓤,麸炒微黄

右为细末,每服三钱,以水一中盏,入枣三枚,煎至六分,去滓,不计时候温服。

治肝气虚寒,两胁下满,筋急不得大息,四肢厥逆,心腹痛,宜服**补肝白茯苓散方**:

白茯苓三分　防风三分,去芦头　柏子人三分　细辛三分　当归半两,到,微炒　槟榔半两　白术三分　芎䓖三分　桂心半两　附子半两,炮裂[1],去皮脐　枳壳三分,去瓤,麸炒微黄

右为细末,每服三钱,以水一中盏,入生姜半分,枣三枚,同煎至六分,去滓,不计时候温服。忌生冷油腻。

治肝脏虚寒,胸膈气滞,四肢厥逆,两胁疼痛,宜服**补肝细辛散方**:

细辛一分　桃人三分,汤浸,去皮尖、双仁,麸炒微黄　前胡三分,去芦头　当归三分,到,微炒　附子三分,炮裂,去皮脐　桂心三分　陈橘皮三分,汤浸,去白瓤,焙　人参三分,去芦头　柏子人半分　芎䓖三分　木香三分　白茯苓三分　吴茱萸半两,汤浸七遍,焙干,微炒

右为散,每服三钱,以水一中盏,入生姜半分,枣三枚,同煎至六分,去滓,不计时候温服。

治肝脏虚寒,头目昏疼,四肢不利,胸膈虚烦,宜服**补肝防风散方**:

防风一两,去芦头　芎䓖三分　黄耆三分,到　五味子三分　人参三分,去芦头　茯神三分　独活三分　羚羊角屑三分　前胡三分,去芦头　细辛半两　酸枣人半两,微炒　甘草半两,炙微赤,到

右为散,每服三钱,以水一中盏,入枣三枚,同煎至六分,去滓,不计时候温服。

治肝脏风虚,胸膈不利,视物不明,心烦头眩,宜服**补肝薯蓣散方**:

薯蓣三分　防风三分,去芦头　山茱萸半两　枳壳十两,麸炒微黄,去瓤　甘菊花半两　羌活半两　羚羊角屑半两　人参半两,去芦头　前胡三分,去芦头　熟干地黄三分　决明子三分　甘草半两,炙微赤,到　细辛半两　芎䓖半两　龙脑半分　麝香半分

右为细末,研入龙脑、麝香令匀,每服不计时候以清粥饮调下一钱。忌酒、湿面等。

治肝虚头目不利,心膈多烦,筋脉急痛,宜服**补肝菊花散方**:

甘菊花三分　前胡三分,去芦头　防风三分,去芦头　决明子三分　黄耆三分,到　沙参三分,去芦头　枳壳三分,麸炒微黄,去瓤　羚羊角屑三分　车前子三分　枸杞子三分　细辛三分　酸枣人三分,微炒

右为散,每服不计时候以粥饮调下一钱。

治肝虚寒,面色青黄,胸胁胀满,筋脉不利,背膊酸疼,羸瘦无力,**补肝柏子人圆方**:

柏子人一两　黄耆一两,到　白茯苓一两　楮实一两　覆盆子一两　五味子一两　附子一两,炮裂,去皮脐　石斛一两,去根　酸枣人一两,微炒　鹿茸一两,去毛,涂酥炙令黄　桂心一两　白术一两　沉香一两　枳实一两,麸炒令黄　熟干地黄一两

右为细末,炼蜜和捣三二百杵,为圆如梧桐子大,每服三十圆,以温酒下,空心及晚食前服。忌生冷油腻。

---

[1]　裂:原作"制"。据《类聚》卷7引同名方改。

治肝实泻肝诸方

夫肝实则生热，热则阳气盛，致心下坚满，两胁痛引小腹，忿忿如怒，气逆头眩，为血有余。即目〔1〕痛，眼眦赤，生瘜肉，阳毒所攻，悒悒先寒而后热，颈直背强，筋急不得屈伸。诊其脉浮大而数者，此是肝气实也。

治肝实热，目痛，胸满心烦，**泻肝前胡散**方：

前胡一两,去芦头　秦皮一两　细辛一两　栀子仁一两　黄芩一两　赤茯苓一两　蕤人一两
决明子一两　车前子一两　羚羊角屑一两　川大黄一两,剉碎,微炒

右为散，每服三钱，以水一中盏，入淡竹叶二七片，同煎至六分，去滓，不计时候温服。

治肝实热，梦怒惊恐，宜服**泻肝防风散**方：

防风三分,去芦头　犀角屑半两　赤茯苓半两　葳蕤半两　射干半两　人参半两,去芦头　川大
黄一两,剉碎,微炒　甘草半两,炙微赤,剉　黄芩半两　白鲜皮半两　沙参半两,去芦头

右为散，每服三钱，以水一中盏，煎至六分，去滓，不计时候温服。忌炙煿热面。

治肝实热，头疼目眩，心膈虚烦，大肠不利，宜服**泻肝柴胡散**方：

柴胡二两,去苗　玄参半两　甘菊花半两　地骨皮半两　羌活半两　细辛半两　川大黄一两,剉
碎,微炒　石膏二两　黄芩半两　羚羊角屑半两　蔓荆子半两　甘草半两,炙微赤,剉

右为散，每服三钱，以水一中盏，煎至六分，去滓，食前温服。忌炙煿壅毒物。

治肝气壅实，四肝烦闷，眼目赤疼，宜服**泻肝黄芩散**方：

黄芩三分　赤茯苓三分　甘草三分,炙微赤,剉　川大黄三分,剉碎,微〔2〕炒　枳壳三分,麸炒微黄,去
瓤　羚羊角屑三分　细辛三分　前胡半两,去芦头　决明子三分

右为散，每服三钱，以水一中盏，入竹叶七片，煎至六分，去滓，食后温服。忌炙煿热面等。

治肝脏实热，头目昏疼，肢节不利，项强心烦，胸中满闷，宜服**泻肝升麻散**方：

川升麻三分　蕤人半两　前胡半两,去芦头　秦皮半两　川芒消一两　甘菊花半两　细辛半两
栀子仁二七枚　决明子三分　川大黄一两,剉碎,微炒　羚羊角屑三分

右为散，每服三钱，以水一中盏，入淡竹叶二七片，煎至六分，去滓，不计时候温服。

治肝实热，心膈壅滞虚烦，宜服**泻肝散**方：

甘菊花半两　决明子半两　黄芩半两　川升麻半两　枳壳半两,麸炒微黄,去瓤　防风半两,去芦头
栀子仁半两　黄连半两,去须　犀角屑半两　川大黄半两,剉,微炒　甘草一分,炙微赤,剉　马牙消一
分,碎〔3〕　龙脑一分,研　麝香一分

右为细末，入后三味，更同研令匀，每于食后煎麦门冬汤调下一钱。忌炙煿热面。

治肝气不足诸方

夫肝脏虚损，气血不荣，内伤寒冷，致使两胁胀满，筋脉拘急，四肢厥冷，心腹疼痛，眼目

---

〔1〕　目：原误作"日"，据《类聚》卷7"治肝实泻肝诸方"改。
〔2〕　微：原作"数"，据改同上。
〔3〕　碎：《正误》："碎"当作"研"。

昏暗,手足常青,胸中不利,不能大息者,是肝气不足之候也。

治肝脏不足,两胁胀满,筋脉拘急,不得喘息,四肢少力,眼目不利,宜服**防风散**方:

防风三分,去芦头　细辛三分　白茯苓三分　柏子人三分　桃人三分,汤浸去皮尖、双人,麸炒微黄
山茱萸三分　蔓荆子半两　枳壳半两,麸炒微黄,去瓤　甘草一分,炙微赤,剉

右为粗末,每服三钱,水一中盏,入枣三枚,同煎至六分,去滓,不计时候温服。

治肝气不足,筋脉不遂,心膈壅滞,左肋妨胀,不思饮食,宜服**白茯苓散**方:

白茯苓一两　前胡一两,去芦头　桂心半两　黄耆一两,剉　白术一两　沉香一两　鳖甲一两,涂
醋炙微黄,去裙襕　生干地黄三分　五味子三分　枳实半两,麸炒微黄

右为散,每服三钱,以水一中盏,入生姜半分,同煎至六分,去滓,不计时候温服。忌苋菜。

治肝气不足,虚寒,胁下痛,胀满气息,目昏浊,视物不明,**槟榔散**方:

槟榔一两　五味子一两　白术一两　桔梗一两,去芦头　酸枣人一两,微炒　附子一两,炮裂,去皮
脐　鳖甲一两,涂醋炙微黄,去裙襕　沉香一两　白茯苓一两　陈橘皮半两,汤浸去白瓤,焙

右为散,每服三钱,以水一中盏,入生姜半分,煎至六分,去滓,不计时候温服。忌苋菜。

治肝气不足则伤胆,胆伤则恐惧,面色青白,筋脉拘急,目视不明,宜服**酸枣人散**方:

酸枣人一两,微炒　枳实一两,麸炒微黄　五味子一两　白术一两　白茯苓一两　泽泻一两　芎
劳一两　黄耆一两,剉　甘草半两,炙微赤,剉

右为散,每服三钱,以水一中盏,煎至六分,去滓,不计时候温服。

治肝气不足,两目昏暗,热气冲上,泪出疼痛,两胁虚胀,筋脉不利,宜服**覆盆子圆**方:

覆盆子一两　细辛半两　当归半两,剉,微炒　决明子半两　芎劳半两　五味子半两　人参半两,
去芦头　白茯苓半两　羌活半两　桂心半两　柏子人半两　防风半两,去芦头　甘菊花半两　枸杞子
半两　车前子半两　甘草半两,炙微赤,剉

右为细末,炼蜜和捣三二百杵,圆如梧桐子大,每服不计时候粥饮下三十圆。忌酒、湿
面、炙煿等。

治肝脏中风诸方

夫肝中风者,是体虚之人,腠理开疏,肝气不足,风邪所伤也。其候筋脉拘挛,手足不收,
厉风入肝,坐踞不得,胸背强直,两胁胀满,目眩心烦,言语謇涩者,是肝中风之候也。

治肝脏中风,气壅语涩,四肢拘急,宜服**赤茯苓散**方:

赤茯苓一两　黄耆一两,剉　子芩三分　酸枣人半两,微炒　防风半两,去芦头　羚羊角屑一
两　葳蕤三分　麻黄一两,去根节　芎劳三分　独活半两　枳壳三分,麸炒微黄,去瓤　甘草半两,炙
微赤,剉

右为散,每服三钱,以水一中盏,入淡竹叶三七片,同煎至五分,去滓,入荆沥半合,更煎
一二沸,不计时候温服。忌鸡、猪、炙煿等。

治肝中风语涩烦躁,或四肢拘急,宜服**麦门冬散**方:

麦门冬一两,去心　茯神三分　木通三分,剉　犀角屑三分　川升麻三分　防风三分,去芦头　甘
草三分,炙微赤,剉　独活半两　玄参半两　川朴消一两半　汉防己半两

右为末,每服三钱,以水一中盏,煎至六分,去滓,入荆沥半合,更煎一二沸,不计时候温

服。忌酒、热面、炙煿等。

治肝中风语涩，筋脉舒缓，面上浮气，行履不稳，宜服**秦艽散**方：

秦艽三分，去苗　茯神三分　桑根白皮三分，剉　犀角屑三分　木通三分，剉　麦门冬三分，去心　防风三分，去芦头　羌活三分　汉防己三分　酸枣仁三分，微炒　甘草三分，炙微赤，剉

右为末，每服三钱，以水一中盏，入生姜半分，煎至六分，去滓，不计时候温服。

治肝中风，致筋脉舒缓，举脚不知高下，目多冷泪，肢节无力，宜服**枸杞子散**方：

枸杞子一两　薯蓣一两　牛膝一两，去苗　天麻一两　草薢一两　茯神三分　羚羊角屑三分　芎䓖三分　茵芋一分　防风三分，去芦头　生干地黄三分

右为散，每服三钱，以水一中盏，入生姜半分，煎至六分，去滓，不计时候温服。

治肝中风，四肢挛急，身体强直，宜服**薏苡人散**方：

薏苡人三两　防风二两，去芦头　麻黄二两，去根节　附子一两，炮裂，去皮脐　芎䓖一两　桂心一两　独活一两　柏子人一两　石膏一两　细辛一两　羚羊角屑一两　枳壳一两，麸炒微黄，去瓤

右为末，每服三钱，以水一中盏，入生姜半分，同煎至六分，去滓，不计时候温服。忌鸡、猪、鱼、蒜等。

治肝中风，筋脉拘急，言语謇涩，头项强直，四肢不利，心膈烦壅，头目旋眩，宜服**羚羊角散**方：

羚羊角屑三分　防风半两，去芦头　前胡半两，去芦头　犀角屑半两　麻黄三分，去根节　人参半两，去芦头　旋覆花半两　赤芍药半两　芎䓖三分　桂心三分　羌活三分　当归三分，剉，微炒　汉防己半两　赤茯苓半两　枳壳三分，麸炒微黄，去瓤　黄芩半两　蔓荆子半两　甘菊花半两　甘草半两，炙微赤，剉　酸枣人三分，微炒

右为散，每服三钱，以水一中盏，入生姜半分，煎至六分，去滓，入竹沥一合，更煎一二沸，不计时候温服。

治肝中风，上攻头目旋运，心惊悸闷，四肢筋脉拘急，宜服**附子散**方：

附子一两，炮裂，去皮脐　酸枣人半两，微炒　防风半两，去芦头　羚羊角屑半两　人参三分，去芦头　桂心半两　羌活半两　甘菊花一分　蔓荆子半两　白鲜皮半两　茯神三分　薯蓣三分　黄芩半两　龙齿一两　芎䓖半两　天麻半两　黄耆半两，剉　枳壳半两，麸炒微黄，去瓤

右为散，每服三钱，以水一中盏，入生姜半分，同煎至六分，去滓，不计时候温服。

治肝中风，筋脉拘急，肢节疼痛，起卧艰难，方：

独活一两　羚羊角屑一两　麻黄一两半，去根节　桂心一两　当归一两，剉，微炒　五加皮一两　附子一两，炮裂，去皮脐　甘草半两，炙微赤，剉　荆芥半两

右为散，每服三钱，以水一中盏，入生姜半分，煎至六分，去滓，不计时候温服。忌猪肉毒、鱼等。

治肝中风，心神烦热，言语謇涩，少得眠卧，宜服此方：

竹沥三合　荆沥二合　生姜汁半合　白蜜一合　葛根汁二合

右件药相合令匀，每温一合服，宜频服。

治肝中风，流注四肢，攻[1]头面烦疼，言语謇涩，上焦风热，口眼㖞斜，脚膝疼痛无力，宜服**犀角散**方：

---

〔1〕攻：《正误》：一本"攻"上有"上"字。

犀角屑一两　羌活三分　羚羊角屑三分　人参半两,去芦头　甘菊花半两　独活半两　芎䓖半两　白术半两　黄耆半两,剉　石膏一两　汉防己半两　防风半两,去芦头　黄芩半两　天麻半两　枳壳半两,麸炒微黄,去瓤　蔓荆子半两　当归半两,剉,微炒　甘草一分,炙微赤,剉

右为散,每服三钱,以水一中盏,入生姜半分,同煎至六分,去滓,不计时候温服。

治肝中风,筋脉拘急,口眼偏斜,四肢疼痛,宜服**羌活散**方:

羌活三分　天麻三分　芎䓖三分　酸枣人三分,微炒　鹿角胶三分,捣碎,炒令黄燥　蔓荆子三分　羚羊角屑三分　人参三分,去芦头　白附子三分,炮裂　牛膝三分,去苗　肉桂三分,去皱皮　薏苡人三分　乌蛇肉三分,醋拌微炒　草薢三分　犀角屑三分　白鲜皮三分　地骨皮三分　柏子人三分　防风三分,去芦头

右为细末,每服不计时候以豆淋酒调下一钱。忌鸡、猪、鱼、蒜等。

治肝脏中风,筋脉挛急,口眼㖞斜,言语謇涩,神思昏愦,宜服**牛黄散**方:

牛黄一分,研入　龙脑一分,研入　乌犀角屑半两　天麻半两　防风半两,去芦头　麻黄三分,去根节　羚羊角屑半两　甘菊花半两　蔓荆子半两　桑螵蛸半两,微炒　桂心半两　细辛半两　侧子半两,炮裂,去皮脐　独活半两　白僵蚕半两,微炒　乌蛇二两,酒浸,去骨皮,炒令黄　干蝎半两,生用　阿胶半两,捣碎,炒令黄燥　蝉壳一分,微黄　朱砂一分,研入　麝香一分,研入

右为细末,次入研了药,更研令匀,每服一钱,以豆淋酒调下,不计时候服。

治肝脏中风,口眼不正,四肢抽掣,语涩昏沉,宜服**龙脑圆**方。

龙脑半两,研入　犀角屑半两　秦艽半两,去苗　防风半两,去芦头　麻黄一两,去根节　汉防己半两　天雄半两,炮裂,去皮脐　茵芋半两　甘菊花半两　赤箭一两　独活半两　白僵蚕半两,微炒　桂心半两　芎䓖半两　当归半两,剉,微炒　羚羊角屑半两　鹿角胶半两,捣碎,炒令黄燥　乳香半两,研入　乌蛇一两半,酒浸,去皮骨,炒令黄　干蝎半两,生用　牛黄一分,研入　麝香一分,研入　朱砂一分,研入

右件药为末,入研了药令匀,炼蜜和捣三五百杵,为圆如梧桐子大,每服十圆,以薄荷温酒下,不计时候服。

治肝脏中风,攻手足缓弱无力,口眼㖞斜,精神不定,行步艰难,宜服此**赤箭圆**方:

赤箭半两　天雄半两,炮裂,去皮脐　犀角屑半两　天南星半两,炮裂　白花蛇半两,酥拌微炒　独活半两　防风半两,去芦头　芎䓖半两　白附子半两,炮裂　川升麻半两　白术半两　白僵蚕半两,微炒　桑螵蛸半两,微炒　当归半两,剉,微炒　细辛半两　酸枣仁半两,微炒　草薢半两　牛黄一分,研　朱砂一分,研　麝香一分,研　龙脑一分,研

右捣罗为末,研入生黄[1]等令匀,炼蜜和捣三二百杵,圆如梧桐子大,每服不计时候以豆淋酒下三十圆,忌湿面、猪肉、羊血毒、鱼等。

治肝中风,筋脉拘急,舌强语涩方:

羚羊角屑一两　独活一两　附子一两,炮裂,去皮脐

右为末,每服三钱,水一中盏,入生姜半分,同煎至五[2]分,去滓,入竹沥一合,更煎一二沸,温服。

---

〔1〕生黄:《正误》:"生"当作"牛"。《普济方》卷89作"牛黄"。本方内有牛黄,且"生黄"后有等字,按一般调剂程序,当为其他药捣末后,再把事先研末的药物放入调和,故"牛黄"义长。

〔2〕五:《正误》:一本"五"作"六"。

治肝风筋脉拘挛诸方

夫足厥阴肝之经,肝主诸筋,其气虚弱,则风邪外侵,搏于筋脉,流入经络,则关机不利,故令筋脉拘挛也。

治肝风筋脉拘挛,四肢烦疼,宜服**羚羊角散**方:

羚羊角屑一两 川升麻三分 栀子仁半两 防风三分,去芦头 酸枣仁三分,微炒 羌活一分 桑根白皮三分,剉 甘草半两,炙微赤,剉

右为末,每服三钱,以水一中盏,入生姜半分,同煎至六分,去滓,不计时候温服。忌热面、猪肉、大蒜等。

治肝风筋脉拘挛,四肢疼痛,心神烦不得睡,**酸枣仁散**方:

酸枣仁一两,微炒 羌活三分 防风三分,去芦头 桑根白皮半两,剉 芎䓖半两 枳壳半两,麸炒微黄,去瓤 羚羊角屑三分 甘菊花半两 甘草半两,炙微赤,剉

右为末,每服三钱,以水一中盏,入生姜半分,煎至六分,去滓,不计时候温服。

治肝风筋脉拘挛,目暗,四肢无力,疼痛,宜服**羚羊角散**方:

羚羊角屑半两 石南三分 羌活半两 防风半两,去芦头 丹参半两 黄耆半两,剉 茯神三分 沙参半两,去芦头 白术半两 芎䓖半两 麻黄三分,去根节 天雄三分,炮裂,去皮脐 赤芍药半两 当归半两,剉,微炒 漏芦半两 茵芋三分 酸枣仁三分,微炒 虎胫骨一两,涂酥炙令黄 桂心三分 人参半两,去芦头 白蒺藜三分,微炒,去刺 五加皮半两 赤箭三分 细辛半两 地骨皮半两 蔓荆子半两

右为细末,每服不计时候温酒调下一钱。忌鸡、猪、鱼、蒜等。

治肝风湿痹,四肢拘挛,急痛,心胸壅,气喘促,宜服**汉防己散**方:

汉防己一两 芎䓖一两 桂心一两 麻黄一两,去根节 附子一两,炮裂,去皮脐 赤茯苓一两 桑根白皮一两,剉 赤芍药一两 甘草半两,炙微赤,剉

右为末,每服三钱,以水一中盏,入生姜半分,煎至六分,去滓,不计时候温服。

治肝风四肢拘挛,急痛,不可转侧,宜服**萆薢散**方:

萆薢一两 人参一两,去芦头 细辛一两 牛膝一两,去苗 酸枣仁一两,微炒 附子一两,炮裂,去皮脐 羚羊角屑一两 独活一两 赤芍药一两 黄芩一两 茵芋一两 麻黄一两,去根节 葛根一两,剉 汉防己一两 桂心一两 赤茯苓一两 甘草一两,炙微赤,剉 芎䓖一两

右为散,每服三钱,以水一中盏,入生姜半分,枣三枚,煎至五分,去滓,入竹沥一合,更煎一二沸,不计时候温服。忌鸡、猪、鱼、蒜等。

治肝风手足拘挛,百骨节疼痛,宜服**侧子散**方:

侧子一两,炮裂,去皮脐 麻黄一两,去根节 独活三分 细辛三分 五加皮三分 黄耆三分,剉 萆薢三分,剉 芎䓖三分 牛膝三分,去苗

右为散,每服三钱,以水一中盏,入生姜半分,煎至六分,去滓,不计时候温服。忌热面、炙煿等。

治肝风,筋脉拘挛,四肢疼痛,心膈痰壅,不欲饮食,宜服**防风散**方:

防风三分,去芦头 麻黄三分,去根节 半夏半两,汤洗七遍,去滑 白术半两 赤茯苓一两 芎䓖半

两　杏仁三分,汤浸,皮去[1]双人,麸炒微黄　麦门冬一两,去心　薏苡仁一两　人参半两,去芦头　牛膝一两,去苗　羚羊角一两当归半两,剉,微炒　川大黄半两,剉碎,微炒　甘草半两,炙微赤,剉　犀角屑一两

右为末,每服三钱,以水一中盏,入生姜半分,同煎至六分,去滓,不计时候温服。

治肝脏拘挛,不可屈伸,**薏苡仁浸酒方**:

薏苡仁半斤　牛膝五两,去苗　赤芍药三两　酸枣仁三两,微炒　干姜三两,炮裂　附子三两,炮裂,去皮脐　柏子仁三两　石斛三两,去根　甘草二两,炙微赤

右细剉和匀,以生绢袋盛,用酒二斗浸七宿,每服不计时候暖一小盏服,其酒旋添,味薄即止。忌猪肉毒、鱼等。

治肝脏风,筋脉拘挛,不可屈伸,**茵芋浸酒方**:

茵芋二两　白及二两　薏苡仁二两　赤芍药二两　桂心二两　牛膝二两,去苗　酸枣仁二两,微炒　干姜一两,炮裂　附子二两,炮裂,去皮脐　甘草一两,炙微赤

右细剉和匀,以生绢袋盛,酒二斗浸七宿,每服不计时候温一小盏服。

治肝风筋脉拘挛,骨节疼痛,腑脏久虚乏弱,宜服**酸枣仁煎方**:

酸枣仁一两,一半生用,一半炒熟用　败龟二两,涂酥炙令黄　琥珀三分,细剉如粉　海桐皮一两,剉　仙灵脾一两　草薢一两,剉　当归一两,剉,微炒　羌活一两　石斛一两,去根节,剉　牛膝一两,去苗　巴戟一两　木香一两　丹参一两　独活一两　芎䓖一两　杜仲一两,去粗皮,炙令微黄,剉　熟干地黄一两　虎胫骨二两,涂酥炙令黄　附子二两,炮裂,去皮脐　蜜三升　酥二两　桃嫩枝一握,剉　柳嫩枝一握,剉　桑嫩枝一握,剉

右为细末,用清酒五升,于银锅内先煎桃、柳、桑枝,令黄色后去滓,下药末,更煎二三十沸,下蜜、酥,慢[2]火煎成膏,用瓷器内盛,每服不计时候温酒调下一茶匙。

治肝风筋脉拘挛,脚膝疼痛,心神虚烦,宜服**天麻圆方**:

天麻一两　肉桂三分,去皱皮　白僵蚕半两,微炒　白附子三分,炮裂　朱砂三分,细研,水飞过　麝香一分半,研　犀角屑三分　蔓荆子一两　独活一两　干姜一分,炮裂,剉　附子一两,炮裂,去皮脐　茯神一两

右为细末,研入朱砂、麝香等,炼蜜和捣一二百杵,圆如梧桐子大,每服不计时候温酒下十圆。忌鸡、猪、鱼、蒜等。

治肝风筋脉拘挛,不得屈伸,恍惚,或多喜忘,有时恐怖,宜服**防风圆方**:

防风半两,去芦头　犀角屑三分　茯神一两　远志半两,去心　人参三分,去芦头　白僵蚕三分,微炒　白附子半两,炮裂　芎䓖半两　朱砂三分,别研,水飞过　羌活半两　桂心三分　当归半两,剉,微炒　麦门冬半两,去心,焙

右为细末,入研了朱砂令匀,炼蜜和捣三二百杵,圆如梧桐子大,每服不计时候酒下二十圆。忌猪肉毒、鱼等。

治肝风筋脉拘挛,骨髓疼痛,宜服**白芥子圆方**:

白芥子一两　防风三分,去芦头　安息香一两　沉香半两　补骨脂一两,炒　槟榔半两

右为细末,炼蜜和捣三二百杵,圆如梧桐子大,每服不计时候温酒下二十圆。

治肝风筋脉拘挛,急痛,举体不仁,宜服**乌犀角圆方**:

---

〔1〕皮去:《正误》:"皮去"当作"去皮尖"。
〔2〕慢:原作"熳"。《正误》:"熳","慢之讹"。因改。

乌犀角屑半两　羚羊角屑半两　天麻三分　防风半两,去芦头　人参一分,去芦头　细辛半两　蔓荆子半两　肉桂半两,去皴皮　白芷一分　酸枣仁半两,微炒　独活半两　干姜一分,炮裂,剉　附子半两,炮裂,去脐　赤芍药半两　藁本半两　赤茯苓三分　麻黄半两,去根节　当归半两,剉,微炒　芎䓖半两　乌蛇二两,酒浸,去骨皮,炙微黄

右为细末,炼蜜和捣三二百杵,圆如梧桐子大,每服不计时候温酒下二十圆。忌鸡、猪、鱼、蒜等。

治肝风,筋脉挛急疼痛,益血长肌肉,除瘦弱,悦颜色,**桃人朱砂煎酒方**:

桃人二升,汤浸,去皮尖、双人,麸炒微黄,细剉　朱砂二两,细研

右以无灰好清酒三斗,取瓷瓶三只盛酒,逐斗分桃人朱砂入瓶内,封头,一依煮酒法度,不计时候温饮一小盏。忌羊血。

治肝风筋脉抽掣疼痛诸方

夫肝含于血而主于筋,肝血既虚,不能荣养,致风邪所侵,搏于筋脉,荣卫虚弱,气血不行,故令筋脉抽掣疼痛也。

治肝脏风毒流注,筋脉抽掣,急痛,头目眩闷,四肢无力,宜服**薏苡人散方**:

薏苡人一两　羌活一两　防风一两,去芦头　汉防己一两　桑根白皮一两,剉　桂心一两　天麻一两　赤茯苓一两　芎䓖一两　酸枣人一两,微炒　当归一两,剉,微炒　甘草半两,炙微赤,剉

右为散,每服三钱,以水一中盏,入生姜半分,煎至六分,去滓,不计时候温服。忌生冷、猪、鸡肉毒、鱼、湿面。

治肝脏风,筋脉抽掣,口眼偏斜,四肢疼痛,宜服**羌活散方**:

羌活三分　白术三分　麻黄三分,去根节　侧子三分,炮裂,去皮脐　丹参三分　当归三分,剉,微炒　赤茯苓半两　草薢半两,剉　桂心半两　羚羊角屑三分　防风二分,去芦头

右为散,每服三钱,以水一中盏,入生姜半分,同煎至六分,去滓,不计时候温服。

治肝脏风,上焦虚热,腹下坚满,关节疼痛,筋脉抽掣,宜服**柏子人散方**:

柏子人一两　羌活一两　枳实一两,麸炒微黄　前胡一两,去芦头　赤茯苓一两　甘草半两,炙微赤,剉　五加皮一两　赤芍药一两　细辛一两　白蒺藜一两,微炒,去刺　桂心一两　防风一两,去芦头

右为散,每服三钱,以水一中盏,入生姜半分,煎至六分,去滓,不计时候温服。

治肝脏风,筋脉抽掣,背膊疼痛,宜服**芎䓖散方**:

芎䓖三分　麻黄三分,去根节　丹参三分　酸枣人一两,微炒　侧子三分,炮裂,去皮脐　茯神三分　防风三分,去芦头　甘菊花三分　甘草三分,炙微赤,剉

右为末,每服三钱,以水一中盏,煎至六分,去滓,不计时候温服。忌猪肉毒、鱼、大蒜等。

治肝脏风,心神烦,四肢拘急,筋脉抽掣疼痛,宜服**麻黄散方**:

麻黄二两,去根节　石膏二两　芎䓖一两　天雄一两,炮裂,去皮脐　当归一两,剉,微炒　甘草一两,炙微赤,剉　赤芍药一两　桂心一两　牛膝一两,去苗　防风一两,去芦头　杏人一两,汤浸,去皮尖、双人,麸炒微黄　羚羊角屑一两

右为末,每服三钱,以水一中盏,入生姜半分,同煎至六分,去滓,不计时候温服。

治肝脏风,筋脉拘急,抽掣疼痛,不得睡卧,宜服**羚羊角散方**:

羚羊角屑一两　防风一两,去芦头　赤茯苓一两　白敛一两　独活一两　附子一两,炮裂,去皮脐

桂心一两　麻黄一两,去根节　酸枣人三分,微炒

右为细末,每服不计时候温酒调下一钱。

治肝脏风,四肢筋脉抽掣疼痛,不欲饮食,宜服**酸枣人散**方:

酸枣人三分,微炒　薏苡人三分　人参三分,去芦头　黄松节三分,剉　五加皮三分　茯神三分

桂心三分　羌活三分　枳壳半两,麸炒微黄,去瓤

右为细末,每服不计时候温酒调下一钱。

治肝脏风,筋脉抽掣,疼痛不止,宜服**侧子散**方:

侧子一两,炮裂,去皮脐　赤箭一两　酸枣人一两,微炒　海桐皮一两　芎䓖三分　漏芦三分　桂心三分　五加皮三分　仙灵脾三分　牛膝三分,去苗　木香三分　枳壳半两,麸炒微黄,去瓤

右为细末,每服一钱,以温酒调下,不计时候。

治肝脏风,筋脉抽掣疼痛,身强语涩,肢节不利,**天麻圆**方:

天麻二两　芎䓖一两　天南星三分,炮裂　附子三分,炮裂,去皮脐　乌蛇二两,酒浸,炙微黄,去皮骨

桑螵蛸三分,微炒　槐胶一两　桃胶一两　酸枣人一两,微炒　麝香一分,细研　当归半两,剉,微炒　干蝎半两,微炒　独活一两　荆子一两　朱砂半两,微研

右为末,炼蜜和捣三二百杵,圆如菉豆大,每服不计时候以薄荷热酒下十圆。

治肝壅热头目不利诸方

夫头者,诸阳之会也。眼者,肝之窍也。脏腑壅滞,阴阳不和,风热抟于诸阳之经,攻于肝脏,则上冲于目,而入于脑,则头目不利也。

治肝脏壅热,上攻头目不利,心烦口干,宜服**石膏散**方:

石膏二两　枳壳一两,麸炒微黄,去瓤　黄芩一两　麦门冬一两,去心　前胡一两,去芦头　甘菊花一两　地骨皮一两　羚羊角屑一两　甘草一两,炙微赤,剉

右为散,每服三钱,以水一中盏,煎至六分,去滓,每于食后温服。忌炙煿等。

治肝脏壅热,头目不利,胸膈烦躁,体痛,宜服**羚羊角散**方:

羚羊角屑一两　柴胡一两,去苗　石膏二两　赤芍药一两　车前子一两　川大黄一两,剉碎,微炒

甘草一两,炙微赤,剉　黄芩一两

右为末,每服三钱,以水一中盏,煎至六分,去滓,每于食后温服。

治肝脏壅热,心胸烦躁,头目不利,多渴,体热,宜服**前胡圆**方:

前胡三分,去芦头　枳壳半两,麸炒微黄,去瓤　黄芩[1]三分　沙参三分,去芦头　犀角屑三分　蔓荆子三分　栀子人三分　菰蒌根一两　车前子三分　麦门冬一两,去心,焙　川升麻一两　甘草半两,炙微赤,剉

右为细末,炼蜜和捣一二百杵,圆如梧桐子大,每于食后温浆水下三十圆。

治肝脏壅热,心膈烦闷,头目不利,宜服**大黄圆**方:

川大黄一两,剉碎,微炒　枳壳一两,麸炒微黄,去瓤　甘草半两,炙微赤,剉　麦门冬三分,去心,焙　羚羊角屑三分　川升麻三分　生干地黄三分　犀角屑三分

---

〔1〕芩:原误作"苓"。《正误》:"苓","芩"之讹。因改。

右为细末,炼蜜和捣百余杵,圆如梧桐子大,每于食后,煎竹叶汤下二十圆。忌酒、热面等。

治肝脏壅热,心膈烦躁,恍惚,头目不利,宜服**升麻圆**方:

川升麻一两　羚羊角屑一两　茯神一两　柴胡一两,去苗　栀子人一两　黄连半两,去须　麦门冬一两,去心,焙　牛黄一分,细研如粉　龙脑一钱,细研如粉　甘草半两,炙微赤,剉　朱砂一两,细研,水飞过

右件药为细末,入牛黄等同研合匀,炼蜜和捣三二百杵,圆如梧桐子大,每于食后煎竹叶汤下十五圆。忌猪肉、羊血。

治肝气逆面青多怒诸方

夫肝属木,其色青,肝含血,其主怒。邪热伤于肝,伏留不除,则肝气壅实,实则气逆,故令面青多怒也。

治肝气逆,四肢沉重,面色青,不欲见人,多嗔怒,宜服**龙骨散**方:

龙骨一两　赤茯苓一两　紫菀一两,洗去苗土　人参一两,去芦头　羚羊角屑一两　薏苡人一两　麦门冬一两,去心

右捣粗罗为散,每服三钱,以水一中盏,煎至六分,去滓,不计时候温服。

治肝气逆,心烦,面青多怒,宜服**羚羊角散**方:

羚羊角屑三分　五味子三分　葳蕤三分　茯神三分　远志三分,去心　龙骨一两　沙参三分,去芦头　酸枣人三分,微炒

右捣为散,每服三钱,以水一中盏,煎至六分,去滓,不计时候温服。

治肝脏气逆,不欲见人,面青多怒,宜服**柏子人散**方:

柏子人一两　人参三分,去芦头　虎头骨一两,涂酥炙令黄　知母三分　茯神三分　犀角屑三分　桃人三分,汤浸,去皮尖、双人,麸炒微黄　远志三分,去心　小草[1]三分

右件药捣筛为散,每服三钱,以水一中盏,煎至六分,去滓,不计时候温服。

治肝脏气逆,面色青,多饶恐怒,胸膈烦滞,心神不安,宜服**沙参散**方:

沙参三分,去芦头　甘菊花三分　酸枣人三分　枳实三分,麸炒微黄　桔梗三分,去芦头　茯神三分　桑根白皮三分,剉　葳蕤三分　羚羊角屑三分　大腹皮三分,剉

右件药捣筛为散,每服三钱,以水一中盏,煎至六分,去滓,不计时候温服。

治肝脏风毒流注脚膝
筋脉疼痛诸方

夫肝主于筋而藏于血。脏腑和平,荣卫调适,表里充实,则邪不能侵也。若肝气久虚,肾脏衰冷,则风邪乘虚,乃攻搏于筋脉,流注脚膝,故令疼痛也。

治肝脏风毒流注脚膝,筋脉拘急,疼痛不可忍,宜服**海桐皮散**方[2]:

---

〔1〕　小草:《正误》:“小”,疑当作“甘”。《普济方》卷14同方缺小草一药。按远志苗名小草,此处与远志同用,十分罕见。若云甘草,其用量又过小。存疑。
〔2〕　方:原脱。按本书体例,方名后均有“方”字,故补。下若遇此,径补不出注。

海桐皮一两,剉　附子半两,炮裂,去皮脐　赤箭半两　桂心半两　牛膝半两,去苗　防风半两,去芦头　石斛半两,去根节,剉　独活半两　当归三分,剉,微炒　仙灵脾五两　酸枣人半两,微炒　羚羊角屑半两　芎藭半两　木香半两　五加皮半两　赤芍药半两　细辛半两　槟榔一两　枳壳半两,麸炒微黄,去瓤　甘草一分,炙微赤,剉

右件药捣筛为散,每服四钱,以水酒各半中盏,煎至六分,去滓,每于食前温服。忌猪肉毒、鱼、酒、蒜等。

治肝脏风毒流注脚膝,筋脉拘急疼痛,宜服**羚羊角散**方:

羚羊角屑半两　槟榔半两　木香半两　海桐皮半两　酸枣人半两　防风半两,去芦头　当归半两,剉　独活半两　薏苡人半两　犀角屑半两　漏芦半两　赤芍药半两　枳壳半两,麸炒微黄,去瓤　甘草半两,炙微赤,剉

右件药捣筛为散,每服三钱,以水一中盏,入生姜半分,同煎至六分,去滓,每于食前温服。忌炙煿、鸡、猪等。

治肝脏风毒流注脚膝,筋脉拘急疼痛,大便秘涩,心胸壅闷,宜服疏风调气利四肢,**槟榔散**方:

槟榔一两　枳壳三分,麸炒微黄,去瓤　防风三分,去芦头　川大黄一两,剉碎,微炒　羌活三分　当归三分,剉,微炒　肉桂半两,去皱皮　赤芍药三分　大麻人一两　芎藭三分　木香三分　郁李人一两,汤浸,去皮尖,微炒　赤茯苓一两　木通三分,剉　羚羊角屑三分

右捣筛为散,每服三钱,以水一中盏,入生姜半分,同煎至六分,去滓,每于食前温服。

治肝脏风毒流注,脚膝疼痛,心神烦闷,筋脉拘急,宜服**五加皮散**方:

五加皮一两　羌活一两　芎藭一两　黄芩一两　防风一两,去芦头　酸枣人一两,微炒　羚羊角屑一两　当归一两,剉,微炒　威灵仙一两　赤茯苓一两

右件药捣筛为散,每服三钱,以水一中盏,入生姜半分,煎至六分,去滓,每于食前温服。忌炙煿、鱼、毒物等。

治肝脏风毒流注脚膝,筋脉拘急疼痛,行履不得,宜服**薏苡人散**方:

薏苡人二两　羌活一两　五加皮一两　海桐皮一两,剉　当归一两,剉,微炒　虎胫骨一两,涂酥炙令黄　芎藭一两　附子一两,炮裂,去皮脐　赤芍药一两　牛膝一两,去苗　桂心一两　酸枣人一两,微炒

右捣筛为散,每服三钱,以水一中盏,入生姜半分,煎至六分,去滓,每于食前温服。

治肝脏风[1]流注,脚膝疼痛,筋脉不利,行立无力,宜服**酸枣人散**方:

酸枣人一两半,微炒　独活半两　牛膝一两,去苗　仙灵脾一两　山茱萸半两　芎藭半两　赤箭一两　甘菊花半两　海桐皮半两　虎胫骨一两,涂酥炙令黄　羚羊角屑半两　骨碎补半两　侧子一两,炮裂,去皮脐　萆薢半两　桑寄生半两　木香半两　麝香一分,细研入　桂心一两

右捣细罗为散,研入麝香合匀,每服二钱,以温酒调下,食前服。

治肝脏风毒流注脚膝,筋脉疼痛,及四肢缓弱无力,宜服**豆淋酒煎侧子圆**方:

黑豆一升,炒令熟,入酒五升,煎二三十沸,滤去滓,煎令稠　侧子二分,炮裂,去皮脐　石南半两　牛膝半两,去苗　防风半两,去芦头　石斛半两,去根,剉　肉桂半两,去皱皮　萆薢三两,剉　麻黄半两,去根节　羌活半两　海桐皮半两,剉　赤茯苓半两　茵芋半两　独活半两　天麻半两　当归半两,剉,微炒　乌蛇一两,酒浸,去皮骨,炙令微黄

---

〔1〕风:《正误》:"风"下疑脱"毒"字。

右捣细罗为散,以黑豆煎和捣一二百杵,圆如梧桐子大,每于食前温酒下三十圆。忌猪肉毒、鱼等。

治肝脏风毒流注脚膝,筋脉挛急疼痛,宜用**野葛膏**摩之方:

野葛二两,剉　蛇衔二两　犀角屑一两　川乌头一两,去皮脐　桔梗二两,去芦头　茵芋二两　防风二两,去芦头　川椒二两,去目　干姜二两　巴豆三十枚,去壳　川升麻一两　细辛二两　当归二两　附子二两,去皮脐　羌活二两　川大黄二两　雄黄二两,研如粉

右件药细剉,以酒五升渍药一宿,以不中水猪膏五斤,以前药同于铛中,炭火上煎之,令药色变黄,又勿令焦黑,膏成绞去滓,下雄黄,候冷入瓷器中盛之,旋取摩病处令极热,密室避风,日三度摩之效。

治肝风冷转筋诸方

夫转筋者,肝脏气虚,风冷抟于筋故也。手足之三阴三阳之筋,皆起于手足指,而并络于身。若血气不足,阴阳虚者,风冷邪气中于筋,随所中之处,筋则转动,故谓之转筋也。

治肝虚风冷所搏,转筋不止,宜服**附子散**方:

附子一两,炮裂,去皮脐　沉香一两　桂心一两　木瓜一两半　高良姜一两半[1]

右件药捣筛为散,每服四钱,以水一中盏,煎至六分,去滓,不计时候热服。忌鸡、猪毒、鱼、大蒜等。

治肝风冷,两脚转筋,挛急疼痛,宜服**鸡舌香散**方:

鸡舌香一两　白豆蔻半两,去皮　木香半两　木瓜一两　吴茱萸一分,汤浸七遍,焙干,炒　青橘皮半两,汤浸,去白瓤

右件药捣筛为散,每服四钱,以水一中盏,入生姜半分,煎至六分,去滓,不计时候热服。

治肝脏风冷,转筋不止,宜服**桂心散**方:

桂心一两　草豆蔻一两,去皮　附子一两,炮裂,去皮脐　丁香半两　槟榔半两　木瓜一两

右件药捣筛为散,每服四钱,以水一中盏,入生姜半分,煎至六分,去滓,不计时候热服。忌猪肉毒、鱼等。

治肝虚转筋入腹,闷绝体冷,宜服此方:

鸡粪一合,微炒　白豆蔻一分,去壳　胡椒一钱　桂心半两　木瓜三分

右件药捣粗罗为散,每服四钱,以水一中盏,入生姜半分,煎至六分,去滓,不计时候热服。

治肝风冷转筋,四肢厥冷,宜服**白豆蔻散**方:

白豆蔻一两,去皮　高良姜一两,剉　青橘皮三分,汤浸,去白瓤,焙　木瓜一两　沉香一两　当归三分,剉,微炒　甘草半两,炙微赤,剉　桂心三分

右件药捣粗罗为散,每服四钱,以水一中盏,入生姜半分,煎至六分,去滓,不计时候热服。忌鸡、猪、鱼、蒜等。

治肝风冷,转筋入腹,手足逆冷,宜服**木瓜圆**方:

木瓜五颗大者　附子一两,炮裂,去皮脐　熟艾半两,剉,微炒　木香半两　桂心一两　诃梨勒皮一

---

〔1〕　一两半:原缺分量。《普济方》卷15引同名方作"木瓜、高良姜各一两五钱",依木瓜分量补。

两,煨　人参半两,去芦头　肉豆蔻半两,去壳　厚朴半两,去粗皮,涂生姜汁炙　白术一两　高良姜半两,剉

盐二两,湿纸裹,烧令通赤

右件药捣罗为末,切木瓜头,去却瓤,内诸药末,却以截下木瓜盖却,以竹丁签定,于甑中蒸令烂熟,木臼中入软蒸[1]饼相和捣,可圆即圆如梧桐子大,每服不计时候以生姜汤下二十圆。

治肝虚冷,转筋不止,宜用**高良姜汤淋蘸方**:

高良姜三两　木瓜二枚　杉木节五两　川椒一两,去目　蒴藋五两　蓼叶五两

右细剉,以水一斗五升,煎取八升去滓,入醋半升搅令匀,及热内于杉木桶中,淋蘸两脚,兼以绵揾药汁裹转筋处,立止。

治肝风虚,转筋入腹,方:

右以鸡粪白干者为末,每服一钱,以热酒调下。

治遍体转筋入腹,不可奈何者,方:

右用热汤三斗,入盐半升,稍热渍之,极效。

治肝虚转筋,方:

赤蓼茎叶切,三合

右以水一大盏,酒三合,煎至四合,去滓,不计时候分温二服。

治胆虚冷诸方

夫胆合于肝,足少阳是其经也。为清净之府,谋虑出焉。若虚则生寒,寒则恐畏,不能独卧。其气上溢,头眩口苦;常喜大息,多呕宿水;心下澹澹,如人将捕之;咽中介介,数数好唾,是为胆虚冷之候也。

治胆虚冷,目眩头疼,心神恐畏,不能独处,胸中满闷,宜服**茯神散方**:

茯神一两　远志三分,去心　防风三分,去芦头　细辛三分　白术三分　前胡三分,去芦头　人参一两,去芦头　熟干地黄一两　桂心三分　甘菊花三分　枳壳半两,麸炒微黄,去瓤

右件药捣筛为散,每服三钱,以水一中盏,入生姜半分,煎至六分,去滓,不计时候温服。

治胆虚冷,精神不守,头目昏眩,恒多恐畏,宜服**酸枣人散方**:

酸枣人一两,微炒　羌活一两　柏子人三分　白芍药半两　茯神三分　熟干地黄三分　甘菊花一两　防风三分,去芦头　当归半两,剉,微炒　人参三分,去芦头　黄耆一两,剉　甘草半两,炙微赤,剉

右捣筛为散,每服三钱,以水一中盏,煎至六分,去滓,不计时候温服。忌生冷、猪、鱼等。

治胆虚冷,恒多恐畏,不能独卧,心下澹澹,如人将捕,头目不利,胸中满闷,宜服**人参散方**:

人参一两,去芦头　枳壳三分,麸炒微黄,去瓤　五味子三分　桂心三分　柏子人一两　山茱萸三分　甘菊花三分　茯神三分　枸杞子三分　熟干地黄一两

右件药捣筛为散,每服一钱,以温酒调下,不计时候服。

治胆虚冷,精神不守,喜多恐惧,目暗头昏,四肢不利,宜服**薯蓣圆方**:

薯蓣一两　白茯苓三分　决明子三分　菟丝子一两,酒浸三日,焙干,别捣为末　天雄一两,炮裂,去皮

---

[1] 蒸:原作"餷",据《正误》,此乃"蒸"之俗字。下同,径改作"蒸",不再出注。

脐 防风三分,去芦头 柏子人三分 熟干地黄一两 山茱萸三分 人参一两,去芦头 黄耆三分,剉
远志三分,去心 桂心三分 酸枣人三分,微炒

右捣罗为末,炼蜜和捣三二百杵,圆如梧桐子大,每服三十圆,以温酒下,空心及晚食前服。

治胆虚冷,神思昏沉,头旋目暗,宜服**决明圆**方:

决明子一两 天雄一两,炮裂,去皮脐 柏子人一两 熟干地黄一两 菟丝子一两,酒浸三日,焙干,别捣为末 枸杞子一两

右件药捣罗为末,炼蜜和圆如梧桐子大,每服三十圆,以温酒下,空心及晚食前服。

治胆实热诸方

夫胆是肝之府。若肝气有余则胆实,实则生热,热则精神惊而不安,起卧不定,胸中冒闷,身体习习,眉头倾萎,口吐苦汁,心烦咽干,此是胆实热之候。

治胆实热,胸中冒闷,清[1]神不守,宜服**泻热麦门冬散**方:

麦门冬半两,去心 地骨皮半两 黄芩半两 茯神半两 川大黄半两,剉,微炒 川升麻半两 甘草半两,炙微赤,剉 羚羊角屑半两

右件药捣筛为散,每服三钱,以水一中盏,入竹茹一分,煎至六分,去滓,每于食后温服。忌炙煿物。

治胆实热,精神不守,宜服**栀子散**方:

栀子人二十一枚 川升麻三分 黄芩三分 大青三分 茯神三分 甘草半两,炙微赤,剉

右件药筛捣为散,每服三钱,以水一中盏,入豉五十粒,煎至六分,去滓,入蜜半合更煎三二沸,每于食后温服。忌热面、炙煿等。

治胆实热,心神惊悸,小便不利,宜服**人参散**方:

人参半两,去芦头 甘草半两,炙微赤,剉 葵子半两 黄芩三分 赤茯苓三分 枳壳三分,麸炒微黄,去瓤

右捣筛为散,每服三钱,以水一中盏,入生姜半分,同煎至六分,去滓,不计时候温服。

治胆实,久有伏热,精神惊悸不安,宜服**甘菊花散**方:

甘菊花一两 牛黄半两,细研如粉 犀角屑三分 铁粉半两 麦门冬半两,去心,焙 黄连三分,去须 铅霜半两 人参一两,去芦头 甘草一分,炙微赤,剉

右捣细罗为散,入牛黄更同研令匀,每于食后以竹沥调下一钱,或金银煎汤调下亦得。

治胆实热,精神不安,起卧不定,口中多苦,宜服**胡黄连圆**方:

胡黄连一两 青羊角屑半两 熊胆一分 蛇黄半两,捣碎,细研如粉 青黛一分,别研

右件药捣罗为末,更同研令匀,用黄牛胆汁和圆,如无黄牛胆,即用大羊胆和圆如菉豆大,每于食后煎竹叶汤下七圆。忌炙煿壅热物。

治胆虚不得睡诸方

夫胆虚不得睡者,是五脏虚邪之气干淫于心,心有忧患,伏气在胆,所以睡卧不安,心多

---

〔1〕 清:《正误》:"清","精"之讹。然"清神"亦通,故不改。

惊悸,精神怯弱。盖心气忧伤,肝胆虚冷,致不得睡也。又有大病之后,腑脏尚虚,荣卫未和,生于冷热,邪客于阴,阴气虚,卫气独行于阳,不入于阴,故令不得睡也。

治胆虚不得睡,神思不宁,宜服**茯神散**方:

茯神一两　柏子人半两　酸枣人一两,微炒　黄耆一两,剉　人参一两,去芦头　熟干地黄半两　远志半两,去心　五味子半两

右件药捣筛为散,每服不计时候以温酒调下一钱。

治胆虚不得睡,宜服**酸枣人圆**方:

酸枣人一两,微炒　地榆皮一两　茯神一两

右为细末,炼蜜和捣百余杵,圆如梧桐子大,每服不计时候糯米粥饮下三十圆。

治胆虚不得睡,四肢无力,宜服**鳖甲圆**方:

鳖甲一两半,涂醋炙令黄,去裙襕　酸枣人一两[1]　羌活一两　黄耆一两,剉　牛膝一两,去苗　人参一两,去芦头　五味子一两

右件药捣罗为末,炼蜜和捣一二百杵,圆如梧桐子大,不计时候以暖酒下二十圆。忌苋菜。

治胆虚不睡,**酸枣人煎**方:

酸枣人五两,微炒,捣罗为末,取二两半,其滓不用　乳香三两,研如粉　蜜四两　牛黄一分,研　糯米二合,炒黄,杵末　朱砂半两,细研,水飞过

右件药用酒一中盏,和蜜等一处慢火煎如稀饧,不计时候以温酒下一茶匙。

治胆虚睡卧不安,心多惊悸,方:

人参一两,去芦头　白茯苓一两　朱砂半两,细研

右件药捣细罗为散,入朱砂同研令匀,每服不计时候清粥饮调下一钱。

又方:

酸枣人一两,炒令香熟

右件药捣细罗为散,每服二钱,以竹叶汤调下,不计时候。

治胆热多睡诸方

夫胆热多睡者,由荣卫气涩,阴阳不和,胸膈多痰,脏腑壅滞,致使精神昏浊,昼夜耽眠。此皆积热不除,肝胆气实,故令多睡也。

治胆热,心胸烦壅,多睡,头目昏重,宜服**羚羊角散**方:

羚羊角屑三分　麦门冬三分,去心　川大黄半两,剉碎,微炒　木通三分,剉　甘草半两,炙微赤,剉　天门冬半两,去心　防风半两,去芦头　前胡半两,去芦头　半夏半两,汤浸七遍,去滑

右件药捣筛为散,每服三钱,以水一中盏,入生姜半分,煎至六分,去滓,每于食后温服。忌羊血。

治胆热,神思不爽,昏闷如醉,多睡少起,宜服**茯神散**方:

茯神一两　麦门冬一两,去心　白鲜皮半两　地骨皮一两　黄芩一两　酸枣人半两,生用　沙参半两,去芦头　羚羊角屑半两　甘草半两,炙微赤,剉

---

〔1〕　一两:下原有"去苗"二字,当衍,删。

右件药捣粗罗为散,每服三钱,以水一中盏,煎至六分,去滓,每于食后温服。

治胆热,心神昏闷,多睡,宜服**人参散方**:

人参三分,去芦头　赤茯苓一两　牛黄一分,细研如粉　羌活三分　远志三分,去心　川升麻半两　麦门冬一两,去心,焙　犀角屑半两

右件药捣细罗为散,每于食后薄荷温水调下一钱。忌猪肉、湿面等。

治胆热多睡,**远志圆方**:

远志三分,去心　人参一两,去芦头　苦参三分,剉　马头骨灰三分　茯神三分　菖蒲半两　朱砂半两,细研,水飞过　铁粉半两

右件药捣罗为末,入朱砂等令匀,炼蜜和捣一二百杵,圆如梧桐子大,每于食后煎木通汤下十圆。

又方:

马头骨灰一两　铁粉一两　朱砂半两,研,水飞过　龙脑半分

右件药同研令匀,炼蜜和为圆如梧桐子大,每服五圆[1],以竹叶温汤下,食后服。

---

〔1〕 圆:原作“元”。《正误》:“元”当作“圆”。据改。

太平圣惠方卷第四

凡一十五门 论一首 病源一十[1]四首 方共计一百一十四道

心脏论一首 治心虚补心诸方六道 治心实泻心诸方八道 治心气不足诸方七道 治心脏中风诸方十一道 治心脏风邪诸方十二道 治心风狂言诸方七道 治心风恍惚诸方八道 治心脏风虚惊悸诸方十道 治心脏风热诸方七道 治心热多汗诸方五道 治心胸烦热诸方八道 补心益智及治健忘诸方十二道 治小肠虚冷诸方五道 治小肠实热诸方八道

心 脏 论

论曰:南方生热,热生火,火生苦,苦生心,心生血,血生脾,心主舌。其在天为热,在地为火,在体为脉,在脏为心,在色为赤,在音为徵,在声为笑,在变动为忧,在窍为舌,在味为苦,在志为喜,在臭为焦,在虫为羽,在液为汗,在性为礼。其华在面,其充在血脉,其藏为神。两精相抟谓之神。神者,精气之化成也。故心者,火也,王于夏,手少阴是其经,与小肠手阳明合。小肠为腑而主表,心为脏而主里。心气盛为神有余,则病骨肉痛,胸中支满,胁下及膺背肩胛[2]两臂间痛,喜笑不休,是心气之实也,则宜泻之。心气不足,则胸腹[3]胁下与腰背相引而痛,惊悸恍惚,少颜色,舌本强,喜忧悲,是心气之虚也,则宜补之。夏心脉来浮大而数者,是平脉也。反得沉濡而滑者,是肾之乘心,水之克火,大逆不可治也。反得弦而长者,是肝之乘心,母之克子,虽病当愈。反得大而缓者,是脾之乘心,子之克母,虽病可治。反得浮涩而短者,是肺之乘心,金之克火,虽病不死。心脉来,累累连属,其中微曲,曰心病。脉来前曲后居,如操带钩,曰死。真心脉至,牢而搏,如循薏苡累累然,其色赤黑不泽毛折者,死矣。

治心虚补心诸方

夫心虚则生寒,寒则阴气盛,阴盛则血脉虚少而多恐畏,情绪不乐,心腹暴痛,时唾清涎,心膈胀满,好忘多惊,梦寐飞扬,精神离散,其脉浮而虚者,是其候也。

治心气虚,惊悸喜忘,不思饮食,宜服**远志散方**:

远志半两,去心 菖蒲半两 铁精半两 桂心三分 黄耆一两,剉 防风三分,去芦头 当归三分,剉,微炒 人参半两,去芦头 甘草半两,炙微赤,剉 熟干地黄三分 芎劳半两 茯神三分 独活半两

---

〔1〕 十:原误作"千",与本卷实数不合,当以"十"为正,因改。

〔2〕 骨肉……肩胛:"胛"原作"脾"。《正误》:《素问》"骨肉"作"胸中","胸中"作"胁","脾"作"胛"。今将"脾"改作"胛",其余仍其旧。

〔3〕 腹:《正误》:《素问》"腹"下有"大"字。

紫石英一两,细研如粉　五味子半两　麦门冬三分,去心　半夏半两,汤洗七遍,去滑

右件药捣粗罗为散,每服三钱,以水一中盏,入生姜半分,枣三枚,煎至六分,去滓,每于食后温服。

治心气虚,忧恐恍惚,心腹痛,胀满食少,宜服**熟干地黄散**方:

熟干地黄三分　远志半两,去心　菖蒲一两　陈橘皮三分,汤浸,去白瓤,焙　芎藭半两　桂心半两　人参一两,去芦头　白茯苓一两　白芍药半两

右件药捣粗罗为散,每服三钱,水一中盏,煎至六分,去滓,不计时候温服。

治心气虚损,志意不定,腰脊腹胁相引痛,不能俯仰,宜服**白术散**方:

白术半两　甘草半两,炙微赤,剉　当归三分,剉,微炒　白茯苓三分　远志半两,去心　熟干地黄一两　黄芩半两　半夏半两,汤浸七遍,去滑　附子三分,炮裂,去皮脐　枳壳半两,麸炒微黄,去瓤　桂心三分　木香半两

右件药捣粗罗为散,每服三钱,以水一中盏,入生姜半分,枣三枚,饧糖半分,煎至六分,去滓,食前温服。

治心气虚,苦悲恐惊悸,恍惚谬忘,心中烦闷,面目或赤或黄,赢瘦,宜服**紫石英散**方:

紫石英二两,细研如粉　桂心二两　白茯苓一两　人参一两,去芦头　白术半两　黄耆半两,剉　熟干地黄一两　甘草半两,炙微赤,剉　麦门冬一两,去心

右件药捣粗罗为散,每服三钱,以水一中盏,入枣三枚,煎至六分,去滓,不计时候温服。

治心气虚寒,心膈胀满,悲思忧愁,宜服**白茯苓散**方:

白茯苓一两　人参一两,去芦头　防风半两,去芦头　桂心三分　远志半两,去心　桔梗三分,去芦头　枳壳三分,麸炒微黄,去瓤　诃黎勒三分,煨,用皮　白术半两　半夏三分,汤洗七遍,去滑,微炒　甘草一分,炙微赤,剉

右件药捣粗罗为散,每服三钱,以水一中盏,入生姜半分,枣三枚,煎至六分,去滓,不计时候温服。

治心虚恐畏,胁腹暴痛,志意不乐,宜服**薯蓣圆**方:

薯蓣一两半　远志半两,去心　柏子人一两　沉香一两　茯神一两　熟干地黄一两半　芎藭一两　菖蒲半两　人参一两,去芦头　丹参一两　甘草半两,炙微赤,剉　防风一两,去芦头

右件药捣罗为末,炼蜜和捣三二百杵,圆如梧桐子大,每服不计时候以温酒下二十圆。

治心实泻心诸方

夫心实则生热,热则阳气盛,阳盛则卫气不行,荣气不通,遂令热毒稽留,心神烦乱,面赤身热,口舌生疮,咽燥头疼,喜笑恐悸,手心热满,汗出,衄血,其脉洪实相搏者,是其候也。

治心实热,惊悸喜笑,心神不安,泄热安心,**沙参散**方:

沙参一两,去芦头　白薇一两　石膏二两半　川芒消一两　人参三分,去芦头　茯神一两　栀子人一两　甘草半两,炙微赤,剉　羚羊角屑一两　子芩一两

右件药捣粗罗为散,每服三钱,水一中盏,煎至五分,去滓,入地黄汁一合,竹沥半合,更煎一两沸,每于食后温服。忌炙煿、热面。

治心实热,多惊梦喜,畏惧不安,宜服**黄连散**方:

黄连一两,去须　石膏二两　人参一两,去芦头　知母一两　麦门冬一两,去心　栀子人一两　赤

芍药一两　犀角屑一两　茯神一两　紫菀一两,去苗土　川芒消二两

右件药捣粗罗为散,每服三钱,以水一中盏,煎至五分,去滓,入竹沥半合,生地黄半合,更煎一两沸,每于食后温服。

治心气实热,烦闷不安,宜服**赤茯苓散**方:

赤茯苓一两　麦门冬一两,去心　木通三分,剉　川升麻三分　葳蕤三分　甘草半两,炙微赤,剉　紫菀三分,去苗土　川大黄三分,剉碎,微炒　子芩一两

右件药捣粗罗为散,每服三钱,以水一中盏,入淡竹茹一分,煎至六分,去滓,每于食后温服。

治心实热,或欲吐,吐而不出,烦闷,喘急头痛,宜服**石膏散**方:

石膏四两　麦门冬二两,去心　甘草半两,炙微赤,剉　葛根半两,剉　地骨皮二两　栀子人三十枚　赤茯苓二两

右件药捣粗罗为散,每服三钱,以水一中盏,入生姜半分,小麦与豉各五十粒,淡竹叶二七片,煎至六分,去滓,每于食后温服。

治心实热,口干烦渴,眠卧不安,宜服**茯神散**方:

茯神一两　木通一两,剉　黄连一两,去须　麦门冬一两,去心　川升麻一两　知母一两　子芩一两　川芒消一两　羚羊角屑三分

右件药捣粗罗为散,每服三钱,以水一中盏,煎至六分,去滓,每于食后温服。

治心脏实热,上焦壅滞,口舌生疮,恒多烦渴,宜服**犀角散**方:

犀角屑一两　柴胡一两,去苗　地骨皮一两　麦门冬一两,去心　葛根一两,剉　黄连一两,去须　赤芍药一两　黄芩一两　川升麻一两　甘草半两,炙微赤,剉

右件药捣筛为散,每服三钱,以水一中盏,煎至六分,去滓,每于食后温服。

治心脏实热,身体烦疼,口干多躁,宜服**大黄散**方:

川大黄一两,剉碎,微炒　黄芩一两　赤芍药半两　柴胡一两,去苗　知母一两　黄连半两,去须　甘草半两,炙微赤,剉　葳蕤半两　秦艽半两,去苗

右件药捣粗罗为散,每服三钱,以水一中盏,煎至六分,去滓,每于食后温服。

治心脏实热,惊怖,痰隔不下食,宜服**远志散**方:

远志一两,去心　生干地黄一两　枳壳一两,麸炒微黄,去瓤　旋覆花半两　甘草三分,炙微赤,剉　麦门冬一两半,去心　半夏半两,汤洗七遍,去滑　赤茯苓三分

右件药捣粗罗为散,每服三钱,以水一中盏,入生姜半分,煎至六分,去滓,每于食后温服。

治心气不足诸方

夫人脏腑充实,气血和平,荣卫通流,阴阳调顺,则心神安静,疾无所生也。若血脉虚损,神性劳伤,则多恐畏,喜怒,心烦,咽痛口干,精神恍惚,此皆心气不足之所致也。

治心气不足,或喜或悲,时时嗔怒烦闷,或鼻衄,眼目黄赤,或独言语,不自觉知,咽喉强痛,唇口干燥,冷汗自出,惊悸,心烦面赤,宜服**人参散**方:

人参一两,去芦头　白茯苓一两　子芩半两　桂心半两　白术半两　麦门冬一两,去心　射干半两　川升麻一两　甘草半两,炙微赤,剉　紫石英一两,细研如粉

右件药捣粗罗为散,每服三钱,以水一中盏,煎至六分,去滓,每于食后温服。忌炙煿、热面。

治心气不足,俺俺惚惚,朝差暮甚,惊悸,心中憧憧,胸满,不下食饮,阴阳气虚,脾胃不磨,不欲闻人声,宜服**熟干地黄散**方:

熟干地黄一两　当归一两,剉,微炒　龙骨一两　人参一两,去芦头　甘草一两,炙微赤,剉　桔梗一两,去芦头　黄耆二两,剉　桂心一两　半夏三分,汤洗七遍,去滑　茯神一两　远志半两,去心　枳壳一两,麸炒微黄,去瓤　白术半两

右件药捣粗罗为散,每服三钱,以水一中盏,入生姜半分,枣三枚,白粳米五十粒,煎至六分,去滓,不计时候温服。忌炙煿、热面。

治心气不足,惊悸汗出,心中烦闷,短气,喜悲怒不自知,咽喉痛,口唇黑,呕吐,舌本强,水浆不通,宜服**紫石英散**方:

紫石英一两,细研如粉　熟干地黄半两　人参半两,去芦头　紫苏茎叶半两　远志半两,去心　茯神半两　当归半两,剉,微炒　甘草半两,炙微赤,剉　赤小豆一合,炒熟　麦门冬一两,去心

右件药捣粗罗为散,每服三钱,以水一中盏,煎至六分,去滓,放温,渐渐服之。

治心气不足,多汗,心烦喜怒,独语,多梦,不自觉知,咽喉痛,时吐血,舌本强,水浆不通,宜服**麦门冬散**方:

麦门冬一两,去心　白茯苓一两　紫菀三分,去苗土　甘草一分,炙微赤,剉　赤小豆半两,炒热　紫石英一两,细研如粉　桂心三分　人参一两,去芦头

右件药捣粗罗为散,每服三钱,以水一中盏,煎至六分,去滓,微温渐渐服之。

治心气不足,虚悸恐畏,悲怒恍惚,心神不定,惕惕而惊,宜服**紫石英散**方:

紫石英一两,细研,水飞过　远志去心　赤小豆炒熟　附子炮裂,去皮脐　桂心半两　人参去芦头　干姜炮裂,剉　防风去芦头　龙骨细研　熟干地黄已上各半两　菖蒲一两　白术一两　白茯苓一两　黄耆一两,剉

右件药捣细罗为散,每于食前以温酒调下二钱。

治心气不足,惊悸多忘,宜服**远志圆**方:

远志一两,去心　麦门冬一两,去心,焙　赤石脂一两　熟干地黄一两　人参一两,去芦头　茯神一两　甘草半两,炙微赤,剉　白术三分　薯蓣一两

右件药捣罗为末,炼蜜和捣一二百杵,圆如梧桐子大,每于食后以清粥饮下三十圆。

治心气不足,多惊悸,耳目不明及健忘,宜服**人参圆**方:

人参一两,去芦头　麦门冬一两,去心,焙　茯神一两　龙齿一两　远志一两,去心　黄耆一两,剉　菖蒲一两　赤石脂一两　熟干地黄二两

右件药捣罗为末,炼蜜和捣三二百杵,圆如梧桐子大,每于食后以清粥饮下三十圆。

治心脏中风诸方

夫体虚之人,腠理疏泄,风邪外伤,搏于血脉,入于手少阴之经,则心神颠倒,言语謇涩,舌强口干,面赤头痛,翕翕发热,胸背拘急,手心热盛,但多偃卧,不得倾侧,松悸汗出,恍惚不安,此皆风邪伤于心经,致有斯候,故曰心中风也。

治心脏中风,虚寒寒颤,心惊掣悸,语声混浊,口㖞,冒昧好笑,宜服**麻黄散**方:

麻黄一两,去根节　白术一两　防风一两,去芦头　桂心三分　川升麻三分　芎䓖一两　茯神三分　远志三分,去心　人参三分,去芦头　羌活三分　当归三分,剉,微炒　汉防己半两　甘草半两,炙微赤,剉

右件药捣罗为散,每服三钱,以水一中盏,入生姜半分,煎至五分,去滓,入荆沥半合,更煎一两沸,不计时候温服。

治心脏中风,语涩昏闷,四肢沉重,精神不守,宜服**茯神散**方:

茯神一两　羌活一两　蔓荆子三分　龙齿一两　人参三分,去芦头　薏苡人三分　防风三分,去芦头　赤芍药半两　麦门冬一两,去心　远志三分,去心　犀角屑三分　麻黄一两,去根节　甘草半两,炙微赤,剉

右件药捣筛为散,每服四钱,以水一中盏,入生姜半分,煎至六分,去滓,不计时候温服。

治心脏中风,语涩昏昧,四肢不利,翕翕发热,胸中烦悸,宜服**犀角散**方:

犀角屑三分　防风三分,去芦头　沙参三分,去芦头　羌活三分　甘菊花三分　麻黄二分,去根节　羚羊角屑三分　茯神三分　远志三分,去心　杏人三分,汤浸,去皮尖、双人,麸炒微黄　白鲜皮三分　人参三分,去芦头　柴胡三分,去芦头　麦门冬三分,去心　甘草一分,炙微赤,剉

右件药捣筛为散,每服四钱,以水一中盏,入生姜半分,煎至六分,去滓,不计时候温服。

治心脏中风,言语謇涩,恍惚惊悸,神志错乱,面赤心烦,四肢不利,宜服**羚羊角散**方:

羚羊角屑一两　麻黄一两,去根节　独活三分　赤茯苓三分　黄耆三分,剉　黄芩三分　秦艽三分,去苗　远志三分,去心　桂心三分　芎䓖三分　麦门冬一两,去心　葛根三分,剉　石膏一两　赤箭三分　白鲜皮三分　人参三分,去芦头　沙参三分,去芦头　甘草半两,炙微赤,剉　杏人三分,汤浸,去皮尖、双人,麸炒微黄

右件药捣筛为散,每服四钱,以水一中盏,入生姜半分,煎至六分,去滓,不计时候温服。

治心脏中风,虚烦,目旋眩,恍惚不定,宜服**沙参散**方:

沙参三分,去芦头　麦门冬半两,去心　石膏三分　防风三分,去芦头　人参三分,去芦头　独活三分　枳壳一两,麸炒微黄,去瓤　赤茯苓一两　芎䓖三分　羚羊角屑三分　远志三两,去心　甘草半两,炙微赤,剉

右件药捣筛为散,每服四钱,以水一中盏,入生姜半分,煎至五分,去滓,入竹沥半合,更煎一两沸,不计时候温服。

治心脏中风,冒昧不知,胸背拘急,心烦语涩,翕翕发热,时自汗出,四肢不利,宜服**茯神散**方:

茯神三分　独活三分　当归三分,剉,微炒　桂心三分　黄芩三分　防风三分,去芦头　赤芍药三分　秦艽三分,去苗　杏人三分,汤浸,去皮尖、双人,麸炒微黄　沙参三分,去芦头　羚羊角屑一分　甘草一分,炙微赤,剉

右件药捣筛为散,每服四钱,以水一中盏,煎至五分,去滓,入竹沥半合,更煎一两沸,不计时候温服。

治心脏中风,精神昏昧,烦热多汗,口干面赤,惊悸头痛,宜服**葳蕤散**方:

葳蕤一两　薏苡人一两　白鲜皮三分　麦门冬一两,去心　茯神三分　犀角屑三分　石膏一两　防风三分,去芦头　远志三分,去心　甘草半两,炙微赤,剉

右件药捣筛为散,每服四钱,以水一中盏,煎至五分,去滓,入竹沥半合,更煎一两沸,不计时候温服。

治心脏中风,心神恍惚,恐畏闷乱,不得睡卧,志意不定,言语错误,宜服**牛黄散**方:

牛黄一分,细研　犀角屑一分　朱砂半两,细研　麝香一分,细研　羚羊角屑一分　防风一分,去芦

头　天麻一分　独活一分　人参一分,去芦头　茯神一分　沙参一分,去芦头　天竺黄一分,细研　铁粉半两,细研　川升麻一分　龙齿一分　麦门冬半两,去心,焙　白鲜皮一分　远志一分,去心　龙脑半分,细研　甘草一分,炙微赤,剉

右件药捣细罗为散,都研令匀,每服一钱,煎麦门冬汤调下,不计时候服。

治心脏中风惊悸,言语混浊,烦热恍惚,心神不安,宜服**防风圆**方:

防风三分,去芦头　茯神一两　人参三分,去芦头　麦门冬一两,去心,焙　天麻三分　白鲜皮一两　薏苡人三分　小草三分　犀角屑一两　天竺黄三分　牛黄一分,研入

右件药捣罗为末,入研了牛黄令匀,炼蜜和捣三二百杵,圆如梧桐子大,每服不计时候以糯米饮下二十圆。

治心脏中风,手足惊掣,心神狂乱,恍惚烦闷,言语謇涩,宜服**朱砂圆**方:

朱砂一两,细研,水飞过　秦艽三分,去苗　川升麻三分　羚羊角屑一两　防风半两,去芦头　茯神一两　黄芩半两　铁粉一两半,细研　麦门冬一两半,去心,焙　远志半两,去心　汉防己三分　铅霜三分,细研

右件药捣罗为末,都入乳钵内同研令匀,炼蜜和捣三二百杵,圆如梧桐子大,每服不计时候以粳米粥饮下二十圆。

治心脏中风,言语颠倒,神思错乱,头面心胸烦热,或时舌强语沥,怔悸不安,宜服**犀角圆**方:

犀角屑三分　天麻三分　防风三分,去芦头　远志三分,去心　羌活三分　沙参三分,去芦头　茯神三分　龙齿一两　川升麻三分　天门冬三分,去心,焙　葳蕤三分　羚羊角三分　铁粉一两,细研　金银薄各五十片,细研　玄参三分　牛黄一分,细研　朱砂一两,细研,水飞过　麝香一分,细研

右件药捣罗为末,入研了药都研令匀,炼蜜和捣五七百杵,圆如梧桐子大,每服不计时候以薄荷汤下十五圆。

治心脏风邪诸方

夫心为帝王,神之所舍,诸脏之主,不受外邪。若人动止非宜,寒暄失节,脏腑内损,气血外伤,风邪乘虚入于心经,则令人心神不定,性识失常,乍喜乍惊,或歌或笑,精神离散,悲乐不恒,故名风邪也。

治心脏风邪,有如鬼语,闷乱恍惚,宜服**人参散**方:

人参三分,去芦头　犀角屑三分　赤茯苓三分　菖蒲三分　鬼箭羽三分　龙齿一两

右件药捣罗为细末,每服四钱,以水一中盏,煎至六分,去滓,不计时候温服。

治心脏风邪,见鬼妄语,有所见闻,心悸恍惚,宜服**茯神散**方:

茯神一两　人参三分,去芦头　菖蒲三分　羚羊角屑三分　赤小豆四十五粒,炒熟　远志半两,去心　黄连半两,去须　沙参半两,去芦头　甘草一分,炙微赤,剉

右件药捣粗罗为散,每服三钱,以水一中盏,煎至六分,去滓,不计时候温服。

治心脏风邪,恍惚迷闷,饮食不下,宜服**柏子人散**方:

柏子人　桂心　赤芍药　半夏汤浸七遍,去滑　人参去芦头　当归剉,微炒　独活[1]　甘草半

---

〔1〕　独活:此药之前诸药均无分量。《正误》:分两阙。一本"各一两"。

两,炙微赤,剉 犀角屑 远志去心 麦门冬去心 麻人已上各一两

右件药捣筛为散,每服三钱,以水一中盏,入生姜半分,煎至六分,去滓,不计时候温服。

治心脏风邪,神思恍惚,悲愁忧恚,喜怒失常,宜服**杨上寄生散**方:

杨上寄生 菖蒲 细辛 附子炮裂,去皮脐 干姜炮裂,剉 天雄炮裂,去皮脐 桂心 莽草炙 白术 远志 甘草炙微赤,剉,已上各一两

右件药捣筛为散,每服三钱,以水一中盏,煎至六分,去滓,不计时候服。

治心脏风邪,恍惚失常,言语错乱,宜服**防葵散**方:

防葵 人参去芦头 贯众 远志去心 茯神 犀角屑 天雄炮裂,去皮脐 防风去芦头 桂心已上各一两 甘草半两,炙微赤,剉

右件药捣筛为散,每服三钱,以水一中盏,煎至六分,去滓,不计时候温服。

治心脏风虚邪气,恍惚悲泣,狂走如有神鬼之状,身体强直,或疼痛,口噤喉痹,水浆不通,面目变色,不识人者,宜服**菖蒲散**方:

菖蒲 秦艽去苗 桂心 当归剉,微炒 蔓荆子 人参去芦头 附子炮裂,去皮脐 黄芩 甘草炙微赤,剉 远志去心 防风去芦头,已上各半两 龙骨 赤石脂 白茯苓 白芍药 芎䓖 汉防己已上各三分

右件药捣筛为散,每服三钱,以水一中盏,煎至六分,去滓,不计时候放温渐渐服之。

治心脏风邪,发动无常,惊悸叫唤,不避水火,宜服**虎睛散**方:

虎睛一对,酒浸一宿,微炙 赤茯苓 桂心 防风去芦头 独活 人参去芦头 甘草炙微赤,剉 天雄炮裂,去皮脐,已上各一两 鸧头[1]一枚,涂醋炙黄焦 露蜂房微炙 石长生 枫上寄生已上各二两

右件药捣细罗为散,每服不计时候煎金银汤调下一钱。

治心脏风邪,神魂恍惚,心烦语涩,宜服**牛黄散**方:

牛黄细研 龙脑细研 朱砂细研 雄黄细研 麝香细研,已上各一分 沙参去芦头 独活 羚羊角屑 犀角屑 乌蛇酒浸,去皮骨,炙令黄 蝉壳 天竺黄细研 防风去芦头 柏子人 细辛 麦门冬去心焙 茯神 人参去芦头,已上各一两

右件药捣细罗为散,入研了药都研令匀,每服不计时候煎金银汤调下一钱。

治心脏风邪气,神思不安,悲啼歌笑,志意不定,精神恍惚,宜服**禹余粮散**方:

禹余粮一两半,烧醋淬三遍 白芍药一两半 石膏一两半 牡蛎一两半,烧为粉 秦艽一两半,去苗 桂心 防风去芦头 远志去心 独活 甘草炙微赤,剉 人参去芦头 麦门冬去心,焙 菖蒲 茯神 铁粉细研 朱砂细研如粉 雄黄细研如粉,已上各一两 蛇蜕皮一尺,烧为灰

右件药捣细罗为散,都研令匀,每服不计时候以麦门冬汤调下一钱。

治心脏风邪,狂乱失志,不得安定,宜服**牛黄圆**方:

牛黄三分,细研如粉 铁精三分,细研如粉 金银薄各五十片,细研如粉 石膏三分 龙齿三分,细研如粉 地骨皮三分 茯神一两 川升麻三分 玄参三分 人参一两,去芦头 麦门冬一两,去心,焙 枳实半两,麸炒微赤[2] 葳蕤三分 赤芍药三分 生干地黄三分 甘草半两,炙微赤,剉 黄芩三分 朱砂三分,细研如粉 虎睛一对,酒浸一宿,微炙

右件药捣罗为末,都研令匀,炼蜜和捣三二百杵,圆如梧桐子大,不计时候煎地骨皮汤下

---

〔1〕鸧头:"鸧",同"鸥"。鸥头即鹰科动物白尾鹞 Circus cyaneus (Linnaeus)的头部。

〔2〕赤:《正误》:"赤"当作"黄"。

十圆。

治心脏风邪，恍惚，夜卧惊恐，不得眠卧，宜服**真珠圆方**：

真珠一两，细研如粉　玳瑁一两　雄黄半两，细研如粉　虎睛一对，酒浸一宿，微炙　胡黄连半两　远志半两，去心　乌犀角屑半两　朱砂一两，细研，水飞过　牛黄半两，细研如粉　马牙消半两　铁粉半两，细研　龙脑一钱，细研　麝香一钱，细研

右件药捣罗为末，入研了药都研令匀，炼蜜和捣三二百杵，圆如菉豆大，每服不计时候温酒下十圆。

治心脏风邪，恍惚狂言，意志不定，宜服此方：

金薄二百片　腻粉半两

右件药以新小铛子中先布金薄重重，以粉隔之，然[1]牛乳一小盏子，用文火煎至乳尽，金薄如泥即成，便以火上焙干，研为末，用蒸饼和圆如小豆大，每服食后用新汲水下五圆。

治心风狂言诸方

夫风热搏于阳经，入于血脉，血实则生热，荣气溢塞，不能通流，遂使心神烦乱也。心主于神，候于舌。神是心主，舌是心官，语言机关，皆由心出。今心既壅热，又风邪相攻，故令真性错乱，精神不守，遂则狂言也。

治心风狂言，恍惚恐惧，宜服**茯神散方**：

茯神　杏人汤浸，去皮尖、双人，麸炒微黄　川升麻　白鲜皮　沙参去芦头，已上各半两　龙齿一两　石膏二两　远志一两，去心　犀角屑一两

右件药捣粗罗为散，每服三钱，以水一中盏，入生姜半分，煎至六分，去滓，食后温服。

治心风烦躁狂言，胸膈壅滞，神思不安，宜服**朱砂散方**：

朱砂一两，细研如粉　牛黄一分，细研　龙脑一分，细研　麝香一分，细研　茯神一两　人参一两，去芦头　犀角屑一两　防风一两，去芦头　铅霜一分，细研　麦门冬一两，去心，焙　真珠末一两　羚羊角屑一两　子芩一两　玄参一两　天竺黄一两，细研　甘菊花一两　川升麻一两　甘草半两，炙微赤，剉

右件药捣细罗为散，入研了药都研令匀，每服不计时候煎金银汤调下一钱。

治心风热狂言，神思不定，口干烦闷，宜服**升麻散方**：

川升麻半两　朱砂三分，细研如粉　犀角屑三分　茯神三分　甘草三分，炙微赤，剉　龙胆三分，去芦头　人参三分，去芦头　麦门冬三分，去心，焙　寒水石三分　天竺黄三分，细研　牛黄一分，细研

右件药捣细罗为散，入研了药都研令匀，每于食后以薄荷汤调下一钱。

治心风狂语，神思不安，如见鬼神，宜服**真珠散方**：

真珠一分，细研　水精一分，细研　铅霜一分，细研　人参一两，去芦头，为末　朱砂一两，细研　雄黄半两，细研　金银薄各五十片，细研　琥珀一分，细研　牛黄一分，细研

右件药都研令匀，每于食后薄荷汤调下半钱。

治心风狂言多惊，迷闷恍惚，宜服此**镇心圆方**：

犀角屑一两　天竺黄半两，细研　朱砂半两，细研如粉　铅霜一分，细研　牛黄一分，细研　龙齿半两　金薄五十片，研　人参一两，去芦头　茯神一两　远志半两，去心　生干地黄半两　龙胆半两，去芦头

---

〔1〕然：此下疑脱"用"字。或"然"字作"以"字。

铁粉三分,细研

右件药捣罗为末,入研了药都研令匀,炼蜜和捣三二百杵,圆如小豆大,每服不计时候煎竹叶汤下七圆。

治心风狂语错乱,似如邪祟,发作有时,宜服**七宝镇心圆**方:

玉屑一两　真珠半两,细研如粉　琥珀半两,细研如粉　金屑一两　银屑一两　雄黄半两,细研如粉　黄丹一两　朱砂一两,细研,水飞过　铁粉精一两,细研　远志一两,去心　鬼臼一两,去毛　人参一两,去芦头　茯神一两　白鲜皮半两　牡丹半两　龙齿一两　防风半两,去芦头　龙胆半两,去芦头　虎睛一对,酒浸一宿,微炙　麦门冬一两,去心,焙　虎头骨一两,涂酥炙令黄　犀角屑一两　羚羊角屑半两　牛黄一分,细研　麝香一分,细研

右件药捣罗为末,入研了药都研令匀,炼蜜和捣三五百杵,圆如梧桐子大,每服不计时候以温水下五圆。

治心脏风热,上冲头面,心系牵急,时时惊恐,狂言不定,神志不安,宜服**犀角圆**方:

犀角屑三分　防风半两,去芦头　人参半两,去芦头　川升麻半两　槟榔半两　天竺黄三分　光明砂一两,细研,水飞过　龙齿一两半,细研如粉　铁精一两,细研　露蜂房三分,微炙　金薄五十片,细研　银薄五十片,细研

右件药捣罗为末,入研了药都研令匀,炼蜜和捣一二百杵,圆如梧桐子大,每服不计时候温水下二十圆。

治心风恍惚诸方

夫心脏者,神之所止也。安静则神爽,烦乱则病生。是以虚损之人,血气不足,风邪所乘,入于手少阴之经,则神思不安,志意错乱,故令恍惚也。

治心风恍惚惊恐,心气不安,宜服**龙齿散**方:

龙齿三分,细研如粉　汉防己三分　麦门冬三分,去心　黄耆三分,剉　人参一两,去芦头　独活一两　羚羊角屑一两　甘草三分,炙微赤,剉　细辛三分　桂心三分　生干地黄一两　远志三分,去心　白茯苓一两　杏人四十九枚,汤浸,去皮尖、双人,麸炒微黄

右件药捣粗罗为散,先以水一大盏,入银一两,煎至六分去银,次入药末四钱,又煎至四分,去滓,入竹沥半合,更煎一两沸,不计时候温服。

治心风虚悸,恍惚多忘,惊恐,宜服**沙参散**方:

沙参三分,去芦头　白茯苓三分　远志半两,去心　犀角屑半两　甘草半两,炙微赤,剉　防风半两,去芦头　龙齿一两　天门冬一两,去心　生干地黄一两

右件药捣粗罗为散,每服三钱,以水一中盏,入生姜半分,枣二枚,煎至六分,去滓,不计时候温服。

治心风虚烦,神思恍惚不安,宜服**黄耆散**方:

黄耆一两,剉　龙骨一两　防风一两,去芦头　远志一两,去心　茯神一两　麦门冬一两,去心　牡蛎一两半,烧为粉　甘草半两,炙微赤,剉

右件药捣筛为散,每服三钱,以水一中盏,入枣三枚,煎至六分,去滓,不计时候温服。

治心风虚悸,恍惚多忘,或梦寐惊厌,宜服**大定心散**方:

人参去芦头　茯神　熟干地黄　远志去心　龙齿　白术　琥珀　白芍药　紫菀净去苗土

防风去芦头　赤石脂已上各一两　柏子人三分　甘草半两,炙微赤,剉

右件药捣筛为散,每服四钱,以水一中盏,入枣三枚,煎至六分,去滓,不计时候温服。

治心风烦热,恍惚,狂言妄[1]语,时复惊恐,不自觉知,发作有时,宜服**小草散**方:

小草一两　柏子人一两　犀角屑半两　赤茯苓一两　铁精一两,细研　龙齿三分,细研　天竺黄一两,细研　生干地黄一两　琥珀末一两,细研

右件药捣细罗为散,入研了药令匀,每服不计时候以竹叶汤调下一钱。

治心风恍惚,惊恐妄语,忽喜忽瞋,悲伤不乐,宜服**龙骨散**方:

龙骨一两　牡蛎粉一两半　远志三分,去心　白茯苓一两　柏子人一两　麦门冬一两,去心,焙　寒水石一两　犀角屑一两　甘草半两,炙微赤,剉

右件药捣细罗为散,每服不计时候以金银汤放温调下一钱。

治心风恍惚妄语,有所见闻,心悸,志意[2]不定,宜服**茯神散**方:

茯神一两　人参一两,去芦头　赤小豆半两　菖蒲三分　龙角[3]一两　犀角屑一两　铁粉半两,研　金薄三十片,研

右件药捣细罗为散,入研了药令匀,每服不计时候以金银汤放温调下一钱。

治心风恍惚,惊恐失常,或瞋恚悲愁,情意不乐,宜服**镇心圆**方:

紫石英细研,水飞过　朱砂细研,水飞过　白石英细研,水飞过　龙齿细研　人参去芦头　细辛　赤箭　天门冬去心,焙　熟干地黄　白茯苓　犀角屑　沙参去芦头　菖蒲　防风去芦头,已上各一两　远志半两,去心

右件药捣罗为末,都入乳钵内更同研令匀,炼蜜和捣三二百杵,圆如梧桐子大,每服不计时候以温酒下三十圆。

治心脏风虚惊悸诸方

夫心虚则多惊,胆虚则多恐,此皆气血不实,腑脏虚伤,风邪所干,入于经络。心既不足,胆气衰微,故令神思恐怯而多惊悸也。

治心脏风虚,惊悸好忘,恍惚,安定神志[4],**白茯苓散**方:

白茯苓一两　远志三分,去心　甘草三分,炙微赤,剉　桂心一两　人参一两,去芦头　白芍药三分　防风三分,去芦头　熟干地黄一两　铁粉二两　黄耆三分,剉　麦门冬三分,去心

右件药捣粗罗为散,每服三钱,以水一中盏,入生姜半分,枣三枚,煎至六分,去滓,不计时候温服。

治心脏风虚,惊悸失常,或喜或怒,神思不安,宜服**龙齿散**方:

龙齿一两　远志半两,去心　茯神一两　防风半两,去芦头　甘草半两,炙微赤,剉　人参三分,去芦头　麦门冬三分,去心　羚羊角屑二分

右件药捣粗罗之散,每服三钱,以水一中盏,入生姜半分,枣三枚,煎至六分,去滓,不计时候温服。

---

〔1〕妄:原作"忘"。《正误》:"忘","妄"之讹。因改。下遇此误,径改不出注。
〔2〕志意:原作"忘意"。《正误》:"忘意"当作"志意"。因改。
〔3〕龙角:《正误》:一本"角"作"骨"。
〔4〕志:原作"忘"。《正误》:"忘","志"之讹。因改。

治心脏风虚，四肢惊掣，心忪恐悸，或狂叫妄走，如见鬼神，状似癫痫，时时发动，宜服**茯神散方**：

茯神一两　龙齿二两　川升麻一两　人参三分，去芦头　白鲜皮三分　麦门冬一两，去心　杏人三分，汤浸，去皮尖、双人，麸炒微黄　防风三分，去芦头　黄芩三分　羚羊角屑一两　甘草半两，炙微赤，剉　铁粉一两

右件药捣粗罗为散，每服三钱，以水一中盏，入生姜半分，枣三枚，煎至六分，去滓，不计时候温服。

治心脏风虚，惊悸失志，或瞋恚悲愁，志意不乐，惕惕若惊怖，宜服**紫石英散方**：

紫石英一两半，细研，水飞过　防风三分，去芦头　朱砂一两，细研如粉　龙骨一两　人参三分，去芦头　细辛三分　甘草半两，炙微赤，剉　羚羊角屑三分　远志三分，去心　白鲜皮一两　白茯苓二两半　熟干地黄一两　铁精一两，细研如粉　牛黄一分，细研

右件药捣筛为散，入研了药令匀，每服不计时候煎枣汤调下一钱。

治心脏风虚惊悸，恍惚悲愁，妄语失志，宜服**铁精圆方**：

铁精一两，细研如粉　人参三分，去芦头　白茯苓三分　远志三分，去心　龙齿一两，细研如粉　甘草三分，炙微赤，剉　白薇三分　朱砂一两，细研，水飞过　熟干地黄一两　茯神三分　麦门冬三分，去心，焙　防风三分，去芦头　独活三分　赤石脂三分　白术三分

右件药捣罗为末，入研了药都研令匀，炼蜜和捣三二百杵，圆如梧桐子大，每服不计时候粥饮下三十圆。

治心脏风虚，惊悸心忪，常多健忘，宜服**茯神圆方**：

茯神一两　人参一两，去芦头　麦门冬一两，去心，焙　熟干地黄一两　龙齿一两半，细研如粉　黄芩一两　防风三分，去芦头　黄耆三分，剉　云母粉一两　犀角屑一两　薏苡人一两　柏子人一两

右件药捣罗为末，入研了药令匀，炼蜜和捣三二百杵，圆如梧桐子大，每服不计时候以温粥饮下二十圆。

治心脏风虚，多惊悸，喜怒不安，宜服**远志圆方**：

远志三分，去心　白术三分　龙骨一两　牛黄半两，细研　紫葳半两　虎睛一对，酒浸，微炙　人参一两，去芦头　茯神三分，剉　防风三分，去芦头　桂心一两　麦门冬三分，去心，焙　甘草半两，炙微赤，剉　熟干地黄一两

右件药捣罗为末，入牛黄研令匀，炼蜜和捣三二百杵，圆如梧桐子大，每服不计时候以温水下二十圆。

治心脏风虚，心忪惊悸，或因忧虑之后，时有恍惚，心神不安，宜服**人参圆方**：

人参一两，去芦头　茯神一两半　龙齿一两，细研如粉　白术半两　防风三分，去芦头　金银薄各五十片，细研　麦门冬半两，去心，焙　甘草半两，炙微赤，剉　熟干地黄一两

右件药捣罗为末，入研了药令匀，炼蜜和捣三二百杵，圆如梧桐子大，每服不计时候以粥饮下二十圆。

治心脏风虚，多惊悸，神思昏乱，志意不定，**镇心熟干地黄圆方**：

熟干地黄三分　前胡半两，去芦头　柏子人半两　铁精一两，细研　白茯苓三分　泽泻半两　黄耆三分，剉　牛黄半两，细研　桑螵蛸五枚，微炒　独活三分　人参一两，去芦头　桂心三分　秦艽三分，去苗　芎藭半两　麦门冬三分，去心，焙　远志半两，去心　朱砂一两，细研，水飞过　阿胶三分，捣碎，炒令黄燥　紫石英半两，细研，水飞过　防风半两，去芦头　甘草半两，炙微赤，剉　杏人三分，汤浸，去皮尖、双人，麸炒

微黄

右件药捣罗为末,入研了药令匀,炼蜜和捣三二百杵,圆如梧桐子大,每服不计时候以温酒下十圆。

治心脏风虚,惊悸心忪,或夜间狂言,恒常忧怕[1],或如见鬼神,恍惚不定,宜服**虎睛圆方**:

虎睛一对,酒浸一宿,微炙捣　金薄五十片,细研　银薄五十片,细研　光明砂半两,细研　雄黄半两,细研　牛黄半两,细研　琥珀半两,细研　真珠半两,细研　龙齿半两,细研　麝香半两,细研　人参二两,去芦头,为末　茯神二两,末[2]

右件药都研如面,以煮枣肉和圆如菉豆大,每服不计时候以温水下七圆。

治心脏风热诸方

夫心属火,主于血。血实则生热,风邪搏于阳经,伤于血脉,荣气不行,心脏壅滞,邪热之气稽留不散,则令心胸烦乱,语错多惊,故名风热也。

治心脏风热,心烦舌涩,口干语错,宜服**升麻散方**:

川升麻半两　犀角屑半两　龙胆半两,去芦头　麦门冬三分,去心　玄参三分　黄芩三分　羌活半两　葛根半两,剉　甘草半两,炙微赤,剉　防风半两,去芦头　石膏一两

右件药捣粗罗为散,每服三钱,以水一中盏,入生姜半分,竹叶二七片,煎至六分,去滓,食后温服。

治心脏风热,口干舌涩,心神烦闷,宜服**牛黄散方**:

牛黄半两,细研　犀角屑半两　川升麻半两　甘草三分,炙微赤,剉　玄明粉三分　铅霜半两,细研

右件药捣细罗为散,更都研令匀,食后煎麦门冬汤调下一钱。

治心脏风热,心神恍惚,烦躁多惊,不得眠卧,宜服**龙齿散方**:

龙齿半两,细研　朱砂一两,细研如粉　牛黄一分,研入　细辛一两　龙脑一分,细研　犀角屑一两　防风一两,去芦头　羌活一两　荆芥一两　枳壳一两,麸炒微黄,去瓤　天竺黄一两,细研　茯神一两　沙参一两,去芦头　天麻一两　川升麻一两　子芩一两　麦门冬一两,去心,焙　羚羊角屑一两　甘草半两,炙微赤,剉　甘菊花半两

右件药捣细罗为散,入研了药令匀,每服食后煎竹叶汤调下一钱。

治心脏久积风热,脏腑壅滞,口干舌缩,神思不安,宜服**犀角散方**:

犀角屑　朱砂细研如粉　防风去芦头　细辛　天竺黄细研　茯神　川大黄剉碎,微炒　羌活　麦门冬去心,焙　赤芍药　白僵蚕微炒　羚羊角屑　甘草炙微赤,剉　栀子人　子芩已上各半两　槟榔一两　龙脑一分,细研　麝香一分,细研

右件药捣细罗为散,入研了药令匀,每服不计时候煎竹叶汤调下一钱。

治心脏风热头痛,面赤心烦,时多惊恐,精神错乱,宜服**铁粉散方**:

铁粉一两,细研　金薄五十片,细研　人参半两,去芦头　龙齿一两,细研　琥珀一两,细研如粉　犀角屑一两　赤茯苓一两　子芩一两　防风半两,去芦头　葳蕤半两　石膏一两　玄参半两　露蜂房一两,

---

〔1〕　恒常忧怕:《正误》:一本作"恒多忧怕"。
〔2〕　末:《正误》:一本"末"上有"为"字。

微炙　牛黄一分,细研　甘草半两,炙微赤,剉

右件药捣细罗为散,入研了药令匀,每服不计时候以薄荷汤调下一钱。

治心脏风热,胸中烦满,神思不安,宜服**牛黄圆方**:

牛黄一分,细研如粉　朱砂三分,细研如粉　天竺黄一两,细研　龙脑一钱,细研　黄芩半两　白附子半两,炮裂　犀角屑　麦门冬三分,去心,焙　远志三分,去心　地骨皮半两　甘草一分,炙微赤,剉

右件药捣罗为末,入研了药令匀,炼蜜和捣三二百杵,圆如梧桐子大,每服不计时候以荆芥汤嚼下十圆。

治心脏风热,多惊恍惚,烦躁语涩,宜服**朱砂圆方**:

朱砂一两,细研,水飞过　龙脑一分,细研　牛黄一分,细研　龙齿一两,细研　天竺黄一两,细研　金银薄各一百片,细研　虎睛三对,酒浸一宿,微炙　马牙消一两　麝香一分,细研　犀角屑　人参去芦头　茯神　川升麻　羚羊角屑　天麻　麦门冬去心,焙　独活　甘菊花　子芩已上各一两　甘草半两,炙微赤,剉

右件药捣罗为末,入研了药令匀,炼蜜和捣三二百杵,圆如梧桐子大,每服不计时候以荆芥汤嚼下十圆。

治心热多汗诸方

夫血脉充塞,荣卫不行,心气壅实,上焦烦热,即多汗也。心象于火,其液为汗。今阳气发泄妄行,故令汗出也。

治心气壅热,手心头面多汗,胸中烦满,宜服**犀角散方**:

犀角屑三分　龙骨　麦门冬去心　黄耆剉　地骨皮　茯神人参去芦头　麻黄根　远志　甘草炙微赤,剉,已上各三分

右件药捣筛为散,每服四钱,以水一中盏,入淡竹叶二七片,煎至六分,去滓,食后温服。忌炙烤、热面。

治心实热,血脉壅滞,口干心燥,常多汗出,宜服**麦门冬散方**:

麦门冬一两,去心,焙　寒水石一两　川升麻半两　犀角屑半两　生干地黄半两　天竺黄半两,细研　麻黄根半两　甘草一分,炙微赤,剉

右件药捣细罗为散,不计时候以竹叶汤调下一钱。

治心脏壅滞,或时烦热,频多汗出,宜服**地骨皮圆方**:

地骨皮三分　柴胡一两,去苗　子芩一两　生干地黄一两　麻黄根一两　麦门冬半两,去心,焙　犀角屑半两　知母一两　川升麻一两　牡蛎粉半两　人参一两,去芦头　赤茯苓一两　甘草半两,炙微赤,剉

右件药捣罗为末,炼蜜和捣三二百杵,圆如梧桐子大,每服不计时候煎淡竹叶汤下三十圆。

治心脏壅热,口舌干燥,常多汗出,宜服**石膏圆方**:

石膏一两,细研,水飞过　蘡薁根一两　乌梅肉一两　葛根一两,剉　牡蛎粉一两　麦门冬一两半,去心,焙　天竺黄一两,细研　麻黄根一两　甘草半两,炙微赤,剉

右件药捣细罗为末,入研了药令匀,炼蜜和圆如梧桐子大,每服不计时候以新汲水下二

十圆。

治心热汗出不止,宜服**牡蛎散**方:

牡蛎粉一两　寒水石一两　铅霜半两,细研　朱砂半两,细研如面[1]　甘草末半分,生用　故扇灰半分

右件药同入乳钵研令细,每服半钱,以新汲水调下,不计时候服。

治心胸烦热诸方

夫心气盛实,气血壅涩,阴阳不通,荣卫隔塞,上焦壅滞,故令心胸烦热也。

治心胸中久积烦热,口干颊赤,宜服**地骨皮散**方:

地骨皮一两　葳蕤一两　玄参一两　黄耆一两,剉　子芩一两　麦门冬一两,去心　川升麻一两　甘草半两,炙微赤,剉

右件药捣粗罗为散,每服三钱,用水一中盏,入竹叶七片,煎至五分,去滓,入生地黄汁、蜜各半合,更煎一两沸,不计时候温服。

治心胸烦热,渴逆头痛,宜服**羚羊角散**方:

羚羊角屑一两　葛根半两,剉　黄芩半两　赤芍药半两　石膏二两　麦门冬三分,去心　甘草半两,炙微赤,剉　柴胡一两,去苗　赤茯苓一两　栀子人半两

右件药捣粗罗为散,每服三钱,以水一中盏,入竹叶七片,豉三十粒,煎至六分,去滓,不计时候温服。

治心胸烦热,眠卧不安,或大小肠不利,口舌生疮,宜服**麦门冬散**方:

麦门冬三分,去心　枳壳半两,麸炒微黄,去瓤　黄芩三分　大青半两　黄连半两,去须　川芒消一两　犀角屑半两　升麻半两　小草半两　甘草半两,炙微赤,剉

右件药捣粗罗为散,每服三钱,以水一中盏,煎至六分,去滓,食后温服。

治心胸烦热,头疼目涩,烦渴不止,宜服**黄芩散**方:

黄芩一两　赤茯苓一两　石膏二两　麦门冬一两,去心　甘草半两,炙微赤,剉　葛根半两,剉　甘菊花半两

右件药捣粗罗为散,每服三钱,以水一中盏,入豉二七粒,淡竹叶二七片,煎至五分,去滓,入生地黄汁一合,更煎一两沸,不计时候温服。

治心胸烦热,不思饮食,宜服**人参散**方:

人参一两,去芦头　沙参一两,去芦头　赤茯苓一两　黄耆一两,剉　地骨皮一两　麦门冬一两,去心　柴胡一两,去芦头　羚羊角屑一两　甘草半两,炙微赤,剉

右件药捣筛为散,每服三钱,以水一中盏,煎至六分,去滓,不计时候温服。

治心胸烦热,口舌干燥,心神不利,宜服**真珠散**方:

真珠粉　琥珀末　寒水石　天竺黄　马牙消半分　铁粉　朱砂　甘草末半分,生用　菰蒌根末已上各一分

右件药同研令细,每服半钱,不计时候以竹叶汤放温调下。

治心胸烦热,口干舌涩,心神雍闷,宜服**含化玉液圆**方:

---

〔1〕　面:《正误》:一本"面"作"粉"。

寒水石一两,研　石膏一两,研如粉　葛根一两　蒟蒻根一两　乌梅肉半两,炒　麦门冬一两半,去心,焙　赤茯苓一两　龙脑一钱,研入

右件药捣罗为末,入研了药令匀,炼蜜和圆如弹子大,每服一圆,薄棉裹,含化咽津。

治心胸烦热,不得安定,宜服**甘露散**方:

甘草半斤　不灰木半斤

右件药,须是腊月内预办,修合取雪水浸过,阴干,又投入水中,如此三二十度后,阴令极干,捣细罗为散,每服不计时候以新汲水调下一钱。

补心益智及治健忘诸方

夫心者,精神之本,意智之根。常欲清虚,不欲昏昧。昏昧则气浊,气浊则神乱,心神乱则血脉不荣,气血俱虚,精神离散,恒多忧虑,耳目不聪,故令心智不利而健忘也。

补心虚,治健忘,久服聪明益智,**茯神散**方:

茯神三分　熟干地黄一两　人参三分,去芦头　龙骨三分　菖蒲三分　远志半两,去心　天门冬一两,去心

右件药捣粗罗为散,每服三钱,以水一中盏,入枣三枚,煎至六分,去滓,食前温服。

孔子大圣智补心虚健忘,**助神枕中**方:

龟甲涂酥炙令黄　龙骨　远志　菖蒲已上各一两

右件药捣细罗为散,每服食前以温酒调下一钱。

补心定志,益智明目,**远志散**方:

远志一两,去心　人参一两,去芦头　菖蒲一两　白茯苓三分　决明子三分　薯蓣三分　桂心半两　熟干地黄一两

右件药捣细罗为散,食前以温粥饮调下一钱。

补心益智,安神强记,**薯蓣圆**方:

薯蓣一两　牛膝一两,去心〔1〕　远志三分,去心　人参一两,去芦头　桔梗三分,去芦头　天门冬三分,去心,焙　菖蒲三分　桂心三分　白茯苓一两　附子一两,炮裂,去皮脐　枸杞子一两

右件药捣罗为末,炼蜜和捣三二百杵,圆如梧桐子大,每服空心及晚食前以温酒下三十圆。

补心益智,治健忘,除虚损,**菖蒲圆**方:

菖蒲一两　杜仲三分,去粗皮,炙微黄,剉　熟干地黄一两　白茯苓三分　人参三分,去芦头　丹参三分　防风三分,去芦头　柏子人三分　百部三分　远志三分,去心　五味子三分　薯蓣一两　麦门冬一两,去心,焙　桂心三分天门冬一两,去心,炮

右件药捣罗为末,炼蜜和捣三二百杵,圆如梧桐子大,食前以温粥饮下二十圆。

补心益智,强记助神,令身体光润,**人参圆**方:

人参一两,去芦头　赤石脂一两　杜仲一两,去粗皮,炙令微黄,剉　白茯苓二两　远志一两,去心　黄耆三分剉　菖蒲一两　桂心三分　柏子人三分

右件药捣罗为末,炼蜜和捣一二百杵,圆如梧桐子大,食前以温粥下二十圆。

_____

〔1〕 心:《正误》:一本"心"作"苗"。

补心虚,治健忘,令耳目聪明,宜服此方:

菖蒲二两　磁石二两,烧醋淬七遍,捣碎,细研如粉　人参一两,去芦头　茯神二两　薯蓣二两　麦门冬一两,去心,焙　远志一两,去心　熟干地黄二两　赤石脂一两

右件药捣罗为末,炼蜜和圆捣三二百杵,如梧桐子大,每服食前以温酒下二十圆。

又方:

丁酉日,取远志一分,着衣中常带,令人不忘。

又方:

甲子日,取一寸九节菖蒲,捣细为散,每于食前以温酒调下一钱。

又方:

麻勃一升,取七月七日者　人参二两,去芦头

右件药捣细罗为散,蒸一炊久,夜欲卧时以温粥饮调下一钱。

又方:

戊子日,取东引桃枝二七寸,入于枕中枕之,令人不忘。

又方:

常以五月五日日未出时,取东引桃枝三寸,刻作木人,着衣带中,令人不忘。

治小肠虚冷诸方

夫小肠合于心,手太阳是其经也。为受盛之府,主水液下行也。若虚则生寒,寒则肠中痛,惊跳,乍来乍去,小便数,此则小肠虚冷之候也。

治小肠虚冷,小腹如刀刺,或绕脐结痛,冷汗出,宜服**吴茱萸散方**:

吴茱萸一分,汤浸七遍,焙干微炒　厚朴半两,去粗皮,涂生姜汁炙令香熟　芎劳一两　干姜半两,炮裂,剉甘草半两,炙微赤,剉　附子三分,炮裂,去皮脐

右件药捣粗罗为散,每服三钱,以水一中盏,煎至六分,去滓,不计时候稍热服。

治小肠虚冷,脐下急痛,小便滑数,**沉香散方**:

沉香一两　桂心一两　附子一两,炮裂,去皮脐　白龙骨一两　木香三分　当归二分,剉,微炒　枳实三分,麸炒微黄

右件药捣筛为散,每服三钱,以水一中盏,入生姜半分,煎至六分,去滓,食前稍热服。

治小肠虚冷气,小腹卒疞[1]痛如刺,胸胁气满闷乱不忍,**厚朴散方**:

厚朴一两,去粗皮,涂生姜汁炙令香熟　高良姜一两,剉　当归三分剉,微炒　桂心一两　芎劳三分白芍药三分

右件药捣筛为散,每服三钱,用水一中盏,煎至六分,去滓,不计时候稍热服。

治小肠虚冷气,小腹疼痛不可忍,**附子圆方**:

附子三分,炮裂,去皮脐　川乌头三分,炮裂,去皮脐　当归半两,剉,微炒　桂心一两　荜澄茄三分赤石脂三分　川椒半两,去目及闭口者,微炒出[2]汗　木香三分　蘹香子一两

右件药捣罗为末,炼蜜和捣一二百杵,圆如梧桐子大,不计时候以温酒下二十圆。

---

〔1〕疞:《正误》:一本无"疞"字。

〔2〕出:原作"去"。《正误》:"去"当作"出"。因改。

治小肠虚冷,小便数多,**鹿茸圆方**:

鹿茸二两,去毛,涂酥炙令微黄　白龙骨一两,烧过　桑螵蛸三分,微炒　椒红一两,微炒　附子一两半,炮裂,去皮脐　山茱萸一两

右件药捣罗为末,炼蜜和捣一二百杵,圆如梧桐子大,每服空心及晚食前以盐汤下二十圆。

治小肠实热诸方

夫小肠实则生热,热则心下急痹,口张,舌上生疮,身热来去,汗出,心烦身重,小腹胀急,小便赤涩不利,则是小肠实热之候也。

治小肠实热,热则心下急痹,口舌生疮,宜服**郁金散方**:

郁金一两　白附子三分,炮裂　羌活一两　甘草半两,炙微赤,剉　黄连一两,去须　黄芩三分　川大黄一两,剉,微炒　麦门冬一两半,去心,焙　川升麻三分

右件药捣细罗为散,每服食后煎麦门冬汤调下一钱。忌炙煿、热面。

治小肠实热,小便黄赤,涩结不通,宜服**黄连散方**:

黄连去须　车前子　木通剉,已上各一两　汉防己　蘧麦　犀角屑已上各三分　猪苓三分,去皮　甘草半两,炙微赤,剉

右件药捣粗罗为散,每服三钱,以水一中盏,煎至六分,去滓,不计时候温服。

治小肠实热,头面赤,汗多出,小腹不利[1],宜服**赤茯苓散方**:

赤茯苓　麦门冬去心　赤芍药　槟榔　生干地黄　木通剉　黄芩已上各三分　甘草一分,炙微赤,剉

右件药捣筛为散,每服四钱,以水一中盏,煎至六分,去滓,不计时候温服。

治小肠实热,心烦,满口生疮,小便赤涩,宜服**犀角散方**:

犀角屑三分　蘧麦三分　麦门冬一两,去心　栀子三分　赤茯苓三分　木通三分,剉　黄连三分,去须　白茅根三分　甘草半两,炙微赤,剉　杏人三分,汤浸,去皮尖、双人,麸炒微黄

右件药捣筛为散,每服四钱,以水一中盏,入竹叶二七片,煎至六分,去滓,不计时候温服。

治小肠实热,心胸烦闷,小便涩,小腹中急痛,宜服**木通散方**:

木通一两,剉　槟榔　羚羊角屑　赤芍药　黄芩　当归剉,微炒　车前子已上各三分　甘草半两,炙微赤,剉

右件药捣筛为散,每服四钱,以水一中盏,煎至六分,去滓,食前温服。

治小肠实热,口干舌燥,心胸烦闷,小便不利,宜服**升麻散方**:

川升麻　黄蘖剉　杏人汤浸,去皮尖、双人,麸炒微黄　犀角屑　菰蒌根　葵子　桑根白皮剉　木通剉　葳蕤　川大黄剉碎,微炒,各三分　甘草半两,炮微赤,剉

右件药捣筛为散,每服四钱,以水一中盏,煎至六分,去滓,食前温服。

治小肠实热,心中烦闷,小便出血,宜服此方。

生地黄一两　葱白五茎　白茅根一两

右件药细切，以水一大盏半，煎至八分，去滓，食前分温二服。

治小肠实热，小腹胀满，小便赤涩，宜服**海蛤圆**方：

海蛤三分　汉防己半两　甜葶苈半两，隔纸炒令香熟　槟榔半两　木通半两，剉　猪苓半两，去皮

右件药捣罗为末，炼蜜和圆如梧桐子大，每服食前冬葵根汤下二十圆。

太平圣惠方卷第五 凡一十九门　论一首　病源一十八首　方共计一百四十一道

脾 脏 论

论曰：中央生湿，湿生土，土生甘，甘生脾，脾生肉，肉生肺。脾主口，其在天为湿，在地为土，在体为肉，在脏为脾，在色为黄，在音为宫，在声为歌，在变动为哕，在窍为口，在味为甘，在志为思，在臭为香，在液为涎，在虫为倮，在性为信。其华在唇，其充在肌，其在神意与智。心有所忆谓之意，处物是非谓之智。意智者，神之用也。故脾者，土也，王于仲夏，及四季各一十八日。足太阴是其经，与胃足阳明合。胃为府主表，脾为脏主里。脾气盛为形有余，则病腹胀，小便不利，身重苦饥，足痿不收，喜瘈，脚下痛，是为脾气之实也，则宜泻之。脾气不足，则四肢不举，溏泄，食不化，是脾气之虚也，则宜补之。仲夏脾脉来大而缓者，是平脉也。反得弦而急者，是肝之乘脾，木之克土，为大逆，不可治。反得微涩而短，是肺之乘脾，子之克母，不治自愈。反得浮而洪者，是心之乘脾，母之克子，其病可治。反得沉濡而滑者，是肾之乘脾，水之克土，虽病不死。脾脉来实而益数，如鸡举足，曰脾病。坚而锐，如乌之喙，如鸟之距，如屋之漏，如水之溜，曰脾死。真脾脉弱而乍疏乍数，然其色青黄不泽毛折者，死矣。

治脾虚补脾诸方

夫脾者，位居中央，王于四季，受水谷之[1]精气，化气血以荣华，周养身形，灌溉脏腑者也。若虚则生寒，寒则阴气盛，阴气盛则心腹胀满，水谷不消，喜噫吞酸，食则呕吐，气逆，霍乱，腹痛肠鸣，时自泄利，四肢沉重，常多思虑，不欲闻人声，梦见饮食不足，诊其脉沉细软弱者，是脾虚之候也。

---

〔1〕　之：此下宽政本脱九字，又下行"寒则"下脱七字，宋版完整。宽政之脱，似乎所据底本原脱，非此宋版也。

治脾虚身重如石，四肢不举，食少无力，腹胀肠鸣，神思昏闷，宜服补脾人参散方：

人参一两,去芦头 石斛三分,去根 黄耆三分,剉 桔梗三分,去芦头 白术三分 附子半两,炮裂,去皮脐 桂心半两,去皮 白茯苓半两 陈橘皮三分,汤浸,去白瓤,焙 丁香半两 草豆蔻半两,去皮

右件药捣筛为散，每服三钱，以水一中盏，入生姜半分，枣三枚，煎至六分，去滓，不计时候稍热服。忌生冷、油腻、湿面。

治脾气虚下焦冷，胸中满闷，不思饮食，胁下痛，宜服此补脾白术散方：

白术半两 五味子半两 白芍药半两 甘草半两,炙微赤,剉 桂心三分 诃梨勒半两,煨,用皮 附子一两,炮裂,去皮脐 高良姜三分,剉 熟干地黄三分

右件药捣筛为散，每服三钱，以水一中盏，入生姜半分，枣三枚，煎至六分，去滓，不计时候稍热服。忌生冷、油腻、湿面。

治脾气虚，大肠下泄，腹痛，不思饮食，四肢少力，宜服补脾诃梨勒散方：

诃梨勒半两,煨,用皮 草豆蔻三分,去皮 陈橘皮半两,汤浸,去白瓤,焙 附子三分,炮裂,去皮脐 甘草一分,炙微赤,剉 木香半两 当归三分,剉,微炒 缩沙三分,去皮 厚朴三分,去粗皮,涂生姜汁炙令香熟

右件药捣筛为散，每服三钱，以水一中盏，入生姜半分，枣三枚，煎至六分，去滓，不计时候稍热服。

治脾气虚，食饮难消，腹胁气胀，少思饮食，宜服补脾白豆蔻散方：

白豆蔻三分,去皮 干姜半两,炮裂,剉 人参半两,去芦头 附子一两,炮裂,去皮脐 甘草一分,炙微赤,剉 陈橘皮三分,汤浸,去白瓤,焙 枳壳半两,麸炒微黄,去瓤 白术三分 厚朴二两,去粗皮,涂生姜汁炙令香熟

右件药捣筛为散，每服三钱，以水一中盏，入枣三枚，煎至六分，去滓，食前稍热服之。

治脾气虚，心腹胀满，胸膈不利，食即欲呕，水谷不消，或时下痢，四肢无力，宜服补脾肉豆蔻圆方：

肉豆蔻一两,去皮 附子一两,炮裂,去皮脐 白术三分 石斛一两,去根 肉桂一两半,去粗皮 丁香半两 荜茇三分 椒红三分,微炒 诃梨勒二两,煨,用皮 缩沙三分,去皮 人参三分,去芦头 当归半两,剉,微炒 高良姜三分,剉 木香半两 厚朴一两半,去粗皮,涂生姜汁炙令香熟

右件药捣细罗为末，以生姜汁煮枣肉，相和为圆如梧桐子大，每服食前以温酒下三十圆。

治脾虚肌肉消瘦，面色萎黄，心腹胀满，水谷不化，饮食无味，四肢少力，或时自利，宜服补脾黄耆圆方：

黄耆一两,剉 石斛一两,去根 五味子三分 肉桂一两半,去粗皮 附子一两,炮裂,去皮脐 肉苁蓉一两,以酒浸去皱皮 诃梨勒二两,煨,去皮 益智子一两,去皮 白术一两 当归三分,剉,微炒 人参一两,去芦头 白豆蔻三分,去皮 丁香半两 沉香三分 高良姜三分,剉 厚朴一两半,去粗皮,涂生姜汁炙令香熟 吴茱萸半两,汤浸七遍,炒 枳实三分,麸炒微黄

右件药捣细罗为末，煮枣肉和捣三五百杵，为圆如梧桐子大，每服食前以温酒下三十圆。

治脾虚心腹胀满，食少无力，宜服补脾神曲圆方：

神曲一两,炮微黄 附子一两,炮裂,去皮脐 诃梨勒二两,煨,用皮 厚朴二两,去粗皮,涂生姜汁炙令香熟 荜茇一两 丁香半两 白豆蔻一两,去皮 白术一两 人参一两,去芦头 荜澄茄半两 沉香半两 陈橘皮三分,汤浸,去白瓤,微炒

右件药捣细罗为末，以酒煮枣肉，和捣三二百杵，为圆如梧桐子大，每服食前以生姜汤下

二十圆。

治脾实泻脾诸方

夫脾实则生热,热则阳气盛,阳气盛则心胸烦闷,唇口干焦,身热颊疼,体重不能转侧,语声沉而心急,咽喉痛而不利,舌本肿强,口内生疮,腹胁胀满,不得安卧,梦见歌乐,四肢怠堕,诊其脉紧实者,是脾实之候。

治脾实,胸中满闷,腹胁壅胀,身热颊疼,咽喉不利,宜服**泻脾大黄散**方:

川大黄一两,剉,微炒　赤茯苓三分　枳壳半两,麸炒微黄,去瓤　甘草一分,炙微赤,剉　黄芩一分　陈橘皮半两,汤浸,去白瓤,焙　麦门冬一两,去心　半夏半两,汤洗七遍,去滑　前胡半两,去芦头

右件药捣筛为散,每服三钱,以水一中盏,入生姜半分,煎至六分,去滓,不计时候温服。

治脾实热,头痛胸满,腹胁壅滞,不思饮食,宜服**泻脾赤茯苓散**方:

赤茯苓三分　旋覆花半两　川大黄一两,剉碎,微炒　石膏一两　桑根白皮三两,剉　赤芍药半两　枳壳三分,麸炒微黄,去瓤　前胡半两,去芦头　甘草半两,炙微赤,剉

右件药捣筛为散,每服三钱,以水一中盏,入生姜半分,煎至六分,去滓,不计时候温服。

治脾脏壅实,口内生疮,食少心烦,宜服**泻脾升麻散**方:

川升麻一两　羚羊角屑一两　茯神一两　黄连一两,去须　柴胡一两半,去苗　黄芩三分　麦门冬一两,去心　大青三分　甘草半两,炙微赤,剉

右件药细剉和匀,每服三钱,以水一中盏,煎至六分,去滓,食后温服。忌炙煿、热面。

治脾实热头痛,胁满烦闷,或渴,唇口干燥,宜服**石膏散**方:

石膏一两　麦门冬一两半,去心　柴胡一两,去苗　犀角屑一两　菰蒌根一两　地骨皮一两　葛根十[1]两　甘草半两,炙微赤,剉

右件药捣筛为散,每服三钱,水一中盏,入竹叶二七片,煎至六分,去滓,入蜜半合,生地黄汁二合搅令匀,食后分温二服。

治脾气实,四肢不利,头重目疼,腹胁胀闷,心膈壅滞,少思饮食,宜服**前胡散**方:

前胡一两,去芦头　大腹皮三分,剉　赤芍药半两　赤茯苓半两　桔梗半两,去芦头　羚羊角屑半两　旋覆花半两　枳壳半两,麸炒微黄,去瓤　甘草半两,炙微赤,剉

右件药捣筛为散,每服三钱,水一中盏,入生姜半分,枣三枚,煎至六分,去滓,不计时候温服。

治脾气实,心腹壅滞,四肢痛闷,两胁胀满,大小便不利,宜服**羚羊角圆**方:

羚羊角屑一两　枳壳一两,麸炒微黄,去瓤　川大黄一两,剉,微炒　木通一两,剉　大麻人一两　赤茯苓半两　槟榔一两　桑根白皮一两,剉　前胡半两,去芦头

右件药捣细罗为末,炼蜜和捣三二百杵,为圆如梧桐子大,每食前以温水下二十圆。

治脾脏壅实,心胸烦闷,唇口干燥,渴[2]水不止,宜服**麦门冬煎**方:

生麦门冬汁半升　生地黄汁半升　蜜半斤　菰蒌根二两　地骨皮一两　黄耆一两,剉　葳蕤一两　知母一两　寒水石二两　犀角屑一两　川升麻一两　甘草半两　石膏二两　淡竹叶一两

〔1〕 十:《正误》:"十",疑当作"一"。
〔2〕 渴:《正误》:"渴",疑当作"饮"。

右件药菰蒌根等捣筛为散,先以水七升煎取三升,滤去滓,入麦门冬汁等三味,内锅中慢火熬如稀饧,以瓷合盛,不计时候温服一合。

治脾气不足诸方

夫脾受水谷之精,化为气血,养于脏腑,充于肌肤。若其气不荣,则不能与胃行其津液,周养身形,致体重懈堕,四肢不举,腹胁虚胀,胸满咽干,不能嗜食,纵食欲呕,水谷不化,泄利肠鸣,则是脾气不足之候也。

治脾气不足,腹胁胀满,四肢无力,少思饮食,宜服**黄耆散**方:

黄耆一两,剉　附子一两,炮裂,去皮脐　诃梨勒一两半,煨,用皮　人参一两,去芦头　白术一两　五味子半两　白茯苓一两　丁香半两　枳实半两,麸炒微黄

右件药捣筛为散,每服三钱,水一中盏,入生姜半分,枣三枚,煎至六分,去滓,食前稍热服。忌生冷、油腻、湿面。

治脾气不足,心腹胀满,不欲饮食,若食则气滞体重,四肢无力,宜服**白术散**方:

白术一两　诃梨勒二两,煨,用皮　丁香三分　人参一两,去芦头　草豆蔻三分,去皮　黄耆三分,剉　附子三分,炮裂,去皮脐　白茯苓三分　荜澄茄一两　麦蘖三分,微炒　沉香二分　陈橘皮三分,汤浸,去白瓤,微炒　木香三分　枳实半两,麸炒微黄　甘草半两,炙微赤,剉

右件药捣筛为散,每服三钱,水一中盏,入生姜半分,枣三枚,煎至六分,去滓,不计时候温服。忌生冷、油腻、湿面。

治脾气不足,心腹胀痛,喜噫吞酸,食则欲呕,四肢少力,宜服**厚朴散**方:

厚朴一两,去粗皮,涂生姜汁炙令香熟　肉桂一两,去粗皮　当归半两,剉,微炒　人参半两,去芦头　丁香半两　白术半两　白豆蔻半两,去皮　吴茱萸一分,汤浸七遍,炒令微黄　诃梨勒一两,煨,用皮　高良姜半两　陈橘皮半两,汤浸,去白瓤,微炒

右件药捣筛为散,每服三钱,水一中盏,入生姜半分,枣三枚,煎至六分,去滓,不计时候温服。忌生冷、油腻、湿面粘食。

治脾气不足,四肢不和,腹胁胀满,或时下利,饮食难消,宜服**诃梨勒散**方:

诃梨勒三分,煨,用皮　人参一两,去芦头　当归三分,剉,微炒　白术三分　干姜半两,炮裂,剉　桂心三分　草豆蔻三分,去皮　甘草三分,炙微赤,剉　厚朴一两半,去粗皮,涂生姜汁炙令香熟　吴茱萸半两,汤浸七遍,焙干,微炒　陈橘皮三分,汤浸,去白瓤,焙

右件药捣筛为散,每服三钱,以水一中盏,入枣三枚,煎至六分,去滓,食前稍热服之。

治脾气不足,体重胸满,腹胁虚胀,食少无力,水谷不消,或时自利,宜服**白豆蔻圆**方:

白豆蔻一两,去皮　诃梨勒二两,煨,用皮　黄耆一两,剉　沉香一两　附子一两,炮裂,去皮脐　白术一两　人参一两,去芦头　肉桂一两半,去粗皮　木香一两　枳实一两,麸炒微黄　厚朴二两,去粗皮,涂生姜汁炙令香熟

右件药捣细罗为末,以酒煮面糊和圆,如梧桐子大,每服以温酒下三十圆,空心及晚食前服。忌生冷、油腻、粘食。

治脾脏中风诸方

夫脾气虚弱,肌肉不实,则腠理开疏,风邪乘虚入于足太阴之经,则令身体怠惰,多汗恶

风,舌本强直,言语謇涩,口面喝僻,肌肤不仁,腹胀心烦,翕翕发热,神思如醉,手足不能动摇,诊其脉浮缓者,是脾中风之候也。

治脾脏中风,手足缓弱,舌强语涩,胸膈烦闷,智意恍惚,身体沉重,宜服**防风散**方:

防风三分,去芦头　麻黄三分,去根节　人参三分,去芦头　芎劳三分　附子三分,炮裂,去皮脐　桂心三分　羚羊角屑三分　黄耆三分,剉　赤茯苓三分　酸枣人三分,微炒　白术三分　独活三分　甘草半两,炙微赤,剉　桑根白皮三分,剉

右件药捣筛为散,每服四钱,以水一中盏,入生姜半分,煎至六分,去滓,不计时候温服。

治脾脏中风,语音沉浊,舌强不能转,身重拘急,四肢不举,宜服**麻黄散**方:

麻黄一两,去根节　石膏二两　赤茯苓三分　独活三分　山茱萸三分　秦艽三分,去苗　细辛三分　芎劳三分　防风三分,去芦头　桂心三分　干姜半两,炮裂,剉　白术三分　人参三分,去芦头　汉防己三分　附子三分,炮裂,去皮脐　杏人三分,汤浸,去皮尖、双人,麸炒微黄　甘草半两,炙微赤,剉

右件药捣筛为散,每服四钱,以水一中盏,煎至六分,去滓,不计时候温服。

治脾脏中风,胸膈痰涎,言语不利,翕翕发热,智意昏浊,宜服**独活散**方:

独活一两　茯神三分　防风三分,去芦头　羚羊角屑三分　附子三分,炮裂,去皮脐　人参三分,去芦头　前胡三分,去芦头　沙参三分,去芦头　旋覆花三分　黄耆三分,剉　半夏三分,汤洗七遍,去滑　甘草半两,炙微赤,剉

右件药捣筛为散,每服四钱,以水一中盏,入生姜半分,煎至六分,去滓,不计时候温服。

治脾脏中风语涩,四肢难举,智意不安,心膈烦热,头目昏闷,宜服**赤茯苓散**方:

赤茯苓三分　犀角屑三分　羌活三分　麦门冬三分,去心　蔓荆子三分　石膏二两　甘菊花三分　人参三分,去芦头　黄耆三分,剉　防风三分,去芦头　羚羊角屑三分　远志二分,去心　前胡三分,去芦头　枳壳三分,麸炒微黄,去瓤　甘草半两,炙微赤,剉

右件药捣筛为散,每服四钱,以水一中盏,入生姜半分,煎至六分,去滓,不计时候温服。

治脾脏中风,四肢不举,心胸痰滞,言语謇涩,头痛烦热,咽喉不利,宜服**羚羊角散**方:

羚羊角屑一两　茯神一两　羌活一两　薏苡人一两　人参一两,去芦头　麦门冬一两,去心　旋覆花一两　前胡一两,去芦头　甘草半两,炙微赤,剉

右件药捣筛为散,每服四钱,以水一中盏,煎至六分,去滓,不计时候温服。

治脾脏中风,肉热肌痹,淫淫如虫行,或腠理开,汗大泄,皮肤肉色不泽,唇鼻黄色,宜服**细辛散**方:

细辛一两　枳实半两,麸炒微黄　防风一两,去芦头　石膏二两　白术一两　麻黄二两,去根节　附子一两,炮裂,去皮脐　桂心一两　甘草半两,炙微赤,剉

右件药捣筛为散,每服四钱,以水一中盏,入生姜半分,煎至六分,去滓,不计时候温服。忌生冷、油腻、粘滑、猪、鸡肉。

治脾脏中风,心腹烦壅,头面微肿,冷汗出,宜服**七圣散**方:

天麻一两　枳壳一两,麸炒微黄,去瓤　芎劳半两　白蒺藜半两,微炒,去刺　川大黄半两,剉碎,微炒　地骨皮半两　薏苡人三分

右件药捣细罗为散,不计时候用温水调下二钱。忌生冷、油腻、猪、鸡肉。

治脾脏中风,口面偏斜,语涩虚烦,手臂腰脚不遂,宜服**羚羊角圆**方:

羚羊角屑三分　汉防己三分　白芍药二分　槟榔半两　人参半两,去芦头　白茯苓三分　薏苡人一两　独活三分　芎劳半两　桂心半两　附子一两,炮裂,去皮脐　防风三分,去芦头　柏子人半两

酸枣人三分,微炒　当归半两,剉,微炒　熟干地黄一两　麦门冬三分,去心,焙　杏人三分,汤浸,去皮尖、双人,麸炒微黄

右件药捣罗为末,炼蜜和捣三二百杵,圆如梧桐子大,每服空心及晚食前,以温酒下三十圆。忌猪、鸡肉、粘滑物。

治脾脏中风,身体怠惰,四肢缓弱,恶风头痛,舌本强直,言语謇涩,皮肤顽痹,宜服**天麻圆方**:

天麻一两　独活一两　人参三分,去芦头　防风三分,去芦头　附子一两,炮裂,去皮脐　桂心一两　麻黄一两,去根节　细辛二分　当归三分,剉,微炒　白术三分　羚羊角屑三分　薏苡人三分　干蝎三分,微炒　牛膝三分,去苗　芎䓖三分　茯神三分　牛黄一分,研　天南星三分,剉,醋拌炒令黄　朱砂半两,细研　龙脑一分,细研　乌蛇肉一两,酥拌炒令黄　麝香一分,细研　白僵蚕三分,微炒

右件药捣细罗为末,入研了药更同研令匀,炼蜜和捣三五百杵,圆如梧桐子大,每服以温酒下十圆,加至十五圆,不计时候服。

治脾脏风壅多涎诸方

夫脾受水谷之精,化为气血,以养脏腑,灌溉身形。若其气虚弱,则气血不荣,肌肉疏泄,风邪乘之于经络,致阴阳不和,中焦壅滞,痰饮积聚,伏留脾间,故令多涎也。

治脾脏风壅,气滞多涎,胸膈满闷,不下饮食,宜服**前胡散方**:

前胡一两,去芦头　半夏半两,汤浸七遍,去滑　枳壳一两,麸炒微黄,去瓤　旋覆花半两　赤茯苓一两　甘草半两,炙微赤,剉　大腹皮一两,剉　桔梗一两,去芦头　麦门冬一两,去心

右件药捣筛为散,每服三钱,以水一中盏,入生姜半分,煎至六分,去滓,不计时候温服。忌生冷、油腻、湿面、饴糖。

治脾脏风壅多涎,心胸不和,头目昏重,**旋覆花散方**:

旋覆花半两　细辛半两　前胡三分,去芦头　赤茯苓一两　半夏半两,汤浸七遍,去滑　犀角屑半两　防风半两,去芦头　枳壳半两,麸炒微黄,去瓤　槟榔半两

右件药捣筛为散,每服三钱,以水一中盏,入生姜半分,煎至六分,去滓,不计时候温服。忌生冷、油腻、粘食、饴糖。

治脾脏风壅痰滞,睡即多涎,头目胸膈不利,宜服**半夏散方**:

半夏半两,汤浸七遍,去滑　旋覆花半两　防风三分,去芦头　赤茯苓三分　前胡三分,去芦头　桑根白皮三分,剉　麦门冬三分,去心　枳实半两,麸炒　甘草半两,炙微赤,剉

右件药捣筛为散,每服三钱,以水一中盏,入生姜半分,煎至六分,去滓,不计时候温服。

治脾脏风壅,心膈痰滞,多吐稠涎,不能下食,宜服**赤茯苓散方**:

赤茯苓三分　旋覆花三分　枳壳一两,麸炒微黄,去瓤　细辛三分　甘草半两,炙微赤,剉　蔓荆子三分　桔梗三分,去芦头　羚羊角屑三分　白蒺藜三分,微炒,去刺

右件药捣筛为散,每服三钱,以水一中盏,入生姜半分,煎至六分,去滓,不计时候温服。

治脾脏风壅,语涩多涎,宜服**牛黄圆方**:

牛黄一分,细研　白附子一两,炮裂　天竺黄一两,细研　天麻一两半　犀角屑三分　铅霜半两,细研

右件药捣罗为末,都研令匀,炼蜜和捣百余杵,圆如梧桐子大,每服不计时候以竹沥下

七圆。

治脾脏风壅,胸膈气滞,痰涎烦闷,神思昏浊,宜服**前胡圆**方:

前胡一两,去芦头　旋覆花半两　槟榔一两　川大黄一两,剉碎,微炒　牛蒡子一两,微炒　皂荚三分,去皮,涂酥炙令焦黄,去子　枳壳一两,麸炒微黄,去瓤　赤茯苓一两

右件药捣罗为末,炼蜜和捣三二百杵,圆如梧桐子大,每服不计时候以荆芥薄荷汤下二十圆。

治脾脏风壅,咽喉内涎唾如胶,心胸妨闷,语声不利,宜服**坏涎圆**方:

白矾烧灰,半两　天竺黄半两　半夏一两,汤浸七遍,去滑,麸炒微黄　金薄五十片　朱砂一两,细研,以水飞过　皂荚子人半两,微炒

右件药,以半夏及皂荚子人捣罗为末,与诸药同研令匀,用烂粟米饭和为圆如菉豆大,每服不计时候以生姜汤下七圆。

治脾胃冷热气不和诸方

夫脾与胃合,为受载之府,化谷精气,灌溉身形,二气调平,则四肢安畅。若脏腑虚弱,饮食不消,阴阳交争,冷热相搏,故令脾胃不和也。

治脾胃冷热气不和,胸中满闷,不能下食,四肢少力,宜服**草豆蔻散**方:

草豆蔻三分,去皮　赤茯苓三分　甘草半两,炙微赤,剉　人参半两,去芦头　白术半两　陈橘皮半两,汤浸,去白瓤,焙　桂心三分　枳壳三分,麸炒微黄,去瓤　半夏三分,汤浸七遍,去滑　厚朴三分,去粗皮,涂生姜汁炙令香熟

右件药捣筛为散,每服三钱,以水一中盏,入生姜半分,枣三枚,煎至六分,去滓,不计时候稍热服。忌生冷、油腻、饴糖。

治脾胃冷热气不和,胸膈满闷,四肢无力,痰逆,不思饮食,**藿香散**方:

藿香半两　诃梨勒一两,煨,用皮　人参三分,去芦头　陈橘皮三分,汤浸,去白瓤,焙　半夏半两,汤浸七遍,去滑　赤茯苓三分　肉桂三分,去皱皮　白术三分　草豆蔻一两,去皮　枳实半两,麸炒微黄　高良姜三分,剉　甘草半两,炙微赤,剉　厚朴一两,去粗皮,涂生姜汁炙令香熟

右件药捣筛为散,每服三钱,以水一中盏,入生姜半分,枣三枚,煎至六分,去滓,不计时候稍热服。忌生冷、油腻、饴糖。

治脾胃冷热气不和,心腹虚胀,痰逆,少思饮食,四肢无力,宜服**丁香散**方:

丁香半两　人参三分,去芦头　赤茯苓三分　白术半两　甘草一分,炙微赤,剉　木瓜三分　草豆蔻三分,去皮　干姜半两,炮裂,剉　诃梨勒三分,煨,用皮　茅香花三分

右件药捣细罗为散,不计时候以姜枣汤调下一钱。忌生冷、油腻、湿面。

治脾胃冷热气不和,胸膈气滞,不下饮食,宜服**大腹皮散**方:

大腹皮半两,剉　槟榔半两　诃梨勒三分,煨,用皮　桑根白皮半两,剉　陈橘皮三分,汤浸,去白瓤,焙　赤茯苓三分

右件药捣筛为散,每服三钱,以水一中盏,入生姜半分,煎至六分,去滓,不计时候温服。

治脾胃冷热气不和,腹胁胀闷,少思饮食,宜服**白术散**方:

白术一两　草豆蔻一两,去皮　槟榔一两　甘草半两,炙微赤,剉　桂心二分　桔梗一两,去芦头　人参一两,去芦头　前胡三分,去芦头　诃梨勒一两,煨,用皮　赤茯苓三分　枳实半两,麸炒微黄

右件药捣筛为散,每服三钱,以水一中盏,入生姜半分,煎至六分,去滓,不计时候温服。

治脾胃冷热气不和,胸膈腹胁胀满,不能饮食,宜服**桔梗圆方**:

桔梗一两,去芦头　白术一两　槟榔一两　甘草半两,炙微赤,剉　桂心二分　干姜半两,炮裂,剉　人参一两,去芦头　前胡二分,去芦头　麦蘗三分,炒微黄　陈橘皮一两,汤浸,去白瓤,焙　厚朴二两,去粗皮,涂生姜汁炙令香熟

右件药捣罗为末,炼蜜和捣三百杵,圆如梧桐子大,不计时候以姜枣汤下二十圆。

治脾胃冷热气不和,心腹疗痛,胁肋气滞,不思饮食,四肢少力,宜服**神曲圆方**:

神曲一两,微炒令黄色　干姜半两,炮裂,剉　槟榔一两　甘草半两,炙微赤,剉　陈橘皮半两,汤浸,去白瓤,焙　桂心半两　附子半两,炮裂,去皮脐　人参二分,去芦头　当归三分,剉,微炒

右件药捣罗为末,炼蜜和捣三二百杵,圆如梧桐子大,不计时候以生姜橘皮汤下二十圆。

治脾胃冷热气不和,胸膈不利,三焦闭塞,宜服**人参圆方**:

人参一两,去芦头　赤茯苓一两　桂心一两　干姜半两,炮裂,剉　诃梨勒一两,煨,用皮　川大黄一两,细剉,微炒　细辛半两　枳壳一两,麸炒微黄,去瓤　赤芍药一两　槟榔一两　甘草半两,炙微赤,剉

右件药捣罗为末,炼蜜和捣三五百杵,圆如梧桐子大,不计时候以生姜汤下二十圆。忌生冷、油腻、湿面。

治脾胃冷热气不和,心腹痛,不欲饮食,宜服**诃梨勒圆方**:

诃梨勒三分,煨,用皮　白术半两　木香三分[1]　甘草半两,炙微赤,剉　陈橘皮半两,汤浸,去白瓤,焙　干姜半两,炮裂,剉　芎䓖三分　当归三分,剉,微炒　缩沙半两,去皮

右件药捣筛为末,炼蜜和捣三二百杵,圆如梧桐子大,不计时候以姜枣汤下二十圆。

治脾胃冷热气不和,心腹疗痛,呕逆,不欲食,四肢少力,宜服**白豆蔻圆方**:

白豆蔻三分,去皮　黄耆半两,剉　赤茯苓半两　干姜半两,炮裂,剉　桂心半两　白术半两　当归半两,剉,微炒　半夏半两,汤洗七遍,去滑　人参三分,去芦头　附子半两,炮裂,去皮脐　陈橘皮半两,汤浸,去白瓤,焙　甘草半两,炙微赤,剉

右件药捣罗为末,煮枣肉和捣三二百杵,圆如梧桐子大,每服不计时候以生姜汤下二十圆。忌生冷、油腻、饴糖。

治脾气虚腹胀满诸方

夫人脏腑不和,脾胃虚弱,阳气衰于外,阴气积于内,风冷之气搏于脾胃之间,伏留而不散,则食饮不消,故令腹胀满也。

治脾气虚,腹胁胀满,吃食难消,面色萎黄,四肢少力,宜服**厚朴散方**:

厚朴二两,去粗皮,涂生姜汁炙令香熟　丁香半两　木香半两　附子一两,炮裂,去皮脐　白术一两　当归一两,剉,微炒　人参一两,去芦头　诃梨勒一两,煨,用皮　干姜三分,炮裂,剉　白茯苓一两　桂心一两　甘草半两,炙微赤,剉　陈橘皮一两,汤浸,去白瓤,焙

右件药捣粗罗为散,每服三钱,以水一中盏,入生姜半分,枣三枚,煎至六分,去滓,食前稍热服。忌生冷、油腻、湿面粘滑等物。

治脾气虚,心腹胀满,大肠不调,少思饮食,四肢无力,宜服**陈橘皮散方**:

---

〔1〕　三分:宋版原缺,宽政本同。《正误》:分量阙,疑"半两"。《普济方》卷24、《类聚》卷8均引作"三分",因补。

陈橘皮一两半,汤浸,去白瓤,焙　胡椒半两　桂心三分　附子一两,炮裂,去皮脐　高良姜一两,剉
甘草半两,炙微赤,剉　厚朴二两,去粗皮,涂生姜汁炙令香熟　诃梨勒一两,煨,用皮

右件药捣细罗为散,食前以清粥饮调下一钱。忌生冷、油腻。

治脾气虚,腹胁胀满,四肢不和,面色青黄,不纳饮食,宜服**草豆蔻散**方:

草豆蔻一两,去皮　陈橘皮二两,汤浸,去白瓤,焙　桂心一两　附子一两,炮裂,去皮脐　白术一两
干姜一两,炮裂,剉　木香半两　甘草半两,炙微赤,剉　厚朴二两,去粗皮,涂生姜汁炙令香熟

右件药捣粗罗为散,每服三钱,以水一中盏,入生姜半分,枣三枚,煎至六分,去滓,不计
时候稍热服。

治脾气虚,心腹胀满,不思饮食,体重无力,宜服**人参散**方:

人参一两,去芦头　丁香半两　白术一两　草豆蔻一两,去皮　枳实半两,麸炒微黄　木香半两　甘
草一分,炙微赤,剉

右件药捣粗罗为散,每服三钱,以水一中盏,入生姜半分,枣三枚,煎至六分,去滓,不计
时候温服。忌生冷、油腻、湿面。

治脾气虚滞,心腹胀闷,四肢烦疼,少思饮食,宜服**益智子散**方:

益智子一两,去皮　沉香三分　赤茯苓三分　枳壳半两[1],麸炒微黄,去瓤　白术三分　槟榔三分
紫苏子三分,微炒　陈橘皮一两,汤浸,去白瓤,焙　木香半两

右件药捣筛为散,每服三钱,以水一中盏,煎至六分,去滓,食前温服。

治脾气虚,心腹胀满,不能食,**槟榔散**方:

槟榔三分　白术一两　草豆蔻半两,去皮　诃梨勒一两,煨,用皮　丁香一分　人参一两,去芦头
厚朴一两,去粗皮,涂生姜汁炙令香熟　桂心半两　陈橘皮三分,汤浸,去白瓤,焙

右件药捣细罗为散,不计时候以清粥饮调下一钱。忌生冷、油腻。

治脾气虚,心腹胀满,胸膈不利,少思饮食,宜服此方:

萝卜子拣了好者,五两,炒令熟,捣细罗取末一两,余者有油,别烂研如膏　沉香一分　白术一分　草豆蔻
一分,去皮

右件药捣细罗为散,入前萝卜子末,及别入白砂糖一钱半,同研令匀,每服一钱,抄在口
内细嚼,后以米饮下。其萝卜子膏,别入草豆蔻末一分,白砂糖三分,拌令匀,每取半枣大,亦
细嚼米饮下,并不计时候服。

治脾胃气虚冷水谷不化诸方

夫人脏腑充实,脾胃和平,则能摧伏[2]水谷而无积滞也。若脏腑不足,为邪冷之气所
乘,虽然[3]饮食,脾胃虚弱,不能消磨,故令水谷不化也。

治脾胃气虚,积有冷气,食不消化,面色萎黄,四肢无力,或时吐逆,宜服**丁香散**方:

丁香半两　半夏半两,汤洗七遍,去滑　人参三分,去芦头　甘草一分,炙微赤,剉　柴胡三分,去苗
陈橘皮三分,汤浸,去白瓤,焙　干木瓜一两　厚朴二两,去粗皮,涂生姜汁炙令香熟　白豆蔻三分,去皮　诃

---

〔1〕 两:宋版、宽政本均作"分"。《普济方》卷 21,《类聚》卷 8 均引作"两"。"两"字义长,故改。
〔2〕 伏:宋版、宽政本均同,《类聚》卷 8 所引亦同。《普济方》卷 23 作"化"。
〔3〕 然:《正误》:"然",疑当作"能"。

梨勒一两,煨,用皮　附子一两,炮裂,去皮脐　高良姜三分,剉

右件药捣粗罗为散,每服三钱,以水一中盏,入生姜半分,枣三枚,煎至六分,去滓,不计时候稍热服。忌生冷、油腻、湿面、饧糖。

治脾胃虚冷,水谷不化,心腹疼痛,四肢无力,少思饮食,宜服**吴茱萸散**方:

吴茱萸半两,汤浸七遍,焙干,微炒　当归三分,剉,微炒　干姜三分,炮裂,剉　厚朴二两,去粗皮,涂生姜汁炙令香熟　桂心半两　枳实半两,麸炒微黄　人参三分,去芦头　甘草半两,炙微赤,剉　麦糵一两,微炒

右件药捣筛为散,每服三钱,以水一中盏,入枣三枚,煎至六分,去滓,食前稍热服之。

治脾胃虚冷,食即欲呕,心腹胀闷,水谷不消,四肢无力,宜服**荜澄茄散**方:

荜澄茄半两　木香半两　白豆蔻半两,去皮　白术半两　槟榔半两　草豆蔻半两,去皮　诃梨勒皮半两　肉豆蔻半两,去壳　枳壳半两,麸炒微黄,去瓤　白茯苓半两　干姜半两,炮裂　桂心三分　丁香半两　陈橘皮半两,汤浸,去白瓤,炒　甘草半两,炙微赤,剉　厚朴一两,削去粗皮,涂生姜汁炙令香熟

右件药捣筛为散,每服三钱,以水一中盏,入生姜半分,枣三枚,煎至六分,去滓,食前稍热服。

治脾胃虚冷,食不消化,腹胁气胀,不思饮食,四肢少力,宜服**人参散**方:

人参一两,去芦头　附子一两,炮裂,去皮脐　神曲一两,微炒令黄　白术三分　麦糵一两,炒微黄　吴茱萸半两,汤洗七遍,焙干,微炒　厚朴一两半,去粗皮,涂生姜汁炙令香熟　干姜半两,炮裂　陈橘皮一两半,汤浸,去白瓤,焙　甘草一分,炙微赤,剉　草豆蔻一两,去皮

右件药捣筛为散,每服三钱,以水一中盏,入枣三枚,煎至六分,去滓,不计时候稍热服。

治脾胃虚冷气,宿食不消,吃物无味,四肢少力,宜服**丁香散**方:

丁香半两　桂心三分　白豆蔻一两,去皮　干姜半两,炮裂,剉　陈橘皮一两,汤浸,去白瓤,焙　麦糵三分,微炒　甘草半两,炙微赤,剉　厚朴二两,去粗皮,涂生姜汁炙令香熟　白术三分

右件药捣粗罗为散,每服三钱,以水一中盏,入枣三枚,煎至六分,去滓,食前稍热服。

治脾胃气虚冷,水谷不化,腹胁胀满,或时寒极,四肢逆冷,宜服**白术圆**方:

白术一两　吴茱萸三分,汤浸七遍,焙干,微炒　诃梨勒一两,煨,去皮　附子一两,炮裂,去皮脐　人参半两,去芦头　桔梗半两,去芦头　桂心三分　干姜半两,炮裂,剉　细辛半两　荜茇一两　甘草一分,炙微赤,剉

右件药捣罗为末,炼蜜和捣三二百杵,圆如梧桐子大,食前以粥饮下三十圆。忌生冷、油腻、湿面。

治脾胃气虚冷,水谷不化,食即腹胀,胸膈不利,宜服**厚朴圆**方:

厚朴三两,去粗皮,涂生姜汁炙令香熟　陈橘皮二两,汤浸,去白瓤,焙　草豆蔻一两,去皮　白术一两　缩沙一两,去皮　诃梨勒二两,煨,用皮　桂心一两　干姜一两,炮裂,剉

右件药捣罗为末,炼蜜和捣三二百杵,圆如梧桐子大,食前以粥饮下三十圆。

治脾胃气虚冷,腹胁气胀,不思饮食,四肢无力,睡恒不足,宜服**神曲圆**方:

神曲二两,炒令微黄　胡椒一两　陈橘皮二两,汤浸,去白瓤,焙　桂心一两　诃梨勒二两,煨,用皮　厚朴一两,去粗皮,涂生姜汁炙令香熟　干姜一两,炮裂,剉　白术一两　附子一两,炮裂,去皮脐　甘草半两,炙微赤,剉　当归三分,剉,微炒　白豆蔻一两,去皮

右件药捣罗为末,炼蜜和捣三二百杵,圆如梧桐子大,不计时候以粥饮下三十圆。忌生冷、油腻、湿面。

治脾胃气虚弱不能饮食诸方

夫脾者,脏也。胃者,腑也。脾胃二气以为表里。胃为水谷之海,主受盛水谷也。脾主磨而消之,则能嗜食。今脾胃俱虚弱,故不能饮食也。

治脾胃气虚弱,不能饮食,食即妨闷,四肢少力疼痛,宜服**红豆蔻散**方:

红豆蔻三分,去皮　白术三分　桂心三分　厚朴二两,去粗皮,涂生姜汁炙令香熟　人参一两,去芦头　陈橘皮一两,汤浸,去白瓤,焙　诃梨勒三分,煨,用皮　黄耆三分,剉　当归三分,剉,微炒

右件药捣筛为散,每服三钱,以水一中盏,入生姜半分,枣三枚,煎至六分,去滓,不计时候稍热服。忌生冷、油腻、湿面。

治脾胃气虚,不思饮食,精神恐悸,上气顿绝,身心昏昧,口舌干焦,四肢无力,宜服**木香散**方:

木香一两　人参一两,去芦头　白茯苓一两　当归一两,剉,微炒　白芍药半两　桂心半两　麦门冬一两,去心　远志一分,去心　五味子半两　京三棱半两,炮剉　白术一两　诃梨勒半两,煨,用皮　厚朴一两,去粗皮,涂生姜汁炙令香熟　陈橘皮一两,汤浸,去白瓤,焙

右件药捣粗罗为散,每服三钱,以水一中盏,入生姜半分,枣三枚,煎至六分,去滓,不计时候温服。忌生冷、油腻。

治脾胃气虚弱,不能吃食,或时痰逆,四肢不和,宜服**厚朴散**方:

厚朴二两,去粗皮,涂生姜汁炙令香熟　人参一两,去芦头　桂心一两　白术一两　陈橘皮一两,汤浸,去白瓤,焙　甘草半两,炙微赤,剉　半夏二分,汤浸七遍,去滑　丁香半两　红豆蔻半两,去皮

右件药捣筛为散,每服三钱,以水一中盏,入生姜半分,枣三枚,煎至六分,去滓,不计时候稍热服。忌生冷、油腻、饴糖。

治脾胃气虚弱,不能饮食,背心常冷,四肢不和,宜服**人参散**方:

人参一两,去芦头　白术一两　厚朴一两半,去粗皮,涂生姜汁炙令香熟　高良姜一两,剉　川乌头一两,炮裂,去皮脐　桂心一两

右件药捣筛为散,每服三钱,以水一中盏,入枣三枚,煎至六分,去滓,不计时候稍热服。

治脾胃气虚弱,不能食,食饮即吐,心腹时痛,宜服**沉香散**方:

沉香半两　人参半两,去芦头　陈橘皮半两,汤浸,去白瓤,焙　红豆蔻三分,去皮　白术半两　桂心半两

右件药捣粗罗为散,每服三钱,以水一中盏,入生姜半分,枣三枚,煎至六分,去滓,不计时候稍热服。

治脾胃气虚弱,呕逆,不能饮食,宜服**草豆蔻拨刀**[1]方:

草豆蔻二枚,去皮　高良姜半两　生姜汁半合

右件药前二味细剉和匀,以水一中盏,煮取二合,并生姜汁溲白面四两为拨刀,以羊肉臛汁内煮令熟,空腹食之。

治脾胃气虚弱,不能饮食,宜服**生姜煎**方:

生姜半斤,研取汁　白蜜十两　人参末四两

---

〔1〕 拨刀:宋代面食之一。用麦面或山药等淀粉为原料调糊或揉团,再拨或切成条片状入水煮熟。

右件药用银锅子内都搅令匀,以慢火熬成煎,每服不计时候以热粥饮调下一茶匙。

治脾胃气虚弱,不能饮食,肌肤瘦瘁,面色萎黄,宜服**白术圆**方:

白术二两　神曲二两,微炒令黄　人参一两,去芦头　干姜三分,炮裂,剉　陈橘皮二两,汤浸,去白瓤,焙　荜茇一两

右件药捣罗为末,煮枣肉和圆如梧桐子大,不计时候以粥饮下三十圆。

治脾实热咽喉不利诸方

夫脾胃之气,候于唇口,通于咽喉,连于舌本。咽喉者,水谷之道路,神气之往来。若脾气壅实,则上焦生热,故令头痛心烦,口舌干燥,咽喉不利也。

治脾实热,舌本强,咽喉不利,体重不能行步,宜服**柴胡散**方:

柴胡一两,去苗　赤茯苓三分　玄参三分　大青一两　龙胆三分,去芦头　杏人三分,汤浸,去皮尖、双人,麸炒微黄　川芒消二两　络石二两　川升麻一两

右件药捣筛为散,每服三钱,以水一中盏,煎至六分,去滓,不计时候温服。忌炙煿、热面。

治脾实热,咽干头痛,心神烦渴,**射干散**方:

射干一两　石膏二两　大青三分　葳蕤二分　赤茯苓三分　川升麻三分　黄芩三分　独活半两　甘草半两,炙微赤,剉　络石三分　杏人半两,汤浸,去皮尖、双人,麸炒微黄

右件药捣筛为散,每服三钱,以水一中盏,入竹叶二七片,生地黄一分,生姜半分,煎至六分,去滓,不计时候温服。忌炙煿、热面。

治脾实热,喉中肿痛,热塞不通,**升麻散**方:

川升麻一两　射干一两　羚羊角屑半两　木通半两,剉　赤芍药半两　络石三分　甘草半两,炙微赤,剉　川大黄一两,剉碎微炙　川芒消一两　黄芩三分

右件药捣筛为散,每服三钱,以水一中盏,入生地黄一分,煎至六分,去滓,不计时候温服。

治脾实热,咽喉干,头痛心烦,四肢壅闷,宜服**枳壳散**方:

枳壳一两,麸炒微黄,去瓤　石膏二两　子芩半两　柴胡一两,去苗　玄参一两　赤茯苓半两　川升麻三分　射干三分　羚羊角屑半两　甘草半两,炙微赤,剉　麦门冬二分,去心

右件药捣筛为散,每服三钱,以水一中盏,入竹叶二七片,煎至六分,去滓,不计时候温服。

治脾实熟,舌本强,唇口肿,咽喉窄塞,心神烦热,宜服**犀角散**方:

犀角屑三分　独活三分　黄芩一两　川升麻一两　马牙消一两　玄参一两　射干一两　甘草半两,炙微赤,剉

右件药捣筛为散,每服三钱,以水一中盏,煎至五分,去滓,入淡竹沥半合,更煎一两沸,不计时候温服。

治脾实热,唇肿心烦,咽喉不利,体热烦疼,宜服**地骨皮散**方:

地骨皮三分　麦门冬一两,去心　柴胡一两半,去苗　川升麻一两　赤芍药三分　甘草半两,炙微赤,剉　射干一两　石膏二两　龙胆三分,去芦头

右件药捣筛为散,每服三钱,以水一中盏,煎至五分,去滓,入牛蒡汁一合,更煎一两沸,

食后温服。

治脾脏实热,咽喉不利,口舌干燥,宜服**犀角圆方**:

犀角屑—两　牛蒡子半两　射干半两　川升麻二分　麦门冬—两,去心,焙　诃梨勒皮半两　木通半两　黄药半两　马牙消半两,研　龙脑—钱,研　甘草半两,炙微赤,剉

右件药捣细罗为末,入研了药令匀,炼蜜和为圆如梧桐子大,每服以竹叶汤下二十圆,食后服。忌生果、炙煿、热面。

治脾胃气虚弱呕吐不下食诸方

夫脾与胃为表里,胃者脾之腑,脾者胃之脏,候于肌肉,主于水谷,水谷之精化为气血,以为荣卫,养于脏腑也。若脾胃虚弱,受于邪气,则气逆腹胀,水谷不消,故令呕吐也。

治脾胃气虚弱,胸中满闷,气促,呕吐不能下食,宜服**白茯苓散方**:

白茯苓—两　陈橘皮—两,汤浸,去白瓤,焙　人参—两,去芦头　白术三分　五味子三分　草豆蔻半两,去皮　半夏三分,汤洗七遍,去滑　甘草—分,炙微赤,剉

右件药捣粗罗为散,每服三钱,以水一中盏,入生姜半分,枣三枚,煎至六分,去滓,不计时候稍热服。

治脾胃气虚弱,呕吐不能食,四肢少力,心腹妨闷,宜服**白术散方**:

白术—两　人参三分,去芦头　枳壳半两,麸炒微黄,去瓤　桂心三分　陈橘皮半两,汤浸,去白瓤,焙　厚朴二两,去粗皮,涂生姜汁炙令香熟　诃梨勒—两,煨,用皮　白豆蔻—两,去皮

右件药捣粗罗为散,每服三钱,水一中盏,入生姜半分,枣三枚,煎至六分,去滓,不计时候稍热服。

治脾胃气虚弱,呕吐不下食,四肢无力,宜服此方:

白茯苓—两　陈橘皮—两,汤浸,去白瓤,焙　人参—两,去芦头　白术—两　五味子—两　厚朴二两,去粗皮,涂生姜汁炙令香熟　黄耆—两,剉　桂心—两　甘草—分,炙微赤,剉　半夏三分,汤洗七遍,去滑

右件药捣粗罗为散,每服三钱,以水一中盏,入生姜半分,枣三枚,煎至六分,去滓,不计时候稍热服。

治脾胃气虚弱,不能饮食,食即呕吐,四肢羸瘦,少力,宜服此**薤白汤方**:

薤白七茎　粳米半两　大枣四枚　陈橘皮三分,汤洗,去白瓤,焙　枳实四枚,麸炒微黄　生姜—分　豉四十九粒

右件药细剉,都以水一大盏半,煎至八分,去滓,不计时候稍热分为二服。

治脾胃气虚弱,脏腑积冷,呕吐宿食,四肢少力,面无颜色,宜服**草豆蔻散方**:

草豆蔻二两,去皮　半夏半两,汤浸七遍,去滑　肉桂三分,去皱皮　人参三分,去芦头　木香半两　前胡—两,去芦头　高良姜—两,剉　白茯苓—两　附子—两,炮裂,去皮脐　陈橘皮三分,汤浸,去白瓤,焙　厚朴二两,去粗皮,涂生姜汁炙令香熟　白术—两　甘草—分,炙微赤,剉

右件药捣筛为散,每服三钱,以水一中盏,入生姜半分,枣三枚,煎至六分,去滓,不计时候稍热服。

治脾胃气虚弱,食即呕吐,**人参饮子方**:

人参—两,去芦头　甘草—分,炙微赤,剉　陈橘皮—两,汤浸,去白瓤,焙　薤白十四茎　生姜半两

右件药细剉,以水二大盏,煎取一盏二分,去滓,不计时候稍热分为三服。

治脾胃气虚弱,见食呕吐,**半夏散**方:

半夏半两,汤洗七遍去滑　红豆蔻三分,去皮　茅香花三分　人参一两,去芦头　陈橘皮一两,汤浸,去白瓤,焙　白术一两

右件药捣粗罗为散,每服三钱,以水一中盏,入生姜半分,枣三枚,煎至六分,去滓,不计时候稍热服。

治脾胃气虚弱,不思饮食,胸中气满,四肢不和,食即呕吐,宜服**荜澄茄散**方:

荜澄茄三分　白豆蔻三分,去皮　丁香三分　沉香半两　木香半两　高良姜半两,剉　桂心半两　白术一两　人参三分,去芦头　陈橘皮一两,汤浸,去白瓤,焙　干姜半两,炮裂,剉　半夏半两,汤洗七遍,去滑　厚朴三分,去粗皮,涂生姜汁炙令香熟　诃梨勒三分,煨,用皮

右件药捣粗罗为散,每服三钱,以水一中盏,入生姜半分,枣三枚,煎至六分,去滓,不计时候温服。

治脾胃虚弱,胸膈气滞,吐逆不能下食,宜服**白豆蔻圆**方:

白豆蔻一两,去皮　干姜一两,炮裂　半夏一两半,汤洗七遍,去滑,微炒　桂心二分　白术三分　细辛三分　木香一两　诃梨勒一两半,煨,用皮　枳实一两,麸炒微黄

右件药捣细罗为末,以酒煮面糊和圆如梧桐子大,每服二十圆,不计时候用后方厚朴汤下。

厚朴汤方:

厚朴四两,去粗皮,涂生姜汁炙令香熟　人参四两,去芦头　陈橘皮二两,汤浸,去白瓤　甘草一两,炙微赤,剉

右件药捣罗为散,每服三钱,用煎成小麦汁一中盏,入生姜半分,煎至六分,去滓,下前圆药。

治脾胃气虚弱,食即呕吐,四肢不和,心腹妨闷,宜服**丁香圆**方:

丁香半两　诃梨勒一两,煨,用皮　附子一两,炮裂,去皮脐　藿香半两　草豆蔻一两,去皮　荜茇三分　陈橘皮一两,汤浸,去白瓤,焙　人参一两,去芦头　白茯苓三分　桂心三分　白术一两　甘草一分,炙微赤,剉　高良姜一两,剉

右件药捣罗为末,炼蜜和捣三二百杵,圆如梧桐子大,不计时候以姜枣汤下二十圆。

治脾胃气虚弱,腑脏积冷,或时呕吐,不能饮食,宜服**荜茇圆**方:

荜茇一两　胡椒一两　槟榔一两　诃梨勒二两,煨,用皮　白茯苓一两　肉桂一两,去皱皮　人参一两,去芦头　干姜一两,炮裂,剉　陈橘皮二两,汤浸,去白瓤,焙

右件药捣罗为末,炼蜜和捣三二百杵,圆如梧桐子大,不计时候以生姜汤下二十圆。忌生冷。

治脾脏冷气攻心腹疼痛诸方

夫脏腑气虚,脾胃衰弱,阳气不足,阴气有余,邪冷之气,内搏于足太阴之经,伏留而不去,脾积冷气,乘之于心,正气与邪气交争,上下相击,故令心腹疼痛也。

治脾脏冷气,攻心腹疼痛,或胁下气聚不散,面色萎黄,手足常冷,不欲饮食,宜服**京三棱散**方:

京三棱一两,炮剉　白术一两　桂心半两　青橘皮一两,汤浸,去白瓤,焙　木香半两　芎䓖二分

枳壳三分,麸炒微黄,去瓤　槟榔二分　人参一两,去芦头　附子一两,炮裂,去皮脐　干姜三分,炮裂,剉　甘草半两,炙微赤,剉　当归三分,剉,微炒　厚朴一两,去粗皮,涂生姜汁炙令香熟　吴茱萸半两,汤浸七遍,焙干,微炒

右件药捣粗罗为散,每服三钱,以水一中盏,入枣三枚,煎至六分,去滓,不计时候稍热服。

治脾脏冷气,时攻心腹疼痛,面色青黄,常多呕逆,四肢虚乏,宜服**肉豆蔻散**方:

肉豆蔻三枚,去壳　白术半两　木香半两　半夏半两,汤洗七遍去滑　丁香半两　青橘皮半两,汤浸,去白瓤,焙　蓬莪茂半两　附子半两,炮裂,去皮脐　芎䓖半两　甘草一分,炙微赤,剉　当归三分,剉,微炒　桂心半两　干姜半两,炮裂,剉　厚朴一两,去粗皮,涂生姜汁炙令香熟

右件药捣粗罗为散,每服三钱,以水一中盏,入生姜半分,枣三枚,煎至六分,去滓,不计时候稍热服。

治脾脏冷气,攻心腹疼痛不可忍,宜服**木香散**方:

木香半两　桃人一分,汤浸,去皮尖,双人,麸炒微黄　吴茱萸三分,汤浸七遍,焙干微炒　青橘皮一两,汤浸,去白瓤,焙　槟榔三颗　桂心一两　蓬莪茂一两　当归一两,剉,微炒　干姜三分,炮裂,剉

右件药捣细罗为散,不计时候以热酒调下一钱。

治脾脏冷气,攻心腹疼痛不可忍,宜服**吴茱萸散**方:

吴茱萸一两,汤浸七遍,焙干微炒　高良姜半两,剉　桂心三分　厚朴二两,去粗皮,涂生姜汁炙令香熟　当归半两,剉,微炒　木香半两

右件药捣筛为散,每服三钱,以水一中盏,煎至六分,去滓,不计时候稍热服。

治脾脏冷气,攻心腹疼痛,或吐清水,不思饮食,宜服**木香散**方:

木香半两　人参三分,去芦头　芎䓖三分　青橘皮一两,汤浸,去白瓤,焙　白术三分　肉桂一两,去皴皮　附子一两,炮裂,去皮脐　当归三分,剉,微炒　厚朴二两,去粗皮,涂生姜汁炙令香熟　草豆蔻五枚,去皮　高良姜一两,剉　吴茱萸半两,汤浸七遍,焙干微炒

右件药捣筛为散,每服三钱,以水一中盏,煎至六分,去滓,不计时候稍热服。

治脾脏冷气,攻心腹疼痛,宿食不消,及腹胁胀闷,不思饮食,宜服**红豆蔻散**方:

红豆蔻一两,去皮　木香半两　当归三分,剉,微炒　桂心半两　高良姜一两,剉　芎䓖三分　诃梨勒半两,煨,用皮　草豆蔻六枚,去皮　附子一两,炮裂,去皮脐　陈橘皮一两,汤浸,去白瓤,焙　白术半两　神曲三分,微炒令黄

右件药捣筛为散,每服三钱,以水一中盏,入枣三枚,同煎至六分,去滓,不计时候稍热服。

治脾脏久积虚冷,气攻心腹胀痛,胃气不和,见食即呕,面色萎黄,四肢无力,宜服**阿魏圆**方:

阿魏面裹煨,面熟为度　槟榔　青橘皮汤浸,去白瓤,焙　胡椒　丁香　荜茇　白豆蔻去皮　桂心　人参去芦头　附子炮裂,去皮脐　干姜炮裂剉　蓬莪茂　诃梨勒煨,用皮,已上各半两　麝香一分,细研

右件药捣罗为末,炼蜜和捣三二百杵,圆如梧桐子大,每服不计时候以热酒下二十圆。

治脾脏久积冷,气攻心腹疼痛,面色青黄,四肢无力,不思饮食,宜服**荜茇圆**方:

荜茇三分　木香半两　桂心半两　白茯苓三分　槟榔一两　附子一两,炮裂,去皮脐　胡椒三分　厚朴二两,去粗皮,涂生姜汁炙令香熟　当归三分,剉,微炒　干姜一两,炮裂,剉　诃梨勒一两,煨,用皮　人

参一两,去芦头

右件药捣罗为末,炼蜜和捣三二百杵,圆如梧桐子大,每服不计时候粥饮下三十圆。

治脾脏虚冷,心腹有积滞气,发歇疼痛,心膈不利,两胁胀满,不能饮食,宜服**硇砂煎圆**方:

硇砂二两,白色不夹石者,研　阿魏一分　神曲一两,别捣罗为末　诃梨勒一两[1],用皮　丁香半两　荜茇半两　附子半两,炮裂,去皮脐　青橘皮半两,汤浸,去白瓤,焙　白芥子半两　蘹香子半两　槟榔半两

右件药,诃梨勒以下捣细罗为末,以好酒一升先煎硇砂,次入阿魏,同煎五七沸,后以绵滤过,再煎之,后下神曲末搅令调,慢火熬成膏,拌和诸药末,入臼捣三二百杵,为圆如梧桐子大,每服十五圆至二十圆,食前以生姜汤下,温酒下亦得。

治脾脏积冷,气攻心腹疼痛,不能饮食,四肢无力,宜服**诃梨勒圆**方:

诃梨勒二两,煨,用皮　人参一两,去芦头　桂心半两　干姜半两,炮裂,剉　白茯苓一两　木香半两　肉豆蔻三枚,去壳　胡椒半两　京三棱半两,炮剉　附子一两,炮裂,去皮脐　桔梗一两,去芦头　当归一两,剉,微炒　槟榔一两　陈橘皮半两,汤浸,去白瓤,焙　厚朴一两,去粗皮,涂生姜汁炙令香熟

右件药捣罗为散,炼蜜和捣三五百杵,圆如梧桐子大,每服不计时候以温酒下三十圆。

治脾脏冷气,及夙有积块,时攻心腹疼痛,呕逆不思饮食,四肢羸瘦,宜服**京三棱圆**方:

京三棱一两,炮裂　鳖甲一两,涂醋炙令黄,去裙襕　木香半两　川大黄半两,剉碎,微炒　当归半两,剉,微炒　白术半两　厚朴一两,去粗皮,涂生姜汁炙令香熟　赤芍药半两　干姜半两,炮裂,剉　吴茱萸半两,汤浸七遍,焙干微炒　陈橘皮一两,汤浸,去白瓤,焙　诃梨勒三分,炮,用皮　防葵半两　桂心一两　槟榔半两　附子一两,炮裂,去皮脐

右件药捣罗为末,炼蜜和捣三二百杵,圆如梧桐子大,每服不计时候以生姜橘皮汤下三十圆。

治脾脏冷气腹内虚鸣诸方

夫人脏腑不和,脾胃虚弱,不能消于水谷,则腹胀虚鸣也。此皆阳气不足,阴气有余,邪冷之气伏留在脏,流走往来不散,故令腹内虚鸣也。

治脾脏冷气,胸膈不利,腹内虚鸣,少思饮食,宜服**赤茯苓散**方:

赤茯苓三分　白术三分　桔梗三分,去芦头　槟榔半两　吴茱萸一分,汤浸七遍,焙干微炒　木香半两　沉香半两　当归半两,剉,微炒　枳实一分,麸炒微黄

右件药捣筛为散,每服三钱,以水一中盏,入生姜半分,枣三枚,煎至六分,去滓,食前稍热服。忌生冷、油腻。

治脾脏久积冷气,流走腹内虚鸣,两胁胀满,少思饮食,宜服**桔梗散**方:

桔梗一两,去芦头　白术一两　丹参一两,去芦头　白豆蔻三分,去皮　附子三分,炮裂,去皮脐　高良姜三分,剉　木香三分　沉香三分　槟榔三分　诃梨勒一两半,用皮　陈橘皮半两,汤浸去白瓤,微焙

右件药捣筛为散,每服三钱,以水一中盏,入生姜半分,煎至六分,去滓,食前稍热服。

治脾脏冷气,壅滞胀闷,腹内鸣转,不思饮食,宜服**白术圆**方:

---

〔1〕　两:《正误》:"两"下脱"煨"字。

白术三两,生姜二两,同捣令烂,慢火炒令黄色　桂心半两　槟榔一两　高良姜一两,剉　木香半两

人参一两,去芦头　阿魏一分,面裹煨,令面熟为度　吴茱萸半两,汤浸七遍,焙干微炒　陈橘皮三分,汤浸,去白瓤,焙

右件药捣罗为末,煎醋浸蒸饼,和捣一二百杵,圆如梧桐子大,每服食前以生姜橘皮汤嚼下十圆。

治脾脏冷气积滞,醋心呕逆,宿食不消,腹脏虚鸣,时时疼痛,宜服**吴茱萸圆**方:

吴茱萸半两,汤浸七遍,焙干微炒　神曲一两,炒令微黄　陈橘皮一两,汤浸,去白瓤,焙　白术一两　人参一两,去芦头　桂心一两　熟干地黄一两　干姜半两,炮裂,剉　诃梨勒一两,煨,用皮

右件药捣罗为末,炼蜜和捣三二百杵,圆如梧桐子大,每服食前以粥饮下二十圆。忌生冷。

治脾脏冷气,腹内虚鸣,胸膈气滞,不能饮食,虽食不消,又频呕逆,宜服**诃梨勒圆**方:

诃梨勒一两半,煨,用皮　吴茱萸半两,汤浸七遍,焙干微炒　白术一两　桂心三分　人参一两,去芦头　赤茯苓一两　桔梗半两,去芦头　陈橘皮一两,汤浸,去白瓤,焙　红豆蔻一两,去皮　干姜半两,炮裂,剉　厚朴二两,去粗皮,涂生姜汁炙令香熟

右件药捣罗为末,炼蜜和捣三二百杵,圆如梧桐子大,每服不计时候以生姜汤下二十圆。

治脾脏冷气,腹内虚鸣,内寒外热,宿食不消,大便乍秘乍泄,腑脏不调,少思饮食,宜服**厚朴圆**方:

厚朴一两半,去粗皮,涂生姜汁炙令香熟　白术半两　干姜半两,炮裂,剉　桔梗一两,去芦头　当归一两,剉,微炒　槟榔半两　陈橘皮半两,汤浸,去白瓤,焙　甘草半两,炙微赤,剉　诃梨勒一两,煨,用皮　白茯苓半两

右件药捣罗为末,炼蜜和捣三二百杵,圆如梧桐子大,每服食前以粥饮下二十圆。忌生冷、油腻。

治脾胃壅热呕哕诸方

夫脾气壅实,胃中有热则阳气盛,阳气盛则胸膈烦满,痰饮积聚则成呕哕。此皆体力强盛之人,肌肤充满,脾胃之中久多积热,致上焦不利,故令呕哕也。

治脾胃气壅痰滞,呕哕,见食即吐,宜服**枇杷叶散**方:

枇杷叶一两,拭去毛,炙微黄　木通半两,剉　前胡半两,去芦头　人参一两,去芦头　麦门冬一两,去心　麻人半两　陈橘皮半两,汤浸去白瓤　犀角屑半两　赤茯苓三分

右件药捣筛为散,每服四钱,以水一中盏,入生姜半分,煎至六分,去滓,不计时候温服。

治脾胃壅热,呕哕烦渴,不下食,宜服**陈橘皮散**方:

陈橘皮一两,汤浸,去白瓤,焙　羚羊角屑半两　麦门冬二两,去心　人参一两,去芦头　紫苏茎叶一两　泽泻半两

右件药捣粗罗为散,每服四钱,以水一中盏,入生姜半分,煎至六分,去滓,不计时候温服。

又方:

陈橘皮一两,汤浸,去白瓤,焙　人参一两,去芦头　葛根一两　芦根一两,剉　麦门冬一两,去心　枇杷叶半两,拭去毛,微炙

右件药细剉和匀,每服半两,以水一大盏,入生姜半分,煎至六分,去滓,不计时候分温二服。

治脾胃积热,胸膈烦壅,呕哕不下食,宜服**芦根饮子**方:

芦根二两,剉 麦门冬三两,去心 人参一两,去芦头 黄耆一两 陈橘皮一两,汤浸,去白瓤,焙 淡竹茹一两

右件药细剉和匀,每服一两,以水一中盏半,入生姜半两[1],煎至一盏去滓,入蜜一茶匙,生地黄汁半合,更煎一两沸,不计时候分温二服。

治脾胃壅热,呕哕不下食,纵食良久即吐,宜服**麦门冬散**方:

麦门冬二两,去心 赤茯苓一两 半夏一两,汤洗七遍去滑 人参一两,去芦头 陈橘皮半两,汤浸,去白瓤,焙 茅根二两,剉 甘草半两,炙微赤,剉 枇杷叶一两,拭去毛,炙微黄 前胡半两,去芦头

右件药捣筛为散,每服三钱,以水一中盏,入生姜半分,煎至六分,去滓,不计时候温服。

治脾胃壅热呕哕,烦渴不止,宜服**茅香散**方:

茅香花三分 芦根一两,剉 麦门冬三分,去心 赤茯苓三分 甘草半两,炙微赤,剉 枇杷叶三分,拭去毛,炙微黄

右件药捣筛为散,每服三钱,以水一中盏,入生姜半分,竹茹一分,粳米五十粒,煎至六分,去滓,不计时候温服。

治脾胃壅热,呕哕不能下食,心神烦乱,宜服**芦根散**方:

芦根二两,剉 人参一两,去芦头 甘草半两,炙微赤,剉 麦门冬一两,去心 茯神一两

右件药捣筛为散,每服三钱,以水一中盏,入生姜半分,煎至六分,去滓,入生地黄汁半合,更煎一两沸,不计时候温服。

治脾胃壅热,气满不能食,纵食呕哕,宜服**人参饮子**方:

人参一两,去芦头 前胡一两,去芦头 生姜半两 粟米半合 薤白七茎 豉半合

右件药细剉和匀,都以水二大盏,煎至一盏一分,去滓,不计时候分温三服。

治脾胃壅热,呕哕不下食,心膈烦躁,宜服此方:

糯米半合,水淘生研 菉豆半合,水淘生研 生姜三分,研取汁 蜜一合 新汲水三合

右件药相和研滤取汁,入蜜调令匀,不计时候分为三服。

治脾胃气虚弱肌体羸瘦诸方

夫脾胃者,水谷之精化为气血,气血充盛,荣卫通流,润养身形,荣于肌肉也。若脏腑不足,脾胃虚伤,不能饮食,则令气血减少,肌体羸瘦也。

治脾胃气久虚,四肢无力,腑脏虚损,不欲饮食,日加羸瘦,体虚颤掉,宜服**草豆蔻散**方:

草豆蔻半两,去皮 青橘皮半两,汤浸,去白瓤,焙 人参一两,去芦头 桂心半两 附子三分,炮裂,去皮脐 白茯苓三分 白术半两 当归半两,剉,微炒 枳实半两,麸炒微黄 厚朴一两半,去粗皮,涂生姜汁炙令香熟 芎䓖半两 柴胡半两,去苗 桔梗半两,去芦头 白芍药半两 黄耆半两,剉

右件药捣筛为散,每服二钱,以水一中盏,入生姜半分,枣三枚,煎至六分,去滓,不计时候稍热服。忌生冷、油腻、湿面、猪、犬肉。

---

〔1〕两:《正误》:"两"当作"分"。《普济方》卷25引此方时改作"三片。"

治脾胃气虚弱,不思饮食,肌体羸瘦,四肢无力,宜服**思食补益人参散**方:

人参一两,去芦头　白术一两　陈橘皮一两,汤浸,去白瓤,焙　五味子一两　黄耆一两,剉　附子一两,炮裂,去皮脐　木香半两　甘草一分,炙微赤,剉　桂心半两

右件药捣粗罗为散,每服三钱,以水一中盏,入生姜半分,枣三枚,煎至六分,去滓,不计时候温服。

治脾胃气久虚,腹胁胀满,肌体羸瘦少力,大小便不调,或加气促,吃食减少,宜服**诃梨勒散**方:

诃梨勒三分,煨,用皮　木香三分　鳖甲三分,涂醋炙令黄,去裙襕　川大黄三分,剉,微炒　当归三分,剉,微炒　牛膝三分,去苗　桔梗三分,去芦头　肉桂三分,去皴皮　干姜半两,炮裂,剉　桃人半两,汤浸,去皮尖、双人,麸炒微黄　陈橘皮一两,汤浸,去白瓤,焙　甘草一分,炙微赤,剉　白术三分　枳壳三分,麸炒微黄,去瓤　白芍药三分

右件药捣筛为散,每服三钱,以水一中盏,入生姜半分,煎至六分,去滓,食前温服。忌生冷、油腻、牛、犬肉、苋菜。

治脾胃气久弱,肌体羸瘦,或加劳气,大肠不调,有时痰逆,不思饮食,四肢少力,宜服**人参散**方:

人参一两,去芦头　柴胡一两半,去苗　白茯苓一两　厚朴二两,去粗皮,涂生姜汁炙令香熟　白术一两　桔梗一两,去芦头　陈橘皮二两,汤浸,去白瓤,焙　五味子一两　黄耆一两,剉,微炒　当归一两,剉,微炒　槟榔一两　甘草半两,炙微赤,剉　桂心三分　半夏一两,汤洗七遍去滑

右件药捣筛为散,每服三钱,以水一中盏,入生姜半分,枣三枚,煎至六分,去滓,不计时候温服。

治脾胃气虚弱,肌体羸瘦,四肢少力,或时痰逆,不思饮食,宜服**丁香散**方:

丁香三分　高良姜三分,剉　厚朴二两,去粗皮,涂生姜汁炙令香熟　草豆蔻三分,去皮　白术三分　人参三分,去芦头　黄耆三分,剉　白茯苓三分　肉桂三分,去皴皮　附子二分,炮裂,去皮脐　诃梨勒三分,煨,用皮　陈橘皮三分,汤浸,去白瓤,焙　半夏半两,汤洗七遍,去滑　枳壳半两,麸炒微黄,去瓤　甘草一分,炙微赤,剉

右件药捣筛为散,每服三钱,以水一中盏,入生姜半分,枣三枚,煎至六分,去滓,不计时候温服。

治脾胃气虚弱,令人身重,不欲饮食,四肢少力,肌体羸瘦,宜服**黄耆散**方:

黄耆三分,剉　甘草半两,炙微赤,剉　桂心一两　白术一两　熟干地黄一两　人参一两,去芦头　厚朴二两,去粗皮,涂生姜汁炙令香熟　白茯苓一两　当归一两,剉,微炒　附子一两,炮裂,去皮脐　陈橘皮一两,汤浸,去白瓤,焙　干姜三分,炮裂,剉

右件药捣筛为散,每服三钱,以水一中盏,入生姜半分,枣三枚,煎至六分,去滓,不计时候温服。忌生冷、油腻、犬肉。

治脾胃气久弱,不思饮食,肌体羸瘦少力,腹胁疼痛,面色萎黄,宜服**白术圆**方:

白术一两　槟榔三分　诃梨勒三分,煨,用皮　枳壳三分,麸炒微黄,去瓤　木香半两　附子一两,炮裂,去皮脐　白芷半两　肉豆蔻三分,去壳　桂心三分　丁香半两　当归一两,剉,微炒　干姜半两,炮裂,剉　缩沙三分,去皮　黄耆一两,剉　人参半两,去芦头　白茯苓一两　厚朴二两,去粗皮,涂生姜汁炙令香熟

右件药捣罗为末,炼蜜和捣三二百杵,圆如梧桐子大,每服不计时候以温酒下三十圆。忌生冷、油腻、湿面。

治脾胃气虚弱，肌体羸瘦，不思饮食，四肢少力，宜服**补益黄耆圆**方：

黄耆三分，剉　白茯苓三分　桂心半两　山茱萸三分　白术三分　麦门冬半两，去心，焙　当归半两，剉，微炒　五味子半两　石斛三分，去根，剉　人参三分　附子三分，炮裂，去皮脐　陈橘皮半两，汤浸，去白瓤，焙　熟干地黄三分　牛膝三分，去苗　薯蓣三分

右件药捣罗为末，炼蜜和捣三二百杵，圆如梧桐子大，每服不计时候，以姜枣汤下三十圆。忌生冷、油腻、牛、犬肉。

治脾胃气虚弱，肌体羸瘦，不能饮食，食不消化，宜服**附子圆**方：

附子一两，炮裂，去皮脐　桂心三分　厚朴二两，去粗皮，涂生姜汁炙令香熟　甘草一分，炙微赤，剉　当归三分，剉，微炒　小麦曲二两，微炒令黄　川椒半两，去目及闭口，微炒出汗

右件药捣罗为末，炼蜜和捣三二百杵，圆如梧桐子大，每服不计时候，以姜枣汤下二十圆。忌生冷、油腻、犬肉。

治脾脏虚冷泄痢诸方

夫脾胃及大肠虚弱，则邪冷之气乘之，食饮留滞不消而成痢也。脾主消□[1]水谷，胃为水谷之海。今脾胃既虚，内积冷气，流于大肠。大肠为传道之府，化物出焉。今脏腑俱虚，故令泄痢也。

治脾脏虚冷，不思饮食，腹内疞痛，大肠泄痢，水谷不化，宜服**厚朴散**方：

厚朴二两，去粗皮，涂生姜汁炙令香熟　人参半两，去芦头　当归三分，剉，微炒　干姜半两，炮裂，剉　白术半两　干木瓜三分　高良姜半两，剉　诃梨勒三分，煨，用皮　桂心三分　木香半两　陈橘皮半两，汤浸，去白瓤，焙　附子一两，炮裂，去皮脐

右件药捣筛为散，每服三钱，以水一中盏，入枣三枚，煎至六分，去滓，不计时候稍热服。忌生冷、油腻。

治脾脏虚冷，大肠泄痢，腹内疼痛，四肢不和，少思饮食，宜服**木香散**方：

木香一两　肉豆蔻一两，去壳　人参一两，去芦头　附子二两，炮裂，去皮脐　当归二两，剉，微炒　干姜一两，炮裂，剉　甘草半两，炙微赤，剉　陈橘皮二两，汤浸，去白瓤，焙　苍术二两，剉炒　吴茱萸半两，汤浸七遍，焙干微炒　厚朴二两，去粗皮，涂生姜汁炙令香熟

右件药捣粗罗为散，每服三钱，以水一中盏，入枣三枚，煎至六分，去滓，食前稍热服之。

治脾脏虚冷，吃食减少，大肠泄痢，腹痛，四肢乏力，宜服**白术散**方：

白术一两　干姜半两，炮裂，剉　桂心半两　人参半两，去芦头　厚朴二两，去粗皮，涂生姜汁炙令香熟　陈橘皮一两，汤浸，去白瓤，焙　附子二两，炮裂，去皮脐　缩沙一两，去皮　草豆蔻一两，去皮　当归一两，剉，微炒　诃梨勒一两，煨，用皮

右件药捣筛为散，每服三钱，以水一中盏，入枣三枚，煎至六分，去滓，食前热服。

治脾气虚冷，大肠泄痢，腹痛，食不消化，**阿胶散**方：

阿胶一两，捣碎，炒令香燥　艾叶一两，微炒　干姜三分，炮裂，剉　赤石脂三分　当归一两，剉，微炒　厚朴二两，去粗皮，涂生姜汁炙令香熟　桂心半两　芎藭半两　附子一两，炮裂，去皮脐

右件药捣细罗为散，每服食前以热粥饮下二钱。忌生冷、油腻、湿面。

---

〔1〕 □：《正误》：疑"化"字。

治脾脏虚冷，大肠泄痢，食不消化，腹内疼痛，手足多冷，面色青黄，宜服**诃梨勒散方**：

诃梨勒一两,煨,用皮　附子一两,炮裂,去皮脐　干姜半两,炮裂,剉　龙骨一两,烧过　吴茱萸半两,汤浸七遍,焙干微炒　当归一两,剉,微炒

右件药捣细罗为散，每服食前以热粥饮调下二钱。

治脾脏虚冷，大肠泄痢，腹内疼痛，四肢羸瘦少力，或渴，不思饮食，宜服**厚朴散方**：

厚朴二两,去粗皮,涂生姜汁炙令香熟　苍术一两　诃梨勒一分,煨,用皮　当归三分,剉,微炒　干姜半两,炮裂,剉　木香半两　缩沙一两,去皮　赤石脂一两　附子一两,炮裂,去皮脐

右件药捣细罗为散，每食前以姜枣粥饮调下二钱。

治脾脏虚冷，大肠泄痢，腹痛，水谷不化，面色青黄，少思饮食，宜服**木香圆方**：

木香半两　附子一两,炮裂,去皮脐　赤石脂一两　吴茱萸半两,汤浸七遍,焙干微炒　缩沙一两,去皮　诃梨勒一两,煨,用皮　高良姜三分,剉　陈橘皮一两,汤浸,去白瓤,焙　当归三分,剉,微炒　草豆蔻三分,去皮　白术一两　厚朴一两半,去粗皮,涂生姜汁炙令香熟

右件药捣罗为末，炼蜜和捣三二百杵，圆如梧桐子大，每服食前以热粥饮下三十圆。忌生冷、油腻。

治脾脏虚冷，食即呕逆，谷食不化，或多泄痢，宜服**厚朴圆方**：

厚朴四两,去粗皮,涂生姜汁炙令香熟　干姜二两,炮裂,剉　人参一两半,去芦头　吴茱萸一两,汤浸七遍,焙干微炒　陈橘皮二两,汤浸,去白瓤,焙　白术二两　半夏一两半,汤洗七遍去滑　当归一两半,剉,微炒　桔梗一两,去芦头　甘草半两,炙微赤,剉

右件药捣罗为末，以酒煮面糊和圆如梧桐子大，每服以姜枣汤下三十圆，不计时候服之。

治胃虚冷诸方

夫胃合于脾，足阳明是其经也。为水谷之海。凡五味五谷入口，则胃实而肠虚，食下则肠实而胃虚，故六腑实而不满，五脏满而不实。若脏气不足，调之于胃，胃虚则生寒，寒则苦饥，心腹恒痛，两胁虚胀，咽喉不利，食饮不下，面目浮肿，淅淅恶风，目中急，足胫寒，不得安卧，则是胃虚冷之候也。

治胃虚冷，淅淅恶寒，目中急痛，耳鸣胫寒，不得卧，心腹多冷气，身体无泽，**补胃黄耆散方**：

黄耆一两,剉　防风一两,去芦头　柏子人一两　细辛一两　桂心一两　陈橘皮一两,汤浸,去白瓤,焙　人参一两,去芦头　芎藭一两　甘草一分,炙微赤,剉　吴茱萸一分,汤浸七遍,焙干,微炒

右件药捣筛为散，每服五钱，以水一中盏，入生姜半分，枣三枚，煎至六分，去滓，食前温服。忌生冷、油腻。

治胃中虚冷，胸膈腹胁胀满，四肢不利，**人参散方**：

人参三分,去芦头　白术半两　赤茯苓半两　黄耆半两,剉　附子三分,炮裂,去皮脐　木香半两　桔梗半两,去芦头　大腹皮半两,剉　甘草一分,炙微赤,剉　陈橘皮一两,汤浸,去白瓤,焙　诃梨勒一两,煨,用皮

右件药捣筛为散，每服三钱，以水一中盏，煎至六分，去滓，食前温服。

治胃中虚冷，肌肉不荣，身体枯燥，骨节皆痛，宜服**熟干地黄散方**：

熟干地黄一两　白茯苓三分　当归一分,剉,微炒　麦门冬三分,去心,焙　干姜半两,炮裂,剉　川

椒一分,去目及闭口者,微炒出汗 吴茱萸一分,汤浸七遍,焙干,微炒 桂心三分 甘草半两,炙微赤,剉 人参一两,去芦头 五味子三分 木香三分

右件药捣细罗为散,每服食前以温酒调下二〔1〕钱。忌生冷。

治胃中虚冷,气攻腹胁妨闷,食久不消,宜服**厚朴散方**:

厚朴二两,去粗皮,涂生姜汁炙令香熟 肉豆蔻三分,去壳 木香三分 诃梨勒一两,煨,用皮 槟榔三分 陈橘皮三分,汤浸,去白瓤,焙

右件药捣罗为散,每服三钱,以水一中盏,入生姜半分,枣三枚,煎至六分,去滓,食前稍热服。

治胃中虚冷,气上奔,胸中愦闷,腹疠痛,吐利宿水,宜服**人参圆方**:

人参半两,去芦头 桂心半两 干姜半两,炮裂,剉 白茯苓半两 陈橘皮半两,汤浸,去白瓤,焙 诃梨勒一两半,煨,用皮 厚朴一两,去粗皮,涂生姜汁炙令香熟 白术半两 木香半两

右件药捣罗为末,炼蜜和捣一二百杵,圆如梧桐子大,每服食前以粥饮下三十圆。

治胃实热诸方

夫胃实则热,热则恒渴引水,头痛如疟,唇口皆干,喜哕。或生乳痈,及缺盆腋下肿,腹胀,身热,心悬,消谷喜饥,溺色黄者,则是胃实热之候也。

治胃实热,苦头痛,汗不出,状如温疟,唇口皆干。或生乳痈,及缺盆腋下肿,名曰胃实,宜服**泻热栀子散方**:

栀子人一两 赤芍药一两 犀角屑一两 赤茯苓二两 黄芩一两 射干一两 川大黄一两,剉碎,微炒

右件药捣筛为散,每服半两,以水一大盏,煎至六分,去滓,入生地黄汁一合,蜜一大匙,搅令匀,更煎一两沸,食后分温二服。忌炙煿、热面。

治胃实热,苦头痛,汗不出,口中干燥,**子芩散方**:

子芩三分 赤茯苓半两 甘草半两,炙微赤,剉〔2〕 柴〔3〕胡一两,去苗 葛根半两,剉 麻黄半两,去根节 石膏三分 五加皮半两

右件药捣粗罗为散,每服三钱,以水一中盏,入生姜半分,煎至六分,去滓,食后温服。忌炙煿、热面。

治胃实热,常渴引饮水,宜服**泄热芦根散方**:

芦根一两,剉 赤茯苓三分 蒜蘜根一两 麦门冬一两,去心 知母半两 甘草半两,炙微赤,剉

右件药捣筛为散,每服三钱,以水一中盏,入小麦五十粒,竹叶二七片,生地黄一分,生姜半分,煎至六分,去滓,食后放温服之。

治胃实热,多渴心烦,**黄连圆方**:

黄连一两,去须 蒜蘜根一两 麦门冬一两半,去心,焙 知母三分 茯神三分

右件药捣罗为末,炼蜜和捣百余杵,圆如梧桐子大,食后以粥饮下三十圆。或牛乳汁下

---

〔1〕 调下二:宋版残缺,据宽政本补。

〔2〕 炙微赤,剉:宋版脱"炙"、"剉"二字,据宽政本补。

〔3〕 柴:原字残缺,据宽政本补。

亦得。忌炙煿、热面。

治胃实热,呕逆不下食,宜服**犀角散**方：

犀角屑三分　枇杷叶一两,拭去毛,炙微黄　葛根三分,剉　麦门冬一两,去心

右件药捣粗罗为散,每服三钱,以水一中盏,入生姜半分,煎至六分,去滓,不计时候温服。

治胃中实热,吐逆不受饮食,心神烦渴,宜服此方：

生姜半两,研取汁　糯米半合,淘细研　蜜一合

右件药相和,入新汲水一中盏,分为二服。

太平圣惠方卷第六

肺　脏　论

论曰：西方生燥，燥生金，金生辛，辛生肺，肺生皮毛，皮[4]毛生肾。肺主鼻，其在天为燥，在地为金，在体为皮毛，在脏为肺，在色为白，在音为商，在声为哭，在变动为咳，在窍为鼻，在味为辛，在志为忧，在臭为腥，在液为涕，在虫为介，在性为义。其华在毛，其充在皮，其在神为魄。并精出入谓之魄。魄者，神之别灵，精气之所辅佐也。故肺者，金也，王于秋，手太阴是其经，与大肠手阳明合。大肠为腑，主表。肺为脏，主里。肺气盛为有余，则喘嗽上气，肩背痛，汗出，阴股膝胫皆痛，是谓肺气之实也，则宜泻之。肺气不足则少气，不能太息，胸满嗌干，是为肺气之虚也，则宜补之。肺脉来浮涩而短者，是平脉也。反得浮大而洪者，是心之乘肺，火之克金，为大逆，不可治也。反得沉濡而滑者，是肾之乘肺，子之克母，虽病当愈。反得大而缓者，是脾之乘肺，母之克子，虽病不死。反得弦而长者，是肝之乘肺，木之乘金，其病可治。肺脉来不上不下，如循鸡羽，曰肺病。按之索消，如风吹毛，曰死。真肺脉至，大而虚，如以毛羽中人，色赤不泽毛折者，死矣。

治肺虚补肺诸方

夫肺为华盖，覆于诸脏。若肺虚则生寒，寒则阴气盛，阴气盛则声嘶，语言用力，颤掉缓弱，少气不足，咽中干，无津液，虚寒之气，恐怖不乐，咳嗽及喘，鼻有清涕，皮毛焦枯，诊其脉沉缓者，此是肺虚之候也。

治肺气虚，恶寒咳嗽，鼻有清涕，喘息气微，四肢少力，宜服**补肺白石英散**方：

---

〔1〕　头面：原作"面目"，据正文改。
〔2〕　急：原作"息"，据排门目录及正文改。
〔3〕　十二道：《正误》："今计十一道。"
〔4〕　皮：原脱。据上下文义补。

白石英一两,细研如粉　五味子一两　麦门冬三分,去心　干姜半两,炮裂,剉　白茯苓一两　附子一两,炮裂,去皮脐　甘草半两,炙微赤,剉　桂心一两　阿胶一两,捣碎,炒令黄燥　人参一两,去芦头　陈橘皮一两,汤浸,去白瓤,焙

右件药捣粗罗为散,每服三钱,以水一中盏,入枣三枚,煎至六分,去滓,不计时候温服。忌生冷、油腻等。

治肺脏气虚,胸中短气,咳嗽声微,四肢少力,宜服此补肺阿胶散方：

阿胶一两,捣碎,炒令黄燥　薯蓣一两　人参一两,去芦头　五味子一两　麦门冬一两,去心,焙　干姜半两,炮裂,剉　杏人三分,汤浸,去皮尖、双人,麸炒微黄　白术一两　桂心三分

右件药捣细罗为散,每服不计时候以粥饮调下一钱。

治肺脏气虚无力,手脚颤掉,吃食减少,宜服补肺黄耆散方：

黄耆一两,剉　人参一两,去芦头　茯神一两　麦门冬一两,去心　白术三分　五味子一两　桂心一两　熟干地黄一两　陈橘皮一两,汤浸,去白瓤,焙　当归三分,剉,微炒　甘草半两,炙微赤,剉　白芍药三分　牛膝三分,去苗

右件药捣筛为散,每服三钱,以水一中盏,入生姜半分,枣三枚,煎至六分,去滓,不计时候温服。

治肺脏气虚,咳嗽少力,言语声嘶,吃食全少,日渐羸瘦,宜服补肺人参散方：

人参一两,去芦头　紫菀半两,洗去苗土　鹿角胶一两,捣碎,炒令黄燥　黄耆一两,剉　桂心一两　紫苏茎叶三分　白术三分　五味子半两　熟干地黄一两　杏人半两,汤浸,去皮尖、双人,麸炒微黄　干姜半两,炮裂,剉

右件药捣筛为散,每服三钱,以水一中盏,入枣三枚,煎至六分,去滓,不计时候温服。

治肺脏气虚,伤冷咳嗽,怯寒无力,不思饮食,宜服补肺杏人散方：

杏人一两,汤浸,去皮尖、双人,麸炒微黄　桂心一两　厚朴二两,去粗皮,涂生姜汁炙令香熟　人参一两,去芦头　诃梨勒一两,煨,用皮　白术三分　甘草半两,炙微赤,剉　干姜三分,炮裂,剉　陈橘皮一两,汤浸,去白瓤,焙　附子一两,炮裂,去皮脐　白茯苓一两

右件药捣粗罗为散,每服三钱,以水一中盏,入枣三枚,煎至六分,去滓,不计时候温服。

治肺脏气虚,失声,胸中痛,喘息鸣,宜服补肺钟乳圆方：

钟乳粉一两　麦门冬三分,去心,焙　桂心一两　五味子一两　桑根白皮半两,剉　白石英一两,细研,水飞过　人参一两,去芦头　干姜半两,炮裂,剉　陈橘皮一两,汤浸,去白瓤,焙　薯蓣三分　白茯苓三分

右件药捣罗为末,用枣肉和圆如梧桐子大,每服不计时候以粥饮下三十圆。

治肺实泻肺诸方

夫肺实则生热,热则阳气盛,阳气盛则胸膈烦满,口赤鼻张[1],饮水无度,上气咳逆,咽中不利,体背[2]生疮,尻阴、股膝、踹胫足皆痛,诊其脉滑实者,是肺实之候也。

治肺脏气实,心胸壅闷,咳嗽烦喘,大肠不利,宜服泻肺大麻人散方：

---

[1] 口赤鼻张:《普济方》卷26肺实有此症。《正误》："一本作口张鼻赤。"
[2] 背:《正误》"一本作"皆"。

大麻人二两　桑根白皮三分,剉　槟榔一两　天门冬二分,去心　赤茯苓三分　枳壳三分,麸炒微黄,去瓤　汉防己三分　甘草半两,炙微赤,剉

右件药捣粗罗为散,每服三钱,以水一中盏,入生姜半分,煎至六分,去滓,不计时候温服。忌炙煿、热面、大蒜。

治肺脏气实,上焦痰滞,不下饮食,宜服**泻肺散方**:

枳壳三分,麸炒微黄,去瓤　旋覆花半两　川芒消一两　前胡三分,去芦头　川大黄一两,剉碎,微炒

右件药捣粗罗为散,每服三钱,以水一中盏,入生姜半分,煎至六分,去滓,不计时候温服。

治肺脏气实,心胸烦壅,咳嗽喘促,大肠气滞,宜服**泻肺大黄煎方**:

川大黄二两,剉碎,微炒　生地黄汁三合　杏人一两,汤浸,去皮尖、双人,生研　枳壳一两,麸炒微黄,去瓤　牛蒡根汁二合　郁李人二两,汤浸,去皮尖,微炒

右件药捣细罗为散,用蜜四两,酥二两,入前二味汁同于银锅子内,入诸药末搅令匀,慢火煎令成膏,收于瓷合内,每服不计时候以清粥饮调下一茶匙。

治肺脏气实,心胸壅闷,喘促咳嗽,面目浮肿,宜服**泻肺圆方**:

马兜零一两　款冬花半两　甜葶苈三分,隔纸炒令紫色　赤茯苓一两　杏人一两,汤浸,去皮尖、双人,麸炒微黄　汉防己三分　甘草半两,炙微黄,剉　陈橘皮三分,汤浸,去白瓤,焙　桑根白皮一两,剉　皂荚四梃,不蚛者,黑皮,涂酥炙微黄焦,去子

右件药捣罗为末,炼蜜和捣三二百杵,圆如梧桐子大,每服不计时候以温水下三十圆。

治肺脏气实,胸膈壅滞,大肠不利,宜服**牵牛子圆方**:

牵牛子一分,生用　马牙消一两,炼令汁尽　鸡肶胵半两,生用,阴干　甜葶苈半两,隔纸炒令紫色　杏人半两,汤浸,去皮尖、双人,麸炒微黄

右件药捣罗为末,炼蜜和圆如梧桐子大,每服不计时候以温酒下三十圆。

治肺脏气实,心胸壅闷,咳嗽喘促,大肠气滞,**葶苈圆方**:

甜葶苈三分,隔纸炒令紫色　杏人三七枚,汤浸,去皮尖、双人,麸炒微黄　牵牛子一两,微炒　汉防己一两　陈橘皮半两,汤浸,去白瓤,焙

右件药捣罗为末,炼蜜和圆如梧桐子大,每服不计时候,煎桑根白皮汤下二十圆。

又方:

川大黄一两,剉碎,微炒　五味子一两　车前子一两

右件药捣罗为末,炼蜜和捣三二百杵,圆如梧桐子大,每服不计时候以温水下三十圆。

治肺气不足诸方

夫脏腑之精气,皆上注于肺,肺主于气,气为卫,流行于诸阳之经,荣华于皮毛。若其气不足,则胸膈短气,咽中闭塞,咳逆涕唾,寒从背起,口中如含霜雪,语言失声,皮毛萎瘁,皆肺气不足之候也。

治肺气不足,烦满喘嗽,气逆上冲,唾血,或自惊恐,皮毛自起,或呕逆歌笑,心烦不定,耳中虚鸣,或如风雨,面色常白,宜服**白石英散方**:

白石英一两,细研如粉　钟乳粉一两　款冬花二两　桂心二两　天门冬一两,去心　桑根白皮一两,剉　紫菀一两,洗去苗土　人参一两半,去芦头　五味子二两　白茯苓一两

右件药捣筛为散,每服三钱,以水一中盏,入生姜半分,枣三枚,糯米五十粒,煎至六分,去滓,不计时候温服。

治肺气不足,胸中短气,咳嗽恶寒,**白术散方**:

白术三分　紫菀半两,洗去苗土　干姜半两,炮裂,剉　人参三分,去芦头　熟干地黄三分　桂心一两　五味子三分　甘草半两,炙微赤,剉　黄明胶三分,捣碎,炒令黄燥　白茯苓三分

右件药捣筛为散,每服三钱,以水一中盏,入枣三枚,糯米五十粒,煎至六分,去滓,不计时候温服。

治肺气不足,逆满上气,咽喉中闭塞,寒从背起,口中如含霜雪,言语失声,甚者吐血,宜服**紫菀散方**:

紫菀一两,洗去苗土　五味子一两　款冬花一两　桂心一两　麦门冬二两,去心　桑根白皮二两,剉

右件药捣筛为散,每服四钱,以水一中盏,入生姜半分,枣三枚,粳米五十粒,煎至六分,去滓,不计时候温服。

治肺气不足,心胸烦满,喘促咳嗽,**五味子散方**:

五味子一两　白石英一两,细研如粉　钟乳粉一两　桂心一两　桑根白皮一两,剉　紫菀三分,洗去苗土　紫苏子一两,微炒　麦门冬一两,去心　陈橘皮一两半,汤浸去白瓤,焙　杏人三十枚,汤浸,去皮尖,双人,麸炒微黄

右件药捣罗为散,每服四钱,以水一中盏,入生姜半分,枣三枚,糯米五十粒,煎至六分,去滓,不计时候温服。

治肺气虚损不足,气乏,胸中烦闷,宜服此方:

陈橘皮二两,汤浸,去白瓤,焙　麻黄二两,去根节

右件药捣筛为散,每服三钱,以水一中盏,入小麦五十粒,煎至六分,去滓,不计时候温服。

治肺脏中风诸方

夫肺中风者,由腠理开疏,气血虚弱,风邪所侵,攻于脏腑也。肺主于气,气为卫,卫为阳,阳气行于表,荣华于皮肤。若卫气虚少,风邪相搏,则胸满短气,冒闷汗出,嘘吸颤掉,语声嘶塞[1],身体沉重,四肢萎弱,其脉浮数者,是肺脏中风之候也。

治肺脏中风,气攻背痛项强,皮毛焦枯,头疼鼻塞,四肢不利,遍身瘙痒,宜服**防风散方**:

防风三分,去芦头　人参二分,去芦头　赤茯苓三分　贝母三分,煨令微黄　前胡三分,去芦头　半夏三分,汤浸七遍去滑　芎䓖三分　木香二分　天麻三分　羌活三分　桂心三分　甘菊花三分　细辛三分　附子三分,炮裂,去皮脐　麻黄二分,去根节　藁本三分　桑根白皮三分,剉　杏人三分,汤浸,去皮尖,双人,麸炒微黄

右件药捣筛为散,每服三钱,以水一中盏,入生姜半分,薄荷二七叶,煎至六分,去滓,不计时候温服。忌热面、鸡、猪、鱼等。

治肺脏中风,项强头旋,胸满短气,嗌干,嘘吸颤掉,语声嘶塞,四肢缓弱,宜服**芎䓖散方**:

---

[1] 塞:原作"寒"。《正误》:"寒当作塞。下同。"《普济方》卷90芎䓖散亦作"塞",因改。下文径改不出注。

芎劳一两　防风三分,去芦头　独活三分　桂心三分　前胡三分,去芦头　甘菊花半两　附子三分,炮裂,去皮脐　麻黄一两,去根节　细辛半两　五味子三分　黄耆半两,剉　杏人三分,汤浸,去皮尖,双人,麸炒微黄　人参三分,去芦头　茯神三分　山茱萸半两　甘草半两,炙微赤,剉

右件药捣筛为散,每服四钱,以水一中盏,入生姜半分,煎至六分,去滓,不计时候稍热服。忌生冷、毒滑、油腻。

治肺脏中风冷,头疼项强,背痛鼻干,心闷,语声不出,胸中少气,四肢无力疼痛,宜服**独活散方**:

独活一两　细辛一两　附子一两,炮裂,去皮脐　甘菊花一两　麻黄一两,去根节　木通一两,剉　五味子一两　赤茯苓一两　紫菀一两,洗去苗土　桂心一两　白术一两　芎劳一两　桑根白皮一两,剉　甘草一两,炙微赤,剉　杏人一两,汤浸,去皮尖、双人,麸炒微黄

右件药捣筛为散,每服四钱,以水一中盏,煎至六分,去滓,不计时候温服。

治肺脏中风,项强头旋,皮中如虫行,腹胁胀满,语声不出,四肢顽痹,大肠不利,宜服**白蒺藜散方**:

白蒺藜三分,微炒去刺　羌活三分　沙参三分,去芦头　丹参三分　麻黄三分,去根节　白术三分　羚羊角屑三分　细辛三分　草薢三分,剉　五加皮三分　五味子三分　生干地黄三分　赤茯苓三分　杏人三分,汤浸,去皮尖、双人,麸炒微黄　菖蒲三分　枳壳三分,麸炒微黄,去瓤　郁李人三分,汤浸,去皮尖,微炒　附子三分,炮裂,去皮脐　桂心三分　木通三分,剉　槟榔三分

右件药捣筛为散,每服四钱,以水一中盏,入生姜半分,煎至六分,去滓,不计时候温服。忌生冷、毒滑、鱼肉。

治肺脏中风项强,皮毛焦痒,口干心烦,头目不利,四肢无力疼痛,宜服**犀角散方**:

犀角屑　天竺黄细研　人参去芦头　卷柏　赤箭　藁本　羌活　防风去芦头　芎劳　桂心　独活　五加皮　黄耆剉　甘菊花　麻黄去根节　赤芍药　细辛　当归剉,微炒　枳壳麸炒微黄,去瓤　天门冬去心,焙　苍耳子　甘草炙微赤,剉,已上各半两　牛黄半分,细研入　麝香半分,细研入

右件药捣细罗为散,入研了药都研令匀,每服不计时候,以荆芥、薄荷汤调下一钱。

治肺脏中风,心胸气促,项背强硬,皮肤不仁,**麻黄散方**:

麻黄三分,去根节　附子三分,炮裂,去皮脐　天麻三分　白花蛇肉三分,酥拌炒微黄　防风三分,去芦头　细辛三分　芎劳三分　菖蒲三分　荆芥三分　桑根白皮三分,剉　白蒺藜三分,微炒去刺　杏人三分,汤浸,去皮尖、双人,麸炒微黄　牛黄一分,细研　麝香一分,细研

右件药捣细罗为散,每服不计时候,以薄荷汤调下一钱。

治肺脏中风,项强背痛,四肢缓弱,言语不出,冒闷咽干,手足颤掉,心胸短气,目眩头旋,皮肤顽痹,**牛黄圆方**:

牛黄半两,细研　赤箭半两　羌活半两　细辛半两　桂心半两　当归半两,剉,微炒　甘菊花半两　防风半两,去芦头　天雄半两,炮裂,去皮脐　麻黄半两,去根节　蔓荆子半两　白术半两　杏人半两,汤浸,去皮尖、双人,麸炒微黄　草薢半两,剉　茯神半两　山茱萸半两　羚羊角屑半两　芎劳半两　犀角屑半两　五加皮半两　五味子半两　阿胶半两,捣碎,炒令黄燥　人参半两,去芦头　枫香半两　天南星半两,炮裂　白附子半两,炮裂　龙脑一分,细研　麝香一分,细研

右件药捣罗为末,入研了药更研令匀,炼蜜和捣三二百杵,圆如梧桐子大,每服不计时候,以荆芥汤下十五圆。

治肺脏风毒皮肤生疮瘙痒诸方

夫肺主于表,荣于皮毛。若热毒结伏在于脏腑,积蓄日久,不能宣通,则攻于表也。或触冒风寒,腠理开疏,风邪客于肌肉,真气散失,邪气与卫气并行,风热相搏,流走皮肤之间,则生疮而多痒也。

治肺风,皮肤瘙痒,搔之成疮,心神虚烦,头目不利,宜服**牛黄散**方:

牛黄_{细研} 犀角屑 杏人_{汤浸},去皮尖、双人,麸炒微黄 防风_{去芦头} 细辛 天竺黄_{细研} 茯神 白鲜皮 川大黄_{剉碎,微炒} 羌活 子芩 麦门冬_{去心,焙} 白僵蚕_{微炒} 槟榔 羚羊角屑 甘草_{炙微赤,剉,已上各半两} 麝香_{一分,细研}

右件药捣细罗为散,入牛黄、麝香更研令匀,每服不计时候,以荆芥汤调下一钱。忌热面、鸡、猪、鱼、蒜等物。

治肺脏风毒攻皮肤,生疮肿疼痛,心神烦热,**羚羊角散**方:

羚羊角屑 赤茯苓 防风_{去芦头} 麦门冬_{去心,焙} 犀角屑 白蒺藜_{微炒,去刺} 苦参_剉 秦艽_{去苗} 子芩 川升麻 地骨皮 牛蒡子_{微炒} 桑根白皮_剉 枳壳_{麸炒微黄,去瓤} 黄芪_剉 柴胡_{去苗} 川大黄_{剉碎,微炒} 玄参 栀子人 甘草_{炙微赤,剉,已上各半两}

右件药捣细罗为散,每服不计时候,以温汤浆水调下一钱。忌鸡、猪、毒滑物。

治肺脏风毒,皮肤生疮,欲似大风者,宜服**五参散**方:

人参_{一两,去芦头} 沙参_{一两,去芦头} 玄参_{半两} 苦参_{一两} 丹参_{一两} 赤箭_{一两} 乌蛇_{三两,酒浸,去皮骨,炒令黄} 白蒺藜_{一两,微炒去刺} 甘草_{半两,炙微赤,剉[1]}

已上九味捣细罗为散。

桑根白皮_{一两} 白杨皮_{一两} 地骨皮_{一两} 槐白皮_{一两}

右件桑根白皮等四味并细剉,用生姜汁煮三二十沸,取出焙干,捣细罗为散,与前九味药末相和令匀,每服不计时候,以温酒调下一钱。

治肺脏风毒壅滞,皮肤及面上疮疱,或如麻豆,苦痒,搔之即赤痛,或破为疮,**枫香散**方:

枫香 景天花 荠苨 贝母_{煨令微黄} 甘草_{炙微赤,剉} 天麻 防风_{去芦头} 细辛 牡荆子 甘菊花 羌活 川升麻 藁本 白鲜皮 荷叶 紫菀_{洗去苗土} 石膏_{细研} 枳实_{麸炒令微黄,已上各半两}

右件药捣细罗为散,不计时候温浆水调下一钱。

治肺脏风毒,遍身生疮,或生白癜,或生斑点,及皮肤皴裂,宜服**白花蛇散**方:

白花蛇_{二两,酒浸,去皮骨,炙微黄} 天麻_{一两} 槐子_{一两,微炒} 羌活_{一[2]两} 防风_{一两,去芦头} 晚蚕沙_{一两,微炒} 蔓荆子_{一两} 白鲜皮_{一两} 威灵仙_{一两} 枳壳_{一两,麸炒微黄,去瓤} 甘草_{半两,炙微赤,剉}

右件药捣细罗为散,不计时候以温酒调下一钱。

治肺脏风毒,鼻塞,面痒生疮,**独活散**方:

独活_{一两} 蔓荆子_{半两} 人参_{一两,去芦头} 黄芩_{三分} 玄参_{三分} 秦艽_{三分,去苗} 沙参_{三分,}

---

〔1〕 剉:原作"炒"。已炙微赤,不当再炒。甘草修治按例当剉,因改。
〔2〕 一:原为墨丁。《普济方》卷28白花蛇散引作"一",因改。

去芦头　枳壳三分,麸炒微黄,去瓤　羚羊角屑三分　白鲜皮三分　防风三分,去芦头　甘菊花三分

右件药捣细罗为散,每服不计时候,以温浆水调下一钱。

治肺脏风毒壅热,鼻塞干燥,大肠秘涩,宜服**枳实散**方：

枳实一两,麸炒令黄　川大黄一两半,剉,微炒　川朴消一两半　郁李人一两半,汤浸去皮尖,微炒　芎藭三分　牛蒡子三分,微炒

右件药捣细罗为散,每服不计时候,以蜜水调下一钱。

治肺脏风毒,皮肤生疮胗,宜服**玄参圆**方：

玄参三分　羚羊角屑三分　木香三分　羌活三分　白鲜皮三分　沙参三分,去芦头　零陵香二分　槟榔三分　人参三分,去芦头　赤茯苓三分　黄耆三分　白芷三分　马牙消三分　龙脑一分,研　麝香一分,研　铅霜一分,研

右件药捣罗为末,入龙脑等同研令匀,炼蜜和捣三二百杵,圆如梧桐子大,每服不计时候,以薄荷汤嚼下十圆。

治肺脏风毒,皮肤遍生疮疱,颈颔生结核,宜服**犀角圆**方：

犀角屑半两　连翘三分　麦门冬三分,去心,焙　子芩半两　川升麻三分　地骨皮二分　防风三分,去芦头　秦艽一分,去苗　川大黄半两,剉碎,微炒　栀子人半两　漏芦一分　乌蛇二两,酒浸,去皮骨,炙微黄　牛蒡子三分,微炒　苦参一分,剉　枳壳三分,麸炒微黄,去瓤　白蒺藜一分,微炒去刺

右件药捣罗为末,炼蜜和捣三二百杵,圆如梧桐子大,不计时候以温浆水下五十圆。

治肺脏风毒,皮肤疮癣,心神烦躁体热,宜服**乌蛇圆**方：

乌蛇二两,酒浸,去皮骨,炙微黄　秦艽三分,去苗　犀角屑一两　川升麻三分　子芩三分　牛蒡子三分,微炒　枳壳一两,麸炒微黄,去瓤　防风三分,去芦头　川大黄一两,剉碎,微炒　苦参三分,剉

右件药捣罗为末,炼蜜和捣三二百杵,圆如梧桐子大,不计时候以温浆水下二十圆。

治肺脏风毒,皮肤瘙痒,疮疥瘾胗,宜服**白花蛇圆**方：

白花蛇二两,酒浸,去皮骨,炙微黄　人参一两,去芦头　玄参一两　沙参一两,去芦头　丹参一两　苦参一两,剉　枳壳半两,麸炒微黄,去瓤　黄芩半两　防风半两,去芦头　漏芦半两　白蒺藜半两,麸炒微黄,去刺　川大黄半两,剉碎,微炒　秦艽半两,去苗　白鲜皮半两　甘草半两,炙微赤,剉

右件药捣罗为末,炼蜜和捣三二百杵,圆如梧桐子大,每服不计时候,以温酒下三十圆。

治肺脏风毒,攻皮肤瘙痒,搔之成疮,或生风胗,鼻塞,头目昏闷烦热,宜服**天麻圆**方：

天麻三分　防风半两,去芦头　乌蛇肉一两,酒浸,炙微黄　人参半两,去芦头　羚羊角屑半两　枳壳三分,麸炒微黄,去瓤　犀角屑半两　赤茯苓三分　牛蒡子三分,微炒　麦门冬三分,去心,焙　黄芩半两　羌活三分　麻黄一两,去根节　苦参一分,剉　秦艽三分,去苗

右件药捣罗为末,炼蜜和捣三二百杵,圆如梧桐子大,不计时候以温浆水下二十圆。

治积年肺脏风毒,遍身生疮,大肠壅滞,心神烦躁,宜服**皂荚煎圆**方：

皂荚二斤,不蛀肥好者,用一斤生捣碎,以水一斗浸一宿,揉取汁　梨十枚　生薄荷二斤　生荆芥一斤

已上三味入在皂荚水内,同揉洗令极烂,以生绢绞取汁。

前皂荚一斤,刮去黑皮,以酥二两薄涂,慢火炙令黄焦,酥尽为度　防风去芦头　威灵仙　独活　羌活　甘菊花已上各二两

右件药捣罗为末,以一半入在煎药汁内,于银锅中慢火熬,看稀稠得所,入后一半药同溲,为圆如梧桐子大,每服不计时候,以温浆水下二十圆。

治肺脏风毒,皮肤结硬,及遍身瘙痒生疮,大肠不利,宜服**大麻人圆**方：

大麻人二两，剉研如膏　防风二两，去芦头　枳壳一两，麸炒微黄，去瓤　旋覆花一两　川大黄三两，剉碎，微炒　木香一两　槟榔一两　川升麻一两　杏人一两，汤浸，去皮尖、双人，麸炒微黄

右件药捣罗为末，以不蚛皂荚二十梃碎搥，用水四升揉取汁，慢火熬成膏，入前药末和捣三二百杵，圆如梧桐子大，每服不计时候以温水下三十圆。

治肺脏风毒，皮肤赤痒，生疮肿疼，宜服**五参圆**方：

人参半两，去芦头　丹参一两　玄参一两　沙参一两，去芦头　苦参一两，剉　茯神二分　秦艽三分，去苗　白附子三分，炮裂　枳壳三分，麸炒微黄去瓤　羌活三分　川大黄二两，剉碎，微炒　乌蛇二两，酒浸，去皮骨，炙微黄　细辛三分　白鲜皮三分　防风三分，去芦头

右件药捣罗为末，炼蜜和捣三二百杵，圆如梧桐子大，不计时候以温浆水下三十圆。

治肺脏风毒，攻皮肤生疮，**黄连圆**方：

黄连去须　川大黄剉碎，微炒　苦参剉　防风去芦头　枳壳麸炒微黄，去瓤　川升麻　牛蒡子微炒　木通剉　秦艽去苗　黄芩已上各一两

右件药捣罗为末，炼蜜和捣三二百杵，圆如梧桐子大，不计时候以温浆水下三十圆。

治肺脏风毒，外攻皮肤，瘙痒生疮，宜服此方：

天麻一两　蝉壳一两　皂荚三两，去皮，涂酥炙令黄焦，去子

右件药捣罗为末，用精白羊肉烂研，和圆如梧桐子大，每服不计时候以荆芥汤下二十圆。

治肺脏风毒，皮肤生疮疥，宜服此方：

牡荆子二两　防风三两，去芦头　皂荚一十梃，去皮，涂酥炙黄焦，去子　桑螵蛸二两，微炒

右件药捣罗为末，炼蜜和捣三二百杵，圆如梧桐子大，每服不计时候以荆芥汤下二十圆。

治肺脏伤风冷多涕诸方

夫脏腑虚弱，气血不足，则风冷之气伤于肺也。肺主气，气之所行，循环经络。若气虚则外邪所侵，真气与邪气相搏，故令咳逆恶寒，语声散失，目眩头旋，鼻多涕也。

治肺脏外伤风寒，头目不利，多涕，宜服**桂心散**方：

桂心三分　白术三分　厚朴一两，去粗皮，涂生姜汁炙令香熟　人参三分，去芦头　陈橘皮一两，汤浸，去白瓤，焙　半夏半两，汤洗七遍，去滑　附子三分，炮裂，去皮脐　赤茯苓三分　五味子三分　麻黄三分，去根节　干姜半两，炮裂，剉　杏人半两，汤浸，去皮尖、双人，麸炒微黄　细辛半两　甘草半两，炙微赤，剉

右件药捣筛为散，每服三钱，以水一中盏，入生姜半分，枣三枚，煎至六分，去滓，不计时候稍热服。忌生冷、猪、鱼、油腻等。

治肺脏外伤风冷，时有咳嗽，头目不利，多涕，宜服**细辛散**方：

细辛三分　芎䓖半两　干姜半两，炮裂，剉　杏人半两，汤浸，去皮尖、双人，麸炒微黄　赤茯苓三分　白术三分　附子三分，炮裂，去皮脐　桂心半两　前胡半两，去芦头　甘草半两，炙微赤，剉　陈橘皮一两，汤浸，去白瓤，焙　厚朴一两，去粗皮，涂生姜汁炙令香熟

右件药捣筛为散，每服三钱，以水一中盏，入生姜半分，枣三枚，煎至六分，去滓，不计时候稍热服。忌生冷、湿面、油腻。

治肺脏伤风冷，头目昏重，常多清涕，少思饮食，**白术散**方：

白术半两　人参一两，去芦头　肉桂半两，去麸皮　桔梗半两，去芦头　细辛半两　甘草半两，炙微赤，剉　厚朴一两半，去粗皮，涂生姜汁炙令香熟　陈橘皮一两，汤浸，去白瓤，焙　杏人三分，汤浸，去皮尖、双人，麸

炒微黄

右件药捣筛为散,每服三钱,以水一中盏,入生姜半分,枣三枚,煎至六分,去滓,不计时候稍热服。

治肺脏因伤风冷,痰嗽不止,心膈烦满,或时呕逆,鼻中多涕,**前胡散方**:

前胡一两,去芦头　桔梗半两,去芦头　半夏半两,汤洗七遍,去滑　白术三分　人参三分,去芦头　枳壳二分,麸炒微黄,去瓤　桂心一两　甘草半两,炙微赤,剉　陈橘皮一两,汤浸,去白瓤,焙　细辛半两　枇杷叶半两,拭毛,炙微黄　厚朴一两半,去粗皮,涂生姜汁炙令香熟

右件药捣筛为散,每服三钱,以水一中盏,入生姜半分,枣三枚,煎至六分,去滓,不计时候稍热服。

治肺脏伤风冷,咳嗽,头痛不可忍,及多涕,**厚朴散方**:

厚朴一两半,去粗皮,涂生姜汁炙令香熟　前胡一两,去芦头　桂心一两　石膏一两　赤芍药一两　贝母一两,煨令微黄　甘草一分,炙微赤,剉　杏人三分,汤浸,去皮尖、双人,麸炒微黄

右件药捣筛为散,每服三钱,以水一中盏,入生姜半分,枣三枚,煎至六分,去滓,不计时候稍热服。

治肺脏伤风冷,咳嗽多涕,心膈痰逆,不欲饮食,宜服**人参散方**:

人参三分,去芦头　半夏半两,汤洗七遍去滑　干姜半两,炮裂,剉　白茯苓半两　白术半两　甘草半两,炙微赤,剉　五味子半两　肉桂半两,去粗皮　陈橘皮一两,汤浸,去白瓤,焙　黄耆半两,剉　诃梨勒三分,煨,用皮

右件药捣筛为散,每服三钱,以水一中盏,入生姜半分,枣三枚,煎至六分,去滓,不计时候稍热服。

治肺脏伤风冷,鼻中多涕,四肢疼痛,不思饮食,**当归散方**:

当归半两,剉,微炒　人参三分,去芦头　桂心三分　干姜半两,炮裂,剉　白术半两　白茯苓半两　甘草半两,炙微赤,剉　芎䓖半两　陈橘皮一两,汤浸,去白瓤,焙　细辛半两　白芍药半两

右件药捣筛为散,每服三钱,以水一中盏,入生姜半分,枣三枚,煎至六分,去滓,不计时候稍热服。

治肺气头面四肢浮肿诸方

夫肺者,内主于气,外应皮毛。若肺气不足,邪气所攻,则经络否涩,脏腑壅滞,胸膈痰饮结聚不消,咳逆面虚[1],心腹胀满,邪气与卫气相搏,流溢皮肤,遂令浮肿,状如水气也。

治肺气面目浮肿,咳嗽烦热,心腹壅滞,胸满气促,宜服**郁李人散方**:

郁李人一两,汤浸,去皮尖,微炒　汉防己一两　赤茯苓一两　贝母一两,煨令微黄　商陆一两　木香一两　槟榔一两　桑根白皮一两,剉　杏人一两,汤浸,去皮尖、双人,麸炒微黄　紫苏茎叶一两　陈橘皮一两,汤浸,去白瓤,焙

右件药捣筛为散,每服四钱,以水一中盏,入生姜半分,枣三枚,煎至六分,去滓,不计时候温服。忌生冷、鸡、鱼、大[2]蒜。

---

〔1〕　虚:《正误》:一本作尘。

〔2〕　大:原作"尖"。同方《普济方》卷28无此字,《类聚》卷8作"大",《正误》:"尖:疑当作大。"因改。

治肺气壅盛，攻头面，四肢浮肿，胸膈痰逆，不下饮食，宜服**泽漆散**方：

泽漆一两　羌活三分　杏人一两,汤浸,去皮尖,双人,麸炒微黄　旋覆花三分　贝母一两,煨令微黄　半夏一两,汤洗七遍去滑　猪苓一两,去黑皮　前胡三分,去芦头　大腹皮三分,剉　汉防己一两　桑根白皮三分,剉　甜葶苈一两,隔纸炒令紫色　陈橘皮一两,汤浸,去白瓤,焙

右件药捣筛为散，每服三钱，以水一中盏，入生姜半分，枣三枚，煎至六分，去滓，不计时候温服。

治肺气攻注，遍身虚肿，按之没指，心腹气滞，大小便涩，状如水气，宜服**赤茯苓散**方：

赤茯苓一两　汉防己一两　川大黄一两半,剉　槟榔三分　柴胡一两,去苗　紫苏茎叶三分　甜葶苈三分,隔纸炒令紫色　桑根白皮一两,剉　陈橘皮一两,汤浸,去白瓤,焙

右件药捣筛为散，每服四钱，以水一中盏，煎至六分，去滓，食前温服。

治肺气攻四肢，肿满疼痛，宜服**陈橘皮散**方：

陈橘皮一两,汤浸,去白瓤,焙　射干三分　汉防己半两　赤茯苓一两　大腹皮一两,剉　泽泻三分　泽漆半两　桑根白皮三分,剉

右件药捣筛为散，每服四钱，以水一中盏，入黑豆五十粒，煎至六分，去滓，食前温服。

治肺气壅滞，关膈不通，四肢浮肿，喘息促急，坐卧不得，宜服**大腹皮散**方：

大腹皮三分,剉　汉防己半两　桑根白皮三分,剉　木通三分,剉　赤茯苓一两　郁李人一两,汤浸,去皮尖,微炒　甜葶苈一两半,隔纸炒令紫色　泽漆三分　桂心半两　百合三分　陈橘皮一两,汤浸,去白瓤,焙

右件药捣筛为散，每服三钱，以水一中盏，入生姜半分，枣三枚，煎至六分，去滓，不计时候温服。

治肺气咳嗽，喘急妨闷，面目浮肿，**马兜零散**方：

马兜零一两　桑根白皮一两,剉　汉防己半两　甘草半两,炙微赤,剉　半夏三分,汤洗七遍去滑　甜葶苈半两,隔纸炒令紫色　百合三分　天门冬三分,去心　赤茯苓三分

右件药捣罗为散，每服三钱，以水一中盏，入生姜半分，煎至六分，去滓，不计时候温服。

治肺气喘促烦热，面目浮肿，大肠不利，宜服**葶苈圆**方：

甜葶苈一两,隔纸炒令紫色　杏人一两,汤浸,去皮尖,双人,麸炒微黄　马兜零一两　汉防己一两　郁李人一两,汤浸,去皮尖,微炒　皂荚无蚛者,小便浸二宿后,去黑皮,涂酥炙令焦黄,去子捣末,一两　鸡子黄五枚,泻纸上,焙干为末

右件药捣罗为末，煮枣肉和圆如梧桐子大，每服不计时候以生姜汤下二十圆。

治肺脏气壅，面目四肢浮肿，喘促咳嗽，胸膈满闷烦热，**汉防己圆**方：

汉防己一两　商陆一两　麻黄一两,去根节　赤茯苓一两　桑根白皮一两半,剉　甜葶苈一两,隔纸炒令紫色　蛤蚧一对,头尾全者,涂酥炙微黄　杏人一两,汤浸,去皮尖,双人,麸炒微黄

右件药捣罗为末，炼蜜和捣三二百杵，圆如梧桐子大，每服不计时候，以生姜汤下二十圆。粥饮下亦得。

治肺气咳嗽，头面虚肿，小便秘涩，宜服此方：

甜葶苈二两,以水净淘洗过,日晒干,却用浆水浸半日,布子盛蒸〔1〕一炊久,取出,又晒干　汉防己半两

---

〔1〕以水净淘洗……布子盛蒸：宋版本句"淘洗"、"布子盛蒸"六字缺损，宽政本亦缺。据《类聚》卷8"治肺气头面四肢浮肿诸方"所引补。另《普济方》卷231"葶苈丸"中葶苈子制法与之多同，其中"布内盛蒸"较"布子盛蒸"似更明晰。

桑根白皮三分,剉 郁李人二两,汤浸,去皮尖,微炒

右件药捣罗为末,煮枣肉和圆如梧桐子大,每服不计时候以粥饮下二十圆。

又方:

甘遂半两,煨令微黄 川大黄半两,剉碎,微炒 甜葶苈半两,隔纸炒令紫色 前胡二分,去芦头 巴豆一分,去皮心,研,纸裹压去油

右件药捣罗为末,炼蜜和捣一二百杵,圆如菉豆大,每服空心以粥饮下三圆。

治肺气喘急诸方

夫肺为四脏之上盖,通行诸脏之精气。气则为阳,流行脏腑,宣发腠理。而气者,皆肺之所主也。若肺虚,邪气所乘则壅胀,壅胀则肺脏不利,不利则气道涩,故肺气逆而喘急也。

治肺气喘急,时嗽,坐卧不得,喉中鸣,心胸满闷,宜服**马兜零散**方:

马兜零三分 桑根白皮三分,剉 汉防己半两 麻黄三分,去根节 白茯苓一两 柴胡三分,去苗 白前半两 大腹皮三分,剉 陈橘皮一两[1],汤浸,去白瓤,焙 桔梗三分,去芦头 五味子半两 甘草一分,炙微赤,剉 紫菀半两,洗去苗土 杏人五十枚,汤浸,去皮尖、双人,麸炒令微黄

右件药捣筛为散,每服三钱,以水一中盏,入生姜半分,煎至六分,去滓,不计时候温服。忌炙煿、热面。

治肺气喘急,不思饮食,宜服**大腹皮散**方:

大腹皮剉 赤茯苓 枳壳麸炒微黄,去瓤 桔梗去芦头 人参去芦头 陈橘皮汤浸,去白瓤,焙 半夏汤浸七遍去滑 川大黄剉碎,微炒 杏人汤浸,去皮尖、双人,麸炒微黄 诃梨勒皮 桂心已上各半两 甘草一分,炙微赤,剉

右件药捣筛为散,每服三钱,以水一中盏,煎至六分,去滓,不计时候温服。

治肺气壅滞,咳嗽,发即气喘妨闷,宜服**紫苏散**方:

紫苏茎叶一两 猪苓一两,去黑皮 陈橘皮一两,汤浸,去白瓤,焙 马兜零七颗,细剉,和皮子 桑根白皮一两,剉 麦门冬一两,去心 大腹皮一两,剉 赤茯苓一两 枳壳一两,麸炒微黄,去瓤

右件药捣筛为散,每服四钱,以水一中盏,入生姜半分,煎至六分,去滓,不计时候温服。

治肺气喘急,腹胁疼痛,**麻黄散**方:

麻黄二两,去根节 赤茯苓一两 桂心一两 桔梗一两半,去芦头 杏人四十九枚,汤浸,去皮尖、双人,麸炒微黄 甘草半两,炙微赤,剉

右件药捣筛为散,每服四钱,以水一中盏,煎至六分,去滓,不计时候温服。

治肺气喘急,下焦虚伤,宜服**阿胶膏**方:

阿胶三两,捣碎,炒令黄燥,捣末 白羊肾三对,去筋膜,切细,研 杏人三两,汤浸,去皮尖、双人,麸炒微黄,研如膏 薯蓣二两,捣为末 薤白一握,细切 黄牛酥四两 羊肾脂四两,煮去滓

右件药相和,于瓷瓶内贮之,蒸半日令药成膏,每服不计时候,以暖酒调下一茶匙。

治肺气喘急,咳嗽,**桔梗散**方:

桔梗一两,去芦头 桑根白皮三分,剉 甘草半两,炙微赤,剉 诃梨勒皮三分 花桑叶半两 贝母半两,煨令微黄

---

〔1〕 一两:宋版无。《正误》:"一本一两。"宽政版有"一两",因补。

右件药捣细罗为散，每服不计时候以糯米粥饮调下一钱。

治肺气喘急，不得眠卧，头不着枕，无问昼夜，长倚物坐，唯食稀粥。服此药，其气急当日便减，更经三五日，卧稳头着枕，小便通，心腹气散，二十日外平复如故。兼治十种水病，无不愈者。**朴消丸**方：

川朴消二两,炼熟　川芒消二两,炼熟　消石一两

已上三味同研令细。

犀角屑一两　椒目一两,微炒过

已上二味捣罗为末。

莨菪子一两,水淘去浮者,水煮令黄芽出,候干,却炒令黑色　甜葶苈一两,隔纸炒令紫色　杏人二两,汤浸,去皮尖、双人,麸炒微黄　已上三味同捣如膏。

右件药都研令匀，以枣肉和捣三五百杵，圆如梧桐子大，每服不计时候以枣汤下十五圆。

治肺气，定喘嗽，**牛黄圆**方：

牛黄半两,细研　人参一两,去芦头　赤茯苓一两　诃梨勒三分,煨,用皮　蛤蚧一对,头尾全者,涂酥炙令微黄　杏人三分,汤浸,去皮尖、双人,麸炒微黄　甘草半两,炙微赤,剉

右件药捣罗为末，入牛黄更研令匀，炼蜜蜡同和丸如鸡头实大，不计时候含一圆咽津。

治肺气喘急，坐卧不得，宜服**汉防己圆**方：

汉防己一两　干姜半两,炮裂,剉　甜葶苈三分,隔纸炒令紫色　猪牙皂荚一两,去黑皮,涂酥炙令焦黄,去子

右件药捣罗为末，以枣肉和捣一二百杵，圆如梧桐子大，每服不计时候煎桑根白皮汤下十圆。

治多年肺气，累疗不差，心膈烦热，喘促，宜服此方：

砒霜一两,以熟绢裹,用大萝卜一枚开一窍,入砒霜,又用萝卜塞,却以线缠系,内镗中,以水入灯心五大束,煮半日出之,取砒霜研令细,入后药用之　五味子半两,捣末　金薄五十片,研　黄药半两,捣末　银薄五十片,研　菉豆粉一两　蜜陀僧半两,研　腻粉一钱

右件药同研令匀，煮枣肉和圆如梧桐子大，以沙糖温水研化一圆，食后服之。

治久患肺气喘急，痰壅闷乱，宜服**葶苈圆**方：

甜葶苈一两,隔纸炒令紫色,别研如膏　贝母一两,煨令微黄,捣末　杏人一两,汤浸,去皮尖、双人,麸炒微黄,研如膏　皂荚二两,搥碎,以酒五合,揉取汁,煎成膏

右件药都研令匀，以皂荚膏和圆如梧桐子大，每服不计时候，以桑根白皮汤下二十圆。

治肺气喘急，睡卧不安，宜**猪胰酒**方：

猪胰三具,细切　大枣五十枚,去核

右二味以无灰酒五升浸经三日，每服不计时候温服一小盏。兼治经年嗽病。

治肺伤风冷声嘶不出诸方

夫脏腑皆受气于肺，肺主于气，气为阳，阳气和平，则声音通畅也。若形寒饮冷，两寒相感，则伤于肺，是以风冷为阴，阴邪搏于阳，阴阳不调，气道不通，故令声嘶不出也。

治肺脏外伤风冷，声嘶言不能出，胸膈气滞，宜服**半夏散**方：

半夏半两,汤洗七遍,去滑　细辛三分　桔梗半两,去芦头　杏人三分,汤浸,去皮尖、双人,麸炒微黄　陈

橘皮一两,汤浸,去白瓤,焙　麻黄三分,去根节　桂心二两　前胡半两,去芦头　枳壳半两,麸炒微黄,去瓤　紫菀半两,洗去苗土　桑根白皮半两,剉　贝母半两,煨令微黄　柴胡半两,去苗　甘草一分,炙微赤,剉　木通半两,剉　诃梨勒皮半两

右件药捣筛为散,每服四钱,以水一中盏,入生姜半分,枣三枚,煎至六分,去滓,不计时候稍热服。忌生冷、热面。

治肺伤风冷,背寒,语声嘶不出,咳嗽气急,宜服**五味子散**方:

五味子半两　桂心一两　附子一两,炮裂,去皮脐　款冬花半两　桔梗半两,去芦头　鸡苏茎叶一两　干姜半两,炮裂,剉

右件药捣筛为散,每服三钱,以水一中盏,入枣三枚,煎至六分,去滓,不计时候稍热服。

治肺脏伤风冷,语声嘶不出,或吃食后虚喘,宜服**附子散**方:

附子一两,炮裂,去皮脐　麻黄一两,去根节　杏人一两,汤浸,去皮尖、双人,麸炒微黄　甘草一分,炙微赤,剉　赤茯苓三分　菖蒲半两　肉桂一两,去皴皮　陈橘皮一两,汤浸,去白瓤,焙

右件药捣筛为散,每服三钱,以水一中盏,入生姜半分,枣三枚,煎至六分,去滓,不计时候稍热服。

治肺脏伤风冷,语声嘶不出,喘促痰逆,宜服**麻黄散**方:

麻黄三分,去根节　五味子三分　桂心半两　甘草一分,炙微赤,剉　半夏半两,汤洗七遍,去滑　人参三分,去芦头　干姜半两,炮裂,剉　陈橘皮三分,汤浸,去白瓤,焙　杏人一两,汤浸,去皮尖、双人,麸炒微黄

右件药捣为散,每服三钱,以水一中盏,入生姜半分,枣三枚,煎至六分,去滓,不计时候稍热服。

治肺脏伤风冷,语声嘶不出,喘息不得,宜服**紫菀散**方:

紫菀三分,洗去苗土　五味子半两　甘草一分,炙微赤,剉　麻黄半两,去根节　赤茯苓三分　木通半两,剉　桂心三分　陈橘皮三分,汤浸,去白瓤,焙　杏人一两,汤浸,去皮尖、双人,麸炒微黄

右件药捣筛为散,每服三钱,以水一中盏,入生姜半分,煎至六分,去滓,不计时候稍热服。

治肺脏伤风冷,喘促咳嗽,言语声嘶,咽喉不利,宜服**贝母圆**方:

贝母半两,煨令微黄　细辛三分　桂心一两　菖蒲三分　甘草一分,炙微赤,剉　百合半两　紫菀三分,洗去苗土　杏人半两,汤浸,去皮尖、双人,麸炒微黄　陈橘皮一两,汤浸,去白瓤,焙

右件药捣罗为末,炼蜜和捣三二百杵,圆如弹子大,每服不计时候以绵裹一圆含咽津。

治肺脏伤风冷,声嘶,宜服温肺顺气通声,**含化菖蒲煎**方:

菖蒲一两,末　桂心二两　生姜半斤,绞取汁　白蜜十二两

右件药先以水一大盏,煎菖蒲、桂心,取五分,次入姜汁并蜜炼成膏,不计时候取一茶匙含化咽津。

治肺脏气壅,外伤风寒,语声嘶不出,咽喉干痛,宜服**生地黄煎**方:

生地黄汁一升　生姜汁二合　生麦门冬汁半升　牛酥五两　白蜜半斤　枣肉三十枚,研

已上六味相和,于银锅中慢火熬令稀稠得所,入后药:

桂心一两　贝母一两,煨令微黄　细辛一两　杏人一两,汤浸,去皮尖、双人,麸炒微黄,研如膏　菖蒲一两　皂荚子人一两,微炒

右件药捣细罗为散,入前地黄煎中搅令匀,不计时候取一茶匙含化咽津。

治肺脏痰毒壅滞诸方

夫痰毒者,由肺脏壅热,过饮水浆,积聚在于胸膈,冷热之气相搏,结实不消,故令目眩头旋,心腹痞满,常欲呕吐,不思饮食,皆由痰毒壅滞也。

治肺脏久积痰毒,在于胸膈不散,少思饮食,宜服**半夏散**方:

半夏一两,汤洗七遍,去滑 木香半两 人参一两,去芦头 槟榔三分 桔梗半两,去芦头 陈橘皮三分,汤浸,去白瓤,焙 前胡一两,去芦头 赤茯苓二两 桂心半两 旋覆花半两 麦门冬一两,去心 枇杷叶三分,拭去毛,炙微黄 细辛三分 甘草半两,炙微赤,剉 枳壳二两,麸炒微黄,去瓤

右件药捣筛为散,每服三钱,以水一中盏,入生姜半分,煎至六分,去滓,不计时候温服。忌炙煿、热面、猪、犬肉等。

治肺脏痰毒,胸膈壅滞,宜服**甘菊花散**方:

甘菊花 人参去芦头 大腹皮剉 半夏汤洗七遍去滑 木香 白术 威灵仙 枳壳麸炒微黄,去瓤 肉桂去皱皮 诃梨勒皮 赤茯苓 郁李人汤浸,去皮尖,微炒 甘草炙微赤,剉,已上各一两

右件药捣筛为散,每服三钱,以水一中盏,入生姜半分,煎至六分,去滓,不计时候温服。

治肺脏痰毒壅滞,头旋目眩,宜服**旋覆花散**方:

旋覆花半两 人参半两,去芦头 枇杷叶半两,拭去毛,炙微黄 赤茯苓一两 蔓荆子一两 前胡一两,去芦头 桔梗半两,去芦头 防风半两,去芦头 甘草半两,炙微赤,剉 枳壳一两,麸炒微黄,去瓤 半夏三分,汤洗七遍,去滑

右件药捣筛为散,每服四钱,以水一中盏,入生姜半分,煎至六分,去滓,不计时候温服。忌炙煿、热面。

治肺脏痰毒壅滞,心胸满闷,肩背烦疼,不欲饮食,宜服**桑根白皮散**方:

桑根白皮一两,剉 半夏半两,汤洗七遍,去滑 赤茯苓一两 前胡一两,去芦头 大腹皮三分,剉 白术半两 木香半两 甘草一分,炙微赤,剉 川大黄一两,剉碎,微炒

右件药捣筛为散,每服三钱,以水一中盏,入生姜半分,煎至六分,去滓,不计时候温服。

治肺脏痰毒壅滞,气逆咳嗽,不思饮食,宜服**人参散**方:

人参一两,去芦头 麻黄三分,去根节 甜葶苈三分,隔纸炒令紫色 枳壳三分,麸炒微黄,去瓤 木通三分,剉 乌梅七枚,用肉微炒 桔梗三分,去芦头 紫菀三分,洗去苗土 桑根白皮三分,剉 甘草半两,炙微赤,剉 赤茯苓半两 款冬花三分

右件药捣筛为散,每服三钱,以水一中盏,入生姜半分,煎至六分,去滓,不计时候温服。

治肺脏痰毒壅滞,心膈昏闷,宜服**前胡散**方:

前胡去芦头 紫菀洗去苗土 诃梨勒皮 枳实麸炒微黄,已上各一两

右件药捣细罗为散,每服一钱,不计时候以温水调服。

治肺脏壅热吐血诸方

夫肺居膈上,与心脏相近,心主于血,肺主于气,气血相随,循环表里。若脏腑久积热毒,则胸膈壅滞,血与气逆行,上注于肺,肺壅不利,故令吐血也。又有体虚劳损,酒食过度,愁忧思虑,恚怒气逆,伤于肺者,亦皆吐血不止也。

治肺壅热,吐血不止,宜服**红蓝花散**方:

红蓝花一两 犀角屑三分 茅根三分,剉 麦门冬三分,去心 伏龙肝半斤,以水五大盏,浸滤取汁

右件药捣筛为散,每服三钱,以浸伏龙肝水一中盏,入竹茹一分,煎至六分,去滓,不计时候温服。

治肺壅热,吐血不止,宜服**刺蓟散**方:

刺蓟半两 川升麻半两 鹿角胶半两,捣碎,炒令黄燥 羚羊角屑半两 青竹茹半两 当归半两,剉,微炒 生干地黄一两 甘草一分,生用

右件药捣筛为散,都以水二大盏半,煎至一盏半,去滓,分温五服,不计时候。

治肺脏壅热吐血,心膈烦闷,宜服**天竺黄散**方:

天竺黄 人参去芦头 侧柏叶微炙 川大黄剉碎,微炒 鹿角屑 黄耆剉 赤茯苓 马兜零已上各半两 鹿角胶一两,捣碎,炒令黄燥

右件药捣细罗为散,每服不计时候,暖生地黄汁调下一钱。

治肺壅热气逆,吐血,宜服**蒲黄散**方:

蒲黄三分 当归半两,剉,微炒 人参半两,去芦头 天门冬半两,去心,焙 麦门冬半两,去心,焙 甘草半两,生用 黄耆一两,剉 赤芍药半两 阿胶一两,捣碎,炒令黄燥 生干地黄一两

右件药捣细罗为散,每服不计时候,以粥饮调下一钱。

治肺壅热吐血后,咳嗽劳劣,宜服**补肺百花煎**方:

白蜜五合 生地黄汁三合 生姜汁一合 黄牛乳五合 藕汁三合 秦艽一两,去苗 白茯苓一两 柴胡一两,去苗 干柿五枚,煮软,细研如糊 杏人二两,汤浸,去皮尖、双人,麸炒微黄 黄明胶四两,捣碎,炒令黄燥

右件药捣细罗为散,与蜜及诸药汁兼干柿,同于银锅子内以慢火煎成膏,别收于合器中,每服不计时候以粥饮调下一茶匙。

治肺壅热极,肺胀喘,吐血不止,宜服此方:

生藕汁二合 生地黄汁二合 刺蓟根汁二合 牛蒡根汁二合 生蜜一合 生姜汁半合

右件药汁调和令匀,每服一小盏,不计时候温服。

又方:

黄明胶一两,捣碎,炒令黄燥 桑叶一两 伏龙肝一两半

右件药捣细罗为散,每服不计时候,以糯米粥饮调下一钱。

又方:

生地黄四两,研取汁 鹿角胶一两,捣碎,炒令黄燥,为末

右件药以童子小便一中盏于银器中,下地黄汁及胶末搅令匀,煎三两沸,分温三服。

治肺脏壅热诸方

夫肺主于气,气为阳,阳盛则生热也。又脏腑气血充实,久积热毒在内,致胸膈烦满,口舌干燥,卫气壅滞不能通流,故令肺壅而生热也。

治肺脏壅热,心胸不利,少欲吃食,宜服**枳壳散**方:

枳壳三分,麸炒微黄,去瓤 前胡半两,去芦头 川升麻半两 赤茯苓半两 子芩半两 麦门冬三分,去心 沙参三分,去芦头 玄参半两 茅根半两,剉 甘草半两,炙微赤,剉 木通半两,剉

右件药捣筛为散,每服三钱,以水一中盏,入生姜半分,竹叶二七片,煎至六分,去滓,不计时候温服。忌炙爆、猪、鸡、犬肉。

治肺脏壅热,胸膈烦闷,四肢疼痛,宜服**柴胡散**方:

柴胡去苗　桔梗去芦头　枳壳麸炒微黄,去瓤　麦门冬去心　鳖甲涂醋炙令黄,去裙襴　地骨皮　生干地黄　人参去芦头　葳蕤　赤茯苓　木通　赤芍药　甘草炙微赤,剉,已上各半两

右件药捣筛为散,每服四钱,以水一中盏,煎至六分,去滓,不计时候温服。忌热面、炙爆、苋菜等。

治肺脏壅热,心胸烦闷,嗽逆,食少,大肠不利,宜服**紫菀散**方:

紫菀一两,洗去苗土　桔梗一两,去芦头　芦根二两,剉　甘草半两,炙微赤,剉　川大黄一两,剉碎,微炒　川朴消一两　木通一两,剉

右件药捣筛为散,每服三钱,以水一中盏,煎至六分,去滓,不计时候温服。

治肺脏壅热,烦躁喘粗,不思饮食,宜服**汉防己散**方:

汉防己一两　赤茯苓一两　白前一两　桔梗一两,去芦顽　川大黄一两,剉碎,微炒　陈橘皮一分,汤浸,去白瓤,焙　木通一两,剉　紫菀一两,去苗　紫苏茎叶一两　天门冬一两,去心　枳壳一两,麸炒微黄,去瓤　甘草一两,炙微赤,剉

右件药捣筛为散,每服三钱,以水一中盏,煎至六分,去滓,不计时候温服。

治肺脏壅热,心胸不利,吃食全少,四肢烦疼,宜服**黄耆散**方:

黄耆剉　赤茯苓　人参去芦头　麦门冬去心　枳壳麸炒微黄,去瓤　川升麻　前胡去芦头　百合　赤芍药　紫菀洗去苗土　甘草炙微赤,剉　沙参　知母已上各一两

右件药捣筛为散,每服三钱,以水一中盏,煎至六分,去滓,不计时候温服。

治肺脏壅热,喘促心烦,食少,宜服**麦门冬散**方:

麦门冬一两,去心　柴胡二两,去苗　杏人一两,汤浸,去皮尖,双人,麸炒微黄　石膏三两　麻黄一两,去根节　赤茯苓三分　紫菀三分,洗去苗土　吴蓝三分　甘草半两,炙微赤,剉

右件药捣粗罗为散,每服三钱,以水一中盏,入生姜半分,竹叶二七片,煎至六分,去滓,不计时候温服。

治肺脏壅热,喘逆胸满,仰息不食,宜服**赤茯苓散**方:

赤茯苓一两　石膏一两　杏人三分,汤浸,去皮尖,双人,麸炒微黄　旋覆花半两　半夏半两,汤洗七遍,去滑　紫菀一两,洗去苗土　麻黄一两,去根节　甘草半两,炙微赤,剉　桑根白皮一两,剉

右件药捣筛为散,每服三钱,以水一中盏,入生姜半分,竹叶二七片,煎至六分,去滓,不计时候温服。

治肺脏壅热,喘促咳嗽,心神烦闷,宜服**天门冬圆**方:

天门冬一两,去心,焙　麦门冬一两,去心,焙　人参一两,去芦头　赤茯苓一两　百合一两　桑根白皮一两,剉　紫菀一两,洗去苗土　杏人一两,汤浸,去皮尖,双人,麸炒微黄　贝母一两,煨令微黄　前胡三分,去芦头　五味子三分　甘草半两,炙微赤,剉

右件药捣罗为末,炼蜜和捣三五百杵,圆如弹子大,每服食后绵裹一圆,含化咽津。

治肺脏壅热,久嗽,涕唾稠粘,气促不能食,宜服**天门冬煎**方:

天门冬二两,去心,以水一升半煮令极烂,候水尽,细研　紫菀一两,洗去苗土　桔梗一两,去芦头　贝母一两,煨令微黄　赤茯苓一两半　木通一两,剉　桑根白皮一两,剉　已上同捣细罗为散　生地黄汁四合　藕汁三合　生麦门冬汁三合　酥二两　白蜜二合

右件药先下地黄、麦门冬、藕汁,煎六七沸,次下前散搅令匀,即下酥,缓火煎如饧,收于合中,每于食后及夜间含一茶匙,细细咽津。

治肺脏壅热,烦闷口干,宜服**犀角圆**方:

犀角屑一两　川升麻三分　黄连三分,去须　赤茯苓三分　栀子人半两　木通一两,剉　子芩三分　玄参三分　天门冬三分,去心,焙

右件药捣罗为末,炼蜜和捣三二百杵,圆如梧桐子大,每于食后及夜临卧时,煎淡竹叶汤下二十圆。

治肺脏壅热烦闷,宜服此方:

新百合四两

右用蜜半盏拌和百合蒸令软,时时含如枣大,咽津。

治肺萎诸方

夫肺主于气,为四脏之上盖,其气通于皮毛,故令风邪易伤也。若人气血虚弱,动作劳伤,或因汗下之后,津液枯竭,肺气不足,不能宣通诸脏,因成肺萎也。其病咳唾而呕逆,多吐涎沫,咽喉干燥,小便滑数。欲饮水者,必愈。欲咳而不能咳,吐唾相粘脓血,小便不利者,难治。诊其脉数者,是其候也。

治肺萎咳嗽,涕唾稠粘,小便不利,宜服**紫菀散**方:紫菀三分,洗去苗土　桔梗三分,去芦头　木通三分,剉　旋覆花半两　桑根白皮二分,剉　赤茯苓三分　甘草半两,炙微赤,剉　茅根半两,剉　白蒺藜三分,微炒去刺

右件药捣筛为散,每服四钱,以水一中盏,煎至六分,去滓,不计时候温服。忌生冷、油腻、鸡、猪等。

治肺萎咳嗽,涕唾稠粘,咽喉不利,心神烦热,宜服**百部散**方:

百部一两　桔梗一两,去芦头　射干一两　川升麻一两　天门冬一两,去心　木通一两,剉　甘草半两,炙微赤,剉　沙参半两,去芦头　川大黄半两,剉碎,微炒

右件药捣筛为散,每服四钱,以水一中盏,入竹叶二七片,煎至六分,去滓,不计时候温服。

治肺萎咳嗽,涕唾稠粘,胸膈烦壅,咽喉不利,宜服**桑白皮散**方:

桑根白皮半两,剉　桔梗二分,去芦头　木通三分,剉　紫菀三分,洗去苗土　槟榔三分　旋覆花半两　款冬花半两　前胡半两,去芦头　杏人半两,汤浸,去皮尖、双人,麸炒微黄

右件药捣筛为散,每服三钱,以水一中盏,入生姜半分,煎至六分,去滓,不计时候温服。

治肺萎咳嗽,吐脓血,胸胁胀满,短气羸瘦,不思饮食,宜服**生干地黄散**方:

生干地黄一两　甘草半两,炙微赤,剉　麦门冬半两,去心　赤茯苓一两　半夏三分,汤洗七遍,去滑　麻黄三分,去根节　紫菀三分,洗去苗土　五味子二分　柴胡一两,去苗　射干半两　黄芩三分　桑根白皮三分,剉

右件药捣筛为散,每服三钱,以水一中盏,入生姜半分,枣三枚,煎至六分,去滓,不计时候温服。

治肺萎咳嗽,日月久远,喘息促,肩胛高,仰卧不安,宜服**白前散**方:

白前三分　旋覆花半两　桑根白皮一两,剉　赤茯苓一两　汉防己半两　麻黄半两,去根节　紫

菀一两,洗去苗土　五味子半两　白蒺藜半两,微炒去刺

右件药捣粗罗为散,每服四钱,以水一中盏,煎至五分,去滓,不计时候温食。

治肺萎,咳唾如稠胶,日夜计升已上,坐卧不安,胁肋疼痛,宜服**赤芍药散**方:

赤芍药三分　赤茯苓一两　桔梗三分,去芦头　贝母一两,煨令微黄　甘草半两,炙微赤,剉　款冬花半两　獭肝半两,微炙　紫菀一两,洗去苗土

右件药捣粗罗为散,每服四钱,以水一中盏,煎至六分,去滓,不计时候温服。

治肺萎多涎唾,小便数者,此肺已中冷,必多头眩,若小便数,不渴不咳者,宜服此方:

白芍药一两半　干姜一两,炮裂,剉　甘草一两半,炙微赤,剉

右件药捣筛为散,每服三钱,以水一中盏,煎至六分,去滓,不计时候温服。

治肺萎吐涎沫,宜服此方:

皂荚半两,去黑皮,涂酥炙令焦黄,去子　桂心一两半　甘草一两半,炙微赤,剉

右件药捣筛为散,每服三钱,以水一中盏,入生姜半分,枣三枚,煎至六分,去滓,不计时候温服。

治肺萎损败,气喘,咳嗽有血,宜服**阿胶散**方:

阿胶一两,捣碎,炒令黄燥　熟干地黄三分　白茯苓半两　人参三分,去芦头　麦门冬半两,去心,焙　蛤蚧一只,头尾全,涂酥炙令微黄　侧柏叶一两,涂酥炙令黄

右件药捣细罗为散,每服不计时候,以粥饮调下一钱。

治肺萎咳嗽,胸中满而振寒,脉数,咽干或渴,时时出唾,又吐脓如米粥者,宜服**桔梗散**方:

桔梗三两,去芦头　甘草一两,炙微赤,剉　赤茯苓二两

右件药捣筛为散,每服三钱,以水一中盏,煎至六分,去滓,不计时候温服。

治肺萎,唾多出血,心中温温[1],宜服此方:

生甘草二两

右捣粗罗为散,每服三钱,以水一中盏,煎至六分,去滓,不计时候温服。

治大肠虚冷诸方

夫大肠合于肺,手阳明是其经也,为传导之府,化物出焉。若虚则生寒,寒则肠鸣泄利,食不消化,皮肤干燥,则是大肠虚冷之候也。

治大肠虚冷,乏气拘急,腰痛羸瘦,宜服**附子散**方:

附子一两半,炮裂,去皮脐　人参一两,去芦头　干姜一两,炮裂,剉　赤芍药一两　桂心一两　甘草一两,炙微赤,剉

右件药捣筛为散,每服三钱,以水一中盏,入枣三枚,煎至六分,去滓,食前温服。忌热面、鸡、猪、鱼等。

治大肠虚冷,肠鸣泄利,腹胁气痛,饮食不化,宜服**诃梨勒散**方:

诃梨勒一两半,煨,用皮　附子一两,炮裂,去皮脐　当归三分,剉,微炒　桔梗半两,去芦头　肉豆蔻三

---

〔1〕　温温:《中医古籍用字研究》(第264页)指出:此词乃"愠愠"(或"蕴蕴")借字,状写心腹郁闷不舒以致疼痛貌。又可变形为"嗢嗢"。

分,去壳　木香半两　吴茱萸一分,汤浸七遍,焙干,微炒　甘草一分,炙微赤,剉　陈橘皮一两,汤浸,去白瓤,焙

右件药捣筛为散,每服三钱,以水一中盏,入生姜半分,枣三枚,煎至六分,去滓,食前稍热服。

治大肠虚冷,肠鸣腹痛,食不消化,宜服**吴茱萸散**方:

吴茱萸半两,汤浸七遍,焙干微炒　陈橘皮一两,汤浸,去白瓤,焙　肉豆蔻半两,去壳　高良姜一两,剉　干姜半两,炮裂,剉　缩沙一两,去皮　神曲一两,捣碎,炒微黄　白术一两　厚朴二两,去粗皮,涂生姜汁炙令香熟　甘草半两,炙微赤,剉

右件药捣细罗为散,食前以粥饮调下一钱。

治大肠虚冷,肠鸣腹痛,下痢,不思饮食,宜服**草豆蔻散**方:

草豆蔻一两,去皮　高良姜三分,剉　桂心半两　丁香半两　木香半两　白术半两　当归半两,剉,微炒　白豆蔻半两,去皮　陈橘皮一两,汤浸,去白瓤,焙　肉豆蔻半两,去壳　甘草一分,炙微赤,剉

右件药捣细罗为散,食前以姜枣汤调下一钱。

治大肠虚冷,切痛肠鸣,食不消化,宜服**木香圆**方:

木香一两　诃梨勒一两半,煨,用皮　白术一两　桂心一两　附子二两,炮裂,去皮脐　芜荑一两,微炒　高良姜一两,剉　厚朴二两,去粗皮,涂生姜汁炙令香熟　肉豆蔻半两,去壳　干姜三分,炮裂,剉　甘草半两,炙微赤,剉

右件药捣罗为末,用神曲末煮作糊,和捣三二百杵,圆如梧桐子大,食前以姜枣汤下一十圆。

治大肠实热诸方

夫大肠实,实则生热,热则肠结胀满,喜气喘咳,身面热,喉中噎,乍实乍虚,乍来乍去,大肠有宿滞,则发热寒慄如疟之状,秘涩不通,则是大肠实热之候也。

治大肠实热,头痛目眩,惊狂,喉痹,腹胁满闷,手足烦痛,宜服**赤茯苓散**方:

赤茯苓一两　川大黄一两半　犀角屑三分　枳实三分,麸炒微黄　麦门冬一两,去心　杏人半两,汤浸,去皮尖、双人,麸炒微黄　石膏一两　丹参半两　槟榔一两

右件药捣筛为散,每服三钱,以水一中盏,煎至六分,去滓,食前温服。忌热面、炙煿。

治大肠实热,上气喘咳,心神烦闷,宜服**杏人散**方:

杏人一两,汤浸,去皮尖、双人,麸炒微黄　赤芍药三分　黄芩三分　细辛三分　五味子三分　川大黄一两半,剉碎,微炒　麦门冬三分,去心　石膏二两　甘草一两,炙微赤,剉

右件药捣筛为散,每服三钱,以水一中盏,煎至六分,去滓,食前温服。

治大肠实热,心神烦躁,口内生疮,宜服**羚羊角散**方:

羚羊角屑三分　青竹茹一两　黄芩三分　栀子人三分　紫苏茎叶三分　杏人三分,汤浸,去皮尖、双人,麸炒微黄　玄参三分　木通三分　赤茯苓三分　川朴消一两　甘草半两,炙微赤,剉　川大黄一两,剉碎,微炒

右件药捣筛为散,每服三钱,以水一中盏,煎至六分,去滓,入生地黄汁一合,更煎一两沸,不计时候温服。

治大肠实热,肠胀不通,热气上冲,口内生疮,宜服**大腹皮散**方:

大腹皮二两,剉　柴胡一两,去苗　诃梨勒皮一两　枳壳一两,麸炒微黄,去瓤　川大黄二两,剉碎,微炒　羚羊角屑三分　川朴消二两　甘草半两,炙微赤,剉

右件药捣筛为散,每服三钱,以水一中盏,煎至六分,去滓,食前温服。

治大肠实热,气壅不通,心腹胀满,发歇寒热,宜服**柴胡散**方:

柴胡一两,去苗　赤芍药一两　枳实三分,麸炒微黄　杏人三分,汤浸,去皮尖、双人,麸炒微黄　黄芩三分　川大黄二两,剉碎,微炒　槟榔一两　汉防己三分　甘草半两,炙微赤,剉

右件药捣筛为散,每服三钱,以水一中盏,煎至六分,去滓,食前温服。

治大肠实热,秘涩不通,心烦闷乱,宜服**槟榔圆**方:

槟榔一两　羌活一两　郁李人一两,汤浸,去皮尖,微炒　木香一两　川大黄一两,剉,微炒　牵牛子四两,捣罗取末,二两　青橘皮一两,汤浸,去白瓤,焙　麻人二两,别研如膏

右件药捣罗为末,炼蜜和捣三二百杵,圆如梧桐子大,每于食前以生姜汤下二十圆。

太平圣惠方卷第七
凡一十八门　论一首　病源一十七首　方共计一百四十八道

肾　脏　论

论曰：北方生寒，寒生水，水生咸，咸生肾，肾生骨髓，髓生肝，肾主耳。其在天为寒，在地为水，在体为骨，在脏为肾，在色为黑，在音为羽，在声为呻，在变动为慄，在窍为耳，在味为咸，在志为恐，在臭为腐，在液为唾，在虫为鳞，在性为智。其华在发，其充在骨，其在神精与志。骨髓之液谓之精，意有所存谓之志，生性之本，元气之根，神精所舍，故曰精志也。夫肾者，水也，主于冬，足少阴是其经，与膀胱足太阳合。膀胱为腑主表，肾为脏主里。肾气盛为志有余，则病腹胀飧[1]泄，体重胫肿，喘咳汗出，恶风，面目黑，小便黄，是为肾气之实也，则宜泻之。肾气不足则腰背冷，胸内痛，耳鸣或聋，足冷厥，小腹痛，是为肾气之虚也，则宜补之。冬肾脉来沉濡而滑者，是平脉也。反得大而缓者，是脾之乘肾，土之克水，为大逆，不可治。反得浮涩而短者，是肺之乘肾，母之克子，虽病可治。反得弦而长者，是肝之乘肾，子之克母，虽病自愈。反得浮而洪者，是心之乘肾，火之克水，其病可治。肾脉来如引葛，按之益坚，曰肾病。真肾脉至坚而沉，如弹石辟辟然，其色黄黑不泽毛折者，乃死矣。

治肾虚补肾诸方

夫肾脏者，足少阴之经也。左则为肾，右为命门。肾与命门者，神精之所舍，元气之所系也。若肾虚则腰背切痛，不能俯仰，足胫小弱，多恶风寒，手足厥冷，呼吸少气，骨节烦疼，脐腹结痛，面色黧黑，两耳虚鸣，肌骨干枯，小便滑数，诊其脉浮细而数者，是肾虚之候也。

治肾气虚，两胁下胀，小腹急痛，胸中短气，宜服**补肾磁石散**方：

---

[1] 飧：原作"餐"。据《病源》卷15"肾病候"改。

磁石二两,捣碎,水淘去赤汁　　当归一两,剉,微炒　　黄耆一两,剉　　五味子一两　　牛膝一两,去苗　　白茯苓一两　　陈橘皮三分,汤浸,去白瓤,焙　　桂心一两半　　石斛一两,去苗　　白芍药一两　　附子三两,炮裂,去皮脐　　川椒半两,去目及闭口者,微炒去汗　　枳壳半两,麸炒微黄,去瓤　　沉香一两　　人参一两,去芦头

右件药捣粗罗为散,每服四钱,以水一中盏,入生姜半分,枣三枚,煎至六分,去滓,不计时候稍热服。

治肾虚少气,腹胀腰疼,小腹急痛,手足逆冷,饮食减少,面色萎黑,百节痠疼,日渐无力,宜服补肾熟干地黄散方:

熟干地黄二两　　五味子一两　　桂心一两　　当归一两,剉,微炒　　白芍药一两　　牛膝一两,去苗　　杜仲一两,去粗皮,炙微黄,剉　　石斛一两,去根,剉　　人参一两,去芦头　　附子一两,炮裂,去皮脐　　白茯苓一两　　荜澄茄三分　　厚朴一两,去粗皮,涂生姜汁炙令香熟　　白术一两　　沉香一两

右件药捣筛为散,每服四钱,以水一中盏,入生姜半分,枣三枚,煎至六分,去滓,不计时候稍热服。

治肾气虚,腰胯脚膝无力,小腹急痛,四肢痠疼,手足逆冷,面色萎黑,虚弱不足,宜服补肾石斛散方:

石斛一两,去根,剉　　当归半两,剉,微炒　　人参半两,去芦头　　杜仲一两,去粗皮,微炙,剉　　五味子半两　　附子一两,炮裂,去皮脐　　熟干地黄一两　　白茯苓三分　　沉香一两　　黄耆半两,剉　　白芍药三分　　牛膝三分,去苗　　棘刺半两　　桂心半两　　防风半两,去芦头　　萆薢一两,剉　　肉苁蓉一两,酒浸一宿,刮去皱皮,炙令干　　磁石三两,捣碎,水淘去赤汁

右件药捣粗罗为散,每服四钱,以水一中盏,入生姜半分,枣三枚,煎至六分,去滓,不计时候稍热服。

春季补肾,肾沥汤方:

牛膝一两,去苗　　人参三分,去芦头　　五味子三分　　白茯苓三分　　附子一两,炮裂,去皮脐　　熟干地黄一两　　续断三分　　覆盆子三分　　狗脊三分　　防风三分,去芦头　　磁石二两,捣碎,水淘去赤汁,以帛绢包之　　甘草一分,炙微赤,剉

右件药捣粗罗为散,每服五钱,以水一大盏,用羊肾一对,切去脂膜,入生姜半分,枣三枚,每与磁石包子同煎至五分,去滓,食前温服。

夏季补肾,肾沥汤方:

附子一两,炮制,去皮脐　　桂心一两半　　白茯苓一两　　石南三分　　山茱萸三分　　石斛三分,去根剉　　人参一两,去芦头　　杜仲三分,去粗皮,炙微黄,剉　　当归一两,剉,微炒　　五味子一两　　熟干地黄二两　　泽泻一两　　肉苁蓉一两,酒浸一宿,刮去皱皮,炙令干　　磁石二两,捣碎,水淘去赤汁,以帛绢包之

右件药捣粗罗为散,每服五钱,水一大盏,以羊肾一对,切去脂膜,入生姜半分,枣三枚,每与磁石包子同煎至五分,去滓,食前温服。

秋季补肾,肾沥汤方:

黄耆三分,剉　　牛膝三分,去苗　　五味子三分　　桂心三分　　白茯苓半两　　白芍药半两　　人参半两,去芦头　　五加皮半两　　甘草半两,炙微赤,剉　　当归三分,剉,微炒　　磁石二两,捣碎,水淘去赤汁,以帛包之

右件药捣粗罗为散,每服五钱,以水一大盏,以羊肾一对,切去脂膜,生姜半分,枣三枚,每与磁石包子同煎至五分,去滓,食前温服。

冬季补肾,肾沥汤方:

石斛一两,去根　五味子三分　黄耆三分,剉　熟干地黄一两　人参三分,去芦头　桑螵蛸半两,微炙　附子一两,炮裂,去皮脐　防风半两,去芦头　白龙骨一两　肉苁蓉一两,酒浸,去皱皮,微炙　磁石二两,捣碎,水淘去赤汁,以帛绢包之　川椒半两,去目及闭口者,微炒去汗　桂心半两　甘草半两,炙微赤,剉

右件药捣筛为散,每服五钱,水一大盏,以羊肾一对,切去脂膜,入生姜半分,枣三枚,每与磁石包子同煎至六分,去滓,食前温服。

治肾脏久虚,体瘦骨疼,腰痛足冷,视听不利,食少无力,宜服**补肾肾沥汤**方:

磁石五两,烧醋淬七遍,捣碎,以帛包之　肉苁蓉一两,酒浸,去皱皮,微炙　黄耆一两,剉　人参一两,去芦头　白茯苓一两　芎藭一两　肉桂一两,去皱皮　菖蒲一两　当归一两,剉,微炒　熟干地黄一两　石斛一两,去根　覆盆子一两　干姜一两,炮裂,剉　附子一两,炮裂,去皮脐　五味子一两

右件药捣筛为散,每服五钱,水一大盏,以羊肾一对,切去脂膜,每与磁石包子同煎至五分,去滓,空心及晚食前温服。

治肾虚劳损,咳逆短气,四肢烦疼,腰背相引痛,面色黧黑,骨间多疼,小便赤黄,耳目不聪,虚乏羸瘦,宜服**补肾肾沥汤**方:

白茯苓一两　泽泻一两　人参一两,去芦头　五味子一两　芎藭一两　甘草半两,炙微赤,剉　黄耆一两,剉　当归一两,剉,微炒　杜仲一两,去粗皮,微炙,剉　桂心一两半　石斛一两,去根,剉　熟干地黄二两　肉苁蓉一两,酒浸,去皱皮,微炙　磁石三两,捣碎,水淘去赤汁,以帛包之

右件药捣筛为散,每服半两,水二大盏,以羊肾一对,细切去脂膜,入生姜一分,枣五枚,每与磁石包子同煎至一大盏,去滓,食前分温二服。

治肾虚,嘘吸短气,腰背疼痛,体重无力,食少羸瘦,宜服**补肾肾沥汤**方:

黄耆一两,剉　五味子一两　沉香一两　附子一两,炮裂,去皮脐　巴戟一两　人参一两,去芦头　泽泻一两　石斛一两,去根,剉　牛膝一两,去苗　杜仲一两,去粗皮,炙微黄,剉　桂心一两半　石南一两　丹参一两　当归一两,剉,微炒　棘刺一两半,剉　茯神一两　肉苁蓉一两,酒浸一宿,刮去皱皮,炙令干　磁石五两,捣碎,水淘去赤汁,以帛包之

右件药捣筛为散,每服半两,水二大盏,以羊肾一对,细切去脂膜,入生姜一分,枣五枚,每与磁石包子同煎至一大盏,去滓,食前分温二服。

治肾脏久虚,面色萎黑,足冷耳鸣,四肢羸瘦,脚膝缓弱,小便滑数,宜服**补肾肉苁蓉圆**方:

肉苁蓉二两,酒浸,去皱皮,微炒,炙　磁石二两,烧醋淬七遍,捣碎细研,水飞过　熟干地黄二两　山茱萸三分　桂心一两　附子一两,炮裂,去皮脐　薯蓣三分　牛膝一两,去苗　石南三分　白茯苓三分　泽泻三分　黄耆三分,剉　鹿茸二两,去毛,涂酥炙令微黄　五味子三分　石斛一两,去根,剉　覆盆子三分　远志三分,去心　补骨脂一两,微炒　草薢三分,剉　巴戟三分　杜仲一两,去粗皮,炙微黄,剉　菟丝子二两,酒浸三日,曝干,别杵为末　白龙骨一两

右件药捣罗为末,炼蜜和捣三五百杵,圆如梧桐子大,每服空心以温酒下三十圆,晚食前再服。

治肾脏气虚,肌肤羸瘦,面色黧黑,脚膝无力,小便滑数,宜服**补肾腽肭脐圆**方:

腽肭脐一两,微炙　补骨脂一两,微炒　牛膝三分,去苗　天雄一两,炮裂,去皮脐　白茯苓一两　桑螵蛸一两,微炙　楮实一两半,水淘去浮者,曝干微炒　五味子一两　石斛一两,去根　覆盆子一两　桂心一两半　菟丝子一两半,酒浸三日,曝干,别杵为末　麋茸一两,去毛,涂酥炙微黄　巴戟一两　熟干地黄一两

半　肉苁蓉二两半,酒浸一宿,刮去皴皮,炙干　磁石一两,烧醋淬七遍,捣碎细研,水飞过

右件药捣罗为末,炼蜜和捣三五百杵,圆如梧桐子大,每日空心及晚食前,以温酒下三十圆。

治肾脏气虚,胸中短气,腹胁腰脚疼痛,志意不乐,视听不明,肌肤消瘦,体重无力,宜服**补肾巴戟圆方**:

巴戟一两　石斛半两,去根,剉　鹿茸一两,去毛,涂酥炙微黄　当归三分,剉,微炒　白石英三分,细研,水飞过　石韦三分,去毛　石长生三分　桂心一两　天雄一两,炮裂,去皮脐　远志三分,去心　菟丝子一两,酒浸三宿,曝干　白茯苓三分　钟乳粉一两　肉苁蓉一两,酒浸一宿,刮去皴皮,炙干　五味子三分　牛膝三分,去苗　蛇床子三分　牡蛎一两,烧为粉　柏子人三分　附子一两,炮裂,去皮脐　补骨脂一两,微炒　薯蓣三分　沉香一两　荜澄茄三分　熟干地黄一两　黄耆三分,剉　川椒三分,去目及闭口者,微炒去汗

右件药捣罗为末,炼蜜和捣三五百杵,圆如梧桐子大,每日空心以温酒下三十圆,晚食前再服。

治肾实泻肾诸方

夫肾主水而藏于精。若实则阳气盛,若阳气盛则生热,热则舌燥咽肿,心烦嗌干,胸胁时痛,喘咳汗出,小腹胀满,腰背强急,体重骨热,小便赤黄,好怒好忘,足下热疼,诊其脉浮紧者,是肾实之候也。

治肾脏实热,心胸烦闷,腹胁胀满,腰脊强急,四肢不利,宜服**泻肾生干地黄散方**:

生干地黄一两半　丹参一两　赤茯苓一两　麦门冬一两半,去心　槟榔一两　羚羊角屑一两　五加皮一两　枳壳一两,麸炒微黄,去瓤　牛膝一两,去苗　前胡一两,去芦头　黄芩一两　甘草半两,炙微赤,剉

右件药捣筛为散,每服四钱,以水一中盏,入淡竹叶二七片,煎至六分,去滓,食前温服。

治肾脏实热,小腹胀满,足下热疼,耳聋,腰脊离解,梦伏水中,宜服**泻肾大黄散方**:

川大黄二两,蜜水浸一宿,曝干　赤茯苓一两　黄芩一两　泽泻一两　菖蒲一两　甘草半两,炙微赤,剉　磁石二两,捣碎,水淘去赤汁　玄参一两　五加皮一两　羚羊角屑半两

右件药捣筛为散,每服五钱,以水一大盏,煎至六分,去滓,入生地黄汁一合,食前分温二服。

治肾脏实热,好忘,耳听无声,四肢满急,腰背动转痛强,宜服**泻肾玄参散方**:

玄参一两　赤茯苓一两　黄芩一两　泽泻一两　川升麻一两　川芒消一两　磁石二两,捣碎,水淘去赤汁　羚羊角屑一两　赤芍药一两　杏人一两,汤浸,去皮尖、双人,麸炒微黄　甘草半两,炙微赤,剉

右件药捣筛为散,每服半两,以水一大盏半,入生地黄半两,淡竹叶二七片,煎至八分,去滓,食前分温二服。

治肾脏实热,腹胁不利,心膈烦满,腰背拘急,足下热痛,宜服**泻肾赤茯苓散方**:

赤茯苓二两　丹参三分　牡丹三分　生干地黄三分　甘草半两,炙微赤,剉　猪苓三分,去黑皮　槟榔一两　子芩三分　泽泻三分　五加皮三分　羚羊角屑一两　牛膝三分,去苗　枳壳一两,麸炒微黄,去白瓤

右件药捣筛为散,每服四钱,以水一中盏,煎至六分,去滓,食前温服。

治肾脏气实,肩背拘急,小腹胀满,烦热,胸胁时痛,腰脊强直,小便赤黄,宜服**泻肾泽泻散**方:

泽泻一两　黄芩三分　赤茯苓三分　木通三分,剉　赤芍药半两　羚羊角屑半两　黄耆三分,剉　槟榔三分　玄参三分

右件药捣筛为散,每服四钱,以水一中盏,煎至六分,去滓,食前温服。

治肾脏实热,小腹壅滞,腰脊疼痛,肩背拘急,宜服**泻肾槟榔散**方:

槟榔一两　赤茯苓三分　羚羊角屑三分　泽泻三分　柴胡三分,去苗　赤芍药三分　木通三分,剉　桃人三分,汤洗,去皮尖、双人,麸炒微黄　甘草半两,炙微赤,剉

右件药捣粗罗为散,每服四钱,以水一中盏,入生地黄半两,煎至六分,去滓,食前温服。

治肾脏实热,膀胱气滞,小便黄赤,涩痛不通,宜服**榆皮散**方:

榆白皮三分,剉　葵根三分,剉　泽泻三分　木通三分,剉　蘧麦三分　赤茯苓三分　桑螵蛸三分,微炒　甘草三分,炙微赤,剉　川芒消二两　当归半两,剉,微炒　子芩一两　石韦三分,去毛

右件药捣粗罗为散,每服三钱,水一中盏,入生姜半分,煎至六分,去滓,食前温服之。

治肾气不足诸方

夫肾脏者,元气之根,神精所舍。若其气虚弱,则阴气有余,阳气不足,故令心悬少气,小腹胀急,目视昏暗,耳无所闻,腰脚痠疼,心胸满闷,喜恐多唾,小便滑数,嗜卧无力,则是肾气不足之候也。

治肾气不足,胸中少气,目常茫茫,小腹胀疼,腰背急痛,阳气衰弱,两耳虚鸣,心烦咽干,饮食无味,宜服**磁石散**方:

磁石二两,捣碎,水淘去赤汁　五味子三分　羚羊角屑三分　熟干地黄一两　黄耆三分,剉　玄参三分　丹参三分　麦门冬一两,去心　白茯苓三分　泽泻三分　桂心三分　枳实三分,麸炒微黄

右件药捣粗罗为散,每服四钱,水一中盏,入生姜半分,煎至六分,去滓,食前温服之。

治肾气不足,胸胁时痛,骨节痠疼,目常茫茫,耳不审听,背脊拘急,体重嗜卧,宜服**熟干地黄散**方:

熟干地黄一两　天门冬一两,去心　五味子三分　附子一两,炮裂,去皮脐　当归三分,剉,微炒　芎藭三分　黄耆三分,剉　桂心三分　山茱萸三分　石斛三分,去根　沉香一两　磁石一两,捣碎,水淘去赤汁

右件药捣粗罗为散,每服四钱,水一中盏,入生姜半分,煎至六分,去滓,食前温服之。

治肾气不足,体重嗜卧,骨节痠疼,目暗耳鸣,多恐喜唾,腰背强痛,小腹满急,食饮无味,心悬少气,宜服**肉苁蓉散**方:

肉苁蓉一两半,酒浸,去皴皮,微炙　石斛一两,去根　五味子一两　黄耆一两,剉　丹参一两　牛膝一两,去苗　肉桂二两,去粗皮　附子一两,炮裂,去皮脐　当归一两,剉,微炒　人参一两,去芦头　沉香一两　白茯苓一两　石南一两　杜仲一两,去粗皮,炙微黄,剉　枳实一两,麸炒微黄　熟干地黄一两　磁石二两,捣碎,水淘去赤汁,以绢包之

右件药捣筛为散,每服四钱,以水一中盏,每用磁石包子同煎至五分,去滓,空心及晚食前热服。

治肾气不足,风冷所攻,脏腑气虚,视听不利,肌体羸瘦,腰脚痠疼,饮食无味,小便滑数,宜服**石龙芮圆方**:

石龙芮一两　石斛三分,去根,剉　牛膝三分,去苗　续断三分　菟丝子一两,酒浸三日,曝干,别捣为末　肉桂一两,去皱皮　鹿茸一两,去毛,涂酥炙微黄　肉苁蓉三分,酒浸一宿,剉,去皱皮,炙令干　杜仲三分,去粗皮,炙令微黄,剉　白茯苓三分　熟干地黄三分　附子一两,炮裂,去皮脐　巴戟半两　防风三分,去芦头　桑螵蛸半两,微炙　芎䓖半两　山茱萸三分　覆盆子半两　补骨脂三分,微炒　荜澄茄三分　五味子半两　泽泻一两　沉香三分　蘹香子三分,微炒

右件药捣罗为末,炼蜜和捣三五百杵,圆如梧桐子大,每服空心以温酒下三十圆,晚食前再服。

治肾气不足,体重无力,腰背强痛,脚膝痠疼,耳目不聪,忽忽喜忘,悲恐不乐,阳气虚弱,小便失精,宜服**天雄圆方**:

天雄一两,炮裂,去皮脐　石斛三分,去根,剉　五味子三分　巴戟一两　白茯苓三分　熟干地黄一两　远志三分,去心　人参半两,去芦头　补骨脂三分,微炒　蛇床子一两　泽泻三分　薯蓣三分　石南三分　草薢三分,剉　附子三分,炮裂,去皮脐　沉香三分　石龙芮三分　桂心三分　棘刺三分　黄耆三分,剉　白龙骨一两　菟丝子一两,酒浸三日,曝干,别杵为末　杜仲三分,去粗皮,炙微黄,剉　肉苁蓉三分,酒浸一宿,刮去皱皮,炙干

右件药捣罗为散,炼蜜和捣三二百杵,圆如梧桐子大,每日空心及晚食前以温酒下三十圆。

治肾脏中风诸方

夫肾气虚弱,风邪所侵,则踞而腰疼,不得俯仰,或则冷痹,或则偏枯,两耳虚鸣,语声浑浊,面多浮肿,骨节痠疼,志意沉昏,喜恐好忘,肌色黧黑,身体沉重,多汗恶风,隐曲不利,此是肾中风之候也。

治肾脏中风,腰脊疼痛,不得俯仰,两脚冷痹,缓弱不遂,头昏耳聋,语音浑浊,四肢沉重,宜服**独活散方**:

独活一两　附子一两,炮裂,去皮脐　防风半两,去芦头　芎䓖半两　丹参半两　草薢半两,剉　菖蒲半两　天麻一两　桂心一两　黄耆半两,剉　当归一两,剉,微炒　细辛半两　山茱萸半两　白术半两　甘菊花半两　牛膝半两,去苗　枳壳半两,麸炒微黄,去瓤　甘草半两,炙微赤,剉

右件药捣筛为散,每服四钱,以水一中盏,入生姜半分,煎至六分,去滓,不计时候温服。

治肾脏风邪所伤,语音謇急,腰脊不可转侧,脚膝缓弱疼痹,头旋耳鸣,身体沉重无力,宜服**天雄散方**:

天雄一两,炮裂,去皮脐　石龙芮三分　独活三分　防风三分,去芦头　麻黄一两,去根节　茯神三分　杜仲三分,去粗皮,炙微黄,剉　草薢三分,剉　丹参三分　桂心一两　羌活三分　五味子三分　细辛三分　牛膝三分,去苗　当归三分,剉,微炒　人参三分,去芦头　枳壳半两,麸炒微黄,去瓤

右件药捣筛为散,每服四钱,以水一中盏,入生姜半分,煎至六分,去滓,不计时候温服。

治肾脏虚中风,腰脚缓弱,顽痹不仁,颜色苍黑,语音浑浊,志意不定,头目昏疼,腰背强痛,四肢拘急,体重无力,宜服**侧子散方**:

侧子一两,炮裂,去皮脐　麻黄一两,去根节　汉防己三分　当归三分,剉,微炒　海桐皮三分,剉　牛

膝三分,去苗　羌活一两　防风三分,去芦头　白术三分　桂心一两　甘菊花三分　羚羊角屑三分　附子一两,炮裂,去皮脐　茵芋三分　五加皮三分　甘草半两,炙微赤,剉

右件药捣筛为散,每服四钱,以水一中盏,入生姜半分,煎至六分,去滓,不计时候温服。

治肾脏中风,踞而腰痛,脚膝偏枯,皮肤顽痹,语声謇涩,两耳虚鸣,举体乏力,面无颜色,志意不乐,骨节痠疼,宜服**萆薢散**方:

萆薢一两,剉　茵芋半两　杜仲半两,去粗皮,炙微黄,剉　天雄三分,炮裂,去皮脐　石南半两　石龙芮半两　蹢躅半两,微炒　独活二分　附子三分,炮裂,去皮脐　狗脊半两　当归半两,剉,微炒　麻黄三分,去根节　干蝎半两,微炒　桑螵蛸半两,微炒　菖蒲半两　赤箭二分　甘菊花三分　牛膝三分,去苗　木香二分　芎䓖二分　麝香半两,细研

右件药捣细罗为散,每服食前以温酒调下二钱。

治肾脏中风,脚膝麻痹无力,腰背强直疼痛,言语不利,面色萎黑,肌体羸瘦,宜服**蚰蜒圆**方:

蚰蜒三分,微炒　白附子三分,炮裂　防风三分,去芦头　天麻三分　天雄三分,炮裂,去皮脐　白花蛇一两,酒浸,去皮骨,炙微黄　黄耆三分,剉　萆薢三分　桂心一两　独活三分　丹参三分　当归三分,剉,微炒　安息香一两　海桐皮三分,剉　补骨脂三分,微炒　仙灵脾三分　牛膝一两,去苗　雄黄半两,细研,水飞过　麝香半两,细研　肉苁蓉三分,酒浸一宿,刮去皱皮,炙令干

右件药捣罗为末,炼蜜和捣三五百杵,圆如梧桐子大,每服以温酒下三十圆,日二服。

治肾脏气虚,风邪所中,腰脚缓弱无力,视听不聪,腰脊痠疼,脐腹虚冷,颜色不泽,志意昏沉,宜服**天麻圆**方:

天麻一两半　附子一两,炮裂,去皮脐　巴戟一两　鹿茸二两,去毛,涂酥炙微黄　菖蒲一两　石斛一两半,去根,剉　蚰蜒一两,微炒　萆薢一两,剉　肉桂一两,去皱皮　牛膝一两,去苗　天雄一两,炮裂,去皮脐　独活一两　丹参一两　当归一两,剉,微炒　杜仲一两,去皱皮,炙微黄,剉　肉苁蓉一两半,酒浸一宿,刮去皱皮,炙令黄　磁石二两,烧令通赤,醋淬七遍,细研,水飞过

右件药捣罗为末,炼蜜和捣三五百杵,圆如梧桐子大,每服空心及晚食前以温酒下二十圆。

治肾脏风冷气诸方

夫人脏腑虚损,肾气不足,则内生于寒,风邪之气乘虚所侵,入于足少阴之经,风冷相搏,伏留在脏,久而不除,攻于脐腹,胀满疼痛,故谓之风冷气也。

治肾脏风冷气,腹胁胀满,心胸壅滞,腰脚无力,脾胃虚弱,少思饮食,宜服**木香散**方:

木香三两　白蒺藜三分,微炒去刺　蘹香子三分　羌活三分　赤茯苓三分　青橘皮半两,汤浸,去白瓤,焙　桃人三分,汤浸,去皮尖、双人,麸炒微黄　诃梨勒皮一两　附子三分,炮裂,去皮脐　沉香一两　槟榔一两

右件药捣筛为散,每服四钱,以水一中盏,入生姜半分,煎至六分,去滓,不计时候温服。

治肾脏风冷气,腰脊相引痛,脚膝疼痹,体虚无力,宜服**沉香散**方:

沉香一两　白术三分　防风三分,去芦头　石龙芮三分　细辛三分　天雄三分,炮裂,去皮脐　牛膝三分,去苗　萆薢三分,剉　黄耆一两,剉　当归三分,剉,微炒　石斛一两,去根,剉　桂心一两半　杜仲三分,去粗皮,炙微黄,剉　木香三分　五味子半两　人参一两,去芦头

右件药捣筛为散,每服四钱,以水一中盏,入生姜半分,枣三枚,煎至六分,去滓,食前稍热服。

治肾脏风冷气,腰脚疼痛,头目昏闷,耳鸣腹胀,四肢无力,宜服**附子圆方**:

附子一两,炮裂,去皮脐　五加皮二分　丹参三分　麋角霜一两　石斛一两,去根,到　牛膝一两,去苗　蛇床子三分　巴戟三分　桂心三分　海桐皮三分　木香三分　菖蒲三分　汉椒三分,去目及闭口者,微炒去汗　磁石二两,烧醋淬七遍,捣碎细研,水飞过

右件药捣罗为末,炼蜜和捣三二百杵,圆如梧桐子大,每日空心以温酒下三十圆,晚食前再服。

治肾脏风冷气,腹胁疼痛,四肢无力,宜服**硇砂圆方**:

硇砂一两　肉豆蔻一两,去壳　木香一两　槟榔一两　硫黄一两,细研,水飞过　蚱蜢一两,微炒　附子一两,炮裂,去皮脐　天麻一两　蓬莪茂一两　青橘皮一两,汤浸,去白瓤,焙　白附子一两,炮裂,去皮脐　阿魏半两,面裹煨　肉桂一两,去皱皮　丁香半两　蘹香子一两半　桃人半两,汤浸,去皮尖、双人,麸炒微黄

右件药捣罗为末,用无灰酒三升调药末,于银锅内以慢火熬,看硬软得所,圆如梧桐子大,每服食前温酒下三十圆。

治肾脏风冷气,脐腹虚胀疼痛,**蘹香圆方**:

蘹香子三分　附子三分,炮裂,去皮脐　硇砂三分　天麻三分　木香三分　白附子三分,炮裂　白矾三分,烧令汁尽　阿魏三分,面裹煨,面熟为度　自然铜三分,细研　干蝎一两,微炒　桃人二两,汤浸,去皮尖、双人,麸炒微黄

右件药捣罗为末,以酒煮面糊,和捣百余杵,圆如梧桐子大,每服不计时候以生姜、葱白煎酒下二十圆。

治肾脏风冷气,攻心腹疼痛,宜服此**蚱蜢圆方**:

蚱蜢一两,微炒　硇砂半两　木香半两　肉豆蔻一两,去壳　青橘皮半两,汤浸,去白瓤,焙　阿魏一分,面裹煨,面熟为度　自然铜一两,细研　桃人半两,汤浸,去皮尖、双人,麸炒微黄　安息香半两　硫黄半两,细研　附子半两,炮裂,去皮脐　磁石二两,烧醋淬七遍,捣碎细研,水飞过

右件药捣罗为末,用醋浸蒸饼,和捣三二百杵,圆如菉豆大,每服不计时候,以热生姜酒下二十圆。

治肾脏风虚耳鸣诸方

夫足少阴肾之经者,是宗脉之所聚也。其气上通于耳,耳者肾之窍。若经脉虚损,气血不足,为风邪所乘,入于耳脉,则正气否塞,不能宣通,邪正相击,故令耳虚鸣也。

治肾脏风虚,两耳常鸣,腰背痛强,小便多利,虚羸无力,宜服**附子散方**:

附子一两,炮裂,去皮脐　石斛三分,去根,到　杜仲三分,去粗皮,炙微黄,到　五味子三分　人参三分,去芦头　熟干地黄一两　续断三分　牛膝三分,去苗　桂心一两　沉香一两　黄耆三分,到　当归三分,到,微炒　木香三分　白龙骨一两　磁石二两,捣碎,水淘去赤汁

右件药捣粗罗为散,每服四钱,以水一中盏,入生姜半分,枣三枚,煎至六分,去滓,食前温服。

治肾脏风虚,耳中恒鸣,或如风雨声,宜服**菖蒲散方**:

菖蒲一两　远志三分,去心　附子一两,炮裂,去皮脐　桂心一两　防风三分,去芦头　人参三分,去芦头　山茱萸三分　杜仲三分,去粗皮,炙微黄,剉　熟干地黄一两　天麻三分　石斛三分,去根,剉　沉香一两　黄耆三分,剉　磁石二两,捣碎,水淘去赤汁,以帛包之

右件药捣粗罗为散,每服五钱,以水一大盏,入磁石包子同煎,至六分,去滓,食前温服。

治肾脏风虚,两耳常鸣,宜服**肾沥汤**方：

磁石二两,捣碎,水淘去赤汁,以帛包之　巴戟一两　附子一两,炮裂,去皮脐　沉香半两　石斛半两,去根,剉　人参半两,去芦头　肉桂一两,去皴皮　白茯苓半两　牛膝三分,去苗　黄耆半两,剉　五味子半两　桑螵蛸半两,微炒　泽泻半两　防风半两,去芦头　熟干地黄一两　山茱萸三分

右件药捣粗罗为散,每服五钱,以水一大盏,用羊肾一对,切去脂膜,入生姜半分,每用磁石包子同煎至五分,去滓,空心及晚食前温服。

治肾脏风虚耳鸣,四肢羸瘦,小便滑数,夜卧多寒,吃食减少,宜服**肾沥汤**方：

磁石二两,捣碎,水淘去赤汁,以帛包之　肉苁蓉一两,酒洗[1],去皴皮,微炙　人参三分,去芦头　附子一两,炮裂,去皮脐　黄耆三分,剉　熟干地黄一两　桑螵蛸一两,微炒　桂心三分　石南三分　五味子三分　白龙骨三分　白茯苓三分

右件药捣粗罗为散,每服五钱,以水一大盏,用羊肾一对,切去脂膜,生姜半分,枣三枚,每用磁石包子同煎至五分,去滓,空心及晚食前温服。

治肾脏风虚,两耳常鸣,宜服**肾沥汤**方：

附子一两,炮裂,去皮脐　桂心三分　熟干地黄三分　人参三分,去芦头　山茱萸三分　磁石二两,捣碎,水淘去赤汁,以帛包之　肉苁蓉二两,酒浸一宿,去皴皮,炙令干

右件药捣粗罗为散,每服五钱,以水一大盏,用羊肾一对,切去脂膜,入生姜半分,薤白三茎,每用磁石包子同煎至五分,去滓,空心及晚食前温服。

治肾脏风虚,耳内常鸣,宜服**肉苁蓉圆**方：

肉苁蓉二两,酒浸一宿,刮去皴皮,炙令干　菟丝子一两,酒浸三日,曝干,别捣为末　熟干地黄一两　黄耆一两,剉　巴戟一两　防风三分,去芦头　鹿角胶二两,捣碎,炒令黄燥　五味子一两　菖蒲一两　山茱萸一两　牛膝一两,去苗　附子一两,炮裂,去皮脐　泽泻一两　干姜半两,炮裂,剉

右件药捣罗为末,炼蜜和捣三五百杵,圆如梧桐子大,每日空心以温酒下三十圆,晚食前再服,渐加至五十圆。

治肾脏风虚,耳内恒鸣,腰脚疼痛,宜服**鹿茸圆**方：

鹿茸一两,去毛,涂酥炙微黄　磁石二两,烧醋淬七遍,捣碎细研,水飞过　天雄一两半,炮裂,去皮脐　肉苁蓉一两,酒浸一宿,刮去皴皮,炙令干　桂心一两半　巴戟一两　五味子一两　石斛一两,去根,剉　菖蒲一两

右件药捣罗为末,炼蜜和捣三二百杵,圆如梧桐子大,每服食前以温酒下三十圆。

治肾脏风虚耳鸣,腰脊强直,小便数滑,**桑螵蛸圆**方：

桑螵蛸三分,微炒　菖蒲三分　山茱萸三分　磁石二两,烧醋淬七遍,捣碎细研,水飞过　肉苁蓉一两,酒浸一宿,刮去皴皮,炙令干　附子一两,炮裂,去皮脐　续断三分　五味子三分　薯蓣一两　草薢一两　沉香一两　蘹香子一两

右件药捣罗为末,炼蜜和捣三二百杵,圆如梧桐子大,每日空心及晚食前以温酒下三

---

〔1〕 酒洗:此下诸汤之肉苁蓉制法均作"酒浸"。

十圆。

治肾脏积冷气攻心
腹疼痛诸方

夫表里俱虚,脏腑衰弱,阳气不足,阴气有余,则内生于寒也。若人肾脏气虚,下焦积冷,寒冷之气伏留在脏,乘虚上攻于心腹,故令疼痛也。

治肾脏积冷,气攻心腹疼痛,两胁胀满,不思饮食,宜服**白豆蔻散**方:

白豆蔻半两,去皮　蘹香子半两　槟榔半两　木香半两　干姜一分,炮裂,剉　附子半两,炮裂,去皮脐　吴茱萸一分,汤浸七遍,焙干,微炒　青橘皮半两,汤浸,去白瓤,焙　硫黄半两,细研入

右件药捣细罗为散,不计时候以热酒调下一钱。

治肾脏积冷,气攻心腹疼痛,发歇不定,宜服**木香煎**方:

木香一两　干蝎半两,微炒　桂心一两　青橘皮一两,汤浸,去白瓤,焙　阿魏半两,面裹煨,面熟为度　附子一两,炮裂,去皮脐　桃人一两,汤浸,去皮尖、双人,麸炒微黄

右件药捣细罗为散,用童子小便二大盏煎药成膏,收于不津器中,每服不计时候,以热生姜酒调下一茶匙。

治肾脏积冷,气攻心腹疼痛,四肢逆冷,不思饮食,宜服**沉香散**方:

沉香一两　吴茱萸半两,汤浸七遍,焙干微炒　槟榔一两　青橘皮一两,汤浸,去白瓤,焙　附子一两半,炮裂,去皮脐　蘹香子半两

右件药捣细罗为散,每服不计时候以热酒调下一钱。

治肾脏积冷,气攻心腹疼痛,喘促闷乱欲绝,或出冷汗,宜服**硇砂散**方:

硇砂一两　木香一两　青橘皮一两,汤浸,去白瓤,焙　蘹香子二两　桂心一两　荜澄茄一两

右件药捣细罗为散,每服以生姜汁少许,热酒一中盏搅和令匀,调下一钱,不计时候服。

治肾脏积冷,气攻心腹疼痛,或吐冷沫,不思饮食,**木香散**方:

木香半两　丁香半两　乳香半两　蘹香子半两　桂心三分　硫黄半两,细研入

右件药捣细罗为散,入研了药令匀,每服以炒生姜热酒调下一钱,不计时候服之。

治肾脏积冷,气攻心腹疼痛,四肢逆冷,面色青黄,或时呕吐,不思饮食,宜服**蚰蜒圆**方:

蚰蜒三分　木香三分　当归三分,剉,微炒　附子三分,炮裂,去皮脐　肉桂半两,去皱皮　朱砂半两,细研　阳起石半两,酒煮半日,细研,水飞过　阿魏半两,面裹煨,面熟为度　硫黄一两半　水银一两　硇砂三分　自然铜半两,细研　槟榔半两　蘹香子三分　干姜半两,炮裂,剉　磁石半两,烧醋淬七遍,捣碎细研,水飞过　桃人半两,汤浸,去皮尖、双人,麸炒微黄

右件药捣罗为末,将硫黄、水银同结为砂子,细研,入诸药末和匀,醋煮面糊,和捣三二百杵,圆如菉豆大,每服不计时候以热酒下二十圆。

治肾脏积冷,气攻心腹疼痛,面色青黄,四肢逆冷,宜服**硫黄圆**方:

硫黄一两,细研,水飞过　槟榔一两　木香一两　附子一两,炮裂,去皮脐　干姜半两,炮裂,剉　桂心一两　胡芦巴一两　蘹香子二两　吴茱萸一两,汤浸七遍,曝干,炒令熟

右件药捣罗为末,用醋煮软饭和捣百余杵,圆如梧桐子大,每服不计时候以热酒下二十圆。

治肾脏积冷,下焦久虚,邪冷气攻,心腹疼痛,汗出口干,阴缩声散,手足逆冷,宜服**硇砂**

圆方：

硇砂一两,细研　干蝎三分,微炒　阿魏半两,研入　桃人半两,汤浸,去皮尖、双人,麸炒微黄　青橘皮半两,汤浸,去白瓤,微炒　木香半两　自然铜三分,细研　白附子半两,炮裂　薆香子三分　安息香半两　肉豆蔻三分,去壳　川乌头半两,炮裂,去皮脐　磁石三分,烧醋淬七遍,捣碎细研,水飞过　附子半两,炮裂,去皮脐

右件药捣细罗为末,入研了药令匀,以醋煮面糊和圆如梧桐子大,每服不计时候,以生姜酒下十圆至十五圆。

治肾脏积冷,气攻心腹,疼痛不可忍,**阿魏圆方**：

阿魏一分,面裹煨,面熟为度　桃人半两,汤浸,去皮尖、双人,麸炒微黄　木香半两　干蝎半两,微炒　硇砂一分　自然铜一分,细研　白矾半两,烧灰

右件药捣罗为末,用醋煮面糊和圆如菉豆大,每服以热生姜酒下二十圆,不计时候服。

治肾脏虚冷,气攻心腹疠痛,状如锥刀所刺,宜服此方：

硫黄一两,细研,水飞过　朱砂三分,细研,水飞过　木香三分　硇砂半两　薆香子三分

右件药捣罗为末,都研令匀,用软粟米饭和圆如梧桐子大,每服不计时候以热酒下二十圆。

治肾脏积冷,气攻心腹疼痛,面青足冷,宜服此方：

硇砂二两　桃人一两,汤浸,去皮尖、双人,研如膏

右先以酒一小盏,煎硇砂十余沸,候消化,澄滤取清,去砂石后,却入铫子内,与桃人膏旋旋添酒煎,约入酒一大盏已来,煎成膏,用蒸饼末和圆如梧桐子大,每服不计时候以热酒下二十圆。

治肾脏积冷,气攻心腹,疼痛不可止,宜服**绿玉丹**方：

青古钱三十文,烧醋淬七遍后,铺于净地上,遍掺硇砂末二两令匀,用盆子合二七日,刮取硇砂,研为末,用热醋浸蒸饼和圆如菉豆大,每服不计时候以热生姜酒下五圆,或七圆。

治肾脏积冷,气攻心腹,疼痛气欲绝,宜服**雄黄圆**方：

雄黄一分　朱砂一分　黄丹半两　巴豆十枚,去皮心研,纸裹压去油　麝香一钱

右件药同细研如粉,用软饭和圆如菉豆大,每服不计时候以热酒下五圆。

治肾脏积冷,气攻心腹疼痛,频发不止,宜服**麝香圆方**：

麝香半两,细研　阿魏半两,面裹煨,面熟为度　干蝎三分,微炒　桃人五十枚,汤浸,去皮尖、双人,麸炒微黄

右件药捣罗为末,炼蜜和圆如菉豆大,每服不计时候以热酒下二十圆。

治肾脏风毒流注腰脚疼痛诸方

夫肾主于腰脚,荣于骨髓。若脏腑不足,阴阳虚微,风冷所侵,伤于足少阴之经,经络既虚,为邪所搏,久而不除,流注腰脚,故令疼痛也。

治肾脏风毒流注,腰脚疼痛,筋脉拘急,宜服**萆薢散**方：

萆薢一两,剉　杜仲一两,去粗皮,炙微黄,剉　牛膝一两,去苗　五加皮一两　槟榔一两　当归一两,剉,微炒　酸枣人一两,微炒　独活一两　海桐皮一两,剉　附子一两,炮裂,去皮脐　防风一两,去芦头　肉桂一两,去皱皮　羚羊角屑一两　木香一两　枳壳一两,麸炒微黄,去瓤

右件药捣筛为散,每服四钱,以水一中盏,入生姜半分,煎至六分,去滓,食前温服。

治肾脏风毒流注,腰脚疼痛,宜服**羌活散**方:

羌活一两　牛膝一两,去苗　桂心三分　附子一两,炮裂,去皮脐　萆薢三分,剉　海桐皮三分,剉
防风半两,去芦头　五加皮一两　当归一两,剉,微炒

右件药捣粗罗为散,每服四钱,以水一中盏煎至五分,入酒二合,更煎三两沸,去滓,食前温服。

治肾脏风毒流注,腰脚筋骨疼痛,行立艰难,宜服**牛膝圆**方:

牛膝二两,去苗　虎胫骨一两,涂酥炙微黄　羌活一两　海桐皮三分　当归三分,剉,微炒　巴戟三
分　芎䓖三分　薏苡人三分　防风三分,去芦头　桂心三分　杜仲一两,去粗皮,微炙,剉　鹿茸一两,去
毛,涂酥炙微黄　石斛三分,去根,剉　附子一两,炮裂,去皮脐　熟干地黄一两　酸枣人三分,微炒　肉苁
蓉一两,酒浸一宿,刮去皱皮,炙干　仙灵脾三分　补骨脂三分,微炒　干蝎三分,微炒　天麻三分　木香三
分　槟榔一两

右件药捣罗为末,炼蜜和捣三二百杵,圆如梧桐子大,每服食前以温酒下三十圆。

治肾脏风毒流注,腰脚疼痛,宜服**杜仲圆**方:

杜仲二两,去粗皮,炙微黄,剉　续断一两　丹参半两,去芦头　萆薢三分,剉　芎䓖半两　虎胫骨一
两,涂酥炙令黄　桂心半两　附子一两,炮裂,去皮脐　牛膝三分,去苗　赤芍药三分　海桐皮三分　干蝎
三分,微炒

右件药捣罗为末,炼蜜和捣三二百杵,圆如梧桐子大,每日空心及晚食前,以温酒下三
十圆。

治肾脏风毒流注,腰脚疼痛,四肢少力,不能饮食,宜服**石斛圆**方:

石斛一两,去根,剉　防风一两,去芦头　仙灵脾三分　牛膝二两,去苗　鹿茸一两,去毛,涂酥炙微黄
天雄一两,炮裂,去皮脐　桂心三分　羌活一两　当归一两,剉,微炒　附子一两,炮裂,去皮脐　木香半两
杜仲一两,去粗皮,炙微黄,剉

右件药捣罗为末,炼蜜和捣三五百杵,圆如梧桐子大,每日空心温酒下三十圆,晚食前
再服。

治肾脏风毒流注,腰脚疼痛,及腹胁滞闷,宜服**沉香圆**方:

沉香一两　桂心三分　海桐皮三分　鹿茸一两,去毛,涂酥炙微黄　附子一两,炮裂,去皮脐　萆薢三
分,剉　干蝎半两,微炒　牛膝一两,去苗　槟榔三分

右件药捣罗为末,炼蜜和捣三二百杵,圆如梧桐子大,每服食前以温酒下三十圆。

治肾脏风毒流注,腰脚疼痛,行立无力,宜服**虎骨浸酒**方:

虎胫骨二两,涂酥炙令黄　熟干地黄二两　续断一两　赤箭一两　石斛一两,去根,剉　防风一
两,去芦头　牛膝一两,去苗　丹参一两,去芦头　桂心一两　当归一两,剉,微炒　萆薢一两,剉　芎
䓖一两　酸枣人一两,微炒　山茱萸一两　五味子一两　漏芦一两　五加皮一两　附子一两,炮
裂,去皮脐　仙灵脾一两　骨碎补一两　荆芥半两　川椒半两,去目及闭口者,微炒去汗　海桐皮一两
肉苁蓉一两,酒浸一宿,刮去皱皮,炙令干　木香一两　乌蛇一条,重五两,用无灰酒浸三宿后取出,去头尾皮
骨,炙微黄

右件药都细剉,用生绢袋盛,以无灰酒三斗浸经七日后,每于食前暖一小盏服之。

治肾脏风毒流注,腰膝拘急疼痛,宜服**薏苡人浸酒**方:

薏苡人三两　防风二两,去芦头　牛膝三两,去苗　独活二两　生干地黄二两　黑豆五合,炒令熟

当归一两,剉,微炒　酸枣人三分,微炒　芎蒡一两　丹参二两,去芦头　桂心二两　附子二两,炮裂,去皮脐

右件药细剉,以生绢袋盛,用清酒二斗渍五七宿后,每于食前暖一小盏服之。

治肾脏冷气卒攻脐腹疼痛诸方

夫肾脏冷气卒攻脐腹疼痛者,由肾气虚弱,宿有冷疹,或久坐湿地,强力入水,或食生冷过度,触冒风寒,伤于肾经,阳气虚微,阴气独盛,邪正相击[1],故令卒攻脐腹,疼痛不可忍也。

治肾脏冷气卒攻脐腹,疼痛不可忍,手足逆冷,**沉香散**方:

沉香二两　附子一两,炮裂,去皮脐　肉豆蔻一两,去壳　肉桂三分,去皴皮　青橘皮三分,汤浸,去白瓤,焙　蘹香子三分　蓬莪茂三分　阿魏三分,面裹煨,面熟为度

右件药捣细罗为散,每服不计时候以温酒调下二钱。

治肾脏冷气卒攻脐腹及两胁,疼痛不可忍,**蚰蜒散**方:

蚰蜒三十六枚,头足全者,掘一地坑子,面阔四寸,深五寸,用炭火五斤,烧坑子令通赤,便净去却灰土,用头醋一升泼在坑子内,候干,便匀排蚰蜒坑子底,用一瓷碗盖之,一宿取出　萝卜子一分　胡椒三十粒　槟榔一枚　肉豆蔻一枚,去壳　木香一分

右件药捣细罗为散,每服不计时候以热酒调下一钱。

治肾脏冷气卒攻脐腹疼痛,胀满壅闷,宜服**木香散**方:

木香三分　干姜三分,炮裂,剉　蘹香子三分　桂心三分　桃人三分,汤浸,去皮尖,双人,麸炒微黄　槟榔三分　鸡舌香三分　青橘皮三分,汤浸,去白瓤,焙　荜澄茄三分

右件药捣细罗为散,每服不计时候以热酒调下一钱。

治肾脏气虚,触冒风寒,冷气卒攻脐腹疼痛,宜服**桃人圆**方:

桃人三分,汤浸,去皮尖,双人,麸炒微黄　附子三分,炮裂,去皮脐　硫黄三分,细研,水飞过　蘹香子三分　木香二分　高良姜三分,剉

右件药捣罗为末,用煎醋浸蒸饼和圆如梧桐子大,每服不计时候以热酒下二十圆。

治肾脏冷气卒攻,脐腹疼痛不可忍,宜服**阿魏圆**方:

阿魏半两,面裹煨,面熟为度,别研　桃人一两,汤浸,去皮尖,双人,麸炒微黄,别研　桂心三分　青橘皮半两,汤浸,去白瓤,焙　干蝎三分,微炒　附子半两,炮裂,去皮脐　木香三分　槟榔三分　自然铜半两,细研

右件药捣罗为末,以童子小便二升,入桃人、阿魏于银锅子内,以慢火煎令稠,入诸药末和圆如梧桐子大,每服不计时候以热酒下二十圆。

治肾脏冷气攻脐腹疼痛,两胁胀闷,饮食不下,宜服**硫黄圆**方:

硫黄一两,细研,水飞过　木香半两　青橘皮三分,汤浸,去白瓤,焙　槟榔半两　桃人半两,汤浸,去皮尖,双人,麸炒微黄　蘹香子三分

右件药捣罗为末,醋煮面糊和圆如梧桐子大,每服以热酒下十圆,不计时候服之。

治肾脏冷气卒攻,脐腹撮痛不可忍,宜服**胡椒圆**方:

---

〔1〕　击:宋版原作"繫",宽政本同。然《病源》"邪正相击"凡三见,《普济方》卷31、《类聚》卷9所引均作"擊(击)",故改。下同此误者径改,不出注。

胡椒三分　木香三分　沉香三分　桂心三分　蚱蝉三分,微炒　阿魏一分,面裹煨,面熟为度

右件药捣罗为末,炼蜜和圆如梧桐子大,每服以热生姜酒下二十圆,不计时候服。

治肾脏冷气卒攻,脐腹疼痛甚者,神效**硇砂圆**方:

硇砂三分　雄黄一分　朱砂一分　黄丹一分,微炒　麝香一钱　巴豆十枚,去心研,纸裹压去油

右件药都入于乳钵内,顺日研半日,用煎醋浸蒸饼和圆如菉豆大,每服以温酒下五圆,不计时候服。

治肾脏冷气卒攻,脐腹疼痛不可忍,宜服**阿魏圆**方:

阿魏一分,面裹煨,面熟为度　蚱蝉一分,微炒　木香一分　肉豆蔻一分,去壳　桃人半两,汤浸,去皮尖、双人,麸炒微黄,别研　硇砂半分

右件药捣罗为末,入桃人,以醋煮面糊和圆如菉豆大,每服煎蘹香酒下十五圆,不计时候服。

治肾脏冷气卒攻,脐腹疼痛,日夜不止,宜服**硇砂圆**方:

硇砂半两　干蝎一分,微焙　桃人三十枚,汤浸,去皮尖及双人,研如膏

右件药捣罗为末,入桃人同研令匀,以酒煮面糊和圆如菉豆大,每服不计时候以生姜热酒下十圆。

治肾脏冷气卒攻,脐腹疼痛不可忍,方:

铜绿三分,研入　荜澄茄半两　木香三分

右件药捣罗为末,以醋煮面糊和圆如菉豆大,每服以热酒下十圆,不计时候服之。

治肾脏冷气卒攻,脐腹疼痛挡撮甚者,宜服此方:

槟榔一分　棘针钩子一合,微炒

右件药捣粗罗为散,都作一服,以水一大盏煎至五分,又入好酒半中盏,更煎三五沸,去滓,不计时候稍热分为二服。

治肾脏冷气卒攻,脐腹疼痛至甚,**定痛圆**方:

干蝎三两,微炒

右件药捣罗为末,以清酒及童子小便各一升,同煎如稠膏,圆如梧桐子大,每服不计时候以温酒下二十圆。

治肾脏虚冷气攻腹胁
疼痛胀满诸方

夫肾脏虚冷气者,由肾气不实,下焦久寒,阳气外虚,阴气内积,邪冷之气在于脏腑积蓄不散,上攻于脾,脾虚受之则胀,冷搏于阴经则痛也。而又足少阴支脉行于两胁,今肾与脾俱虚,为邪冷所攻,致正气与邪气相击,故令腹胁疼痛胀满也。

治肾脏虚冷,气攻腹胁疼痛,或多呕吐,不思饮食,两胁胀满,四肢羸瘦,宜服**沉香散**方:

沉香半两　白豆蔻半两,去皮　青橘皮三分,汤浸,去白瓤,焙　高良姜三分,剉　附子三分,炮裂,去皮脐　京三棱半两,微煨,剉　桂心半两　白茯苓三分　当归半两,剉,微炒　木香半两　槟榔半两　白术三分　吴茱萸半两,汤浸七遍,焙干微炒　厚朴一两,去粗皮,涂生姜汁炙令香熟

右件药捣粗罗为散,每服五钱,以水一大盏,煎至五分,去滓,不计时候热服。

治肾脏虚冷,气攻心腹疼痛,两胁胀满,宜服**槟榔散**方:

槟榔三分　藿香子三分　附子一两,炮裂,去皮脐　桂心三分　当归三分,微炒　芎䓖三分　丁香半两　白豆蔻三分,去皮　吴茱萸半两,汤浸七遍,焙干微炒　木香三分　青橘皮三分,汤浸,去白瓤,焙

右件药捣粗罗为散,每服四钱,以水一中盏,入枣三枚,煎至六分,去滓,不计时候热服。

治肾脏虚冷,气攻心腹疼痛,或时吐逆,两胁虚胀,不思饮食,四肢乏力,宜服**荜澄茄散**方:

荜澄茄一两　木香一两　人参一两,去芦头　肉桂一两,去皱皮　肉豆蔻一两,去壳　陈橘皮一两,汤浸,去白瓤,焙　槟榔一两　诃梨勒皮一两　丁香三分　附子一两半,炮裂,去皮脐　缩沙三分,去皮　干姜三分,炮裂,剉　京三棱三分,微煨,剉　赤茯苓三分　白术三分　赤芍药半两　甘草半两,炙微赤,剉

右件药捣细罗为散,每服不计时候以热酒调下二钱。

治肾脏虚冷,气攻心神闷乱,四肢逆冷,腹胁胀满疼痛,喘促呕吐,宜服**沉香圆**方:

沉香一两　木香一两　槟榔一两　苦楝子一两　桂心一两　藿香子一两　当归一两,微炒　丁香二两　桃人一两,汤浸,去皮尖、双人,麸炒微黄　肉豆蔻一两,去壳　干姜半两,炮裂,剉　吴茱萸半两,汤浸七遍,焙干微炒　干蝎半两,微炒　阿魏一两,面裹煨,面熟为度　青橘皮半两,汤浸,去白瓤,焙　蓬莪茂一两　硫黄一两半,细研,水飞过

右件药捣罗为末,炼蜜和捣三五百杵,圆如梧桐子大,每服不计时候以热酒下三十圆。

治肾脏虚冷,气攻心腹疼痛,胁肋胀满,宜服**荜澄茄圆**方:

荜澄茄半两　木香半两　桂心一两　藿香子三分　诃梨勒一两,煨,用皮　沉香半两　干蝎半两,微炒　槟榔一两　蓬莪茂三分　白术半两　青橘皮半两,汤浸,去白瓤,焙　当归半两,剉,微炒　高良姜三分,剉

右件药捣罗为末,炼蜜和捣三二百杵,圆如梧桐子大,每服以热生姜酒下二十圆。

治肾脏虚冷,气攻腹胁胀满,发歇疼痛,足胫逆冷,骨节痠疼,食少无力,宜服**硫黄圆**方:

硫黄一两,细研　硇砂一两,细研　荜澄茄一两　藿香子一两　补骨脂一两　石斛一两,去根　木香一两　何首乌一两半　丁香一两　肉豆蔻一两,去壳　桂心一两　当归一两,剉,微炒　吴茱萸一两,汤浸七遍,焙干微炒　槟榔一两　麝香半两,细研

右件药捣细罗为末,入研了药令匀,以酒煮面糊,和捣三二百杵,圆如梧桐子大,每服不计时候以温酒下十五圆。

治肾脏气虚,下焦积冷,气攻腹胁胀满,脐下疼痛,面色青黑,足胫多冷,宜服**胡芦巴圆**方:

胡芦巴一两　藿香子一两　木香半两　桂心半两　当归半两,剉,微炒　附子一两,炮裂,去皮脐　阿魏半两,研入　硫黄一两,细研　青橘皮半两,汤浸,去白瓤,焙　沉香半两　白豆蔻半两,去壳　桃人二两,汤浸,去皮尖、双人,别研如膏

右件药捣细罗为末,入研了药令匀,好酒一升半,先熬桃人膏令稠,拌和诸药末,捣三二百杵,圆如梧桐子大,每服不计时候以温酒下二十圆。

治肾脏虚冷,气攻两胁胀满,腹内疼痛,四肢不和,宜服**藿香圆**方:

藿香子三分　木香三〔1〕分　萝卜子半两,微炒　桃人三分,汤浸,去皮尖、双人,别研如膏　厚朴一两半,去粗皮,涂生姜汁炙令香熟　桂心三分　蓬莪茂三分　青橘皮半两,汤浸,去白瓤,焙　槟榔三分

---

〔1〕 三:原缺。《普济方》卷31同方作"三"。《正误》:"一本一字。或疑三字。"另据本节藿香用量及本方诸药用量,"三"字为宜,因补。

右件药捣罗为末，以醋煮面和圆如梧桐子大，每服不计时候以热酒下三十圆。

治肾脏虚损多唾诸方

夫肾主于水，其液为唾。膀胱是肾之腑，主于津液。二经既象于水，故为表里也。若脏腑和平，则水液下流，入于小腹。若肾气劳损，膀胱虚弱，阴气不足，阳气有余，则上焦生热，心胸壅滞，水饮停积，故令多唾也。

治肾脏虚损，冷气所攻，下焦虚寒，上焦壅滞，多唾稠粘，四肢不利，宜服**人参散**方：

人参一两，去芦头　五味子三分　白术三分　附子三分，炮裂，去皮脐　细辛三分　半夏三分，汤洗七遍，去滑　前胡三分，去芦头　黄耆三分，剉　桂心三分　枳实半两，麸炒微黄　甘草半两，炙微赤，剉

右件药捣粗罗为散，每服三钱，以水一中盏，入生姜半分，煎至六分，去滓，不计时候温服。

治肾脏虚损，上热下冷，心胸壅滞，痰毒结实，唾如筋胶，饮食减少，宜服**半夏散**方：

半夏一两，汤浸七遍，去滑　川乌头半两，炮裂，去皮脐　防风半两，去芦头　旋覆花一两　前胡一两，去芦头　赤茯苓一两　桂心一两　白术半两　甘草半两，炙微赤，剉

右件药捣筛为散，每服三钱，以水一中盏，入生姜半分，煎至六分，去滓，食前温服之。

治肾脏虚损，脾气乏弱，津液不荣，上焦生热，多唾稠粘，胸膈壅滞，不欲饮食，宜服**前胡散**方：

前胡一两，去芦头　大腹皮三分，剉　半夏一两，汤洗七遍，去滑　杏人一两，汤浸，去皮尖、双人，麸炒微黄　陈橘皮三分，汤浸，去白瓤，焙　白术一两　泽泻一两　赤茯苓一两　甘草半两，炙微赤，剉

右件药捣筛为散，每服三钱，以水一中盏，入生姜半分，煎至六分，去滓，食前温服之。

治肾脏虚损，上焦烦壅，痰饮结聚，常唾不休，胃虚食少，宜服**泽泻散**方：

泽泻一两　人参三分，去芦头　旋覆花三分　麦门冬三分，去心　枳实半两，麸炒微黄　前胡三分，去芦头　赤茯苓三分　桔梗三分，去芦头　甘草半两，炙微赤，剉　杏人三分，汤浸，去皮尖、双人，麸炒微黄　半夏一两，汤浸七遍去滑

右件药捣筛为散，每服三钱，以水一中盏，入生姜半分，煎至六分，去滓，食前温服。

治肾脏虚损，心膈痰癖，壅滞多唾，腹胁妨闷，宜服**白术圆**方：

白术一两　赤茯苓一两　附子三分，炮裂，去皮脐　桂心一两　紫菀三分，洗去根[1]土　诃梨勒皮一两　前胡一两，去芦头　桔梗三分，去芦头　人参一两，去芦头　陈橘皮三分，汤浸，去白瓤，焙　槟榔半两　半夏一两，汤洗七遍去滑，炒令微黄

右件药捣罗为末，以生姜汁煮面糊和圆如梧桐子大，食前以枳壳汤下二十圆。

治肾脏虚损，上焦痰滞，多唾稠浊，腹胁胀满，吃食微少，宜服**赤茯苓圆**方：

赤茯苓一两　甜瓜子三分，微炒　人参三分，去芦头　桂心一两　旋覆花三分　半夏一两，汤洗七遍去滑　槟榔三分　枳壳半两，麸炒微黄，去瓤　草豆蔻半两，去皮　前胡三分，去芦头　附子三分，炮裂，去皮脐　厚朴三分，去粗皮，涂生姜汁炙令香熟

右件药捣细罗为末，以生姜汁煮面糊和圆如梧桐子大，每服食前以姜枣汤下二十圆。

---

〔1〕根：紫菀用根，故本书紫菀大多"去苗土"，仅数处"去根土"，疑"根"为"苗"误。若解为去根间土，亦可通。下同，不注。

治肾气虚损骨萎羸瘦诸方

夫肾脏者,神精之所舍,元气之所系。若其气强实,则骨髓满溢,故令肌体充盛也。若气血不足,脏腑劳伤,真气不守,邪气所侵,则肾气虚弱,骨髓枯竭,不能荣华,故令骨萎羸瘦也。

治肾脏虚损,头昏耳鸣,目暗茫茫,心中喜忘,恍惚不定,饮食无味,心恒不乐,多有恐思,时吐酸水,面无悦泽,肌体虚羸,骨萎不能行立,宜服**石斛圆方**:

石斛一两,去根,剉　天门冬半两,去心,焙　五味子三分　巴戟半两　牛膝一两,去苗　肉苁蓉三分,酒浸一宿,刮去皴皮,炙干　干漆半两,捣碎,微炒　菟丝子一两,酒浸三宿,焙干,别捣为末　白术三分　远志半两,去心　白茯苓三分　熟干地黄三分　覆盆子半两　薯蓣半两　补骨脂一两,微炒　人参半两,去芦头　石龙芮三分　五加皮三分　萆薢三分,剉　狗脊半两　石南半两　杜仲二分,去粗皮,炙微黄,剉　天雄三分,炮裂,去皮脐　鹿茸一两,去毛,涂酥炙微黄

右件药捣罗为末,炼蜜和捣三五百杵,圆如梧桐子大,每服空心及晚食前,以温酒下三十圆,渐加至五十圆。

治肾气虚损,骨萎羸瘦,耳鸣心烦,小腹里急,气引膀胱连腰膝疼痛,不欲饮食,宜服**磁石圆方**:

磁石二两,烧醋淬七遍,细研,水飞过　肉苁蓉二两,酒浸一宿,刮去皴皮,炙干　钟乳粉二两　黄耆一两,剉　巴戟一两　石斛一两,去根,剉　白茯苓半两　桂心一两　杜仲一两,去粗皮,炙微黄,剉　当归半两,剉,微炒　鹿茸一两,去毛,涂酥炙微黄　五味子半两　天门冬三分,去心,焙　续断半两　木香半两　菟丝子一两,酒浸三日,曝干别捣　阳起石一两,细研　牛膝一两,去苗　远志三分,去心　附子一两,炮裂,去皮脐　泽泻三分　覆盆子三分　沉香三分　熟干地黄一两　丹参一两,去芦头　干漆三分,捣碎,微炒

右件药捣罗为末,炼蜜和捣三二百杵,圆如梧桐子大,每服空心及晚食前,以温酒下三十圆,渐加至五十圆。

治肾气虚损羸瘦,食饮不为肌肤,骨萎无力,腰脚疼痛,宜服补暖益气力,令人充健,**紫石英圆方**:

紫石英一两,细研,水飞过　肉苁蓉二两,酒浸一宿,刮去皴皮,炙令干　白石英一两,细研,水飞过　磁石二两,烧醋淬七遍,捣碎细研,水飞过　鹿茸一两,去毛,涂酥炙微黄　菟丝子二两,酒浸三日,曝干,别捣为末　人参一两半,去芦头　黄耆二两,剉　钟乳粉二两　熟干地黄二两　巴戟一两半　白茯苓二两　补骨脂一两,微炒　覆盆子一两　附子二两,炮裂,去皮脐　当归一两,剉,微炒　杜仲一两,去粗皮,炙令微黄,剉　天门冬一两,去心,焙　五味子一两　石斛二两,去根,剉　桂心一两　柏子人一两　蛇床子一两　棘刺一两　牛膝二两,去苗　续断一两　膃肭脐一两,酒洗,微炙

右件药捣罗为末,炼蜜和捣三五百杵,圆如梧桐子大,每服空心及晚食前,以温酒下三十圆,渐加至五十圆。

治肾脏虚损,肌体羸瘦,骨萎无力,腰脚瘛疼,小便混浊,宜服**熟干地黄圆方**:

熟干地黄二两　山茱萸一两　薯蓣一两　白茯苓一两　石斛一两,去根　桂心一两　附子一两,炮裂,去皮脐　牛膝一两,去苗　巴戟一两　五味子一两　泽泻一两　黄耆三分,剉　天门冬半两,去心,焙　柏子人一两　鹿角胶一两,捣碎,炒令黄燥　菟丝子一两,酒浸三日,曝干,别捣为末　肉苁蓉二两,酒浸一宿,刮去皴皮,炙令干

右件药捣罗为末,炼蜜和捣三五百杵,圆如梧桐子大,每服空心及晚食前,以温酒下三

十圆。

治肾脏虚损，骨萎无力，坐而难起，目视茫茫，短气不足，肌体羸瘦，宜服**牛膝圆**方：

牛膝一两半，去苗　柏子人三分　桂心一两　白茯苓三分　白石英一两，细研，水飞过　黄耆一两，到　鹿茸一两，去毛，涂酥炙令微黄　五味子三分　人参三分，去芦头　附子一两，炮裂，去皮脐　覆盆子一两　菟丝子一两，酒浸三日，曝干　山茱萸三分　芎藭三分　杜仲三分，去粗皮，炙微黄，到　熟干地黄三分　防风三分，去芦头　石斛一两，去根，到　肉苁蓉一两，酒洗，去皴皮，微炙　磁石一两，烧醋淬七遍，捣碎细研，水飞过　补骨脂一两，微炒

右件药捣罗为末，炼蜜和捣三五百杵，圆如梧桐子大，每服空心及晚食前，以温酒下三十圆。

治肾脏虚损阳气萎弱诸方

夫肾者，元气之本，精志之藏，内主于骨，气通于阴。若人动作劳伤，情欲过度，气血衰损，阴阳不和，脏腑既虚，精气空竭，不能荣华，故令阳气萎弱也。

治肾脏虚损，腰膝无力，阳气萎弱，宜服**天雄散**方：

天雄一两，炮裂，去皮脐　蛇床子一两　远志一两，去心　菟丝子一两，酒浸三日，曝干，别杵为末　肉苁蓉一两，酒浸一日，刮去皴皮，炙干　五味子一两　麋茸一两，去毛，涂酥炙微黄　巴戟一两　杜仲一两，去粗皮，炙微黄，到

右件药捣细罗为散，每服食前以温酒调下二钱。

治肾脏虚损，精气衰竭，阳道萎弱，宜服**肉苁蓉散**方：

肉苁蓉二两，酒浸一日，刮去皴皮，炙干　菟丝子一两半，酒浸三宿，曝干别捣　钟乳粉二两　蛇床子一两　远志一两，去心　续断一两　天雄一两，炮裂，去皮脐　鹿茸二两，去毛，涂酥炙微黄　石龙芮一两

右件药捣细罗为散，每服食前以温酒调下二钱。

治肾脏虚损，精气不足，腰脚痠疼，羸瘦无力，阳道萎弱，宜服此方：

麋茸一两，去毛，涂酥炙微黄　巴戟一两　天雄一两，炮裂，去皮脐　五味子一两　蛇床子一两　石斛一两，去根，到　肉苁蓉一两，酒浸一日，刮去皴皮，炙令干　菟丝子一两，酒浸三宿，曝干，别杵为末　牛膝一两，去苗　远志一两，去心　雄蚕蛾半两，微炒　石龙芮三分

右件药捣细罗为散，每服食前以温酒调下二钱。

治肾脏衰乏，阳气萎弱，腰脚无力，宜服**助阳补虚硫黄散**方：

硫黄一两，细研，水飞过　白石英一两，细研，水飞过　白马茎一两，涂酥炙微黄　鹿茸一两，去毛，涂酥炙微黄　远志一两，去心　菟丝子一两，酒浸三日，曝干，别捣为末　天雄一两，炮裂，去皮脐　雄蚕蛾一[1]两，微炒　女萎一两　蛇床子一两　五味子一两　石南一两

右件药捣细罗为散，每服二钱，空心及晚食前以温酒调服。

治肾脏虚损，阳气乏弱，**鹿茸散**方：

鹿茸二两半，去毛，涂酥炙令微黄　菟丝子二两半，酒浸三日，曝干，别杵为末　雄蚕蛾二两，微炒　阳起石二两半，酒浸煮半日，细研　石南一两　远志二两，去心　桂心二两　附子二两，炮裂，去皮脐　桑螵蛸二两，微炒　腽肭脐一两，酒洗微炙　蛇床人二两　肉苁蓉一两，酒浸一宿，刮去皴皮，炙干　钟乳粉二两半

---

〔1〕　一：宋版原缺。宽政本作"一"，据本节诸方雄蚕蛾用量同，因补。

右件药捣细罗为散，每服空心及晚食前以温酒调下二钱。

治肾脏虚损，阳气萎弱，**天雄散**方：

天雄二两,炮裂,去皮脐　远志一两,去心　续断一两　蛇床人一两　桂心一两　菟丝子三两,酒浸一宿,曝干,别杵末　肉苁蓉一两,酒浸,去皱皮,微炙　雄蚕蛾一两,微炒　石龙芮一两

右件药捣细罗为散，每服食前以温酒调下二钱。

治肾脏虚损，肌体羸瘦，腰脚无力，志意昏沉，阳气萎弱，小便滑数，宜服**菟丝子圆**方：

菟丝子二两,酒浸三宿,曝干,别杵为末　肉苁蓉一两,酒浸一宿,刮去皱皮,炙干　鹿茸一两,去毛,涂酥炙令微黄　蛇床子一两　钟乳粉一两　牡蛎一两,烧为粉　天雄一两,炮裂,去皮脐　远志一两,去心　桂心一两　鹿药一两　五味子一两　杜仲一两,去粗皮,炙微黄,剉　车前子一两　石斛一两半,去根,剉　雄蚕蛾一两,微炒　石龙芮一两　雄鸡肝一两,微炙　腽肭脐一两,酒洗微黄

右件药捣罗为末，炼蜜和捣三五百杵，圆如梧桐子大，每服食前以温酒下三十圆。

治肾脏虚损，阳气萎弱，**四雄圆**方：

雄雀肝十具,微炙　雄鸡肝三具,微炙　雄蚕蛾五十枚,微炙　天雄二两,炮裂,去皮脐　龙脑一两,细研　白矾一两,烧令汁尽　木香半两　白马茎二两,涂酥炙令微黄　硇砂一两,细研　吴茱萸半两,汤浸七遍,焙干微炒　莨菪子一两,水淘去浮者,水煮芽出,候干,炒令黄黑色

右件药捣罗为末，炼蜜和捣三五百杵，圆如梧桐子大，每服食前以温酒下二十圆。

治肾脏虚损，阳气萎弱，精泄不禁，宜服**鹿茸圆**方：

鹿茸二两,去皮毛,涂酥炙令微黄　莨菪子一两,水淘去浮者,水煮令芽出,候干,炒黄黑色　磁石一两,烧赤,醋淬七遍,细研,水飞过　附子一两,炮裂,去皮脐　天雄一两,炮裂,去皮脐　硫黄一两,细研,水飞过　蛇床人一两　韭子一两,微炒　桂心一两　硇砂一两,细研　龙骨一两　熟干地黄一两

右件药捣罗为末，用羊肾一对，去脂膜，研如泥，以酒二升煎成膏，入诸药末和捣三五百杵，圆如梧桐子大，每日空心及晚食前以温酒下三十圆。

治肾脏虚损，阳气全乏，宜服**保寿圆**方：

麋茸二两,去毛,酒洗,炙微黄　钟乳粉二两　补骨脂二两,微炒　天雄二两,炮裂,去皮脐　硇砂二两,细研　腽肭脐一两,酒洗,炙　菟丝子二两,酒浸三宿,曝干,别杵为末　阳起石一两,酒煮半日,细研,水飞过　肉苁蓉一两,酒浸,去皱皮,炙干　青盐一两　巴戟一两　白马茎二两,涂酥炙令微黄　雄雀儿三十枚,去毛足、肠肚,研如泥,以酒五升煎如膏　硫黄一两,细研,水飞过　桂心一两　雄鸡肝三具,切,焙干　黄戌茎并肾一对切,焙干

右件药捣罗为末，入雀肉膏和捣三五百杵，圆如梧桐子大，每日空心及晚食前温酒下三十圆。

治肾脏虚损，阳气萎弱，宜服**阳起石圆**方：

阳起石一两,酒煮半日　白矾灰一两　钟乳粉一两　硫黄一两　龙脑一两　伏火硇砂一两　伏火砒霜半两

右件药都研如粉，用软粳米饭和圆如梧桐子大，每服食前以温酒下十圆，日二服。

治肾脏虚损，阳气萎弱，手足不和，**莨菪子圆**方：

莨菪子一两半,水淘去浮者,水煮芽出,焙干,炒令黄黑色,别杵为末　蛇床人一两　菟丝子一两,酒浸三日,曝干,别杵为末　附子一两,炮裂,去皮脐　蜀茶半两　硇砂半两,细研　雄雀粪一两

右件药捣，先取莨菪子、雄雀粪、硇砂三味，用白蜜四两，同以浆水三升煮，勿住手搅，煎如饧，即入诸药末和捣三五百杵，圆如梧桐子大，每日空心及晚食前盐汤下十圆。

治肾脏虚损，阳气萎弱，宜服**助阳气神效钟乳圆方**：

钟乳粉一两　硫黄一两　阳起石一两　磁石一两　朱砂一两半

右件药都研如粉，用琅玕石一斤捣罗为末，分为三分，先入一分于瓷瓶内，即以纸裹前药末入柜内中心了，即以余二分盖之，筑令实，如法固济，入灰池，常用火二斤养七日满，加火七斤煅[1]通赤，候冷开之，取药摊于净地上，以盆合三日取，细研如粉，煮枣肉和圆如梧桐子大，每日空心及晚食前以温酒下五圆，渐加至十圆。

治肾脏衰弱绝伤，手足多冷，宜服**附子圆方**：

附子二两，炮裂，去皮脐　蛇床人二两　钟乳粉二两　菟丝子二两，酒浸三日，曝干，别杵为末　鹿茸一两，去毛，涂酥炙微黄　肉苁蓉二两，酒浸，去皱皮，炙干

右件药捣罗为末，炼蜜和圆如梧桐子大，每日空心及晚食前以温酒下三十圆。

治育[2]肠气诸方

夫肾者，内藏于精，精含于志，与膀胱为表里，俱主于水液。其气贯于小肠，而通于阴。若人阴阳不调，脏腑衰损，将摄乖失，肾气虚微，为邪冷之气所侵，传注于小肠，则令小肠[3]连阴疼痛，故号育肠气也。

治育肠气，小腹连阴疼痛，**蘹香散方**：

蘹香子一两　苦楝子一两，炒微黄　木香半两　槟榔一两　青橘皮半两，汤浸，去白瓤，焙

右件药捣细罗为散，每服二钱，以水一中盏，入生姜半分，煎至五分，和滓不计时候热服。

治育肠气疼痛，宜服**沉香散方**：

沉香半两　胡芦巴半两　肉豆蔻半两，去壳　槟榔三分　木香三分　桂心半两　蘹香子半两

右件药捣细罗为散，每服不计时候以温酒调下二钱。

治育肠气，小腹疼痛不可忍，宜服**荜澄茄散方**：

荜澄茄一两　槟榔一两　木香一两　苦楝子一两　蘹香子一两　干蝎半两，微炒　硇砂一两，细研入　阿魏半两，面裹煨，面熟为度　吴茱萸半两，汤浸七遍，焙干微炒　桃人三分，汤浸，去皮尖、双人，麸炒微黄

右件药捣细罗为散，每服不计时候以热生姜酒调下二钱。

治育肠气，**八仙圆方**：

桃人三分，汤浸，去皮尖、双人，麸炒微黄　阿魏半两，面裹煨，面熟为度　桂心半两　木香三分　高良姜二分，到　腽肭脐半两，酒刷，炙微黄　干蝎一分，微炒　青橘皮三分，汤浸，去白瓤，焙

右件药捣罗为末，用醋浸蒸饼和圆如梧桐子大，每服食前以热酒下二十圆。

治育肠气，久患不差，宜服**磁石圆方**：

磁石一两，烧醋淬七遍，捣碎细研，水飞过　阳起石三分，酒煮半日，细研，水飞过　硇砂一两　木香一两　干蝎半两，微炒　白矾灰半两　银末半分　自然铜半两，细研　阿魏半两，研入

---

〔1〕煅：原作"断"。本书多处以"断"作"煅"，核查《普济方》《医方类聚》，均作"煅"，今凡遇此，均改作"煅"。下同，径改不出注。

〔2〕育：此据宋版。宽政本排门目录作"肾"。《普济方》引作"育"。《类聚》引作"盲"，《中医大辞典》据将"盲肠气"注出《太平圣惠方》。"育"与"盲"不相通。考其病症，与"盲"义无涉。《证类》卷九"蘹香"引"今注"："主膀胱、肾间冷气及育肠气。""今注"乃《开宝本草》(974年)之文，早于《太平圣惠方》，可证宋初确有"育肠气"一名。

〔3〕肠：《正误》："疑当作腹。"

右件药先研硇砂,以醋调涂于铜叶上,以新盆盖七日,刮取绿细研,诸药别捣罗为末,同研令匀,用醋煮面糊和圆如菉豆大,每服食前以热生姜酒下十圆。

治育肠气,疼痛不可忍,**桃人圆方**:

桃人三分,汤浸,去皮尖、双人,麸炒微黄　阿魏半两,面裹煨,面熟为度　木香二分　干蝎半两,微炒　槟榔一两　苦楝子半两　桂心半两　芫花半两,醋拌炒黄

右件药捣罗为末,以醋浸蒸饼和圆如梧桐子大,每服不计时候以热生姜酒下一十圆。

治育肠气疼痛,手足逆冷,宜服**绿云丹方**:

硇砂一两　硫黄半两　雄黄半两　蚺蛇半两,为末　青盐半两　阿魏半两

右件药同研令匀细,入酽醋调令稠,涂于铜钞锣里,合于净地上,四畔以泥密封,经五日后刮取药细研,以醋煮面糊和圆如粟米大,每服不计时候以热生姜酒下五圆。

治育肠气,发歇疼痛不可忍,宜服**蚺蛇圆方**:

蚺蛇一两　补骨脂一两　蘹香子半两　木香半两　阿魏半两　马蔺花半两　苦楝子半两　桃人二两,汤浸,去皮尖,细研,以童子小便三升熬成膏

右件药捣细罗为末,以桃人膏和溲为圆如梧桐子大,每服不计时候以热酒下十圆。

又方:

硇砂一两,研为末,以醋煎调涂于多年铜照子面上,用新盆盖七日,刮取绿,细研　槟榔一两　木香一两　没药半两　蘹香子一两

右件药捣细罗为末,入硇砂研令匀,以糯米饭和圆如菉豆大,每服不计时候以热生姜酒下七圆。

又方:

阿魏一两　硇砂一两,用酒一大盏,与阿魏同熬〔1〕如膏　木香三分　苦楝子一两,炒微黄　附子一两,炮裂,去皮脐

右件药捣罗为末,入硇砂膏和圆如梧桐子大,每服不计时候以热生姜酒下十圆。

又方:

硇砂一两　朱砂半两　雄黄半两

右件药同研如粉,入头醋调令稀稠得所,用青铜钱一百文,洗刷令净后,以盐水煮过,措干,于净地上以炭火烧令赤,以醋洒过更烧,如此三遍,净扫却浮灰,铺钱在烧处,以鸡翎涂药在钱上,取新瓦盆子盖,周回以湿土拥缝,更以水洒周回,常令湿润,如此七日后取出,以铜刀刮下细研,用醋煮面糊和圆如菉豆大,每服不计时候以热生姜酒下十圆。

又方:

苦楝子一两　蓬莪茂一两　蘹香子一两　桂心一两　木香一两

右件药罗为末,用生漆和,先以生油涂手,圆如梧桐子大,阴干,每服不计时候以热酒下〔2〕十圆。

又方:

马蔺花一两,以瓷器内炒令微黄　芫花一两,醋拌微炒　胡芦巴半两　苦楝子半两

右件药捣细罗为末,以醋煮面和圆如梧桐子大,每服不计时候以热酒下十圆。

---

〔1〕　熬:原作"热",宋版、宽政本皆同。《正误》:"热当作熬。"熬义长,因改。

〔2〕　下:宋版、宽政本均作"一"。《正误》:"一当作下。"参上下方,当以"下"为正,因改。

治膀胱虚冷诸方

夫膀胱者,胕囊也,合于肾,足太阳是其经,为津液之府。凡五脏六腑,五味五谷之津液,悉归于膀胱,气化出焉,可溲便下注也。若虚则生寒,寒则胕滑,小便不禁,尿多白色,面黑胫痠,两胁胀满,则是膀胱虚冷之候也。

治膀胱虚冷,饥不欲食,面色萎黑,腰胁疼痛,宜服**磁石散**方:

磁石二两,捣碎,水淘去赤汁　黄耆一两,剉　杜仲一两,去粗皮,炙微黄,剉　五味子一两　白石英二两,细研入　白茯苓一两　白术一两　当归一两,剉,微炒　沉香一两

右件药捣筛为散,每服五钱,以水一大盏,生姜半分,枣五枚,煎至五分,去滓,食前温服。

治膀胱虚,冷气攻注,腰胯疼痛,宜服**杜仲散**方:

杜仲一两,去粗皮,炙微黄,剉　附子一两,炮裂,去皮脐　石斛三分,去根剉　槟榔三分　当归三分,剉,微炒　牛膝三分,去苗　桂心三分　丹参三分,去芦头　木香三分　青橘皮三分,汤浸,去白瓤,焙　白茯苓三分　蘹香子三分

右件药捣粗罗为散,每服三钱,以水一中盏,入生姜半分,同煎至六分,去滓,食前温服。

治膀胱虚冷气攻腰间,及腹胁疼痛,宜服**沉香散**方:

沉香一两　木香三分　桃人三分,汤浸,去皮尖、双人,麸炒微黄　荜澄茄三分　桂心三分　附子一两,炮裂,去皮脐　蘹香子三分　白蒺藜三分,微炒去刺　槟榔一两

右件药细罗为散,每服食前以生姜热酒调下二钱。

治膀胱虚冷,两胁胀满,脚胫多疼,腰脊强痛,小便滑数,宜服**石斛散**方:

石斛一两,去根,剉　附子一两,炮裂,去皮脐　五味子三分　泽泻三分　当归三分,剉,微炒　牛膝三分,去苗　白茯苓三分　沉香三分　人参三分,去芦头　桂心三分　磁石二两,捣碎,水淘去赤汁　黄耆半两,剉　肉苁蓉一两,酒浸,去皱皮,微炒　蘹香子三分　枳实三分,麸炒微黄

右件药捣粗罗为散,每服三钱,以水一中盏,入生姜半分,煎至五分,去滓,食前温服。

治膀胱虚冷,面色萎黑,小便不禁,腰膝痠疼,两胁胀满,不能饮食,肌肤消瘦,宜服**鹿茸圆**方:

鹿茸一两,去毛,涂酥炙微黄　肉苁蓉一两,酒浸,去皱皮,微炙　附子一两,炮裂,去皮脐　桑螵蛸半两,微炙　石斛一两,去根,剉　蘹香子一两　钟乳粉一两,研入　白龙骨一两　沉香一两　菟丝子一两半,酒浸三宿,别捣如泥,焙干　磁石一两半,烧醋淬[1]七遍,捣碎细研　木香一两

右件药捣细罗为末,入研了药令匀,以酒煮面糊和圆如梧桐子大,每服以温酒下三十圆,渐加至四十圆,空心及晚食前服。

治膀胱虚冷气,腹胁胀满,腰脚冷疼,面色多黑,体重无力,宜服**荜澄茄圆**方:

荜澄茄一两　安悉香[2]一两　木香一两　肉桂一两半,去皱皮　附子一两,炮裂,去皮脐　当归半两,剉,微炒　补骨脂一两　蘹香子一两　沉香半两　槟榔半两　肉豆蔻半两,去壳　青橘皮半两,汤浸,去白瓤,微炒　吴茱萸半两,汤浸七遍,焙干微炒　桃人半两,汤浸,去皮尖、双人,麸炒微黄

右件药捣细罗为末,酒煮面糊,和捣三二百杵,为圆如梧桐子大,每服食前以温酒下二

---

〔1〕淬:宋版、宽政本均作"泣",不通。《正误》:"疑当作淬。"《类聚》卷9同方引作"淬",因改。

〔2〕安悉香:即安息香。外来药译名用字不同,不予统一。下同。

十圆。

治膀胱虚冷,气攻腹胁,胀满疼痛,宜服蘹香子圆方:

蘹香子—两　木香—两　桃人—两,汤浸,去皮尖、双人,麸炒微黄　附子—两,炮裂,去皮脐　桂心—两
安悉香—两　胡芦巴半两

右件药捣细罗为末,以酒煮面糊和圆如梧桐子大,每服不计时候热生姜酒下二十圆。

治膀胱实热诸方

夫膀胱者,贮诸脏之津液。若实则生热,热则膀胱急,口舌燥,咽肿痛,小便不通,尿黄赤色,举体沉重,四肢气满,面肿目黄,少腹偏痛者,则是膀胱实热之候。

治膀胱实热,心腹烦闷,小便不利,宜服栀子散方:

栀子人—两　石膏二两　白茅根—两,剉　赤茯苓—两　犀角屑—两　木通—两,剉　黄芩—两
甘草半两,炙微赤,剉

右件药捣筛为散,每服五钱,以水一大盏,入淡竹叶二七片,生地黄半两,煎至五分,去滓,食前温服。忌炙煿、热面。

治膀胱实热,小便赤涩,宜服榆皮散方:

榆白皮三分,剉　车前子三分　葵根三分　木通三分,剉　蘹麦三分　白茅根三分,剉　桑螵蛸
一两,微炒　赤茯苓—两　黄芩三分

右件药捣粗罗为散,每服三钱,以水一中盏,入生姜半分,同煎至六分,去滓,食前温服。

治膀胱实热,腹胀,小便不通,口舌干燥,咽肿不利,宜服赤茯苓散方:

赤茯苓—两　子芩三分　桑螵蛸三分,微炒　汉防己三分　羚羊[1]角屑三分　射干半两　川
升麻三分　川大黄三分,剉碎,微炒　蘹麦—两　大青二分　木通三分,剉

右件药捣粗罗为散,每服三钱,以水一中盏,煎至六分,去滓,不计时候温服。

治膀胱实热,腹胁胀满,小便不利,宜服大黄散方:

川大黄—两,剉碎,微炒　黄芩三分　赤茯苓三分　冬葵子—两　紫苏茎叶三分　槟榔三分　蘹
麦—两　木通三分,剉　白茅根三分,剉

右件药捣粗罗为散,每服三钱,以水一中盏,入生姜半分,同煎至六分,去滓,食前温服。

治膀胱实热,小便不通,汉防己散方:

汉防己—两　海蛤半两　滑石—两　葵子半两　猪苓半两,去黑皮　蘹麦半两

右件药捣细罗为散,每服食前浓煎木通汤调下二钱。

治膀胱实热,腹胀,小便赤涩,水气流肿,方:

右取浮萍草晒干,捣细罗为散,每服食前煎葱白汤调下一钱。

治膀胱虚冷小便滑数白浊诸方

夫膀胱者,腑也。肾者,脏也。二经以为表里,俱主于水,而开窍于阴。水行于小肠,入于
胞而为溲便,乃津液下走之道也。若膀胱虚冷,肾气微弱,不能制于水,故令小便滑数白浊也。

---

〔1〕羊:原脱。本书同名方用此药均有"羊"字,因补。

治膀胱虚冷，小便滑数，其色白浊，宜服菝葜[1]散方：

菝葜二两，剉　土瓜根一两　黄耆一两，剉　白龙骨二两，烧过　牡蛎二两，烧如粉　附子一两，炮裂，去皮脐　沉香一两　五味子一两　肉苁蓉一两，酒洗，去皱皮，微炙

右件药捣筛为散，每服四钱，以水一中盏，煎至六分，去滓，食前温服。

治膀胱虚冷，小便白浊滑数，日夜出无节度，宜服韭子散方：

韭子一两，微炒　赤石脂一两　土瓜根一两　狗脊一两　牛膝一两，去苗　牡蛎二两，烧为粉　黄耆一两，剉　附子一两，炮裂，去皮脐　鹿茸一两，去毛，涂酥炙令微黄　肉苁蓉一两，酒浸一宿，刮去皱皮，炙令干

右件药捣细罗为散，每服食前以温酒调下二钱。

治膀胱虚冷，小便滑数，漏精，白浊如泔，宜服鸡肶胵散方：

鸡肶胵一两，微炙　熟干地黄一两　牡蛎一两，烧为粉　白龙骨一两，烧过　鹿茸一两，去毛，涂酥炙微黄　黄耆三分，剉　赤石脂一两　桑螵蛸三分，微炒　肉苁蓉一两，酒浸一宿，刮去皱皮，炙令干

右件药捣细罗为散，用丹雄鸡肠三具，内散在肠中缝系了，于甑内蒸一炊久，取出焙干，捣罗为散，每服食前以温酒调二钱。

治膀胱及肾脏虚冷惫伤，小便滑数，白浊不止，菟丝子散方：

菟丝子三两，汤浸三宿，焙干，别捣为末　鹿茸一两，去毛，涂酥炙令微黄　肉苁蓉一两，酒浸一宿，去皱皮，炙令干　桑螵蛸一两，微炒　牡蛎一两，烧为粉　五味子一两　鸡肶胵二两，微炙

右件药捣细罗为散，每服食前以温酒调下二钱。

治膀胱虚冷，小便滑数，色如泔淀，桑螵蛸散方：

桑螵蛸一两，微炒　赤石脂二两　补骨脂二两，微炒　狗脊三分　萆薢一两，剉　白龙骨二两　韭子三分，微炒　鹿茸二两，去毛，涂酥炙令微黄　肉苁蓉四两，酒浸一宿，刮去皱皮，炙干　菟丝子二两，酒浸三日，曝干，别杵为末

右件药捣细罗为散，每服食前以温酒调下二钱。

治膀胱及肾脏虚冷，小便色白稠浊，日夜度数无恒，腰胁疼痛，宜服肾沥汤方：

肉苁蓉一两，酒浸一宿，刮去皱皮，炙干　汉椒半两，去目及闭口者，微炒去汗　五味子半两　附子一两，炮裂，去皮脐　干姜半两，炮裂，剉　人参三分，去芦头　黄耆三分，剉　泽泻三分　芎䓖三分　牛膝三分，去苗　当归半两，剉，微炒　石斛三分，去根，剉　磁石二两，捣碎，水淘去赤汁，以帛包之　桂心半两

右件药捣筛为散，每服五钱，以水一大盏，用羊肾一对，切去脂膜，每用磁石包子，及入枣三枚，煎至五分，去滓，食前温服之。

治膀胱虚冷，小便滑数，白浊，梦中失精，宜服肉苁蓉圆方：

肉苁蓉二两，酒浸一宿，刮去皱皮，炙令干　鹿茸二两，去毛，涂酥炙微黄　白龙骨二两，烧过　泽泻一两　附子二两，炮裂，去皮脐　补骨脂二两，微炒　山茱萸一两　椒红二两，微炒　菟丝子一两，酒浸三宿，曝干，别杵为末

右件药捣罗为末，炼蜜和捣三二百杵，圆如梧桐子大，每服食前以温酒下三十圆。

治膀胱虚冷，肾气衰微，小便滑数，白浊，宜服牡蛎圆方：

牡蛎二两，烧为粉　附子一两，炮裂，去皮脐　狗脊一两　白龙骨一两，烧过　椒红一两，微炒　泽泻一两　韭子一两，微炒　鹿茸二两，去毛，涂酥炙微黄　肉苁蓉二两，酒浸一宿，刮去皱皮，炙令干

────────────

〔1〕菝：原作"菝"。宋版、宽政本同。《普济方》卷42所引同方亦同。《中华字海》："菝，同'菝'。字见《集韵》。"今据改。下同，不注。

右件药捣罗为末,炼蜜和捣三二百杵,圆如梧桐子大,每服食前以温酒下三十圆。

治膀胱及肾脏久虚积冷,上焦烦热,小便滑数如米泔,宜服**黄耆圆方**:

黄耆一两,剉　熟干地黄一两　土瓜根一两　玄参三分　葫荽根一两　白龙骨一两　菝葜一两,剉　牡蛎一两,烧为粉　人参三分,去芦头　桑螵蛸三分,微炒　五味子一两　沉香一两

右件药捣罗为末,炼蜜和捣三五百杵,圆如梧桐子大,每服食前以粥饮下三十圆。

太平圣惠方卷第八 凡二十五门 论二十四首 方计五十道

伤 寒 叙 论

论曰：春气温和，夏气暑热，秋气清凉，冬气冰冽，此四时正气之序也。冬时严寒，万类深藏，君子固密，则不伤于寒。或触冒之者，乃为伤寒尔。其伤于四时之气，皆能为病。而以伤寒为毒者，以其最为杀厉之气焉。即病者名曰伤寒，不即病者，其寒毒藏于肌骨中，至春变为温病，至夏变为暑病。暑病者，热重于温也。是以辛苦之人，春夏多有温病。温病者，皆由冬时触冒寒气所致，非天行之气也。夫天行者，为春时应暖而反大寒，夏时应热而反大冷，秋时应凉而反大热，冬时应寒而反大温，此非其时而有其气，是以一岁之中，长幼之病多相似者，此则天行之气也。又土地寒热温凉高下不同，物性则刚柔餐居〔1〕亦异，是故黄帝兴四方之问〔2〕，岐伯举四疗之能，以训后贤，开其未悟。临病之工，宜须详审也。又《千金》云：人生天地之间，命有遭逢，时有否泰，吉凶悔吝，苦乐安危，喜怒爱憎，存亡忧畏，关心之虑，日有千条，谋身之道，时有万计，乃度一日，是故天无一岁不寒暑，人无一日不忧喜。故有天行温疫病者，则天地变化之一气也，斯盖造化必然之理，不得无之〔3〕。故圣人虽有补天立极之德，而不能废之。虽不能废之，而能以道御之。其次有贤人，善于摄生，调和〔4〕撙节，与时推移，亦得保全。天地有斯瘴疠，还以天地所生之物以防备之，命曰知方，则病无所侵矣。然此病也，俗人谓之横病，多不解疗，皆云日满自差，以此致枉者，天下太半。凡始觉不佳，便须救疗。若至于病，即汤食竞进，折其毒势，自然而差。必不可令病气自在，恣意攻人，拱手待毙，

---

〔1〕　餐居：成无己注《伤寒论》卷2："东方安居食鱼，西方陵居华食，南方湿处而嗜酸，北方野处而食乳，是飡居之异也。""飡"同"餐"。"餐居"乃言饮食、居处。

〔2〕　四方之问：下文有"四疗之能"。两处"四"字均为约数。"四方"与"四疗"即《素问·异法方宜论》所言地势方位（东、西、南、北、中）与相应的不同疗法（砭石、毒药、灸焫、九针、导引按蹻）。

〔3〕　之：原作畏，不通。据《千金》卷9"伤寒例"改。

〔4〕　调和：《千金》卷9"伤寒例"作"能知"。

斯为误矣。夫得病一日在皮,当摩膏火灸,淋浴发汗则愈。若不解者,二日在肤,可法针,服解肌散发汗,汗出则愈。若不解至三日,复一发汗则愈。若不解者,则勿复发汗也。至四日在胸,宜服赤小豆瓜蒂散,吐之则愈。至五日在腹,六日入胃,则可下之。若热在胃外,如误下之,其热承[1]虚入胃,然病要须下者,又不得留于胃中也。若胃实者,热毒为病,三死一生。若胃虚者,热毒入胃即胃烂矣。微者赤斑出,此候五死一生。剧者黑斑出,此候十死一生。以病人各有强弱,人有难易[2],得效相倍也。若得伤寒病无热,但狂言烦躁不安,精采言语,与人不相主当,勿以火导[3],但以猪苓散[4]三二钱服之,可与新汲水一升,或一升半,可至二升,强饮之,指刺喉中吐之,随手便愈。若不便吐者,此病皆多不善,勿以余药吐也。又此病不急以猪苓散及吐解之者,其毙速[5]尔。可先以发表之药尤佳,病者过日不已,则不是热,不可下之。下之者,热毒承虚入胃,亦令胃烂斑出也。又春夏无大吐下,秋冬无大发汗。若冬及始春天寒,宜服神丹圆,亦可摩膏火灸。若末春、夏月、初秋,凡此热月,不宜火灸,又不宜厚覆,宜服六味青散。若无圆散及煎,但用柴胡数两煎服,伤寒时行,皆可服也。亦可以发汗药发汗,不但一也,直至再三。发汗不解者,当与汤,实者宜转下之。其脉朝夕驶者为实癖也,朝平夕驶非癖也。转汤可早与服,但当少与,勿令下多。其间诸虚烦热者,与伤寒相似,然不恶寒,身不疼痛,故知非伤寒也,不可发汗。若头不痛,脉不紧数,故知非里实,不可下。如此外内皆不可攻,而医强攻之,必致危损,多死难痊也。虚烦者,但当与竹叶汤。若呕者,与橘皮汤。不愈可重与服之。若得病连服汤药发汗,汗不出者,皆死病也。凡难得汗者可蒸之,如蒸中风法,蒸湿之气于外迎之,不得不汗出也。

　　凡病发热恶寒脉洪者,便宜发汗,后以粉粉之,勿令着风。若当发汗,而其人适已失血,及大下利者,虽不可汗,如此者数与桂枝汤,使体中势势汗出,连日如此,自当解也。夫表和里病,下之则愈,汗之则死。里和表病,汗之则愈,下之则死。夫如是则神丹不可以误发,甘遂何可以妄攻?然则桂枝下咽,表和则愈。承气入胃,里平则痊。明当消息病之状候,不可乱投汤药,虚其胃气也。《经》言脉微不可吐,虚细不可下,此医之大禁。凡脉有浮沉转能变化,或人得病数日方以告医,虽云初觉,视病已积日矣,其疾源已成,非发汗所解,当诊其脉,随时救疗,必得差也,不可苟以次第为之,失其机要,乃致祸矣。伤寒病三日已内,发汗者,谓当风解衣,夜卧失覆,寒温所攻,贼风相染,易为恶邪所中也。至于人自饮食生冷过度,腹胀不消,转动稍难,头痛身热,其脉实大者,便可吐下,不可发汗也。凡人有小病,觉不如常,则须早疗。若隐忍不疗,冀望自差,须臾之间,以成痼疾。小儿女子,益以滋甚。若天行不和,当自戒谨[6]。小有不安,便须救疗,寻其邪由。及在腠理,汤散以时,鲜有不愈者。若患数日乃说,邪气入脏,则难可制,虽和缓之功,亦无能为也。凡天行病五六日而渴欲饮水者,未宜多与也。为腹中热气尚少,不能消之,便更与人,作病深矣。若至七八日大渴欲饮水者,然当与之,常令不足,勿极意也,云能饮一斗者,而与五升。若饮水少腹满,小便不利,若喘若哕者,不可与之。濈然大汗出者,已愈也。凡人得病能饮水者,为欲愈也。若小渴而强

---

[1] 承:宋版、宽政本皆同。《普济方》卷121"伤寒总论"引作"乘"。承通乘,按例不改。下同。

[2] 以病人各有强弱,人有难易:《千金》卷9"伤寒例"作"但论人有强弱,病有难易。"故后一"人"当作"病"字。

[3] 导:《千金》卷9"伤寒例"作"迫",义更明晰。

[4] 猪苓散:《千金》卷9"伤寒例"作"五苓散"。

[5] 速:原作"连",义晦。《正误》:"连当作速。"因改。

[6] 谨:原作"勒"。《千金》卷9"伤寒例"作"谨",据改。

与之，因此成祸者，其数极众。凡伤寒病，若错医疗，祸如反掌。其病有相类者，伤寒、热病、风温、湿病、阴毒、温疫、天行、时气，死生不同，形候亦别，宜审而详也。

辩伤寒脉候

夫脉有阴阳，何谓也？凡脉洪、大、浮、数、动、滑，皆为阳也。脉沉、涩、弱、弦、微、紧，皆为阴也。凡阴病见阳脉者生，阳病见阴脉者死。脉有阳结阴结者，何以别之？凡脉浮而数，能食不大便者，此为实，名曰阳结，期十七日当剧。其脉沉而迟，不能食，身体重，大便硬者，名曰阴结，期十四日当剧。病有洒淅恶寒者，何也？凡阴脉不足，阳往乘之，阳脉不足，阴往乘之。假使寸口脉微，名曰阳不足，阴气上入阳中，则洒淅恶寒也。尺部脉弱，名曰阴不足，阳气下入阴中，则发热。阳脉浮，阴脉弱，弱者则血虚筋急也。其脉沉者，荣气微也。其脉浮，汗如流珠者，卫气衰也。荣气微者，加烧针。若血留不行者，更发热而烦躁也。脉蔼蔼如车之盖者，名曰阳结也。累累如循长竿者，名曰阴结也。脉瀌瀌如羹上肥者，阳气微。萦萦如蜘蛛丝者，阴气衰。绵绵如泻漆之绝者，亡其血。脉来缓，时一止复来者，名曰结。脉来数，时一止复来者，名曰纵。阳脉盛则纵，阴脉盛则动，此皆病脉。阴阳相抟，名曰动也。阳动则汗出，阴动则发热。若形冷恶寒者，三焦伤也。病有颤而汗出，因得解者，何谓也？凡脉浮而紧，按之乃芤，此为本虚，故当颤而汗出也。以本虚，是以发颤。以脉浮，故当汗出得解。若脉浮而数，按之不芤，此本不虚也。病若欲自解者，但汗出尔，不发颤也。又病有不颤而汗出解者，何也？凡脉浮大而数，故自汗出而解。又病有不颤不汗而解者，何也？凡脉自微，此已曾发汗，或吐下，或亡血，内无津液，阴阳自和，必自愈也，故不颤不汗而解。伤寒三日，脉浮数而微，患人身凉和者，何也？凡有此候，为欲解也。以夜半脉浮而解者，濈濈然汗出也。脉数而解者，必能食也。脉微而解者，大汗出也。病欲知愈及未愈者，何以知之？凡寸口、关上、尺中三处，大、小、浮、沉、迟、疾、促俱等，有寒热不解者，此脉阴阳和平，虽剧今愈也。立夏得洪大脉，是其本位。而病人身体若疼痛者，须大发汗也。若身不疼痛者，不须发汗，汗自出也，当解也。寸口脉浮为在表，沉为在里，数为在腑，迟为在脏。今脉迟为在脏也。趺[1]阳脉浮而涩，少阴脉如经者，其病在脾也，法当下利。何以知之？若脉浮大者，气实血虚也。今趺阳脉浮而涩，故知脾气不足，胃气大虚也。以少阴脉弦而沉，此谓调脉，故称如经也。若反滑而数者，当知溺脓也。寸口脉浮[2]，浮即为风，紧即为寒，风即伤卫，寒即伤荣，荣卫俱病，骨节烦疼，当须发汗。趺阳脉迟而缓，胃气如经也。趺阳脉浮[3]即伤胃，数即动脾，此非本病，因下之所为也。大发其汗，又数下之，其人亡血，病当恶寒，后乃发热，无休止时。五月盛热欲着厚衣，冬月盛寒欲裸其身，所以然者，阳微即恶寒，阴微即恶热。此以医[4]发其汗，使阳气微，又大下之，令阴气弱。五月之时，阳气在表，胃中虚冷，以阳气内微，不能胜冷，故欲着衣。十一月之时，阳气在里，胃中烦热，以阴气内弱，不得胜热，故欲裸身。又阴脉迟涩，故知亡血。脉浮而大，身汗如粘[5]，喘而不休，水浆不下，形体不仁，乍静乍乱，此为命绝也。

---

〔1〕 趺：原误作"跌"。《正误》："趺，跌之讹，下同。"下凡此误，径改不出注。
〔2〕 浮：《正误》："下脱'而紧'二字。"
〔3〕 浮：《脉经》卷7"病不可下证"下有"而数，浮"三字。
〔4〕 医：原误作"衣"。《正误》："《伤寒论》衣作医。"因改。
〔5〕 脉浮而大，身汗如粘：《伤寒论·辨脉法》："脉浮而洪，身汗如油。"

未知何脏,先受其病。若汗出发润而喘不休者,此为肺绝也。身如烟熏,直视摇头,此为心绝也。唇吻反青,四肢漐习[1]者,此为肝绝也。环口黧黑,大汗发黄者,此为脾绝也。大小便遗失,狂语,目反视者,此为肾绝也。又未知何脏阴阳前绝也。若阳气前绝,阴气后竭者,死必肉色青也。若阴气前绝,阳气后竭者,死必肉色赤,腋下温,心下热也。寸口脉浮大而反下之,此为大逆。浮即无血,大即为寒,寒气相抟,即为肠鸣。医乃不知,反饮冷水,令汗大出,水得寒气,冷必相抟,其人即饐。趺阳脉浮,浮即为虚,浮虚相抟,故令气饐。而胃气虚竭,脉滑即哕。脉浮,鼻口燥者,必衄也。诸脉浮数者,当发热而洒淅恶寒。若食饮如常者,蓄积有脓。脉浮而迟,面热如赤、颤惕者,六七日当汗出而解。而反发热者,差迟。迟为无阳,不能作汗,其身必痒。寸口脉及阴阳俱紧,法当清邪中于上焦,浊邪中于下焦。清邪中于上,名为洁也。浊邪中于下,名为浑也。阴中于邪,必心慄也。表气微虚,里气不守,故令邪中阴也。阳中于邪必发热,项强腰痛胫酸,所为阳中雾露之气,故曰清邪中于上也。浊邪中于下,阴气为慄,足膝逆冷,便溺妄出。表气微虚,里微急,三焦相浑,内外不和也。上焦怫[2]郁,脏气即相熏[3],致口烂蚀断[4]也。中焦不治,胃气上冲,脾气不转,胃中为浊,荣卫不通,血凝不流。若卫气不通者,小便赤黄。与热相抟,因热作使游于经络,出入脏腑,热气所过,则为痈脓也。下焦不和,清溲重下,大便数难,脐腹疼痛。脉阴阳俱紧者,以下焦气出,唇口干燥,蹉卧足冷,鼻中涕出,舌上苔滑,勿妄治也。伤寒七日已上,其人微发热,手足温者,此为欲解也。伤寒八日已上,大发热者,此为难治也。设使恶寒者,必欲呕也。腹中痛者,必欲利也。病六七日,三部脉皆大,心烦口噤不能言,其人燥扰者,此为欲解也。脉浮而数,浮为风,数为虚,风为热,虚为寒,寒风相抟,则洒淅恶寒也。脉浮而滑,浮为阳,滑为实,浮滑相抟,其脉数疾,此卫气失度,浮滑之脉数疾,发热汗出者,此不可治也。伤寒咳而上气,其人形损,脉散者死。

伤寒受病日数次第病证

伤寒一日,足太阳受病。太阳者,膀胱之经也。为三阳之首,故先受病。其脉络于腰脊,主于头项,故得病一日,头项腰脊痛也。伤寒二日,足阳明受病。阳明者,胃之经也。主于肌肉,其脉络于鼻,入于目,故得病二日,内热鼻干不得眠也。诸阳在表,表始受病,在皮肤之间,故可摩膏火灸,发汗而愈也。凡五脏不和,六腑不通,荣卫不行,如是之后三日乃死,何也?夫足阳明者,胃之脉也,十二经之长也。其气血盛,故不通,三日其气乃尽,故死尔。其未满三日者,可汗而已。其满三日者,可下而已也。伤寒三日,足少阳受病。少阳者,胆之经也。其脉循于胁,上于颈耳,故得病三日,胸胁热而耳聋也。三阳经络始相传,病未入于脏,可汗而解也。伤寒四日,足太阴受病。太阴者,脾之经也,为三阴之首。是故三日已后,阳受病讫,传之于阴,而太阴受病焉。其脉络于脾,主于喉嗌,故得病四日,肠[5]满而嗌干。其病在胸膈,故可吐而愈也。伤寒五日,足少阴受病。少阴者,肾之经也。其经贯肾络肺,系

---

〔1〕 漐习:成无己注《伤寒论》卷一:"漐习者,为振动,若搐搦,手足时时引缩也。"

〔2〕 怫:原误作"茀",据《伤寒论》卷1"辨脉法"改。

〔3〕 熏:原误作"动",据改同上。

〔4〕 断:原误作"断",据改同上。

〔5〕 肠:《正误》:"《伤寒论》肠作腹。"见《伤寒论·伤寒例》。

于舌,故得病五日,口热舌干,渴而引水也。其病在肠[1],故可下而愈矣。伤寒六日,足厥阴受病。厥阴者,肝之经也。其脉循阴,络于肝,故得病六日,烦满而阴缩也。此则阴阳俱受病,毒气在胃,可下而愈矣。七日太阳病衰,头痛小愈。又伤寒七日,病法当小愈,阴阳诸经传经终故也。今七日已后,病反甚者,欲为再经病也。再经病者,经络重受病也。伤寒八日,阳明病衰,身热小愈。又八日不解者,或是诸阴阳经络重受于病,或因发汗吐下之后,毒气未尽,所以病证犹在也。伤寒九日,少阳病衰,耳聋微闻。又伤寒九日已上,病不除者,或初一经受病,则不能相传,或已传三阳讫,而不能传于阴,致停滞累日,病证不解,故日数多,而病候改变也。伤寒十日,太阴病衰,腹胃[2]如故,则思欲饮食。伤寒十一日,少阴病衰,渴止,不烦满,舌干已也。伤寒十二日,厥阴病愈,囊纵[3],小腹微下,毒气皆去,病日已矣。

辩太阳病形证

伤寒一日,太阳受病。若脉静者,未传诸脏。烦躁欲吐,脉急数者,乃传别脏也。宜桂枝汤。

太阳为病,头痛项强而恶寒,其脉浮数,宜桂枝汤。太阳中风,发热而恶寒,宜桂枝汤。

太阳病,中风脉,其阳浮而[4]弱,浮者热自发,弱者汗自出,涩涩恶寒,翕翕发热,鼻鸣干呕,宜桂枝汤。

太阳病,发热汗出,此为荣弱卫强,故使汗出,欲去其邪,更宜服桂枝汤。

太阳病,若下之,其气必上冲,可与桂枝汤。

太阳病,发其汗,汗出不止者,其人必恶寒,小便难,四肢拘急者,宜桂枝附子汤。

太阳病,若下之,其脉促,胸中满,宜桂枝汤。

太阳病,外证未解,不可下也,宜服桂枝汤发其汗。

太阳病,下之不愈,其脉浮者为在外,汗之则愈,宜桂枝汤。

太阳病,服桂枝汤烦热不解者,当先针风池、风府穴,乃与桂枝汤即愈。

太阳病,自汗出,此为荣气和,卫气不和,荣行脉中,卫行脉外。复发其汗,表和即愈。宜桂枝汤。

太阳病,时自发热,汗出不愈者,此卫气不和也。当更发汗即愈,宜桂枝汤。

太阳病,发汗已解,半日后复烦躁,其脉浮数者,可复发其汗,宜桂枝汤。

太阳与阳明合病,喘而胸满,不可下也,宜麻黄汤。

太阳病,脉浮紧,无汗,发热身痛,心烦目瞑,剧者必衄,衄者欲解也,宜麻黄汤。

太阳病,头痛发热,身体骨节疼痛,恶风,无汗而喘者,宜麻黄汤。

太阳病,脉浮而数者,可发其汗,宜麻黄汤。

太阳与阳明合病而自利,宜术附汤。

太阳与阳明合病而不利,但呕者,宜葛根半夏汤。

---

[1] 肠:《病源》卷7"伤寒五日候"作"腹"。

[2] 胃:《素问·热论》作"减"。

[3] 纵:宋版、宽政本同。《素问·热论》有"六日厥阴受之……故烦满而囊缩"之句,此乃病愈,故囊纵义长。

[4] 而:《伤寒论·辩太阳病脉证并治上》下有"阴"字。

太阳病,项背强,无汗而恶风者,宜麻黄汤。

太阳中风,脉浮紧,发热恶寒,身体疼痛,宜大青龙汤。

太阳病,脉浮缓,其身不疼,但重,或有轻时,无少阴证者,可大青龙汤。

太阳病,表不解,心下有水气,干呕发热,或渴或利,小腹满或喘者,宜小青龙汤。

太阳病,发汗,汗[1]解后,其人仍发热,心下悸,头眩,身体𥆧动,宜玄武汤。

太阳病不解,结热在膀胱,其人如狂,其血自下,其外不解,尚未可攻,当解其外,宜桂枝汤。外已解,小腹结者,乃可攻之,宜桃人承气汤。

太阳病,反下之,遂利不止,汗出者,宜葛根黄连汤。

太阳病,吐下发汗后而微烦,小便数,大便坚,可小承气汤。

太阳病,发汗,大汗出,胃干烦躁不得眠,其人欲饮水,当稍稍饮之,令胃气和即愈。脉浮,小便利,微热渴者,宜五苓散。

太阳病,发汗后,脉浮而数,复渴者,宜五苓散。

太阳病,汗出而渴,宜五苓散,不渴宜茯苓散。

太阳与少阳[2]合病而自利者,宜黄芩汤。呕者,加半夏生姜汤。

太阳病,发汗后,腹胀满者,宜厚朴汤。

太阳病,汗后,心下痞满,宜泻心汤。

太阳病,汗出后,胃中不和,心下痞坚,干噫,食臭,胁下有水气,腹中雷鸣而利,宜半夏泻心汤。

太阳病,外未解,数下之,遂夹热而利,利不止,心下痞满,表里不解,宜桂枝人参汤。

辨阳明病形证

伤寒二日,阳明受病。阳明者,胃中寒是也,宜桂枝汤。

太阳病而发汗,汗虽出,复不解,不解者转属阳明也,宜麻黄汤。

阳明病,外证身热汗出,而不恶寒,但恶热,宜柴胡汤。

阳明中风,头痛口苦,腹满微喘,发热恶寒,脉浮而紧,下之即小便难,宜桂枝麻黄汤。

阳明中寒不能食,小便不利,手足濈然汗出,欲作坚瘕也。所以然者,胃中水谷不化故也,宜桃人承气汤。

阳明病,能食,下之不解,其人不能食,攻其热必哕者,胃中虚冷也,宜半夏汤。

阳明病,脉迟发热,头眩,小便难,此欲作谷疸,下之必腹满,宜柴胡汤。

阳明病,当多汗而反无汗,身如虫行皮中之状,此为久虚故也,宜术附汤。

冬阳明病,反无汗,但小便利,呕而咳,手足厥,其头必痛,宜建中汤。

冬阳明病,脉浮而紧,必发潮热,其脉浮者,宜黄芩汤。

阳明病,无汗,小便不利,心中热壅,必发黄也,宜茵陈汤。

阳明病被火灸,其额上微有汗出,小便不利者,必发黄也,宜茵陈汤。

---

[1] 汗:《伤寒论·辨太阳病脉证并治中》下有"出不"字。另其下"解"字后无"后"字。

[2] 阳:原作阴,据《伤寒论·辨太阳病脉证并治下》改。

阳明病，口干，但漱[1]水不欲咽者，必鼻衄也，宜黄芩汤。

阳明病，若小便少者，津液当还入胃中故也。凡发汗太过，故令大小便难，宜茯苓汤。

阳明病，当心下坚满，不可下之，宜半夏汤。

阳明病，不吐下而烦者，可与承气汤。

阳明病，其脉迟，虽汗出不恶寒，其体必重，腹满而喘，有潮热，可攻其里。手足濈然汗出，为大便已坚，宜承气汤。

阳明病，若汗出多，而微恶寒，为外未解，无潮热，不可与承气汤也。若腹大便难[2]，可与小承气汤，和其胃气，勿令下多。阳明病有潮热，大便坚，可与承气汤。若有结燥，乃可徐徐攻之。若无壅滞，不可攻之。攻之者，必腹满不能食。欲饮水者即哕，其候发热，必腹坚胀，宜与小承气汤。

阳明病，其人多汗，津液外出，胃中干燥，大便必坚，坚者则谵语，宜与大承气汤。

阳明病，谵语妄言，发潮热，其脉滑疾者，宜承气汤。

阳明病，脉浮，咽干口苦，腹满，汗出而喘，不恶寒，反恶热，心躁谵语，不得眠，胃虚，客热舌燥，宜栀子汤。

阳明病，若脉浮发热，渴而欲饮水，小便不利，宜猪苓汤。

阳明病，若脉浮迟，表热里寒，下利水谷，宜四逆汤。

阳明病，若胃中虚冷，其人能食，饮水即哕，脉浮发热。口鼻中燥能食者，必衄，宜黄芩汤。

阳明病，汗出而多渴[3]者，不可与猪苓汤。汗多者，胃中燥也。汗少者，宜与猪苓汤利其小便。

阳明病，因下之，其外有热，手足温者，心中烦壅，饥而不能食，头有汗出，宜栀子汤。

阳明病，发潮热，大便溏，小便自利，胸胁烦满不止，宜小柴胡汤。

阳明病，胁下坚满，大便秘而呕，口燥，宜柴胡汤。

阳明病中风，其脉浮大，短气心痛，鼻干嗜卧，不得汗，一身悉黄，小便难，有潮热而哕，耳前后肿，刺之虽小差，外若不解，宜柴胡汤。

阳明病，其脉迟，汗出多而微恶寒，为表未解，宜桂枝汤。

阳明病，脉浮无汗，其人必喘，当须发汗，宜麻黄汤。

阳明病，发热而汗出，此为热退，不能发黄也。但头汗出，身体无汗，小便不利，渴引水浆，此为瘀热在里，必发黄也，宜茵陈汤。

阳明病，其人喜妄[4]，必有蓄血，为本有瘀热，大便必秘，宜抵当汤。

阳明病，脉实者当下，脉浮虚者当汗。下者宜承气汤，汗者宜桂枝汤。

阳明病，发作有时，汗不解，腹满痛，宜承气汤。

阳明与少阳[5]合病，而自利脉浮者，为顺也。滑而数者，有宿食，宜承气汤。

---

[1] 漱：原误作"嗽"。据《伤寒论·辨阳明病脉证并治》改。

[2] 腹大便难：《伤寒论·辨阳明病脉证并治》作"腹大满不通"。

[3] 汗出而多渴：《伤寒论·辨阳明病脉证并治》作"汗出多而渴"。

[4] 妄：《伤寒论·辨阳明病脉证并治》作"忘"，且此条有"故令喜忘"四字。今此条删除"故令喜忘"，且云"大便必秘"，与《伤寒论》云"屎虽鞭，大便反易"不同。故"妄"亦可通。

[5] 阳：原作"阴"。据《伤寒论·辨阳明病脉证并治》改。

阳明病脉浮,发热无汗,表不解,渴欲饮水,宜白虎汤。

辩少阳病形证

伤寒三日,少阳受病。口苦干燥,目眩,宜柴胡汤。

少阳病,胁下坚满,干呕,不能饮食,往来寒热。若未吐下,其脉沉紧,可与柴胡汤。

少阳病,若已吐下,发汗谵语,服柴胡汤。若不解,此欲为狂病,随其证而治之。

少阳中风,两耳无所闻,目赤,胸中满而烦。不可吐下,吐下则悸而惊,宜柴胡汤。

伤寒病,脉弦细,头痛而发热,此为属少阳。少阳不可发汗,发汗则谵语。为属胃,胃和即愈,不和即烦而悸,宜柴胡汤。

伤寒三日,无大热,其人烦躁,此为阳去入阴故也,宜茯苓汤。

辩太阴病形证

伤寒四日,太阴受病。腹满吐食,下之益甚,时时腹痛,心胸坚满。若脉浮者,可发其汗,沉者宜攻其里也。发汗者宜桂枝汤,攻里者宜承气汤。

太阴中风,四肢烦痛,其脉阳微阴涩而长,为欲愈也,宜青龙汤。太阴病利而不渴者,其脏有寒,当温之以四逆汤。

伤寒脉浮而缓,手足自温,是为系在太阴。小便不利,其人当发黄,宜茵陈汤。

太阴病不解,虽暴烦下利,十余行而自止。所以自止者,脾家实,腐秽已去故也,宜橘皮汤。

太阴病,下之后,腹满时痛,宜桂心芍药汤。若太实腹痛者,宜承气汤下之。

辩少阴病形证

伤寒五日,少阴受病。其脉微细,但欲寐,其人欲吐而不烦[1]。五日自利而渴者,属阴虚,故引水以自救。小便白而利者,下焦有虚寒,故不能制水而小便白也。宜龙骨牡蛎汤。

少阴病咳而下利,谵语,是为心脏有积热故也,小便必难,宜服猪苓汤。

少阴病,脉细沉数,病在里,不可发其汗,宜承气汤。

少阴病,下利止,恶寒而蜷,手足温者可治也,宜建中汤。

少阴病,恶寒而蜷,时时自烦,不欲厚衣,宜大柴胡汤。

少阴病而一身手足尽热,热在膀胱,必便血也,宜黄芩汤。

少阴病,其人吐利,手足不逆,反[2]发热者,宜葛根半夏汤。

少阴病,始得之,其人发热,脉反沉者,宜麻黄附子汤。

少阴病,身体痛,手足寒,脉沉者,宜四逆汤。

---

〔1〕 欲吐而不烦:《伤寒论·辨少阴病脉证并治》作"欲吐不吐,心烦",故疑"不烦"乃"心烦"之误。

〔2〕 反:原作"及"。据《伤寒论·辨少阴病脉证并治》改。

少阴病，下利便脓血者，桃花汤。

少阴病，其人吐利，手足逆，烦躁者，宜吴茱萸汤。

少阴病，下利咽痛，胸满心烦，宜猪苓汤。

少阴病，咽痛者，宜甘草桔梗汤。

少阴病，下利，宜白通汤。

少阴病，下利服白通汤止后，厥逆无脉，烦躁者，宜白通猪苓[1]汤。其脉暴出者死，微微续出者生。

少阴病，四肢心腹痛，小便不利，或咳或呕，此为有水气，宜玄武汤。

少阴病，下利水谷，里寒外热，手足厥逆，脉微欲绝，身反恶寒，其人面赤，或腹痛，或干呕，或咽痛，或时利止，而脉不出者，宜四逆汤。

少阴病，下利，咳而呕，烦渴不得眠卧，宜猪苓汤。

少阴病，口燥咽干，急下之，宜承气汤。

少阴病，利清水色青者，心下必痛，口干燥者，宜大柴胡汤。

少阴病，其人腹满，不大便者，急下之，宜承气汤。

少阴病，其脉沉者，急当温之，宜四逆汤。

少阴病，其人饮食则吐，心中温温欲吐，复不能吐，手足寒，脉弦迟，此胸中实，不可下也，当宜吐之，宜瓜蒂散。

少阴病，若膈上有寒饮[2]，干呕者，不可吐，当温之以四逆汤。

辩厥阴病形证

伤寒六日，厥阴受病。其脉微浮为欲愈，不浮为未愈也，宜建中汤。

伤寒六日，渴欲饮水者，宜猪苓汤。

伤寒六日，烦满而囊缩，此则毒气在脏，可下而愈，宜小承气汤。

伤寒六日，身体热，恶风，颈项强，胁下满，手足温而渴，宜小柴胡汤。

伤寒六日，阳脉涩，阴脉弦，当腹中急痛，先与小建中汤。不差，宜大柴胡汤。

伤寒六日，发汗吐下后，虚烦不得眠，剧者心神颠倒，宜栀子汤。

伤寒六日，已发汗及下之，其人胸胁满，大肠微结，小肠不利，而不呕，但头汗出，往来寒热而烦，此为未解，宜小柴胡桂枝汤。

伤寒六日，发热，微恶寒，肢节烦疼，心下支满，外证未去，宜柴胡桂枝汤。

伤寒六日，大下之后，身热不去，心中结痛，此为欲解，宜栀子汤。

伤寒六日下之，胸满烦惊，小便不利，谵语，一身不可转侧，宜柴胡汤。

伤寒六日不解，结热在里，但热，时时恶风，大渴，舌干烦躁，宜白虎汤。

伤寒六日，风湿相抟，身体疼痛，不能转侧，脉浮虚而涩，宜术附汤。

伤寒病六日后，至八日九日，如疟，热多寒少，一日再发，其脉微缓者，为欲愈。脉微而恶寒者，为阴阳俱虚，不可复吐下也。发汗，面色赤，有热者，为欲解，宜服桂枝麻黄汤。

---

〔1〕 白通猪苓：《伤寒论·辨少阴病脉证并治》作"白通加猪胆汁"。

〔2〕 饮：原作"欲"，据《伤寒论·辨少阴病脉证并治》改。

辩伤寒热病两感证候

夫热病者,皆伤寒之类也。或愈或死,其死皆以六七日间,其愈皆以十日已上者,何也?夫巨阳者,诸阳之属也。其脉连于风府,故为诸阳主气。人之伤于寒也,故则为病热,热虽甚不死。其两感于寒而病者,必死。夫两伤于寒病者,一日则巨阳与少阴俱病,故头痛口干,烦满而渴;足太阳是膀胱之经,足少阴是肾之[1]经也。二日足阳明与足太阴俱病,则腹满体热,不食谵语;足阳明胃之经,足太阴脾之经也。三日则足少阳与足厥阴俱病,则耳聋囊缩,水浆不入口,则不知人,六日而死矣。足少阳胆之经,足厥阴肝之经也。是为六经阴阳表里者也。阳为腑主表,阴为脏主里,脏腑俱病,故曰两感。三日而死者,为一日两经受病,故云两感,是表里俱病,故六日而死矣。

辩[2]伤寒热病不可治形候

伤寒三部脉阴阳俱盛,大汗出不解者,不可治。

伤寒阴阳俱虚,热不止者,不可治。

伤寒脉至乍数乍疏者,不可治。

伤寒谵言妄语,身有热,脉浮大,手足温者生;脉沉[3]细,手足逆冷者,不可治。

伤寒咳而上气,其脉散者,不可治。

伤寒热盛,脉浮大者生,沉小者不可治。

伤寒已得汗,脉沉小者生,浮大者不可治。

伤寒谵语,直视而喘者,不可治。

伤寒下利厥逆,躁不能卧者,不可治。

伤寒发热下[4]利,至厥不反[5]者,不可治。

伤寒病恶寒,蜷而利,手足逆者,不可治。

伤寒五六日,脉微细沉,但欲卧,汗出不烦,时自吐利,复烦躁不得卧寐者,不可治。

伤寒六七日,喘息高者,不可治。

伤寒发汗不出,若大颧发赤[6]者,不可治。

伤寒泄而腹满甚者,不可治。

伤寒目不明,热不已者,不可治。

伤寒老人婴儿,热而腹满者,不可治。

伤寒汗不出,呕血者,不可治。

---

〔1〕 之:原作"心",不通。《正误》:"心当作之。"因改。

〔2〕 辩:原脱,据排门目录及分目录补。

〔3〕 沉:原字类"况",形近似讹也。

〔4〕 下:原作"不",据《伤寒论·辨厥阴病脉证并治》改。

〔5〕 至厥不反:《伤寒论·辨厥阴病脉证并治》作"(下利)至甚,厥不止"。两者皆可通。

〔6〕 大颧发赤:原作"大灌发",义晦。《灵枢·热病》:"热病不可刺者有九。一曰汗不出,大颧发赤、哕者死。"故此"大灌发"当为"大颧发赤"之误,因改。

伤寒舌本烂，热不已者，不可治。

伤寒咳血而衄，汗不出，出不至足者，不可治。

伤寒髓热者，不可治。

伤寒热而痉者，不可治。

伤寒热病，腰折瘈疭[1]，齿噤者，不可治。

伤寒下利后，脉绝，手足厥冷，脉不还者，不可治。

伤寒四逆恶寒，脉不至，其人不热而躁者，不可治。热病脉代者，一日死。

热病二三日，身体热，腹痛头痛，食饮如故，脉直而疾者，至八日不可治。

热病三四日，腰已下不得汗，脉大疾者生，脉细小难得者，不可治。

热病四五日，头不热，腹不痛[2]而吐，脉来微细，至十二日不可治。

热病七八日，其脉微，小便如黑，口干脉代，舌焦干黑者，不可治。

热病七八日，脉微小，病人便血，口中干，一日半而死。

热病七八日，脉不躁不数，后二日中有汗，三日不汗者死。

热病八九日，头不疼，身不痛，目不赤，色不变，而反利，脉来迭迭，按不弹手，时大，心下坚者，至十七日不可治。

热病已得汗，而脉尚躁盛，此阴脉之极也，死。

热病脉当盛躁，而不得汗者，此阳脉之极也，死。脉盛躁得汗者，生也。

热病已得汗，体热不去者，不可治。

热病其人濈濈大热，脉细小者，不可治。

热病下痢不止，腹中痛甚者，不可治。

辩可发汗形证

大法，春夏宜发汗。

凡发汗，欲令手足周遍，汗出漐漐益佳，不欲流离。病若不解，当复发汗。汗多则无阳，虚[3]则不得重发汗也。

凡欲发汗，中病便止，不必须尽意[4]也。

太阳病，脉浮数者，宜发汗也。

太阳病，脉浮大数者，宜发汗也。

阳明病，脉迟，汗多而微恶寒者，外未解，宜发汗。

阳明病，脉浮数者，宜发汗；太阳病，常自微微汗出，更宜发汗。

凡脉浮而紧者，浮则为风，紧则为寒，宜发汗。

太阳病，下之微喘者，外未解也，宜发汗。

太阳病，发热汗出而恶寒，宜发汗。

---

[1] 疭：原作"瘲"。《正误》："瘲，疭之误。"因改。

[2] 头不热，腹不痛：疑此有误。《脉经》卷4"诊百病死生诀"作（温病四五日）"头痛、腹痛而吐"。《千金》卷28"脉法"所引亦同。

[3] 无阳，虚：《脉经》卷7"病可发汗证"作"（汗多则）亡阳，阳虚（不得重发汗也）"。疑"虚"前脱"阳"字。

[4] 尽意：疑作"尽剂"。《伤寒论·辨太阳病脉证并治上》："若一服汗出病差，停后服，不必尽剂。"

辩不可发汗形证

凡脉沉数,病在里,不可发汗,无阳故也。

凡脉尺中迟,不可发汗,荣卫不足,血少故也。

凡脉微软弱者,不可发汗。

凡咽中闭塞,不可发汗。

凡腹中有动气在左右者,不可发汗。

凡有动气在上,不可发汗,发汗则气冲于上,在心端也。

凡有动气在下者,不可发汗,发汗则心中大烦,目眩,恶寒,饮食则吐。

凡诸动,脉微弱者,皆不可发汗,汗则小便难,脬中干,烦躁也[1]。

凡咽燥者,不可发汗。

凡失血者,不可发汗,发汗必恍惚心乱。

凡积热在脏,不宜发汗,汗则必吐,口中烂生疮。

凡下利水谷,忌攻其表,汗出必胀满咳嗽。小便利者,不可攻其表,汗出即逆。

辩可吐形证

凡服汤吐者,中病便止,不必尽剂也。

大法,春夏[2]宜吐。凡病头不强痛,寸口脉浮,胸中痞满,上冲喉咽不得息,此为有痰,当宜吐之。

夫胸心满实,胸中郁郁而痛,不能食,多涎唾,下利,其脉迟反逆,寸口脉数,此可吐也。

病者手足冷,脉乍结在胸心下而烦[3],饥不能食,病在胸中,当宜吐之。

伤寒胸满痰逆,干呕热嗽,及肺壅唾脓等,宜吐之。

夫宿食在胃管,宜吐之。

辩不可吐形证

太阳病,恶寒而发热,自汗出而反不恶寒、发热[4],关上脉细数者,不可吐之。

少阴病,其人欲食,入则吐,心中温温欲吐,复不能吐,手足寒,脉弦迟,干呕,此隔[5]上有寒,不可吐之,当宜温也。

诸四逆者,不可吐之。

诸虚羸,不可吐之。

---

〔1〕 凡诸动……烦躁也:《伤寒论·辩不可发汗病脉证并治》作:"诸脉得数,动微弱者,不可发汗。发汗则大便难,腹中干(一云小便难,胞中干),胃燥而烦。"录之备参。

〔2〕 夏:《伤寒论·辩可吐》无此字,疑衍。

〔3〕 脉乍结在胸心下而烦:义晦。《脉经》卷7"病可吐证":"脉乍紧,邪结在胸中,心下满而烦。"故此句有脱字。

〔4〕 不恶寒、发热:"发"字原脱,意思全反。据《伤寒论·辩不可吐》补"发"字。

〔5〕 隔:通"膈"。下同,不出注。

新产者,不可吐之。

病者恶寒而不欲近衣,不可吐之。

辩可下形证

大法,秋宜下。凡可汤胜圆[1],中病便止,不必尽之。

少阴病,得之口燥咽干,宜急下之。

伤寒病人腹满,不大便者,亦然。

伤寒下痢,三部脉皆和,按其心下坚,宜急下之。

伤寒下痢,脉迟滑者,实也,其痢未得便止,当更宜下之。

伤寒病,腹中满痛者为实[2],当宜下之。

伤寒脉数而滑者,有宿食,当下之则愈。

伤寒六七日,目中瞳子不明,无外证,大便难,微热者,此为实,宜急下之。

太阳病七八日,脉微浮者,其人发狂,此下焦有热,小腹当坚而满,小便自利,下血乃愈。瘀热在里故也,宜下之。

阳明病,但头汗出,其身无汗,小便不利,渴引水浆,此为瘀热在里,身必发黄,宜急下之。

伤寒有热,而小腹满者,小便反利,为有蓄血,当宜下之。

伤寒病五六日,不大便,绕脐痛,烦躁汗出者,此为有结。汗出后则暂解,日晡则复发,脉实者,当宜下之。

伤寒七八日,身黄如橘,小便不利,其腹微满者,宜下之。

阳明病,其人多汗,津液越出,胃中有热,大便必坚,宜下之。

伤寒大下后,六七日不大便,烦热不解,腹满如痛者,此有宿食,宜下之。

伤寒病,小便不利,大便乍难乍易,时有微热,不能卧,此胃内有结燥故也,宜下之。

辩不可下形证

伤寒脉濡而弱,阳气不足,不可下之。下之则心下痞,津液内竭,咽燥鼻干也。

伤寒脉浮而紧,浮则为风,紧则为寒,风则伤荣,寒则伤卫[3],荣卫俱病,骨节烦疼,当发其汗,而不可下也。

伤寒脉浮濡弱,不得发汗,无阳故也。阳亡虚,尺[4]中弱涩者,不可下。

伤寒结胸证,其脉浮大,不可下,下之即死矣。

太阳与阳明合病,喘促胸满,不可下。

太阳与少阳合病,心下坚,颈项强而眩,不可下也。

夫四逆病厥者,不可下也。

夫病欲吐者,不可下也。

---

[1] 可汤胜圆:《伤寒论·辨可下病脉证并治》作:"凡可下者,用汤胜丸散。"

[2] 实:原作"寒"。据《伤寒论·辨可下病脉证并治》改。

[3] 风则伤荣,寒则伤卫:疑误。《伤寒论·辨不可下病脉证并治》作"风则伤卫,寒则伤荣"。正好相反。

[4] 尺:原作"尽",义晦。据《伤寒论·辨不可下病脉证并治》改。此前"阳亡虚",《伤寒论》作"阳已虚"。

夫病有外证未解,不可下之,下之为逆也。

夫病发于阳而反下之,热入于咽作结胸[1]也。

太阴病,其人腹满吐食,不可下,下之益甚。

少阳病,当心下坚满,不可下,下之后利不止者死。

辩可灸形证

少阴病,其人虽里和,其病恶寒者,宜灸之。

少阴病,吐利,手足逆[2]而发热,脉不足者,灸其少阴。

夫吐下手足厥,无脉者,当其厥阴灸之,不温,反微喘者死。

伤寒六七日,脉数,手足厥,烦躁不已,灸厥阴,不顺[3]者死。

辩不可灸形证

凡微数之脉不可灸,因热为邪,必致烦逆。内有损骨伤筋,血枯之患。

脉浮[4]当以汗解,反以灸之,邪无所去,因火而盛,病当必重,此为逆治。若欲解者,当发其汗而解也。

辩可火形证

凡下利后,下部中痛,当温之。宜炒枳实若[5]熬盐等熨之。

辩[6]不可火形证

伤寒寸口脉浮而弱,即血气虚,卫气微。其脉浮则汗出如流珠,卫气微,荣气虚,故脉浮汗出也。太阳病中风,以火劫其汗,风被火热,即令血气流洗,常有潮热,其身发黄,阳盛即衄,阴虚即小便难,阴阳俱虚竭,身体枯燥,但头汗出至颈而还,腹满微喘,口干咽烂。或不大便,甚者哕,手足躁扰,循衣摸床,苦心下满。小便利者,其人可治,小便不利者不治。

伤寒脉浮,而以火逼劫,汗即亡阳,必惊狂,卧起不安。

太阳病,以火熏[7]之,不得汗者,其人必燥结。若不结,必下清血。其脉躁者,必发黄也。

太阳病而熨其背,大汗必出,火气入胃,胃中干渴,必发荒语[8]。

---

〔1〕 热入于咽作结胸:《伤寒论·辩不可下病脉证并治》作"热入,因作结胸"。

〔2〕 逆:《脉经》卷7"病可灸证"此前有"不"字,其句作"手足不逆,反发热"。

〔3〕 不顺:《脉经》卷7"病可灸证"作"厥不还"。二者皆可通。

〔4〕 浮:原脱。据《脉经》卷7"病不可灸证"补。

〔5〕 若:义为"及"。

〔6〕 辩:此下原有"病"字。排门目录及分目录均无,当衍,删之。

〔7〕 熏:原误作"蒸",据《脉经》卷7"病不可火证"改。

〔8〕 胃中干渴,必发荒语:《脉经》卷7"病不可火证"作"胃中竭燥,必发谵语"。录之备参。

辩可水形证

太阳病差后,胃中干燥,不得眠睡,渴欲饮水,当稍稍饮之即愈也。若呕吐,热在膈上,思水者,与五苓散,即可饮水也。

伤寒七八日大渴,欲饮水,然当与之,常令不足,勿极意也。

凡伤寒病能饮水者,为欲愈也。若不渴而强与之,因此成祸者,其数多矣。

辩不可水形证

凡发汗后饮水,以[1]水灌之,其人必喘,水药不得入口,入则为逆。伤寒结胸无热证者,宜与平和之药。若以水灌之,益令热不得出。当汗而不汗,即烦。微令汗出后,腹中痛,可服和气止痛之药。

寸口脉浮大,医反下之,此为大逆。浮则无血,大则为寒,寒气相抟,即为腹鸣。医不知而反饮其水,令汗大出,水得寒气,冷必相抟,其病必甚也。

伤寒五六日而渴欲饮,未[2]宜与也。为腹中热气尚少,不能消之,便更作病深矣。若大渴者,宜与之也。

辩可温形证

大法:冬宜热药。

凡病发热头痛,脉浮数,身有疼痛,宜温其表。

夫病腹满,下利呕吐,身体疼痛者,宜温其里。

太阳病,下利不渴,其脏有寒,当宜温之。其人欲食,入则吐,手足寒,脉弦迟,此为中寒,不可吐下也,当宜温之。

少阴病,其脉沉者,急当温之。下利不食者,当宜温之。下利脉迟紧,为痛未止,下利,脉浮大者,此皆为虚,宜温之。

凡脉浮革者,自[3]腹鸣者,渴之与水者,必哕,宜温之。

夫病下之后,续得下利水谷不止,身体疼痛,急当救里,宜温之与治中,四逆、附子汤诸温药之辈。

伤寒三阴三阳应用汤散诸方

桂枝汤方	桂枝附子汤方
桂心芍药汤方	桂枝麻黄汤方

---

[1] 以:原脱。据《脉经》卷7"病不可水证"补。
[2] 未:原作"末",形近致误。下凡遇此,径改不出注。
[3] 自:《脉经》卷7"病可温证"作"因尔"。

桂枝汤方：

桂枝一两　赤芍药一两　甘草半两，炙微赤，剉

右件药捣筛为散，每服四钱，以水一中盏，入生姜半分，枣三枚[2]，煎至六分，去滓，不计时候热服。

桂枝附子汤方：

桂枝一两　附子一两，炮裂，去皮脐　赤芍药一两　甘草半分，炙微赤，剉

右件药捣筛为散，每服四钱，以水一中盏，入生姜半分，枣三枚，煎至五分，去滓，不计时候热服。

桂枝芍药汤方：

桂枝一两　赤芍药一两　人参一两，去芦头　甘草半两，炙微赤，剉

右件药捣粗筛为散，每服四钱，以水一中盏，入生姜半分，枣三枚，煎至五分，去滓，不计时候热服。

---

〔1〕抵当：原作"抵党"。《中华字海》云："抵，同'抵'。字见唐《平阳贾政墓志》。"《正误》："抵党、抵当同。"此汤即《伤寒论》抵当汤。故改"抵当"。下凡出"抵"字，径改作"抵"，不出注。

〔2〕枚：原误作"牧"，形近致误，因改。下若遇此，径改不出注。

桂枝麻黄汤方：

桂枝一两　麻黄一两,去根节　赤芍药一两　杏人一两,汤浸,去皮尖,双人,麸炒微黄　甘草半两,炙微赤,剉

右件药捣筛为散,每服四钱,以水一中盏,入生姜半分,枣三枚,煎至五分,去滓,不计时候热服。

桂枝人参汤方：

桂枝二两　人参一两,去芦头　白术一两　干姜一两,炮裂,剉　甘草一两,炙微赤,剉

右件药捣筛为散,每服三钱,以水一中盏,煎至五分,去滓,不计时候温服。

麻黄汤方：

麻黄二两,去根节　桂枝一两　杏人一两,汤浸,去皮尖,双人,麸炒微黄　甘草半两,炙微赤,剉

右件药捣筛为散,每服四钱,以水一中盏,入生姜半分,枣三枚,煎至五分,去滓,不计时候温服。

麻黄附子汤方：

麻黄二两,去根节　附子一两,炮裂,去皮脐　甘草半两,炙微赤,剉

右件药捣筛为散,每服四钱,以水一中盏,入生姜半分,枣三枚,煎至五分,去滓,不计时候热服。

术附汤方：

白术一两　附子一两,炮裂,去皮脐　桂枝一两　甘草半两,炙微赤,剉

右件药捣筛为散,每服四钱,以水一中盏,入生姜半分,枣三枚,煎至五分,去滓,不计时候温服。

小柴胡桂枝汤方：

柴胡一两,去苗　桂枝一两　黄芩一两　人参一两,去芦头　半夏一两,汤洗七遍去滑　赤芍药一两　甘草半两,炙微赤,剉

右件药捣筛为散,每服四钱,以水一中盏,入生姜半分,枣三枚,煎至五分,去滓,不计时候热服。

大柴胡汤方：

柴胡二两,去苗　枳实半两,麸炒微黄　黄芩一两　赤芍药一两　半夏一两,汤洗七遍去滑

右件药捣筛为散,每服四钱,以水一中盏,入生姜半分,枣三枚,煎至五分,去滓,不计时候热服。

小柴胡汤方：

柴胡二两,去苗　黄芩一两　人参一两,去芦头　半夏一两,汤浸七遍去滑　甘草半两,炙微赤,剉

右件药捣罗为散,每服四钱,以水一中盏,入生姜半分,枣三枚,煎至五分,去滓,不计时候热服。

葛根汤方：

葛根一两,剉　麻黄二两　赤芍药一两　桂心一两　甘草半两,炙微赤,剉

右件药捣筛为散,每服四钱,以水一中盏,入生姜半分,枣三枚,煎至五分,去滓,不计时候热服。

葛根半夏汤方：

葛根二两,剉　半夏一两,汤洗七遍去滑　桂心一两　甘草半两,炙微赤,剉　麻黄一两,去根节　赤芍

药一两

右件药捣筛为散,每服四钱,以水一中盏,入生姜半分,枣三枚,煎至五分,去滓,不计时候热服。

半夏汤方:

半夏一两,汤洗七遍去滑　桂心一两　甘草半两,炙微赤,剉

右件药捣筛为散,每服五钱,以水一中盏,入生姜半分,枣三枚,煎至五分,去滓,不计时候温服。

厚朴汤方:

厚朴二两,去粗皮,涂生姜汁炙令香熟　半夏二两,汤洗七遍去滑　人参一两,去芦头　甘草一两,炙微赤,剉

右件药捣筛为散,每服四钱,以水一中盏,入生姜半分,煎至五分,去滓,不计时候温服。

葛根黄连汤方:

葛根二两,剉　黄连半两,去须　黄芩一两　甘草半两,炙微赤,剉

右件药捣筛为散,每服四钱,以水一中盏,煎至五分,去滓,不计时候温服。

神丹圆方:

朱砂一两,细研,水飞过　附子一两半,炮裂,去皮脐　川乌头一两半,炮裂,去皮脐　半夏一两,汤洗七遍去滑　赤茯苓一两　人参一两,去芦头

右件药捣罗为末,炼蜜和圆如梧桐子大,每服以生姜汤下五圆,良久吃热粥一盏投之,以得汗为度。

瓜蒂散方:

瓜蒂一两　赤小豆四两

右件药捣细罗为散,每服二钱,以温水调服,药下便卧,即当有吐。候食顷若不吐,即再服之。如更不吐,即增药服之,以吐为度。吐出青黄如菜汁者为佳。若吐少,病不除者,次日如前法更服,可至再三,不令虚也。药力过时不吐,即服热汤一盏以助药力。若服药过多者,饮冷水解之。

甘遂散方:一名水导散

甘遂半两,煨令微黄　白芷半两

右件药捣细罗为散,每服一钱,以温水调服。

蒸法出汗:

右以薪火烧地良久,扫去火,微用水洒地,取蚕沙、桃叶、柏叶、糠及麦麸等,皆可用之铺着地上,令厚二三寸,布席卧上盖覆,以汗出为度,不得过热,当审细消息,汗出周身便住。良久汗不止,后以粉粉之,勿令汗出过多也。

六味青散方:

川乌头一两,炮裂,去皮脐　桔梗一两,去芦头　白术一两　附子一两,炮裂,去皮脐　防风一两,去芦头　细辛一两

右件药捣细罗为散,每服二钱,以生姜汤调服。服药后食顷,不汗出者,饮稀粥一盏以发之,暖覆,汗出漐漐可也,勿令流离汗出。若汗大出不止者,温温粉之[1]。如未得汗者,当更

---

〔1〕　温温粉之:《正误》:"当作温粉粉之。"

服之,以得汗为度。

大青龙汤方:

麻黄二两,去根节　桂心一两　杏人一两,汤浸,去皮尖、双人,麸炒微黄　石膏一两

右件药捣筛为散,每服四钱,以水一中盏,入生姜半分,枣三枚,煎至五分,去滓,不计时候温服。

小青龙汤方:

麻黄二两,去根节　赤芍药一两　细辛一两　桂心一两　五味子一两　干姜一两,炮裂,剉　半夏一两,汤洗七遍去滑

右件药捣筛为散,每服四钱,以水一中盏,煎至五分,去滓,不计时候温服。

橘皮汤方:

陈橘皮一两,汤浸,去白瓤,焙　生姜一两

右件药细剉和匀,分为四服,每服以水一中盏,煎至六分,去滓,不计时候温服。

竹叶汤方:

竹叶每服入二七片,细切　石膏二两　麦门冬一两,去心　半夏一两,汤洗七遍去滑　人参一两,去芦头　甘草一两,炙微赤,剉

右件药捣筛为散,每服四钱,以水一中盏,入生姜半分,煎至五分,去滓,不计时候温服。

猪苓汤方:

猪苓一两,去黑皮　赤茯苓一两　泽泻一两　阿胶一两,捣碎,炒令微黄　滑石一两

右件药捣筛为散,每服四钱,以水一中盏,煎至五分,去滓,不计时候温服。

五苓散方:

赤茯苓一两　猪苓一两,去黑皮　白术一两　泽泻一两　桂心一两

右件药捣筛为散,每服四钱,以水一中盏,入生姜半分,枣三枚,煎至五分,去滓,不计时候热服,以汗出为度。

赤茯苓汤方:

赤茯苓一两　桂心一两　甘草半两,炙微赤,剉

右件药捣筛为散,每服四钱,以水一中盏,入生姜半分,枣三枚,煎至五分,去滓,不计时候热服。

甘草桔梗汤方:

甘草一两,炙微赤,剉　桔梗一两,去芦头

右件药捣筛为散,每服五钱,以水一中盏,煎至五分,去滓,不计时候温服。

茵陈汤方:

茵陈一两　栀子人一两　川大黄一两,剉碎,微炒

右件药捣筛为散,每服四钱,以水一中盏,煎至五分,去滓,不计时候温服。

栀子汤方:

栀子人一两　甘草一两,炙微赤,剉

右件药捣筛为散,每服四钱,以水一中盏,入豉五十粒,煎至五分,去滓,不计时候温服。

泻心汤方:

川大黄一两,剉碎,微炒　黄连半两,去须

右件药并细剉和匀,每服半两,以水一大盏,煎至五分,去滓,不计时候温服。

半夏泻心汤方：

半夏二两,汤[1]洗七遍去滑 黄芩一两 干姜一两,炮裂,剉 人参一两,去芦头 甘草半两,炙微赤,剉 黄连一两,去须

右件药捣筛为散,每服四钱,以水一中盏,入生姜半分,枣三枚,煎至五分,去滓,不计时候温服。

干姜汤方：

干姜一两,炮裂,剉 甘草一两,炙微赤,剉

右件药捣筛为散,每服三钱,以水一中盏,煎至五分,去滓,不计时候温服。

黄芩汤方：

黄芩一两 赤芍药一两 甘草半两,炙微赤,剉

右件药捣筛为散,每服四钱,以水一中盏,煎至五分,去滓,不计时候温服。

抵当汤方：

水蛭半两,微炒 虻虫半两,微炒 桃人半两,汤浸,去皮尖、双人,麸炒微黄 川大黄一两,剉碎,微炒

右件药捣筛为散,每服三钱,以水一中盏,煎至五分,去滓,不计时候温服。

白虎汤方：

知母二两 石膏三两 甘草一两,炙微赤,剉

右件药捣筛为散,每服五钱,以水一大盏,入粳米五十粒,煎至五分,去滓温服。

玄武汤方：

赤茯苓一两 赤芍药一两 附子一两,炮裂,去皮脐 白术一两

右件药捣筛为散,每服四钱,以水一中盏,入生姜半分,枣三枚,煎至五分,去滓,不计时候热服。

建中汤方：

桂心一两 白芍药一两 甘草半两,炙微赤,剉

右件药捣筛为散,每服四钱,以水一中盏,入生姜半分,枣三枚,煎至五分,去滓,后入饧半两和匀,不计时候热服。

龙骨牡蛎汤方：

龙骨一两 牡蛎一两,烧如粉 桂心半两 甘草半两,炙微赤,剉

右件药捣筛为散,每服三钱,以水一中盏,煎至五分,去滓,不计时候温服。

四逆汤方：

附子一两,炮裂,去皮脐 干姜一两,炮裂,剉 甘草一两,炙微赤,剉

右件药捣筛为散,每服四钱,以水一中盏,入枣三枚,煎至五分,去滓热服。

当归四逆汤方：

当归一两 桂心一两 细辛一两 白芍药一两 木通半两,剉 甘草半两,炙微赤,剉

右件药捣筛为散,每服五钱,以水一大盏,入生姜半分,枣三枚,煎至六分,去滓,不计时候温服。

桃人承气汤方：

桃人半两,汤浸,去皮尖、双人,麸炒微黄 桂心半两 川大黄一两,剉碎,微炒 川朴消一两 甘草半

---

[1] 汤:原作"浸"。考本书半夏均用汤洗或汤浸,"汤"字不当无,因改。

两,炙微赤,剉

右件药捣筛为散,每服四钱,以水一中盏,煎至五分,去滓,不计时候温服。

大承气汤方：

川大黄一两,剉碎,微炒　厚朴半两,去粗皮,涂生姜汁炙令香熟　枳实半两,麸炒微黄　川芒消一两

右外药捣筛为散,每服四钱,以水一中盏,煎至五分,去滓,不计时候温服,以利为度。

小承气汤方：

川大黄一两,剉碎,微炒　川芒消一两　甘草半两,炙微赤,剉

右件药捣筛为散,每服四钱,以水一中盏,煎至五分,去滓,不计时候温服。

桃花汤方：

桃花石二两,捣碎　干姜半两,炮裂,剉　粳米半合

右件药,以水二大盏煎至一大盏,去滓,分为二服,食前服之。

吴茱萸汤方：

吴茱萸一两,汤浸七遍,焙干微炒　人参二两,去芦头

右件药捣筛为散,每服三钱,以水一中盏,入生姜半分,枣三枚,煎至五分,去滓,不计时候热服。

白通汤方：

附子一两,炮裂,去皮脐　干姜一两,炮裂,剉

右件药捣筛为散,每服四钱,以水一中盏,入葱白二茎,煎至五分,去滓,不计时候热服。

大陷胸汤方：

川大黄一两,剉碎,微炒　川芒消一两　甘遂半两,煨令微黄

右件药捣筛为散,每服二钱,以水一中盏,煎至五分,去滓,不计时候温服。

小陷胸汤方：

黄连一[1]两,去须　半夏二两,汤洗七遍去滑　蒜蒌一枚

右件药并细剉,每服半两,以水一大盏,入生姜半分,煎至五分,去滓,不计时候温服。

---

〔1〕　一:原脱。据《伤寒论·辨太阳病脉证并治下》小陷胸汤补。

太平圣惠方卷第九 凡十门　病源九首　方共计一百三十二道〔1〕

治伤寒一日候〔2〕诸方二十四道　治伤寒二日候诸方十四道　治伤寒三日候诸方十一道　治伤寒四日候诸方二十一道　治伤寒五日候诸方十七道〔3〕　治伤寒六日候诸方十四道　治伤寒七日候诸方五道　治伤寒八日候诸方五道　治伤寒九日已上候诸方七道　治伤寒发汗通用经效诸方十四道

治伤寒一日候诸〔4〕方

夫伤寒一日，太阳受病。太阳者，膀胱之经也，为三阳之首，故先受病。其脉络于腰脊，主于头项，故得病一日，而头项腰脊痛也。

治伤寒一日，太阳受病，头痛项强，壮热恶寒，宜服**桂枝汤**方：

桂枝半两　附子半两,炮裂,去皮脐　干姜半两,炮裂,剉　甘草半两,炙微赤,剉　麻黄一两,去根节

右件药捣筛为散，每服四钱，以水一中盏，入葱白二茎，煎至六分，去滓，不计时候稍热服，如人行五里，以稀葱粥投之，衣盖取汗。如未汗，一依前法再服。

治伤寒一日，头痛，身体百节疼疼，恶寒，宜服**麻黄散**方：

麻黄一两,去根节　桂心三分　杏人三分,汤浸,去皮尖,双人,麸炒微黄　甘草半两,炙微赤,剉　附子三分,炮裂,去皮脐　芎䓖一两　赤芍药三分　白术三分

右件药捣筛为散，每服四钱，以水一中盏，入生姜半分，枣三枚，煎至六分，去滓，不计时候稍热服，如人行五六里再服，厚覆取汗。

治伤寒初患一日，宜服**解肌汤**方：

麻黄一两,去根节　甘草一分,炙微赤,剉　赤芍药半两　葛根一两半,剉　石膏一两半　桂心三分　杏人半两,汤浸,去皮尖,双人,麸炒微黄

右件药捣筛为散，每服四钱，以水一中盏，入生姜半分，枣三枚，煎至六分，去滓，不计时候稍热频服，衣盖，以汗出为效。

治伤寒初得一日，壮热，头目四肢疼痛，宜服**细辛散**方：

细辛一两　赤芍药一两　桂心三分　干姜半两,炮裂,剉　附子半两,炮裂,去皮脐　甘草半两,炙微赤,剉

---

〔1〕　一百三十二道：《正误》："今计一百三十一道。"
〔2〕　候：原脱，排门目录同。正文此下伤寒诸日方均有此字，因补，下同。
〔3〕　十七道：《正误》："今计十六道。"
〔4〕　诸：原脱，据排门目录及分目录补。

右件药捣筛为散，每服四钱，以水一中盏，入生姜半分，枣三枚，煎至六分，去滓，不计时候热服，良久吃葱粥投之，衣盖出汗。

治伤寒一日，脉弦而数，头项腰脊痛，身热烦满，不得睡卧，宜服此方：

麻黄一两，去根节　干姜半两，炮裂，剉　石膏一两

右件药捣筛为散，每服五钱，以水一大盏，入豉半分，葱白二茎，煎至五分，去滓，不计时候稍热频服，衣盖出汗。

治伤寒一日，壮热，头痛恶寒，宜服**桔梗散**方：

桔梗一两，去芦头　细辛半两　川乌头一两，炮裂，去皮脐　麻黄半两，去根节　白术半两　防风半两，去芦头　桂心一两　干姜半两，炮裂，剉　吴茱萸一分，汤浸七遍，焙干微炒

右件药捣细罗为散，每服不计时候以温酒调下二钱，衣盖出汗。如未汗出，即再服之。

治伤寒一日，头痛壮热，烦闷，其脉洪数，宜服**人参散**方：

人参半两，去芦头　桂心三分　赤芍药半两　白术半两　干姜半两，炮裂，剉　麻黄三分，去根节　甘草一分，炙微赤，剉

右件药捣筛为散，每服四钱，以水一中盏，煎至六分，去滓，不计时候温服，并四五服，汗出效。

治伤寒一日，头痛壮热，心神烦闷，宜服**石膏饮子**方：

石膏一两，捣碎　柴胡半两，去苗　豉一合，微炒　麻黄一两，去根节　葱白二茎　薄荷一分

右件药细剉，都以水二大盏，煎至一盏三分，去滓，不计时候稍热，分为三服，如人行三二里，相续服尽，厚盖取汗。

治伤寒百邪毒气在皮肤肌肉，宜服**解肌汤**方：

麻黄半两，去根节　桑根白皮半两，剉　赤芍药一分　栀子人一分　前胡一分，去芦头　甘草一分，炙微赤，剉　杏人一分，汤浸，去皮尖、双人，麸炒微黄　桂心一分

右件药捣筛为散，每服五钱，以水一大盏，入生姜半分，煎至五分，去滓，不计时候稍热频服，以厚衣盖出汗。

治伤寒初觉头痛，膈上痰壅，宜服**前胡散**方：

前胡一两，去芦头　人参一两，去芦头　细辛半两　陈橘皮一两，汤浸，去白瓤，焙　桂心一两　赤茯苓一两　附子二两，炮裂，去皮脐　诃梨勒一两半，用皮　甘草一分，炙微赤，剉

右件药捣筛为散，每服五钱，以水一中盏，入生姜半分，枣三枚，煎至六分，去滓，不计时候温服。

治伤寒初觉一日，头项腰脊痛，恶寒，**麻黄散**方：

麻黄半两，去根节　干姜半两，炮裂，剉　葱白三茎　豉一合

右件药捣细剉，以水二大盏，煎至一盏三分，去滓，不计时候稍热，分为三服，衣盖出汗。

治伤寒初得一日，壮热，头项腰脚疼痛，宜服此方：

麻黄一两半，根节　葛根一两，剉　柴胡一两，去苗　赤芍药三分　桂心三分　石膏一两

右件药捣筛为散，每服五钱，以水一大盏，入豉半合，椒二七粒，葱白二茎，薄荷二十叶，煎至六分，去滓，不计时候稍热服，服药后吃葱豉粥，投之，以衣盖出汗。

治伤寒初觉，憎寒壮热，头痛口苦，宜服此方：

桂心一两　赤芍药一两　甘草三分，炙微赤，剉

右件药捣筛为散，每服五钱，以水一大盏，入生姜半分，枣三枚，煎至五分，去滓，不计时

候稍热服,须臾吃葱豉粥投之,衣盖取汗,未汗即再服。

治伤寒一日,头痛项强,上连风府,壮热憎寒,体痛口苦,宜服**知母散**方:

知母一分 麻黄半两,去根节 干姜半两,炮裂 葱白四茎 豉半合

右件药细剉和匀,分为二服,以水一大盏,煎至五分,去滓,不计时候稍热服之,衣盖取汗,未汗即再服。

治伤寒一日初觉,头痛恶寒,壮热,腹内热,脉洪大,宜服**葛根汤**方:

葛根一两 葱白五茎 豉一合 柴胡半两,去苗 生姜一两 黄芩半两

右件药都细剉,以水三大盏,煎至一盏五分,去滓,不计时候稍热,分为三服,如人行五里再服,衣盖取汗。

又方:

麻黄一两,去根节,剉 附子半两,炮裂,去皮脐,剉 生姜半两,切 葱白五茎,切 豉一合

右件药都以水二大盏,煎至一盏三分,去滓,不计时候稍热分为三服,如人行五里再服,衣盖出汗。

治伤寒一日头痛,遍身壮热,时时恶寒,宜服**发汗神丹圆**方:

人参一两,去芦头 川乌头一两,炮裂,去皮脐 半夏三分,汤洗七遍去滑 赤茯苓一两 朱砂半两,细研,水飞过

右件药捣罗为末,炼蜜和捣百余杵,圆如梧桐子大,每服不计时候以生姜汤下十圆,良久吃葱豉粥投,以衣覆取汗,未汗即再服。

治伤寒一日,壮热头痛,其背恶寒者,宜服**附子汤**方:

附子一两,炮裂,去皮脐 赤茯苓半两 赤芍药半两 人参半两,去芦头 白术半两 桂心半两

右件药捣筛为散,每服五钱,以水一大盏,入生姜半分,枣三枚,煎至五分,去滓,不计时候温服。

治伤寒一日,壮热头痛,先宜煎**蒴藋汤**,淋背发汗方:

蒴藋五两 槐枝三两 柳枝四两 桃枝三两 构[1]叶四两 豉一升 葱白十茎

右件药细剉,以水三斗,煎取二斗去滓,于无风处看冷暖淋背讫,便吃葱豉粥了,以衣盖取汗。

治伤寒初得一日,壮热头痛,宜服**葱豉汤**方:

葱白三茎,切 麻黄一两,去根节,剉 豉一合 生姜半两,拍碎

右件药以水二大盏,煎至一大盏三分,去滓,不计时候稍热分为三服,频服,衣覆出汗。

治伤寒一日,服葱豉汤不得汗,宜服此方:

葛根一两,剉 葱白三茎,切 豉一合

右件药都以水二大盏,入生姜半两,同煎至一盏三分,去滓,不计时候稍热分为三服频服,衣盖取汗。

治伤寒初得一日在皮肤,头痛项强,四肢烦疼,宜用**青膏**方:

当归三两 芎䓖三两 川椒三两,去目[2]及闭口者 吴茱萸三两 白芷三两 附子一两,去皮脐,

---

〔1〕 构:宋版"搆"字避讳,缺末两笔。宽政本误作"槽"。《正误》指出乃"构之误"。构为桑科植物,又名楮、穀。常用的楮实子、穀白皮即出此树。

〔2〕 目:宋版误作"月",据宽政本改。

生用 川乌头三两,去皮脐,生用 莽草二两

右件药细剉,以醇酒浸之,良久漉出,以炼成猪脂四斤,煎至药色黄,绞去滓,不计时候以温酒服如半枣大,日三服,稍稍增之。若头项强,即摩之。

治伤寒一日,敕色[1],头痛颈项强直,贼风所中,宜用**黄膏**方:

川大黄半两 附子半两,去皮脐,生用 细辛半两 干姜半两 川椒半两,去目及闭口者 桂心半两
巴豆二十一粒,去皮心

右件药细剉,以醋浸一宿漉出,以腊月猪脂一斤煎之,附子色黄即止,滤去滓,瓷盒中盛之。伤寒敕色发热,酒服一圆如梧桐子大,又以摩身数百遍。兼治贼风及毒风,走注肌肤之间,随风所在摩之,甚良。

治伤寒一日,敕色恶寒,肢节疼痛。并疗恶疮,小儿头疮,牛头[2]马鞍疮,痈肿,摩之皆差,宜用**白膏**方:

天雄三两,去皮脐,生用 川乌头三两,去皮脐,生用 莽草三两 踯躅花三两

右件药,以酒三升浸一宿漉出,用炼了猪脂三斤,与药一处,于铜器中文火煎令诸药焦黄色,即成膏,去滓,以瓷器中盛。有患者摩之百遍,即药力行。如伤寒咽痛,含如枣核大,日三咽之差。其膏不可近目。

治伤寒二日候诸方

夫伤寒二日,阳明受病。阳明者,胃之经也。主于肌肉,其脉络于鼻,入于目,故得病二日,内热鼻干,不得眠也。诸阳在表,表始受病,在于皮肤之间,故可摩膏火灸,发汗而愈也。

治伤寒二日,阳明受病。阳明者,主于肌肉,其气往来寒热,鼻干不可眠卧,面赤身热。有此病证,宜服**桂枝附子汤**方:

桂枝一两 附子一两,炮裂,去皮脐 甘草半两,炙微赤,剉 赤芍药半两

右件药捣筛为散,每服三钱,以水一中盏,入生姜半分,枣三枚,煎至六分,去滓,不计时候稍热频服,汗出即愈。

治伤寒二日,头痛鼻干,面赤壮热,四肢烦疼,宜服**人参汤**方:

人参三分,去芦头 诃梨勒皮三分 干姜一分,炮裂,剉 桂枝三分 赤茯苓一分 附子三分,炮裂,去皮脐 甘草一分,炙微赤,剉

右件药捣筛为散,每服三钱,以水一中盏,煎至六分,去滓,不计时候温服,频服之,汗出差。

治伤寒二日,头痛发热,烦闷,宜服**麻黄汤**方:

麻黄一两,去根节 桂心三分 石膏三分 黄芩半两 甘草一分,炙微赤,剉 赤芍药半两 杏人二十一枚,汤浸,去皮尖、双人,麸炒微黄

右件药捣筛为散,每服四钱,以水一中盏,入生姜半分,煎至六分,去滓,不计时候稍热频服,汗出愈。

---

[1] 敕色:《千金》卷9"伤寒膏"诸方屡出此词。沈澍农《中医古籍用字》解作"洗洗"之音转。意即恶寒貌。本书多处见"敕色恶寒"。其中"敕"或为"敕"之形误。"敕色",即"渐渐""洒淅""涩涩""洗洗"之音转,形容恶寒貌。

[2] 头:《正误》:"疑当作领。"《说文·页部》:"领,项也。"牛领即牛的颈项。

治伤寒二日,头痛壮热,骨节烦疼,宜服**解肌汤**方:

干姜一两,炮裂,剉　麻黄一两,去根节　赤芍药三分　黄芩三分　石膏一两

右件药捣筛为散,每服五钱,以水一大盏,入葱白二茎,豉半合,煎至五分,去滓,不计时候稍热服,如人行三五里再服,汗出差。

治伤寒二日,皮肤顽痛,项强,四肢烦疼,宜服**吴茱萸散**方:

吴茱萸一两,汤浸七遍,焙干微炒　当归一两,剉,微炒　芎䓖一两　附子一两,炮裂,去皮脐　白芷一两　川乌头一两,炮裂,去皮脐　麻黄二两,去根节　川椒一两,去目及闭口者,微炒出汗

右件药捣筛为散,每服五钱,以水一[1]大盏,入生姜半分,枣三枚,煎至七分,去滓,不计时候稍热分为二服,频服,以衣覆取汗出差。

治伤寒二日,头项强,四肢烦疼,宜服**荆芥散**方:

荆芥一两　附子一两,炮裂,去皮脐　前胡一两　麻黄二两,去根节　甘草半两,炙微赤,剉　白术一两　人参一两,去芦头　陈橘皮一两,汤浸,去白瓤,焙

右件药捣筛为散,每服四钱,以水一中盏,入生姜半分,枣三枚,煎至六分,去滓,不计时候稍热服,以衣覆出汗。

治伤寒二日不解,宜服**发汗白薇散**方:

白薇半两　麻黄一两半,去根节　贝母三分,煨令微黄　杏人三分,汤浸,去皮尖、双人,麸炒微黄

右件药捣细罗为散,每服不计时候以温酒服二钱,衣盖出汗愈。

治伤寒二日,头项四肢烦热疼痛,宜服**柴胡散**方:

柴胡一两,去苗　人参一两,去芦头　甘草一两,炙微赤,剉　麻黄一两半,去根节　黄芩一两　赤芍药一两　桂心一两　石膏二两　葛根一两,剉

右件药捣筛为散,每服四钱,以水一中盏,入生姜半分,枣三枚,煎至六分,去滓,不计时候稍热服,以衣盖取汗,如人行五里,未汗再服。

治伤寒二日,心中悸而烦者,宜服**建中汤**方:

桂心一两　甘草一两,炙微赤,剉　白芍药一两　桔梗一两,去芦头　人参一两,去芦头　白术一两　陈橘皮一两,汤浸,去白瓤,焙　厚朴一两,去粗皮,涂生姜汁炙令香熟

右件药捣筛为散,每服四钱,以水一中盏,入生姜半分,枣三枚,煎至六分,去滓,不计时候温服。

治伤寒二日,头疼壮热,发表**附子散**方:

附子一两,炮裂,去皮脐　桂心一两　麻黄一两,去根节　白术一两　吴茱萸半两,汤浸七遍,焙干微炒

右件药捣罗为散,每服二钱,以水一中盏,入生姜半分,枣三枚,煎至六分,去滓,不计时候热服,宜频服,令有汗出即差。

治伤寒二日,发汗立效方:

附子半两,去皮脐　白附子一分　半夏半分

右件药并生捣细罗为散,每服一钱,以水一中盏,入生姜半分,煎至六分,不计时候和滓热服,衣覆出汗。

治伤寒二日,痰逆头疼,四肢壮热,宜服**半夏散**方:

半夏一两,水煮一伏时,曝干　泽泻一两　桂心一两　干姜一分,炮裂,剉　甘草一分,炙微赤,剉

---

[1] 一:宋版、宽政本均脱。《正误》:"大上脱'一'字。"因补。

右件药捣细罗为散，每服一钱，以水一中盏，入生姜半分，煎至六分，不计时候和滓热服。

治伤寒二日，头痛壮热，宜服**走马散**方：

草乌头半两,烧灰　桂心半两　硫黄半分,细研

右件药捣细罗为散，每服一钱，以水一中盏，入生姜半分，煎至六分，不计时候和滓稍热频服，盖出汗差。

治伤寒二日，头痛，腰脊强硬，憎寒壮热，遍身疼痛，宜服**霹雳散**方：

大黑附子一枚,入急火内烧,唯存心少多,在临出火时便用瓷器合盖,不令去却烟焰

右捣细罗为散，每服一钱，不计时候以热酒调下，汗出立差。

治伤寒三日候诸方

夫伤寒三日者，足少阳受病。少阳者，胆之经也。其脉循于胁，上于头耳，故得病三日，胸胁热而耳聋也。三阳经络始相传，病未入于脏，可汗而解也。

治伤寒三日不解，头痛，肌肉热[1]，宜服**麻黄散**方：

麻黄一两,去根节　甘草半两,炙微赤,剉　葛根一两,剉　厚朴一两,去粗皮,涂生姜汁炙令香熟

右件药捣筛为散，每服四钱，以水一中盏，入生姜半分，煎至六分，去滓，不计时候稍热频服，衣盖汗出差。

治伤寒病三日，腹痛，小便不利而呕者，属少阳病证，宜服**赤茯苓散**方：

赤茯苓一两　赤芍药半两　白术半两　附子半两,炮裂,去皮脐　干姜半两,炮裂,剉

右件药捣筛为散，每服三钱，以水一中盏，入生姜半分，煎至五分，去滓，不计时候温服。

治伤寒已经三日，不得汗，头痛发热，宜服**石膏散**方：

石膏二两　桂心一两　麻黄一两,去根节[2]　杏人二十枚,汤浸,去皮尖,双人,麸炒微黄　黄芩一两　甘草一两,炙微赤,剉　赤芍药一两　白术一两　芎䓖一两　香附子一两

右件药捣筛为散，每服五钱，以水一大盏，入生姜半分，煎至六分，去滓，不计时候分为二服。

治伤寒三日，咳嗽，胸膈不利，四肢烦疼，壮热头痛，宜服**细辛散**方：

细辛一两　麻黄一两,去根节　葛根三分,剉　荆芥一两　白术一两　赤芍药一两　紫菀三分,洗去苗土　桔梗一两,去芦头　桂心一两　甘草三分,炙微赤,剉　五味子三分

右件药捣粗罗为散，每服三钱，以水一中盏，入生姜半分，枣三枚，煎至六分，去滓，不计时候温服。

治伤寒已经三日，头痛，壮热不解，咳嗽痰逆，宜服**丁香散**方：

丁香一两　前胡一两　附子一两,炮裂,去皮脐　麻黄一两,去根节　白术一两　细辛一两　桂心一两　甘草一两,炙微赤,剉

右件药捣细罗为散，每服二钱，以水一中盏，入生姜半分，枣三枚，煎至六分，去滓，不计时候热服之。

治伤寒三日，壮热不解，发汗**香豉粥**方：

〔1〕 热：原脱。据《普济方》卷130引本书同名方补。
〔2〕 一两,去根节：原脱。据《类聚》卷46引同方补。

麻黄一分,去根节　葛根一分　栀子人一分　石膏半两　荆芥半两　生姜一分　豆豉一合　糯米一合半

右件药细剉,以水三大盏,先煎麻黄等七味至一盏半,去滓,下米煮作稀粥,不计时候服之,衣盖出汗差。

治伤寒三日,虽发汗后,头痛壮热未得全解,毒气犹盛,宜服**石膏散**方:

石膏一两　茅苣一两　葛根一两,剉　黄芩二分　麻黄三分,去根节　甘草半两,炙微赤,剉

右件药捣筛为散,每服五钱,以水一大盏,煎至六分,去滓,不计时候温服。

治伤寒三日,不得汗,烦热闷乱,宜服**麻黄散**方:

麻黄二两,去根节　葛根二两　桂心一两　豉二合　赤芍药一两　石膏二两,捣碎

右件药细剉和匀,每服半两,以水一大盏,入生姜半分,枣三枚,煎至五分,去滓,不计时候热服,便吃葱粥投之,衣覆取汗。如未汗出,即再煎服之。

治伤寒三日不得汗,四肢不利,宜服**通关散**方:

附子一颗,炮裂,去皮脐　干姜半两,炮裂,剉　桂心一分　麻黄一分,去根节

右件药捣粗罗为散,每服四钱,以水一中盏,入葱白二茎,煎至五分,去滓,不计时候热服。

治伤寒三日,头痛壮热,四肢不利,宜服**正阳丹**方:

太阴玄精二两　消石二两　硫黄二两　硇砂一两

右都细研,入瓷瓶子中固济,以火半斤,于瓶子周一寸燃之,约近半日,候药青紫色住火,待冷即出,用腊月雪水拌令匀湿,入瓷罐中,堂屋后北阴下阴干,又入地埋二七日,取出细研,以面糊和为圆如鸡头实大,先用热水浴后,以艾汤研下一圆,以衣盖汗出为度。

治伤寒三日,服药之后,不得汗,宜用蒸法。

右以薪火烧地良久,扫去火,微用水洒地,取蚕沙、桃叶、柏叶、糠及麦麸等,皆可用之铺着地上,令厚二三寸,布席卧上盖覆,以汗出为度。不得过热,当审细消息,汗出周身,良久不止后,以粉粉之,勿令汗出过多。

治伤寒四日候诸方

夫伤寒四日,太阴受病。太阴者,脾之经也,为三阴之首。是故三日已后,阳受病讫,传之于阴,而太阴受病焉。其脉络于脾,主于咽喉,故得病四日,腹满而咽干也。其病在胸膈,故可吐而愈。

治伤寒四日,太阴初受病,宜服**恒山散**吐之方:

恒山三分　甘草三分,生用　鳖甲三分,涂醋炙令黄,去裙襕　石膏三分　柴胡三分,去苗　知母三分

右件药捣筛为散,每服三钱,以水一中盏,入淡竹叶十片,煎至六分,去滓,不计时候温服之,当吐顽涎,后即服和气治中汤主之。

治太阴初受病,服恒山散吐后,宜服**和气治中汤**方:

人参半两,去芦头　藿香半两　白术三分　甘草一分,炙微赤,剉　干姜一分,炮裂,剉　白茯苓一分　陈橘皮三分,汤浸,去白瓤,焙

右件药捣罗为细散,每服二钱,以水一中盏,入生姜半分,煎至五分,即去生姜,和滓不计时候温服。

治伤寒四日,吐后,或壮热头痛,身体痠疼,口苦心烦,宜服**麻黄散**方:

麻黄三分,去根节　葛根三分,剉　柴胡一两,去苗　知母三分　赤芍药一两　栀子人三分　石膏一两半　陈橘皮半两,汤浸,去白瓤,焙　生干地黄一两

右件药捣筛为散,每服四钱,以水一中盏,入生姜半分,煎至六分,去滓,不计时候温服。

治伤寒四日,头痛背膊急疼,心腹壅滞,宜服**柴胡散**方:

柴胡一两半,去苗　川大黄一两,剉碎,微炒　恒山一两半　茵陈一两　知母一两　赤芍药一两　甘草一两,炙微赤,剉　鳖甲一两半,涂醋炙令微黄,去裙襕

右件药捣筛为散,每服五钱,以淡浆水一大盏,煎至六分,去滓,不计时候温服,以微吐为度,未吐再服。

治伤寒四日,呕哕频烦,头疼大渴,此证是脾胃痰滞,宜服**半夏汤**方:

半夏三分,汤洗七遍去滑　甘草半两,炙微赤,剉　人参一两,去芦头　厚朴二两,去粗皮,涂生姜汁炙令香熟

右件药捣筛为散,每服三钱,以水一中盏,入生姜半分,煎至五分,去滓,不计时候稍热服。

治伤寒四日,脉浮大,发热恶寒,身体疼痛,无汗而烦者,宜服**大青龙汤**方:

麻黄二两,去根节　桂心一两　甘草一两,炙微赤,剉　石膏二两　杏人三十枚,汤浸去皮尖、双人,麸炒微黄

右件药捣筛为散,每服四钱,以水一中盏,入生姜半分,煎至六分,去滓,不计时候温服。

治伤寒四日,因下后大渴,服冷药过多,喘急者,阴盛故也,宜服**小青龙汤**方:

桂心一两　五味子半两　麻黄一两,去根节　白芍药一两　细辛三分　干姜三分,炮裂,剉　甘草一两,炙微赤,剉　杏人二十枚,汤浸,去皮尖、双人,麸炒微黄　半夏半两,汤洗七遍去滑

右件药捣筛为散,每服四钱,以水一中盏,入生姜半分,煎至六分,去滓,不计时候温服。

治伤寒四日,虽经发汗后,心胸不利,头目多疼,胃气不和,少思粥食,宜服**前胡散**方:

前胡半两,去芦头　半夏一分,汤洗七遍去滑　甘草半两,炙微赤,剉　桂心半两　人参半两,去芦头　赤茯苓半两　白芷一分　白术半两　干姜一分,炮裂,剉　当归半两,剉,微炒　葛根半两,剉　柴胡半两,去苗　陈橘皮半两,汤浸,去白瓤,焙　木香半两　旋覆花半两

右件药捣筛为散,每服四钱,以水一中盏,入生姜半分,枣三枚,煎至六分,去滓,不计时候温服。

治伤寒四日,腹胁胀满,心胸不利,四肢疼痛,咳嗽恶寒,喘急壮热,宜服**白术散**方:

白术二分　前胡三分,去芦头　葛根三分,剉　桑根白皮三分,剉　川升麻半两　赤芍药一两　石膏一两半　荆芥半两　子芩三分

右件药捣筛为散,每服五钱,以水一大盏,入生姜半分,豉五十粒,煎至五分,去滓,不计时候温服。

治伤寒四日,烦热不解,大小肠涩,宜服**朴消散**方:

川朴消三分　犀角屑三分　栀子人半两[1]　赤芍药三分　黄芩三分　陈橘皮三分,汤浸,去白瓤,焙　川大黄三分,剉碎,微炒　柴胡一两,去苗

右件药捣筛为散,每服四钱,以水一中盏,入淡竹叶三十片,生姜半分,煎至六分,去滓,

---

〔1〕半两:原脱。据《类聚》卷46引同方补。

不计时候温频服,以利为度。

治伤寒四日,头重身强,腰脊痛,宜服**葛根散**方:

葛根一两,剉 甘草一两,炙微赤,剉 桂心一两 大青三分 黄芩半两 石膏一两 赤芍药三分 麻黄二两,去根节

右件药捣筛为散,每服四钱,以水一中盏,入生姜半分,枣三枚,煎至六分,去滓,不计时候温服。

治伤寒四日,烦热不解,大小肠秘涩,宜服**犀角散**方:

犀角屑三分 黄芩一两 柴胡一两,去苗 栀子人半两 地骨皮三分 川大黄一两半,剉碎,微炒 川朴消一两 木通三分,剉

右件药捣筛为散,每服四钱,以水一大盏,煎至五分,去滓,不计时候温服,微利为度。

治伤寒四日,头痛,背膊急闷,骨节烦疼,心燥口干,宜服**茵陈散**方:

茵陈一两 柴胡一两,去苗 甘草半两,炙微赤,剉 赤芍药二分 防风二分,去芦头 附子一两,炮裂,去皮脐

右件药捣筛为散,每服四钱,以水一中盏,入生姜半分,煎至六分,去滓,不计时候温服。

治伤寒四日,未经吐,宜服**泻心汤**方:

川大黄二两,剉碎,微炒 黄连一两,去须 黄芩一两 附子一两,炮裂,去皮脐

右件药捣粗罗为散,每服三钱,以水一中盏,煎至六分,去滓,不计时候温服。

治伤寒四日,三阴受病,其脉浮而滑,腹满,口热,舌干而渴,大便不利,宜服**三黄散**方:

黄芩一两 栀子人一两 川大黄一两半,剉碎,微炒

右件药捣筛为散,每服四钱,以水一中盏,入竹叶三七片,朴消末二钱,煎至六分,去滓,食前温服。大便利即药止,未利再服。

治伤寒四日,毒气入胃,喉中闭闷,宜服**吐痰散**方:

瓜蒂一分 丁香一分 赤小豆半合,炒熟

右件药捣细罗为散,每服以温水调下二钱,空腹服之当吐,后便可吃葱豉粥补之。

治伤寒汗出不歇已三四日,胸中恶,但欲吐,宜吐之方:

豉二合 盐半两 蜜一合

右件药以水一大盏,煎至七分,去滓,空腹顿服之,良久当吐。如人行十里未吐,再服。

又方:

苦参半两,剉 甘草一分,生用,剉 赤小豆三七粒,炒熟

右件药以水一大盏,煎取半盏去滓,空心都作一服服之,当吐。吐下差者,更以苦参一两,生地黄一两,别以水二大盏煎至一盏,分再服。甚者作葱豉粥投之,以吐出毒为度。

治伤寒四日,寒热不退,头痛,百节烦疼,此毒气在胸中,宜服**松萝散**方:

松萝半两 川升麻一两 甘草一两,生用 恒山半两

右件药捣筛为散,每服五钱,以水一大盏,煎取七分,入粗茶末二钱,更煎一两沸,去滓,空腹温服。如未吐,相去如人行三四里再服,以吐为度。

治伤寒四日,已呕吐,更宜吐方:

苦参末二钱

右以温酒五合调服之,得吐即差。

治伤寒四日,心胸中满闷,取吐方:

猪胆一枚,取汁

右以醋一小盏,酒一小盏,内猪胆汁相和,温过分为二服,当吐之差。

治伤寒五日[1]候诸方

夫伤寒五日,少阴受病。少阴者,肾之经也。其脉贯于肾,络于舌,故得病五日,口热舌干,渴而引饮也。其病在肠,故可下而愈也。

治伤寒五日,舌干而渴,烦热不解,大小肠皆涩,宜服**柴胡汤**方:

柴胡一两,去苗　犀角屑一两　赤芍药三分　黄芩一两　栀子人十四枚　川大黄一两,剉碎,微炒　川朴消一两半

右件药捣筛为散,每服四钱,以水一中盏,入竹叶二七片,煎至六分,去滓,不计时候温服,如人行四五里再服,以利为度。

治伤寒五日,头痛目眩,大渴饮水,口干,小便不利,憎寒壮热,腿膝痠疼不可忍,宜服**猪苓散**方:

猪苓一两,去黑皮　赤茯苓一两　白术半两　桂心半两　泽泻一两

右件药捣细罗为散,每服不计时候以新汲水调下二钱,日三四服。若呕吐不可下食者,服之亦效。

治伤寒五日,口热舌干,头痛,脚胫酸疼,四肢壮热,宜服**麦门冬散**方:

麦门冬一两,去心　子芩三分　葛根一两,剉　前胡一两,去芦头　知母三分　玄参半两　赤芍药三分　犀角屑半两　槟榔三分　甘草半两,炙微赤,剉　川升麻半两

右件药捣筛为散,每服四钱,以水一中盏,入生姜半分,煎至六分,去滓,不计时候温服。

治伤寒五日,热在胸中,不能言语者,宜服**麦奴圆**方:

麦奴一两　川大黄一两,剉碎,微炒　川芒消一两　灶下黄土一两　黄芩一两　麻黄一两,去根节　梁上尘一两　釜底墨一两

右件药捣罗为末,炼蜜和捣三二百杵,圆如弹子大,每服不计时候以新汲水研下一圆。

治伤寒五日,发热恶寒,肢节烦疼,微呕吐,心下痞结,外证未解,**柴胡桂枝汤**方:

柴胡二两,去苗　桂枝一两　黄芩一两　人参一两,去芦头　甘草一两,炙微赤,剉　半夏一两,汤洗七遍去滑　赤芍药一两　赤茯苓一两　厚朴一两,去粗皮,涂生姜汁炙令香熟

右件药捣筛为散,每服四钱,以水一中盏,入生姜半分,枣三枚,煎至六分,去滓,不计时候温服。

治伤寒五日,烦热未退,大小便涩,宜服**川大黄散**方:

川大黄一两,剉碎,微炒　黄芩一两　赤芍药一两　知母一两[2]　川升麻一两　鳖甲一两,涂醋炙令黄,去裙襕　赤茯苓一两　栀子人半两　柴胡一两,去苗　川朴消二两

右件药捣筛为散,每服四钱,以水一中盏,入生姜半分,煎至六分,去滓,不计时候温服,以大小便稍利为度。

治伤寒五日,不能言语,热在胸中,宜服**抵圣圆**方:

---

〔1〕 五日:此二字原在"伤寒"前,据目录及本卷体例乙转。

〔2〕 一两:字残损不可辨。据《普济方》卷130引本书同名方补。

犀角屑半两　麻黄半两,去根节　川大黄一两,剉碎,微炒　川朴消一两　黄芩半两　釜下黄土半两　梁上尘半两　灶突墨半两

右件药捣罗为末,炼蜜和捣三二百杵,圆如弹子大,每服不计时候以新汲水研服一圆。如渴,饮新汲水,当有汗出。良久未汗,即更服一圆,汗止热退,能语。若小儿,即量力服之。

治伤寒五日,热毒气在脏,令人心腹烦躁壅闷,不得眠[1]卧,宜服此方:

川大黄一两,剉碎,微炒　杏人三分,汤浸,去皮尖、双人,麸炒微黄　枳壳三分,麸炒微黄,去瓤　犀角屑五分　甘草半两,炙微赤,剉　川朴消一两

右件药捣筛为散,每服四钱,以水一中盏,入生姜半分,煎至六分,去滓,不计时候温服,取利为度,如不利再服。

治伤寒五日,心腹壅滞,烦热不退,宜服**前胡散**方:

前胡一两,去芦头　杏人二分,汤浸,去皮尖、双人,麸炒微黄　川大黄一两,剉碎,微炒　黄芩一两　川朴消一两　槟榔一两

右件药捣筛为散,每服四钱,以水一中盏,入竹叶三七片,煎至六分,去滓,不计时候温服,取利为度,不利再服。

治伤寒五日,少阴受病,口舌干燥,烦渴欲水,心膈不利,大肠秘涩,其脉滑者生,小弱不足者死。若气逆不顺,宜以**槟榔散**下之,方:

槟榔一两　牵牛子一两,微炒　川大黄半两,剉碎,微炒　青橘皮半两,汤浸,去白瓤,焙

右件药捣细罗为散,每服不计时候以温茶调下二钱,良久吃姜粥,投[2]利三两行自止,如未利再服。

少阴病,服槟榔散下之后,宜服**和气白术散**方:

白术半两　人参半两,去芦头　枳壳半两,麸炒微黄,去瓤　白茯苓半两　厚朴半两,去粗皮,涂生姜汁炙令香熟　白芷半两　陈橘皮半两,汤浸,去白瓤,焙　桂心半两　白芍药半两　高良姜半两,剉　甘草半两,炙微赤,剉

右件药捣粗罗为散,每服三钱,以水一中盏,入葱白一茎,煎至六分,去滓,不计时候温服。

治伤寒五日,但通体热,面如桃花,皮肤干燥,无润泽,口干渴,此名阳气攻胃,大肠结涩,宜服**升麻散**方:

川升麻一两　黄连一两,去须　川大黄二两,剉碎,微炒　地骨皮一两　黄芩一两　大青一两

右件药捣粗罗[3]为散,每服四钱,以水一中盏,入生姜半分,淡竹叶三七片,煎至六分,去滓,不计时候温服。

治伤寒五日,头痛,口舌干燥,烦渴欲饮水,宜服**石膏散**方:

石膏一两　黄芩半两　甘草一分,炙微赤,剉　川大黄半两,剉碎,微炒　葛根半两,剉

右件药捣筛为散,都以水二大盏半,入竹叶三七片,煎至一盏二分,去滓,不计时候分温三服。

治伤寒五日,吐利后,身热不去,烦而腹满,卧起不安,宜服此方:

---

[1]　眠:原作"服"。据《普济方》卷130引本条改。

[2]　投:《普济方》卷130所引同。《正误》:"投,疑快之误。"

[3]　罗:原脱。据本书捣药通例补。

栀子人—两　厚朴二两,去粗皮,涂生姜汁炙令香熟　枳壳二两,麸炒微黄去瓤

右件药捣筛为散,每服四钱,以水一中盏,入生姜半分,煎至六分,去滓,不计时候温服。

治伤寒五日,头痛壮热,四肢烦疼,不能饮食,呕逆不定,宜服**栀子散**方:

栀子人三分　黄连三分,去须　黄蘗一分,剉　川大黄三分,剉碎,微炒　芦根一两,剉　葛根一两,剉

右件药捣粗罗为散,每服四钱,以水一中盏,入豉半合,葱白二茎,煎至六分,去滓,不计时候温服。

治伤寒五日,口热舌干,头痛,脚胫酸疼,宜服**三黄承气汤**方:

栀子人—两　黄芩—两　川大黄—两,剉碎,微炒　陈橘皮一两,汤浸,去白瓤,焙　川芒消一两

右件药捣粗罗为散,每服四钱,以水一中盏,煎至六分,去滓,不计时候温服。

治伤寒六日候诸方

夫伤寒六日,足厥阴受病。厥阴者,肝之经也。其脉循阴,络于肝,故得病六日,烦满而阴缩也。此则阴阳俱受病,毒气在胃,故可下而愈也。

治伤寒病六日,其病深结在脏,是三阴三阳俱受病。若五脏六腑荣卫皆不通,其人难治,宜服**小柴胡汤**方:

柴胡二两,去苗　黄芩—两　赤芍药一两　半夏半两,汤洗七遍去滑　枳实半两,麸炒微黄　人参二两,去芦头　甘草半两,炙微赤,剉

右件药捣筛为散,每服四钱,以水一中盏,入生姜半分,煎至六分,去滓,不计时候温服。

治伤寒六日,体重,四肢烦疼,多渴,或谵语不知人事,如此病证者,胃中有结燥,宜服**大承气汤**方:

川大黄二两,剉碎,微炒　枳实二两,麸炒微黄　川朴消二两　厚朴一两,去粗皮,涂生姜汁炙令香熟

右件药粗捣罗为散,每服四钱,用水一中盏,煎至六分,去滓,不计时候温服,以利为度。如人行十里,未利再服。

治伤寒六日,心胸妨闷,烦热不解,面赤大渴,壮热,身体痛疼,此证是毒气攻心,宜服**泻心汤**方[1]:

半夏半两,汤洗七遍去滑　人参半两,去芦头　木通一两,剉　甘草一两,炙微赤,剉　黄芩一两　川大黄一两,剉碎,微炒

右件药粗捣罗为散,每服四钱,以水一中盏,入生姜半分,枣三枚,煎至六分,去滓,不计时候温服。

治伤寒六日,呕哕不定,头痛体疼,时有虚汗,此证是冷热未和,宜服**人参散**方:

人参二两,去芦头　柴胡二两,去苗　黄芩一两　甘草一两,炙微赤,剉　白术一两　半夏半两,汤洗七遍去滑　厚朴一两,去粗皮,涂生姜汁炙令香熟

右件药捣粗罗为散,每服三钱,用水一中盏,入生姜半分,枣三枚,煎至六分,去滓,不计时候温服。

治伤寒六日,发汗不解,呕逆,小便不利,胸胁痞满,微热而烦,**黄芩汤**方:

黄芩一两　桂心一两　赤茯苓一两　前胡二两,去芦头　半夏一两,汤洗七遍去滑　甘草半两,炙微

---

〔1〕方:原脱。据本书引方通例补。下凡此类脱字,径补不出注。

赤,剉 厚朴二两,去粗皮,涂生姜汁炙令香熟

右件药粗捣罗为散,每服三钱,以水一大盏,入生姜半分,枣三枚,煎至五分,去滓,不计时候温服。

治伤寒六日,发热恶寒,肢节疼痛,微呕,心下痞结,外证未去,**柴胡桂枝汤**方:

桂枝一两 柴胡二两,去苗 芎䓖二两 人参一两,去芦头 黄芩一两 赤芍药一两 枳壳一两,麸炒微黄,去瓤 甘草半两,炙微赤,剉 半夏一两,汤洗七遍去滑

右件药捣筛为散,每服五钱,以水一大盏,入生姜半分,枣三枚,煎至五分,去滓,不计时候温服。

治伤寒六日,其人已发汗而不解,胸胁满,小便不多利,渴而不呕,但头汗出,往来寒热而烦,宜服**牡蛎散**方:

牡蛎一两,烧为粉 甘草一两,炙微赤,剉 干姜半两,炮裂,剉 柴胡二两,去苗 木通一两,剉 桂心一两 黄芩一两 蔊蒌根一两 厚朴二两,去粗皮,涂生姜汁炙令香熟

右件药捣筛为散,每服三钱,以水一中盏,煎至五分,去滓,不计时候温服。

治伤寒六日,吐泻,百骨疼痛,脚冷腹热,宜服**人参散**方:

人参三分,去芦头 柴胡三分,去苗 白茯苓三分 牡蛎三分,烧为粉 黄芩三分 白芍药三分 桂心三分 半夏三分,汤洗七遍去滑 甘草三分,炙微赤,剉 干姜三分,炮裂,剉

右件药捣筛为散,每服三钱,以水一中盏,入生姜半分,枣三枚,煎至五分,去滓,不计时候温服。

治伤寒六日,发热烦闷,渴欲饮水,得水而吐,其脉浮数,小便不利者,宜服**猪苓汤**方:

猪苓三分,去黑皮 白术三分 泽泻一两 桂心半两 赤茯苓三分 丁香三分 甘草三分,炙微赤,剉 厚朴一两半,去粗皮,涂生姜汁炙令香熟

右件药捣粗罗为散,每服三钱,以水一中盏,入生姜半分,煎至五分,去滓,不计时候温服。

治伤寒六日,心躁烦渴,肢节解痛,小腹急满,阴缩,宜服**葛根散**方:

葛根三分,剉 石膏一两 柴胡一两,去苗 川升麻三分 知母三分 栀子人半两 甘草三分,炙微赤,剉 川大黄一两,剉碎,微炒

右件药捣筛为散,每服四钱,以水一中盏,入生姜半分,煎至六分,去滓,不计时候温服。

治伤寒六日,心躁烦闷,四肢疼痛,小腹满急,宜服**大青散**方:

大青三分 柴胡一两,去苗 栀子人一分 川升麻三分 知母三分 石膏一两 甘草三分,炙微赤,剉

右件药捣筛为散,每服四钱,以水一中盏,入生姜半分,煎至六分,去滓,不计时候温服。

治伤寒六日,脉沉细不足者,宜服**通关散**方:

附子一两,炮裂,去皮脐 干姜半两,炮裂,剉 甘草半两,炙微赤,剉 黄耆三分,剉 桔梗半两,去芦头 防风三分,去芦头 羌活半两 五加皮半两 桂心三分

右件药捣筛为散,每服三钱,以水一中盏,煎至六分,去滓,不计时候温服。

治伤寒六日,头痛壮热,百节疼痛,宜服**柴胡散**方:

柴胡一两,去苗 川升麻三分 黄芩三分 知母一两 赤芍药一两 大青三分 石膏二两 栀子人一两 川大黄一两,剉碎,微炒 杏人三分,汤浸,去皮尖、双人,麸炒微黄

右件药捣筛为散,每服四钱,以水一中盏,入生姜半分,豉五十粒,煎至六分,去滓,不计

时候温服。

治伤寒六日,热毒在脏,胸中烦闷,口噤不能言,唯欲饮水,成坏伤寒,医所不疗,宜服**黑奴圆**方:

麻黄三两,去根节　灶下黄土二两　川大黄二两　黄芩二两　川芒消二两　灶突墨二两　梁上尘二两

右件药捣罗为末,炼蜜和圆如弹子大,每服不计[1]时候以井华水研下一圆。

治伤寒七日候诸方

夫伤寒七日,病法当小愈,阴阳诸经传病终故也。今七日已后,病反甚者,欲为再经病也。再经病者,是经络重受病也。

治伤寒七日不解,头痛,有热在里,大肠秘涩,与承气汤后,其小便清者,病不在里,属在表也,当须发汗。若头痛者,必衄,宜服**桂枝汤**方:

桂枝一两　赤芍药一两　甘草一两,炙微赤,剉　麻黄一两,去根节　苈蒡一两　柴胡一两,去苗　厚朴二两,去粗皮,涂生姜汁炙令香熟

右件药捣粗罗为散,每服四钱,以水一大盏,入生姜半分,枣三枚,煎至六分,去滓,不计时候热服,衣覆取汗,如人行十里,未汗再服。

治伤寒七日,脉浮,发热无汗,渴欲饮水,无表证,宜服**知母散**方:

知母一两　石膏二两　甘草半两,炙微赤,剉　粳米半合　人参半两,去芦头　葛根半两,剉

右件药都剉,以水三大盏半,煎至二盏去滓,不计时候分温五服。

治伤寒七日,发热汗出不解,心中痞坚,宜服**前胡汤**方:

前胡三两,去芦头　赤茯苓二两　白术二两　川大黄一两,剉碎,微炒　赤芍药一两　枳实一两,麸炒微黄　木通一两,剉　半夏一两,汤洗七遍去滑　厚朴二两,去粗皮,涂生姜汁炙令香熟　甘草一两,炙微赤,剉

右件药捣粗罗为散,每服五钱,以水一大盏,入生姜半分,枣三枚,煎至五分,去滓,不计时候温服。

治伤寒七日,大下后,脉沉迟,手足厥逆,喉咽不利,胸膈烦躁,宜服**麻黄散**方:

麻黄二两,去根节　当归一两,剉,微炒　川升麻一两　知母一两　赤芍药一两　天门冬一两,去心　桂心一两　赤茯苓一两　甘草一两,炙微赤,剉　石膏二两　白术一两　干姜一两,炮裂,剉

右件药捣粗罗为散,每服五钱,以水一大盏,入生姜半分,枣三枚,煎至五分,去滓,不计时候温服。

治伤寒七日不解,心烦,肠中有结燥,谵语,宜服**柴胡散**方:

柴胡二两,去芦头　半夏一两,汤洗七遍去滑　赤芍药一两　甘草半两,炙微赤,剉　知母一两　黄芩一两　川大黄一两,剉碎,微炒　陈橘皮一两,汤浸,去白瓤,焙　人参一两,去芦头

右件药捣粗罗为散,每服四钱,以水一中盏,入生姜半分,煎至五分,去滓,不计时候温温频服,稍利为度。

---

[1] 计:原作"得"。据《类聚》卷46引同方改。

治伤寒八日候诸方

夫伤寒八日病不解者，或是诸阴阳经络重受于病，或因发汗吐下之后，毒气不尽，所以病证犹在也。

治伤寒八日，热势弥重，大便结涩，心腹痞满，食饮不下，精神恍惚，谵言妄语，宜服**鳖甲散方**：

鳖甲一两，涂醋炙令微黄，去裙襕　细辛一两　吴茱萸三分，汤浸七遍，焙干微炒　白鲜皮一两　附子三分，炮裂，去皮脐　枳壳一两，麸炒微黄，去瓤　茵陈一两　川大黄一两半，剉碎，微炒　桂心三分

右件药捣筛为散，每服三钱，以水一中盏，入生姜半分，煎至六分，去滓，不计时候温服，微利为度。

治伤寒八日，烦热不退，四肢疼痛，宜服**犀角散方**：

犀角屑一两　川升麻一两半　柴胡一两半，去苗　葛根一两半，剉　吴蓝一两　甘草一两，炙微赤，剉

右件药捣筛为散，每服四钱，以水一中盏，煎至六分，去滓，次入马牙消二钱，更煎三二沸，不计时候温服。

又方：

柴胡一两，去苗　黄芩一两　犀角屑三分　茯神三分　人参一两，去芦头　甘草半两，炙微赤，剉

右件药捣筛为散，每服五钱，以水一大盏，煎至七分，去滓，下朴消二钱，再煎三二沸，不计时候分温二服。

治伤寒八日不解，默默烦闷，腹中干燥，大肠结涩，狂言，宜服**柴胡散方**：

柴胡一两，去苗　赤芍药半两　知母半两　人参一两，去芦头　川大黄一两，剉碎，微炒　甘草半两，炙微赤，剉　半夏半两，汤浸七遍去滑　葳蕤半两　黄芩半两

右件药捣筛为散，每服五钱，以水一大盏，入生姜半分，煎至五分，去滓，不计时候温服，以微利为度。

治伤寒八日，风湿相抟，身痛心烦，不能自转侧，不呕不渴，下之脉浮者，宜服**附子汤方**：

附子一两，炮裂，去皮脐　桂心一两　白术一两　白芷一两　甘草一两，炙微赤，剉　葛根一两　人参一两，去芦头　陈橘皮一两，汤浸，去白瓤，焙

右件药细剉和匀，每服半两，以水一大盏，入生姜半分，枣三枚，煎至七分，去滓，不计时候分温二服。

治伤寒九日已上候诸方

夫伤寒九日已上病不除者，或初一经受病即不能相传，或已传三阳讫，而不能传于阴，致停滞累日，病证不罢；或三阴传病已毕，又重感于寒，名为两感伤寒，则腑脏俱病，故日数多而病候改变也。

治伤寒九日不解，心腹坚满，身体疼痛，内外有热，烦呕不安，宜服**前胡汤方**：

前胡一两，去芦头　半夏一两，汤洗七遍去滑　白术一两　枳实一两，麸炒微黄　赤芍药一两　黄芩一两　甘草半两，炙微赤，剉　厚朴一两，去粗皮，涂生姜汁炙令香熟

右件药捣粗罗为散，每服三钱，以水一中盏，入生姜半分，枣三枚，煎至六分，去滓，不计

时候温服。

治伤寒[1]九日，曾经发汗吐下未解，三焦生热，其脉滑数，昏愦沉重，欲入百合状证，宜服**石膏汤方**：

石膏三两　黄连一两，去须　黄檗一两　黄芩一两　豉二两　栀子人一两　麻黄一两，去根节　川大黄二两，剉碎，微炒　甘草一两，炙微赤，剉

右件药细剉和匀，每服半两，以水一大盏，入生姜半分，煎至六分，去滓，不计时候温服，如人行十里再服，以微利为度。

治伤寒九日，下之后，胸胁烦满，小便不利，谵语，一身不可转侧，宜服**赤茯苓汤方**：

赤茯苓二两　柴胡二两，去苗　黄芩一两　龙骨二两　川大黄三两，剉碎，微炒　人参一两，去芦头　牡蛎一两，烧为粉　桂心一两　陈橘皮一两，汤浸，去白瓤，焙　半夏一两，汤洗七遍去滑　甘草一两，炙微赤，剉

右件药捣粗罗为散，每服四钱，以水一大盏，入生姜半分，枣三枚，煎至六分，去滓，不计时候温服。

治伤寒九日，心肺热，气急，喉中有脓血，宜服**犀角散方**：

犀角屑一两　柴胡一两，去苗　青竹茹一两　桔梗一两半，去芦头　川大黄一两半，剉碎，微炒　麦门冬一两半，去心

右件药捣筛为散，每服五钱，以水一大盏，煎至五分，去滓，下芒消末一钱，搅令匀，不计时候温服。

治伤寒九日，心中满闷，腹胀喘急，宜服**槟榔散方**：

槟榔半两　诃梨勒皮半两　陈橘皮半两，汤浸，去白瓤，焙　甘草半两，炙微赤，剉　桑根白皮三分，剉

右件药捣筛为散，每服五钱，以水一大盏，入生姜半分，葱白一茎，煎至五分，去滓，不计时候温服。

治伤寒九日不解，往来寒热，状如温疟，胸膈满闷，时有痰逆不止，**半夏散方**：

半夏一两，汤洗七遍去滑　葛根一两，剉　白术一两　人参一两，去芦头　柴胡二两，去苗　陈橘皮一两，汤浸，去白瓤，焙　厚朴一两，去粗皮，涂生姜汁炙令香熟　黄芩一两　甘草一两，炙微赤，剉

右件药捣粗罗为散，每服四钱，以水一中盏，入枣三枚，生姜半分，煎至六分，去滓，不计时候温服。

治伤寒九日不解，胸胁满逆，日晚即潮热，此由失下，内实故也，宜服芒消散方：

川芒消二两　前胡一两，去芦头　枇杷叶半两，拭去毛，炙微黄　葛根一两，剉　川大黄二两，剉碎，微炒　半夏一两，汤洗七遍去滑

右件药捣粗罗为散，每服四钱，以水一中盏，入生姜半分，枣三枚，煎至六分，去滓，不计时候温服，以利为度。

治伤寒发汗通用经效诸方

治伤寒解表，利四肢，和胃气，**人参散方**：

人参二两，去芦头　桂心二两　陈橘皮二两，汤浸，去白瓤，焙　厚朴二两，去粗皮，涂生姜汁炙令香熟

---

[1]　伤寒：下有"病"字。《正误》："病，疑衍。"按本卷"治伤寒"日数通例，当衍，删之。

干姜二两,炮裂,剉 赤茯苓二两 杏人二两,汤浸,去皮尖、双人,麸炒微黄 白术二两 甘草二两,炙微赤,剉 麻黄四两,去根节

右件药捣筛为散,每服四钱,以水一中盏,入生姜半分,枣三枚,煎至六分,去滓,不计时候热服。

治伤寒头痛壮热,心胸燥闷,不得汗者,宜服**通神散**方:

麻黄二两,去根节 厚朴一两,去粗皮,涂生姜汁炙令香熟 桂心半两 川大黄一两,剉碎,微炒 附子一两,炮裂,去皮脐 甘草半两,炙微赤,剉 白术半两 人参半两,去芦头 五味子半两

右件药捣细罗为散,每服不计时候以新汲水调下三钱,良久以热水漱口三五度后,吃热姜茶一盏,衣盖出汗。

治伤寒解肌,**抵圣散**方:

麻黄二两,去根节 甘草一两,炙微赤,剉 桂心一两 附子一两,炮裂,去皮脐 白术半两 五味子半两 陈橘皮半两,汤浸,去白瓤,焙

右件药捣粗罗为散,每服三钱,以水一中盏,入生姜半分,枣三枚,煎至六分,去滓,不计时候热服,汗出为度。

治伤寒头痛项强,壮热憎寒,四肢不利,宜服此方:

附子半两,炮裂,去皮脐 羌活半两 桂心一两 干姜半两,炮裂,剉 防风三分,去芦头 吴茱萸半两,汤浸七遍,焙干微炒 甘草半两,炙微赤,剉 桔梗三分,去芦头 当归三分,剉,微炒 五加皮三分

右件药捣筛为散,每服三钱,以水一中盏,入枣二枚,煎至六分,去滓,不计时候热服。

治伤寒,遍身壮热,头痛腰疼,肢节不利,宜服**通关散**方:

吴茱萸汤浸七遍,焙干微炒 羌活 附子炮裂,去皮脐 芎藭 五加皮 桂心 防风去芦头 麻黄去根节 旋覆花 甘草炙微赤,剉,已上各半两

右件药捣粗罗为散,每服三钱,以水一中盏,入生姜半分,薄荷七叶,煎至六分,去滓,不计时候稍热服,汗出为度。

治伤寒头痛壮热,鼻塞恶风,宜服此方:

羌活一两 五加皮一两 桂心一两 干姜半两,炮裂,剉 海桐皮一两,剉 青橘皮一两,汤浸,去白瓤,焙 麻黄二两,去根节 甘草一两,炙微赤,剉 附子一两,炮裂,去皮脐 吴茱萸半两,汤浸

右件药捣筛为散,每服三钱,以水一中盏,入生姜半分,枣三枚,煎至六分,去滓,不计时候热服。

治伤寒,头目四肢疼痛,**正气散**方:

麻黄三两,去根节 桂心二两 甘草一两,炙微赤,剉 干姜一两,炮裂,剉 川大黄二两,剉碎,微炒 青橘皮一两,汤浸,去白瓤,焙 吴茱萸一两,汤浸七遍,焙干微炒 厚朴二两,去粗皮,涂生姜汁炙令香熟

右件药捣筛为散,每服三钱,以水一中盏,入生姜半分,枣三枚,煎至六分,去滓,不计时候热服。

治伤寒头痛身热,四肢不利,宜服**解表附子散**方:

附子一两,炮裂,去皮脐 干姜一分,炮裂,剉 麻黄半两,去根节 桂心半两 芎藭半两 乌头半两,炮裂,去皮脐

右件药捣细罗为散,每服一钱,以水一中盏,入生姜半分,煎至六分去生姜,和滓不计时候热服,良久更以热酒调下一钱,当便汗出。

治伤寒阴阳二毒,出汗,**败毒圆**方:

干蝎半两,微炒　麻黄一两,去根节　踯躅花一分　芫花一分,醋炒令干　朱砂一分,细研

右件药捣罗为末,以水研豉心和圆如梧桐子大,阳毒煎姜豉汤下七圆,阴毒热水下七圆,不用衣覆,汗当自出。

治伤寒表里不解,宜服**三神圆**方:

附子半两,烧令半黑　芫花一两,醋拌炒令黄　皂荚一两,不蛀者,去皮,炙焦黄,去子

右件药捣罗为末,以豆豉心宿用汤浸,至来旦研绞,取细稀者用和药末,圆如梧桐子大,每服不计时候以粥饮下十圆,服药后或吐或泻,若得一般,当便为效。

治伤寒,发汗极效方:

苍术四两,剉,去皮　甘草二两　猪牙皂荚四梃　麻黄二两,去根节

右件药生用,捣细罗为散,每服一钱,以水一中盏煎三两沸,不计时候和滓温服,盖覆令汗出,立效。

治伤寒发汗,**神验白散**方:

白附子半两　附子半两,去皮脐　半夏一分　干姜一分　天南星一分　皂荚子人一分

右件药皆生用,捣细罗为散,每服一钱,入生姜半分,以水一中盏,煎至六分,不计时候和滓热服,当有汗出便差。

治伤寒发汗,方:

附子一两,炮裂,去皮脐　太阴玄精一两,研细　硫黄半两,细研　马牙消半两,细研

右件药研令匀,每服不计时候以生姜热酒调下一钱,良久以稀葱粥投之,通身有汗。

治伤寒发汗,**浮萍草散**方:

浮萍草一两,四月十五日者　麻黄半两,去根节　桂心半两　附子半两,炮裂,去皮脐

右件药捣细罗为散,每服二钱,以水一中盏,入生姜半分,煎至六分,不计时候和滓热服,汗出立效。

太平圣惠方卷第十

凡一十一门　病源一十一首　方共计一百六十六道

治伤寒中风诸方

夫伤寒中风之候,阳浮热自发,阴弱汗自出,涩涩恶寒,翕翕发热,鼻鸣干呕,此其候也。太阳中风,以火劫发其汗,风被火热,血气流溢,两阳相熏,灼其身发黄。阳盛即欲衄,虚则小便难。阴阳俱虚竭,身体枯燥,但头汗出,腹满微喘,口干咽烂,或不大便,久则谵语,甚者至哕,手足躁扰,循衣摸床,小便利者,其人可治。阳明中风,即口苦咽干,腹满微喘,恶寒而脉浮紧者,不可下之。阳明病能食为中风,不能食为中寒。少阳中风,两耳无闻,目赤,胸中满而烦,不可吐,吐之则悸而惊。太阴中风,四肢烦痛,其脉阳微阴涩而长,为欲愈。少阴中风,其脉阳微阴浮,为欲愈。厥阴中风,其脉微浮为欲愈,不浮为未愈也。

治伤寒中风,头疼,腰膝痛,四肢不利,壮热,取汗不出而喘,宜服**麻黄汤**方:

麻黄三两,去根节　桂心一两　甘草半两,炙微赤,剉　杏人半两,汤浸,去皮尖、双人,麸炒微黄

右件药捣粗罗为散,每服四钱,以水一中盏,煎至六分,去滓,温温频服之,汗出为度。

治伤寒中风,项背强急,涩涩汗不出者,宜服**葛根汤**方:

葛根二两,剉　麻黄一两,去根节　甘草一两,炙微赤,剉　赤芍药一两　桂心一两

右件药捣粗罗为散,每服四钱,以水一中盏,入生姜半分,枣二枚,煎至六分,去滓,温温频服,汗出为度。

治伤寒中风,发热头痛,咽干舌强,心胸痞满,腰背强,不得汗,宜服**葳蕤散**方:

葳蕤一两　石膏二两　白薇一两　麻黄一两,去根节　独活一两　甘草一两,炙微赤,剉　木香一两　杏人一两,汤浸,去皮尖、双人,麸炒微黄

右件药捣粗罗为散,每服四钱,以水一中盏,煎至六分,去滓,温温频服之,汗出为度。

治伤寒中风五六日已上,但胸中烦躁,干呕,宜服**葫芦汤**方:

葫芦一两　柴胡三分,去苗　黄芩一两　甘草一两,炙微赤,剉

---

〔1〕语:原作"言"。据正文改。

〔2〕斑:原作"班"。据正文改。

右件药捣粗罗为散,每服四钱,以水一中盏,入生姜半分,枣二枚,煎至六分,去滓,温温频服。

治伤寒中风,发热六七日不解而烦渴,欲饮水而吐逆,**猪苓散**方:

猪苓一两,去黑皮　泽泻一两　赤茯苓一两　桂心半两　白术半两　葛根一两,剉

右件药捣粗罗为散,每服三钱,以水一中盏,煎至六分,去滓,温温频服。

治伤寒中风,下之后日数多,腹中雷鸣,心下痞坚而满,干呕而烦,非是结热,是胃中虚气上逆,宜服**甘草泻心汤**方:

甘草一两,炙微赤,剉　黄芩半两　黄连半两,去须　干姜半两,炮裂,剉　半夏半两,汤洗七遍去滑
木通半两,剉

右件药捣粗罗为散,每服三钱,以水一中盏,入枣二枚,煎至五分,去滓,温服,日三四服。

治伤寒中风,脉浮,发热往来,汗出恶风,项强鼻鸣,干呕,宜服**桂心散**方:

桂心三分　赤芍药三分　独活三分　甘草半两,炙微赤,剉　杏人三分,汤浸,去皮尖、双人,麸炒微黄
黄芩三分

右件药捣粗罗为散,每服四钱,以水一中盏,入生姜半分,枣二枚,煎至六分,去滓,温温频服。

治伤寒中风,脉浮紧,发热恶寒,身体疼痛,汗不出,烦躁,宜服此方:

麻黄三两,去根节　桂心一两　甘草一两,炙微赤,剉　石膏一两半　杏人半两,汤浸,去皮尖、双人,麸炒微黄

右件药捣粗罗为散,每服四钱,以水一中盏,入生姜半分,枣二枚,煎至六分,去滓,稍热频服,汗出为度。

治伤寒中风,四肢不举,言语蹇涩,烦疼壮热,**附子散**方:

附子一两,炮裂,去皮脐　人参一两,去芦头　桂心一两　麻黄一两,去根节　茯神一两　汉防己一两
半　黄芩一两半　甘草一两,炙微赤,剉　赤芍药一两　枳壳二两,麸炒微黄,去瓤

右件药捣粗罗为散,每服四钱,以水一中盏,入生姜半分,煎至六分,去滓,稍热频服。

治伤寒中风,阳浮热自发,阴弱汗自出,涩涩恶寒,翕翕发热,鼻鸣干呕,宜服此方:

桂心一两　甘草一两,炙微赤,剉　赤芍药一两　葛根一两半,剉

右件药捣粗罗为散,每服四钱,以水一中盏,入生姜半分,枣二枚,煎至六分去滓温服,日三服,夜一服。

治伤寒中风,身体疼,不烦躁,能自转侧,脉浮虚者可发汗,宜服**桂附散**方:

桂心一两　附子一两,炮裂,去皮脐　甘草半两,炙微赤,剉

右件药捣粗罗为散,每服三钱,以水一中盏,入生姜半分,煎至六分,去滓,稍热服,衣覆出汗。

治伤寒中风,骨节疼痛,烦闷不得屈伸,近之则痛剧,汗出短气,小便不利,恶风,或身微肿,宜服此方:

麻黄二两,去根节　附子一两,炮裂,去皮脐　白术二两　桂心一两　赤芍药一两　甘草一两,炙微赤,剉

右件药捣粗罗为散,每服四钱,以水一中盏,入生姜半分,煎至六分去滓温服,每日四五服。

治伤寒中风,汗后虚燥,头痛,四肢乏力,宜服**柴胡散**方:

柴胡—两半,去苗　石膏三两　人参—两,去芦头　茯神—两　枳实—两,麸炒微黄　桑根白皮—两,剉　麦门冬—两,去心　桂心三分　白术三分　防风三分,去芦头　地骨皮三分　甘草二分,炙微赤,剉

右件药捣筛为散,每服四钱,以水一中盏,入生姜半分,煎至六分去滓温服,日三服,夜一服。

治伤寒中风头昏,皮肤疼痛,宜服**藿香散**方:

藿香—两　白附子半两,炮裂　零陵香—两　半夏半两,汤洗七遍去滑　甘松香—两　川乌头半两,炮去皮脐　牛黄—钱,细研　麝香—钱,细研

右件药捣细罗为散,与牛黄、麝香同研令匀,每服以热葱酒调下二钱,日三服,夜一服。

治伤寒中风,筋脉拘急,**天麻散**方:

天麻　附子炮裂,去皮脐　川乌头炮裂,去皮脐　干蝎微炒　石膏　白附子炮裂　天南星炮裂,已上各半两　雄黄—分,细研　麝香—钱,细研

右件药捣细罗为末,每服生姜汤调下一钱,日三四服。

治伤寒中风,头痛项强,身体壮热,服诸药不得汗者,宜服**白附子散**方:

白附子半两　附子半两　天南星—分　天麻半两　半夏半两　乌头半分　朱砂—分,细研　干蝎—分　麻黄半两,去根节

右件药生用,捣细罗为散,入研了朱砂令匀,每服以生姜汤调下一钱,良久以热葱豉粥饮投之,当便汗出。

治伤寒中风,语涩,四肢拘急,壮热,**乌头散**方:

川乌头半两,炮裂,去皮脐　防风—分,去芦头　羌活—分　丹参半两　麻黄半两,去根节　桂心—分　白术—分　干蝎—分,微炒　黑豆—合,炒熟

右件药捣细罗为散,每服不计时候以热酒调下二钱,良久再服,以汗出为度。

治伤寒中风,头项强,汗不出,烦闷,宜此方:

麻黄—两,去根节　防风—两,去芦头　川乌头半两,炮裂,去皮脐　桂心半两　干姜半两,炮裂,剉

右件药捣细罗为散,每服不计时候以温酒调下二钱,频服,以衣覆之,汗出为度。

治伤寒阴阳刚柔痓病诸方

夫伤寒痓病之状,身热足寒,头项强直,恶寒,头面热,摇头,卒口噤,背脊反张是也。此由肺热移于肾,转而为痓。痓有刚柔,太阳病,发热无汗而不恶寒,为刚痓。发热汗出而恶寒,为柔痓。诊其脉沉细,此为痓也。

治伤寒阴痓,节节急硬。阳痓即易差,阴痓即难差,宜**羌活散**方:

羌活—两　黄松木节—两,剉　茯神—两　石膏—两　防风—两,去芦头　王不留行半两　桂心半两　麻黄—两,去根节　当归半两,剉,微炒

右件药捣筛为散,每服四钱,以水一中盏,入生姜半分,枣二枚,煎至六分,去滓,不计时候温服,频服,三服后宜食荆芥、葛根、石膏、豉粥,避风,如额上渐润,即以厚衣盖之,汗出便差。

治伤寒阴痓,颈项强直,四肢拘急疼痛,足冷口噤,宜服**附子散**方:

附子炮裂,去皮脐　人参去芦头　白茯苓　前胡去芦头　白术　麻黄去根节　桂心　半夏汤洗

七遍去滑　独活　当归剉,微炒,已上各一两　石膏二两　干姜半两,炮裂,剉

右件药捣筛为散,每服五钱,以水一中盏,入生姜半分,煎至五分,去滓,不计时候温温频服。

治伤寒阴痉,手足厥冷,筋脉拘急,汗出不止,宜服**白术散**方:

白术　桂心　附子炮裂,去皮脐　防风去芦头　芎䓖　甘草炙微赤,剉,已上各三分

右件药捣筛为散,每服四钱,以水一中盏,入生姜半分,枣三枚,煎至五分,去滓,不计时候热服。

治伤寒阴阳痉病,头痛壮热,百节疼疼,吐逆闷绝,口噤,腰背反张,手足强直,肉热脉数,宜服**麻黄散**方:

麻黄一两半,去根节　防风一两,去芦头　赤茯苓一两　秦艽一两,去苗　葳蕤一两　葛根一两半　独活一两半　汉防己三分　芎䓖三分　白鲜皮三分　牡丹三分　石膏一两　桑寄生一两　甘草三分,炙微赤,剉　黄芩一两

右件药捣筛为散,每服五钱,以水一大盏煎至七分,去滓,入淡竹沥一合,更煎三两沸,分温二服,日三四服。

治伤寒,汗出后成阴阳痉,骨节烦痛,不得屈伸,近之即痛,汗出短气,小便不利,恶风,身体微肿,宜服此方:

附子一两,炮裂,去皮脐　白术三分　甘草半两,炙微赤,剉

右件药捣筛为散,每服五钱,以水一大盏,入生姜半分,枣三枚,煎至五分,去滓,不计时候温服。

治伤寒阴痉,三日不差,手足厥冷,筋脉拘急,汗不出,恐阴气内伤,宜服**白术散**方:

白术半两　白茯苓半两　麻黄半两,去根节　五味子半两　桂心三分　高良姜一分,剉　羌活半两　附子三分,炮裂,去皮脐

右件药捣筛为散,每服五钱,以水一大盏,入生姜半分,煎至五分,去滓,不计时候温服。

治伤寒阴痉,闭目合面,手足厥逆,筋脉拘急,汗不止,宜服**柴胡散**方:

柴胡一两半,去苗　白术一两　白茯苓三分　甘草三分,炙微赤,剉　五味子一两　干姜三分,炮裂,剉　附子三分,炮裂,去皮脐　防风三分,去芦头　桂心半两

右件药捣筛为散,每服五钱,以水一大盏,入生姜半分,煎至六分,去滓,不计时候温服。

治伤寒阳痉,经二三日不差,毒气攻五脏,心神烦躁,四肢疼痛,宜服**桂心散**方:

桂心　柴胡去苗　赤茯苓　五味子　麦门冬去心　槟榔　甘草　细辛已上各三分

右件药捣筛为散,每服五钱,以水一大盏,入生姜半分,煎至五分,去滓,不计时候温服。

治伤寒阳痉,身热无汗,恶寒,头项强直,四肢疼痛,烦躁心悸,睡卧不得,宜服**羚羊角散**方:

羚羊角屑一分　犀角屑一分　防风一分,去芦头　茯神一分　柴胡一分,去苗　麦门冬一分,去心　人参一分,去芦头　葛根一分,剉　甘草一分,炙微赤,剉　枳壳一分,麸炒微黄,去瓤　石膏半两　龙齿半两

右件药捣筛为散,每服三钱,以水一中盏,煎至五分,去滓,不计时候温服。

治伤寒阳痉,身体壮热,项背强直,心膈烦躁,发热恶寒,头面赤色,四肢疼痛,宜服**麦门冬散**方:

麦门冬三分,去心　麻黄三分,去根节　赤茯苓三分　知母三分　犀角屑三分　地骨皮三分　黄芩三分　赤芍药三分　白鲜皮三分　甘草三分,炙微赤,剉　杏人三分,汤浸,去皮尖,双人,麸炒微黄

右件药捣筛为散,每服五钱,以水一大盏,煎至五分,去滓,不计时候温服。

治伤寒阳痓,通身大热,宜服**龙齿散**方:

龙齿三分　前胡二分,去芦头　犀角屑半两　木通半两,剉　子芩半两　甘草一分,炙微赤,剉

右件药捣筛为散,每服五钱,以水一大盏,煎至五分,去滓,入牛黄末一字搅令匀,不计时候温服。

治伤寒阳痓,通身热,仰目头痛,宜服**石膏散**方:

石膏二两　龙齿一两　犀角屑半两　前胡半两,去芦头　秦艽一两,去苗

右件药捣筛为散,每服五钱,以水一大盏,入豉五十粒,葱白七寸,煎至五分,去滓,入牛黄末一字搅令匀,不计时候温服之。

治伤寒阳痓,壮热不歇,筋脉拘急,牙关急痛,宜服**防风散**方:

防风一两,去芦头　木通一两,剉　麦门冬一两,去心　川升麻一两　甘草三分,炙微赤,剉　虎杖一两,剉　石膏二两　葛根一两,剉

右件药捣筛为散,每服五钱,以水一大盏,煎至五分,去滓,不计时候温服。

治伤寒头痛,面色赤,发热,形如中风,常自汗出,呕逆,下之益烦,心懊恼,腹如饥,发汗致痓,身强难以屈伸,宜服**芎䓖散**方:

芎䓖一两　独活二两　柴胡一两半,去苗　川大黄一两,剉碎,微炒　防风三分,去芦头

右件药捣筛为散,每服五钱,以水一中盏,煎至五分,去滓,不计时候温服。

治伤寒阳痓,壮热不渴,筋脉不能舒展,牙关疼急,不欲见食,宜服**白鲜皮散**方:

白鲜皮一两　百合一两　石膏一两半　羚羊角屑一分　木通一两,剉　防风一两,去芦头　川升麻一两　龙齿一两半

右件药捣粗罗为散,每服三钱,以水一中盏,入葱白七寸,豉五十粒,煎至六分,去滓,不计时候温服。

治伤寒阳痓,通体大热,心神烦悸,宜服**龙齿散**方:

龙齿一两　前胡一两,去芦头　犀角屑半两　牛黄半分,别研　麦门冬二两,去心,焙

右件药捣细罗为散,入牛黄同研令匀,每服以竹沥调下二钱,不计时候温服。

治伤寒阳痓,发热恶寒,头项强直,四肢拘急,心神烦躁,宜服**牛黄散**方:

牛黄一分,细研　麝香一分,细研　朱砂一分,细研　人参一分,去芦头　赤茯苓一分　防风一分,去芦头　芎䓖一分　甘草一分,炙微赤,剉　桂心一分　犀角屑一分　地骨皮一分　天麻一分　麦门冬二分,去心,焙

右件药捣细罗为散,入牛黄、朱砂、麝香同研令匀,每服不计时候以竹沥调下二钱。

治伤寒汗后热不除诸方

夫伤寒阴阳受病,毒气未除,其人已经服药出汗之后,而脉洪大实数,腹内胀满,小便难,或烦或渴,面色变赤,此为脏腑有结热故也。

治伤寒得汗后热不除,朝暮壮热,宜服**柴胡散**方:

柴胡去苗　赤芍药　黄芩　栀子人　枳壳麸炒微黄,去瓤　麦门冬去心　人参去芦头　赤茯苓　石膏　葛根剉　甘草炙微赤,剉,已上各三分

右件药捣筛为散,每服四钱,以水一中盏,煎至六分,去滓,不计时候温服。

治伤寒已得汗,热不除,发〔1〕朝暮烦热,宜服**羚羊角散**方:

羚羊角屑—分　犀角屑—分　麦门冬半两,去心　百合半两　柴胡半两,去苗　地骨皮半两　木通半两

右件药捣筛为散,每服四钱,以水一中盏,煎至六分,去滓,不计时候温服。

治伤寒得汗后,热不除,发歇身热,肢节烦疼,宜服**黄耆散**方:

黄耆剉　鳖甲涂醋炙令黄,去裙襕　人参去芦头　柴胡去苗　赤茯苓　桑根白皮剉　木通剉　羚羊角屑　知母　麦门冬去心　地骨皮　甘草炙微赤,剉,已上各三分　赤芍药　白术　枳壳麸炒微黄,去瓤,已上各一两

右件药捣筛为散,每服四钱,以水一中盏,煎至六分,去滓,不计时候温服。

治伤寒发汗及吐下后,烦热不除,头痛满闷,口干渴逆,宜服**知母散**方:

知母　川升麻　麦门冬去心　人参去芦头　黄芩　葛根剉,已上各三分　甘草半两,炙微赤,剉　鳖甲半两,涂醋炙令黄,去裙襕　石膏一两半

右件药捣粗罗为散,每服四钱,以水一中盏,入生姜半分,煎至六分,去滓,不计时候温服。

又方:

葛根剉　麦门冬去心　黄芩　川升麻　地骨皮已上各一两　甘草半两,炙微赤,剉　石膏一两半

右件药捣粗罗为散,每服四钱,以水一中盏,煎至六分,去滓,不计时候温服。

治伤寒汗后,余热不除,四肢拘急,胸膈不利,呕逆,不思饮食,宜服**秦艽散**方:

秦艽一两,去苗　柴胡一两,去苗　枳壳三分,麸炒微黄,去瓤　桑根白皮三分,剉　麦门冬一两,去心　葛根三分,剉

右件药捣粗罗为散,每服四钱,以水一中盏,入生姜半分,芦根五寸,煎至六分,去滓,不计时候温频服。

治伤寒虽得汗后,热不除,心腹烦满,大小便秘涩,宜服**大黄散**方:

川大黄一两半,剉碎,微炒　柴胡三分,去苗　赤芍药三分　鳖甲一两,涂醋炙令黄,去裙襕　黄芩三分　犀角屑三分　川升麻三分　赤茯苓三分　知母三分　槟榔三分　杏人三分,汤浸,去皮尖、双人,麸炒微黄　木通一两,剉

右件药捣粗罗为散,每服四钱,以水一中盏,煎至六分,去滓,不计时候温服,如人行十里再服,以通利为度。

治伤寒汗后热不除,进退发歇,身体温,心神烦闷,口干舌涩,不思饮食,宜服**人参散**方:

人参去芦头　犀角屑　麦门冬去心　柴胡去苗　黄芩　川升麻　玄参　赤茯苓　地骨皮　葛根剉　栀子人　甘草炙微赤,剉,已上各一两

右件药捣粗罗为末,每服四钱,以水一中盏,煎至六分,去滓,不计时候温服。

治伤寒七八日,汗后,余热不除,宜服**黄芩散**方:

黄芩　人参去芦头　柴胡去苗　葛根剉,已上各一两　栀子人半两　甘草半两,炙微赤,剉

右件药捣粗罗为散,每服四钱,以水一中盏,入生姜半分,煎至六分,去滓,不计时候温服。

治伤寒汗后,余热不除,宜服**解肌散**方:

---

〔1〕　发:《正误》:"发下疑脱'歇'。"《普济方》卷132引此方时略去"发朝暮烦热"。

知母　川升麻　天门冬去心　黄芩　葛根剉　柴胡去苗,已上各一两　石膏一两半

右件药捣粗罗为散,每服五钱,以水一大盏,煎至五分去滓不计时候温服。

治伤寒得汗后,热不除,心神烦躁,宜服此方:

赤茯苓一两半　人参三分,去芦头　甘草半两,炙微赤,剉　麦门冬一两,去心　黄芩一两

右件药捣粗罗为散,每服五钱,以水一大盏,煎至五分,去滓,不计时候温服。

治伤寒汗后,热不除,内有热实,腹胀烦躁,宜服此方:

柴胡三分,去苗　川大黄一两,剉碎,微炒　赤芍药半两　枳实三分,麸炒微黄　半夏半两,汤洗七遍去滑

右件药捣粗罗为散,每服四钱,以水一中盏,入生姜半分,煎至六分,去滓,不计时候温服。

治伤寒汗后,心肺热不除,宜服**犀角散**方:

犀角屑半两　麝香半两,细研　牛黄细研　人参去芦头　茯神　麦门冬去心,焙　天竺黄细研　朱砂细研　黄芩　栀子人　甘草炙微赤,剉,已上各一分

右件药捣细罗为散,入研了药都研令匀,每服以竹叶煎汤调下二钱,不计时候服。

治伤寒汗后,热不除,心神不安,宜服**茯神圆**方:

茯神一两　麦门冬一两,去心,焙　羚羊角屑　栀子人　白鲜皮　川升麻　玄参已上各二分　车前子半两　铁粉半两,细研　朱砂半两,细研

右件药捣罗为末,与铁粉、朱砂同研令匀,炼蜜和圆如梧桐子大,每于食后煎桑根白皮汤下二十圆。

治伤寒汗后,余热不除,头痛内热,宜服此方:

麻黄一两,去根节　甘草半两,炙微赤,剉　鸡子一枚,去壳

右件药细剉麻黄等二味,以水一大盏半,煎至一盏去滓,下鸡子搅令匀,更煎三两沸,不计时候放微温分二服。

治伤寒十日已上,曾发汗未解,烦热不除,宜服此方:

大青二两　甘草一两,炙微赤,剉　麦门冬一两,去心

右件药捣粗罗为散,每服五钱,以水一大盏,入豉半合,煎至五分,去滓,不计时候温服。

治伤寒烦躁诸方

夫伤寒烦躁者,此由阴气少,阳气胜,故热而烦满也。少阴病恶寒而拳[1],时自烦,欲去其被者,可治也。病已解而反发暴烦者,由病新差,强为食,脾胃尚虚,不能消化,故令微烦,损谷即愈。少阴病脉微细沉,但欲卧,汗出不烦,时自吐,五六日自利,复烦躁不得卧寐者死。发汗后下之,脉平而小烦者,此新虚不胜谷气故也。

治伤寒,四肢烦躁,头痛口干,壮热,宜服**犀角散**方:

犀角屑　甘草炙微赤,剉　枳壳麸炒微黄,去瓤　赤芍药　麦门冬去心,焙　赤茯苓　葛根剉,已上各半两　石膏二两

---

〔1〕　拳:《正误》:"《伤寒论》拳作踡。"今拳亦多用,不改。下同。

右件药捣粗罗[1]为散，每服四钱，以水一中盏，煎至六分，去滓，不计时候温服。

治伤寒热盛，口干烦躁，不得汗，宜服**麦门冬散**方：

麦门冬半两，去心　人参半两，去芦头　麻黄一两，去根节　栀子人三分　生干地黄半两　赤茯苓半两　甘草一分，炙微赤，剉　木香一分　黄芩一分

右件药捣粗罗为散，每服四钱，以水一中盏，入生姜半分，煎至六分，去滓，不计时候温服。

治伤寒，身体痠疼，头面如火，心胸烦躁，背膊壅闷，不思饮食，宜服**升麻散**方：

川升麻二分　葛根一两，剉　前胡一两，去芦头　马牙消一两　子芩半两　知母半两　赤芍药半两　犀角屑半两　甘草半两，炙微赤，剉　玄参半两　麦门冬一两，去心　大腹皮一两，剉

右件药捣粗罗为散，每服五钱，水一大盏，煎至五分，去滓，不计时候温服。

治伤寒发汗后，大下，胃中干，烦躁不得眠卧，欲得饮水者，少与饮[2]，令胃和则愈。若脉浮，小便不[3]利，微热烦渴者，宜服**猪苓散**方：

猪苓去黑皮　白术　泽泻　桂心已上各一两　赤茯苓二两

右件药捣细罗为散，每服不计时候以清粥饮调下二钱。

治伤寒头痛鼻塞，痰壅，四肢壮热憎寒，恍惚烦躁，宜服**知母散**方：

知母一两　麦门冬一两，去心　川升麻一两　桔梗半两，去芦头　犀角屑半两　柴胡一两，去苗　贝母半两，煨令微黄　赤茯苓半两　地骨皮一两　木通半两，剉　赤芍药半两　甘草半两，炙微赤，剉　石膏二两

右件药捣粗罗为散，每服五钱，以水一大盏，入生姜半分，煎至五分，去滓，不计时候温服。

治伤寒身体疼痛，头面如火，胸心烦躁，背膊妨闷，不思饮食，宜服**子芩**[4]**散**方：

子芩半两　麦门冬一两，去心　葛根半两，剉　川升麻一两　前胡一两，去芦头　玄参半两　犀角屑半两　赤芍药半两　槟榔半两　马牙消一两

右件药捣粗罗为散，每服五钱，以水一大盏，煎至五分，去滓，不计时候温服。

治伤寒后，伏热在心，烦躁恍惚，或多惊恐，及不得眠卧，宜服**茵陈散**方：

茵陈　茯神　栀子人　赤芍药　麦门冬去心　黄芩已上各半两　犀角屑一分　生干地黄一两

右件药捣粗罗为散，每服五钱，以水一大盏，入生姜半分，煎至五分，去滓，不计时候温服。

治伤寒得汗后，身热未退，心神烦躁，宜服此方：

栀子人　甘草炙微赤，剉　黄蘖剉，各一两

右件药捣粗罗为散，每服四钱，以水一中盏，煎至六分，去滓，不计时候温服。

治伤寒烦躁，不得睡卧，方：

酸枣人一两，微炒　甘草一两，炙微赤，剉　豉一合

右件药捣筛，以水一大盏半，煎至一盏去滓，不计时候分温三服。

治伤寒未得汗，发烦躁，心闷，宜服此方：

---

〔1〕　罗：原脱。据本书捣药通例补。
〔2〕　饮：下原有"者"字，文义稍为之变。据《伤寒论·辨太阳病脉证并治中》删。
〔3〕　不：原脱。据补同上。
〔4〕　子芩：紧实的黄芩根。《本草纲目》引汪机言："黄芩取枯飘者名片芩，治太阴；条实者名子芩，治阳明。"

麻黄—两,去根节　甘草半两,炙微赤,剉　桂心—两　麦门冬半两,去心　杏人半两,汤浸,去皮尖、双人,麸炒微黄

右件药捣粗罗为散,每服五钱,以水一大盏,煎至五分,去滓,稍热服,衣覆出汗,如人行十里,未有汗再服。

治伤寒五六日,心膈烦躁,壮热,不得卧,宜服**栀子人散**方:

栀子人　川升麻　柴胡去苗　石膏　生干地黄　甘草炙微赤,剉　葛根剉,已上各—两

右件药捣粗罗为散,每服四钱,以水一中盏,入生姜半分,煎至六分,去滓,不计时候温服。

治伤寒得汗及未得汗,烦躁闷乱,宜服**不灰木散**方:

不灰木二两,用牛粪火烧通赤　延胡索半两　子芩半两　黄药半两　甘草三分,炙微赤,剉　甘菊花半两　羌活半两

右件药捣细罗为散,每服二钱,用淡浆水一中盏,煎至六分,不计时候和滓温服之。

治伤寒烦躁,干逆,宜服**葛根散**方:

葛根剉　枳壳麸炒微黄,去瓤　川大黄剉碎,微炒　麦门冬去心　甘草炙微赤,剉　槟榔已上各半两

右件药捣粗罗为散,每服四钱,以水一中盏,煎至六分,去滓,不计时候温服。

治伤寒烦渴诸方

伤寒病烦渴者,此谓经发汗吐下已后,腑脏空虚,津液竭绝,肾家有余热,故使其烦渴也。

治伤寒大汗后,烦渴,热不解,脉大者,宜服**人参散**方:

人参—两,去芦头　知母—两　甘草半两,炙微赤,剉　石膏二两

右件药捣粗罗为散,每服五钱,以水一大盏,入生姜半分,煎至五分,去滓,不计时候温服。

治伤寒脉浮发热,渴欲饮水,小便不利,宜服**猪苓散**方:

猪苓去黑皮　赤茯苓　秦艽去芦头　滑石　泽泻已上各—两　甘草半两,炙微赤,剉

右件药捣粗罗为散,每服五钱,以水一大盏,煎至五分,去滓,不计时候温服。

治伤寒身体大热,小便黄赤,烦渴不止,心中闷绝,言语错乱,睡多惊恐,宜服**犀角散**方:

犀角屑—两　人参三分,去芦头　赤茯苓半两　茵陈半两　细辛半两　陈橘皮半两,汤浸,去白瓤　麻黄半两,去根节　甘草半两,炙微赤,剉

右件药捣粗罗为散,每服五钱,以水一大盏,入生姜半分,煎至五分,去滓,不计时候温服。

治伤寒吐下后,内外有热,烦渴不止,宜服**黄芩散**方:

黄芩　人参去芦头　甘草炙微赤,剉　麦门冬　柴胡去苗　葛根剉,已上各—两　桂心半两

右件药捣粗罗为散,每服三钱,以水一中盏,入生姜半分,枣三枚,煎至五分,去滓,不计时候温服。

治伤寒,大肠秘涩,烦渴不止,宜服**蒴藋根散**方:

蒴藋根—两　黄芩—两　人参半两,去芦头　桂心半两　川大黄—两,剉碎,微炒　栀子人半两　川芒消—两　甘草半两,炙微赤,剉

右件药捣粗罗为散,每服五钱,以水一大盏,煎至五分,去滓,不计时候温服,如人行十里

再服,以利为度。

治伤寒下后,烦渴,宜服此方:

麦门冬一两,去心 五味子一两 人参一两,去芦头 甘草一两,炙微赤,剉 石膏一两

右件药捣粗罗为散,每服三钱,以水一中盏,煎至五分,去滓,不计时候温服。

治伤寒烦渴不止,宜服**土瓜根散**方:

土瓜根一两 麦门冬一两,去心 甘草半两,炙微赤,剉 枇杷叶半两,拭去毛,炙微黄

右件药捣粗罗为散,每服四钱,以水一中盏,煎至六分,不计时候去滓温服。

治伤寒烦渴不止,宜服**黄耆散**方:

黄耆剉 麦门冬去心 黄芩 葛根剉 枇杷叶拭去毛,炙微黄 栀子人 人参去芦头 赤茯苓 柴胡去苗 赤芍药 甘草炙微赤,剉,已上各半两

右件药捣粗罗为散,每服五钱,以水一大盏,入生姜半分,煎至五分,去滓,不计时候温服。

治伤寒头项汗出,身体无汗,小便不利,渴欲饮水者,是瘀热在里,身欲发黄,宜服**茵陈散**方:

茵陈 栀子人 川大黄剉碎,微炒 滑石 木通剉,已上各一两 甘草半两,炙微赤,剉

右件药捣粗罗为散,每服五钱,以水一大盏,煎至五分,去滓,不计时候温服,如人行十里再服,以小便快利为度。

治伤寒已大汗后,下利,其人频渴不解,其脉洪大,宜服**石膏汤**方:

石膏二两 知母 地骨皮 甘草炙微赤,剉 人参去芦头,各一两

右件药捣粗罗为散,每服五钱,以水一大盏,入粳米一百粒,煎至五分,去滓,不计时候温服。

治伤寒壮热,烦渴头痛,宜服**麻黄散**方:

麻黄去根节 葛根剉 知母 柴胡去苗 栀子人 陈橘皮汤浸,去白瓤,焙 甘草炙微赤,剉,已上各半两 石膏二两

右件药捣粗罗为散,每服三钱,以水一中盏,入生姜半分,煎至五分,去滓,不计时候温服。

治伤寒下后,上气,烦渴不止,宜服**麦门冬散**方:

麦门冬去心 五味子 人参去芦头 葛根剉 甘草炙微赤,剉 石膏 芎䓖 桑根白皮剉,各一两

右件药捣粗罗为散,每服五钱,以水一大盏,煎至五分,去滓,不计时候温服。

治伤寒呕吐,烦渴欲饮水,宜服**半夏散**方:

半夏三分,汤洗七遍去滑 芦根一两,剉 赤茯苓三分 泽泻三分 桂心半两 甘草一分,炙微赤,剉 麦门冬三分,去心

右件药捣粗罗为散,每服三钱,以水一中盏,入生姜半分,煎至五分,去滓,不计时候温服。

治伤寒头痛,骨节烦疼,或已吐下,余热不尽,口干烦渴,宜服此方:

麻黄一两,去根节 知母一两半 葛根一两半,剉 石膏二两半 甘草一两,炙微赤,剉

右件药捣粗罗为散,每服五钱,以水一大盏,煎至五分,去滓,不计时候温服。

治伤寒吐利后,烦渴不止,宜服**竹茹饮子**方:

青竹茹一鸡子大　人参半两,去芦头　乌梅肉二两

右件药细锉,以水一大盏,煎至五分,去滓,不计时候温频服。

治伤寒后,热结在胸膈,烦渴,宜服**青葙子圆方**:

青葙子一两　黄芩　龙胆去芦头　栀子人　苦参锉　黄蘗锉　葫葫根已上各一两

右件药捣罗为末,炼蜜和圆如梧桐子大,每服不计时候以温水下三十圆。

治伤寒心神热躁,口干烦渴,宜服此方:

秦艽一两,去苗

右件药细锉,以牛乳一大盏,煎至六分,去滓,不计时候分温二服。

又方:

葫葫根二两

右件药捣粗罗为散,每服三钱,以水一中盏,入新竹叶二七片,煎至五分,去滓,不计时候温服。

治伤寒谵语诸方

夫伤寒四五日,脉沉,喘满,沉为在里,而反发汗,其津液越出,大便为难,表虚里实,久久则成谵语。发汗后重发其汗,亡阳,亦为谵语。其脉反和者不死。阳明病[1]下血而谵语者,此为热入血室,但头汗出,当刺期门,随其实者而泻之,濈然汗出者则愈。病若谵言妄语,身有热,脉当洪大者生。沉细微,手足四逆者死也。

治伤寒邪热在胃,谵语错乱,宜服**犀角散**方:

犀角屑　川升麻　柴胡去苗　葛根锉　川芒消已上各一两　甘草半两,炙微赤,锉　蓝叶半两

右件药捣粗罗为散,每服四钱,以水一中盏,煎至六分,去滓,不计时候温服。

治伤寒谵语,头疼壮热,百骨节疼痛,宜服**柴胡散**方:

柴胡去苗　赤芍药　知母　栀子人已上各一两　川升麻　黄芩　大青　杏人汤浸,去皮尖、双人,麸炒微黄　川大黄三分,锉碎,微炒　甘草炙微赤,锉,已上各三分　石膏四两

右件药捣粗罗为散,每服四钱,以水一中盏,入豉五十粒,煎至六分,去滓,不计时候温服。

治伤寒邪热在胃,谵言妄语,身体壮热,宜服**大青散**方:

大青三分　远志三分,去心　川升麻一两半　柴胡一两,去苗　黄芩一两　犀角屑三分　人参三分,去芦头　甘草半两,炙微赤,锉　芦根半两,锉

右件药捣粗罗为散,每服四钱,以水一中盏,煎至五分,去滓,不计时候温服。

治伤寒热毒逼心,谵语见鬼神不安,宜服**汉防己散**方:

汉防己半两　桂心三分　防风三分,去芦头　甘草半两,炙微赤,锉　生地黄二斤,研绞取汁

右件药捣罗为末,入地黄汁中,更入水一大盏调令匀,入银器中盛,于甑中蒸半日取出,每服三合,以温水下之,不计时候服之。

又方:

犀角屑一两　黄连半两　茯神三分　甘草半两,炙微赤,锉

---

〔1〕病:原作"为"。据《类聚》卷 47 引同论改。

右件药捣粗罗为散,每服五钱,以水一大盏,煎至五分,去滓,不计时候温服。

治伤寒,心膈热毒,烦闷,谵语失度,宜服**生干地黄散**方:

生干地黄二两　玄参一两半　赤茯苓一两　麦门冬一两,去心　川升麻一两　甘草半两,炙微赤,剉

右件药捣筛为散,每服五钱,以水一大盏,煎至五分,去滓,不计时候温服。

治伤寒经五六日,未经发汗,大便结涩,谵言妄语,烦躁不安,宜服此方:

前胡一两,去芦头　葛根一两,剉　川大黄二两,剉碎,微炒

右件药捣筛为散,每服四钱,以水一中盏,煎至六分,去滓,不计时候温服,以利为度。

治伤寒热毒在里,谵言妄语,体热心躁,宜服**葛根散**方:

葛根一两,剉　黄芩一两　川大黄一两,剉碎,微炒　柴胡一两,去苗　甘草半两,炙微赤,剉　犀角屑一两

右件药捣筛为散,每服四钱,以水一中盏,煎至六分,去滓,不计时候温服,以通利为度。

治伤寒,心脏虚热,谵语恍惚不定,宜服**赤茯苓散**方:

赤茯苓一两半　牡蛎一两,烧为粉　龙骨一两半　黄芩一两

右件药捣筛为散,先以水一大盏,入羊心一枚煮令熟,去羊心,次入药五钱,生姜半分,同煎至七分,去滓,不计时候放温分为二服。

治伤寒阳明病,谵语,有潮热,不能食者,必有燥粪在肠胃;若能食者,但耳聋,宜服**大承气汤**下之,方:

川大黄一两,剉碎,微炒　川芒消一两半　枳实三分,麸炒微黄　厚朴一两,去粗皮,涂生姜汁炙令香熟

右件药捣罗为散,每服四钱,以水一中盏,煎至六分,去滓温服,如人行五里再服,以利为度。

治伤寒得汗后,心狂谵语欲走,宜服**铅霜散**方:

铅霜细研　马牙消　人参去芦头　郁金　茯神已上各半两　甘草一分,炙微赤,剉

右件药捣细罗为散,每服不计时候煎麦门冬温水调下二钱。

治伤寒发狂谵语,大便不通,心腹胀满欲走,宜服**郁金散**方:

郁金三分　川大黄一两半,剉碎,微炒　栀子人三分　柴胡半两,去苗　甘草一分,炙微赤,剉　犀角屑半两

右件药捣细罗为散,每服煎葱豉汤下二钱,如人行十里再服,大便通利为度。

治伤寒伏热在心脾,谵言,状如痴人,宜服**朱砂散**方:

朱砂半两,细研　太阴玄精半两,细剉　犀角屑一两　铅霜半两,细研　紫石英三分,细研,水飞过　人参一两,去芦头　赤茯苓一两　防风一两,去芦头

诃梨勒皮三分

右件药捣细罗为散,入上件四味同研令匀,每服不计时候以葱汤调下二钱。

治伤寒发热,面目赤黄,烦躁欲走,如见鬼神,谵语不禁,宜服**黄药散**方:

黄药　川大黄剉碎,微炒　栀子人　人参去芦头　槟榔　郁金　甘草炙微赤,剉　龙胆去芦头　犀角屑已上各半两　川朴消一两　紫菀一两,洗去苗土

右件药捣细罗为散,每服不计时候以鸡子清调下二钱,蜜水调下亦得。

治伤寒发斑疮诸方

夫伤寒病证在表,或未发汗,或经发汗未解,或吐下后而热不除者,此由毒气盛故也。毒

既未散,而表已虚,热毒乘虚出于皮肤,所以发斑瘾胗如锦文,重者口内身体皆成疮也。

治伤寒,斑出瘾胗如锦文而咳嗽,心神烦闷,呕吐不止,宜服**漏芦散**方:

漏芦　陈橘皮汤浸,去白瓤,焙　前胡去芦头　麻黄去根节　黄芩　杏人汤浸,去皮尖、双人,麸炒微黄,已上各一两

右件药捣筛为散,每服四钱,以水一中盏,煎至六分,去滓,不计时候温服。

治伤寒脏腑壅毒不得宣疏,肌肤发斑,宜服此方:

黄芩　大青　川升麻　石膏已上各一两　栀子人半两　川朴消二两

右件药捣筛为散,每服五钱,以水一大盏半,入豆豉五十粒,葱白二茎,生姜半分,煎至五分,去滓,不计时候温服,稍利为度。

又方:

犀角屑一两　川大黄二两,剉碎,微炒　栀子人半两　蓝叶一两　川升麻一两　甘草半两,炙微赤,剉

右件药捣罗为散,每服五钱,以水一大盏,煎至五分,去滓,不计时候温服。

治伤寒十日内,未得汗,表里有热,发斑,狂言欲走,眼目俱黄,心中烦闷,大便不利,宜服**黄芩散**方:

黄芩　大青　川升麻　川大黄剉碎,微炒　茵陈　川朴消已上各一两　栀子人半两　黄连半两,去须　甘草半两,炙微赤,剉

右件药捣筛为散,每服五钱,以水一大盏,入竹叶三七片,煎至五分,去滓,不计时候温服,以利为度。

治伤寒身面发斑,宜服**大青散**方:

大青一两半　川升麻二两　甘草二两,炙微赤,剉

右件药捣筛为散,每服五钱,以水一大盏,入豉小[1]半合,煎至五分,去滓,不计时候温服。

治伤寒,斑疮欲出,脉洪大,心躁热,但令患人溺于纸上,如金色是也,宜服此方:

猪胆汁一合　酽醋一合　鸡子一枚,打破去壳

右件药相和煎三两沸,放温顿服。

治伤寒热毒不解,欲变成斑,**解毒升麻散**方:

川升麻　栀子人　大青　黄芩　甘草炙微赤,剉,已上各一两　石膏二两

右件药捣粗罗为散,每服五钱,以水一中盏,入生地黄汁半合,煎至六分,去滓,不计时候温服。

治伤寒赤斑出不止,宜服**犀角散**方:

犀角屑　麻黄去根节　栀子人　黄连去须　地骨皮　甘草炙微赤,剉　马牙消　郁金已上各一两　石膏二两

右件药捣粗罗为散,每服五钱,以水一大盏,煎至五分,去滓,不计时候温服,以差为度。

治伤寒黑斑出不止,宜服此方:

川升麻一两　黄芩一两半　川大黄一两,剉碎,微炒　犀角屑一两半　川芒消一两　栀子人一两

右件药捣细罗为散,每服不计时候煎甘草汤放冷调二钱服,以差为度。

---

〔1〕 小:《正误》:"小当作少。"然小、少均可通,不改。

治伤寒斑疮已出，心脏尚有余热，发歇烦躁，宜服**天竺黄散**方：

天竺黄　川升麻　子芩　茯神　犀角屑　赤芍药　人参去芦头　铅霜研,已上各半两　麦门冬一两,去心,焙干　甘草半两,炙微赤,剉　栀子人一分　黄连一分,去须

右件药捣细罗为散，入研了药令匀，每服不计时候煎竹叶汤调下二钱。

治伤寒斑毒不解，宜服**黄连散**方：

黄连一两,去须　犀角屑半两　石膏二两　栀子人一两　甘草半两,炙微赤,剉

右件药捣粗罗为散，每服四钱，以水一中盏，煎至六分，去滓，不计时候温服。

治伤寒一二日及十余日，发黄疸，斑出，皆主之方：

大青二两　甘草半两,炙微赤,剉　黄明胶半两,杵碎,炒令黄燥　豉二两

右件药细剉和匀，每服半两，以水一中盏，煎至六分，去滓，不计时候温服。

治伤寒发豌豆疮诸方

夫伤寒热毒气盛，多发此疮。其疮色白或赤，发于皮肤，头作浆，戴白脓者，其毒则轻。有紫黑色，作根隐隐在肌[1]肉里，其毒则重。甚者五内七窍皆有疮，形如豌豆，故以名焉。

治伤寒毒气未散，发豌豆疮，宜服**黄连饮子**方：

黄连一两,去须　糯米一合　寒水石二两

右件药都捣碎，以水二大盏，煎至一盏半去滓，不计时候分温二服。

治伤寒壮热头痛，发疮如豌豆遍身，宜服**大青散**方：

大青　栀子人　川大黄剉碎,微炒　犀角屑　川升麻　甘草炙微赤,剉,已上各一两

右件药都捣筛为散，每服五钱，以水一大盏，煎至五分，去滓，不计时候四服。

治伤寒热毒未解，欲生豌豆疮，发热疼痛，宜服**解肌出汗**方：

葛根一两,剉　石膏二两　麻黄一两,去根节　黄芩半两　赤芍药半两　桂心半两　甘草半两,炙微赤,剉

右件药捣细罗为散，每服不计时候以暖酒调下二钱，并三服，衣盖取汗。

治伤寒病，发豌豆疮，未成脓，初觉，宜服此方：

黄连一两,去须

右捣碎，以水一大盏，煎至六分，去滓，不计时候放温顿服，便消不成脓也。

又方：

右以好蜜遍摩疮上。

又方：

木香半两

右捣碎，以水一大盏，煎至六分，去滓顿服之。

治伤寒发豌豆疮欲出，宜服此方：

甘草一两,炙微赤,剉

右捣碎，以水一大盏，煎至六分，去滓，任食前后细细服之，以防疮出。如已出，即不服。

又方：

---

〔1〕肌：原误作"饥"。《正误》："饥，肌之讹。"因改。

右以清油一小盏服之，即不生。

又方：

右以生羊血一小盏顿服，即不生。

又方：

牛乳四两　酥一两

右件药先暖乳令微沸，即下酥，酥消尽，便空腹温温顿服，即不生。

治伤寒病，壮热头痛，发疮如豌豆遍身，方：

獖猪胆一枚

右以醋半小盏，合〔1〕猪胆汁煎一沸，放温为一服，不计时候服。

治伤寒白头疮，四边赤肿，欲发豌豆疮，方：

麻黄一两,去根节　川大黄一两,剉碎,微炒

右件药剉碎和匀，每服半两，以水一大盏，煎至五分，去滓，不计时候温服。

治伤寒发豌豆疮，未作脓，方：

青黛一两,细研

右以新汲水不计时候调下一钱。

治伤寒鼻衄诸方

夫伤寒病衄血者，此由五脏结热所为也。心主于血，热邪伤于心，故衄血也。衄者，鼻出血也。肺主于气，而开窍于鼻，血随气行，所以从鼻出也。阳明病，口燥，但欲漱水不欲咽者，必衄。衄者不可攻其表，汗出必额上陷，脉〔2〕急而紧，直视而不能眴，不得眠。失血者不可攻其表，汗出则寒慄而振。脉紧，发热，其身无汗，自衄者愈也。

治伤寒上焦壅热，心神烦躁，鼻衄不止，宜服**黄芩散**方：

黄芩三分　川大黄二分,剉碎,微炒　栀子人一两　犀角屑半两　石膏三分　羚羊角屑半两　蓝叶三分　川朴消一两　甘草半两,炙微赤,剉

右件药捣筛为散，每服五钱，以水一大盏，煎至五分，去滓，不计时候温服，以差为度。

治伤寒心肺热毒，鼻衄不止，或兼唾血，宜服**黄连散**方：

黄连三分,去须　黄芩一两　栀子人半两　甘草半两,炙微赤,剉　伏龙肝三分　淡竹茹一两

右件药捣筛为散，每服五钱，以水一大盏，入生姜半分，煎至五分，去滓，入生地黄汁一合，乱发灰一钱，搅令匀，更煎三两沸，不计时候放温频服之，以差为度。

治伤寒衄血及吐血，连日不绝，欲死，宜服**艾叶汤**方：

艾叶半两,细剉,炒微黄　生干地黄半两　阿胶一分,杵碎,炒令黄燥,为末

右件药都和令匀，分为二服，每服以水一中盏，煎至五分，去滓，下赤马通汁一合半搅令匀，不计时候放温频服，以差为度。

治伤寒衄血不止，宜服**羚羊角散**方：

羚羊角屑三分　犀角屑二分　牛黄一分,细研　人参半两,去芦头　白茯苓一两　麦门各二分,去

---

〔1〕　合：原作"含"。《普济方》卷 134 引此条作"合"，义长，因改。

〔2〕　陷，脉：原脱，据《伤寒论·辨太阳病脉证并治中》补。

心　黄耆三分,剉　栀子人三分　甘草一两,炙微赤,剉　紫菀三分,去苗土　丹参半两　玄参三分

右件药捣筛为散,每服五钱,以水一大盏,煎至五分,去滓,入牛黄末一字搅令匀,不计时候放温频服之,以差为度。

治伤寒鼻衄不止,头痛壮热,宜服**升麻散**方:

川升麻一两　青蒿半两　犀角屑半两　鸡苏茎叶一两　麦门冬一两,去心　川朴消一两

右件药捣筛为散,每服四钱,以水一中盏,煎至五分,去滓,下地黄汁一合,更煎一两沸,不计时候温温服之。

治伤寒鼻衄不止,兼唾血,宜服**刺蓟散**方:

刺蓟一两　黄连三分,去须　黄芩一两　栀子人三两　乱发灰一分　紫苏茎叶半两　阿胶二两,杵碎,炒令黄燥　甘草三分,炙微赤,剉　羚羊角屑三分

右件药捣粗罗为散,每服五钱,以水一大盏,煎至五分,去滓,下生地黄汁、生姜汁各半合和令匀,不计时候服之,以差为度。

治伤寒发汗而汗不快,致内有蓄热,及鼻衄血不尽,内有余血者,面色黄,大便赤,消化瘀血,**生干地黄散**方:

生干地黄四两　赤芍药一两　牡丹二两　犀角屑一两　黄芩一两　茜根一两

右件药捣筛为散,每服五钱,以水一中盏,煎至五分,去滓,不计时候温服。

治伤寒衄血数升不住者,**飞雪汤**方:

麻黄三两,去根节　石膏三两,杵碎　芫花一两　川大黄二两

右件药都剉,以水一斗半,煮取七升放冷,披发仰卧,以淋其囟,血住即止。

治伤寒鼻衄,**苦参散**方:

苦参三两,剉　黄连二两,去须　栀子人二七枚　川大黄一两,剉碎,微炒　生干地黄一两　石榴花半两,微炒

右件药捣筛为散,每服五钱,以水一中盏,煎至五分,去滓,不计时候温服,以差为度。

治伤寒鼻衄不止,心胸烦闷,宜服此**蒲黄散**方:

蒲黄三分　犀角屑半两　子芩三分　紫苏茎叶半两　侧柏叶半两　甘草一分,炙微赤,剉

右件药捣粗罗为散,每服五钱,以水一大盏,煎至六分,去滓,以伏龙肝半两,水浸取清一合,相和令匀,不计时候分为二服,以差为度。

又方:

生地黄汁三合　白药末半两　生藕汁二合　刺蓟汁一合

右件药相和,煎三二沸,放温,不计时候分为三服。

又方:

甘草一两,炙微赤,剉　鸡苏茎叶一两　淡竹叶一握

右件药捣碎,以水一大盏半,煎至八分,去滓,不计时候分为二服,以差为度。

治伤寒衄血不止,方:

阿胶一两,杵碎,炒令黄燥　贝母半两,煨令微黄

右件药捣筛为散,每服不计时候以温水调下一钱。

又方:

赤马粪半两,烧为灰　石耳半两　龙骨半两

右件药捣细罗为散,更研令极细,取少许吹入鼻内,未定相续用之。

治伤寒口鼻俱出血,可及三五升,宜服此方:

乱发灰半两　伏龙肝一两

右件药同研令细,每服不计时候以新汲水调下二钱,频服,以差为度。

治伤寒鼻衄不止,**鸡冠花散**方:

鸡冠花一两　麝香一分,细研

右件药捣细罗为散,与麝香同研令匀,以生地黄汁一合,冷水半盏搅令匀,不计时候调下二钱,频服,以差为度。

治伤寒胸膈间有余热,衄血不止,方:

牡蛎二两,烧为粉　石膏二两

右件药捣细罗为散,每服不计时候以生姜汤调下二钱,频服,以差为度。

治伤寒气毒热盛,鼻衄不止,宜服**刺蓟散**方:

刺蓟半两　土瓜根半两　子芩半两　蜡面茶一分　麝香半钱,研

右件药捣细罗为散,入麝香研令匀,每服不计时候以冷蜜水调下二钱,以差为度。

治伤寒鼻衄,可及一斗已来不止,方:

黄药一两

右件药捣细罗为散,每服不计时候以新汲水调下二钱。

治伤寒热毒攻眼诸方

夫眼者,脏腑之精华,肝之外候也。伤寒热毒壅滞,熏蒸于肝,上攻于目,则令目赤肿痛。若毒气盛者,眼生翳膜也。

治伤寒热毒气攻眼,昏暗及有热泪,睑下涩痛,渐渐至重,宜服**麦门冬散**方:

麦门冬一两,去心　羚羊角屑一两　防风一两,去芦头　赤茯苓三分　决明子一两　赤芍药半两　甘草一两,炙微赤,剉　蕤人半两　地骨皮三两

右件药捣筛为散,每服五钱,以水一大盏,煎至五分,去滓,不计时候温服。

治伤寒热毒气攻眼,赤涩浮翳,宜服此方:

川升麻一两　黄芩三分　甘草三分,炙微赤,剉　川朴消一两

右件药捣筛为散,每服五钱,以水一大盏,入竹叶三七片,煎至五分,去滓,不计时候温服。

治伤寒热毒攻眼,障翳赤肿,宜服**蕤人散**方:

蕤人　漏芦　黄芩　犀角屑　连翘　川升麻　甘草炙微赤,剉　川大黄剉碎,微炒,已上各一两　栀子人半两　枳实半两,麸炒微黄

右件药捣筛为散,每服五钱,以水一大盏,入竹叶三七片,煎至五分,去滓,不计时候温服。

治伤寒热毒气攻眼,障翳赤涩疼痛,宜服**柴胡散**方:

柴胡三分,去苗　地骨皮三分　玄参半两　黄芩三分　石膏一两　甘菊花三分　甘草半两,炙微赤,剉　羌活半两　防风半两,去芦头　川朴消一两半

右件药捣筛为散,每服五钱,以水一大盏,入竹叶三七片,煎至五分,去滓,不计时候温服。

治伤寒热毒攻眼,赤涩昏暗疼痛,宜服**羚羊角散**方:

羚羊角屑一两　栀子人半两　决明子一两　芎䓖一两　羌活一两　石膏一两　柴胡一两,去苗　黄芩一两　人参一两,去芦头　川大黄一两,剉碎,微炒

右件药捣筛为散,每服五钱,以水一大盏,入竹叶三七片,煎至五分,去滓,不计时候温服。

治伤寒热毒〔1〕气攻眼,翳膜赤痛,宜服**黄芩散**方:

黄芩　黄连去须　决明子　玄参　柴胡去苗,已上各一两

右件药捣筛为散,每服五钱,以水一大盏,入竹叶三七片,煎至五分,去滓,不计时候温服。

治伤寒热毒气攻眼,忽生赤翳,疼痛不可视明,或眼外浮肿,宜服**秦皮散**方:

秦皮　前胡去芦头　蕤人　黄芩　川升麻　赤芍药　白薇　枳壳麸炒微黄,去瓤　甘草炙微赤,剉,已上各一两　栀子人半两　川大黄二两,剉碎,微炒　川芒消二两

右件药捣粗罗为散,每服五钱,以水一大盏,煎至五分,去滓,不计时候温服。

治伤寒热毒攻眼,生翳赤痛,不得见明,心神烦闷,宜用此方:

秦皮　川升麻　黄连去须,已上各一两

右件药捣筛为散,以水三大盏,煎至一大盏,去滓候冷,每用三合,仰卧,以绵缠箸头取汁滴眼中,如屋漏状,尽三合止,须臾复用,日五六度乃佳。

治伤寒未解,热毒气上冲,头痛目赤涩,宜服**石膏散**方:

石膏一两　葛根半两,剉　赤芍药半两　柴胡一两,去苗　甘草一分,炙微赤,剉　黄芩半两　栀子人半两

右件药捣粗罗为散,每服四钱,以水一中盏,入生姜半分,葱白二茎,豉五十粒,煎至六分,去滓,不计时候温服。

治伤寒热毒气攻眼,生赤脉白翳,涩痛不可忍,宜服**决明子散**方:

决明子　川升麻　黄蘗剉　秦皮　川芒消已上各一两　蕤人半两　黄连一两半,去须　甘草半两,炙微赤,剉

右件药捣粗罗为散,每服五钱,以水一中盏,煎至五分,去滓,不计时候温服。

治伤寒热毒攻眼,生翳,宜服**升麻散**方:

川升麻一两　黄芩一两　黄连三分,去须　青葙子三分　甘草三分,炙微赤,剉　川芒消二两

右件药捣粗罗为散,每服五钱,以水一大盏,煎至五分,去滓,不计时候温服。

治伤寒热毒攻眼,赤痛,兼有翳晕,宜服**青葙子圆**方:

青葙子　川大黄剉碎,微炒　黄连去须　黄芩　川升麻　栀子人已上各一两　兔肝三分,微炙　川朴消二两　苦参三分,剉

右件药捣罗为末,炼蜜和圆如梧桐子大,每服不计时候以温浆水下三十圆。

治伤寒热毒气攻眼,生赤白翳,宜用此方:

乌贼鱼骨一两,不用大皮

右捣细罗为散,入少许龙脑更研令细,日三四度,取少许点眼。

治伤寒大病后,热毒气攻眼,方:

---

〔1〕毒:原作"每"。据《类聚》卷47引同方改。

露蜂房二两

右以水三大盏,煎至二大盏去滓,放温洗眼,日三五度。

治伤寒热毒攻眼生翳,方:

豉三七粒,烧为灰

右细研如粉,以少许点翳上,日三四度,即差。

治伤寒咽喉痛诸方

夫伤寒病过经而不愈,脉反沉迟,手足厥逆者,此为下部脉不至,阴阳隔绝,邪客于足少阴之经,毒气上熏,故咽喉不利,或痛而生疮也。

治伤寒毒气攻咽喉痛,心烦躁热,胸膈滞闷,大小便难,宜服**射干散**方:

射干　枳壳麸炒微黄,去瓤　川升麻　马牙消　木通剉　川大黄剉碎,微炒　玄参已上各一两　犀角屑三分　甘草半两,生用

右件药捣粗罗为散,每服四钱,以水一中盏,煎至六分,去滓,不计时候温服。

治伤寒毒气攻咽喉,窄窒疼痛不可忍,宜服**马蔺子散**方:

马蔺子半两,微炒　地骨皮半两　川升麻半两　黄芩半两　马牙消二两　犀角屑半两　甘草半两,生用　大青半两　苦竹叶二两,剉

右件药捣筛为散,以水二大盏,煎至一盏,滤去滓,入蜜二合同熬令稠,不计时候取一茶匙含咽津。

治伤寒咽喉闭塞不通,小便赤涩,宜服**木通散**方:

木通一两,剉　羚羊角屑一两　川升麻一两　射干一两　赤芍药半两　芦根二两,剉　甘草一两,生用

右件药捣粗罗为散,每服五钱,以水一大盏,煎至五分,去滓,不计时候温服。

治伤寒热毒在心脾,口舌干燥,咽喉肿痛,宜服**麦门冬散**方:

麦门冬半两,去心　木香一分　川大黄半两,剉碎,微炒　汉防己半两　葛根半两,剉　滑石半两　玄参半两　木通半两,剉　甘草一分,生用

右件药捣粗罗为散,每服五钱,以水一大盏,入生姜半分,葱白二茎,煎至五分,去滓,不计时候温服。

治伤寒心胸气壅,闭塞不通,咽喉疼痛,宜服**升麻散**方:

川升麻　木通剉　羚羊角屑　前胡去芦头　桑根白皮剉　川大黄剉碎,微炒,已上各半两　马蔺根一两　川朴消一两

右件药捣粗罗为散,每服五钱,以水一大盏,煎至五分,去滓,不计时候温服。

治伤寒咽喉疼痛,心神烦闷,宜服**羚羊角散**方:

羚羊角屑　木通剉　射干　川升麻　地骨皮已上各一两　芦根三两,剉

右件药捣粗罗为散,每服五钱,以水一大盏,煎至五分,去滓,不计时候温服。

治伤寒经数日,胸中妨闷,咽喉噎塞,痛不能饮食,宜服此方:

射干三分　川升麻三分　人参三分,去芦头　甘草半两,生用　陈橘皮半两,汤浸,去白瓤,焙

右件药捣粗罗为散,每服三钱,以水一中盏,入生姜半分,煎至六分,去滓,不计时候温服。

治伤寒三二日,咽喉痛,宜服**桔梗散**方:

桔梗一两,去芦头　甘草二两,生用　苦参半两,到

右件药捣粗罗为散,每服五钱,以水一大盏,煎至五分,去滓,不计时候温服。

治伤寒毒气攻咽喉痛,宜服**络石散**方:

络石　玄参　川升麻　射干　子芩　木通到,各半两　甘草一分,生用

右件药捣粗罗为散,每服四钱,以水一中盏,煎至六分,去滓,不计时候温服。

治伤寒舌坚强硬,黑色,咽喉闭塞肿痛,宜服**金化硼砂圆**方:

硼砂　马牙消　郁金　苦葫芦子　川大黄到碎,微炒　鼠粘子微炒　白矾灰　黄药　栀子

人　甘草生用　黄芩已上各半两

右件药捣罗为末,炼蜜并沙糖和圆如鸡头实大,每服一圆,用绵裹含化咽津,以差为度。

治伤寒二三日,毒气攻咽喉痛肿,宜服**甘草散**方:

甘草一两,生用　川升麻半两　射干半两

右件药细到,都以水三大盏,煎至二盏去滓,分为四服,日三服,夜一服。

太平圣惠方卷第十一

凡一十四门　病源一十四首　方共计一百六十一道

治阳毒伤寒诸方

夫伤寒一二日，或服汤药吐下之后，身重头痛，腰背烦闷，面赤斑斑如锦文，狂言而走，或见鬼神，其脉浮大而数，咽喉痛，下脓血，此名阳毒。五日可疗，七日不可疗也。

治伤寒一日便成阳毒，或服药发汗吐下之后，毒气不解，身重背强烦闷，狂言，或走或见鬼神，面赤斑斑，状如锦文，咽喉痛，及下脓血，宜服**升麻散**方：

川升麻一两　当归半两，剉，微炒　黄芩三分　犀角屑半两　射干一两　黄连三分，去须　地骨皮三分　甘草半两，炙微赤，剉

右件药捣筛为散，每服四钱，以水一中盏，煎至六分，去滓，不计时候温服。

治阳毒伤寒，身体疼痛，头面如火，胸心烦热而渴，小便赤黄，不得睡卧，宜服**麦门冬散**方：

麦门冬一两，去心，焙　子芩三分　葛根一两，剉　川升麻半两　柴胡一两，去苗　玄参三分　犀角屑半两　赤芍药一两　甘草三分，炙微赤，剉　知母一两　马牙消一两

右件药捣粗罗为散，每服四钱，以水一中盏，煎至六分，去滓，不计时候温服。

治阳毒伤寒，狂言乱走，面赤斑斑，咽喉干痛，心胸烦满，四肢拘急，小便赤黄，宜服**犀角散**方：

犀角屑半两　射干三分　柴胡一两，去苗　川大黄三分，剉碎，微炒　川升麻一两　川芒消一两　麦门冬一两，去心，焙　甘草半两，炙微赤，剉　黄芩三分

右件药捣粗罗为散，每服四钱，以水一中盏，入淡竹叶三七片，小麦五十粒，煎至六分，去滓，不计时候温服。

治阳毒伤寒，壮热头痛，肢体烦重，口干心躁，宜服**石膏散**方：

石膏一两　知母　柴胡去苗　麻黄去根节　甘草炙微赤，剉　黄芩　赤芍药　防风去芦头　赤茯苓　川升麻　甘菊花已上各半两

右件药捣筛为散，每服四钱，以水一中盏，入生姜半分，葱白七寸，豆豉一百粒，煎至六

分,去滓,不计时候温服。

治阳毒伤寒未解,热结在内,恍惚如狂者,宜服**大黄散**方:

川大黄一两半,剉碎,微炒　桂心三分　甘草一两,炙微赤,剉　川芒消二两　木通一两,剉　大腹皮一两,剉　桃人二十一枚,汤浸,去皮[1]尖、双人,麸炒微黄

右件药捣粗罗为散,每服四钱,以水一中盏,煎至六分,去滓,不计时候温服,以通利为度。

治阳毒伤寒,头昏身重,咽喉唇干,腮赤,狂言欲走,心胸胀满,呕逆不下饮食,面色斑斑如锦文,宜服**地骨皮散**方:

柴胡一两,去苗　地骨皮　木香　麻黄去根节　甘草炙微赤,剉　川升麻　菰蒌根　人参去芦头　赤茯苓　木通剉,已上各半两

右件药捣粗罗为散,每服四钱,以水一中盏,煎至六分,去滓,不计时候温服。

治阳毒伤寒壮热,百节疼痛,宜服**柴胡散**方:

柴胡一两半,去苗　川升麻二两　黄芩二两　赤芍药一两　大青一两　石膏二两　知母一两　甘草半两,炙微赤,剉　栀子人一两　杏人二两,汤浸,去皮尖、双人,麸炒微黄

右件药捣粗罗为散,每服四钱,以水一中盏,入生姜半分,豉一百粒,煎至六分,去滓,不计时候温服。

治阳毒伤寒,项背汗出,急强恶风者,宜服**桂枝麻黄散**方:

桂枝　麻黄去根节　甘草炙微赤,剉　赤芍药　葛根剉　杏人汤浸,去皮尖、双人,炒微黄,已上各一两

右件药捣筛为散,每服四钱,以水一中盏,入生姜半分,煎至六分,去滓,不计时候热服,衣覆取汗,如人行十里,未有汗再服,良久以葱豉粥投之。

治阳毒伤寒,服桂枝汤大汗出后,大渴烦躁不解,脉洪大者,**白虎汤**主之:

知母一两　石膏二两,捣碎　甘草一两,炙微赤,剉　粳米一合

右件药细剉,以水二大盏,煮米熟为度,去滓,不计时候分温三服。

治阳毒伤寒,四肢壮热,心膈烦躁,呕吐不止,宜服此方:

柴胡去苗　黄芩　人参去芦头　甘草炙微赤,剉　麦门冬去心,焙,各一两　半夏半两,汤洗七遍去滑

右件药捣粗罗为散,每服四钱,水一中盏,入竹叶二七片,生姜半分,煎至六分,去滓,不计时候温服。

治阳毒伤寒五六日已上,但胸中烦热干呕,宜服菰蒌散方:

菰蒌　柴胡去苗　知母　黄芩　甘草炙微赤,剉,各一两半　芦根二两,剉

右件药捣筛为散,每服四钱,以水一中盏,入生姜半分,煎至六分,去滓,不计时候温服。

治阳毒伤寒,脉洪大,心中悸状[2],宜服**甘草散**方:

甘草炙微赤,剉　桂心　茯神　人参去芦头　阿胶捣碎,炒令黄燥　麦门冬去心,已上各一两　生干地黄二两　麻黄二两,去根节

右件药捣筛为散,每服四钱,以水一中盏,入生姜半分,煎至六分,去滓,不计时候温服。

治阳毒伤寒,气盛,昏昏如醉,热躁烦渴,口苦舌干,宜服**黄芩散**方:

---

〔1〕皮:原脱。据本书桃人(仁)炮制法补。
〔2〕状:《正误》:"一本'状'作'动'。"

黄芩—两　川升麻—两　赤芍药半两　麦门冬半两,去心　石膏二两　柴胡—两,去苗　甘草半两,炙微赤,剉

右件药捣筛为散,每服四钱,以水一中盏,煎至六分,去滓,不计时候温服。

治阳毒伤寒,心躁烦闷,恍惚如狂,结热不散,宜服**牛黄圆**方:

牛黄半两,细研　龙脑—分,细研　天竺黄半两,细研　犀角屑　羚羊角屑　朱砂细研,水飞过　黄芩　川升麻已上各—两　甘草—分,炙微赤,剉　防风半两,去芦头　麝香—钱,细研　真珠半两,细研

右件药捣罗为末,入前研了药更研令匀,以炼蜜和捣三二百杵,圆如梧桐子大,每服不计时候以温水嚼下十五圆。

治阳毒伤寒,烦热,大便不通,方:

川大黄—两,剉碎,微炒　川芒消半两

右件药捣筛,以水一大盏,煎至七分,去滓,不计时候分温二服,如人行五七里再服,当利下恶物。

治阳毒伤寒,毒气在脏,狂言妄语,欲走起者,宜服此方:

龙胆—两,去芦头　铁粉二两

右件药细罗为散,每服不计时候以磨刀水调下一钱。

治阴毒伤寒诸方

夫伤寒初得一二日,或服药后至六七日,身重背强,腹中疠痛,咽喉不利,毒气攻心,心下胀满,短气不得息,呕逆,唇青面黑,四肢厥冷,其脉沉细,身如被打,此名阴毒。五日可疗,七日不可疗也。

治阴毒伤寒,唇青面黑,身重背强,四肢逆冷,宜服**附子散**方:

附子三分,炮裂,去皮脐　桂心半两　当归半两,剉,微炒　半夏—分,汤浸七遍去滑　干姜—分,炮裂,剉　白术半两　天南星—分,炮裂　木香—分

右件药捣筛为散,每服三钱,以水一中盏,入生姜半分,煎至六分,去滓,不计时候热服,衣覆取汗,如人行十里,未有汗再服。

治阴毒伤寒,四肢厥冷,脉候沉细,心腹胀满,腹中疠痛,咽喉不利,遍身疼痛,宜服**乌头散**方:

川乌头—两,炮裂,去皮脐　白术三分　赤芍药三分　麻黄去根节　桂心　枳壳麸炒微黄,去瓤　当归剉,微炒　川椒去目及闭口者,微炒去汗　干姜炮裂,剉,已上各半两

右件药捣粗罗为散,每服五钱,以水一大盏,入生姜半分,煎至五分,去滓,不计时候热服,衣覆取汗,如人行十里,未有汗再服。

治阴毒伤寒,二三日不得汗,烦躁,宜服**麻黄散**方:

麻黄—两,去根节　防风—两,去芦头　干姜半两,炮裂,剉　桂心半两　川乌头半两,炮裂,去皮脐

右件药捣细罗为散,每服不计时候以热酒调下二钱,衣覆取汗,如人行十里,未有汗再服。

治阴毒伤寒,**回阳散**方:

川乌头半两,炮裂,去皮脐　益智子半两　青橘皮半两,汤浸,去白瓤,焙　桂心半两　麻黄—两,去根节　干姜半两,炮裂,剉

右件药捣筛为散，每服三钱，以水一中盏，入生姜半分，煎至六分，去滓，不计时候稍热服，衣覆取汗，如人行十里，未有汗再服。

治阴毒伤寒，四肢逆冷，身体疼痛，或时心头结硬，宜服此方：

附子炮裂，去皮脐　白术　甘草炙微赤，剉　麻黄去根节，已上各一两　桂心半两　木香三分

右件药捣筛为散，每服四钱，以水一中盏，入生姜半分，煎至六分，去滓，不计时候稍热服，衣覆取汗，如人行十里，未有汗即再服。

治阴毒伤寒，心胸满闷，喘促，四肢厥逆，宜服**白术散**方：

白术一两　前胡一两，去芦头　桂心三分　甘草半两，炙微赤，剉　附子一两，炮裂，去皮脐　五味子半两　干姜半两，炮裂细碎　诃梨勒皮一两　厚朴一两，去粗皮，涂生姜汁炙令香熟

右件药捣粗罗为散，每服四钱，以水一中盏，煎至六分，去滓，不计时候稍热服，如人行十里再服。

治阴毒伤寒，身重背强，腹中疞痛，咽喉不利，毒气攻心下坚强，短气呕逆，唇青面黑，四肢厥冷，其脉沉细，宜服**天雄散**方：

天雄一两，炮裂，去皮脐　麻黄半两，去根节　当归半两，剉，微炒　白术半两　半夏半两，汤洗七遍去滑　肉桂一两，去粗皮　川椒一分，去目及闭口者，微炒去汗　干姜三分，炮裂，剉　厚朴一两，去粗皮，涂生姜汁炙令香熟　陈橘皮三分，汤浸，去白瓤，焙

右件药捣粗罗为散，每服五钱，以水一大盏，入生姜半分，枣三枚，煎至五分，去滓，不计时候稍热服，如人行十里，未汗再服。

治阴毒伤寒，回阳**吴茱萸散**方：

吴茱萸一两，汤浸七遍，焙干微炒　厚朴二两，去粗皮，涂生姜汁炙令香熟　半夏三分，汤洗七遍去滑　麻黄一两，去根节　肉桂一两，去粗皮　干姜三分，炮裂，剉　白术半两　附子三分，炮裂，去皮脐　细辛半两　天南星半两，炮裂　木香半两

右件药捣筛为散，每服五钱，以水一中盏，入生姜半分，煎至五分，去滓，不计时候热服，衣覆取汗，如人行十里未汗，即再服之。

治阴毒伤寒，面青，张口出气，心下硬，身不热，只额上有汗，烦渴不止，舌黑多睡，四肢俱冷，**正阳散**方：

附子一两，炮裂，去皮脐　皂荚一梃，去皮，涂酥炙令黄色，去子　干姜一分，炮裂，剉　甘草一分，炙微赤，剉　麝香一钱，细研入

右件药捣细罗为散，每服二钱，以水一中盏，煎至五分，不计时候和滓热服之。

治阴毒伤寒，项背强，心神烦，宜服此方：

麻黄去根节　附子炮裂，去皮脐　泽泻　半夏汤洗七遍去滑　肉桂去皴皮　甘草炙微赤，剉　天南星炮裂　干蝎微炒　干姜炮裂，剉，已上各半两

右件药捣细罗为散，每服二钱，以水一中盏，入生姜半分，枣三枚，煎至六分，去姜枣，不计时候和滓热服。

治阴毒伤寒，四肢厥逆，头痛心躁，胸中结实，两胁妨闷，宜服**前胡散**方：

前胡三分，去芦头　桔梗三分，去芦头　槟榔半两　桂心半两　诃梨勒皮一两　木香半两　当归半两，剉，微炒　青橘皮半两，汤浸，去白瓤，焙　厚朴一两，去粗皮，涂生姜汁炙令香熟

右件药捣筛为散，每服四钱，以水一中盏，入生姜半分，煎至六分，去滓，不计时候稍热频服。

治阴毒伤寒，脉候沉细，四肢逆冷，烦躁头痛，**四逆汤**方：

干姜炮裂，剉　附子炮裂，去皮脐　桂心　甘草炙微赤，剉　白术　当归剉，微炒，已上各半两

右件药捣粗罗为散，每服三钱，以水一中盏，煎至六分，去滓，不计时候稍热频服之。

治阴毒伤寒，心闷烦躁，四肢逆冷，宜服此方：

川乌头炮裂，去皮脐　桔梗去芦头　附子炮裂，去皮脐　白术　细辛已上各一两　干姜半两，炮裂，剉

右件药捣细罗为散，如患一日两日者，温酒调下一钱。如是三四日至五日者，用药末二钱，以水一中盏，煎至六分，不计时候稍热和滓频服。

治阴毒伤寒，四肢厥逆，胸膈不利，宜服此方：

附子二两，炮裂，去皮脐　干姜炮裂，剉　肉桂去皱皮　人参去芦头　赤茯苓　白术　木香　五味子　厚朴去粗皮，涂生姜汁炙令香熟，各一两　诃梨勒皮一两半　甘草半两，炙微赤，剉

右件药捣筛为散，每服四钱，以水一中盏，入生姜半分，葱白一茎，煎至六分，去滓，不计时候稍热频服。

治伤寒服冷药过度，心腹胀满，四肢逆冷，昏沉不识人，变为阴毒，宜服**肉桂散**方：

肉桂三分，去皱皮　赤芍药一两　陈橘皮一两，汤浸，去白瓤，焙　附子一两，炮裂，去皮脐　前胡二两，去芦头　当归一两，剉，微炒　吴茱萸半两，汤浸七遍，焙干微炒　白术三分　木香一两，去芦头　厚朴三分，去粗皮，涂生姜汁炙令香熟　高良姜三分，剉　人参一两，去芦头

右件药捣粗罗为散，每服四钱，以水一中盏，入枣三枚，煎至六分，去滓，不计时候稍热频服。

治阴毒伤寒，手足逆冷，心下烦满，宜服**人参散**方：

人参去芦头　木香　附子炮裂，去皮脐　桂心　干姜炮裂，剉　当归剉，微炒　吴茱萸汤浸七遍，焙干微炒　槟榔已上各一两

右件药捣粗罗为散，每服四钱，以水一中盏，入枣三枚，煎至六分，去滓，不计时候稍热频服。

治阴毒伤寒，头痛，四肢不和，心腹气闷，宜服此方：

附子炮裂，去皮脐　干姜炮裂，剉　陈橘皮汤浸，去白瓤，焙　桂心　槟榔已上各一两　甘草半两，炙微赤，剉

右件药捣筛为散，每服四钱，以水一中盏，入枣三枚，煎至六分，去滓，不计时候稍热频服。

治阴毒伤寒，项直脚冷，百节疼痛，**桂心散**方：

桂心二两　麻黄二两，去根节　附子二两，炮裂，去皮脐　甘草半两，炙微赤，剉　赤芍药半两　干姜半两，炮裂　枳壳半两，麸炒微黄，去瓤　柴胡一两，去苗　杏人半两，汤浸，去皮尖、双人，麸炒微黄

右件药捣粗罗为散，每服四钱，以水一中盏，入生姜半分，煎至六分，去滓，不计时候稍热频服，汗出为度。

治阴毒伤寒，心神烦躁，头痛，四肢冷，宜服**返阴丹**方：

硫黄　太阴玄精　消石　附子炮裂，去皮脐　干姜炮裂，剉　桂心已上各半两

右件药取前三味同研，于瓷瓶子内慢火熔成汁后，放冷重研令细，后三味捣罗为末，与前药同研令匀，用软饭和圆如梧桐子大，每服不计时候煎艾汤下五圆，频服，汗出为度。

治阴毒伤寒，面青，手足逆冷，心腹气胀，脉候沉细，宜服**回阳丹**方：

硫黄半两，细研入　木香半两　荜澄茄半两　附子半两，炮裂，去皮脐　干姜一分，炮裂，剉　桂心半

两　干蝎半两　吴茱萸半两,汤浸七遍,焙干微炒

右件药捣罗为末,炼蜜面糊和圆如梧桐子大,每服不计时候以生姜汤下三十圆,频服,三服后以热酒一盏投之,以衣覆取汗。

治阴毒伤寒,四肢逆冷,心下痛硬,气欲绝者,宜服**反阴正阳藿香圆方**:

藿香子微炒　附子炮裂,去皮脐　天南星炮裂　硫黄细研　丁香　木香　吴茱萸汤浸七遍,焙干微炒　预知子　桂心已上各一两

右件药捣罗为末,入研了药令匀,以醋煮面糊和圆如弹子大,每服一圆,研碎,以炒生姜热酒调下,良久煎葱白艾汤投之,不计时候频服。

治阴毒伤寒,**来苏丹**方。

硫黄　消石　太阴玄精已上各一两

右件药都细研,于瓷瓶中盛,以瓦子盖瓶口,用黄泥固济阴干,以炭火半斤养令火尽即出之,更研如粉,用汤浸蒸饼和圆如梧桐子大,每服不计时候热酒下三圆至五圆,衣盖取汗。

治阴毒伤寒,**发汗黑圣散方**:

川乌头三两,每个劈作四片　吴茱萸六两,汤浸七遍,焙干

右先掘地作一坑子,筑令净洁,以大[1]火烧赤,净扫去灰,后下吴茱萸,次下乌头,安在上面,用好醋一大碗,旋旋浇入坑子内,以尽为度,后以瓦盆盖之,待冷取出,捣细罗为散,每服以生姜热酒下一钱,汗出立差。

治阴毒伤寒,头痛心躁,手足厥冷,宜服此方:

附子一两,炭火内烧令黑色,勿令药过,取出用盆子盖之,候冷细研

右件药,用水磨沉香一分煮稀粥饮,不计时候调下一钱,衣覆取汗,如人行十里,未有汗再服。

治阴毒伤寒,四肢逆冷,宜熨之,方。

吴茱萸一升

右以酒拌令匀湿,以熟绢袋二枚盛,蒸令极热,取熨脚心,候气通畅匀暖即停熨。

治伤寒头痛诸方

夫伤寒头痛者,是外中风邪,上注脑中,三阳之脉受于风寒,伏留不去,则流传于心肺,故使上焦壅滞,心烦鼻塞,壮热头痛也。

治伤寒头痛壮热,宜服**石膏散方**:

石膏半两　麻黄三分,去根节　桂心半两　细辛半两　白术半两　赤芍药三分　桔梗半两,去芦头　干姜半两,炮裂,剉　甘草一两,炙微赤,剉　附子三分,炮裂,去皮脐　薄荷半两

右件药捣粗罗为散,每服四钱,以水一中盏,入生姜半分,葱白七寸,豉五十粒,煎至六分,去滓,不计时候稍热频服。

治伤寒头痛,心神烦热,四肢不利,宜服**黄芩散方**:

黄芩半两　麻黄一两,去根节　赤芍药三分　石膏二两　甘草半两,炙微赤,剉　桂心三分　细辛三分　前胡一两,去芦头

---

〔1〕 大:《正误》:"一本'大'作'炭'。"

右件药捣筛为散,每服三钱,以水一中盏,煎至六分,去滓,不计时候稍热服。

治伤寒壅热,头痛不可忍,宜服此方:

石膏二两 滑石一两 黄芩三分 柴胡三分,去苗 赤芍药三分 前胡三分,去芦头 犀角屑三分 甘草三分,炙微赤,剉 杏人三分,汤浸,去皮尖、双人,麸炒微黄

右件药捣筛为散,每服五钱,以水一大盏,入淡竹叶三七片,煎至五分,去滓,不计时候稍热服。

治伤寒壮热头痛,烦躁无汗,宜服**厚朴散**方:

厚朴一两,去粗皮,涂生姜汁炙令香熟 吴茱萸半两,汤浸七遍,焙干微炒 甘草一两,炙微赤,剉 附子一两,炮裂,去皮脐 陈橘皮一两,汤浸,去白瓤,焙 麻黄一两,去根节 干姜半两,炮裂,剉 川大黄一两,剉碎,微炒 前胡半两,去芦头

右件药捣罗为细散,每服三钱,以水一中盏,入生姜半分,煎至六分去生姜,不计时候和滓稍热服,以衣覆取汗,未汗再服。

治伤寒头痛,心膈痰壅,宜服**旋覆花散**方:

旋覆花一两 甘草半两,炙微赤,剉 甘菊花一两 芎䓖一两 皂荚树白皮三两半,酥炙赤色

右件药捣细罗为散,每服二钱,以水一中盏,入荆芥七穗,煎至六分,不计时候和滓热服。

治伤寒痰壅,头痛心烦,四肢拘急,不得睡卧,宜服**甘菊花散**方:

甘菊花半两 旋覆花半两 防风一两,去芦头 芎䓖一两 蔓荆子半两 细辛半两 酸枣人一两 葳蕤一两 枳壳半两,麸炒微黄,去瓤 甘草半两,炙微赤,剉

右件药捣粗罗为散,每服三钱,以水一中盏,入生姜半分,煎至五分,去滓,不计时候温服。

治伤寒汗后,头痛不解,宜服此方:

石膏一两 太阴玄精一两 麻黄一两,去根节 甘草半两,炙微赤,剉

右件药捣粗罗为散,每服三钱,以水一中盏,入竹叶二七片,煎至六分,去滓,不计时候温服。

治伤寒头痛不止,**通顶吹鼻散**方:

藜芦一分,去芦头 瓜蒂三分 马牙消三分 龙脑半钱,研 麝香半钱,研

右件药捣细罗为散,研入龙脑、麝香令匀,用少许吹入鼻中,得嚏即差。

治伤寒头痛,至甚不解,方。

藜芦一分 蒴藋皮一分

右件药捣细罗为散,吹少许入鼻中,滴少[1]黄水即差。

治伤寒食毒诸方

夫伤寒食毒者,由其人脾胃气虚,宿食不化,因外伤风冷,四肢不利,身体虽不大热,心胸恒多壅闷,吐逆上气,心腹胀满,小便赤色,下利频并,诊其脉紧数,三部俱有此候,乃为证也。

治食毒伤寒,初得病身体不大热,心闷,吐逆上气,小便赤色,下利不止,水谷不化,宜服**人参散**方:

---

〔1〕 少:《正误》:"一本'少'作'出'。"

人参一两,去芦头　赤茯苓三分　高良姜半两,剉　草豆蔻半两,去皮　附子半两,炮裂,去皮脐　陈橘皮半两,汤浸,去白瓤,焙　细辛一分　甘草一分,炙微赤,剉　子芩三分　诃梨勒皮半两　厚朴半两,去粗皮,涂生姜汁炙令香熟

右件药捣细罗为散,每服二钱,以水一中盏,入生姜半分,煎至五分去生姜,不计时候和滓稍热服。

治食毒伤寒,头痛,身不大热,心间驻闷,大便下利,宜服此方:

干姜一两,炮裂,剉　附子三分,炮裂,去皮脐　甘草半两,炙微赤,剉　陈橘皮半两,汤浸,去白瓤,焙　诃梨勒皮一两　厚朴三分,去粗皮,涂生姜汁炙令香熟

右件药捣细罗为散,每服二钱,以水一中盏,煎至五分,不计时候和滓温服。

治食毒伤寒,心腹胀满,时复呕吐,憎寒,不下饮食,大小便秘涩,宜服**大腹皮散**方:

大腹皮一两,剉　川大黄一两,剉碎,微炒　木香半两　桂心半两　白术三分　川朴消一两　厚朴三分,去粗皮,涂生姜汁炙令香熟

右件药捣筛为散,每服四钱,以水一中盏,入生姜半分,煎至六分,去滓,不计时候温服。

治伤寒食毒,腹胀气短壅闷,不下食,四肢少力,宜服**桂心散**方:

桂心　当归剉,微炒　大腹皮剉　诃梨勒煨,用皮　川大黄剉碎,微炒　木香已上各一两　枳壳三分,麸炒微黄,去瓤　甘草三分,炙微赤,剉

右件药捣筛为散,每服三钱,水一中盏,煎至六分,去滓,不计时候温服。

治伤寒食毒,脾胃虚乏[1],四肢少力,不思饮食,心腹气胀,或时下利,向晚憎[2]寒,宜服**木香散**方:

木香半两　草豆蔻半两,去皮　桂心半两　陈橘皮半两,汤浸,去白瓤,焙　神曲一分,微炒黄色　白术半两　荜茇半两　人参三分,去芦头　甘草半两,炙微赤,剉　柴胡半两,去苗　桃人三分,汤浸,去皮尖、双人,麸炒微黄　厚朴三分,去粗皮,涂生姜汁炙令香熟

右件药捣筛为散,每服三钱,以水一中盏,入生姜半分,煎至六分,去滓,不计时候稍热服。

治伤寒食毒,腹胀喘急,宜服**槟榔散**方:

槟榔一两　白术一两　木香三分　人参一两,去芦头　诃梨勒皮三分　陈橘皮一两,汤浸,去白瓤,焙

右件药捣细罗为散,每服二钱,以水一中盏,入生姜半分,枣三枚,煎至五分去姜枣,不计时候和滓温服。

治伤寒食毒,壮热头疼,时复憎寒,四肢疼痛,口苦,**白术散**方:

白术三分　附子三分,炮裂,去皮脐　干姜半两,炮裂,剉　桂心三分　甘草半两,炙微赤,剉　川大黄三分,剉碎,微炒　木香半两　枳壳半两,麸炒微黄,去瓤

右件药捣细罗为散,每服二钱,以水一中盏,入生姜半分,枣二枚,煎至五分去姜枣,不计时候温服。

治伤寒食毒,腹胀虚鸣,不能食,宜服**赤茯苓散**方:

赤茯苓　陈橘皮汤浸,去白瓤,焙　人参去芦头　白术　五味子　木香　桔梗去芦头　厚朴去粗皮,涂生姜汁炙令香熟,各一两

---

〔1〕乏:原作之。《正误》:"之,乏之讹。"所言是,故改。

〔2〕憎:原作"增",可通假。据《类聚》卷48引同方改。

右件药捣细罗筛为散,每服二钱,以水一中盏,入生姜半分,煎至五分去生姜,不计时候和滓温服。

治伤寒食毒,心腹胀气急闷,大小便不通,宜服此方:

川大黄一两,剉,微炒　赤芍药一两　当归半两,去心,焙　木香半两　川朴消一两　枳壳半两,麸炒微黄,去瓤

右件药捣筛为散,每服五钱,以水一中盏,入生姜半分,煎至五分,去滓,不计时候温服,以利为度。

治食毒伤寒,心腹胀满,头面遍身俱黄,或时憎寒壮热,吐逆,不下饮食,大便秘涩,小便如血,宜服**木香圆**方:

木香一两　桂心一两　川升麻一两　白术半两　川大黄一两,剉碎,微炒　知母半两　厚朴一两,去粗皮,涂生姜汁炙令香熟　槟榔一两　川朴消一两

右件药捣罗为末,炼蜜和捣三二百杵,圆如梧桐子大,每服不计时候以生姜汤下三十圆。

治伤寒心狂热诸方

夫伤寒心狂热者,缘[1]心属火也。心主于血,阳气盛[2]则血并于阳,热邪攻于心络,则心神烦乱,或咏或歌,或言或笑,猖狂不已,言语失常,惊悸不安,弃衣而走,此皆热毒也。气壅滞心胸,致令发狂也。

治伤寒脉浮,医以火劫,汗出太过必亡阳,心生狂热,起卧不安,宜服**龙骨救逆汤**方:

龙骨二两　桂心一两　甘草一两,炙微赤,剉　茯神一两　人参一两,去芦头　麦门冬二两,去心,焙　牡蛎二两,烧为粉　蜀漆一两

右件药捣粗罗为散,每服四钱,以水一中盏,入生姜半分,枣三枚,煎至六分,去滓,不计时候温服。

治伤寒有狂热在心,恍惚,或多惊不得睡卧,宜服**犀角散**方:

犀角屑三分　茵陈三分　茯神三两　人参一两,去芦头　栀子人半两　赤芍药半两　麦门冬一两,去心,焙　龙齿三分　川升麻半两　子芩三分　甘草三分,炙微赤,剉

右件药捣筛为散,每服四钱,用水一中盏,入生姜半分,煎至六分,去滓,不计时候温服。

治伤寒病不解,热结在膀胱者,其人必如狂,血自下者愈。外未解,犹不可下。先解其外,解已,但小腹结者可下之,宜服**桃人承气汤**方:

桃人一两,汤浸,去皮尖、双人,麸炒微黄　川大黄二两,剉碎,微炒　桂心一两　甘草半两,炙微赤,剉　川芒消二两

右件药捣粗罗为散,每服四钱,以水一中盏,入生姜半分,煎至六分,去滓,不计时候温服,当有微利便愈。

治伤寒心热发狂,宜服**羚羊角散**方:

羚羊角屑半两　黄芩半两　赤芍药半两　茯神半两　葛根半两,剉　鼠尾草半两　栀子人半两　川大黄半两,剉碎,微炒　麦门冬一两,去心,焙

---

〔1〕　缘:原误作"缓"。据《类聚》卷48引同论改。

〔2〕　盛:原误作"咸"。据改同上。

右件药捣粗罗为散，每服四钱，以水一中盏，入豉一百粒，煎至六分，去滓，不计时候温服。

治伤寒邪热伤心，恍惚狂言，时有痰逆，不欲饮食，宜服**人参散**方：

人参三分，去芦头　桔梗半两，去芦头　龙齿三分　茯神三分　半夏半两，汤洗七遍去滑　远志一分，去心　枳实一分，麸炒微黄　麦门冬三[1]分，去心　沙参半两，去芦头　黄耆半两，剉　甘草一分，炙微赤，剉

右件药捣筛为散，每服五钱，以水一大盏，入生姜半分，枣三枚，粳米五十粒，煎至五分，去滓，不计时候温服。

治伤寒心神烦热，狂语不定，宜服**地骨皮散**方：

地骨皮　葳蕤　人参去芦头　黄耆剉　麦门冬去心　子芩已上各一两　茯神三分　甘草半两，炙微赤，剉

右件药捣筛为散，每服四钱，以水一中盏，煎至五分，去滓，入生地黄汁一合，生姜汁一茶匙，蜜半合，更煎一两沸，不计时候温服。

治伤寒心热，狂言恍惚，卧不安席，宜服**龙齿散**方：

龙齿二两　犀角屑一两　川升麻一两　茯神一两半　麦门冬二两，去心，焙　玄参一两　甜竹根三分，剉　赤芍药一两半　生干地黄二两　马牙消一两半

右件药捣粗罗为散，每服四钱，以水一中盏，入生姜半分，煎至六分，去滓，不计时候温服。

又方：

马牙消一两　铅霜一分　龙脑一分　朱砂半两　铁粉一两

右件药都研令细，不计时候煎竹叶汤放温调下一钱。

又方：

龙齿半两　牛黄一分，细研　马牙消一两，细研　朱砂半两，细研　地龙一两，微炒　麝香一钱，细研

右件药捣研令匀，不计时候以生姜蜜水调下一钱。

治伤寒热毒在内，心烦发狂，宜服**黄芩散**方：

黄芩一两　甘草半两，炙微赤，剉　白薇一两　栀子人一两　大青一两　知母一两　蒜葹一两　川消石一两　白鲜皮一两

右件药捣细罗为散，每服不计时候以新汲水调下二钱。

治伤寒邪热在心，狂言妄语，精神错乱，志意不定，宜服**龙齿圆**方：

龙齿一两　人参一两，去芦头　茯神三分　远志半两　黄芩三分　麦门冬一两，去心　黄连三分，去须　甘草半两，炙微赤，剉

右件药捣罗为末，炼蜜和捣一二百杵，圆如梧桐子大，每服不计时候以冷米泔下三十圆。

治伤寒潮热不退诸方

夫伤寒热毒不退，伏留于脏腑而不能散，即攻于表，随其王衰而作发歇，遍身壮热，或进或退，故谓之潮热也。诊其脉，各随其五脏六腑洪数者是也。

---

〔1〕　三：原误作"去"。据《类聚》卷48引同方改。

治伤寒发歇潮热，头痛烦渴，四肢无力，胸膈痰滞，不思饮食，宜服**鳖甲散**方：

鳖甲一两半，去裙襕，生用　恒山三分，剉　甘草半两，炙微赤，剉　川大黄半两，剉碎，微炒　地骨皮一两　石膏二两半　麦门冬一两，去心　知母半两

右件药捣筛为散，每服三钱，以水一中盏，入小麦五十粒，煎至六分，去滓，不计时候温服。

治伤寒潮热不退，每发口干渴逆，饮食全少，四肢无力，宜服**人参散**方：

人参一两，去芦头　半夏半两，汤洗七遍去滑　芦根一两，剉　麦门冬半两，去心　枳实半两，麸炒微黄　黄耆三分，剉〔1〕　赤芍药半两　白术半两　赤茯苓半两　甘草半两，炙微赤，剉

右件药捣筛为散，每服五钱，以水一大盏，入生姜半分，枣三枚，粳米五十粒，煎至五分，去滓，不计时候温服。

治伤寒潮热往来，口干烦躁，头目疼痛，宜服**麦门冬散**方：

麦门冬二两，去心，焙　葛根一两，剉　麻黄三分，去根节　黄芩三分　川大黄三分，剉碎，微炒　川朴消三分

右件药捣细罗为散，不计时候用新汲水调下一钱。

治伤寒潮热，口干头痛，四肢烦疼，宜服**葛根散**方：

葛根一两，剉　黄芩一两　甘草半两，炙微赤，剉　石膏一两　柴胡一两，去苗　知母一两

右件药捣筛为散，每服五钱，以水一大盏，煎至五分，去滓，不计时候温服。

治伤寒经十日已上，潮热不解，日晡即发，壮热如火，胸满呕逆，宜服**柴胡散**方：

柴胡一两，去苗　桂心半两　黄芩三分　菰蒻根半两　牡蛎一分　甘草一分，炙微赤，剉

右件药捣筛为散，每服五钱，以水一大盏，入生姜半分，煎至五分，去滓，不计时候温服。

治伤寒潮热烦闷，体痛呕逆，宜服**黄芩散**方：

黄芩三分　柴胡三分，去苗　人参三分，去芦头　半夏三分，汤洗七遍去滑　甘草半两，炙微赤，剉　麦门冬一两，去心

右件药捣筛为散，每服五钱，以水一大盏，入生姜半分，枣三枚，煎至五分，去滓，不计时候温服。

治伤寒潮热不退，发歇无时，宜服**秦艽散**方：

秦艽一两，去苗　鳖甲一两，去裙襕，涂酥炙令黄　甘草半两，炙微赤，剉

右件药捣筛为散，每服五钱，以水一大盏，入生姜半分，豉半合，葱白二茎，煎至五分，去滓，不计时候温服。

治伤寒数日潮热不退，口干烦躁，或多痰逆，宜服**知母散**方：

知母　人参去芦头　柴胡　石膏　葛根剉　赤茯苓已上各一两　甘草半两，炙微赤，剉

右件药捣筛为散，每服五钱，以水一大盏，入生姜半分，煎至五分，去滓，不计时候温服。

治伤寒已经二七日外，潮热不退，四肢无力，昏沉如醉，恐变成百合病，宜服**百合散**方：

百合一两　葛根一两　麻黄半两，去根节　麦门冬半两，去心　黄芩半两　前胡三分，去芦头　石膏一两　甘草半两，炙微赤，剉

右件药捣筛为散，每服五钱，以水一大盏，入生姜半分，煎至六分，去滓，不计时候温服。

治伤寒心胸壅闷，潮热头痛，肢节拘急，宜服**石膏散**方：

---

〔1〕 三分，剉：原脱。据《类聚》卷48引同方补。

石膏一两　前胡三分,去芦头　柴胡三分,去苗　甘菊花三分　赤茯苓三分　赤芍药三分　防风三分,去芦头　蔓荆子三分　黄芩一分　甘草三分,炙微赤,剉　枳壳三分,麸炒微黄,去瓤

右件药捣筛为散,每服五钱,以水一大盏,入生姜半分,煎至五分,去滓,不计时候温服。

治伤寒数日,头痛,潮热不退,或发憎寒,宜服**葳蕤散**方:

葳蕤一两　柴胡一两,去苗　羚羊角屑三分　石膏二两　桑根白皮一两,剉　川朴消一两

右件药捣筛为散,每服五钱,以水一大盏,煎至五分,去滓,不计时候温服。

治伤寒潮热头痛,四肢拘急烦疼,宜服**羚羊角散**方:

羚羊角屑　赤茯苓　麦门冬去心　葳蕤　柴胡去苗　栀子人已上各一两　桑根白皮三分,剉　石膏二两　甘草半两,炙微赤,剉

右件药捣筛为散,每服五钱,以水一大盏,煎至五分,去滓,不计时候温服。

治伤寒潮热不退,四肢沉重,不欲饮食,胸中溢塞,小便赤涩,宜服**龙胆圆**方:

龙胆一两,去芦头　前胡三分,去芦头　白鲜皮一两　黄连三分,去须　子芩半两　栀子人三分　川大黄一两半,剉,微炒　川升麻三分　大麻人一两半,别研如膏　鳖甲一两,去裙襕,涂醋炙令微黄　川芒消一两

右件药捣罗为末,入麻人同研令匀,炼蜜和捣三二百杵,圆如梧桐子大,每服不计时候以温浆水下三十圆。

治伤寒心悸诸方

夫伤寒悸者,谓心下悸动也。此由伤寒病发汗已后,因又下之,内有虚热则渴,渴则饮水,水气乘心,必振寒而心下悸也。太阳病,小便不利为多,饮水心下必悸,小便少者必苦里急。夫脉洪数,法当汗出而愈,而下之则身体重,心必悸也。不可发其汗,当自汗出而解。所以然者,尺中微,里虚表实,津液自和,当自汗出愈也。

治伤寒二三日,心中悸,呕吐不止,心急郁郁微烦者,尚未解,可与**大柴胡汤**方:

柴胡二两,去苗　黄芩一两　赤芍药　半夏汤洗七遍去滑　枳实麸炒令黄　槟榔　白术　赤茯苓已上各一两

右件药捣粗罗为散,每服四钱,以水一中盏,入生姜半分,枣三枚,煎至六分,去滓,不计时候温服。

治伤寒里虚,心下悸,腹中气不和,宜服**白茯苓散**方:

槟榔一两　青橘皮半两,汤浸,去白瓤,焙　厚朴一两,去粗皮,涂生姜汁炙令香熟　白茯苓半两　桂心一两　甘草半两,炙微赤,剉　附子一两,炮裂,去皮脐

右件药捣筛为散,每服四钱,以水一中盏,入生姜半分,煎至六分,去滓,不计时候温服。

治伤寒发汗热不解,心下悸,头眩,身𥆧振,宜服**人参散**方:

人参去芦头　赤芍药　附子炮裂,去皮脐　白术已上各一两　甘草半两,炙微赤,剉　赤茯苓一两

右件药捣筛为散,每服四钱,以水一中盏,入生姜半分,煎至六分,去滓,不计时候温服。

治伤寒发汗过多,其人以手扪心,心下悸,欲得按者,宜服**桂心散**方:

桂心　甘草炙微赤,剉　人参去芦头　白术　赤茯苓已上各一两　枳实半两,麸炒令微黄

右件药捣粗罗为散,每服四钱,以水一中盏,煎至六分,去滓,不计时候温服。

治伤寒已得汗,其人仍发热,心下悸,头痛目眩,心神烦喘,宜服**芎䓖散**方:

芎䓖　桔梗去芦头　前胡去芦头　石膏　人参去芦头　白茯苓　麦门冬去心,已上各一两　旋覆花半两　枳壳半两,麸炒微黄,去瓤

右件药捣筛为散,每服四钱,以水一中盏,入生姜半分,枣三枚,煎至六分,去滓,不计时候温服。

治伤寒脉结代者,心下悸也,宜服**甘草散**方:

甘草炙微赤,剉　茯神　远志去心　苍术已上各一两　枳实半两,麸炒微黄

右件药捣粗罗为散,每服三钱,以水一中盏,入生姜半分,煎至五分,去滓,不计时候温服。

治伤寒未得汗,心悸而烦,头目不利,宜服此方:

桂心一两,剉　甘草半两,炙微赤,剉　生姜一分,切　大枣五枚,去核　饴糖一两

右件药,以水一大盏半煎至一盏,次入饴糖,更煎三五沸,去滓,不计时候分为二服。

治伤寒烦喘诸方

夫伤寒太阳病下之后,喘者,外未解故也。夫发汗后,饮水者必喘,以水停心下,肾气乘心,故喘也。或饮水过多,入肾亦喘也。

治伤寒烦热喘促,宜服**麻黄散**方:

麻黄去根节　木通剉　紫苏茎叶　赤茯苓　生干地黄　枳实麸炒微黄　天门冬去心,焙,已上各半两　甘草一分,炙微赤,剉

右件药捣粗罗为散,每服四钱,以水一中盏,入生姜半分,煎至六分,去滓,不计时候温服。

治伤寒烦喘,胸膈满闷,不思饮食,宜服**紫苏散**方:

紫苏茎叶　赤茯苓　桔梗去芦头　枳壳麸炒微黄,去瓤　川大黄剉碎,微炒　陈橘皮汤浸,去白瓤,焙　柴胡去苗　前胡去芦头　大腹皮剉　麦门冬去心　郁李人汤浸,去皮尖,微炒　诃梨勒皮已上各半两　甘草一分,炙微赤,剉

右件药捣筛为散,每服四钱,以水一中盏,入生姜半分,煎至六分,去滓,不计时候温服。

治伤寒心烦喘急,咳逆,多涎唾有血者,宜服**生干地黄散**方:

生干地黄一两　赤茯苓一两　紫苏子微炒　桔梗去芦头　杏人汤浸,去皮尖,双人,麸炒微黄　陈橘皮汤浸,去白瓤,焙　人参去芦头,各半两　甘草一分,炙微赤,剉

右件药捣筛为散,每服四钱,以水一中盏,入生姜半分,煎至六分,去滓,不计时候温服。

治伤寒头痛壮热,涕唾稠粘,鼻塞气喘,心烦,宜服此方:

麻黄一两半,去根节　前胡一两半,去芦头　白前一两半　桑根白皮一两半,剉　石膏二两　甘草一两,炙微赤,剉　陈橘皮一两,汤浸,去白瓤,焙　杏人一两半,汤浸,去皮尖,双人,麸炒微黄

右件药捣粗罗为散,每服四钱,以水一中盏,入生姜半分,葱白二茎,煎至六分,去滓,不计时候温服之。

治伤寒汗出而喘促,烦热头痛者,宜服**贝母散**方:

贝母三分,煨令微黄　百合三分　杏人一两,汤浸,去皮尖,双人,麸炒微黄　赤茯苓三分　麻黄一两,去根节　石膏二两　甘草一两,炙微赤,剉人参一两,去芦头　柴胡一两,去苗

右件药捣粗罗为散,每服四钱,以水一中盏,入生姜半分,煎至六分,去滓,不计时候

温服。

治伤寒汗出不解，曾经吐下后，心胸痞满，烦喘不除，宜服此方：

桑根白皮二两，剉　旋覆花半两　甘草半两，炙微赤，剉　人参一两，去芦头　枳壳一两，麸炒微黄，去瓤　半夏半两，汤浸七遍去滑　木香半两，炙微赤，剉　槟榔一两

右件药捣筛为散，每服四钱，以水一中盏，入生姜半分，煎至六分，去滓，不计时候温服。

治伤寒七八日，肺脏壅热，大肠不通，小便黄赤，心神烦喘，宜服此方：

紫苏茎叶　木通剉　桑根白皮剉　紫菀洗去苗土　黄芩已上各一两　川大黄一两半，剉碎，微炒　赤茯苓一两　甘草半两，炙微赤，剉

右件药捣筛为散，每服五钱，以水一大盏，煎至五分，去滓，不计时候温服。

治伤寒气壅烦喘，腹胁妨闷，不欲饮食，宜服**槟榔散**方：

槟榔半两　诃梨勒一两，用皮　桑根白皮半两，剉　木香一分　桂心一分　甘草一分，炙微赤，剉　川大黄三分，剉碎，微炒　人参半两，去芦头　赤茯苓三分　枳壳三分，麸炒微黄，去瓤

右件药捣细罗为散，每服二钱，以水一中盏，入生姜半分，枣二枚，煎至五分，即去姜枣，不计时候和滓温服。

治伤寒头痛，百节痠疼，气壅烦喘，宜服此方：

麻黄一两，去根节　甘草三分，炙微赤，剉　赤芍药三分　桂心半两　杏人半两，汤浸，去皮尖，双人，麸炒微黄　石膏一两半，杵碎

右件药捣细剉拌令匀，分为三服，每服以水一大盏半，煎至一盏去滓，不计时候分温二服，如人行五七里再服，以汗出为度。

治伤寒上气诸方

夫伤寒毒气不退，上焦烦热，则伤于肺，肺主气，邪热壅滞，则肺叶虚胀，卫气不行，故令上气也。

治伤寒心肺气壅，涕唾稠粘，胸胁胀满，上气喘促，宜服**麦门冬散**方：

麦门冬一两，去心　甘草半两，炙微赤，剉　半夏三分，汤洗七遍去滑　紫菀三分，洗去苗土　桑根白皮一两，剉　木通半两，剉　五味子半两　桔梗三分，去芦头　陈橘皮半两，汤浸，去白瓤，焙

右件药捣筛为散，每服五钱，用水一大盏，入生姜半分，淡竹茹一分，煎至五分，去滓，不计时候温服。

治伤寒上气喘促，眠卧不得，宜服此方：

麻黄二两，去根节　甘草半两，炙微赤，剉　紫菀一两，洗去苗土　贝母一两半，煨令微黄　杏人一两，汤浸，去皮尖，双人，麸炒微黄　紫苏子一两，微炒

右件药捣筛为散，每服五钱，用水一大盏，入生姜半分，煎至五分，去滓，不计时候温服。

治伤寒腹胁虚胀，上气咽燥，脉浮者，心下有水气，宜服**赤茯苓散**方：

赤茯苓一两　麻黄一两半，去根节　赤芍药一两　半夏一两，汤洗七遍去滑　细辛三分　桂心三分　五味子一两　诃梨勒子一两　桑根白皮一两半，剉

右件药捣筛为散，每服五钱，用水一大盏，入生姜半分，煎至五分，去滓，不计时候温服。

治伤寒痰唾无恒，上气喘急，胸中满闷，坐卧不安，面目微肿，宜服**桑白皮散**方：

桑根白皮一两，剉　赤茯苓三分　半夏三分，汤洗七遍去滑　旋覆花一两　陈橘皮三分，汤浸，去白

瓢,焙　大腹皮一两,剉　前胡一两,去芦头　麻黄一两,去根节　紫菀三分,洗去苗土　杏人一两,汤浸,去皮尖、双人,麸炒微黄　枳壳一两,麸炒微黄,去瓢

右件药捣筛为散,每服五钱,用水一大盏,入生姜半分,枣三枚,煎至五分,去滓,不计时候温服。

治伤寒上气喘急,心胸满闷,宜服此方:

紫苏子一合,微炒　麻黄一两,去根节　槟榔一两　陈橘皮一两,汤浸,去白瓢,焙　杏人一两,汤浸,去皮尖、双人,麸炒微黄　甘草半两,炙微赤,剉

右件药捣筛为散,每服五钱,用水一大盏,入生姜半分,煎至五分,去滓,不计时候温服。

治伤寒气壅,心腹不利,上气咳嗽,腹胁妨闷,宜服**诃梨勒圆**方:

诃梨勒皮一两　大腹皮一两,剉　半夏一两,汤洗七遍去滑　桑根白皮一两,剉　前胡一两,去芦头　枳实半两,麸炒令微黄　汉防己半两　紫菀三分,洗去苗土　杏人一两半,汤浸,去皮尖、双人,麸炒微黄,别研如膏　甜葶苈一两,隔纸炒令紫色,别研如膏

右件药捣罗为末,入杏人、葶苈更研令匀,炼蜜和捣三二百杵,圆如梧桐子大,每服不计时候以生姜汤下二十圆。

治伤寒心胸不利,上气喘促,腹胁妨闷,宜服**槟榔圆**方:

槟榔一两　木香半两　诃梨勒皮一两　枳壳半两,麸炒微黄,去瓢　人参半两,去芦头　赤芍药三分　桂心三分　木通半两,剉　半夏半两,汤洗七遍去滑

右件药捣罗为末,炼蜜和捣三二百杵,圆如梧桐子大,每服不计时候以生姜汤下二十圆。

治伤寒干呕诸方

夫伤寒干呕者,此为热气在脾胃也。或发汗解后,胃中不和,尚有蓄热,热气上熏,则心下痞结,故干呕也。

治伤寒干呕烦热,不纳饮食,宜服**葛根散**方:

葛根一两,剉　甘草三分,炙微赤,剉　半夏三分,汤洗七遍去滑　白术一两　黄耆三分,剉　人参一两半,去芦头　赤茯苓二分　麦门冬一两　陈橘皮半两,汤浸,去白瓢,焙

右件药捣筛为散,每服四钱,以水一中盏,入生姜半分,煎至六分,去滓,不计时候稍热频服。

治伤寒干呕烦闷,小便不利,宜服**木通散**方:

木通半两,剉　芦根一两,剉　陈橘皮一分,汤浸,去白瓢,焙　人参半两,去芦头　葛根半两,剉　麦门冬半两,去心

右件药捣筛为散,以水三大盏,煎至二盏去滓,不计时候分温五服。

治伤寒干呕,不纳饮食,心神虚烦,宜服**半夏散**方:

半夏半两,汤洗七遍去滑　陈橘皮一两,汤浸,去白瓢,焙　甘草半两,炙微赤,剉　人参半两,去芦头　葛根半两,剉　麦门冬三分,去心　枇杷叶半两,拭去毛,炙微黄

右件药捣筛为散,每服三钱,以水一中盏,入生姜半分,煎至五分,去滓,不计时候温服。

治伤寒往来寒热,胸胁气满,干呕,宜服**枇杷叶散**方:

枇杷叶三分,拭去毛,炙微黄　前胡二两半,去芦头　赤茯苓二两　桂心三分　犀角屑一两　槟榔一两　桑根白皮三分,剉　赤芍药一两半　芦根三分,剉

右件药捣筛为散，每服四钱，以水一中盏，入生姜半分，煎至六分，去滓，不计时候温服。

治伤寒干呕烦乱，不下饮食，宜服**藿香散**方：

藿香一分　麦门冬一两，去心，焙　桑木耳一分　葛根半两，剉　枇杷叶半两，拭去毛，炙微黄　人参半两，去芦头

右件药捣粗罗为散，每服三钱，以水一中盏，入生姜半分，煎至六分，去滓，不计时候温服。

治伤寒干呕不止，心胸烦躁，四肢热，宜服**柴胡散**方：

柴胡一两半，去苗　黄芩三分　麦门冬一两，去心，焙　半夏半两，汤洗七遍去滑　枳壳一两，麸炒令黄，去瓤　枇杷叶三分，拭去毛，炙微黄　甘草半两，炙微赤，剉　人参半两，去芦头

右件药捣粗罗为散，每服四钱，以水一中盏，入生姜半分，枣三枚，煎至六分，去滓，不计时候温服。

治伤寒干呕不止，宜服**竹茹饮子**方：

竹茹半两　半夏一分，汤洗七遍去滑　甘草一分，炙微赤，剉　陈橘皮一分，汤浸，去白瓤，焙　紫苏茎叶一分

右件药细剉，都以水二大盏，入生姜半分，煎至一盏去滓，不计时候分温三服。

治伤寒干呕，烦渴不止，宜服**枇杷叶散**方：

枇杷叶三分，拭去毛，炙微黄　麦门冬三分，去心　葛根三分，剉　人参三分，去芦头　赤茯苓半两　甘草一分，炙微赤，剉

右件药捣筛为散，每服三钱，以水一中盏，入生姜半分，煎至五分，去滓，不计时候温服。

治伤寒后，烦热干呕，宜服**竹茹散**方：

竹茹半两　陈橘皮半两，汤浸，去白瓤，焙　人参半两，去芦头　麦门冬半两，去心　甘草半两，炙微赤，剉　芦根半两，剉

右件药捣筛为散，每服四钱，以水一中盏，入生姜半分，煎至六分，去滓，不计时候温服。

治伤寒，干呕不止，方：

茅[1]根三两，剉　陈橘皮二两，汤浸，去白瓤，焙　桂心一两

右件药捣筛为散，每服四钱，以水一中盏，煎至六分，去滓，不计时候温服。

治伤寒干呕，不下食，宜服**芦根饮子**方：

芦根三两　竹茹三两　陈橘皮三两，汤浸，去白瓤，焙

右件药细剉，拌令匀，每服半两，以水一大盏，入粳米五十粒，生姜半分，煎至五分，去滓温服。

治伤寒干呕，心膈烦满，方：

木通二两　芦根二两　陈橘皮二两，汤浸，去白瓤，焙

右件药细剉，拌令匀，每服半两，以水一大盏，入粳米五十粒，生姜半分，煎至五分，去滓，不计时候温服。

治伤寒后呕哕诸方

夫伤寒热毒气盛，多服凉药及饮冷水，病折已后，热势既退，胃气乃虚，故使胸满气逆，心

---

〔1〕茅：《正误》："一本'茅'作'芦'。"

腹坚痞,必呕哕也。

治伤寒后,胃虚逆呕哕,不纳饮食,宜服**白术散**方:

白术三分　诃梨勒一两,用皮　高良姜半两,剉　丁香半两　肉桂半两,去皱皮　甘草一分,炙微赤,剉　桔梗半两,去芦头　人参半两,去芦头　陈橘皮半两,汤浸,去白瓤,焙　厚朴一两,去粗皮,涂生姜汁炙令香熟

右件药捣筛为散,每服三钱,以水一中盏,入生姜半分,煎至五分,去滓,不计时候温服。

治伤寒后呕哕,心下痞满,胸膈间宿有停水,头眩心悸,宜服**茯苓散**方:

赤茯苓一两　半夏半两,汤洗七遍去滑　陈橘皮一两,汤浸,去白瓤,焙　芎䓖半两　白术半两　人参一两,去芦头

右件药捣粗罗为散,每服三钱,以水一中盏,入生姜半分,煎至六分,去滓,不计时候温服。

治伤寒后呕哕,心胸不利,头目昏重,不下饮食,宜服**半夏散**方:

半夏一两,汤洗七遍去滑　甘草半两,炙微赤,剉　人参三分,去芦头　枳实半两,麸炒令黄　前胡半两,去芦头　诃梨勒一两,用皮

右件药捣粗罗为散,每服三钱,以水一中盏,入生姜半分,煎至六分,去滓,不计时候稍热频服。

治伤寒服冷药过多,寒气伤胃,呕哕不止,宜服**白豆蔻散**方:

白豆蔻一两,去皮　白术一两　陈橘皮三分,汤浸,去白瓤,焙　高良姜半两,剉　厚朴一两,去粗皮,涂生姜汁炙令香熟　甘草一分,炙微赤,剉

右件药捣粗罗为散,每服四钱,以水一中盏,入生姜半分,煎至六分,去滓,不计时候温服。

治伤寒后,胃虚气逆,呕哕不止,宜服**陈橘皮散**方:

陈橘皮一两,汤浸,去白瓤,焙　草豆蔻半两,去皮　甘草一两,炙微赤,剉　干姜半两,炮裂　厚朴一两,去粗皮,涂生姜汁炙令香熟

右件药捣筛为散,每服三钱,以水一中盏,入生姜半分,煎至五分,去滓,不计时候稍热频服。

治伤寒后,胃虚,呕哕不止,方:

陈橘皮半两,汤浸,去白瓤,焙　人参半两,去芦头　生姜一分

右件药细剉,用水一大盏,煎至五分,去滓,不计时候稍热服之。

治伤寒后,胃虚,呕哕不下食,宜服**丁香散**方:

丁香三分　人参三分,去芦头　白术三分　陈橘皮三分,汤浸,去白瓤,焙　诃梨勒三分,用皮　藿香半两

右件药捣细罗为散,每服二钱,以水一中盏,煎至六分,和滓不计时候稍热服。

治伤寒后呕哕不止,心腹痞满,不下饮食,宜服此方:

陈橘皮二两,汤浸,去白瓤,焙　诃梨勒一两,用皮　白术三分

右件药捣筛为散,每服四钱,以水一中盏,入生姜半分,煎至六分,去滓,不计时候稍热频服。

治伤寒后,呕哕不下食,方:

半夏一两,汤洗七遍去滑　草豆蔻一两,去皮　丁香半两

右件药捣细罗为散，每服不计时候以浓生姜汤调下一钱。

治伤寒后呕哕，胸满不下食，方：

人参二两，去芦头　陈橘皮一两，汤浸，去白瓤，焙　甘草半两，炙微赤，剉

右件药捣粗罗为散，每服四钱，以水一中盏，煎至六分，去滓，不计时候温服。

治伤寒口疮诸方

夫伤寒热毒在脏，心脾烦壅，表里热不解，毒气熏于上焦，故令口舌干燥生疮也。

治伤寒心肺[1]壅热，口内生疮，烦躁不得眠卧，宜服**犀角散**方：

犀角屑三分　川升麻半两　麦门冬三分，去心　黄蘗半两，剉　黄连半两，去须　玄参三分　甘草半两，生剉　杏人三分，汤浸，去皮尖、双人，麸炒微黄

右件药捣筛为散，每服四钱，以水一中盏，煎至五分，去滓，不计时候温服。

治伤寒上焦壅热，口舌生疮，宜服**黄连散**方：

黄连三分，去须　黄蘗半两，剉　甘草半两，生剉　蔷薇根三分　栀子人半两

右件药捣筛为散，每服四钱，以水一中盏，入淡竹叶二十片，前至五分，去滓，不计时候温服。

治伤寒口疮烂赤，宜服**升麻散**方：

川升麻二两　甘草一两，生剉　黄芩一两　麦门冬三分，去心　大青一两　犀角屑三分

右件药捣筛为散，每服四钱，以水一中盏，入淡竹叶二七片，煎至六分，去滓，不计时候温服。

治伤寒咽喉内痛，满口生疮，吃食不得，宜服**玄参煎**方：

玄参一两　川升麻半两　苦参半两，剉　人参三分，去芦头　秦艽一两，去苗　马牙消半两

右件药捣筛为散，每服五钱，用水一大盏，煎至五分，去滓，入炼了蜜一合相和令匀，不计时候徐徐含咽服之。

治伤寒肺心热，口内生疮，咽喉肿塞，宜服**升麻煎**方：

川升麻一两　大青一两　射干一两　栀子人一两　黄蘗半两　玄参三分　蔷薇根二两　苦竹叶一两　生地黄汁半升　蜜半升

右件药细剉，都用水三大盏，煎至一大盏去滓，下蜜、地黄汁搅和，煎如稀粥，入净器中盛，不计时候含一茶匙咽[2]津。

治伤寒心肺热，口内生疮，宜含**黄蘗散**方：

黄蘗[3]三分　黄连三分，去须　白矾半两，烧令汁尽　川朴消三分　龙脑一钱，细研

右件药捣细罗为散，每服半钱，用新绵薄裹，食后含之，良久口内有涎唾即吐之。

治伤寒口疮，众医不差者，宜用此方：

蜜陀僧半两　黄蘗一两半，涂蜜微炙，剉　甘草一两，涂蜜炙微赤，剉　蒲黄一两　黄药一两

右件药捣细罗为散，时时敷于疮上，有涎即吐之。

---

[1] 肺：《正误》："一本'肺'作'腹'。"
[2] 匙咽：宽政本作"起燕"，蓬左抄本作"匙咽"，匙字义长。《正误》："燕，嚥之误。"故并改之。
[3] 蘗：原作"药"（繁体"藥"）。黄蘗是该书的主药，故以名方。"药"字当误，改之。

治伤寒心肺烦热,口疮烂痛,**黄芩饮子**方:

黄芩一两 赤芍药二两 羚羊角屑二两 黄蘗二两 大青二两 苦竹叶二两

右件药细剉和匀,每服一两,以水一大盏,煎至六分,去滓,温[1]含冷吐,每日三度用之。

治伤寒上焦烦热,口内生疮不止,**龙胆煎**方:

龙胆一两,去芦头 黄连一两,去须 川升麻一两 槐白皮一两 大青一两 苦竹叶五十片 白蜜一十盏

右件药细剉,都以水三大盏煎,去滓取汁一盏,入蜜更煎五七沸,放冷涂于疮上,日三四度,有涎即吐之。

治伤寒热毒壅滞,口内生疮,方:

龙胆一两,去芦头 黄蘗一两,剉 黄连二两,去须

右件药捣粗罗为末,每服一两,以水一大盏,煎至六分,去滓,放冷暖得所含也,良久旋旋吐却。

治伤寒口舌生疮,方:

浮萍草一分 黄丹一分 黄蘗一分,剉

右件药捣细罗为末,以生蜜旋和圆如弹子大,绵裹一圆含咽津。

治伤寒热毒口疮,方:

黄蘗三两,削去粗皮,细剉

右件药以蜜拌浸一宿,入铫子内煎十余沸,滤去滓候温,少少含其蜜,良久旋吐却,更含之。

治伤寒吐血诸方

夫伤寒,诸阳受邪,热初在表,应发汗而汗不发,致使热毒入深,结于五脏,有瘀积,故吐血也。

治伤寒吐血,心烦不食,宜服**伏龙肝散**方:

伏龙肝三两 生干地黄一两 柏叶一两 茜根一两 阿胶一两,捣碎炒令黄燥 黄芩一两 黄连一两,去须 甘草一两半,炙微赤,剉

右件药捣粗罗为散,每服四钱,以水一中盏,煎至六分,去滓,不计时候温服。

治伤寒温病,时气疫毒,及饮酒伤中,吐血不止,面黄干呕,心烦,止血**蒲黄散**方:

蒲黄二两 蓝二两 犀角屑二两 甘草二两,炙微赤,剉 桑寄生二两 葛根三两,剉

右件药捣粗罗为散,每服五钱,以水一大盏,煎至五分,去滓,不计时候温服。

治伤寒吐血不止,宜服此方:

伏龙肝 甘草炙微赤,剉 茜根 生干地黄 阿胶捣碎,炒令黄色 黄芩已上各一两

右件药捣筛为散,每服四钱,以水一大盏,入竹茹一分,煎至六分,去滓,不计时候温服。

治伤寒吐血,心神烦闷,宜服**子芩散**方:

子芩三分 栀子人半两 远志一分,去心 桂心半两 黄连三分,去须

右件药捣筛为散,每服四钱,以水一中盏,煎至六分,去滓,不计时候温服。

---

〔1〕 温:原误作"湿"。《普济方》卷139引同方作"温",义长,因改。

又方：

黄连一两，去须　荷叶一两　艾叶三分，微炒　柏叶三分

右件药捣筛为散，每服四钱，以水一中盏，煎至六分，去滓，入地黄汁半合，更煎一两沸，不计时候温服。

治伤寒吐血，目眩烦闷，宜服**当归散方**：

当归　赤芍药　黄芩　伏龙肝　阿胶捣碎，炒令黄燥，各一两　干姜半两〔1〕

右件药捣筛为散，每服四钱，以水一中盏，煎至六分，去滓，不计时候温服。

治伤寒心热，及余毒不退，吐血一二升不止，宜服**生干地黄散方**：

生干地黄一两　黄蘗三分，剉　黄芩一两　吴蓝一两　黄连三分，去须　伏龙肝一两　麦门冬一两，去心

右件药捣筛为散，每服四钱，以水一中盏，煎至六分，去滓，不计时候温服。

治伤寒心热，吐血不止，方：

伏龙肝一分　红蓝花一合　乱发灰半两

右件药捣筛为散，每服五钱，以水一大盏，入竹茹一分，煎至五分，去滓，不计时候温服。

治伤寒心肺热，因嗽吐血或唾血，宜服**茅根饮子方**：

茅根三两　犀角屑一两　黄芩一两　桑根白皮二两　竹茹一两　刺蓟一两半　紫菀二两，洗去苗土

右件药细剉和匀，每服半两，以水一大盏，煎至六分，去滓，入生地黄汁一合，更煎一两沸，不计时候分温二服。

治伤寒烦热，吐血不止，心胸痛，宜服**刺蓟散方**：

刺蓟一两　赤芍药一两半　茅根二两　麦门冬三两，去心，焙　犀角屑一两半　甘草半两，生用

右件药捣粗罗为散，每服半两，以水一大盏，煎至六分，去滓，入藕汁、生地黄汁各半合，更煎一两沸，不计时候分为二服。

治伤寒吐血不止，**柏叶散方**：

青柏叶一两　生干地黄一两　阿胶一分，捣碎炒令黄

右件药捣筛为末，以水一大盏半，煎至一盏去滓，别搅马通汁一合相和，更煎一两沸，不计时候分温三服。

治伤寒壅极〔2〕**吐血**，百治不差，方：

生地黄汁一中盏　川大黄一分，剉，微炒，碎末

右件药，先煎地黄汁三两沸，内大黄末调令匀，不计时候温服。

治伤寒舌肿诸方

夫伤寒舌肿者，是热毒伤于心脾也。心候于舌，主于血，血虚为热所乘。又脾之大络出于舌下，若心脾有热，则令舌肿也。

治伤寒心脾热，舌肿，宜服**大黄散方**：

---

〔1〕两：《正误》："两下脱炮字。"

〔2〕极：《正误》："一本'极'作'热'。"

川大黄一两,剉碎,微炒　黄连一两,去须　黄芩三分　川升麻三分　黄药三分　甘草半两,生剉

右件药捣筛为末,每服四钱,以水一中盏,入黑豆三十粒,煎至五分,去滓,不计时候温服。

治伤寒上焦虚毒气热[1],壅塞咽喉,连舌肿痛,宜服**玄参散**方:

玄参一两　射干一两　黄药一两

右件药捣筛为末,每服五钱,以水一大盏,煎至五分,去滓,不计时候温服。

治伤寒咽喉闭塞,舌根肿痛,方:

苍耳根一两半,剉　甘草三分,生剉

右件药捣筛为散,每服五钱,以水一大盏,煎至五分,去滓,不计时候温服。

治伤寒心脾虚热,舌肿,方:

黄药[2]一两　甘草三分,生剉

右件药捣细罗为散,每服二钱,以水一中盏,煎至五分,去滓,不计时候温服。

治伤寒心脾热,口疮舌肿,咽喉疼痛,宜服此方:

羚羊角屑半两　玄参三分　黄檗半两,涂蜜微炙,剉　甘草半两,生剉　川大黄半两,剉碎,微炒

右件药捣细罗为散,每服不计时候煎竹叶熟水调下二钱。

治伤寒心脾壅热,舌肿,多吐痰涎,宜服**铅霜散**方:

铅霜一分,细研　牛黄一分,细研　麦门冬一两,去心,焙　白菊花半两　黄连三分,去须　甘草半两,炙微赤,剉

右件药捣细罗为散,入牛黄、铅霜同研令匀,不计时候以淡竹沥二合调下二钱。如无竹沥,磨犀角温水调下亦得。

治伤寒心脾热,唇干舌肿,口内生疮,宜服**龙胆散**方:

龙胆半两,去芦头　麦门冬半两,去心,焙　知母半两　人参半两,去芦头　甘草一分,生剉　柴胡半两,去苗

右件药捣细罗为散,不计时候磨犀角温水调下二钱。

治伤寒喉中痛,舌根肿满,不能转动,此为心脾热毒。宜先用针,当舌中针入五分,出血即消,后服**升麻散**方:

川升麻半两　车前子半两　川大黄半两,剉碎,微炒　甘草半两,生用　生干地黄三两　川朴消三分

右件药捣筛为散,每服五钱,以水一大盏,煎至五分,去滓,不计时候温服。

---

[1]　虚毒气热:《正误》:一本作"虚热毒气"。
[2]　药:《正误》:一本作"黄檗"。

太平圣惠方卷第十二 凡一十门 病源一十首 方共计一百二十道

治伤寒咳嗽诸方二十一道　治伤寒余热不退诸方九道　治伤寒胸膈痰滞诸方八道　治伤寒霍乱诸方九道　治伤寒心腹痛满诸方一十六道　治伤寒心腹胀痛诸方一十一道　治伤寒厥逆诸方八道　治伤寒后不得睡[1]诸方七道　治伤寒虚汗不止诸方一十五道　治伤寒毒气攻手足诸方一十六道

治伤寒咳嗽诸方

夫伤寒咳嗽者,由邪热客于肺也。上焦有热,其人必饮水,水停心下,其肺则浮,肺主于嗽,水气乘之,故多咳嗽也。

治伤寒咳嗽,气促喉鸣,干嗽无唾,喉中如哽者,宜服**射干散**方:

射干一两　杏人三分,汤浸,去皮尖,双人,麸炒微黄　麻黄一两,去根节　麦门冬一两,去心　贝母三分,煨令微黄　百合三分　赤茯苓一两　甘草半两,炙微赤,到　枳壳一两,麸炒微黄,去瓤

右件药捣筛为散,每服四钱,以水一中盏,入生姜半分,煎至六分,去滓,不计时候温服。

治伤寒咳嗽烦热,四肢骨节、头目疼痛,宜服**柴胡散**方:

柴胡一两半,去苗　贝母一两,煨微黄　葛根一两,到　赤芍药一两　石膏二两　黄芩一两　杏人三分,汤浸,去皮尖,双人,麸炒微黄　栀子人一两　知母三分

右件药捣筛为散,每服四钱,以水一中盏,入生姜半分,煎至六分,去滓,不计时候温服。

治伤寒咳嗽,喉中鸣,上气喘促,宜服**陈橘皮散**方:

陈橘皮汤浸,去白瓤,焙　紫菀[2]去苗土　麻黄去根节　杏人汤浸,去皮尖,双人,麸炒微黄　当归　桂心　甘草炙微赤,到　黄芩已上各半两

右件药捣筛为散,每服四钱,以水一中盏,入生姜半分,煎至六分,去滓,不计时候温服。

治伤寒咳嗽,心膈壅闷,肩背烦疼,四肢少力,宜服**赤茯苓散**方:

赤茯苓三分　紫苏茎叶三分　桔梗三分,去芦头　半夏半两,汤洗七遍去滑　槟榔三分　麦门冬三分,去心　前胡三分,去芦头　陈橘皮半两,汤浸,去白瓤,焙　甘草半两,炙微赤,到　桑根白皮半两,到

右件药捣筛为散,每服四钱,以水一中盏,入生姜半分,煎至六分,去滓,不计时候温服。

治伤寒咳嗽,喘息不得,宜服**款冬花散**方:

款冬花　杏人汤浸,去皮尖,双人,麸炒微黄　紫菀去苗土　生干地黄　百部　赤茯苓　甘草炙

---

〔1〕　睡:下原有"卧"字。正文无,因删。排门目录作"眠睡"。
〔2〕　紫菀:原作"柴苑",无此药名。《正误》:"一本作紫菀。"紫苑即紫菀,当是,今改。

微赤,剉,已上各三分

右件药捣筛为散,每服四钱,以水一中盏,入生姜半分,煎至六分,去滓,不计时候温服。

治伤寒咳嗽,涕唾腥气,心胸壅闷,宜服**旋覆花散**方:

旋覆花三分　桑根白皮剉　紫菀去苗土　赤茯苓　生干地黄已上各一两　百部　甘草炙微赤,剉,已上各半两

右件药捣筛为散,每服四钱,以水一中盏,入生姜半分,煎至六分,去滓,不计时候温服。

治伤寒咳嗽引心腹痛,宜服**赤芍药散**方:

赤芍药　桔梗去芦头　陈橘皮汤浸,去白瓤,焙　桑根白皮剉　赤茯苓已上各三分　肉桂半两,去皱皮　桃人三分,汤浸,去皮尖、双人,麸炒微黄　细辛半两

右件药捣筛为散,每服四钱,以水一中盏,入生姜半分,煎至六分,去滓,不计时候温服。

治伤寒咳嗽,头目痛,痰滞,胸膈不利,宜服**前胡散**方:

前胡去芦头　麻黄去根节　桂心　甘草炙微赤,剉　葛根剉　百部　贝母煨令微黄,已上各三分　柴胡一两,去苗　石膏二两

右件药捣筛为散,每服四钱,以水一中盏,煎至六分,去滓,不计时候温服。

治伤寒咳嗽呕逆,不纳饮食,宜服**人参散**方:

人参去芦头　赤茯苓　陈橘皮汤浸,去白瓤,焙　紫苏茎叶　前胡去芦头　白术　紫菀去苗土,已上各半两　半夏三分,汤洗七遍去滑　甘草一分,炙微赤,剉

右件药捣筛为散,每服四钱,以水一中盏,入生姜半分,煎至六分,去滓,不计时候温服。

治伤寒咳嗽唾血,宜服**生干地黄散**方:

生干地黄一两　车前子半两　桑根白皮剉　紫菀去苗土　鹿角胶捣碎,炒令黄燥,各半两　赤茯苓三分　甘草一分,炙微赤,剉

右件药捣筛为散,每服四钱,以水一中盏,入生姜半分,煎至六分,去滓,不计时候温服。

治伤寒咳嗽,头目连背膊浮肿,喘促,大小便不利,**百合散**方:

百合三分　甜葶苈半两,隔纸炒令紫色　桑根白皮半两,剉　郁李人三分,汤浸去皮尖,微炒　大腹皮三分,剉　汉防己半两　赤茯苓三分　紫苏茎叶三分　陈橘皮三分,汤浸,去白瓤,焙

右件药捣筛为散,每服四钱,以水一中盏,入生姜半分,煎至六分,去滓,不计时候温服。

治伤寒咳嗽,连胸背痛,宜服**天门冬散**方:

天门冬去心　赤茯苓　生干地黄　枳壳麸炒微黄,去瓤　细辛　贝母煨令黄　前胡去芦头,已上各半两　甘草一分,炙微赤,剉

右件药捣筛为散,每服四钱,以水一中盏,入生姜半分,煎至六分,去滓,不计时候温服。

治伤寒咳嗽,胸膈壅闷,心神烦躁,宜服**麻黄散**方:

麻黄三分,去根节　川升麻一分　葛根一分,剉　前胡半两,去芦头　猪苓半两,去黑皮　知母一分　枳壳半两,麸炒微黄,去瓤　甘草一分,炙微赤,剉　贝母三分,煨令微黄

右件药捣筛为散,每服四钱,以水一中盏,入生姜半分,煎至六分,去滓,不计时候温服。

治伤寒咳嗽,鼻塞壅闷,大肠气滞,宜服此方:

细辛三分　百合一两　前胡半两,去芦头　生干地黄半两　甘草半两,炙微赤,剉　陈橘皮半两,汤浸,去白瓤,焙　川大黄一两,剉碎,微炒　杏人半两,汤浸,去皮尖、双人,麸炒微黄　枳壳一两,麸炒微黄,去瓤

右件药捣粗罗为散,每服四钱,以水一中盏,入生姜半分,煎至六分,去滓,不计时候

温服。

治伤寒肺热咳嗽,涕唾稠粘,背膊拘急,口干头痛,大小便秘涩,宜服**桑白皮散**方:

桑根白皮一两,生剉　白前一两半　木通一两,剉　旋覆花半两　甘草半两,炙微赤,剉　川朴消三分　麦门冬一两半,去心　川大黄一两,剉碎,微炒

右件药捣筛为散,每服四钱,以水一中盏,煎至六分,去滓,不计时候温服。

治伤寒咳嗽,鼻有清涕,吃食减少,宜服此方:

细辛半两　五味子半两　人参半两,去芦头　肉桂半两,去皱皮　陈橘皮半两,汤浸,去白瓤,焙　白术半两　甘草一分,炙微赤,剉

右件药捣筛为散,每服四钱,以水一中盏,入生姜半分,枣三枚,煎至六分,去滓,不计时候温服。

治伤寒头痛,咳嗽,壮热,四肢疼痛,宜服**石膏散**方:

石膏一两　子芩三分　前胡一两,去芦头　葛根一两,剉　桑根白皮二分,剉　川升麻半两　荆芥三分　赤芍药一两　柴胡一两,去苗

右件药捣筛为散,每服四钱,以水一中盏,入生姜半分,豉五十粒,煎至六分,去滓,不计时候温服。

治伤寒咳嗽喘促,鼻塞,宜服**细辛散**方:

细辛三分　肉桂半两,去芦头　人参三分,去芦头　麻黄三分,去根节　附子三分,炮裂,去皮脐　紫菀半两,洗去苗土　赤茯苓三分　杏人三分,汤浸,去皮尖、双人,麸炒微黄　白术半两　干姜半两,炮裂,剉　桔梗半两,去芦头　前胡三分,去芦头　百合三分　厚朴一两,去粗皮,涂生姜汁炙令香熟　赤芍药半两　甘草半两,炙微赤,剉

右件药捣筛为散,每服四钱,以水一中盏,入生姜半分,枣三枚,煎至六分,去滓,不计时候温服。

治伤寒风冷入肺,咳嗽不止,宜服**麻黄散**方:

麻黄一两,去根节　桔梗半两,去芦头　五味子半两　桂心一分　甘草一分,炙微赤,剉　紫苏子半两,微炒　知母半两

右件药捣细罗为散,每服一钱,如茶煎五七沸,不计时候稍热服。

治伤寒心肺壅热,咳嗽,口苦气促,宜服**天门冬圆**方:

天门冬一两,去心,焙　汉防己　甜葶苈隔纸炒令紫色　桑根白皮剉　杏人汤浸,去皮尖、双人,麸炒微黄　枳壳麸炒微黄,去瓤　甘草炙微赤,剉,已上各三分

右件药捣罗为末,炼蜜和捣一二百杵,圆如梧桐子大,每服不计时候以生姜汤下二十圆,日三四服。

治伤寒气壅咳嗽,咽喉胸膈不利,喘息急,宜服**皂荚圆**方:

皂荚半斤,不蚛者,以童子小便三升浸三日,挼汁去滓,于银器中熬如膏　百合一两　皂荚五梃,去黑皮,涂酥炙令黄焦,去子　贝母一两,煨微黄　杏人一两,汤浸,去皮尖、双人,麸炒微黄　甘草一两,炙微赤,剉

右件药捣罗为末,用皂荚膏和捣一二百杵,圆如梧桐子大,每服不计时候以清粥饮下二十圆。

治伤寒余热不退诸方

夫伤寒病,其人已经发汗吐下,或服药已后,而脉洪大实数,腹内胀满,小便赤黄,大便

难，或烦或渴，面色变赤，此为脏有结热故也。

治伤寒余热不退，心神烦躁，宜服**犀角散**方：

犀角屑三分　黄芩一两　木通三分，剉　川朴消半两　土瓜根一两　龙胆一两，去芦头

右件药捣筛为散，每服四钱，以水一中盏，煎至六分，去滓，不计时候温服。

治伤寒余热不退，发渴烦躁，胸膈气滞，不思饮食，**柴胡散**方：

柴胡去苗　川大黄剉碎，微炒　枳壳麸炒微黄，去瓤　鳖甲去裙襕，涂酥炙令黄　槟榔　人参去芦头　木香　子芩　赤芍药　赤茯苓　紫菀去苗土，已上各三分〔1〕　犀角屑半两　桑根白皮一两，剉　甘草半两，炙微赤，剉

右件药捣筛为散，每服四钱，以水一中盏，入生姜半分，煎至六分，去滓，不计时候温服。

治伤寒十日已上，余热不解，时发憎寒，宜服**葳蕤散**方：

葳蕤一两　柴胡一两，去苗　羚羊角屑三分　石膏二两　桑根白皮一两，剉　川朴消三分　甘草半两，炙微赤，剉　厚朴三分，去粗皮，涂生姜汁炙令香熟　肉桂半两，去皱皮

右件药捣筛为散，每服四钱，以水一中盏，入生姜半分，煎至六分，去滓，不计时候温服。

治伤寒已汗下后，余热未退，头痛口干烦躁，宜服**知母散**方：

知母一两　甘草半两，炙微赤，剉　石膏二两　蕗蕠〔2〕根一两　麦门冬一两，去心

右件药捣筛为散，每服四钱，以水一中盏，入生姜半分，粳米五十粒，竹叶二七片，煎至六分，去滓，不计时候温服。

治伤寒五六日，大下之后，余热不去，心中结痛，此为欲解，宜服**栀子汤**方：

栀子人十四枚　豉一合

右二味相和，分为二服，每服以水一中盏，入生姜半分，煎至六分，去滓，不计时候温服。

治伤寒发汗大下之后，余热不去，心中多烦，宜服**人参散**方：

人参一两，去芦头　陈橘皮半两，汤浸，去白瓤，焙　麦门冬半两，去心　栀子人半两　茯神半两

右件药捣筛为散，每服四钱，以水一中盏，煎至六分，去滓，不计时候温服。

治伤寒后余热在心，恍惚多惊，不得眠睡，宜服**茵陈散**方：

茵陈三分　犀角屑半两　麦门冬一两，去心　栀子人三分　赤芍药三分　生干地黄三分　茯神一两　甘草一分，炙微赤，剉

右件药捣筛为散，每服四钱，以水一中盏，入生姜半分，青竹叶二七片，煎至六分，去滓，不计时候温服。

治伤寒后余热不退，口干烦躁，宜服**黄芩圆**方：

黄芩　栀子人　川大黄剉碎，微炒　铁粉已上各一两　甘草半两，炙微赤，剉

右件药捣罗为末，炼蜜和圆如梧桐子大，不计时候以温水下二十圆。

治伤寒后，余热在于胸中，烦渴闷乱，宜服**龙胆圆**方：

龙胆一两，去芦头　青葙子一两　黄芩半两　栀子人半两　苦参半两，剉　黄蘗〔3〕三分，剉　蕗蕠根半两　川升麻三分

右件药捣罗为末，炼蜜和捣三二百杵，圆如梧桐子大，不计时候以温水下三十圆。

---

〔1〕各三分：此前槟榔、木香、子芩、赤芍药、赤茯苓5药下又分别出"三分"。据《普济方》卷140引同方删去此5药下之分量。

〔2〕蕠：原误作"薮"。《正误》："薮，蕠之讹。下同。"

〔3〕蘗：原误作"蘗"。《正误》："蘗，蘗之讹。"改之。

治伤寒胸膈痰滞诸方

夫伤寒心胸壅滞,痰饮留滞,不能消散,故令心腹痞满,少思饮食,风热相搏,目眩头痛,上焦不利,见食即呕,此由胃虚,不能宣行水谷[1],津液闭塞不通,水饮停于心胸,而成痰结也。

治伤寒,利胸膈痰滞,除头目疼闷,宜服**前胡散**方:

前胡一两,去芦头 人参一两,去芦头 赤茯苓一两 枳壳一两,麸炒微黄,去瓤 独活一两 旋覆花半两 甘草半两,炙微赤,剉 半夏半两,汤洗七遍去滑 桔梗一两,去芦头

右件药捣筛为散,每服四钱,以水一中盏,入生姜半分,煎至六分,去滓,不计时候温服。

治伤寒头痛,壮热痰壅,心膈不利,食久不消,宜服**半夏散**方:

半夏一两,汤洗七遍去滑 人参一两,去芦头 赤茯苓一两 泽泻一两 附子半两,炮裂,去皮脐 干姜半两,炮裂,剉 甘草半两,炙微赤,剉 陈橘皮三分,汤浸,去白瓤,焙

右件药捣粗罗为散,每服三钱,以水一中盏,入生姜半分,煎至六分,去滓,不计时候温服。

治伤寒头痛,痰毒壮热,心膈滞闷,宜服**人参散**方:

人参一两,去芦头 赤茯苓一两 旋覆花一两 细辛一两 白芷一两 干姜半两,炮裂,剉 赤芍药一两 半夏半两,汤洗七遍去滑 前胡一两,去芦头

右件药捣筛为散,每服三钱,以水一中盏,入生姜半分,煎至六分,去滓,不计时候温服。

治伤寒已解,犹有风冷,痰滞胸膈,噎塞食饮妨闷,宜服**枇杷叶散**方:

枇杷叶半两,拭去毛,炙微黄 白术一两 陈橘皮一两,汤浸,去白瓤,焙 木香半两 半夏一两,去芦头 人参一两,去芦头 大腹皮一两,剉 厚朴一两,去粗皮,涂生姜汁炙令香熟 甘草半两,炙微赤,剉 赤茯苓一两 附子半两,炮裂,去皮脐 枳壳三分,麸炒微黄,去瓤

右件药捣,粗罗[2]为散,每服三钱,以水一中盏,入生姜半分,枣三枚,煎至[3]六分,去滓,不计时候温服。

治伤寒痰滞呕逆,肢体疼痛,心胸不利,宜服**前胡散**方:

前胡一两,去芦头 人参一两,去芦头 泽泻一两 半夏半两,汤洗七遍去滑 赤茯苓一两 甘草半两,炙微赤,剉

右件药捣筛为散,每服三钱,以水一中盏,入生姜半分,煎至六分,去滓,不计时候温服。

治伤寒,痰滞在胸膈间不散,身体壮热,头目昏沉,胃气不和,少思饮食,宜服**白术散**方:

白术 甘菊花 赤茯苓 人参去芦头 前胡去芦头 半夏汤洗七遍去滑 旋覆花已上各三分 石膏一两 附子半两,炮裂,去皮脐 大腹皮半两,剉 甘草半两,炙微赤,剉

右件药捣筛为散,每服三钱,以水一中盏,入生姜半分,枣三枚,煎至六分,去滓,不计时候温服。

治伤寒头痛,心膈痰滞,壅闷不欲饮食,宜服**旋覆花散**方:

---

[1] 谷:原误作"壳"。《正误》:"壳,谷之讹。"改之。
[2] 罗:原脱。据本书捣药通例补。
[3] 至:原无。《正误》:"煎下脱至字。"补之。

旋覆花　前胡_{去芦头}　白蒺藜_{微炒去刺}　柴胡_{去苗}　枳壳_{麸炒微黄,去瓤}　桑根白皮_剉　赤茯苓_{已上各半两}　甘草_{一分,炙微赤,剉}

右件药捣筛为散,每服四钱,以水一中盏,入生姜半分,煎至六分,去滓,不计时候温服。

治伤寒痰滞胸膈,烦热头疼,不思饮食,宜服**枳实散**方:

枳实_{麸炒微黄}　柴胡_{去苗}　赤茯苓　泽泻　前胡_{去芦头}　半夏_{汤洗七遍去滑,已上各三分}　甘草_{半两,炙微赤,剉}　桑根白皮_{半两,剉}　犀角屑_{半两}

右件药捣筛为散,每服三钱,以水一中盏,入生姜半分,煎至六分,去滓,不计时候温服。

治伤寒霍乱诸方

夫阴阳不顺,清浊二气相干,脏腑不调,真邪交错,肠胃变乱,故令吐泻也。若伤寒,脾气既虚,心膈烦热,腹胀头痛,身体恶寒,宿食不消,中焦壅滞,荣卫气逆,冷热相攻,四肢厥冷,或吐或利,故名霍乱也。

治伤寒霍乱吐利,心烦腹痛,宜服**人参散**方:

人参_{去芦头}　枳实_{麸炒令黄色}　附子_{炮裂,去皮脐}　桂心　甘草_{炙微赤,剉}　干姜_{炮裂,剉}　黄连_{去须}　赤石脂　当归_{剉,微炒}　半夏_{汤洗七遍去滑}　白茯苓_{已上各半两}

右件药捣筛为散,每服四钱,以水一中盏,入生姜半分,煎至六分,去滓,不计时候稍热服。

治伤寒霍乱,胃气不和,心烦吐利,不下饮食,宜服**白术散**方:

白术_{一两}　厚朴_{一两,去粗皮,涂生姜汁炙令香熟}　人参_{一两,去芦头}　陈橘皮_{三分,汤浸,去白瓤,焙}　甘草_{半两,炙微赤,剉}

右件药捣筛为散,每服四钱,以水一中盏,入生姜半分,枣三枚,煎至六分,去滓,不计时候温服。

治伤寒霍乱发热,身体疼痛,多欲饮水,宜服此方:

猪苓_{三分,去黑皮}　白术_{三分}　赤茯苓_{三分}　桂心_{半两}　甘草_{半两,炙微赤,剉}

右件药捣粗罗为散,每服四钱,以水一中盏,煎至六分,去滓,不计时候温服。

治伤寒霍乱吐利,发热恶寒,四肢拘急,手足厥冷,宜服**四逆汤**方:

甘草_{炙微赤,剉}　附子_{炮裂,去皮脐}　桂心_{已上各一两}　干姜_{半两,炮裂,剉}

右件药捣粗罗为散,每服四钱,以水一中盏,入枣三枚,煎至六分,去滓,不计时候稍热频服。

治伤寒霍乱吐泻,四肢逆冷,宜服此方:

厚朴_{一两,去粗皮,涂生姜汁炙令香熟}　桂心_{一两}　高良姜_{一两,剉}

右件药捣粗罗为散,每服三钱,以水一中盏,煎至五分,去滓,不计时候温服。

治伤寒霍乱吐泻,腹痛,手足逆冷,宜服此方:

附子_{一两,炮裂,去皮脐}　甘草_{半两,炙微赤,剉}　人参_{一两,去芦头}　干姜_{一两,炮裂,剉}　白术_{三分}　厚朴_{一两,去粗皮,涂生姜汁炙令香熟}

右件药捣筛为散,每服三钱,以水一中盏,煎至六分,去滓,不计时候温服。

治伤寒冷热气相乘,霍乱吐利,转筋不止,宜服**白术散**方:

白术　人参_{去芦头}　白茯苓　干木瓜　陈橘皮_{汤浸,去白瓤,焙,已上各一两}　甘草_{一分,炙微赤,剉}

右件药捣筛为散，每服四钱，以水一中盏，入生姜半分，煎至六分，去滓，不计时候稍热频服。

治伤寒霍乱吐泻不定，兼脾胃冷气攻心腹胀满，不下饮食，宜服**人参散**方：

人参一两，去芦头　陈橘皮一两，汤浸，去白瓤，焙　白术一两　厚朴一两半，去粗皮，涂生姜汁炙黄熟　枳壳一两，麸炒微黄，去瓤　桂心一两　甘草半两，炙微赤，剉　肉豆蔻半两，去瓤

右件药捣粗罗为散，每服三钱，以水一中盏，入生姜半分，煎至六分，去滓，不计时候稍热频服。

治伤寒霍乱，心腹疗痛，四肢不和，宜服**诃梨勒圆**方：

诃梨勒一两，煨，用皮　桂心一两　青橘皮半两，汤浸，去白瓤，焙　高良姜一两，剉　人参一两，去芦头　白术一两　木香半两　厚朴一两，去粗皮，涂生姜汁炙令香熟　甘草半两，炙微赤，剉

右件药捣罗为末，炼蜜和捣三二百杵，圆如梧桐子大，每服不计时候以生姜汤下二十圆。

治伤寒心腹痞满诸方

夫伤寒太阳少阴并病，脉浮紧，而下之反入里，则作痞。痞者，心下满也。病发于阴者则不可下，下之则心腹痞满。若按之自软，但气痞尔，不可复下也。若热毒气乘心，则心下痞满，面赤目黄，狂言恍惚者，此为内实，宜吐下之也。

治伤寒心腹痞满，头痛，四肢烦疼，宜服**前胡散**方：

前胡一两，去芦头　赤茯苓三分　柴胡一两，去苗　赤芍药三分　枳壳一两，麸炒微黄，去瓤　诃梨勒一两，煨，用皮　桂心三分　白术三分　甘草半两，炙微赤，剉

右件药捣筛为散，每服四钱，以水一中盏，入生姜半分，枣三枚，煎至六分，去滓，不计时候温服。

治伤寒头痛，心腹痞满，痰壅，不下饮食，宜服**旋覆花散**方：

旋覆花半两　半夏三分，汤洗七遍去滑　前胡一两，去芦头　桂心三分　赤茯苓一两　陈橘皮一两，汤浸，去白瓤，焙　石膏一两　甘草一分，炙微赤，剉

右件药捣筛为散，每服三钱，以水一中盏，入生姜半分，煎至六分，去滓，不计时候温服。

治伤寒心腹痞满，咽喉噎塞[1]，四肢不和，背膊壅闷，不欲饮食，宜服**诃梨勒散**方：诃梨勒一两，煨，用皮　大腹皮一两，剉　半夏三分，汤洗七遍去滑　枳实三分，麸炒微黄　前胡一两，去芦头　陈橘皮一两，汤浸，去白瓤，焙　桂心三分　川大黄一两，剉碎，微炒　木香半两

右件药捣筛为散，每服三钱，以水一中盏，入生姜半分，煎至六分，去滓，不计时候稍热服。

治伤寒心腹痞满，恶寒汗出者，宜服**附子泻心汤**方：

附子一两，炮裂，去皮脐　黄连一两，去须　黄芩一两　川大黄一两，剉碎，微炒

右件药捣筛为散，每服三钱，以水一中盏，煎至六分，去滓，不计时候温服。

治伤寒心腹痞满，下之后心腹转胀，宜服**陈橘皮散**方：

陈橘皮一两，汤浸，去白瓤，焙　诃梨勒皮一两　赤茯苓一两　厚朴三分，去粗皮，涂生姜汁炙令香熟　人参一两，去芦头　木香半两　高良姜半两　桂心三分　白术一两

---

〔1〕塞：原误作"寒"。《正误》："寒，塞之讹。"

右件药捣筛为散,每服四钱,以水一中盏,入枣三枚,煎至六分,去滓,稍热不计时候服。

治伤寒,冷气结在心腹,痞满妨闷,宜服**白术散**方:

白术三分　桂心三分　赤芍药三分　当归三分,剉,微炒　半夏三分,汤洗七遍去滑　陈橘皮一两,汤浸,去白瓤,焙　干姜三分,炮裂,剉　厚朴二两,去粗皮,涂生姜汁炙令香熟　木香三分

右件药捣筛为散,每服四钱,以水一中盏,入生姜半分,枣三枚,煎至六分,去滓,稍热不计时候服。

治伤寒头痛急闷,心腹痞满,气逆,不思饮食,宜服此方:

附子一两,炮裂,去皮脐　人参一两,去芦头　陈橘皮一两,汤浸,去白瓤,焙　桂心半两　紫苏茎叶一两　木香半两　大腹皮半两,剉　杏人半两,汤浸,去皮尖、双人,麸炒微黄

右件药捣筛为散,每服四钱,以水一中盏,入生姜半分,煎至六分,去滓,稍热不计时候服。

治伤寒心腹痞满,两胁下急,不能饮食,宜服**赤茯苓散**方:

赤茯苓一两　枳壳一两,麸炒微黄,去瓤　白术一两　泽泻三分　甘草一分,炙微赤,剉　桔梗三分,去芦头　人参三分,去芦头　杏人三分,汤浸,去皮尖、双人,麸炒微黄　陈橘皮一两,汤浸,去白瓤,焙

右件药捣筛为散,每服三钱,以水一中盏,入生姜半分,煎至六分,去滓,稍热不计时候服。

治伤寒气逆,心腹痞满,不下饮食,宜服此方:

人参去芦头　白术　枳壳麸炒微黄,去瓤　赤茯苓已上各一两　桔梗三分,去芦头　桂心半两

右件药捣筛为散,每服四钱,以水一中盏,入生姜半分,煎至六分,去滓,稍热不计时候服。

治伤寒发汗后,心腹气痞满烦闷,宜服此方:

赤茯苓一两　桂心一两　青橘皮一两,汤浸,去白瓤,焙

右件药捣筛为散,每服三钱,以水一中盏,入枣三枚,煎至六分,去滓,稍热不计时候服。

治伤寒,其脉沉微,或因下后心腹痞满,宜服**附子散**方:

附子一两,炮裂,去皮脐　干姜三分,炮裂,剉　甘草半两,炙微赤,剉　人参一两,去芦头　白茯苓三分　陈橘皮三分,汤浸,去白瓤,焙　桂心三分　诃梨勒三分,煨,用皮

右件药捣筛为散,每服三钱,以水一中盏,入枣三枚,煎至六分,去滓,稍热不计时候服。

治伤寒发汗吐下后,心腹痞满,胸膈气不利,宜服**代赭散**方:

代赭半两,研　旋覆花半两　人参半两,去芦头　甘草半两,炙微赤,剉　半夏三分,汤洗七遍去滑　陈橘皮一两,汤浸,去白瓤,焙

右件药捣筛为散,每服三钱,以水一中盏,入生姜半分,枣三枚,煎至六分,去滓,不计时候温服。

治伤寒心腹痞满,不思饮食,宜服**前胡散**方:

前胡一两,去芦头　半夏半两,汤洗七遍去滑　枳壳一两,麸炒微黄,去瓤　芎藭三分　白术三分　赤芍药三分　甘草半两,炙微赤,剉　木香半两　人参半两,去芦头　桔梗半两,去芦头　枇杷叶半两,拭去毛,炙微黄

右件药捣筛为散,每服四钱,以水一中盏,入生姜半分,煎至六分,去滓,不计时候温服。

治伤寒后,心腹痞坚兼气促,宜服此方:

萝卜子二两,微炒　阿魏一钱,面裹煨,面熟为度

右件药捣细罗为散,每服不计时候以热酒调下一钱。

治伤寒表热未除,数下之,遂夹热而利,利不止,心腹痞满,表里不解者,宜服此方:

桂心一两 甘草一两,炙微赤,剉 白术三分 人参三分,去芦头 干姜三分,炮裂,剉

右件药捣筛为散,每服四钱,以水一中盏,煎至六分,去滓,不计时候温服。

治伤寒发热,汗出不解,心腹痞坚,痰逆不止,宜服**柴胡散**方:

柴胡一两半,去苗 枳实半两,麸炒微黄 黄芩半两 赤芍药三分 半夏三分,汤洗七遍去滑

右件药捣筛为散,每服四钱,以水一中盏,入生姜半分,枣三枚,煎至六分,去滓,不计时候温服。

治伤寒心腹胀[1]痛诸方

夫伤寒心腹胀痛者,由其人脏腑久冷,因染斯疾,未得汗间,心神烦热,遂服凉药及饮冷水,伤于心脾,动于风冷,故令心腹胀痛也。或有经吐下已后不解,内外有热,亦心腹胀痛,此为内有结实故也。

治伤寒因有热,服冷药过度,心腹胀痛,宜服**厚朴散**方:

厚朴一两,去粗皮,涂生姜汁炙令香熟 当归半两,剉,微炒 枳壳半两,麸炒微黄,去瓤 木香半两 诃梨勒一两,煨,用皮 大腹皮半两,剉

右件药捣筛为散,每服四钱,以水一中盏,入生姜半分,煎至六分,去滓,不计时候稍热服。

治伤寒,冷气积在腹中,胀满疼痛,宜**木香散**方:

木香二分 枳壳三分,麸炒微黄,去瓤 柴胡三分,去苗 当归三分,剉,微炒 干姜半两,炮裂,剉 吴茱萸一分,汤浸七遍,焙干微炒

右件药捣筛为散,每服三钱,以水一中盏,入枣三枚,煎至六分,去滓,稍热不计时候服。

治伤寒,心腹胀满疼痛,宜服**桃人散**方:

桃人三分,汤浸,去皮尖、双人,麸炒微黄 枳壳三分,麸炒微黄,去瓤 桂心一两 白术一两[2] 神曲三分,炒令微黄 麦蘖三分,炒令微黄

右件药捣筛为散,每服三钱,以水一中盏,煎至六分,去滓,稍热不计时候服。

治伤寒,脾胃虚冷,心腹胀痛,不思饮食,宜服**当归散**方:

当归半两,剉,微炒 桂心一两 芎藭一两 干姜半两,炮裂,剉 陈橘皮一两,汤浸,去白瓤,焙 槟榔一两

右件药捣筛为散,每服三钱,以水一中盏,煎至六分,去滓,稍热不计时候服。

治伤寒,脾胃气滞,心腹胀痛,不欲饮食,宜服**赤芍药散**方:

赤芍药 诃梨勒煨,用皮 当归剉,微炒 肉豆蔻去壳 人参去芦头 郁李人汤浸,去皮尖,微炒 桂心已上各三分 陈橘皮一两,汤浸,去白瓤,焙 槟榔一两

右件药捣筛为散,每服三钱,以水一中盏,入生姜半分,枣三枚,煎至六分,去滓,不计时候温服。

---

[1] 胀:原作"张"。"张"可通"胀",然排门目录及分目录均作"胀",因改。

[2] 一两:宽政本脱,蓬左抄本作"一两",因补。

治伤寒发汗后，气壅不散，攻心腹胀痛，宜服**柴胡散**方：

柴胡三分，去苗　枳壳半两，麸炒微黄，去瓤　黄芩三分　赤芍药三分　半夏半两，汤洗七遍去滑　大腹皮半两，剉　槟榔三分　木香半两

右件药捣筛为散，每服三钱，以水一中盏，入生姜半分，煎至六分，去滓，不计时候温服。

治伤寒卒心腹痛，胀满不下饮食，宜服**赤茯苓散**方：

赤茯苓一两　桔梗一两，去芦头　陈橘皮一两，汤浸，去白瓤，焙　人参半两，去芦头　高良姜一两，剉　槟榔三分

右件药捣筛为散，每服三钱，以水一中盏，入枣三枚，煎至六分，去滓，稍热不计时候服。

治伤寒，大肠气壅，心腹胀满疼痛，四肢骨节痠疼烦闷，不得眠卧，宜服**大黄圆**方：

川大黄一两，剉碎，微炒　木香一分　槟榔半两　桂心一分　枳壳半两，麸炒微黄，去瓤　甘草一分，炙微赤，剉　郁李人三分，汤浸，去皮尖，微炒

右件药捣罗为末，炼蜜和捣一二百杵，圆如梧桐子大，每服不计时候以温酒下三十圆，以利为度。

治伤寒冷气攻心腹，胀满疼痛，不下饮食，方：

木香三分　吴茱萸半两，汤浸七遍，焙干微炒　桂心半两　厚朴三分，去粗皮，涂生姜汁炙令香熟　干姜半两，炮裂，剉　赤芍药三分　甘草一分，炙微赤，剉　青橘皮半两，汤浸，去白瓤，焙　白术半两

右件药捣筛为散，每服四钱，以水一中盏，入枣三枚，煎至六分，去滓，不计时候稍热服。

治伤寒心腹胀满疼痛，胸膈壅滞，或呕哕不能饮食，宜服**半夏散**方：

半夏三分，汤洗七遍去滑　前胡三分，去芦头　诃梨勒皮三分　赤芍药三分　桂心半两　陈橘皮一两，汤浸，去白瓤，焙　人参三分，去芦头　木香半两　槟榔半两

右件药捣筛为散，每服四钱，以水一中盏，入生姜半分，煎至六分，去滓，稍热不计时候服。

治伤寒汗后，腹胀疼痛，宜服**厚朴散**方：

厚朴二两，去粗皮，涂生姜汁炙令香熟　川大黄一两，剉碎，微炒　芎䓖三分　人参一两，去芦头　赤芍药三分　陈橘皮三分，汤浸，去白瓤，焙

右件药捣筛为散，每服四钱，以水一中盏，入生姜半分，煎至六分，去滓，稍热不计时候服。

治伤寒厥逆诸方

夫厥者，逆也，谓手足逆冷也。此由阳气暴衰，阴气独盛，胜于阳，脉为之逆[1]，不通于手足，所以逆冷也。伤寒一日至四五日厥者，必发热。前发热者，后必厥，厥甚热亦甚，厥微热亦微。厥已经下之后，复发其汗者，则口伤烂赤。伤寒先厥，发热下利，利必自止，而反汗出，必咽中强痛，甚[2]为喉痹。发热无汗，而利必自止，不止便脓血者，其喉不痹。伤寒先厥者不可下之。伤寒病厥五日，热亦五日，设六日当复厥，不厥[3]者自愈。厥不过五日，故知

---

〔1〕阴气独盛，胜于阳，脉为之逆：《正误》："一本'盛'下有'阴'字，'脉'上有'故阳'二字。"

〔2〕甚：原作"其"。《正误》："甚之讹。"改之。

〔3〕厥：下衍"之"字。据《伤寒论·辨厥阴病脉证并治》删。

自[1]愈也。发热而厥,七日而下利者,为难治。其人但手足厥逆者,可灸之。下利手足厥,无脉,灸之不温,反微喘者,死。下利厥逆,心躁不能卧者,死。病六七日,其脉数,手足厥,烦躁,厥不还者,死。发热下利,至厥不止者,死。下利后其脉绝,手足厥,卒然厥还,手足温者,生。不还而厥者,死。

治伤寒吐利,手足逆冷,心烦闷绝,宜服**吴茱萸汤**方:

吴茱萸一分,汤浸七遍,焙干微炒　枣五枚　甘草一分,炙微赤,剉　生姜半两　人参半两,去芦头　厚朴半两,去粗皮,涂生姜汁炙令香熟

右件药捣细剉,都以水二大盏半,煎至一盏半,去滓,不计时候分温四服。

治伤寒曾经发汗吐下,寒气未退,脾胃气虚,胸膈烦满,手足逆冷,宜服**益智子散**方:

益智子　川乌头炮裂,去皮脐　肉桂去皱皮　当归剉,微炒　干姜炮裂,剉　细辛　高良姜剉　甘草炙微赤,剉,已上各半两　前胡一两,去芦头　厚朴一两,去粗皮,涂生姜汁炙令香熟

右件药捣筛为散,每服三钱,以水一中盏,入枣三枚,煎至六分,去滓,不计时候稍热服。

治伤寒病极,脉沉厥逆,宜服**通脉散**方:

麻黄一两半,去根节　肉桂二两,去皱皮　甘草半两,炙微赤,剉　附子二两,炮裂,去皮脐

右件药捣筛为散,每服四钱,以水一中盏,入生姜半分,枣三枚,煎至六分,去滓,不计时候稍热服。

治伤寒吐下之后,胃气虚塞,食即吐逆,四肢厥冷,宜服此方:

人参一两,去芦头　白术一两　陈橘皮三分,汤浸,去白瓤,焙　干姜三分,炮裂,剉　桂心一两　甘草三分,炙微赤,剉　附子一两,炮裂,去皮脐　厚朴一两,去粗皮,涂生姜汁炙令香熟

右件药捣筛为散,每服四钱,以水一中盏,煎至六分,去滓,不计时候稍热服。

治伤寒手足厥冷,脉细欲绝者,宜服**附子散**方:

附子一两,炮裂,去皮脐　桂心三分　白术一两　高良姜三分,剉　厚朴一两半,去粗皮,涂生姜汁炙令香熟　甘草一分,炙微赤,剉

右件药捣筛为散,每服四钱,以水一中盏,煎至六分,去滓,不计时候稍热服。

治伤寒四逆及内有久寒,宜服此方:

白术一两　人参三分,去芦头　桂心半两　干姜半两,炮裂,剉　附子一两,炮裂,去皮脐　甘草一分,炙微赤,剉

右件药捣筛为散,每服五钱,以水一大盏,煎至五分,去滓,不计时候稍热服。

治伤寒大热,出汗热不去,腹内拘急,四肢[2]厥冷,并下利,方:

甘草一两,炙微赤,剉　附子半两,炮裂,去皮脐　干姜一两,炮裂,剉　赤芍药一两

右件药捣筛为散,每服五钱,以水一大盏,煎至五分,去滓,不计时候稍热服。

治伤寒手足厥逆,呕吐涎沫,头痛,宜服此方:

吴茱萸半两,汤浸七遍,焙干微炒　人参一两,去芦头

右件药捣筛为散,每服三钱,以水一中盏,入生姜半分,枣三枚,煎至六分,去滓,不计时候稍热服。

---

〔1〕自:原作"之",据改同上。
〔2〕肢:原误作"服"。据文义改。

治伤寒后不得睡诸方

夫卫气昼行于阳,夜行于阴,阴主夜,夜主卧,谓阳气尽,阴气盛,则目瞑矣。今热气未散,与诸阳并,所以阳独盛,阴偏虚。今病后不得睡者,阴气未复故也。

治伤寒后体虚烦热,不得睡卧,少思饮食,宜服**麦门冬散**方:

麦门冬三分,去心　茯神一两　黄芩二分　熟干地黄一两　甘草半两,炙微赤,剉　人参一两,去芦头　黄耆一两,剉

右件药捣筛为散,每服五钱,以水一大盏,入生姜半分,枣三[1]枚,粳米五十粒,煎至五分,去滓,不计时候服。

治伤寒后虚烦不得眠睡,心中懊恼,宜服此方:

甘草半两,炙微赤,剉　栀子人半两　黄芩半两　乌梅肉十四枚,微炒　柴胡一两,去苗

右件药捣筛为散,每服四钱,以水一中盏,入生姜半分,竹叶二十片,粳米五十粒,煎至六分,去滓,不计时候温服。

治伤寒体虚心烦,不得眠卧,四肢少力,宜服**熟干地黄散**方:

熟干地黄一两半　白芍药一两　羚羊角屑一两　茯神一两　黄耆一两,剉　麦门冬一两,去心　酸枣人一两,微炒　人参一两,去芦头

右件药捣筛为散,每服四钱,以水一中盏,煎至六分,去滓,入鸡子清一枚搅令匀,温服。

又方:

半夏三分,汤洗七遍去滑　白茯苓一两半　黄芩一两

右件药捣筛为散,每服五钱,以水一大盏,入生姜半分,粳米五十粒,煎至五分,去滓温服。

治伤寒后体虚乏力,筋脉拘急,四肢疼痛,不得睡卧,宜服**酸枣人散**方:

酸枣人一两,微炒　麦门冬半两,去心　防风半两,去芦头　当归三分,剉,微炒　白茯苓三分　芎䓖半两　羚羊角屑三分　人参三分,去芦头　黄耆三分,剉

右件药捣筛为散,每服四钱,以水一中盏,入生姜半分,枣三枚,煎至六分,去滓,不计时候温服。

治伤寒后,胃气虚乏,不思饮食,四肢少力,心神烦闷,不得睡卧,宜服**麦门冬散**方:

麦门冬三分,去心　白术一两　酸枣人半两　甘草半两,炙微赤,剉　黄耆三分,剉　人参三分,去芦头　白茯苓一两　芎䓖半两　桂心半两　半夏半两,汤洗七遍去滑　陈橘皮三分,汤浸,去白瓤,焙

右件药捣筛为散,每服四钱,以水一中盏,入生姜半分,竹叶二七片,枣三枚,煎至六分,去滓,不计时候温服。

治伤寒后,伏热在心中,恍惚多惊,不得睡卧,宜服**茵陈散**方:

茵陈半两　犀角屑半两　柴胡一两,去苗　茯神一两　赤芍药半两　麦门冬半两,去心　黄芩半两　栀子人半两　甘草半两,炙微赤,剉

右件药捣筛为散,每服四钱,以水一中盏,入生姜半分,竹叶二七片,生地黄一分,煎至六分,去滓,不计时候温服。

---

〔1〕 盏,入生姜半分,枣三:原脱。据《类聚》卷48引同方补。

治伤寒虚汗不止诸方

夫诸阳在表,表者阳也,阳气虚则自出汗,心王于汗,今心脏虚,故津液妄出也。

治伤寒头痛恶寒,虚汗不止,宜服**石膏散**方:

石膏三分　牡蛎三分,烧为粉　地骨皮半两　白术半两　五味子半两　黄耆半两,剉　麻黄根半两

右件药捣筛为散,每服四钱,以水一中盏,煎至六分,去滓,不计时候温服。

治伤寒体虚汗出,心烦,头痛恶风,宜服**白术散**方:

白术一两　甘草一分,炙微赤,剉　芎藭三分　羌活一分　羚羊角屑一分　桂心一分　麻黄一两,不去根节　知母一分　石膏一两

右件药捣筛为散,每服五钱,以水一大盏,入生姜半分,煎至五分,去滓,不计时候温服。

治伤寒汗出不歇,宜服此方:

川大黄剉碎,微炒　黄连去须　栀子人　黄蘗涂蜜微炙,剉　麻黄根已上各一两

右件药捣筛为散,每服五钱,以水一大盏,煎至五分,去滓,不计时候温服。

治伤寒体虚,夜卧汗出不止,时发头旋,恶心不食,宜服此方:

人参去芦头　半夏汤洗七遍去滑　黄耆剉,已上各一两　麻黄根一两半　牡蛎二两,烧为粉　防风三分,去芦头

右件药捣筛为散,每服五钱,以水一大盏,入生姜半分,煎至五分,去滓,不计时候温服。

治伤寒虚汗不止,宜服**麻黄根汤**方:

麻黄根一两　黄耆一两,剉　五味子半两　牡蛎二两,烧为粉　甘草三分,炙微赤　龙骨一两

右件药捣筛为散,每服五钱,以水一大盏,煎至五分,去滓,不计时候温服。

治伤寒脉微细,汗出不止,渐觉虚羸,宜服**白茯苓散**方:

白茯苓一两　人参一两,去芦头　白术三分　白芍药三分　麻黄根一两　五味子半两　牡蛎一两,烧为粉　肉苁蓉一两,酒浸一宿,刮去皴皮,焙干

右件药捣筛为散,每服五钱,以水一大盏,煎至五分,去滓,不计时候温服。

治伤寒虚汗不止,心多烦躁,时时惊悸,宜服**人参散**方:

人参去芦头　远志去心　白茯苓　麦门冬去心　黄耆剉　柴胡去苗,已上各半两　甘草一分,炙微赤,剉　龙骨一两

右件药捣筛为散,每服五钱,以水一大盏,入生姜半分,枣三枚,煎至五分,去滓,不计时候温服,入竹茹一分同煎。

治伤寒脉候软弱,神气羸劣,虚汗不止,宜服**牡蛎散**方:

牡蛎一两,烧为粉　白茯苓　人参去芦头　白术　白芍药　麻黄根已上各三分

右件药捣筛为散,每服不计时候以粥饮调二钱。

治伤寒体虚汗出不止,时时心悸,宜服此方:

茯神一两　牡蛎一两半,烧为粉　伏龙肝一两　麻黄根二两

右件药捣细罗为散,每服不计时候煎金银汤调二钱。

治伤寒汗出不止,渐至困[1]羸,宜用此方:

---

〔1〕 困:原误作"因"。据《类聚》卷48引同方改。

牡蛎五两,烧为粉　滑石三两　麻黄根五两　丁香一两　甘松香二两

右件药捣罗为散,每度用生绢包药五两扑身体,以汗止为度。

治伤寒湿温汗出,遍身如水,宜服此方:

杜仲一两半,去粗皮,炙微黄,剉　牡蛎二两,烧为粉

右件药捣细罗为散,每服不计时候以温水调下二钱。

治伤寒汗出不解,宜服**牡蛎散**方:

牡蛎一两,烧为粉　甘草半两,炙微赤,剉　熟干地黄一两　白术一两　白芍药半两　龙骨一两　黄耆二两,剉　人参一两,去芦头　麦门冬半两,去心

右件药捣筛为散,每服四钱,以水一中盏,入生姜半分,枣三枚,煎至六分,去滓,不计时候温服。

又方:

麻黄根　牡蛎粉　黄耆剉　人参去芦头　地骨皮　龙骨已上各一两

右件药捣筛为散,每服五钱,以水一大盏,入枣三枚,煎至五分,去滓,不计时候温服。

又方:

牡蛎粉　麻黄根　杜仲去粗皮,炙微黄,剉　黄耆剉,已上各一两

右件药捣细罗为散,不计时候煎蛤粉汤调下[1]二钱。

又方:

麻黄根一两半　故蒲扇烧灰,半两

右件药捣细罗为散,每服不计时候以牛乳汁调下二钱。

治伤寒毒气攻手足诸方

夫伤寒毒气攻手足者,由热毒从内出,循经络攻于手足故也。人五脏六腑并荣俞,皆出于手足指,故毒从脏腑而出也。

治伤寒,毒气攻手足,肿满疼痛,心神烦闷,宜服**连翘散**方:

连翘一两　川大黄半两,剉碎,微炒　当归一两　木香半两　麦门冬一两,去心　防风半两,去芦头　羌活半两　黄芩一两　犀角屑一两　麝香一钱,细研　枳壳半两,麸炒微黄,去瓤　牛蒡子半两,微炒

右件药捣筛为散,每服四钱,以水一中盏,煎至六分,去滓,不计时候温服。

治伤寒毒气攻四肢虚肿,宜服此方:

泽泻三分　半夏半两,汤洗七遍去滑　柴胡三分,去苗　甜葶苈三分,隔纸炒令紫色　甘草半两,炙微赤,剉

右件药捣筛为散,每服四钱,以水一中盏,入生姜半分,枣三枚,煎至六分,去滓,不计时候温服。

治伤寒发歇寒热,唇口干焦,毒气攻四肢浮肿,宜服**细辛散**方:

细辛一两　芎藭一两　赤茯苓一两半　桑根白皮二两,剉　麦门冬一两半,去心　甘草三分,炙微赤,剉　郁李人一两,汤浸,去皮尖,微炒

右件药捣筛为散,每服五钱,以水一大盏,煎至五分,去滓,不计时候温服。

---

〔1〕下:原脱。《正误》:"'调'下脱'下'字。"遵改。

治伤寒毒气攻手足虚肿，宜贴膏方：

黄丹半两　蜡三两　松脂一两　乳香一分　麝香一分　麻油一两

右件药各别研为末，以瓷器内先炼松脂并油，次下蜡及黄丹香等，慢火煎少时，候冷，摊于绢上，贴肿处。一切肿毒，并宜用之。

又方：

清油一合　蜡半两　盐花一合

右件药，以瓷器中先炼油熟，次下蜡并盐花，用文武火煎成膏，贴于肿处。

治伤寒毒气攻手足，虚肿疼痛，宜用此方：

赤马通一升

右以水一斗五升，煮取一斗，绞取汁，看冷热以渍手足。

又方：

羊粪末一两　炼成猪脂二两

右件药相和令匀，用涂肿处。

又方：

虎杖半斤

右药细剉，以水一斗五升，煎至一斗，去滓，看冷热以渍手足。

又方：

苦参半斤

右药细剉，以水一斗，煎五七沸，去滓，看冷热渍手足。

治伤寒毒气攻手足，及身体虚肿，宜服此方：

豉五合

右以酒一升半，煎五七沸，去滓，随性稍热饮之。

治伤寒毒气攻手足肿，方：

猪蹄一具　葱白兼须十茎

右件药，以水五升煮令猪蹄熟，去滓，入盐二钱，看冷热渍肿处。

治伤寒毒气攻手足虚肿，及疼痛欲脱，方：

豉一升　猪肉一斤

右以水一斗，煮令肉熟，去滓，看冷热用渍手足。

又方：

黄蘗二斤，细剉

右以水一斗五升，煎五七沸，去滓，看冷热用渍手足。

又方：

猪肉一斤　桃叶一斤

右以水一斗五升，煮令肉熟，去滓，看冷热用渍手足。

又方：

苍耳苗绞取汁，以渍手足。

又方：

稻穰烧灰淋汁渍。

太平圣惠方卷第十三 凡一十二门 病源一十二首 方共计一百五十八道

治两感伤寒诸方

夫两感伤寒者，一日巨阳与少阴俱病，则头痛口干，烦满而渴；二日阳明与太阴俱病，则腹满身热，不欲饮食，谵_{音占，多言也}言妄语；三日少阳与厥阴俱病，则耳聋囊缩，厥逆，水浆不入，不知人事，即难治也。何者脏腑表里同受其邪？五脏内伤，六腑闭塞，阴阳交争，荣卫不行，如是之后，三日乃死。夫伤寒两感，初得一二日，不得汗，又吐下不得，其人四肢沉重，心神昏闷，手足厥逆，心中烦躁，渴水[1]，头痛，憎寒壮热，或即吐逆，腹胁疼痛，转加困重，不得睡卧，阴阳交并，不可救疗。如此之候，当观其形证善恶，察其受病浅深，而行拯疗，亦可差也。

治两感伤寒，一两日不得汗，脉沉迟，心中烦闷，毒气相传，阴阳交并，宜服**人参散**方：

人参_{一两，去芦头} 附子_{三分，炮裂，去皮脐} 干姜_{三分，炮裂，剉} 川大黄_{一两，剉碎，微炒} 槟榔_{半两} 诃梨勒皮_{三分}

右件药捣[2]粗罗为散，每服五钱，以水一中盏，入生姜半分，煎至六分，去滓，不计时候热服，良久吃热粥投之，以助药力。

治两感伤寒，头痛身热，心胸闷乱，宜服**发表桂心散**方：

桂心 前胡_{去芦头} 甘草_{炙微赤，剉} 皂荚灰 厚朴_{去粗皮，涂生姜汁炙令香熟，已上各一两}

右件药捣细罗为散，每服不计时候以生姜汤调下二钱，频服，以汗出为度。

治两感伤寒，毒气传受，阴阳交并，宜服**解表散**方：

附子_{一两，炮裂，去皮脐} 麻黄_{一两，去根节} 干姜_{半两，炮裂，剉} 薄荷_{一分}

右件药捣粗罗为散，每服五钱，以水一大盏，煎至五分，去滓，不计时候热服，衣盖出汗。

治两感伤寒，阴阳二毒交并，身体手足厥逆，心中热闷，强语，三部脉微细，宜急救之，**四逆汤**方：

---

[1] 渴水：《类聚》卷48同。《普济方》卷141同论作"渴欲饮水"。

[2] 捣：原脱。《正误》："药下脱捣字。"药未碎焉能粗罗？故补。

干姜三分,炮裂,剉　附子一两,炮裂,去皮脐　桂心一两　甘草半两,炙微赤,剉

右件药捣粗罗为散,每服五钱,以水一大盏,煎至五分,去滓,不计时候热服,良久吃热粥以助药力,汗出为度。

治两感伤寒,遍身疼痛,脑[1]目疼闷,心胸烦热,四肢沉重,宜服**附子散**方:

附子二两,炮裂,去皮脐　桔梗一两,去芦头　防风一两,去芦头　桂心一两　羌活一两　干姜一两,炮裂,剉　黄耆一两,剉　甘草半两,炙微赤,剉　厚朴一两,去粗皮,涂生姜汁炙令香熟

右件药捣筛为散,每服五钱,以水一大盏,煎至五分,去滓,不计时候热服,良久吃热粥,投之衣盖取汗。

治两感伤寒,不得汗,头痛,心胸不利,宜服此方:

人参去芦头　赤茯苓　芎劳　枳壳麸炒微黄,去瓤　厚朴去粗皮,涂生姜汁炙令香熟　桂心已上各半两　诃梨勒皮三分　吴茱萸一分,汤浸七遍,焙干微炒

右件药捣细罗为散,每服三钱,以水一中盏,入生姜半分,枣二枚,煎至五分,去姜枣,不计时候和滓稍热服,良久吃热粥,投之衣盖取汗。

治两感伤寒,内实,气逆不顺,皮肉干燥,宜服**麻黄散**方:

麻黄一两,去根节　桂心半两　羌活半两　赤芍药半两　桔梗半两,去芦头　川大黄一两,剉碎,微炒　诃梨勒一两,用皮　甘草三分,炙微赤,剉　麦蘖一两,炒令微黄

右件药捣细罗为散,每服二钱,以水一小盏煎至五分,不计时候和滓温服。

治两感伤寒,三两日不得汗,闷乱目张,四肢逆冷,心腹坚硬,大小便不通,方:

牵牛子二两,生[2]捣取末一两　干姜一分,炮裂,剉　川大黄半两,剉碎,微炒　蓬莪茂一分　桂心一分

右件药捣细罗为散,入牵牛子末同研令匀,每服用水一中盏,生姜半分,葱白三茎,豉四十九粒,煎至六分,去滓,调下二钱,取利为度。

治两感伤寒,沉重,救急有效,宜预合此方:

硫黄五两,细研,水飞过　消石五两,细研如粉　皂荚十梃,不蚛者,去黑皮,涂酥炙令黄焦,去子

右件先将皂荚捶碎,用十二月雪水一升[3]浸两日,熟捼,以生绢滤取汁,和前件硫黄、消石硬软得所,入瓷瓶内盛,封瓶口,不得通风,背阴处掘地二尺深,埋瓶,从正月一日至十五日取出,太湿,更阴干三两日,即以新炊饭烂研相和,圆如菉豆大,每服不计时候以葱茶下五圆。如是食毒,即先转泻后服之。

治两感伤寒,四肢厥冷,急宜服此方:

附子半两,烧令半黑　芫花半两,醋拌,炒令黄黑色　皂荚半两,去黑皮,涂酥炙黄焦,去子

右件药捣罗为末,用豉心一合,汤浸细研如膏,入药末和圆如梧桐子大,每服不计时候用去根节麻黄煎汤下十圆,如人行五里一服,以汗出为度。

治两感伤寒,昏沉迷闷躁渴,头疼渐加沉重,**三圣散**方:

天灵盖一枚,白色者,涂酥炙令黄　苦参三两　甘草一两,炙微赤,剉

右件药捣细罗为散,不计时候以热酒下一钱。

---

〔1〕 脑:《正误》:"脑,当作头。"

〔2〕 生:《正误》:"一本生作半。"生捣,即将未经炮炙的原药捣碎。牵牛子生捣,是欲其通便力更大。无误。

〔3〕 升:原作"胜",义晦。《普济方》卷141引此方作"升",甚合。因改。

治伤寒结胸诸方

夫结胸者，为热毒气结聚于心胸也。此由病发于阳，而下之早，热气乘虚而痞结不散，按之乃痛，其寸口脉浮，关上沉细是也。脉大不可下，下之即死。脉沉[1]而大，下之为逆。若寸[2]脉浮，关上沉坚者，名为脏结病，舌上白苔滑者为难治。不往来寒热，其人反静，舌苔滑者，不可攻之也。

治伤寒十余日，热气结于胸中，往来寒热不定，宜服**柴胡汤**方：

柴胡去苗　枳实麸炒微黄　赤芍药　半夏汤洗七遍去滑　黄芩已上各三分　甘草半两，炙微赤，剉　桔梗一两，去芦头

右件药捣粗罗为散，每服五钱，以水一中盏，入生姜半分，枣二枚，煎至六分，去滓，不计时候温服。

治伤寒三四日，不能卧，但欲起，胸中结热烦闷，脉洪大者，宜服**半夏汤**方：

半夏三分，汤洗七遍去滑　黄芩三分　干姜半两，炮裂，剉　赤茯苓三分　人参三分，去芦头　甘草半两，炙微赤，剉　黄连一分，去须

右件药捣粗罗为散，每服三钱，以水一中盏，入枣二枚，煎至六分，去滓，不计时候温服。

治伤寒五日后，结胸，气不散，汤饮难下，连背闷，宜服**前胡散**方：

前胡一两，去芦头　当归半两，剉碎，微炒　川大黄一两，剉碎，微炒　羌活一两[3]　桔梗一两，去芦头　槟榔三分　郁李仁一两，汤浸，去皮尖，微炒

右件药捣粗罗为散，每服四钱，以水一中盏，煎至六分，去滓，不计时候温服。

治伤寒十余日，热气结于胸中，往来寒热，头痛，宜服**大黄散**方：

川大黄一两，剉碎，微炒　柴胡一两，去苗　枳实三分，麸炒微黄　川朴消一两　赤芍药一两　黄芩一两　虎掌三分，微炒

右件药捣筛为散，每服四钱，以水一中盏，入生姜半分，煎至六分，去滓，不计时候温服。

治伤寒结胸，气噎塞，烦闷，宜服此方：

枳实二两，麸炒微黄　桂心一两

右件药捣细罗为散，每服不计时候以温水调二钱。

治伤寒结胸，内有瘀血，大便不利，小腹满急，宜服此方：

桃人半两，汤浸，去皮尖、双人，麸炒微黄　水蛭一分，炒令微黄　虻虫一分，炒令微黄　川大黄一两，剉碎，微炒

右件药捣筛为散，每服一钱，以水一小盏，煎至五分，去滓，不计时候温服。

治伤寒结胸，不下饮食，四肢烦劳，宜服**桔梗散**方：

桔梗一两，去芦头　桑根白皮一两，剉　木香半两　赤芍药三分　鳖甲一两，涂酥炙令黄，去裙襕　人参一两，去芦头　赤茯苓一两　槟榔半两　白术三分

右件药捣筛为散，每服四钱，以水一中盏，入生姜半分，煎至六分，去滓，不计时候温服。

---

〔1〕　沉：《正误》："一本沉作大。"
〔2〕　寸：原作"阳"。据《伤寒论·辨太阳病脉证并治下》改。
〔3〕　一两：原脱。据《类聚》卷48引同方补。

治伤寒结胸,腹中疼痛,心下硬如石,按之烦闷,宜服**牛膝散**方:

牛膝三分,去苗　川大黄三分,剉碎,微炒　桂心半两　附子半两,炮裂,去皮脐　鳖甲三分,涂醋炙令黄,去裙襴　甘草半两,炙微赤,剉　白术半两　郁李仁三分,汤浸,去皮尖,微炒

右件药捣筛为散,每服四钱,以水一中盏,入生姜半分,煎至六分,去滓,不计时候温服。

治伤寒结胸,烦满,喘息稍急,汤饮不下,宜服**恒山汤**方:

恒山一分　甘草一分,生用　蜀漆半分　犀角屑半分

右件药都细剉,以水一大盏,煎至五分,去滓,不计时候顿服,须臾当吐为效。

治伤寒热结不散,胸中痞满,欲成结胸,宜服**木香散**方:

木香一分　旋覆花半两　赤茯苓三分　陈橘皮半两,汤浸,去白瓤,焙　槟榔半两　紫苏茎叶三分

右件药捣筛为散,每服四钱,以水一中盏,煎至六分,去滓,不计时候温服。

治伤寒结胸,心膈躁闷,宜服**人参圆**方:

人参一两,去芦头　白术一两　甘草一两,炙微赤,剉　犀角屑半两　蓝蒺根一两　赤茯苓一两　牡蛎一两,烧为粉

右件药捣罗为末,炼蜜和圆如梧桐子大,不计时候以粥饮下三十圆。

治伤寒结胸,烦闷,热毒气结聚不散,宜服**鳖甲圆**方:

鳖甲一两,涂酥炙令黄,去裙襴　防葵三分　诃梨勒皮三分　甘草半两,炙微赤,剉　人参三分,去芦头　桂心三分　白术三分　川大黄三分,剉碎,微炒　郁李仁三分,汤浸,去皮尖,微炒

右件药捣罗为末,炼蜜和圆如梧桐子大,不计时候以温生姜汤下三十圆。

治伤寒结胸,心下结硬,烦闷腹胀,宜服**赤芍药散**方:

赤芍药三分　诃梨勒皮三分　白术半两　鳖甲三分,涂醋炙令黄,去裙襴　桂心半两　枳壳半两,麸炒微黄,去瓤　人参三分,去芦头　黄芩三分　当归半两,剉,微炒　木香三分　郁李仁三分,汤浸,去皮尖,微炒　杏人一两,汤浸,去皮尖,双人,麸炒微黄

右件药捣筛为散,每服五钱,以水一中盏,入生姜半分,煎至六分,去滓,不计时候温服。

治伤寒心中坚硬,两胁胀满,欲成结胸,宜服**赤茯苓圆**方:

赤茯苓三分　鳖甲三分,涂醋炙令黄,去裙襴　牛膝三分,去苗　枳壳三分,麸炒微黄,去瓤　五味子三分　五加皮三分　桔梗三分,去芦头　赤芍药三分　柴胡三分,去苗　桂心三分　川大黄三分,剉碎,微炒

右件药捣罗为末,炼蜜和圆如梧桐子大,每服不计时候以温生姜汤下三十圆。

治伤寒心中硬痛不可忍,或腹胀满,欲成结胸,宜服**朱砂圆**方:

朱砂一两,细研,水飞过　桃人一两,汤浸,去皮尖,双仁,麸炒微黄,别研如膏　麝香一分,细研

右件药同研令匀,炼蜜和圆如梧桐子大,每服不计时候以温生姜汤下二十圆。

治伤寒百合病诸方

夫百合之病者,为经络百脉一宗悉致病也。皆因伤寒大病之后,不平复而变成斯疾也。其状意欲食,复不能食,常默默欲得卧,复不得卧,欲出行,复不能行,饮食或美[1]时,或有不能食时,卧时如强健人,而不能行;如有寒,复如无;如有热,复如无。若小便赤黄,其病诸药不能治,与药即剧吐利,如有神灵者。身形如和,其脉微数。每小便辄头痛,其病六七日乃

---

〔1〕 或美:《正误》:"一本'美'上有'有'字。"

愈。若小便头不痛,渐渐然者,四十日愈。若小便利,但眩者,二十日愈。其病亦有始中伤寒,便成斯疾。或患经多日,方始变为此证。其候恶寒而呕者,在上焦也,二十日当愈。其状腹满微喘,三四日一大便,时复小溏利者,病在中焦也,六十日当愈。其状小便淋沥难者,病在下焦也,四十日当愈。各随其证,以治之尔。

治伤寒百合病,身微热,恶寒烦喘,宜服**百合散**方:

百合二两　紫菀一两,去根节　杏人一两,汤浸,去皮尖、双人,麸炒微黄　前胡一两,去芦头　麦门冬一两,去心　甘草三分,炙微赤,剉

右件药捣为散,每服五钱,用水一大盏,煎至五分,去滓,不计时候温服。

治伤寒头不痛,但觉头眩,渐渐恶寒,是百合证,宜服**赤茯苓散**方:

赤茯苓三分　麦门冬三分,去心　百合一两　知母一两　柴胡一两,去苗　甘草半两,炙微赤,剉

右件药捣筛为散,每服四钱,以水一中盏,煎至六分,去滓,不计时候温服。

治伤寒头不痛,多眩闷,寒热往来,小便不利,百合证,宜服**子芩散**方:

子芩三分　赤茯苓半两　甘草半两,炙微赤,剉　芎䓖半两　百合一两　知母三分

右件药捣筛为散,每服五钱,以水一大盏,煎至五分,去滓,不计时候温服。

治伤寒百合病,下利不止,心中愊坚而呕,宜服**半夏散**方:

半夏一两,汤洗七遍去滑　黄芩一两　百合三两　干姜半两,炮裂,剉　黄连一两,去须微炒　甘草一两,炙微赤,剉　人参一两,去芦头

右件药捣筛为散,每服三钱,以水一中盏,入枣三枚,生姜半分,煎至六分,去滓,不计时候稍热频服。

治伤寒百合病,久不差,欲成劳,宜服**柴胡散**方:

柴胡一两,去苗　知母二两　黄连一两,去须　甘草三分,炙微赤,剉　百合二两　秦艽一两,去苗　菰蒌根一两

右件药捣筛为散,每服五钱,以水一中盏,入生姜半分,煎至六分,去滓,不计时候温服。

治伤寒百合病久不差,不思饮食,日渐羸瘦,宜服**熟地黄散**方:

熟干地黄二两　百合　人参去芦头　半夏汤浸七遍去滑　白茯苓　黄连去须　知母已上各一两

右件药捣筛为散,每服五钱,以水一大盏,入生姜半分,煎至五分,去滓,不计时候温服。

治伤寒百合病,羸瘦,不食少力,宜服**柴胡散**方:

柴胡去苗　白茯苓　陈橘皮汤浸,去白瓤,焙　知母　桔梗去芦头　黄耆剉,已上各一两　百合二两

右件药捣筛为散,每服五钱,以水一大盏,煎至五分,去滓,不计时候温服。

治伤寒百合病,阴阳相传,日久渐瘦,不思饮食,虚热咳嗽,宜服**紫菀饮子**方:

紫菀一两,去根土　杏人一两,汤浸,去皮尖、双人,麸炒微黄　黄连半两,去须　前胡三分,去芦头　半夏三分,汤洗七遍去滑　菰蒌一枚　人参一两,去芦头　知母三分　甘草半两,炙微赤,剉

右件药都细剉和圆,每服半两,以水一大盏,煎至五分,去滓,不计时候温服。

治伤寒百合病,久不差,大小便涩,腹满微喘,时复痰逆,不下食,宜服**半夏散**方:

半夏一两,汤洗七遍去滑　人参半两,去芦头　木香三分　枳实半两,麸炒微黄　木通半两,剉　川大黄一两,剉碎,微炒　杏人三分,汤浸,去皮尖、双人,麸炒微黄　桑根白皮三分,剉　百合一两

右件药捣筛为散,每服五钱,以水一大盏,入生姜半分,煎至五分,去滓,不计时候温服。

治伤寒百合病,渴不止,方。

牡蛎二两,烧为粉　　菰蒌根二两

右件药捣细罗为散,每服二钱,以粥饮调下,不计时候服。

治伤寒百合病,壮热头痛,昏昏不寐如有祟[1],方:

百合二两　　知母一两　　石膏二两　　木香一两

右件药捣粗罗为散,每服三钱,以水一中盏,煎至六分,去滓,不计时候温服。

治伤寒百合病,已经下后,宜服此方:

滑石一两　　代赭半两

右件药捣粗罗为末,每服三钱,以水一中盏,煎至五分,去滓,入百合汁半合,更煎三两沸,不计时候温服。

治伤寒百合病,已经吐后,宜服此方:

百合汁一小盏　　鸡子白一枚

右件药相和搅令匀,不计时候顿服之。

治伤寒百合病,始不经发汗吐下,其病如初,宜服此方:

生地黄汁一小盏　　百合汁一小盏

右件药相和煎三五沸,不计时候分为二服。

治伤寒百合病,一月不解,变如渴疾,宜服**百合散**方:

百合一两　　菰蒌根一两　　牡蛎三分,烧为粉　　栀子人三分　　麦门冬三分,去心,焙　　甘草半两,炙微赤,剉

右件药捣粗罗为散,每服五钱,以水一中盏,入生姜半分,竹叶二七片,煎至五分,去滓,不计时候温服。

治伤寒百合病,小便赤涩,脐下坚急,宜服此方:

滑石一两半　　百合一两

右件药捣细罗为散,不计时候以粥饮调下二钱,得通利为度。

治伤寒百合病,腹中满痛,宜服此方:

百合一两,炒令黄色

右件药捣细罗为散,每服不计时候以粥饮调下二钱。

治伤寒狐惑诸方

夫狐惑之为病,初得状如伤寒,或因伤寒而变成斯疾也。其状默默欲眠,虽目瞑而不得眠,起卧不安。虫蚀于咽喉为惑,蚀于阴者为狐。恶饮食,不欲闻食气,其人面目或赤或黑或白。虫蚀于上部,其声嗄;蚀于下部,其咽干。此皆由湿毒气之所为也。

治伤寒狐惑病,脉数者,不可灸,或因火为邪,即加烦热,故血妄行于脉中,火气内盛,即心神烦闷,干呕,宜服**茯神散**方:

茯神一两　　半夏三分,汤洗七遍去滑　　黄芩一两　　人参一两,去芦头　　麦门冬一两,去心,焙　　黄连一两,去须　　甘草三分,炙微赤,剉　　知母三分

右件药捣粗罗为散,每服五钱,以水一大盏,入生姜半分,枣三枚,青竹茹半分,煎至六

---

〔1〕祟:原误作"崇"。《正误》:"崇,祟之讹。"

分,去滓,不计时候温服。

治伤寒发汗不出,毒气在脏,或毒气攻于咽喉,为狐惑证,令人干呕心烦,恶闻食气,不得睡卧,宜服此方:

黄连二两,去须 熏草二两

右件药细剉,以醋浆水二大盏渍之一宿,煮取一大盏,去滓,分为三服,不计时候温服。

治伤寒毒气未散,欲变入狐惑证,目赤,面色斑斑如锦纹,宜服**黄连散**方:

黄连半两,去须[1] 木通半两,剉 犀角屑三分 川升麻二分 黄芩半两 大青半两 茯神半两 甘草半两,炙微赤,剉 百合三分

右件药捣筛为散,每服五钱,以水一大盏,入生姜半分,竹叶二七片,煎至五分,去滓,不计时候温服之。

治伤寒不经发汗,变成狐惑,六七日不解,寒热来去,胸胁满痛,默默欲睡,卧不得,不欲饮食,心烦呕逆,宜服**前胡散**方:

前胡二两,去芦头 半夏一两,汤洗七遍去滑 黄芩三分 人参一两,去芦头 甘草三分,炙微赤,剉 当归一两,剉,微炒

右件药捣筛为散,每服五钱,以水一大盏,入生姜半分,枣三枚,煎至五分,去滓,不计时候温服。

又方:

人参一两,去芦头 陈橘皮一两,汤浸,去白瓤,焙 枳壳三分,麸炒微黄,去瓤 当归三分,剉,微炒 赤芍药三分 半夏三分,汤洗七遍去滑 前胡三分,去芦头

右件药捣筛为散,每服五钱,以水一大盏,入生姜半分,煎至五分,去滓,不计时候温服。

治伤寒不经发汗,后成狐惑,默默欲睡,起坐不安,咽中干,心腹满,身体痛,内外似有热,烦呕不止,宜服**赤芍药散**方:

赤芍药一两 枳实三分,麸炒微黄 半夏半两,汤洗七遍去滑 黄芩半两 前胡一两,去芦头 甘草半两,炙微赤,剉

右件药捣筛为散,每服五钱,以水一大盏,入生姜半分,枣三枚,煎至五分,去滓,不计时候温服。

又方:

熏草一两 黄连一两,去须 黄芩三分 石膏二两 葛根一两,剉 柴胡一两,去苗

右件药捣筛为散,每服五钱,以水一大盏,入生姜半分,枣二枚,煎至五分,去滓,不计时候温服之。

治伤寒不经发汗,十日已上,变成狐惑,腹胀面赤,恶闻食气,宜服**羚羊角散**方:

羚羊角屑半两 木通一两,剉 桑根白皮一两,剉 大腹皮半两,剉 柴胡半两,去苗 石膏一两 川朴消半两

右件药捣筛为散,每服五钱,以水一大盏,煎至五分,去滓,不计时候温服。

治伤寒不经发汗,后成狐惑,下痢,腹中愊坚,干呕肠鸣,宜服**半夏散**方:

半夏一两,汤洗七遍去滑 黄芩三分 人参三分,去芦头 干姜三分,炮裂,剉 黄连三分,去须微炒 甘草半两,炙微赤,剉

---

[1] 半两,去须:原脱。据《类聚》卷49引同方补。

右件药捣筛为散，每服五钱，以水一中盏，入生姜半分，煎至六分，去滓，不计时候温服。

治伤寒狐惑病，咽喉干痛，唇口破裂，或唾脓血者，宜服**知母散**方：

知母一两　石膏二两　甘草三分，炙微赤，剉　黄芩三分

右件药捣筛为散，每服五钱，以水一大盏，入糯米一百粒，煎至五分，去滓，不计时候温服。

又方：

茅根一两，剉　子芩三分　羚羊角屑半两　石膏一两　甘草半两，炙微赤，剉

右件药捣筛为散，每服五钱，以水一大盏，入竹叶二七片，煎至五分，去滓，不计时候温服。

治伤寒服冷药过多，寒气在脏，手足厥冷，爪甲梢青，蹒蹰之间变成狐惑，宜服**木通散**方：

木通一两，剉　吴茱萸半两，汤浸七遍，焙干微炒　桂心一两　细辛半两　甘草三分，炙微赤，剉

右件药捣筛为散，每服五钱，以水一大盏，入枣三枚，葱白二茎，煎至五分，去滓，不计时候温温频服。

又方：

附子三分，炮裂，去皮脐　白术三分　桂心半两　吴茱萸半两，汤浸七遍，焙干微炒　细辛一分　木通三分，剉

右件药捣筛为散，每服五钱，以水一大盏，入生姜半分，煎至五分，去滓，不计时候温服。

又方：

干姜半两，炮裂，剉　甘草半两，炙微赤，剉　附子半两，炮裂，去皮脐　细辛三分　桂心三分　白术三分

右件药捣筛为散，每服五钱，以水一大盏，入豉五十粒，葱白三茎，生姜半分，煎至五分，去滓，不计时候温服。

治伤寒发汗下利不解，心中躁闷，复发壮热，大肠不通，咽中干痛，变成狐惑，方：

皂荚二梃，去黑皮，涂酥炙黄焦，去子　川大黄半两，剉碎，微炒　槟榔一分　木香一分

右件药捣细罗为散，每服不计时候以温生姜汤调下二钱。

治伤寒不解，变成狐惑，默默欲睡，卧则不安，咽喉干痛，口内生疮，恶闻食气，时时下痢，宜服**鳖甲散**方：

鳖甲二分，涂醋炙令黄，去裙襕　川升麻半两　葳蕤　黄连去须　当归剉，微炒　赤芍药　桂心　犀角屑　贝齿　茯神　秦艽去苗　甘草炙微赤，剉，已上十味各一分　柴胡半两，去苗[1]　麻黄半两，去根节　人参半两，去芦头

右件药捣细罗为散，每服不计时候以粥饮调下二钱。

治伤寒狐惑病，脉数，汗出微烦，默默但欲卧，三四日眼赤如鸠者，宜服此方：

赤小豆三两，炒熟　当归一两半，剉，微炒

右件药捣细罗为散，不计时候以温水调下二钱。

治伤寒不经发汗，后变成狐惑，毒气下蚀肛门，痒痛至甚，或下脓血，宜服此方：

槟榔末半两　杏人一两，汤浸，去皮尖，别研如膏　朱砂一分，细研

右件药都研令匀，用黑饧和圆如枣核大，先用椿根槐白皮各二两，以水一斗煎十余沸，去

---

〔1〕半两，去苗：原脱。据《类聚》卷49引同方补。

滓熏洗,然后将药内肛门中,一日一易之。

治伤寒狐惑,毒蚀下部,痛痒不止,宜用熏洗方:

枳壳二两　苦参三两　槐白皮二两

右件药都细剉,用水一斗煎取七升,去滓,熏洗下部。

又方:

槐白皮　柳白皮　桑根白皮　桃白皮已上各一两

右件药都细剉,用水二斗,煎取一斗去滓,熏洗下部。

治伤寒狐惑,毒蚀下部,肛外如疊,痛痒不止,方:

雄黄半两

右件药先用瓶子一个口稍大者,内入灰土,如装香火,将雄黄烧之,候烟[1]出,以瓶口当病处熏之。

治坏伤寒诸方

夫伤寒坏病者,为三阴三阳俱受病讫,毒气未散,留于腑脏,致令病候多变,故曰坏伤寒也。本太阳病不解,转入少阳,胁下牢满,干呕不能食,往来寒热,其脉沉紧,宜小柴胡汤。寸口脉洪大,数而滑,洪大荣气盛,滑数卫气实,荣盛则郁怫,可与出汗,卫实即大便牢难,三焦闭塞,津液不通,荣卫相抟,烦心发热,两目如火,鼻干面赤,舌燥齿黄,大渴,故过经而成坏病也。

治伤寒坏病,身体沉重无力,昏昏如醉,头痛烦闷,宜服麦门冬散方:

麦门冬三分,去心　百合三分　麻黄三分,去根节　葛根半两,剉　柴胡一两,去苗　桔梗半两,去芦头　木通三分,剉　甘草半两,炙微赤,剉　羚羊角屑半两　石膏二两　赤茯苓一两

右件药捣筛为散,每服五钱,以水一大盏,入生姜半分,煎至五分,去滓,不计时候温服。

治坏伤寒,经数日未解,潮热作时烦躁面赤,宜服升麻散方:

川升麻三分　鳖甲三分,涂醋炙令黄,去裙襕　前胡半两,去芦头　乌梅肉半两　枳壳三分,麸炒微黄,去瓤　犀角屑三分　黄芩三分　甘草半两,炙微赤,剉　葛根三分,剉

右件药捣筛为散,每服五钱,以水一大盏,煎至五分,去滓,入生地黄汁一合,更煎一两沸,不计时候分为二服。

又方:

栀子人三分　川升麻三分　黄芩一两　石膏一两　干姜半两,炮裂,剉

右件药捣筛为散,每服五钱,以水一大盏,煎至五分,去滓,入生地黄汁一合,更煎一两沸,不计时候分为二服。

治伤寒后已经十余日,潮热不退,身体沉重,昏昏如醉,恐成坏病,宜服前胡散方:

前胡一两,去芦头　百合一两　麻黄三分,去根节　葛根一两,剉　麦门冬半两,去心　石膏一两

右件药捣筛为散,每服五钱,以水一大盏,入生姜半分,煎至五分,去滓,不计时候温服。

又方:

柴胡一两,去苗　防风三分,去芦头　前胡一两,去芦头　黄芩一两　葛根一两,剉　甘草半两,炙微

---

〔1〕 烟:原误作"烦"。据《类聚》卷49引同方改。

赤,剉

右件药捣粗罗为散,每服五钱,以水一大盏,煎至五分,去滓,不计时候温服。

治坏伤寒,经十日以来未解,热在胸膈,烦闷不止,宜服**鳖甲散方**:

鳖甲涂醋炙令黄,去裙襕　柴胡去苗　川升麻　乌梅肉　枳实麸炒微黄　犀角屑　黄芩已上各一两　甘草半两,炙微赤,剉

右件药捣筛为散,每服五钱,以水一大盏,煎至五分,去滓,入生地黄汁半合,更煎一两沸,不计时候分温二服。

治坏伤寒日数多后,烦热不退,颊赤口干,宜服**犀角散方**:

犀角屑一两　柴胡三分,去苗　吴蓝三分　大青一两　川升麻一两　乌梅肉三分　黄芩三分　甘草半两,炙微赤,剉

右件药捣为散,每服五钱,以水一大盏,入竹叶三七片,煎至五分,去滓,不计时候温服。

治坏伤寒,热在胸中,口不能语,宜服**麦奴圆方**:

麦奴半两　灶下黄土半两　灶突中墨半两　梁上尘半两　麻黄一两,去根节　川大黄半两,剉碎,微炒　黄芩半两　川朴消一两

右件药捣罗为末,炼蜜和圆如弹子大,每服以新汲水研下一圆,良久令极饮水,不欲水但强饮之,须臾必寒,寒已当有汗出,便愈。

治坏伤寒,心下结硬,腹满气急,大便不利,体变如桃枝色,热结在内者,宜服**宣毒气麝香圆方**:

麝香一分,细研　猪苓一分,去黑皮　川芒消一两　柴胡半两,去苗　芫花一分,醋拌炒干　川大黄一两,剉碎,微炒　栀子仁半两

右件药捣罗为末,入麝香同研令匀,炼蜜和圆如梧桐子大,每服以温水下二十圆,良久必利,未利再服。

治伤寒后脾胃气不和诸方

夫伤寒初受病时,毒气热盛,多服冷药,已自泻下,病差已后,热势既退,冷气乃动,故使心下愊牢,噫哕食臭,腹内雷鸣而不能饮食,四肢无力,此由脾胃气虚冷故也。

治伤寒后,脾胃气不和,吃食全少,四肢乏力,宜服**白术散方**:

白术一两　陈橘皮半两,汤浸,去白瓤,焙　芎䓖半两　当归半两,剉碎,微炒　桂心一分[1]　附子半两,炮裂,去皮脐　厚朴半两,去粗皮,涂生姜汁炙令香熟　槟榔半两　大腹皮半两,剉　草豆蔻一分,去皮　川大黄一分,剉碎,微炒　高良姜一分,剉

右件药捣粗罗为散,每服五钱,以水一大盏,入生姜半分,枣三枚,煎至五分,去滓,不计时候温服。

治伤寒后胃气不和,宜服和气益脾胃,思饮食**大腹皮散方**:

大腹皮一两,剉　草豆蔻半两,去皮　人参半两,去芦头　白茯苓半两　白术一两半　陈橘皮三分,汤浸,去白瓤,焙　干姜半两,炮裂,剉　厚朴半两,去粗皮,涂生姜汁炙令香熟　枳壳半两,麸炒微黄去白瓤　甘草半两,炙微赤,剉　桂心半两

---

〔1〕分:《正误》:"一本分作两。"

右件药捣粗罗为散，每服五钱，以水一大盏，入生姜半分，枣三枚，煎至五分，去滓，不计时候温服。

治伤寒胃气不和，心腹妨闷，四肢少力，不欲食饮，宜服**木香散**方：

木香半两　诃梨勒皮三分　草豆蔻半两,去皮　人参三分,去芦头　陈橘皮半两,汤浸,去白瓤,焙　半夏半两,汤洗七遍去滑　附子半两,炮裂,去皮脐　干姜半两,炮裂,剉　甘草半两,炙微赤,剉　益智子半两,去皮　白术一两　白茯苓三分

右件药捣筛为散，每服五钱，以水一大盏，入生姜半分，枣二枚，煎至五分，去滓，不计时候稍热服。

治伤寒后脾胃气不和，吃食痰逆，两胁妨闷，四肢少力，宜服**丁香散**方：

丁香半两　人参三分,去芦头　槟榔半两　赤茯苓三分　草豆蔻半两,去皮　白术一两　大腹皮一两　前胡一两,去芦头　厚朴一两,去粗皮,涂生姜汁炙令香熟　陈橘皮一两,汤浸,去白瓤,焙　诃梨勒皮一两　桂心三分　紫苏茎叶三分　半夏半两,汤洗七遍去滑　甘草半两,炙微赤,剉

右件药捣筛为散，每服五钱，以水一大盏，入生姜半分，煎至五分，去滓，不计时候稍热服。

治伤寒后脾胃气不和，腹胀气满，噎闷食少，宜服**人参散**方：

人参一两,去芦头　陈橘皮半两,汤浸,去白瓤,焙　桂心半两　干姜半两,炮裂,剉　赤茯苓一两　神曲一两,炒令微黄　麦蘖一两,炒令微黄　白术一两　甘草半两,炙微赤,剉　诃梨勒皮半两　槟榔一两　厚朴一两,去粗皮,涂生姜汁炙令香熟

右件药捣粗罗为散，每服五钱，以水一中盏，入生姜半分，煎至六分，去滓，不计时候稍热服。

治伤寒后脾胃不和，不[1]思食饮，心膈痰逆，宜服**半夏散**方：

半夏半两,汤洗七遍去滑　陈橘皮三分,汤浸,去白瓤,焙　枳壳半两,麸炒微黄,去瓤　白术三分　甘草半两,炙微赤,剉　高良姜半两,剉　桂心半两　人参三分,去芦头

右件药捣粗罗为散，每服三钱，以水一中盏，入生姜半分，枣二枚，煎至六分，去滓，不计时候稍热服。

治伤寒后脾胃不和，腹胁气滞，痰逆不纳饮食，四肢乏力，宜服**木香散**方：

木香三分　人参半两,去芦头　赤茯苓三分　白术一两　陈橘皮一两,汤浸,去白瓤,焙　桂心半两　槟榔半两　草豆蔻半两,去皮　丁香一分　厚朴一两,去粗皮,涂生姜汁炙令香熟　半夏半两,汤洗七遍去滑　附子半两,炮裂,去皮脐　诃梨勒皮三分　甘草半两,麸炒微黄　枳实半两,麸炒微黄

右件药捣粗罗为散，每服五钱，以水一中盏，入生姜半分，枣二枚，煎至六分，去滓，不计时候稍热服。

治伤寒后胃气不和，食即心腹妨闷，四肢少力，宜服**人参散**方：

人参二两,去芦头　桂心一两　陈橘皮二两,汤浸,去白瓤,焙　厚朴二两,去粗皮,涂生姜汁炙令香熟　干姜一两,炮裂,剉　赤茯苓二两　麦蘖二两,炒令黄色　白术二两　甘草一两,炙微赤,剉　草豆蔻一两,去皮

右件药捣粗罗为散，每服四钱，以水一中盏，入生姜半分，枣一枚，煎至六分，去滓，不计时候温服。

---

〔1〕 不：原作"可"，不通。《普济方》卷146引同方作"不"。半夏散所治，均有不思饮食症，故改。

治伤寒后脾胃不和,吃食减少,四肢乏力,宜服**白豆蔻散**方:

白豆蔻三分,去皮　白术三分　甘草半两,炙微赤,剉　厚朴半两,去粗皮,涂生姜汁炙令香熟　枳壳半两,麸炒微黄,去瓤　桂心半两　陈橘皮三分,汤浸,去白瓤,焙　高良姜半两,剉　白茯苓三分　半夏半两,汤浸七遍去滑　诃梨勒皮三分　人参三分,去芦头

右件药捣筛为散,每服五钱,以水一中盏,入生姜半分,枣三枚,煎至六分,去滓,不计时候稍热服。

治伤寒后脾胃气不和,心腹满闷,四肢乏力,吃食减少,**桔梗圆**方:

桔梗一两,去芦头　吴茱萸半两,汤浸七遍,焙干微炒　白术三分　桂心三分　人参一两,去芦头　槟榔半两　甘草半两,炙微赤,剉　陈橘皮一两,汤洗,去白瓤,焙　枳壳三分,麸炒微黄,去瓤　干姜半两,炮裂,剉　厚朴一两,去粗皮,涂姜汁炙令香熟

右件药捣罗为末,炼蜜和捣三五百杵,圆如梧桐子大,每服食前以姜枣汤下三十圆。

治伤寒后脾胃不和,可[1]思饮食,或如痰逆,宜服**人参圆**方:

人参三分,去芦头　白术三分　桂心三分　白茯苓半两　木香半两　诃梨勒皮三分　陈橘皮半两,汤浸,去白瓤,焙　甘草半两,炙微赤,剉　干姜半两,炮裂,剉

右件药捣罗为末,炼蜜和捣三二百杵,圆如梧桐子大,每服食前以粥饮下三十圆。

治伤寒后宿食不消诸方

夫伤寒后脏腑未平,脾胃尚弱,或累经汗下,表里俱虚,新差之后,饮食失节,胃气未营,不能摧伏五谷,故宿食不消化也。

治伤寒后,冷热气不和,心腹疼痛,食不消化,宜服**草豆蔻散**方:

草豆蔻一两,去皮　吴茱萸半两,汤浸七遍,焙干微炒　青橘皮三分,汤浸,去白瓤,焙　川大黄一两,剉碎,微炒　槟榔一两　当归一两,剉,微炒

右件药捣粗罗为末,每服四钱,以水一中盏,煎至六分,去滓,不计时候稍热服。

治伤寒后脾胃虚弱,不欲饮食,纵食不能消化,宜服**建脾散**方:

诃梨勒皮一两　白术一两　人参一两,去芦头　麦蘖一两,炒令微黄　神曲半两,炒令微黄　甘草半两,炙微赤,剉　大腹皮半两,剉　枳壳半两,麸炒微黄,去瓤　干姜三分,炮裂,剉

右件药捣粗罗为散,每服四钱,以水一中盏,入生姜半分,煎至六分,去滓,不计时候稍热服。

治伤寒后脾胃气虚,食不消化,食即欲呕,**枇杷叶散**方:

枇杷叶三分,拭去毛,炙微黄　前胡一两,去芦头　槟榔一两　草豆蔻一两,去皮　人参一两,去芦头　厚朴一两,去粗皮,涂生姜汁炙令香熟

右件药捣筛为散,每服四钱,以水一中盏,入生姜半分,煎至五分,去滓,不计时候稍热服。

又方:

人参一两,去芦头　半夏一两,汤洗七遍去滑　高良姜一两,剉　陈橘皮一两,汤浸,去白瓤,焙　甘草一分,炙微赤,剉

---

〔1〕　可:《类聚》卷49所引同。《普济方》卷146改作"不"。

右件药捣粗罗为散,每服四钱,以水一中盏,入生姜半分,枣三枚,煎至六分,去滓,不计时候热服。

治伤寒后宿食不消,痰逆气胀,宜服**半夏散**方:

半夏一两,汤洗七遍去滑　陈橘皮一两,汤浸,去白瓤,焙　前胡一两,去芦头　赤茯苓一两　槟榔一两　川大黄一两,剉碎,微炒　白术一两　郁李人一两,汤浸,去皮尖,微炒

右件药捣粗罗为散,每服五钱,以水一大盏,入生姜半分,煎至五分,去滓,不计时候稍热服。

治伤寒后脾胃气虚,食不消化,头目昏重,心神虚烦,宜服**白术散**方:

白术一两　半夏一两,汤洗七遍去滑　人参一两,去芦头　白茯苓一两　陈橘皮一两,汤浸,去白瓤,焙　桂心半两　旋覆花半两　五味子半两　大腹皮半两　厚朴一两,去粗皮,涂生姜汁炙令香熟　前胡一两,去芦头

右件药捣筛为散,每服三钱,以水一中盏,入生姜半分,煎至六分,去滓,不计时候稍热服。

治伤寒后脾胃气虚,心腹胀满,宿食不消,四肢逆冷,不欲饮食,食即欲吐,宜服**丁香散**方:

丁香半两　白术三分　人参三分,去芦头　甘草半两,炙微赤,剉　干姜三分,炮裂,剉　陈橘皮一两,汤浸,去白瓤,焙　神曲三分,炒令微黄　诃梨勒皮一两　厚朴一两,去粗皮,涂生姜汁炙令香熟

右件药捣筛为散,每服四钱,以水一中盏,入生姜半分,煎至六分,去滓,不计时候稍热服。

治伤寒后阴阳气结,腹痛,胃中有宿食不消,宜服**槟榔散**方:

槟榔　当归剉,微炒　川大黄剉碎,微炒　川朴消　赤茯苓已上各一两　枳壳三分,麸炒微黄,去瓤

右件药捣筛为散,每服四钱,以水一中盏,入生姜半分,煎至六分,去滓,空心稍热服,如人行五七里再服,以利为度。

治伤寒后脾胃虚弱,饮食不消,胸膈气滞,宜服**橘皮汤**方:

陈橘皮一两半,汤浸,去白瓤,焙　槟榔二两　麦蘖一两,炒令微黄　厚朴一两半,去粗皮,涂生姜汁炙令香熟　木香三分　草豆蔻一两,去皮　甘草三分,炙微赤,剉　人参半两,去芦头

右件药捣细罗为散,每服不计时候以生姜汤调下二钱。

治伤寒后脾胃冷气,攻心腹痛,四肢不和,食不消化,宜服**木香圆**方:

木香　人参去芦头　青橘皮汤浸,去白瓤,焙　槟榔已上各一两　吴茱萸半两,汤浸七遍,焙干微炒　诃梨勒皮一两　草豆蔻一两,去皮　桂心一两　郁李人一两,汤浸,去皮尖,微炒

右件药捣罗为末,炼蜜和圆如梧桐子大,每服不计时候以生姜汤下三十圆。

治伤寒后宿食不消,脾胃积冷,多吐酸水,不思饮食,宜服**高良姜圆**方:

白术一两半　厚朴二两,去粗皮,涂生姜汁炙令香熟　人参一两,去芦头　高良姜一两,剉　桂心一两　甘草半两,炙微赤,剉　京三棱一两,微煨,剉　红豆蔻半两,去皮　干姜半两,炮[1]裂,剉

右件药捣罗为末,炼蜜和捣三二百杵,圆如梧桐子大,每服食前以姜枣汤下三十圆。

治伤寒后脾胃气冷,宿食不消,腹中疗痛,肠滑,日渐羸瘦,宜服**厚朴圆**方:

厚朴一两,去粗皮,涂生姜汁炙令香熟　丁香三分　肉豆蔻三分,去壳　人参三分,去芦头　干姜三分,

---

〔1〕 炮:原作"焙"。《类聚》卷49引同方作"炮",义长,据改。

炮裂,剉 诃梨勒一两,煨,用皮 木香三分 陈橘皮三分,汤浸,去白瓤,焙 神曲三分,炒令微黄 白术三分[1] 枳壳半两,麸炒微黄,去瓤 麦蘖半两,炒令微黄

右件药捣罗为末,炼蜜和捣三五百杵,圆如梧桐子大,每服食前以粥饮下三十圆。

治伤寒下痢诸方

夫伤寒病,若表实里虚,热气乘虚而入,攻于肠胃,则下赤黄汁。若湿毒气盛,则腹痛壮热,下脓血如鱼脑,或如烂肉汁。若寒毒入胃,则腹满身热下痢者,不可攻其表,汗出必胀满,表里俱虚故也。伤寒六七日不利,更发热而痢者,其人汗不止者死,但有阴无阳故也。下痢有微热,其人渴,脉弱者,今自愈。脉沉弦者为下重,其脉大者为未已,脉微数者为欲自止,虽发热,不死。少阴病八九日,而身体手足尽热,热在膀胱,必便血下痢。阳明病下痢,其脉浮大,此皆为虚,强下之故也。伤寒下痢,日十余行,其人脉反实大者,死。

治伤寒吐下后,毒气不解,致成下痢,是阴阳二气未和,宜服**黄连散**方:

黄连三分,去须,微炒 人参一两,去芦头 黄芩三分 干姜半两,炮裂,剉

右件药捣筛为散,每服五钱,以水一中盏,煎至六分,去滓,不计时候温服。

治伤寒壮[2]热,头痛,四肢烦疼,未经发汗,下之太早,遂令汗出,下痢不止,宜服**阿胶散**方:

阿胶一两,捣碎,炒令微燥 黄连三分,去须,微炒 葛根一两,剉 黄芩三分

右件药捣粗罗为散,每服三钱,以水一中盏,煎至六分,去滓,不计时候温服。

治伤寒夹热,腹痛下痢,方。

川升麻三分 黄连三分,去须,微炒 当归三分,剉,微炒 赤芍药三分 桂心三分 黄蘖三分,微炙,剉 甘草三分,炙微赤,剉

右件药捣筛为散,每服四钱,以水一中盏,煎至六分,去滓,不计时候温服。

治伤寒热毒攻肠胃,下痢困绝,宜服**犀角散**方:

犀角屑一两 黄连一两,去须,微炒 龙骨一两 当归一两,剉,微炒 人参三分,去芦头 阿胶一两,捣碎,炒令黄燥

右件药捣粗罗为散,每服五钱,以水一大盏,煎至五分,不计时候温服。

治伤寒下痢,腹痛不可忍,宜服**赤芍药散**方:

赤芍药 当归剉,微炒 黄芩 黄连去须,微炒,已上各三分 伏龙肝一两

右件药捣筛为散,每服四钱,以水一中盏,煎至五分,去滓,不计时候温服。

治伤寒下痢,烦热不止,每有所往,涩滞疼痛,宜服**黄耆散**方:

黄耆一两,剉 枳壳半两,麸炒微黄,去瓤 大腹皮一两,剉 黄连三分,去须,微炒 赤茯苓一两 赤芍药一两 甘草三分,炙微赤,剉 阿胶一两,捣碎,炒令黄燥

右件药捣粗罗为散,每服四钱,以水一中盏,煎至六分,去滓,不计时候温服。

治伤寒烦热不解,下痢困笃,宜服**大青散**方:

---

〔1〕 三分:原脱。据《类聚》卷49引同方补。
〔2〕 壮:原作"吐"。《正误》:"吐,壮之讹。"从之改。

大青一两　甘草一两,炙微赤,剉　阿胶一两,捣碎,炒令黄燥　赤石脂一两　栀子人半两

右件药捣筛为散,每服五钱,以水一大盏,入豉五十粒,薤白三茎,煎至五分,去滓,不计时候温服。

治伤寒泄痢,或渴,不得下食,虚而烦呕,方:

附子半两,炮裂,去皮脐　干姜半两,炮裂,剉　甘草半两,炙微赤,剉　犀角屑三分

右件药捣筛为散,每服四钱,以水一中盏,入葱白五寸,煎至六分,去滓,不计时候温服。

治伤寒腹中微痛,下痢,宜服**秦皮散**方:

秦皮三分　黄连三分,去须,微炒　白头翁半两　阿胶三分,捣碎,炒令黄燥　当归半两,剉,微炒

右件药捣粗罗为散,每服三钱,以水一中盏,煎至六分,去滓,不计时候温服。

治伤寒暴痢腹痛,宜服**豉薤汤**方:

豉一合　薤白一握,长三寸　栀子人五枚,擘

右件药以水一大盏,煎至六分,去滓,不计时候温服。

治伤寒热毒在胃,下痢,宜服**蕙草散**方:

蕙草一两[1]　黄连二两,去须,微炒　当归一两,剉,微炒

右件药捣筛为散,每服三钱,以水一中盏,煎至六分,去滓,不计时候温服。

治伤寒下痢,荒语,心中虚热,宜服**黄连散**方:

黄连一两,去须,微炒　牡蛎三分,烧为粉　龙骨一两　当归三分,剉,微炒　人参三分,去芦头　赤石脂一两　甘草半两,炙微赤,剉

右件药捣细罗为散,每服不计时候以粥饮调下二钱。

治伤寒壮热,下痢烦渴,宜服**牡蛎散**方:

牡蛎一两,烧为粉　龙骨一两半　黄连一两,去须,微炒　乌梅肉三分,微炒

右件药捣细罗为散,每服不计时候以粥饮调下二钱。

又方:

黄连三分,去须,微炒　当归三分,剉,微炒　赤石脂二两　子芩三分

右件药捣罗为末,炼蜜和圆如梧桐子大,每服不计时候以粥饮下三十圆。

治伤寒下痢,不能食,宜服此方:

黄连一两,去须,微炒　乌梅肉二十枚,微炒

右件药捣细罗[2],炼蜜并蜡一分,为圆如梧桐子大,每服不计时候以粥饮下二十圆。

治伤寒下脓血痢诸方

夫伤寒下脓血痢者,此由热伤于肠胃,故下脓血如鱼脑,或如烂肉汁,壮热而腹痛,此湿毒气盛故也。

治伤寒表实里虚,热气乘虚攻于肠胃,下脓血或如烂肉,或如鱼脑,腹痛壮热,宜服**犀角散**方:

犀角屑半两　黄檗半两,微炙,剉　黄芩半两　漏芦一分　川升麻半两　黄连三分,去须,微炒　当

---

〔1〕　一两:原字不清。据《类聚》卷49引同方订正。

〔2〕　细罗:原作"罗细"。《正误》:"当作细罗。"从之,乙转。

归半两,剉,微炒　牡蛎半两,烧为粉　艾叶一分,微炒　醋石榴皮半两,微炒　桑寄生半两　甘草半两,炙微赤,剉

右件药捣筛为散,每服四钱,以水一中盏,入薤白五寸,煎至六分,去滓,不计时候温服。

治伤寒毒热不解,日晚即壮热腹痛,便痢脓血,宜服**地榆散**方:

地榆剉　黄连去须,微炒　犀角屑　茜根　黄芩已上各一两　栀子人半两

右件药捣筛为散,每服四钱,以水一中盏,入薤白五寸,煎至六分,去滓,不计时候温服。

治伤寒热毒入胃,下痢脓血,方:

黄檗一两,微炙,剉　黄连二两,去须,微炒　栀子人半两　阿胶一两,捣碎,炒令黄燥

右件药捣筛为散,每服五钱,以水一中盏,煎至六分,去滓,不计时候温服。

治伤寒热毒入胃,大便脓血,腹中疞痛,宜服此方:

黄连半两,去须,微炒　赤石脂一两　当归半两,剉,微炒　干姜一分,炮裂,剉　赤芍药半两　黄芩半两

右件药捣筛为散,每服三钱,以水一中盏,入粳米五十粒,煎至六分,去滓,不计时候温服。

治伤寒痢下脓血,宜服**竹茹饮子**方:

竹茹　子芩　川升麻　木通剉　赤芍药已上各半两　黑木耳一两,微炒

右件药细剉和匀,每服半两,以水一大盏,煎至五分,去滓,入生地黄汁半合搅令匀,不计时候温服。

治伤寒热毒下痢脓血,腰及脐下疼痛,方:

黄连一两,去须,微炒　龙骨一两　当归一两,剉,微炒　黄芩半两　牛黄一分,细研　麝香一分,细研

右件药捣细罗为散,每服不计时候以粥饮调下二钱。

治伤寒热毒下脓血,或如赤小豆汁,腹痛烦闷,宜服**地榆散**方:

地榆三分,剉　黄连一两,去须,微炒　柏叶三分,炙微黄　黄檗三分,微炙,剉　黄芩三分　龙骨一两　赤石脂一两　赤地利一两　阿胶三分,捣碎,炒令黄燥　犀角屑三分

右件药捣细罗为散,每服不计时候以粥饮调下二钱。

治伤寒热毒痢下脓血,腹痛,宜服**黄连散**方:

黄连去须,微炒　当归剉,微炒　阿胶捣碎,炒令黄燥　黄芩　赤芍药　地榆剉,已上各三分　甘草半两,炙微赤,剉

右件药捣细罗为散,每服不计时候以粥饮调下二钱。

治伤寒热毒下脓血痢,及腹痛壮热,宜服**茜根散**方:

茜根一两　龙骨一两半　黄连一两,去须,微炒　犀角屑一两　黄檗半两,微炙,剉　黄芩三分　赤地利一两　赤鼠尾花一两

右件药捣细罗为散,每服不计时候以粥饮调下二钱。

治伤寒热毒入胃,下痢脓血,方:

龙骨二两　黄连一两半,去须,微炒　木香一两

右件药捣细罗为散,每服不计时候以粥饮调下二钱。

治伤寒腹痛,下痢脓血,日夜不歇,宜服**赤石脂散**方:

赤石脂半两　干姜一分,炮裂,剉　厚朴半两,去粗皮,涂生姜汁炙令香熟　诃梨勒皮半两,煨微黄

右件药捣细罗为散,每服不计时候以粥饮调下二钱。

治伤寒下痢腹痛,宜服**乌梅圆**方:

乌梅肉三分,微炒　黄连三分,去须,微炒　当归三分,剉,微炒　诃梨勒皮三分,煨微黄　阿胶半两,捣碎,炒令黄燥　干姜一分,炮裂,剉

右件药捣罗为末,炼蜜和圆如梧桐子大,每服不计时候以粥饮下二十圆。

治伤寒下部䘌疮诸方

凡得伤寒日数较多,腹内有热,又人[1]食少,肠胃空虚,三虫行作求食,蚀人五脏及下部也。其候齿无色,舌上尽白,甚者唇里有疮,四肢沉重,忽忽喜眠,如此皆为虫蚀其肛,肛烂伤[2]五脏即死。当数看其上唇内有疮,唾血,如粟疮者,则心内痛闷,此虫在上蚀其五脏。下唇内生疮者,其人不寤,此虫在下蚀其下部也。

治伤寒䘌虫蚀下部,躁闷痒痛不已,宜服**桃人散**方:

桃人二两,汤浸,去皮尖、双人,麸炒微黄　槐子二两,微炒　熟艾二两,微炒　黄连一两,去须,微炒

右件药捣筛为散,每服三钱,以水一中盏,煎至五分,去滓,食前温服。

治伤寒䘌下部生疮,蚀肛门疼痛,宜服**雄黄散**方:

雄黄一两,细研　青葙子一两半　黄连一两半,去须　苦参一两半,剉　桃人三分,汤浸,去皮尖、双人,麸炒微黄

右件药捣细罗为散,食前以粥饮调下二钱,又将散子绵裹如杏人大,内于下部中良。

治伤寒心中痛闷,下痢,下部生䘌疮烂伤,方:

萑芦二两　干漆半两,捣碎,炒令烟出　萹[3]竹半两,干者

右件药捣细为散,每服食前以粥饮调下二钱。

治伤寒䘌,心中懊恼,下部有疮,疼痛,宜服**麝香散**方:

麝香一分,细研　雄黄一分,细研　朱砂一分,细研　羚羊角屑一分　青葙子一分　黄连一分,去须　川升麻一分　桃人一分,汤浸,去皮尖、双人,麸炒微黄　贝齿一分

右件药捣细罗为散,每服食前煎小麦饮调下二钱。

治伤寒初有䘌,下部生疮疼痛,宜服**青葙散**方:

青葙子一两　萑芦二两　狼牙一两　陈橘皮一两,汤浸,去白瓤,焙　萹竹一两

右件药捣细罗为散,每服食前以粥饮调下二钱。

治伤寒下唇内生疮,虫蚀下部,疼痛,或时泄痢,宜服**阿胶散**方:

阿胶三分,捣碎,炒令黄燥　黄蘗半两,微炙,剉　当归半两,剉,微炒　槟榔半两　木香半两　龙骨半两　槐子一两,微炒

右件药捣细罗为散,每服食前以黄耆汤调下二钱。

治伤寒䘌蚀下部,腹中疠痛,宜服**楝根皮圆**方:

东引苦楝根白皮一两,剉　狼牙一两　白矾灰一分　猪胆三枚,取汁用酒三合相和,重汤煮如膏

右件药捣罗为末,用猪胆膏和圆如梧桐子大,每服食前以桃枝汤下二十圆。

---

〔1〕　人:原作"全"。《病源》卷8"伤寒湿䘌候"作"人",因改。

〔2〕　伤:《病源》卷8"伤寒湿䘌候"作"见"。

〔3〕　萹:原误作"篇",今正。"萹竹"即"萹蓄"别名。下同径改。

治伤寒下部生䘌疮,时久不差,宜服**藜芦圆**方:

藜芦半两,去芦头　桂心一两　巴豆一分,去皮心研,纸裹压去油　附子一两,炮裂,去皮脐

右件药捣罗为末,入巴豆研令匀,炼蜜和圆如梧桐子大,每服食前以粥饮下一圆。

治伤寒下[1]部䘌疮,痛痒不止,宜服**槐子人圆**方:

槐子人一两,微炒　苦参一两,剉　熊胆半两　干漆三分,捣碎,炒令烟出　木香一两　槟榔一两
桃人二两,汤浸,去皮尖、双人,麸炒微黄

右件药捣罗为末,炼蜜和圆如梧桐子大,每服食前以荆芥汤下二十圆。

治伤寒䘌病,唾血,上唇内有疮如粟,心中痛闷,此虫在上,蚀其五脏;若下唇内生疮,其
人喜眠,此虫蚀于下部。宜服此方:

右以鸡子一枚,小头敲破,出白,和熟漆半合搅和令匀,空腹吞之,食顷或半日,或下虫,
或吐虫,虫尽则热除病愈。若不治,即杀人。

又方:

猪胆二枚,取汁

右用醋一中盏,入胆汁相和,煎三五沸,放温空腹服之一合,虫则自死。

治伤寒,下部生䘌疮,方:

地龙一两,去土微炒　狼牙二两

右件药细剉和匀,每服二字,以水一大盏,煎至五分,去滓,食前温服。

又方:

蛇莓草,捣绞取汁,每于食前温服一小盏。

又方:

乌梅肉二两,炒令燥

右件药捣细罗为末,炼蜜和圆如梧桐子大,每服食前以石榴根皮汤下十圆。

又方:

梓树皮三两

右件药细剉,以水三大盏煎至一盏半,去滓,空心分温三服。

治伤寒下部䘌疮,虫蚀肛烂,方:

熟艾弹子大　雄黄末半钱

右件药相和作炷烧,用竹筒引烟熏下部中。

又方:

马蹄烧作灰,细研为末,以猪膏和涂下部。

治伤寒大便不通诸方

夫伤寒,阳脉微而汗出少为不及,自始汗出多为太过。阳明脉实,因发其汗,汗出多,亦
为太过,则阳气绝于里,绝于里则津液竭,致热结在内,故大便牢而不通也。

治伤寒未解,烦热口干,腹中有结燥不通,宜服**大黄散**方:

川大黄二两,剉碎,微炒　枳实二两,麸炒微黄　川芒消二两　甘草一两,炙微赤,剉　厚朴二两,去粗

---

[1] 下:原误作“一”。《正误》:“一,当作下。”详上上下文,以“下”为正,因改。

皮,涂生姜汁炙令香熟

右件药捣粗罗为散,每服四钱,以水一中盏,煎至六分,去滓,不计时候温服,以得利为度。

治伤寒五六日,热结在内,大便不通,方:

川大黄二两,剉碎,微炒　牛蒡子一两,微炒　枳壳一两,麸炒微黄,去瓤

右件药捣粗罗为散,每服四钱,以水一中盏,煎至六分,去滓,不计时候温服,以得利为度。

治伤寒四五日,壮热头痛,大便不通,宜服**柴胡散**方:

柴胡去苗　茵陈　木通剉　黄芩　土瓜根　白鲜皮　川朴消已上各一两　栀子人三分　川大黄二两,剉碎,微炒

右件药捣筛为散,每服五钱,以水一大盏,入生姜半分,煎至五分,去滓,不计时候温服,以得利为度。

治伤寒五六日,壮热头痛,大便不通,小便血色,宜服**石膏散**方:

石膏一两　赤芍药三分　川大黄二两,剉,微炒　川升麻三分　甘草一分,炙微赤,剉　柴胡一两,去苗　木通一两,剉　黄芩三分　川朴消一两

右件药捣筛为散,每服五钱,以水一大盏,煎至五分,去滓,不计时候温服,以得利为度。

治伤寒大便不通,小便赤涩,宜服**槟榔散**方:

槟榔一两　榆白皮一两,剉　桂心半两　滑石一两　甘草半两,炙微赤,剉　川大黄二两,剉碎,微炒

右件药捣筛为散,每服五钱,以水一大盏,入生姜半分,煎至五分,去滓,不计时候温服,以得利为度。

治伤寒六七日,大肠壅结不通,腹胁胀满,不下饮食,宜服**大腹皮散**方:

大腹皮半两,剉碎　枳壳一分,麸炒令微黄,去瓤　赤茯苓三分　赤芍药三分　桑根白皮三分,剉　百合一两　牵牛子一两,微炒　甘草一分,炙微赤,剉　郁李人一两,汤浸,去皮尖,微炒

右件药捣筛为散,每服五钱,以水一大盏,入生姜半分,煎至五分,去滓,不计时候温服,以得利为度。

治伤寒八九日,大便不通,心神闷乱,宜服**黄芩散**方:

黄芩一两　川大黄二两,剉碎,微炒　枳壳半两,麸炒微黄,去瓤　大腹皮一两,剉　郁李人一两,汤浸,去皮尖　羚羊角屑一两

右件药捣筛为散,每服五钱,以水一大盏,煎至五分,去滓,不计时候温服,以得利为度。

治伤寒五六日,大便不通,气喘,宜服**桑白皮散**方:

桑根白皮一两,剉　大腹皮半两,剉　枳壳二两,麸炒微黄,去瓤　川大黄二两,剉碎,微炒　川芒消一两　甘草半两,炙微赤,剉

右件药捣筛为散,每服五钱,以水一大盏,入生姜半分,煎至五分,去滓,不计时候温服,以得利为度。

治伤寒大便不通,心腹满闷,烦热喘促,宜服**川大黄散**方:

川大黄剉碎,微炒　川芒消　赤芍药　桑根白皮剉　大麻人　枳壳麸炒微黄,去瓤　防葵　陈橘皮汤浸,去白瓤,焙,已上各一两

右件药捣筛为散,每服五钱,以水一大盏,煎至五分,去滓,不计时候温服,如人行十里当

利,如未利,再服。

治伤寒大便秘涩,是内有积热所为,诊其脉两手寸口悉洪大而数,是其候也,宜服**大黄圆方**:

川大黄二两,剉碎,微炒　枳壳麸炒微黄,去瓤　陈橘皮汤浸,去白瓤　麻人　槟榔　木通剉,已上各一两

右件药捣罗为末,炼蜜和圆如梧桐子大,每服不计时候以温水下三十圆。

治伤寒小便不通诸方

夫伤寒发汗后,而汗不止者,致津液少,胃内干,小肠有伏热,故小便不通也。

治伤寒小便不通,脐腹妨闷,心神烦躁,宜服**赤茯苓散方**:

赤茯苓　赤芍药　木通剉　黄芩　川芒消　蘧麦已上各一两

右件药捣粗罗为散,每服四钱,以水一中盏,入生姜半分,煎至六分,去滓,不计时候温服,以得通为度。

治伤寒后,下焦热,小便不通三两日[1],宜服**木通散方**:

木通　赤茯苓剉　车前叶　滑石已上各二两　蘧麦一两

右件药捣筛为散,每服四钱,以水一中盏,煎至六分,去滓,不计时候温服,以通为度。

治伤寒下焦气滞,小便不通,宜服**鸡苏散方**:

鸡苏　木通剉　石韦去毛　滑石　生干地黄　杏人汤浸,去皮尖、双人,麸炒微黄,已上各一两　葵子半两

右件药捣筛为散,每服五钱,以水一大盏,煎至五分,去滓,不计时候温服频,以通利为度。

治伤寒小便不通,尿血涩痛,宜服**蘧麦散方**:

蘧麦三分　车前根三分　木通一两,剉　栀子人一两　川大黄一两,剉碎,微炒　黄芩一两　川升麻一两　牵牛子三分,微炒　滑石半两　川朴消一两　甘草半两,炙微赤,剉

右件药捣筛为散,每服五钱,以水一中盏,入葱白二茎,灯心半束,煎至六分,去滓,不计时候温服,以通利为度。

又方:

蘧麦二两　甘草二两,炙微赤,剉　滑石四两　葵子二两　石韦二两,去毛　生干地黄一两

右件药捣粗罗为散,每服四钱,以水一中盏,煎至六分,去滓,不计时候温服,以得通为度。

治伤寒小便赤涩不通,宜服**桑根白皮散方**:

桑根白皮一两,剉　陈橘皮三分,汤浸,去白瓤,焙　葵子一两　滑石二两半　川芒消二两　黄芩一两　甘草一两,炙微赤,剉

右件药捣粗罗为散,每服四钱,以水一中盏,煎至六分,去滓,不计时候温服,以得通利为度。

治伤寒小便不利,**滑石散方**:

---

〔1〕日:原误作"口"。据文义改。

滑石二两　　甜葶苈一两,隔纸炒令紫色

右件药捣细罗为散,每服不计时候以温水调下二钱,频服,以通为度。

治伤寒小腹胀满,小便不通,方:

石燕

右件药捣细罗为散,不计时候以葱白汤调下半钱,频服,以得通为度。

太平圣惠方卷第十四
凡一十二门　病源一十二首　方共计一百六十二道

治伤寒后虚羸诸方

夫伤寒后虚羸者，由其人血气先虚，复为虚邪所中，发汗吐下之后，经络损伤，热邪始散，真[4]气尚少，五脏犹虚，谷神未复，无精液荣养，故虚羸而生病焉。

治伤寒后虚羸少气，呕吐，不纳饮食，宜服**陈橘皮散**方：

陈橘皮一两,汤浸,去白瓤,焙　五味子一两　麦门冬一两半,去心,焙　人参一两,去芦头　半夏一两,汤洗七遍去滑　白术半两　甘草半两,炙微赤,剉　白茯苓三分　黄耆三分

右捣粗罗为散，每服三钱，以水一中盏，入生姜半分，枣三枚，煎至六分，去滓，不计时候稍热服。

治伤寒后虚羸少力，不思饮食，宜服**白术散**方：

白术一两　黄耆一两,剉　麦门冬一两,去心　人参一两,去芦头　桂心半两　陈橘皮三分,汤浸,去白瓤,焙

右件捣筛为散，每服三钱，以水一中盏，入生姜半分，枣三枚，煎至六分，去滓，不计时候稍热服。

治伤寒后脾胃气弱，痰逆，不思饮食，四肢虚羸，**草豆蔻散**方：

草豆蔻三分,去皮　藿香一两　桂心三分　白术一两　人参一两,去芦头　半夏半两,汤洗七遍去滑　黄耆一两,剉　甘草半两,炙微赤,剉　陈橘皮半两,汤浸,去白瓤,焙

右件捣筛为散，每服三钱，以水一中盏，入生姜半分，煎至六分，去滓，不计时候稍热服。

治伤寒重病后，四肢沉困，肢体痠疼，翕翕少气，或两胁拘急，腰背强直，面少颜色，不能饮食，渐至虚羸，宜服**人参散**方：

---

[1]　劳：下有"咳"字。排门目录及正文均无，当衍，删。
[2]　伤寒：下原有"后"字，排门目录及正文均无，删。
[3]　一十二道：《正误》："今计一十三道。"
[4]　真：原误作"莫"，据《普济方》卷144"伤寒病后虚羸"论改。

人参一两,去芦头　白茯苓一两　黄耆一两半,剉　熟干地黄一两半　肉苁蓉二两,酒浸一宿,刮去皱皮,炙干　五味子一两　附子一两,炮裂,去皮脐　陈橘皮三分,汤浸,去白瓤,焙　半夏三分,汤浸七遍去滑　柴胡一两,去苗　桂心一两　白术三分

右件捣筛为散,每服五钱,以水一中盏,入生姜半分,枣三枚,煎至五分,去滓,不计时候稍热服。

治伤寒后虚羸黄瘦,五脏气乏,宜服**桂心散**方:

桂心一两　人参一两,去芦头　黄耆一两,剉　甘草半两,炙微赤,剉　白茯苓三分　肉苁蓉一两,酒浸一宿,刮去皱皮,炙干

右件药捣筛为散,每服五钱,以水一大盏,入生姜半分,枣二枚,煎至五分,去滓,食前稍热服。

治伤寒后虚羸乏力,肢体疼痛,少思饮食,宜服**黄耆散**方:

黄耆一两,剉　白芍药三分　桂心三分　人参半两,去芦头　甘草半两,炙微赤,剉　五味子三分　白术半两　当归三分,剉,微炒　牛膝一两,去苗

右件捣筛为散,每服五钱,以水一大盏,入生姜半分,枣三枚,煎至五分,去滓,食前稍热服。

治伤寒后,肾脏虚羸,耳无所闻,脚膝乏力,宜服**附子散**方:

附子一两,炮裂,去皮脐　熟干地黄一两半　芎藭三分　桂心三分　人参三分,去芦头　白茯苓一两　桑螵蛸一两,微炒　当归三分,剉,微炒　沉香一两　牛膝一两,去苗　磁石二两,捣碎,淘去赤汁　石斛一两,去根　肉苁蓉一两,酒浸一宿,刮去皱皮,炙干

右件药捣筛为散,每服五钱,以水一大盏,入生姜半分,枣三枚,煎至五分,去滓,食前稍热服。

治伤寒后虚羸不足,五脏气乏,宜服**人参散**方:

人参半两,去芦头　桂心半两　干姜半两,炮裂,剉　半夏半两,汤洗七遍去滑　黄耆一两,剉　白芍药半两　甘草一分,炙微赤,剉　五味子半两　熟干地黄一两

右件捣筛为散,每服五钱,以水一大盏,入生姜半分,枣三枚,煎至五分,去滓,食前稍热服。

治伤寒后体气虚羸,四肢黄瘦,不思饮食,宜服**黄耆散**方:

黄耆一两,剉　牛膝一两,去苗　附子一两,炮裂,去皮脐　甘草半两,炙微赤,剉　人参一两,去芦头　白茯苓三分　五味子三分　木香半两　白芍药三分　熟干地黄一两　桂心三分　柴胡一两,去苗　当归半两,剉,微炒　半夏三分,汤浸七遍去滑　陈橘皮三分,汤浸,去白瓤,焙

右件药捣筛为散,每服五钱,以水一大盏,入生姜半分,枣三枚,煎至五分,去滓,食前稍热服。

治伤寒后虚气上冲,心胸满闷,连背急痛,恶风,食少,渐加虚羸,宜服**沉香圆**方:

沉香一两　芎藭一两　茯神一两　人参一两,去芦头　桂心三分　当归一两,剉,微炒　枳壳半两,麸炒微黄,去瓤　白术一两　甘草半两,炙微赤,剉　五味子三分　诃梨勒一两半,用皮　木香一两

右件药捣罗为末,炼蜜和捣三二百杵,圆如梧桐子大,每服以姜枣汤下三十圆,食前服。

治伤寒后风虚气满,背膊烦疼,不能饮食,四肢无力,时复盗汗,日渐虚羸,宜服**黄耆圆**方:

黄耆一两,剉　槟榔三分　桔梗半两,去芦头　枳壳半两,麸炒微黄,去瓤　桂心三分　当归半两,剉,

微炒　陈橘皮三分,汤浸,去白瓤,焙　厚朴三分,去粗皮,涂生姜汁炙令香熟　牡蛎一两,烧为粉　附子一两,炮裂,去皮脐　人参三分,去芦头　茯神三分　甘草半两,炙微赤,剉　龙骨三分　木香半两　薯蓣三分　白术三分　干姜半两,炮裂,剉

右件捣罗为末,炼蜜和捣三二百杵,圆如梧桐子大,每服食前以粥饮下三十圆。

治伤寒后心虚惊悸诸方

夫伤寒后虚损,心气不足,致多惊悸,此由邪热乘于心也。心主于血,心主于神,血脉乱则神气不定,故令惊悸也。

治伤寒后心虚惊悸,或时妄语,四肢烦热,肌体羸瘦,宜服**白茯苓散**方:

白茯苓一两　远志三分,去心　半夏半两,汤洗七遍去滑　石膏一两　黄芩半两　人参一两,去芦头桂心半两　熟干地黄一两　麦门冬半两,去心

右件捣筛为散,每服四钱,以水一中盏,入生姜半分,枣三枚,煎至六分,去滓,下饧糖一分搅令匀,不计时候温服。

治伤寒后心虚惊悸,烦闷,及咽喉不利,面目忽赤忽黄,虚羸少力,宜服**紫石英散**方:

紫石英一两,细研　桂心一两　紫菀一两,洗去苗土　白茯苓二两　麦门冬一两半,去心,焙　人参一两,去芦头　甘草半两,炙微赤,剉　黄耆一两,剉　熟干地黄二两

右件捣罗为散,入石英和匀,每服五钱,以水一大盏,入生姜半分,枣三枚,煎至五分,去滓,不计时候温服之。

治伤寒后心虚惊悸,恍惚不安,**人参散**方:

人参一两,去芦头　茯神一两　陈橘皮三分,汤浸,去白瓤,焙　杏人一分,汤浸,去皮尖、双人,麸炒微黄

右件药捣筛为散,每服三钱,以水一中盏,入生姜半分,枣三枚,煎至六分,去滓,不计时候温服。

治伤寒后心虚惊悸,烦热口干,头项时疼,宜服**龙齿散**方:

龙齿一两　子芩三分　防风三分,去芦头　茯神三分　川升麻半两　大青半两　人参三分,去芦头石膏一两

右件药捣筛为散,每服三钱,以水一中盏,煎至六分,去滓,入竹沥半合搅匀,不计时候温服。

治伤寒后心虚惊悸,恍惚多忘,或梦惊魇,及诸不足,宜服**远志散**方:

远志去心　人参去芦头　龙齿　茯神　紫石英细研　赤石脂　当归剉,微炒　桂心　甘草炙微赤,剉　白术　白芍药　紫菀洗去苗土　防风去芦头,已上各一两　麦门冬一两半,去心,焙

右件药捣粗罗为散,入石英相和令匀,每服五钱,以水一大盏,入枣三枚,煎至五分,去滓,不计时候温服。

治伤寒后虚羸,心气乏弱,惊悸多忘,宜服**茯神散**方:

茯神一两　白芍药半两　黄耆一两,剉　人参半两,去芦头　远志三分,去心　菖蒲一两

右件捣筛为散,每服三钱,以水一中盏,入枣三枚,煎至六分,去滓,不计时候温服。

治伤寒后伏热在心,心虚惊悸,宜服**龙齿圆**方:

龙齿一两　人参一两,去芦头　远志半两,去心　铁粉半两,细研　防风三分,去芦头　茯神一两生干地黄一两　麦门冬一两半,去心,焙　黄连三分,去须　马牙消三分,细研　麝香半分,细研

右件药捣罗为末,都研令匀,炼蜜和捣三二百杵,圆如梧桐子大,每服不计时候以竹叶金银汤下二十圆。

治伤寒后心虚惊悸,精神昏乱烦闷,四肢沉重,不能饮食,宜服**防风圆**方:

防风一两半,去芦头　茯神一两半　人参一两半,去芦头　天门冬一两半,去心,焙　黄连半两,去须　豉一合　白术二两〔1〕

右件药捣罗为末,炼蜜和捣三二百杵,圆如梧桐子大,每服不计时候以粥饮下二十圆。

治伤寒后心虚惊悸,卧起不安,吃食全少,宜服**人参圆**方:

人参三分,去芦头　茯神三分　黄连一两,去须　麦门冬一两,去心,焙　白术三分　柏子人三分　枳壳三分,麸炒微黄,去瓤　黄耆三分,剉　甘草三分,炙微赤,剉　陈橘皮半两,汤浸,去白瓤,焙　厚朴半两,去粗皮,涂生姜汁炙令香熟　龙齿三分

右件捣罗为末,炼蜜和捣三二百杵,圆如梧桐子大,每服不计时候以粥饮下三十圆。

治伤寒后,或用心力劳倦,四肢烦〔2〕弱,心虚惊悸,翕翕短气,宜服**补虚定志圆**方:

茯神一两　远志半两,去心　麦门冬一两半,去心,焙　人参三分,去芦头　熟干地黄一两　甘草半两,炙微赤,剉　黄耆三分,剉　桂心半两　牛膝半两,去苗　泽泻半两

右件药捣罗为散,炼蜜和捣三二百杵,圆如梧桐子大,每服不计时候以粥饮下三十圆。

治伤寒后心虚惊悸,发即恍惚不定,眠卧不安,**酸枣人圆**方:

酸枣人三分,微炒　枸杞子三分　甘菊花三分　白茯苓二分　远志半两　天门冬一两半,去心,焙　人参三分,去芦头　防风三分,去芦头　桂心三分　赤石脂一两　龙齿一两　柏子人三分

右件捣罗为末,炼蜜和捣三二百杵,圆如梧桐子大,每服不计时候以粥饮下三十圆。

治伤寒后心虚惊悸,恍惚不定,宜服**黄耆圆**方:

黄耆半两,剉　人参半两,去芦头　龙齿一两　茯神三分　铁粉一两,细研　金银薄各五十片,细研　防风半两,去芦头　远志半两,去心　熟干地黄三分

右件药捣筛为散,入铁粉、金银薄都研令匀,炼蜜和捣三二百杵,圆如梧桐子大,每服不计时候以粥饮下二十圆。

治伤寒后心虚惊悸,神气不定,宜服**龙齿圆**方:

龙齿一两　人参一两,去芦头　虎睛一对,酒浸一宿,微炙　茯神一两　犀角屑一两　龙胆一两,去芦头　鬼臼三分,去毛　桂心一两　防风半两,去芦头　远志三分,去心　甘草一分,炙微赤,剉　麝香一钱,细研

右件捣罗为末,入麝香研令匀,炼蜜和捣三二百杵,圆如梧桐子大,每服不计时候以金银汤下二十圆。

治伤寒后心肺壅热,背膊烦闷,心虚惊悸,眼〔3〕涩口干,宜服**羚羊角圆**方:

羚羊角屑三分　川升麻一两　栀子人一两　玄参三分　麦门冬一两半,去心,焙　龙齿一两半　金银薄各五十片,与马牙消同研令细　茯神一两半　知母一两　防风一两,去芦头　子芩一两　赤芍药一两　大麻人一两半,别研如膏　马牙消二两,细研

右件药捣罗为末,入金银薄、马牙消、麻人同研令匀,炼蜜和捣三二百杵,圆如梧桐子大,

〔1〕　二两:原脱。据《类聚》卷49引同方补。
〔2〕　烦:《正误》:"一本烦作软。"
〔3〕　眼:《正误》:"一本眼作舌。"

每服不计时候以竹叶汤下三十圆。

治伤寒后夹劳诸方

夫伤寒后气血未实,脏腑尚虚,余毒之气犹存[1],淹延时日不差,肌体羸瘦,肢节痠痛,壮热憎寒,心烦盗汗,上气咳嗽,呕逆痰涎,饮食不消,腹中癖块,口干舌涩,毛折骨萎,面色青黄,气力乏弱,此由虚损致成夹劳也。

治伤寒后夹劳,寒热时作,咳嗽盗汗,四肢疼痛,颊赤面黄,心胸不利,宜服**前胡散**方:

前胡一两,去芦头　半夏二两,汤洗七遍去滑　白鲜皮三分　柴胡三分,去苗　桑根白皮三分,剉　大腹皮三分,剉　黄耆三分,剉　诃梨勒皮三分　白术三分　青橘皮三分,汤浸,去白瓤,焙　甘草半两,炙微赤,剉

右件药捣筛为散,每服五钱,以水一大盏,入生姜半分,枣三枚,煎至五分,去滓,不计时候温服。

治伤寒后夹劳,骨节烦疼,时有寒热,咳嗽,头目疼痛,宜服**柴胡散**方:

柴胡一两,去苗　贝母一两,煨令微黄　知母一两　人参一两,去芦头　赤芍药一两　石膏一两　黄芩三分　白术半两　杏人一两,汤浸,去皮尖、双人,麸炒微黄　栀子人半两　鳖甲一两,涂醋炙微黄,去裙襴

右件药捣筛为散,每服五钱,以水一大盏,入生姜半分,煎至五分,去滓,不计时候温服。

治伤寒后夹劳,百节疼痛,不能饮食,四肢少力,宜服**熟干地黄散**方:

熟干地黄一两　黄芩三分　白芍药一两　五味子三分　桂心半两　甘草半两,炙微赤,剉　当归半两,剉,微炒　半夏半两,汤洗七遍去滑　人参半两,去芦头

右件药捣筛为散,每服五钱,以水一大盏,入生姜半分,煎至五分,去滓,不计时候温服。

治伤寒后夹劳,四肢烦热,骨节疼痛,不思饮食,时时咳嗽,心胸痰壅,宜服**鳖甲散**方:

鳖甲一两半,涂醋炙令黄,去裙襴　柴胡一两半,去苗　秦艽半两,去苗　紫菀半两,洗去苗土　桔梗三分,去芦头　麻黄三分,去根节　桃人一两,汤浸,去皮尖、双人,麸炒微黄　知母三分　半夏半两,汤洗七遍去滑　桂心半两　陈橘皮半两,汤浸,去白瓤,焙　黄耆三分,剉

右件药捣筛为散,每服五钱,以水一大盏,入生姜半分,煎至五分,去滓,不计时候温服。

治伤寒后夹劳,体瘦少力,四肢疼痛,心膈痰壅,时有咳嗽,不思饮食,宜服**柴胡散**方:

柴胡一两,去苗　鳖甲一两,涂醋炙令黄,去裙襴　白术三分　人参三分,去芦头　天门冬一两,去心　桑根白皮半两,剉　枳壳半两,麸炒微黄,去瓤　桂心半两　当归半两,剉,微炒　百合三分　紫菀三分,洗去苗土　桔梗半两,去芦头　款冬花半两　麦门冬半两,去心　陈橘皮半两,汤浸,去白瓤,焙　黄芩半两　枇杷叶三分,拭去毛,炙微黄　甘草半两,炙微赤,剉

右件捣筛为散,每服五钱,以水一大盏,入生姜半分,煎至五分,去滓,不计时候温服。

治伤寒后夹劳,脾胃气虚,心腹烦闷,骨热憎寒,饮食不多,咳嗽痰涎,头旋脑闷,小便黄赤,宜服**紫苏散**方:

紫苏茎叶一两　赤茯苓三分　麦门冬半两,去心　木香半两　人参一两,去芦头　陈橘皮三分,汤

---

〔1〕 存:《正误》:"一本存作在。"

浸,去白瓤,焙　紫菀半两,洗去苗土　柴胡三分,去苗　桂心三分　当归三分,剉,微炒　半夏三分,汤洗七遍去滑　白术半两　知母半两　桑根白皮半两,剉　犀角屑三分　黄芩半两　槟榔半两　枳壳三分,麸炒微黄,去瓤

右件捣筛为散,每服五钱,以水一大盏,入生姜半分,煎至五分,去滓,不计时候温服。

治伤寒后夹劳,烦热,四肢疼痛,不欲饮食,宜服**犀角散**方:

犀角屑三分　赤茯苓三分　枳壳三分,麸炒微黄,去瓤　柴胡一两半,去苗　白术三两　鳖甲一两半,涂醋炙令黄,去裙襴　知母半两　赤芍药三分　甘草半两,炙微赤,剉

右件捣筛为散,每服五钱,以水一大盏,入生姜半分,煎至五分,去滓,不计时候温服。

治伤寒后夹劳,黄瘦体热,四肢烦疼,不欲饮食,宜服**秦艽散**方:

秦艽一两,去苗　人参三分,去芦头　鳖甲一两,涂醋炙令黄,去裙襴　白术一两　半夏半两,汤洗七遍去滑　五味子半两　甘草半两,炙微赤,剉　柴胡一两,去苗　黄芩半两　桔梗半两,去芦头　麦门冬半两,去心　黄耆一两,剉

右件捣筛为散,每服五钱,以水一大盏,入生姜半分,煎至五分,去滓,不计时候温服。

治伤寒后夹劳,胸膈痰壅,不思饮食,气攻背膊,腰脊痠疼,宜服**旋覆花散**方:

旋覆花一两　半夏三分,汤洗七遍去滑　麦门冬半两,去心　知母半两　甘草半两,炙微赤,剉　赤芍药半两　柴胡三分,去苗　人参半两,去芦头　陈橘皮半两,汤浸,去白瓤,焙　百部半两　赤茯苓三分　前胡一两,去芦头

右件捣筛为散,每服五钱,以水一大盏,入生姜半分,煎至五分,去滓,不计时候温服。

治伤寒后夹劳,四肢无力,脾胃气弱,饮食无味,肩背疼痛,宜服**木香圆**方:

木香半两　鳖甲一两,涂醋炙令黄,去裙襴　白茯苓三分　柴胡一两,去苗　半夏半两,汤洗七遍去滑　桔梗三分,去芦头　枳壳三分,麸炒微黄,去瓤　五味子半两　陈橘皮三分,汤浸,去白瓤,焙　黄耆半两,剉　桃人一两,汤浸,去皮尖、双人,麸炒微黄　白芍药一两

右件药捣罗为末,炼蜜和捣三二百杵,圆如梧桐子大,每服不计时候以粥饮下三十圆。

治伤寒后夹劳,烦热,口干心躁,四肢疼痛,不欲饮食,渐加羸瘦,宜服**獭肝圆**方:

獭肝一两,微炒　生干地黄一两　知母三分　前胡一两,去芦头　虎头骨三分,微炒　地骨皮一两　子芩三分　川升麻三分　白术三分　枳壳三分。麸炒微黄,去瓤　玄参三分　柏脂三分,细研

右件捣罗为末,入柏脂和匀,炼蜜和捣三二百杵,圆如梧桐子大,每服不计时候以温豉汤下三十圆。

治伤寒夹劳,羸瘦,或时憎寒,卧即汗出,手足时颤,颊赤面黄,宜服**天雄圆**方:

天雄一两,炮裂,去皮脐　人参一两,去芦头　防风一两,去芦头　鹿茸一两,去毛,涂酥炙微黄　远志一两,去心　牡蛎二两,烧为粉　薯蓣一两　泽泻一两　牛膝一两,去苗　黄芩一两,剉　五味子三分　山茱萸三分　肉苁蓉一两,酒浸一宿,剉,去皱皮,炙干　桃人一两,汤浸,去皮尖、双人,麸炒微黄　熟干地黄一两

右件捣罗为末,炼蜜和捣三二百杵,圆如梧桐子大,每服食前以姜橘汤下三十圆。

治伤寒后虚羸盗汗诸方

夫伤寒差后,体气羸弱,脏腑犹虚,或每因睡中遍身汗出,此皆阳气虚,心气弱。阳属于表,主于肤腠开泄,故津液妄行。心主血,心生汗,令心虚不足,故多盗汗。诊其脉虚弱微细

者,是其候也。

治伤寒后虚羸,盗汗不止,四肢无力,向晚憎[1]寒,宜服鳖甲散方:

鳖甲三分,涂醋炙微黄,去裙襕　苍术一两,微炒　附子三分,炮裂,去皮脐　甘草三分,炙微赤,剉　人参三分,去芦头　黄耆三分,剉　肉苁蓉三分,酒浸一宿,刮去皱皮,炙干　桃人三分,汤浸,去皮尖、双人,麸炒微黄　熟干地黄三分　牛膝三分,去苗　柴胡三分,去苗　五味子三分　牡蛎一两,烧为粉　枳壳三分,麸炒微黄,去瓤　杜仲三分,去粗皮,炙微黄,剉

右件捣筛为散,每服五钱,以水一大盏,入生姜半分,枣二枚,煎至五分,去滓,不计时候温服。

治伤寒后虚羸,夜多盗汗,口干心躁,宜服杜仲散方:

杜仲一两,去粗皮,炙微黄,剉　牡蛎一两半,烧为粉　麻黄根一两半　白术三分　白茯苓三分　黄耆一两,剉[2]　白芍药一两　甘草半两,炙微赤,剉　人参三分,去芦头　肉苁蓉一两,酒浸一宿,刮去皱皮,炙干

右件药捣筛为散,每服五钱,以水一大盏,煎至五分,去滓,不计时候温服。

治伤寒后虚羸,日夜汗出不止,心躁口干,咽喉不利,宜服此方:

黄雌鸡一只,去肠胃,理如食法　肉苁蓉一两,酒浸一宿,刮去皱皮,切　麻黄根二两　牡蛎二两,烧为粉

右件药先将鸡、麻黄根,以水七大盏,煎取汁三大盏,去鸡、麻黄根后,却下苁蓉、牡蛎,煎取一盏半,去滓,分为三服,空心、午前、夜后临卧时服。

治伤寒后虚羸,盗汗不止,方:

熟干地黄五两

右件药细剉,以水三大盏,煎至一大盏半,去滓,分为三服,空心、午前、夜后临卧时服。

又方:

右以术叶不限多少,浓煮汁饮之。

又方:

白术

右细捣为末,每服以新汲水调下二钱,日三四服。

又方:

右以韭根四十九茎,以水一大盏,煎至五分,去滓顿服。

又方:

黄耆一两,剉　牡蛎粉一两　白术一两,剉

右以水三大盏,煎至二[3]盏去滓,食后温饮一中盏。

治伤寒后虚羸,盗汗不止,宜用扑身止汗散方:

麻黄根二两　雷圆三两　牡蛎三两,烧为粉　干姜一两,炮裂,剉　甘草一两,炙微赤,剉　米粉五合

右件捣细罗为散,每度用薄绵裹五两,扑身体,汗止。

又方:

蛤粉半斤　麻黄根四两　滑石五两

---

〔1〕憎:原误作"增"。据《类聚》卷49引同方改。

〔2〕一两,剉:原脱。据《类聚》卷49引同方补。

〔3〕二:原误作"三"。据《类聚》卷49引同方改。

右捣细罗为散,每度用薄绵裹五两,扑身体,汗止。

治伤寒后虚损梦泄诸方

夫伤寒后虚损梦泄者,由邪热乘于肾,则阴气虚,阴气虚则梦交通。肾脏主于精,今肾虚不能制于精,故因梦而泄也。

治伤寒后虚损,小腹拘急,腰背强疼,夜梦失精,四肢羸瘦,宜服**白芍药散**方:

白芍药　桂心　白术　人参去芦头　白茯苓　五加皮已上各一两　干姜三分,炮裂,剉　甘草半两,炙微赤,剉

右件药捣粗罗为散,每服四钱,以水一中盏,入生姜半分,枣三枚,煎至六分,去滓,食前温服。

治伤寒后虚损,夜梦失精,头目眩疼,四肢羸劣,宜服**龙骨散**方:

龙骨　白薇　牡蛎烧为粉　白芍药已上各一两　甘草半两,炙微赤,剉　附子三分,炮裂,去皮脐

右件捣粗罗为散,每服五钱,以水一大盏,入生姜半分,枣三枚,煎至五分,去滓,食前温服。

治伤寒后虚损,肾气不足,夜梦失精,宜服**熏草散**方:

熏草一两　龙骨二两　熟干地黄二两　白术三分　人参去芦头　茯神　桂心　甘草炙微赤,剉　白芍药已上各三分

右件捣筛为散,每服五钱,以水一大盏,入枣三枚,煎至五分,去滓,食前温服。

治伤寒后肾气虚损,夜梦失精,口干心烦,两颊黑色,皮肤干燥,宜服此方:

龙骨一两　白芍药三分　人参三分,去芦头　熟干地黄三分　白茯苓三分　桂心半两　甘草半两,炙微赤,剉　鹿茸半两,涂酥微炙,去毛　磁石一两半,捣碎,水淘去赤汁

右件捣罗为散,每服四钱,以水一中盏,入枣三枚,煎至六分,去滓,食前温服。

治伤寒后虚损,夜梦泄精不禁,宜服**鹿角散**方:

鹿角屑一两　芎䓖三分　当归一两,剉,微炒　白茯苓三分　麋角屑一两

右件药捣粗罗为散,每服三钱,以水一中盏,入薤白三茎,生姜半分,粳米一百粒,煎至六分,去滓,食前温服。

治伤寒后虚损,心多忪悸,夜梦泄精,宜服**牡蛎散**方:

牡蛎烧为粉　桂心　白芍药　鹿茸涂酥微炙,去毛　龙骨已上各一两　甘草半两,炙微赤,剉

右件捣粗罗为散,每服五钱,以水一大盏,入生姜半分,枣三枚,煎至五分,去滓,食前温服。

治伤寒后肾气虚损,小便余沥,及夜梦失精,阴下湿痒,宜服**石斛散**方:

石斛一两半,去根,剉　巴戟一两,去心　桑螵蛸三分,微炒　菟丝子一两,酒浸三日,曝干,别杵为末　杜仲三分,去粗皮,炙微黄,剉

右件药捣细罗为散,入菟丝末和匀,每服食前温酒调下二钱。

治伤寒后肾脏虚损,夜梦失精,及尿后余沥,宜服**韭子散**方:

韭子三两,微炒　麦门冬一两半,去心,焙　鹿茸一两,涂酥炙,去毛　龙骨一两　菟丝子一两,汤浸三日,曝干,别杵为末　车前子一两

右件捣细罗为散,入菟丝末和匀,每服食前温酒调下二钱。

治伤寒后虚损,肾气乏弱,精滑,夜梦多泄,宜服**薯蓣散**方:

薯蓣　韭子微炒　麦门冬去心,焙　菟丝子酒浸三日,曝干,别杵为末　熟干地黄　车前子　龙骨已上各一两　芎藭三分

右件药捣细罗为散,入菟丝子末[1]和匀,每服食前以温酒调下二钱。

治伤寒后虚损乏力,阴痿,夜梦失精,宜服**桑螵蛸散**方:

桑螵蛸微炒　韭子微炒　菟丝子酒浸三日,曝干,别杵为末　牡蛎烧为粉　车前子已上各一两　麦门冬一两半,去心,焙

右件捣细罗为散,入菟丝子末和匀,每服食前以温酒调下二钱。

治伤寒后虚损,夜梦精泄,或因小便亦有精出,宜服**韭子散**方:

韭子一两,微炒　麦门冬一两半,去心,焙　龙骨一两　车前子三分　菟丝子一两,酒浸三日,曝干,别杵为末　人参一两,去芦头　泽泻一两　石龙芮三分

右件药捣细罗为散,入菟丝子末和匀,每服食前以温酒下二钱。

治伤寒后虚损,小便如泔,及有余沥,夜梦精泄,此皆肾虚,宜服**鹿茸圆**方:

鹿茸一两,涂酥微炙,去毛　菟丝子二两,酒浸三日,曝干,别杵为末　韭子一两半,微炒　泽泻一两　白茯苓一两　牛膝一两,去苗　石龙芮一两半　桂心一两　龙骨一两半　巴戟一两,去苗

右件药捣罗为末,炼蜜和捣三二百杵,圆如梧桐子大,每服以温酒下三十圆,空心及晚食前服。

治伤寒后夜梦精泄不禁,身体枯燥,瘦瘠骨立者,宜服**羚羊角圆**方:

羚羊角屑　犀角屑　石龙芮　桂心　木香已上各一两　韭子微炒　龙骨　朱砂细研,水飞过　鹿茸酒浸微炙,去毛　泽泻已上各一两半

右件药捣罗为末,炼蜜和捣三二百杵,圆如梧桐子大,每服食前以温酒下三十圆。

治伤寒后虚损,心气不安,梦寐失精,宜服**朱砂圆**方:

朱砂细研,水飞过　羚羊角屑　人参去芦头　白茯苓已上各一两　甘草半两,炙微赤,剉

右件药捣筛为末,入朱砂同研令匀,炼蜜和圆如梧桐子大,每服食前以温酒下二十圆。

治伤寒后发疟诸方

夫伤寒病后,邪气未散,阴阳尚虚,因为劳事,二气交争,阴胜则发寒,阳胜则发热,寒热往来,有时而作,故成疟也。

治伤寒后发疟,寒热不定,四肢无力,心烦头疼,不思饮食,宜服**柴胡散**方:

柴胡三分,去苗　鳖甲一两半,涂醋炙微黄,去裙襕　知母一两　桑根白皮一两半,剉　旋覆花三分　甘草三分,炙微赤,剉　天灵盖一两半,涂酥炙微黄

右件药捣粗罗为散,每服四钱,以童子小便一中盏,煎至五分,去滓,入地黄汁半合,更煎一二沸,不计时候温服。

治伤寒十余日不解,往来寒热,发如温疟,胸膈满闷,宜服**半夏散**方:

半夏一两,汤洗七遍去滑　人参一两,去芦头　柴胡二两,去苗　黄芩一两　甘草一两,炙微赤,剉　菰蒢根二两

右件药捣筛为散,每服四钱,以水一中盏,入生姜半分,枣三枚,煎至六分,去滓,不计时

---

〔1〕末:原脱。详上下数方菟丝子用法补。

候温服。

治伤寒后朝暮发寒热，或如疟状，宜服**黄芩散**方：

黄芩一两　知母一两　葛根一两,剉　麻黄一两,去根节　甘草半两,炙微赤,剉　川大黄半两,剉碎,微炒

右件药捣筛为散，每服五钱，以水一大盏，煎至五分，去滓，不计时候热服，以衣覆之，汗出为效。

治伤寒后经数日，发歇寒热，四肢烦闷，喘息微急，状如疟病，宜服**鳖甲散**方：

鳖甲一两半,涂醋炙微黄,去裙襴　知母一两　桑根白皮一两半,剉　甘草三分,炙微赤,剉　川大黄二分,剉碎,微炒

右件药捣筛为散，每服五钱，以水一大盏，入葱白三茎，豉半合，煎至五分，去滓，不计时候温服。

治伤寒后劳动过多，致成发疟，肢节不利，宜服**乌梅散**方：

乌梅肉三分,微炒　桔梗一两,去芦头　赤茯苓一两　鳖甲一两,涂醋炙微黄,去裙襴　栀子人一分　柴胡一两,去苗　甘草半两,炙微赤,剉

右件药捣筛为散，每服五钱，以水一大盏，入生姜半分，煎至五分，去滓，不计时候温服。

治伤寒后发疟，动作无时，方：

川升麻二两　恒山一两　蜀漆一两

右件捣筛为散，每服四钱，以水一中盏，煎至六分，去滓，空心温服，良久当吐，未吐再服。

治伤寒后发疟，或时寒热，宜服**松萝散**方：

松萝三分　乌梅肉一两,微炒　恒山一两　栀子人半两　川升麻一两半　鳖甲二两,涂醋炙微黄,去裙襴

右件捣筛为散，每服四钱，以水一中盏，煎至七分，去滓，空腹温服，如人行五里再服，以吐痰毒为度。

治伤寒后毒气不解，变成疟状，发作无时，寒热不止，方：

恒山二两　鳖甲二两半,涂醋炙微黄,去裙襴　川升麻一两半　栀子人一两

右件药捣细罗为散，每服食前以温水调下二钱，以吐为度。

治伤寒后余毒不散，寒热往来，变成疟状，**豉心圆**方：

豉心一合　川大黄三两,剉碎,微炒　恒山一两　川升麻一两　附子半两,炮裂,去皮脐

右件药捣罗为末，炼蜜和圆如梧桐子大，每服食前以温水下二十圆。

治伤寒后发温疟，方：

恒山半两　川大黄半两,剉碎,微炒　黄丹半两,炒令紫色

右件药捣罗为末，炼蜜和圆如梧桐子大，每服食前以升麻煎汤下十五圆。

治伤寒后肺萎劳嗽诸方

夫伤寒后肺萎劳嗽者，是大发汗后，因复下之，则亡津液，而小便反利者，此为上虚不能制于下也。上虚不能制下者，是虚邪之气聚于胃，伤于肺，使人咳嗽，多骨热而面虚肿，久嗽不已，遂成肺萎劳嗽之病也。

治伤寒后肺萎劳嗽，四肢烦疼，痰唾不止，宜服**麻黄散**方：

麻黄三分,去根节　桔梗一两,去芦头　天门冬一两,去心　白蒺藜一两,微炒去刺　五味子一两
紫苏茎叶一两

右件药捣筛为散,每服四钱,以水一中盏,入生姜半分,煎至六分,去滓,不计时候温服。

治伤寒后肺萎劳嗽,连连不绝,四肢烦热,两颊色赤,饮食全少,宜服**柴胡散**方:

柴胡三分,去苗　桔梗三分,去芦头　紫菀三分,洗去苗土　知母三分　贝母三分,煨令微黄　诃梨勒
皮三分　乌梅肉半两,微炒　百合三分

右件药捣筛为散,每服四钱,以水一中盏,煎至六分,去滓,下地黄汁半合搅匀,不计时候
温服。

治伤寒后肺萎劳嗽,唾如牛涎[1],日夜及升,坐卧不安,胁下痛,宜服**款冬花散**方:

款冬花半两　桑枝一两半,剉　紫菀半两,洗去苗土　獭肝三分,微炙　蛤蚧三分,涂酥炙微黄　桔梗
半两,去芦头　贝母半两,煨令微黄　赤芍药三分　赤茯苓三分　甘草半两,炙微赤,剉

右件药捣粗罗为末,每服四钱,以水一中盏,入生姜半分,煎至六分,去滓,不计时候
温服。

治伤寒后肺萎劳嗽,涕唾稠粘,骨节烦闷,发歇寒热,宜服**鳖甲散**方:

鳖甲一两,涂醋炙微黄,去裙襕　柴胡一两,去苗　知母一两半　赤茯苓三分　款冬花半两　桑根白
皮半两,剉　乌梅肉三分,微炒　栀子人一分　甘草半两,炙微赤,剉

右件药捣筛为散,每服四钱,以水一中盏,入葱白二茎,生姜半分,煎至六分,去滓,不计
时候温服。

治伤寒后肺萎劳嗽,唾脓血腥臭,连连不止,渐将羸瘦,宜服**紫菀散**方:

紫菀一两,洗去苗土　桔梗一两半,去芦头　天门冬一两,去心　贝母一两,煨令微黄　百合三分　知
母三分　生干地黄一两半

右件药捣筛为散,每服四钱,以水一中盏,煎至六分,去滓,不计时候温服。

治伤寒后肺萎劳嗽,唾多稠涎,羸瘦喘促,仍多盗汗,宜服**牡蛎散**方:

牡蛎一两半,烧为粉　紫菀一两,洗去苗土　旋覆花半两　甘草半两,炙微赤,剉　桔梗一两,去芦头
萎蕤一两　沙参三分,去芦头　黄耆一两,剉　柴胡一两,去苗

右件药捣筛为散,每服四钱,以水一中盏,入生姜半分,煎至六分,去滓,入生地黄汁半
合,更煎一两沸,放令温,不计时候服。

治伤寒后肺萎劳嗽,涎唾不止,宜服**黄耆散**方:

黄耆三分,剉　木通半两,剉　赤茯苓三分　桔梗三分,去芦头　甜葶苈半两,隔纸炒令紫色　桑根
白皮半两,剉

右件药捣粗罗为散,每服四钱,以水一中盏,入生姜半分,煎至六分,去滓,不计时候
温服。

治伤寒后肺萎上气,痰嗽,多唾稠粘,胸膈不利,**五味子散**方:

五味子三分　细辛一分　贝母半两,煨令微黄　柴胡半两,去苗　桑根白皮三分,剉　射干半两
陈橘皮一分,汤浸,去白瓤,焙　甘草一分,炙微赤,剉

右件药捣筛为散,每服四钱,以水一中盏,入生姜半分,煎至六分,去滓,不计时候温服。

治伤寒后肺萎劳嗽,气喘唾血,宜服**麦门冬散**方:

---

〔1〕　涎:原误作"延"。据《类聚》卷49引同方改。

麦门冬一两,去心　桔梗三分,去芦头　紫菀三分,洗去苗土　五味子三分　麻黄三分,去根节　续断三分　贝母三分,煨微黄　桑根白皮三分,剉　甘草半两,炙微赤,剉

右件药捣筛为散,每服四钱,以水一中盏,入生地黄一分,竹茹一鸡子大,煎至六分,去滓,不计时候温服。

治伤寒后肺萎劳嗽,上气喘促,宜服**马兜零散**方:

马兜零半两　桑根白皮一两,剉　甘草一分,炙微赤,剉　白前半两　桔梗一两,去芦头　款冬花半两

右件药捣筛为散,每服二钱,以水一中盏,入灯心半束,煎至六分,去滓,不计时候温服。

治伤寒后暴嗽,喘急,欲成肺萎劳嗽,宜服**贝母圆**方:

贝母一两半,煨令微黄　桔梗一两,去芦头　甘草一两,炙微赤,剉　紫菀一两,洗去苗土　杏人半两,汤浸,去皮尖、双人,麸炒微黄

右件药捣罗为末,炼蜜和圆如梧桐子大,每服不计时候以粥饮下二十圆。或圆如弹子大,绵裹一圆,含咽津亦佳。

治伤寒后肺萎劳嗽,唾成五色,喘息渐急,食少羸瘦,宜服**天门冬圆**方:

天门冬一两半,去心,焙　大麻人一两,剉研如膏　桔梗一两,去芦头　川升麻二分　贝母三分,煨令微黄　五味子三分　款冬花三分　紫菀三分,洗去苗土　麻黄半两,去根节　陈橘皮半两,汤浸,去白瓤,焙　甘草半两,炙微赤,剉　紫苏子半两　诃梨勒皮三分　川大黄一两,剉碎,微炒　杏人半两,汤浸,去皮尖、双人,麸炒微黄　厚朴三分,去粗皮,涂生姜汁炙令香熟

右件药捣罗为末,炼蜜和圆如梧桐子大,每服不计时候以温蜜水下二十圆。

治伤寒后肺萎劳嗽,涕唾稠粘,日晚即发寒热,面色或赤,心肋妨满,宜服**獭肝圆**方:

獭肝半两,微炒　鳖甲三分,涂醋炙令黄,去裙襕　知母半两　桔梗半两,去芦头　旋覆花半两　川大黄三分,剉碎,微炒　柴胡三分,去苗　槟榔半两　赤茯苓半两　枳壳三分,麸炒微黄,去瓤　赤芍药半两　秦艽半两,去苗

右件药捣罗为末,炼蜜和捣三二百杵,圆如梧桐子大,不计时候以粥饮下二十圆。

治伤寒后脚气诸方

夫伤寒后脚气者,此是风毒湿气滞于肾经,缘肾主腰膝,今肾既湿,故脚弱而满,即成脚气也。又春夏之时,温湿之气抟于肾经,沉滞不散,两脚浮肿,疼闷而热,遇其体性夙有风毒,则风湿之气上冲心肺,即气闷而胸满,致于夭横。诊其左手尺脉当洪而数,是其候也。若服药后,其脉沉而缓者,疾当愈也。

治伤寒后脚气上攻,心腹妨闷,坐卧不安,宜服**槟榔散**方:

槟榔三分　羚羊角屑三分　木香三分　郁李人半两,汤浸,去皮微炒　吴茱萸一分,汤浸七遍,焙干微炒　陈橘皮三分,汤浸,去白瓤,焙

右件药捣粗罗为散,每服三钱,以水一中盏,煎至六分,去滓,不计时候温服。

治伤寒后脚气,攻心闷乱,腹满如石,大小便涩,宜服**鳖甲散**方:

鳖甲三分,涂醋炙微黄,去裙襕　木通三分,剉　郁李人一两,汤浸去皮尖,微炒　赤茯苓一两　羚羊角屑三分　槟榔三分

右件药捣粗罗为散,每服四钱,以水一中盏,煎至六分,去滓,不计时候温服。

治伤寒后脚气,心下痞坚,或时妨痛,不能下食,宜服**木香散**方:

木香三分　鳖甲三分,涂醋炙微黄,去裙襕　诃梨勒皮三分　槟榔三分　赤茯苓三分　郁李人三分,汤浸,去皮尖,微炒

右件药捣粗罗为散,每服四钱,以水一中盏,煎至六分,去滓,不计时候温服。

治伤寒后脚气冲心,烦闷气促,脚膝痠疼,昏沉不利,宜服**沉香散**方:

沉香三分　赤芍药一两　木通三分,剉　紫苏茎叶一两半　吴茱萸半两,汤浸七遍,曝干微炒　槟榔三分　川朴消一两

右件药捣粗罗为散,每服三钱,以水一中盏,入生姜半分,煎至六分,去滓,不计时候温服。

治伤寒后脚气,心烦满闷,不下饮食,呕逆痰唾,宜服**半夏散**方:

半夏三分,汤洗七遍去滑　枳壳三分,麸炒,去白瓤　赤茯苓三分　前胡三分,去芦头　木通三分,剉　人参三分,去芦头

右件药捣筛为散,每服三钱,以水一中盏,入生姜半分,煎至六分,去滓,不计时候温服。

治伤寒后脚[1]气冲心,神识闷乱,宜服**桑白皮散**方:

桑白皮三分,剉　大腹皮一两,剉　木通三分,剉　陈橘皮三分,汤浸,去白瓤,焙　紫苏茎叶三分

右件药捣筛为散,每服半两,以水一大盏,入生姜半分,煎至五分,去滓,不计时候温服。

治伤寒后脚气上冲,心膈烦闷,宜服**羚羊角散**方:

羚羊角屑一两　旋覆花三分　赤茯苓一两　黄芩三分　半夏三分,汤洗七遍去滑　槟榔三分　陈橘皮三分,汤浸,去白瓤,焙　吴茱萸半两,汤浸七遍,焙干微炒

右件药捣筛为散,每服四钱,以水一大盏,入生姜半分,煎至五分,去滓,不计时候温服。

治伤寒后脚气冲心,心神烦乱,呕逆恶食,脚膝痠疼,宜服**紫苏散**方:

紫苏茎叶一两　木香三分　赤茯苓三分　沉香一两　吴茱萸一分,汤浸七遍,焙干微炒　赤芍药一两　陈橘皮三分,汤浸,去白瓤,焙　木通一两,剉　槟榔三分

右件药捣粗罗为散,每服三钱,以水一中盏,入生姜半分,煎至六分,去滓,不计时候温服。

治伤寒后脚气上攻,痰逆,头目旋闷,宜服**前胡散**方:

前胡一两,去芦头　半夏三分,汤洗七遍去滑　桂心三分　甘草三分,炙微赤,剉　陈橘皮三分,汤浸,去白瓤,焙　赤茯苓一两半　大腹皮三分　桑根白皮一两半,剉

右件药捣筛为散,每服四钱,以水一大盏,入生姜半分,煎至五分,去滓,不计时候温服。

治伤寒后风毒脚气,心膈壅闷,头旋目眩,宜服**犀角散**方:

犀角屑三分　防风一两,去芦头　羌活一两　秦艽一两,去苗　桂心三分　陈橘皮一两,汤浸,去白瓤,焙　大腹皮三分　牛膝一两半,去苗

右件药捣筛为散,每服五钱,以水一中盏,入生姜半分,煎至五分,去滓,不计时候温服。

治伤寒后脚气上攻,烦满,及脚膝疼肿,宜服**赤茯苓散**方:

赤茯苓一两　赤芍药一两　枳壳三分,麸炒微黄,去瓤　大腹子三分　桑根白皮一两半,剉　紫苏茎叶三分　百合三分　川大黄三分,剉碎,微炒　甘草半两,炙微赤,剉　郁李人三分,汤浸,去皮尖,微炒　汉防己三分　羚羊角屑三分

---

〔1〕 脚:原脱,《类聚》卷49所引亦脱,与本节主治不符。据《普济方》卷146引同方补。

右件药捣筛为散,每服五钱,以水一大盏,入生姜半分,煎至五分,去滓,不计时候温服。

治伤寒后脚气上攻,心胸烦闷,喘促食少,宜服**柴胡散**方:

柴胡一两,去苗　旋覆花三分　青橘皮三分,汤浸,去白瓤　大腹子三分　半夏三分,汤洗七遍去滑　桑根白皮一两半,剉　紫苏茎叶三分　马牙消二两　甘草半两,炙微赤,剉

右件药捣粗罗为散,每服四钱,以水一大盏,入生姜半分,煎至五分,去滓,不计时候温服。

又方:

木香三分　槟榔三分　川朴消三分　紫苏茎叶半两　枳实半两,麸炒微黄

右件药捣粗罗为散,每服三钱,以水一中盏,入生姜半分,葱白三茎,煎至五分,去滓,不计时候温服。

治伤寒后脚气,并背气,宜服**大黄圆**方:

川大黄一两,剉碎,微炒　牛膝三分,去苗　槟榔一两　枳壳三分,麸炒微黄,去瓤　木香三分　人参三分,去芦头　郁李人一两,汤浸,去皮尖,微炒　桂心三分　前胡一两,去芦头

右件药捣罗为末,炼蜜和捣二三百杵,圆如梧桐子大,每服食前以温酒下三十圆。

治伤寒后脚气久不差,心腹胀满,腿膝浮肿,胸膈妨闷,宜服**木瓜圆**方:

木瓜一两半,干者　桂心半两　沉香一两　柴胡一两,去苗　槟榔一两　高良姜三分,剉　赤芍药一两　吴茱萸三分,汤浸七遍,曝干微炒　厚朴三分,去粗皮,涂生姜汁炙令香熟

右件药捣罗为末,炼蜜和捣三二百杵,圆如梧桐子大,每服食前以生姜汤下三十圆。

治伤寒后初觉脚气,宜用淋蘸方:

薏苡人根三两　蒴藋枝五两　枳壳根三两　吴茱萸一两

右件药细剉,以水三斗,煎至二斗去滓,入盐半合,浆水一碗,看冷热淋脚,欲淋时,踢一新砖,勿令汤过脚面,旋旋淋之,汤尽为度,淋蘸脚了,以少生姜汁熟摩脚心。

治伤寒后脚气,肿满不消,宜用淋蘸方:

蓖麻叶一两　枸杞根一两　葡萄蔓一两　蒴藋七两,剉　羌活一两　藁本一两　吴茱萸半两　杏人半两　椒一合　青盐一两

右件药捣细剉,分为二剂,每剂用水二斗,入葱白连须三茎,生姜一两拍碎,煎至一斗二升去滓,入盐半匙,避风处看冷热淋蘸。

治伤寒后腰脚疼痛诸方

夫肾者,精神之舍,元气之系,通于经络,主于腰脚。若伤寒后肾气虚损,风邪所侵,流入少阴之经,与血气相击,久而不散,即令腰脚疼痛也。

治伤寒后风虚,腰脚顽痹,骨髓疼痛,不能久立,宜服**羌活散**方:

羌活　防风去芦头　黄耆　五加皮　牛膝去苗,已上各一两　酸枣人微炒　丹参　桂心　赤芍药　麻黄去根节　槟榔　当归剉,微炒　木通　玄参已上九味各一两　枳实半两,麸炒微黄

右件药细剉和匀,每服半两,水一大盏,入生姜半分,煎至五分,去滓,食前温服,服药讫,即以衣覆卧,良久即愈[1]。

---

〔1〕 愈:原作"食",《类聚》卷49所引亦同,义晦。《普济方》卷144引同方作"愈",义长,因改。

治伤寒后风毒攻腰脚,骨节疼痛,宜服**麻黄散**方:

麻黄一两,去根节 细辛一两 独活一两 丹参三分 牛膝三分,去苗 萆薢三分,剉 黄耆三分,剉 桂心一两 防风一两,去芦头 当归一两 羚羊角屑一两 磁石二两,捣碎,水淘去赤汁

右件药捣筛为散,每服四钱,以水一中盏,入生姜半分,煎至六分,去滓,食前温服。

治伤寒后肝肾风虚,毒气壅滞,大小肠秘涩,气攻腰脚,疼痛妨闷,宜服**大腹皮散**方:

大腹皮一两,剉 桂心一两 槟榔半两 赤芍药一两 泽泻一两 木通三分,剉 木香半两 川朴消三分

右件药捣粗罗为散,每服四钱,以水一中盏,入生姜半分,煎至六分,去滓,食前温服。

治伤寒后脏腑虚弱,腰膝疼痛,瘦瘁,宜服**牛膝散**方:

牛膝去苗 石斛去根,剉 薯蓣 赤芍药 杜仲去粗皮,炙微黄,剉 萆薢剉,已上各三分 当归一两,剉,微炒 桑寄生半两 熟干地黄一两

右件药捣筛为散,每服五钱,以水一中盏,入酒三合,生姜半分,煎至六分,去滓,食前温服,服药后徐步,令药势行。

治伤寒后肾脏风虚,脚膝疼痛少力,不能步行,宜服**独活散**方:

独活一两 防风三分,去芦头 五加皮三分 附子一两,炮裂,去皮脐 赤芍药一两 干姜半两,炮裂,剉 桂心一两半 牛膝一两,去苗 五味子三分 杜仲一两半,去粗皮,炙微黄,剉 石斛一两,去根 沉香一两

右件药捣筛为散,每服五钱,以水一大盏,入生姜半分,煎至五分,去滓,食前温服。

治伤寒后腹胀气急,连腰脚疼痛,宜服**桂心散**方:

桂心 陈橘皮汤浸,去白瓤,焙 白术 附子炮裂,去皮脐 当归剉,微炒 木香 厚朴去粗皮,涂生姜汁炙令香熟,已上各半两 槟榔一两

右件药捣细罗为散,每服食前以温酒调下二钱。

治伤寒后虚冷,腰间有积滞,气流注腰脚,疼痛不可忍,宜服**槟榔圆**方:

槟榔半两 陈橘皮半两,汤浸,去白瓤,焙 桂心半两 赤芍药半两 附子半两,炮裂,去皮脐 干姜一分,炮裂,剉 牵牛子五两,微炒,别杵罗,取末二两半

右件药捣罗为末,都研令匀,炼蜜和圆如梧桐子大,食前以温生姜汤下三十圆,相次以生姜粥饮投之,良久当利,未利再服。

治伤寒后腰间气滞,流注脚膝疼痛,宜服**沉香散**方:

沉香一两 五加皮一两 枳实半两,麸炒微黄 桂心一两 槟榔一两 附子半两,炮裂,去皮脐 当归半两,剉,微炒 木香半两 川大黄一两,剉碎,微炒

右件药捣细罗为散,每服食前以葱白汤调下二钱服之。

治伤寒后腰脚疼痛,宜服**威灵仙散**方:

威灵仙一两半 牵牛子二两,微炒 陈橘皮三分,汤浸,去白瓤,焙 厚朴三分,去粗皮,涂生姜汁炙令香熟 吴茱萸半两,汤浸七遍,曝干微炒

右件药捣细罗为散,空心以温酒调下二钱,当泻下恶物。

治伤寒后肩背拘急,腰脚疼痛,方:

羌活一两 干薄荷一两 木香三分 槟榔三分 威灵仙二两

右件药捣细罗为散,每服食前以温酒调下二钱。

治伤寒后风气流注,腰脚疼痛,坐卧有妨,宜用贴焫方:

附子半两,生用 桂心半两 吴茱萸一分,生用

右件药捣罗为末,用生姜自然汁调令稀稠得所,入铫子内慢火煎如饧,摊在蜡[1]纸上,于痛处贴焫之。

治伤寒后毒气攻注,腰脚疼痛,宜用**芫花散**熨方:

芫花二两 吴茱萸二两 醋糟八两

右件药相和令匀,于铫子内炒令热,以青布裹,于痛处熨之,如稍干,以醋拌令润,再炒熨之,以痛止为度。

治伤寒后毒气伤于经脉,即致腰脚痛,方:

鹿角一双,长三寸截之 酒七斤

右件药先用鹿角,以炭五斤烧令通赤,内于酒中蘸,如此五度止,浸经一宿,每服空心及晚食前,暖一中盏服。

治伤寒发豌豆疮灭瘢痕诸方

夫伤寒之病,发豌豆疮者,皆是热毒所为。其毒气中于脏腑,余毒之气冲于肌肉而生疮疹,及其病折则疮愈,而毒气尚未全散,故疮痂虽落,其瘢犹黡,或凹凸肉起。宜用消毒灭瘢之药以傅焉。

治伤寒发豌豆疮,差后瘢痕不没,宜涂**鹰粪白膏**方:

鹰粪白半合 辛夷一两 白附子一分 杜若二两 细辛二两

右件药捣碎,以酒一升浸一宿,入羊髓五两,慢火煎五七沸,去滓,盛于瓷合中,每用时先以新布揩疮瘢令热,后以药薄涂之。

治伤寒发豌豆疮初差,宜涂**朴消膏**方:

川朴消一两,细研如粉 猪胆一枚,用汁

右件药相和调为膏,用摩疮瘢上,勿令动着,任疮痂自落。

治伤寒发豌豆疮差后,宜涂**灭瘢白芷膏**方:

白芷一两 当归一两 鸡屎白五两

右件用猪脂七两,麻油三两,以慢火煎白芷色黄,去滓,内鸡屎白搅和煎如膏,入瓷器内盛,每日涂摩疮瘢上。

治伤寒豌豆疮差后,满面疮瘢,久不没,宜涂**白敛膏**方:

白敛三分 礜石半两,生用 白石脂一分 杏人一两,汤浸,去皮尖、双人,研如膏

右件药捣细罗为散,次入杏人膏研令匀,后入新鸡子白一枚、酥二两相和研为膏,入瓷器中盛,每夜取涂面上,来日以温浆水洗之。

治伤寒生豌豆疮,新差后满面疮瘢,宜用**猪蹄汤**洗方:

猪蹄一两 芎劳半两 葳蕤半两 桑根白皮半两 白术半两 白茯苓半两 商陆半两 白芷半两

右件药都细剉,先以水二斗,煮猪蹄至一斗五升,去猪蹄,下药煎至八升,去滓,每夜洗之。

---

〔1〕 蜡:原作"腊"。《正误》:"腊,蜡之讹。"从之改。

治伤寒生豌豆疮，差后瘢痕不消，宜涂**白附子膏**方：

白附子　蜜陀僧　牡蛎烧为粉　芎䓖　白茯苓已上各半两

右件药捣细罗为散，更研令极细，以酥调傅疮瘢上。

治伤寒生豌豆疮差后，瘢痕赤肿不消，宜涂**菰蒌子膏**方：

菰蒌子一升，汤浸，擘取人，细研如膏　白石脂一两，捣罗为末　麝香一分，细研　雄雀粪半两，白色者，细研

右件药都研令匀，用菟丝子苗研取自然汁调如膏，夜间先煎葱白汤洗面，后涂药，明旦以暖浆水洗之。

治伤寒热毒发豌豆疮差后，满面瘢痕，**玉屑膏**方：

玉屑　蜜陀僧　附子生，去皮脐，捣细罗为末　珊瑚已上各二两

右件药都研令细，每度以药末二钱，用真牛酥调匀，夜卧时涂面，来日以温浆水洗之。

又方：

鹰粪白二两半　白僵蚕二两

右件药先捣僵蚕为末，次入鹰粪白同研如粉，以白蜜调如稀饧，涂于瘢上，日二易之。

又方：

杏人一两，汤浸，去皮尖、双人，别研为膏　鸡子白二枚

右件药相和调如稀饧，每夜涂疮瘢上，至旦以温浆水洗之。

又方：

鸡子七枚，煮熟用黄　乱发一两，剪碎

右件药同于铫子内炒，候发消尽成油，用薄绵滤，入瓷合中盛，夜卧时涂摩之。

又方：

马齿苋自然汁五合　蛤粉二两，细研

右件药相和令匀，每日涂于疮瘢上。

又方：

川升麻二两　白蜜三两

右件药先以水一大盏，煎升麻取半盏，滤去滓，下蜜更煎良久，候冷，旋旋取涂摩疮瘢上。

治伤寒后劳复诸方

夫伤寒病新差，津液未复，血气尚虚，若劳动早，更复成病，故云劳复也。若言语思虑则劳神，梳头澡浴则劳力，劳则生热，热则气虚，还入经络，故复病也。其脉紧者，宜下之也。

治伤寒后劳复，壮热，肢节不利，宜服**大青散**方：

大青二两　甘草一两，炙微赤，剉　阿胶一两，杵碎，炒令黄燥　豉三两　白术一两　陈橘皮一两，汤浸，去白瓤，焙

右件药捣粗罗为散，每服五钱，以水一大盏，煎至五分，去滓，不计时候温服。

治伤寒后劳复，体热鼻衄，宜解肌退热，**柴胡散**方：

柴胡三分，去苗　木香半两　茯神半两　赤芍药半两　犀角屑半两　石膏一两　葛根半两，剉　麻黄三分，去根节　甘草半两，炙微赤，剉　生干地黄半两　黄芩半两

右件药捣筛为散，每服四钱，以水一中盏，入生姜半分，枣三枚，煎至六分，去滓，不计时候温服。

治伤寒新差后,因食早,起动多,劳复,**栀子散方**:

栀子人 桂心 麻黄去根节 川大黄剉碎,微炒 甘草炙微赤,剉,已上各一两 豉二两

右件药捣筛为散,每服五钱,以水一大盏,煎至五分,去滓,不计时候温服。

治伤寒新差后,起早,饮食过度,劳复,宜服此方:

栀子人一两 石膏三两 雄鼠粪三七枚 豉二分 川大黄二两,剉碎,微炒 枳壳一两,麸炒微黄,去瓤

右件药捣粗罗为散,每服三钱,以水一中盏,煎至六分,去滓,不计时候温服。

治伤寒大病已解,劳复[1]如初,宜服**枳实散方**:

枳实麸炒微黄 栀子人 麻黄去根节 柴胡去苗 桂心已上各一两 豉二两

右件药细剉和匀,每服半两,以水一大盏,煎至五分,去滓,不计时候热服,如未汗再服。

治伤寒差后,食早伤脾胃,劳复,宜服**槟榔散方**:

槟榔 麦蘖炒令微黄 白术 人参去芦头,已上各一两 曲二两,炒令微黄 桔梗半两,去芦头

右件药捣粗罗为散,每服三钱,以水一中盏,入生姜半分,枣三枚,煎至五分,去滓,不计时候温服。

治伤寒差后劳复,头痛壮热,肢节烦疼,宜服**桂心散方**:

桂心 甘草炙微赤,剉 人参去芦头 赤茯苓 赤芍药 麻黄去根节 芎劳 厚朴去粗皮,涂生姜汁炙令香熟,已上各一两

右件药捣粗罗为散,每服五钱,以水一大盏,入生姜半分,煎至五分,去滓,不计时候温服。

治伤寒后,令病人不复发,宜服**鳖甲散方**:

鳖甲二两,涂醋炙微黄,去裙襕 白术二两半 防风一两,去芦头 菰蒌根一两 桔梗一两,去芦头 细辛三分 附子半两,炮裂,去皮脐 干姜半两,炮裂,剉 桂心半两

右件药捣筛罗为散,每服五钱,以水一大盏,煎至五分,去滓,不计时候温服。

治伤寒后饮食多,劳复如初,壮热心烦,宜服**麦门冬散方**:

麦门冬去心 麻黄去根节 川大黄剉碎,微炒 桔梗去芦头,已上各一两 豉二合 甘草半两,炙微赤,剉

右件药捣筛为散,每服五钱,以水一大盏,煎至五分,去滓,不计时候温服。

治伤寒已愈后,食饮过多,复发,宜服**香豉散方**:

豉二合 甘草半两,炙微赤,剉 白术一两 槟榔一两 川大黄一两,剉碎,微炒 川芒消半两

右件药捣筛为散,每服半两,以水一大盏,煎至五分,去滓,不计时候温服,以疏利为度。

治伤寒已愈,因食过多劳复,头痛壮热,宜服**栀子人粥方**:

栀子人一两 豉一合 人参半两,去芦头 柴胡半两,去苗 雄鼠粪二七枚

右件药以水二大盏,煎取一大盏,去滓,内粟米半合煮作稀粥,不计时候温服。

治伤寒已愈,气未平复,劳动起早,复发,宜服**枳壳散方**:

枳壳三分,麸炒微黄,去瓤 人参三分,去芦头 栀子人半两 黄耆三分,剉 白术三分 甘草一分,炙微赤,剉

右件药捣粗罗为散,每服五钱,以水一大盏,煎至五分,去滓,不计时候温服。

---

[1] 劳复:原作"复劳"。详本节均言伤寒后劳复,"复劳"当为"劳复"之误,故乙转。

又方：

头垢二两,烧灰　麝香一钱

右都细研为散,每服不计时候温水调下一钱。

又方：

鸡子空壳碎之,炒令黄黑色

右件药细罗为散,每服以热粥饮调下三钱,汗出即愈。

治伤寒后[1]阴阳易诸方

夫伤寒后,有阴易阳易病者,皆是病新差未满百日,体力犹虚,乖于将摄,女人即名阴易,丈夫即名为阳易。筋脉拘急,手足皆拳。若得斯疾,即须急治,若稍失治,当为必死之病也。

治伤寒病差后,阴阳易,劳复如初,宜服**葛根散**方：

葛根一两半,剉　生干地黄一两半　生姜一两　麦门冬一两,去心　葱白二七茎　豉二合　劳水五升,此水以杓扬之一千遍,名曰劳水

右件药细剉和匀,每服半两,以劳水一大盏,煎至五分,去滓,不计时候温服。

治伤寒后,阴阳易病,乍寒乍热,发作有时,宜服**地骨皮散**方：

地骨皮半两　知母三分　麦门冬三分,去心　淡竹沥半合　白蜜半两

右件药细剉,用水两大盏半,煎至一盏半,去滓,入蜜竹沥搅令匀,分作五服,不计时候温服。

治伤寒后未平复,阴阳交合,变成易病,身体大热,气冲胸背,手足拳挛,方：

干姜一两,炮裂,剉　丹参一两　甘草一两,炙微赤,剉

右件药捣筛为散,每服五钱,以水一大盏,煎至五分,去滓,不计时候温服。

治伤寒后,阴阳易,小腹硬,卵缩疼痛,宜服**知母散**方：

知母三分　柴胡三分,去苗　麦门冬一两,去心,焙　豉二合　木香一两　甘草一分,炙微赤,剉

右件药捣粗罗为散,每服五钱,以水一中盏,煎至五分,去滓,入生地黄汁少半合,更煎一两沸,不计时候温服。

治伤寒后未平,复合阴阳为易病,气欲绝,宜服**荆芥散**方：

荆芥三分　鸡肶胵三分　桑螵蛸二七枚,微炒　葱白二七茎　鼠一枚,烧为灰,别细研　薤白二七茎

右件药细剉和匀,分为五服,以水一大盏,煎至五分,去滓,入鼠灰末半钱搅令匀,不计时候温服。

治伤寒后气血未平,复合阴阳成阴阳易病者,即小腹拘急,阴肿,身体热,毒气冲心胸,头重不能举,宜服**葳蕤散**方：

葳蕤一两　桂心半两　木香三分　雄鼠粪三七枚　荆芥半两

右件药细剉和匀,分为五服,以水一大盏,煎至五分,去滓,不计时候温服。

治伤寒后阴阳易,小腹急痛,阴肿,四肢乏力,宜服**附子散**方：

附子一两,炮裂,去皮脐　细辛三分　干姜半两,炮裂,剉　白术半两　甘草半两,炙微赤,剉　蘹香子半两

---

〔1〕后:原无,排门目录同,分目录有"后"字。据本条论说,有"后"字义长,因补。

右件药捣筛为散,每服五钱,以水一大盏,入生姜半分,煎至五分,去滓,不计时候温服。

治伤寒后未平,复合阴阳为易病,小腹里急疞痛,溺血,气力乏劣,宜服**当归散**方:

当归一两,剉,微炒　栀子人一两　木香半两　犀角屑半两　豉一合　黄耆三分,剉　枳壳半两,麸炒微黄,去瓤

右件药捣筛为散,每服五钱,以水一大盏,入生姜半分,葱白三茎,煎至五分,去滓,不计时候温服。

治伤寒后真气尚虚,因合阴阳,致小腹拘急,便溺涩痛,宜服**大腹子散**方:

大腹子一两　木香一两　当归半两,剉,微炒　芎劳半两　蓬麦半两　柴胡一两,去苗

右件药捣筛为散,每服四钱,用水一中盏,入生姜半分,煎至五分,去滓,不计时候温服。

治伤寒后阴阳易,头重,百节解痛,翕翕气劣,着床不能起动,甚者手足拳,卵肿疼痛,宜服**韭根散**方:

韭根二两　蒜蘽根二两　青竹茹半两　干姜半两,炮裂

右件药细剉和匀,分作八服,每服以水一大盏,煎至五分,去滓,入鼠粪末一字搅令匀,不计时候温服。

治伤寒后未平,复交合成阴阳易,壮热头疼,或鼻中出血,宜服**犀角散**方:

犀角屑一两　石膏三两　竹茹一两　葛根一两　丹参一两

右件药捣筛为散,每服五钱,以水一大盏,煎至五分,去滓,不计时候温服。

治伤寒后阴阳易,壮热心躁,鼻衄不止,**生干地黄散**方:

生干地黄二两　地骨皮半两　甘草三分,炙微赤,剉　伏龙肝一两　川朴消半两

右件药捣粗罗为散,每服五钱,以水一中盏,煎至六分,去滓,不计时候温服。

治伤寒后阴阳易,小腹急胀,卵缩,小便不通,宜服**柴胡散**方:

柴胡三分,去苗　木香半两　当归半两,微炒　木通三分,剉　紫苏茎叶半两　竹茹半两　黄耆三分,剉

右件药捣筛为散,每服五钱,用水一大盏,煎至五分,去滓,不计时候温服。

治伤寒后百日内未平,复合阴阳,遂成阴阳易病,四肢厥冷,心痛烦闷,手足拘拳,皆为难治,宜服**附子散**方:

附子一两,炮裂,去皮脐　干姜半两,炮裂,剉　吴茱萸半两,汤浸七遍,焙干微炒　桂心　白术　细辛　木香已上各三分　甘草半两,炙微赤,剉

右件药捣筛为散,每服五钱,以水一中盏,煎至六分,去滓,不计时候温服。

治伤寒后阴阳易,头痛,鼻衄不止,宜服**竹茹散**方:

竹茹一两　犀角屑三分　生干地黄二两　甘草半两,炙微赤,剉　伏龙肝一两　川朴消一两

右件药捣粗罗为散,每服三钱,以水一中盏,煎至六分,去滓,不计时候温温频服,以差为度。

治伤寒后阴阳易,四肢或寒或热,宜服**白薇圆**方:

白薇一两　知母一两　地骨皮一两　生干地黄一两　麦门冬一两半,去心,焙　甘草半两,炙微赤,剉　蜀漆半两　葳蕤一两　陈橘皮一两,汤浸,去白瓤,焙

右件药捣罗为末,炼蜜和捣三二百杵,圆如梧桐子大,每服食前以粥饮下二十圆。

治伤寒病后阴阳易,方:

韭一把　雄鼠粪七粒

右件药以水一大盏,煎至五分,去滓,不计时候热服,厚盖汗出便愈。

治伤寒后阴阳易,阴肿,腹中疠痛,痛不可忍,方:

青竹茹—两

右以水一大盏,煮取五分,去滓,不计时候热服。

治伤寒后阴阳易,阴肿,腹中疠痛,方:

蒜蘸根—两

右捣碎,以水一大盏,煎至五分,去滓,不计时候温服,得小便利为效。

又方:

右剪女人手足爪二十枚,烧灰,研为末,不计时候以温酒服之差。用粥饮调下亦得。

治伤寒后阴阳易及劳复,方:

豉—两　鳖甲—两,涂醋炙令黄,去裙襕　枳壳—两,麸炒微黄,去瓤

右件药捣筛为散,每服五钱,以水一中盏,入生姜半分,煎至五分,去滓,不计时候热服。

太平圣惠方卷第十五凡二十二门 论一首 病源二十一首[1] 方共计一百六十六道

时 气 论

夫时气病者，是春时应暖而反寒，夏时应热而反冷，秋时应凉而反热，冬时应寒而反温，非其时而有其气，是以一岁之中，病无少长皆相似者，此则时行之气也。从春分后，其中无大寒不冰雪，而人有壮热为病者，此则属春时阳气，发于冬时伏寒，变为温病也。从春分后，至秋分前，天有暴寒者，皆为时行伤寒，此是节候有寒伤于人，非触冒之过也。若三月、四月有暴寒，其时阳气尚弱，为寒所折，病热犹轻也。五月、六月阳气已盛，为寒所折，病热则重也。七月、八月阳气已衰，为寒所折，病热亦微也。其病与温及暑病相似，但治有殊尔。

治时气一日诸方

夫时气病，一日太阳受病。太阳为三阳之首，而主于头项，故得病一日，头项腰脊皆痛也。

治时气一日头痛壮热，四肢烦疼，宜服**解肌散**方：

麻黄一两,去根节　川升麻一两　赤芍药一两　石膏一两　贝齿三枚　甘草半两,炙微赤,剉　杏人一两,汤浸,去皮尖、双人,麸炒微黄

右件药捣粗罗为散，每服五钱，以水一大盏，入生姜半分，枣三枚，煎至五分，去滓，不计时候热服，衣覆取汗。

治时气一日，头痛壮热，骨节疼痛，宜服**桂枝散**方：

---

〔1〕 首:原作"道"，据排门目录改。下凡首、道混称者，径依体例改，不出注。

〔2〕 已上:原脱，据正文补。

〔3〕 后:原脱。据排门目录及正文补。

桂枝三分　黄芩三分　麻黄三分,去根节　石膏一两

右件药捣粗罗为散,每服五钱,以水一大盏,入生姜半分,枣三枚,煎至六分,去滓,不计时候热服,衣覆取汗。

治时气一日,头项腰脊痛,恶寒,宜服解表石膏散方:

石膏二两　豉二合　麻黄一两,去根节　葛根二两,剉　白术二两　桂心一两　白芷一两　芎藭一两　当归一两,剉,微炒

右件药捣粗罗为散,每服五钱,以水一大盏,入生姜半分,枣三枚,煎至五分,去滓,不计时候热服,衣覆取汗。

治时气一日,壮热,心神烦躁,头痛,四肢不利,宜服葛根散方:

葛根剉　赤芍药　麻黄去根节　黄芩　石膏已上各一两　大青半两　甘草半两,炙微赤,剉

右件药捣粗罗为散,每服五钱,以水一大盏,入生姜半分,枣三枚,煎至五分,去滓,不计时候热服,衣覆取汗。

治时气一日,头痛壮热,方:

右取生葛根净洗,捣取汁一大盏,内豉一合,煎至六分,去豉,不计时候分为二服,有汗即差。未得汗,即再服。若心中热,加栀子人十枚,内葛根汁中同煎,去滓服之。

治时气一日,初觉便宜发汗,方:

麻黄二两,去根节

右以水三大盏,煮麻黄,去沫,取汁一盏半,去滓,后入米一匙,豉汁二合,煮为稀粥,不计时候顿服,衣覆取汗。

治时气二日诸方

夫时气二日,阳明受病。阳明主于肌肉,其脉络于鼻,入于目,故得病二日内热鼻干,不得眠也。夫诸阳在表,表始受病,故可摩膏火灸,发汗而愈也。

治时气二日,头痛壮热,宜服水解散方:

麻黄二两,去根节　川大黄一两,剉碎,微炒　黄芩一两　桂心一两　甘草一两,炙微赤,剉　赤芍药一两

右件药捣细罗为散,每服不计时候以温水调下二钱,良久再服。未服药前,先以热汤淋浴后,便服此药,衣盖取汗。

治时气二日,壮热头疼,宜服此方:

甘草一两,炙微赤,剉　生姜三分　葫芦一颗大者,取瓢去子,于碗内盛之

右件先将生姜、甘草用无灰酒一大盏,煎取六分,去滓,热入葫芦碗中绞取汁,不计时候分温二服。

治时气二日,壮热憎寒,头痛,腰脊强重,宜服柴胡散方:

柴胡一两,去苗　麻黄一两,去根节　葛根三分,剉　桂心三分　甘草一分,炙微赤,剉

右件药捣罗为散,每服四钱,以水一中盏,入豉五十粒,薄荷二七叶,煎至六分,去滓,不计时候先吃粥少许,后以热水淋浴,然后服此药,衣覆取汗。

治时气二日,头痛背强,身热恶寒,宜服栀子散方:

栀子人一两　黄芩一两　石膏二两　杏人一两,汤浸,去皮尖,双人,麸炒微黄　葛根一两,剉　甘草

半两,炙微赤,剉

右件药捣罗为散,每服五钱,以水一大盏,入葱白二茎,豉五十粒,煎至五分,去滓,不计时候热服,衣覆取汗。

治时气二日,头痛背强,心烦壮热,宜服**葛根散**方:

葛根剉 麻黄去根节 犀角屑已上各一两

右件药捣罗为散,每服五钱,以水一大盏,入生姜半分,枣三枚,煎至[1]五分,去滓,不计时候热服,衣覆取汗。

治时气三日诸方

夫时气病三日,少阳受病。少阳脉循于胁,上于颈耳,故得病三日胸胁热而耳聋也。三阳经络,始相传病,未入于脏,故可汗而愈也。

治时气三日,头痛壮热,心神烦壅,胸膈不利,宜服**柴胡散**方:

柴胡去苗 人参去芦头 犀角屑 黄芩 麦门冬去心,已上各一两 甘草半两,炙微赤,剉 半夏半两,汤洗七遍去滑

右件药捣罗为散,每服五钱,以水一大盏,入生姜半分,枣三枚,煎至五分,去滓,不计时候温服。

治时气三日,头痛壮热,宜服**葛根散**方:

葛根一两半,剉 麻黄一两半,去根节 赤芍药一两 黄芩一两 石膏二两 桂心一两 甘草一两,炙微赤,剉 杏人一两,汤浸、去皮尖、双人、麸炒微黄

右件药捣罗为散,每服五钱,以水一[2]大盏,入生姜半分,枣三枚,煎至五分,去滓,不计时候热服,衣覆取汗。

治时气三日,表不解,热毒相传,或呕或嗽,**解肌麻黄散**方:

麻黄一两,去根节 赤芍药一两 桂心半两 甘草半两,炙微赤,剉 细辛半两 杏人三分,汤浸、去皮尖、双人、麸炒微黄

右件药捣罗为散,每服四钱,以水一中盏,煎至六分,去滓,不计时候热服,衣覆取汗。

治时气三日未解,四肢疼痛,心膈烦热,**鳖甲散**方:

鳖甲一两,涂醋炙微黄,去裙襕 麻黄二两,去根节 桂心一两 赤芍药一两 甘草一两,炙微赤,剉 葛根一两,剉 枳壳一两,麸炒微黄,去瓤 厚朴一两,去粗皮,涂生姜汁炙令香熟

右件药都捣粗罗为散,每服五钱,以水一中盏,入豉五十粒,煎至五分,去滓,不计时候热服,续以葱粥投之,汗出便愈。若未汗,再服。

治时气三日,头痛烦热,宜服**大黄散**方:

川大黄一两,剉碎,微炒 秦艽一两,去苗 桂心一两 石膏二两 柴胡一两,去苗 甘草半两,炙微赤,剉

右件药都捣粗罗为散,每服四钱,以水一中盏,入生姜半分,煎至六分,去滓,不计时候温服。

又方:

---

[1] 至:原脱。据文义补。
[2] 一:原脱。《正误》:"水下脱'一'字。"详上下文义改。

右以皂荚烧作灰,研罗为散,每服不计时候以新汲水一中盏,生姜汁、蜜各少许相和,调两钱服之。先用暖水淋浴,后服此药,须臾汗出,愈。

治时气四日诸方

夫时气病四日,太阴受病。太阴为三阴之首,三日已后,诸阳受病讫,即传之于阴。太阴之脉,主于喉咽,故得病四日,腹满而咽干。其病在胸膈,故可吐而愈也。

治时气四日,身体壮热,四肢疼痛,胸满心烦,宜服**苦参汤**吐之,方:

苦参一两,锉　乌梅七颗,搥碎　鸡子一枚,取清

右二味先以酽醋一大盏煮至五分,去滓,下鸡子清搅令匀,不计时候温温去沫服之,当吐出毒热气即愈。

治时气四日,胸中痰壅,憎寒壮热,头痛,宜服**桃柳心汤**吐之,方:

桃心一两　柳心一握　甘草三分,生用,锉　乌梅五颗,搥碎　栀子人二分

右件药以淡浆水一大盏,煎至六分,去滓,不计时候温服,良久当吐,未吐再服。

治时气四日,胸膈烦满,壮热,宜吐之,方:

苦参一两,锉

右以醋一大盏,煎至五分,去滓,不计时候温服,良久当吐即愈。

治时气四日,胸膈满闷,或时吐逆,宜服**葛根散**方:

葛根一两,锉　甘草一分,炙微黄,锉　川大黄半两,锉碎,微炒　麦门冬一两半,去心　人参一两,去芦头

右件药捣罗为散,每服四钱,以水一中盏,煎至六分,去滓,不计时候温服。

治时气四日,曾经发汗不解,寒热无恒,心中躁闷,宜服**犀角散**方:

犀角屑二两　麻黄半两,去根节　木通半两,锉　桂心半两　川升麻半两　葛根半两,锉　枳壳半两,麸炒微黄,去瓤　黄芩半两　柴胡一两,去苗　桃人半两,汤浸,去皮尖、双人,麸炒微黄　甘草半两,炙微赤,锉

右件药捣罗为散,每服五钱,以水一大盏,煎至五分,去滓,不计时候温服。

治时气四日,热渴不已,往来寒热,不能饮食,宜服**知母散**方:

知母　枳实麸炒微黄　柴胡去苗　地骨皮已上各一两　栀子人　麦门冬去心　甘草半两,炙微赤,锉

右件药捣罗为散,每服五钱,以水一大盏,煎至五分,去滓,不计时候温服。

治时气五日诸方

夫时气五日,少阴受病。少阴脉贯肾络肺,系于舌本,故得病五日,口热舌干,渴而欲饮,其病在肠,故可下而愈也。

治时气五日,大热,三部脉悉洪数者,可下之,宜服**大黄饮子**方:

川大黄一两半,锉碎,微炒　栀子人三分　枳壳半两,麸炒微黄,去瓤　黄芩一两　川朴消一两半　甘草半两,炙微赤,锉

右件药都细锉和匀,每服半两,以水一大盏,煎至五分,去滓,不计时候温服。

治时气五日,热毒不除,心神烦闷,大小肠秘涩,或时头痛,宜服**柴胡散**方:

柴胡去苗　枳壳麸炒微黄,去瓤　栀子人　黄芩　石膏　大青　川芒消　川大黄剉碎,微炒,已上各一两　麦门冬一两半,去心,焙　甘草半两,炙微赤,剉

右件药捣粗罗为散,每服以水一大盏,煎至五分,去滓,不计时候温服。

治时气五日,心腹壅闷,骨节疼痛,背膊烦热,不下饮食,宜服**黄芩散**方:

黄芩　栀子人　犀角屑　赤芍药　柴胡去苗　枳壳麸炒微黄,去瓤焙　槟榔已上各一两

右件药捣罗为散,每服五钱,以水一中盏,煎至五分,去滓,不计时候温服。

治时气五日,头痛壮热,食则呕逆,宜服**竹茹饮子**方:

竹茹　人参去芦头　芦根　黄芩　栀子人已上各半两

右件药都细剉和匀,每服半两,以水一大盏,入生姜半分,煎至五分,去滓,不计时候温服。

治时气五日,胸中壅闷,或时谵语,为肠胃中有结燥,宜服**承气汤**方:

川大黄一两,剉碎,微炒　枳实半两,麸炒微黄　川朴消一两　厚朴半两,去粗皮,涂生姜汁炙令香熟

右件药捣粗罗为散,每服四钱,用水一中盏,煎取六分,去滓,不计时候温服,以利为度。

治时气五日未解,壮热,心神烦躁,宜服**消毒散**方:

大青　栀子人　葛根剉　川朴消已上各一两

右件药捣粗罗为散,每服五钱,用水一大盏,入豉五十粒,煎至五分,去滓,下地黄汁半合,更煎三两沸,不计时候温服。

治时气六日诸方

夫时气六日,厥阴受病。厥阴脉循阴,络于肝,故得病六日,烦躁而阴缩也。此为三阴三阳俱受其病,毒气入于肠胃,故可下而愈也。

治时气六日,壮热,骨节烦疼,头痛目眩,心胁气胀急硬,不能饮食,恐变为黄,宜服**柴胡散**方:

柴胡去苗　枳实麸炒微黄　菰蒌根　黄芩　栀子人　茵陈　白鲜皮　川大黄剉碎,微炒　甘草炙微赤,剉,已上各一两

右件药捣罗为散,每服五钱,以水一大盏,煎至五分,去滓,不计时候温服。

治时气六日,热毒不退,心胸烦躁,大小肠秘涩,不得眠卧,宜服**白鲜皮散**方:

白鲜皮　黄芩　柴胡　大青　麦门冬　栀子人　甘草炙微赤,剉,已上各一两　羚羊角屑半两　川大黄二两,剉碎,微炒

右件药捣罗为散,每服五钱,以水一大盏,煎至五分,去滓,不计时候温服。

治时气六日,烦躁头痛,小便赤涩,壅热不退,宜服**羚[1]羊角散**方:

羚羊角屑三分　川升麻三分　秦艽三分,去苗　木通三分,剉　白鲜皮三分　槟榔一两　黄芩三分　麦门冬一两,去心,焙　川大黄一两,剉碎,微炒　甘草半两,炙微赤,剉

右件药捣粗罗为散,每服五钱,以水一大盏,煎至五分,去滓,不计时候温服。

治时气六日,头痛壮热,心神烦乱,积热不散,或狂走不定,宜服**大青散**方:

---

〔1〕 羚:原作"羘"。《普济方》卷148、《类聚》卷50引同方均作"羚",因改。本方药名同改。

大青一两　蓝叶三分　川升麻三分　秦艽一两,去苗　蒴藋根一两　川芒消一两半　茵陈三分
栀子人半两　甘草半两,炙微赤,剉

右件药捣粗罗为散,每服三钱,以水一中盏,煎至五分,去滓,入竹沥半合,不计时候温服。

治时气六日,心胸结硬,呕吐,不下饮食,宜服**人参饮子**方:

人参一两,去芦头,剉　生姜汁一合　川芒消一合　蜜一合

右件药以水一大盏,先煎人参取汁五合,去滓,下鸡子清一枚,及芒消、姜汁、蜜等搅令匀,不计时候分温二服。

治时气七日诸方

夫时气病七日,法当小愈,所以然者,阴阳诸经传病终故也。今病不除者,欲为再经病也。再经病者,谓经络重受病也。

治时气七日,心神恍惚,烦躁壮热,不得眠卧,宜服**羚羊角散**方:

羚羊角屑　旋覆花　枳壳麸炒微黄,去瓤　前胡去芦头　川升麻　玄参　赤芍药　黄芩　地骨皮已上各半两　茯神三分　麦门冬一两,去心,焙　甘草半两,炙微赤,剉

右件药捣粗罗为散,每服三钱,以水一中盏,煎至六分,去滓,不计时候温服。

治时气七日,有热结在内,虽得汗不解,腹满,烦躁谵语,宜服**麦门冬散**方:

麦门冬二两,去心　川升麻　地骨皮　川大黄剉碎,微炒　黄芩　前胡去芦头　赤茯苓已上各一两　陈橘皮半两,汤浸,去白瓤,焙　枳壳半两,麸炒微黄,去瓤

右件药捣筛为散,每服五钱,以水一大盏,煎至五分,去滓,不计时候温服。

治时气七日,往来寒热,胸胁逆满,大肠秘涩,宜服**大黄散**方:

川大黄剉碎,微炒　甘草炙微赤,剉　川芒消　桂心　桃人汤浸,去皮尖、双人,微炒　麻黄去根节,已上各一两

右件药捣粗罗为散,每服四钱,以水一中盏,入生姜半分,煎至六分,去滓,不计时候温服,以利为度。

治时气七日,心神烦热,胸膈不利,目赤,不得睡卧,宜服**羚羊角圆**方:

羚羊角屑　黄芩　栀子人　黄连去须　川升麻　枳壳麸炒微黄,去瓤,已上各一两

右件药捣罗为末,炼蜜和圆如梧桐子大,每服不计时候以竹叶汤下三十圆。

治时气八九日已上诸方

夫时气八九日已上不解者,或是诸经络重受于病,或已发汗吐下之后,毒气未尽,所以病不能除。或一经受病,未便相传,致使停滞累日,病证不改。皆当察其证候而治之也。

治时气八九日不解,心腹坚满,身体疼痛,内外有热,烦呕不安,宜服**前胡散**方:

前胡一两,去芦头　半夏一两,汤洗七遍去滑　枳壳三分,麸炒微黄,去瓤　赤芍药三分　黄芩三分
麦门冬一两,去心

右件药捣罗为散,每服五钱,以水一大盏,入生姜半分,竹茹一分,煎至五分,去滓,不计时候温服。

治时气八九日，烦躁壅闷喘粗，方：

桔梗一两，去芦头　甘草三分，炙微赤，剉　麻黄一两，去根节　杏人一两，汤浸，去皮尖、双人，麸炒微黄　黄芩三分　麦门冬一两，去心

右件药捣罗为散，每服五钱，以水一大盏，煎至五分，去滓，不计时候温服。

治时气八九日，骨[1]热，四肢烦疼，背膊劳闷，手足无力，不能饮食，宜服**柴胡散**方：

柴胡一两，去苗　黄耆一两，剉　赤茯苓三分　秦艽半两，去苗　地骨皮半两　黄连三分，去须　葛根半两　枳壳半两，麸炒微黄，去瓤　川大黄三分，剉碎，微炒　甘草半两，炙微赤，剉　鳖甲一两半，涂醋炙黄，去裙襕

右件药捣罗为散，每服五钱，以水一大盏，煎至五分，去滓，不计时候温服。

治时气八九日，肢节疼痛，热毒不退，乍寒乍热，乍剧乍差，发动如疟，宜服**鳖甲散**方：

鳖甲二两，涂醋炙微黄，去裙襕　知母　黄芩　乌梅肉微炒　柴胡去苗　恒山　地骨皮　赤芍药　牛膝去苗，已上各一两　甘草半两，炙微赤，剉

右件药捣罗为散，每服五钱，以水一中盏，煎至五分，去滓，不计时候温服。

治时气八九日已后，口干狂语，唯饮冷水，宜服**黑奴圆**方：

麻黄去根节　川大黄剉碎，微炒　川朴消　梁上尘　灶突墨　釜底墨　小麦炒令黄色，已上各一两

右件药捣罗为散，炼蜜和圆如弹子大，每服不计时候以新汲水研下一圆，服后更与新汲水任意饮之，汗出为效。

治时气头痛诸方

夫时气三阳受病，犹在于表，邪毒之气，攻注于外，循于风府，而入于脑，故令壮热头痛，胸膈壅滞，其脉浮数者[2]，可发汗及吐即愈也。

治时气头痛壮热，宜服**葛根散**方：

葛根一两　石膏二两　栀子人一两　柴胡一两，去苗　赤芍药一两　甘草半两，炙微赤，剉

右件药捣筛为散，每服五钱，以水一大盏，入淡竹叶二七片，煎至五分，去滓，不计时候温服。

治时气头痛不可忍者，宜用**淋顶汤**方：

石膏十两，捣碎　栀子人三两　竹叶一握　甘菊花三两　豉心三合　葱白十四茎，切

右件药以水六大碗，煮取三碗，去滓，内有嘴瓶中，稍热淋注顶上。

治时气头痛壮热绝甚者，宜服此方：

石膏二两　茅苊一两　木通一两，剉　犀角屑一两　甘草半两，炙微赤，剉

右件药捣筛为散，每服五钱，以水一大盏，入竹叶三七片，煎至五分，去滓，不计时候温服。

治时气壮热，头痛，呕吐，不能饮食，宜服**前胡散**方：

前胡去芦头　知母　犀角屑　葛根剉　赤芍药已上各一两　石膏二两

---

〔1〕骨：《正误》："一本骨作胸。"

〔2〕者：原误作"若"。据《类聚》卷50引同论改。

右件药捣筛为散,每服四钱,以水一中盏,入竹叶二七片,生姜半分,葱白七寸,煎至六分,去滓,不计时候温服。

治时气头痛至甚,及百骨节疼痛,宜服**菊花散**方:

甘菊花　麻黄去根节　葛根剉　黄芩已上各一两　羚羊角屑三两　玄参　栀子人　赤芍药　甘草炙微赤,剉,已上各三分

右件药捣筛为散,每服三钱,以水一中盏,煎至六分,去滓,不计时候温服。

治时气二三日,壮热,头痛甚者,宜服此方:

右以不蛀皂荚一梃,去皮子,以湿纸裹煨令焦黑,捣细罗为散,每服二钱,以热酒下,衣覆取汗。仍先以白矾汤密室中浴后服之。

治时气头痛不止,方:

川朴消二两

右捣细罗为散,用生油调涂于顶上。

又方:

右以栀子人捣罗为散,每服一钱,以温水调下。

又方:

右以冬瓜烂捣,拓于疼痛处,神效。

又方:

石膏五两

右捣细罗为散,研令极细,每服不计时候以腊面茶调下二钱。

治时气谵言诸方

夫时气热毒攻心,则心神烦乱,阳气大盛,遂则谵言,目赤心烦,不得睡卧,精神惊悸,言语失常,毒气不除,肠中结燥,其脉洪数者,是其候也。

治时气热毒躁闷,谵言,口舌干渴不止,宜服**秦艽散**方:

秦艽去苗　黄芩　木通　犀角屑　麦门冬去心　玄参　蓝叶　栀子人　甘草炙微赤,剉,已上各三分　赤芍药一分　桔梗一分,去芦头

右件药捣筛为散,每服四钱,以水一中盏,煎至六分,去滓,不计时候温服。

治时气大热,闷乱谵语,宜服**白鲜皮散**方:

白鲜皮　犀角屑　川升麻　大青　甘草炙微赤,剉,已上各一两

右件药捣筛为散,每服五钱,以水一大盏,煎至五分,去滓,不计时候服。

治时气谵语欲走,方:

生鸡子白一枚　川芒消一两,细研　生甘草末一钱

右件药以井华水一中盏搅令匀,吹去沫,不计时候服之。

治时气心膈大热烦闷,言语失度,宜服**生地黄饮子**方:

生地黄三两　玄参一两　赤茯苓一两　麦门冬一两　犀角屑一两　甘草半两,炙微赤,剉

右件药都细剉和匀,每服半两,以水一大盏,煎至五分,去滓,不计时候温服。

治时气烦热如火,谵语欲走,方:

人参一两,去芦头　甘遂一两,煨令微黄

右件药捣细罗为散,每服一钱,以新汲水调服,须臾更令病人多饮冷水,得吐之为效。

治时气,但谵语烦躁不安,宜服**猪苓散**方:

猪苓三分,去黑皮 白鲜皮三分 泽泻三分 赤茯苓三分 大青三分 麦门冬一两,去心,焙 川大黄三分 甘草半两,炙微赤,剉

右件药捣细罗为散,每服不计时候以新汲水调下三钱。

治时气热毒在脏,谵语,口干,烦躁,宜服**犀角圆**方:

犀角屑 栀子人 川大黄剉碎,微炒 铁粉细研 马牙消已上各一两 甘草三分,炙微赤,剉

右件药捣罗为末,炼蜜和圆如梧桐子大,每服不计时候以温竹叶汤下三十圆。

治时气大热不退,谵语,大便难,**大黄圆**方:

川大黄二两,剉碎,微炒 黄芩 犀角屑 猪苓去黑皮 枳壳麸炒微黄,去瓤 川朴消已上各一两

右件药捣罗为末,炼蜜和捣三二百杵,圆如梧桐子大,每服不计时候以麦门冬汤温温下三十圆。

治时气发狂诸方

夫时气发狂者,由热毒气盛,则弃衣而走,登高而歌。或不食数日,逾垣上屋,非是素所能也。皆阴阳气争,外并于阳。四肢者,诸阳之本也。热盛则四肢实,实则能登高而歌。热盛于身,故弃衣而走。狂言妄见妄笑,皆热毒气所为也。

治时气热毒攻心,面目俱赤,发狂,不识人,宜服**栀子散**方:

栀子人 葳蕤 茯神 麦门冬去心 川升麻 知母 犀角屑 沙参去芦头 黄芩 川大黄剉碎,微炒 甘草炙微赤,剉,已上各一两

右件药捣筛为散,每服四钱,以水一中盏,煎至六分,去滓,不计时候温服。

治时气心神狂躁,言语无度,宜服此方:

鸡子二枚,取清 白蜜半合 生地黄汁一合 川大黄半两,剉碎,微炒,杵末

右件药相和令匀,顿服之,以利为度。

治时气大热,心狂欲走,宜服**白鲜皮散**方:

白鲜皮一两半 大青 羚羊角屑 玄参 栀子人 子芩 川大黄炙微赤,剉 地骨皮已上各三分

右件药捣筛为散,每服五钱,以水一大盏,煎至五分,去滓,不计时候温服。

又方:

麦门冬三两,去心 杏人二两,汤浸,去皮尖、双人,麸炒微黄 甘草一两,炙微赤,剉 白鲜皮二两 生干地黄二两 黄芩一两

右件药捣筛为散,每服五钱,以水一大盏,入葱白二茎,煎至五分,去滓,不计时候温服之。

治时气热毒攻心,言语不定,心狂烦乱,不得睡卧,宜服**犀角散**方:

犀角屑 龙齿 子芩 沙参去芦头 葳蕤 麦门冬去心 川升麻 赤茯苓 赤芍药 杏人汤浸,去皮尖、双人,麸炒微黄,已上各一两 枳壳三分,麸炒微黄,去瓤 大青三分 甘草三分,炙微赤,剉

右件药捣筛为散,每服五钱,以水一大盏,煎至五分,去滓,不计时候温服之。

治时气发狂叫呼,不识人,宜服此方:

黄连一两,去须　秦艽一两,去苗　栀子人一两　铁粉二两

右件药捣细罗为散,每服不计时候以新汲水调下二钱。

又方:

栀子人半两　豉一合　葱白五茎

右件药以水二大盏,煎至一盏去滓,分温二服。

治时气发狂,方:

寒水石一两　马牙消一两

右件药细研如面,不计时候以新汲水调下一钱。

又方:

秦艽半两,去苗　大青半两　甘草半两,炙微赤,剉

右件药捣细罗为散,不计时候以生地黄汁调下二钱服。

治时气热盛癫狂,或时昏沉,方:

寒水石半两　朱砂一分　铅霜一分

右件药都研如粉,以软饭和圆如梧桐子大,每服不计时候以温水下十圆。

治时气得汗后,心神狂乱,方:

铁粉半两　野猪粪半两,烧灰　生地黄二两,烧灰

右件药都细研为末,以粟米饭和圆如梧桐子大,不计时候以人参汤下二十圆。

治时气已得汗,热毒不解,心烦躁闷,言语不定,小便赤涩,大便不通,狂乱欲走,宜服**大黄圆方**:

川大黄二两,剉碎,微炒　黄芩一两半　栀子人一两半　大青二两　龙胆一两,去芦头　苦参一两,剉　川朴消二两,细研

右件药捣罗为末,入朴消研匀,炼蜜和捣三五百杵,圆如梧桐子大,不计时候以麦门冬汤下三十圆。

治时气热毒,心神烦躁,狂乱欲走,宜服**铁粉圆方**:

铁粉一两,研　犀角屑一两　朱砂半两,细研　甘草二两,剉,生用　苦参一两,剉　川朴消一两,细研

右件药捣罗为末,入研了药令匀,炼蜜和圆如梧桐子大,不计时候以人参汤下三十圆。

又方:

右以蓝靛半大匙,以新汲水一盏调令匀,顿服之。

治时气发斑诸方

夫时气在表,已发汗未解,或吐下后热毒气不散,烦躁谬语,此为表虚里实。热气燥于外,故身体发斑如锦文。凡发斑不可用发表药,令疮开泄,更增斑烂,表虚故也。

治时气表里不解,热毒在脏,致发斑疮,宜服**升麻散方**:

川升麻　犀角屑　玄参　秦艽去苗　子芩　柴胡去苗　杏人汤浸,去皮尖、双人,麸炒微黄　甘草炙微赤,剉,已上各一两

右件药捣筛为散,每服五钱,以水一中盏,煎至五分,去滓,不计时候温服。

又方:

玄参一两　川升麻一两　甘草一两,炙微赤,剉

右件药捣筛为散,每服五钱,以水一大盏,煎至五分,去滓,不计时候温服。

治时气壅毒不退,发斑遍身,烦热,大小便不利,**羚羊角散**方:

羚羊角屑　栀子人　麦门冬去心　川升麻　川大黄剉碎,微炒　玄参　黄耆剉　甘草炙微赤,剉　赤芍药已上各一两

右件药捣筛为散,每服五钱,以水一大盏,煎至五分,去滓,不计时候温服。

治冬温未即为病,至夏得热,其冬温毒气始出,肌中斑烂瘾胗如锦文,喘咳,心闷,呕吐清涎,宜服**葛根散**方:

葛根一两,剉　陈橘皮一两,汤浸,去白瓤,焙　麻黄一两,去根节　知母一两　黄芩一两　甘草一两,炙微赤,剉　杏人一两,汤浸,去皮尖、双人,麸炒微黄

右件药捣筛为散,每服五钱,以水一大盏,入生姜半分,煎至五分,去滓,不计时候温服。

治时气赤斑疮出后,胸中恶热疮盛,方:

鸡子二枚,去壳　酽醋二合　猪胆汁三合

右件药相和煎十余沸,放温,不计时候分温三服。

治时气热毒在脏腑,欲发赤斑,宜服此方:

地黄汁五合　豉二合　麝香一钱,细研

右件药于锅中,以成炼了猪脂半斤相和煎十余沸,滤去滓,入麝香搅令匀,每服二合,尽服之,毒当从肉中为汗出,便愈。

又方:

右以生虾蟆一枚,去肠肚,烂研,以水一大盏绞取汁,顿服之。或五月五日午时收者,烧灰细研,冷水调服益佳。

治时气发豌豆疮诸方

夫时气发豌豆疮者,是热毒气攻于脏腑,余气流于肌肉,遂于皮肤毛孔之中,结成此疮。其疮所出如豌豆颗,因以名之。但以解热毒之药,其疮即止。脉洪数者,是其候也。

治时气发豌豆疮,出后疼痛,心神烦闷,宜服**犀角散**方:

犀角屑半两　丁香半两　熏陆香半两　木香半两　玄参一两　川升麻一两　麝香一分

右件药捣细罗为散,每服二钱,以水一中盏,煎至五分,不计时候和滓温服之。

又方:

黄连二两,去须

右捣粗罗为散,每服三钱,以水一中盏,煎至五分,去滓,不计时候温服之。

治时气发豌豆疮,如爪甲大,赤黑色者,宜用此方:

羊胆七枚,取汁　羊脂三两

右二味相和,于银锅中煎五七沸,待冷摩傅疮上,日四五用之。

又方:

川芒消二两,细研

右以猪胆汁和,涂于疮上,勿令动着,直候痂落。

治时气发豌豆疮,方:

右以好白蜜,通身涂于疮上。亦可数数食蜜。如疮烂痛,可用细研黄土傅之。

治时气热毒攻毒，发豌豆疮，方：

苦参二两

右细剉，以水二大盏，煎至一盏去滓，分为二服，日三四服之。

治时气发豌豆疮，初觉，宜服此方：

川大黄半两，剉碎，微炒

右以水一大盏，煎至七分，去滓，分为二服，日三四服之。

又方：

青黛半两，细碎

右以新汲水调服之，日三四服之。

又方：

木香一两

右捣碎，以水一大盏，煎至六分，去滓，不计时候温服之。

治时气发豌豆疮，方：

右浓煮黍穰汁洗之。若误使穄穰，即不差。

治时气口疮诸方

夫时气发汗吐下之后，表里俱虚，毒气未散，攻于心脾，上焦热燥，故口舌生疮也。

治时气热盛，口中生疮，宜服**升麻散**方：

川升麻　木通剉　射干　麦门冬去心　芦根剉，已上各二两　羚羊角屑一两

右件药捣筛为散，每服五钱，以水一大盏，煎至五分，去滓，不计时候温服之。

治时气咽痛口疮，烦躁头重，宜服**大青散**方：

大青　黄芩　川升麻　麦门冬去心，焙　栀子人　甘草炙微赤，剉，已上各一两

右件药捣粗罗为散，每服四钱，以水一中盏，入竹叶六七片，煎至六分，去滓，不计时候温服。

治时气热盛，昏昏如醉，及腹胁痛，百节疼痛，舌裂生疮，宜服**麦门冬散**方：

麦门冬一两，去心　川升麻三分　柴胡一两，去苗　赤芍药三分　石膏二两　苦竹叶三分　甘草三分，炙微赤，剉　豉二合

右件捣筛为散，每服五钱，以水一大盏，入葱白二茎，煎至五分，去滓，不计时候温服之。

治时气心脾脏热毒，舌裂，满口生疮，宜服此方：

川升麻一两　黄蘗半两，剉　苦竹叶半两　射干三分　大青半两　龙胆半两，去芦头　玄参半两　生干地黄半两

右件药捣筛为散，每服五钱，用水一大盏，煎至五分，去滓，入蜜半合搅令匀，不计时候徐徐含咽之。

治时气心脾脏热毒上冲，遍口生疮，宜服**犀角散**方：

犀角屑一两　玄参一两　胡黄连半两　川升麻三分　甘草三分，生用　大青半两

右件药捣筛为散，每服五钱，以水一大盏，煎至五分，去滓，不计时候温服。

治时气兼口舌疮生，宜服**黄连散**方：

黄连一两，去须　川大黄剉碎，微炒　大青　川升麻　黄芩　甘草生剉，已上各三分

右件药捣筛为散,每服五钱,以水一大盏,煎至五分,去滓,不计时候温服之。

治时气壅热,口内生疮,方:

黄连一两半,去须　甘草生剉　麦门冬去心,焙　玄参　柴胡去苗,已上各一两

右件药捣筛为散,每服五钱,以水一大盏,煎至五分,去滓,不计时候温服。

治[1]时气结胸诸方

夫时气结胸者,谓热毒气结聚于心胸也。此由病发于阳,而下之早,热毒之气乘虚而痞结,按之乃痛,其寸口脉浮,关上沉细是也。脉大不可下,下之即死。脉沉[2]而大,下之为逆。若寸[3]脉浮,关上沉紧者,名为脏结病。舌上白苔滑者,为难治。不往来寒热,其人反静,舌苔滑者,不可攻之也。

治时气结胸,心下紧实满痛,宜服**桂心散**方:

桂心一两　甘遂半两,煨令微黄　人参一两,去芦头　瓜蒌一枚,取子用

右件药捣筛为散,每服三钱,以水一中盏,入枣三枚,煎至五分,去滓,不计时候温服。

治时气结胸,心下满实,烦闷,宜服**猪苓散**方:

猪苓一两,去黑皮　泽泻一两　桂心半两　赤茯苓三分　川朴消三两

右件药捣细罗为散,每服不计时候以粥饮调下二钱。

治时气结胸,心下坚,按之即痛,其脉沉滑,宜服**陷胸汤**方:

瓜蒌一枚,大者,取子　黄连一两,去须　半夏一两,汤洗七遍去滑

右件药捣筛为散,每服五钱,以水一大盏,入生姜半分,煎至六分,去滓,不计时候温服。

治时气结胸,烦闷喘急,宜服**槟榔圆**方:

槟榔半两　马蔺花一分,微炒　甜葶苈半两,隔纸炒令紫色　猪牙皂荚半两,去皮,炙令黄焦

右件药捣筛为末,炼蜜和圆如梧桐子大,每服不计时候以竹叶汤下二十圆。

治时气结胸,热毒在内,宜服**苦参圆**方:

苦参半两,剉　黄连一两,去芦头　黄芩一两　栀子人半两　川大黄一两,剉碎,微炒

右件药捣罗为末,炼蜜和圆如梧桐子大,每服不计时候以竹叶汤下二十圆。

治时气结胸,热实在内,其脉沉坚,心下痛满,按之如石,宜服**陷胸圆**方:

川大黄二两,剉碎,微炒　甜葶苈一两,隔纸炒令紫色　川朴消二两　杏人二两,汤浸,去皮尖、双人,麸炒微黄

右件药捣罗为末,炼蜜和圆如弹子大,每服一圆,用甘遂末半钱,蜜一小匙,水一中盏,同煎至七分,温温化圆药,不计时候服之,以利为度。

治时气热毒在胸膈六七日,垂死者,宜服此方:

苦参一两,剉

右捣碎,以酒二大盏,煎取一盏去滓,看冷暖得所,不计时候都为一服,服后当闻苦参气,即吐毒如羊胆汁,便愈。

---

〔1〕 治:原脱,据排门目录及分目录补。

〔2〕 沉:《正误》:“一本沉作浮。”

〔3〕 寸:原作“阳”。此误亦可见前“治伤寒结胸诸方”。据《伤寒论·治太阳病脉证并治下》改。

治^{〔1〕}时气咳嗽诸方

夫时气咳嗽者,由热邪客于肺,则上焦有热,心胸烦躁,咽干,头痛,其人必饮水,水停心下,则上乘于肺,故上气咳嗽也。其脉洪数者,是其候也。

治时气心胸痰呕,虚烦咳嗽,时时气促,宜服**麦门冬散**方:

麦门冬一两,去心　人参三分,去芦头　葛根一两,剉　桔梗三分,去芦头　前胡三分,去芦头　半夏三分,汤浸七遍去滑　贝母一两,煨微黄　甘草三分,炙微赤,剉

右件药捣筛为散,每服五钱,以水一大盏,入生姜半分,煎至五分,去滓,不计时候温服。

治时气咳嗽,咽喉不利,心胸烦闷,宜服**木通散**方:

木通一两,剉　桑根白皮一两,剉　葛根三分,剉　射干三分　紫菀三分,去苗土　半夏一两,汤浸七遍去滑　马兜零半两

右件药捣筛为散,每服五钱,以水一大盏,入生姜半分,煎至五分,去滓,不计时候温服。

治时气肺虚热壅,气喘咳嗽,宜服**天门冬散**方:

天门冬去心　紫菀去苗土　赤茯苓　甘草炙微赤,剉　陈橘皮汤浸,去白瓤,焙　桑根白皮剉　杏人汤浸,去皮尖、双人,麸炒微黄　人参去芦头,已上各三分　麻黄半两,去根节

右件药捣筛为散,每服五钱,以水一大盏,入生姜半分,煎至五分,去滓,不计时候温服。

治时气发热,咳嗽烦躁,或时气喘,宜服**款冬花散**方:

款冬花一两　天门冬三分,去心　黄耆一两,剉　石膏一两半　紫菀一两,去苗土　杏人一两,汤浸,去皮尖、双人,麸炒微黄　甘草三分,炙微赤,剉

右件药捣筛为散,每服五钱,以水一大盏,入生姜半分,煎至五分,去滓,不计时候温服。

治时气头痛,咳嗽烦闷,宜服**麻黄散**方:

麻黄一两,去根节　黄耆一两,剉　石膏一两半　天门冬三分,去心　人参一两,去芦头　杏人一两,汤浸,去皮尖,生用　甘草三分,剉,生用

右件药捣筛为散,每服五钱,以水一大盏,入生姜半分,煎至五分,去滓,不计时候温服。

治时气壮热,咳嗽,头痛,心闷,宜服**前胡散**方:

前胡二两,去芦头　川升麻二两　百合一两半　贝母一两半,煨令微黄　紫菀一两半,去苗土　桔梗一两半,去芦头　石膏三两　麦门冬二两,去心　甘草半两,炙微赤,剉　杏人一两,汤浸,去皮尖、双人,麸炒微黄

右件药捣筛为散,每服五钱,以水一大盏,入竹叶二七片,煎至五分,去滓,不计时候温服。

治时气壮热,头痛,咳嗽,**石膏散**方:

石膏六两　葛根剉　百合　赤芍药　贝母煨令微黄　桔梗去芦头　川升麻　菰蒌根已上各二两　栀子人一两

右件药捣粗罗为散,每服五钱,以水一大盏,入葱白二茎,豉五十粒,煎至五分,去滓,不计时候温服。

治时气肺热咳嗽,喉中生疮,宜服**生干地黄散**方:

---

〔1〕治:原脱,据排门目录及分目录补。

生干地黄　川升麻　玄参　赤芍药　紫菀去苗土　柴胡去苗　天门冬去心　麦门冬去心,已上各二两　贝母一两半,煨令微黄

右件药捣筛为散,每服五钱,以水一大盏,煎至五分,去滓,入蜜半匙,更煎一两沸,不计时候温服。

治时气咳嗽,宜服**紫菀散**方:

紫菀一两半,去苗土　贝母二两,煨令微黄　甘草一两,炙微赤,剉　桑白皮一两,剉　麦门冬一两,去心　人参一两,去芦头　陈橘皮半两,汤浸,去白瓤,焙　杏人一两半,汤浸,去皮尖,双人,麸炒微黄

右件药捣筛为散,每服五钱,以水一中盏,煎至五分,去滓,不计时候温服。

治时气热势未退,壅滞,虚羸,咳嗽,宜服**柴胡散**方:

柴胡去苗　黄芩　桔梗去芦头　玄参　地骨皮已上各一两　麦门冬一两半,去心,焙　赤茯苓半两　人参半两,去芦头　紫菀半两,去苗土　甘草半两,炙微赤,剉

右件药捣粗罗[1]为散,每服四钱,以水一中盏,煎至五分,去滓,不计时候温服。

治时气肺热,胸膈壅滞,咳嗽不止,方:

贝母一两,煨令微黄　紫菀三分,去苗土　甘草一分,炙微赤,剉

右件药捣粗罗为散,每服五钱,以水一大盏,煎至五分,去滓,不计时候温服。

治时气口干诸方

夫时气热毒攻于心肺,则膈上壅躁,若胃中有热,则津液竭少,咽喉不利,头痛心烦,毒热未除,故口干也。

治时气经下后未退,头疼口干,烦躁恍惚,宜服**葛根散**方:

葛根剉　麦门冬去心　黄芩　川升麻　甘草炙微赤,剉,已上各一两　石膏一两半

右件药捣筛为散,每服四钱,以水一中盏,煎至六分,去滓,不计时候温服。

治时气胃热口干,烦躁,渴不止,宜服**赤茯苓散**方:

赤茯苓　菰蒌根　麦门冬去心　生干地黄已上各一两　知母半两

右件药捣筛为散,每服五钱,以水一大盏,入小麦五十粒,淡竹叶三七片,煎至五分,去滓,不计时候温服。

治时气口干,宜服**芦根散**方:

芦根二两,剉　麦门冬一两,去心　黄芩一两　菰蒌根一两　甘草半两,炙微赤,剉

右件药捣筛为散,每服三钱,以水一中盏,入竹茹一分,煎至五分,去滓,不计时候温服。

又方:

石膏二两　葛根一两,剉　人参二两,去芦头　麦门冬去心,一两

右件药捣筛为散,每服五钱,以水一大盏,入竹叶二七片,煎至五分,去滓,不计时候温服。

治时气心脾壅热,烦闷口干,宜服**菰蒌根散**方:

菰蒌根　犀角屑　川升麻　麦门冬去心　葛根剉　甘草炙微赤,剉　栀子人已上各三分

右件药捣筛为散,每服五钱,以水一大盏,煎至五分,去滓,不计时候温服。

---

〔1〕罗:原脱。据本书众方制剂法补。

治时气口干舌缩,心神烦躁,不得睡卧,宜服此方:

葫芦一枚,开窍留盖子,去子留瓤　白蜜一合　竹沥一合　酥一合　生藕汁一合

右件药相和内于葫芦中,以面裹,煻火烧候面黄熟,即倾入器中放温,每服半合,不计时候服。

治时气烦热口干,宜服**黄连圆方**:

黄连去须　葫芦根　知母　赤茯苓已上各一两　麦门冬二两,去心,焙

右件药捣筛为末,炼蜜和圆如梧桐子大,每服不计时候以牛乳下三十圆。

治时气口干,喜唾,方:

干枣二十枚,擘去核　乌梅肉十枚,微炒　甘草炙微赤,到杵末,三钱

右件药入少蜜合捣令熟,常含如杏核大,咽津。

治时气热毒攻咽喉诸方

夫时气热毒在脏,阴阳隔绝,邪热客于足少阴之络,毒气上熏,攻于咽喉,故令肿痛或生疮也。

治时气热毒上攻,咽喉疼痛,宜服**射干散方**:

射干　川升麻　麦门冬去心　甘草炙微赤,到　犀角屑已上各三分　马蔺根半两

右件药捣筛为散,每服三钱,以水一中盏,煎至六分,去滓,不计时候温服。

治时气热毒上攻,咽喉不利,宜服**前胡散方**:

前胡一两,去芦头　天门冬半两,去心　川升麻一两　赤茯苓三分　桔梗半两,去芦头　络石半两　射干半两　犀角屑半两,麸炒微黄,去瓤　赤芍药半两　杏人三分,汤浸,去皮尖、双人,麸炒微黄　甘草半两,炙微赤,到　枳壳半两,麸炒微黄,去瓤

右件药捣筛为散,每服五钱,以水一大盏,煎至五分,去滓,不计时候温服。

治时气毒攻咽喉,疼痛妨闷,方:

半夏汤洗七遍去滑　桂心　射干　甘草炙微赤,到　麦门冬去心　黄药已上各半两

右件药捣筛为散,每服五钱,以水一大盏,入竹叶二七片,煎至五分,去滓,不计时候温服。

治时气热毒攻咽喉,肿塞不通,宜服**升麻散方**:

川升麻　木通　射干　赤芍药　羚羊角屑　马蔺根　甘草炙微赤,到　杏人汤浸,去皮尖、双人,麸炒微黄,已上各一两

右件药捣筛为散,每服五钱,以水一大盏,煎至五分,去滓,不计时候温服。

治时气热毒上攻咽喉,噎塞肿痛,宜服**玄参散方**:

玄参　射干　川升麻　百合　前胡去芦头　白蒺藜微炒去刺　犀角屑　枳壳麸炒微黄,去瓤　甘草炙微赤,到　杏人汤浸,去皮尖、双人,麸炒微黄　桔梗去芦头　木通到　麦门冬去心,已上各三分

右件药捣筛为散,每服五钱,以水一大盏,煎至五分,去滓,不计时候温服。

治时气热毒上攻,咽喉噎塞,不能下食,宜服此方:

射干　川升麻　人参去芦头　陈橘皮汤浸,去白瓤,焙　半夏汤洗七遍去滑　甘草炙微赤,到,已上各一两

右件药捣筛为散,每服五钱,以水一大盏,入生姜半分,煎至五分,去滓,不计时候温服。

治时气热毒攻咽喉，宜服**含化太阴玄精圆方**：

太阴玄精细研　川升麻　玄参　射干　寒水石细研　甘草炙微赤，剉，已上各半两　马牙消一两，细研

右件药捣罗为末，都研令匀，炼蜜和圆如小弹子大，常含一圆，咽津。

治时气热毒上攻，咽喉疼痛，闭塞，宜服**含化升麻圆方**：

川升麻　玄参　射干　百合　马蔺根　甘草炙微赤，剉，已上各一分　马牙消半两

右件药捣罗为末，用牛蒡根捣汁，和圆如樱桃大，常含一圆，咽津。

治时气毒气攻咽喉，闭塞不通，方：

生乌扇半斤，切　猪脂半斤

右二味相和，煎五七沸，绞去滓候冷，当取如枣大含咽之。

治时气热毒攻咽喉肿痛，方：

右以商陆根切捣令烂，炒热，用手帕[1]子裹熨咽喉肿处，冷即复换。

治时气呕逆诸方

夫时气胃家有热，谷气入胃，与热相并，气逆则呕逆也。或吐下后，饮水过多，胃气虚冷，亦为呕逆也。

治时气恶寒壮热，食则呕逆，宜服**前胡散方**：

前胡一两，去芦头　麦门冬一两，去心　生干地黄一两　陈橘皮半两，汤浸，去白瓤，焙　甘草半两，炙微赤，剉　葛根一两，剉

右件药捣筛为散，每服三钱，以水一中盏，入生姜半分，煎至五分，去滓，不计时候温服。

治时气大下后，胃气虚冷，呕逆不止，宜服**人参散方**：

人参一两，去芦头　麦门冬一两，去心　陈橘皮半两，汤浸，去白瓤，焙　黄耆半两，剉　甘草半两，炙微赤，剉　草豆蔻一两

右件药捣筛为散，每服三钱，以水一中盏，煎至五分，去滓，不计时候温服。

治时气烦热，呕逆不止，宜服**麦门冬散方**：

麦门冬二两，去心　芦根一两，剉　人参二两，去芦头　葛根二两，剉　陈橘皮一两，汤浸，去白瓤，焙

右件药捣筛为散，每服五钱，以水一大盏，煎至五分，去滓，不计时候温服。

治时气腹胁虚胀，心膈壅滞，呕逆不能食，宜服**半夏散方**：

半夏汤洗七遍去滑　柴胡去苗　黄耆剉　赤芍药　人参去芦头　桂心　陈橘皮汤浸，去白瓤，焙　大腹皮剉，已上各一两

右件药捣筛为散，每服五钱，以水一大盏，入生姜半分，枣三枚，煎至五分，去滓，不计时候温服。

治时气心胸妨闷，逆不下食，宜服此方：

人参去芦头　前胡去芦头　甘草炙微赤，剉　黄芩　赤茯苓　芦根剉，已上各一两　枳实半两，麸炒微黄　木通半两，剉

右件药捣筛为散，每服五钱，以水一大盏，入生芦根半两，煎至五分，去滓，不计时候

---

〔1〕帕：原误作"怕"。《正误》："怕，帕之讹。"详文义，从之改。

温服。

治时气头痛壮热,食即呕逆,宜服**枇杷叶散**方：

枇杷叶半两,拭去毛,炙微黄　人参半两,去芦头　陈橘皮半两,汤浸,去白瓤,焙　黄芩半两　栀子人半两　石膏一两

右件药捣筛为散,每服五钱,以水一大盏,入生姜半分,枣三枚,煎至五分,去滓,不计时候温服。

治时气壮热,呕逆不下食,宜服**陈橘皮散**方：

陈橘皮汤浸,去白瓤,焙　麦门冬去心　人参去芦头　甘草炙微赤,剉　葛根剉,已上各一两

右件药捣筛为散,每服五钱,以水一大盏,入生姜半分,枣三枚,煎至五分,去滓,不计时候温服。

治时气壮热头痛,呕逆不能食,宜服**前胡散**方：

前胡一两,去芦头　芦根一两　犀角屑三分　葛根三分,剉　麦门冬一两半,去心　石膏一两　人参三分,去芦头　陈橘皮三分,汤浸,去白瓤,焙　甘草一分,炙微赤,剉

右件药捣筛为散,每服五钱,以水一大盏,入竹叶二七片,生姜半分,枣三枚,煎至五分,去滓,不计时候温服。

治时气心胸妨闷,呕逆不下食,宜服**芦根散**方：

芦根一两,剉　前胡半两,去芦头　甘草半两,炙微赤,剉　人参二两,去芦头　桔梗一两,去芦头　枇杷叶半两,拭去毛,炙微黄

右件药捣筛为散,每服五钱,以水一大盏,入竹叶二七片,煎至五分,去滓,不计时候温服。

治时气十日已上,时有呕逆,欲得饮水,此胃中伏热不散,宜服**犀角散**方：

犀角屑三分　麦门冬一两半,去心　黄芩一两　石膏二两　川朴消一两　芦根一两,剉

右件药捣粗罗为散,每服三钱,以水一中盏,入青竹茹一分,生姜半分,煎至六分,去滓,不计时候温服。

治时气呕逆不下食,方：

生姜汁半两　蜜一合

右件药相和令匀,不计时候频服。

治时气呕逆不下食,方：

半夏半两,汤洗七遍去滑　生姜一两

右件药剉碎,以水一大盏,煎至六分,去滓,分为二服,不计时候温服。

又方：

右以腊月兔头并皮毛,烧令烟尽,捣细为散,每服以粥饮调下一钱,不计时候频服。

又方：

枇杷叶一两,拭去毛,炙微黄

右件药捣罗为末,每服二钱,以水一中盏,煎至五分,去滓,不计时候服。

治时气心腹痞满诸方

夫时气太阳少阳并病,脉浮紧而下之,紧反入里则作痞。痞者,心下满也。病发于阴者,

不可下之,下之则心下痞。按之自软,但气痞尔,不可复下也。若热毒气乘心,则心下痞满,面赤目黄,狂言恍惚者,此为有实,宜吐下之。

治时气热毒不退,大便秘涩[1],心腹痞满,食饮不下,精神昏乱,恍惚狂言,脉候洪数,宜服**鳖甲散**方:

鳖甲涂醋炙令黄,去裙襕 赤茯苓 桔梗去芦头 人参去芦头 槟榔 茵陈 白鲜皮 麦门冬去心 川大黄剉碎,微炒,已上各一两 陈橘皮半两,汤浸,去白瓤,焙 枳壳半两,麸炒微黄,去瓤 甘草半两,炙微赤,剉

右件药捣筛为散,每服五钱,以水一大盏,入生姜半分,煎至五分,去滓,不计时候温服。

治时气心下痞满,胸膈不利,宜服**前胡散**方:

前胡去芦头 赤芍药 木香 青橘皮汤浸,去白瓤,焙 槟榔已上各一两

右件药捣筛为散,每服五钱,以水一中盏,煎至六分,去滓,不计时候温服。

治时气若吐下发汗后,心下痞满,气上冲胸,起即头眩,脉沉紧者,宜服**半夏散**方:

半夏汤洗七遍去滑 白术 甘草炙微赤,剉 赤茯苓 桂心 人参去芦头 诃梨勒用皮 前胡去芦头,已上各一两

右件药捣筛为散,每服五钱,以水一中盏,入生姜半分,枣三枚,煎至六分,去滓,不计时候温服。

治时气心腹痞满,身体疼痛,烦热呕逆,宜服**前胡散**方:

前胡去芦头 半夏汤洗七遍去滑 枳壳麸炒微黄,去瓤 黄芩 人参去芦头 桔梗去芦头 槟榔已上七味各一两 赤芍药半两 甘草半两,炙微赤,剉

右件药捣筛为散,每服五钱,以水一中盏,入生姜半分,枣三枚,煎至五分,去滓,不计时候温服。

治时气已汗下后,脾胃气虚,心下痞满,腹中雷鸣,宜服**陈橘皮散**方:

陈橘皮二两,汤浸,去白瓤,焙 人参半两,去芦头 干姜炮裂,剉 甘草炙微赤,剉 半夏汤洗七遍去滑 赤茯苓 桔梗去芦头 白术 木香已上各一两

右件药捣筛为散,每服五钱,以水一中盏,煎至六分,去滓,不计时候温服。

治时气心腹痞满,气喘,痰涎不绝,宜**桔梗散**方:

桔梗三分,去芦头 前胡一两,去芦头 半夏三分,汤洗七遍去滑 旋覆花半两 大腹皮半两,剉 枳壳半两,麸炒微黄,去瓤 赤茯苓半两 赤芍药三分 甘草半两,炙微赤,剉

右件药捣筛为散,每服四钱,以水一中盏,入生姜半分,去滓,不计时候温服。

治时气气壅上冲,心腹痞满,坐卧不安,宜服**赤茯苓散**方:

赤茯苓三分 赤芍药三分 枳壳半两,麸炒微黄,去瓤 大腹皮半两,剉 百合一两 紫苏茎叶三分 甘草半两,炙微赤,剉 郁李人一两,汤浸,去皮尖,微炒

右件药捣筛为散,每服四钱,以水一中盏,煎至六分,去滓,不计时候温服。

治时气吃水过多,水结心下,痞满喘急,方:

川大黄一两,剉碎,微炒 甘遂一钱,煨令黄 川朴消一两

右件药捣细罗为散,每服不计时候以温水调下一钱,以利为度。

治时气饮水过多,心下痞硬痛,方:

---

〔1〕 涩:原作"沥",不通。据《类聚》卷50引同方改。

芫花半斤

右以醋拌令匀，浥浥以慢火炒热，用帛裹熨之，冷即更炒，以效为度。

治时气后宿食不消诸方

夫时气吐下之后，或病新差，脾胃气皆虚，不能化于水谷，致有宿食难消，头目多疼，时发寒热，或心腹烦满，大肠结燥，此皆是其候也。

治时气后脾胃气虚，心腹虚胀，吃食不消，宜服**枳实散**方：

枳实一两，麸炒令微黄　人参一两，去芦头　干姜半两，炮裂，剉　白术三分　桂心三分　甘草半两，炙微赤，剉　半夏半两，汤洗七遍去滑　桔梗三分，去芦头　木香半两

右件药捣筛为散，每服四钱，以水一中盏，入生姜半分，枣三枚，煎至六分，去滓，食前温服。

治时气后宿食不消，不[1]思饮食，宜服**麦蘖散**方：

麦蘖一两，微炒　前胡一两，去芦头　甘草半两，炙微赤，剉　白术一两　槟榔一两　人参一两，去芦头　厚朴一两，去粗皮，涂生姜汁炙令香熟

右件药捣筛为散，每服五钱，以水一大盏，入生姜半分，煎至五分，去滓，食前温服之。

治时气后胃虚，心膈壅闷，时有寒热，宿食不消，宜服**人参散**方：

人参二两，去芦头　大腹皮一两，剉　枳实一两，麸炒微黄　赤茯苓一两　麦门冬一两半，去心，焙　甘草半两，炙微赤，剉　诃梨勒一两，用皮　白术一两　桔梗一两，去芦头

右件药捣筛为散，每服五钱，以水一大盏，煎至五分，去滓，食前温服。

治时气后胃虚，宿食不消，心胸壅闷，乍寒乍热，宜服**白术散**方：

白术　人参去芦头　陈橘皮汤浸，去白瓤，焙　大腹皮剉　黄耆剉　枳壳麸炒微黄，去瓤　甘草炙微赤，剉，已上各半两　诃梨勒一两，用皮　沉香一两

右件药捣粗罗为散，每服五钱，以水一大盏，煎至五分，去滓，食前温服。

治时气后宿食不消，大肠秘涩，宜服**大黄散**方：

川大黄一两，剉碎，微炒　槟榔半两　郁李人一两，汤浸去皮　枳壳一两，麸炒微黄，去瓤　厚朴一两，去粗皮，涂生姜汁炙令香熟　木香半两

右件药捣粗罗为散，每服五钱，以水一大盏，煎至五分，去滓，食前温服。

治时气后肠胃虚冷，食不消化，宜服**厚朴圆**方：

厚朴一两，去粗皮，涂生姜汁炙令香熟　干姜一两半，炮裂，剉　白术一两半　人参一两，去芦头　甘草半两，炙微赤，剉　枳壳一两，麸炒微黄，去瓤　食茱萸三分　桂心三分　神曲一两，炒微黄　大麦蘖一两，炒微黄　杏人一两，汤浸，去皮尖、双人，麸炒微黄

右件药捣罗为散，炼蜜和圆如梧桐子大，每服食前以枣汤下三十圆。

治时气后脾胃气冷，食不消化，宜服**白豆蔻圆**方：

白豆蔻三分，去皮　草豆蔻三分，去皮　食茱萸三分　白术三分　人参三分，去芦头　陈橘皮三分，汤浸，去白瓤，焙　桂心三分　干姜半两，炮裂，剉　甘草半两，炙微赤，剉　神曲三分，炒微黄

右件药捣罗为末，炼蜜和圆如梧桐子大，每服食前以姜枣汤下三十圆。

---

〔1〕不：原作"可"，不通。《普济方》卷150引同方作"不"，义长，因改。

治时气后脾胃虚冷,宿食不消,宜服**木香圆**方：

木香三分　人参一两,去芦头　白术一两半　甘草半两,炙微赤,剉　枳壳一两,麸炒微黄,去瓤　干姜三分,炮裂,剉　麦蘖一两,炒黄熟　槟榔一两

右件药捣罗为散,炼蜜和圆如梧桐子大,每服食前以姜枣汤下三十圆。

太平圣惠方卷第十六 凡一十四门 病源一十三首 方共计一百四十一道

治时气烦躁诸方

夫时气病烦躁者,由阴气少,阳气多,故身热而烦躁也。其毒气在于心而烦躁者,则令人闷而欲呕。若其人胃内有燥结而烦躁者,或则谬语,时绕脐痛,其腹胀满。皆当察其证候而治之也。

治时气表里未解,烦躁不可忍者,宜服**竹叶汤**方:

竹叶二两　石膏二两　麦门冬半两,去心　半夏半两,汤洗七遍去滑　人参半两,去芦头　甘草一分,炙微赤,剉　陈橘皮一分,汤浸,去白瓤,焙　生姜半两

右件药都细剉和匀,每服半两,以水一盏,煎至五分,去滓,不计时候温服。

治时气头目烦疼,心神躁壅,大小便不利,宜服**犀角散**方:

犀角屑半两　防风半两,去芦头　川升麻一两　秦艽一两,去苗　木通一两,剉　白鲜皮一两　甘草半两,炙微赤,剉　槟榔一两　川芒消二两

右件药捣筛为散,每服五钱,以水一大盏,入生姜半分,煎至五分,去滓,不计时候温服。

治时气表里如火,烦躁欲死,宜服**大黄散**方:

川大黄半两,剉碎,微炒　寒水石半两　川芒消半两　石膏半两　川升麻半两　甘草半两,炙微赤,剉　葛根半两

右件药捣细罗为散,每服不计时候以新汲水调下二钱。

治时气烦躁,头痛壮热,宜服**水解散**方:

麻黄去根节　川大黄剉碎,微炒　黄芩　桂心　甘草炙微赤,剉　赤芍药已上各一两

右件药捣细罗为散,患者先以生熟汤浴后,以暖水调下二钱,厚盖取汗,如人行五里,未

---

[1] 毒气:原作"热毒"。排门目录及正文均作"毒气",因改。
[2] 后:原无。排门目录同。据正文改。

51

汗再服。

治时气头痛，壮热不解，心神烦躁，宜服**大黄散**方：

川大黄半两,剉碎,微炒　黄连半两,去须　麦门冬一两,去心　栀子人半两,剉　柴胡一两,去苗　甘草半两,炙微赤,剉

右件药捣筛为散，每服五钱，以水一大盏，入豉少半合，葱白二茎，煎至五分，去滓，不计时候温服。

治时气壮热不解，心神烦闷，毒气在胸膈，宜服**苦参散**方：

苦参二两,剉　黄芩一两　川升麻二两

右件药捣筛为散，每服五钱，以水一大盏，煎至五分，去滓，不计时候温服，频服，当吐为效。

治时气已五六日，心神烦[1]躁不解，方：

竹沥半小盏　新汲水半小盏

右件药相和搅令匀，不计时候频服。

又方：

大地龙二条,破肠,去泥细切

右以小便一中盏煮令熟，去滓，不计时候温服。

又方：

鸡子清一枚　芒消末一钱

右件药都以新汲水半盏调服。

治时气烦渴诸方

夫时气烦渴者，此由热气入于肾脏故也。肾恶燥，令热气盛则肾燥，肾燥故渴而引饮也。

治时气头痛，骨肉烦疼，口燥心闷，外寒内热，已自下利，由有虚热未退，烦渴不止，宜服**知母散**方：

知母　人参去芦头　地骨皮　葛根剉　甘草炙微赤,剉,各一两　石膏三两　蕗蒻根二两

右件药捣筛为散，每服五钱，以水一大盏，入生姜半分，煎至五分，去滓，不计时候温服。

治时气数日不解，心燥渴，小腹胀急，脐下闷痛，宜服**赤芍药散**方：

赤芍药　知母　黄芩　玄参　麦门冬去心　柴胡去苗　甘草炙微赤,剉,已上各三分　石膏二两

右件药捣筛为散，每服四钱，以水一中盏，入生姜半分，竹叶三七片，煎至六分，去滓，不计时候温服。

治时气心神壅闷，烦渴不止，宜服**柴胡散**方：

柴胡一两,去苗　川升麻三分　黄芩三分　石膏二两　麦门冬一两,去心　犀角屑三分　葛根三分,剉　甘草三分,炙微赤,剉

右件药捣筛为散，每服五钱，以水一大盏，入葱白二茎，竹叶二七片，煎至五分，去滓，不计时候温服。

治时气头痛，虽自时时有汗，烦渴不止，宜服**赤茯苓散**方：

---

〔1〕烦:原脱。据《普济方》卷150引同方补。

赤茯苓二两　甘草炙微赤,剉　泽泻　桂心　葛根剉,已上各一两　石膏二两

右件药捣筛为散,每服五钱,以水一大盏,煎至五分,去滓,不计时候温服。

治时气发热,烦渴欲饮水,小便不利,宜服**猪苓散**方:

猪苓去黑皮　赤茯苓　泽泻　阿胶捣碎,炒令香熟　滑石已上各一两

右件药捣筛为散,每服五钱,以水一大盏,煎至五分,去滓,不计时候温服。

治时气壮热烦渴,**麦门冬散**方:

麦门冬一两,去心　五味子一两　人参一两,去芦头　甘草一两,炙微赤,剉　石膏二两

右件药捣筛为散,每服三钱,以水一中盏,煎至六分,去滓,不计时候温服。

治时气大热,心胸烦渴,**土瓜根饮子**方:

土瓜根半两　干枣五枚　麦门冬半两,去心　甘草三分,炙微赤,剉　豉半合

右件药都细剉和匀,每服半两,以水一大盏,煎至五分,去滓,不计时候服[1]。

治时气烦渴不止,方:

地骨皮半两　阿胶半两,捣碎,炒令黄燥　葱白三茎,并须

右件药细剉和匀,每服半两,以水一中盏,煎至五分,去滓,不计时候温服。

治时气烦渴,身体疼痛,头痛,呕逆,不能下食,宜服此方:

柴胡二两半,去芦头　赤茯苓二两　枳壳二两,麸炒微黄,去瓤　麦门冬二两,去心　甘草一两,炙微赤,剉

右件药捣筛为散,每服五钱,以水一大盏,入生姜半分,煎至五分,去滓,不计时候温服。

治时气下后,烦渴不止,**升麻散**方:

川升麻三分　知母三分　甘草三分,炙微赤,剉　石膏一两半　葛根一两,剉

右件药捣筛为散,每服五钱,以水一大盏,入竹叶二七片,粳米一百粒,煎至五分,去滓,不计时候温服。

治时气烦渴,饮水即呕吐,心胸不利,宜服**葛根散**方:

葛根剉　猪苓去黑皮　赤茯苓　桂心　白术　泽泻　菰蒌根已上各一两

右件药捣细罗为散,每服不计时候以温水调服二钱,令极饮水,小便利者,汗出便愈。

又方:

黄连一两,去须　菰蒌根一两

右件药捣细罗为末,炼蜜和圆如梧桐子大,每服不计时候煎大麦饮,放温下三十圆。

治时气烦渴不止,方:

葛根二两,剉　葱白五茎,切

右件药以水二大盏,煎至一大盏去滓,内白粳米半合,豉半合,以生绢裹煎,良久候烂,去米豉放冷,不计时候温服。

治时气烦渴不止,方:

右取生藕捣绞取汁一中盏,入生蜜一合搅令匀,不计时候分为二服。

治时气鼻衄诸方

夫时气衄血者,由五脏热结所为。心主于血,邪热中于手少阴之经,客于足阳明之络,故

---

〔1〕服:原脱。据本书诸方服法体例补。

衄血也。衄者,血从鼻中出也。

治时气鼻衄,烦躁不止,头痛气逆,宜服**石膏饮子**方:

石膏二两,捣碎　甘草半两,炙微赤,剉　赤芍药一两　黄芩一两　柴胡一两,去苗　桂心半两　生地黄三两　竹茹二两

右件药细剉和匀,每服半两,先以水一大盏半,浸伏龙肝二两,澄取清一大盏,煎至五分,去滓,不计时候温服。

治时气心肺中热,鼻衄不止,方:

胡粉炒令黑,细研　干姜炮裂,杵为末　乱发灰细研　釜底墨细研　伏龙[1]细研

右件药但得一味,吹于鼻中便止。若各吹一大豆许,更效。

治时气鼻衄,心膈躁闷,面赤目黄,起卧不定,方:

乌贼鱼骨二两　刺蓟二两　蒲黄二两

右件药捣细罗为散,每服不计时候以冷粥饮调下二钱,频服,以定为度。

治时气鼻衄,诸药无效者,宜服此方:

白马通七枚,绞取浓汁　阿胶半两,杵碎,炒令黄燥,为末

右件药相和熟搅,以滴鼻中,仍用新汲水微浸足,即止。

治时气鼻衄,日夜不止,面色如金黄,方:

右取韭根一握,捣取汁,瓶中盛,以索悬于井中浸良久,急取出,滴二七滴于鼻中,即止。

治时气鼻衄不止,方:

右以郁金捣罗为末,每服不计时候以冷水调下二钱,以定为度。

又方:

熟艾一鸡子大　牛皮胶一片如手大,杵碎,炒令黄燥

右件药以豉汁二大盏,煎取一大盏去滓,分温二服。

治时气热毒攻眼诸方

夫肝开窍于目。肝气虚,热毒气则乘虚上冲于目,故赤疼痛,或生赤翳白膜、瘜肉及疮也。

治时气热毒攻于肝脏,目赤涩痛,宜服**升麻散**方:

川升麻　地骨皮　玄参　甘草炙微赤,剉　黄芩　赤茯苓　栀子人　防风去芦头　羌活桑根白皮剉　决明子已上各半两　石膏三两

右件药捣筛为散,每服五钱,以水一大盏,入竹叶二七片,黑豆五十粒,煎至五分,去滓,食后温服。

治时气热毒未除,心胸烦闷,毒气上攻,两眼赤肿,宜服**栀子人散**方:

栀子人　黄连去须　枳壳麸炒微黄,去瓤　龙胆去芦头　赤芍药　甘草炙微赤,剉　川大黄剉碎,微炒,已上各半两

右件药捣筛为散,每服五钱,以水一大盏,煎至五分,去滓,食后温服之。

治时气肝脏虚热,眼昏赤痛,宜服**羚羊角散**方:

---

〔1〕 伏龙:《正误》:"龙"下脱"肝"字。

羚羊角屑　赤茯苓　防风去芦头　麦门冬去心　甘草炙微赤,剉　地骨皮　枳壳麸炒微黄,去瓤　蕤人已上各半两

右件药捣筛为散,每服五钱,以水一大盏,煎至五分,去滓,入蜜一茶匙,更煎一两沸,食后温服之。

治时气热毒攻眼疼痛,心中躁闷,宜服**地骨皮散**方:

地骨皮　防风去芦头　赤芍药　葛根剉　羚羊角屑　川大黄剉碎,微炒,已上各一两

右件药捣筛为散,每服五钱,以水一大盏,入豉五十粒,葱白一茎,煎至五分,去滓,食后温服之。

治时气热毒攻眼,不见物,方:

川升麻一两　决明子一两　细辛半两　蕤人一两　黄连一两,去须　犀角屑半两

右件药捣细罗为散,每服食后以温浆水调下二钱。

治时气目赤磣痛,及痒不可忍,宜**洗眼竹叶汤**方:

竹叶一百片　秦皮三分　防风三分　甘菊花三分　葳蕤三分　蕤人三分　甘草一分,生用

右件药都细剉,以水二大盏,煎取一盏,以绵滤去滓,避风处洗眼,日三五度差。

治时气热毒攻眼,中有努肉,睑里有疮,日夜下泪,全不见物,**獖猪胆点眼**方:

獖猪胆一枚,汁　川朴消杏人大,细研　黄连末半钱　龙脑一豇豆大,研令细

右件药研与猪胆相和,浸一宿,昼夜点眼,若热泪至多,当时便差。

治时气热毒攻眼,肿痛不可忍,洗眼方:

右以水煮蜂窠洗之,日六七度,甚效。

治时气后,因吃葵蒜、热面损眼,暗不见物,昼夜疼痛不可忍,宜用**獖猪肝贴眼**方:

右以獖猪肝一具,薄切,以清水浸淘,如法贴眼睑上,干即换之,连日及夜贴之,重者不过二日效。

治时气余热不退诸方

夫时气病,其人或未发汗吐下,或经服药已后,而脉洪大实数,肠胃胀满,小便赤黄,大便难,或烦或渴,面色变赤,此为腑脏有结热故也。

治时气余热不退,发渴躁闷,宜服**大黄散**方:

川大黄剉碎,微炒　栀子人　犀角屑　麦门冬去心　黄连去须　地骨皮　甘草炙微赤,剉　黄芩　柴胡去苗　白鲜皮已上各一两

右件药捣筛为散,每服五钱,以水一大盏,煎至五分,去滓,不计时候温服之。

治时气余热不退,心膈时发烦躁,宜服**麦门冬散**方:

麦门冬去心　犀角屑　竹茹　黄芩　石膏　川大黄剉碎,微炒　川朴消　甘草炙微赤,剉,已上各一两

右件药捣筛为散,每服五钱,以水一大盏,煎至五分,去滓,不计时候温服之。

治时气五七日,头痛,余热不解,宜服**解肌散**方:

葛根一两,剉　柴胡一两,去苗　麻黄三分,去根节　赤芍药半两　黄芩半两　甘草半两,炙微赤,剉　桂心半两　石膏二两

右件药捣筛为散,每服五钱,以水一大盏,入生姜半分,煎至五分,去滓,不计时候温服之。

治时气三五日，余热不解，心躁烦渴，宜服**知母散**方：

知母三分　川升麻三分　钩藤一两　地骨皮三分　赤茯苓三分　麦门冬三分，去心　石膏一两　甘草一分，炙微赤，剉

右件药捣筛为散，每服五钱，以水一大盏，入竹叶三七片，煎至五分，去滓，不计时候温服之。

治时气余热不解，心烦躁渴，表实里虚，宜服**犀角散**方：

犀角屑一两　葛根一两，剉　麻黄一两，去根节　黄芩三分　甘草半两，炙微赤，剉

右件药捣筛为散，每服四钱，以水一中盏，煎至六分，去滓，不计时候温服之。

治时气余热不解，身体疼痛，宜服**麻黄散**方：

麻黄三分，去根节　柴胡一两，去苗　赤茯苓三分　地骨皮三分　人参一两，去芦头　赤芍药三分

右件药捣筛为散，每服四钱，以水一中盏，煎至六分，去滓，不计时候温服之。

治时气余热不解，心膈壅闷，四肢烦热，宜服**麦门冬散**方：

麦门冬一两半，去心　栀子人三分　枳壳三分，麸炒微黄，去瓤　黄芩三分　川芒消一两　甘草半两，炙微赤，剉

右件药捣筛为散，每服五钱，以水一大盏，入竹叶七片，煎至五分，去滓，不计时候温服之。

又方：

大青三分，剉，去根　枳壳三分，麸炒微黄，去瓤　甘草一分，炙微赤，剉　川升麻一两　黄芩三分　川朴消一两

右件药捣筛为散，每服五钱，以水一大盏，煎至五分，去滓，不计时候温服之。

治时气余热不解，头重，宜服**葛根散**方：

葛根一两，剉　赤芍药一两　黄芩一两　栀子人一两　豉二合

右件药捣筛为散，每服五钱，以水一大盏，煎至五分，去滓，不计时候温服之。

治时气经十数日，余热不解，或时发寒热，宜服此方：

葳蕤一两　柴胡一两，去苗　羚羊角屑三分　石膏一两半　黄芩一两　甘草半两，炙微赤，剉

右件药捣筛为散，每服五钱，以水一大盏，入生姜半分，煎至五分，去滓，不计时候温服之。

治时气余热不退，发作有时，宜服**蒴藋根散**方：

蒴藋根一两　柴胡三分，去苗　地骨皮一两　枳壳半两，麸炒微黄，去瓤　赤茯苓一两　鳖甲一两，涂醋炙令黄，去裙襕

右件药捣筛为散，每服四钱，以水一中盏，煎至五分，去滓，入生地黄汁半合，更煎一两沸，不计时候温服之。

治时气余热不退，发歇不定，大便秘涩，宜服**大黄圆**方：

川大黄二两，剉碎，微炒　柴胡去苗　黄芩　黄连去须　白鲜皮　栀子人　秦艽去苗　龙胆去芦头　赤芍药　大麻人别杵如膏，已上各一两

右件药捣罗为末，炼蜜和圆如梧桐子大，每服不计时候以竹叶汤下三十圆，以利为度。

治时气余热不退，烦躁发歇，四肢无力，不能食饮，**柴胡圆**方：

柴胡去苗　桔梗去芦头　子芩　赤芍药　黄耆剉　枳壳麸炒微黄，去瓤　鳖甲涂醋炙微黄，去裙襕　人参去芦头，已上各一两　甘草半两，炙微赤，剉

右件药捣筛为散，炼蜜和圆如梧桐子大，每服不计时候以温水下三十圆。

又方：

右以牛蒡根捣绞取汁，每服不计时候服一小盏。

治时气发黄诸方

夫时气病者,因湿毒气盛,蓄于脾胃,有热则新谷郁蒸,不能消化,大小便结涩,故令身面变黄,或如橘色,或如桃枝色也。

治时气壮热,腹满,心下硬,不能食,发黄,宜服**秦艽散**方:

秦艽去苗　柴胡去苗　芎劳　桔梗去芦头　葛根　黄芩　甘草炙微赤,剉　川大黄剉碎,微炒　桑根白皮已上各一两

右件药细剉和匀,每服半两,以水一大盏,煎至五分,去滓,不计时候温服。

治时气五六日,壮热,骨节烦疼连心,两肋气胀急硬痛,不能食,变为黄,宜服**柴胡散**方:

柴胡去苗　枳实麸炒令微黄　菰蓣根　黄芩　栀子人　茵陈　龙胆去芦头　川大黄剉碎,微炒,各一两　甘草半两,炙微赤,剉

右件药捣筛为散,每服五钱,以水一大盏,煎至五分,去滓,不计时候温服。

治时气三日外,若忽觉心满坚硬,脚手心热,则变为黄,不疗杀人,宜服**栀子散**方:

栀子人　紫草　白鲜皮　黄芩　秦艽去苗,各一两　甘草半两,炙微赤,剉

右件药捣筛为散,每服五钱,以水一大盏,煎至五分,去滓,不计时候温服。

治时气热毒不解,心胸躁闷,变为黄,宜服**茵陈圆**方:

茵陈一两　川大黄一两,剉碎,微炒　豉一合　栀子人一两　鳖甲一两,涂醋炙令黄,去裙襕　川芒消二两　杏人一两,汤浸,去皮尖、双人,麸炒微黄

右件药捣罗为末,炼蜜和圆如梧桐子大,每服不计时候以竹叶汤下三十圆,以利为度。

治时气遍身发黄,心膈烦热,宜服**大黄圆**方:

川大黄剉碎,微炒　黄连去须　黄芩　黄蘗剉　曲衣　栀子人已上各一两

右件药捣罗为末,炼蜜和圆如梧桐子大,不计时候以温水下三十圆。

治时气发黄,宜服此方:

甜葶苈三两,隔纸炒令紫色　川大黄二两,剉碎,微炒

右件药捣罗为末,炼蜜和圆如梧桐子大,每服不计时候以温水下二十圆,以利为度。

又方:

右以生小麦苗捣绞取汁,每服一小盏,日三四服,即愈。

治时气三日外,若忽觉心满坚硬,脚手心热,则变为黄,不治杀人,宜服此方:

瓜蒂七枚

右捣罗为末,用一大豆许吹鼻两孔中,令黄水出,残末水调服之,得吐黄水一二升,即差。

又方:

右以萱草根苗捣绞取汁二小盏,分为三服,以利为度。

治时气毒气攻手足诸方

夫时气毒气从脏腑中出,攻于手足,手足则焮热赤肿疼痛也。人五脏六腑井荥[1]输皆

---

〔1〕井荥:原作"井荥"。《正误》云:"一本'并'作'井'。"据《灵枢·本输》,五脏六腑之井荥输皆出手足指,则"井荥"当误,因改。

出于手足指,故毒气从内出,而攻于手足也。

治时气毒攻手足,赤肿疼痛欲断,方:

豉半斤　羊肉一斤

右以水一斗同煮,候肉熟,以汁看冷暖得所以渍手足,日三度。

又方:

右掘地作坑子,深三尺,大小容两足,烧中令热,以酒灌坑中,着屦踞坑上,衣拥勿令泄气,日再作之。

又方:

右以羊肉、桃叶煮取汁渍之,加盐少许尤佳。

治时气热毒攻手足,肿热疼痛欲脱,方:

虎杖二斤,到

右以水三斗,煮取二斗去滓,温渍手足,日三度。

又方:

苦参一斤,到

右以酒一斗,煮五七沸去滓,温温渍之,日三四度。

治时气热毒攻手足,焮热疼痛,方:

右煮马通汁渍之,日三度。

又方:

右以猪膏和马通涂之,亦佳。

治时气热毒攻手足,肿痛似脱不可忍,方:

右以猪蹄一具,去毛净洗,到碎,葱白一握切,以水一斗煮五七沸,去猪蹄等,稍热渍之。

又方:

黄蘗半斤,细到

右以水三斗煮十沸,用渍手足差。

治时气毒攻手足,肿痛欲脱,方:

右以生牛肉裹之,肿消痛止。

治时气下痢诸方

夫时气吐下之后,表里俱虚,热毒乘虚入于肠胃,则下痢黄赤,或下脓血,遍身壮热,脐腹疞痛。其脉弱者自愈,脉沉弦者必下重,脉大者为未止,此皆热毒气所为也。

治时气热毒攻于肠胃,下痢不止,宜服**升麻散**方:

川升麻　当归到,微炒　黄连去须,微炒　甘草炙微赤,到　桂心　赤芍药　黄蘗微炙,到,各半两

右件药捣筛为散,每服半两,以水一大盏,煎至五分,去滓,不计时候温服之。

治时气诸痢不止,宜服**龙骨散**方:

龙骨　黄连去须,微炒　黄蘗微炙,到　当归到,微炒　阿胶杵碎炒令黄燥,已上各用二两

右件药捣粗罗为散,每服五钱,以水一大盏,煎至五分,去滓,不计时候温服。

治时气大肠实热,下血不止,脐下疞痛,宜服**槲叶散**方:

槲叶一两　地榆三分,到　木贼三分,到　当归三分,到　赤芍药三分　伏龙肝三分

右件药捣细罗为散,每服不计时候以粥饮调下二钱。

治时气四五日,大热下痢,宜服**黄连散**方:

黄连去须,微炒　黄檗微炙,剉　艾叶微炒　黄芩已上各一两　龙骨二两

右件药捣细罗为散,每服不计时候以粥饮调下二钱。

治时气热毒痢脓血,腹中疼痛,宜服**木香散**方:

木香半两　黄连一两,去须,微炒　青橘皮半两,汤浸,去白瓤,焙　栀子人一分　地榆半两

右件药捣细罗为散,每服不计时候以粥饮调下二钱。

治时气热毒痢,宜服**黄连圆**方:

黄连二两,去须,微炒　当归一两,剉,微炒　黄芩一两　赤石脂二两　龙骨一两

右件药捣罗为末,炼蜜和圆如梧桐子大,每服不计时候以粥饮下三十圆。

治时气下痢,不能食,方:

乌梅肉十枚,微炒　黄连二两,去须,微炒

右件药捣罗为末,炼蜜和圆如梧桐子大,每服不计时候以粥饮下三十圆。

治时气热毒下痢,方:

当归二两,剉,微炒　黄连三两,去须,微炒　黄檗二两,剉炙

右件药捣粗罗为散,每服五钱,以水一大盏,煎至五分,去滓,入蜜一茶匙,再煎一两沸,放温,不计时候服。

治时气赤白痢,方:

鳖甲二两,涂醋炙微黄,去裙襕　阿胶一两,捣碎,炒令黄燥　赤小豆一合,炒熟

右件药捣细罗为散,每服不计时候以粥饮调下三钱。

治时气下部𧏾疮诸方

夫时气下部𧏾疮者,由毒热结在腹内,谷气衰,毒气盛,三虫动作求食,蚀人五脏,多令泄痢,下部生疮,痒不暂止。若唇内生疮,但欲寐者,此虫蚀下部也。重者则肛烂,伤于[1]五脏即死也。

治时气𧏾蚀,下部生疮,宜服**雄黄散**方:

雄黄半两,细研　青葙子三两　苦参三两,剉　黄连三两,去须微炒　杏人一两半,汤浸,去皮尖、双人,麸炒微黄

右件药捣细罗为散,每服食前以粥饮调下三钱。

又方:

青葙子一两　藋[2]芦一两　狼牙三分　陈橘皮三分,汤浸,去白瓤,焙　扁竹[3]三分,剉

右件药捣细罗为散,每服食前以粥饮调下三钱。

治时气下部𧏾疮疼痛,方:

---

〔1〕 肛烂,伤于:"肛"原作"虹"。《正误》:"虹","肛"之讹。《病源》及《外台》"伤于"作"见"。今改"虹"为"肛"。

〔2〕 藋:原作"崔"。《正误》:"崔",疑当作"藋"。本书卷9"治伤寒下部𧏾疮诸方"之"青葙散"与此方全同,其中亦有"藋芦"一药,据改。《神农本草经》载"藋芦"乃"藋菌"别名,《唐本草》云是生渤海芦苇泽盐碱地之一种色白轻虚的菌类植物,今科属不明。

〔3〕 扁竹:据本书卷9"青葙散",此当为"萹竹",即萹蓄。

桂心二两　蓝叶二两

右件药捣罗为末，分为三服，以生猪肝半斤，去膜细切，拌药服，入五味同食，每日早晨一服，当于下部中出虫如发一合以来便差。

治时气痢脓血，下部生䘌疮虫，方：

黄连三分，去须微炒　蜡〔1〕一两　乌梅肉三两，微炒

右件药捣罗为末，化蜡和蜜为圆如梧桐子大，每服食前以粥饮下三十圆，晚再服之。

治时气下部䘌疮，方：

马蹄烧为灰

右件药捣罗为末，以猪脂和涂之，日可五六遍，即差。

治时气病下部䘌疮疼痛不止，方：

右浓煮桃皮取汁，煎如稠汤，以通下部中。若口中生疮，含之差。

治时气大便不通诸方

夫时气大便不通者，由脾胃有热，发汗太过，则津液竭，津液竭则胃中干燥，结热在内，则大便不通也。

治时气热毒在脏，大肠不通，宜服**羚羊角散**方：

羚羊角屑一两　麦门冬二两，去心　大腹皮一两，剉　川大黄一两，剉碎，微炒　川升麻一两　柴胡一两，去苗　甘草半两，炙微赤，剉

右件药捣筛为散，每服三钱，水一中盏，煎至六分，去滓，入玄明粉一钱搅令匀，不计时候温服。

治时气十日已上，腹微满而喘，脐下疠痛，大便不通，宜服**大黄散**方：

川大黄二两，剉碎，微炒　羚羊角屑一两　枳实一两，麸炒微黄　川芒消二两　桑根白皮一两〔2〕

右件药捣筛为散，每服五钱，以水一大盏，煎至五分，去滓，不计时候温服，以利为度。

治时气恶寒，头痛，壮热，大便不通，宜服**柴胡散**方：

柴胡去苗　茵陈　木通　土瓜根　白鲜皮　栀子人各一两　川大黄二两，剉碎，微炒　川芒消二两

右件药捣细罗为散，不计时候以温水调服三钱，少时当利一两行，利后煮葱豉稀粥食之。如热未歇，再服。

治时气胃中壅热，大便不通，宜服**大麻人圆**方：

大麻人二两，研入　川大黄二两　郁李仁一两，汤浸，去皮尖，研　犀角屑　川朴消　枳壳麸炒微黄，去瓤　木通已上各一两

右件药捣细罗为末，入大麻人等令匀，炼蜜和圆如梧桐子大，每服不计时候以温水下二十圆。

治时气十余日不大便，**调气圆**方：

川芒消二两　枳实一两，麸炒微黄　川大黄二两，剉碎，微炒　杏人二两，汤浸，去皮尖、双人，麸炒黄，研如膏

〔1〕　蜡：原作"腊"。《正误》："腊"，"蜡"之讹。因改。

〔2〕　一两：原脱。据《普济方》卷150及《类聚》卷50引同方补。

右件药捣罗为末，炼蜜和圆如梧桐子大，不计时候以温水下三十圆，如未利，再服。

治时气热毒在胃，大便不通，方：

川大黄一两，剉碎，微炒　川芒消一两

右件药细剉，以水一大盏浸一宿，明早煎五七沸，绵滤取汁，不计时候温温顿服，良久下恶滞物。

治时气小便不通诸方

夫小肠者，心之腑也，心与小肠为表里。心脏壅热，久而不除，汗后津液虚少，不能灌溉，而热毒之气流注小肠，故令不通也。

治时气有时寒热，四肢沉重，口不知味，胸中哕[1]塞，小便不通，宜服**赤茯苓散**方：

赤茯苓一两　前胡三分，去芦头　白鲜皮一两　蓬麦一两　子芩半两　栀子人半两　滑石二两　川升麻三分　木通一两半，剉

右件药捣筛为散，每服三钱，水一中盏，煎至六分，去滓，不计时候温服。

治时气热毒流注小肠，小便不通，宜服**贝齿散**方：

贝齿四十九枚　白鲜皮一两　猪苓一两，去黑皮　川大黄一两，剉碎，微炒　蓬麦一两

右件药捣细罗为散，每服不计时候以温水一中盏，蜜半匙，调下三钱，良久再服，以得通利为度。

治时气四五日寒热不解，头痛，心腹烦闷，小便不通，宜服**犀角散**方：

犀角屑　柴胡去苗　赤芍药　蓬麦　黄芩　知母　木通剉，已上各一两　川大黄二两，剉碎，微炒　滑石二两

右件药捣筛为散，每服五钱，以水一大盏，煎至五分，去滓，不计时候温服，以得通为度。

治时气恶寒壮热，头痛，小便不通，宜服**柴胡散**方：

柴胡去苗　茵陈　川大黄剉碎，微炒　黄芩　木通剉　川升麻　栀子人　川芒消　茅根剉，已上各一两

右件药捣粗罗为散，每服五钱，以水一大盏，煎至五分，去滓，不计时候温服，以得通利为度。

治时气壅毒，心腹胀满，小便不通，方：

滑石二两　甜葶苈一两，隔纸炒令紫色

右件药捣筛为散[2]，以水二大盏，煎至一盏去滓，不计时候温服，以得通为度。

治时气令不相染易诸方

夫时气病者，此皆因岁时不和，温凉失节，人感乖候之气而生病者，多相染易。故预服药，及为方法以防之也。

---

〔1〕哕：《正误》："哕"，疑当作"噎"。
〔2〕为散：原脱。本书凡"捣筛"，均明言"为散"，因补。

治时气相染易者,即须回避将息,饮食之间不得传吃。但一人受病,全家不安。有此相染,宜服**麻黄散**方:

麻黄三分,去根节 桔梗三分,去芦头 川乌头一分,炮裂,去皮脐 人参三分,去芦头 细辛三分 白术三分 桂心三分 干姜三分,炮裂,剉 防风三分,去芦头 吴茱萸一分,汤浸七遍,焙干微炒 川椒一分,去目及闭口者,微炒出汗 川大黄三分,剉碎,微炒

右件药捣细罗为散,每服空心以温酒调下二钱。

治时气转相染易不止,宜服**乌头散**方:

川乌头一分,炮裂,去皮脐 川升麻三分 川大黄三分,剉碎,微炒 獭肝一分,酒浸微炙 龙脑半分,细研 柴胡三分,去苗 川朴消三分,细研

右件药捣细罗为散,入龙脑、朴消同研令匀,每服空心以温酒调下一钱。

治时气病转相染易,乃至灭门,傍至外人,无有不着者,宜服**雄黄圆**方:

雄黄一两,细研 赤小豆二两,炒熟 丹参二两 鬼箭羽二两

右件药捣罗为末,炼蜜和圆如梧桐子大,每服空心以温水下五圆,可与病人同床传衣,不相染也。

治时气转相染着,延及外人,人不敢视者,**朱砂圆**方:

朱砂二两,细研,水飞过 人参一两,去芦头 鬼箭羽二两 雄黄二两,细研,水飞过 赤小豆二两,炒熟

右件药捣罗为末,炼蜜和圆如小豆大,每服空心以温水下五圆,可与病人同床传衣,不相染也。

治时气热毒,令不相染易,方:

豆豉一升 伏龙肝三两,细研 童子小便三中盏

右件药相和,煎取一中盏半去滓,分为三服,每平旦一服,令人不着瘴疫。

治时气温毒,令不相染易,方:

右于正月取东行桑根,粗如指者,长七寸,以朱砂涂之,悬于门上,又令人带之。

治时气后劳复[1]诸方

夫病新差,血气尚虚,津液未复,因以劳动,更成病焉。若言语思虑则劳于神,梳头澡浴则劳于力,未任劳而强之则生热,热气还于经络,复为病者,名曰劳复也。

治时气后劳复,虚热不退,四肢沉重,或半起半卧,气力虚羸,宜服**人参饮子**方:

人参去芦头,二两 甘草一两,炙微赤,剉 石膏二两 赤茯苓二两 半夏汤浸七遍去滑,一两 前胡二两,去芦头 知母二两 黄芩二两 小麦一合 竹叶一握

右件药细剉和匀,每服半两,以水一大盏,入枣三枚,生姜半分,煎至五分,去滓,不计时候温服。

治时气后劳复,发寒热进退,**鳖甲饮子**方:

鳖甲涂醋炙令黄,去裙襕 前胡去芦头 人参去芦头 甘草炙微赤,剉,已上各三分 生姜一分 豉心一分 葱白七茎 雄鼠粪十四枚

---

〔1〕 劳复:原作"复劳"。据排门目录及下论说"名曰劳复"乙转。

右件药细剉和匀,每服半两,以水一大盏,煎至五分,去滓,不计时候温服。

治时气后数日已解,劳复发者,宜服**栀子人散**方:

栀子人一两　葱白十一茎　豉一合　雄鼠粪一十四枚　甘草半两,炙微赤,剉　麻黄一两,去根节　枳壳一两,麸炒微黄,去瓤

右件药捣粗罗令匀,每服半两,以水一大盏,煎至五分,去滓,不计时候温服,有微汗便愈。

治时气热气解后复发,头痛如初病者,宜服此方:

雄鼠粪三七枚,杵末　石膏二两,细研　葛根二两,剉　栀子人半两　葱白七茎

右件药细剉和匀,每服半两,以水一大盏,煎至五分,去滓,不计时候热服,未汗再服。

治时气差后,起早及食多劳复,宜服**陈橘皮散**方:

陈橘皮一两,汤浸,去白瓤,焙　甘草半两,炙微赤,剉　雄鼠粪二七枚　白术一两　豉一合　槟榔一两

右件药捣粗罗为散,每服三钱,以水一中盏,煎至六分,去滓,不计时候温服。

治时气后饮食过多,脉候实数,复发如初,宜服**豉心散**方:

豉心二合　雄鼠粪二七枚　白术一两　川大黄二两,剉碎,微炒　栀子人一两　木通一两,剉

右件药捣粗罗为散,每服三钱,以水一中盏,入生姜半分,煎至六分,去滓,不计时候温服。

治时气病差后劳复,发热呕吐,不下食,宜服**芦根饮子**方:

芦根二两　竹茹二两　人参二两,去芦头　陈橘皮一两,汤浸,去白瓤,焙　生姜二两　石膏四两,细研

右件药都剉和匀,每服半两,以水一大盏,煎至五分,去滓,不计时候温服。

治时气后劳复,身体疼痛,壮热,方:

雄鼠粪五枚　豉半合　栀子人五枚　枳实五枚,麸炒微黄

右件药剉碎,以水一大盏半,煮取一盏去滓,分为二服,不计时候相次温服之。

治时气劳复,四肢烦疼,宜服**薄荷粥**方:

薄荷一握　阿胶一两,杵碎炒令黄燥　川升麻一两　豉心一合

右件药细剉和匀,以水两碗,煮取一碗去滓,以粳米作稀粥服,厚覆取汗差。

治时气新差,起早劳复,及食饮过多,复发欲死,方:

右以鳖甲三两,醋涂炙令黄焦,去裙襕,捣罗为散,每服二钱,以粥饮调下,不计时候服。

又方:

右取所食物烧作灰,细研,每服以粥饮调下二钱。

治时气瘴疫诸方

治时气瘴疫,头痛壮热,心如火煎,面目黄黑,四肢沉重,不得睡卧,宜服**茵陈散**方:

子芩一两半　秦艽二两,去苗　知母二两　大青一两　赤芍药一两　川芒消二两　土瓜根二两　川大黄二两,剉碎,微炒　茵陈二两　黄连一两半,去须　栀子人二两

右件药捣细罗为散,每服不计时候以新汲水调下三钱,须臾便吃白粥饮半大盏,以次吃葱茶一碗,腹中稍觉转动,下利,额上似微润,即以衣盖取汗,汗解便差。

治时气瘴疫辟毒,宜服**朱砂散**方:

朱砂二两,细研 川乌头二两,炮裂,去皮脐 细辛半两 踯躅花半两,酒拌炒令干 干姜半两,炮裂,到 白术半两 菰蒌根半两

右件药捣细罗为散,每服不计时候以温酒调下二钱,厚覆汗出差。

治时气瘴疫,**老君神明白术散**方:

白术一两 附子半两,炮裂,去皮脐 川乌头半两,炮裂,去皮脐 桔梗半两,去芦头 细辛半两

右件药捣细罗为散,平旦以新汲水调下三钱。若已得病三日向上者,即以水一大盏煎至五分,顿服,衣覆取汗差。

治时气瘴疫,**赤散**方:

牡丹一两 皂荚一两,去黑皮,涂酥炙微黄,去子 细辛 干姜炮裂,到 附子炮裂,去皮脐 桂心 真珠 踯躅花醋拌炒令干,已上各半两

右件药捣细罗为散,初觉头强恶寒,便以少许内鼻中吸之,取嚏为候,相次以温酒服二钱,厚覆取汗愈。

治时气瘴疫,消除恶气鬼魅精邪等,宜用**雄黄圆**方:

雄黄五两,细研 朱砂五两,细研 雌黄五两,细研 苍术一两 虎头骨一两 鬼督邮一两 鬼箭羽一两 鬼臼一两 羚羊角屑一两 马蹄一两 川乌头一两 天雄一两半 芜荑一两 菖蒲一两 皂荚一两 芎䓖一两 麝香一两,细研

右件药捣罗为末,都研令匀,以蜜蜡一斤、青羊脂三两,和圆如弹子大,晨昏烧一圆,去万鬼,辟气毒;以绛袋子盛一圆带之,及悬于门户上。

治时气瘴疫,**杀鬼圆**方:

虎头骨 朱砂细研 真珠末 雄黄细研 曾青细研 鬼臼 皂荚 桔梗去芦头 芎䓖 芜荑 白术 白芷 鬼箭羽 鬼督邮 藜芦去芦头 菖蒲 女青已上各半两

右件药捣罗为末,都研令匀,炼蜜和圆如弹子大,男左女右,以青囊带一圆。

治时气瘴疫百病,宜服**犀角圆**方:

犀角屑 桂心 羚羊角屑 牛黄细研 鬼臼 附子炮裂,去皮脐 獭肝微炙 麝香细研 真珠末 雄黄细研,水飞过 朱砂细研,水飞过,各半两 巴豆十枚,去皮心研,纸裹压去油 蜈蚣二条,微炙 射冈一分 贝齿二两

右件药捣罗为末,炼蜜和圆如梧桐子大,每服不计时候以温水下五圆。

治时气瘴疫,**安息香圆**方:

安息香一两 朱砂半两,细研 硫黄半两,细研 雄黄一两,细研 阿魏半两 松脂四两 柏叶四两 苍术四两 白芷三两 干桃叶三两

右件药捣罗为末,炼蜜和圆如弹子大,时以一圆烧于所居之处,仍亦宜用后方频浴之。

治时气瘴疫,浴汤方:

桃枝叶十两 白芷三两 柏叶五两

右件药捣筛为散,每服三两,煎汤浴之极良。

治时气瘴疫,杀鬼,**虎头圆**方:

虎头骨二两 朱砂细研 雄黄细研 雌黄细研 鬼臼 皂荚 芜荑已上各一两

右件药捣筛为末，炼蜜和圆如弹子大，以绛囊盛一圆系上[1]，男左女右，家中悬屋四角，月朔望夜半，中庭烧一圆。

治时气瘴疫，黄膏方：

川大黄_{剉碎，微炒}　附子_{炮裂，去皮脐}　细辛　干姜_{炮裂，剉}　川椒_{去目及闭口者，微炒去汗}　桂心_已
上各一两　巴豆三十枚，去皮心研，纸裹压去油

右件药细研，以醋浸一宿，漉出用腊月猪膏二斤煎三上三下，绞去滓，密[2]器盛之。初觉不安，便以热酒服如梧桐子大一圆，未差再服。又水调三圆，热炙手，以摩身体数百遍。并治贼风游走皮肤。

治时气瘴疫，骨热烦闷，宜服**獭肝圆**方：

獭肝二两，微炙　人参一两，去芦头　沙参一两，去芦头　鬼臼半两，去毛　苦参半两，剉　甘草三两，炙微赤，剉

右件药捣罗为末，炼蜜和圆如梧桐子大，每服以粥饮下二十圆。

治时气瘴疫，宜服**鬼臼圆**方：

鬼臼一两，去毛　雄黄一两，细研，水飞过　龙脑一钱，细研　麝香一钱，细研　朱砂半两，细研，水飞过　甘草半两，炙微赤，剉

右件药捣罗为末，炼蜜和圆如梧桐子大，每服不计时候以人参汤下十圆。

治时气瘴疫，辟除毒气，宜用**鬼箭羽圆**方：

鬼箭羽一两　鬼臼一两，去毛　赤小豆半合，炒热　朱砂半两，细研，水飞过　雄黄半两，细研，水飞过

右件药捣罗为末，炼蜜和圆如豇豆大。如已患者，手掌中水调一圆，涂于口鼻上，又于空腹温水下一圆。如未染疾者，但涂口鼻，兼以皂囊盛一圆系肘后。亦宜时烧一圆。忌羊血。

治时气瘴疫，**雄黄散**方：

雄黄_{细研}　雌黄_{细研}　白矾　鬼箭羽_{各一两}　羚羊角屑二两

右件药捣细罗为散，入雄黄等研令匀，以三角绛囊盛一两，带心前并门户上。又月旦日以青布裹一钱，中庭烧之，辟瘴疫。病人亦烧一钱熏之，即差。

治时气瘴疫，**弹鬼圆**方：

雄黄一两　朱砂一两，细研　石膏二两　川乌头一两　鼠妇一两

右以正月建除日，执厌日亦得，捣罗为末，以白蜡五两，铜器中火上销，下药搅令凝如楝实大，以赤縠裹一圆，男左女右带之。

治时气瘴疫，单行方：

社中西南柏树东南枝，取曝干，捣罗为末，以水调一钱，日三四服。

又方：

正月上寅日，取女青捣罗为末四两，以三角绛囊盛，系户上帐前。

又方：

正月朔旦，及七日，吞麻子、赤小豆各二七枚，又各以二七枚投于井中，又以附子三枚，令女子投于井中。

又方：

---

〔1〕上：《正误》：一本"上"作"臂"。

〔2〕密：原作"蜜"。《正误》："蜜"，"密"之讹。因改。以下凡遇此误，径改不出注。

冬至日取雄赤鸡作腊,至立春日煮食令尽,勿令他人知。

又方:

二月二日取东行桑根,大如指,悬门户上,又令人各带之。

又方:

右以艾灸病人床四角各一壮,勿令知之。

又方:

右以赤小豆新布囊盛之,置井中三日取出,举家皆服,男子水下十粒,女人服二十粒。

又方:

桃木中虫粪末,细研,水服一钱。

又方:

鲍鱼头一枚,烧成灰　赤小豆半两

右件药捣细为散,空心以温水调下半钱,酒下亦得。

又方:

炒豉一升,和术一斤,酒渍恒将服之。

太平圣惠方卷第十七

凡一十八门　论一首　病源一十七首　方共计一百四十一道

热　病　论

夫热病者,皆伤寒之类也。冬伤于寒,至春变为温病,至夏变为暑病。暑病者,热重于温也。肝热病者,小便赤黄,腹痛多卧,身热,热盛则狂言多惊,两胁满痛,手足热躁,不能安卧。心热病者,先不乐,数日乃热,热盛则卒心痛,烦热欲呕,头痛面赤无汗。脾热病者,先头重颊痛,心烦欲呕,身热,热盛则腰痛,腹满溏泄。肺热病者,先渐渐然毛起,恶风,舌上黄,身热,热盛则喘咳,胸[1]背不得大息,头痛,不汗出而寒。肾热病者,先腰痛胫疫,大渴数饮水,身热,热盛则项痛而强,胫寒足下热,不欲言。肝热病者,左颊赤。心热病者,面先赤。脾热病者,唇先赤。肺热病者,右颊赤。肾热病者,颐先赤。病虽未发,见其色者疗之,名曰治未病。一日汗不出,大灌发[2]者死;二日泄而腹满甚者死;三日目不明,热不已者死;四日老人婴儿热而腹满者死;五日汗不出,呕血者死;六日舌本烂,热不已者死;七日咳血而衄,汗出不至足者死;八日髓热者死;九日热而痉者死;凡有此候者,皆不可治也。热病已得汗,脉静者生,脉躁者难治。热病脉常盛,躁而不得汗者,此阳之极也。得汗者生,不得汗者难差。热病已得汗,脉尚躁,喘且即复热,喘甚者死。热病七八日,脉不躁不数,后三日当有汗,若不汗者难治。热病七八日,其脉微小者生,脉病舌焦干黑者死。热病已得汗,常热不去,脉静者生,脉躁者难治。热病脉常躁盛,此气之极也,亦死。热病腹满常喘,热不退者死。热病多汗,脉虚小者生,紧实者死矣。

治热病一日诸方

夫热病一日,病在太阳。太阳主表,表谓皮肤也。病在皮肤之间,故头项腰脊皆痛,宜汗

---

〔1〕 胸:《正误》:一本"胸"上有"痛走"二字。

〔2〕 灌发:《正误》:《灵枢经》"灌"作"颧";"发"下有"赤"字。

之则愈也。

治热病一日,头痛身热,四肢烦疼,宜服**解肌散**方:

麻黄一两,去根节　石膏二两　川升麻一两　甘草一两,炙微赤,到　赤芍药一两　柴胡一两,去苗　桔梗一两,去芦头　杏人一两,汤浸,去皮尖、双人,麸炒微黄

右件药捣粗罗为散,每服五钱,以水一大盏,入生姜半分,煎至五分,去滓,不计时候热服,衣覆取汗,未汗再服。

治热病一日,头痛壮热,宜服**石膏散**方:

石膏二两　麻黄二两,去根苗　黄芩一两　桂心一两　赤芍药一两　柴胡一两,去苗

右件药捣粗罗为散,每服三钱,以水一大盏,入生姜半分,煎至五分,去滓,不计时候热服,衣覆取汗,未汗再服。

治热病一日,头痛项强,身热如火,宜服**葛根散**方:

葛根二两,到　赤芍药二两　麻黄二两,去根节　白芷一两　柴胡一两,去苗　黄芩一两　石膏二两　桂心一两

右件药捣粗罗为散,每服四钱,以水一大盏,入葱白五寸,生姜半分,煎至五分,去滓,不计时候热服,衣覆取汗。

治热病一日,头痛,壮热烦闷,宜服**柴胡散**方:

柴胡一两,去苗　赤芍药一两　栀子人半两　黄芩半分　石膏二两　葛根一两

右件药捣筛为散,每服四钱,用水一大盏,入葱白二茎,豉半合,煎至五分,去滓,不计时候温服。

治热病一日,头疼壮热,心中烦闷,宜服**栀子散**方:

栀子人三分　黄芩三分　石膏一两　葛根一两,到　柴胡一两,去苗　麦门冬一两,去心,焙

右件药捣筛为散,每服四钱,以水一中盏,入豉五十粒,葱白二茎,煎至五分,去滓,不计时候温服。

治热病一日,头痛壮热,宜服**麻黄散**方:

麻黄一两,去根节　川大黄三分,到碎,微炒　黄芩半两　桂心半两　甘草半两,炙微赤,到　赤芍药半两

右件药捣细罗为散,每服不计时候,以新汲水调下三钱,服后盖衣取汗,未汗再服。

治热病一日,壮热头痛,宜服此方:

甘草一两,炙微赤,到　生姜三分,切　菰蒌二枚,大者,细到,碗中盛之

右件药,先将甘草、生姜以酒一大盏半,煎至八分,去滓,热投入菰蒌碗中,绞取汁,不计时候分温二服,衣覆取汗。

治热病一日,身体壮热,头痛,骨肉痠楚,背脊强,口鼻干、手足微冷,小便赤黄,宜服**桃柳汤浴**方:

桃枝并叶五斤,细到　柳枝并叶五斤,细到

右以水一硕,煮取七斗,去滓,带热避风处淋浴,浴后于密室中刺头,并眼后两边及舌下血断,以盐末涂针处,便宜服葛豉粥。

葛豉粥方:

葛根二两,到　葱白五茎,并须白　豉一合　生姜一两,切

右件药以水三大盏,煎至一盏半去滓,下粳米二合煮作粥,乘热顿服,衣盖取汗。

治热病一日,宜服**发汗麻黄粥**方:

麻黄一两,去根节　豉半合

右件药用水一大盏半,煎至一盏去滓,下粳米半合煮作稀粥,乘热顿服,衣盖取汗。

治热病二日诸方

夫热病二日,阳明受病。病在肌肉,故肉热,鼻干不得眠也。故可摩膏火灸,发汗而愈也。

治热病二日,头痛壮热,肢节不利,宜服**麻黄散**方:

麻黄二两,去根节　川大黄一两,剉碎,微炒　葛根一两,剉　甘草半两,炙微赤,剉　桂心一两　柴胡一两,去苗　赤芍药一两

右件药捣筛为散,每服五钱,以水一大盏,入生姜半分,煎至五分,去滓,不计时候热服,衣盖取汗。

治热病二日,口苦咽干,头痛壮热,宜服**前胡散**方:

前胡一两,去芦头　葛根半两,剉　桂心半两　旋覆花半两　麻黄二两,去根节　杏人一两,汤浸,去皮尖、双人,麸炒微黄

右件药捣粗罗为散,每服五钱,以水一大盏,入生姜半分,葱白五寸,煎至五分,去滓,不计时候热服,衣盖取汗,未汗再服。

治热病二日,头痛壮热,宜服**桂枝散**方:

桂枝半两　葛根半两　麻黄三分,去根节　石膏一两　赤芍药半两　甘草半两,炙微赤,剉　杏人半两,汤浸,去皮尖、双人,麸炒微黄

右件药捣粗罗为散,每服三钱,以水一中盏,入生姜半分,葱白五寸,煎至六分,去滓,不计时候热服,衣覆取汗,未汗再服。

治热病二日,头痛口苦,虽经发汗未解,可服**柴胡散**方:

柴胡一两,去苗　人参一两,去芦头　甘草一两,炙微赤,剉　黄芩一两　赤茯苓一两　半夏半两,汤洗七遍去滑

右件药捣粗罗为散,每服三钱,以水一中盏,入葱白五寸,生姜半分,煎至六分,去滓,不计时候温服,令自有汗即解。

治热病二日,头痛壮热,宜服**黄芩散**方:

黄芩三分　麻黄一两,去根节　川大黄半两,剉碎,微炒　葛根半两,剉　桂心半两　赤芍药半两　甘草半两,炙微赤,剉　川朴消半两　石膏一两

右件药捣细罗为散,每服不计时候以葱豉汤调下二钱,衣盖取汗,未汗再服。

治热病二日,发汗未解,头痛壮热,宜服此方:

麻黄一两,去根节　甘草一两,炙微赤,剉　葛根一两

右件药细剉和匀,分为六服,每服以水一大盏,入生姜半分,煎至五分,去滓,不计时候热服,衣盖取汗。

治热病二日,发汗后不解,头痛体热,宜服此方:

石膏一两,细研　麻黄半两,去根节　甘草一分,炙微赤,剉

右件药并剉,用水一大盏,煎至五分,去滓,入鸡子白一枚搅匀,不计时候乘热顿服,衣盖

取汗,未汗再服。

治热病三日诸方

夫热病三日,诸阳传病讫,病犹在表,未入于脏,故胸胁热而耳聋,可发汗而愈也。

治热病三日,未得汗,壮热烦闷,欲得饮水,宜服**葛根散**方:

葛根一两,剉 川大黄一两,剉碎,微炒 黄芩一两 麻黄二两,去根节 桂心一两 赤芍药一两 甘草半两,炙微赤,剉 柴胡一两,去苗 栀子人半两

右件药捣粗罗为散,每服四钱,以水一中盏,入生姜半分,煎至五分,去滓,不计时候稍热服,令有汗为度。

治热病三日,发汗未解,头痛口干,心胸烦闷,宜服**大黄散**方:

川大黄一两,剉碎,微炒 柴胡一两 秦艽一两半,去苗 石膏二两 麻黄一两,去根节 甘草半两,炙微赤,剉

右件药捣粗罗为散,每服四钱,以水一中盏,入生姜半分,煎至五分,去滓,不计时候稍热频服,汗出为度。

治热病三日,头痛口苦,寒热往来,宜服**柴胡饮子**方:

柴胡一两半,去苗 木通一两半,剉 赤芍药一两半 豉一合 石膏二两半,捣 甘草半两,炙微赤,剉

右件药都细剉和匀,每服半两,用水一大盏,煎至五分,去滓,不计时候温服。

治热病三日,头疼壮热,宜服**麻黄散**方:

麻黄一两,去根节 知母一两 赤芍药一两半 葛根一两 黄芩半两 甘草半两,炙微赤,剉 白药[1]半两 栀子人半两 细辛半两 柴胡半两,去苗 石膏二两

右件药捣粗罗为散,每服五钱,以水一大盏,入生姜半分,煎至五分,去滓,不计时候稍热服,衣盖取汗。

治热病三日,表犹未解,壮热头目,四肢不利,宜服**发汗桂心散**方:

桂心半两 柴胡一两,去苗 甘草一分,炙微赤,剉 葛根一两,剉 赤茯苓半两 泽泻半两 赤芍药半两 麻黄一两,去根节

右件药捣粗罗为散,每服五钱,以水一中盏,入薄荷二七叶,煎至六分,去滓,不计时候稍热服,衣盖取汗,未汗再服。

治热病三日,解毒气,**苦参散**方:

苦参一两,剉 黄芩二两 甘草半两,炙微赤,剉

右件药捣粗罗为散,每服五钱,以水一大盏,煎至六分,去滓,入生地黄汁一合搅令匀,不计时候分温二服。

治热病三日,经发汗热退后,尚寒热往来,不能饮食,宜服**知母散**方:

知母一两 枳实一两半,麸炒微黄 栀子人一两半

右件药捣筛为散,每服五钱,用水一大盏,入豉少许,煎至五分,去滓,不计时候温服。

---

〔1〕 白药:《正误》:"药"疑"芷"字。然《普济方》卷152同此,故未必是白芷之误。白药首出《唐本草》,宋代亦用,然异物同名较多,具体种类难以确考。今多用白药子乃防己科植物头花千金藤 *Stephania cepharantha* Hayata 的块根。

治热病四日诸方

夫热病四日,太阴受病。太阴者,三阴之首也。三阳受病讫,传入于阴,故毒气入于胸膈,其病咽喉干,胸膈满,故可吐而愈也。

治热病四日,结胸满痛,壮热,身体疼痛,宜服**苦参散**令吐,方:

苦参半两,剉　恒山半两

右件药捣筛为散,以水二中盏,煎至一盏去滓,不计时候尽饮之,当吐即愈,未吐再服。

治热病四日,咽喉干而腹满,宜服**瓜蒂散**吐方:

瓜蒂一分　赤小豆一两

右件药捣粗罗为散,每服二钱,以水一中盏,煎至五分,去滓,不计时候温服,以吐为度。

治热病四日,壮热,四肢沉重,吃食不下,宜服**柴胡散**方:

柴胡一两,去苗　葛根一两,剉　川大黄一两,剉碎,微炒　石膏一两　赤芍药三分　黄芩三分　栀子人半两　川朴消一两　前胡一两,去芦头　甘草半两,炙微赤,剉

鳖甲一两,涂醋炙微黄,去裙襕

右件药捣粗罗为散,每服五钱,以水一大盏,煎至五分,去滓,不计时候温服。

治热病四日,毒气内攻,身体疼痛,壮热头重,烦渴不止,宜服**麻黄散**方:

麻黄一两,去根节　桂心半两　川大黄三分,剉碎,微炒　茵陈一两　细辛半两　柴胡半两,去苗　甘草半两,炙微赤,剉　蒵蘱根一两

右件药捣粗罗为散,每服五钱,以水一大盏,煎至五分,去滓,不计时候温服。

治热病四日,发汗不差,身体壮热,心膈烦闷,不得睡卧,宜服**葛根散**方:

葛根二两,剉　龙胆半两,去芦头　大青半两　桂心半两　甘草半两,炙微赤,剉　麻黄一两,去根节　蒵蘱一两　赤芍药一两　黄芩一两　石膏二两　川升麻一两

右件药都捣粗罗为散,每服四钱,以水一大盏,煎至五分,去滓,不计时候温服。

治热病四日,头痛胸满,食即呕逆,宜服**竹茹散**方:

竹茹一两　陈橘皮一两,汤浸,去白瓤,焙　葛根一两,剉　人参一两,去芦头　芦根一两,剉　枇杷叶半两,拭去毛,炙微黄

右件药捣粗罗为散,每服五钱,以水一大盏,入粳米一百粒,生姜半分,煎至五分,去滓,不计时候温服。

治热病四日,热毒解后,时来时往,恶寒微热,不能食,宜服**人参散**方:

人参一两,去芦头　知母一两　枳实一两,麸炒令微黄　陈橘皮一两,汤浸,去白瓤,焙　栀子人一两　槟榔一两　豉三两,微炒变色　甘草一两,炙微赤,剉

右件药捣粗罗为散,每服五钱,以水一大盏,煎至五分,去滓,不计时候温服。

治热病五日诸方

夫热病五日,少阴受病。毒气入于腹[1]胃,其病口热舌干,渴而引饮,故可下而愈也。

---

〔1〕 腹:《正误》:"腹"当作"肠"。

治热病五日,口苦舌干,烦热头痛不解者,宜服**大黄散**方:

川大黄一两,剉碎,微炒　黄连半两,去须　甘草半两,炙微赤,剉　黄檗半两,剉　栀子人半两　石膏一两

右件药捣粗罗为散,每服四钱,以水一中盏,入葱白一茎,豉五十粒,煎至五分,去滓,不计时候温服。

治热病五日,壮热,骨节烦疼,目眩,胁下胀痛,不能饮食,欲变成黄,宜服**柴胡汤**方:

柴胡去苗　枳实麸炒令黄色　知母　黄芩　栀子人　麦门冬去心,焙　龙胆去芦头　川大黄剉碎,微炒　甘草炙微赤,剉,已上各一两

右件药捣粗罗为散,每服五钱,以水一大盏,煎至五分,去滓,不计时候温服。

治热病五日,头痛壮热,骨节疼痛,宜服**黄芩散**方:

黄芩一两　栀子人一两　前胡一两,去芦头　赤芍药一两　甘草半两,炙微赤,剉　石膏二两

右件药捣筛为散,每服五钱,以水一大盏,入豉少半合,煎至五分,去滓,不计时候温服。

治热病五日,已得汗,毒气不尽,犹乍寒乍热,惛惛如醉,胁下牢满,骨节疼痛,不能下食,舌本干燥,口内生疮,宜服**柴胡饮子**方:

柴胡二两,去苗　川升麻一两半　赤芍药一两　黄芩一两半　甘草一两,炙微赤,剉　枳壳一两半,麸炒微黄,去瓤　麦门冬二两,去心　竹叶二两　栀子人一两

右件药都细剉和匀,每服半两,以水一大盏,入豉五十粒,葱白一茎,煎至五分,去滓,不计时候温服。

治热病五日,头痛身疼,皮肉如火,心隔烦躁,宜服**麦门冬散**方:

麦门冬二两,去心,焙　赤芍药一两　黄芩一两　石膏二两　栀子人半两　犀角屑一两　川朴消二两　地骨皮半两　甘草半两,炙微赤,剉

右件药捣粗罗为散,每服五钱,以水一大盏,煎至五分,去滓,不计时候温服。

治热病五日未解,头痛壮热,眼睛疼,心腹痛,宜服**茵陈散**方:

茵陈二两　栀子人一两　黄芩一两　柴胡一两,去苗　木通一两,剉　川升麻一两　赤芍药一两　蔏蓻根一两　川大黄二两,剉碎,微炒

右件药捣粗罗为散,每服三钱,以水一中盏,煎至六分,去滓,不计时候温服。

治热病六日诸方

夫热病六日,厥阴受病。毒气入于肠胃,其人烦满而阴缩,故可下而愈也。

治热病六日不解,通身肉热,毒气令人更相染着,宜服**大青饮子**方:

大青二两　石膏三两　香豉二合　葛根一两,剉　栀子人一两　生地黄二两　川芒消三两　甘草半两,炙微赤,剉

右件药都细剉和匀,每服半两,以水一大盏,煎至五分,去滓,不计时候温服。

治热病六日,热势弥固,大便秘涩,心腹痞满,食饮不下,精神昏乱,恍惚狂言,其脉洪数,宜服**鳖甲散**方:

鳖甲一两,涂醋炙令黄,去裙襕　羚羊角屑一两　杏人一两,汤浸,去皮尖、双人,麸炒微黄　甘草半两,炙

微赤,剉　赤茯苓一两　白鲜皮一两　枳壳一两,麸炒[1]微黄,去瓤　茵陈一两　川大黄二两,剉碎,微炒

右件药捣粗罗为散,每服五钱,以水一大盏,煎至五分,去滓,不计时候温服。

治热病六日,胃中瘀热,皮肤赤黄,心神烦闷,大小便不利,宜服**栀子散**方:

栀子人一两　葛根一两,剉　茵陈一两　土瓜根一两　川升麻一两　川大黄一两,剉碎,微炒　川芒消一两　木通一两,剉　甘草半两,炙微赤,剉

右件药捣粗罗为散,每服五钱,以水一大盏,煎至五分,去滓,不计时候温服。

治热病六日不解,壮热头痛,小便赤涩,口内生疮,粥食不下,宜服**石膏散**方:

石膏一两　知母一两　柴胡一两,去苗　秦艽一两,去苗　栀子人三分　麦门冬三分,去心　黄连三分,去须　甘草半两,炙微赤,剉　木通一两,剉

右件药捣筛为散,每服五钱,用水一大盏,煎至五分,去滓,入蜜一合搅令匀,更煎一二沸,放温,慢慢含咽之。

治热病七日诸方

夫热病七日,三阴三阳传病讫,病法当愈。今病不除者,欲为再经病也。再经病者,谓经络重受病也。

治热病七日,烦躁而渴,胸中痰热,宜服**半夏散**方:

半夏半两,汤洗七遍去滑　赤芍药一两　前胡半两,去芦头　黄芩半两　人参一两,去芦头　知母一两　麦门冬半两,去心　菰蒌根半两　黄耆一两,剉　赤茯苓半两　甘草半两,炙微赤,剉

右件药捣筛为散,每服五钱,以水一大盏,入粳米、小麦各一百粒,生姜半分,煎至五分,去滓,不计时候温服。

治热病七日不解,寒热往来,胸胁苦满,不思饮食,心烦欲吐,宜服**前胡散**方:

前胡一两,去芦头　半夏半两,汤洗七遍去滑　黄芩三分　人参三分,去芦头　赤芍药三分　桂心三分　甘草半两,炙微赤,剉

右件药捣筛为散,每服五钱,以水一大盏,入生姜半分,枣三枚,煎至五分,去滓,不计时候温服。

治热病七日,遍身疼痛,壮热不解,宜服**地骨皮散**方:

地骨皮一两　枳壳一两,麸炒微黄,去瓤　川大黄一两,剉碎,微炒　赤芍药半两　柴胡一两,去苗　鳖甲一两,涂醋炙令黄,去裙襕　麦门冬一两,去心,焙　甘草半两,炙微赤,剉

右件药捣粗罗为散,每服五钱,以水一大盏,煎至五分,去滓,不计时候温服。

治热病七日,或寒或热,来去不定,腹中虚热,毒气不退,心神不安,宜服**生地黄煎**方:

生地黄汁半升　生麦门冬半升　蜜半升　人参一两,去芦头　白术一两　桂心一两　甘草一两,炙微赤,剉　地骨皮二两　川升麻一两　石膏三两　莼菜心切,半升

右件药都剉,以水三大碗煮至一碗,绞去滓,下蜜、地黄、麦门冬汁三味,同熬令稀稠得所,放冷,不计时候,每服取半合服之。

治热病七日,四肢疼痛,热毒不退,乍寒乍热,乍剧乍差,发动如疟,宜服**鳖甲散**方:

鳖甲二两,涂醋炙令黄,去裙襕　天门冬一两,去心　人参一两,去芦头　石膏二两　黄耆一两,剉　乌

---

〔1〕炒:原误作"少",据本书药物炮制法,当为"炒"之误,因改。

梅肉—两,微炒　恒山—两　牛膝—两,去苗　甘草—两,炙微赤,剉

右件药捣筛为散,每服五钱,以水一大盏,入竹叶三七片,豉五十粒,煎至五分,去滓,不计时候温服。

治热病头痛诸方

夫热病,三阳受病,犹在于表,邪毒之气攻注于外,循于风府而入于脑,故令壮热头痛,胸膈壅滞,其脉浮数者,可汗及吐之即愈也。

治热病壮热头痛,百骨痠疼,宜服**石膏散**方:

石膏二两　麻黄—两,去根节　葛根—两,剉　黄芩三分　甘菊花半两　栀子人三分　赤芍药三分　甘草半两,炙微赤,剉

右件药捣筛为散,每服四钱,以水一中盏,入豉少半合,煎至六分,去滓,不计时候温服。

治热病四肢烦闷,壮热头痛,口舌干燥,宜服**犀角散**方:

犀角屑—两　人参三分,去芦头　麦门冬三分,去心　甘草半两,炙微赤,剉　知母半两　赤茯苓三分　石膏二两

右件药捣筛为散,每服五钱,以水一大盏,入竹叶二七片,煎至五分,去滓,不计时候温服。

治热病头痛,骨节烦疼,宜服**葛根散**方:

葛根—两,剉　石膏二两　赤芍药—两　甘草—分,炙微赤,剉　甘菊花—两　黄芩—两　防风半两,去芦头

右件药捣筛为散,每服四钱,用水一大盏,入生姜半分,煎至六分,去滓,不计时候温服。

治热病头痛,四肢烦疼,宜服取吐散方:

人参芦头半两　柴胡—分,去苗　川大黄—分,剉碎,微炒　茵陈—分　恒山半两　鳖甲半两,涂醋炙令黄,去裙襴

右件药捣筛为散,每服四钱,用水一中盏,入豉五十粒,煎至五分,去滓,不计时候顿服,取吐为度。

治热病头痛,宜服**吹鼻瓜蒂散**方:

瓜蒂—分　赤小豆—分,微炒　麝香—钱,细研　丁香—分　马牙消半两

右件药捣细罗为散,入麝香都研令匀,以少许吹入鼻中,当下黄水即差。

治热病头疼不止,方:

石膏二两　芎䓖半两　马牙消—两

右件药捣粗罗为散,每服三钱,以水一大盏,入生姜半分,细茶末一钱,煎至七分,去滓,不计时候分温二服。

治热病头痛不可忍,方:

地龙—条,细研　沙糖三枣大

右件药相和,以水一大盏调入瓷瓶中盛,悬于井内,去水相近,一炊时出,倾取清者,不计时候都为一服,勿令患人知。

治热病头疼不可忍,**灌顶散**方:

马牙消一分　苦葫芦子一分　地龙一分,干者　瓜蒂一分　麝香半钱,细研

右件药捣细罗为散,入麝香同研令匀,吹一字于鼻中,当下脑中恶滞水,便差。

治热病头痛不可忍,方:

生马齿苋一握,切　川朴消一两

右件药相和细研,入清麻油调令如膏,涂于头上,立差。

治热病头痛,发热进退,方:

葫蒜一枚大者,取瓤

右件剉置瓷碗中,用热酒一盏沃之,盖之良久,去滓,不计时候顿服,未效再服。

治热病烦躁诸方

夫热病烦躁者,为阳胜于阴,热气独盛,痞结于脏,则三焦隔绝,故身热而烦躁也。

治热病未得汗,体热烦躁,宜服**龙胆散**方:

龙胆三分,去芦头　葛根一两,剉　桂心半两　葳蕤三分　赤芍药三分　黄耆三分,剉　石膏二两
麻黄三分,去根节　大青三分　川升麻三分　甘草三分,炙微赤,剉

右件药捣筛为散,每服四钱,以水一中盏,煎至六分,去滓,不计时候温服。

治热病热毒在心脾,狂乱烦躁,宜服**白鲜皮散**方:

白鲜皮一两　川大黄半两,剉碎,微炒　大青半两　麦门冬一两,去心,焙　黄芩半两　甘草半两,炙
微赤,剉

右件药捣粗罗为散,每服四钱,以水一中盏,入竹叶三七片,煎至六分,去滓,不计时候
温服。

治热病头痛目疼,心中烦躁,宜服**葛根饮子**方:

葛根半两,剉　赤芍药半两,剉　豉半两　葱白三茎,切

右件药都以水一大盏半,煎至一盏去滓,不计时候服。

治热病初觉烦躁头疼,腰脚痛,宜服**解毒饮子**方:

生地黄汁三合　黄芩一分　生姜一分　白蜜半匙

右件药细剉黄芩、生姜二味,以水一大盏,煎至六分,去滓,次入地黄、蜜,更煎三两沸,不
计时候分温二服。

治热病经发汗,热不解,心中躁热烦闷,宜服**犀角散**方:

犀角屑半两　天竺黄一分　马牙消一两　铁粉一两　铅霜一分　麝香半钱

右件药都细研为散,每服不计时候以竹叶汤温温调下二钱。

治热病心神烦躁不止,宜服**白鲜皮散**方:

白鲜皮一两　栀子人三分　麦门冬三分,去心,焙　川大黄三分,剉碎,微炒　郁金三分　黄芩三分
甘草三分,炙微赤,剉　铅霜一分,细研

右件药捣细罗为散,入铅霜同研令匀,每服不计时候以熟水调下二钱。

治热病毒热不解,口干烦躁,宜服**黄芩散**方:

黄芩一两　栀子人半两　川大黄一两,剉碎,微炒　甘草一两,炙微赤,剉　铁粉半两,细研　川马牙
消一两

右件药捣细罗为散,每服不计时候以温温蜜水调下二钱。

治热病狂言诸方

夫热病毒气攻心，则心神烦乱。阳气大盛，遂[1]则狂言，目赤心烦，不得睡卧，精神惊悸，言语失常。毒气不除，腹中结燥。其脉洪数者，是其候也。

治热病已得汗，热犹不解，腹胀，烦躁，狂言不定，可服**大柴胡散**方：

柴胡一两　川大黄一两，剉碎，微炒　黄芩一两　赤芍药一两　枳实一两，麸炒微黄　半夏半两，汤洗七遍去滑　人参一两，去芦头　甘草半两，炙微赤，剉　黄耆一两，剉

右件药捣粗罗为散，每服五钱，以水一大盏，入竹茹一分，生姜半分，煎至五分，去滓，不计时候温服。

治热病狂言烦渴，宜服**猪苓散**方：

猪苓一两　白鲜皮三分　龙胆半两，去芦头　泽泻一分　赤茯苓三分　麦门冬一两，去心，焙　黄芩半两　人参三分，去芦头　甘草三分，炙微赤，剉

右件药捣粗罗为散，每服五钱，以水一大盏，煎至五分，去滓，不计时候温服。

治热病狂言不止，宜服**白鲜皮散**方：

白鲜皮半两　黄芩半两　秦艽半两，去苗　犀角屑半两　甘草半两，炙微赤，剉　麦门冬半两，去心　大青半两　杏人半两，汤浸，去皮尖、双人，麸炒微黄

右件药捣筛为散，每服五钱，以水一大盏，煎至五分，去滓，不计时候温服。

治热病心肺热壅，狂言不安，宜服**龙齿散**方：

龙齿一两　人参一两，去芦头　白鲜皮三分　川升麻三分　葳蕤三分　秦艽三分，去苗　川大黄一两，剉碎，微炒　石膏二两半　川芒消一两

右件药捣筛为散，每服五钱，以水一中盏，煎至六分，去滓，不计时候温服。

治热病热毒攻心，烦躁狂言，精神不定，方：

生地黄汁三合　生姜汁一合　薄荷汁一合　白蜜一合　地龙半两，微炒，去土，捣细罗为末

右件药以四味汁相和，入地龙末搅令匀，不计时候分温二服。

治热病烦热如火，狂言妄语，欲走，宜服此方：

黄芩一两　甘遂一两，煨令黄　龙胆一两，去芦头

右件药捣细罗为散，每服不计时候以温水调服一钱，须臾令病人饮水三两盏，腹满则吐之。此方疗大热急者，甚效。

治热病五六日，壮热，狂语欲走，方：

鸡子二枚，取清　川芒消半两，细研　寒水石半两，细研

右件药，先以新汲水一小盏调芒消等末，次下鸡子清搅令匀，不计时候分为二服。

治热病狂言，心神惊悸，烦热喘促，宜服**牛黄圆**方：

牛黄一分，细研　犀角屑半两　人参半两，去芦头　茯神半两　胡黄连半两　龙胆半两，去芦头　木香半两　羚羊角屑半两　朱砂半两，细研　地骨皮半两　麦门冬一两，去心，焙　川升麻半两　甘草半两，炙微赤，剉　麝香一分，细研　龙脑一钱，细研

右件药捣罗为末，都研令匀，炼蜜和圆如梧桐子大，每服不计时候，以新汲水下十五圆。

---

〔1〕遂：《正误》："遂"当作"逆"。

治热病狂语及诸黄,**雪煎方**:

川大黄五两,剉碎,微炒

右件药捣细罗为散,用腊月雪水五升煎如膏,每服不计时候,以冷水调半匙服之。

治热病烦渴诸方

夫热气入于肾脏则为烦渴,为肾恶燥也。今热气盛攻于肾,故肾燥,肾燥则渴而引饮也。

治热病因吐下后,有热毒未解,烦渴不止,宜服**麦门冬散方**:

麦门冬一两,去心,焙　赤芍药一两　黄连一两,去须　甘草一两,炙微赤,剉　知母一两　黄芩一两　猪苓一两,去黑皮　蓝茹一枚

右件药捣粗罗为散,每服五钱,以水一大盏,入生姜半分,煎至五分,去滓,不计时候温服。

治热病烦渴,日夜吃水,宜服**黄耆散方**:

黄耆一两,剉　麦门冬一两,去心　蓝茹根一两　甘草半两,剉,生用

右件药捣筛为散,每服五钱,以水一大盏,煎至五分,去滓,不计时候温服。

治热病头疼壮热,心燥烦渴,宜服**石膏茶方**:

石膏二两,捣碎　淡竹叶一握　荠苨半两　木通半两

右件药细剉,以水二大盏,煎至一盏去滓,分作四度点腊面茶,不计时候服。

治热病烦渴,饮水无度,宜服**犀角饮子方**:

犀角屑三分　石膏二两　知母三分　川升麻三分

右件药细剉,用水二大盏,入竹叶三七片,小麦五十粒,煎至一盏去滓,入土瓜根汁一合,蓝茹根汁一合搅令匀,不计时候分温二服。

又方:

小麦一合　麦门冬一两,去心　寒石水三分　青竹叶三分　知母三分

右件药细剉和匀,分为五服,每服以水二大盏,煎至一盏去滓,每渴时温服半中盏。

治热病积热攻脾肺,烦躁多渴,饮水无度,小便数,宜服**知母散方**:

知母三分　川大黄三分,剉,微炒　黄芩三分　麦门冬三分,去心　龙胆三分,去芦头　甘草一分,炙微赤,剉

右件药捣筛为散,每服四钱,以水一中盏,入生芦根五寸,煎至五分,去滓,不计时候温服。

治热病烦燥大渴,饮水则逆,宜此方:

木瓜一分　生姜一分　薄荷一分

右件药都细切,以水一大盏,煎至五分,去滓,入蜜一合搅匀,不计时候温服。

治热病烦渴不止,兼除劳热,宜服**黄芩散方**:

黄芩一两　黄连半两,去须　生干地黄半两　川升麻半两　知母半两　葛根半两,剉　栀子人一分　大青半两

右件药捣筛为散,每服四钱,以水一中盏,煎至五分,去滓,不计时候温服。

治热病经吐下后,有余热,烦渴不止,宜服**人参散方**:

人参三分,去芦头　黄连三分,去须　黄芩一两　桂心半两　蓝茹根一两　甘草三分,炙微赤,剉

右件药捣筛为散，每服四钱，以水一中盏，煎至六分，去滓，不计时候温服。

治热病烦渴不止，宜服**麦门冬散**方：

麦门冬一两半，去心，焙　甘草一两，炙微赤，剉　地骨皮一两　豉一合　知母一两　土瓜根一两

右件药捣粗罗为散，每服五钱，以水一大盏，入葱白二茎，生姜半分，煎至五分，去滓，不计时候温服。

治热病烦渴不止，或时头痛干呕，宜服**猪苓散**方：

猪苓三分，去黑皮　麦门冬一两，去心　人参三分，去芦头　石膏二两　甘草三分，炙微赤，剉　茅根三分，剉

右件药捣筛为散，每服五钱，以水一大盏，煎至五分，去滓，不计时候温服。

治热病毒气在心，烦渴不止，宜服**石膏散**方：

石膏四两　麦门冬三分，去心　黄芩三分　栀子人三分　地骨皮三分　柴胡三分，去苗　菰蒌根三分　葳蕤三分　甘草三分，炙微赤，剉

右件药捣筛为散，每服五钱，以水一大盏，入竹叶三七片，煎至五分，去滓，不计时候温服。

治热病烦渴不止，宜服**地骨皮散**方：

地骨皮一两　泽泻一两　麦门冬一两，去苗　栀子人半两　犀角屑半两　黄芩半两　甘草半两，炙微赤，剉

右件药捣筛为散，每服五钱，以水一大盏，煎至五分，去滓，不计时候温服。

治热病发热烦渴，小便不利，宜服**猪苓散**方：

猪苓一两，去黑皮　赤茯苓一两　木通一两，剉　滑石一两　泽泻一两

右件药捣筛为散，每服五钱，以水一大盏，煎至五分，去滓，不计时候温服。

治热病大热烦渴，心躁不睡，宜服**牛黄散**方：

牛黄一分，细研入　柴胡一两，去苗　黄连一两，去须　黄芩一两　葛根一两，剉　甘草半两，炙微赤，剉

右件药捣细罗为散，不计时候以薄荷水调下二钱。

治热病烦渴，诸脏不安，宜服**三黄圆**方：

黄芩一两　黄连一两，去须　川大黄一两，剉碎，微炒

右件药捣罗为末，炼蜜和圆如梧桐子大，不计时候以温水下三十圆。

又方：

右以生地黄捣绞取汁，每服一合，时时服之。

又方：

右以生菰蒌根捣绞取汁，每服一合，时时服之。

治热病喘急诸方

夫热病毒气攻于心肺，烦热壅于胸膈而渴引饮水，必致喘粗。汗下之后，胃气尚虚，热毒不退，渴饮水过多，水停心下，故令喘急也。

治热病气喘，心膈烦闷，或痰壅不能食，宜服**前胡散**方：

前胡一两,去芦头　赤茯苓一两　麦门冬一两半,去心,焙　甘草三分,炙微赤,剉　紫菀一两,去根[1]土　陈橘皮三分,汤浸,去白瓤,焙　大腹皮一两,剉

桔梗一两,去芦头　枳壳一两,麸炒微黄,去瓤

右件药捣粗罗为散,每服五钱,以水一大盏,煎至五分,去滓,不计时候温服。

治热病肺壅气喘,膈中不利,宜服**大腹皮散**方:

大腹皮一两,剉　赤茯苓三分　枳实三分,麸炒微黄　柴胡三分,去苗　桑根白皮三分,剉　人参一两,去芦头

右件药捣筛为散,每服四钱,以水一大盏,煎至五分,去滓,不计时候温服。

治热病胸膈烦闷,喘息奔急,宜服**杏人散**方:

杏人一两,汤浸,去皮尖、双人,麸炒微黄　前胡一两,去芦头　甘草一两,炙微赤,剉　木通半两,剉　桑根白皮一两,剉　麦门冬一两,去心

右件药捣筛为散,每服五钱,以水一大盏,煎至五分,去滓,不计时候温服。

治热病心膈烦热,肺壅喘急,宜服此方:

杏人一两,汤浸,去皮尖、双人,麸炒微黄　马兜零[2]半两　麻黄一两半,去根节　麦门冬一两,去心　五味子一两半　桑根白皮三分

右件药捣筛为散,每服五钱,以水一大盏,煎至[3]五分,去滓,不计时候温服。

治热病肺热,上气奔喘,宜服**柴胡散**方:

柴胡一两,去苗　紫苏茎叶一两　陈橘皮一两半,汤浸,去瓤焙　桑根白皮一两,剉　石膏二两　麻黄半两,去根节　杏人一两,汤浸,去皮尖、双人,麸炒微黄

右件药捣筛为散,每服五钱,以水一大盏,煎至五分,去滓,不计时候温服。

治热病客热在脏,干呕,口中多痰,喘急烦闷,不能饮食,宜服**半夏散**方:

半夏一两,汤洗七遍去滑　麦门冬一两,去心　甘草半两,炙微赤,剉　青竹茹一两　葛根一两　陈橘皮半两,汤浸,去白瓤,焙

右件药捣筛为散,每服五钱,以水一大盏,入生姜半分,煎至五分,去滓,不计时候温服。

治热病饮水多,卒上气喘急,方:

淡竹叶一两半　陈橘皮半两,汤浸,去白瓤,焙　桑根白皮一两,剉

右件药细剉和匀,分为五服,每服以水一大盏,煎至五分,去滓,不计时候温服。

治热病肺壅喘急,宜服**皂荚圆**方:

皂荚一两半,去黑皮,涂酥炙微黄　郁李人三分,汤浸,去皮尖,研如膏　甘草三分,炙微赤,剉　麻黄三分,去根节　甜葶苈一两,熬令黑,捣如泥

右件药捣罗为末,入郁李人、葶苈同研令匀,炼蜜和圆如梧桐子大,每服不计时候以粥饮下十圆。

治热病气喘咳嗽,宜服**杏人煎**方:

杏人五两,汤浸,去皮尖、双人　黄牛酥二两　白蜜半斤　生姜汁二合

右件药,以酥拌杏人,炒令黄熟,捣如膏,入蜜、姜汁同煎如稠饧,每服三钱,含咽津,不计

---

〔1〕根:《正误》:"根"当作"苗"。

〔2〕零:原作"苓",今统一改作"零"。

〔3〕至:原脱。《正误》:"煎"下脱"至"字。因补。

时候服。

治热病发狂诸方

夫心者,火也。心主于血,阳气盛则血并于阳,热邪攻于心络,则心神烦乱,或咏或歌,或言或笑,精神不守,言语失常,惊悸不安,弃衣而走。此皆热毒之气壅滞心胸,致令发狂也。

治热病伏热在心,精神恍惚,发狂,不得睡卧,宜服**犀角散**方:

犀角屑半两　茵陈三分　茯神二两　赤芍药一两　栀子人半两　麦门冬一两,去心　生干地黄二两　人参一两半,去芦头　白鲜[1]皮一两

右件药捣筛为散,每服五钱,以水一大盏,入竹叶三七片,煎至五分,去滓,不计时候温服。

治热病壅热发狂,心忪惊悸,宜服**人参散**方:

人参三分,去芦头　犀角屑半两　甘草半两,炙微赤,剉　黄芩半两　远志半两　秦艽半两,去苗　地骨皮半两　沙参半两,去芦头

右件药捣筛为散,每服五钱,以水一中盏,煎至五分,去滓,下竹沥一合搅令匀,不计时候温服。

治热病发汗后,热毒未尽,因有所惊,发热癫狂,宜服**羚羊角散**方:

羚羊角屑半两　犀角屑半两　茯神半两　龙齿一两　铁粉一两　黄芩半两　甘草半两,炙微赤,剉　防风半两,去芦头　地骨皮三分　人参一两,去芦头

右件药捣粗罗为散,每服五钱,以水一大盏,煎至五分,去滓,不计时候温服。

治热病发狂,心热烦闷,多惊,不得卧睡,宜服**茯神散**方:

茯神三分　犀角屑半两　龙齿一两　川升麻半两　麦门冬一两,去心　玄参半两　甜竹根一两[2],剉　黄芩三分　黄连一两,去须

右件药捣筛为散,每取三钱,以水一中盏,煎至五分,去滓,下朴消一钱,地黄汁一合搅令匀,不计时候温服。

治热病盛发黄,皮肤如金色,小便赤涩,大便不通,口干烦渴,闷乱发狂,宜服**大青散**方:

大青半两　黄药半两　川朴消半两　川大黄半两,剉碎,微炒　羚羊角屑半两　土瓜根半两　栀子人半两　秦艽半两,去苗　甘草半两,炙微赤,剉

右件药捣细罗为散,不计时候以冷蜜水调下二钱,以利为度。

治热病已得汗,热不解,腹满胀痛,烦躁发狂,宜服**柴胡散**方:

柴胡一两,去苗　川大黄三分,剉碎,微炒　黄芩三分　赤芍药三分　枳壳半两,麸炒微黄,去瓤　半夏三分,汤浸七遍去滑

右件药捣筛为散,每服五钱,以水一大盏,入生姜半分,煎至五分,去滓,不计时候温服。

治热病毒热在脏,心神狂乱,壮热烦躁,不得睡卧,宜服**朱砂圆**方:

朱砂一两,细研　太阴玄精半两　牛黄半两　紫石英一两,细研,水飞过　白石英一两,细研,水飞过　天南星半两,末,生用　金箔五十片　龙脑一分　麝香半两　不灰木一两,以牛粪火烧一炊时

〔1〕鲜:原作"薜",有失命名愿意。本书绝大多数地方均以"白鲜皮"为正,故统一改作"鲜"。

〔2〕两:宋版用"両"之变体,宽政本脱此字。《正误》:"方,两之讹",非也。

右件药都研令细,用牛胆汁和圆如樱桃大,不计时候以新汲水嚼下一圆。

治热病心神恍惚,悲喜不恒,发狂欲走,宜服**铁粉圆**方:

铁粉半两,细研　牛黄半两,细研　金薄三七片,细研　银薄三七片,细研　麝香一分,细研　远志半两,去心　马牙消三分,细研　白僵蚕一分,微炒　丹参半两　茯神半两　川升麻半两　白附子一分,炮裂

右件药捣罗为散,同研令匀,炼蜜和捣三五百杵,圆如梧桐子大,不计时候以薄荷汤下二十圆。

治热病发狂,心神恍惚,宜服**牛黄圆**方:

牛黄半两,细研　虎睛一对,酒浸微炙　茯神一两　石膏一两,细研　川升麻三分　麦门冬一两,去心　玄参三分　生干地黄一两　铁粉一两,细研

右件药捣罗为末,同研令匀,炼蜜和圆如梧桐子大,不计时候以荆芥汤下二十圆。

治热病心气热盛,恍惚不定,发狂,妄有所见,宜服**天竺黄圆**方:

天竺黄三分　牛黄一分,细研　朱砂三分,细研,水飞过　麝香一分,细研　黄连一两,去须　铁粉一两　远志三分,去心　甘菊花半两　马牙消半两,细研　龙齿三分　茯神半两　龙脑一分,细研　金银薄各五十片,细研　甘草一分,炙微赤,剉

右件药捣罗为末,都研令匀,炼蜜和捣三二百杵,圆如梧桐子大,不计时候以荆芥汤,或薄荷汤嚼下十圆。

治热病热毒攻心胸,躁闷发狂,方:

鸡子二枚,清　川朴消半两

右件药相和,以新汲水一小盏熟调顿服之。

治热病呕逆诸方

夫热病胃中有热,则谷气不和,新谷入与热气相抟,胃气不平,故致呕逆。或吐下已后,脏气虚弱,亦令呕逆也。

治热病恶寒壮热,食则呕逆,宜服**前胡饮子**方:

前胡二两,去芦头　麦门冬二两,去心　竹茹二两　陈橘皮一两,汤浸,去白瓤,焙　甘草一两,炙微赤,剉　生地黄二两　葛根二两　枇杷叶一两,拭去毛,炙微黄

右件药都细剉和匀,每服半两,以水一大盏,煎至五分,去滓,不计时候温服。

治热病壮热,呕逆,不下饮食,宜服**人参饮子**方:

人参一两,去芦头　陈橘皮一两,汤浸,去白瓤,焙　生姜一两　赤茯苓一两　葛根一两　麦门冬一两,去心

右件药都细剉和匀,每服半两,以水一大盏,煎至五分,去滓,不计时候温服。

治热病壮热恶寒,食即呕逆,宜服**麦门冬散**方:

麦门冬一两,去心　前胡一两,去芦头　陈橘皮半两,汤浸,去白瓤,焙　甘草半两,炙微赤,剉　生干地黄一两　人参半两,去芦头

右件药捣筛为散,每服四钱,以水一中盏,入竹茹半鸡子大,煎至六分,去滓,不计时候温服。

治热病数日未得汗,遍身壮热,呕逆,不下食,宜服**柴胡散**方:

柴胡一两,去苗　麻黄一两半,去根节　川升麻一两　人参一两,去芦头　麦门冬一两,去心　甘草三分,炙微赤,剉　枳实三分,麸炒微黄　知母三分　栀子人三分　鳖甲三两,涂醋炙令黄,去裙襕

右件药捣筛为散,每服五钱,以水一大盏,入生姜半分,煎至五分,去滓,不计时候温服。

治热病因服凉药过多,致胃冷呕逆,宜服**白茅根饮子**方:

白茅根半两,剉　陈橘皮一两,汤浸,去白瓤,焙　桂心一两　葛根一两　高良姜半两　枇杷叶半两,拭去毛,炙微黄

右件药都细剉和匀,每服半两,以水一大盏,入生姜半分,煎至五分,去滓,不计时候稍热服。

治热病烦渴,饮水过多,时有呕逆,方:

枇杷叶一两,拭去毛,炙微黄　茅根一两,剉　葛根一两,剉

右捣筛为散,以水三大盏,煎至一盏半去滓,不计时候分温三服。

治热病哕候诸方

夫热病哕者,由伏热在于胃间,令人胸满气逆,气逆则哕。若大下后,胃气虚冷,亦致哕也。

治热病未得汗,燥热,饮水过多,腹胀气急,呕哕不止,宜服**丁香散**方:

丁香半两　人参一两,去芦头　陈橘皮半两,汤浸,去白瓤,焙　枇杷叶半两,拭去毛,炙微黄　前胡半两,去芦头　茅根一两,剉　葛根半两,剉

右件药捣粗罗为散,每服三钱,以水一中盏,入生姜半分,煎至六分,去滓,不计时候温服。

治热病毒气攻胃,呕哕不止,宜服**甘草饮子**方:

甘草一两,炙微赤　陈橘皮一两,汤浸,去白瓤,焙　川升麻一两　生姜一两　葛根一两　人参一两,去芦头

右件药都细剉和匀,每服半两,以水一大盏,煎至五分,去滓,不计时候温服。

治热病腹胃虚胀,心膈壅滞,呕哕不能食,宜服**半夏散**方:

半夏三分,汤浸七遍去滑　柴胡一两,去苗　黄芩半两　赤芍药三分　甘草一分,炙微赤,剉　桂心半两　陈橘皮三分,汤浸,去白瓤,焙　大腹皮三分,剉

右件药捣粗罗为散,每服五钱,以水一大盏,入生姜半分,煎至五分,去滓,不计时候温服。

治热病烦热呕哕,不欲饮食,宜服**麦门冬散**方:

麦门冬一两半,去心　柴胡一两,去苗　芦根一两半,剉　人参三分,去芦头　葛根一两,剉

右件药捣筛为散,每服四钱,以水一中盏,入竹茹一分,煎至六分,去滓,入生地黄汁少半合,更煎一沸,不计时候温服。

治热病胃中有热,谷气入则胃气逆,逆则哕,不下食,宜服**前胡散**方:

前胡一两,去芦头　黄耆一两,剉　人参一两,去芦头　麦门冬半两,去心　陈橘皮半两,汤浸,去白瓤,焙　甘草一分,炙微赤,剉　生干地黄三分

右件药捣筛为散,每服五钱,以水一大盏,入竹茹一分,煎至五分,去滓,不计时候温服。

治热病往来寒热,胸胁满闷,哕逆,宜服**赤芍药散**方:

赤芍药三分　　前胡半两,去芦头　　人参三分,去芦头　　桂心半两　　犀角屑半两　　陈橘皮三分,汤浸,去白瓤,焙　　赤茯苓三分　　大腹皮半两　　芦根半两

右件药捣筛为散,每服三钱,以水一大盏,煎至五分,去滓,不计时候温服。

治热病邪热已退,胃气未和,哕不能食,宜服**白术散**方:

白术三分　　芦根三分,剉　　草豆蔻三分,去皮　　人参三分,去芦头　　陈橘皮三分,汤浸,去白瓤,焙　　枇杷叶三分,拭去毛,炙微黄　　厚朴三分,去粗皮,涂生姜汁炙令香熟

右件药捣筛为散,每服五钱,以水一大盏,煎至五分,去滓,不计时候温服。

治热病哕逆不下食,宜服**白茅根散**方:

白茅根一两,剉　　百合一两　　陈橘皮一两,汤浸,去白瓤,焙　　葛根一两,剉　　人参一两,去芦头

右件药捣筛为散,每服五钱,以水一大盏,煎至五分,去滓,不计时候温服。

治热病未得汗,呕哕不止,方:

麦门冬一两半,去心,焙　　芦根一两　　人参一两,去芦头

右件药捣罗为散,每服半两,以水一大盏,入生姜半分,煎至五分,去滓,不计时候温服。

治热病汗后余热不退诸方

夫热病,其人或未发汗吐下,或经服药已后,而脉洪大实数,腹胃胀满,小便赤黄,大便难,或烦或渴,面色变赤,此为腑脏有结热故也。

治热病得汗后,余热不退,头痛心烦,宜服**石膏散**方:

石膏二两　　麦门冬一两,去心,焙　　知母半两　　人参半两,去芦头　　黄芩三分　　柴胡半两,去苗　　犀角屑半两　　甘草半两,炙微赤,剉

右件药捣粗罗为散,每服五钱,以水一大盏,入葱白两茎,豉五十粒,煎至五分,去滓,不计时候温服。

治热病汗后余热不除,寒热往来,头重体痛,宜服此方:

葛根一两,剉　　黄耆一两,剉　　黄芩三分　　栀子人一两　　地骨皮三分　　柴胡一两,去苗　　石膏一两　　甘草半两,炙微赤,剉

右件药捣粗罗为散,每服三钱,以水一中盏,入豉三十粒,煎至五分,去滓,不计时候温服。

治热病汗后余热不解,头项出汗,身上无汗,瘀热在内,渴欲饮水,小便不利,宜服**茵陈散**方:

茵陈半两　　柴胡一两,去苗　　栀子人三分　　猪苓半两,去黑皮　　川大黄三分,剉碎,微炒　　秦艽三分,去苗　　桑根白皮半两,剉　　木通半两,剉　　甘草半两,炙微赤,剉

右件药捣筛为散,每服五钱,以水一大盏,煎至五分,去滓,不计时候服。

治热病汗后余热不解,往来寒热不定,宜服**葛根散**方:

葛根三分,剉　　麻黄一两,去根节　　柴胡一两,去苗　　大青半两　　葳蕤半两　　赤芍药三分　　黄芩半两　　麦门冬一两,去心　　甘草半两,炙微赤,剉

右件药捣筛为散,每服四钱,以水一中盏,煎至六分,去滓,不计时候温服。

治热病后余热不解,身体沉重,宜服**黄芩散**方:

黄芩一两　　川升麻一两　　黄连三分,去须　　石膏一两　　栀子人一分　　麻黄一两,去根节　　甘草一

分,炙微赤,剉

右件药捣粗罗为散,每服四钱,以水一中盏,煎至六分,去滓,不计时候温服。

治热病汗后余热不退,头痛唇干,宜服**犀角散**方:

犀角屑一两 知母一两 川升麻一两 黄连三分,去须 麦门冬一两,去心 黄芩一两 葛根一两,剉 甘草半两,炙微赤,剉 石膏二两

右件药捣筛为散,每服四钱,以水一中盏,煎至六分,去滓,不计时候温服。

治热病汗后余热不解,宜服此方:

川升麻三分 黄芩三分 黄连一两,去须 恒山一两

右件药捣筛为散,每服四钱,以水一中盏,煎至六分,去滓,空心温服,得吐即止,未吐再服。

治热病已得汗,余热未退,宜服**石膏散**方:

石膏一两半 知母一两 人参一两,去芦头 葳蕤一两 甘草三分,炙微赤,剉

右件药捣粗罗为散,每服五钱,以水一大盏,入生姜半分,煎至五分,去滓,不计时候温服。

治热病汗后余热不除,烦躁恍惚不安,宜服**人参散**方:

人参一两,去芦头 栀子人一两 蓝叶一两 甘草一两,炙微赤,剉 白鲜皮一两 大青一两

右件药捣筛为散,每服四钱,以水一中盏,煎至六分,去滓,不计时候温服。

治热病心腹胀满诸方

夫热病,服冷药及饮冷水过多,结在心下,故心腹胀痛,此为脏虚,先有旧癖故也。或吐下已后病不解,内外有热,亦心腹胀满,此为有实也。

治热病心腹胀满,四肢烦闷,不欲饮食,宜服**槟榔散**方:

槟榔一两 白术一两 枳壳一两,麸炒微黄,去瓤 人参一两,去芦头 陈橘皮一两,汤浸,去白瓤,焙 麦蘖一两,麸炒微黄 川大黄三分,剉碎,微炒 甘草三分,炙微赤,剉

右件药捣粗罗为散,每服三钱,以水一中盏,入生姜半分,煎至六分,去滓,不计时候温服。

治热病心腹胀满,或时疼痛,饮食全微,宜服**赤芍药散**方:

赤芍药半两 柴胡半两,去苗 桔梗半两,去芦头 木通三分,剉 赤茯苓半两 鳖甲半两,涂醋炙令黄,去裙襕 郁李人半两,汤浸,去皮尖,微炒

右件药捣筛为散,每服四钱,以水一中盏,煎至六分,去滓,不计时候温服。

治热病心腹胀满,不能饮食,四肢羸乏,宜服**诃梨勒散**方:

诃梨勒二分,去核生用 赤茯苓一两半 陈橘皮一两,微浸,去白瓤,焙 人参一两,去芦头 甘草半两,炙微赤,剉 白术一两 槟榔一两

右件药捣筛为散,每服三钱,以水一中盏,入生姜半分,煎至六分,去滓,不计时候温服。

治热病出汗后,心腹胀满,呕逆少气,宜服**人参散**方:

人参半两,去芦头 木香半两 白术三分 半夏半两,汤浸七遍去滑 甘草半两,炙微赤,剉 陈橘皮三分,汤浸,去白瓤,焙

右件药捣筛为散,每服三钱,以水一中盏,入生姜半分,枣三枚,煎至六分,去滓,不计时

候温服。

治热病伤冷太过,腹胀呕逆,不纳饮食,宜服**厚朴散**方:

厚朴一两,去粗皮,涂生姜汁炙令香熟　半夏一两,汤洗七遍去滑　藿香三分　人参一两,去芦头　陈橘皮半两,汤浸,去白瓤,焙　甘草半两,炙微赤,剉　诃梨勒皮三分

右件药捣筛为散,每服三钱,以水一中盏,入生姜半分,枣三枚,煎至六分,去滓,不计时候温服。

治热病得汗后热不解,心腹胀满,宜服**柴胡散**方:

柴胡一两,去苗　白术半两　枳壳三分,麸炒微黄,去瓤　黄芩三分　赤芍药一两　诃梨勒皮三分　槟榔半两　桔梗半两,去芦头　甘草半两,炙微赤,剉

右件药捣筛为散,每服三钱,以水一中盏,入生姜半分,煎至六分,去滓,不计时候温服。

治热病得汗后,心腹胀满疼痛,宜服**木香圆**方:

木香一两　桂心半两　槟榔一两　诃梨勒皮一两　桃人半两,汤浸,去皮尖、双人,麸炒研入　枳壳半两,麸炒微黄,去瓤

右件药捣细罗为末,炼蜜和圆如梧桐子大,每服以生姜汤下二十圆。

太平圣惠方卷第十八 凡一十六门　病源一十六首　方共计一百五十六道

治热病咳嗽诸方

夫热病邪热客于肺，则上焦烦壅，其人必饮水，水停心下则肺浮，肺主于嗽，水气乘之，故咳嗽也。

治热病壮热咳嗽，头痛心闷，宜服**前胡散**方：

前胡一两，去芦头　川升麻一两　贝母一两半，煨微黄　紫菀一两半，洗去苗土　石膏二两半　麦门冬二两，去心，焙　甘草半两，炙微赤，到　地骨皮一两　杏人一两，汤浸，去皮尖、双人，麸炒微黄

右件药捣粗罗为散，每服五钱，以水一大盏，入竹叶三七片，煎至五分，去滓，不计时候温服。

治热病壮热，头痛，咳嗽，宜服**麦门冬散**方：

麦门冬一两半，去心，焙　葛根三分，到　柴胡一两，去苗　贝母三分，煨微黄　百合半两　川升麻半两　栀子人一分　甘草一分，炙微赤，到

右件药捣粗罗为散，每服四钱，用水一中盏，入豉半合，葱白二茎，煎至六分，去滓，不计时候温服。

治热病毒气攻肺，咳嗽，喉中生疮，宜服**生地黄饮子**方：

生地黄二两，切　川升麻一两　玄参一两　川大黄一两，生用　柴胡二两，去苗　贝母一两，煨令微黄　麦门冬一两，去心　百合一两　甘草一两，炙微赤，到

右件药细到和匀，每服半两，以水一大盏，煎至五分，去滓，入蜜一小匙更煎一沸，放温，不计时候服。

---

〔1〕　八道：《正误》："今计七道。"已核，当作七道。
〔2〕　一十二道：《正误》："今计一十三道。"已核，当作一十三道。
〔3〕　八道：《正误》："今计九道。"已核，当作九道。
〔4〕　饮：原脱，据正文补。

治热病心肺烦热,上气咳嗽,不得睡卧,时时渴欲饮水,遍身浮肿,宜服**郁李人散**方:

郁李人一两,汤浸,去皮尖　麻黄一两,去根节　知母一两,煨令微黄　杏人一两,汤浸,去皮尖,双人,麸炒微黄　桑根白皮一两半,剉　赤茯苓一两　猪苓一两,去黑皮　葫荽子人一两　汉防己一两

右件药捣筛为散,每服五钱,用水一大盏,煎至五分,去滓,不计时候温服。

治热病心肺热盛,小便黄赤,上气咳嗽,宜服**百合散**方:

百合一两半　杏人一两,汤浸,去皮尖,双人,麸炒微黄　木通一两,剉　麦门冬三分,去心　甘草三分,炙微赤,剉　麻黄半两,去根节　紫菀半两,洗去苗土　甜葶苈三分,炒令紫色　黄芩一两

右件药捣筛为散,每服五钱,用水一大盏,煎至五分,去滓,不计时候温服。

治热病咳嗽,喘息促,不得睡卧,宜服**桑白皮散**方:

桑根白皮一两,剉　木通三分,剉　天门冬一两,去心　紫苏茎叶一两　款冬花一两　皂荚根皮一两,剉　川大黄一两,剉碎,微炒　甘草半两,炙微赤,剉

右件药捣筛为散,每服五钱,以水一大盏,煎至五分,去滓,不计时候温服。

治热病咳嗽不止,心胸烦闷,上气喘促,宜服**麻黄散**方:

麻黄三分,去根节　大麻人一两　前胡三分,去芦头　桑根白皮一两,剉　麦门冬一两半,去心,焙　紫苏子三分　甘草半两,炙微赤,剉　杏人一两,汤浸,去皮尖,双人,麸炒微黄

右件药捣粗罗为散,每服五钱,以水一大盏,煎至五分,去滓,不计时候温服。

治热病八九日,胸满喘促,咳嗽,坐卧不安,宜服**杏人散**方:

杏人一两,汤浸,去皮尖,双人　枳壳半两,麸炒微黄,去瓤　大腹皮半两,剉　天门冬一两,去心　款冬花半两　川大黄一两,剉碎,微炒　桑根白皮三分,剉　甘草三分,炙微赤,剉　黄芩一两　麻黄三分,去根节

右件药捣筛为散,每服五钱,以水一大盏,入灯心一大束,煎至五分,去滓,不计时候温服。

治热病胸中烦满,咳嗽不止,宜服**木通散**方:

木通一两,剉　栀子人三分　川升麻三分　紫苏茎叶一两　杏人三分,汤浸,去皮尖,双人,麸炒微黄　赤茯苓一两　贝母一两,煨令微黄　桑根白皮一两,剉　枳壳三分,麸炒微黄,去瓤

右件药捣筛为散,每服五钱,以水一大盏,煎至五分,去滓,不计时候温服。

治热病咽喉肿痛诸方

夫热病咽喉肿痛者,是脾肺积热不散致使然也。何者?胃为水谷之海,通于咽门。肺主于气,居于膈上,其气贯于喉咙。邪热伏留于脾肺,故令咽喉肿痛也。

治热病胸中烦闷,咽喉肿痛,噎塞不通,宜服**射干散**方:

射干一两　川升麻一两　络石叶一两　前胡一两,去芦头　百合一两　枳壳一两,麸炒微黄,去瓤　黄药一两　杏人半两,汤浸,去皮尖,双人,麸炒微黄　甘草半两,炙微赤,剉

右件药捣粗罗为散,每服五钱,以水一大盏,入生姜半分,煎至五分,去滓,不计时候温服。

治热病咽喉肿塞,连舌根疼痛,及干呕头疼,不下食,宜服**川升麻散**方:

川升麻一两　羚羊角屑半两　白药一两　玄参三分　麦门冬一两半,去心,焙　前胡一两,去芦头　石膏一两　川朴消二两　甘草半两,炙微赤,剉

右件药捣粗罗为散，每服五钱，以水一大盏，入竹茹一分，煎至五分，去滓，不计时候温服。

治热病咽喉闭塞，连舌肿疼，宜服**马蔺根散方**：

马蔺根一两　川升麻一两　川大黄三分,生用　射干三分　犀角屑半两　木通半两,剉　玄参一两　棘针半两　甘草半两,炙微赤,剉

右件药捣筛为散，每服五钱，以水一大盏，煎至五分，去滓，不计时候温服。

治热病喉中热毒，闭塞肿痛，宜服**露蜂房散方**：

露蜂房半两,微炙　甘草半两,炙微赤,剉　射干半两　川升麻半两　川朴消半两　玄参半两

右件药捣粗罗为散，每服三钱，以水一中盏，煎至五分，去滓，不计时候温服。

治热病咽喉肿痛不利，宜服**铅霜散方**：

铅霜一分,研　川升麻半两　黄药半两　硼砂一分,研　地龙半两,微炒　马牙消一分,研　寒水石半两,研　蛇蜕皮半两,烧为灰　牛黄半两,研　太阴玄精半两,研　甘草半两,炙微赤,剉

右件药捣细罗为散，入研了药令匀，每服不计时候以新汲水调下一钱。

治热病心脾虚热，肺气暴壅，喉中肿痛，口舌干燥，咽津有妨，不下饮食，宜服**含化犀角圆方**：

犀角屑半两　射干三分　黄药半两　子芩半两　郁金半两　川大黄半两,剉碎,微炒　天门冬一两,去心,焙　玄参半两　川升麻半两　络石叶三分　甘草半两,炙微赤,剉　马牙消一两

右件药捣罗为末，入马牙消研令匀，炼蜜和捣三二百杵，圆如小弹子大，每服不计时候常含一圆，咽津。

治热病脾肺壅热，咽喉肿塞，连舌根痛，宜服**含化射干圆方**：

射干一两　川升麻一两　硼砂半两,研　甘草半两,炙微赤,剉　豉心二合,微炒　杏人半两,汤浸,去皮尖、双人,麸炒微黄,细研

右件药捣罗为末，入研了药令匀，炼蜜和捣三二百杵，圆如小弹子大，每服含一圆咽津。

治热病热毒攻咽喉肿痛，连舌根生疮，宜服**地黄煎方**。

生地黄汁半升　牛蒡根汁三合　蜜三合　黄丹一两　杏人二两,汤浸,去皮尖、双人,细研入　铅霜一分,研　太阴玄精半两,研

右件药合和令匀，入银器内重汤煮，用槐枝子搅不得住，看色紫，即倾入瓷合中盛，每服不计时候，取如小弹子许大含咽津。

治热病毒气攻咽喉肿痛，宜服此方：

太阴玄精一两　马蔺子半两,为末　硼砂一分

右件药都研令细，每服不计时候以蜜水调下一钱。

又方：

黄药一两　地龙一两,微炙　马牙消半两

右件药捣细罗为散，每服不计时候以蜜水调下一钱。

治热病口干诸方

夫热病口干者，由毒热在于脾胃故也。口为脾之外候，其脏若有积热，则津液枯少，故令口干也。

治热病口干,烦热,宜服**芦根散**方:

芦根二两,剉　　地骨皮一两　　茅根一两,剉　　甘草三分,炙微赤,剉　　葛根一两,剉　　麦门冬一两半,去心,焙　　黄芩一两　　川升麻一两

右件药捣粗罗为散,每服四钱,以水一中盏,入竹茹一分,煎至六分,去滓,不计时候温服。

治热病毒气在心脾,口干烦闷,宜服**犀角散**方:

犀角屑一两　　菰蒌根一两　　川升麻一两　　麦门冬二两,去心,焙　　寒水石一两　　葛根一两　　胡黄连一两　　生干地黄一两　　甘草半两,炙微赤,剉

右件药捣细罗为散,每服一钱,以新汲水调下,不计时候温服。

治热病心脾壅热不退,口干烦渴,时发躁闷,宜服**黄芩丸**[1]方:

黄芩一两　　栀子人一两　　铁粉一两,细研　　菰蒌根一两　　马牙消一两,研　　寒水石一两,研

右件药捣罗为末,入研了药令匀,炼蜜和捣三二百杵,圆如梧桐子大,每服不计时候以温浆水下三十圆。

治热病心脾积热,致口干烦渴,宜服**菰蒌圆**方:

菰蒌根一两　　黄连一两,去须　　桑根白皮三分,剉　　犀角屑三分　　人参三分,去芦头　　地骨皮三分　　铁粉三分　　黄芩三分　　茯神一两　　麦门冬一两,去心,焙　　甘草半两,炙微赤,剉

右件药捣罗为末,炼蜜和捣三二百杵,圆如梧桐子大,每服不计时候以小麦汤温下三十圆。

治热病心胸烦热,口干,皮肉黄,宜服**生地黄煎**方:

生地黄汁五合　　生菰蒌根汁五合　　蜜二合　　生麦门冬汁五合　　酥一两　　生藕汁三合

右件药一处相和,于锅中熬令稍稠,每服不计时候抄服半匙。

治热病余热未退,口干烦渴,宜服此方:

知母一两半　　甘草三分,炙微赤,剉　　石膏一两半

右件药捣粗罗为散,每服五钱,以水一大盏,入糯米五十粒,煎至五分,去滓,不计时候温服。

治热病毒气未解,烦躁壮热,口干闷乱,宜服此方:

葱白五茎,拍破　　豉二合　　甘草半两,炙微赤,剉

右件药以水一大盏半,煎至一盏去滓,入生地黄汁、生牛蒡汁各二合,微暖,不计时候分为三服。

治热病鼻衄诸方

夫热病鼻衄者,心脏伤热所为也。心主血,肺主气,肺开窍于鼻。邪热与血气并,故衄也。

治热病头痛壮热,鼻衄及吐血,心中紧硬,遍身疼痛,四肢烦闷,宜服**刺蓟饮子**方:

刺蓟一两　　生地黄一两　　鸡苏半两　　生姜半两　　赤茯苓半两　　青竹茹一分　　生麦门冬一两,去心

---

〔1〕 丸:本书"丸"均因避讳改作"圆",此当为漏网未改之字。

右件药并细剉,以水三大盏,煎至一盏半去滓,不计时候分温三服。

治热病鼻衄,去五脏热气,**黄龙汤**方:

伏龙肝半两　当归三分,剉,微炒　甘草三分,炙微赤,剉　赤芍药三分　黄芩三分　川朴消三分
川升麻三分　生干地黄一两半

右件药捣粗罗为散,每服五钱,以水一大盏,入竹茹一分,煎至五分,去滓,不计时候温服。

治热病鼻衄不止,此是阳毒伤肺,宜服**阿胶散**方:

阿胶三分,捣碎,炒令黄燥　伏龙肝三分　黄芩三分　葱白连须二茎　豉一合　地骨皮三分

右件药并细剉令匀,都以水一大盏半,煎至一盏去滓,入生地黄汁二合搅令匀,不计时候分温三服。

治热病鼻衄不止,宜服**黄芩散**方:

黄芩一两　川大黄一两,剉碎,微炒　栀子人半两　刺蓟一两　蒲黄半两

右件药捣筛为散,每服四钱,以水一中盏,煎至六分,去滓,不计时候温服。

治热病鼻衄出多,面无颜色,昏闷虚困,**熟干地黄散**方:

熟干地黄三分　白芍药三分　黄耆一两半,剉　阿胶半两,捣碎,炒令黄燥　当归半两,剉,微炒　人参三分,去芦头　天竺黄三分

右件药捣细罗为散,每服不计时候以黄耆汤调下二钱。

治热病鼻衄不止,**贝母散**方:

贝母一两,煨微黄色　刺蓟一两　蒲黄一两

右件药捣细罗为散,每服不计时候以新汲水调下一钱。

治热病鼻衄不止,方:

蛤粉一钱　黄丹半钱　香墨末一钱

右件药相和令匀,以新汲水调,顿服。

治热病鼻衄,诸药无效者,宜服此方:

赤马通二枚,绞取汁　阿胶三片,炙令微黄,捣末

右件药二味相和,熟搅令匀,每用少许滴鼻中,仍以新汲水略蘸足即止。

治热病衄血,日夜无度,身面如金黄,方:

右以韭根一握,捣绞取汁,以罐索投于井中深处良久,急取出,沥水相和,滴二七滴于鼻中,差。

治热病鼻衄,若血下数升去[1],宜服此方:

好松烟墨二两

右捣细罗为末,用鸡子白和圆如梧桐子大,每服以生地黄汁下二十圆,如人行五里再服,以差为度。

治热病口疮诸方

夫热病发汗吐下之后,表里俱虚,毒气未除,伏热在脏,热毒乘虚攻于心脾,上焦烦壅,头

---

〔1〕去:《正误》:"去",疑当作"者"。

痛咽干,故口舌生疮也。

治热病口疮,心神烦躁,大小便壅滞,宜服**犀角散**方:

犀角屑半两　黄连一两,去须　川升麻三分　川大黄一两,剉碎,微炒　黄芩一两　川朴消一两
麦门冬一两半,去心,焙　甘草半两,炙微赤,剉

右件药捣粗罗为散,每服三钱,以水一中盏煎至六分,去滓温服,如人行十余里再服,以
利为度。

治热病口疮,壮热头痛,心神烦躁,宜服**川升麻散**方:

川升麻一两　玄参一两　黄连一两,去须　大青一两　柴胡一两半,去苗　知母一两　黄芩一两
甘草三分,炙微赤,剉　地骨皮三分

右件药捣粗罗为散,每服三钱,以水一中盏,入淡竹叶三七片,煎至六分,去滓,不计时候
温服。

治热病心脏壅热,口内生疮,宜服**大青散**方:

大青一两　沙参一两,去芦头　川升麻一两　川大黄一两,剉碎,微炒　黄芩半两　枳壳半两,麸炒
微黄,去瓤　生干地黄二两　川朴消三分

右件药捣筛为散,每服四钱,以水一中盏,煎至六分,去滓,不计时候温服。

治热病咽喉赤肿,口内生疮,不能下食,宜食**犀角煎**方:

犀角屑一两　川升麻一两　川大黄一两,剉碎,微炒　马牙消半两　黄蘗半两,剉　黄药一两

右件药捣筛为散,以水四大盏,煎至一大盏去滓,入蜜三合相和煎一两沸,放温,徐徐
含咽。

治热病口疮,发歇疼痛不可忍,宜涂**龙胆煎**方:

龙胆一两,去芦头　黄连一两,去须　川升麻一两　槐白皮一两,剉　大青一两　竹叶二两　蔷薇
根二两,剉

右件药细剉,都以水五大盏,煎至一大盏去滓,入蜜三合,慢火煎成膏,涂于疮上,有涎
吐之。

治热病口疮,洗心除热,去喉中鸣[1],宜服**石膏煎**方:

石膏半斤,切研　蜜一中盏　地黄汁一中盏

右以水三大盏,先煮石膏取一盏,乃内蜜及地黄汁复煎取一盏,去滓,每服抄一匙含咽。

治热病口疮久不愈,方:

天门冬一两半,去心,焙　川升麻一两　玄参一两

右件药捣罗为末,炼蜜和圆如弹子大,每服以新绵薄裹一圆含咽津。

又方:

川升麻一两　黄药一两　川大黄一两半,剉碎,微炒　黄丹半两

右件药捣罗为末,炼蜜和圆如弹子大,每服以新绵薄裹一圆含咽津。

治热病口疮赤肿,疼痛不可忍,方:

黄蘗一两,末　腻粉一钱　马牙消一分,末

右件药相和令匀,每取少许贴于疮上,有涎吐却,日三两上用。

治热病口疮赤肿疼痛,方:

---

〔1〕 鸣:《普济方》卷153所引同。《正误》:"鸣",疑当作"㱡"。

蔷薇根二两,剉　黄蘗一两半,剉　马牙消一两

右件药都以水二大盏半,煎至一盏半去滓,温含冷吐。

治热病口疮不歇,方：

牛膝一两,去苗　角蒿一两　黄蘗半两,剉

右件药细剉,都以水二大盏,煎取一盏去滓,温含冷吐。

治热病口疮,方：

黄连一分,去须　槐白皮半两　甘草根半两

右件药细剉,用水一大盏,煎至半盏去滓,温含冷吐。

治热病口舌生疮,**石胆散方**：

石胆半钱　马牙消一两　黄连半两,去须　龙脑一钱　黄蘗一分,剉　角蒿一分

右件药捣细罗为散,入龙脑、石胆、马牙消等更研令细,每取半钱,用新棉薄裹含良久,有涎即吐之。

治热病热盛,口中生疮,**酥蜜煎方**：

酥三合　蜜三合　大青一两

右件药先将大青捣罗为末,入酥、蜜中搅和令匀,慢火煎三两沸,入净器盛,不计时候含一茶匙。

治热病吐血诸方

夫诸阳受病,不发其汗,热毒入深,结于五脏,内有瘀积,故令吐血也。

治热病发汗而汗不发,致内有积瘀,故吐血不止,宜服**生干地黄散方**：

生干地黄一两　赤芍药一两　牡丹三分　犀角屑半两　刺蓟一两　柏叶三分

右件药捣筛为散,每服四钱,以水一中盏,煎至六分,去滓,不计时候温服。

治热病吐血不止,心神烦闷,宜服**大黄散方**：

川大黄三分,剉碎,微炒　犀角屑一两　赤芍药一两　黄芩一两　生干地黄一两　甘草三分,炙微赤,剉

右件药捣筛为散,每服四钱,以水一中盏,煎至六分,去滓,不计时候温服。

治热病吐血,并鼻衄不止,头面俱热,宜服**刺蓟散方**：

刺蓟一两　川升麻一两　子芩一两半　大青三分　鸡苏茎叶一两　赤芍药一两半　犀角屑三分　川朴消一两　生干地黄一两　甘草三分,炙微赤,剉

右件药捣筛为散,每服四钱,以水一中盏,煎至六分,去滓,不计时候温服。

治热病吐血,兼鼻衄不止,宜服**竹茹散方**：

青竹茹一两半　子芩一两　蒲黄二钱　伏龙肝二钱,末　生藕汁二合

右件药先以水一大盏半,煎竹茹、子芩至一盏,去滓,下蒲黄等三味搅令匀,不计时候分为三服。

治热病毒气未解,心肺积热,吐血不止,心中壅闷,宜服**犀角散方**：

犀角屑半两　栀子人半两　地骨皮半两　子芩半两　川大黄半两,剉碎,微炒　麦门冬三分,去心　甘草半两,炙微赤,剉　茯神半两　川升麻半两　生干地黄一两　茅根半两,剉　芦根半两,剉

右件药捣筛为散,每服四钱,以水一中盏,煎至六分,去滓,不计时候温服。

治热病吐血,心胸不利,宜服**红蓝花散**方:

红蓝花一两 川大黄一两,剉碎,微炒 诃梨勒皮三分 羚羊角屑三分 黄芩三分 刺蓟三分

右件药捣粗罗为散,每服五钱,以水一大盏,煎至五分,去滓,下赤马通汁半合,更煎一两沸,不计时候温服。

又方:

右以生地黄捣绞取汁,每服一小盏,频三五服,即差。

又方:

右以生藕捣绞取汁,每服一小盏,入生姜一匙搅令匀服之,频服即止。

又方:

右以生刺蓟捣绞取汁,每服一小盏,入生蜜一匙搅令匀服之,频服即止。

又方:

右以伏龙肝水浸取清,每取一小盏服之。

治热病热毒攻眼诸方

夫热病毒气攻眼者,由伏热在脏,心膈壅滞,热毒熏蒸于肝,上冲于目故也。肝气通于目,目者肝之窍,若为邪热所攻,则赤肿疼痛,或生翳膜[1]也。

治热病热毒气攻眼,赤涩肿痛,宜服**犀角散**方:

犀角屑半两 麦门冬一两,去心,焙 防风半两,去芦头 黄芩半两 川升麻半两 石膏半两 川大黄半两,剉碎,微炒 黄连半两,去须 大青半两 甘菊花半两 栀子人半两 甘草半两,炙微赤,剉

右件药捣粗罗为散,每服三钱,以水一中盏,入淡竹叶三七片,煎至六分,去滓,不计时候温服。

治热病热毒攻眼,额角偏痛,两眼涩肿,心神烦闷,宜服**玄参散**方:

玄参半两 甘菊花半两 地骨皮半两 川升麻半两 黄连半两,去须 麦门冬一两,去心,焙 栀子人半两 柴胡半两,去苗 甘草半两,炙微赤,剉

右件药捣粗罗为散,每服三钱,以水一中盏,煎至六分,去滓,不计时候温服。

治热病热毒攻眼,生翳膜,宜服**青葙子圆**方:

青葙子一两 枸杞子一两半 泽泻一两半 麦门冬一两半,去心,焙 生干地黄一两半 防风一两,去芦头 细辛三分 枳壳一两,麸炒微黄,去瓤 石决明一两半 车前子二两 黄连三分,去须 芜蔚子三分

右件药捣罗为末,炼蜜和捣三二百杵,圆如梧桐子大,每服以清粥饮下三十圆,不计时候服。

治热病毒气攻两眼,赤肿疼痛,宜用**洗眼黄蘗汤**:

黄蘗半两 黄连半两 当归半两 甘草半两,生用 灯心三大束 黄芩半两 杏人一分,汤浸,去皮尖、双人,生用 蕤人一分 枣五枚

右件药细剉,都以水三大盏,煎取一大盏半,以绵滤去滓,看冷暖避风处洗眼,日三五度用。

---

[1] 膜:原作"瘼"。《正误》:"瘼","膜"之讹。因改。

治热病热毒气攻眼，生赤脉翳膜，疼痛，怕见光明，宜用**洗眼栀子汤**方：

栀子人半两　黄蘗半两　黄芩半两　蕤人一分　黄连半两　秦皮半两，剉　决明子半两，微炒
枣五颗

右件药细剉，都以水二大盏，煎取一大盏，以绵滤去滓，避风处看冷暖洗眼，日三五度用。

治热病毒气攻眼，赤肿疼痛，宜服**洗眼黄连汤**方：

黄连一两　甘草一两，生用　黄蘗二两　秦皮一两　秦艽一两，去苗

右件药细剉，都以水三大盏，煎至二大盏去滓，温温洗眼，日三五度用。

治热病毒气攻眼肿痛点眼方：

黄连半两，捣碎　马牙消一分　人乳汁半小盏

右件药将黄连、马牙消等入于乳汁中浸经一宿，滤过取清点眼，日五七度。

治热病发斑诸方

夫热病在表，或未发汗，或已发汗吐下之后，表证未解，毒气不散，烦热而渴，得水不能饮，表虚里实，故身体发斑，状如锦文也。

治心肺藏热毒攻于皮肤，遍生赤斑，重者其色紫黑，宜服**解毒香豉饮子**方：

香豉二两　石膏三两　栀子人一两　大青一两　川升麻一两　川芒消一两　甘草半两，生用
川大黄一两，剉碎，微炒

右件药细剉拌和令匀，每服半两，用水一大盏，入生姜半分，葱白七寸，煎至五分，去滓，不计时候温服。

治热病目赤，烦躁狂语，坐卧不得，身生赤斑，宜服**犀角散**方：

犀角屑半两　川大黄三分，剉碎，微炒　龙胆半两，去芦头　黄芩一两　人参半两，去芦头　甘草半
两，生用　不灰木一两，以牛[1]粪火烧为灰，细剉

右件药捣粗罗为散，每服三钱，以水一中盏，入竹叶二七片，煎至六分，去滓，不计时候温服。

治热病发斑，宜服**茵陈散**方：

茵陈二两　川大黄一两，剉碎，微炒　玄参一两　栀子人一分　甘草半两，生用

右件药捣筛为散，每服四钱，以水一中盏，煎至六分，去滓，不计时候温服。

治热病发斑，解毒宜服**牛黄散**方：

牛黄半两，细研　人参一两，去芦头　栀子人三分　川升麻半两　甘草三分，生用　川大黄一两，剉
碎，微炒　槟榔半两　木香一分　犀角屑一分　羚羊角屑一分

右件药捣细罗为散，每服不计时候煎竹叶汤下二钱。

治热病温毒大疫发斑，宜服**生地黄膏**方：

生地黄半斤，切　豉一升　雄黄二钱，细研　麝香二钱，细研

右件药以猪膏一斤，慢火煎地黄并豉，三分煎至二分，绞去滓，入雄黄、麝香搅令匀，以瓷合内贮之，每服不计时候以温水调下半匙。服此药后，其毒皆从皮肤中出，即差。

治热病毒气外攻，皮肤斑出，狂乱燥热，宜服**解毒犀角散**方：

---

〔1〕牛：宋版原作"半"。《普济方》卷153引此方作"牛"。考不灰木炮制法均为牛粪火烧，当以"牛"字为正，因改。

犀角屑—两　黄芩—两　栀子人半两　大青—两　牛黄半两,细研　马牙消—两　天竺黄半两,
细研　赤茯苓半两　麦门冬—两半,去心,焙　黄连半两,去须　麝香—钱,细研　甘草半两,生用

右件药捣细罗为散,每服不计时候煎竹叶汤调下二钱。

治热病发赤斑,心神烦躁,宜服**升麻散**方:

川升麻—两　川大黄—两,剉碎,微炒　甘草半两,生用　人参—两,去芦头　犀角屑—两　玄参
—两

右件药捣细罗为散,每服以新汲水调下二钱,日四五服。

治热病温毒中人,斑出赤者,五死一生,黑者十死一生,大疫难救,并宜服此**黑奴圆**方:

麻黄三分,去根节　川大黄半两,剉碎,微炒　川芒消—两　黄芩—两　伏龙肝—两　灶突中墨—
两　梁上尘—两

右件药捣罗为末,炼蜜和捣三二百杵,圆如弹子大,每服不计时候以新汲水研下一圆。
如渴,但饮水,须臾当寒,寒定便汗出即解。如未解,更服一圆。

治热病热毒斑出头面遍身,**大青散**方:

大青二两　阿胶半两,捣碎,炒令香燥　豉一合

右件药都以水一大盏半,煎至一盏去滓,内胶令消,不计时候分温二服。

治热病斑疮发头面及身,皆戴白浆,方:

右取好蜜,通身摩疮上,亦以蜜煎升麻,数涂之。

又方:

右以水浓煮升麻,绵滤洗之。

治热病斑发,须臾遍身,皆戴白浆,此热毒气盛,方:

右煮葵菜叶及韭、薤,啖之则止。

又方:

右以鲜羊血服三二合则止,初患急服之。

治热病生热毒疮诸方

夫脏腑虚实不调,则生于客热。表有风湿,与热气相抟,则身体生疮,痒痛而脓汁出,此
风热所为也。

治热病遍身生热毒疮,痒痛,有脓水,宜服**玄参散**方:

玄参—两　羚羊角屑—两　黄耆—两,剉　川升麻—两　大青—两　漏芦二两　地骨皮—两
川大黄—两,剉碎,微炒　甘草半两,炙微赤,剉

右件药捣筛为散,每服三钱,以水一中盏,煎至六分,去滓,不计时候温服。

治热病毒气攻皮肤,生疮痒痛,宜服**漏芦散**方:

漏芦—两半　木通—两　蓝叶—两　犀角屑—两　栀子人—两　玄参—两　川升麻—两　川
朴消—两　甘草半两,炙微赤,剉

右件药捣筛为散,每服三钱,水一中盏,煎至六分,去滓,入生地黄汁半合,不计时候
温服。

治热病毒气不散,遍身生热毒疮,宜服**白鲜皮散**方:

白鲜皮半两　川升麻半两　黄芩半两　玄参半两　麦门冬—两,去心,焙　犀角屑半两　栀子人

半两　赤芍药半两　川大黄半两,剉碎,微炒　甘草半两,炙微赤,剉　杏人半两,汤浸,去皮尖、双人,麸炒微黄

右件药捣粗罗为散,每服四钱,以水一中盏,煎至六分,去滓,不计时候温服。

治热病累发汗,毒气不尽,攻于头面及身体,发疮如豆,头白根紫,为毒气盛,宜服**葛根散方**:

葛根一两,剉　川升麻一两　犀角屑一两　知母一两　黄芩一两　甘草一两,炙微赤,剉　郁金一两　川大黄一两,剉碎,微炒

右件药捣细罗为散,每服二钱,用鸡子一枚取清,以新汲水半盏同调药,不计时候服。

治热病毒气壅为疮肿,宜涂**半夏散方**:

半夏一两　川大黄一两　乳香一两

右件药捣细罗为散,以葱白三两细切,入诸药同捣为膏,用涂肿上,可厚三分已来,干即重换。

治热病经五七日后,毒气攻皮肤,生疮肿,宜服**消肿退壅毒方**:

生油一合　胡荽汁一合　鸡子白二枚

右件药相和令匀,空腹顿服。如未止,再服之。

又方:

川大黄二两　腻粉半两

右件药相和细研,用生麻油调如膏涂。

又方:

右以精猪肉薄切,冷水浸,裹干,搦于疮肿上,热即换之。

治热病热毒发疮,头面及身须臾周匝,状如火疮,皆带瘭浆,或没或生,方:

葵菜烂煮,以蒜、虀同食之,即止。

右件药,初患急宜食之,若不早治,极者多死。若病差后,疮瘢色黑,经岁方灭者,此是恶毒时气也。永徽四年,此疮从西东流,遍于海内。若有此疾,但依方煮食,必效。

治热病发疱疮诸方

夫热病,表虚里实,热毒气多发此疮,其疮色白或赤,发于皮肤。头作浆戴白脓者,其毒则轻。有紫黑色,作根隐隐在肌肉里,其毒则重。甚者五内七窍皆有疮,其疮形如豌豆,故以为名也。

治热病胃中热毒,生疱疮如豌豆,宜服**大黄散方**:

川大黄二两,剉碎,微炒　黄连一两半,去须　川升麻一两　黄芩三分　漏芦三分　玄参三分　甘草三分,炙微赤,剉

右件药捣筛为散,每服五钱,以水一大盏,煎至五分,去滓,不计时候温服。

治热病热毒盛,疱疮出,头黑者为难治,宜服**蓝叶散方**:

蓝叶一两　犀角屑一两半　木香一分　川升麻一两半　玄参一两　蘹麦一两　甘草半两,炙微赤,剉

右件药捣筛为散,每服五钱,以水一大盏,煎至五分,去滓,不计时候温服。

治热病疱疮出,心烦热盛,宜服**犀角散方**:

犀角屑一两　川升麻一两　木香一两　紫草一两　麦门冬一两,去心　漏芦一两　麝香一分,研

甘草半两,炙微赤,剉

右件药捣筛为散,每服三钱,以水一中盏,煎至六分,去滓,不计时候温服。

治热病生疱疮,心神烦躁,宜服**地骨皮散**方:

地骨皮一两　黄芩一两　黄连一两,去须　川大黄一两,剉碎,微炒　木香一两　羚羊角屑一两

甘草半两,炙微赤,剉

右件药捣筛为散,每服四钱,以水一中盏,煎至六分,去滓,不计时候温服。

治热病生疱疮,状如豌豆,宜服**栀子饮子**方:

栀子人一两　蘷麦半两　木通半两,剉　苦竹叶半两　黄芩一两　甘草半两,炙微赤,剉　豉一合

右件药细剉和匀,每服半两,以水一大盏,煎至五分,去滓,不计时候温服。

治热病壮热头痛,发疱疮如豌豆,方:

石膏二两　柴胡一两,去苗　虎杖一两,剉　知母半两　赤芍药一两　栀子人三分　犀角屑半两

甘草半两,炙微赤,剉

右件药捣筛为散,每服四钱,以水一中盏,煎至六分,去滓,不计时候温服。

治热病发疱疮,形如豌豆,宜服**发毒气木香散**方:

木香一分　豉一合　葱白三茎　麻黄半两,去根节　干薄荷一分

右件药细剉,都以水一大盏半,煎至一盏去滓,不计时候分温二服,衣盖取汗。

治热病毒气盛,生疱疮如豌豆,方:

苦竹叶二两　小麦二两　石膏三两,捣碎

右件药以水三大盏,煎至一盏半去滓,不计时候分温三服。

又方:

胡荽一握,细切　生地黄三两,细切

右件药相和,捣绞取汁,空心顿服。

又方:

紫草二两,并根

右件药细剉,以水二大盏,煎至一盏去滓,不计时候分温二服。

治热病发黄诸方

夫热病发黄,一身面目俱黄,遍体疼痛,心烦壮热,小腹胀满,眼睛赤涩,肩项疼强,腰背拘急。此由寒气在表,则热蓄于脾胃,腠理不开,瘀热在内,宿谷郁蒸,不得消化,则大小便不通,故身体面目皆变黄色。凡发黄,其寸口近掌无脉,口鼻气冷,并不可疗,必死之候也。

治热病黄疸热渴,及患酒劳,胸满气促,皮肤渐黄如金色,宜服**犀角散**方:

犀角屑一两　葛根三分,剉　通草一两　知母三分　人参一两,去芦头　柴胡一两,去苗　蓝叶三分　桔梗三分,去芦头　桑根白皮三分,剉　赤茯苓三分　秦艽三分,去苗

右件药捣筛为散,每服四钱,以水一中盏,煎至五分,去滓,入竹沥一合搅令匀,不计时候温服。

治热病黄疸,目黄如金,小便如血,心烦躁闷,口苦头痛,宜服**茵陈散**方:

茵陈三分　木通一两,剉　栀子人三分　甘草半两,炙微赤,剉　蓝蒿根一两　麦门冬一两半,去心　柴胡一两,去苗　秦艽一两,去苗

右件药捣筛为散,每服五钱,以水一大盏,入竹叶三七片,煎至五分,去滓,不计时候温服。

治热病黄疸,热渴,额上汗出,手足热,小便赤涩,宜服**龙胆散**方:

龙胆一两,去芦头　川升麻半两　麦门冬三分,去心　犀角屑一两　甘草半两,炙微赤,剉　栀子人半两

右件药捣罗为散,每服五钱,以水一大盏,入生姜半分,煎至五分,去滓,入生地黄汁一合,更煎一两沸,不计时候温服。

治热病面目俱黄,心腹坚满气急,精神恍惚,语多倒错,宜服**麦门冬散**方:

麦门冬一两半,去心,焙　茵陈一两　栀子人半两　川升麻半两　黄芩半两　川大黄半两,剉碎,微炒　大青半两　川芒消一两

右件药捣粗罗为散,每服四钱,以水一中盏,煎至六分,去滓,不计时候温服。

治黄疸,遍身面目悉黄,宜服**黄连散**方:

黄连一两,去须　大青三两　栀子人一两　茵陈一两　柴胡一两,去苗　地骨皮一两　黄芩一两　川芒消一两　川大黄二两,剉碎,微炒　甘草一两,炙微赤,剉

右件药捣粗罗为散,每服四钱,以水一中盏,煎至六分,去滓,不计时候温服。

治黄疸,通身并黄,宜服**茵陈散**方:

茵陈二两　菰蒅根二两　川升麻二两　龙胆二两,去芦头　寒水石三两　甘草一两,炙微赤,剉

右件药捣粗罗为散,每服五钱,以水一大盏,煎至五分,去滓,入地[1]黄汁半合,更煎一沸,不计时候温服。

治心黄热毒攻舌,急眼黄,宜服**犀角饮子**方:

犀角屑半两　茵陈三分　黄芩半两　栀子人半两　川升麻半两　甜竹叶一握　川大黄三分,剉碎,微炒　川芒消三分　甘草三分,炙微赤,剉

右件药细剉,拌令匀,每服半两,以水一大盏,煎至五分,去滓,不计时候温服。

治遍身黄如橘色,心胁满急,宜服**栀子人散**方:

栀子人一两　黄芩一两　柴胡一两,去苗　川升麻一两　龙胆一两,去芦头　川大黄一两,剉碎,微炒　菰蒅一枚,干者　川芒消二两　甘草半两,炙微赤,剉

右件药捣粗罗为散,每服四钱,以水一中盏,入葱白两茎,煎至六分,去滓,不计时候温服。

治热病,多有内瘀即成黄疸,若用瓜蒂散吹鼻中,令黄汁出后,多差。忽然振寒,便发黄,皮肤如黄尘出,小便赤少,大便时闭,气力有异,食饮不妨,余热不除,久黄者,宜服**苦参散**方:

苦参半两,剉　黄连半两,去须　甜葶苈半两,隔纸炒令紫色　瓜蒂一分　黄芩半两　黄蘗一分,剉　川大黄半两,剉碎,微炒

右件药捣细罗为散,每服以粥饮调下二钱,不计时候服。

治热病发黄病,宜服**茵陈圆**方:

茵陈半两　恒山一分　栀子人一两　鳖甲一两,涂醋炙令微黄,去裙襕　川朴消一两

川大黄一两,剉碎,微炒　木香一两　犀角屑一两　川升麻半两　巴豆一分,去皮心研,纸裹压去油　杏人一两,汤浸,去皮尖、双人,麸炒微黄,别研如膏

---

〔1〕 地:《正误》:"地"上疑脱"生"字。

　　右件药捣罗为末，入杏人、巴豆同研令匀，炼蜜和捣三二百杵，圆如梧桐子大，每服空心煎乌梅汤下三圆，如人行十里，或利或汗或吐为效。如未应，即再服三圆。

　　治热病诸黄，**猪膏发煎**方：

　　猪膏八两　乱发如鸡子大二枚

　　右安猪膏等于铛中，煎令发消尽，研绞去滓，不计时候分为四服，如人行五里再服，服尽，则病从小便出。

　　治热病毒热通贯脏腑，深入骨髓之间，或为黄疸，黑疸，赤疸，白疸谷疸，马黄等疾，喘急须臾不绝，**瓜蒂散**方：

　　瓜蒂二七枚　赤小豆二七枚,炒熟　秫米二七粒

　　右件药捣细罗为散，取如大豆粒吹于鼻中，当有黄水出为效。

　　又方：

　　瓜蒂二七枚,捣碎,以水一中盏煎至五分,去滓温服。

治热病后脾胃虚不思饮食诸方

　　夫热病毒气盛时，心胸烦躁，多服冷药，及过于转泻，或饮冷水过多，水停心下，伤于胃口，病折已后，热势既退，脾胃乃虚，不能摧伏五谷，故不思饮食也。

　　治热病后脾胃虚，不思饮食，胁下有气，腹肚不调，宜服**人参散**方：

　　人参一两,去芦头　枳壳半两,麸炒微黄,去瓤　甘草半两,炙微赤,剉　沉香一两　黄耆半两,剉　厚朴二两,去粗皮,涂生姜汁炙令香熟

　　右件药捣筛为散，每服三钱，以水一中盏，入生姜半分，枣三枚，煎至六分，去滓，食前温服。

　　治热病后脾胃气虚，四肢疼痛，不思饮食，宜服**白术散**方：

　　白术一两　麦门冬半两,去心　黄耆三分,剉　人参三分,去芦头　前胡半两,去芦头　陈橘皮一两,汤浸,去白瓤,焙　桂心半两　白芍药半两　白茯苓一两　当归半两　半夏半两,汤洗七遍去滑　甘草半两,炙微赤,剉

　　右件药捣筛为散，每服五钱，以水一大盏，入生姜半分，枣三枚，煎至五分，去滓，食前温服。

　　治热病后脾胃气不和，不[1]思食饮，宜服温中和气**丁香散**方：

　　丁香一两　甘草半两,炙微赤,剉　木香半两　诃梨勒一两,煨,用皮　人参半两,去芦头　陈橘皮半两,汤浸,去白瓤,焙

　　右件药捣筛为散，每服五钱，以水一大盏，入生姜半分，枣三枚，煎至五分，去滓，食前温服。

　　治热病后脾胃气虚，冷痰滞，不思饮食，宜服**白茯苓散**方：

　　白茯苓半两　人参半两,去芦头　柴胡半两,去苗　草豆蔻一分,去皮　半夏半两,汤洗七遍去滑　枇杷叶半两,拭去毛炙令微黄　厚朴半两,去粗皮,涂生姜汁炙令香熟

―――――――――――――

〔1〕　不：原作"可"。《正误》："可"，"不"之讹。因改。

右件药捣筛为散,每服五钱,以水一大盏,入生姜半分,枣三枚,煎至五分,去滓,食前温服。

治热病后脾胃气虚,四肢乏力,骨节烦疼,口苦舌干,不思食饮,宜服**黄耆散**方:

黄耆一两,剉 人参一两,去芦头 白茯苓一两 陈橘皮一两,汤浸,去白瓤,焙 枳壳一两,麸炒微黄,去瓤 诃梨勒一两,煨,用皮 甘草半两,炙微赤,剉 白术一两 五味子一两

右件药捣筛为散,每服五钱,以水一大盏,入生姜半分,枣三枚,煎至五分,去滓,食前温服。

治热病后脾胃虚冷,不思饮食,宜服**人参圆**方:

人参一两,去芦头 白术半两 木香半两 陈橘皮一两,汤浸,去白瓤,焙 五味子一分 厚朴半两,去粗皮,涂生姜汁炙令香熟

右件药捣罗为末,煮枣肉和丸如梧桐子大,每服食前生姜汤下二十圆。

治热病后脾胃气冷,不思饮食,宜服**草豆蔻圆**方:

草豆蔻一两,去皮 白术半两 当归一两,剉,微炒 陈橘皮半两,汤浸,去白瓤,焙 黄耆三分,剉 甘草半两,炙微赤,剉 吴茱萸一分,汤浸七遍,焙干微炒 高良姜半两,剉 厚朴半两,去粗皮,涂生姜汁炙令香熟

右件药捣细罗为末,以面糊和圆如梧桐子大,每服食前以粥饮下三十圆。

治热病大便不通诸方

夫热病经发汗,汗出多则津液少,津液少则胃中干结,热在胃,所以大便不通。又有腑脏自生于热者,此由三焦否隔,脾胃不和,蓄热在内,亦大便不通也。

治热病恶寒壮热,大便不通,宜服**犀角散**方:

犀角屑一两 大麻人一两 麦门冬一两半,去心 黄芩一两 土瓜根一两 白鲜皮一两 栀子人一两 川大黄二两,剉碎,微炒 甘草半两,炙微赤,剉

右件药捣筛为散,每服四钱,以水一中盏,煎至六分,去滓,不计时候温服。

治热病大便涩滞,妄语心烦,宜服**大黄散**方:

川大黄一两,剉碎,微炒 枳实半两,麸炒令黄色 羚羊角屑一两 川朴消一两 黄芩一两 甘草半两,炙微赤,剉

右件药捣粗罗为散,每服五钱,用水一大盏,煎至六分,去滓,不计时候温服。

治热病肠胃壅热,大便不通,宜服**羚羊角散**方:

羚羊角屑一两 麦门冬一两半,去心 栀子人一两 土瓜根一两 川大黄一两半,剉碎,微炒 甘草半两,炙微赤,剉

右件药捣筛为散,每服四钱,以水一中盏,煎至六分,去滓,不计时候温服。

治热病大便不通,宜服**大麻人圆**方:

大麻人二两,研入 郁李人一两,汤浸,去皮研入 川大黄二两,剉碎,微炒 羚羊角屑一两 木通一两,剉

右件药捣细罗为末,入研了药令匀,炼蜜和圆如梧桐子大,每服不计时候以温水下三十圆。

治热病若十余日不大便者,服**承气圆**方:

川大黄一两,剉碎,微炒 郁李人一两,汤浸,去皮别研 枳实一分,麸炒令黄色 川芒消二两 大麻

人一两,研入

右件药捣罗为末,炼蜜和捣三二百杵,圆如梧桐子大,每服不计时候,以温水下三十圆,未利再服。

治热病壅热,大便不通,宜服**三黄圆**方:

黄连一两,去须　川大黄一两,剉碎,微炒　黄芩一两

右件药捣罗为末,炼蜜和圆如梧桐子大,每服不计时候以温水下三十圆。

治热病后风气壅滞,胸膈聚痰,大便不通,宜服**牵牛子圆**方:

牵牛子八两,四两生,四两微炒,捣罗取末四两　木通一两,剉　青橘皮半两,汤浸,去白瓤　桑根白皮三分,剉

右件药捣罗为末,入牵牛子末都研令匀,炼蜜和捣三二百杵,圆如梧桐子大,每服不计时候以温水下三十圆,以得通为度。

治热病小便不通诸方

夫热病毒气未除,表里不解,热在膀胱,则流于小肠,热盛则脾胃干,津液少,故小便不通也。

治热病热毒气壅,心腹胀满,小便不通,宜服**滑石散**方:

滑石二两　甜葶苈一合,隔纸炒令紫色　汉防己一两　木通半两,剉　猪苓一两,去黑皮　甘草半两,炙微赤,剉

右件药捣粗罗为散,每服四钱,以水一中盏,煎至六分,去滓,不计时候温服。

治热病小便不通,或淋沥疼痛,宜服**木通散**方:

木通一两,剉　枳实半两,麸炒微黄色　琥珀一两　赤芍药半两　茅根半两,剉　甘草半两,炙微赤,剉

右件药捣筛为散,每服四钱,以水一中盏,煎至六分,去滓,不计时候温服。

治热病小便不通,小肠中疼痛,宜服**当归散**方:

当归三分,剉,微炒　子芩半两　葵子半两　车前子半两　榆白皮半两,剉

右件药捣细罗为散,每服用暖生地黄汁一小盏调下二钱,不计时候服。

治热病小便不通,心神烦躁,小腹满闷,宜服**赤茯苓散**方:

赤茯苓一两　赤芍药一两　葵子一两　蘧麦一两　木通一两,剉　川芒消一两

右件药捣粗罗为散,每服四钱,以水一中盏,入葱白二茎,煎至六分,去滓,不计时候温服。

治热病小便不通,宜服**石韦散**方:

石韦一两,去毛　木通半两,剉　蘧麦一两　甘草半两,炙微赤,剉　葵子三合　子芩半两

右件药捣筛为散,每服四钱,以水一中盏,煎至六分,去滓,不计时候温服。

治热病小便赤涩不通,宜服**冬葵子散**方:

冬葵子二两　滑石二两　赤茯苓一两　木通一两,剉　茅根一两,剉　石韦一两,去毛　子芩一两　川朴消一两

右件药捣粗罗为散,每服四钱,以水一中盏,煎至六分,去滓,不计时候温服。

治热病小便不通,淋沥如血,方:

大麻根二两　乱发灰二钱

右件药先将麻根以水一大盏,煎至六分,去滓,下乱发灰调令匀,顿服。

又方:

生干地黄三分　蒲黄半两　郁金半两

右件药捣细罗为散,每服浓煎葵根汤调下二钱,不计时候服。

又方:

滑石一两　石燕一两

右件药捣细罗为散,研令细,每服不计时候葱白汤调下一钱。

治热病痢下脓血诸方

夫热病,热毒气盛,攻于肠胃,内乘于血,血性得热则流散。因其大肠虚,血渗入肠内,与津液相抟,积热蕴结,血化为脓,故成脓血痢也。

治热病毒气不解,日晚即壮热,便痢解血,痢无期度,不下饮食,宜服**犀角散**方:

犀角屑一两　黄连二两,去须　地榆一两半　茜根一两,剉　黄芩一两　栀子人半两

右件药捣粗罗为散,每服四钱,以水一盏,入薤白两茎,煎至六分,去滓,不计时候温服。

治热病便痢无度,烦愦不安,宜服**黄连饮子**方:

黄连一两,去须微炒　栀子人二十枚,搥碎　豉二合　薤白二合,切

右都以水二大盏,煎至一盏三分,去滓,不计时候分温三服。

治热病热毒痢下赤白,腹中疞痛,宜服**当归散**方:

当归二两,剉,炒　甘草一两,炙微赤,剉　黄连二两,去须微炒　黄檗一两,微炙,剉　干姜一两,炮裂,剉　阿胶二两,捣碎,炒令黄燥　醋石榴皮二两

右件药捣粗罗为散,每服五钱,以水一大盏,煎至五分,去滓,不计时候温服。

治热病毒气攻肠胃,大便或时泻血,烦闷妄语,**升麻散**方:

川升麻一两　川大黄半两,剉碎,微炒　地榆半两,剉　当归三分　赤芍药半两　枳壳半两,麸炒微黄,去瓤　黄芩半两　甘草半两,炙微赤,剉

右件药捣粗罗为散,每服三钱,以水一中盏,煎至五分,去滓,不计时候温服。

治热病下痢脓血不止,宜服**茜根散**方:

茜根一两　黄芩三分　栀子人一分　阿胶半两,捣碎,炒令黄燥

右件药捣筛为散,每服四钱,以水一中盏,煎至六分,去滓,不计时候温服。

治热病后热毒入肠胃,下黄赤汁及烂肉等,方:

赤石脂二两,捣碎　豉一合　薤白三茎,切　栀子人七枚

右以水二大盏,煎至一盏三分,去滓,不计时候分温三服。

治热病卒下脓血无度,方:

黄连二两,去须微炒　鼠尾草二两　地榆二两,剉

右件药捣粗罗为散,每服四钱,以水一中盏,煎至六分,去滓,不计时候温服。

治热病下痢脓血,宜服**石脂散**方:

白石脂一两,烧过　乌梅肉半两,微炒　黄连半两,去须微炒　胡粉半两,炒令微黄　槟榔半两　诃梨勒半两,煨,用皮　甘草半两,炙微赤,剉

右件药捣细罗为散,每服以粥饮调下二钱,不计时候服。

治热病六七日后,毒气不散,下脓血不止,宜服**鹿角胶散**方:

鹿角胶一两,捣碎,炒令黄燥　黄芩半两,去须微炒[1]　黄连半两,去须微炒　胡粉一两,炒令黄色　栀子人一两　龙骨半两　甘草半两,炙微赤,剉

右件药捣细罗为散,每服以冷[2]粥饮调下二钱,不计时候服。

治热病毒痢,下脓血,腰脐下痛,宜服**黄连散**方:

黄连一两,去须微炒　龙骨一两　当归一两,剉,微炒　牛黄一两,细研　麝香一钱,细研

右件药捣细罗为散,每服以粥饮调下二钱,不计时候服。

治热病壮热头痛,四肢烦疼,下痢黄赤色,日夜十余行,及呕吐,不下食,宜服**地榆散**方:

地榆一两　龙骨一两　陈橘皮一两,汤浸,去白瓤,焙　人参一两,去芦头　醋石榴皮一两　黄芩一两　厚朴二两,去粗皮,涂生姜汁炙令香熟

右件药捣细罗为散,每服以粥饮调下二钱,不计时候服。

治热病热毒攻脏腑,痢下杂脓血,烦渴不止,宜服**犀角散**方:

犀角屑三分　黄连三分,去须微炒　赤芍药三分　黄芩三分　侧柏叶三分　阿胶三分,捣碎,炒令黄燥　乌梅肉三分,微炒　甘草三分,炙微赤,剉

右件药捣罗为散,每服以粥饮调下二钱,不计时候温服。

治热病卒痢脓血无度,方:

黄连三两,去须　龙骨四两　阿胶二两,捣碎,炒令黄燥

右件药捣细罗为散,每服以粥饮调下一钱,不计时候服。

治热病热毒攻肠胃,下黄赤汁及烂肉,壮热腹痛,方:

栀子人三七枚　豉二合　薤白一握,切

右件药以水二大盏,煎至一盏去滓,不计时候分为二服。

治热病后虚劳诸方

夫热病新差,脏腑犹虚,血气未复,若食过度,喜怒无恒,澡浴梳头,言语思虑,则生寒热,四肢不举,口苦舌干,心烦盗汗,不能饮食,肌体羸瘦,此由劳动太早,不能节宜,寒热之气入于经络,传于脏腑,变动多端,故成虚劳之候也。

治热病后体气尚虚,用力太早,遂生寒热,四肢乏力,宜服**鳖甲饮子**方:

鳖甲半两,涂醋炙令微黄,去裙襕　柴胡一两,去苗　人参一分,去芦头　甘草半两,炙微赤,剉　豉一合　白术一分　雄鼠粪七枚,微炒别研

右件药细剉拌令匀,分为二服,每服以水二大盏,入生姜二分,葱白三茎,煎至一盏去滓,入研了鼠粪搅匀,不计时候分温二服。

治热病后体虚成劳,气力羸弱,或寒或热,状如疟,四肢烦闷,宜服**黄耆散**方:

黄耆三分,剉　知母半两　桑根白皮半两　鳖甲一两,涂醋炙令黄,去裙襕　甘草一分,炙微赤,剉　陈橘皮三分,汤浸,去白瓤,焙　白术三分　豉一合

---

〔1〕去须微炒:《正误》:"去须微炒四字衍。"此为黄连修治法,误植于此。

〔2〕冷:宋版误作"令",据宽政本及《普济方》卷153所引改作"冷"。

右件药捣筛为散，每服五钱，以水一大盏，入葱白三茎，生姜半分，煎至五分，去滓，不计时候温服。

治热病后虚劳烦热，四肢疼痛，小便赤黄，不欲饮食，宜服**柴胡散**方：

柴胡一两，去苗　生干地黄一两　黄连一两，去须　地骨皮一两　枳壳一分，麸炒微黄，去瓤　赤茯苓一两　甘草半两，炙微赤，剉　鳖甲三分，涂醋炙令微黄，去裙襕　知母半两

右件药捣筛为散，每服五钱，以水一大盏，煎至五分，去滓，不计时候温服。

治热病后虚劳气发作寒热，乍进乍退，头痛，眼睛疼，口苦，不思食，宜服**虎头骨散**方：

虎头骨一两半，涂醋炙令黄　白茯苓一两　白术一两　人参三分，去芦头　麦门冬一两半，去心　赤芍药半两　桂心半两　黄耆一两　柴胡一两，去苗　陈橘皮三分，汤浸，去白瓤，焙　当归半两　沉香一两　五味子半两　甘草半两，炙微赤，剉　桃人一两半，汤浸，去皮尖、双人，麸炒微黄

右件药捣筛为散，每服五钱，以水一大盏，入生姜半分，煎至五分，去滓，不计时候温服。

治热病后虚劳盗汗，口苦，不得睡卧，四肢烦疼，舌干卷[1]涩，宜服**人参散**方：

人参一两，去芦头　麦门冬一两半，去心，焙　赤芍药一两　柴胡一两，去苗　白茯苓一两　黄耆一两，剉　牡蛎一两，烧为粉　甘草半两，炙微赤，剉　鳖甲一两，涂醋炙令微黄，去裙襕

右件药捣粗罗为散，每服四钱，以水一中盏，煎至六分，去滓，不计时候温服。

治热病后虚劳，四肢无力，或时寒热盗汗，心中虚悸，不能饮食，日渐瘦羸，宜服**黄耆圆**方：

黄耆一两，剉　人参一两，去芦头　知母三分　白芍药三分　茯神三分　牡蛎一两，烧过　鬼箭羽半两　木香三分　白术一两　陈橘皮三分，汤浸，去白瓤，焙　五味子二分　地骨皮三分　麦门冬一两半，去心，焙　沉香一两　甘草半两，炙微赤，剉　牛黄半两，细研　麝香半分，细研　鳖甲半两，涂醋炙令微黄，去裙襕

右件药捣罗为末，入牛黄、麝香研令匀，炼蜜和捣三二百杵，圆如梧桐子大，每服食前以温酒下三十圆。如不饮酒，用粥饮下亦得。

治热病后虚劳及骨蒸，日渐黄瘦，四肢羸瘁，不思饮食，**獭肝圆**方：

獭肝一两，微炒　柴胡三分，去苗　川升麻半两　黄连三分，去须　天灵盖一两，涂酥炙令微黄　枳壳三分，麸炒微黄，去瓤　犀角屑一两　金薄五十片，细研　银薄五十片，细研　牛黄半分，细研　麝香半分，细研　柏脂三分，细研

右件药捣罗为末，入金、银薄、牛黄、麝香、柏脂等，炼蜜和捣三二百杵，圆如梧桐子大，每服食前以童子小便三合浸豉取汁，下二十圆。

---

[1]　卷：《正误》："卷"，"蹇"之讹。

太平圣惠方卷第十九 凡十二门 论一首 病源一十一首 方共计一百六道

中 风 论

夫风者,天地山川之气也。所发远近有二焉,一者,天地八方四时五行之气为近风,春秋冬夏,各依其时。从东西南北天涯地际八卦之乡来者为远风,温凉寒暑,从微至盛,各随其孟仲季,以顺十二月周一岁也。温凉寒暑之气是风也,动则靡靡然,静则含含尔,是天地之风也。《经》曰:诸邪风者,非是时行乘节之风,亦非山川鼓振之风,是人间庭巷门户窗牖之径气尔。天[1]无风之日,其恒有径气,人长居其间,日月积久,乃能虚人肤肉,入人百脉,流注五脏六腑,则致生病焉。凡四时风者,春九十日名曰清风,伤人为肝风。夏九十日名曰阳风,伤人为心风。秋九十日名曰凉风,伤人为肺风。冬九十日名曰寒风,伤人为肾风。其分布八方,亦异名也。太一之神随其节,居其乡,各王四十五日,风云皆应之。东北方艮之气,立春王,名为条风,一名凶风,王四十五日。东方震之气,春分王,名为明庶风,一名婴儿风,王四十五日。东南方巽之气,立夏王,名为清明风,一名弱风,王四十五日。南方离之气,夏至王,为景风,一名大弱风,王二十七日,合仲夏也。仲夏中央之气戊己,王十八日,合夏至都四十五日,王皆同在此仲夏者,非孟仲之仲也,是天地之正中,五行之所会,四季之所同,其一节而火土二气王之,分夏数为二位,故为仲夏也。西南方坤之气,立秋王,名为凉风,一名谋风,王四十五日。西方兑之气,秋分王,名为阊阖风,一名刚风,王四十五日。西北方干之气,立冬王,名为不周风,一名折风,王四十五日。北方坎之气,冬至王,名为广莫风,一名大刚风,王四十五日。由此四风之变,而生八风。八风者,八方之风也。若从其乡来者,主长养万物,则人少病。若不从其乡来,而从所胜来者,为贼邪,害于万物,则人多病。是故圣人云:避风如避矢。然风之伤人,或为热中,或为寒中,或为疠风,或为偏枯,或摊缓,或角弓反张。风者,喜[2]行而数变,其病各异,其名不同。若腠理开,开则洒然寒。腠理闭,闭则热而闷。其寒

---

〔1〕 天:《正误》:一本"天"作"夫"。
〔2〕 喜:《类聚》卷13所引同。《普济方》卷87"中风附论"作"善",义近不改。

也则衰食饮,其热也则消肌肉。凡人体肥有风,肉厚则不得外泄,喜为热,目中黄[1]。其人瘦有风,肌肉薄则恒外行[2],身中寒,目泪出。风邪入脏,寒气客于中,使人瘖痪,缓纵噤痉。风入阳经则狂,入阴经则癫。风邪客于皮肤之中,则痒成胗。风邪入深,寒气相持则肉枯。风邪客于半身,真气去者则偏枯。风邪客于筋则挛急,风邪客于骨节则疼痛。风邪入诸阳脉俞,散于分肉之间,与卫气相搏,其道不行,故其肉不仁也。风邪循风府而上,则为脑风。风入脑而引目系,则为目风。饮酒中风,则为漏风。入房汗出中风,则为内风。新沐中风,则为首风。久风入中,则为肠风。风外在腠理,则为泄风。中五脏六腑之俞,为脏腑之风,各随其门户所中也。凡中风言不变,智不乱,病在分腠之间,温卧取汗,益其不足,损其有余,力[3]可复也。是以风者,百病之长。至其变化,乃为他病也。

治中风失音不语诸方

夫喉咙者,气之所以上下也。喉[4]厌者,音声之门户也。舌者,声之机。口[5]者,声之扇也。风寒客于喉厌之间,故卒然无音,皆由风邪所伤,故致失音不语也。又醉卧当风,令人失音也。

治中风失音不语,两目不开,短气欲死,宜服**防风散**方:

防风一两,去芦头　羚羊角屑一两　独活一两　赤箭一两　当归一两　杏人一两,汤浸,去皮尖、双人,麸炒微黄　秦艽半两,去苗　麻黄二两,去根节　桂心一两　前胡半两,去芦头　甘草半两,炙微赤,剉

右件药捣筛为散,每服四钱,以水一中盏,入生姜半分,煎至六分,去滓,不计时候温服。

治中风失音不语,气厥无脉,手足拘急,宜服**附子散**方:

附子一两,炮裂,去皮脐　细辛一两　干姜一两,炮裂,剉　甘草一两,炙微赤,剉　麦门冬三两,去心桂心一两　独活一两　当归一两　白术一两

右件药捣筛为散,每服四钱,以水一中盏,煎至六分,去滓,不计时候温服。

治中风失音不语,宜服**羌活饮子**方:

羌活一两　人参半两,去芦头　附子半两,炮裂,去皮脐　甘草一分,炙微赤,剉　荆沥一大盏　竹沥一大盏　生地黄汁一大盏

右件药细剉,以三味汁煎诸药至一大盏半,去滓,不计时候分温四服。

治中风失音不语,昏沉不识人,宜服**竹沥饮子**方:

竹沥二合　荆沥二合　消梨汁二合　陈酱汁半合

右件药相和,微暖,细细灌口中,即差。

治中风失音不语,手足转动不得,宜服**荆沥饮子**方:

荆沥三合　生葛根汁二合　蜜一匙　竹沥三合

右件药相和令匀,不计时候温服二合。

治中风失音不语,烦热头痛,宜服**乌金煎**方。

---

[1] 喜为热,目中黄:《素问·风论》:"则为热中而目黄。"

[2] 外行:《素问·风论》作"外泄"。

[3] 力:《正误》:一本"力"作"乃"。

[4] 喉:《正误》:一本"喉"作"会",下同。

[5] 口:《正误》:一本"口"作"唇"。

黑豆二升,净淘过　羌活二两　独活二两　荆芥二两

右件药捣罗为末,先以水五大碗[1],煮黑豆令烂,去豆取汁,入诸药末慢火煎十余沸,次渐入无灰酒一升煎为膏,盛于瓷器中,每服不计时候以温酒调下半匙头。

治中风失音不语,宜服**桂心散**方:

桂心一两　羌活二两　防风二两,去芦头　附子一两,炮裂,去皮脐　赤箭一两　羚羊角屑一两　酸枣人一两　甘草半两,炙微赤,剉

右件药捣筛为散,每服四钱,以水一中盏,煎至五分,去滓,入竹沥一合更煎一两沸,不计时候温服。

治中风失音不语,四肢强直,宜服**独活散**方:

独活一两　防风一两,去芦头　桂心半两　秦艽一两,去苗　荆芥穗一两　白术一两　甘草半两,炙微赤,剉　葛根一两,剉　附子一两,炮裂,去皮脐

右件药捣粗罗为散,每服四钱,以水一中盏,入生姜半分,煎至六分,去滓,不计时候温服。

治中风失音不语,手足不遂,宜服**天麻散**方:

天麻一两　桂心三分　附子三分,炮裂,去皮脐　麻黄三分,去根节　防风半两,去芦头　当归半两,剉,微炒　羌活二分　独活三分　木香半两　细辛半两　芎䓖半两　羚羊角屑半两

右件药捣筛为散,每服四钱,以水酒各半中盏,煎至六分,去滓,不计时候温服。

治中风筋脉拘急,腰背强直,失音不语,宜服此方:

黑铅半两　水银半两,与铅同结为砂子,细研　天南星半两,炮裂　白附子半两,炮裂　犀角屑半两　朱砂半两,细研　牛黄一分,细研

右件药捣罗为末,入研了药更研令匀,用软饭和圆如菉豆大,每服不计时候以消梨汁下五圆。

又方:

乱发一两,烧为灰　桂心一两

右件药捣细罗为散,每服不计时候以暖酒调下二钱,日四五服。

治中风失音,立效方:

桂心一两,捣令碎

右以水二大盏,煎至一盏去滓,不计时候分温三服。

又方:

大豆二升,淘令净

右以水五升煮令烂,去豆,熬取汁如膏,少少含咽津,频服效。

又方:

豆豉煮取浓汁,放温,稍稍服之。

治中风口噤不开诸方

夫中风口噤者,为诸阳经筋皆在于头,三阳之筋并结[2]入颔两颊,夹于口也。诸阳为风

---

〔1〕　碗:《正误》:一本"碗"作"盏"。

〔2〕　结:《正误》:一本"结"作"络"。

寒所客则筋急,故口噤不开也。

治中风口噤不开,筋脉拘急,体热烦闷,宜服**汉防己散**方:

汉防己三两　葛根三两,剉　桂心二两　麻黄二两,去根节　甘草一两,炙微赤,剉　防风一两,去芦头　赤芍药一两　独活一两　羚羊角屑一两

右件药捣筛为散,每服四钱,以水一中盏,入生姜半分,煎至六分,去滓放温,不计时候拗开口灌之。

治中风心闷,口噤不开,宜服**羚羊角散**方:

羚羊角屑一两　防风一两,去芦头　葛根一两,剉　甘菊花一两　木通一两,剉　人参一两,去芦头　细辛一两　当归一两,剉,微炒　桂心一两　甘草二两,炙微赤,剉　附子一两,炮裂,去皮脐　赤茯苓一两　汉防己一两　枳壳一两,麸炒微黄,去瓤

右件药捣筛为散,每服四钱,以水一中盏,煎至五分,去滓,入竹沥一合更煎一两沸,放温,不计时候拗开口灌之。

治中风口噤不开,心胸满闷,宜服**枳壳散**方:

枳壳一两,麸炒微黄　防风二两,去芦头　甘草二两,炙微赤,剉　汉防己一两　麻黄一两,去根节　人参一两,去芦头　羚羊角屑一两　细辛一两　茵芋一两　秦艽一两,去苗　桂心一两　附子一两,炮裂,去皮脐

右件药捣筛为散,每服四钱,以水一中盏,煎至五分,去滓,入竹沥一合更煎一两沸,放温,不计时候拗开口灌之。

治中风口噤不开,烦热闷乱,宜服**防风散**方:

防风一两,去芦头　赤芍药一两　葛根一两,剉　独活一两　茵芋一两　甘草一两,炙微赤,剉　芎䓖一两　细辛一两　白术一两　麻黄一两,去根节　羚羊角屑一两　人参一两,去芦头　石膏二两　汉防己一两　川乌头一两,炮裂,去皮脐

右件药捣筛为散,每服四钱,以水一中盏,入生姜半分,煎至五分,去滓,入竹沥一合更煎一两沸,放温,不计时候拗开口灌之。

治中风口噤不开,方:

独活二两　桂心一两

右件药捣碎,以酒水各一大盏半,煎取两盏,去滓放温,不计时候分为五服,拗开口灌之。

治中风口噤不开,筋脉拘急疼痛,宜服**独活散**方:

独活二两　黑豆一合,剉,炒熟　天南星半两,炮裂　生姜半两　防风一两,去芦头

右件药细剉,以清酒五大盏,煎取三大盏半,入于瓶中密盖良久,去滓放温,不计时候拗开口灌半中盏,频频服之,以效为度。

治中风口噤不开,心膈壅闷,宜服**消梨饮子**方:

消梨三颗,绞取汁　酒一合　薄荷汁一合　生姜汁一合　竹沥一合

右件药相和煎三两沸,分温三服,不计时候拗开口灌之,服尽立效。

治中风口噤不开,不知人事欲死者,宜服此方:

干蝎一枚,尾全者,微炒　瓜蒂七枚　赤小豆三七枚

右件药捣细罗为散,每服半盏,不计时候用粥饮调下,拗开口灌之,当吐。如未吐,即再服。

治中风口噤不开,方:

附子一两,生,去皮脐　甘草半两,生,剉　桂心半两

右件药捣筛为末,炼蜜和圆如皂荚子大,每服不计时候以暖酒研一圆,拗开口灌之,立效。

治中风口噤不开,**备急膏**方:

川乌头半两,烧为灰　腻粉一分　龙脑一分

右件药都研令匀,以黄牛胆汁调成膏,以瓷器盛,每服不计时候以温酒调一钱,拗开口灌之,续以豆淋酒投之。

又方:

独活一两,捣碎　黑豆二合,炒熟

右件药以酒二大盏,煎至一盏三分,去滓,分为三服,放温,不计时候拗开口灌之。

治中风不得语诸方

夫中风不得语者,由心脾受于风邪故也。脾脉络于胃,夹咽连舌根,散于舌下,心之别脉,系于舌本,今二经俱为风毒所摶,故令舌强不得语也。

治中风身体缓弱,口眼不正,舌强难语,奄奄忽忽,神情闷乱,宜服**麻黄散**方:

麻黄一两,去根节　汉防己一两　黄芩一两　桂心一两　赤芍药一两　甘草半两,炙微赤,剉　防风一两,去芦头　人参一两,去芦头　附子一两,炮裂,去皮脐

右件药捣筛为散,每服四钱,以水一中盏,入生姜半分,煎至六分,去滓,不计时候温服。

治中风不得语,身体拘急疼痛,宜服**独活散**方:

独活二两　桂心二两　防风一两,去芦头　当归一两,剉,微炒　赤芍药一两半　附子一两,炮裂,去皮脐　甘草半两,炙微赤,剉

右件药捣筛为散,每服四钱,以水一中盏,入生姜半分,煎至六分,去滓,不计时候温服。

治中风不得语,宜服**醋石榴饮子**方:

醋石榴皮一枚,剉　生姜一两,折碎　青州枣十四枚,擘去核　黑豆二合

右件药以淡浆水三大盏,煎至一盏半去滓,入牛乳三两,好梨二颗绞取汁,和令匀,不计时候温服一合。

治中风不语,舌根强硬,宜服**生地黄汁饮子**方:

生地黄汁一合　独活二两,剉　附子一枚,炮裂,去皮脐　淡竹沥一合

右件药,先以水三大盏煮独活、附子,取汁一盏半去滓,内生地黄汁及竹沥,更煎一两沸,不计时候温服半中盏。

治中风不能语,四肢强,宜服**天麻散**方:

天麻一两　干蝎一两,微炒　乌蛇二两,酒浸,炙微黄,去皮骨　天南星三分,炮裂　白附子一分,炮裂　天雄半两,炮裂,去皮脐　白僵蚕三分,微炒　槟榔半两　干姜三分,炮裂,剉　人参三分,去芦头　芎藭半两　麻黄一两,去根节

右件药捣细罗为散,每服不计时候以热酒调下一钱,频三服,以厚衣盖,汗出为度。

治中风不语,宜服**桑枝饮子**方:

桑枝一握,东引者　黑豆一合[1],布袋盛,于药中略煮三两沸[2]　独活一两　生姜一分　羌活一两

右件药细剉,以水两大盏煎至一盏三分,去滓,入竹沥一合更煎一两沸,不计时候分温三服。

治中风不语,筋脉拘急疼痛,宜服**天南星散**方：

天南星一两,炮裂　白附子一两,炮裂　桑螵蛸一两,微炒　白僵蚕一两,微炒　藿香一两　干蝎二两,微炒　朱砂三分,细研　麝香一分,细研　腻粉三钱

右件药捣罗为散,入后三味更研令匀,每服不计时候以温酒调下一钱。

治中风舌强不语,筋骨拘急,饮食不得,翕翕发热,形神如醉,宜服**牛黄圆**方：

牛黄半两,细研　麝香半两,细研　白附子三分,炮裂　天麻一两　白僵蚕一两,微炒　乌蛇二两半,酒浸,炙微黄,去皮骨　附子一两,炮裂,去皮脐　羌活一两　天南星半两,炮裂　干姜三分,炮裂,剉　桂心三分　芎劳三分

右件药捣罗为末,入研了药令匀,炼蜜和捣三二百杵,圆如梧桐子大,每服不计时候以薄荷酒下十圆。

治卒中风不语,**返魂丹**方：

生玳瑁半两　朱砂半两　雄黄半两　白芥子半两

右件药同研如面,于银器中酒煎安息香一两为膏,和圆如菉豆大,每服不计时候以童子小便下五圆。兼疗厕上冲恶不语,亦服五圆。

治卒中风不语,舌根强硬,宜服此方：

陈酱五合,三年者妙　人乳汁五合

右件药相和研,以生布绞取汁,不计时候少少与服,良久当语。

治风瘖诸方

夫风邪之气,若先中于阴,病发于五脏者,其状奄忽不知人,喉里嘻嘻然有[3]声,舌强不能言,发汗身软。眼下及鼻人中[4]左右有白者可治,一黑一赤吐沫者不可治。汗不出,体而[5]强直者,皆死也。

治风瘖舌强不能言,四肢拘急,心神恍惚不知人,宜服**麻黄散**方：

麻黄二两,去根节　石膏二两　当归一两,剉,微炒　芎劳一两　甘草半两,炙微赤,剉　茯神一两　桂心一两　黄芩一两　杏人五十枚,汤浸,去皮尖、双人,麸炒微黄

右件药捣粗罗为散,每服半两,以水一大盏,煎至七分,去滓,不计时候温服。

治风瘖咽喉作声,言语蹇涩,心胸不利,宜服**桂心散**方：

桂心三分　防风三分,去芦头　前胡一两,去芦头　枳壳一两,麸炒微黄,去瓤　羚羊角屑三分　射干一两　甘草半两,炙微赤,剉　独活三分　细辛半两

---

〔1〕合:原作"分"。《正误》:一本"分"作"合"。《普济方》《类聚》均引作"合",因改。
〔2〕于药中略煮三两沸:原仅有"于药"二字。《正误》:一本"药"下有"中煮三两沸"五字。《普济方》卷92引此方,云"与药略煮三两沸"。《类聚》卷15"治中风不得语诸方"引作:"于药中略煮三两沸。"据此,补"中略煮三两沸"六字。
〔3〕有:原作"者"。《正误》:一本"者"作"有"。《普济方》卷92"风瘖"作"有",因改。
〔4〕及鼻人中:"及"、"中"二字原无。《正误》:一本"鼻"上有"及"字,"人"下有"中"字。今补入此二字,以畅其义。
〔5〕而:《正误》:一本无"而"字。

右件药捣粗罗为散,每服半两,以水一大盏,煎至七分,去滓,不计时候温服。

治风癔舌强不能言,四肢拘急,迷闷不识人,宜服**防风散**方:

防风二两,去芦头　麻黄二两,去根节　白术一两　黄芩一两　赤芍药一两　桂心一两　汉防己一两　芎䓖一两　人参一两,去芦头　甘草一两,炙微赤,剉　附子一两,炮裂,去皮脐　杏人一两,汤浸,去皮尖、双人,麸炒微黄

右件药捣筛为散,每服四钱,以水一中盏,入生姜半分,煎至六分,去滓,不计时候温服,服后有汗,宜避风为[1]妙。

又方:

独活二两　甘草一两,炙微赤,剉　桂心二两　羚羊角屑一两　茯神一两　酸枣人一两,微炒　赤芍药一两　麻黄二两,去根节　葛根二两,剉

右件药捣筛为散,每服四钱,以水一中盏,入生姜半分,煎至六分,去滓,不计时候温服。

治风癔咽中作声,舌强语涩,心膈不利,宜服**羚羊角散**方:

羚羊角屑一两　前胡一两,去芦头　桂心一两　芎䓖一两　麻黄一两,去根节　秦艽一两,去苗　防风一两,去芦头　附子一两,炮裂,去皮脐　赤箭一两,微炒　天南星一两,炮裂　蝉壳半两　独活一两　茯神一两　槟榔一两　枳壳一两,麸炒微黄,去瓤　桑螵蛸半两,微炒　干蝎半两,微炒　牛黄一钱,研入　朱砂半两,细研　麝香一钱,细研　铅霜一分,研入

右件药捣细罗为末,入研了药重研令匀,每服不计时候以温酒调下一钱。

治风痓诸方

夫风痓者,口噤不开,背强而直,如发痫之状。其重者,耳中策策痛,卒然身体痉直者,死也。此由风邪伤于太阳之经,复遇寒湿,则发痓也。诊其脉,如似弦直上下者,是风痓也。

治风痓口噤,身体强直,不知[2]人事,宜服**羚羊角散**方:

羚羊角屑一两　麻黄一两半,去根节　附子一两,炮裂,去皮脐　当归一两,剉,微炒　桂心一两　独活一两半　防风一两,去芦头　阿胶一两,捣碎,炒令黄燥　天麻一两半

右件药捣粗罗为散,每服四钱,以水酒各一中盏,煎至一盏三分,去滓,不计时候分温二服。

治风痓身体强直,口噤不能言,神思昏闷,宜服**麻黄散**方:

麻黄三分,去根节　羌活三分　桂心半两　黄芩半两　防风三分,去芦头　羚羊角屑半两　附子三分,炮裂,去皮脐　赤茯苓三分　甘草半两,炙微赤,剉　芎䓖三分　蔓荆子半两　酸枣人半两

右件药捣筛为散,每服四钱,以水一中盏,煎至五分,去滓,入淡竹沥一合,更煎一两沸,不计时候温服,衣覆汗出,避风。

治风痓摇头口噤,身体强直,宜服**当归散**方:

当归一两,剉,微炒　细辛一两　防风一两,去芦头　桂心一两　独活二两　麻黄二两,去根节　附子一两,炮裂,去皮脐　薏苡人一两　芎䓖一两

右件药捣粗罗为散,每服四钱,以水酒各半中盏,入生姜半分,煎至五分,去滓,不计时候

---

〔1〕 为:《正误》:一本"为"作"效"。

〔2〕 知:原误作"如"。据《类聚》卷15引同方改。

温服。

治风痉口噤,腰背强直,不可转侧,宜服**天麻散**方:

天麻一两半　当归一两,剉,微炒　防风一两,去芦头　独活一两半　麻黄一两半,去根节　桂心一两　细辛一两　附子一两,炮裂,去皮脐　蔓荆子一两

右件药捣粗罗为散,每服四钱,以水酒各半中盏,入生姜半分,煎至五分,去滓,不计时候温服。

治风痉口噤,身体强直,迷闷不识人,宜服**白附子圆**方:

白附子一两,炮裂　白僵蚕一两,微炒　腻粉一分　天南星三分,炮裂　白花蛇二两,酒浸,炙微黄,去皮骨　防风一两,去芦头　麻黄一两,去根节　赤箭二两　麝香一两,细研　白术半两　羚羊角屑三分

右件药捣罗为末,入麝香、腻粉研令匀,以糯米粥和捣三二百杵,圆如梧桐子大,每服不计时候以温酒研下十圆。

治风痉四肢强硬,口噤不开,宜服**天麻圆**方:

天麻二两　乌蛇二两,酒浸,炙微黄,去皮骨　白僵蚕三分,微炒　干蝎三分,微炒　附子一两,炮裂,去皮脐　干姜半两,炮裂,剉　桂心三分　防风三分,去芦头　蝉壳三分　川乌头三分,炮裂,去皮脐　白附子三分,炮裂　羌活三分　细辛三分　独活三分　麻黄一两半,去根节　天南星半两,炮裂　羚羊角屑一两

右件药捣罗为末,炼蜜和捣三五百杵,圆如酸枣大,每服不计时候以温酒研下一圆。

治风痉身体强直,牙关紧急,心神昏昧,宜服**牛黄圆**方:

牛黄一分,细研　麝香一分,细研　朱砂三分,细研,水飞过　龙脑一分,细研　白僵蚕半两,微炒　鹿角胶半两,捣碎,炒令黄燥　白花蛇二两,酒浸,炙微黄,去皮骨　白附子一两,炮裂　天麻一两　白蒺藜一两,微炒去刺　赤茯苓一两　白芷一两　羌活一两　独活一两　蔓荆子一两[1]　麻黄一两,去根节　汉防己一两　木香一两　槟榔一两　藁本一两　防风一两,去芦头　干蝎一两,微炒　当归一两,剉,微炒

右件药捣罗为末,入研了药令匀,炼蜜和捣三二百杵,圆如梧桐子大,每服不计时候以温酒研下十圆。

治风痱诸方

夫风痱之状,身体无痛处,四肢不收,神智不乱。若时能言者即可治,不能言者不可治也。

治风痱身体不收,不能言语,冒昧不识人,宜服**麻黄散**方:

麻黄三两,去根节　汉防己二两　桂心二两　独活一两　秦艽一两,去苗　细辛一两　芎䓖一两　干姜半两,炮裂,剉　黄芩一两　杏人一两,汤浸,去皮尖、双人,麸炒微黄　当归一两　甘草半两,炙微赤,剉

右件药捣罗为散,每服四钱,以水一中盏,煎至六分,去滓,不计时候稍热频服,以汗出为度。

治风痱四肢缓弱无力不收,烦闷语涩,宜服**芎䓖散**方:

芎䓖二两　独活二两　赤芍药二两　赤茯苓一两　防风二两,去芦头　当归二两　石膏二两

---

〔1〕　一两:原脱。据《类聚》卷15引同方补。

人参一两,去芦头　　葛根一两,剉　　桂心一两　　羚羊角屑一两　　甘草一两,炙微赤,剉　　汉防己二两　　麦门冬一两,去心　　白术一两　　磁石二两,捣碎,水淘去赤汁

右件药捣筛为散,每服四钱,以水一中盏,入生姜半分,煎至五分,去滓,入生地黄汁半合,更煎一两沸,不计时候温服。

治风痱言语不转,四肢缓弱,上焦烦壅,心气不利,宜服**葛根散**方:

葛根一两,剉　　麻黄一两,去根节　　赤芍药一两　　防风一两,去芦头　　黄芩一两　　汉防己一两　　桂心一两　　白术一两　　人参一两,去芦头　　独活一两　　芎䓖一两　　川升麻一两　　牛膝一两,去苗　　石膏二两　　陈橘皮一两,汤浸,去白瓤,焙　　羚羊角屑一两　　五加皮一两

右件药捣筛为散,每服四钱,以水一中盏,入生姜半分,煎至五分,去滓,入淡竹沥一合,更煎一两沸,不计时候温服。

治风痱心热烦闷,四肢不仁,宜服**独活散**方:

独活三分　　汉防己一两　　秦艽三分,去苗　　黄耆半两,剉　　赤芍药半两　　人参半两,去芦头　　茯神半两　　白术半两　　芎䓖半两　　远志半两,去心　　石膏一两　　川升麻半两　　防风三分,去芦头　　丹参半两　　甘草半两,炙微赤,剉　　天门冬半两,去心　　薏苡人半两　　羚羊角屑三分　　五加皮半两　　生干地黄三分　　麻黄一两,去根节　　地骨皮半两

右件药捣筛为散,每服四钱,以水一中盏,入生姜半分,煎至五分,去滓,不计时候温服。

治风痱筋脉缓弱,言语蹇涩,宜服**羚羊角散**方:

羚羊角屑一两　　川升麻一两半　　桂心一两　　枳壳一两半,麸炒微黄,去瓤　　茯神一两　　独活一两半　　麻黄一两,去根节　　葛根一两,剉　　附子一两,炮裂,去皮脐　　当归一两,剉,微炒　　酸枣人一两　　五加皮一两

右件药捣粗罗为散,每服四钱,以水一中盏,入生姜半分,煎至五分,去滓,不计时候温服。

治风痱四肢缓弱,心神烦闷,不能言,宜服**白鲜皮散**方:

白鲜皮一两　　附子一两,炮裂,去皮脐　　麻黄一两,去根节　　白芷一两　　白术一两　　防风一两,去芦头　　葛根一两,剉　　独活一两　　汉防己一两　　人参一两,去芦头　　茯神一两　　甘草一两,炙微赤,剉　　当归一两,剉,微炒　　石膏三[1]两　　桂心一两　　杏人一两,汤浸,去皮尖、双人,麸炒微黄

右件药捣粗罗为散,每服四钱,以水一中盏,入生姜半两,煎至五分,去滓,不计时候温服。

治风痱四肢不收,言语蹇涩,不能转动,宜服**天麻散**方:

天麻二两　　蝉壳半两　　阿胶一两,捣碎,炒令黄燥　　地骨皮一两　　麦门冬一两半,去心,焙　　薏苡人一两　　独活二两　　白鲜皮一两　　羚羊角屑一两　　防风一两,去芦头　　附子一两,炮裂,去皮脐　　人参一两,去芦头　　牛蒡子一两,微炒　　赤芍药一两　　甘草一两,炙微赤,剉　　桑根白皮一两,剉

右件药捣细罗为散,每服不计时候以温酒调下二钱。

治风痱卒不能语,手足不能自收,方:

伏龙肝三两

右捣罗为细散,以新汲水一大盏浸良久,澄取清,每服不计时候温服二合。

---

〔1〕　三:《正误》:一本"三"作"二"。

治中风口面喎斜诸方

夫风邪入于足阳明、手太阳之经，遇寒则筋急引颊，故使口面喎僻，言语不正，而目不能卒[1]视。诊其脉浮而迟者可治。《养生方》云：夜卧当耳勿得有窍风入耳中，多令口喎也。

治中风口面喎僻，手足不遂，风入于脏，则语不得转，心神昏闷，宜服**防风散**方：

防风一两，去芦头　羌活二两　川升麻一两　桂心一两　芎䓖二两　羚羊角屑三分　麻黄一两，去根节　杏人二两，汤浸，去皮尖、双人，麸炒微黄　薏苡人一两

右件药捣筛为散，每服四钱，以水一中盏，煎至五分，去滓，入竹沥一合重煎一两沸，不计时候稍热服，如人行五七里再服，以衣盖之，汗出为度。

治中风口面不正，四肢拘急，语涩，宜服**羌活散**方：

羌活一两　枳壳三分，麸炒微黄，去瓤　蔓荆子一两　细辛三分　桂心三分　当归三分，剉，微炒　芎䓖三分　羚羊角屑三分　白鲜皮三分

右件药捣筛为散，每服四钱，以水一中盏，煎至五分，去滓，入竹沥一合更煎一两沸，不计时候温服。

治中风口面喎斜，筋脉拘急，宜服**麻黄散**方：

麻黄一两，去根节　芎䓖一两　川升麻一两　防风一两，去芦头　汉防己一两　桂心一两　羚羊角屑一两　酸枣人一两　秦艽半两，去苗

右件药捣筛为散，每服四钱，以水一中盏，煎至五分，去滓，入竹沥一合更煎一两沸，不计时候温服。

治偏风口眼不正，言语謇涩，四肢拘急，**茵芋散**方：

茵芋一两半　枳壳一两，麸炒微黄，去瓤　当归一两，剉，微炒　荆芥一两　细辛三分　桂心三分　独活一两半　天麻一两　羚羊角屑一两

右件药捣筛为散，每服四钱，以水一中盏，入生姜半分，煎至六分，去滓，不计时候温服。

治中风口面喎斜，手脚不遂，风入脏腑，昏闷不语，腰脊如解，难以俯仰，骨痹冷疼，心惊不定，宜服**独活散**方：

独活一两　羌活一两　芎䓖三分　桂心三分　赤茯苓一两　附子一两，炮裂，去皮脐　羚羊角屑三分　白僵蚕一两，微炒　天麻一两　麻黄一两，去根节　丹参三分　干蝎一两，微炒

右件药捣细罗为散，每服不计时候以薄荷热[2]酒调下二钱。

治中风倒仆不识人，及口面喎斜，宜服**天麻散**方：

天麻一两　骐驎竭一两　白僵蚕一两，微炒　干蝎一两，微炒　防风一两，去芦头　犀角屑一两　麝香二钱，细研

右件药捣细罗为散，每服不计时候以温酒调下二钱。

治中风口面偏[3]斜，痰毒头疼，宜服**酸枣人散**方：

酸枣人一两，微炒　羚羊角屑一两　丹参一两　防风一两，去芦头　汉防己一两　甘菊花一两

---

〔1〕卒：《正误》：一本"卒"作"平"。
〔2〕热：《正误》：一本"热"作"煎"。
〔3〕偏：《正误》：一本"偏"作"喎"。

麻黄一两,去根节　羌活一两　石膏二两,细研

右件药捣细罗为散,每服不计时候以温酒调下二钱。

治中风口眼㖞斜,言语不正,宜服**天麻圆**方:

天麻一两　芎䓖一两　白僵蚕一两,微炒　白附子一两,炮裂　天南星一两,炮裂　防风三分,去芦头　羚羊角屑半两　麻黄三分,去根节　干蝎一分,微炒　牛黄一分,细研　麝香一分,细研　腻粉半两

右件药捣罗为末,入研了药令匀,炼蜜和圆如梧桐子大,每服不计时候以温酒调下十圆。

治中风着人面,引口偏,着人耳,牙车急,舌不转,方:

牡蛎一两,烧为粉　白矾一分,烧令汁尽　附子一两,炮裂,去皮脐　灶中黄土一分

右件药捣研令细,以三岁雄鸡冠血和药,傅其急处,预安照子在前照之,才欲复故,便速洗去其药。不速去之,便过不复正也。

治中风口眼㖞斜,方:

树东南枝上蝉壳七月七日收,不限多少

右细研如粉,入寒食面用醋调为糊,如左斜涂右口角,右斜涂左口角,候口正,急以汤水洗去其药。

又方:

右以菎蒻绞取汁,和大麦面和[1]作饼子,炙令热,熨正便止,勿令太过。

又方:

右以蜘蛛子摩其偏急处,叩齿候正则止。亦可向火摩之。

又方:

鳖甲一两　川乌头一两

右以二味生用,捣罗为末,以醋调涂之,欲正便拭去之。

治中风口面㖞斜,肉桂熨法:

肉桂一两半,剉,去粗皮,捣罗为末

右用酒一大盏调肉桂令匀,以慢火煎成膏,去火良久,用匙摊在一片帛上,贴在腮上,频频更用热瓦子熨令热透,专看正,即去却桂膏。患左贴右,患右贴左。

治中风吹着口偏,方:

右取蓖麻东西枝上子各七粒,研碎,手心中涂,用热水一瓷碗,安在手心上,良久看口正便住。患左治右,患右治左。

治中风口㖞,立效方:

右取巴豆七枚,去皮烂研,㖞左涂右手心,㖞右涂左手心,仍以暖水一盏安向手心,须臾即正,便洗去药。并频抽掣中指,立效。

治风痹诸方

夫痹者,为风寒湿三气,共合而成痹也。其状肌肉顽厚,或则疼痛。此由人体虚,腠理开,则受于风邪也。病在阳曰风,在阴曰痹,阴阳俱病曰风痹。其以春遇痹者为筋痹,筋痹不已,又遇邪者,则移入于肝也,其状夜卧则惊,饮食多,小便数。夏遇痹者为脉痹,则血脉不

---

[1] 和:《正误》:一本"和"作"溲"。"溲",和面也。

流,令人萎黄。脉痹不已,又遇邪者,则移入于心,其状心下鼓气,卒然逆喘不通,咽干喜噫。仲夏遇痹为肌痹,肌痹不已,复遇邪者,则入于脾,其状四肢懈惰,发咳呕吐。秋遇痹者为皮痹,则皮肤无所知觉,皮痹不已,则入于肺,其状气奔喘痛。冬遇痹者为骨痹,骨重不可举,不遂而痛。骨痹不已,又遇邪者,则移入于肾,其状喜胀。诊其脉大涩者为痹,脉来急者为痹,脉涩而紧者为痹也。

治中风痹,头目昏闷,肢节疼痛,宜服**细辛散**方:

细辛一两　赤茯苓一两　白术一两　芎䓖一两　柴胡一两,去苗　当归一两,剉,微炒　麻黄二两,去根节　干姜一两半,炮裂,剉　附子一两,炮裂,去皮脐　防风一两半,去芦头　独活一两半　石膏二两　杏人一两,汤浸,去皮尖、双人,麸炒微黄　甘草一两,炙微赤,剉　桂心一两

右件药捣粗罗为散,每服四钱,以水一中盏,入生姜半分,煎至六分,去滓,不计时候温服。

治风痹,四肢懈惰,不能自举,宜服**麻黄散**方:

麻黄一两,去根节　防风一两,去芦头　附子一两,炮裂,去皮脐　芎䓖一两　桂心一两　黄芩一两　赤芍药一两　人参一两,去芦头　秦艽一两,去苗　茵芋一两　甘草一两,炙微赤,剉

右件药捣粗罗为散,每服四钱,以水一中盏,入生姜半分,煎至六分,去滓,不计时候温服。

治风痹,关节不利,手足顽麻,宜服**白花蛇散**方:

白花蛇二两,酒浸,炙微黄,去皮骨　白附子一两,炮裂　磁石一两,烧酒淬七遍,细研　天麻半两　狗脊半两,去毛　侧子半两,炮裂,去皮脐　草薢半两,剉　白僵蚕半两,微炒　细辛半两　防风半两,去芦头　白芷半两　芎䓖半两　白鲜皮半两　羌活半两　蔓荆子半两

右件药捣细罗为散,入磁石同研令匀,每服不计时候以温酒调下一钱。

治风痹,手脚不仁,宜服**羌活散**方:

羌活一两　汉防己一两　荆芥一握　薏苡人二两　防风一两,去芦头　麻黄一两半,去根节　酸枣人一两　黄松节二两　附子一两半,炮裂,去皮脐　芎䓖一两　天麻一两半　道人头一两

右件药捣细罗为散,每服不计时候以温酒调下二钱。

治风痹,身体不举,常多无力,宜服**独活散**方:

独活三分　草薢一两　防风一两,去芦头　细辛一两　人参一两,去芦头　干姜一两,炮裂,剉　天雄一两,炮裂,去皮脐　丹参三分　牛膝一两,去苗

右件药捣细罗为散,每服不计时候以温酒调下二钱。

治虚损伤风,手足无力,肢体干燥,风痹不仁,宜服**天麻圆**方:

天麻一两　木香半两　人参半两,去芦头　赤茯苓半两　白芷半两　羌活半两　天蓼木半两　芎䓖半两　当归半两,剉,微炒　麻黄一两,去根节　乌蛇二两,酒浸,炙微黄,去皮骨　白附子半两,炮裂　龙骨一分　鹿角胶半两,捣碎,炒令黄燥　甘菊花半两　生干地黄半两　细辛半两　牛黄一分,细研　麝香一分,细研

右件药捣罗为末,炼蜜和捣五七百杵,圆如梧桐子大,每服不计时候以温酒下十圆。

治风寒入于肌肉,气血不宣,肢体不仁,牵引腰背风痹疼痛,宜服**蚰蜒圆**方:

蚰蜒一两,炒,去足　虎胫骨三分,酒浸炙黄　川乌头三分,炮裂,去皮脐　白蒺藜一两,微炒去刺　安息香三分　槟榔三分　芎䓖三分　狗脊三分　赤茯苓三分　白花蛇二两,酒浸炙令黄去皮骨　肉桂三分,去皱皮　赤箭三分　枳实三分,麸炒微黄　防风三分,去芦头

右件药捣罗为末,炼蜜和捣三二百杵,圆如梧桐子大,每服不计时候以薄荷酒下十圆。

治风痹,手足缓弱,不能伸举,宜服**乌蛇圆方**:

乌蛇三两,酒浸,炙微黄,去皮骨　　天南星一两,炮裂　　干蝎一两,微炒　　白附子一两,炮裂　　羌活二两　　白僵蚕一两,微炒　　麻黄二两,去根节　　防风三分,去芦头　　桂心一两

右件药捣细罗为末,炼蜜和捣三二百杵,圆如梧桐子大,每服不计时候以热豆淋酒下十圆。

治风痹,荣卫不行,四肢疼痛,宜服**羌活圆方**:

羌活一两　　天麻一两　　附子一两半,炮裂,去皮脐　　麻黄一两,去根节　　蚱蜋三分,微炒　　桂心一两　　乌蛇二两,酒浸,炙令黄,去皮骨

右件药捣罗为末,炼蜜和捣三二百杵,圆如梧桐子大,每服不计时候以温酒下十圆。

又方:

麻黄五两,去根节了秤　　桂心二两

右捣细罗为散,以酒二升慢火煎如饧,每服不计时候以热酒调下一茶匙[1],频服,以汗出为度。

又方:

川乌头二两,去皮切碎,以大豆同炒,候豆汗[2]出即住　　干蝎半两,微炒

右件药捣罗为末,以酽醋一中盏熬成膏,可圆即圆如菉豆大,每服不计时候以温酒下七圆。

治风湿痹不仁诸方

夫风湿痹病之状,或皮肤顽厚,或肌肉瘆痛,风寒湿三气杂至,聚合而成痹。其风湿气多而寒气少者,为风湿痹也。由血气虚受于风湿,而成此病也。

治风湿痹,面如针刺,身体不仁,汗出短气,不能饮食,宜服**麻黄散方**:

麻黄三两,去根节　　芎䓖一两　　莽草一两,微炒　　当归一两,剉,微炒　　天雄一两,炮裂,去皮脐　　桂心一两　　杏人一两,汤浸,去皮尖,双人,麸炒微黄　　五加皮一两　　白术一两

右件药捣粗罗为散,每服四钱,以水一中盏,入生姜半分,煎至六分,去滓,不计时候温服。

治风湿痹,皮肤不仁,手足无力,**侧子散方**:

侧子一两,炮裂,去皮脐　　五加皮一两　　磁石二两,烧醋淬七遍,细研　　甘菊花半两　　汉防己半两　　葛根半两,剉　　羚羊角屑一两　　防风一两,去芦头　　杏人一两,汤浸,去皮尖,双人,麸炒微黄　　薏苡人一两　　赤芍药半两　　芎䓖半两　　秦艽半两,去苗　　麻黄一两,去根节　　甘草半两,炙微赤,剉

右件药捣粗罗为散,每服四钱,以水一中盏,煎至六分,去滓,不计时候温服。

治风湿痹,四肢不仁,肌肉眶动,举体无力,宜服**狗脊散方**:

狗脊半两,去毛　　附子三分,炮裂,去皮脐　　薯蓣三分　　熟干地黄三分　　天雄三分,炮裂,去皮脐　　王孙三分　　桂心三分　　山茱萸三分　　秦艽三分,去苗　　白敛三分

---

〔1〕 匙:原误作"起"。据《类聚》卷15引同方改。
〔2〕 汗:《正误》:"'汗','汁'之讹。"然"汗"字乃形容豆面有水分津出,非炒出豆汁也。

右件药捣粗罗为散,每服四钱,以水酒各一中盏,煎至一盏去滓,不计时候分温二服。

治风湿痹不仁,身体汗出恶风,宜服**茵芋散**方:

茵芋一两　白术一两半　汉防己二两　桂心一两　牛膝一两,去苗　丹参一两　细辛半两　甘草半两,炙微赤,剉　五加皮一两

右件药捣粗罗为散,每服四钱,以水一大盏,入生姜半分,煎至七分,去滓,不计时候分温二服。

治风湿痹,肌肤不仁,宜服**麻黄散**方:

麻黄二两,去根节　天门冬三两,去心,焙　汉防己一两　海桐皮一两,剉　丹参一两　桂心一两　侧子半两,炮裂,去皮脐　甘草二两,炙微赤,剉

右件药捣粗罗为散,每服四钱,以水一大盏,入生姜半分,煎至七分,去滓,不计时候分温二服。

治风湿痹,脚弱拘挛,疼痛不能行,跌肿上膝,小腹坚,不能食,宜服**石斛散**方:

石斛二两,剉,去根节　附子三分,炮裂,去皮脐　独活三分　天门冬一两半,去心,焙　桂心半两　桔梗半两,去芦头　川椒半两,去目及闭口者,微炒去汗　细辛半两　麻黄三分,去根节　山茱萸半两　五味子半两　前胡三分,去芦头　白芷半两　秦艽三分,去苗　川乌头半两,炮裂,去皮脐　人参半两,去芦头　天雄半两,炮裂,去皮脐　当归三分,剉,微炒　防风三分,去芦头　莽草三分,微炙　白术半两　杜仲三分,去粗皮,炙令微黄,剉　干姜半两,炮裂,剉

右件药捣细罗为散,每服不计时候以温酒调下一钱。未效时,稍加之。

治气血虚,风邪湿痹,皮肤不仁,宜服**侧子散**方:

侧子一两,以酒浸过,炮裂,去皮脐　牛膝一两,去苗　白僵蚕一两,生用　天南星一两,生用　海桐皮一两,剉　狼毒半两,以醋煮半日,细切曝干　麝香一分,细研

右件药捣细罗为散,入麝香都研令匀,每服不计时候以热豆淋酒调下二钱。

治风湿痹,身体四肢不仁,宜服**蚰蜒散**方:

蚰蜒一两,微炒　侧子一两,炮裂,去皮脐　独活一两　桑螵蛸一两,微炒　踯躅花半两,醋拌炒令干　天南星半两,炮裂　萆薢一两,剉　天麻一两　桂心一两

右件药捣细罗为散,每服不计时候以温酒调下一钱。

治风湿痹,皮肤不仁,肢节疼痛,宜服**白花蛇圆**方:

白花蛇一两,酒浸,炙微黄,去皮骨　干蝎一两,微炒　仙灵脾一两　茵芋半两　川乌头半两,炮,去皮脐　天南星半两,炮裂　天雄一两,炮裂,去皮脐　天麻一两　桂心一两　麻黄一两,去根节　鹿角胶一两,捣碎,炒令黄燥　萆薢一两,剉　桑螵蛸半两,微炒　雄黄一分,细研　麝香一分,研入

右件药捣罗为散,都研令匀,用天麻三两捣罗为末,以无灰酒一大盏,慢火熬成膏,用和药末,更捣五七百杵,圆如梧桐子大,每服不计时候用薄荷酒下二十圆。

治风湿痹,手足挛急,皮肤不仁,宜服**天雄圆**方:

天雄一两,炮裂,去皮脐　麻黄一两,去根节　天麻一两　桂心一两　天南星三分,炮裂　羌活一两　雄黄半两,细研,水飞过　腻粉半两　干蝎一两,微炒　麝香一分,细研　朱砂一两,细研,水飞过　牛黄一分,细研　乌蛇二两,酒浸,炙令黄,去皮骨

右件药捣罗为末,入研了药令匀,炼蜜和捣三二百杵,圆如梧桐子大,每服不计时候以豆淋酒下十圆。

治风湿痹,精神昏沉,四肢缓弱,皮肤不仁,宜服**附子圆**方:

附子一两,炮裂,去皮脐　莽草半两,微炙　白花蛇二两,酒浸,炙令黄,去皮骨　天南星三分,炮裂　川乌头半两,炮裂,去皮脐　天麻三分　干蝎半两,微炒　桂心三分　防风半两,去芦头　薏苡人一两　枫香一两　芎劳三分　萆薢一两　羌活三分　仙灵脾一两

右件药捣罗为末,以糯米粥和捣三二百杵,圆如菉豆大,每服不计时候以荆芥汤下十圆,暖酒下亦得。

治风湿痹,脚膝缓弱,宜服**天蓼木圆**方:

天蓼木一两　天麻半两　芎劳半两　独活半两　细辛半两　防风半两,去芦头　藁本半两　白附子半两,炮裂　乌蛇二两,酒浸,炙令黄,去皮骨　巴戟半两　石斛半两,去根　附子半两,炮裂,去皮脐　蛇床人半两　麝香一分,细研　晚蚕蛾半两,微炒

右件药捣罗为末,炼蜜和捣三二百杵,圆如梧桐子大,每服不计时候以温酒下二十圆。

治风冷湿痹,五缓六急,宜服坚骨益筋,养血固发,**萆薢圆**方:

萆薢八两,剉　牛膝三两,去苗　丹参二两　附子二两,炮裂,去皮脐　白术二两　枳壳二两,麸炒微黄,去瓤

右件药捣罗为末,炼蜜和捣五七百杵,圆如梧桐子大,不计时候以温酒下三十圆。

治风寒湿痹身体手足不遂诸方

夫风寒湿三气,合而成痹。其气时来,亦有偏多偏少,而风湿之气偏多者,名为风湿痹也。凡人腠理虚者,则风湿气伤之,抟于血气,血气不行,则不得宣通,真邪相击,在于肌肉之间,故其肌肤尽痛。然诸阳之经宣行阳气,通于身体,风湿客之于[1]肌肤,合而为痹。若伤其诸阳之经,则阳气行迟缓,而机关弛[2]纵,筋脉不收。若风湿痹而复于身体,故[3]手足不得遂也。

治风湿痹弹曳,或手脚不遂,或风入五脏,恍恍惚惚,多语喜忘,又时恐怖,或肢节疼痛,头眩烦闷,或腰脊强直,腹满不食,宜服**当归散**方:

当归一两,剉,微炒　川升麻半两　川乌头半两,炮裂,去皮脐　天门冬一两,去心,焙　五味子半两　赤芍药半两　远志半两,去心　独活半两　麻黄一两,去根节　防风半两,去芦头　芎劳半两　干姜半两,炮裂,剉　秦艽一两,去苗　桂心半两　大豆一合,炒熟　石斛半两,去根节　甘草三分,炙微赤,剉　人参半两,去芦头　白茯苓二两　紫菀半两,洗去苗土　石膏一两　黄耆半两,剉　杏人半两,汤浸,去皮尖、双人,麸炒微黄

右件药捣粗罗为散,每服四钱,以水一中盏,煎至五分,去滓,入酒一合,更煎一两沸,不计时候温服。

治风湿痹及偏风,身体手足不遂,筋脉挛急,宜服**防风散**方:

防风一两,去芦头　白术一两　芎劳一两　细辛一两　羌活一两　茵芋一两　牛膝一两,去苗　狗脊一两,去苗　萆薢一两　薏苡人二两　麻黄四两,去根节　侧子一两,炮裂,去皮脐　杏人一两,汤浸,去皮尖、双人,麸炒微黄　赤箭一两　桂心一两

右件药捣筛为散,每服四钱,以水一中盏,入生姜半分,煎至六分,去滓,不计时候温服。

---

〔1〕　客之于:《正误》《病源》"客之于"作"之气客在"。

〔2〕　弛:原作"施"。《正误》:"施","弛"之讹。因改。

〔3〕　若风湿……故:《正误》《病源》"若"作"故",无"于"字、"故"字。

治风湿痹,身体顽麻,皮肤瘙痒,筋脉拘急,言语謇涩,手足不遂,宜服**天麻散**方:

天麻半两　白附子半两,炮裂　羌活半两　防风半两,去芦头　牛膝三分,去苗　麻黄一两,去根节　芎䓖半两　萆薢三分,剉　独活半两　当归半两,剉,微炒　桂心半两　干蝎一分,微炒　白僵蚕半两,微炒

右件药捣细罗为散,每服不计时候暖竹沥酒调下二钱。

治风湿痹,肢节疼痛,身体手足不遂,宜服**仙灵脾圆**方:

仙灵脾三分　防风半两,去芦头　羌活三分　白附子三分,炮裂　天麻一两　天南星半两,炮裂　犀角屑三分　木香半两　槟榔半两　羚羊角屑三分　乳香三分,细研　虎胫骨三分,涂酥炙令黄　桂心半两　附子三分,炮裂,去皮脐　当归三分,剉,微炒　牛膝三分,去苗　白僵蚕半两,微炒　鹿茸三分,涂酥炙令黄,去毛　石斛三分,去根节　麝香一分,细研　海桐皮三分,剉　干蝎半两,微炒　乌蛇二两,酒浸,炙令黄,去皮骨

右件药捣罗为末,入研了药令匀,炼蜜和捣五七百杵,圆如梧桐子大,每服于食前以温酒下三十圆。

治风湿痹,身体手足收摄不遂,肢节疼痛,言语謇涩,宜服**萆薢圆**方:

萆薢一两,剉　薏苡人一两　芎䓖半两　海桐皮三分　羌活三分　天雄一两,炮裂,去皮脐　莽草半两,微炒　天麻半两　干蝎一分,微炒　蝉壳一分　天南星半两,炮裂　白附子半两,炮裂　踯躅花三分,醋拌炒令干　当归半两,剉,微炒　牛膝一两,去苗　川乌头半两,炮裂,去皮脐

右件药捣罗为末,炼蜜和捣三五百杵,圆如梧桐子大,每服食前以温豆淋酒下二十圆。

又方:

踯躅花不限多少,以酒拌蒸一炊久,取出晒干

右捣罗为末,用牛乳一合,酒二合暖令热,调下一钱。

治风血痹诸方

夫风血痹者,由体虚之人,阴邪入于血经故也。若阴邪入于血经而为痹,故为风血痹也。其状形体如被微风所吹,皆由优乐之人骨弱,肌肤充盛,因疲劳汗出,肤腠易开,为风邪所侵故也。诊其脉自微而涩,在寸口关上小紧者,为风血痹也。

治风血痹,皮肤不仁,宜服**防风散**方:

防风二两,去芦头　甘草半两,炙微赤,剉　独活三分　当归一两　赤茯苓一两　秦艽一两,去苗　茵芋半两　桂心三分　杏人半两,汤浸,去皮尖、双人,麸炒微黄

右件药捣筛为散,每服四钱,以酒一中盏,入生姜半分,煎至六分,去滓,不计时候温服。

治风血痹,身体不仁,宜服**侧子散**方:

侧子一两,炮裂,去皮脐　赤芍药一两　桂心一两　麻黄一两,去根节　萆薢一两　当归一两　丹参一两　细辛半两　甘草半两,炙微赤,剉

右件药捣筛为散,每服四钱,以水一中盏,入生姜半分,煎至六分,去滓,不计时候温服。

治风血痹,肌肤不仁,四肢缓弱,宜服**麻黄散**方:

麻黄三分,去根节　乌蛇二两,酒浸,炙令黄,去皮骨　白术三分　茵芋三分　防风三分,去芦头　蜘蛛一分,微炒去足　桂心三分　附子一两,炮裂,去皮脐　当归三分,剉,微炒

右件药捣细罗为散,每服不计时候以豆淋酒调下一钱。

治风血痹，体虚，风邪入血，肌肤顽痹，**茵芋散**方：

茵芋一两　川乌头半两，炮裂，去皮脐　天雄一两，炮裂，去皮脐　石南一两　附子一两，炮裂，去皮脐
桂心一两　踯躅花半两，醋拌匀炒干　秦艽一两，去苗　防风一两，去芦头

右件药捣细罗为散，每服不计时候以温酒调下一钱。

治血风痹，走无定处，及诸风痹，宜服**地黄圆**方：

生干地黄一两　泽泻一两　山茱萸一两　萆薢一两，剉　薯蓣一两　牛膝一两，去苗　白术三分
天雄三分，炮裂，去皮脐　蛴螬三分，炙令微黄　干漆三分，捣碎，炒令烟出　狗脊三分，去毛　车前子三分
茵芋三分

右件药捣罗为末，炼蜜和捣三五百杵，圆如梧桐子大，每服不计时候以温酒下二十圆。

太平圣惠方卷第二十

治摊缓风诸方

夫风者，分布八方，长养万物，是天地山川之风，温凉寒暑之气也。其不顺四时，贼邪之气伤于人者，则为毒风，故圣人云避风如避矢。今人触犯不正之气，多中风病者，是不避风邪毒气也。夫摊缓者，此皆由肝肾久虚，气血不足，腠理疏泄，风邪易侵，肝主于筋，肾主于骨，肝肾中风，筋骨缓弱，故名摊缓也。其病春夏得之难治，秋冬得之易疗。春夏者，阳气上腾，火力方盛，风火相得而王也。秋冬者，阳气降下，火气渐微，即易疗也。其病手足舒缓，不能收摄，口角垂涎，言语謇涩，皮肤顽痹，步履难，是其候也。

治摊缓风手足不遂，肌肉顽痹，筋脉拘急，心神不安，言语謇涩，胸膈痰涎不利，宜服**秦艽散方**：

秦艽一两，去苗　赤箭一两　独活一两　桂心一两　五加皮一两　磁石三两，捣碎，水淘去赤汁　甘菊花一两　汉防己一两　羚羊角屑一两　葛根一两，剉　赤芍药一两　麻黄二两，去根节　薏苡人二两　防风一两，去芦头　芎劳一两　侧子一两，炮裂，去皮脐　杏人一两，汤浸，去皮尖、双人，麸炒微黄　甘草一两，炙微赤，剉

右件药捣筛为散，每服四钱，以水一中盏，入生姜半分，煎至六分，去滓，不计时候温服。

治卒中摊缓风，手足不遂[1]，身体拘急，神思昏沉，宜服**防风散方**：

防风三分，去芦头　当归三分，剉，微炒　麻黄一两，去根节　泽泻一两　天门冬一两，去心　附子一两，炮裂，去皮脐　生干地黄一两　白术一两　山茱萸一两　黄芩一两　甘草半两，炙微赤，剉　桂心一两

右件药捣筛为散，每服四钱，以水一中盏，煎至六分，去滓，不计时候稍热服。忌生冷毒滑、鱼肉。

治摊缓风，手足不遂，言语謇涩，心神躁闷，宜服**生地黄饮子方**：

生地黄汁一中盏　竹沥一中盏　荆沥一中盏　防风半两，去芦头　附子半两，炮裂，去皮脐　羌活一两

右件药细剉，以汁沥等同煎至二中盏，去滓，不计时候分温三服。

---

〔1〕遂：原误作"迟"。据《类聚》卷16引同方改。

治摊缓风,言语謇涩,手足不遂,宜服**侧子散**方:

侧子一两,炮裂,去皮脐　秦艽一两,去苗　干蝎半两,微炒　白附子半两,炮裂　独活一两　当归一两,剉,微炒　牛膝一两半,去苗　羚羊角屑一两　天麻一两　黄耆一两,剉　人参一两,去芦头　茵芋半两　踯躅花半两,酒浸,炒令干　白鲜皮一两　防风一两,去芦头　麻黄一两半,去根节　麝香半两,研入

右件药捣细罗为散,入研了药令匀,每服不计时候以温酒调下二钱。

治摊缓风,手足垂軃,头痛目旋,涎唾不止,宜服**羌活散**方:

羌活一两　天麻半两　胡麻子半两　细辛半两　麻黄三分,去根节　藿香半两　附子一两,炮裂,去皮脐　牛膝半两,去苗　白鲜皮半两　芎䓖半两　天南星半两　蝉壳半两　旋覆花一两　白附子半两,炮裂　地龙半两,微炒　乌蛇肉一两,酒浸,炙令黄　晚蚕蛾半两,微炒　干蝎一分,微炒　麝香一分,细研　甘草半两,炙微赤,剉

右件药捣细罗为散,入研了药令匀,每服不计时候以薄荷温酒调下二钱。

治摊缓风脚手肿满,骨节疼痛,宜服**麻黄煎圆**方:

麻黄五斤,去根节　白花蛇肉一斤　乌蛇肉一斤　巴豆一两,去皮心,研如膏,与前三味同于釜内,用水三硕[1],旋旋添水煮,水耗即添热汤,候两复时,熬水及三四斗已来,净漉去麻黄并蛇,将药水以生绢净滤之,再入锅内以慢火渐熬,令稀稠得所,盛于净器中,则别入后药[2]　硫黄一两,滴生甘草水研一复时　硇沙浆水化去石,于铫子内熬令干,取一两　干蝎一两,于瓷合子内炒令褐色　桂心一两　附子一两,炮裂,去皮脐　防风一两,去芦头　天麻一两　沉香一两　羌活一两　天南星一两,炮裂　天雄一两,炮裂,去皮脐　羚羊角屑一两　槟榔一两　白僵蚕一两,微炒　当归一两,剉,微炒　牛黄半两,细研　犀角屑一两　白龙脑半两,细研　麝香半两,细研　白附子一两,炮裂

右件药捣罗为散,入研了药更研令匀,入麻黄煎内相和捣千余杵,圆如梧桐子大,每服不计时候以豆淋酒嚼下一圆。

治摊缓并诸风,并宜服**黑龙丹**方:

朱砂一两　硫黄一两　水银一两,与硫[3]黄结为砂子　雄黄一两　硇砂半两　紫石英半两　金薄三百片　银薄三百片　曾青一两

已上九味都研入一告车瓶子内,令实,上以定粉一两半细研,入瓶子内盖煎药上,更用黄丹一两半,又入瓶子内盖之,上以古字钱一文,又盖瓶子口,后掘地作十字坑子,坐瓶子在中心,四面去瓶子四五寸已来着火二斤,不住火养,二日后其药为汁,住火停冷,打破瓶子,取药细研。

自然铜一两,细研　古字钱二十一文　硫黄半两,细研

已上三味与钱,一重重间布药末入合子内,以盐泥固济,初以文火,后以武火,烧令通赤,候冷,取出细研,入前药内相和。

麻黄五斤,去根节　白花蛇大者一条,剉

已上二味用水一硕,慢火煮蛇并麻黄至二斗已来,有沫用匙旋去之,用夹绢滤去滓,别入银器中,又熬成膏。

藿香三分　白附子三分,炮裂　附子三分,炮裂,去皮脐　人参三分,去芦头　干蝎三分,微炒　天麻

---

〔1〕硕:通"石"。一石即一斛。十斗为一斛。

〔2〕药:《正误》:一本"药"下有"末"字。

〔3〕硫:原作"流"。《正误》:"流","硫"之讹。因改。

三分 天南星三分,炮裂 虎胫骨三分,涂酥炙令黄 败龟三分,涂酥炙令黄 木香三分 阿胶三分,捣碎,炒令黄燥 白僵蚕三分,微炒 防风三分,去芦头 牛黄半两,细研 麝香半两,细研 龙脑半两,细研 酸枣人半两,微炒 琥珀一两,细研 腻粉一两

右件药捣罗为末,与金石药更同研令匀,又入麻黄煎和,候硬软得所,捣五七百杵,圆如酸枣大,每服不计时候以温酒嚼下一圆。

治瘫缓风肌肉缓弱,手足不遂,言语謇涩,心神不安,宜服**天雄圆**方:

天雄一两半,两生用,半两炮裂,去皮脐 天南星半两,炮裂 白附子半两,一半生用,一半炮裂 半夏半两,汤洗七遍去滑 天麻半两 干蝎半两,生用 羌活半两 白花蛇肉一两,酒浸,炙令黄 芎䓖半两 白僵蚕半两,生用 桂心半两 防风半两,去芦头 白鲜皮半两 甘菊花半两 木香半两 巴豆一分,生去皮心研,纸裹压去油 朱砂一分,细研 雄黄一分,细研 麝香一分,细研

右件药捣罗为末,入研了药令匀,炼蜜和捣三二百杵,圆如麻子大,不计时候以温酒下七圆。

治瘫缓风手足不遂,心神烦闷,睡卧不安,宜服**踯躅圆**方:

踯躅花一两,酒拌炒令干 天麻一两 羌活一两 汉防己一两 干蝎半两,微炒 白僵蚕一两,微炒 天南星半两,炮裂 白附子半两,炮裂 蝉壳半两 蛜蝌半两,去头翅足,微炒 朱砂一两,细研,水飞过 金薄五十片 银薄五十片

右件药捣罗为末,入金银箔、朱砂都研令匀,炼蜜和捣三二百杵,圆如梧桐子大,每服不计时候以温酒下十圆。

治中瘫缓风,无问老少,手足不遂,及破伤风,并宜服**天南星圆**方:

天南星一两,炮裂 桂心一两 独活一两 附子一两,炮裂,去皮脐 白附子一两,炮裂 天麻一两 芎䓖一两 当归一两 麻黄二两,去根节 麝香一分,细研 香墨半两 牛黄一分,研入 鹿角胶一两,捣碎,炒令黄燥

右件药捣罗为末,入研了药都研令匀,炼蜜和捣三二百杵,圆如梧桐子大,每服不计时候以豆淋酒下十圆。

治瘫缓风,此由荣卫气滞,经络涩壅,致手足不遂,宜服**乌头圆**方:

川乌头二两,以童子小便浸三宿,去皮脐,薄切焙干,入诸药 白僵蚕半两,微炒 蚵蝌半两,半生半热,去足 白附子半两,炮裂 当归半两 天麻半两 萆薢半两 石斛半两,去根,剉 桂心半两 麻黄一两,去根节 天南星半两,炮裂 天雄半两,炮裂,去皮脐 白头翁一两 郁李人一两,汤浸,去皮尖,微炒 羌活三分 白蒺藜一两,微炒去刺 天蓼实一两 防风三分,去芦头 仙灵脾一两

右件药捣罗为末,炼蜜和捣三二百杵,圆如梧桐子大,每服食前以豆淋酒下二十圆。

治瘫缓风,手足不遂,皮肤顽痹,口面㖞斜,言语謇涩,宜服**牛黄圆**方:

牛黄半两 赤箭一两 独活一两 乌犀角屑一两 防风三分,去芦头 天南星一两,炮裂 牛膝三分,去苗 萆薢三分 茵芋三分 汉防己三分 麻黄一两半,去根节 仙灵脾一两 桂心三分 蝉壳半两 乌蛇肉一两,酒浸,炒令黄 川乌头半两,炮裂,去皮脐 天雄三分,炮裂,去皮脐 桑螵蛸半两,微炒 晚蚕蛾半两,微炒 干蝎半两,微炒 铅霜半两,研入 腻粉一分,研入 朱砂半两,细研 麝香一分,研入

右件药捣罗为末,入研了药令匀,炼蜜和捣三二百杵,圆如梧桐子大,每服不计时候以温酒下十圆。

治卒中风诸方

夫脏腑久虚,气血衰弱,腠理开泄,阴阳不和,真气散失,荣卫虚竭,邪气毒风从外而入,伤于经络,故名卒中风也。

治卒中风,忽倒闷绝,口噤不语,气厥不识人,闭目不开,针灸不知痛处,宜服**独活散**方:

独活一两 防风一两,去芦头 桂心一两 汉防己半两 白术半两 麻黄一两,去根节 人参半两,去芦头 羚羊角屑半两 细辛半两 茵芋半两 附子一两,炮裂,去皮脐 秦艽半两,去苗 甘草半两,炙微赤,剉

右件药捣粗罗为散,每服四钱,以水一中盏,入生姜半分,煎至五分,去滓,入竹沥一合,更煎三二沸,不计时候温服。

治卒中风,言语蹇涩,肢体不仁,宜服**杏人散**方:

杏人一两,汤浸,去皮尖、双人,麸炒微黄 麻黄一两,去根节 芎䓖一两 独活三分 当归三分,剉,微炒 附子一两,炮裂,去皮脐 桂心半两 秦艽一两,去苗 干姜半两,炮裂,剉

右件药捣粗罗为散,每服四钱,以水一中盏,煎至六分,去滓,不计时候温服。

治卒中风,半身不遂,舌强难言,宜服**桂心散**方:

桂心一两 独活三分 葛根一两,剉 防风三分,去芦头 当归三分,剉,微炒 赤芍药三分 附子半两,炮裂,去皮脐 半夏三分,汤洗七遍去滑 甘草三分,炙微赤,剉

右件药捣粗罗为散,每服三钱,以水一中盏,入生姜半分,煎至六分,去滓,不计时候温服。

治卒中风仆倒,不识人,口角㖞斜,宜服**天麻散**方:

天麻半两 骐驎竭半两 白僵蚕半两,微炒 干蝎半两,微炒 防风半两,去芦头 犀角屑半两 麻黄一两,去根节 牛黄一分,细研 麝香一分,细研

右件药捣细罗为散,入研了药令匀,每服不计时候以温酒调下一钱。

治因沐浴,卒中风不语,喉中如拽锯声,宜服**虎掌圆**方:

虎掌一两,汤洗七遍,微炒 牛黄半两,细研 天南星一两,炮裂 板蓝根二两 川乌头一两,炮裂,去皮脐 白僵蚕一两,微炒 雄黄一两,细研 桂心一两 白附子一两,炮裂 大豆黄卷一两,炒熟 麝香一分,细研 龙脑一分,细研

右件药捣罗为末,入研了药都研令匀,炼蜜和捣五七百杵,圆如梧桐子大,每服不计时候以热酒研下五圆。

治卒中风,四肢麻痹,缓弱不能行,宜服**乌头圆**方:

川乌头一两,炮裂,去皮脐 天麻三分 干姜三分,炮裂,剉 乳香三分,细研 天竺黄三分,细研 防风三分,去芦头 蝎尾三分,微炒 麻黄一两,去根节 白鲜皮三分 地龙三分,晒干 独活三分 海桐皮三分,剉 自然铜一两作一块者,大火中煅令赤,投醋醋中,此如二七遍,细研

右件药捣罗为末,入研了药都研令匀,炼蜜和捣三五百杵,圆如梧桐子大,每服不计时候以温酒下二十圆。

治卒中风,语涩多涎,宜服**白垩圆**方:

白垩二两 鹿角霜二两 天南星一两,炮裂 羌活一两 附子一两,炮裂,去皮脐 川乌头一两,炮裂,去皮脐 天麻一两 蛤粉三两 白附子二两,炮裂 白僵蚕一两,微炒 龙脑一分,细研 麝香半两,

细研

　　右件药捣罗为末，入研了药都研令匀，用糯米饭和捣三二百杵，圆如鸡头实大，每服不计时候以温酒研下一圆。

　　治卒中风，心神烦闷，肢节拘急疼痛，宜服**龙脑圆方**：

　　白龙脑一分，细研　朱砂半两，细研　琥珀半两，细研　牛黄一分，细研　雄黄半两，细研　附子三分，炮裂，去皮脐　天麻一两　白僵蚕一两，微炒　麝香一分，细研　安息香一两，用酒半升煎成膏　玳瑁三分，细镑

　　右件药捣罗为末，入研了药都研令匀，用安息香膏和捣三二百杵，圆如梧桐子大，每服不计时候以温酒下七圆。

　　治卒中风，仆倒不知人事，方：

　　乌鸡粪一分　黑豆一合，炒熟　马牙消一分　龙胆一分，去芦头

　　右件药，先将鸡粪及黑豆同炒令熟，以入龙胆并消，以酒一中盏，煎至六分，去滓，不计时候温服。

　　治卒中风，昏愦若醉[1]，痰涎壅盛，四肢不收，方：

　　右用砒霜如菉豆大，细研，以新汲水调下，少用热水投，得大吐即愈。如未吐再服。

治贼风诸方

　　夫贼风者，谓冬至之日，有疾风从南方来者，名曰虚风。此风能伤害于人，故言曰贼风也。其伤人，但痛不可按抑，不得转动，痛处体平无热，伤风冷则骨解深痛，按之乃骨痛也，但觉身内涩涩冷，欲得热物熨痛处即小宽者，是其候也。

　　治贼风，身体及心胁疼痛，四肢不利，宜服**麻黄散方**：

　　麻黄一两半，去根节　当归一两，剉，微炒　芎䓖半两　茵芋半两　桂心一两　萆薢半两，剉　干姜半两，炮裂，剉　黄芩三分　甘草三分，炙微赤，剉

　　右件药捣粗罗为散，每服三钱，以水六分煎至三分，以入酒四分，更煎三两沸去滓，不计时候温服。

　　治贼风，心腹拘急，四肢疼痛，腹满欲死，宜服**桂心散方**：

　　桂心三分　防风三分，去芦头　芎䓖三分　干姜半两，炮裂，剉　吴茱萸半两，汤浸七遍，焙干微炒　秦艽一两，去苗　甘草三分，炙微赤，剉　槟榔三分　枳壳半两，麸炒微黄，去瓤

　　右件药捣粗罗为散，每服四钱，以水一中盏，煎至六分，去滓，不计时候温服。

　　治贼风入腹，腹中拘急，烦乱恍惚，迷惑不知人事，口噤不开，手足缓弱，卧即惊恐，口干，身体沉重，宜服**茵芋散方**：

　　茵芋半两　川乌头半两，炮裂，去皮脐　干姜半两，炮裂，剉　细辛半两　黄芩半两　桂心半两　天雄半两，炮裂，去皮脐　汉防己三分　秦艽一两，去苗　赤茯苓三分　防风一两，去芦顽　当归三分，剉炒　甘草三分，炙微赤，剉

　　右件药捣粗罗为散，每服三钱，以水一中盏，煎至五分，去滓，入竹沥一合更煎一两沸，不计时候温服。

---

　　〔1〕　醉：原作"辞"。据《类聚》卷16引同方改。

治贼风身体拘急,舌强难言,手足不遂,宜服**汉防己散**方:

汉防己一两　麻黄一两半,去根节　赤芍药三分　芎䓖三分　黄芩一两　防风三分,去芦头　羌活三分　附子三分,炮裂,去皮脐　当归三分,剉,微炒　石膏一两半　杏人半两,汤浸,去皮尖、双人,麸炒微黄　白术半两

右件药捣粗罗为散,每服三钱,以水一中盏,入生姜半分,煎至六分,去滓,不计时候温服。

治贼风身体缓弱,手足不遂,言语謇涩,精神恍惚,宜服**羚羊角散**方:

羚羊角屑一两　石膏二两　人参半两,去芦头　赤芍药半两　芎䓖三分　汉防己三分　桂心三分　附子三分,炮裂,去皮脐　防风三分,去芦头　杏人一两,汤浸,去皮尖、双人,麸炒微黄　麻黄一两,去根节[1]

右件药捣粗罗为散,每服三钱,以水一中盏,煎至六分,去滓,不计时候温服。

治贼风入腹,短气,心下烦热,手足疼痛,四肢不举,口噤不能语,宜服**秦艽散**方:

秦艽一两,去苗　羚羊角屑三分　防风三分,去芦头　葛根三分,剉　当归半两,剉,微炒　人参半两,去芦头　赤芍药三分　汉防己三分　附子三分,炮裂,去皮脐　甘草半两,炙微赤,剉　细辛三分　木通半两,剉　赤茯苓三分　桂心半两　白术半两

右件药捣粗罗为散,每服四钱,以水一中盏,煎至五分,去滓,入竹沥一合,更煎一两沸,不计时候温服。

治贼风毒气攻注,四肢疼痛,发动不可忍,宜服**侧子散**方:

侧子一两,炮裂,去皮脐　当归一两,剉,微炒　桂心一两　赤芍药一两　附子一两,炮裂,去皮脐　防风一两,去芦头　槟榔一两　甘草一两,炙微赤,剉　麻黄二两,去根节

右件药捣粗罗为散,每服四钱,以水一中盏,入生姜半分,煎至六分,去滓,不计时候温服。

治贼风攻身体及入五脏,言语謇涩,神思冒昧,肩背拘急,转侧不得,**大续命汤**方:

麻黄三两,去根节　石膏一两半　桂心三分　甘草三分,炙微赤,剉　芎䓖三分　干姜三分,炮裂,剉　当归三分,剉,微炒　黄芩三分　杏人三分,汤浸,去皮尖、双人,麸炒微黄

右件药捣筛为散,每服四钱,以水一中盏,煎至六分,去滓,不计时候稍热频服,以汗出为度。

治贼风入脏,身体缓急不遂,及不能语者,宜服**小续命汤**方:

麻黄一两半,去根节　甘草三分,炙微赤,剉　人参三分,去芦头　赤芍药三分　芎䓖三分　黄芩三分　白术三分　汉防己三分　防风三分,去芦头　桂心一两　附子一两,炮裂,去皮脐

右件药捣筛为散,每服四钱,以水一中盏,入生姜半分,煎至六分,去滓,不计时候稍热服,以汗出为度。

治贼风口噤昏沉,半身不遂,风毒入脏,口面喝斜,宜服**追风散**方:

天南星一两,炮裂　白附子一两,炮裂　干蝎三分,微炒　羌活三分　防风三分,去芦头　半夏三分,汤洗七遍去滑　乌蛇肉一两,酒浸,炙微黄　蛇床子三分　藁本三分　白芷三分　天麻一两　蔓荆子三分　牛黄半两,细研　附子一两,炮裂,去皮脐　威灵仙半两　麝香一分,细研　麻黄一两半,去根节　白僵蚕一两,微炒　犀角屑三分

---

[1] 一两,去根节:原脱。据《类聚》卷16引同方补。

右件药捣细罗为散,入研了药令都研匀,每服不计时候以温酒调下一钱。

治风入腹拘急切痛诸方

夫风入腹拘急切痛者,是体中受风冷,风冷客于三焦经,于腑脏寒热交争,故心腹拘急切痛也。

治风气入腹,拘急切痛,烦冤不可过时,宜服**乌头散**方:

川乌头一两,炮裂,去皮脐　黄芩一两　干姜半两,炮裂,剉　当归三分,剉,微炒　细辛三分　白术三分　人参半两,去芦头　汉防己三分　天雄半两,炮裂,去皮脐　甘草半两,炙微赤,剉

右件药捣粗罗为散,每服三钱,以水一中盏,煎至六分,去滓,不计时候稍热服。

治风入腹,疼痛拘急,宜服**桂心散**方:

桂心一两　吴茱萸半两,汤浸七遍,焙干微炒　防风一两,去芦头　生干地黄一两　赤芍药一两　当归一两,剉,微炒　细辛半两　干姜半两,炮裂,剉

右件药捣粗罗为散,每服三钱,以水一中盏,煎至六分,去滓,不计时候稍热服。

治风入腹,疼痛闷乱不止,宜服**干姜散**方:

干姜半两,炮裂,剉　当归三分,剉,微炒　桂心半两　生干地黄一两　细辛半两　赤茯苓半两　吴茱萸一分,汤浸七遍,焙干微炒　赤芍药半两　栀子人半两　甘草半两,炙微赤,剉

右件药捣粗罗为散,每服三钱,以水酒各半中盏,煎至六分,去滓,不计时候稍热服。

治风入腹攻五脏,拘急不得转侧,阴缩,手足厥冷,腹中疼痛,宜服**赤芍药散**方:

赤芍药一两　川乌头二两,炮裂,去皮脐　桂心一两　甘草一两,炙微赤,剉　防风一两,去芦头　芎䓖一两

右件药捣粗罗为散,每服三钱,以水一中盏,入生姜半分,枣二枚,煎至六分,去滓,不计时候稍热服。

治风入腹,拘急疼痛,宜服**茵芋散**方:

茵芋一两　黄芩一两　附子一两半,炮裂,去皮脐　人参一两,去芦头　芎䓖三分　防风三分,去芦头　麻黄一两半,去根节　汉防己三分　甘草三分,炙微赤,剉

右件药捣粗罗为散,每服三钱,以水一中盏,入生姜半分,煎至六分,去滓,不计时候稍热服。

治风入腹,疼痛无时,发则抢心,胀满拘急,宜服**附子散**方:

附子一两,炮裂,去皮脐　细辛一两　甘草一两,炙微赤,剉　当归一两,剉,微炒　桂心一两　赤芍药一两　生干地黄一两　青橘皮一两,汤浸,去白瓤,微炒　吴茱萸半两,汤浸七遍,焙干微炒

右件药捣粗罗为散,每服三钱,以水一中盏,入生姜半分,煎至六分,去滓,不计时候稍热服。

治风入腹,脏腑中切痛,心腹拘急,宜服**天雄散**方:

天雄一两,炮裂,去皮脐　当归一两　雄黄半两,细研　桂心一两　独活三分　木香一两　干蝎半两,生用　天南星半两,微煨　地龙半两,微炒　朱砂半两,细研　麝香一分,细研

右件药捣细罗为散,入研了药令匀,每服不计时候以生姜温酒调下一钱。

治风邪诸方

夫风邪者,谓风气伤于人也。人以身内血气为正,以身外风气为邪。若居处失宜,饮食不节,致腑脏内损,血气外虚,则为风邪所伤也。风邪者,发则不自觉知,狂惑妄言,悲喜无定是也。

治风邪所伤,恍惚悲泣,或狂走不定,如有鬼神所着,或身体强直,或日夜疼痛,水浆不下,面目变色,甚者不识人,宜服**菖蒲散**方:

菖蒲半两　秦艽半两,去苗　桂心半两　当归半两,剉,微炒　禹余粮一两,烧醋淬三遍　人参半两,去芦头　附子半两,炮裂,去皮脐　黄芩半两　甘草半两,炙微赤,剉　远志半两,去心　防风半两,去芦头　龙齿一两　犀角屑一两　赤茯苓一两　赤芍药一两　芎䓖一两　汉防己一两

右件药捣粗罗为散,每服四钱,以东流水一中盏,入黍米一茶匙,煎至六分,去滓,不计时候温服。

治风邪入心,心痛连背,或上或下,腹满闷乱,神思不定,面色青黄,宜服**桂心散**方:

桂心一两　赤芍药半两　防风半两,去芦头　细辛半两　人参半两,去芦头　芎䓖半两　枳壳半两,麸炒微黄,去瓤　附子三分,炮裂,去皮脐　木香半两　桔梗三分,去芦头　麻黄一两,去根节　甘草半两,炙微赤,剉

右件药捣粗罗为散,每服三钱,以水一中盏,入生姜半分,煎至六分,去滓,不计时候稍热服。

治风邪入心,神思恍惚,悲愁不乐,喜怒无常,宜服**人参散**方:

人参三分,去芦头　防风半两,去芦头　桂心半两　细辛半两　石菖蒲半两　杨上寄生一两　附子半两,炮裂,去皮脐　干姜半两,炮裂,剉　莽草一两,微炒　鬼箭半两　茯神三分　甘草半两,炙微赤,剉

右件药捣粗罗为散,每服三钱,以水一中盏,煎至六分,去滓,不计时候温服。

治风邪所攻,志意不乐,身体拘急,宜服**杨上寄生散**方:

杨上寄生一两　白术一两　桂心半两　茵芋半两　防风半两,去芦头　柏子人半两　石菖蒲半两　细辛半两　附子半两,炮裂,去皮脐　干姜半两,炮裂,剉　羌活半两　甘草半两,炙微赤,剉

右件药捣粗罗为散,每服三钱,以水一中盏,煎至六分,去滓,不计时候稍热服。

治风邪所中,眠卧不安,喜怒无常,志意不定,宜服**远志散**方:

远志半两,去心　龙齿三分　杨上寄生一两　石菖蒲半两　细辛半两　人参三分,去芦头　防风半两,去芦头　茯神三分　生干地黄三分　黄耆三分,剉　甘草半两,炙微赤,剉

右件药捣粗罗为散,每服三钱,以水一中盏,入生姜半分,煎至六分,去滓,不计时候温服。

治风邪入脏,心神烦乱恍惚,头目眩痛,宜服**羚羊角散**方:

羚羊角屑一两　麻黄一两半,去根节　防风一两,去芦头　茯神一两　羌活一两　芎䓖一两　石膏二两　甘草一两,炙微赤,剉

右件药捣粗罗为散,每服四钱,以水一中盏,入生姜半分,煎至五分,去滓,入竹沥一合,更煎三二沸,不计时候温服。

治风虚邪气所攻,发即腹满急,头旋眼晕欲倒,宜服**芎䓖散**方:

芎䓖三分　独活三分　防风三分,去芦头　白术半两　杏人三分,汤浸,去皮尖、双人,麸炒微黄　汉防

己半两　枳壳三分,麸炒微黄,去瓤　茯神一两　羚羊角屑三分　桂心半两　甘草半两,炙微赤,剉

右件药捣粗罗为散,每服三钱,以水一中盏,入生姜半分,煎至六分,去滓,不计时候温服。

治风邪狂乱失心,宜服**安神定志金薄圆方**:

金薄五十片,细研　银薄五十片,细研　石膏一两　龙齿一两　铁粉一两,细研　人参一两,去芦头　茯神一两　远志一两,去心　朱砂一两,细研　防风一两,去芦头　黄芩一两　生干地黄一两　川升麻一两　地骨皮一两　玄参一两　犀角屑一两　虎睛一对,酒浸一宿,微炙　牛黄半两,细研　麦门冬一两半,去心,焙　枳实半两,麸炒微黄　甘草半两,炙微赤,剉

右件药捣罗为末,入研了药都研令匀,炼蜜和捣三五百杵,圆如梧桐子大,每服不计时候以薄荷汤下二十圆。

治风邪方:

商陆三十斤,去皮,细切

右以水八斗,于东向灶煎减至半,滤去滓,更煎令可圆,即圆如梧桐子大,每服不计时候以竹沥下十圆。

又方:

虾蟆烧灰细研,每服一钱,以水调下,日四五服。

又方:

伏龙肝细研,每服一钱,以水调下,日四五服。

治风惊诸方

夫风惊者,由体虚心气不足,为风邪所乘也。心藏神而主血脉,心气不足则血虚,虚则血乱,血乱则气并于血,气血相并,又被风邪所乘,故多惊,心神不安,名曰风惊也。

治风惊,心神不安,恒多恐怖,宜服**茯神散方**:

茯神一两　生干地黄一两　人参一两,去芦头　石菖蒲一两　沙参一两,去芦头　天门冬一两半,去心,焙　犀角屑半两　远志半两,去心　甘草半两,炙微赤,剉

右件药捣粗罗为散,每服三钱,以水一中盏,入赤小豆二七粒,煎至六分,去滓,不计时候温服。

治风惊,闷乱恍惚,宜服**人参散方**:

人参二两,去芦头　生干地黄一两　麦门冬一两半,去心,焙　白茯苓一两　龙齿二两　犀角屑一两　小草一两

右件药捣粗罗为散,每服三钱,以水一中盏,煎至六分,去滓,不计时候温服。

治风惊,手足颤掉,精神错乱,宜服**金薄散方**:

金薄五十片,细研　银薄五十片,细研　铁粉二两,细研　人参一两,去芦头　龙齿一两半　琥珀一两,细研　犀角屑一两　茯神一两半　酸枣人一两,微炒　防风三分,去芦头　葳蕤三分　麦门冬一两半,去心,焙　玄参三分　露蜂房三分,炙微黄　牛黄半两,细研

右件药捣细罗为散,入牛黄、金薄、银薄更研令匀,每服不计时候以薄荷酒调下一钱。

治风惊恍惚,心神不安,**茯神圆方**:

茯神一两　牛黄一分,细研　虎睛一对,酒浸一宿,微黄　石膏二两,细研　川升麻一两　麦门冬一

两半,去心,焙　玄参一两　铁粉二两,细研　生干地黄一两　龙齿二两　金薄五十片,细研　银薄五十片,细研

右件药捣罗为末,入研了药令匀,炼蜜和捣三二百杵,圆如梧桐子大,每服不计时候以人参汤下二十圆。

治风惊,狂言妄语,不得睡卧,宜服**铁精圆**方:

铁精一两　龙齿一两　犀角屑一两　人参一两,去芦头　石菖蒲三分　远志三分,去心　茯神一两　防风一两,去芦头　麦门冬一两半,去心,焙　生干地黄一两半

右件药捣罗为末,炼蜜和捣三二百杵,圆如梧桐子大,每服不计时候以粥饮下二十圆。

治风惊恍惚,寝寐不安,宜服**菖蒲圆**方:

石菖蒲一两　远志一两,去心　白茯苓一两半　人参一两半,去芦头　防风三分,去芦头　羚羊角屑三分　铁粉一两　朱砂一两,细研　金薄五十片,研入

右件药捣罗为末,入研了药令匀,炼蜜和圆如梧桐子大,每服不计时候粥饮下二十圆。

治风,心神惊恐,睡卧不安,四肢烦热,宜服**犀角圆**方。

犀角屑半两　人参半两,去芦头　茯神半两　川升麻半两　槟榔半两　龙齿半两　朱砂半两,细研　金薄五十片,细研　银薄五十片,细研

右件药捣罗为末,入研了药令匀,炼蜜和捣五七百杵,圆如梧桐子大,每服不计时候以人参竹叶汤下二十圆。

治五脏风虚,六腑邪热,风热相抟,令人寐即惊恐忧恚,寤即恍惚怔忪,忽悲忽喜,恒怖如狂,宜服**雄黄圆**方:

雄黄三分,细研　人参一两,去芦头　安息香一分　川椒一分,去目及闭口者,微炒出汗　川大黄三分,剉,微炒　铁粉半两,细研　沉香三分　防风半两,去芦头　薯蓣三分　附子半两,炮裂,去皮脐　白茯苓半两　朱砂二分,细研

右件药捣罗为末,入研了药令匀,炼蜜和捣五七百杵,圆如梧桐子大,每服不计时候以人参茯苓汤下二十圆。

治风虚心惊不定,宜服**龙齿圆**方:

龙齿一两　人参一两,去芦头　远志三分,去心　茯神一两　铁粉一分,细研　金薄五十片,细研　防风三分,去芦头　甘草半两,炙微赤,剉　银薄五十片,细研

右件药捣罗为末,入研了药令匀,炼蜜和捣三二百杵,圆如梧桐子大,每服不计时候以粥饮下十五圆。

治风惊,心神不安,宜服**铁粉散**方:

铁粉一两　光明砂一两　天竺黄一两　铅霜一两

右件药都细研如面,每服不计时候以竹沥调下半钱。

治风惊悸诸方

夫风惊悸者,由体虚心气不足故也。心之经为风邪所乘,则恐惧忧迫,令心惊不得自安,惊若不已,则悸动不定,其状目睛不转,而不能言,诊其脉动而弱者,惊悸也。动则为惊,弱则为悸也。

治风惊悸,心神不安,宜服**犀角散**方:

　　犀角屑半两　　防风三分,去芦头　　枳壳三分,麸炒微黄,去瓤　　独活三分　　茯神一两　　黄连三分,去须
白鲜皮半两　　麦门冬一两半,去心,焙　　甘草半两,炙微赤,剉

　　右件药捣粗罗为散,每服三钱,以水一中盏,煎至六分,去滓,不计时候温服。

　　治风惊悸,言语错误,恍恍愦愦,心中烦闷,宜服**远志散**方:

　　远志一两,去心　　白茯苓一两　　独活三分　　白芍药三分　　当归三分　　麦门冬三分,去心　　人参三分,去芦头　　羚羊角屑三分　　黄耆三分,剉　　桂心三分　　甘草半两,炙微赤,剉

　　右件药捣筛为散,每服四钱,以水一中盏,入生姜半分,煎至六分,去滓,不计时候温服。

　　治风经五脏,恍惚惊悸,神思不安,宜服**茯神散**方:

　　茯神一两　　人参一两,去芦头　　防风半两,去芦头　　远志半两,去心　　天麻一两　　羚羊角屑三分　　白鲜皮半两　　龙骨一两　　酸枣人一两,微炒　　桂心一两　　独活一两　　甘草半两,炙微赤,剉

　　右件药捣筛为散,每服三钱,以水一中盏,入生姜半分,煎至六分,去滓,不计时候温服。

　　治风虚,心气不足,惊悸汗出,烦闷短气,悲喜恚[1]怒,不自觉知,咽喉痛,口唇黑,呕吐,舌本强,水浆不通,宜服**紫石英散**方:

　　紫石英二两,细研　　麦门冬一两半,去心,焙　　射干三分　　人参一两,去芦头　　龙骨一两　　远志三分,去心　　茯神一两　　当归一两　　防风三分,去芦头　　甘草半两,炙微赤,剉　　川升麻三分　　沉香一两

　　右件药捣粗罗为散,每服三钱,以水一中盏,入赤小豆二十一粒,煎至六分,去滓,不计时候温服。

　　治风经五脏,恍惚惊悸,安神定志,宜服**犀角散**方:

　　犀角屑一两　　人参一两,去芦头　　远志三分,去心　　甘草半两,炙微赤,剉　　桂心三分　　独活三分　　酸枣人一两,微炒　　生干地黄一两

　　右件药捣粗罗为散,每服三钱,以水一中盏,入生姜半分,薄荷二七叶,煎至六分,去滓,不计时候温服。

　　治风惊悸,心气不足,其病苦满,汗出烦闷,喜怒不自觉知,咽喉干痛,时时吐血,五心常热,宜服**麦门冬散**方:

　　麦门冬一两半,去心,焙　　紫石英一两,细研　　紫菀一两,洗去苗土　　白茯苓一两　　人参一两,去芦头　　桂心半两　　甘草半两,炙微赤,剉

　　右件药捣粗罗为散,每服三钱,以水一中盏,入生姜半分,赤小豆三十粒,煎至六分,去滓,不计时候温服。

　　治风虚惊悸,心神烦闷,睡卧不安,宜服**丹砂圆**方:

　　丹砂一两,细研水飞　　铁粉一两,细研　　金薄五十片,细研　　银薄五十片,细研　　人参一两半,去芦头　　茯神二两　　秦艽一两,去苗　　川升麻一两　　子芩一两　　白鲜皮一两　　麦门冬一两半,去心,焙　　龙齿一两　　木香一两　　枳实一两,麸炒微黄　　甘草半两,炙微赤,剉

　　右件药捣罗为末,入研了药更研令匀,炼蜜和捣五七百杵,圆如梧桐子大,每服不计时候以荆芥汤下二十圆。忌生血等。

　　治风热惊悸,心风狂乱,宜服**牛黄圆**方:

　　牛黄一分,细研　　朱砂三分,细研　　天竺黄半两,细研　　龙脑一钱,细研　　木香一分　　白附子一分,炮

　　〔1〕恚:原作"忿"。《正误》:"忿",疑"恚"之讹。《普济方》卷102引此方作"悲喜怒"。据其四字句式,姑依《正误》改作"恚"字。

裂　犀角屑半两　天南星一分,炮裂　蚱蜢半分,微炒去足　铅霜一分,细研　人参三分,去芦头　茯神三分　天麻半两　防风半两,去芦头

右件药捣罗为末,入研了药都研令匀,炼蜜和[1]捣三二百杵,圆如菉豆大,每服不计时候以荆芥汤下二十圆。忌生血。

治风狂诸方

夫风狂病者,由风邪入并于阳所为也。风邪入血室,使人阴阳二气虚实不调,若一实一虚,则令血气相并,气并于阳则为狂,发时欲走,或自高贤智称神圣是也。又肝藏魂,悲哀动中则伤魂,魂伤则狂妄不精而筋挛,两胁骨不举,毛瘁色夭者死。此皆由血气虚受风邪,致令阴阳气相并,而有此疾,故名曰风狂也。

治风狂,发即多啼泣,或即歌笑,或自说贤智,或狂走不避水火,宜服**远志散**方:

远志一两,去心　防风半两,去芦头　桂心半两　茯神一两　甘草半两,炙微赤,剉　独活一两　犀角屑一两　人参一两,去芦头　石膏二两　秦艽一两,去苗　黄芩三分　麦门冬一两半,去心,焙

右件药捣粗罗为散,每服三钱,以水一中盏,煎至六分,去滓,不计时候温服。

治风狂妄有所见,恍惚不定,发即欲走,宜服**犀角散**方:

犀角屑一两　白鲜皮一两　桑上寄生一两　人参一两,去芦头　麦门冬一两半,去心,焙　龙齿一两　防风三分,去芦头　茯神一两　甘草半两,炙微赤,剉

右件药捣粗罗为散,每服三钱,以水一中盏,煎至六分,去滓,不计时候温服。

治风狂发作无常,不避水火,宜服**虎睛散**方:

虎睛一对,酒浸一宿,微炙　白茯苓一两　桂心三分　防风三分,去芦头　独活半两　甘草半两,炙微赤,剉　人参一两,去芦头　天雄三分,炮裂,去皮脐　鸱枭头半两,烧灰　露蜂房三分,微炒　石长生一两半　枫树寄生枝三分

右件药捣细罗为散,每服不计时候以温水调下一钱。

治风狂乱语,心热狂走,宜服**真珠散**方:

真珠半两,细研　牛黄半两,细研　天竺黄三分,细研　黄芩一两　龙齿三分　朱砂半两,细研　防风半两,去芦头　人参三分,去芦头　茯神三分　麦门冬一两,去心,焙　远志半两,去心　白鲜皮半两　金薄五十片,细研　银薄五十片,细研　麝香一钱,细研　犀角屑半两　羚羊角屑半两　甘草三分,炙微赤,剉　胡黄连三分　甘菊花三分　铁粉三分　白附子三分,炮裂

右件药捣细罗为散,入研了药都研令匀,每服不计时候以薄荷温水,或消梨汁调下一钱。忌生血。

治风狂喜怒不恒,或欲狂走,不自觉知,宜服**牛黄圆**方:

牛黄一分,细研　远志一两,去心　白龙骨一两　铁粉一两,细研　龙脑一钱,细研　甘草半两,炙微赤,剉　茯神一两　人参一两,去芦头　黄连一两,去须　铅霜一两,细研　犀角屑一两　防风一两,去芦头　麦门冬一两半,去心,焙　朱砂一两,细研,水飞过

右件药捣罗为末,入研了药都研令匀,炼蜜和捣三二百杵,圆如梧桐子大,不计时候以温水下二十圆。忌生血。

---

〔1〕 和:原作"知"。《正误》:"知","和"之讹。因改。

治风狂乱走,不可禁止,方:

生铁二十斤,以水二斗煮取一斗,去铁　玄参一两　防风一两半,去芦头　白茯苓一两半　龙齿一两半　石膏三两　秦艽二两,去苗　竹沥一升

右件药捣筛为散,入铁汁中煮取五升,去滓,内竹沥和匀,不计时候温服二合。

治风热气盛,烦躁如狂,宜服此方:

熟黄瓜一枚,水五合搦取汁　竹沥二合　川朴消二两,细研　蜜一合

右件药相和令匀,不计时候温服二合。

治风恍惚诸方

夫五脏处于内,而气行于外,脏气实者,邪不能伤。虚则外气不足,风邪乘之。然五脏者,心为神,肝为魂,肺为魄,脾为意,肾为志。若风气经之,是邪干于正,故令恍惚也。

治风恍惚,心神烦乱,志意不安,或卧惊恐,宜服**茯神散**方:

茯神一两　麦门冬一两半,去心,焙　龙齿二两　黄耆一两,剉　甘草半两,炙微赤,剉　石菖蒲一两　人参一两,去芦头　防风三分,去芦头　远志半两,去心　熟干地黄一两　石膏二两　羚羊角屑一两

右件药捣粗罗为散,每服四钱,以水一中盏,入生姜半分,枣三枚,煎至六分,去滓,不计时候温服。

治风虚恍惚,多痰运闷,不欲饮食,宜服**防风散**方:

防风半两,去芦头　茯神一两　羚羊角屑半两　芎䓖半两　人参三分,去芦头　细辛半两　桂心半两　枳实半两,麸炒微黄　半夏半两,汤洗七遍去滑　山茱萸三分　天麻三分　龙齿一两　甘菊花半两　甘草半两,炙微赤,剉

右件药捣粗罗为散,每服三钱,以水一中盏,入生姜半分,煎至六分,去滓,不计时候温服。忌羊肉、饴糖。

治风恍惚,妄语多言,夜不得寐,宜服**羚羊角散**方:

羚羊角屑三分　黄耆三分　熟干地黄一两　酸枣人一两,微炒　茯神一两　铁粉一两　防风半两,去芦头　黄连三分,去须　麦门冬一两,去心,焙　黄芩半两　远志半两,去心　甘草半两,炙微赤,剉

右件药捣粗罗为散,每服三钱,以水一中盏,煎至六分,去滓,不计时候温服。

治风恍惚,惊悸狂乱,宜服**牛黄散**方:

牛黄一分,细研　防风三分,去芦头　白僵蚕半两,微炒　朱砂三分,细研　远志半两,去心　黄连三分,去须　玄参三分　川升麻三分　天门冬一两,去心,焙　犀角屑三分　天竺黄半两,细研　白龙脑一钱,细研

右件药捣细罗为散,入研了药都研令匀,每服不计时候煎竹叶温水调下一钱。忌生血、猪肉、鲤鱼等。

治风邪经五脏,令人恍惚,坐卧不安,宜服**铁粉圆**方:

铁粉一两,细研　茯神一两　远志半两,去心　人参一两,去芦头　防风三分,去芦头　麦门冬一两半,去心,焙　羚羊角屑二分　桑螵蛸三分,微炒　龙齿一两　熟干地黄一两　朱砂一两,细研,水飞过

右件药捣罗为末,入研了药都研令匀,炼蜜和捣三五百杵,圆如梧桐子大,每服不计时候以清粥饮下二十圆。忌生血。

治风心烦恍惚,腹中痛,或时闷绝而复苏,宜服此方:

伏龙肝五两

右捣碎，以水二大盏浸取清汁，每服不计时候温服三合。

又方：

羖羊角屑微炒

右捣细罗为散，不计时候以温酒调下一钱。

又方：

右以荆沥，每服一小盏，宜频服。

治心虚风邪，精神恍惚健忘，方：

右用经使铧铁四斤，于炭火内烧令通赤，投于醋中，如此七遍，即堪打碎如棋子大，以水二斗浸经二七日，每于食后服一小盏。

治风头痛诸方

夫风头痛者，凡人体虚，外伤风邪，流入阳经，行于六腑，或腠理开张，风毒疼注于风府，故心膈烦热，头面虚汗，上焦壅滞，故令头重疼痛也。

治风头痛，心烦体热，宜服**石膏散**方：

石膏二两　枳壳三分，麸炒微黄，去瓤　莽草半两　防风半两，去芦头　甘菊花半两　独活半两　芎䓖半两　黄芩三分　甘草半两，炙微赤，剉

右件药捣粗罗为散，每服三钱，以水一中盏，入生姜半分，煎至六分，去滓，不计时候温服。忌炙煿、热面。

治风头痛，或时旋转，宜服**芎䓖散**方：

芎䓖一两　防风一两，去芦头　葛根一两，剉　旋覆花半两　白蒺藜一两，微炒去刺　枳壳一两，麸炒微黄，去瓤　石膏二两　甘菊花半两　甘草半两，炙微赤，剉

右件药捣筛为散，每服三钱，以水一中盏，煎至六分，去滓，不计时候温服。

治风头痛掣动，宜服**防风散**方：

防风一两，去芦头　川升麻一两　黄芩一两　赤芍药一两　蔓荆子一两　石膏二两　葛根一两，剉　甘草半两，炙微赤，剉

右件药捣粗罗为散，每服四钱，以水一中盏，煎至六分，去滓，入淡竹沥半合，更煎一两沸，不计时候温服。

治风头痛，目眩心闷，时复发甚，宜服**山茱萸散**方：

山茱萸半两　当归半两，剉，微炒　防风一两，去芦头　柴胡一两，去苗　薯蓣一两　旋覆花半两　石膏一两

右件药捣粗罗为散，每服三钱，以水一中盏，煎至五分，去滓，不计时候调鸡子清一枚服之。

治风头痛，胸膈多痰，时复运闷，宜服**木乳散**方：

木乳一两，酥炙　旋覆花半两　枳壳三分，麸炒微黄，去瓤　石膏一两　甘菊花半两　防风半两，去芦头　芎䓖半两　甘草半两，炙微赤，剉　荆芥三分

右件药捣粗罗为散，每服三钱，以水一中盏，入生姜半分，煎至六分，去滓，不计时候稍热服之。

治风头痛,语涩健忘,宜服**乌金煎**方:

黑豆一升,净淘　独活一两　荆芥一两　石膏三两　黄芩一两

右件药细剉,以水五大盏煎至一大盏,入无灰酒一升搅滤去滓,再煎如稀膏,盛于瓷合中,每服食后用温酒调下一茶匙。

治风头痛,沐头方:

甘菊花二两　独活二两　莽草一两　皂荚一两　桂心一两　杜衡半两　防风一两　细辛一两　川椒一两　茵芋一两　白芷一两　石膏四两

右件药捣筛为散,每用四两,以水一斗二升,煎取八升去滓,于暖室中稍热淋头,热擦之。如有汗出,切宜避风。

治风头痛,或头旋目眩,四肢烦疼,坐卧不安,宜用此沐头方:

蔓荆实一两　玄参一两　芎䓖一两　石膏半斤　葛根三两,剉　甘菊花三两

右件药捣筛分为三度用,每度以米泔汁一斗二升,煮取八升去滓,于暖室中稍热沐头。如汗出,宜避风。

治风头痛,及偏头疼,宜用**吹鼻散**方:

瓜蒂末一钱　地龙末一钱　苦瓠末一钱　消石末一钱　麝香末半钱

右件药末都研令匀,先含水满口,后搐药末半字深入鼻中,当取下恶物,神效。

治风头痛或偏攻一边,痛不可忍,宜用此方:

苦参一分,剉　半夏一分　桂心一分

右件药捣细罗为散,以米醋调如糊,涂故帛上,当痛处贴之,神效。

治风头痛,及脑角牵痛,日夜不可忍者,宜用摩膏方。

牛蒡根净洗切,捣研〔1〕,绞取汁半升

右将汁入无灰酒一小盏,盐花半匙,慢火煎如稠膏,少少用热摩痛处,宜避风。

治风头痛,百医不差,枕头方:

食茱萸叶

右件药细剉,洒酒拌匀,以绢囊盛之,于甑上蒸热,乘热分两包子,更换枕之,取差为度。

治风头痛,涂方:

川乌头一两

右捣细罗,以醋调如膏,涂于顶上脑角、太阳穴、风府之上,须臾痛止。

治风头痛,每欲天阴先发者,方:

桂心一两,末

右以酒调如膏,用傅顶上并额角。

又方:

甘菊花一两　芎䓖一两

右件药捣细罗为散,每服不计时候以温酒调下二钱。

又方:

苦葫芦子

右捣细罗,吹半字于鼻中,其痛立止,逐左右用之。

---

〔1〕 研:《正误》:一本"研"作"碎"。

治风头痛，眼睡鼻塞，眼暗冷泪，方：

杏人半升

右捣碎，以水一斗煮三二十沸，看冷热洗头，如汗出，避风，洗三度差。

又方：

右熟煮大豆，内饭瓮中作浆，日日温洗头良。

又方：

右捣葶苈子末半升，以汤淋取汁，洗头良。

治风痰诸方

夫风痰者，是血脉壅塞，饮水积聚而不消散，故成痰也。其候或冷或热，或结实，食不消化，胸膈痞满，短气好眠，头眩目暗，常欲呕逆者是也。

治风痰心胸壅闷，头目不利，神思昏浊，少欲饮食，宜服**前胡散**方：

前胡一两,去芦头　羌活三分　羚羊角屑三分　人参半两,去芦头　甘菊花半两　沙参半两,去芦头　芎䓖半两　白术半两　黄耆半两,剉　半夏半两,汤洗七遍去滑　防风半两,去芦头　枳壳半两,麸炒微黄,去瓤　蔓荆子半两　甘草半两,炙微赤,剉

右件药捣粗罗为散，每服三钱，以水一中盏，入生姜半分，枣三枚，煎至六分，去滓，不计时候温服。

治风痰气壅，不下饮食，头目昏闷，四眩烦疼，宜服**旋覆花散**方：

旋覆花半两　半夏半两,汤洗七遍去滑　白附子半两,炮裂　防风三分,去芦头　羚羊角屑三分　前胡一两,去芦头　枳壳三分,麸炒微黄去瓤　枇杷叶三分,拭去毛,炙微黄　甘草半两,炙微赤,剉　川大黄三分,剉碎,微炒　赤茯苓三分

右件药捣粗罗为散，每服三钱，以水一中盏，入生姜半分，煎至六分，去滓，不计时候温服。

治风痰气壅，发即头旋呕吐，不下饮食，宜服此方：

前胡一两,去芦头　半夏半两,汤洗七遍去滑　枳壳三分,麸炒微黄,去瓤　芎䓖半两　槟榔一两　旋覆花半两　防风半两,去芦头　枇杷叶半两,拭去毛微炙黄　陈橘皮半两,汤浸,去白瓤,焙　白术半两　赤茯苓一两　甘草半两,炙微赤,剉

右件药捣粗罗为散，每服三钱，以水一中盏，入生姜半分，煎至六分，去滓，不计时候温服。

治风痰气壅，心胸不利，头目烦疼，少思饮食，宜服**羚羊角散**方：

羚羊角屑三分　防风半两,去芦头　麦门冬一两,去心,焙　川升麻三分　赤茯苓一两　前胡一两,去芦头　半夏半两,汤洗七遍去滑　枇杷叶三分,拭去毛,炙微黄　荆芥半两　细辛半两　枳壳半两,麸炒微黄,去瓤　甘草半两,炙微赤,剉

右件药捣粗罗为散，每服三钱，以水一中盏，入生姜半分，淡竹叶二七片，煎至六分，去滓，不计时候温服。

治风痰头目昏闷，四肢烦疼，宜服**防风散**方：

防风半两,去芦头　枳壳半两,麸炒微黄,去瓤　赤芍药三分　半夏半两,汤洗七遍去滑　甘菊花半两　芎䓖半两　石膏二两　甘草半两,炙微赤,剉　前胡一两,去芦头

右件药捣筛为散，每服三钱，以水一中盏，入生姜半分，煎至六分，去滓，不计时候温服。

治风痰气逆，不能食，宜服**枇杷叶散**方：

枇杷叶一两，拭去毛，炙微黄　枳壳一两，麸炒微黄，去瓤　人参三分，去芦头　桂心三分　半夏半两，汤洗七遍去滑　诃梨勒皮半两　甘草一两，炙微赤，剉　赤茯苓一两

右件药捣筛为散，每服三钱，以水一中盏，入生姜半分，煎至六分，去滓，不计时候温服。

治风痰气逆，发即呕吐，欠呿，昏闷，神思不爽，宜服**细辛散**方：

细辛三分　枇杷叶一两，拭去毛，炙微黄　人参一两，去芦头　半夏半两，汤洗七遍去滑　赤茯苓三分　前胡一两，去芦头　陈橘皮半两，汤浸，去白瓤，焙　白术半两　芎䓖三分　甘草半两，炙微赤，剉　桂心半两

右件药捣筛为散，每服三钱，以水一中盏，入生姜半分，煎至六分，去滓，不计时候温服。

治风痰呕逆，汤饮不下，起则旋倒，宜服**半夏散**方：

半夏半两，汤洗七遍去滑　芎䓖三分　甘草半两，炙微赤，剉　汉防己半两　干姜半两，炮裂，剉　防风三分，去芦头　桂心半两　川椒五十枚，去子及闭口者，微炒去汗　附子三分，炮裂，去皮脐

右件药捣筛为散，每服三钱，以水一中盏，煎至六分，去滓，不计时候温服。

治风痰积聚，胃中冷气，令人呕吐，不纳饮食，四肢无力，宜服**白术圆**方：

白术一两　人参一两，去芦头　细辛半两　陈橘皮一两，汤浸，去白瓤，焙　厚朴一两，去粗皮，涂生姜汁炙令香熟　桂心三分　防风半两，去芦头　诃梨勒皮三分　甘草半两，炙微赤，剉　五味子半两　干姜半两，炮裂，剉　半夏一两，汤洗七遍去滑　白茯苓一两　旋覆花半两

右件药捣罗为末，炼蜜和捣三二百杵，圆如梧桐子大，每服不计时候以生姜汤下二十圆。

治风坠痰，疏利脏腑，**皂荚煎圆**方：

皂荚一斤，肥好不蛀者，以水洗去其尘，用河水五升煮令软，挼滤取汁，入银锅内熬成膏　威灵仙暖水浸过，削取其背〔1〕，不用其根，冷水淘三五度令净，暴干，捣细罗，取末四两　薄荷干杵细罗，取末一两

右二味药末相合，入皂荚煎和捣三二百杵，圆如梧桐子大，每服不计时候以荆芥汤下二十圆。

治风痰头目旋晕，肢节拘急，宜服**天南星圆**方：

天南星半两，炮裂　细辛半两　附子半两，炮裂，去皮脐　防风半两，去芦头　天麻一两　半夏半两，汤洗七遍去滑　白附子半两，炮裂　旋覆花半两　芎䓖半两

右件药捣罗为末，炼蜜和捣三二百杵，圆如菉豆大，每服不计时候以荆芥薄荷汤下十圆。

治风痰心胸壅闷，头目不利，宜服**皂荚圆**方：

皂荚五梃，以热汤二升浸候软，挼滤取汁熬成膏　旋覆花一两　枳壳一两，麸炒微黄，去瓤　防风一两，去芦头　半夏一两，汤洗七遍去滑

右件药捣罗为末，入膏中和捣百余杵，圆如梧桐子大，每服不计时候以荆芥薄荷汤下十圆。

治风痰脾胃冷气，吐逆不止，食饮不下，宜服**半夏圆**方：

半夏一两，汤洗七遍去滑，微炒　白矾二两，烧令汁尽　干姜半两，炮裂，剉

右件药捣罗为末，都研令匀，用蒸饼和圆如梧桐子大，每服不计时候煎生姜汤下十圆。

---

〔1〕背：《正误》：一本"背"作"茸"。《类聚》卷16引同方亦作"茸"。然二字意义均不明。待考。

治风痰心昏恍惚,不能言语,痰涎流溢,宜服**秦艽散**方:

秦艽一两,去苗　恒山一两半　人参一两,不去芦头　羚羊角屑一两　甘草一两半

右件药捣筛为散,每服三钱,以水一中盏,入大麻子五十粒,煎至七分,去滓,空心温服,良久当吐,未吐再服。

又方:

莽草半两　防风半两,去芦头

右以水一大盏,煎至七分,去滓,入生姜汁半合,空心分温二服,服之良久当吐,未吐再服。

治风冷失声诸方

夫风冷失声者,由风冷之气客于会厌,伤于悬雍之所为也。声气通发,事因关户,会厌是音声之户,悬雍是音声之关,风冷客于关户之间,所以失声也。

治风冷入肺,咳逆短气,语无音声,舌干而渴,宜服**五味子散**方:

五味子一两　白石英一两　钟乳一两　款冬花半两　陈橘皮三分,汤浸,去白瓤,焙　桂心一两　赤茯苓一两　麦门冬半两,去心　紫菀半两,洗去苗土　紫苏子一两,微炒　杏人一两,汤浸,去皮尖、双人,麸炒微黄　人参一两,去芦头

右件药捣筛为散,每服三钱,以水一中盏,入生姜半分,枣三枚,煎至六分,去滓,不计时候稍热服。

治风冷失声,肺寒少气,宜服**人参散**方:

人参一两,去芦头　五味子半两　桂心三分　杏人半两,汤浸,去皮尖、双人,麸炒微黄　石菖蒲三分　附子三分,炮裂,去皮脐　诃梨勒皮半两　细辛三分　甘草一分,炙微赤,剉

右件药捣筛为散,每服三钱,以水一中盏,入生姜半分,枣三枚,煎至六分,去滓,不计时候稍热服。

治风冷伤肺失声,喉咽不利,宜服**石菖蒲散**方:

石菖蒲半两　钟乳粉半两　五味子半两　桂心一两　细辛半两　诃梨勒皮一两　杏人一两,汤浸,去皮尖、双人,麸炒微黄　陈橘皮半两,汤浸,去白瓤,焙　干姜半两,炮裂,剉

右件药捣细罗为散,入钟乳粉都研令匀,每服不计时候以温酒调下一钱。

治风冷失声,语音不出,宜服**杏人煎**方:

杏人二两,汤浸,去皮尖、双人,研如膏　紫菀一两,洗去苗土　五味子一两　贝母一两,煨令微黄　细辛一两　桂心二两

右件药捣细罗为散,以水一大盏,入生姜汁一合,饧糖二两,蜜二合,下杏人膏慢火熬成煎,每服一茶匙,不计时候以热酒调服。

治风失声,声噎不出,宜服**木通圆**方:

木通一两,剉　附子一两,炮裂,去皮脐　干姜一两,炮裂,剉　赤茯苓一两　防风一两,去芦头　桂心二两　细辛一两　麻黄一两半,去根节　杏人一两,汤浸,去皮尖、双人,麸炒微黄

右件药捣罗为末,炼蜜和捣三二百杵,圆如小豆大,每服不计时候以温酒下二十圆。

治风冷失声,咽喉不利,宜服此方:

杏人一两,汤浸,去皮尖、双人,研如膏　生姜汁一合　桂心末二两　蜜五两

右件药都合一处，入于银器中慢火熬成膏，每服不计时候以温酒调下一茶匙。

又方：

蘘荷根二两,研绞取汁　酒一大盏二

右二味相和令匀，不计时候温服半盏。

太平圣惠方卷第二十一 凡九门 病源九首 方共计一百七道

治偏风诸方

夫偏风者,为风邪偏客于身一边也。人体有偏虚者,风邪乘虚而伤之,故为偏风也。其状或不知痛痒,或缓纵,或痹痛是也。

治偏风手足不遂,肌肉顽痹,宜服**独活散**方:

独活二两　赤茯苓一两　汉防己一两　芎䓖一两　赤芍药一两　麻黄一两半,去根节　牛膝一两,去苗　当归一两,剉,微炒　附子二两,炮裂,去皮脐　甘草半两,炙微赤,剉　萆薢一两,剉　桂心二两　茵芋一两　防风一两,去芦头　羚羊角屑一两

右件药捣粗罗为散,每服四钱,以水一中盏,入生姜半分,煎至六分,去滓,不计时候温服。忌生冷、油腻、猪、鱼、鸡、狗肉。

治偏风不遂,心神虚烦,头目昏重,肢节不仁,宜服**天麻散**方:

天麻一两　麻黄一两,去根节　防风一两,去芦头　芎䓖一两　枳壳一两,麸炒微黄,去瓤　荆芥一两　桂心一两　附子一两,炮裂,去皮脐　独活一两　白术一两　当归一两,剉,微炒　石膏二两

右件药捣粗罗为散,每服四钱,以水一中盏,入生姜半分,煎至六分,去滓,不计时候温服。

治偏风不遂,肢节烦疼,心胸满闷,缓纵不仁,宜服**侧子散**方:

侧子一两,炮裂,去皮脐　独活三分　桂心三分　汉防己三分　附子三分,炮裂,去皮脐　芎䓖三分　人参三分,去芦头　麻黄三分,去根节　当归三分,剉,微炒　秦艽三分,去苗　茯神三分　防风三分,去芦头　白术三分　细辛三分　甘菊花三分　甘草半两,炙微赤,剉　枳壳三分,麸炒微黄,去瓤

右件药捣粗罗为散,每服三钱,以水一中盏,入生姜半分,煎至五分,去滓,入竹沥半合搅令匀,更煎一两沸,不计时候温服。忌生冷、油腻、鸡、猪肉。

治偏风手足不遂,肌体不仁,筋脉拘急,时有疼痛,宜服**防风散**方:

防风三分,去芦头　白术三分　芎䓖三分　白芷三分　牛膝三分,去苗　狗脊三分　萆薢三分,剉　薏苡人三分　杏人三分,汤浸,去皮尖、双人,麸炒微黄　侧子一两,炮裂,去皮脐　当归三分,剉,微炒　羌活三分　麻黄三分,去根节　石膏二分　桂心三分

393

右件药捣粗罗为散,每服四钱,以水一中盏,入生姜半分,煎至六分,去滓,不计时候温服。忌生冷、油腻、猪、鸡、犬肉。

治偏风肌体虚弱,手足不遂,筋脉拘急,心胸烦闷,宜服**羚羊角散**方:

羚羊角屑三分　独活一两　酸枣人三分,微炒　薏苡人一两　防风三分,去芦头　赤茯苓一两　荆芥三分　芎䓖三分　黄耆三分,剉　五加皮三分　熟干地黄三分

右件药捣细罗为散,每服二钱,以荆沥半合,酒一小盏和暖,不计时候调服。

治偏风不遂,肌体烦疼,肢节无力,宜服**五加皮散**方:

五加皮一两　防风一两,去芦头　白术一两　附子一两,炮裂,去皮脐　萆薢一两,剉　芎䓖一两　桂心一两　赤芍药一两　枳壳一两,麸炒微黄,去瓤　荆芥一两　羚羊角屑一两　丹参一两　麻黄二两,去根节　羌活二两　甘草半两,炙微赤,剉

右件药捣粗罗为散,每服四钱,以水一中盏,入生姜半分,煎至六分,去滓,不计时候温服。

治偏风积年不差,脚手枯细,口面㖞斜,精神不守,言语倒错,宜服**茵芋散**方:

茵芋三分　桂心二分　汉防己三分　附子三分,炮裂,去皮脐　侧子三分,炮裂,去皮脐　芎䓖三分　人参一分,去芦头　麻黄三分,去根节　当归三分,剉,微炒　赤芍药三分　秦艽一两,去苗　茯神三分　五加皮三分　防风半两,去芦头　白术半两　黄耆半两,剉　细辛半两　甘菊花半两　甘草半两,炙微赤,剉

右件药捣粗罗为散,每服四钱,以水一中盏,入生姜半分,煎至五分,去滓,下竹沥一合,更煎一两沸,不计时候温服。忌生冷、油腻、毒鱼滑物。

治偏风手足不遂,失音不语,口眼㖞斜,宜服**麻黄散**方:

麻黄一两,去根节　防风一两,去芦头　附子一两,炮裂,去皮脐　芎䓖一两　桂心一两　犀角屑三分　前胡三分,去芦头　赤芍药三分　人参三分,去芦头　甘草半两,炙微赤,剉　杏人三分,汤浸,去皮尖、双人,麸炒微黄

右件药捣粗罗为散,每服四钱,以水一中盏,煎至六分,去滓,不计时候温服。

治偏风顽痹,心神冒闷,身体疼痛,宜服**防风散**方:

防风三分,去芦头　当归一两,剉,微炒　羌活半两　川椒半两,去目及闭口者,微炒去汗　天雄半两,炮裂,去皮脐　附子半两,炮裂,去皮脐　赤箭半两　白术三分　干姜半两,炮裂,剉　细辛半两　川乌头半两,炮裂,去皮脐　前胡一两,去芦头　白芷半两　莽草三分　麻黄一两,去根节　山茱萸半两　丹参半两　人参三分,去芦头

右件药捣细罗为散,每服不计时候以温酒调下一钱。

治偏风不遂,心神烦闷,言语謇涩,宜服**枳壳圆**方:

枳壳一两,麸炒微黄,去瓤　丹参半两　赤茯苓一两　川升麻一两　黄耆一两,剉　防风三分,去芦头　羌活一两　人参一两,去芦头　羚羊角屑三分　薏苡人二两　桂心一两　生干地黄二两

右件药捣罗为末,炼蜜和捣三二百杵,圆如梧桐子大,每服不计时候薄荷汤下二十圆。忌生冷、油腻、猪、鸡肉。

治偏风手足不遂,筋脉缓弱,肢节疼痛,宜服**萆薢圆**方:

萆薢一两,剉　白蒺藜一两,微炒去刺　赤茯苓一两　附子一两,炮裂,去皮脐　麻黄一两,去根节　防风一两,去芦头　羌活一两　人参一两,去芦头　羚羊角屑一两　柏子人一两　薏苡人一两　桂心一两　生干地黄一两　当归一两,剉,微炒

右件药捣罗为末,炼蜜和捣三二百杵,圆如梧桐子大,每服食前以温酒下三十圆。

治偏风手足不遂,筋骨疼痛,宜服**海桐皮圆方**:

海桐皮一两　柏子人三分　羌活三分　石斛一两,去根,剉　防风三分,去芦头　当归三分,剉,微炒桂心一两　侧子一两,炮裂,去皮脐　仙灵脾一两　芎䓖一两　麻黄一两,去根节　牛膝一两,去苗　莽草一两,微炙　枳壳一两,麸炒微黄,去瓤

右件药捣罗为末,炼蜜和捣三二百杵,圆如梧桐子大,每服食前以温酒下三十圆。

治偏风手足不遂,皮肤不仁,宜服**仙灵脾浸酒方**:

仙灵脾一斤,好者

右细剉,以生绢袋盛于不津器中,用无灰酒二斗浸之,以厚纸重重密封,不得通气,春夏三日,秋冬五日后旋开取,每日随性暖饮之,常令醺醺,不得大醉。若酒尽,再合服之,无不效验。合时切忌鸡犬见。

治风角弓反张诸方

夫风邪伤人,令腰背反折,不能俯仰,似角弓者,由风邪入于诸阳经故也。

治卒中风,身如角弓反张,口噤不语,宜服**麻黄散方**:

麻黄二两,去根节　防风一两,去芦头　羚羊角屑一两　独活一两　五加皮一两　前胡一两,去芦头桂心一两　附子一两,炮裂,去皮脐　人参一两,去芦头　芎䓖一两　当归一两　石膏二两　杏人一两,汤浸,去皮尖,双人,麸炒微黄　甘草一两,炙微赤,剉

右件药捣粗罗为散,每服四钱,以水一中盏,入生姜半分,煎至六分,去滓,不计时候温服。

治中风口噤,身体拘急如角弓反张,欲死者,宜服**续命散方**:

独活一两　防风一两,去芦头　麻黄二两半,去根节　附子一两,炮裂,去皮脐　细辛三分　芎䓖三分桂心一两　杏人一两,汤浸,去皮尖,双人,麸炒微黄　当归三分

右件药捣粗罗为散,每服四钱,以水一中盏,入生姜半分,煎至六分,去滓,不计时候温服。

治中风角弓反张,心神烦乱,口噤不语,宜服**犀角散方**:

犀角屑一两　麻黄一两,去根节　防风三分,去芦头　石膏二两　桂心三分　白术三分　羌活一两人参三分,去芦头　芎䓖三分　白茯苓三分　细辛三分　当归三分　附子一两,炮裂,去皮脐　杏人一两,汤浸,去皮尖、双人,麸炒微黄　甘草半两,炙微赤,剉

右件药捣粗罗为散,每服四钱,以水一中盏,入生姜半分,煎至五分,去滓,入竹沥一合更煎一两沸,不计时候温服。

治中风身如角弓反张,心胸满闷,宜服**薏苡人散方**:

薏苡人一两　芎䓖一两　当归三分　桂心一两　细辛三分　前胡三分,去芦头　羌活三分　茵芋三分　甘草半两,炙微赤,剉　生干地黄三分　草薢三分　羚羊角屑三分

右件药捣粗罗为散,每服四钱,以水一中盏,入生姜半分,煎至六分,去滓,不计时候稍热服。

治中风身如角弓反张,筋脉拘急疼痛,宜服**羚羊角散方**:

羚羊角屑一两　赤茯苓三分　芎䓖三分　当归三分　酸枣人三分,微炒　肉桂一两半,去粗皮

细辛半两　防风三分,去芦头　羌活一两　茵芋一两　丹参一两

右件药捣粗罗为散,每服三钱,以水一中盏,入生姜半分,煎至六分,去滓,不计时候稍热服。

治中风如角弓反张,言语蹇涩,心神烦乱,宜服**威灵仙散**方:

威灵仙二两　独活一两　羚羊角屑一两　麦门冬一两,去心,焙　桂心一两　赤茯苓一两　防风一两,去芦头　细辛一两　麻黄一两,去根节　五加皮一两　薏苡人一两

右件药捣粗罗为散,每服四钱,以水一中盏,入生姜半分,煎至五分,去滓,入淡竹沥一合更煎一两沸,不计时候温服。

治卒中风身如角弓反张,眼斜口噤,宜服**麻黄散**方:

麻黄一两,去根节　羌活三分　附子三分,炮裂,去皮脐　防风三分,去芦头　桂心三分　薏苡人三分　羚羊角屑三分　芎䓖一两　当归一两　甘草半两,炙微赤,剉　杏人一两,汤浸,去皮尖、双人,麸炒微黄

右件药捣粗罗为散,每服四钱,以水一中盏,入生姜半分,煎至六分,去滓,不计时候稍热服。

治中风身如角弓反张,口噤者,宜服**天雄散**方:

天雄一两,炮裂,去皮脐　独活一两　羚羊角屑一两　白鲜皮一两　防风一两,去芦头　踯躅花一两,酒拌微炒　麻黄一两,去根节　芎䓖一两　酸枣人一两,微炒　川乌头半两,炮裂,去皮脐　桂心一两　牛黄一分,研入

右件药捣粗罗为散,入研了药令匀,每服不计时候以温酒调下二钱,频服,以汗出为度。

治中风身如角弓反张,不语昏闷,宜服**龙脑圆**方:

龙脑一钱,细研　麝香一分,细研　干蝎半两,微炒　天南星半两,炮裂　朱砂半两,细研　阿胶半两,捣碎,炒令黄燥　香墨半两　白附子半两,炮裂　蝉壳一分　防风半两,去芦头　羚羊角屑半两　肉桂半两,去皱皮　羌活半两　乌蛇肉三分,酒浸,炙令微黄　牛黄一分,研入

右件药捣罗为末,入研了药令匀,炼蜜和捣三五百杵,圆如菉豆大,每服不计时候以温酒下十圆。

治中风角弓反张,口噤不语,四肢拘急,并肾脏风毒攻注,手足顽麻,一切急风,并宜服**天麻圆**方:

天麻一两　白附子一两,炮裂　天南星半两,炮裂　附子一两,炮裂,去皮脐　腻粉一分　牛膝一两,去苗　白僵蚕一两,微炒　干蝎半两,微炒　羌活一两　槐胶一两　羚羊角屑一两　防风一两,去芦头　蝉壳半两　麝香一分,细研　朱砂半两,细研　白花蛇二两,酒浸,去皮骨,炙令微黄

右件药捣罗为末,入研了药令匀,炼蜜和捣三二百杵,圆如鸡头实大,每服以生姜汁薄荷各少许,入热酒二合相和,研下一圆,不计时候频服。

治风身体疼痛诸方

夫风身体疼痛者,由风湿搏于阳气故也。夫人阳气虚者,腠理易开,而为风湿所析,使阳气不得发泄,而与风湿相搏,于分肉之间相击,故疼痛也。诊其脉浮而紧者,则身体疼痛也。

治风身体疼痛,四肢懈堕,宜服**附子散**方:

附子一两,炮裂,去皮脐　五加皮三分　麻黄三分,去根节　独活三分　当归三分　秦艽三分,去苗　赤茯苓三分　芎䓖三分　桂心三分　草薢三分,剉　枳壳三分,麸炒微黄,去瓤

右件药捣粗罗为散，每服三钱，以水一中盏，入生姜半分，煎至六分，去滓，不计时候温服。忌生冷、油腻、毒鱼滑物。

治风身体疼痛，筋脉拘急，不可俯仰，宜服**羚羊角散**方：

羚羊角屑一两　羌活三分　赤茯苓三分　薏苡人三分　防风三分,去芦头　赤芍药三分　当归三分　芎䓖三分　桂心三分　槟榔半两

右件药捣粗罗为散，每服四钱，以水一中盏，煎至六分，去滓，不计时候温服。

治风身体疼痛，腰背拘急，宜服**独活散**方：

独活半两　附子三分,炮裂,去皮脐　防风半两,去芦头　麻黄三分,去根节　桂心半两　芎䓖半两　薏苡人一两　赤茯苓三分　牛膝三分,去苗　人参半两,去芦头　白术半两　茵芋半两　海桐皮半两,剉　枳壳半两,麸炒微黄,去瓤　甘草半两,炙微赤,剉

右件药捣粗罗为散，每服三钱，以水一中盏，入生姜半分，煎至六分，去滓，不计时候温服。忌生冷、油腻、毒鱼滑物。

治风身体疼痛，头目昏重，宜服**芎䓖散**方：

芎䓖三分　防风半两,去芦头　麻黄三分,去根节　枳壳半两,麸炒微黄,去瓤　当归三分　白术半两　桂心半两　天雄半两,炮裂,去皮脐　甘草半两,炙微赤,剉　蔓荆子半两　藁本半两　赤芍药三分

右件药捣粗罗为散，每服三钱，以水一中盏，入生姜半分，煎至六分，去滓，不计时候温服。

治风身体疼痛，转侧不得，宜服**防风散**方：

防风三分,去芦头　薏苡人一两　羌活三分　细辛半两　当归三分　仙灵脾一两　芎䓖三分　肉桂三分,去皱皮　附子一两,炮裂,去皮脐　牛膝一两,去苗　骨碎补一两　枳实半两,麸炒微黄

右件药捣粗罗为散，每服三钱，以水一中盏，煎至六分，去滓，不计时候稍热服。

治风气壅滞，身体疼痛，宜服**五加皮散**方：

五加皮三分　桂心半两　羌活三分　丹参三分　防风半两,去芦头　枳壳半两,麸炒微黄,去瓤　赤芍药三分　羚羊角屑三分　槟榔三分

右件药捣粗罗为散，每服四钱，以水一中盏，煎至六分，去滓，不计时候稍热服。

治风身体疼痛，肢节不利，宜服**茵芋散**方：

茵芋一两　肉桂一两,去皱皮　海桐皮一两　芎䓖一两　狗脊一两　防风一两,去芦头　牛膝一两,去苗　附子二两,炮裂,去皮脐　松节一两,剉　苍耳子一两,微炒　当归一两　羌活一两　木香一两　麝香一分,研入

右件药捣细罗为散，入研了药令匀，每服不计时候以温酒调下二钱。如不饮酒，荆芥薄荷汤下亦得。忌生冷、油腻、猪、鸡、犬肉。

治风走注疼痛诸方

夫风走注者，是风毒之气游于皮肤骨髓，往来疼痛无常处是也。此由体虚受风邪之气，风邪乘虚所攻，故无其定止，是谓走注也。

治风毒走注，疼痛不定，少得睡卧，宜服**虎骨散**方：

虎胫骨二两,涂酥炙令黄　败龟二两,涂酥炙令黄　骐骥竭三分　赤芍药三分　当归三分　没药三分　自然铜三分,细研　牛膝一两,去苗　天麻一两　槟榔一两　五加皮一两　羌活一两　防风三分,

去芦头　白附子三分,炮裂　桂心三分　白芷三分　苍耳子三分,微炒　骨碎补三分

右件药捣细罗为散,每服不计时候以温酒调下一钱。

治风走注疼痛,及手足拘急,头痛不可忍,宜服**乌头散**方:

川乌头半两,炮裂,去皮脐　干姜半两,炮裂　川椒半两,去目及闭口者,微炒去汗　天雄一两,炮裂,去皮脐　莽草一两,微炙　雄黄一两,细研　朱砂一两,细研　细辛半两　桂心半两

右件药捣细罗为散,每服不计时候以温酒调下半钱。

治风走注疼痛,及白虎历节风等,宜服**汉椒散**方:

汉椒一两,去目及闭口者,微炒去汗　桂心三分　侧子一两,炮裂,去皮脐　麻黄三分,去根节　当归三分　木香三分

右件药捣细罗为散,每服不计时候以温酒调下半钱。

治风走注疼痛,宜服**桂心散**方:

桂心　地龙微炒　白僵蚕微炒　漏芦　威灵仙　芎䓖　白芷　当归　木香已上各半两

右件药捣细罗为散,每服不计时候以热酒调下一钱。

治风走注疼痛,来往不定,宜服**仙灵脾散**方:

仙灵脾一两　威灵仙一两　芎䓖一两　桂心一两　苍耳子一两

右件药捣细罗为散,每服不计时候以温酒调下一钱。

治风走注疼痛不可忍,宜服**虎骨散**方:

虎胫骨一两　硇砂半两,醋化,涂虎骨上慢火炙令黄　白芷一两　芫花一分,醋拌炒令黑色　当归一两　漏芦一两　赤芍药三分　地龙一分,微炒　紫笋茶一两　桂心半两

右件药捣细罗为散,每服不计时候以温酒调下一钱。

治风走注疼痛,方:

地龙一两,微炒　麝香一分,细研入

右件药捣细罗为散,每服不计时候以温酒调下一钱。

治风毒走注肢节,疼痛不可忍,宜服**海桐皮煎圆**方:

海桐皮半斤　牛膝半斤,去苗

已上二味并细剉,以水一斗,于大锅中煎至一升,用沙盆内烂研,绞取浓汁,即却于银锅中,渐渐入酒三升煎为膏。

附子二两,炮裂,去皮脐　川乌头一两,炮裂,去皮脐　虎胫骨四两,涂酥炙令黄　川大黄三两,剉碎,微炒　桃人二两,汤浸,去皮尖、双人,麸炒微黄　五加皮一两　赤芍药一两　肉桂一两,去皱皮　麻黄一两,去根节　当归一两　赤箭一两　地龙一两,微炒　木香一两　独活一两　没药一两　防风一两,去芦头　骨碎补一两　乳香一两　骐骥竭一两　干蝎一两,微炒　天南星一两,炮裂　麝香半两,细研

右件药捣罗为末,入麝香都研令匀,入前膏和捣三五百杵,圆如梧桐子大,每服不计时候以温酒下二十圆。忌生油、毒鱼滑物。

治风毒走注,疼痛不定,宜服**虎骨圆**方:

虎胫骨二两,涂酥炙令黄　牛膝一两,去苗　天麻一两　天雄一两,炮裂,去皮脐　羌活一两　白附子三分,炮裂　防风三分,去芦头　桂心三分　酸枣人二分,微炒　天南星三分,炮裂　乌蛇二两,酒浸,去皮骨,炙令微黄　桑螵蛸半两,微炒　槐胶一两　桃胶半两　朱砂三分,细研　麝香一分,细研　当归一两　川大黄一两,剉,微炒

右件药捣罗为散,入研了药令匀,炼蜜和捣三二百杵,圆如梧桐子大,不计时候以温酒下

二十圆。

治一切风毒走注疼痛,宜服**骨碎补圆方**:

骨碎补一两　桂心一两　狗脊一两　木香一两　仙灵脾一两　附子三分,炮裂,去皮脐　川乌头三分,炮裂,去皮脐　威灵仙一两　山茄子一两　当归一两　甜瓜子三分　补骨脂一两,微炒　麻黄三分,去根节　白附子一两,炮裂　虎胫骨一两,涂酥炙令黄　干蝎半两,微炒　天南星半两,炮裂　自然铜一两,细研　芎䓖三分　没药半分　赤芍药三分　朱砂半两,细研　白花蛇肉二两,酒浸炙令黄　羌活三分　白芷三分　甘草半两,炙微赤,剉

右件药捣罗为末,入研了药令匀,炼蜜和捣五七百杵,圆如梧桐子大,每服不计时候以温酒下二十圆。

治风走注疼痛,宜服此方:

水银一两　枣十五枚,蒸熟取瓤,和水银研令星尽　羌活三分　天南星三分,炮裂　干蝎半两,生用

右件药捣罗为末,入水银、枣一处研,和圆如小豆大,别以腻粉拌令白色,阴干,每服不计时候以豆淋酒下五圆。

治风走注疼痛,宜服**狼毒圆方**:

狼毒一分　天南星半两　附子半两

右件药并生用,临捣合时以净布裹搥碎,用木臼内捣罗为末,后以石锅内煎酽醋成膏,和圆如梧桐子大,不计时候以冷酒下两圆。如不饮酒,用冷水下亦得。

治风走注疼痛,上下不定,随痛处贴之,**神效膏方**:

牛皮胶一两,水熔作膏　芸薹子半两　安息香半两　附子半两,生用,去皮脐　汉椒半两,生用

右件药捣细罗为散,入胶中和成膏,涂纸上,随痛处贴之,立定。

治风走注疼痛不定,宜用此药,随痛处熨之,方:

芫花二两　柳蚛屑半两　汉椒二两,去目　桂心一两　桑根白皮二两　麸一升

右件药捣粗罗为散,用醋一升拌炒令热,以青布裹熨痛处,冷即更入醋重炒,依前熨之,以差为度。

又方:

黑豆五升　芫花一斤　生姜半斤,切

右件药都炒,旋入醋拌,用青布裹熨痛上,更番炒熨,以效为度。

又方:

针砂五两　砒霜半两　硇砂半两　雌黄半两　麝香一分　磁石半两

右件药捣为末,临时以醋拌炒令热,用熟帛裹熨患处,立差。

治风走注疼痛,及四肢冷顽强硬,展缩不得,宜用此方:

皂荚一斤,不蚛者　盐五升

右细剉皂荚,和盐[1]炒热,以青布裹熨痛处,立差。

治热毒风诸方

夫热毒风者,皆由脏腑风虚,外邪所中,心肺壅热,风气在于胸心。或因吃热药,或饮酒

---

[1]　盐:原作"益"。据《类聚》卷16引同方改。

过度,即头面肿热,心神烦闷,眼目昏昏,或时语涩,痰粘壅滞,皮肤壮热,面赤口干,肢节不利者,是其候也。

治热毒风攻头面赤肿,心膈烦热,肢节疼痛,宜服**羚羊角散**方:

羚羊角屑三分 羌活半两 防风半两,去芦头 黄芩一两 白鲜皮一两 芎䓖半两 川大黄一两,剉碎,微炒 枳壳一两,麸炒微黄,去瓤 葳蕤半两 牛蒡子一两 甘草一两,炙微赤,剉

右件药捣粗罗为散,每服三钱,以水一中盏,煎至六分,去滓,不计时候温服。忌炙煿、热面。

治热毒风或上头面,微肿,时有烦热,宜服**黄耆散**方:

黄耆一两,剉 汉防己三分 桑根白皮一两,剉 赤茯苓一两 甘草半两,炙微赤,剉 白蒺藜二两,微炒去刺 枳壳一两,麸炒微黄,去瓤 防风一两,去芦头 羚羊角屑一两

右件药捣粗罗为散,每服三钱,以水一中盏,煎至六分,去滓,不计时候温服。

治热毒风攻头面壅热,口干心烦,不欲吃食,宜服**前胡散**方:

前胡半两,去芦头 羚羊角屑一两 子芩半两 栀子人半两 麦门冬一两,去心,焙 枳壳一两,麸炒微黄,去瓤 防风半两,去芦头 甘菊花半两 沙参半两,去芦头 甘草半两,炙微赤,剉 石膏二两

右件药捣粗罗为散,每服三钱,以水一中盏,煎至六分,去滓,不计时候温服。

治热毒风攻头面,烦热口干,宜服**青羊角散**方:

青羊角屑半两 黄芩半两 川升麻半两 菰蒌根半两 石膏一两 川大黄一两,剉碎,微炒 玄参半两 甘草半两,炙微黄,剉

右件药捣粗罗为散,每服三钱,以水一中盏,煎至六分,去滓,不计时候温服。忌炙煿物。

治热毒风攻头面,壅闷,口鼻干,皮肤瘙痒,宜服**汉防己散**方:

汉防己一两 茯神一两 白鲜皮一两 杏人一两,汤浸,去皮尖、双人,麸炒微黄 白蒺藜一两,微炒去刺 枳壳一两,麸炒微黄,去瓤 黄芩一两 青羊角屑一两 羖羊角屑一两 沙参一两,去芦头 秦艽一两,去苗 麻黄一两,去根节 甘草一两,炙微赤,剉

右件药捣粗罗为散,每服三钱,以水一中盏,煎至六分,去滓,不计时候温服。

治热毒风攻心腹烦闷,宜服**犀角散**方:

犀角屑一两 白鲜皮一两 黄芩一两 玄参一两 葳蕤一两 葛根二两,剉 石膏三两 麦门冬一两半,去心,焙 甘草一两,炙微赤,剉

右件药捣粗罗为散,每服二钱,以水一中盏,煎至五分,去滓,入竹沥半合更煎一两沸,不计时候温服。

治热毒风,痰壅头目运闷,心神不宁,宜服**防风散**方:

防风三分,去芦头 沙参半两,去芦头 犀角屑一两 川升麻一两 木通一两,剉 羌活一两 秦艽一两半,去苗 枳壳三分,麸炒微黄,去瓤 甘草一两,炙微赤,剉 茯神一两 龙齿一两 前胡一两,去芦头

右件药捣粗罗为散,每服三钱,以水一中盏,煎至五分,去滓,下生地黄汁一合,更煎一两沸,不计时候温服。

治热毒风攻头面,烦热,大肠不利,宜服**牛蒡子散**方:

牛蒡子三两,微炒 羚羊角屑一两 槟榔一两 郁李人二两,汤浸,去皮尖,微炒 青橘皮一两,汤浸,去白瓤,焙 川大黄一两,剉碎,微炒

右件药捣细罗为散,不计时候以温酒调下二钱,以利为度。

治热毒风心神烦躁，头目昏痛，宜服**天竺黄圆方**：

天竺黄一两，细研　犀角屑半两　朱砂一两，细研，水飞过　甘菊花三分　子芩一两　防风三分，去芦头　甘草半两，炙微赤，剉　石膏二两，细研，水飞过　苦参三分，剉

右件药捣罗为末，入研了药令匀，炼蜜和捣三二百杵，圆如梧桐子大，不计时候煎竹叶汤下二十圆。

治热毒风心神烦躁，头目旋运，大肠壅滞，宜服**枳壳圆方**：

枳壳一两，麸炒微黄，去瓤　葳蕤三分　玄参三分　蔓荆子三分　防风三分，去芦头　麦门冬一两半，去心，焙　沙参三分，去芦头　羚羊角屑半两　栀子人三分　地骨皮三分　赤芍药半两　甘菊花半两　大麻人一两　川大黄一两，剉碎，微炒

右件药捣罗为末，炼蜜和捣三二百杵，圆如梧桐子大，每服不计时候以温浆水下二十圆。忌炙煿、热酒、猪肉。

治热毒风壅，心神烦躁，头疼目赤，宜服**红雪方**：

川朴消五斤，去滓　川升麻三两　桑根白皮二两，剉　犀角屑二两　羚羊角屑二两　朱砂二两，细研　诃梨勒三十颗　槟榔二十枚　栀子人三十颗　苏枋木六两

右件药细剉，以水一斗半浸三宿，煎取五升，去滓，下朴消又煎，以柳木篦搅勿住手，候稍稠即歇火，入朱砂更搅令匀，入于新瓷盆内候冷，即成红雪。每服含化一枣大，咽津。或为散，每服以温水调下一钱。

治热毒风攻脑，发落，头目昏闷，白屑甚者，宜用**摩膏顶方**：

乏铧铁八两　黑铅四两　诃梨勒皮一两　零陵香[1]一两　莲子草[2]一两　防风一两，去芦头　附子一两，炮裂，去皮脐　花消[3]三两

右件药细剉绵裹，用清麻油二斤于通油瓷瓶中浸，密封七日后，取摩顶上及涂头，良。

治头面热毒风，头黄发拳，头疮目赤，悉主之，**零陵香油方**：

零陵香半两　藿香半两　甘松香半两　白檀香半两　马牙消半两　莲子草一分　没石子五枚　诃梨勒七枚　干椹子一两　沥楺油[4]二斤　乏铧子铁一斤

右件药细剉，以绵裹瓷瓶内用油浸，密封七日后，取用摩顶甚良。

治脑中热毒风攻，眼内生障翳，兼镇心定魂魄，**摩顶油方**：

生油二斤　乏铧铁半两　消石一两　寒水石一两　马牙消一两　曾青一两

右件药捣细罗为散，以绵裹入油中都浸七日，可用少许于顶上及掌中摩之，并滴鼻中甚妙。

治热毒风攻头目，及脑中掣痛不可忍者，**摩顶膏方**：

牛蒡根汁一升

右入无灰酒半升，盐花半匙，以慢火煎令成膏，用之摩顶。风毒气散，痛即自止。亦治时行头痛，甚良。

----

〔1〕零陵香：原作"陵零香"，乃误名，今改。下同不出注。零陵香古代异物同名者甚多。谢宗万考本品比较肯定有两种，一为唇形科罗勒属 Ocimum 属植物，一为报春花科植物广零陵香 *Lysimachia foenum－graecum* Hance。

〔2〕莲子草：即菊科植物墨旱莲。

〔3〕花消：本草无此药。宋代刘昉《幼幼新书》卷40就将本品列入"本草既无而人未识者"。然据卷89"贴顶散"可考花消即芒消，参其下校注。

〔4〕沥楺油：《正误》："未详。"本品属古代美发发黑之品，来源不明。存疑。

治破伤风诸方

夫刀箭所伤,针疮灸烙,蹉折筋骨,痈肿疮痍,或新有损伤,或久患疮口未合,不能畏慎,触冒风寒,毒气风邪从外所中,始则伤于血脉,又则攻于脏腑,致身体强直,口噤不开,筋脉拘挛,四肢颤掉,骨髓疼痛,面目㖞斜,如此之间,便致难救。此皆损伤处中于风邪,故名破伤风也。

治一切破伤急风,口噤,四肢抽掣,宜服**朱砂散**方:

朱砂一两,细研 麝香半两,细研 雄黄一两,细研 天南星一两,炮裂 白附子一两,炮裂 母丁香一两 藿香一两 白花蛇二两,酒浸,去皮骨,炙令微黄 桂心一两 防风一两,去芦头 蝉壳一两 芎䓖一两 蔓荆子一两 天麻一两 白僵蚕一两,微炒 麻黄一两,去根节 川乌头一两,炮裂,去皮脐

右件药捣细罗为散,入研了药令匀,每服不计时候以温酒调下一钱。

治破伤风身体拘急,手足搐掣,牙关急强,宜服**羌活散**方:

羌活一两 乌蛇肉二两,酒浸,去皮骨,炙令微黄 天麻一两 防风一两,去芦头 白附子一两,炮裂 藁本一两 麻黄一两,去根节 白芷一两 白僵蚕一两,微炒 天南星一两,炮裂 芎䓖一两 细辛一两 附子一两,炮裂,去皮脐 桂心一两 当归一两,剉,微炒 桑螵蛸半两,微炒 干蝎一两,微炒 晚蚕蛾半两

右件药捣细罗为散,每服不计时候以温酒调下一钱。

治中破伤风,身体反强,牙关拘急,眼目翻张,宜服**赤箭散**方:

赤箭一两 蝉壳半两,微炒 干蝎半两,微炒 天南星一两,炮裂 当归一两 白僵蚕一两,微炒 芎䓖一两 白附子一两,炮裂 麻黄一两,去根节 羌活一两 桂心一两 川乌头一两,炮裂,去皮脐 朱砂三分,细研 麝香一分,细研 腻粉三钱

右件药捣细罗为散,入后朱砂等三味都研令匀,每服不计时候以温酒调下一钱。

治破伤风口眼偏斜,四肢拘急,腰背强硬,宜服**槐胶散**方:

槐胶二两 白花蛇二两,酒浸,去皮骨,炙令微黄 独活一两 白附子一两,炮裂 防风一两,去芦头 干蝎半两,微炒 干姜半两,炮裂 天南星半两,炮裂 天麻一两 麝香一分,细研

右件药捣细罗为散,入麝香研令匀,每服研薄荷汁半合,入酒三合暖令温,调下一钱,不计时候服。

治破伤风身体强直,筋脉拘急,口眼偏斜,宜服**附子散**方:

附子一两,炮裂,去皮脐 川乌头一两,炮裂,去皮脐 乌蛇二两,酒浸,去皮骨,炙微黄 干蝎一两,微炒 天麻一两 天南星一两,炮裂 白附子一两,炮裂 防风一两,去芦头 白僵蚕一两,微炒 蝉壳一两 麻黄一两,去根节 藿香一两

右件药捣细罗为散,每服不计时候以温酒调下一钱。

治破伤风,伤刀中箭,筋脉拘急疼痛,宜服**防风散**方:

防风一两,去芦头 麻黄一两,去根节 川乌头一两,炮裂,去皮脐 干姜半两,炮裂,剉 肉桂一两,去皱皮 羌活一两 细辛一两 当归一两 干蝎半两,微炒

右件药捣细罗为散,每服不计时候温酒调下一钱。

治破伤风,四肢不收,口中沫出,及中贼风并治之,**独活散**方:

独活一两　白僵蚕三分,微炒　干蝎半两,微炒　附子一两,炮裂,去皮脐　防风三分,去芦头　芎䓖
一两　当归三分　麻黄一两,去根节　桂心一两　赤芍药三分　天麻一两　细辛三分

右件药捣细罗为散,不计时候以温酒调下一钱。

治破伤风,牙关急硬,腰背强直,四肢拘急,宜服**天麻散**方:

天麻半两　腻粉半两　干蝎半两,微炒　硇砂半两　防风半两,去芦头　细辛半两

川乌头半两,生用,去皮脐　羌活半两　蝉壳一分,微炒

右件药捣细罗为散,入腻粉都研令匀,每服不计时候以豆淋酒调下半钱。

追风散,如有破伤处,用此封闭疮口,其风自出。方:

天雄半两,去皮脐　桂心半两　半夏半两　川乌头半两,去皮脐　天南星半[1]两　蜜陀僧半两

右件药生用,捣细罗为散,每取三钱封疮口,其中如风雨声便差。

治破伤风及急风,宜服**天南星散**方:

天南星半两,炮裂　附子一分,炮裂,去皮脐　干姜半两,炮裂　半夏半分,汤洗七遍去滑　汉防己半两
天麻一分　甜葶苈半分,隔纸炒令紫色　麝香一两,细研

右件药捣细罗为散,每服不计时候以温酒调下一钱。

治破伤风角弓反张者,宜服**阿胶散**方:

阿胶三分,捣碎炒令黄燥　白附子三分,炮裂　桂心三分　羌活三分　当归一两　天麻一两

右件药捣细罗为散,每服不计时候以温酒调下二钱,频服,以出汗为效。

治破伤风及诸风,角弓反张,牙关急硬,言语不得,宜服**牛黄圆**方:

牛黄半两,细研　龙脑一分,细研　麝香一分,细研　水银半两,以少煮枣肉同研令星尽　朱砂半两,细研
硫黄半两,细研　硇砂半两,细研　腻粉半分　白龙骨三分　天麻三分　牛膝三分,去苗　藁本三分
桔梗三分,去芦头　白附子三分,炮裂　木香三分　白僵蚕三分,微炒　肉桂三分,去皱皮　当归三分,剉,
微炒　防风三分,去芦头　附子三分,炮裂,去皮脐　天南星三分,炮裂　独活三分　麻黄一两,去根节　干
蝎三分,微炒　芎䓖三分　蔓荆子三分　乌蛇二两,酒浸,去皮骨,炙令微黄　犀角屑三分　蝉壳三分　羚
羊角屑三分　天竺黄三分,细研　槟榔三分

右件药捣罗为末,入研了药令匀,炼蜜和捣三五百杵,圆如梧桐子大,每服不计时候以热
酒下五圆,并吃三两服,当有汗出为效。

治破伤风,筋脉拘急疼痛,宜服**羌活圆**方:

羌活一两　芎䓖一两　藁本一两　茵芋三分　麻黄一两,去根节　白附子三分,炮裂　牛膝三分,
去苗　麝香一分,细研　白龙骨三分　木香三分　防风三分,去芦头　桂心三分　天麻一两　羚羊角屑
一两　干蝎半两,微炒　当归一两,剉,微炒　苍耳喉[2]头一两

右件药捣罗为末,入研了药令匀,煮枣肉和捣五七百杵,圆如梧桐子大,每服不计时候以
温酒下十圆,甚者日四五服,以汗出为效。

治破伤风,筋脉拘急,腰背强直,牙关急硬,宜服**追风圆**方:

雀瓮内虫七枚　桑螵蛸七枚　干蝎尾一分　半夏一分　卢会一分　天南星一分　川乌头一分,
去皮脐　大蜘蛛二枚,干者　乌蛇肉一分

右件药并生用,捣罗为末,以熟枣瓢和圆如大豆大,每服以豆淋酒下五圆,更内一圆于疮

口中,上用薄纸盖之,当追风出,如吹动纸为验也。

治破伤风,身体拘急,口噤,眼亦不开,宜服**辟宫子圆**方:

辟宫子一条,亦名守宫,酒浸三日,曝干,捣罗为末　腻粉半分

右件药同研令匀,以煮槐胶和圆如菉豆大,不计时候扴口开以温酒灌下七圆,逡巡汗出差,未汗再服。

治破伤中急风,宜服**天南星圆**方:

天南星半两,生用　白附子三分,生用　腻粉半分　龙脑一分,细研　乌蛇肉一两,生用　干蝎半两,生用　麻黄三分,去根节　附子一两,去皮脐,生用　牛黄一分,细研　麝香半两,细研　朱砂三分,细研

右件药捣罗为末,都研令匀,以酒煮面糊和圆如菉豆大,不计时候以豆淋酒下七圆。

治一切破伤风,角弓反张,及诸风,宜服**鹿角霜圆**方:

鹿角一斤,以桑柴火及炭火烧,捣罗为末,又以浆水和作团再烧,如此九遍成霜　蛤粉五两　川乌头半两,炮裂,去皮脐　麝香一两,细研　瓷药七两,捣罗为末,研令极细

右件药捣罗为末,更研令极细,煮糯米饭和捣二三百杵,圆如弹子大,一圆分作两服,不计时候以温酒磨下。

治破伤风,宜用**乌头圆**傅之方:

川乌头一两,炮裂,去皮脐　盐半两　桑根白皮一两,剉　灶突内煤一两　面半两

右件药捣罗为末,以浓醋和拌捣一二百杵,圆如梧桐子大,于破处用醋研破一两圆封之。如无风,三五日其疮便可。如有风,即出却黄水便差。

治中破伤风,口噤,筋脉拘急,不知人事,宜服此方:

天南星一两,炮裂　干蝎一两,微炒　水银一两,入少枣肉研令星尽　附子半两,炮裂,去皮脐　干姜半两,炮裂,剉

右件药捣罗为末,用枣瓤和圆如菉豆大,不计时候温酒下十圆。

治破伤风,如角弓反张,筋脉拘急,口噤,宜服此方:

辟宫子七枚,微炙　天南星一两,炮裂　腻粉一两　白附子一两,炮裂

右件药捣罗为末,炼蜜和圆如菉豆大,每服不计时候以温酒研下七圆,以汗出为效,未汗再服。

治风腰脚疼痛冷痹诸方

夫腰脚湿痹者,是风湿冷三气相攻而成也。气胜则通行流转,不为留滞。风湿冷气胜则住于腰[1]脚,是为湿痹。风湿痹亦如虫行,觉则以手扪之,复不痛。春多入人筋肉间,夏入人气脉中,秋中人皮肤内,搔之湿痒,生疮。风湿痹,冬多中人血脉腠理,则为诸风矣。本由外风邪入于经[2]络气俞也。

治风腰脚疼痛及冷痹,不任行李,宜服**萆薢散**方:

萆薢二两,剉　防风一两,去芦头　羌活一两　附子一两,炮裂,去皮脐　桂心三分　当归三分　薏苡人一两　石斛一两,去根节,剉　牛膝一两,去苗　赤芍药一两　杜仲一两,去粗皮,炙微黄,剉　酸枣人

---

〔1〕腰:原作"要月"。《正误》"要月","腰"之讹。此即将"腰"字变为上下结构时致误。下遇此径改,不出注。

〔2〕经:原作"格"。《正误》:"格",疑当作"经"。"经"字义长,故改。

三分,微炒

右件药捣粗罗为散,每服四钱,以水酒各半中盏,煎至六分,去滓,食前温服。忌生冷、油腻、毒鱼滑物。

治下焦风虚,腰脚疼痛冷痹,不任行李,宜服**羌活散**方:

羌活一两　防风三分,去芦头　五加皮三分　牛膝一两,去苗　桂心三两　木香三分　附子一两,炮裂,去皮脐　酸枣人一两,微炒　威灵仙三分　丹参三分　虎胫骨一两,涂酥炙令黄　萆薢一两,剉　当归一两,剉,微炒　松节一两,剉

右件药捣细罗为散,每服食前以豆淋酒调下二钱。

治风腰脚冷痹疼痛,行李不得,宜服**虎骨散**方:

虎胫骨一两,涂酥炙令黄　败龟一两,涂酥炙令黄　天麻半两　白附子半两,炮裂　乌蛇一两半,酒浸,去皮骨,炙令微黄　附子一两,炮裂,去皮脐　海桐皮三分　防风半两,去芦头　羌活半两　芎䓖半两　桂心三分　骨碎补三分,去毛　干姜一两,炮裂,剉　牛膝一两,去苗　萆薢半两,剉　熟干地黄三分　当归三分,剉微黄　麝香一分,研入

右件药捣细罗为散,入研了药令匀,每服食前以温酒调下二钱。忌生冷、鸡、猪等肉。

治风腰脚疼痛冷痹,及四肢缓弱,宜服**仙灵脾散**方:

仙灵脾一两　附子一两,炮裂,去皮脐　当归一两,剉,微炒　萆薢一两,剉　杜仲一两,去粗皮,炙令黄　木香一两

右件药捣细罗为散,每服食前以温酒调下二钱。

治风腰脚疼痛冷痹,及四肢无力,宜服**安息香散**方:

安息香二两　附子二两,炮裂,去皮脐　虎胫骨二两,涂酥炙令黄

右件药捣细罗为散,每服食前以温酒调下一钱。

治肝肾脏风毒流注,腰脚疼痛冷痹,及筋骨拘急,行李不得,宜**虎骨圆**方:

虎胫骨一两,涂酥炙令黄　沉香半两　白花蛇二两,酒浸,去皮骨,炙令微黄　干蝎半两,微炒　天麻三分　防风三分,去芦头　羌活三分　天南星半两,炮裂　海桐皮一两　桂心三分　芎䓖半两　白附子半两,炮裂　麻黄一两,去根节　赤芍药半两　羚羊角屑三分　硫黄半两,细研　川乌头半两,炮裂,去皮脐　牛膝一两,去苗　白僵蚕半两,微炒

右件药捣罗为末,炼蜜和捣三二百杵,圆如梧桐子大,每服食前以温酒下二十圆。

治风腰脚疼痛冷痹,筋骨无力,宜服**牛膝圆**方:

牛膝一两,去苗　萆薢一两,剉　酸枣人三分,微炒　防风三分,去芦头　杜仲一两,去粗皮,炙微黄,剉　丹参三分　附子一两,炮裂,去皮脐　芎䓖三分　当归三分,剉,微炒　桂心三分　羌活一分　白茯苓三分　乳香一两　安息香一两　石斛一两,去根,剉

右件药捣罗为末,炼蜜和捣三二百杵,圆如梧桐子大,每服空腹以温酒下二十圆,晚食前再服。忌生冷、油腻、猪、鱼、鸡、犬肉。

治风腰脚疼痛冷痹,宜服浸酒方:

虎胫骨一斤,涂酥炙令黄　侧子五两,炮裂,去皮脐　当归五两,剉,微炒

右件药细剉,以生绢袋盛,以清酒一斗五升浸之,春夏三日,秋冬七日,每服暖一小盏服之。不耐酒人随性饮之,常令醺醺。

治风腰脚冷痹疼痛,宜用贴熁**乌头散**,方:

川乌头三分,去皮脐,生用

右捣细罗为散,以酽醋调涂于故帛上傅之,须臾痛止。

治风顽麻诸方

夫风顽麻者,由荣气虚,卫气实,风寒入于肌肉之间,使血气不能流通。其状搔之皮肤,下似隔衣是也。诊其寸口脉缓,则皮肤不仁。脉数者生,牢急者死。

治顽麻风,搔之皮肤不知痒痛,宜服**乌蛇散**方:

乌蛇肉五两,酒浸,炙令黄　天麻一两　桂心一两　羌活半两　防风一两,去芦头　麻黄一两,去根节　白僵蚕一两,微炒　苦参一两,剉　踯躅花半两,酒拌令匀,炒干　人参半两,去芦头　白蒺藜二分,微炒去刺　赤茯苓一两　赤芍药半两　威灵仙一两　枳壳一两,麸炒微炙,去瓤　芎䓖半两　天蓼木一两

右件药捣细罗为散,每服空腹及晚食前以温酒调下二钱。忌猪、鸡肉。

治顽麻风及腰脚疼痛,宜服**白头翁圆**方:

白头翁半两,去芦头,蒸五遍,焙干　当归半两　川大黄半两,剉碎,微炒　羌活半两　苦参半两,剉　独活半两　防风半两,去芦头　牛膝半两,去苗　仙灵脾半两　枳壳半两,麸炒微黄,去瓤　桂心半两　晚蚕蛾半两,微炒　乌蛇肉二两,酒浸,炙微黄

右件药捣罗为末,炼蜜和捣三五百杵,圆如梧桐子大,每服食前以温酒下十圆,渐加至二十圆。

治顽麻风,**乌头圆**方:

川乌头半斤,用黑豆三升,水二斗,煮以黑豆烂熟为度,切作片子,曝干　天麻二两　黄耆二两,剉　当归二两,剉,微炒　羌活二两　肉桂二两,去皱皮　防风二两,去芦头

右件药捣罗为末,用生姜自然汁六两,蜜十二两相搅令匀,和药捣三五百杵,圆如菉豆大,每日空心以温酒下十圆,晚食前再服。

治手足顽麻风,**天南星圆**方:

天南星一两,炮裂　天麻一两　白附子半两,炮裂　白僵蚕半两,微炒　乌蛇肉一两,酒浸,炙微黄　羌活三分　赤茯苓一两　干蝎一分,微炒　朱砂半两,细研

右件药捣罗为末,入朱砂更研令匀,炼蜜和捣三二百杵,圆如梧桐子大,每服食前以温酒下二十圆。忌羊血。

治身体顽麻风,宜服**乌蛇圆**方:

乌蛇二两,酒浸,去皮骨,炙令微黄　防风一两,去芦头　细辛一两　白花蛇二两,酒浸,去皮骨,炙令微黄　天麻一两　独活一两　肉桂一两,去皱皮　枳壳一两,麸炒微黄,去瓤　苦参一两,剉

右件药捣罗为末,炼蜜和捣三二百杵,圆如梧桐子大,每服食前以温酒下二十圆。

治身体手足有顽麻风,宜用**皂荚膏摩**方:

皂荚肥者,五梃　川乌头一两　乌蛇肉二两　硫黄三分,细研

右件药以酒三升浸皂荚经三宿,揉取汁,入锅中同乌头、乌蛇等煎至一升,滤去滓,更熬令稠,离火,入硫黄末搅令匀,旋取摩顽处,即效。

治风脚软诸方

夫肾主于脚,若体虚之人,腠理开疏,风邪之气搏于肌肉,入于足少阴之经,流注于脚,则

令缓弱也。此皆气血不足,风湿所攻,肾衰髓虚,行立无力,久而不差,故成脚膝风软也。

治风毒攻,两脚软弱无力,行立艰难,宜服**独活散**方:

独活一两　石斛一两,去根,剉　海桐皮一两,剉　防风一两,去芦头　当归一两　附子一两,炮裂,去皮脐　羚羊角屑一两　芎䓖一两　牛膝一两,去苗　五加皮一两　仙灵脾一两　桂心一两　汉防己一两

右件药捣筛为散,每服三钱,以水一中盏,入生姜半分,煎至六分,去滓,食前温服。忌生冷、油腻、毒鱼滑物。

治风毒攻肾脏流注,脚膝软弱无力,或时疼痛,宜服**天雄散**方:

天雄一两,炮裂,去皮脐　石斛一两,去根,剉　羌活三分　麻黄一两,去根节　萆薢三分,剉　防风三分,去芦头　赤箭一两　牛膝一两,去苗　赤芍药三分　肉桂一两半,去皱皮　当归三分　木香三分　薏苡人一两　槟榔一两　枳壳三分,麸炒微黄,去瓤

右件药捣筛为散,每服四钱,以水一中盏,入生姜半分,煎至六分,去滓,食前温服之。

治风脚膝软弱,筋骨缓纵,不能行立,宜服**仙灵脾散**方:

仙灵脾一两　天雄一两,炮裂,去皮脐　石斛一两,去根,剉　天麻一两　牛膝一两,去苗　麻黄一两,去根节　芎䓖三分　五加皮三分　萆薢三分,剉　丹参三分　桂心三分　当归三分　虎胫骨一两,涂酥炙令黄　防风三分,去芦头　羌活三分　槟榔一两

右件药捣细为散,每服食前以温酒调下一钱。忌生冷、油腻、猪、鸡肉。

治风脚膝软弱,行立不得,宜服补益肾脏,强壮骨髓,利风毒,除缓弱,**侧子圆**方:

侧子一两半,炮裂,去皮脐　天麻一两　独活一两　石斛一两,去根,剉　杜仲一两,去粗皮,炙微黄,剉　鹿茸一两,去毛,涂酥炙微黄　牛膝一两,去苗　附子一两,炮裂,去皮脐　当归一两　肉桂一两,去皱皮　威灵仙一两　五加皮一两　丹参一两　海桐皮一两,剉　安息香一两半　虎胫骨一两,涂酥炙令黄

右件药捣罗为末,炼蜜和捣三五百杵,圆如梧桐子大,每服以豆淋酒下三十圆,渐加至四十圆,空心及晚食前服。

治风脚膝软缓,不能履步,骨节无力,时有疼痛,宜服**仙灵脾煎圆**方:

仙灵脾五两　威灵仙五两　牛膝五两,去苗　黑豆一升　桑根白皮五两

右已上五味细剉,以水二斗煮至一斗,滤去滓再煎至五升,入后药末。

天雄二两,炮裂,去皮脐　天麻二两　肉桂三两,去皱皮　酸枣人二两,微炒　当归二两　虎胫骨三两,涂酥炙令黄　安息香二两

右件药捣罗为末,入前煎汁中以慢火熬令稠,以柳木篦不住手搅,候可圆即圆如梧桐子大,每服空心及晚食前以温酒下三十圆。忌生冷、油腻、猪、鸡肉。

治风脚膝软弱,履步不得,骨节疼痛,宜服**蒴藋煎圆**方:

蒴藋叶汁二升　海桐皮一两,剉　牛膝一两,去苗　羌活一两　当归一两　侧子一两,炮裂,去皮脐　桂心一两　仙灵脾一两　石斛一两,去根,剉　郁李人一两,汤浸,去皮尖,微炒

右件药捣罗为末,先以好酒二升和蒴藋汁于银锅中熬令稠,和诸药末捣三二百杵,圆如梧桐子大,每日空心及晚食前以温酒下二十圆。

治风毒脚膝软弱,行立不得,宜服**海桐皮浸酒**方:

海桐皮　五加皮　独活　天雄炮裂,去皮脐　石斛去根　桂心　防风去芦头　当归　杜仲去粗皮,炙微黄　仙灵脾　萆薢　牛膝去苗　薏苡人已上各二两　虎胫骨三两,涂酥炙令黄　生干地黄二两

右件药细剉，以生绢袋盛，用清酒二斗，春夏浸七日，秋冬浸二七日，每日时时暖饮一小盏，常令醺醺，不得大醉。重者不过两剂。若酒尽，旋旋添之，以药味尽即止。

治风脚膝软弱，骨节疼痛，肢节无力，行步艰难，宜服**乌金煎**方：

黑豆一升　茄子根三斤,碎剉,以水三斗,与豆同煮至烂熟,去滓更煎,取汁五升入药末　桂心一两　羌活一两　芎藭一两　酸枣人一两,微炒　虎胫骨一两,涂酥炙令黄　防风一两,去芦头　萆薢一两,剉　当归一两　仙灵脾一两　牛膝一两,去苗　附子二两,炮裂,去皮脐

右件药捣罗为末，入于前二味汁中，以慢火煎，柳木篦搅勿令住手，可一炊时止，盛于瓷器中，每日早晨以暖酒调下一茶匙，日晚再服。

治风脚膝软弱，宜服**桑枝煎**方：

桑枝剉,三升　黑豆一升　附子五两　茄子根剉,一升

已上四味，以水三斗煮至一斗，滤去滓再煎取五升，入后药末：

石斛二两,去根,剉　天雄二两,炮裂,去皮脐　天麻二两　芎藭二两　牛膝二两,去苗　桂心二两

右件药捣罗为末，入前汁中，于银锅内以慢火熬，用柳木篦不停手搅，候如膏，盛于瓷合中，每日空心以热酒调下一茶匙，晚食前再服。

治风脚膝软弱，筋骨挛急疼痛，宜服**天雄煎圆**方：

天雄二两,半生,半炮裂,去皮脐　牛膝二两,去苗　踯躅花选其好者,以酒浸一宿,来日取出,于甑内蒸一炊食久,却晒令干,又入酒中更浸少时,更蒸,如此三度即止,晒干后即用,一两半

右件药捣罗为末，以安息香一两，生蜜五两同熬令稠，和前药末令软硬得所，捣三二百杵，圆如梧桐子大，每日空心及晚食前以温酒下十圆。

太平圣惠方卷第二十二 凡一十门　病源一十首　方共计一百四十六道

治急风诸方

夫人性禀五行以成五脏，岁有八节，乃布八风，人则因风所生，物则因风所长。风气虽能养物，亦能伤人，如水浮舟还能覆也。夫急风者，是天地毒厉之气，非山川鼓振之风。世有体虚之人，不避风寒触犯之者，乃多中尔。其候身背强直，口噤失音，筋脉拘急，鼻干面黑，遍身壮热，汗出如油，目瞪唇青，心神迷闷，痰涎壅结胸膈，喉中如拽锯声，脉候沉微，手足抽掣，仓卒之际，便至膏肓，故名急风也。

治急风垂涎臂弹，胸膈躁闷，宜服**牛黄散**方：

牛黄一分，细研　龙脑一分，细研　朱砂三分，细研　雄黄三分，细研　麝香一分，细研　乌蛇肉三分，酒浸，炙微黄　蝉壳一分，微炒　天南星三分，炮裂　白附子三分，炮裂　侧子半两，炮裂，去皮脐　白僵蚕三分，微炒　芎劳三分　防风三分，去芦头　天麻半两　紫葛三分，剉　干蝎半两，微炒　甘菊花半两　犀角屑半两　麻黄三分，去根节　羚羊角屑半两　天竺黄半两，细研　细辛三分　藁本三分

右件药捣细罗为散，入研了药同研令匀，不计时候以热酒调下二钱。

治急风面青口噤，心膈有涎不可出者，宜服**附子散**方：

附子一两，酒浸过，炮裂，去皮脐　白附子一两，生用　白僵蚕一两，生用　天南星一两，生用　海桐皮一两　狼毒半两，以醋煮半日，细切曝干　麝香一分，细研　半夏一两，汤洗七遍去滑　干姜半两，炮裂

右件药捣细罗为散，入麝香都研令匀，每服以热豆淋酒调下二钱，良久再服，必吐涎出，相次以热葱酒一盏投之，盖覆令有汗为效。

治急风四肢搐搦，口面㖞戾，不知人事，宜服**蜘蛛散**方：

蜘蛛一两，微炒　白附子一两，炮裂　独活一两　槐螵蛸一两，微炒　白僵蚕半两，微炒　天南星半两，炮裂　腻粉半两　天麻一两　桂心一两

右件药捣细罗为散，不计时候以温酒调下一钱。

治急风言语蹇涩，心膈烦闷，四肢紧急，宜服**乌蛇散**方：

乌蛇肉一两，酒浸，炙微黄　天南星半两，炮裂　白附子半两，炮裂　蝉壳一分，微炒　白僵蚕一两，微炒　天麻一两　半夏半两，汤洗七遍去滑　牛黄一分，细研　附子一两，炮裂，去皮脐

右件药捣细罗为散,不计时候以温酒下二钱,薄荷汤调下亦得。

治急风口眼不开,筋脉拘急,宜服**阿胶散**方:

阿胶一两,捣碎,炒令黄燥　当归一两,剉,微炒　干蝎半两,微炒　白僵蚕半两,微炒　蝉壳半两,微炒　桂心一两　附子一两,炮裂,去皮脐　麻黄一两,去根节

右件药捣细罗为散,每服以温酒调下二钱,良久,以葱酒投之,令汗出为效,未汗再服。

治急风手足挛急,口噤项强,不知人事,宜服**腊鸦散**方:

腊月鸦一只,去爪嘴　腊月野狸肝一具,已上二味同入瓷瓶中,以盐泥〔1〕固济候干,以大火煅令通赤,去火取出,细研为散　天麻三分　天南星半两,炮裂　白附子半两,炮裂　桑螵蛸半两,微炒　藿香半两　干蝎半两,微炒　蚱蝉一分,微裂　乌蛇肉三分,酒浸,炙微黄　白僵蚕半两,微炒　天竺黄半两,细研　阿胶半两,捣碎,炒令黄燥　麝香一分,细研　牛黄一分,细研　龙脑一分,细研　腻粉一分〔2〕

右件药捣细罗为散,与前二味相和更研令匀,每服以温酒调下二钱,不计时候频服,以效为度。

治急风,及破伤风角弓等风,并宜服**天南星散**方:

天南星半两,水浸一宿,切作片子,焙干　半夏半两,汤洗七遍去滑　干蝎半两,微炒　肉桂一两,去皱皮　白花蛇一两,酒浸,去皮骨,炙令微黄　白僵蚕半两,微炒　细辛半两　白附子半两,炮裂　犀角三分　腻粉一分　天竺黄三分

右件药捣细罗为散,不计时候以温酒调下一钱。

治急风顽涎壅闷〔3〕,不知人事,宜服**干蝎散**方:

干蝎一分,微炒　白僵蚕半两,微炒　桑螵蛸一分,微炒　蝉壳一分,微炒　白附子一分,炮裂　腻粉一分

右件药捣细罗为散,不计时候以温酒调下一钱。

治急风及破伤风,立效**雄黄圆**方:

雄黄三分,细研　牛黄一分,细研　麝香一钱,细研　白附子三分,炮裂　蜘蛛半两,微炒　天麻二两　白僵蚕半两,微炒　天南星三分,醋煮十沸,炙干　白花蛇肉一两,酒浸微炒

右件药捣细罗为散,入研了药令匀,不计时候以温酒调下一钱。

治急风四肢拘挛,牙关紧急,失音不语,宜服**天麻散**方:

天麻一两　天南星三分,炮裂　白附子三分,炮裂　附子一两,炮裂,去皮脐　麻黄三分,去根节　桂心三分　乌头三分,炮裂　半夏半两,汤洗七遍去滑　干姜半两,炮裂,剉

右件药捣细罗为散,每服以豆淋酒调下二钱,盖覆当有汗出,良久不汗,即再服之。

治急风不省人事,宜服**雄黄散**方:

雄黄半两,细研　龙脑一分,细研　麝香一分,细研　朱砂三分,细研　阿胶一两,捣碎,炒令黄燥　天南星一两,炮裂　丁香一分　香墨半两　干蝎半两,微炒　蝉壳半两,微炒　牛黄一分,细研　腻粉一分

右件药捣细罗为散,入研了药都研令匀,不计时候以温酒调下一钱。

治急风口噤项强,手足挛急,唇青面黑,宜服**白花蛇圆**方:

白花蛇三两,酒浸,去皮骨,炙微黄　干蝎一两,微炒　白僵蚕一两,微炒　白附子一两,炮裂　川乌头

---

〔1〕 泥:原作"炮"。据《类聚》卷17引同方改。

〔2〕 一分:原脱。据《类聚》卷17引同方补。

〔3〕 闷:原作"问"。据《类聚》卷17引同方改。

半两,炮裂,去皮脐　　天南星半两,炮裂　　牛黄半两,细研　　防风一两,去芦头　　桂心一两　　麻黄一两,去根节　　鹿角胶一两,捣碎,炒令黄燥　　桑螵蛸半两,微炒　　半夏一两,汤浸七遍去滑　　朱砂三分,细研,水飞过　　雄黄半两,细研,水飞过

右件药捣罗为末,都研令匀,用天麻三两捣罗为末,以无灰酒一大碗,慢火熬成膏,用和药末,更捣五七百杵,圆如梧桐子大,每服不计时候以薄荷酒研下十圆。

治急风四肢拘急,口眼不正,言语塞涩,宜服**龙脑圆方**:

龙脑一分,细研　　麝香一分,细研　　雄黄一两,细研,水飞过　　硫黄一两,细研,水飞过　　朱砂一两,细研,水飞过　　铅霜半两,细研　　天麻二两　　防风二两,去芦头　　独活一两　　桂心一两　　白附子一两,炮裂　　天南星一两,炮裂　　阿胶一两,捣碎,炒令黄燥　　木香一两　　人参一两,去芦头　　半夏半两,汤浸七遍去滑　　香墨半两

右件药捣罗为末,都研令匀,用肥皂荚二斤,去黑皮,以水五升浸软,挼滤取汁,于银锅中慢火熬稀稠得所,和前药末更捣五七百杵,圆如豇[1]豆大,每服不计时候以温酒化破十圆,服后别吃一盏热葱酒,令有汗出,至重者并三五服差。

治急风,化涎,除口眼㖞斜,言语塞涩,宜服**牛黄圆方**:

牛黄半两,细研　　天南星四两,生捣为末,用牛乳拌湿,炒令干,如此三度后细研　　灶突中煤一两,细研　　白附子二两,生捣为末,以生姜汁拌湿,炒干细研　　水银二两　　铅二两,与水银结为砂子,细研　　干蝎二两,头足全者,捣罗为末

右件药都研令匀,炼蜜和令得所,入石脑油二两捣三二千杵,圆如菉豆大,不计时候以甘豆[2]汤下十圆。

治急风筋脉拘急,口眼㖞斜,宜服**土蜂圆方**:

土蜂十枚　　雄黄一分　　硫黄一分　　腻粉一钱　　朱砂一分　　干蝎十枚,头足全者　　蝉壳半枚,微炒　　龙脑一钱　　麝香一钱

右件药都研为末,用槐胶和圆如菉豆大,每服不计时候以热豆淋酒下十圆,频服,汗出为度。

治急风四肢搐搦,筋骨疼痛,宜服**乳香圆方**:

乳香一两,细研　　乌头半两,炮裂,去皮脐　　雄黄半两,细研　　白附子一两,炮裂　　羚羊角屑一两　　附子半两,炮裂,去皮脐　　晚蚕蛾一两,微炒　　羌活一两　　防风一两,去芦头　　白僵蚕一两,微炒　　乌蛇三两,酒浸,去皮骨,炙令黄　　麝香一分,细研　　当归三分　　腻粉一分

右件药捣罗为末,都研令匀,炼蜜和圆如梧桐子大,每服不计时候以热豆淋酒下十圆。

治急风及中恶,不识人,面青,四肢逆冷,宜服**玳瑁圆方**:

生玳瑁五两,捣罗为末　　安息香五两,用酒煮似糊,用绢滤去滓　　朱砂二两,细研,水飞过　　雄黄半两,细研　　琥珀一两,细研　　麝香一分,细研　　龙脑一钱,细研

右件药都研令匀,以安息香糊和圆如鸡头实大,用童子小便三合,生姜自然汁半合相和暖过,不计时候研下三圆。

治急风身背强直,面青口噤,心烦,言语不得,宜服**牛黄圆方**:

---

〔1〕豇:宽政本作"红"。《正误》所据本缺字,疑为"菉"字。《普济方》卷96"偏风"、《类聚》卷17"治急风诸方"均引作"豇"。据改。

〔2〕甘豆:《类聚》卷17"治急风诸方"所引同。《正误》:"甘"当作"黑"。然《普济方》卷96引"银星丸"与本方多同,云以"甘草、黑豆汤下"。故"甘豆"或为甘草、黑豆之简称。

牛黄一分,细研　雄黄一两,细研,水飞涡　朱砂一两,细研,水飞过　水银一两　硫黄半两,并水银结为砂子,细研　麝香一分,细研　阿胶一两,捣碎,炒令黄燥　桂心一两　天南星半两,炮裂　独活一两　白附子一两,炮裂　赤箭一两　铅霜半两,细研　龙脑一分,研入

右件药捣罗为末,都研令匀,炼蜜和圆如菉豆大,每服不计时候以热豆淋酒研下十圆。

治急风身强口噤,手足拘急,宜服**铅霜散**方:

铅霜一两,研入　犀角屑半两　桑螵蛸半两,微炒　赤箭一两　白花蛇二两,酒浸,去皮骨,炙令微黄　白僵蚕一两,微炒　白附子半两,炮裂　干蝎半两,微炒　天南星半两,炮裂　附子一两,炮裂,去皮脐　半夏半两,汤浸七遍去滑　羌活二分　乌头半两,炮裂,去皮脐　羚羊角屑三分　防风半两,去芦头　麝香一分,研入

右件药捣罗为末,入研了药令匀,以水煮槐胶和圆如菉豆大,不计时候以温酒研下十圆。

治急风口眼喎斜,四肢抽掣,宜服**麝香圆**方:

麝香半两,细研　龙脑一分,细研　牛黄半两,细研　雄黄三分,细研　犀角屑三分　桂心三分　羌活二分　腻粉一分　白花蛇二两半,酒浸,去皮骨,炙令微黄　白附子半两,炮裂　独活三分　晚蚕蛾二分　附子一两,炮裂,去皮脐　蔓荆子半两　防风三分,去芦头　白僵蚕半两,微炒　干蝎半两　天麻一两半　芎藭三分　白蒺藜半两,微炒去刺　半夏三分,汤浸七遍去滑　朱砂一两,细研,水飞过　乳香半两　羚羊角屑半两　麻黄三分,去根节

右件药捣罗为末,都研令匀,炼蜜和捣五七百杵,圆如梧桐子大,每服不计时候以温酒下十圆。

治急风筋脉拘急,口面喎斜,宜服**天雄圆**方:

天雄一两,炮裂,去皮脐　麻黄一两,去根节　天麻一两　桂心一两　天南星一两,炮裂　半夏一两,汤洗七遍去滑　羌活一两　腻粉半两　干蝎一两,微炒　麝香一分,细研　朱砂一两,细研,水飞过　牛黄一分,细研　雄黄半两,细研　防风一两,去芦头

右件药捣罗为末,入研了药令匀,炼蜜和捣五七百杵,圆如梧桐子大,不计时候以荆芥酒下十圆。

治急风吐涎,四肢拘急,腰背强硬,宜服**半夏圆**方:

半夏半两　天南星半两　干蝎半两　乌头半两,去皮脐

右件药并生用,捣罗为末,以黑豆面糊和圆如菉豆大,每服不计时候以温生姜酒下十圆。

治急风腰背强硬,口眼牵急,宜服**白荆花圆**方:

白荆花半两,微炒　乌头一分,炮裂,去皮脐　半夏一分,汤洗七遍去滑　腻粉半分　水银半分,以枣瓤研令星尽　白花蛇二两,酒浸,去皮骨,炙令微黄　天南星一分,炮裂

右件药捣罗为末,入水银都研令匀,炼蜜和圆如菉豆大,不计时候以热酒下五圆。

治急风眼前暗黑,心燥吐涎,四肢不举,宜服**蛴螬圆**方:

蛴螬半两,干者　槐蚰粪半两　蚕沙一两,微炒　晚蚕蛾一分,微炒　干地龙半两,微炒　蜘蛛半两,微炒　白花蛇二两,酒浸,去皮骨,炙令微黄　乌头半两,去皮脐,生用　天麻一两

右件药捣罗为末,用乌驴脑髓和圆如梧桐子大,每服不计时候以热酒下十圆。其药于腊月预修合之。

治急风涎在胸膈,闷乱不已,宜服**赤箭圆**方:

赤箭三分　雄雀粪半两　天南星二分,炮裂　阿胶三分,捣碎,炒令黄燥　干蝎三分,微炒　腻粉半分　麝香二钱,细研　半夏三分,汤洗七遍去滑

右件药捣罗为末,炼蜜和圆如菉豆大,不计时候以温生姜酒研下七圆。

治急风立效方:

土蜂子二七枚,针签灯上微炒　干蝎二七枚,全者,生用　雄黄半两,细研　牛黄一分,细研

右件药都研极细,用粳米饭和圆如梧桐子大,不计时候以温酒研下五圆。

治风弹曳诸方

夫风弹曳者,是肢体舒缓不收摄也。人以胃气养于肌肉经脉。若胃气衰损,其气则不实,气若不实,则经脉虚,虚则筋肉懈堕,故风邪抟于筋肉,即便弹曳也。

治毒风弹曳,手脚不遂,身体缓弱,或风入五脏,精神恍惚,多语喜忘,有时恐怖,肢节烦疼,头眩心闷,腹满不食,宜服**当归散**方:

当归三分　羚羊角屑三分　川乌头半两,炮裂,去皮脐　黄芩半两　赤芍药半两　远志半两,去心　独活三分　五味子半两　防风半两,去芦头　芎藭半两　麻黄一两,去根节　秦艽三分,去苗　桂心半两　石斛半两,去根,剉　人参半两,去芦头　白茯苓半两　黄耆半两,剉　五加皮三分　石膏一两　杏人三分,汤浸,去皮尖,双人,麸炒微黄　甘草半两,炙微赤,剉

右件药捣粗罗为散,每服四钱,以水一中盏,入生姜半分,煎至六分,去滓,不计时候稍热服。忌生冷、猪、鸡、犬肉、毒鱼滑物。

治卒中恶风,口噤不能言,四肢弹曳,缓弱疼痛,风经五脏,恍惚,恚怒无常,宜服**独活散**方:

独活二两　白芍药一两　白术一两　葛根一两,剉　白茯苓一两　防风一两,去芦头　茵芋一两　细辛一两　甘草一两,炙微赤,剉　汉防己一两　芎藭一两　酸枣人一两　桂心一两　人参一两,去芦头　五加皮二两　麻黄二两,去根节　川乌头一两,炮裂,去皮脐

右件药捣粗罗为散,每服四钱,以水一中盏,煎至五分,去滓,入竹沥一合,更煎一两沸,不计时候稍热服。

治风奄忽不能言,四肢弹曳,皮肉痛痒不知,宜服**防风散**方:

防风二两,去芦头　独活二两　芎藭一两　赤茯苓一两　当归一两　葛根一两,剉　桂心一两　麻黄一两,去根节　附子二两,炮裂,去皮脐　细辛一两　汉防己一两　甘草一两,炙微赤,剉

右件药捣粗罗为散,每服四钱,以水一中盏,入生姜半分,煎至六分,去滓,不计时候稍热服。

治风虚百病,肢体弹曳不遂,宜服**小八风散**方:

人参一两,去芦头　当归一两　天雄一两,炮裂,去皮脐　附子一两,炮裂,去皮脐　防风一两,去芦头　独活一两　川椒半两,去目及闭口者,微炒去汗　天门冬一两半,去心,焙　干姜三分,炮裂,剉　山茱萸半两　五味子半两　前胡一两,去芦头　麻黄半两,去根节　白芷三分　莽草半两,微炙

右件药捣细罗为散,每服不计时候以温酒调下二钱。忌生冷、油腻、鲤鱼、猪肉。

治风邪所攻,肌肤虚弱,手足弹曳,筋脉不利,宜服**赤箭圆**方:

赤箭二两　天雄一两,去皮脐　丹参一两　川乌头一两,去皮脐　天南星一两　独活一两　防风一两,去芦头　五加皮一两　桂心一两　白花蛇肉一两　芎藭一两　白附子一两　牛膝一两,去苗　仙灵脾一两　白僵蚕一两　桑螵蛸一两　槟榔一两　细辛一两　酸枣人一两　干蝎一两　野狐肝一两　蒺藜一两　草薢一两,剉　麻黄一两半,去根节　牛黄半两,细研　朱砂一两,细研,水飞过　麝香半两,细研

龙脑一分,细研

右件药并生用,都捣罗为末,入研了药都研令匀,炼蜜和捣五七百杵,圆如梧桐子大,每服食前以温酒下二十圆。忌生冷、油腻、毒滑、鱼肉、羊血。

治风弹曳,手脚不能收摄,肌肤顽痹,筋脉不利,心神恍惚,骨节疼痛,宜服**犀角圆**方:

犀角屑半两　羚羊角屑半两　牛黄一分,细研　麝香一分,细研　天麻一两　白附子一两,炮裂　蝉壳半两　牛膝半两,去苗　防风半两,去芦头　附子一两,炮裂,去皮脐　桂心半两　当归半两　芎䓖半两　羌活半两　白僵蚕半两,微炒　五加皮半两　乌蛇肉二两,酒浸,炙微黄　薏苡人半两　麻黄一两,去根节　朱砂一两,细研,水飞过　远志半两,去心　金薄五十片,细研　银薄五十片,细研　仙灵脾一两　道人头一两　地骨皮半两

右件药捣罗为末,入研了药令匀,炼蜜和捣五七百杵,圆如梧桐子大,每服食前以温酒下二十圆,渐至三十圆。忌生冷、羊血。

治风弹曳,手足麻痹,屈伸不得,宜服**仙灵脾圆**方:

仙灵脾一两　牛膝一两,去苗　芎䓖一两　牛黄一分,细研　麻黄一两,去根节　乌蛇肉二两,酒浸,炙微黄　天麻一两　白附子一两,炮裂　天雄半两,炮裂,去皮脐　防风一两　独活一两　当归一两,剉,微炒　桂心一两　细辛半两　白僵蚕一两,微炒　莽草一两,微炒　朱砂半两,细研　麝香一分,细研

右件药捣罗为末,都研令匀,炼蜜和捣三五百杵,圆如梧桐子大,每服食前以豆淋酒下十圆。忌毒滑、鱼肉、羊肉等。

治毒风弹曳,四肢不收,或挛急顽痹,宜服**侧子圆**方:

侧子一两,炮裂,去皮脐　白附子半两,炮裂　天南星半两,炮裂　白僵蚕半两,微炒　汉防己半两　草薢半两,剉　踯躅花半两,酒拌炒干　牛膝半两,去苗　芎䓖半两　乌蛇肉一两,酒浸,炙微黄　天麻一两　羚羊角屑半两　牛黄一分,细研　麝香一分,细研　硫黄半两,细研　干蝎半两,微炒　桂心半两

右件药捣罗为末,研入牛黄、麝香等,以水煮槐胶三两,更入少熟蜜同和捣五七百杵,圆如梧桐子大,每服食前以热酒研下十圆。忌生冷、油腻、毒滑鱼肉。

治柔风诸方

夫人血气俱虚,风邪入[1]于阳则皮肤缓,在于阴则腹里急。柔风之状,皮外缓则四肢不能收,腹里急即不得仰息者,是其候也。

治柔风,身体疼痛,四肢缓弱不遂,宜服**羌活散**方:

羌活一两　桂心一两　熟干地黄一两　葛根一两,剉　赤芍药一两　麻黄一两,去根节　甘草半两,炙微赤,剉　芎䓖一两

右件药捣筛为散,每服五钱,以酒一中盏,水一中盏,入生姜半分,枣三枚,煎至一盏二分,去滓,不计时候分温二服。忌生冷、油腻、猪、鸡、鱼等。

治柔风,皮肤缓弱,四肢不仁,腹内拘急,骨节疼痛,宜服**大续命散**方:

麻黄一两,去根节　人参一两,去芦头　黄芩一两　赤芍药一两[2]　芎䓖一两　甘草半两,炙微赤,

---

〔1〕 入:《正误》:《病源》"入"下有"在"字。

〔2〕 赤芍药一两:原脱。据《类聚》引同方补。

剉　杏人一两,汤浸,去皮尖、双人,麸炒微黄　防风一两,去芦头　桂心一两〔1〕　附子一两,炮裂,去皮脐

右件药捣筛为散,每服四钱,以水一中盏,入生姜半分,煎至六分,去滓,不计时候温服。

治卒中柔风,身体缓弱,四肢不收,烦热,腹内拘急,大小便涩,宜服**当归散**方:

当归一两　防风一两,去芦头　麻黄一两,去根节　白术一两　甘草半两,炙微赤,剉　白茯苓一两　附子一两,炮裂,去皮脐　生干地黄一两　山茱萸一两　黄芩一两、桂心一两　川大黄一两,剉碎,微炒

右件药捣筛为散,每服四钱,以水一中盏,入生姜半分,枣三枚,煎至六分,去滓,不计时候温服。

治柔风,肌肉软弱,身体疼痛,四肢不仁,宜服**独活散**方:

独活一两　桂心一两　芎䓖一两　麻黄一两,去根节　防风一两,去芦头　白术一两　赤芍药一两　细辛一两　附子一两,炮裂,去皮脐　枳壳半两,麸炒微黄,去瓤　杏人一两,汤浸,去皮尖、双人,麸炒微黄　甘草半两,炙微赤,剉

右件药捣筛为散,每服四钱,以水一中盏,入生姜半分,枣三枚,煎至六分,去滓,不计时候温服。

治柔风,两脚疼痛,缓弱不仁,风经五脏,心神烦乱,肢节无力,宜服**麻黄散**方:

麻黄二两,去根节　附子一两,炮裂,去皮脐　白茯苓一两　独活一两　吴茱萸半两,汤浸七遍,焙干微炒　秦艽一两,去苗　防风一两,去芦头　细辛一两　芎䓖一两　桂心一两　干姜一两,炮裂,剉　白术一两　人参一两,去芦头　汉防己一两　甘草半两,炙微赤,剉　杏人一两,汤浸,去皮尖、双人,麸炒微黄

右件药捣筛为散,每服四钱,以水一中盏,入生姜半分,煎至六分,去滓,不计时候温服。忌生冷、油腻。

治柔风,四肢软弱,皮肤不仁,脚膝浮肿,行立无力,宜服**防风散**方:

防风二两,去芦头　独活一两　牛膝一两,去苗　茵芋一两　芎䓖一两　丹参一两　赤芍药一两　甘草一两,炙微赤,剉　细辛一两　泽漆一两　汉防己一两　麻黄一两,去根节　石膏一两　桂心一两　白茯苓一两　乌头一两,炮裂,去皮脐

右件药捣筛为散,每服四钱,以水一中盏,生姜半分,煎至六分,去滓,不计时候温服。

治柔风,筋骨缓慢,脚弱不能行立,宜服**葛根散**方:

葛根一两,剉　羌活三两　干姜一两,炮裂,剉　桂心一两半　半夏一两,汤洗七遍去滑　防风二两,去芦头　甘草一两,炙微赤,剉　天麻二两　麻黄二两,去根节　天雄二两,炮裂,去皮脐　牛膝二两,去苗　萆薢二两,剉

右件药捣筛为散,每服三钱,以水一中盏,入生姜半分,煎至五分,去滓,不计时候热服,以常有汗为度。

治柔风,体虚里急,四肢缓痹不仁,宜服**萆薢散**方:

萆薢一两,剉　防风一两,去芦头　人参三分,去芦头　桂心三分　山茱萸半两　干姜三分,炮裂,剉　川椒三分,去目及闭口者,微炒去汗　细辛三分　附子三分,炮裂,去皮脐　天雄半两,炮裂,去皮脐　牛膝一两,去苗　白术三分

右件药捣细罗为散,每服食前以温酒调下二钱。

治柔风,皮肤虚缓,四肢不收,或时顽痹,腰脚无力,宜服**天雄圆**方:

天雄三分,炮裂,去皮脐　人参半两,去芦头　丹参半两　沙参半两,去芦头　白花蛇一两,酒浸,去皮

---

〔1〕　桂心一两:原脱。据补同上。

骨,炙令微黄　羚羊角屑半两　芎蓣半两　白僵蚕三分,微炒　独活半两　防风三分,去芦头　牛膝三分,去苗　萆薢半两,剉　麻黄三分,去根节　甘菊花半两　天麻一两　桂心三分　当归半两　枳壳半两,麸炒微黄,去瓤　干蝎半两,微炒　蝉壳半两,微炒　细辛半两　白蒺藜半两,微炒去刺　仙灵脾三分　白附子三分,炮裂　蔓荆子半两　阿胶三分,捣碎,炒令黄燥　麝香一分,细研

右件药捣罗为末,炼蜜和捣五七百杵,圆如梧桐子大,每服食前以温酒下二十圆。

治柔风,四肢缓弱,及言语謇涩,宜服**乌金煎圆**方:

羌活　独活　牛膝去苗　附子炮裂,去皮脐　白蒺藜微炒去刺　芎蓣　牛蒡子　海桐皮剉　防风去芦头

右件药各一两,都捣罗为末,用黑豆七升净淘,以水二斗煎取汁二升,去豆,入前药末一半相和,却入银锅内以文火煎成膏,又入余药末和圆如梧桐子大,不计时候以温酒下二十圆。

治柔风久不差,四肢缓弱,宜服**牛蒡酒**方:

牛蒡子三两　生干地黄三两　枸杞子三两　牛膝五两,去苗

右件药细剉,用生绢袋盛,以好酒二斗于瓷器内浸,密封春夏七日,秋冬二七日后,每日空心温服一小盏,晚食后再服,常令醺醺为妙。

治风癫诸方

夫风癫者,由血气虚,风邪入于阴经故也。人有血气少则心气虚,而精神离散,魂魄妄行,因为风邪所伤,入于阴经,则为癫病。又人在胎之时,其母卒大惊,邪气并居,令子发癫,其发则仆地吐涎沫,无所觉是也。源其癫病,皆由风邪故也。

治风癫精神错乱,发作无时,宜服**防葵散**方:

防葵一两　代赭一两,细研　人参一两,去芦头　铅丹一两半　钓藤一两　茯神一两　雷圆一两　虎头骨一两半,涂酥炙令黄　远志一两,去心　白僵蚕一两,微炒　生猪齿一两　防风一两,去芦头　卷柏一两　川升麻一两　附子一两,炮裂,去皮脐　虎掌三分,汤洗七遍,生姜汁拌炒令黄　朱砂一两,细研　牡丹一两　牛黄半两,细研　龙齿二两　蚱蝉十四枚,微炒　蛇蜕皮一条,烧为灰　白敛一两　白马眼睛一对,炙令微黄

右件药捣细罗为散,入研了药令匀,每服不计时候以温酒调下一钱。

治风癫发作,则吐涎狂走,恍惚不知人事,宜服**芎蓣散**方:

芎蓣一两　藁本一两　蔄茹一两

右件药捣粗罗为散,每服三钱,以水一中盏,煎至六分,去滓,不计时候温服。

治风癫心气不全,忘前失后,大小便遗失,宜服**菖蒲散**方:

菖蒲一两　蒴藋一两　防风一两,去芦头　茵芋一两　商陆一两　附子一两,生用,去皮脐

右件药捣细罗为散,每服不计时候以温酒调下一钱。

治风癫心神不定,狂走无恒,宜服**铁粉散**方:

铁粉一两　马牙消一两　光明砂一两　铅霜半两　金薄五十片

右件药都细研为散,不计时候以生地黄自然汁调下一钱。忌生血物。

治风癫口眼开张,多吐白沫,或作恶声,恍惚虚悸,宜服**虎睛圆**方:

虎睛一对,酒浸,炙微黄　茯神一两　龙齿一两　石膏一两　防风一两,去芦头　黄芩一两　秦艽一两,去苗　川升麻一两　汉防己一两　铁粉一两,细研　川大黄一两,剉碎,微炒　人参一两,去芦头　防

葵一两　独活一两　远志三分,去心　白鲜皮三分　鬼臼三分　细辛三分　银薄五十片,细研　金薄五十片,细研　天雄三分,炮裂,去皮脐　干姜半两,炮裂,剉　芎䓖三分　麝香半两,细研　露蜂房半两,微炒　牛黄半两,细研　蛇蜕皮十条,烧灰

右件药捣罗为末,入研了药令匀,炼蜜和捣五七百杵,圆如梧桐子大,不计时候以温酒下二十圆,薄荷汤下亦得。

治风癫发时吐涎,起卧不定,及大小便不能知觉,宜服**铅丹圆**方:

铅丹一两　菰蒹根一两　虎掌半两,汤洗七遍,生姜汁拌炒令黄　乌头半两,炮裂,去皮脐　白术半两　铁粉二两,细研　鸱枭头一枚,烧为灰　甜葶苈一两,隔纸炒令紫色　茵芋一两　川椒半两,去目及闭口者,微炒去汗　大戟半两,剉,微炒　天雄半两,炮裂,去皮脐

右件药捣罗为末,炼蜜和圆如梧桐子大,不计时候以温酒下二十圆。

治风癫发作吐沫,引胁肋疼痛,宜服**茯神圆**方:

茯神一两　白龙骨一两　龙角一两　龙胆一两,去芦头　铁粉二两,细研　蔓菁子一两　人参二两,去芦头　远志一两,去心　黄连一两,去须　川大黄一两,剉碎,微炒　芎䓖三分　当归一两　黄芩三分

右件药捣罗为末,炼蜜和圆如梧桐子大,每服不计时候以温酒下二十圆。

治风癫心神愦乱,狂走不恒,言语倒错,宜服**水银圆**方:

水银一两　硫黄一两,与水银结为砂子　朱砂一两　定粉一两　黄丹一两

右件药同细研,入瓷罐子内,以泥封头候干,以慢火养一复时取出,入金银薄各五十片,雄黄、铅霜各一分同研令细,以糯米饭和圆如菉豆大,不计时候以豆淋酒下五圆。

治风癫精神不守,言语错乱,宜服此方:

金十两,细错为屑充柜　朱砂三两,光明者

右以金屑置鼎子中,作一坑子,安朱砂于坑子内,上又以金屑盖之,用六一泥固济,缓火养七日后取出朱砂,又作一地坑子,内入朱砂出火毒,七日后取出,研令极细,以粟米饭和圆如菉豆大,每服不计时候以熟水下五圆。忌羊血。

治风痫诸方

夫风痫病者,皆由脏腑壅热,风邪干于心也。心主于血,故血壅而不行,则荣卫气涩,血脉既乱,神气不定,故发痫也。凡少小有斯病者,亦由五脉下流,六气逆行,乳食不调,风邪所中,或先身热,瘛疭惊啼,而后发作,其脉浮洪者,病在于六腑及肌肤中,则易治之。若身冷不啼,掣不惊叫,病发时脉沉者,病在于五脏,若入于骨体[1],则难疗也。其候口鼻干燥,大小便不利,眼视不明,耳后青色,眠卧不安,腰直目眒,青筋生,头发竖,时时作声,口不噤,吐白沫,浑身烦热,头上汗出,时多惊悸,手足颤掉,梦中叫唤,目瞳子大,是发痫之状也。

治风痫[2],因心脏积热痰毒所为,发即吐沫,嚼舌,宜服此方:

水银一两　铅二两,与水银结为砂子,细研　牛黄一分,细研　银薄五十片,细研　犀角屑三分　熊胆半两　朱砂一两,细研,水飞过　麝香一分,细研　羚羊角屑三分　马牙消一两　龙齿二两　白僵蚕三两,微炒　白附子三分,炮裂　干蝎三分,微炒

---

[1]　体:《普济方》卷100"痫论"作"髓"。皆可通,各仍其旧。

[2]　痫:原作"痛"。据《普济方》卷100引同方改。

右件药捣细罗为散,都研令匀,每服不计时候以防风汤温温调下二钱。

治风痫积年不差,风痰渐多,得热即发,宜服**银薄圆方**:

银薄五十片　龙齿一两　麦门冬一两半,去心,焙　乌蛇一两半,酒浸,去皮骨,炙微黄　铁粉一两,细研　人参一两,去芦头　防风半两,去芦头　犀角屑一两　川升麻一两　熊胆一两　生干地黄一两

右件药捣罗为末,炼蜜和捣三五百杵,圆如梧桐子大,每服不计时候以温水下三十圆。

治风痫累年不差,痰毒转甚,精神减耗,时时发动,宜服**水银圆方**:

水银三两　铅三两,与水银结为砂子,细研　远志一两,细研　人参一两,去芦头　菖蒲一两　茯神一两　蝉壳半两,微炒　羌活一两　细辛半两　半夏二两,汤浸洗七遍去滑

右件药捣罗为末,都研令匀,炼蜜和捣三二百杵,圆如梧桐子大,每服不计时候以生姜汤下二十圆。

治风痫久不差,发时吐涎沫,作恶声音,不识人,宜服**铅霜圆方**:

铅霜二两,细研　金薄一百片,细研　银薄一百片,细研　人参一两,去芦头　茯神一两　远志一两,去心　细辛一两　菖蒲一两　苦参一两,剉　黄芩一两　栀子人一两　犀角屑一两　龙齿二两,细研　朱砂一两,细研,水飞过

右件药捣罗为末,入研了药更研令匀,炼蜜和捣三五百杵,圆如梧桐子大,每服不计时候以薄荷汤下三十圆。

治风痫积年不差,发即昏昏须睡,良久方惺,宜服**虎睛圆方**:

虎睛一对,酒浸一宿,微炙　铁粉一两,细研　黄丹一两　麦门冬一两半,去心,焙　人参一两,去芦头　玄参一两　沙参一两,去芦头　苦参一两,剉　金薄一百片,细研　银薄一百片,细研　牛黄半两,细研　马牙消二两　黑铅二两　水银一两,与铅二味结为砂子,细研

右件药捣罗为末,都研令匀,炼蜜和捣三五百杵,圆如梧桐子大,每服不计时候以温水下三十圆。

治风痫发即卒倒,口吐涎沫,手足俱搐,一无所觉,苏而复发,宜服**龙齿圆方**:

龙齿半两,细研　虎睛一对,微炒　赤茯苓半两　铁精三分　人参半两,去芦头　川大黄二两,剉碎,微炒　独活一两　远志半两,去心　细辛半两　贯众半两　鬼箭羽半两　天雄三分,炮裂,去皮脐　露蜂房半两,微炒　桂心三分　钓藤皮半两　蚱蝉七枚,微炒　衣中白鱼三七枚　川升麻半两　石膏一两,细研

右件药捣罗为末,入研了药令匀,炼蜜和捣五七百杵,圆如梧桐子大,不计时候以荆芥汤下二十圆。

治风痫病精神不全,常有痰毒在胸隔,呕吐不出,烦闷气壅者,宜服**牛黄圆方**:

牛黄半两,细研　龙齿二两　虎睛一对,酒浸一宿,微炙　安息香一两,入胡桃人捣熟　朱砂二两,细研,水飞过　犀角屑一两　铁粉二两　人参一两,去芦头　独活一两　蛜𧌒一两,去头足翅,微炙　麝香半两,细研　茯神一两　远志一两,去心　防风一两半,去芦头　甘草一两,炙微赤,剉

右件药捣罗为末,入研了药令匀,炼蜜和捣五七百杵,圆如梧桐子大,每服不计时候以荆芥汤下三十圆。

治风痫失心狂乱,不识好恶,**银粉圆方**:

上好银二两,打作薄片,用猪脂二斤煎令脂尽,又以好醋一升亦煎令尽,细擘破银片,以水银三两相和,火上熬令极热,即泻于水碗中,研令极细即止,内入铁铛中,以瓷碗盖,以火逼飞却水银令尽,即出捣罗为末,更细研入后药　人参一两,去芦头　茯神一两　石膏一两　虎睛一对,酒浸一宿,微炒　牛黄一分,细研　铅霜一两,细研

右件药捣罗为末,研入银粉令匀,以枣肉和圆如皂荚子大,不计时候以金银汤研下一圆。

治风痫积年不差,发时迷闷吐沫,或作牛声,宜服**银末圆**方:

银末半两　铁粉一两　黑猫儿粪一两,炒　黄丹二两

右件药相和熟研令匀,以醋饭和圆如菉豆大,如患五年服十五圆,患十年服二十圆,患十五年服三十圆。初服时,即于食前以热酒下,如服五服不吐不泻,即第六服用水一大盏,煎黄耆末二钱煎至五分,温温下圆药,须臾吐粘痰,每日空心服之不绝半月,其疾永不发动。

治风痫失性倒仆恶声,吐沫口噤,宜服**雄朱丹**方:

雄黄一两　朱砂一两　水银一两　雌黄一两,三味用夹生绢袋盛,以蜜于重汤内煮,候蜜色赤为度,取出以河水淘洗,曝干　黑铅二两,与水银结为砂子

右件药同研如粉,用前煮雄黄、蜜和圆如菉豆大,每服不计时候以桃、柳、松、柏、桑枝汤下三圆至五圆。

治积痰不散,上冲心脏,变为风痫,不问长幼,宜服**半夏圆**方:

半夏五两,汤洗七遍去滑　白矾三两,烧令汁尽　朱砂三两,细研,水飞过　黄丹三两〔1〕

右件药捣罗为末,都研令匀,以粟米饭和圆如梧桐子大,每服不计食前后,以人参汤下二十圆。

治心脏积热痰毒,变为风痫,发时烦闷,口噤吐沫,宜服**天竺黄圆**方:

天竺黄一两　水银一两,与铅同结为砂子　黑铅二两　夜明砂一两,微炒　朱砂一两,细研,水飞过　雄黄三分

右件药都研为末,用甘草水浸蒸饼和圆如梧桐子大,每服不计时候以消梨汁下五圆。

治风痫,欲发即精神不定,眼目不明,瘈疭恶声,嚼舌吐沫,宜服**雌黄圆**方:

雌黄一两,细研,炒令褐色　黄丹一两,炒令褐色　麝香一钱,细研

右件药相和研令匀,用牛乳一升慢火熬成膏,候可圆即圆如梧桐子大,每服不计时候以温酒下七圆。

又方:

铁粉二两　雌黄一两,叶子者　黄丹二两,与雌黄同略炒过

右件药都细研为末,以粳米饭和圆如菉豆大,每服不计时候以牛乳下五圆。如无牛乳,温水下亦得。

治风痫,有积痰在胸膈不散,发时心躁,恶叫迷闷,吐沫瘈疭,宜服**阳起石圆**方:

阳起石一两　硫黄一两,与水银结为砂子　水银一两　黄丹一两

右件药都研令细,固济瓷瓶子盐柜中,以文火养三日后,以五斤火煅之,候冷取出火毒,细研,以粟米饭和圆如菉豆大,每服不计时候以粥饮下五圆。

又方:

朱砂一两,细研,水飞过　铅霜一两　铁粉一两　马牙消一两

右件药都细研如粉,以枣肉和圆如菉豆大,每服不计时候以熟水下七圆。

治风痫,发时眼前暗黑,迷闷吐沫,不识人,宜服**蜜陀僧圆**方:

蜜陀僧三两,细研　朱砂三两,细研,水飞过　腊月鸦一只,烧灰细研　猪牙皂荚六两,三两去黑皮,涂酥

──────────

〔1〕 三两:原脱。《普济方》卷100引同名方,药物同而剂量不一。其中丹砂、铅丹均为一两。本方丹砂(朱砂)三两,则黄丹(铅丹)亦当与之等,故补"三两"。

炙令微黄,去子,三两去皮子,生用

右件皂荚捣罗为末,以米醋二升熬成膏,入朱砂等三味和圆如菉豆大,每服不计时候以温酒下十圆。

治风痫心神狂乱,时吐涎沫,叫呼不识人,宜服**朱砂散**方:

朱砂二两,光明者,逐块以金薄裹　磁石三两,捣为末　黑铅二两,以水银一两炒作沙子,细研

右件药先固济一瓷瓶子候干,先入磁石末,次安朱砂,后以黑铅末覆之,以文火养七日后,以火五斤煅令通赤便住,候冷取出,都细研为散,每服不计时候以马牙消半分煎汤调半钱服之。

治风痫发作不定,宜服**雄黄圆**方:

雄黄一两　龙齿一两　铁粉半两　黄丹半两,与雄黄同炒转色

右件药同研如粉,以粳米饭和圆如菉豆大,每服不计时候以牛乳下五圆。

又方:

铅二两　水银一两　硫黄一两,细研

右件药,先将水银、硫黄二味于銚子中慢火熬,不住手研,待硫黄烟气似定,入铅同炒,候少时将出细研为末,以粟米饭和圆如梧桐子大,每服不计时候以茶下三圆。

治风痫时久不差,先吐痰沫,宜服**乳香散**方:

乳香半两　降真香一两　石胆一分

右件药捣细罗为散,每服一钱,以真黄牛乳一小盏,热暖空心调下,如人行三五里再服,如此三服,以吐为度。

治风痫发作渐频,呕吐涎沫,不问长幼,宜服**黄丹圆**方:

黄丹五两　皂荚五梃,去皮,涂酥炙黄焦,去子

右件药捣研为末和匀,以糯米粥和圆如梧桐子大,每服不计时候以粥饮下十圆。

治风痫,不问长幼,并是积热风痰攻心所为,宜服此方:

蛇黄二十枚,小者

右以榭树汁拌,入火煅令通赤,取出于净地上一宿出火毒后,细研如面,又用狗胆一枚取汁相和,以粟米饭和圆如菉豆大,每服不计时候以暖酒下十五圆,三五日后当吐出恶痰涎,便愈。

又方:

右于大虫粪内取骨,酥炒微黄,并粪晒干,一时捣细罗为散,每日空心以温酒调下二钱。

治风痫精神不守,恶叫烦闷,吐沫嚼舌,四肢抽掣,宜服**太阴玄精圆**方:

太阴玄精三两　铁粉三两

右件药都研令细,以真牛乳一大盏相和,用文火煎令乳干,取出研令极细,炼蜜和圆如梧桐子大,每服不计时候以薄荷汤下二十圆。

治白虎风诸方

夫白虎风病者,是风寒暑湿之毒因虚所起,将摄失理,受此风邪,经脉结滞,血气不行,蓄于骨节之间,或在四肢,肉色不变,其疾昼静而夜发,即彻骨髓痠疼,其痛如虎之啮,故名曰白虎风病也。

治白虎风，风毒攻注，骨髓疼痛，发作不定，宜服**羌活散**方：

羌活一两　侧子一两，炮裂，去皮脐　秦艽一两，去苗　桂心一两　木香一两　芎䓖一两　当归一两　牛膝一两，去苗　附子一两，炮裂，去皮脐　骨碎补一两　桃人三十枚，汤浸，去皮尖、双人，麸炒微黄

右件药捣粗罗为散，每服三钱，以水一中盏，入生姜半分，煎至五分，去滓，不计时候稍热服。

治白虎风，血脉结滞，骨髓疼痛，发作无时，宜服**虎杖散**方：

虎杖一两半　桂心一两　当归一两半　赤芍药一两　天雄一两，炮裂，去皮脐　桃人一两，汤浸，去皮尖、双人，麸炒微黄　芎䓖一两　枳实一两，微炒微黄　羌活一两　防风一两，去芦头　秦艽一两，去苗　木香一两

右件药捣粗罗为散，每服三钱，以水一中盏，入生姜半分，煎至六分，去滓，不计时候稍热服。

治白虎风，筋骨疼痛，至夜加甚，四肢懈堕，宜服**赤芍药散**方：

赤芍药一两　羌活一两　仙灵脾一两半　虎头骨二两，涂酥炙令黄　天雄一两，炮裂，去皮脐　芎䓖一两　桂心一两

右件药捣细罗为散，每服不计时候以薤白汤调下二钱。

治白虎风，肢节疼痛，发即不可忍，宜服**虎骨散**方：

虎胫骨一两，涂酥炙令微黄　白花蛇一两，酒浸，去皮骨，炙令微黄　龙骨一两　天麻一两　防风一两，去芦头　干蝎一两，微炒　桂心一两　当归一两　羌活一两　麝香一分，细研　白僵蚕一两，微炒　牛膝一两，去苗

右件药捣细罗为散，研令匀，每服不计时候以热豆淋酒调下二钱。

治白虎风，痛彻骨髓，昼静夜发，宜服**酸枣人散**方：

酸枣人半两，微炒　败龟三分，涂酥炙令黄　虎胫骨一两，涂酥炙微黄　羌活三分　牛膝三分，去苗　桂心三分　附子三分，炮裂，去皮脐　枳壳三分，麸炒微黄，去瓤　地龙一两，微炒　当归一两　没药半两　乳香半两　补骨脂三分，微炒　赤芍药三分

右件药捣细罗为散，每服不计时候以温酒调下二钱。

治白虎风，疼痛不止，宜服**当归散**方：

当归一两　桂心一两　地龙一两，微炒　白僵蚕一两，微炒　威灵仙一两　漏芦一两　芎䓖一两　白芷一两

右件药捣细罗为散，每服不计时候以热酒调下二钱。

治白虎风，流注筋骨疼痛，宜服**没药散**方：

没药一两　独活一两　虎胫骨二两，涂酥炙令黄　晚蚕沙一两半，微炒　芎䓖一两半　防风一两，去芦头　蔓荆子一两　当归一两　赤芍药一两　桂心一两

右件药捣细罗为散，每服不计时候以热酒调下二钱。

治白虎风，四肢疼痛，至夜转甚不可忍者，宜服**白头翁煎**方：

白头翁二两　牛膝三分，去苗　附子三分，炮裂，去皮脐　桂心三分　羌活三分　赤芍药三分　赤茯苓半两　人参半两，去芦头　防风三分，去芦头　虎胫骨一两，涂酥炙微黄　牡丹半两　当归二分　酥五合　生姜[1]汁二合

---

〔1〕　生姜：宽政本作"牛姜"。《正误》："牛"，"生"之讹。《普济方》卷111引此方作"生姜"，因改。

右件药都捣细罗为散,用好酒五升都煎如饧,每服不计时候以温酒调下一茶匙。服药后仍须炒蚕沙熨之为妙。

治白虎风,不计月日远近,夜加疼痛,走转不定不可忍者,宜服**麝香圆**方:

麝香一分,细研　雄黄一分,细研　朱砂一分,细研　地龙三分,微炒　白附子半两,炮裂　芫花三分,醋拌炒令干　斑猫五枚,用糯米炒令黄,去翅足　狼毒三分,剉,醋拌微炒

右件药捣罗为末,以醋煮面糊和圆如菉豆大,不计时候以温酒下五圆。

治白虎风,疼痛不可忍,宜服**地龙散**方:

地龙一两,微炒　好茶末一两　白僵蚕一两,微炒

右件药捣细罗为散,每服不计时候以温酒调下二钱。

治白虎风,疼痛走转不定,宜服此方:

虎胫骨二两,涂酥炙令黄　羌活一两　地龙一两,微炒

右件药捣细罗为散,每服不计时候以温酒调下二钱。

治白虎风,走转疼痛,两膝热肿,宜服**防风散**方:

防风二两,去芦头,微炒　地龙二两,微炒　漏芦二两

右件药捣细罗为散,每服不计时候以温酒调下二钱。

又方:

虎胫骨一两,涂醋炙令黄　附子一两,炮裂,去皮脐

右件药捣细罗为散,每服不计时候以温酒调下一钱。

又方:

骐驎竭一两　硫黄一两,细研

右件药捣罗为散,研令匀,每服不计时候以温酒调下一钱。

又方:

地龙半两,微炒　阿魏半分　乳香一分

右件药捣细罗为散,每服不计时候以好茶调下一钱。

治白虎风,疼痛走转不定,宜用**雄黄散**涂方:

雄黄一两　莽草一两　藜芦一两,去芦头　斑猫二十枚　赤小豆半合　白矾三分　芫荑三分　皂荚三分,烧灰　蛇床子三分　吴茱萸三分　硫黄半两,细研　附子一两,去皮脐,生用　巴豆十五枚,去皮心

右件药捣细罗为散,都研令匀,每用散一钱,以生油调,薄涂于痛处,日二易之。

治白虎风,痛走不定,无问老少,宜用**地龙粪散**熨之,方:

地龙粪一升　红蓝花三两　炭灰五升

右件药搅和熬令极热,以酽醋拌之令匀,以故帛三四重裹,分作三裹,更替熨痛处,以效为度。

治白虎风,疼痛彻骨不可忍,宜用熏药方:

精猪肉四两,切作片子　安息香二两

右将肉裹香,即用一瓶子内着灰火,火上着一铜片子隔之,即安香于上烧之,以瓶子口就痛处熏之,以衣遮盖,勿令透气,三两上差。

治白虎风,寒热发歇,骨节微肿,彻骨疼痛,宜用**燕窠土圆**摩之,方:

燕窠土二两　伏龙肝二两　飞罗面二两　砒黄一钱　水牛肉脯一两,炙令黄,别捣罗为末

右件药捣细罗为散,后入砒黄、牛脯末等和令匀,每将少许以新汲水和如弹圆大,于痛处

摩之,候痛止,即取药抛于热油铛中。

治白虎风,疼痛彻骨髓不可忍者,宜用葱白熨,方:

右取酽醋五升,煎三五沸,切葱白二升,煮一两沸即漉出,以布帛裹,热熨痛处,极效。

治白虎风疼痛,宜用**皂荚散**傅之,方:

皂荚旅生荞麦　白蒺藜　谷精草　五灵脂　芸薹子已上各半两

右件药捣细罗为散,用酽醋调涂之效。

治刺风诸方

夫刺风者,由体虚之人,肤腠开张,为风邪侵也。其风邪走于遍身,而皮肤淫浊,邪气与正气交争,风邪击搏,如锥刀所刺,故名刺风也。

治大风,周身皮肤肌体之内如针所刺,精神昏昧,宜服**大麻人散**方:

大麻人三两　防风一两,去芦头　麻黄二两,去根节　陈橘皮一两,汤浸,去白瓤,焙　桂心二两　独活二两　石膏二两　附子一两,炮裂,去皮脐　白蒺藜一两,微炒去刺

右件药捣粗罗为散,每服四钱,以水一中盏,入生姜半分,煎至六分,去滓,不计时候温服。忌猪、鸡肉、生冷、油腻。

治体虚风邪所中,攻走皮肤,状如针刺,四肢不仁,筋脉拘急,宜服**薏苡人散**方:

薏苡人二两　独活一两　茵芋一两　细辛一两　桂心一两　侧子一两,炮裂,去皮脐　防风一两,去芦头　酸枣人一两,微炒　麻黄一两,去根节　五加皮一两　羚羊角屑一两　甘草半两,炙微赤,剉

右件药捣粗罗为散,每服四钱,以水一中盏,入生姜半分,煎至六分,去滓,不计时候温服。

治刺风,皮肤顽痹,宜服**羌活散**方:

羌活一两　白蒺藜一两,微炒去刺　白鲜皮一两　枫香三分　乌蛇肉一两,酒浸,炙令黄　当归一两　防风一两,去芦头　肉桂一两,去皱皮　茵芋一两　附子一两,炮裂,去皮脐　芎䓖一两　酸枣人一两,微炒　海桐皮一两,剉　麻黄二两,去根节　麝香一分,细研

右件药捣细罗为散,每服食前以温酒调下二钱。忌生冷、油腻、湿面、毒滑鱼肉。

治刺风,皮肤如针刺,或顽痹不仁,宜服**天麻圆**方:

天麻一两　踯躅花一两　独活一两　麻黄二两,去根节　附子一两,炮裂,去皮脐　白附子一两,炮裂　晚蚕蛾一两　乌蛇肉二两,酒浸,炙令黄　防风一两,去芦头　道人头一两　白蒺藜一两,微炒去刺　麝香半两,细研　桂心一两　当归一两　川乌头一两,炮裂,去皮脐

右件药捣罗为末,入麝香都研令匀,炼蜜和捣三二百杵,圆如梧桐子大,每服不计时候以温酒下二十圆。如有汗出,切宜避风。

治刺风,遍身如针刺,肩背四肢拘急,筋骨疼痛,宜服**白蒺藜圆**方:

白蒺藜一两,微炒去刺　茵芋一两　羌活一两　木香一两　羚羊角屑一两　附子一两,炮裂,去皮脐　白花蛇肉二两,酒浸,炙微黄　白附子一两,炮裂　当归一两,剉,微炒　干蝎一两,微炒　薏苡人三分　槟榔半两　牛膝一两,去苗　芎䓖一两　牛黄一分,细研　麝香一分,细研　杏人一两,汤浸,去皮尖、双人,别研如膏　防风三分,去芦头　酸枣人一两,微炒

右件药捣罗为末,入杏人膏相和令匀,炼蜜和捣五七百杵,圆如梧桐子大,每服不计时候以温酒下二十圆。忌生冷、油腻、毒滑鱼肉。

治头面风诸方

夫头面风者,由体虚之人,阳脉为风所乘也。诸阳之经皆上走于头面,若运动劳役,阳气发泄,腠理开疏,而受之风邪,谓之首风。其状头面多汗,恶风头痛。又新沐头未干,不可便卧,使头重身热,或则烦闷。又夏月露下卧,露堕面上,令面皮厚,喜成疮癣,乃作面风也。

治头面风,皮肤瘙痒,心隔烦闷,目眩头痛,宜服**山茱萸散**方:

山茱萸半两　甘菊花半两　荆芥穗半两　秦艽三分,去苗　芎䓖一两　茯神三分　蔓荆子三分　山栀子半两　羚羊角屑半两　汉防己半两　藁本三分　甘草半两,炙微赤,剉

右件药捣粗罗为散,每服三钱,以水一中盏,入薄荷三七叶,煎至六分,去滓,不计时候温服。忌湿面、油腻。

治头面风,皮肤不仁,头疼心闷,四肢不利,宜服**蔓荆散**方:

蔓荆子三分　防风半两,去芦头　枳壳三分,麸炒微黄,去瓤　山茱萸半两　麻黄三分,去根节　旋覆花三分　甘菊花三分　芎䓖三分　莽草三分,微炙　甘草半两,炙微赤,剉　羚羊角屑三分

右件药捣粗罗为散,每服三钱,以水一中盏,入生姜半分,煎至六分,去滓,不计时候温服。

治头面风,皮肤瘙痒,头目昏疼,上焦烦壅,宜服**赤箭散**方:

赤箭三分　前胡一两,去芦头　白蒺藜半两,微炒去刺　黄耆半两,剉　枳壳三分,麸炒微黄,去瓤　防风一两,去芦头　羚羊角屑半两　甘菊花半两　甘草一分,炙微赤,剉

右件药捣粗罗为散,每服四钱,以水一中盏,煎至六分,去滓,不计时候温服。

治毒风上冲,头面赤热,或生细疮,皮肤瘙痒,心神烦躁,宜服**乌蛇散**方:

乌蛇肉二两,酒浸,炙微黄　羚羊角屑三分　人参三分,去芦头　赤茯苓三分　沙参三分,去芦头　麻黄一两,去根节　防风三分,去芦头　白蒺藜三分,微炒去刺　白鲜皮三分　独活一两　黄芩三分　秦艽一两,去苗　川升麻三分　川大黄三分,剉,微炒　牛蒡子半两,微炒

右件药捣细罗为散,每服不计时候以温浆水调服二钱。

治头面有风,牵引眼睛疼痛,偏视不明,宜服**藁本散**方:

藁本一两　细辛三分　秦艽一两,去苗　羌活三分　桂心半两　山茱萸半两　天雄半两,炮裂,去皮脐　薯蓣三分　蔓荆子半两

右件药捣细罗为散,每服不计时候以温酒调下二钱。

治头面风,目眩耳聋,宜服**薯蓣散**方:

薯蓣一两　防风一两,去芦头　细辛半两　山茱萸半两　川升麻半两　甘菊花半两　蔓荆子半两　藁本半两

右件药捣细罗为散,每服不计时候以温酒调下二钱。

治头面风,皮肤痹[1]痒,肢节疼痛,头目不利,项强耳聋,宜服**甘菊花圆**方:

甘菊花三分　人参三分,去芦头　当归三分　防风半两,去芦头　秦艽半两,去苗　山茱萸半两　白鲜皮半两　黄耆半两,剉　汉防己半两　桂心半两　白术半两　白蒺藜半两,微炒去刺　生干地黄半两　独活半两　薯蓣半两　芎䓖半两　细辛半两　苍耳子半两

---

〔1〕 痹:《普济方》卷45所引同。《正误》:"痹",疑当作"瘙"。

右件药捣罗为末,炼蜜和捣三五百杵,圆如梧桐子大,每服不计时候以温酒下二十圆。

治热毒风攻头面,瘙痒如似虫行,时发风胗,宜服**白蒺藜圆**方:

白蒺藜三分,微炒去刺　独活三分　羚羊角屑三分　防风三分,去芦头　枳壳三分,麸炒微黄,去瓤　薯蓣三分　地骨皮三分　莽草一两,微炒　葳蕤半两　苦参一两,剉　枫香一两　蝉壳半两,微炒

右件药捣罗为末,用炼蜜和捣五七百杵,圆如梧桐子大,每服不计时候以温酒下二十圆。忌猪、鱼肉。

治头面风瘙痒如虫行,上焦痰滞,脏腑壅塞,宜服**皂荚煎圆**方:

皂荚一斤,不蚛者,搥碎,以淡浆水二升挼滤取汁,慢火熬成膏　乌蛇肉三两,酒浸,炙微黄　枳壳一两,麸炒微黄,去瓤　川大黄一两,剉碎,微炒　防风一两,去芦头　苦参一两,剉　牛蒡子一两,微炒　天麻一两　荆芥一两

右件药捣罗为末,入皂荚煎和圆如梧桐子大,每服不计时候以温浆水下三十圆。

治风头旋诸方

夫风头旋者,良由体虚,风邪乘于阳脉。诸阳之经,皆上注于头面,风邪随入于脑,遂成头旋。亦因痰水在于胸膈之上,犯大寒,使阳气不行,令痰水结聚,而阴气逆上,风与痰相结,上冲于头,则令头旋也。

治上焦风痰攻头目旋运,心神烦乱,宜服**汉防己散**方:

汉防己一两　羚羊角屑三分　人参三分,去芦头　荆芥三分　芎䓖三分　半夏半两,汤洗七遍去滑　赤茯苓三分　旋覆花半两　防风半两,去芦头　前胡一两,去芦头　细辛半两　麦门冬一两,去心,焙　枳实三分,麸炒微黄　甘草半两,炙微赤,剉

右件药捣粗罗为散,每服三钱,以水一中盏,入生姜半分,煎至六分,去滓,不计时候温服。忌饧糖、羊肉。

治上焦风痰,头旋目运,不欲饮食,宜服**前胡散**方:

前胡一两,去芦头　白术一两　防风一两,去芦头　枳壳一两,麸炒微黄,去瓤　茯神一两　细辛半两　蔓荆子三分　半夏三分,汤洗七遍去滑　甘草半两,炙微赤,剉

右件药捣粗罗为散,每服三钱,以水一大盏,入生姜半分,薄荷三七叶,煎至六分,去滓,不计时候温服。

治风头旋运闷,起则欲倒,宜服**蔓荆子散**方:

蔓荆子三分　赤箭半两　细辛半两　麦门冬一两,去心,焙　地骨皮半两　石膏一两　黄芩三分　防风三分,去芦头　羚羊角屑三分　枳壳三分,麸炒微黄,去瓤　芎䓖三分　茯神三分　甘菊花三分　甘草半两,炙微赤,剉　半夏三分,汤洗七遍去滑

右件药捣粗罗为散,每服三钱,以水一中盏,入生姜半分,煎至六分,去滓,不计时候温服。忌热面、饧糖、羊肉。

治风头旋,上隔多痰,宜服**羚羊角散**方:

羚羊角屑一两　防风半两,去芦头　枳壳三分,麸炒微黄,去瓤　半夏半两,汤洗七遍去滑　茯神一两　白芷半两　甘草半两,炙微赤,剉　附子三分,炮裂,去皮脐　芎䓖半两

右件药捣粗罗为散,每服三钱,以水一中盏,入生姜半分,煎至六分,去滓,不计时候温服。

治风头旋,心胸不利,宜服**白术散**方:

白术一两 前胡一两,去芦头 防风三分,去芦头 枳壳三分,麸炒微黄,去瓤 赤茯苓一两 蔓荆子三分 甘草半两,炙微赤,剉 半夏半两,汤洗七遍去滑 芎䓖三分

右件药捣粗罗为散,每服三钱,以水一中盏,入生姜半分,煎至六分,去滓,不计时候温服。

治风头旋,忽忽如醉,痰逆,不下饮食,宜服**甘菊花散**方:

甘菊花三分 天麻一两 石膏二两 芎䓖三分 独活三分 防风三分,去芦头 白术三分 杏人半两,汤浸,去皮尖、双人,麸炒微黄 茯神一两 羚羊角屑三分 杜若三分 黄芩三分 甘草半两,炙微赤,剉

右件药捣粗罗为散,每服三钱,以水一中盏,入生姜半分,煎至六分,去滓,不计时候温服。

治风头旋,发则心腹满急,眼运欲倒,宜服**芎䓖散**方:

芎䓖三分 独活半两 防风半两,去芦头 赤茯苓三分 杏人半两,汤浸,去皮尖、双人,麸炒微黄 白术半两 枳壳三分,麸炒微黄,去瓤 黄芩半两 羚羊角屑半两

右件药捣粗罗为散,每服三钱,以水一中盏,入生姜半分,煎至六分,去滓,不计时候温服。

治风头旋眼运,如似屋转,起即旋倒者,宜服**远志散**方:

远志三分,去心 防风一两,去芦头 芎䓖一两 人参三分,去芦头 独活一两 葛根三分,剉 桂心半两 山茱萸半两 薯蓣半两 白术半两 天雄半两,炮裂,去皮脐 茯神半两 莽草半两,炙微赤,剉 甘菊花半两

右件药捣细罗为散,每服不计时候以温酒调下二钱。

治风头旋,手足厥逆,身体疼痛,心乱反倒如癫,发歇无恒,宜服**独活散**方:

独活一两 白术三分 防风三分,去芦头 细辛半两 人参半两,去芦头 干姜半两,炮裂,剉 天雄一分,炮裂,去皮脐 桂心一分 蒜蓣根三分

右件药捣细罗为散,每服不计时候以温酒调下二钱。

治风头旋目疼,身体痛,宜服**山茱萸散**方:

山茱萸一两 防风一两,去芦头 薯蓣半两 芎䓖半两 细辛半两 甘菊花半两 天雄半两,炮裂,去皮脐

右件药捣细罗为散,每服不计时候以温酒调下二钱。

治风头旋口㖞,目痛耳聋,宜服**天雄散**方:

天雄三两,炮裂,去皮脐 细辛三两 山茱萸三两 干姜三两,炮裂 薯蓣七两 防风七两,去芦头

右件药捣细罗为散,每服食前以温酒调下二钱。

治风头旋,每发眩冒,宜服**鸱头圆**方:

鸱头一枚,炙令黄 蔄茹一两 白术一两 川椒一两,去目及闭口者,微炒去汗

右件药捣罗为末,炼蜜和捣五七百杵,圆如梧桐子大,每服食前以温酒下二十圆。

治肺脾风痰攻,心膈烦满,头目旋运,不纳饮食,宜服**旋覆花圆**方:

旋覆花半两 枳壳一两,麸炒微黄,去瓤 石膏二两 川椒半两 前胡一两,去芦头 防风一两,去芦头 羚羊角屑三分 赤茯苓三分 黄芩三分 白蒺藜三分,微炒去刺 川大黄三分,剉碎,微炒 甘草半两,炙微赤,剉

右件药捣罗为末,炼蜜和捣三二百杵,圆如梧桐子大,每服于食后煎竹叶汤下三十圆。

治风头旋,宜用摩顶**细辛膏**,方:

细辛三两　当归三两　桂心二两　天雄二两,去皮脐,生用　白芷一两半　芎䓖一两　干姜一两　乌头二两,去皮脐,生用　松柏叶各四两　生地黄五斤,取自然汁　朱砂一两,细研　猪肪三斤

右件药九味捣筛如麻子大,以地黄汁浸一宿,先煎猪肪销去筋膜,下火停冷,下地黄汁并浸诸药同煎,令白芷黄色,去滓入朱砂末,用柳木篦不住手搅令凝,收于瓷合内,用摩头顶,甚效。

治风头旋脑转,宜服**蝉壳散**方:

蝉壳二两,微炒

右捣细罗为散,每服不计时候以温酒调下一钱。

治风头旋,起倒无定,宜服**枳实散**方:

枳实三分,微炒令黄　独活一两半　石膏一两　蒴藋一两

右件药捣粗罗为散,每服三钱,以酒一中盏,煎至六分,去滓,不计时候温服。

治风头旋,**菊花酝酒方**:

甘菊花开者

右件药九月九日取曝干者作末,以糯米馈中蒸熟,每一斗米用五两菊花末,溶拌如常酝法,多用细曲为良,候酒熟即压去滓,每暖一小盏服。

治风头旋,脑皮肿痹,**松花浸酒方**:

松花并台[1]

右件药春三月取五六寸如鼠尾者,不计多少,蒸,细切一升,用生绢囊贮,以酒三升浸五日,每服空腹暖饮五合,晚食前再服。

治头风目眩诸方

夫头风目眩者,由血气虚,风邪入脑,而牵引目系故也。五脏六腑之精气皆上注于目,血气与脉并上为目系,系属于脑后,出于项中。血脉若虚,则为风邪所伤,入脑则转而目系急,目系若急,故成眩也。诊其脉洪大而长者,风眩也。风眩久不差,则变为癫也。

治头风目眩,心胸痰壅,不下饮食,及四肢不利,宜服**杜若散**方:

杜若一两　防风一两,去芦头　赤茯苓一两　山茱萸一两　蔓荆子三分　茵芋三分　天雄三分,炮裂,去皮脐　飞廉三分　石膏一两　藁本半两　甘草半两,炙微赤,剉　芎䓖半两

右件药捣粗罗为散,每服三钱,以水一中盏,入生姜半分,煎至六分,去滓,不计时候温服。

治头风,目眩眼旋欲倒,头痛,宜服**防风散**方:

防风一两,去芦头　枳壳三分,麸炒微黄,去瓤　麻黄三分,去根节　茯神一两　芎䓖半两　前胡半两,去芦头　细辛半两　石膏二两　虎掌半两,汤浸洗七遍,生姜汁拌炒令黄　黄芩半两　甘草半两,炙微赤,剉

右件药捣粗罗为散,每服三钱,以水一中盏,煎至六分,去滓,入淡竹沥、荆沥各半合,更煎二三沸,不计时候温服。

治头风目眩,痰逆头痛,水浆不下,宜服**前胡散**方:

前胡一两半,去芦头　旋覆花三分　防风一两,去芦头　甘草半两,炙微赤,剉　飞廉半两　黄芩半两

---

〔1〕松花并台:指花开后如鼠尾状之雄松球花序。

杜若_{半两}　防己_{半两}　赤茯苓_{一两}　石膏_{二两}　芎䓖_{半两}

右件药捣粗罗为散,每服三钱,以水一中盏,入甜竹茹一分,煎至六分,去滓,不计时候温服。

治头风目眩,水浆不下,食辄呕吐,起即眩倒,宜服**汉防己散**方:

汉防己_{一两}　杜若_{一两}　防风_{一两,去芦头}　细辛_{半两}　虎掌_{半两,汤洗七遍,生姜汁拌炒令黄}　附子_{半两,炮裂,去皮脐}　桂心_{半两}　甘草_{一分,炙微赤,剉〔1〕}　芎䓖_{二分}

右件药捣粗罗为散,每服三钱,以水一中盏,煎至六分,去滓,不计时候温服。

治头风目眩,心腹满闷,不下饮食,宜服**芎䓖散**方:

芎䓖_{三分}　杜若_{三分}　天雄_{三分,炮裂,去皮脐}　半夏_{半两,汤洗七遍去滑}　防风_{半两,去芦头}　白术_{半两}　赤茯苓_{三分}　人参_{三分,去芦头}　陈橘皮_{三分,汤浸去白瓤,焙}　甘草_{一分,炙微赤,剉}

右件药捣粗罗为散,每服三钱,以水一中盏,入生姜半分,煎至六分,去滓,不计时候温服。

治头风目眩运闷,起即欲倒,不下饮食,宜服**赤茯苓散**方:

赤茯苓_{三分}　防风_{三分,去芦头}　甘菊花_{三分}　天雄_{半两,炮裂,去皮脐}　麻黄_{半两,去根节}　细辛_{半两}　芎䓖_{半两}　杜若_{三分}　前胡_{三分,去芦头}　白术_{三分}　杏人_{半两,汤浸,去皮尖、双人,麸炒微黄}　甘草_{半两,炙微赤,剉}

右件药捣粗罗为散,每服三钱,以水一中盏,入生姜半分,煎至六分,去滓,不计时候温服。

治风热上攻,头旋运闷,喜卧怔忡,起即欲倒,项背急强,宜服**旋覆花散**方:

旋覆花_{半两}　蔓荆子_{半两}　白术_{三分}　麦门冬_{一两,去心,焙}　前胡_{一两,去芦头}　枳壳_{三分,麸炒微黄,去瓤}　甘菊花_{三分}　半夏_{半两,汤洗七遍去滑}　防风_{半两,去芦头}　川大黄_{一两,剉碎,微炒}　独活_{半两}　甘草_{半两,炙微赤,剉}

右件药捣粗罗为散,每服三钱,以水一中盏,入生姜半分,煎至六分,去滓,不计时候温服。

治头风目眩痛,宜服**甘菊花散**方:

甘菊花_{三分}　茯神_{一两}　犀角屑_{三分}　防风_{一两,去芦头}　川升麻_{三分}　石膏_{二两}　白芷_{半两}　芎䓖_{半两}　甘草_{半两,炙微赤,剉}　牡荆子_{一两}　葛根_{一两,剉}　枳壳_{半两,麸炒微黄,去瓤}

右件药捣粗罗为散,每服三钱,以水一中盏,入生姜半分,竹叶二七片,煎至六分,去滓,不计时候温服。

治头风目眩运,如屋转旋倒者,宜服**天雄散**方:

天雄_{一两,炮裂,去皮脐}　防风_{一两,去芦头}　芎䓖_{一两}　人参_{一两,去芦头}　独活_{一两}　葛根_{一两,剉}　桂心_{一两}　山茱萸_{一两}　白术_{一两}　远志_{一两,去心}　薯蓣_{一两}　茯神_{三分}　莽草_{半两}

右件药捣细罗为散,每服不计时候以温酒调下二钱。

治头风目眩,宜服**茯神散**方:

茯神_{一两}　甘菊花_{一两}　蔓荆子_{一两}　白蒺藜_{一两,微炒去刺}　地骨皮_{一两}　石膏_{二两}　防风_{三分,去芦头}　甘草_{三分,炙微赤剉}　枳壳_{三分,麸炒微黄,去瓤}

右件药捣细罗为散,每服不计时候以熟水调下二钱。

---

〔1〕　一分,炙微赤,剉:原脱。据《类聚》卷17引同方补。

治头风,目眩痛及耳聋,宜服**薯蓣散**方:

薯蓣一两　防风一两,去芦头　细辛半两　山茱萸三分　杜若三分　白茯苓三分　芎䓖半两　甘菊花半两　蔓荆子半两

右件药捣细罗为散,每服不计时候以温酒调下二钱。

治头风目眩,恶风冷,心闷,不下饮食,宜服**白芷散**方:

白芷半两　防风一两,去芦头　白茯苓一两　细辛一两　芎䓖一两　天雄一两,炮裂,去皮脐　薯蓣一两　人参一两,去芦头　杜若半两　桂心三分　白术一两　前胡一两,去芦头

右件药捣细罗为散,每服不计时候以暖酒调下二钱

治风毒气上攻,头痛目眩,宜服**踯躅散**方:

踯躅花一两,酒拌微炒　白花蛇肉一两,酒浸,炙令微黄　天雄一两,炮裂,去皮脐　甘菊花半两　天麻一两　肉桂一两,去皱皮　藁本[1]一两　细辛三分　羌活一两　秦艽一两,去苗　防风[2]三分,去芦头　羚羊角屑三分　甘草半两,炙微赤,剉

右件药捣细罗为散,每服不计时候以温酒调下二钱。

治头风目眩,风毒冲脑户留热,及脑中诸疾,或脑脂流入目中,致令昏暗,往往头痛旋闷,脑疼兼眼诸疾,及发不[3]生白屑,目中风泪,宜用生发,明目,去诸疾,**青莲摩顶膏**,方:

生油一升　真酥三两　莲子草汁一升　吴蓝一两　大青一两　葳蕤一两　槐子人一两,微炒　山栀子人一两　淡竹叶一握,已上六味细剉绵裹　长理石一两　盐花二两　曾青一两　川朴消二两

右件药先取油、酥、莲子草汁三味于铜锅中,以慢火熬令如鱼眼沸,即入绵袋内药煎之半日,去药,别用绵滤过,又净拭铛,却入药油煎令微沸,即下长理石等四味,以柳木篦轻搅十余沸,膏成收于不津器中。每用涂顶及无发处匀涂,以铁匙摩之,令膏入脑即止,亦不得频,每二三夜一度摩之。摩膏后,头稍垢腻,任依寻常洗之,用桑柴灰洗头更益眼矣[4]。

---

〔1〕藁本:原脱。据《类聚》卷17引同方补。
〔2〕防风:原脱。据补同上。
〔3〕不:《类聚》卷17引同方亦有此字。《普济方》卷47引此方,略去此主治。
〔4〕矣:原误作"戾"。据《类聚》卷17引同方改。

太平圣惠方卷第二十三

治中风半身不遂诸方

夫半身不遂者,因脾胃虚弱,血气偏虚,风邪所侵故也。脾胃为水谷之海,是水谷之精化为血气,润养身体。今脾胃既虚弱,即水谷之精润养不周,致令血气偏虚,而为风邪所侵,故半身不遂也。诊其脉寸口沉细,名曰阳中之阴,病苦悲伤不乐,恶闻人声,少气,时时汗出,臂偏不举。又寸口脉偏绝者,则臂偏不遂。其人两手脉尽绝者,不可治也。

治中风半身不遂,头目昏痛,心烦体热,宜服**麻黄散**方:

麻黄二两,去根节　桂心一两　葛根二两,剉　犀角屑一两　地骨皮一两　丹参一两　白术一两　独活一两　芎䓖一两　石膏一两　甘菊花一两　甘草半两,炙微赤,剉

右件药捣粗罗为散,每服四钱,以水一中盏,煎至六分,去滓,不计时候温服。忌油腻、毒滑鱼肉。

治中风半身不遂,肢节无力疼痛,宜服**附子散**方:

附子一两,炮裂,去皮脐　防风一两,去芦头　五加皮一两　萆薢一两　薏苡人一两　桂心一两　牛膝一两,去苗　独活一两　当归一两　杜仲一两,去粗皮,炙微黄,剉　海桐皮一两　木香一两　仙灵脾一两　枳壳一两,麸炒微黄,去瓤

右件药捣筛为散,每服三钱,以水一中盏,入生姜半分,煎至六分,去滓,不计时候温服。

治中风半身不遂,身体筋脉挛急,肝心壅滞,宜服**独活散**方:

独活二两　黄耆二两,剉　防风一两半,去芦头　白鲜皮一两半　茯神一两　羚羊角屑一两半　桂心一两　酸枣人二两,微炒　五加皮一两

右件药捣粗罗为散,每服四钱,以水一中盏,煎至六分,去滓,不计时候温服。

治中风半身不遂,筋脉拘急疼痛,宜服**牛膝散**方:

---

〔1〕　九十九道:《正误》:今计九十八道。
〔2〕　十道:《正误》:今计十一道。
〔3〕　一十五道:《正误》:今计一十四道。

牛膝二两,去苗　羚羊角屑一两半[1]　漏芦二两　败酱二两　茯苓二两　酸枣人二两,微炒　芎䓖一两半　防风一两,去芦头　枳壳一两,麸炒微黄,去瓤

右件药捣粗罗为散,每服五钱,以水一大盏,煎至六分,去滓,入荆沥一合更煎一两沸,不计时候温服。

治中风半身不遂,宜服**天麻散**方:

天麻二两　乌蛇二两,酒浸,去皮骨,炙微黄　白附子一两,炮裂　白僵蚕一两,微炒　防风一两,去芦头　麻黄二两,去根节　甘菊花一两半　白鲜皮一两　藁本一两　羌活一两　独活一两　细辛一两　阿胶一两,捣碎,炒令黄燥　干蝎一两,微炒　当归一两　桂心一两　白茯苓一两　干姜半两,炮裂,剉　甘草半两,炙微赤,剉

右件药捣细罗为散,每服食前以温酒调下二钱。忌生菜、猪、鸡肉、油腻。

治中风半身不遂,筋脉挛急,行立艰难,宜服**萆薢圆**方:

萆薢三两,剉　牛膝三两,去苗　杜仲一两半,去粗皮,炙微黄剉　酸枣人二两,微炒　当归一两　防风二两,去芦头　丹参一两半　赤芍药一两半　桂心一两　石斛一两半,去根,剉　槟榔二两　郁李人一两半,汤浸,去皮尖,微炒

右件药捣罗为末,炼蜜和捣三二百杵,圆如梧桐子大,每服空心及晚食前以暖酒下三十圆。

治中风半身不遂,身体顽麻,宜服**乌犀圆**方:

乌犀角屑一两　羚羊角屑一两　天南星一两,醋浸一宿,炒令黄　天雄一两,炮裂,去皮脐　天麻一两　乌蛇二两,酒浸,去皮骨,炙令黄　桂心一两　白僵蚕一两,微炒　干蝎一两,微炒　防风二两,去芦头　麻黄二两,去根节　芎䓖一两　独活一两　干姜一两,炮裂,剉　川乌头一两,炮裂,去皮脐　白术一两　当归一两　白芷一两　细辛一两　牛膝一两,去苗　槟榔一两　青橘皮一两,汤浸,去白瓤,焙　白附子一两,炮裂　桑螵蛸一两,微炒　阿胶一两,捣碎,炒令黄燥　牛黄一分,细研　麝香一分,细研

右件药捣罗为末,入研了药令匀,炼蜜和捣五七百杵,圆如梧桐子大,每服食前以温酒下十圆。

治中风半身不遂,或举体痹麻,宜服**牛黄圆**方:

牛黄一分,细研　麝香一分,细研　赤箭一两半　白僵蚕一两,微炒　白附子一两,炮裂　白花蛇肉二两,涂酥炙微黄　羌活三分　桂心三分　干蝎三分,微炒

右件药捣罗为末,研入牛黄、麝香令匀,炼蜜和捣三二百杵,圆如梧桐子大,每于食前以温酒下十五圆。

治肝肾久虚,外中风毒,半身不遂,肢节挛急,腰间瘦疼,渐觉羸瘦,宜服**赤箭圆**方:

赤箭一两　茯神一两　五加皮一两　鹿茸二两,去毛,涂酥炙令黄　防风一两,去芦头　牛膝一两半,去苗　桂心一两　独活一两　蛇床子一两　菟丝子三两,酒浸三日,曝干,别捣为末　酸枣人一两,微炒　山茱萸一两　巴戟一两　附子二两,炮裂,去皮脐　仙灵脾一两　萆薢一两,剉　石斛一两,去根　熟干地黄一两

右件药捣罗为末,炼蜜和捣三二百杵,圆如梧桐子大,每于食前以温酒下三十圆。

治中风半身不遂,言语蹇涩,肌肤顽痹,筋脉不利,骨节疼痛,宜服**天雄圆**方:

天雄一两,炮裂,去皮脐　羚羊角屑半两　牛黄一分,细研　麝香一分,细研　天麻一两　桑螵蛸半

---

〔1〕 一两半:原脱。据《类聚》卷17引同方补。

两,微炒　蝉壳半两　牛膝半两,去苗　附子一两,炮裂,去皮脐　桂心半两　当归半两　芎䓖半两　羌活半两　白僵蚕半两,微炒　五加皮半两　乌蛇肉二两,酒浸,炙微黄　薏苡人半两　麻黄一两,去根节　防风半两,去芦头　干蝎半两,微炒　乳香一两　仙灵脾一两　道人头一两　朱砂半两,细研

右件药捣罗为末,炼蜜和捣五七百杵,圆如梧桐子大,每服以温酒下二十圆,渐加至三十圆,日三四服。

治中风半身不遂,肢节疼痛无力,宜服**仙灵脾浸酒方**:

仙灵脾一两　天麻一两　独活一两　天雄一两,炮裂,去皮脐　牛膝一两,去苗　桂心一两半　当归一两　五加皮一两　芎䓖一两　石斛一两半,去根　茵芋一两　草薢一两　狗脊一两　海桐皮一两　虎胫骨二两,涂酥炙令黄　鼠粘子一两　苍耳子一两　川椒一两,去闭口及目,微炒去汗

右件药细剉,以生绢袋盛,用好酒二斗浸之,密封经七日后,每日不计时候温服一小盏,常令酒气相续。其酒出一盏,入一盏,以药味薄即止。

治中风偏枯不遂诸方

夫中风偏枯者,由血气偏虚,则腠理开疏[1],受于风湿,客于半身,在分腠之间,使血气凝涩,不能润养,久不差者,真气渐少,邪气独留,则成偏枯。其状半身不遂,肌肉偏枯,小小而痛,言不变,智不乱是也。邪初[2]在分腠之间,宜温卧取汗,益其不足,损其有余,乃可复治也。诊其胃脉沉大,心脉小牢急者,皆为偏枯,男子则发左,女子则发右,若不失瘖,舌转者,可治也。

治中风偏枯不遂,口眼不正,语涩,四肢拘急,宜服**独活散方**:

独活半两　枳壳一两,麸炒微黄,去瓤　芎䓖一两　防风三分,去芦头　当归一两,剉,微炒　细辛一两　桂心半两　赤箭半两　羚羊角屑半两

右件药捣粗罗为散,每服四钱,以水一中盏,煎至六分,去滓,入竹沥半合,更煎一两沸,不计时候温服。忌生冷、油腻、猪、鸡肉。

治中风偏枯不遂,言语蹇涩,膈上热,心神恍惚,惛惛如醉,宜服**竹沥饮子**方:

竹沥三合　羚羊角屑半两　石膏二两　茯神一两　麦门冬三分,去心　独活三分

右件药细剉,都以水三大盏,煎至一盏半去滓,入竹沥分为四服,不计时候温服之。

治中风偏枯,手足不遂,筋脉拘急疼痛,腹胁不利,宜服**桂心散方**:

桂心一两　续断半两　虎掌半两,汤洗七遍,剉,生姜汁拌炒令黄　枳壳一两,麸炒微黄,去瓤　牛膝一两,去苗　海桐皮三分　草薢三分,剉　犀角屑三分　木香三分　槟榔一两　当归三分　羌活三分

右件药捣筛为散,每服四钱,以水一大盏,入生姜半分,煎至五分,去滓,不计时候温服。

治中风偏枯,手足不遂,筋骨疼痛,宜服**乌蛇散方**:

乌蛇二两,酒浸,去皮骨,炙令微黄　赤箭一两　羌活一两　防风一两,去芦头　桂心一两　海桐皮一两　藁本一两　草薢一两,剉　独活一两　当归一两　阿胶一两,捣碎,炒令黄燥　麻黄一两,去根节　天雄一两,炮裂,去皮脐　枳壳一两,麸炒微黄,去瓤　干姜一两,炮裂,剉　牛蒡根一两,干者,刮去皮

右件药捣细罗为散,每服不计时候以温酒调下二钱。忌生冷、油腻、鸡、猪、犬肉。

---

〔1〕　疏:原误作"躁"。据《类聚》卷17引同论改。

〔2〕　初:原作"物"。据改同上。

治中风偏枯不遂,轻利四肢,宜祛风毒,麻[1]黄散方:

麻黄半两,去根节　羌活半两　芎䓖半两　荆芥半两　附子半两,炮裂,去皮脐　独活半两　防风半两,去芦头　天麻半两　甘草半两,炙微赤,剉　赤芍药半两　桂心半两　槟榔半两

右件药捣细罗为散,每服不计时候以温酒调下二钱。

治中风跛塞,偏枯不遂,肢节疼痛,昼夜呻吟,宜服**天雄散**方:

天雄一两,炮裂,去皮脐　白敛一两　桂心一两　附子一两,炮裂,去皮脐　吴茱萸半两,汤浸七遍,焙干微炒　干姜半两,炮裂,剉　薯蓣一两　干漆一两,捣碎,炒令烟出　狗脊一两　防风一两,去芦头　当归一两　枳壳半两,麸炒微黄,去瓤

右件药捣细罗为散,每服不计时候以温酒调下二钱。忌生冷、油腻。

治中风偏枯不遂,筋脉拘急,肢节疼痛,宜服**山茱萸散**方:

山茱萸一两半　天雄一两半,炮裂,去皮脐　麻黄一两,去根节　川椒一两,去目及闭口者,微炒去汗　萆薢一两,剉　桂心一两　川乌头一两,炮裂,去皮脐　防风一两,去芦头　甘草一两,炙微赤,剉　牛膝一两,去苗　狗脊一两　莽草一两,微炙　石南一两　踯躅花一两,酒拌炒令干

右件药捣细罗为散,每服不计时候以温酒调下一钱。

治中风偏枯不遂,手足挛急疼痛,宜服**川乌头圆**方:

川乌头一两,炮裂,去皮脐　天南星半两,炮裂　白僵蚕三分,微炒　桂心半两　赤箭一两　安息香一两　麝香三钱,细研　牛黄半两,细研

右件药捣罗为末,研入后二味令匀,炼蜜和捣三二百杵,圆如梧桐子大,每于食前麻黄酒下五圆。兼取麻黄末三两,以酒二升慢火煎如膏,放冷,圆如弹子大,每服以冷酒或冷水研下一圆,须臾偏枯处有汗,通手足舒展。

治中风偏枯不遂,常在床枕,转动艰难,宜服**牛黄圆**方:

牛黄一分,细研　麝香一分,细研　朱砂一两,细研,水飞过　踯躅花一两半,酒拌炒干　乌蛇三两,酒浸,去皮骨,炙令微黄　羌活一两半　人参一两半,去芦头　白僵蚕一两半,微炒　独活一两半　天南星一两,炮裂　天雄一两,炮裂,去皮脐　牛膝一两,去苗　赤茯苓一两　威灵仙一两　乌犀角屑一两　防风一两半,去芦头　羚羊角屑一两　芎䓖一两半　当归一两半,剉,炒微　萆薢一两　天麻一两半

右件药捣罗为末,入前研了药令匀,炼蜜和捣三五百杵,圆如梧桐子大,每服食前以温酒下十五圆。

治中风偏枯不遂,肢节疼痛,行步艰难,宜服**龙脑圆**方:

龙脑一分,细研　雄黄一分,细研　麝香一分,细研　朱砂半两,细研,水飞过　牛黄一分,细研　乳香半两,细研　川乌头一两,去皮脐,生用　干蝎半两,微炒　白僵蚕半两,微炒　天麻一两　天南星一分,炮裂　羌活一两　踯躅花一分,酒拌炒干　白附子三分,炮裂　附子一两,去皮脐,生用　白花蛇一两,酒浸,去皮骨,炙令微黄　麻黄五两,去根节,捣碎,以酒五升煎取一升,去滓熬成膏　安息香半两

右件药捣罗为末,研入前六味令匀,用麻黄膏和捣三五百杵,圆如梧桐子大,每服食前以温酒下十圆。忌生冷、羊血、油腻、毒滑鱼肉。

治中风偏枯不遂,口不收涩,宜服**三灵丹**方。

朱砂三两,细研如粉　雌黄一两半,细研如粉　硫黄半两,细研如粉

右件药,先将雌黄、硫黄于铫中消成汁,后下朱砂末搅令匀,候冷,却下桑柴灰汁煮三日

---

〔1〕　麻:原作"脉"。据方中主药及《类聚》卷17引同方改。

三夜,旋旋添暖灰汁,候日足即住,刮入鼎子中以文火逼干,出阴气尽,入固济了合子中,以二十斤火煅,候火销至三五斤,其药已在合底作一片,候冷凿取,以甘草、余甘子瓷器中入水煮一日,出火毒了,更研令细,入枣肉和研为圆如菉豆大,每日空心以冷椒汤下三圆,渐加至五圆,服之半月便差。忌羊血。

治中风偏枯不遂,骨节冷痛,宜服**独活浸酒方**:

独活一两　桂心一两　防风一两,去芦头　　附子一两,炮裂,去皮脐　大麻人二合　牛膝一两　川椒二两,去目及闭口者,微炒去汗　天蓼木二两,剉

右件药并细剉,以生绢袋盛,以酒一斗密封头,浸三日后开,每日食前及临卧时暖一中盏饮之,以药力尽为度,患者不过三两剂必效。

治中风偏枯不遂,失音数年,宜服**天蓼木浸酒方**:

天蓼木十斤,细剉,以水一硕煎至五斗,用此水造酒须及五斗,熟后浸后药　桑根白皮半斤　骨皮半斤　石斛半斤,去根　生地黄半两　防风半两,去芦头　远志半斤,去心　牛膝半斤,去苗　菟丝子半斤　槐子半斤　白蒺藜半升,微炒去刺　乌蛇一条,酒浸,炙令黄　乌鸡粪五合[1],炒黄

右件药细剉,以生绢袋盛,入天蓼木酒中密封闭,冬月三七日,春夏二七日,量性[2]饮之,令常有酒容,如觉热即减之。眼鼻及面口偏者,七日取正;手脚不遂者,半月内差;失音服之即语。此方神[3]验,不具言之。

治中风偏枯不遂,行李艰难,出汗大效,**皂荚圆方**:

肥皂荚十梃,去黑皮,涂酥炙令黄,去子　羌活二两　防风三两,去芦头　干薄荷四两　附子二两　桂心三两

右件药捣罗为末,炼蜜和捣三二百杵,圆如梧桐子大,每服以温酒或薄荷酒下二十圆,日三服,常于患处有汗为效。

治中风偏枯不遂,手脚冷顽强硬,展缩不得,疼痛,方:

皂荚一斤,不蛀者,寸截　盐二斤

右件药相和炒令热,以青布裹熨冷麻疼痛处,以差为度。

治历节风诸方

夫历节风之状,短气,自[4]汗出,历节疼痛不可忍,屈伸不得是也。此由饮酒后腠理开,汗出当风之所致也。亦有血气虚,受风邪而得之者。风历关节,与血气相搏交击,故疼痛也。血气虚则汗出,风冷搏于筋,则不可屈伸,为历节风也。

治历节风,疼痛不可忍,肢[5]节无力,宜服**桂心散方**:

桂心一两　丹参一两　牛膝一两,去苗　附子一两,炮裂,去皮脐　当归一两　赤芍药一两　木香一两　草薢一两,剉　麻黄一两,去根节

右件药捣筛为散,每服三钱,以水一中盏,入生姜半分,煎至五分,去滓,每于食前温服。

---

〔1〕 五合:原脱。据《普济方》卷97引"天蓼木浸酒"补。

〔2〕 性:原作"姓"。据《普济方》卷97引同字改。

〔3〕 神:原作"柚"。《正误》:"柚","神"之讹。《普济方》卷97所引亦作"神",因改。

〔4〕 自:原作"白"。《正误》:"白","自"之讹。《普济方》卷112"历节风论"亦作"自"。因改。

〔5〕 肢:原作"股"。《正误》:"股",疑当作"肢"。查《普济方》卷112"历节风论"引此方作"肢"。因改。

忌猪、鸡、犬肉、生冷、油腻。

治历节风,手脚曲戾疼痛,心神闷乱,宜服**茯神散**方:

茯神一两 防风一两,去芦头 当归一两 天雄一两,炮裂,去皮脐 麻黄一两,去根节 甘草一两,炙微赤,剉 芎䓖一两 独活一两 远志一两,去心 丹参一两 桂心一两 酸枣人一两,微炒

右件药捣筛为散,每服三钱,以水一中盏,入生姜半分,煎至六分,去滓,每于食前温服。

治历节风,四肢疼痛不可忍,宜服**萆薢散**方:

萆薢一两,剉 汉防己一两 赤芍药一两 松节一两 桂心一两 丹参一两 当归一两 茵芋一两 五加皮一两 侧子一两,炮裂,去皮脐 牛膝一两,去苗 枳壳半两,麸炒微黄,去瓤

右件药捣粗罗为散,每服三钱,以水一中盏,入生姜半分,煎至六分,去滓,食前温服。忌生冷、猪、鱼、鸡、犬肉。

治历节风,骨节疼痛,四肢微肿,行立无力,宜服**赤芍药散**方:

赤芍药二两 附子一两,炮裂,去皮脐 桂心二两 芎䓖一两 当归二两 汉防己一两 萆薢一两,剉 桃人半两,汤浸,去皮尖、双人,麸炒微黄 海桐皮二两

右件药捣筛为散,每服五钱,以水一大盏,入生姜半分,煎至五分,去滓,于食前温服。

治历节风,身体四肢无力,骨节疼痛,宜服**海桐皮散**方:

海桐皮一两 附子二两,炮裂,去皮脐 麻黄二两半,去根节 天麻二两 牛膝二两,去苗 桂心一两 防风一两半,去芦头 当归一两 酸枣人一两,微炒

右件药捣罗为末,每服三钱,以水一中盏,入生姜半分,煎至六分,去滓,于食前温服。

治历节风,四肢疼痛,筋脉不利,宜服**肉桂散**方:

肉桂二两,去皴皮 麻黄一两,去根节 海桐皮一两,剉 川乌头一两,炮裂,去皮脐 黑豆二两,炒熟 五加皮一两 防风一两,去芦头 牛膝一两,去苗 附子二两,炮裂,去皮脐 松节一两,剉 道人头一两

右件药捣细罗为散,每服食前以温酒调下二钱。

治历节风疼痛,宜服**酸枣人散**方:

酸枣人一两半,微炒 败龟二两,涂酥炙令黄 虎胫骨二两,涂酥炙令黄 羌活一两 秦艽一两半,去苗 防风一两半,去芦头 牛膝一两,去苗 芎䓖一两半 桂心一两 骨碎补一两 茵芋一两 附子一两,炮裂,去皮脐 枳壳一两,麸炒微黄,去瓤 当归一两半,剉微炒 木香一两

右件药捣细罗为散,每服以温酒调下二钱,空心及晚食前服。

治历节风,筋骨肢节疼痛,久不差,宜服**松脂散**方:

松脂五两,桑柴灰汁一斗煮至三升已来,倾入冷水内放凝,别用浆水一斗再煮至三升已来,又倾入冷水内放凝,又用清水一斗煮至五升已来,又倾入冷水内放凝取出,干即同入药用 虎胫骨三两,涂酥炙令黄 天雄三两,炮裂,去皮脐 牛膝三两,去苗 酸枣人二两,微炒 薏苡人三两 羌活二两 白附子二两,炮裂 桂心一两 当归一两,剉,微炒 没药二两 麝香一分,细研

右件药捣细罗为散,入研了药令匀,每服食前以温酒调下二钱。

治历节风,手足抬举[1]不起,顽痹不仁,宜服**虎骨散**方:

虎胫骨二两,涂酥炙令黄 海桐皮一两,剉 麻黄一两,去根节 羌活一两 天麻一两 白蒺藜一两,微炒去刺 桂心一两 天雄一两,炮裂,去皮脐 道人头一两 牛蒡子一两,微炒 仙灵脾二两 牛膝一两,去苗

---

[1] 举:原作"拳"。据《类聚》卷17引同方改。

右件药捣细罗为散,每于食前以豆淋酒调下二钱。

治历节风,流入腰膝疼痛,宜服**天雄散**方:

天雄一两,炮裂,去皮脐　独活一两　桂心一两　当归一两　酸枣人二两,微炒　木香一两　干蝎半两,微炒　枳壳半两,麸炒微黄,去瓤　麝香一分,细研

右件药捣细罗为散,研入麝香令匀,每服食前以温酒调下二钱。忌生冷、油腻、猪、鱼、鸡、犬肉。

治历节风疼痛,手足顽痹,行步艰难,宜服**仙灵脾煎**方。

仙灵脾二斤　黑豆二升　茄子根二斤

已上三味细剉,都以水三斗,煮至一斗去滓,更煎至五升即止。

桂心一两　羌活一两　芎藭一两　败龟一两,涂酥炙令黄　虎胫骨一两,涂酥炙令黄　防风一两,去芦头　草薢一两,剉　当归一两　安息香一两　赤箭一两　附子二两,炮裂,去皮脐　乳香一两

右件药捣罗为末,入于前三味汁中以慢火煎,柳木篦搅勿令住手,可一炊时止,盛于瓷器中,每服食前以温酒调下一茶匙。忌生冷、油腻、猪、鸡、犬肉。

治历节风疼痛,宜服**虎骨圆**方:

虎胫骨六两　硇砂一两,先以醋一中盏浸化,于虎胫骨上涂炙尽为度　桂心一两　当归一两　芎藭一两　防风一两,去芦头　芸薹子一两　地龙一两半,微炒　赤芍药一两　芫花三分,醋拌炒令干　海桐皮一两,剉　牛膝一两,去苗　干蝎三分,微炒　侧子一两,炮裂,去皮脐　羌活一两

右件药捣罗为末,炼蜜和捣三五百杵,圆如梧桐子大,每服食前以温酒下二十圆。

治历节风,骨髓疼痛挛急,久不差,宜服**雄黄圆**方:

雄黄半两,细研,水飞过　麝香一分,细研　天麻二两　乌蛇一两,酒浸,去皮骨,炙令微黄　天雄一两,炮裂,去皮脐　当归三分　川乌头一两,炮裂,去皮脐　芎藭一两　五灵脂一两半　独活一两　虎胫骨一两,涂酥炙令黄　天南星一两,炮裂　败龟一两,涂酥炙令黄　干蝎一两,微炒　白僵蚕三分,微炒　安息香二两　桂心一两

右件药捣罗为末,入研了药令匀,炼蜜和捣三二百杵,圆如梧桐子大,每服食前以温酒下十圆。忌猪、鸡、鱼、犬肉。

治历节风疼痛,发歇不止,宜服**川乌头圆**方:

川乌头半两,盐拌炒令黄,去皮脐　白花蛇肉一两,酒浸,炙微黄　雄黄半两,细研　白僵蚕一两,微炒　天南星一两,微炒　麝香半两,细研　朱砂半两,细研　腻粉一分　天麻一两　当归一两　天雄一两,炮裂,去皮脐　干蝎一两,微炒　麻黄半两,去根节　蝉壳一分,微炒　独活一两　芎藭半两　地龙半两,微炒　乳香半两

右件药捣罗为末,入研了药更研令细,炼蜜和捣三五百杵,圆如梧桐子大,每服以温酒下十五圆。

治历节风疼痛,皮坼及血出者,宜服**茵芋圆**方:

茵芋三分　狗脊三分　麻黄三分,去根节　丹参半两　五加皮一两　杜仲一两,去粗,皮炙微黄　朱砂三分,细研,水飞过　甘草半两,炙微赤,剉　侧子一两,炮裂,去皮脐

右件药捣罗为末,研入朱砂令匀,炼蜜和圆如梧桐子大,每服食前以温酒下二十圆。忌羊血。

治历节诸风,百节疼痛,昼夜不可忍,方:

松脂十斤,以桑柴灰汁炼二十遍后,以淡浆水炼十遍,候干,细研如粉　牛酥二斤,炼过者

右件药相和令匀,每服不计时候以温酒调下一茶匙。

又方:

虎胫骨一具,涂酥炙令黄

右捣碎,以绢袋盛,用清酒二斗浸五宿,随性多少暖饮之,妙。

治风虚多汗诸方

夫人腽[1]肉不牢而无分理,理粗而皮不致者,腠理疏也。此则易生于风,风入于阳,阳虚则汗出也。若少气口干而渴,近衣则身热如火,临食则汗流如雨,骨节懈堕,不欲自营,此为漏风,由酒醉当风之所致也。

治风虚多汗,恶风寒颤,宜服**防风散**方:

防风一两,去芦头　泽泻一两　牡蛎一两,烧为粉　苍术一两,剉,炒微黄　桂心三分

右件药捣细罗为散,每服不计时候以温粥饮调下二钱。忌炙煿、热面。

治风虚汗出,少气,宜服**牡蛎散**方:

牡蛎一两,烧为粉　白术一两　防风一两,去芦头

右件药捣细罗为散,每服不计时候以温水调下二钱。恶风倍防风,少气倍白术,汗多出面肿倍牡蛎。

治风虚汗出不止,宜服**石膏散**方:

石膏一两,研　甘草一两,炙微赤,剉　苍术一两,剉,炒微黄　麻黄根一两

右件药捣细罗为散,每服不计时候以温浆水调下二钱。

治风虚汗出不止,恶风头痛,宜服**秦艽散**方:

秦艽三分,去苗　附子一两,炮裂,去皮脐　石膏一两　菖蒲一两　麻黄根二两　苍术二两,剉碎,炒微黄　桂心一两　防风二两,去芦头

右件药捣细罗为散,每服不计时候以温水调下二钱。

治风虚汗出不止,宜服**石斛散**方:

石斛三分,去根,剉　附子三分,炮裂,去皮脐　白术三分　桂心三分　秦艽一分,去苗　黄耆三分,剉

右件药捣细罗为散,每服不计时候以温水调下二钱。

治风虚汗出,热闷甚者,宜服**人参散**方:

人参二两,去芦头　牡蛎一两半,烧为粉　石膏三两　甘草一两,炙微赤,剉

右件药捣细罗为散,每服不计时候以温水调下二钱。

治风虚汗出不止,宜傅**麻黄根散**方:

麻黄根二两　附子一两,炮裂,去皮脐　牡蛎二两,烧为粉

右件药捣细罗为散,以药末一两和白米粉一升拌令匀,以粉汗上,即止。

治风热诸方

夫风热者,由人肌体虚弱,则腠理开疏,风邪之气先中于皮毛,次入于手太阴之经。手太

―――――――――――

〔1〕腽:《正误》:"腽",疑当作"腽"。"腽"字义长,故改。

阴者,肺也,为五脏之华盖,外合皮毛,居其膈上,与心脏相近。上焦风气壅滞,故令心肺烦热也。

治风热头痛,肢节烦疼,项背拘急,宜服**羚羊角散**方:

羚羊角屑一两　枳壳一两,麸炒微黄,去瓤　独活一两　防风一两,去芦头　黄芩一两　细辛一两　赤芍药一两　甘草一两,炙微赤,剉　人参一两,去芦头　麻黄二两,去根节　石膏三两

右件药捣粗罗为散,每服三钱,以水一中盏,煎至六分,去滓,不计时候温服。

治风热攻于肝心,语涩烦躁,或四肢拘急,宜服**麦门冬散**方:

麦门冬三两,去心,焙　茯神二两　甘草二两半,炙微赤,剉　木通二两半,剉　犀角屑一两　川升麻一两半　川朴消三两　防风一两半,去芦头　独活一两　人参一两,去芦头　酸枣人一两,微炒

右件药捣粗罗为散,每服五钱,以水一大盏,煎至五分,去滓,入荆沥半合煎一两沸,放温,不计时候服。忌炙煿、热面。

治风热恍惚烦燥,及筋脉拘急,宜服**茯神散**方:

茯神一两　防风一两,去芦头　黄芩一两　葳蕤一两　人参一两,去芦头　羚羊角屑一两　酸枣人一两,微炒　白鲜皮一两　甘草半两,炙微赤,剉

右件药捣粗罗为散,每服五钱,以水一大盏,入葱白二茎,豉五十粒,煎至五分,去滓,不计时候温服。

治风热心肺壅滞,恒多烦闷,宜服**丹砂散**方:

朱砂三分,细研,水飞过　犀角屑半两　天竺黄半两　秦艽半两,去苗　白鲜皮半两　沙参半两,去芦头　寒水石一两　麦门冬二两,去心,焙干　马牙消半两,研入　川升麻半两　甘草半两,炙微赤,剉　龙脑一钱,研入

右件药捣细罗为散,入研了药令匀,每服不计时候以温水调下一钱。

治风热心神烦闷,卧即多惊,口舌干燥,头目不利,宜服**牛黄散**方:

牛黄一分,细研　犀角屑三分　栀子人三分　川升麻三分　龙齿半两,细研　茯神三分　天竺黄三分,细研　人参三分,去芦头　天麻三分　白鲜皮三分　甘草一分,炙微赤,剉

右件药捣细罗为散,入研了药令匀,不计时候以竹叶汤调下一钱。

治风热心神壅闷,头目不利,口舌干燥,皮肤枯槁,宜服**真珠圆**方:

真珠半两,细研　牛黄一分　朱砂半两,细研　金薄三十片　铁粉半两　天竺黄半两　玳瑁半两　胡黄连半两　犀角屑半两　沙参半两,去芦头　苦参一两,剉　玄参半两　石膏一两,细研,水飞过　龙齿半两,细研　甘草半两,炙微赤,剉

右件药捣细罗为末,入研了药令匀,炼蜜和捣三二百杵,圆如梧桐子大,每服不计时候以麦门冬汤下十五圆。

治风热语涩心躁,舌根急,四肢痛,腰背闷,气壅不通,宜服**犀角圆**方:

犀角屑一两　槟榔一两　人参一两半,去芦头　防风一两半,去芦头　羚羊角屑一两　赤芍药一两半　茯神一两　桂心一两　川大黄一两半,剉碎,微炒　马牙消一两半[1]　地骨皮一两[2]

右件药捣罗为末,炼蜜和捣三二百杵,圆如梧桐子大,不计时候以温水下三十圆。

治风热发即头痛烦闷,不能食饮,睡卧不安,心神恍惚,宜服**人参圆**方:

〔1〕 一两半:原脱。据《类聚》卷17引同方补。

〔2〕 一两:原脱。据补同上。

人参一两半,去芦头　铁粉一两半　甘草一两半,炙微赤,剉　黄连一两,去须　石膏二两　茯神一两半　葳蕤一两　黄芩一两　麦门冬一两半,去心,焙

右件药捣罗为末,炼蜜和捣三二百杵,圆如梧桐子大,不计时候以温水下二十圆。忌猪肉、热面、炙煿。

治风冷诸方

夫风冷者,由脏腑虚,血气不足,受风冷之气也。血气得温则通流,冷则凝涩。然风之伤人,有冷有热,若挟冷者,冷折于气血,使人面青心闷,呕逆吐沫,四肢疼冷,故谓之风冷也。

治风冷脏腑虚弱,及腰脚疼痛,宜服**巴戟散**方:

巴戟一两　五加皮一两　萆薢一两,剉　牛膝一两,去苗　石斛一两半,去根节　天麻一两　白茯苓一两　附子一两,炮裂,去皮脐　虎胫骨一两,涂酥炙令黄　木香一两　磁石一两,烧醋淬七遍,细研,水飞过

右件药捣细罗为散,每于食前以温酒调下二钱。忌生冷、油腻。

治风冷气攻疰肾脾,致腹胁四肢疼痛,面色青黄,腰脚无力,肌体不仁,宜服**天麻散**方:

天麻一两　羌活一两　附子一两,炮裂,去皮脐　白蒺藜一两,炒,去刺　干蝎半两,微炒　硫黄一两,细研,水飞过　萆薢一两,剉　木香一两　槟榔一两　干姜三分,炮裂,剉　肉桂三分,去皱皮

右件药捣细罗为散,每于食前以温酒调下二钱。

治诸风冷入脏腑,骨节疼痛,筋脉拘急,耳内蝉声,宜服**雄黄圆**方:

雄黄半两,细研,水飞过　麝香一分,细研　天麻一两　桂心半两　当归三分　干蝎半两,微炒　石菖蒲一两　乌蛇二两,酒浸,去皮骨,炙令微黄　天南星一两,炮裂　白僵蚕半两,微炒　附子一两,炮裂,去皮脐　牛膝一两,去苗

右件药捣罗为末,研入雄黄、麝香令匀,炼蜜和捣三二百杵,圆如梧桐子大,每于空心及晚食前以温酒下十圆。

治脏腑气血俱虚,风冷攻注,四肢疼痛,腰脚无力,宜服**牛膝圆**方:

牛膝二两,去苗　羌活一两　巴戟一两半　桂心一两　五加皮一两　杜仲二两,去粗皮,炙微黄,剉　补骨脂一两半,微炒　石斛一两半,去根节　安息香一两　附子二两,炮裂,去皮脐　干姜一两,炮裂,剉　当归一两

右件药捣罗为末,炼蜜和捣三二百杵,圆如梧桐子大,每于空心晚食前以温酒下三十圆。

治风冷心腹四肢多疼,骨节时痛,宜服**安悉香圆**方:

安悉香一两　石菖蒲一两　当归一两　桂心一两　丁香一两　朱砂一两,细研,水飞过　没药三分　芎䓖一两　椒红一两,微炒　天麻一两　乌蛇肉二两,酒浸,炙微黄　附子一两,炮裂,去皮脐　牛膝一两,去苗　天南星一两,炮裂　干蝎半两,生用　防风三分,去芦头　麝香一分,细研　木香一两

右件药捣罗为末,炼蜜和捣三二百杵,圆如梧桐子大,每服空心晚食前以温酒下二十圆。

治风冷四肢疼痛,腰脚缓弱,虚损无力,宜服**萆薢圆**方:

萆薢二两,剉　薯蓣一两　牛膝二两,去苗　泽泻一两　地肤子一两　附子二两,炮裂,去皮脐　干漆一两,捣碎,炒令烟出　石斛二两,去根,剉　威灵仙一两　狗脊一两　茵芋一两　钟乳粉二两　熟干地黄一两

右件药捣罗为末,炼蜜和捣三二百杵,圆如梧桐子大,每服空心及晚食前以温酒下二十圆。

治脏腑久虚,风冷所攻,四肢无力,背膊多疼,膀胱冷气流注,腰脚沉重,宜服**祛风补益蚺蛇圆**方:

蚺蛇一两半,微炒　白附子一两,炮裂　沉香一两　肉桂一两,去皴皮　芎䓖一两　槟榔一两　木香一两　天麻一两　石斛二两,去根,剉　牛膝二两,去苗　白蒺藜一两,微炒去刺　附子一两,炮裂,去皮脐　巴戟三分　白僵蚕三分,微炒　羌活三分　肉苁蓉二两,酒浸一宿,刮去皴皮,炙令干　当归三分,剉,微炒　山茱萸三分

右件药捣罗为末,炼蜜和捣三二百杵,圆如梧桐子大,每服空心及晚食前以温酒下二十圆。

治风冷气,补虚损,暖脏腑,利腰脚,**附子圆**方:

附子一两,炮裂,去皮脐　巴戟一两　天麻一两　牛膝一两,去苗　防风三分,去芦头　桂心一两　芎䓖三分　独活三分　石斛一两,去根,剉　肉苁蓉一两,酒浸,去皴皮,微炙　补骨脂一两　干蝎三分,微炒　萆薢一两,剉　椒红一两,微炒去汗　仙灵脾一两　沉香一两　安悉香一两　木香一两

右件药捣罗为末,炼蜜和捣三二百杵,圆如梧桐子大,每服空心及晚食前以温酒下三十圆。

治腲腿风诸方

夫腲腿风者,为四肢不收,身体疼痛,肌肉虚满,骨节懈怠,腰背[1]缓弱,不自觉知是也。由皮肉虚薄气[2]弱,不胜四时之风,故令风邪侵于分肉之间,流于血脉之内使之然,经久不差,即变成水[3]疾矣。

治腲腿风,肌肤虚弱,四肢缓弱,湿痹不仁,心胸满闷,宜服**芎䓖饮子**方。

芎䓖一两　白术一两　薏苡人一两　桂心一两　附子一两,炮裂,去皮脐　羚羊角屑一两　前胡一两,去芦头　赤茯苓一两　麻黄一两,去根节　汉防己一两　羌活一两　赤芍药一两　人参一两,去芦头　丹参一两　甘草半两,炙微赤,剉

右件药细剉和匀,每服半两,以水一大盏,煎至五分,去滓,食前温服。忌生冷、油腻、毒滑物。

治腲腿风,肌肉虚满,肢节缓弱,皮肤不仁,骨节疼痛,宜服**防风散**方:

防风一两,去芦头　赤茯苓一两　芎䓖一两　白蒺藜一两,微炒去刺　麻黄一两,去根节　桂心一两　海桐皮一两,剉　当归一两　人参一两,去芦头　白术一两半　独活一两　细辛一两　杏人一两,汤浸,去皮尖、双人,麸炒微黄

右件药捣筛为散,每服四钱,以水一中盏,入生姜半分,枣三枚,煎至六分,去滓,食前稍热服。

治腲腿风,肢节缓弱,腰脚无力,皮肤湿痹,宜服**侧子散**方:

侧子一两,炮裂,去皮脐　五加皮二两　磁石四两,捣碎,水淘去赤汁　甘菊花二两　汉防己一两　萆薢一两,剉　羚羊角屑一两半　防风一两,去芦头　薏苡人一两　杏人一两半,汤浸,去皮尖、双人,麸炒微

---

〔1〕背:《正误》:《病源》"背"作"脚"。
〔2〕皮肉虚薄气:《正误》:《病源》无"薄"、"气"二字。
〔3〕水:《类聚》卷17引此论,末有小字注云:"《神巧万全方》此下云:既云肌肉虚满,即风邪入肾之经络而然也。《水热论》曰'诸肿俱属于肾'是也。治法当兼理肾为得。一云:不治变为水气。"是知此处"水"字不误。

黄　赤芍药一两　芎䓖一两　秦艽一两,去苗　麻黄二两,去根节　甘草一两,炙微赤,剉

右件药捣筛为散,每服四钱,以水一中盏,煎至六分,去滓,食前稍热服。

治腲腿风,肌肤虚满,四肢不收,骨节疼痛,腰脚缓弱无力,宜服**独活散**方:

独活二分　附子三分,炮裂,去皮脐　防风半两,去芦头　麻黄三分,去根节　当归半两,剉,微炒　薏苡人三分　桂心半两　赤茯苓三分　牛膝三分,去苗　茵芋半两　天麻半两　海桐皮半两,剉　赤芍药半两　槟榔半两　萆薢半两,剉　枳壳半两,麸炒微黄,去瓤

右件药捣筛为散,每服四钱,以水一中盏,入生姜半分,煎至六分,去滓,食前稍热服。

治腲腿风,脏腑虚弱,风湿所攻,致腰脚缓弱,肌肉虚满,肢节疼痛,宜服**赤箭圆**方:

赤箭二两　赤茯苓半两　芎䓖半两　防风半两,去芦头　白附子半两,炮裂　桂心半两　羚羊角屑三分　白术三分　羌活三分　汉防己半两　附子半两,炮裂,去皮脐　当归半两　五加皮半两　牛膝半两,去苗　杜仲一两,去粗皮,炙微黄,剉　石斛半两,去根节　麻黄半两,去根节　海桐皮一两,剉　木香半两　枳壳半两,麸炒微黄,去瓤

右件药捣罗为末,炼蜜和捣三二百杵,圆如梧桐子大,每于食前以豆淋酒下二十圆。

治腲腿风,体虚,风邪所攻,肌肉肿满,腰脚无力,骨节缓弱,四肢湿痹,宜服**薏苡人圆**方:

薏苡人二两　天雄一两,炮裂,去皮脐　威灵仙一两　汉防己一两　槟榔一两　防风半两,去芦头　羌活半两　石斛半两,去根节　枳壳半两,麸炒微黄,去瓤　五加皮半两　桂心半两　赤芍药半两　牛膝三分,去苗　当归三分　赤茯苓半两

右件药捣罗为末,炼蜜和捣三二百杵,圆如梧桐子大,每于食前以温酒下三十圆。

治腲腿风,皮肤虚满,四肢缓弱,宜用**苍耳子汤**渍方:

苍耳子五升,捣碎　羊桃根三升,剉　蒴藋五升,剉　赤小豆二升　盐一斤

右件药捣,以水一硕,煮取七斗去滓,适寒温,避风处,渍所患处。

治中风手脚不遂诸方

夫诸阳之经,皆起于手足,而循行于身体。若人腠理开疏,气血不足,风邪伤于阳经,逐其虚处,即便停滞,与血气相搏,血气行迟,使机关舒纵,故令手足不遂也。

治中风手足不遂,肌肉顽痹,骨节疼痛,宜服**五加皮散**方:

五加皮一两　桂心一两　芎䓖一两半　羌活一两　秦艽一两半,去苗　防风一两半,去芦头　杏人一两,汤浸,去皮尖、双人,麸炒微黄　萆薢一两,剉　枳壳一两,麸炒微黄,去瓤　当归一两半,剉,微炒　附子一两,炮裂,去皮脐　牛膝一两,去苗　薏苡人一两　丹参一两

右件药捣粗罗为散,每服五钱,以水一大盏,入生姜半分,煎至五分,去滓,空心温服,良久再服,衣覆得微汗佳。忌生冷、油腻、毒滑动、风物。

治中风手脚不遂,关节疼痛,心胸躁热,宜服**犀角散**方:

犀角屑一两　防风一两,去芦头　枳壳一两,麸炒微黄,去瓤　独活一两　桂心三分　秦艽一两半,去苗　当归一两半,剉,微炒　赤芍药一两　仙灵脾一两　葛根一两半,剉　人参一两,去芦头　赤茯苓一两半　牛膝一两半,去苗　熟干地黄二两　黑豆三合,净淘炒熟

右件药捣粗罗为散,每服五钱,以水一大盏,入生姜半分,煎至五分,去滓,不计时候温服。若躁甚语涩者,每服加竹沥半合同服。

治中风手脚不遂,口面偏斜,语涩垂涎,宜服**醋石榴煎**方:

醋石榴皮一两　防风一两,去芦头　羌活一两半　桂心一两　白术一两　赤箭一两　附子一两,炮裂,去皮脐　赤伏苓一两　牛膝一两,去苗　赤芍药一两　枳壳一两,麸炒微黄,去瓤　山茱萸一两　羚羊角屑一两

右件药捣罗为末,用酒五升慢火熬成膏,盛于不津器中,每于食前以暖酒调下半匙。

治中风手足不遂,肢节疼痛,宜服**附子散**方:

附子二两,炮裂,去皮脐　桂心二两　赤箭一两　牛膝一两,去苗　狗脊一两　萆薢一两　当归一两　丹参一两　枳壳一两,麸炒微黄,去瓤　仙灵脾一两　海桐皮一两

右件药捣细罗为散,每服食前以温酒调下二钱。

治中风手足不遂,肌肉冷痹,骨节疼痛,缓弱不随,宜服**仙灵脾散**方:

仙灵脾一两　天雄一两,炮裂,去皮脐　天麻一两　独活三分　牛膝一两,去苗　芎䓖三分　石斛一两,去根　肉桂一两半,去粗皮　茵芋三分　麻黄一两半,去根节　当归三分　侧子三分,炮裂,去皮脐　乌蛇肉一两,酥拌炒令黄　虎胫骨一两,涂酥炙令黄　桑螵蛸三分,微炒　丹参三分　五加皮三分　海桐皮三分　防风三分,去芦头　薏苡人三分　干蝎三分,生用　牛黄一分,研入　麝香一分,研入

右件药捣细罗为散,入研了药令匀,每于食前以温酒调下二钱。

治中风手足不遂,言语謇涩,缓纵不仁,肢节疼痛,宜服**丹砂圆**方:

朱砂一两　天南星一两,生用　赤箭一两　附子一两,炮裂,去皮脐　防风一两,去芦头　牛膝一两,去苗　汉防己一两　白附子一两,生用　独活一两　白僵蚕一两,微炒　麻黄一两,去根节　芎䓖一两　桂心一两　白花蛇肉一两,酥拌炒令黄　蝉壳一两　川乌头一两,炮裂,去皮脐　羚羊角屑一两　干蝎一两,生用　桑螵蛸一两,微炒　乌犀角屑一两　雄黄半两,研入　麝香一两,研入　牛黄一分,研入　龙脑一分,研入

右件药捣罗为末,入研了药更研令匀,炼蜜和捣三五百杵,圆如梧桐子大,每服空心及晚食前以温酒下十圆。

治中风手足不遂,骨节疼痛,肌肉顽麻,宜服**石斛浸酒**方:

石斛一两,去根　天麻一两　芎䓖一两　仙灵脾一两　五加皮一两　牛膝一两,去苗　萆薢一两　桂心一两半　当归一两　鼠粘子一两　杜仲一两,去粗皮　附子一两半,炮裂,去皮脐　虎胫骨一两,涂酥炙令黄　乌蛇肉一两,微炒　茵芋一两　狗脊一两　丹参一两　川椒一两半,去目及闭口者,微炒去汗

右件药细剉,以生绢袋盛,用好酒二斗于瓷瓮中浸,密封经七日后,每日旋取一小盏,不计时候温饮之,常令酒气相续。其酒取一盏,入一盏,以药味薄即止。

治风四肢拘挛诸方

夫风四肢拘挛不得屈伸者,皆由身体虚,腠理开,风邪在于筋故也。春遇痹为筋痹,则筋不得屈伸。邪客于机关则使筋挛,邪客于足厥阴之经,令人拘急背强也。足厥阴肝之经也,肝主通诸筋,王在春。其经若虚,春又遇于风邪,则伤于筋,使四肢拘挛,不得屈伸也。诊其脉急细如弦者,为筋急足挛也。若筋屈伸不得,又遇于邪,则移变入肝,其病状夜卧则惊,小便数也。

治风四肢不利,筋脉拘挛,发歇疼痛,宜服**防风散**方:

防风一两,去芦头　羌活一两　黄耆一两,剉　五加皮一两　牛膝一两,去苗　丹参一两　酸枣人一两,微炒　桂心一两　赤茯苓一两　麻黄一两,去根节　槟榔三分　当归三分　附子一两,炮裂,去皮脐

枳壳三分,麸炒微黄,去瓤

右件药捣筛为散,每服五钱,以水一大盏,入生姜半分,煎至五分,去滓,不计时候温服。忌生冷、油腻、猪、鸡、犬肉。

治风手足拘挛,百节疼痛,烦热心乱,恶寒,经日不能饮食,宜服**薏苡人散**方:

薏苡人二两　细辛二两　黄耆三分,剉　人参三分,去芦头　枳壳三分,麸炒微黄,去瓤　羚羊角屑三分　五加皮一两　赤芍药三分　独活一两　麻黄一两,去根节　天雄一两,炮裂,去皮脐　白术一两

右件药捣粗罗为散,每服五钱,以水一大盏,入生姜半分,煎至五分,去滓,不计时候温服。

治风四肢不仁,及不能语,但拘挛背痛,不得转侧,宜服**当归散**方:

当归二两,剉,微炒　麻黄四两,去根节　桂心二两　芎䓖一两　海桐皮一两,剉　干姜一两,炮裂,剉　杏人一两,汤浸,去皮尖、双人,麸炒微黄　独活二两　甘草一两,炙微赤,剉

右件药捣粗罗为散,每服五钱,以水一大盏,入生姜半分,煎至五分,去滓,不计时候温服。

治风口眼不正,语涩,四肢拘挛,宜服**独活散**方:

独活一两半　枳壳一两,麸炒微黄,去瓤　芎䓖一两　防风一两半,去芦头　当归一两,剉,微炒　细辛三分　桂心三分　羚羊角屑三分　桑根白皮三分,剉　薏苡人一两　酸枣人一两,微炒

右件药捣粗罗为散,每服五钱,以水一大盏,煎至五分,去滓,入竹沥半合相和,不计时候温服。

治风毒攻四肢,筋脉拘挛,宜服**羚羊角散**方:

羚羊角屑一两　桂心一两　附子一两,炮裂,去皮脐　羌活一两　防风三分,去芦头　酸枣人一两,微炒　桑根白皮二两,剉　天蓼木一两,剉

右件药捣粗罗为散,每服三钱,以水一中盏,入生姜半分,煎至五分,去滓,不计时候温服。

治风毒入四肢,筋脉拘挛疼痛,宜服**羌活散**方:

羌活一两半　天麻一两半　芎䓖一两　酸枣人一两半,微炒　鹿角胶一两,捣碎,炒令黄燥　侧子一两,炮裂,去皮脐　羚羊角屑一两半　人参一两,去芦头　白附子一两,炮裂　牛膝二两,去苗　桂心一两　薏苡人一两　乌蛇三两,酒浸,去皮骨,炙令黄　犀角屑三分　海桐皮一两,剉　地骨皮一两半　柏子人一两半

右件药捣细罗为散,不计时候以豆淋酒调下二钱。

治风四肢筋脉拘挛,骨节疼痛,宜服**天麻圆**方:

天麻半两　干蝎一分,微炒　没药一分　麻黄三分,去根节　地龙半两,去土焙干　朱砂一分,细研　麝香一分,细研　川乌头半两,去皮脐,生用　防风一分,去芦头　乳香半两

右件药捣罗为末,研入朱砂、麝香令匀,炼蜜和捣三二百杵,圆如梧桐子大,每服不计时候以薄荷酒下二十圆。忌羊血。

治风毒攻四肢,筋脉拘挛,宜服**牛黄圆**方:

牛黄半两,细研　麝香半两,细研　白附子一两,炮裂　乌蛇二两,酒浸,去皮骨,炙令微黄　麻黄三两,去根节　白僵蚕二两,微炒　天麻一两半　羌活一两半　附子二两,炮裂,去皮脐　防风一两,去芦头　虎胫骨一两,涂酥炙令黄　川大黄一两,剉碎,微炒　桂心一两　羚羊角屑一两

右件药捣罗为末,以无灰酒五升于银锅内用药末一半同熬,候如膏,入余上[1]药末并牛黄、麝香,和捣三五百杵,圆如鸡头实大,每服不计时候以温酒嚼下三圆。

治风毒流注四肢,筋脉拘挛疼痛,不得睡卧,宜服**酸枣人圆**方:

酸枣人一两半,微炒　羚羊角屑一两半　防风一两半,去芦头　晚蚕沙一两半　附子一两,炮裂,去皮脐　藁本一两　槟榔一两半　柏子人一两　羌活一两　赤芍药一两　熟干地黄二两

右件药捣罗为末,炼蜜和捣三二百杵,圆如梧桐子大,每服不计时候以温酒下三十圆。

治风毒所攻,四肢拘挛,骨节疼痛,脚膝无力,宜服**萆薢圆**方:

萆薢一两　酸枣人一两,微炒　独活一两　附子一两,炮裂,去皮脐　芎䓖三分　石斛一两,去根,剉　仙灵脾三分　丹参三分　牛膝三分,去苗　当归三分　防风三分,去芦头　桂心三分　狗脊三分　赤箭三分　虎胫骨一两,涂酥炙令黄　干蝎半两,微炒　海桐皮三分　木香三分　槟榔一两　麝香一分,细研

右件药捣罗为末,入研了药令匀,炼蜜和捣三二百杵,圆如梧桐子大,每服不计时候以温酒下一十圆。

治风四肢拘挛,筋骨疼痛,宜服**乳香圆**方:

乳香一两,细研　乌头半两,炮裂,去皮脐　雄黄半两,细研,水飞过　白附子一两,炮裂　羚羊角屑一两　附子半两,炮裂,去皮脐　晚蚕蛾一两,微炒　羌活一两　防风一两,去芦头　白僵蚕一两,微炒　乌蛇一两,酒浸,去皮骨,炙令微黄　腻粉一分　麝香一分,细研

右件药捣罗为末,炼蜜和圆如梧桐子大,每服以热豆淋酒下十圆,如人行十里再服。

治风四肢拘挛疼痛,宜服**蜂儿圆**方:

蜂儿一两　白花蛇肉一两　天雄一两,去皮脐　天南星一两　干蝎一两　白僵蚕一两　桑螵蛸一两　地龙一两　麝香半两,细研

右件药并生用,捣细罗为末,以酒煮槐胶,入少炼了蜜和捣三二百杵,圆如梧桐子大,每服不计时候以温酒下五圆。

治大肠风热秘涩不通诸方

夫大肠风秘涩不通者,是五脏气不调,阴阳偏有虚实,三焦不和,冷热并结也。胃为水谷之海,化谷精之气流行荣卫,其糟粕传行大肠出焉。五脏三焦既不调和,冷热壅涩结在肠胃,其肠胃本实,而又冷热气相并,津液枯燥,结聚大肠,胃中干涩,故令大便不通也。

治大肠风热,秘涩不通,心腹壅闷,宜服**犀角散**方:

犀角屑三分　白鲜皮三分　防风三分,去芦头　麦门冬一两,去心　大麻人一两　木通三分,剉　大腹皮三分,剉　川大黄一两,剉碎,微炒　甘草半两,炙微赤,剉

右件药捣筛为散,每服五钱,以水一大盏,煎至五分,去滓,食前温服。

治大肠风热,秘涩躁闷,宜服**秦艽散**方:

秦艽三分,去苗　防风一两,去芦头　枳壳一两,麸炒微黄,去瓤　大麻人一两　槟榔一两　川朴消一两半　羚羊角屑一两　木香三分　甘草半两,炙微赤,剉

右件药捣粗罗为散,每服三钱,以水一中盏,入生姜半分,煎至六分,去滓,食前温服。

治大肠风热,秘涩不通,四肢烦闷,宜服**槟榔散**方:

---

[1] 上:《正误》:"上",疑衍。

　　槟榔_{二两}　木香_{三分}　羌活_{三分}　川朴消_{二两}　牵牛子_{三两,微炒}　陈橘皮_{一两,汤浸,去白瓤,焙}川大黄_{一两,剉碎,微炒}

　　右件药捣细罗为散,每服空腹以生姜汤调下三钱,以利为度。

　　治大肠风热秘涩,气壅闷,宜服**麻人圆方**:

　　大麻人_{三两}　羚羊角屑_{一两}　枳壳_{一两,麸炒微黄,去瓤}　芎䓖_{一两}　木香_{一两}　鳖甲_{二两半,涂醋炙令黄,去裙襕}　独活_{二两}　槟榔_{二两}　川大黄_{二两,剉碎,微炒}　郁李人_{二两,汤浸,去皮尖,微炒}　牵牛子_{二两半,一半微炒,一半生用}

　　右件药捣罗为末,炼蜜和捣三五百杵,圆如梧桐子大,每服食前以温水下三十圆,以利为度。忌苋菜。

　　治风热壅滞,调气利大肠,**羚羊角圆方**:

　　羚羊角屑_{三分}　人参_{半两,去芦头}　诃梨勒皮_{半两}　槟榔_{半两}　川大黄_{一两,剉碎,微炒}　枳壳_{三分,麸炒微黄,去瓤}　独活_{半两}　黄耆_{半两,剉}　乌蛇_{一两半,酒浸,去皮骨,炙令微黄}　地骨皮_{三分}　大麻人_{一两半}　郁李人_{一两半,汤浸,去皮尖,微炒}　赤茯苓_{三分}

　　右件药捣罗为末,炼蜜和捣三二百杵,圆如梧桐子大,每服食前以温水下三十圆,以利为度。

　　治风壅大肠涩滞,宜服**大黄圆方**:

　　川大黄_{一两半,剉碎,微炒}　大麻人_{一两半}　车前子_{一两半}　菟丝子_{三分,酒浸三日,晒干别捣为末}郁李人_{一两半,汤浸,去皮尖,微炒}　枳壳_{一两半,麸炒微黄,去瓤}　防风_{三分,去芦头}　独活_{三分}　山茱萸_{三分}　薯蓣_{三分}　槟榔_{一两半}　牛膝_{三分,去苗}

　　右件药捣罗为末,炼蜜和捣三二百杵,圆如梧桐子大,每夜临卧时以温浆水下三十圆。

　　治大肠风热,结涩不通,宜服**威灵仙圆方**:

　　威灵仙_{二两}　川大黄_{二两,剉碎,微炒}　独活_{一两}　芎䓖_{一两}　槟榔_{一两}　牵牛子_{二两}

　　右件药捣罗为末,炼蜜和为圆如梧桐子大,每服食前以温水下十五圆。

太平圣惠方卷第二十四 凡一十五门 病源一十五首 方共计一百九十三道

治大风疾诸方二十七道　治大风鬓眉堕落诸方一十一道　治大风癞诸方一十一道　治乌癞诸方六道　治白癞诸方五道　治大风出虫诸方六道　治风瘾胗诸方三十二道　治风瘙瘾胗生疮诸方七道　治风瘙痒诸方九道　治风痦瘟诸方一十八道　治风身体如虫行诸方一十道　治白癜风诸方一十六道　治紫癜风诸方八道　治疬疡风诸方一十七道　治白驳风诸方一十道

治大风疾诸方

夫风病者,有四百四种,总而言之,不出五种,即是五风所摄,一曰黄风,二曰青风,三曰赤风,四曰白风,五曰黑风。人身中有八万尸虫,若无即人身不成不立,复有诸恶横病。诸风害于人身,所谓五种风作,便有五种虫生,能害于人。黄风生于黄虫,青风生于青虫,赤风生于赤虫,白风生于白虫,黑风生于黑虫。此五种风皆是恶风,能坏人身者曰疾风。或入五脏,即与脏合,故虫生也[1]。其虫无量,在人身中乃入骨体[2],来去无碍。若蚀人肝则眉睫堕落,若蚀人肺则鼻柱崩倒,若蚀人脾则语声变散,若蚀人肾则耳鸣啾啾,或如雷声。其脉来迟去疾,上虚下实,为恶风也。

治大风肌肤不仁,头面身体生疮,颜色肿黑,腹内生虫,鼻柱崩倒,宜服**朱砂散**方：

朱砂一两,细研,水飞过　紫檀一两,剉　漏芦一两　雄黄一两,细研　雌黄半两,细研　白敛一两　石胆半两,细研　紫石英一两,细研,水飞过　牛黄三分,细研　阿魏半两,面裹,煨令面熟为度　犀角屑一两　龙骨一两　石膏一两,细研,水飞过　消石一两半

右件药捣细罗为散,入石药末更同研令匀,每服食前以温酒调下一钱。如饥即宜吃小豆饭及枣汤,食勿令过饱,饱即其虫难出。服药后似淋,即以盆子盛着,当有虫出,或当日出,或三两日出者,或至七日虫出,见虫即且服药,候虫尽便差。

治大风疾初觉,未生疮肿,头面皮肤顽黑瘙痒,宜服**杏人圆**方：

杏人一两半,汤浸,去皮尖,双人,麸炒微黄　雷圆一两　贯众一两　木香一两　鸡头实一两,去壳　羌活一两半　附子一两半,炮裂,去皮脐　桂心一两　栀子人一两　石斛一两,去根,剉　羚羊角屑一两　白术一两半　诃梨勒皮一两半　安息香一两

右件药捣罗为末,炼蜜和捣三二百杵,圆如梧桐子大,每服食前以温酒下二十圆。

治大风遍身结聚如桃李核,作疮,**苦参圆**方：

---

〔1〕 即与脏合,故虫生也:《病源》卷2"恶风候"作"即与脏食。人虫生"。

〔2〕 骨体:《病源》卷2"恶风候"作"骨髓"。

446

苦参五两,剉　生干地黄四两　朱砂二两,细研,水飞过　熏黄半两　甘草一两,炙微赤,剉

右件药捣罗为末,研入朱砂令匀,炼蜜和捣三二百杵,圆如梧桐子大,每服不计时候以温水下三十圆。

治大风头面热毒,皮肤生疮,面上生结如眉在,即服此**石榴浸酒方**:

酸石榴七枚,和皮捣烂　甜石榴七枚,和皮捣烂　人参二两,去芦头　苦参二两,剉　沙参二两,去芦头
丹参二两　苍耳子二两　羌活二两

右件药细剉,绵裹,以无灰酒一斗于一瓷瓶中浸之,密封头,春夏七日,秋冬二七日,每于食前暖服一中盏,旋添酒,味薄再合。

治大风疾,体生疮肿,瘙痒出脓,风毒极甚者,服**柳枝煎防风圆方**:

倒〔1〕垂柳枝二斤　桑枝二斤　槐枝二斤　天蓼木枝二斤　仙灵脾叶二斤

已上并剉,以水七斗于大银锅中煎取一斗,尽滤去滓,用晚蚕沙一升炒令香,捣罗为末,入药汁中相和,再煎稀稠得所,取出用瓷合盛,每用酒调下后圆药:

防风一两,去芦头　羌活一两　五味子一两　人参一两,去芦头　五加皮一两　白蒺藜一两,微炒去刺　赤茯苓一两　白鲜皮一两　甘菊花一两　松子一两,去壳　乌蛇三两,酒浸,去皮骨,炒令黄　露蜂房一两,微炙

右件药捣罗为末,炼蜜和捣三二百杵,圆如梧桐子大,每服以温酒一中盏,入煎成药一茶匙调匀,食前下圆药三十圆。

治大风恶疾,腹内生虫,皮肤疮肿,手足欲堕,**黑虎丹方**:

天灵盖三两,涂酥炙微黄　虾蟆一枚,去头脚,涂酥炙微黄　麝香一分,细研　桃人二两,汤浸,去皮尖、双人,麸炒微黄　雄黄二两,细研,水飞过　杏人一两,汤浸,去皮尖、双人,麸炒微黄　人中白二两

右件药捣罗为末,炼蜜和捣三二百杵,圆如梧桐子大,每服食前以温粥饮下三十圆,服十日后当有虫下,即愈。

治大风皮肤生疮肿瘙痒,肢节疼痛,心膈痰壅,宜服**乌蛇圆方**:

乌蛇酒浸,去皮骨,炙令黄　玄参　沙参去芦头　人参去芦头　五加皮　防风去芦头　苦参剉　虎胫骨涂醋炙微黄　天麻　败龟涂酥炙微黄　羚羊角屑已上各一两

右件药捣罗为末,用皂荚十梃,以水二升揉取浓汁,去滓煎似稀饧,和药末捣三二百杵,圆如梧桐子大,每服食后以温水下三十圆。

治大风疾,皮肉变改,眉髭欲落,宜服**白花蛇散方**:

白花蛇五两,酒浸,去皮骨,微炙　露蜂房二两,炙黄　苦参一两半,剉　防风一两,去芦头　丹参一两
栀子人一两　薯蓣二两　秦艽一两,去苗　玄参一两　白蒺藜一两,微炒去刺　独活一两

右件药捣细罗为散,每日空心用温酒调下二钱,晚食前再服。

治大风疾,肌肉欲坏,眼色变改,眉发落,语声散,宜服**乳香散方**:

乳香三两　天麻末三两　牛黄一两　麝香一两,细研　雄黄一两,细研　胡麻二斤,净水淘四十九遍,去浮者,取沉者,用蒸从卯时蒸至酉时止,用黑豆压之,次又用一重湿土盖之,恐釜内汤少,仍须时添热汤,至酉时后取出,炒令香燥拍住,候冷捣罗为细散,与诸药末同拌令匀

右件药捣都研令匀细,每日空心及晚食前用腊面茶清调下二钱。初服三日心逆,四日多睡,五日腰脚痛,可如醉人,是其候也。相次渐愈,只须长服此药,四癞必差。

---

〔1〕倒:原作"侧"。据《类聚》卷18引同方改。

治大风疾,肌肉欲坏,有虫,宜服**雄黄散**方:

雄黄半两,细研 雌黄一分,细研 雷圆三分 阿魏半两,面裹,煨令面熟为度 滑石半两 朱砂半两,细研 藜芦半两,去芦头 白敛半两 犀角屑半两 紫石英半两,细研,水飞过

右件药捣细罗为散,入研了药都研令匀,取端午日,或三元日,或季[1]日,及六月六日预合之,每服空心以暖酒调下二钱。服药后或觉心逆,不得便吐,吐即药无力。服药后虫必出,甚验。如未应,次日再服。忌生冷物、野狸肉。

治大风疾,**天蓼散**方:

天蓼叶半斤,干者 天麻二两 何首乌一两,去黑皮 王不留行一两

右件药捣细罗为散,每服不计时候以热浆水调下二钱。

治大风癞疾,方:

金漆五合 乌蛇三两,酒浸,去皮骨,炙微黄 防风三两,去芦头 桑鹅三两,冬采者 蒟蒻根粉半升 续随子一两半,去皮

右件药先将乌蛇、防风、桑鹅等三味捣罗为末,取自酝秫米酒三升,先用一升半研续随子,绞取汁令尽,即并余酒同内于石锅中煎三五沸,后将锅离火,乃下漆匀搅,候稍稠下桑鹅、蛇肉等末,不住手搅,待泣泣入蒟蒻粉溶令匀,和捏作饼子如钱许大,烈日晒干,每服一片,烂嚼茶下,空心及晚食前服,服一百日内,鬓眉并生如常。

治大风疾,**赤箭圆**方:

赤箭五两 赤柽五两 茵芋五两 地骨皮五两 乌蛇五两 白杨皮十两,去皱皮

已上药细剉,以水五斗于釜内煮至一斗,滤去滓澄清,再煎成膏。

防风五两,去芦头 天麻五两 青蒿末五两

右件药捣罗为末,以煎成膏和圆如梧桐子大,每服食前以荆芥汤下十圆。

治大风,疮未出,眉毛落,方:

生漆二两 生地黄三斤,净洗,研绞取汁

已上二味相和,入于银锅中以重汤煮,用柳木篦搅,候成膏,用和后药:

乌蛇二两,酒浸,去皮骨,炙微黄 白附子一两,炮裂 雄黄半两,细研如粉

右件药捣罗为末,更都研令匀,以前膏和圆如梧桐子大,每夜[2]后以温酒下七圆,汗出为度。

治大风疾,宜服**桂枝浸酒**方:

桂枝一两 芎䓖一两 独活一两 甘草一两,炙微赤 牛膝一两,去苗 薯蓣一两 附子一两,炮裂,去皮脐 防风一两半,去芦头 白茯苓二两 天雄一两半,炮裂,去皮脐 茵芋一两半 杜仲一两半,去皱皮,炙微黄 白术一两半 萆薢根二两 干姜一两,炮裂 踯躅花一两,醋拌炒令干 猪椒根皮二两

右件药细剉,用生绢袋贮,以清酒二斗浸七日满后,每日空心及夜临卧时暖一小盏服之。

治大风疾,**茵芋酒**方:

茵芋一两 乌头一两,炮裂,去皮脐 天雄一两,炮裂,去皮脐 附子一两,炮裂,去皮脐 川椒一两,去目

---

[1] 季:《正误》:"义未详。"《普济方》卷109引此方,作"午"。午日即端午日,前已有端午日,故午日亦未必妥。存疑。

[2] 夜:《正误》:"夜",疑当作"食"。

及闭口者,微炒去汗　踯躅花一两,醋拌炒令干　干姜一两,炮裂　桂心一两　防风一两,去芦头　石南叶一两　甘草一两,炙微赤,剉　莽草一两,炙微黄

右件药细剉,以生绢袋盛,以清酒一斗五升,浸三七日满后,每日空心及临卧时暖一小盏服之。

治大风神验方:

通明乳香二十两　苦参四两,肥好者,细剉

右先用好酒五升浸苦参,于瓷瓶内以重汤煮一复时,其锅釜下火亦不用绝猛,但令常小沸为候,经一复时足即取出,滤去滓,只将酒浸乳香,于银锅内煎如饧即止,入天麻末四两、大麻人二两别研如膏,入于乳香膏内研搅令匀,慢火熬之,可圆即圆如梧桐子大,每日空心及夜饭前以大麻人酒下二十圆。

大麻人酒法:

大麻人三升,水淘令净,候干,以酒一斗浸一宿后,和酒研取白汁,以生绢滤过,却入瓷瓶中以重汤煮数沸即止,每遍取一小盏暖过下药,仍兼服后散,相间服之。

服前药后,宜服**紫茄子根散**方:

紫茄子根切,曝干,捣罗,取末一斤　白药末二两　甘草炙微赤,捣罗,取末一两

右件药相和令匀,早饭后至晚,常均匀服三服,每服以温水调下二钱。

治大风疾,**百花煎**方。

白蜜二十两　酸石榴七颗　生姜半斤

右件药,将生姜、石榴并皮同捣,绞取汁,更滤令净,入蜜中相和令匀,用一瓷瓶先秤知斤两,然后入药蜜汁后,用三重蜡纸密封瓶头,置于釜中,重汤煮一复时,后时时秤,但除瓶斤两外得二十两便住,每服空心以温酒调下一茶匙,晚食前再服。

治大风,腹脏有虫,令人皮肤生疮,语声变,眉鬓落,并宜服**乳香煎**方:

乳香三两,细研　雄黄二两,细研　预知子二两,捣末

右件药先以香末用水一斗于银锅内,以慢火煎至五升,入预知子并雄黄慢火熬成膏,入瓷器中盛,每日空心以温酒调下一茶匙,后有虫如马尾随大便出,即愈。

治大风疾,神效方:

水银二两　硫黄一两,细研　松脂炼成者,二两末

右件药同入铫子内,火上结为砂子,以大乌鸦不损者一只,以湿纸裹七重,又以泥裹作球,候干,大火煅令通赤,候冷取出,研入砂子及松脂末,都研令细,炼蜜和圆如梧桐子大,每服空心以温酒下五圆,晚食前再服。

治大风疾,宜服此方:

炼成松脂二两　杏人一升,汤浸,去皮尖、双人

右件药先将杏人捣碎,渐入水研绞取汁五升,入松脂煎五七沸,承热滤去滓,内瓷瓶中,更入酒五升同封一宿,每于食前暖一小盏服之。

治大风疾,**狼毒散**方:

狼毒三分,与油麻同炒令黄色,即去油麻　秦艽三分,去苗

右件药捣细罗为散,每服空心及晚食前用温酒调服一钱。

治大风疾,**摩勒香**方:

摩勒香〔1〕一斤,乳头内拣光明者是

右件药细研,入牛乳五升,甘草末四两于瓷合中盛,都搅令匀,以小桌子抬〔2〕于庭中,安置卓剑一口,夜于北极下祷祝,去合子盖露之一夜,来日却合了,入甑中蒸之,炊三斗米熟即止,夜间依前祷祝,露之又蒸,如此三遍,方可服之。每服抄一茶匙,以温酒调,空心及晚食前服之。如体上有疮者,以麸两硕作一卧槽,令于内卧,服药后倍有恶物出,至三日三夜当愈。

治大风疾,**天蓼粥方**:

右取天蓼刮去粗皮,碎剉四两,以水一斗,煎取一升去滓,将汁煮糯米为粥,空心食之。如病在膈上即吐出,在中隔即汗出,在膈下即转出。宜避外风。

治大风癞疾,肌肉顽痹,手足拘挛,久服轻身延年,好颜色不老,方:

炼成松脂三斤

右捣研如粉,以夹绢袋盛,每服空心及晚食前暖无灰酒调下二钱。

治大风疾,先宜服此**宣泻皂荚圆方**:

皂荚二十梃,以十梃去黑皮,涂酥炙令黄焦,去子,捣罗为末,以十梃去皮子,搥碎

右以水五升煎碎皂荚至一升后,以生布裹挼滤去滓,重煎成膏,和前皂荚末圆如梧桐子大,每服空心以温酒下二十圆。得利后,方可别服治大风圆散,即早见效。

治大风鬓眉堕落诸方

夫大风病鬓眉堕落者,皆从风湿冷得之。或因汗出入水得之,或冷水入肌体得之,或饮酒卧湿地得之,或当风坐卧树下及湿草上得之,或体痒搔之,渐渐生疮,经年不差,即为风疾。八方之风皆能为患,客于经络,久而不去,与血气相干,则使荣卫不利,淫邪散逸〔3〕,故面色败,皮肤伤,鼻柱坏,鬓眉落也。

治大风疾神效方。其风有五种,象五行金木水火土。黑虫者是业报之病,不可治也。余四种虫,但服此药无不差者。此方是圣人之法,非凡俗所解。凡青黄赤白黑虫在人骨体〔4〕之中,往来无碍,若蚀人肝,则眉鬓先堕;若蚀人肺,则鼻柱崩折,不闻香臭;若蚀人脾,语声变散;若蚀人肾,则耳鸣啾啾;心不受病,故不言之。若蚀人筋,则肢节堕落;若蚀人肌,则顽痹不知痛痒,身上似有虫行;或有疱肉起似桃李小枣,或多生疮癣,或状如鱼鳞,或形似榆荚,青黄赤黑变易不定。从头起者名曰顺,从足起者名曰逆。风起之由,皆因冷热交通,流于五脏,彻入于骨髓,气血内虚,风湿相抟,即便生虫。又因用力过度,食饮相违,酒后行房,汗入骨髓,亦患斯疾。若治者先服此散,出虫为验,见青黄赤白便可治之,皆得除愈。若黑虫出者,此病无方对治也。共四般虫,肌肉欲坏,眉发堕落,皆可服**雷圆散方**:

雷圆一两　雄黄三分,细研　消石一两,细研　雌黄三分,细研　朱砂一两,细研,水飞过　　阿魏一两,

---

〔1〕 摩勒香:此下有自注"乳头内拣光明者是"。"乳头"即乳香,《普济方》卷110引此方时直接改作"乳香"。故本品即乳香中有光泽半透明者。

〔2〕 抬:原作"台"。据《普济方》卷110引同方改。

〔3〕 逸:《正误》:《病源》"逸"作"溢"。

〔4〕 体:《正误》:"体","髓"之讹。

面裹煨，以面熟为度　藜芦半两，去芦头　犀角屑半两[1]　紫石英半两，细研，水飞过　斑猫二十枚　芫青二十枚，与斑猫用油麻小合同炒，麻熟为度取出

右件药捣细罗为散，又用苦参五两，消石四两捣碎，以生绢袋盛，入瓷瓶中以无灰酒一斗浸七日，密封头，每取一中盏暖过，于食前调下散二钱。

治十年大风，毛发秃落，瘾胗生疮，气脉不通，抓搔不觉痛痒，莽草散方：

莽草三两，微炒　附子二两，炮裂，去皮脐　干姜二两，炮裂，剉　石斛二两，去根，剉　天雄二两，炮裂，去皮脐　细辛二两　踯躅花二两，酒拌炒令干　白敛二两　川乌头二两，炮裂，去皮脐　石南二两　川椒一两，去目及闭口者，微炒去汗　桂心二两

右件药捣细罗为散，每服以温酒调下三钱，后以羊脯下药，日再服，勿大饱食。

治大风眉鬓已落，却令再生，方：

乌麻油一升　丁香一两　生姜汁一合　铁生末一合　附子三分　木香三分　诃梨勒皮三分　羊粪三十枚　垣衣三分

右件药捣细罗为散，入油及生姜汁中，以不津器盛，于马粪中埋三七日药成。涂药法：以中指点于生铁器内，摩三七下，即涂要生处，熟揩之，以干为度，十五日内眉鬓皆生。

治大风疾，卒无眉鬓者，**乳香圆方**：

乳香半两　人参半两，去芦头　紫参半两　沙参半两，去芦头　玄参半两　苦参半两，剉　天麻半两　甘菊花半两　枳壳半两，去瓤

右件药并生用，捣罗为末，炼蜜和圆如梧桐子大，每服食后以温酒下二十圆，百日内好转，六十日内两鼻内出血不怪，是差候也。

治大风疾，眉鬓堕落，遍身结肿，皮肉头痹，**青盐散方**：

青盐一斤　禹余粮二斤　白矾一斤

右件药捣细罗为散，更研令匀，入瓷罐子内盛，瓦子盖头固济，初用炭火二斤烧，渐渐添火，至一秤已来，从早晨烧至夜，常须添炭，至一秤火尽为度，隔宿候冷，取之细研如粉，用夹热帛包裹，取一生净土，水拌令泡泡，中心焙药两日，出火毒，又别取胡麻子六斤拣簸净洁秤之，九蒸九曝毕，炒令香熟，捣罗为末，每三两胡麻末管一两烧者药末，相和令匀，每服用荆芥茶调下二钱，空心及晚食前服，其效不可具述。

治大风眉鬓堕落，皮肉顽痹，筋脉不利，**商陆酿酒方**：

商陆二十五斤，切　曲十五斤，捣碎

右件药，以水二斗拌渍炊黍米一硕，酿如常法，三酝讫，封七日开看，酒熟澄清，随性温服之。病重者服至三斗，轻者二斗，药发得吐下佳，宜吃鹿肉羹䐑。

治大风疾，**松叶浸酒方**：

猪鬃松叶二斤，切　麻黄五两，去根节

右件药细剉，以生绢袋盛，以清酒二斗浸，秋冬七日，春夏五日，日满开取，每服温一小盏服，常令醺醺，以效为度。

治大风疾，令眉鬓再生，**侧柏叶圆方**：

侧柏叶不计多少

右件药九蒸九曝，捣罗为末，炼蜜和圆如梧桐子大，每日三服，夜一服，以热水下五十圆，

---

[1]　半两：原脱。据《类聚》卷18引同方补。

百日即生。

治大风疾，头面生疮，眉发髭脱落，宜用此沐浴方：

桑柴灰热汤淋取汁

右用洗头面，以大豆水研取浆，解泽灰味弥佳，次用热水入蔈豆面濯之，取净甚良，不过十度大效，三日一沐头，一日一洗面，甚良。

治大风癞疾，骨肉疽败，百节疼痛，眉鬓堕落，身体瘤瘤痒痛者，宜服此方：

马薪蒿不问多少，一名马矢蒿，一名烂石草

右件药细剉炒干，捣细罗为散，每日空心及晚食前以温酒调下二钱。

治大风疾，**百灵藤粥**方：

百灵藤四两〔1〕

右以水一斗煎至二升，去滓，入粳米四合煮作粥，于温室中澡浴了，服之，衣覆取汗，汗后皮肤风退如麸片，每隔日一服，五六十日后渐愈，毛发即生。

治大风癞诸方

夫大风癞者，皆是恶风及犯触忌害之所为也。初得病时，觉皮肤不仁，或淫淫苦痒，有似虫行，或瘾胗赤黑，此皆为病之始起也。便急治之，断米〔2〕谷毒鱼之类，食胡麻、松术之辈，最为善也。大〔3〕病之生，多从风起，初染之时，不将为害。风毒入于皮肤不能自觉，或流通四肢，或在五脏，则令毛孔腠理壅塞不通，因兹气血乖离，遂致皮肤顽痹，初起状如钱大，或如手掌，渐渐引阔，犹同朽木，针刺不痛，或在头面，或在胸颈，习习弈弈，状如虫行，流移无常，身体痛痒，搔之成疮，久久则皮肤筋节坏散，故名曰癞。其间变状多端，癞名非一，今举其数种。木癞者，初得眉睫不落，面目痒如生疮。火癞者，生疮如火烧疮，或断人肢节，经久即眉睫堕落。金癞者，初得眉落，经久则虫食于肺，鼻柱崩倒。土癞者，身体生疮瘤，状如鸡子，或如弹子，渐烂出于脓水。水癞者，先得水病，毒气留停，冒风发动，眉鬓皆落。又有蟋蟀癞者，有虫如蟋蟀，在人身体之内，百节头皆有血出。麺〔4〕癞者，其虫如面，色白难治，熏药可愈。雨癞者，斑驳或白或赤，眉鬓堕落。麻癞者，状似癣瘾，身体狂痒。蚼癞者，得之身体沉重，状如风癞。酒癞者，因酒醉卧黍穰上，汗出体虚，风从外入，落人眉须。凡诸癞皆须速治之，若多年即不可治也。

治大风癞，并万病痈疽疥癣，赤白风癞，骨肉疏败，百节烦疼，眉鬓发落，身体淫跃，痛痒无恒，目痛耳聋，口疮龋齿，**千金散**方：

天雄半两，炮裂，去皮脐　细辛半两　川乌头半两，炮裂，去皮脐　莽草半两，微炙　干姜半两，炮裂，剉　石南叶一两　石菖蒲一两　防风一两，去芦头　白术一两　独活一两半

右件药捣细罗为散，每于食前用温酒调服二钱。

治大风癞，顽麻风，紫点白癜，宜服此方：

乳香五两，黄明者，炒令软，冷捣　白胶香五两，光明好者　松脂五两，上好者　龙脑三钱

---

〔1〕 四两：原脱。据《类聚》卷18引同方补。

〔2〕 米：原作"末"。据《类聚》卷18引同论改。

〔3〕 大：《正误》《病源》"大"作"夫"。

〔4〕 麺：此处若用简化字则不知原义，故仍用繁体。

　　右件药将上三味同捣,入于银锅或石锅中,以水一斗五升煮药二十沸,专看火候,勿使溢出,即泻入冷水中滤取药,又依前以水一斗五升,又炼一依前法,如此三十遍,泻入冷水中,滤出曝干,细研如粉,入龙脑同研令匀,每日空心及晚食前以冷酒调下一钱。

　　治大风癞疾,**白僵蚕圆方**:

　　白僵蚕半两,微炒　蛇脱皮灰半两　皂荚刺灰半两　虾蟆灰半两　防风半两,去芦头　薄荷根半两　茵陈根半两　兰香根半两　蜥蜴半两,炙微黄　腰带皮灰半两　皮巾子灰半两

　　右件药捣罗为末,用乌蛇卵和圆如梧桐子大,每日空心及晚食前以温酒下二十圆。

　　治大风癞,遍身癊胅,如半覆烂桃杏大,作疮连年转甚者,宜服**苦参圆方**:

　　苦参半斤,细剉,捣罗为末　生干地黄五两　朱砂二两,细研,水飞过　熏陆香二两

　　右件药捣罗为末,炼蜜和圆如梧桐子大,每日空心及晚食前以温水下三十圆。

　　治大风癞病,**丹砂圆方**:

　　朱砂半两,细研　水银半两,以少枣瓢研令星尽　桂心半两　干姜半两,炮裂,剉　乌头半两,炮裂,去皮脐　石菖蒲半两　柏子人半两　川椒半两,去目及闭口者,微炒去汗　藜芦半两,去芦头

　　右件药捣罗为末,入朱砂、水银研令匀,取酒二升,先煎取五合,停温入淳漆五合熬搅令匀,然入诸药,可圆即圆如梧桐子大,阴干,每日空心及晚食前用荆芥槐白皮汤下二圆。

　　治遍身白屑,搔之则痛,变作大风癞,**苦参酿酒方**:

　　苦参五斤　露蜂房五两　猬皮一枚　曲三斤

　　右件药细剉,以水五斗合药浸四日,炊米五斗并药曲同酿酒如常法,熟即每暖饮一中盏,日三服。

　　治大风癞,身体面目有疮,**白艾蒿酿酒方**:

　　用白艾蒿十束,每束如斗,粗剉,以水一硕煮取汁五斗,以曲十五斤,糯米一硕,如常法酿酒,熟即每服暖一中盏服,日三服。

　　治大风癞,恶疮至甚者,服**黑豆方**:

　　小粒黑豆拣取一升,四月采天雄、乌头,净去土勿洗,捣绞取汁二升,渍豆一宿,早晨滤出曝干,如此七度止,每服取豆三粒,以温酒下,渐加至六粒,日三服。

　　治大风癞恶疾,**何首乌散方**:

　　何首乌一斤,入白米泔浸七日,夏月逐日换水,用竹刀子刮令碎,九蒸九曝　胡麻子四两,九蒸九曝

　　右件药捣细罗为散,每服食前以温酒调下二钱,荆芥薄荷汤、茶调下亦得。

　　治中[1]大风癞疾,**松脂圆方**:

　　炼成松脂白色者,不计多少

　　右件药捣熟研,炼蜜和圆如梧桐子大,每服食前以蜜汤下二十圆,服一月后大效。

　　治五脏大风癞,并赤白诸癞,毒疮遍身痛,**桃枝汤**浸浴方:

　　桃枝一斤　枫枝一斤　槐枝一斤　柳枝一斤　杉枝一斤　松枝一斤　桑枝一斤　苦参半斤　蒴藋半斤　牛蒡根半斤　枸杞根半斤　秦艽半斤　丹参半斤　莽草半斤

　　右件药细剉和匀,分为四度,每度以东流水一硕煎取七斗,去滓,看冷热于暖室内浸洗后,衣盖卧避风。

───────────────

　〔1〕中:《正误》:"中",疑衍。

治乌癞诸方

　　夫癞疾皆是恶风,及犯触忌害所得。初觉皮毛变黑,或淫淫苦痒如虫行,或眼前见物如垂丝,言语无定,心常惊恐,皮肉之中,或如桃李,瘾胗赤黑,手足顽痹,针刺不觉痛,脚下痛顽,不得蹋地,凡食之时,开口取气[1]而鸣,语亦如是,身体生疮,痛痒而时如虫行,或两肘如绳搏,此名乌癞。又有黑癞,凡二癞之证,大同小异,故不别录也。

　　治乌癞,**猬皮圆方**:

　　猬皮一枚,炙黄焦　魁蛤一枚　蚺蛇头一枚,涂酥炙微黄　虻虫三枚,炒微黄　蛴螬三枚,炙微黄　鲮鲤甲三片,炙黄　葛上亭长三枚,炙微黄　斑猫三枚,糯米拌炒令米黄　蜈蚣一枚半,炙微黄,去足　附子二枚,炮裂,去皮脐　蜘蛛三枚,微炙　水蛭三枚,炒微黄　巴豆十五枚,去皮心研,纸裹压去油　雷圆十五枚　水银半两,以少枣瓤研令星尽　川大黄半两,剉碎,微炒　朱砂半两,细研　桂心半两　射罔半两　黄连半两,去须　石膏一两,细研,水飞过　川芒消一两　龙骨半两　川椒半两,去目及闭口者,微炒去汗　甘遂一分,与胡麻同炒,胡麻熟为度　白矾灰一分　滑石一分

　　右件药捣罗为末,入研了药令匀,炼蜜和圆如小豆大,每服以温水下一圆,空心临卧各一服。未觉,每服加一圆。如小便茎中痛,即有虫下,皆已死也,细观形状。痛多即减至一圆,痛少即却加至二圆,以差为度。

　　治乌癞,皮肤变黑,生疮肿痛,**杀虫雄黄涂药方**:

　　雄黄一两　白矾一两　紫石英一两　白石英一两　马牙消一两　太阴玄精一两　金星礜石一两　银星礜石一两

　　右件药捣研为末,入瓷合中,用白土泥固济候干,用炭火五斤烧令通赤即止,以土盖罨药合,候来日取出,于湿地上纸衬盆盖出火毒三复时,再研如粉,取枫树胶煮汁和调,每日用涂之,以差为度。

　　治乌癞疮久不差,**硫黄散方**:

　　硫黄　水浮石　槐白皮　寒水石　白矾　不灰木　蜗牛子　牡蛎　金星礜石　银星礜石　蝉壳　握雪礜石　蜜陀僧　马牙消　麝香　雄黄　雌黄　乱发灰　蜂窠灰

　　右件药各一钱,唯白矾五钱,捣研为末,同水银半两以津唾杀研如泥,别入腻粉一分,以生麻油四两都调令匀,每于患处遍涂之效。

　　治乌癞及诸癞,遍身生疮,及多脓血,宜用**大黑神膏**,方:

　　川乌头半两　芎藭半两　雄黄半两,研,后入　胡粉半两,研,后入　巴豆十四枚,去皮　川升麻半两　木防己半两　杏人十四枚,去皮　雌黄半两,研,后入　黄连半两,去须　白矾半两　藜芦半两　松脂如鸡子大　黄檗半两　乱发如鸡子大

　　右件药细剉如大豆粒,以猪脂二升并药同煎,以乱发消尽,滤去滓,后入雄黄、雌黄、胡粉调搅令匀,收于瓷合中,每取涂于疮上,一日至夜三度涂之,每度以热盐汤洗过,然后更涂之。勿令入口眼。

　　治乌癞,**蜂房酿酒方**:

　　露蜂房五两　苦参四斤

---

〔1〕　取气:《正误》:《病源》无"取气"二字。

右件药细剉,用水三斗,煮取一斗二升去滓,用浸曲四斤半炊秫米三斗,入曲药溲拌如常酝法,酒熟压去糟,每于食前暖一小盏服之。

治乌癞疮,杀虫方:

雌黄不限多少

右件药细研如粉,以醋并鸡子黄和令匀,涂于疮上,干即更涂。

治白癞诸方

夫白癞病者,其语声嘶嗄,目视不明,四肢顽疼[1],身体大热,心中懊憹,手足缓纵,背膂拘急,肉如针刺。或生瘾胗,而起往往正白,在皮肉里,鼻有瘜肉,目生白珠当于瞳子,视无所见,此名白癞也。

治白癞,**鲮鲤甲圆方**:

鲮鲤甲三片,炙微黄　蝮蛇半条,酒浸,炙微黄　斑猫二枚,糯米拌炒微黄,去翅足　蜈蚣一枚,炙微黄,去足　魁蛤半枚　虻虫二枚,炒微黄　水蛭二枚,生　蜘蛛二枚,生干者　蛴螬三枚,生　附子二枚,炮裂,去皮脐　雷圆十枚　水银半两,与消石点猪[2]汁研令星尽　消石半两　川大黄半两,剉碎,微炒　石膏一两,细研,水飞过　巴豆十五枚,去皮心研,纸裹压去油　桂心半两　川椒一分,去目及闭口者,微炒去汗　川芒消半两　射罔半两　滑石半两　龙骨半两　矾石灰半两　黄连半两,去须

右件药捣罗为末,炼蜜和圆如梧桐子大,每服空心及晚食前以温水下两圆。

治周身白点,如脂如榆荚,搔之白屑落,或痒或痛,色白渐展,世呼为白癞,宜服**苦参酝酒方**:

苦参五斤　露蜂房五两　猬皮一具

右件药细剉,以水三斗,煮取一斗去滓,浸细面五斤,炊秫米三斗,拌如常酝法,酒熟压去滓糟,每于食前暖饮一小盏。

治白癞风,**天麻煎方**:

天麻一斤　天蓼木三斤

右件药剉如大豆粒,用水三斗,入银锅或石锅中煎至一斗二升,滤去滓,却于慢火上煎如稀饧,每于食前用荆芥薄荷酒调下半匙。

治白癞方:

斑猫二七枚,与糯米同炒令黄　大腹蛇一条,干者,并头尾全者用,炙微黄

右件药,以酒七升入瓷瓶中,用糠火煨酒及一升,滤去滓收瓷合中,每取薄涂于白癞上。

又方:

马鞭草不限计多少

右捣细罗为散,每于食前用荆芥薄荷汤调下一钱。

治大风出虫诸方

夫五脏生五虫,则成五癞,其虫各随五脏之色。四虫可疗,一虫黑者不可疗。亦有专心

---

[1] 疼:《正误》《病源》"疼"作"痹"。

[2] 猪:《正误》:"猪"下疑脱"胆"字。

医治,时有差者。今以药出其虫,以验可疗不可疗也。

治大风出五虫癞,四色可治,唯黑虫不可治,宜先服**阿魏雷圆散**方:

阿魏一分,生用 雷圆半两 雄黄半两,细研 朱砂半两,细研 滑石半两 石胆一分,细研 消石半两,细研 白敛一分 犀角屑半两 牛黄半两,细研 紫石英半两,细研,水飞过 斑猫二十枚,糯米拌炒米黄,去翅足 芫菁二十枚,糯米拌炒米黄,去翅足

右件药捣细罗为散,入研了药都研令匀,每日空心以清酒调下一钱,饥即食小豆羹饭为良。切忌多食,食饱虫即出迟。日西腹空,更服一钱。若觉小便似淋痛,不问早晚,即更服一钱。若觉欲小便如似痛涩,即就一瓷器中尿,尿出看之,其虫或如烂筋状,各逐其脏,辩虫之颜色也。

治大风肌肤不仁,头面身上疮,颜色肿黑[1],腹内生虫,鼻柱崩倒,宜服**朱砂散**方:

朱砂一两,细研,水飞过 紫檀一两 漏芦一两 雄黄一两,细研 雌黄半两,细研 白敛一两 石胆半两,细研 紫石英一两,细研,水飞过 阿魏半两,生使 牛黄一分,细研 犀角屑一两 龙骨一两 石膏一两,细研,水飞过 消石一两半

右件药捣细罗为散,入石药末更同研令匀,每于食前以温酒调下一钱。如饥,即宜吃小豆饭及枣汤,食勿令过饱,饱即其虫难出。服药后小便似淋,即以盆子盛看,当有虫出。或当日便出,或三五日方出者。或虫出即且服药,候虫尽便差。

治大风癞疾,眉鬓或落,鼻柱崩倒,肌肉变坏,宜服出虫治法。或下黑虫不可疗,余四色虫并可治也,但服此**水银雷圆散**方:

水银一分,与雄黄、硫黄点醋用乳钵木槌同研令星尽 雷圆一分,末 阿魏一分,生用 雄黄一分 硫黄一分 萆薢一分,微炒,捣为末 麝香一钱,细研

右件药都研令细,每服食前以温酒调下一钱,晚食前再服。或有虫下,看其颜色,唯黑不可治也。

治大风癞出五虫,**独活散**方:

独活三分 雄黄半两,细研 麻黄半两,去根节 青黛一分 水银一分,与朱砂、雄黄同点醋研,晒尽水银 阿魏一分,生用 雷圆半两 朱砂半两,细研 滑石半两,细研 石胆一分,细研 牛黄一分,细研 紫石英一分,细研 斑猫四十枚,糯米拌炒微黄,去翅足 芫菁四十枚,糯米拌炒微黄,去翅足

右件药捣罗为末,入研了药都研令匀,每日空心及晚食前用温酒调下一钱,每食宜吃豆饭,不得令饱,饱即其虫难出。虫出黑者不堪治,余者并可疗。

治大风癞,熏出虫方:

艾叶一两,末 砒霜一两 水银一两,并硫黄结为砂子 腻粉一两 硫黄一两 朱砂一两 麝香半两 阿魏一两 猪牙皂荚一斤,末 附子一两,去皮脐 雄黄一两

右件药并生使,都研为末,用纸四张,先布艾,次下掺皂荚末,次掺诸药末,卷却以刀切似饼餤子,安火碗内烧,安曲膝下熏,以衣被遮拥定,不令透出气,热闷即虫出。

治大风,遍身生疮,腹[2]脏有虫,眉鬓半落,语声欲破,宜服此下虫方:

干虾蟆头一两,炙令黄,为末 皂荚一梃,去皮,涂酥炙微黄,去子杵末

右件药研令匀,以竹筒引入羊肠内,抵可一尺,系定两头,用麸二升裹于饭甑中蒸熟,去

---

[1] 黑:原作"累"。据《类聚》卷18引同方改。

[2] 腹:原作"复"。《正误》:"复",疑当作"腹"。《普济方》卷110"虾蟆丸"引作"腹",因改。

麸入麝香一钱,和捣圆如梧桐子大,强壮者空心温酒下三十圆,劣弱者服二十圆,任意饮酒,取醉为度,专看大肠内有虫下即差。

治风瘾胗诸方

夫风瘾胗者,由邪气客于皮肤,复遇风寒相抟,则为瘾胗。若赤胗者,由冷湿抟于肌中,风热结成赤胗也。遇热则极,若冷则差也。白胗者,由风气抟于肌中,风冷结为白胗也。遇冷则极,或风中亦极,得晴明则差,着厚暖衣亦差也。其脉浮而洪,浮即为风,洪则为气,风气相抟则成瘾胗,致身体为痒也。

治风瘾胗,遍身痒痛,心胸满闷,宜服**羚羊角散**方:

羚羊角屑一两　白鲜皮一两　黄芩三分　防风一两,去芦头　人参三分,去芦头　杏人三分,汤浸,去皮尖、双人,麸炒微黄　麻黄一两,去根节　羌活一两　白蒺藜一两,微炒去刺　甘草一两,炙微赤,剉　生干地黄三分　枳壳半两,麸炒微黄,去瓤

右件药捣粗罗为散,每服四钱,以水一中盏,煎至五分,去滓,入酒一合,更煎一两沸,不计时候温服。

治风瘾胗,心闷,**犀角散**方:

犀角屑一两　川升麻一两　玄参一两　防风一两,去芦头　白鲜皮一两　景天花一两　白蒺藜一两,微炒去刺　人参一两,去芦头　沙参一两,去芦头　甘草半两,炙微赤,剉　马牙消半两　牛黄一分,细研

右件药捣细罗为散,研入牛黄令匀,每服不计时候以竹叶汤调下二钱。

治风瘾胗,累医不效,**鬼箭羽散**方:

鬼箭羽一两　白敛一两　白蒺藜一两,微炒去刺　白矾一两,烧令汁尽　防风二两,去芦头　甘草一两,炙微赤,剉

右件药捣细罗为散,以粟米粉五合,拭身了,不计时候以温水调下二钱。

又方:

漏芦一两　防风二两,去芦头　川大黄二两,剉碎,微炒　苦参三两,剉　枳壳三两,麸炒微黄,去瓤　乌蛇二两,酒浸,去皮骨,炙令黄

右件药捣罗为末,炼蜜和捣三二百杵,圆如梧桐子大,每于食后以温浆水下三十圆。

治风瘾胗不可忍,**枫香圆**方:

枫香一两　川乌头半两,炮裂,去皮脐　藁本半两　白蒺藜一两,微炒去刺　仙灵脾半两　小荆子半两　莽草半两,微炙　赤箭半两　白鲜皮一两　景天花半两　蛇床子一两　羚羊角屑一两

右件药捣罗为末,炼蜜和捣三二百杵,圆如梧桐子大,每于食后以温浆水下三十圆。

治风瘾胗结肿攻冲,遍身发热痒痛,及治筋脉挛急,**乌蛇膏**方:

乌蛇一两　天麻半两　附子半两　白僵蚕半两　乌喙半两　天南星半两　桂心半两　细辛半两　吴茱萸半两　羌活半两　当归一两　苍术半两　防风半两　牛膝半两　汉椒半两　干蝎半两　木鳖子一两　枳壳一两　大黄一两　白芷半两

右件药并生用细剉,以头醋半升拌浸一宿,用腊月炼成猪脂二斤于铛中,入药以慢火煎,看白芷变黄紫色下火,滤去滓令净,入于瓷合中盛之,用摩涂于所患处,立效。

治风瘙瘾胗,皮肤中苦痒,瘙之血出,**蒴藋膏**方:

萆薢根二两　白蒺藜一两　附子一两,去皮脐　独活一两　犀角屑一两　蔷薇根二两　白芷一两　防风一两　苦参一两　川升麻一两　漏芦一两汉防己一两　川椒一两　木香一两　蛇衔草一两　茺蔚一两　枳壳一两　莽草一两

右件药并生用细剉,以头醋浸令淹一宿,明旦用铜石银锅器中盛于慢火上,用腊月炼成猪脂二斤半与药同煎,令白芷赤色,膏成滤去滓,盛于瓷合中,每取涂摩所患处,累用即差。

治风瘾胗如茧栗,宜用**野葛膏**方:

野葛一两　附子三两,去皮脐　牛李子并根五两

右件药并生用,剉如大豆许,醋浸淹一宿,用腊月炼成猪脂一斤,下药同于银石锅中慢火煎,待附子色黄赤,下火滤去滓,入瓷合中收,每用摩于所患处,频用之效。

治风瘾胗,宜用**枫香洗汤**方:

枫香半斤　芎䓖二两　川大黄二两　黄芩二两　苦参三两　当归二两　川升麻二两　甘草二两　射干二两　蛇床子一两

右件药并生用,捣粗罗为散,每用五两,以水一斗,煮取五升去滓,看冷热洗病上,日二度用之。

治风身体生瘾胗,宜用**萆薢根汤**洗之方:

萆薢根五两　蒺藜苗五两　景天五两　蛇床子二两　玉屑三两

右件药都以水一斗五升,煮取一斗去滓,看冷热洗所患处,日再用,药水冷即暖用之。

治赤白风瘾胗,宜用**萆薢煎涂**方:

萆薢根五两　白蒺藜三两　兔藿三两　羊桃三两　虎杖三两　盐二两　辛夷二两　白矾一两

右件药剉并生用,都捣筛令匀,每用药五两,以水一斗,煮取二升去滓,更煎至半升,每用绵蘸药涂于患处,频涂之效。

治风瘾胗,宜用**地骨白皮汤**拭之,方:

地骨白皮半斤　白杨皮四两　盐一两　白矾末一两

右件药细剉,捣筛和匀,每用药五两,以水九升,煎取二升去滓,更煎至一升,收瓷器中,用绵蘸拭所患处,五七度差。

治风气壅滞,遍身瘾胗,宜淋浴方:

枳壳三两,生用　麻黄根一斤　萆薢一斤　椒二两,去目

右件药剉,都以水五斗,煎至五七沸去滓,看冷暖淋浴,汗出宜避风,每日一浴。

治风瘾胗,淋洗方:

马蔺子二两　萆薢二两　茺蔚子二两　白蒺藜二两　羊桃根二两　萹竹二两　茵芋二两　白矾二两,研,后入

右件药剉,以醋浆水一斗,煮取五升去滓,内白矾洗之。

又方:

蛇床子一升　防风五两　白蒺藜一斤

右件药以水一斗五升,煮取三升去滓,渍绵拭之,日四五度差。

又方:

黄连三两　川朴消三两　凌霄花二两

右件药以水七升,煮取三升去滓,浸绵拭之。

治风瘾胗,顽痒,宜用**杏叶煎**揩拭方:

杏叶切，五升　葫蘿根切，一升

右件药以水一斗半，煮取二升去滓，用绵浸药汁揩拭所患处，日三两度效。

治风瘾胗，宜用**柳蛀屑浴汤**方：

柳蛀屑一斤　葫蘿根一斤　黄栌木一斤，剉　盐二合

右件药都以水五斗，煎至三斗去滓，暖室中看冷热洗浴后，宜避风。

治风肿及瘾胗，方：

白矾一两　石灰一两

右件药合和研令匀，以生姜自然汁调如稀糊，薄涂患处，日二上效。

又方：

巴豆五十枚，去皮

右件药以水三升煮取一升，以绵浸汤中，适寒温以拭病上，随手而退，神效。

治风胗入腹，身体肿强，舌干燥硬，方：

蔓菁子三两

右捣罗为末，每服以温酒调下一钱。

治风胗痒不止，方：

芸薹菜三握

右细切研烂，绞取汁，于胗上熟揩，时上药揩令热[1]彻，又续煎椒汤洗。

又方：

枳壳三两，麸炒微黄，去瓤同上

右件药捣细罗为散，每服三钱，以水一中盏，煎至六分，去滓，不计时候温服。

又方：

白蜜一合　酒二合

右二味和暖，空心服之。

又方：

苦参五两，剉

右捣罗为末，炼蜜和圆如梧桐子大，每于食后以温水下三十圆。

又方：

用景天一斤，捣绞取汁涂之。

又方：

用酪五合，盐一两相和，煎过摩瘾胗，随手便效。

又方：

蛇脱皮一条

右以水一升煎取半升，以鸡翎一茎，汤热时蘸药揩上即差。

治风瘾胗，百计不差，神效方：

白矾五两

右件药捣为末，以酒三合，小便一升，煎如稀膏，以绵蘸药于上，轻手揩之，令热彻入皮肤，其风胗须臾消散。

---

〔1〕　热：原作"熟"。据《普济方》卷108引同方改。

又方：

大戟末五两，以水二升煮取一升，涂之。

又方：

蒴藋茎叶五斤，细剉，以水五斗，煮至三斗去滓，看冷热洗浴，立差。

又方：

蛇衔草捣取汁涂之，差。

治风瘙瘾胗生疮诸方

夫风邪客热在于皮肤，遇[1]风寒所折，则起瘾胗，热多则色赤，风多则色白，甚者痒痛，搔之则成疮也。

治风皮肤瘾胗，及风热生毒疮，**卷柏散**方：

卷柏一两　犀角屑半两　天竺黄半两　枳壳一两，麸炒微黄，去瓤　赤箭半两　藁本半两　羌活一两　防风半两，去芦头　芎劳半两　乌蛇二两，酒浸，去皮骨，炙令黄　五加皮一两　麻黄一两，去根节　黄耆半两，剉　桑耳半两

右件药捣细罗为散，每服食前以薄荷汤调下二钱。忌热面、鸡、猪、鱼、蒜等。

治风瘙皮肤瘾胗，赤㿔瘙痒，随搔生疮，悉宜服**丹参散**方：

丹参一两半　人参一两，去芦头　苦参一两，剉　雷圆一两　牛膝一两，去苗　防风一两，去芦头　白附子一两，炮裂　白花蛇二两，酒浸，去皮骨，炙微黄

右件药捣细罗为散，每于食前煎甘草酒，放温调服二钱。

治风毒热气上冲头面，及皮肤生瘾胗，搔痒成疮，心神烦燥，不思饮食方：

枳实一两，麸炒微黄　白蒺藜三分，微炒去刺　苦参一两，剉　人参三分，去芦头　独活三分　天门冬一两，去心，焙　桂心半两　白术半两

右件药捣罗为末，炼蜜和捣三二百杵，圆如梧桐子大，每于食后以温酒下三十圆。

治诸热风毒气冲出皮肤，搔即瘾胗赤起生疮，兼有黄水结为脓窠痛，悉主之，**升麻膏**方：

川升麻一两　犀角屑一两　白敛一两　漏芦一两　枳壳一两　连翘一两　蛇衔一两　蓝叶一两　川芒消一两　黄芩一两　栀子人一两　蒴藋根一两　玄参一两　大黄一两

右件药细剉，以竹沥三升拌令匀，经一宿，以成炼猪脂二斤都煎，候白敛色焦黄，绞去滓令凝，用摩患处，日六度差。

治风胗痒闷，搔之汁出生疮，洗汤方：

苦参五两　漏芦五两　枳壳五两　白蒺藜五两　楮树茎叶五两

右件药细剉，以水一斗，煎至二升去滓，以绵蘸拭痒处，日七八度差。

治风瘙瘾胗，遍身皆痒，搔之成疮，方：

茵蔯五两，生用　苦参五两

右细剉，用水一斗煮取二升，温热得所，蘸绵拭之，日五七度差。

又方：

蚕沙一升

---

〔1〕　遇：原作"过"。据《类聚》卷168引同论改。

右以水二斗,煮取一斗二升去滓,温热得所以洗之,宜避风。

治风瘙痒诸方

夫风瘙痒者,由风邪气客于肌肉,则令肌肉虚,真气散,寒气搏于皮肤,外发腠理,淫邪与卫气相搏,阳胜则热,阴胜则寒,寒则表虚,虚则邪气往来,故多瘙痒也。

治面上皮起及身体瘙痒,方:

芎䓖三两　白术三两　山茱萸三两　防风三两,去芦头　羌活三两　枳壳三两,麸炒微黄,去瓤　麻黄二两,去根节　薯蓣二两　乌喙二两,炮裂,去皮脐　干姜一两,炮裂,剉　白蒺藜二两,微炒去刺　甘草一两,炙微赤,剉

右件药捣粗罗为散,每服四钱,以水一中盏煎至六分,去滓温服,日三服。忌热面、鸡、猪、鱼、蒜。

治风毒攻皮肤瘙痒,方:

枳壳二两,麸炒微黄,去瓤　防风二两,去芦头　黄耆二两,剉　白蒺藜二两,微炒去刺　漏芦二两　秦艽二两,去苗　乌蛇三两,酒浸,去皮骨,微炒　川芒消二两　犀角屑二两

右件药捣粗罗为散,每服五钱,以水一大盏,煎至五分,去滓,每于食后温服。

治风瘙,身体无处不痒,或生疮肿,宜服**天麻散**方:

天麻半两　防风半两,去芦头　枳壳三分,麸炒微黄,去瓤　茺蔚子三分　白僵蚕半两,微炒　白蒺藜一两,微炒去刺　凌霄花半两,微炒　踯躅花半两,微炒

右件药捣细罗为散,每于食前用荆芥汤调下二钱。

治风热客于皮肤,遍身瘙痒,宜服**乌蛇散**方:

乌蛇二两,酒浸,去皮骨,微炙　干蝎半两,微炒　玄参一两　秦艽一两,去苗　赤箭一两　麻黄半两,去根节　猪牙皂荚半两,炙黄　枳壳半两,麸炒微黄,去瓤

右件药捣细罗为散,每服不计时候以温酒调下二钱。

治遍身风瘙痒不可止,宜服**苦参散**方:

苦参一两,剉　苍耳苗一两　蔓荆子一两　牡荆子一两　晚蚕沙一两　白蒺藜一两,微炒去刺　晚蚕蛾半两　玄参一两　胡麻子一两　蛇床子一两　天麻一两　乳香半两

右件药捣细罗为散,每服不计时候以紫笋茶调下二钱。

治风毒攻注皮肤,遍身瘙痒,烦热多汗,宜服**乌金圆**方:

槐鹅半斤　羌活二两　白附子二两　天麻三两　枳壳一两,去瓤　皂荚三十梃,肥者　踯躅花一两　麻黄一两,去根节　胡桃瓤一两　乌蛇一条,重三两　腊月鸦一只,去足　腊月狐肝一具

右件药并细剉,以一固济了大瓷瓶,先内乌蛇及鸦、狐肝等,歇口烧欲熟,过后下诸药,以大火煅令通赤,待冷取出,入麝香半两同研令细,以槐胶烂煮,捣和圆如梧桐子大,每服食后以荆芥汤下二十圆。

治风瘙痒,皮中如虫行之状,宜服**枳壳浸酒**方:

枳壳五两,麸炒微黄,去瓤　秦艽四两,去苗　独活四两　肉苁蓉四两　丹参五两　蒴藋五两　松叶切,一升

右件药细剉,用生绢袋贮,以清酒二斗五升浸五七宿后,每服不计时候暖一小盏服。

治风瘙痒不可止,宜用**防风浴汤**,方:

防风三两　蒴藋切,一升　羊桃根三两　石南一两　秦艽一两　川升麻一两　苦参三两　茵芋一两　白蒺藜一两　蛇床子一两　白矾一两　枳壳一两

右件药细剉,都以水七斗,煎至五斗去滓,于暖室中洗浴令汗出,避风冷。

治风瘙痒不可忍,方:

乌蛇二两,酒浸,去皮骨,炙微黄　枳壳三分,麸炒微黄,去瓤　干荷叶半两

右件药捣细罗为散,每服不计时候用温蜜酒调下二钱。

治风痦瘟诸方

夫人阳气外虚则多汗,汗出当风,风气抟于肌肉,与热气并,则生痦瘟,状如麻豆,甚者渐大,搔之成疮也。

治风热,皮肤生痦瘟痒痛,宜服**羚羊散**方:

羚羊角屑一两　防风三分,去芦头　枳壳半两,麸炒微黄,去瓤　白蒺藜半两,微炒去刺　川大黄一两,剉碎,微炒　玄参一两　乌蛇皮一两,酒浸,微炒　甘草半两,炙微赤,剉　秦艽三分,去苗

右件药捣筛为散,每服三钱,以水一中盏,煎至五分,去滓,入牛蒡根汁半合,更煎一两沸,不计时候温服。

治风热毒气客于皮肤,遍身生痦瘟,状如麻豆,方:

秦艽一两,去苗　防风半两,去芦头　黄芩半两　麻黄半两,去根节　枳壳三分,麸炒微黄,去瓤　牛蒡子三分,微炒　犀角屑半两　黄耆三分,剉　玄参半两　川升麻三分　甘草半两,炙微赤,剉

右件药捣粗罗为散,每服三钱,以水一中盏,煎至六分,去滓,不计时候温服。

治脾肺风热攻皮肤,生痦瘟,瘙痒不止,差而复发,宜服**枳壳散**方:

枳壳三分,麸炒微黄,去瓤　防风半两,去芦头　川升麻半两　白鲜皮半两　麦门冬一两,去心,焙　白蒺藜三分,微炒去刺　羚羊角屑三分　羌活三分　桑根白皮三分,剉　麻黄一两,去根节　甘草半两,炙微赤,剉

右件药捣粗罗为散,每服四钱,以水一中盏,煎至六分,去滓,不计时候温服。

治风热,遍身生痦瘟,瘙痒,宜服**乌蛇散**方:

乌蛇二两,酒浸,去皮骨,炙微黄　天麻三分　羌活半两　白鲜皮半两　桂心半两　麻黄三分,去根节　秦艽三分,去苗　牛蒡子二分,微炒　甘草半两,炙微赤,剉　枳壳半两,麸炒微黄,去瓤　蒲黄半两　蔓荆子半两　芎藭半两　当归半两　藁本三分　白僵蚕三分,微炒

右件药捣细罗为散,每服不计时候以温酒调下二钱。

治风热皮肤瘙痒,生痦瘟,宜服**荆芥散**方:

荆芥一两　牛蒡子三分,微炒　蔓荆子半两　天麻半两　人参半两,去芦头　黄芩三分　防风半两,去芦头　乌蛇肉二两,酒浸,微炒　独活半两　赤茯苓一两　苦参一两,剉　枳壳半两,麸炒微黄,去瓤

右件药捣细罗为散,每服不计时候用温酒调下二钱。

治风热,皮肤生痦瘟,搔之痒痛,**沙参散**方:

沙参三分,去芦头　白蒺藜三分,微炒去刺　枳壳三分,麸炒微黄,去瓤　白附子半两,炮裂　白鲜皮半两　天麻半两　犀角屑半两　丹参三分　川大黄半两,剉碎,微炒

右件药捣细罗为散,每服不计时候以温酒调下一钱。

治风热,头面皮肤瘙痒,烦闷,生痦瘟,**枳壳圆**方:

枳壳_{二两,麸炒微黄,去瓤}　天门冬_{一两半,去心,焙}　独活_{一两半}　白蒺藜_{一两半,微炒去刺}　牛蒡子_{一两}　薏苡人_{一两}

右件药捣罗为末,炼蜜和捣一二百杵,圆如梧桐子大,每于食后以温水下三十圆。

治风瘙痒,生痦瘟,宜服**蒺藜圆**方:

白蒺藜_{一两,微炒去刺}　秦艽_{一两,去苗}　羌活_{半两}　苦参_{半两,剉}　黄芩_{半两}　赤茯苓_{一两}　细辛_{半两}　枳壳_{三分,麸炒微黄,去瓤}　乌蛇_{三两,酒浸,去皮骨,炙微黄}

右件药捣罗为末,炼蜜和圆如梧桐子大,每服不计时候以温蜜汤下三十圆。

治风热皮肤生痦瘟,**苦参圆**方:

苦参_{二两,剉}　川芒消_{二两}　牛蒡子_{二两,微炒}

右件药捣罗为末,炼蜜和圆如梧桐子大,每于食后以温酒下三十圆。

又方:

皂荚_{不蚛者,三两,去皮,涂酥炙黄焦,去子}　荆芥_{二两}　凌霄花_{四两}

右件药捣罗为末,以精羊肉八两细切,和研捣五七百杵,圆如梧桐子大,每服不计时候以温水下二十圆。

治皮肤风热,生疮痦瘟,或痒痛,宜**垂柳汤**浴方:

倒垂柳_{二斤,剉}　白矾_{二两,生使}　杏人_{三两}

右件药以水一斗五升,煎至一斗去滓,于无风处洗浴,极妙。

治风瘙痒,皮肤生痦瘟,搔之生疮,宜用此粉身,方:

芎䓖_{三两}　麻黄根_{三两}　白芷_{三两}　藿香_{二两}　藜芦_{一两半}　雷圆_{五两}

右件药捣罗为散,入英粉[1]五两相和令匀,逐日粉身上。

治风热皮肤瘙痒,搔之生痦瘟,方:

麻黄根_{五两}　蛇床子_{四两}　白蒺藜_{二两}　白矾_{二两}　白米粉_{二升}

右件药捣罗为细散,以生绢袋盛,痒即粉身。

又方:

白术_{二两}　蒴藋_{五两}　黄连_{二两}　白矾_{半两}　黄芩_{二两}　细辛_{一两}　芎䓖_{一两}　茵芋_{一两}

右件药细剉,以水二斗,煮取一斗去滓,旋旋分暖二升洗之,日二三上。

治风瘙痒,皮肤生痦瘟,体肿疼痛,宜用**莽草膏**方:

莽草_{一两}　当归_{二两}　芎䓖_{二两}　大戟_{二两}　川椒_{二两}　附子_{二两,去皮脐}　细辛_{二两}　赤芍药_{二两}　芫花_{二两}　踯躅花_{二两}　蒴藋_{二两}

右件药细剉,以醋三升浸一宿,用猪脂三斤都煎,令附子色黄为度,绵滤去滓,每取摩病处,日二三上。

治风热皮肤生痦瘟,苦痒成疥,**丹参汤**洗方:

丹参_{四两,剉}　苦参_{四两,剉}　蛇床子_{三合,生用}

右件药以水一斗五升,煎至七升去滓,承热洗之。

治风瘙皮肤生痦瘟,搔之肿痒,**柳枝汤**洗方:

嫩柳枝_{五两}　茵陈_{三两}　苦参_{五两}　狼牙草_{三两}　青葙叶_{三两}　桃枝_{五两}　槐白皮_{四两}　蒴

---

〔1〕英粉:《正误》:"未详。"考《普济方》卷274:"治痱疮英粉方:用粟米浸累日令败,研澄,取之傅疮尤佳。"则英粉当为粟米发酵后研末澄取之粉。

薑五两　麻黄三两，去根节

右件药细剉和匀，每取一斤，以水五斗，煮取四斗去滓，更入盐及朴消各二两搅匀，看冷热于温室中洗浴，洗罢衣覆汗出差，切慎外风。

治风瘔瘟，方：

牛膝捣细罗为散，每服食前以温酒调下一钱。兼治骨疽风癞，皆效。

治风身体如虫行诸方

夫人身体虚者，即风邪中于荣卫，溢于皮肤之间，与虚热相并，故游弈遍体，状若虫行也。

治风身体如虫行，**莽草散方**：

莽草一两，微炙　细辛三分　人参三分，去芦头　麻黄半两，去根节　杏人一两，汤浸，去皮尖、双人，麸炒微黄　芎藭三合　甘草三分，炙微赤，剉　黄耆一两，剉　天麻一两半　防风一两，去芦头　凌霄花三分　白蒺藜三分，微炒去刺　当归三分

右件药捣筛为散，每用药一分，水一大盏，煎至五分，去滓，不计时候温服。又取此药二两，用苦参五两，白矾五两，桃柳枝各五两，水一硕二斗同煎至七斗，布滤去滓，暖室中浴，浴后宜服前散。

治风遍身如虫行，宜服**柏子人散方**：

柏子人半两　附子一两，炮裂，去皮脐　莽草一两，微炙　石斛一两，去根节，剉　牛膝一两，去苗　草薢半两，剉　赤芍药半两　防风半两，去芦头　桂心半两　山茱萸半两　细辛半两　白术半两　芎藭半两　羌活一两　天麻一两　麻黄一两，去根，剉　甘草一两，炙微赤，剉

右件药捣细罗为散，每于食前以温酒调下二钱。

治风在头面眉间如虫行，或头眩，目中泪出，宜服**防风散方**：

防风一两，去芦头　桂心半两　天雄半两，炮裂，去皮脐　细辛半两　乌头半两，炮裂，去皮脐　朱砂半两，细研　干姜半两，炮裂　莽草半两，微炙　白蒺藜半两，微炒去刺　附子半两，炮裂，去皮脐　人参半两，去芦头　当归半两

右件药捣细罗为散，每服不计时候以温酒调下一钱。

治风皮肤瘙痒如虫行，头目旋闷，宜服**莽草圆方**：

莽草二两，微炙　天麻一两　川升麻一两　乌蛇二两，酒浸，去皮骨，炙微黄　蝉壳一两，微炒　细辛一两　赤茯苓一两　蚱蟀半两，微炒　附子一两，炮裂，去皮脐　芎藭一两　甘草一两，炙微赤，剉　麝香一分，细研

右件药捣罗为末，入麝香同研令匀，炼蜜和捣三二百杵，圆如梧桐子大，每服食前以温酒下十五圆。

治风毒冲头面，瘙痒如虫行，身上时有风胗，心神烦闷，宜服**白蒺藜圆方**：

白蒺藜一两，微炒去刺　黄耆三分，剉　独活三分　白芷半两　防风半两，去芦头　薯蓣三分　枳实一两，麸炒微黄，去瓤　人参三分，去芦头　黄连一两，去须　葳蕤半两　地骨皮半两　桂心半两

右件药捣罗为末，炼蜜和捣三二百杵，圆如梧桐子大，每服不计时候以温酒下二十圆。

治毒风攻四肢，周身如虫行，搔之不解，宜服**天南星圆方**：

天南星半两　天麻半两　白附子半两，炮制　羌活半两　白僵蚕半两，微炒　麻黄三分，去根节　白花蛇二两，酒浸，去皮骨，炙微黄　犀角屑三分　槐胶半两，生用　栀子人一两　槐实半两，微炒

右件药捣罗为末，别入腻粉一分研令匀，炼蜜和捣三五百杵，圆如梧桐子大，每服不计时候以温酒下十五圆。

治热毒风冲头面，痒如虫行，**枳壳圆方**：

枳实一两半，麸炒微黄　天门冬一两半，去心，焙　独活一两　黄连一两，去须　防风一两，去芦头　白蒺藜一两，微炒去刺　乌蛇二两，酒浸，去皮骨，炙微黄　苦参一两，剉　菌桂一分

右件药捣罗为末，炼蜜和捣二三百杵，圆如梧桐子大，每服不计时候以温水下三十圆。

治身体痒，搔之或生瘾胗如虫行，浴方：

芫蔚子五两　白蒺藜五两　羊桃根五两　苦参五两　蒴藋一斤　漏芦五两　盐三合　苍耳茎叶一斤　柳蚛末半斤

右件药剉，以水一硕，煎取七斗去滓，饱食，看冷暖浴浸之，当汗出，水稍冷便出，宜避风，不过三上效。

治风皮肤痛痒，状如虫行，宜用此方：

蒺藜子三两　蛇床子二两　踯躅花二两　蒴藋根二两　凌霄花二两　苦参二两　大戟二两　川大黄二两　芫蔚子二两　白矾三两

右件药剉，以水五升，酒三升相和，煎取三升去滓，次入白矾末，更煎三五沸，以瓷器盛之，旋用涂于痒处。

治风，身体如虫行，**雄黄圆方**：

雄黄一两　炼成松脂三两

右件药同研如粉，炼蜜和圆如梧桐子大，每日空心及晚食前用薄荷汤下十圆，槐胶汤下亦得。

治白癜风诸方

夫肺有壅热，又风气外伤于肌肉，热与风交并，邪毒之气伏留于腠理，与卫气相搏，不能消散，令皮肤皱起生白斑点，故名白癜风也。

治肺脏久积风毒，皮肤生白癜不止，**苦参散方**：

苦参三两，剉　露蜂房二两，微炒　松脂二两　附子二两，炮裂，去皮脐　栀子人二两　乌蛇三两，酒浸，去皮骨，炙微黄　木兰皮二两

右件药捣细罗为散，每服不计时候以温酒调下二钱。宜常吃萝卜菜，勿食鸡雀肉，忌猪、鱼、大蒜、湿面等。

治身体顽麻，及生白癜风，宜服此**乌蛇散方**：

乌蛇三两，酒浸，去皮骨，炙微黄　白僵蚕二两，微炒[1]　桂心半两　独活二两　天麻二两　川乌头半两，炮裂，去皮脐　细辛半两　防风半两，去芦头　胡麻子二两　枳实半两，麸炒微黄　蝉壳半两　白附子半两，炮裂　天南星一分，炮裂

右件药捣细罗为散，每服不计时候以温酒调下二钱。

治白癜风，遍身斑点瘙痒，**白敛散方**：

白敛三两　天雄三两，炮裂，去皮脐　商陆一两　黄芩二两　干姜二两，炮裂，剉　踯躅花一两，酒拌

---

〔1〕二两，微炒：原脱。据《类聚》卷18引同方补。

炒令干

右件药捣罗为细散,每于食前以温酒调下二钱。

又方:

附子二两,去皮脐　凌霄花一两　川乌头二两,去皮脐　防风二两,去芦头　露蜂房二两　踯躅花一两

右件药细剉,以猪脂三斤煎炼,看药黄焦去滓,候冷于瓷合中盛,用摩风癜上,以差为度。

又方:

黑油麻二升,九蒸九曝,去皮　桃人五两,汤浸,去皮尖、双人,麸炒微黄　生干地黄五两

右件药捣细罗为散,每服以蜜水调下三钱,日再服。

又方:

白矾半两　硫黄半两

右件药同研如粉,以醋调和涂之,即差。

治白癜风如雪色,方:

硫黄一两半　香墨一两半

右件药同研如粉,以生布揩癜上微伤,用醋和如膏涂之作疮,未差更涂之。

又方:

附子二两,去皮脐,生用　天雄二两,去皮脐,生用　川乌头二两,去皮脐,生用

右件药细剉,以猪脂二斤煎令附子色焦黄,去滓候冷,于瓷合中盛,用摩风癜上,以差为度。

治白癜风方:

鸡子两枚,和壳以米醋一斗浸经七日,看壳软即取出鸡子白,用调后药　硫黄半两,细研　附子一枚,去皮脐,生用

右件药捣罗令细,用米粉一分更相和研令匀细,用鸡子白调涂之。

治白癜风方:

红灰藋五斤　茄子根茎三斤　苍耳根茎五斤

右件药并晒干,一处烧灰,以水一斗煎汤淋取汁,却于铛内煎成膏,以瓷合盛,别用好通明乳香半两生研,又入铅霜一分,腻粉一分,相和入于膏内,别用炼成黄牛脂二两,入膏内调搅令匀,每取涂摩所患处,日三用之。

治白癜风,**胡桃涂方:**

初生青胡桃五颗　硫黄半两,细研　白矾一分,细研

右件药都研为膏,日三两上涂之,差。

又方:

萝藦白汁

右先用生布揩之令微破,涂之,不过三上差。

又方:

生胡桃油

右一味,每服以温酒调半合服,日二服。

又方:

楸木白皮五斤

右细剉,以水五斗煎取五升,滤去滓,却于慢火上再煎如糊膏,用不津器收,每取膏摩于所患处,日二三上效。

又方:

驴尿　生姜汁

右件药等分相和,洗拭所患处。

又方:

桑柴灰二斗

右于大甑内蒸使气溜,取釜中汤淋汁热洗,不过五六度差。

治紫癜风诸方

夫紫癜风者,由皮肤生紫点,搔之皮起,而不痒痛者是也。此皆风湿邪气客于腠理,与血气相搏,致荣卫否塞,风冷在于肌肉之间,故令色紫也。

治紫癜风,**白花蛇散**方:

白花蛇二两,酒浸,去皮骨,炙令微黄　麻黄半两,去根节　天麻半两　何首乌半两　天南星半两,炮裂　白附子半两,炮裂　桂心半两　萆薢半两,剉　白鲜皮半两　羌活半两　蔓荆子半两　白僵蚕半两,微炒　晚蚕蛾一分　防风半两,去芦头　乌犀角屑半两　磁石一两,烧醋淬七遍,捣碎细研,水飞过

右件药捣细罗为散,研入磁石令匀,每于食前以温酒调下二钱。忌热面、鸡、猪、鱼、蒜等。

治紫癜风,经效**醋石榴圆**方:

酸石榴七颗,去皮,置于一瓷盆子内盛,随炊饭甑上蒸之令烂,即绞取汁　冬消梨二十颗,去皮核,研绞取汁　羌活一两　犀角屑半两　防风一两,去芦头　干薄荷叶一两　芫蔚子半两　白附子半两,炮裂　苦参半两,剉　人参一两,去芦头　乌喙半两,炮裂,去皮脐

右件药除汁外捣罗为末,取前二味煎如膏,和圆如梧桐子大,每服不计时候以温酒调下二十圆。

治紫癜风,去根源,**代赭圆**方:

代赭一两　铁粉一两,细研　金薄四十片,细研　朱砂半两,细研　当归半两　香墨半两　白矾一两,生用

右件药捣研令匀细,以水浸蒸饼和圆如菉豆大,每服不计时候用温蜜酒下二十圆,以蜜汤下之亦得。

治紫癜风方:

灰藋草不计多少,烧作灰,用重纸衬水淋取汁,熬成膏　雄黄一两　朱砂三钱　腻粉一钱　麝香一钱　虾蟆灰半两　硫黄半两　白矾灰半两

右件药都研令匀细,以灰藋膏调涂所患处,干即更涂之。

治紫癜风,**硫黄膏**方:

硫黄一两,细研　雄黄三分,细研　白矾一两,细研　硇砂半两　白附子半两　附子三分,去皮脐　蛇蜕皮一条

右件药捣罗为末,入研了药令匀,用油四两,黄蜡二两,先煎油三五沸,下蜡,后入药末调煎成膏,每取涂摩所患处,日三度用之。

又方:

雄黄三分　硫黄三分　白矾一两

右件药都研如粉,以猪脂调令匀,每取涂于患处,日三度用之。

治紫癜风,**桑枝煎方**:

桑枝十斤,剉　益母草三斤,剉

右件药以水五斗,慢火煮至五升,滤去滓,入小铛内熬为膏,每夜卧时用温酒调服半合。

治紫癜风方:

硫黄二两,细研

右先以粗布揩患处令伤,用面脂调硫黄末如膏,日三度涂。

治疬疡风诸方

夫风邪积热居于肺府,久而不散,流溢皮肤,令人颈边胸前腋下自然斑驳,点点相连,色微白而圆,亦有紫色者,亦无痛痒,谓之疬疡风也。此皆风之与热伏留肌腠之间,气血不和,乃生斯疾也。

治疬疡风,斑驳如白癜,**乌蛇散方**:

乌蛇三两,酒浸,去皮骨,炙令微黄　秦艽一两,去苗　芎䓖一两　桂心一两　防风二两,去芦头　人参一两,去芦头　栀子人一两　白鲜皮一两　丹参一两　沙参一两,去芦头　玄参一两　苦参二两,剉　川升麻一两　犀角屑一两　通草一两,剉　枳壳一两,麸炒微黄,去瓤　黄芩一两　白蒺藜一两,微黄去刺　羌活二两

右件药捣细罗为散,每于食后良久以温酒调下二钱。忌鸡、猪、鱼、蒜、热面等。

又方:

附子半两,去皮脐　硫黄半两,细研　苍耳一握,阴干

右件药捣同研为细散,用米醋调,先以布揩其上赤,即以药涂之,干即更涂。

治身体疬疡斑驳,**女萎膏方**:

女萎半两　附子半两,去皮脐　鸡舌香半两　木香半两　麝香一钱,别研　白芷半两

右件药细剉,以腊月猪膏半斤煎药,看黄焦便去滓,内入麝香搅令匀放凝,先以物磨疬疡上小伤,使傅之。

治疬疡,**蜀水花膏方**:

蜀水花一两　白附子一两　白敛一两　当归一两　鹰粪白一两　麝香一分,别研

右件药细剉和匀,以猪脂一斤合煎诸药,焦黄去滓候冷,入麝香搅令匀,于瓷合中盛,用摩疬疡,以差为度。

又方:

硫黄一两,细研　白矾一两,细研　水银一两　灶墨一两,细研

右件药都入葱涕和,研令水银星尽,每夜临卧时涂之。

治面及项忽生白驳,状如白癣,名之疬疡,**炊帚散方**:

故炊帚半两　甑带半两　履底半两　蛇蜕皮半两

右件药四味,以月蚀夜伺候正蚀时都烧之成灰,研令细,每服不计时候以温酒调服二钱,仍以醋调药如膏,以涂傅驳上,即消。

又方:

硫黄三两,细研　附子一两,去皮脐　铁精一两,细研

右件药捣同研为散,以三年米醋和,内瓷合中盛,密封七日,先以醋泔净洗,上拭干涂之,三两日慎风。

治身疬疡风斑驳,方:

蒴藋二斤　木防己半斤

右件药并烧灰,以水淋取酽汁,洗疬疡讫后,别用醋研木防己涂之,即愈。

又方:

附子半两,去皮脐　硫黄半两,细研

右件药捣同研为散,用米醋调如膏,先以布揩疬疡上令赤痛,即涂之。

又方:

硫黄半两　臭黄一分

右都细研令匀,以生姜汁调涂,日三两度用之。

治疬疡风,**苍耳圆方**:

苍耳叶不计多少,阴干

右件药捣罗为末,用五两,取粟米二合煮作粥,即研粥如膏,即用莨菪子淘去浮[1]者,炒令黄黑色,捣细罗为末,用一两都相和令匀,圆如菉豆大,每日空心以温酒下二十圆,晚食前再服。

又方:

羊蹄草根

右件药于生铁上酽醋磨,旋旋刮取涂于患上。未差,更入硫黄少许同磨涂之。

又方:

青胡桃皮三个　硫黄一分,细研

右件药烂捣研之,入少许酱汁调令相入,先以泔[2]清洗之,然后涂于患上。

又方:

乌贼鱼骨

右件药以三年醋研磨如糊,先将生布揩肉赤,即涂于上。

治疬疡风方:

乌蛇一条,酒浸,去皮骨,炙微黄

右捣细罗为散,每服以热豆淋酒调下二钱,日三服。

又方:

五月收赤足蜈蚣烧灰,醋调涂之。

又方:

用自[3]死蛴螬捣为末,先以布揩疡上热,傅之一宿差。

治白驳风[4]诸方

夫白驳者,是肺风流注皮肤之间,久而不去之所致也。多生于项面,点点斑白,但无疮,

---

〔1〕 浮:原作"淳"。《普济方》卷107、《类聚》卷18引同方均作"浮",因改。

〔2〕 泔:原作"用"。据改同上。

〔3〕 自:原作"白"。《普济方》卷107引同方作"涂中",《类聚》卷18引同方作"自"。从后者改。

〔4〕 白驳风:原作"风白驳"。排门目录、分目录均作"白驳风",义长,故改。

及不瘙痒。不能早疗,即使浸淫也。

治面上白驳,方:

弊帛—两　蝉头—两　茗蒂—两　甑带—两　脯腊—两　故麻鞋底—两　蛇蜕皮—两

右件药,以月蚀之夜盛蚀时合烧细研为散,每服以温酒调下一钱,日三服。更用醋调此散涂之,亦妙。忌鸡、鱼、猪肉、大蒜等。

治白驳方:

硫黄—两,研入　蛇蜕皮—条,烧灰　草决明—两,生用　半夏—两,生用　槲树皮—两,烧灰

右件药捣罗为细散,以清漆和之,薄涂白处。欲涂药时,先以巴豆中截,摩白处令皮微起,然后傅药,二三遍即愈。

又方:

雄黄—两　硫黄—两　附子—两,去皮脐,生用

右件药捣罗为细散,研如面,醋调涂之

又方:

川乌头—两,去皮脐　硫黄—两,研入

右件药捣罗为细散,以醋调涂之。

又方:

雌黄—分　硫黄—分　蛇蜕皮灰二条

右件药捣研令细,用醋调如膏,先以巴豆中截磨白处令皮起,然后傅药,三两遍即差。

又方:

取树孔中水温热洗之,然后捣桂心、牡蛎等分[1]为末,以面脂调傅白驳上,日三夜一,效。

又方:

先以新布揩令赤,用醋摩巴豆涂之,效。

又方:

鳗鲡鱼脂

右先洗拭驳上,揩令燥痛,以鱼脂涂,一上便愈。

又方:

用桂心捣罗为末,以唾调涂于驳上,日再涂即愈。

又方:

用蛇蜕皮烧灰,以醋调涂上,甚佳。

---

[1] 等分:"等"字原脱。《正误》:"分"上疑脱"等"字。因补。

太平圣惠方卷第二十五凡七门 方共计一百一十六道

治一切风通用圆药诸方

灵宝丹方：

夫人之生禀于五行，皆为五味之所伤也。爰自饮乳至于耄年，莫不因风而损命，或食而伤饱，或不食而太饥，或饮啜太多，或干渴乏水，或食酸咸，或茹辛辣，或冒热冲风，或大寒近火，或庭前看月，或树下乘凉，或刺损肌肤，或扑伤肢体，或餐燥药，或饮甘泉，或久失节宣，或恒多恣纵。因此风趋百窍，毒聚一肢，遂使手足不仁，言语謇涩，或痛连骨髓，或痹袭皮肤，瘙痒如虫行，顽痹如铁石；或多痰好睡，或健忘多嚏，血脉不行，肉色干瘦；或久在床枕，起便须人，语涩面虚，唯生不健；或偶萦疾苦，卒暴而终。男子则气引其风，女子则风随其血，未有不因风而损命。世人不能体会，但以药攻其内，安有风在五脏六腑，四肢百脉？而汤散之类曷能去之？假令相医而用药乖误，虽有《难经》《素问》，三世十全，欲去沉疴，要其必应，弗可得也。夫以养药制烧药，烧药制煮药，煮药制生药，生药制养药，其药递互相制，递互相使，君臣既具，父子固全，遂得阴阳各获其叙。又阳药制阴以引其阴，阴药制阳以引其阳，此药虽不能龙飞羽化而致神仙，得之服十豆许，寿限之内永无疾苦。如患风疾，及扑伤肢节，十年五岁运动不得者，但依法服之，十粒便效，重者不过三十粒。有人卒中恶暴亡者，但心头未冷，取药五粒，以醋调摩脐中一千余遍，当从脐四面渐暖，待眼开后，以热醋研下十粒，入口即活，神验不可具载。凡病不问轻重，年月深浅，先以红雪通中散三钱茶下，良久更以热茶投，令宣泻一两行，便依法煎姜豆汤下三粒，当以他人热手更摩所患处，良久热彻，当觉肉内有物如火至病所，一二百日及一年内，风疾下床不得者，一服三粒，十服后便可行步。如患至重者，每一利后，隔日服五粒，又住三五日，即更利，服不过三十粒，平复如本。若打扑损多年，天阴即疼痛，动不得者，大验只可五七服。服此药多者，疾去后，药力恒在。此药神验，切非人智能测也。具方如后：

光明沙一两半，打如皂荚子大，绢袋子盛，以荞麦灰汁煮三复时，取出研如粉　硫黄一两，打如皂荚子大，绢袋子盛，以无灰酒煮三复时，取出研如粉　雄黄一两，打如皂荚子大，绢袋子盛，以米醋煮三复时，取出研如粉　自然铜一

---

〔1〕　十四道:《正误》:今计十三道。

两,先捣碎,细研如粉

已上四味,用一有盖瓷瓶子,先以金薄三片铺于瓶子底上,便入硫黄,又以金薄两片盖之,次入雄黄,又以金薄两片盖之,次入朱砂,又以金薄两片盖之,次入自然铜,又以金薄三片盖之,以瓶子盖合却,不用固济,于灰池内坐瓶子令稳,以火养三日三夜,第一日用熟炭火半斤围瓶子,去瓶子三寸,第二日用熟火十两,去瓶子二寸半,第三日用火一斤,去瓶子二寸,以火尽为度,候冷取药出瓶子,以纸三重裹药,于净湿土中培,至来旦取出,更研令细。

磁石烧以醋淬二十遍,捣罗,细研如粉　阳起石研如粉　长理石细研如粉　紫石英细研如粉

已上四味各三分,用一有盖瓷瓶子,先磁石,次入阳起石,次入长理石,次入紫石英,其所入金薄一依前法,以盖子合之,其口不固济,用火养三日三夜,第一日用熟炭火一斤,去瓶子三寸,第二日用火三斤,去瓶子二寸,第三日用火半秤,去瓶子二寸,一日至夜,任火自消,候冷取出药,用纸裹入湿土中培,至来旦取出,更研令极细。

牛黄　龙脑　麝香　腽肭脐酒刷,微炙　龙齿　虎胫骨涂酒炙令黄

已上六味各一两,捣罗为末,更细研如粉。

钟乳十两,以绢袋子盛,先以长流水煮半日后弃其水,别用水五斗煎取一斗,煮后草药,留钟乳水三合磨生犀角三分　远志去心　巴戟　苦参　乌蛇酒浸,去皮骨,微炙　仙灵脾　天麻已上各一两一分

已上六味捣粗罗为散,以前钟乳水一斗煎至七升,用生绢袋滤去滓,澄清。

木香　肉豆蔻去壳　鹿茸去毛,涂酥炙,微黄　桂心已上各一两半　延胡索　木胡桐泪已上各三分

已上六味捣粗罗为末,以前钟乳汁七升煎至四升,以生绢滤去滓,澄清。

半夏汤洗七遍去滑　当归已上各一两

已上二味捣粗罗为散,以前钟乳汁四升煎至三升,以生绢滤去滓,澄清。

皂荚人一两半,捣罗,研如粉　川芒消一两,细研　生地黄汁一升　无灰酒一升　童子小便一升

右件地黄汁等合前药汁都计六升,内银锅中,于静室内以文火养至一升,下金石药末在内,以柳木篦搅勿令住手,看稀稠得所去火,然后入牛黄等六味搅令极匀,即下皂荚人末及磨了犀角水,以绵滤过入在药内,然[1]于乳钵内以乳槌,令力士研三五千下,缘此药极粘如胶,须用力研之,研讫分为三分,内一分入上件芒消别更研令匀,并圆如菉豆大。其药有三名,一名归命丹,一名返魂丹,入芒消者名破棺丹。如有中一切风,牙关紧急,及尸厥暴亡者,以热醋研三两圆,灌在口中,下得咽喉即活。如要常服,即空心以温酒下二圆。

治一切风,**大黑神圆方:**

曾青一两　硫黄一两　水银一[2]两,与硫黄结为砂子　朱砂一两　雄黄一两　白石英一两　紫石英一两　白矾一两　黄丹一两半　金薄五十片　银薄五十片　消石一两　定粉一两　太阴玄精一两

已上药都研令细,入于固济了瓶子中,其瓶子上开一小窍子用出阴气,初以小火养二日,候阴气出尽,以盐泥塞窍,便以大火煅令通赤,候冷以湿沙土培瓶子一复时,出火毒毕,取出药更研如粉。

白龙脑一两　麝香一两　牛黄一两半　腻粉一两　天竺黄一两　真珠末半两　琥珀半两

已上都细研,与诸药临时合和。

鹿胎一两半　乌蛇二两半,去皮骨　狸骨一两　虎胫骨一两半　甘草一两　败龟一两

〔1〕然:据文义,此下或脱一"后"字。
〔2〕一:宋版脱,据宽政本补。

已上并涂酥炙,捣罗为末。

天南星一两,炮裂　白附子一两,炮裂　天麻一两　麻黄一两半,去根节　干蝎一两,微炒　蝉壳一两　桂心一两　木香一两　槟榔一两　独活一两　细辛一两　白术一两　附子一两,炮裂,去皮脐　白僵蚕一两,微炒　犀角屑一两半　羚羊角屑一两半

右件药捣罗为末,与诸药同研令匀,炼蜜和捣一二千杵,圆如酸枣大,每服以豆淋酒研下一圆。忌一切毒滑鱼肉、动风物。

治一切风,神效**黑神圆**方:

雄黄　硫黄　水银与硫黄结为砂子　朱砂　金星礜石　太阴玄精　白石英　紫石英　悉蔺脂　阳起石　曾青　定粉　黄丹　滑石已上各一两

已上药都细研,入固济了瓶子内,盖上钻一窍子,盖口以六一泥固济令密,先以文火养一复时,命出阴气尽,以泥塞窍,后以大火烧令通赤,待冷用湿土培瓶子一日,出火毒毕,取出细研,入后药。

乌蛇肉二两,酒浸,炙微黄　天麻二两　天南星一两,炮裂　麻黄二两,去根节　犀角屑一两　桂心一两　白附子一两,炮裂　干蝎二两,微炒　牛黄一两,研细　麝香半两,细研　白龙脑半两,细研

右件药捣罗为末,都研令匀,炼蜜和捣五七百杵,圆如樱桃大,每服以豆淋酒下一圆。忌猪、鸡、毒滑、动风物。

治一切风,无不神效,**大通圆**方:

雄黄二两　雌黄二两　蜜陀僧一两　紫石英二两　朱砂三两　黄丹五两　定粉一两　曾青二两　铅霜二两　水银二两　金薄五十片　银薄五十片　生金屑一两　生银屑一两　磁石一两　滑石半两　绿矾半两　白矾一两　硫黄一两,并水银结为砂子

已上药都细研,入一固济了瓶子中,瓶盖上钻一小窍子用出阴气,初以火半斤,去瓶子三寸养三日,便以盐泥塞其上窍子,以火五斤烧令通赤,便去火放冷,于净地上铺纸三重,将药末匀摊在上,以盆盖之,四畔以土拥闭,经三复时出火毒毕,研令极细,入后药末。

猪牙皂角三分,去黑皮,涂酥炙令微焦,去子　伏龙肝半两　香墨一两　丁香半两　槟榔半两　木香一两　白僵蚕一两,微炒　蝉壳半两　干蝎一两,微炒　白花蛇二两,酒浸,炙微黄　蛇蜕皮半两,炙微黄　龙脑半两,细研　麝香半两,细研

右件药捣罗为末,入龙脑、麝香并前石药都研令匀,以面糊和捣五七百杵,圆如楝实大,每服以薄荷酒研下一圆。忌生血物。

治一切风,**黑星丹**方:

曾青　杨梅青　胡椒青[1]　桃花石　紫石英　白石英已上各半两　硫黄　雄黄　光明砂　黄丹　定粉　水银已上各一两　生金屑一分　山泽银屑一分　真珠末一分

已上药捣罗,入水银都研令细,内瓶子中密盖头,以盐泥固济候极干,以慢火养一七日后,用大火煅之,候冷取出,用甘草水泼地,以纸衬药摊于地上,以盆合之,一复时后细研。

龙脑　牛黄　铅霜　麝香已上各一两　光明砂　雄黄　犀角屑已上各一分

右件药都一处细研,以面糊和圆如皂荚子大,每服以热酒下一圆。忌毒滑鱼肉、动风物。

---

〔1〕 胡椒青:《正误》:"未详。"按此药前之"杨梅青",即空青,为碳酸盐类孔雀石族矿物蓝铜矿,因其矿成球形或中空,故有"空青"或"杨梅青"之名。同类矿石根据其不同形状有不同的名称,如扁青、鱼目青等。疑"胡椒青"即形似胡椒的蓝铜矿。

治一切风，**抵圣大通圆方**：

硫黄　水银与硫黄结为砂子　自然铜　雄黄　朱砂　铅霜　定粉　黄丹　消石已上各一两

已上药都细研，入瓷瓶内，以纸筋盐泥固济，盖上钻一窍子，四边泥令合，候极干，用炭火三斤渐渐逼出阴气令尽，以泥塞窍子令密，用炭火一十斤已来煅令通赤，待稍冷便以湿砂土三二斗罨盖瓶子，勿令透气，一复时取出，向好纸上于湿地摊，以盆盖一宿出火毒，研令极细。

天麻二两　白僵蚕二两,微炒　羌活二两　桂心一两　犀角屑一两　阿胶一两,捣碎,炒令黄燥　芎劳二两　白附子二两,炮裂　天南星二两,炮裂　附子二两,炮裂,去皮脐　干蝎一两,微炒　麻黄一两,去根节　川乌头一两,去皮脐,剉碎,以酒拌炒令黄　白龙脑半两　麝香半两　牛黄半两

右件药捣罗为末，入前药末及龙脑等都研令匀细，炼蜜和捣五七百杵，圆如鸡头实大，每服以温豆淋酒研下一圆。忌猪、鸡、毒鱼粘滑、动风物。

治风**黑神圆**，不计急慢并主之，方：

硫黄半两,细研　朱砂半两,细研　水银半两　雄黄半两,细研

已上四味，先用硫黄、雄黄于铫子内消作汁，次下水银、朱砂便搅结为砂子，后用一瓷合子，盖上钻一孔子似黄米大，即安砂子在内，便用盐泥固济，只留孔子放干，先用火半斤，去合子四面四寸已来，至一食间，即八面加火，放黑气出尽，即用湿纸片子搭合上孔子，才干则换，至三十片为度，其药已成，候冷细研，入后药：

麻黄一两,去根节　天麻半两　白附子一分,炮裂　乌蛇三分,酒浸,去皮骨,炙微黄　白僵蚕一分,微炒　桂心一分　干蝎一分,微炒　天南星一分,炮裂　天雄一分,炮裂,去皮脐　独活一分　川乌头一分,炮裂,去皮脐　麝香一分,细研

右件药捣罗为末，每石药一两管草药二两，相和令匀，炼蜜和捣三二百杵，圆如豇豆大，每服以豆淋酒嚼破下三圆。忌动风物。

治一切风，**走马丹**法：

朱砂一两　雄黄一两　硫黄一两　水银一两

已上四味同研极细，墨染纸裹，用线系定，取巴豆一斤和皮都捣粘烂，以瓷合内巴豆一半铺底，入前四味药在巴豆中心上，又以巴豆盖之，如法固济候干，入炉中用半秤火煅，候火尽取出，并巴豆灰与四味药同研极细，更入后药：

木香一分　天麻一分　犀角屑一分　白附子一分,炮裂　天南星一分,炮裂　丁香一分　肉桂一分,去皴皮　麝香一分,细研　龙脑一分,细研　白花蛇三分,酒浸,去皮骨,炙微黄　白僵蚕一分,微炒　干蝎一分,微炒　附子一分,炮裂,去皮脐　藿香一分

右件药捣罗为末，与前药同研令匀，用汤浸蒸饼和捣五七百杵，圆如梧桐子大，每日空心以温酒下十圆，当取下如焦油恶物一两碗，便是风之根本。忌动风物。

治一切风，**龙脑圆方**：

龙脑三分,细研　麝香半两,细研　真珠二分,细研　琥珀一分,细研　牛黄半两,细研　雄黄半两,细研　犀角屑三分　人参三分,去芦头　白茯苓一分　羌活三分　白花蛇肉一两半,酒浸,炙令微黄　腻粉一分　白附子半两,炮裂　独活半两　晚蚕蛾三分,微炒　附子半两,炮裂,去皮脐　蔓荆子半两　防风三分,去芦头　乌蛇肉一两,酒浸,炙微黄　麻黄半两,去根节　白僵蚕半两,微炒　干蝎一两,微炒　天麻一两半　芎劳一分　槟榔一分　白蒺藜半两,微炒去刺　半夏一分,汤洗七遍去滑　零陵香半两　藿香一分　丁香三两　朱砂一分,细研　乳香半两,细研　羚羊角屑半两　沉香半两　木香半两

右件药捣罗为末，与研了药都研令匀，炼蜜和捣一二千杵，圆如菉豆大，每服以温酒下五

圆,薄荷汤下亦得。忌猪、鸡肉、毒滑、动风物。

治一切风,**雄朱丹方**:

雄黄一分,细研　朱砂一两半,细研,水飞过　天麻一两　白花蛇二两,酒浸,去〔1〕皮骨,炙微黄　肉桂一两半,去皱皮　乌蛇二两,酒浸,去皮骨,炙微黄　芎䓖　蔓荆子　白僵蚕微炒　牛膝去苗　草薢剉　羚羊角屑　白附子炮裂　槟榔　天南星炮裂　当归　藿香　甘菊花已上各半两　地龙微炒　干姜炮裂,剉　羌活　独活　人参去芦头　麻黄去根节　天雄炮裂,去皮脐　踯躅酒拌炒干　防风去芦头　汉防己　白芷　白茯苓　藁本　干蝎微炒　蝉壳　牛蒡子微炒　龙脑细研　麝香细研,已上各一分

右件药捣罗为末,入研了药同研令匀,炼蜜和捣一二千杵,圆如樱桃大,以朱砂末内衮过。合时不得令妇人、孝子、猫犬〔2〕等见。每服以薄荷酒研下一圆。忌生冷、猪、鸡、毒鱼粘滑、动风物。

治一切风,**太一丹方**:

川乌头生用,去皮脐　干蝎微炒　白僵蚕生用　天麻　天南星生用　羌活　踯躅　朱砂细研乳香已上各一两　白附子半两,生用　附子去皮脐,生用　牛黄细研　雄黄细研,已上各半两　安息香一两半　麝香一分,细研　白花蛇肉二两半,酒浸,炙微黄　龙脑半分,细研

右件药捣罗为末,入研了药令匀,别以麻黄五两去根节捣碎,以酒五升煎至二升去滓,入糯米粉一两更熬成膏,次下诸药末和捣三五百杵,圆如菉豆大,以腻粉内衮过令干,每服以温酒下七圆。忌动风物。

治一切风,通用神效方,**牛黄圆方**:

牛黄半两,细研　龙脑半两　朱砂一两,细研,水飞过　金薄一百二十片,细研　银薄一百二十片,细研麝香半两,细研　天麻二两　羌活一两　蔓荆子一两　仙灵脾一两　独活一两　白僵蚕一两,微炒乌蛇二两半,酒浸,去皮骨,炙微黄　麻黄一两,去根节　桂心一两　干蝎半两,微炒　白附子一两,炮裂　天南星一两,炮裂　羚羊角屑一两　防风一两,去芦头　芎䓖一两　人参一两,去芦头　当归一两　阿胶一两,捣碎,炒令黄燥　白芷一两　细辛一两　附子一两,炮裂,去皮脐　犀角屑一两　白茯苓一两　蝉壳三分

右件药捣罗为末,入研了药令匀,炼蜜和捣一二千杵,圆如鸡头实大,每服以温酒嚼下一圆。

治一切风,**香汗圆方**:

牛黄细研　麝香细研　朱砂细研　龙脑细研　干蝎微炒　鹿角胶捣碎,炒令黄燥　白僵蚕微炒,已上各一分　白花蛇肉涂酥炙微黄　白附子炮裂　白蒺藜微炒,去刺　天麻　赤茯苓　白芷　羌活独活　蔓荆子　麻黄去根节　汉防己　木香　乌蛇肉涂酥炙微黄　槟榔　藁本　防风去芦头芎䓖　当归已上各一两

右件药捣罗为末,入研了药更研令匀,炼蜜和捣五七百杵,圆如梧桐子大,每服以温酒嚼下三圆。服经一月,汗出皆香。经一百日,洗面水自香。凡有风气,随汗而出。如是中风者,薄荷酒研下五圆。合时不得令女人、孝子、猫犬等见。

治一切风,**乌犀圆方**:

―――――――――――――

〔1〕去:宋版作"炙",宽政本作"去"。后者义长,因改。
〔2〕犬:宋版作"大",宽政本作"犬",后者义长,因改。

乌犀角屑半两　天麻一两　桂心一两　防风一两,去芦头　羌活半两　附子一两,炮裂,去皮脐　人参一两,去芦头　海桐皮一两　当归一两　芎䓖一两　干蝎半两,微炒　羚羊角屑一两　萆薢一两,剉　藁本半两　蔓荆子半两　麻黄一两,去根节　白附子半两,炮裂　白僵蚕一两,微炒　龙脑一分,细研　麝香一分,细研

右件药捣罗为末,入龙脑、麝香等研令匀,炼蜜和捣三五百杵,圆如樱桃大,每服一圆,嚼破以薄荷酒下。

治一切风,及肢节走痛不可忍者,神效麝香圆方:

麝香半两,细研　朱砂一两,细研,水飞过　牛黄半两,细研　天麻一两　羌活一两　芎䓖一两　独活半两　防风一两,去芦头　干蝎一两,微炒　白僵蚕一两,微炒　甘菊花一两　天南星三分,炮裂　败龟二分,涂酥炙微黄　白花蛇三分,酒浸,去皮骨,炙微黄　桂心三分　附子三分,炮裂,去皮脐　木香三分　蔓荆子一两　人参三分,去芦头　地龙一两,微炒　海桐皮三分,剉　干姜半两,炮裂,剉　当归三分,剉,微炒　虎胫骨三分,涂酥炙令微黄

右件药捣罗为末,炼蜜和捣五七百杵,圆如小弹子大,每服以暖酒或薄荷姜汤研下一圆。忌生冷、毒滑物、鸡、猪肉。

治一切风,天麻圆方:

天麻二两　芎䓖一两　羌活一两　桂心一两　附子一两,炮裂,去皮脐　藁本一两,去苗　防风一两,去芦头　细辛一两　干蝎半两,微炒　白附子半两,炮裂　犀角屑半两　牛黄一分,细研　雄黄半两,细研　麝香一分,细研　朱砂一两,细研,水飞过　龙脑一分,细研

右件药捣罗为末,入研了药都研令匀,炼蜜和捣三二百杵,圆如梧桐子大,每服以温酒或薄荷汤嚼下十圆。如卒中风不语,口噤,不识人迷闷[1]者,研化服之。

治一切风,白花蛇圆方:

白花蛇肉三两,汤浸,炙微黄　晚蚕蛾微炒　天南星炮裂　白僵蚕微炒　当归　桂心　萆薢剉　藁本　附子炮裂,去皮脐　白附子炮裂　天麻　羌活　芎䓖　防风去芦头　麻黄去根节,已上各一两

右件药捣罗为末,炼蜜和捣三二百杵,圆如梧桐子大,每于夜临卧时以热酒服十圆,以衣被厚盖,勿令通风。要知药力行,即须臾汗出。如无汗,即依前再服,以汗出为度,仍须避风为妙。

治一切风,龙脑圆方:

龙脑一分,细研　雄黄半两,细研　朱砂一分,细研　麝香一分,细研　阿胶一分,捣碎,炒令黄燥　丁香一分　天南星一分,炮裂　好墨[2]半两　牛黄一分,细研　天竺黄一分,细研

右件药捣罗为末,都研令匀,取三月三日以木蜜和圆如豇豆大,每服以热酒研一圆服之。

治一切风,雄黄圆方:

雄黄一分,细研　牛黄一分,细研　龙脑一分,细研　麝香半两,细研　白僵蚕一两,微炒　天南星一两,炮裂　白花蛇二两,酒浸,去皮骨,炙微黄　天麻一两　白附子一两,炮裂　天雄一两,炮裂,去皮脐　干蝎一两,微炒　半夏半两,汤洗七遍去滑　蝉壳半两　独活一两　芎䓖一两　腻粉半两　犀角屑半两　槐胶一两

右件药捣罗为末,炼蜜和捣三二百杵,圆如豇豆大,每服以温酒嚼下五粒。如心烦壅闷,

---

〔1〕　闷:原作"问"。《正误》:"问","闷"之讹。《普济方》卷115引天麻丸亦作"闷",因改。

〔2〕　墨:原作"黑"。《正误》:"黑","墨"之讹。《普济方》卷115引"龙脑方"亦作"墨",因改。

惊风,即以荆芥薄荷汤下。忌动风物。

治一切风,**玄英丹**方:

雄黄一分,细研　牛黄一分,细研　龙脑半分,细研　白附子一两,生用　白花蛇二两,酒浸,去皮骨,炙微黄　天麻一两　白僵蚕一两,微炒　半夏半两,汤浸七遍去滑　天南星一两,生用　天雄一两,去皮脐,生用　麝香半分,细研　独活一两　干蝎一两,微炒　铅霜一分,细研　蝉壳一分　芎䓖一两　腻粉一分　犀角屑一分　马牙消一两,烧令通赤,放冷出火毒　硫黄半两　水银半两,并硫黄结为砂子,细研

右件药捣罗为末,都研令匀,炼蜜和捣三二百杵,圆如豇豆大,每服以薄荷酒研下七圆,日三四服。或中风四肢缓弱,宜于淋浴后服,厚盖出汗,避风。忌猪、鸡、毒滑、动风物。

治一切风,**狐肝圆**方:

狐肝一具　乌鸦一只,去觜爪肚肠,晒干,共狐肝一处入瓶烧为灰　天南星半两,炮裂　天麻一两　藿香一两　白附子一两,炮裂　乌蛇二两,酒浸,去皮骨,炙微黄　桑螵蛸一两,微炒　干蝎一两,微炒　白僵蚕一两,微炒　乌药一两　白蒺藜一两,微炒去刺　麝香半两,细研　朱砂半两,细研,水飞过　牛黄一分,细研　蝉壳半两

右件药捣罗为末,炼蜜和捣三五百杵,圆如菉豆大,每服以温酒下十圆。

治一切风神效无比,**牛黄圆**方:

牛黄半两,细研　朱砂一两,细研,水飞过　麝香一分,细研　龙脑一分,细研　附子一两半,炮裂,去皮脐　羌活一两　白僵蚕一两半,微炒　白附子一两,炮裂　干蝎一两,全者,微炒　芎䓖一两　天南星一两,炮裂　当归一两　桂心一两　木香一两　天麻二两　防风一两,去芦头　槟榔一两　独活一两

右件药捣罗为末,入研了药同研令匀,炼蜜和捣三五百杵,圆如樱桃大,每服以薄荷酒研下一圆,薄荷葱茶下亦得。

治一切风立效,**天南星圆**方:

天南星一两,炮裂　白花蛇肉一两,酒浸,炙微黄　附子一两,炮裂,去皮脐　槟榔一两　肉桂一两半,去皴皮　白附子半两,炮裂　独活一两　天麻一两　麻黄一两,去根节　朱砂半两,细研　干蝎一两,微炒　腻粉半两

右件药捣罗为末,炼蜜和圆如梧桐子大,每服以温酒下三圆,薄荷汤茶下亦得。忌毒滑鱼肉、动风物。

治一切风,**白圆子**方:

附子半生半炮,去皮脐　白附子半生半炮　半夏汤洗七遍,半生半煨　天南星熟水洗,半生半炮　天麻　干蝎生用　白花蛇肉酥拌炒令黄　甘菊花　羌活　防风去芦头　芎䓖　桂心　白僵蚕生用　白鲜皮　木香已上各半两　巴豆半两,去心研,纸裹压去油,别研入　朱砂一分,细研　雄黄一分,细研　麝香一分,细研

右件药捣罗为末,入朱砂、雄黄、麝香等研令匀,以糯米饭和捣一二千杵,圆如梧桐子大,用腻粉衮过,每服以暖酒下三圆。

又方:

天麻一两　干蝎半两,生用　天南星半两,生用　附子半两,生用,去皮脐　芎䓖三分　细辛半两　半夏半两,生用　川乌头一分,生用,去皮脐　白附子半两,生用　白僵蚕三分,生用　麝香一分,细研　麻黄半两,去根节

右件药捣罗为末,以枣瓤和捣三五百杵,圆如菉豆大,以腻粉衮过令干,每服以温酒下三圆。

又方：

白附子一两,炮裂　白僵蚕一两,微炒　干蝎一两半,微炒　蝉壳半两　天麻一两　羌活一两　防风一两,去芦头　侧子一两,炮裂,去皮脐　麻黄一两,去根节

右件药捣罗为末,炼蜜和圆如菉豆大,以腻粉衮过令干。如中风不语重者,以暖酒研下一十圆,当有汗出即差。如常服,即空心温酒下五圆。

又方：

天麻　天南星炮裂　白附子炮裂　白花蛇肉酒浸炙微黄　附子炮裂,去皮脐　白僵蚕微炒,已上各一两　腻粉一分　麝香一分

右件药捣罗为末,研入麝香、腻粉,炼蜜和捣三二百杵,圆如梧桐子大,以胡粉衮过,每服以温酒下三圆。忌毒滑物。

又方：

白附子一两,炮裂　天麻一两　雄雀粪一两　天南星酒炒令黄　牛黄细研　麝香细研　干蝎微炒　水银以少枣瓤研令星尽,已上各一分

右件药捣罗为末,研入水银令匀,以枣瓤和圆如菉豆大,入腻粉中衮过晒干,每服以温酒下三圆。

治一切风,太白丹方：

鹿角霜半两　瓷药七两,烧令通赤,候冷捣罗细研,水飞过　蛤粉七两　天南星三两,炮裂　白蒺藜三两,微炒去刺　蚵蚾三两,微炒　麝香一两半,细研　川乌头二两,生用,去皮脐　白花蛇肉三两,酒浸,炙微黄

右件药捣罗为末,入麝香研令匀,以面糊和捣五七百杵,圆如鸡头实大,每服以豆淋酒研下一圆。

治一切风,龙脑圆方：

龙脑一分,细研　麝香一分,细研　朱砂半两,细研　天南星一分,炮裂　白附子一分,炮裂　半夏一分,汤洗七遍去滑　甘草一分,炙微赤,剉　附子半两,炮裂,去皮脐　川乌头一分,炮裂,去皮脐

右件药捣罗为末,以糯米粥和圆如菉豆大,每服以温酒下三圆。

治一切风通用散药诸方

治一切风,大排风散方：

天麻二两　羚羊角屑三分　羌活一两　防风一两,去芦头　芎䓖一两　甘菊花三分　山茱萸三分　薯蓣三分　细辛三分　藁本三分　独活一两　秦艽三分,去苗　麻黄一两,去根节　枳壳一两,麸炒微黄,去瓤　白蒺藜一两,微炒去刺　蔓荆子三分　黄耆三分,剉　鹿角胶三分,捣碎,炒令黄燥　酸枣人三分,微炒　丹参半两　茅草半两,微炙　地骨皮半两　白鲜皮半两　汉防己三分　桂心三分　附子三分,炮裂,去皮脐　牛膝三分,去苗　薏苡人三分　杜仲半两,去皱皮,炙微黄,剉　石南半两　当归三分　生干地黄三分　草薢半两,剉　侧子三分,炮裂,去皮脐　苍耳苗半两　干姜三分,炮裂,剉　阿胶三分,捣碎,炒令黄燥　犀角屑三分　人参三分,去芦头　白术三分　川椒三分,去目及闭口者,微炒去汗　白芷三分　茵芋三分　甘草半两,炙微赤,剉　杏人半两,浸汤,去皮尖、双人,麸炒微黄

右件药捣细罗为散,每服食前以温酒调下二钱,生姜薄荷汤调服亦得。忌生冷、鸡、猪肉。

治一切风,小排风散方：

天麻　防风去芦头　羌活　桂心　附子炮裂,去皮脐　白附子炮裂　人参去芦头　萆薢剉　白蒺藜微炒去刺　朱砂细研,已上各一两　芎䓖　麻黄去根节　当归　白茯苓　木香　威灵仙　白僵蚕微炒　甘菊花　细辛　藁本　白术　槟榔　犀角屑　羚羊角屑　海桐皮剉　白芷　枳壳麸炒微黄,去瓤　麝香细研,已上各半两

右件药捣细罗为散,入朱砂、麝香研令匀,每服以温酒调下二钱。忌生冷、油腻、鸡、猪肉。

治一切风,**赤箭散**:

赤箭一两　乌蛇肉二两,酒浸,炙微黄　犀角屑一两　藿香一两　槟榔一两　麻黄一两,去根节　干蝎微炒　晚蚕蛾微炒　蚕蚁微炒　麝香细研　龙脑细研　朱砂[1]细研　牛黄细研　芎䓖　防风去芦头　白术　人参去芦头　茯神　当归　木香　牛膝去苗　蔓荆子　白僵蚕微炒　细辛　蝉壳　麝香　附子炮裂,去皮脐　干姜炮裂,剉　天南星生用　桑螵蛸微炒　白附子生用,已上各半两

右件药捣细罗为散,入研了药更研令匀,每服以薄荷酒调下一钱。忌生冷、油腻、猪、鸡肉。

治一切风,无问新久,服之皆效,**大莽草散方**:

莽草一两半,微炙　木香　人参去芦头　白术　半夏汤洗七遍去滑　萆薢剉　仙灵脾　柏子人　石斛去根,剉　牛膝去苗　石龙芮　细辛　山茱萸　松脂　桂心　白附子炮裂　干蝎微炒　杜仲去皱皮,炙微赤,剉　赤芍药　防风去芦头　芎䓖已上各三分　龙脑细研　牛黄细研　麝香细研　雄黄细研　铅霜细研,已上各一分　天南星炮裂　牛蒡子微炒　羌活　巴戟　蝉壳　白僵蚕微炒,已上各半两　附子一两,炮裂,去皮脐　天麻一两　麻黄一两,去根节　乌蛇肉一两,酒浸,炙微黄

右件药捣细罗为散,入研了药同研令匀,每服以温酒调下一钱。忌生冷、猪、鸡肉。

治一切风,**小莽草散方**:

莽草微炙　麻黄去根节　天麻各二两　萆薢剉　防风去芦头　芎䓖　羌活　柏子人　白术　细辛　松脂炼过者　牛膝去苗　山茱萸　泽泻　赤芍药　枳壳麸炒微黄,去瓤　附子炮裂,去皮脐　白附子炮裂　天南星炮裂　干蝎微炒　乌蛇肉酒浸,炙微黄　当归　石龙芮　犀角屑　杜仲去皱皮,炙微黄,已上各一两　白僵蚕微炒,三分　半夏半两,汤洗七遍去滑　铅霜三分,细研　牛黄半两,细研　麝香半两,细研

右件药捣细罗为散,入研了药更研令匀,每服以温酒调下一钱。忌生冷、猪、鸡、毒鱼等。

治一切风,**羌活散方**:

羌活　天麻　麻黄去根节　香附子　人参去芦头,已上各一两　胡麻子　细辛　藿香　牛膝　犀角屑　芎䓖　桂心　当归　天雄炮裂,去皮脐　蝉壳　白附子炮裂　地龙微炒　乌蛇肉酒浸,炙微黄,已上各半两　晚蚕蛾一分,微炒　干蝎一分,微炒　麝香一分,细研

右件药捣细罗为散,研入麝香令匀,每服以温酒调下一钱,薄荷汤调服亦得。忌猪、鸡、毒鱼等。

治一切风,无问缓急,宜服**天南星散方**:

天南星剉,醋拌炒微黄　白附子炮裂　干蝎微炒　羌活　附子炮裂,去皮脐　防风去芦头　萆薢剉　丹参　藁本　天麻　乌蛇肉酒浸,炙微黄　桂心　威灵仙　牛膝去苗,已上各一两　蹀躅半两,醋拌炒令干　川乌头半两,去皮脐,剉,酒拌炒微黄　犀角屑半两　麻黄二两,去根节　白僵蚕半两,微炒　牛黄一

---

〔1〕砂:原作"研"。《正误》:"研","砂"之讹。《普济方》卷114引"赤箭散"亦作"砂",因改。

分,细研　麝香一分,细研

右件药捣细罗为散,入研了药更研令匀,每服以豆淋酒调下一钱。

治一切风,**藁本散方**:

藁本　赤箭　羌活　独活　芎藭　防风去芦头　肉桂去皱皮　附子炮裂,去皮脐　续断　五加皮　甘菊花　麻黄去根节　赤芍药　细辛　干蝎微炒,已上各一两　当归　牛膝去苗　枳壳麸炒微黄,去瓤　甘草炒微赤,剉,已上各一两半

右件药捣细罗为散,每服以温酒调下一钱,薄荷汤调下亦得。忌生冷、猪、鸡、毒鱼、动风物。

治一切风,**龙脑散方**:

龙脑一分,细研　犀角屑半两　羚羊角屑半两　人参一两,去芦头　防风半两,去芦头　白芷半两　独活一两　白僵蚕半两,微炒　麻黄一两,去根节　芎藭一两　天麻一[1]两,　茯神半两　桂心一两　天门冬一两,去心,焙　牛膝一两,去苗　藿香半两　桑螵蛸半两,微炒　甘菊花半两　白附子半两,炮裂　干蝎半两,微炒　牛黄一分,细研　麝香一分,细研　朱砂半两,细研

右件药捣细罗为散,入研了药更研令匀,每服以温酒调下二钱。忌毒滑、动风物等。

治一切风,**白花蛇散方**:

白花蛇肉一两,酒浸,炙微黄　白僵蚕一两,微炒　麝香一分,细研　朱砂一两,细研　羌活二两　秦艽一两,去苗　附子一两,炮裂,去皮脐　桂心一两　当归一两　牛膝一两,去苗　芎藭一两　草薢一两,剉　干蝎一两,微炒　防风一两,去芦头

右件药捣细罗为散,入研了药更研令匀,每服以暖酒调下一钱。忌生冷、鸡、猪肉等。

治一切风,无问新久,**秦艽散方**:

秦艽去苗　人参去芦头　白术　当归　天雄炮裂,去皮脐　附子炮裂,去皮脐　川乌头炮裂,去皮脐　干姜炮裂,剉　川椒去目及闭口者,微炒去汗　防风去芦头　桂心　汉防己　草薢剉　白敛　黄耆剉　桔梗去芦头　麻黄去根节,已上各一两　山茱萸　细辛　莽草微炙　五味子　甘草炙微赤,剉,已上各三分

右件药捣细罗为散,每服以温酒调下二钱。忌生冷、鸡、猪肉。

治一切风通用煎药诸方

治一切风,暖脏腑,除风冷,**天麻煎方**:

天麻二两,别捣罗为末　附子炮裂,去皮脐　桂心　防风去芦头　白附子炮裂　独活　牛膝去苗　石斛去根　鹿角胶捣碎,炒令黄燥　补骨脂微炒　草薢剉　当归　芎藭　山茱萸　白蒺藜微炒去刺　海桐皮剉　仙灵脾　巴戟　沉香　木香已上各一两　麝香一分,细研

右件药捣罗为末,以无灰酒五升,入白蜜五合,同于银锅中煎令减半,先下天麻末煎良久,次下诸药末,以柳木篦搅令稀稠得所,于瓷器中盛,每于食前以温酒调下一茶匙。忌生冷、鸡、猪、毒滑物。

治一切风,**仙灵脾煎方**:

仙灵脾一斤,细剉,以酒七升煮至三升,滤去滓,入后药末　附子二两,炮裂,去皮脐　肉桂二两,去皱皮　赤

---

〔1〕　一:宋版脱,据宽政本补。

芍药　牛膝_{去苗}　鹿角胶_{捣碎,炒令微燥}　萆薢_剉　五加皮　酸枣人　石斛_{去根剉}　当归　木香　乳香已上各一两

右件药捣罗为末,于银锅中入前煎在内,次入白蜜五合,下诸药末,用慢火熬,以柳木篦不住手搅,令稀稠得所,收于瓷器中盛,每食前以温酒调下一茶匙。忌猪、鸡。

治一切风,**五枝煎方**:

花桑枝　槐枝　桃枝　百灵藤枝　柳枝已上各一斤,并细剉　黑豆三升,净拣,水淘过,曝干

已上药于釜中用水三斗煮至一斗,滤去滓,却以慢火煎至五升,入后药:

附子_{炮裂,去皮脐}　肉桂_{去皱皮}　天麻各二两　羌活　狗脊　牛膝_{去苗}　仙灵脾　天蓼木子　芎䓖　当归　海桐皮_剉　威灵仙　安息香　乳香　槟榔各一两

右件药捣罗为末,入前煎中,次入白蜜一升,以慢火熬,以木[1]篦搅不得住手,令稀稠得所,于瓷器中贮,每服以温酒调下一茶匙,空心及晚食前服。忌生冷、猪、鸡、毒滑物。

治一切风,不以远近,服之皆效,**百灵藤牛膝煎方**:

百灵藤五斤,细剉,以水三斗煎至一斗,滤去滓,更煎至三升　牛膝_{去苗}　附子_{去皮脐}　赤箭　仙灵脾　何首乌　鹿角胶　乳香已上各二两

右件药捣细罗为末,入前煎中,别入白蜜五合同熬,以柳木篦搅令匀,如稀饧即止,收于瓷器中,每服以温酒调下一茶匙,空心及晚食前服。忌毒滑物。

治一切风,**天蓼木煎方**:

天蓼木五斤,细剉,以水三斗煎至一斗,滤去滓,却熬取五升　赤箭　独活　防风_{去芦头}　芎䓖　仙灵脾　牛膝_{去苗}　天雄_{去皮脐}　山茱萸　巴戟　萆薢_剉　茵芋　海桐皮_剉　桂心　沉香已上各一两

右件药捣罗为末,入白蜜五合相和,于银锅中慢火熬,以柳木篦搅令稀稠得所,以瓷器盛,每服以温酒调下一茶匙,空心及晚食前服。

治一切风,**石榴煎方**:

酸石榴五枚,大者,于木杵臼中捣碎,入酒中煎　防风_{去芦头}　羌活　芎䓖　天麻　羚羊角屑　五加皮　仙灵脾　子芩　牛膝_{去苗}　附子_{去皮脐}　薏苡人　天蓼木子　丹参　桂心　木香已上各一两

右件药十六味捣罗为末。

竹沥　梨汁　薄荷汁　牛蒡汁　白蜜已上五味各五合

右件药以无灰酒五升,先煎石榴至三升,滤去滓,次下诸药末,以柳木篦搅,次下竹沥、白蜜等五味,仍不住手搅,令稀稠得所,以瓷器盛,每服以温酒调下一茶匙,空心及晚食前服。忌生冷、猪、鸡、毒鱼粘滑、动风物。

治一切风,**酸枣人煎方**:

酸枣人五两,半生半炒　萆薢　赤箭　羌活　海桐皮_剉　仙灵脾　白蒺藜　石斛_{去根剉}　牛膝_{去苗}　巴戟　附子_{去皮脐}　当归　桂心　丹参　防风_{去芦头}　芎䓖　踯躅　骨碎补　羚羊角屑　木香　杜仲_{去皱皮,剉}　狗脊　威灵仙已上各一两

右件药捣罗为末,以好酒五升,白蜜五合,同于银锅中以慢火熬,后下诸药末,用柳木篦不住手搅,令稀稠得所,入麝香末一钱令匀,于瓷器中盛,每服食前以温酒调下一茶匙。

治一切风,**花桑枝煎方**:

---

〔1〕木:《正误》:“木”上疑脱“柳”字。

花桑枝一斤,剉　海桐皮半斤　仙灵脾半斤　五加皮半斤　牛蒡根半斤

已上五味细剉,以水三斗煮至一斗,滤去滓,却入锅中慢火熬至五升。

附子去皮脐　牛膝去苗　天麻　羌活　桂心　萆薢剉　羚羊角屑　虎胫骨涂酥炙令黄　酸枣人　当归　木香　乳香　槟榔已上各一两

右件药捣罗为末,于前煎中别入好酒二升,白蜜五合,同入银锅中熬至三升,然[1]下诸药末,以柳木篦搅令匀,看稀稠得所,即以瓷器盛,每服空心及晚食前以温酒调下一茶匙。

治一切风,**乌金煎方**:

黑豆五升　桑树东南枝钱眼内穿得过者,三斤,剉　生姜半斤

已上三味,以水二斗煮至一斗,滤去滓,于锅中以慢火养至三升,入后药末:

牛膝去苗　赤箭　附子去皮脐　羌活　桂心　防风去芦头　木香　大麻人已上各二两

右件药捣罗为末,入前煎中用慢火熬,以柳木篦搅令匀,看稀稠得所,于瓷器中盛,每服空心及晚食前以温酒调下一茶匙。忌生冷、猪、鸡、毒鱼、大蒜。

治一切风,其效如神,**菊花煎方**:

甘菊花蒸湿,捣如膏　枸杞子烂捣　神曲炒微黄,捣末,各二斤　生地黄四斤,研烂　肉苁蓉半斤,去皱皮,炙令干,捣末　桂心半斤,捣末

右件药以无灰酒三斗,与前药拌令匀,以瓷瓮盛之,上以瓷碗盖定,用纸筋盐泥固济待干,入马粪中埋四十九日即停,得一年至十年,其色转黑,其味芳香,每服以暖酒调下一茶匙,日三服。

治一切风,不问远近,**栟叶煎方**:

栟叶半斤,细剉,如无,叶枝亦得　荆芥半斤,细剉

已上二味,以水五升煮取二升,滤去滓澄清。

白蜜五合　梨汁五合　竹沥五合

右件药相和,以新瓷瓶盛,用油单子盖紧,系于釜中,以重汤煮,勿令水入,从初五更煮至日出后即住,每服一小盏,日三服。

治一切风,**栟枝煎方**:

嫩栟枝三斤　牛蒡根五斤

已上二味细剉,以水五斗煮,待牛蒡根烂,至二斗已来,即去滓澄滤,用煎后药:

石榴二十颗,和皮捣碎,如无,即用枝二斤代之　生木瓜二颗,和皮细切,如无生者,即用干者倍用代之　桑根白皮五两,如无,以桑枝细剉代之　羚羊角屑三两　生姜三两,细切　乌鸡粪一两

已上六味,以前栟枝汁煎之至五升,滤去滓,入后药末:

乌蛇三两,酒浸,去皮骨,炙微黄　天麻一两　羌活一两　防风一两,去芦头　桂心一两　白蒺藜一两　仙灵脾一两　附子一两,生,去皮脐

右件药捣细罗为散,入前煎中,别入好酒二升,白蜜一升,以慢火熬,用柳木篦不住手搅,令稀稠得所,以瓷器盛,每服空心及晚食前以温酒调下一茶匙。忌毒鱼、动风物。

治一切风,**神效乌头煎方**:

生乌头五斤,以河水浸三日,不住换水　黑豆一斗,净淘　生姜半斤

右件药细剉,以水一硕,煎取三斗去滓,以生绢滤过,复煎如稀饧,以新瓷瓶盛,每日空心

---

[1] 然:据文义,此下或脱一"后"字。

以温酒调下半茶匙,至半月后,渐添至一茶匙,此外不可多服。药瓶常令近火,如人体暖,免令上醭。

治一切风,**白灵藤煎方**:

百灵藤五斤,细剉

右以水三斗,慢火煎至五升去滓,别于净锅中慢火煎成膏,以瓷器密盛,每服以温酒调下一茶匙,日三服。

治一切风疾,若能久服,轻健,明目黑髭,驻颜,**南烛煎方**:

南烛树春夏取枝叶,秋冬取根及皮,拣择细剉,五斤

右以水五斗,慢火煎取二斗,去滓,别于净锅中慢火煎如稀饧,即以瓷瓶盛,每服以温酒调下一茶匙,日三服。

治一切风通用浸酒药诸方

治风,利关节,治顽麻,除疼痛,去挛缩,强腰膝,**茄子根浸酒方**:

干茄子根二斤,未着霜者,细剉,饭上蒸一炊时　苍耳子一升,微炒,捣碎　牛膝一斤,去苗　鼠粘子一升,微炒,捣碎　大麻子一升,微炒,捣碎　牛蒡根一斤,切,酥炒黄　防风三两,去芦头[1]　萆薢二两　晚蚕沙半斤,微炒　枸杞子半升,一半微炒,一半生用[2]　败龟二两,涂酥炙微黄,捣为末　虎胫骨二两,涂酥炙微黄,捣为末　桔梗二[3]两,去芦头　羌活二两　秦艽二两,去苗　附子二[4]两,炮裂,去皮脐

右件药都细剉,以生绢袋盛,用好酒三斗浸,以瓷瓶盛,密封经二七日开之,开时不得面对瓶口,每日空腹、日午、初夜量力温服一盏,疾重者不过一剂差。忌毒滑、鱼肉等。

治风,**海桐皮浸酒方**:

海桐皮　五加皮　独活　侧子炮裂,去皮脐　天麻　桂心　防风去芦头　枳壳麸炒微黄,去瓤　杜仲去皱皮,炙微黄,已上各三两　牛膝五两,去苗　薏苡人六两　生地黄半斤

右件药细剉和匀,以生绢袋盛,用清酒三斗浸之,春夏七日,秋冬二七日,每日随性饮一盏,常令有酒气,不得大醉。

治风,**乌鸡酿酒方**:

乌鸡一只,其鸡先以笼养,用大麻子五升与鸡吃,吃尽即便用鸡,去毛及肠胃,净洗拭干,将其肉碎剉,毛即烧灰,亦同酿酒　羌活三两　桂心三两　牛膝四两,去苗　芎䓖二两　附子三两,炮裂,去皮脐　防风三两,去芦头　萆薢三两　熟干地黄四两　乌蛇六两,酒浸,去皮骨,炙微黄　独活五两　石斛三两,去根　虎胫骨五两,涂酥炙微黄　当归二两　海桐皮五两　丹参四两　白胶香二两　地骨皮十两　五加皮十两　百灵藤十两　松节十两

右件药都细剉和匀,以水二硕煎取五斗,与曲末如常法同酿酒,候熟,即日饮三四盏。忌生冷、毒滑、动风物。

治丈夫妇人骨节疼痛,行步艰难,肩背伛偻,言语謇涩,口㖞面斜,中风失音,半身不遂等疾,宜服**茯苓菊花浸酒方**:

---

〔1〕三两,去芦头:宋版残脱,据宽政本补。

〔2〕半升……生用:宋版此十字残损,仅能辨识"生用"二字。据宽政本补齐。

〔3〕二:宋版脱。据宽政本补。

〔4〕二:宋版脱。据宽政本补。

　　白茯苓五两　甘菊花二两　山茱萸二两　菟丝子三两,酒浸三日,曝干,别捣为末　肉苁蓉二两,酒浸一宿,刮去皱皮　菰蒌根二两　防风二两,去芦头　熟干地黄二两　天雄二两,炮裂,去皮脐　牡丹二两　人参一两,去芦头　白术一两　牡蛎一两,烧为粉　黄耆二两　紫菀一两,洗去苗土　菖蒲二两　石斛二两,去根　柏子人一升　杜仲二两,去粗皮,炙微黄　蛇床人一两　远志二两,去心　附子二两,炮裂,去皮脐　干姜二两,炮裂　赤芍药二两　牛膝二两,去苗　草薢二两　狗脊二两　苍耳子二两　虎胫骨一两,涂酥炙微黄　鼠粘子一两,微炒　桔梗一两,去芦头　羌活二两　牛蒡根二两　枸杞子半两　晚蚕沙三两,微炒　续断二两

　　右件药都细剉和匀,每斤药以生绢袋盛,用酒二斗于瓷瓮中浸,密封二七日开封,每日平旦、午时、近晚各温饮一盏,常令有酒容,不可过度。每取却一盏,即添一盏,如觉酒淡,药力稍减,即取滓阴干,捣罗为末,炼蜜和圆如梧桐子大,每服空心以温酒下三十圆。忌生冷、油腻、猪、鸡肉、粘滑物。

　　治八风十二痹,五缓六急,半身不遂,四肢偏枯,筋脉拘挛,肩髀疼痛,腰脊不能俯仰,胸胁胀胀,心烦,目眩耳聋,咽喉不利,或贼风所中,痛如锥刺,行人皮中无有常处,或四肢肌体偏有冷痹,状如风吹,并宜服**茵芋浸酒方**:

　　茵芋一两半　细辛半两　天雄一两,炮裂,去皮脐　汉防己一两　川乌头一两半,炮裂,去皮脐　石斛一两,去根　踯躅一两,微炒　山茱萸　柏子人　甘草炙微赤　木通　桂心　秦艽去苗　黄耆　干姜炮裂　熟干地黄　莽草微炙　附子炮裂,去皮脐　杜仲去粗皮　芎䓖　王孙　泽泻　石南　防风去芦头　远志去心　牛膝去苗,已上各三分

　　右件药细剉和匀,用生绢袋盛,以酒三斗浸十日,空心温服一小盏,晚食前再服,以差为度。忌生冷、油腻、动风物。

　　治积年八风五注,举身弹曳,不得转侧,行步跛躄,不能收摄。又暴中风,口噤失音,语不通利,四肢筋脉皆急,毒风起,流走无常处,宜服**金牙浸酒方**:

　　金牙捣碎　细辛　地肤子　干姜炮裂,剉　熟干地黄　附子炮裂,去皮脐　防风去芦头　茵芋　川椒去目　菰蒌根各四两　羌活一斤

　　右件药细剉,以生绢袋盛,用清酒三斗于瓷瓮中渍之,密泥封,勿泄气,春夏三四日,秋冬六七日开,每温服一小盏,常令醺醺然。此酒无毒,亦可小醉,不尽一剂,病无不愈,又令人肥健矣。

　　治风及充壮血脉,益精气,明耳目,黑髭发,悦颜色,除久风湿痹,祛筋脉挛急,强腰膝,倍气力,**天雄浸酒方**:

　　天雄三两,炮裂,去皮脐　川椒三两,去目　干姜二两,炮裂　茵芋三两　附子二两,炮裂,去皮脐　肉桂三两,去皱皮　牛膝三两,去苗　川乌头二两,炮裂,去皮脐　白敛二两　踯躅花三两,微炒

　　右件药细剉,用生绢袋盛,以好酒二斗渍之,春夏五日,秋冬七日,每服一小盏,后渐渐增之。夏月恐酒酸,以油单裹瓶,悬于井中,近水即不酸也。其药滓曝干,捣细罗为散,每服以酒调下二钱,空心及晚食前服。忌生冷、猪、鸡肉、豆豉。

　　治风,骨节疼痛,行李不住,**列节浸酒方**:

　　列节二两　防风一两,去芦头　茵芋一两　黄耆二两　羌活二两　桂心二两　海桐皮二两　虎胫骨二两,涂酥炙微黄　牛膝二两,去苗　附子二两,炮裂,去皮脐　生干地黄一两　芎䓖一两　当归一两　枸杞子一两　白芷一两　败龟一两,涂酥炙微黄　黑豆三合,炒熟　五加皮一两　酸枣人一两

　　右件药细剉和匀,以生绢袋盛,用好酒三斗,密封瓶头浸经一七日后开取,每日空心午时

及夜卧热暖一小盏饮之，其酒旋旋更添，或将此酒下诸圆散亦得。忌生冷、猪、鸡、牛、马肉。

治风及偏枯，腰膝疼痛，**牛膝浸酒方**：

牛膝八两,去苗　鼠粘子三两,微炒　防风二两,去芦头　牛蒡根四两　萆薢二两　大麻子三合,捣碎　晚蚕沙三合　枸杞子二两　羌活二两　海桐皮二两　秦艽一两,去苗　黑豆三合,炒熟捣碎　苍耳子二两,捣碎　附子二两,炮裂,去皮脐　五加皮二两　茄子根八两　虎胫骨二两,涂酥炙微黄

右件药细剉，以生绢袋盛，用好酒三斗密封[1]头，浸经七日，每日空心午时及夜临卧温饮一小盏。其酒旋添，味淡即换药。忌猪、鸡、毒鱼粘滑物。

治风，**五粒松叶浸酒方**：

五粒松叶三斤,十月初采　麻黄三两,去根节　防风三两,去芦头　天雄二两,炮裂,去皮脐　独活三两　秦艽二两,去苗　肉桂三两,去皱皮　牛膝四两,去苗　生地黄一斤

右件药细剉和匀，以生绢袋盛，用好酒四斗浸之，春秋七日，冬二七日，夏五日，日满每服温一小盏，日三服。忌毒滑、动风物。

治八风十二痹，**独活浸酒方**：

独活四两　石南四两　防风三两,去芦头　茵芋　附子炮裂,去皮脐　川乌头炮裂,去皮脐　天雄炮裂,去皮脐　牛膝去苗,已上各一两　桂心一两半[2]

右件药细剉，以生绢袋盛，用好酒二斗渍经七日，每日随性温饮一小盏，勿令大醉，以效为度。

治风无问新久，及偏枯[3]顽痹不仁，肢节缓急，宜服此浸酒方：

茵芋　狗脊　川乌头炮裂,去皮脐　天麻　附子炮裂,去皮脐,已上各二两　独活二两　踯躅一两,炒黄　天雄二两,炮裂,去皮脐　牛膝三两,去苗　防风三两,去芦头　桂心一两半

右件药细剉和匀，以生绢袋盛，用好酒二斗浸十日，每服温饮一小盏，日三服，以效为度。忌生冷、毒鱼、鸡、猪、鹅、鸭肉。

治风，经效**鼠粘根浸酒方**：

鼠粘根五斤,掘时勿令见风,密房内净洗薄切,密瓮内阴干　防风五两,去芦头　附子二两,炮裂,去皮脐　独活五两　汉防己二两　桂心二两　天麻二两　麻黄二两,去根节　生地黄八两

右件药细剉，用生绢袋盛，以无灰酒三斗浸之，密封春夏七日，秋冬二七日开，每日空腹、日午、夜临卧各温饮一小盏。

治风，骨髓及腰脚疼痛，行步稍难，兼风毒攻注皮肤，痒痛不知，宜服**白花蛇浸酒方**：

白花蛇一条,重半斤者,去皮骨,炙黄　虎胫骨一条,涂酥炙微黄　当归一两半　芎䓖一两半　附子二两,炮裂,去皮脐　桂心二两　熟干地黄二两　防风二两,去芦头　山茱萸二两　萆薢二两　石斛二两,去根　牛膝二两,去苗　独活三两　细辛二两　黄耆二两　枳壳一两,麸炒微黄,去瓤　天麻二两　肉苁蓉二两半,酒浸一宿,刮去皱皮用

右件药细剉，以生绢袋盛，以好酒三斗于瓷瓮子内，密封浸七日后，随性暖饮，常令醺醺，勿令大醉。其酒旋添，酒味稍薄即换药。忌生冷、粘滑、动风物。

治风，及白癜紫癜，**乌蛇浸酒方**：

---

〔1〕封：此下似有脱文。《类聚》卷18引同方同此。人民卫生出版社排印本下有"瓮"字，不知所据。

〔2〕桂心一两半：此五字原在"牛膝"之前，《普济方》卷115"独活酒浸方"所引同。据其分量关系，《正误》谓"按桂心当在牛膝下"。从之，将二药乙转。

〔3〕枯：原作"治"。《正误》："治"，"枯"之讹。诚是，因改。

乌蛇六两,酒浸,去皮骨,炙微黄　防风二两,去芦头　桂心二两　白蒺藜二两,炒去刺　天麻三两　五加皮一两　羌活三两　牛膝二两,去苗　枳壳三两,麸炒微黄,去瓤　熟干地黄四两

右件药细剉,以生绢袋盛,以无灰酒二斗于瓷瓮中浸,密封七日后开,每日三度温饮一小盏。忌毒滑物、猪、鸡肉。

治风,**乌金浸酒方**:

黑豆二升,紧小者,炒熟捣碎　防风去芦头　桂心　附子炮裂,去皮脐　羌活已上各二两　熟干地黄三两　乌鸡粪雌者,以大麻子喂笼七日后,取粪一两

右件药细剉和匀,入于生绢袋中,用好酒二斗于瓷瓮子中,重汤缓火煮,候药瓮子内有香气即止,每日三度温饮一小盏。

治风,**桑枝浸酒方**:

花桑枝一斤　垂柳枝一斤　槐枝一斤　羌活三两　牛膝三两,去苗　黑豆一升,炒熟　附子三两,炮裂,去皮脐　桂心三两　熟干地黄三两

右件药细剉和匀,以生绢袋盛,用好酒五斗浸经七日后,每日食前后任性暖饮一二小盏,不得令过度,但醺醺然,长有酒气为妙。忌生冷、毒鱼、猪肉。

治一切风,**牛蒡子浸酒方**:

牛蒡子　牛膝去苗　生地黄　枸杞子　干桑椹　大麻子已上各半斤

右件药细剉,用生绢袋盛,以无灰酒三斗浸之,春夏七日,秋冬二七日开,每饮一小盏,常以酒气相继,日三五度饮之。忌生冷、毒滑、动风物。

治风,**百灵藤酿酒方**:

百灵藤十斤,以水一石煎取三斗　神曲九两,微炒黄色,捣末　糯米三斗,炊作饭

右候饭冷,即熟揉曲末入饭中,并药汁同入于瓮中,一如酝酒法,经三五日看沫尽,即更炊一斗糯米饭,候冷投入瓮中,即熟澄清,更三日后,每日不计早晚温饮一小盏,服后觉浑身汗出为效。

治风,立有奇效,**天蓼木浸酒方**:

天蓼木一斤,去皮,细剉

右以生绢袋盛,以好酒二斗浸之,春夏七日,秋冬二七日即开,每日空心、日中、初夜各温饮一小盏,老小临时加减。如若长服,只可每朝一盏。

治风,**附子浸酒方**:

附子半斤,大者,炮裂,去皮脐

右细剉,以生绢袋盛,用好酒一斗于瓷瓶中,密封浸七日,每服温饮一小盏,日再服,以差为度。

治风,口偏眼急,**枳壳浸酒方**:

枳壳刮取上面青末,三斤

右以微火炒去湿气,以酒二斗浸之,其药瓶常令近火微暖,令药味得出,七日后随性饮之。

治风腰脚疼痛通用浸酒药诸方

治风腰脚疼痛,及皮肤不仁,筋脉挛急,宜服**牛膝浸酒方**:

牛膝去苗　菖蒲　酸枣人微炒　芎䓖　石斛去根　仙灵脾　赤箭　虎胫骨涂酥炙微黄　桂心　附子炮裂,去皮脐　萆薢已上各三两

右件药细剉,以生绢袋盛,用好酒二斗于瓷瓶中浸,密封经七日后开取,每温饮一盏,常令醺醺,不得大醉。酒尽更添以药[1],味薄即换之。忌生冷、毒滑物。

治腰脚风毒攻注疼痛,**萆薢浸酒方**:

萆薢三两　防风二两,去芦头　牛膝三两,去苗　独活二两　芎䓖二两　山茱萸二两　当归二两　酸枣仁二两,微炒　大麻人五两　石斛三两,去根　桂心二两　熟干地黄三两

右件药细剉,以生绢袋盛,用好酒二斗于瓷瓶中浸,密封七日后开取,每日三五度温饮一盏,常令醺醺,无至大醉。

治风冷气攻腰脚,行立无力,**石斛浸酒方**:

石斛五两,去根　牛膝五两,去苗　五加皮二两　羌活二两　防风二两,去芦头　附子三两,炮裂,去皮脐　天麻三两　海桐皮二两　木香二两　桂心二两　虎胫骨五两,涂酥炙令微黄　芎䓖二两　甘菊花二两　川椒二两,去目及闭口者

右件药细剉,以生绢袋盛,用好酒三斗,以瓷瓮子盛,密封头浸经七日后开取,每日三度温饮一小盏。每取却一盏,即添一盏,直候药味稍薄,即更换之。

治风气攻注,腰脚骨髓疼痛,宜服**虎骨浸酒方**:

虎胫骨半斤,涂酥炙微黄　熟干地黄二两　石斛去根　独活　防风去芦头　牛膝去苗　丹参　桂心　当归　萆薢　芎䓖　酸枣人微炒　山茱萸　仙灵脾　五加皮　附子炮裂,去皮脐　骨碎补去毛　川椒去目及闭口者,微炒去汗　白蒺藜微炒去刺,已上各一两　乌蛇一条,重半斤者,酒浸,去皮骨,涂酥炙微黄

右件药细剉,以生绢袋盛,以好酒三斗于瓷瓮中浸之,密[2]封经七日后,每日空心、日午、近晚各温饮一盏,常令醺醺,以差为度。忌生冷、油腻、猪、鸡、粘滑物。

治风冷,腰脚疼痛,屈伸不得,**杜仲浸酒方**:

杜仲去粗皮,炙微黄　蛇床子　当归　芎䓖　干姜炮裂　秦艽去苗　附子炮裂,去皮脐　石斛去根　桂心　细辛　茵芋　川椒去目及闭口者,微炒去汗　天雄炮裂,去皮脐　防风去芦头　独活已上各二两

右件药细剉,以生绢袋盛,用好酒三斗,于瓷瓶中浸之,七日后开,每温饮一小盏,常令醺醺,不得大醉。酒尽,其药滓晒干,捣细罗为散,每服以温酒调下二钱。

治风,腰膝疼痛,**仙灵脾浸酒方**:

仙灵脾三两　桂心　防风去芦头　虎胫骨涂酥炙微黄　羌活　萆薢　芎䓖　生干地黄　海桐皮　牛膝去苗　骨碎补去毛　附子炮裂,去皮脐,已上各二两

右件药并细剉,用生绢袋盛,以清酒二斗于瓷瓶中浸,密封经五日后,随性饮之。酒少旋添,候药味薄即再合,以差为度。忌生冷、毒滑鱼肉。

治风气,暖脏腑,利脚膝,止[3]疼痛,**酸枣人浸酒方**:

酸枣人三两,微炒　羌活二两　牛膝二两,去苗　山茱萸二两　桂心二两　仙灵脾二两　萆薢二两　芎䓖二两　天麻二两　肉苁蓉二两,剉,去皱皮　虎胫骨三两,涂酥炙微黄　生干地黄三两　甘菊

---

〔1〕药:宋版此字漫漶。据宽政本补。
〔2〕密:宋版此字漫漶。据宽政本补。
〔3〕止:原作"上"。《正误》:"上","止"之讹。

花—两半　天雄二两,炮裂,去皮脐　桑寄生—两半

右件药细剉,以生绢袋盛,用好酒三斗于净瓷瓶中浸,密封瓶[1]口五日后开取,每日三五度温饮一盏,常令醺醺。瓶中酒少,旋更添之,候药无味,即更修合,以差为度。忌毒滑物。

治风毒攻注,腰脚骨髓疼痛,皮肤冷痹,筋脉拘挛,屈伸不得,宜服**茄子根浸酒方**:

茄子根二斤,洗令净,晒干　苍耳子—升,微炒,捣碎　鼠粘子—升,微炒,捣碎　牛膝一斤,去苗　牛蒡根—斤　防风三两,去芦头　萆薢二两　桂心二两　羌活二两　秦艽二两,去苗　附子—两,炮裂,去皮脐　晚蚕沙半升　败龟二两　大麻子—升　虎胫骨二两[2],涂酥炙微黄　枸杞子—升,半蒸,半升微炒

右件药细剉,用生绢袋盛,以无灰酒五斗浸之,封闭勿令透气,经十日后开取,开时不得面向瓶口,每日空腹、午时、近夜各温饮一盏,常令醺醺为妙。忌毒滑鱼肉、动风物。

治风毒气攻腰脚,连骨髓日夜疼痛,**五加皮浸酒方**:

五加皮二两　枳壳—两,麸炒微黄,去瓤　独活二两　地骨皮二两　防风—两,去芦头　丹参—两半　熟干地黄三两　牛膝—两,去苗　乌喙二两,炮裂,去皮脐　干姜—两,炮裂,剉　石南叶二两　虎胫骨五两,涂酥炙微黄

右件药细剉,以生绢袋盛,用清酒二斗于瓷瓶中浸,密封七日后开,每日三五度温饮一小盏,常令醺醺,以差为度。

治风虚久冷,腰脚疼痛,食少羸瘦,颜色萎瘁,行立无力,**菊花浸酒方**:

甘菊花四两　杜仲四两,去粗皮,炙微黄　当归二两　石斛二两,去根　黄耆二两　肉苁蓉二两,剉,去皱皮　桂心二两　防风二两,去芦头　附子二两,炮裂,去皮脐　萆薢二两　独活二两　钟乳粉四两　白茯苓二两　山茱萸二两

右件药细剉,以生绢袋盛,用好酒二斗于瓷瓶中浸,密封春夏七日,秋冬二七日后开取,每日三四度温饮一小盏。

治风毒流入脚膝疼痛,行李不得,**海桐皮浸酒方**:

海桐皮　五加皮　独活　防风去芦头　干蝎生用　杜仲去皱皮,炙微黄　酸枣人微炒　桂心　侧子炮裂,去皮脐　薏苡人各—两　生干地黄三两

右件药剉如豆大,用生绢袋盛,以好酒二斗于瓷瓶中浸,密封秋夏七日,春冬二七日开取,每日不计时候温饮一小盏子。

治风腰脚疼痛,宜服此浸酒方:

杜仲八两,去皱皮,炙微黄色　石南三两　羌活三两　防风二两,去芦头　附子三两,炮裂,去皮脐　牛膝三两,去苗

右件药细剉,以生绢袋盛,用好酒三斗于瓷瓶中浸,七日后开取,每日三四度饮一盏。

治风毒攻脚膝疼痛,不能屈伸,及历节风等,方:

牛膝三两,去苗　虎胫骨三两,涂酥炙微黄　羚羊角屑三两　松节三两　枳壳三两,麸炒微黄,去瓤

右件药细剉,以生绢袋盛,用好酒二斗于瓷瓶中浸,密封春夏七日,秋冬二七日后开取,每日三四度温饮一中盏。其酒旋添,药味稍薄即换之。

治风毒攻注,骨髓疼痛,日夜不可忍,宜服此浸酒方:

虎骨—具,涂酥炙微黄

---

[1] 封瓶:宋版此字漫漶。据宽政本补。

[2] 二两:原脱。《类聚》卷19引同方亦脱分量。据《普济方》卷115引同方补。

右捣碎，以生绢袋盛，以清酒三斗于瓷瓶中浸，密封春夏七日，秋冬二七日后开取，每日随性稍稍饮之。其酒旋取旋添，以差为度。

治一切风通用摩风膏药诸方

治一切风毒，筋急，肿硬疼痛，**摩风膏**方：

野驼脂　腊月猪脂　狗脂　鹅脂

已上各二两，一处细切，用清油一斤，于锅子内同煎化尽，滤去滓。

桂心半两　没药半两　骐驎竭半两　白芷半两　白附子半两，生用　附子半两，生用　天麻半两　吴茱萸半两　青盐半两　马牙消一分　川朴消一分

右件药捣罗为末，入在油锅子内，用慢火从卯时熬至巳时已来，入黄蜡六两，消尽蜡，倾在合内，入麝香一分，雄黄半两，腻粉半两，三味一处烂研，入在药合内，用柳枝子搅令匀，每有患者，频摩之，立效。

治风顽痹，腰脚不遂，四肢拘挛，并马坠疼痛不可忍，及白癜诸疮，兼脚气等，**乌头摩风膏**方：

乌头　附子并生用　当归各二两　羌活　细辛　桂心　防风去芦头　白术　川椒　吴茱萸各一两　猪脂一斤，腊月者，若半[1]得驼脂光[2]好，去脂膜，煎化去滓放冷

右件药并细切如大豆，以头醋微淹之经一宿，煎猪脂化去滓，内药缓火煎之，候附子黄色即膏成，收瓷合中，有患者频取摩之，宜用衣裹，切避风冷。

治风毒流注，骨节疼痛，筋[3]脉挛急，宜用**摩风白芷膏**方：

白芷半两　防风半两，去芦头　附子半两，去皮脐　白芍药半两　当归半两　川椒半两，去目　羌活半两　独活半两　藁本半两　川乌头半两，去皮脐　细辛半两　生姜五两　白僵蚕半两　黄蜡五两　猪脂一斤半，水浸三宿，逐日二换

右件药都细剉，先煎猪脂去滓，入诸药煎白芷色焦赤，以绵滤去滓澄清，拭铛令净，慢火熬，入蜡消为度，用瓷合盛，每取少许于火畔熁手摩之。

治一切痛风，**摩风膏**方：

当归三两　白芷一两　附子三两，生，去皮脐　细辛二两　桂心一两　天雄三两，生，去皮脐　干姜二两　芎䓖二两　川乌头二两，生，去皮脐　朱砂一两，细研　雄黄二两，细研　醋三升　松脂半斤　生地黄三斤，捣绞取汁　猪脂五斤，炼成者

右件药细剉，以地黄汁及醋浸一宿，滤出入猪脂中，慢火煎之，候白芷色黄即膏成，绵滤去滓，入丹砂、雄黄及松脂等，以柳木篦搅令匀，于瓷器中盛，每取少许摩于病上。如胁下聚如杯者，摩及涂之即差。又面目黧黑消瘦，是心腹积[4]冷，酒调半匙，日三服，病无不愈。合时勿令妇人、鸡犬、小儿见之。

---

〔1〕 半：底本如此。《普济方》卷115、《类聚》卷19所引同。《正误》："半"，疑作"不"。若为"不"字，则标点当作"若不得，驼脂……"然"半"亦可通，谓猪脂、驼脂各半。

〔2〕 光：底本及《普济方》卷115、《类聚》卷19所引均同。人民卫生出版社排印本改作"尤"，且去"半"字，然无旁证，义虽通而未必符合原义。

〔3〕 筋：宋版作"肋"，据宽政本改。

〔4〕 积：宋版漫漶，据宽政本补。

治风身体痛痹，头风目眩，伤风项强，耳鼻俱塞，**摩风神验膏方**：

硫黄三两,细研　雄黄三两,细研　朱砂三两,细研　附子四两,生,去皮脐　天雄四两,生,去皮脐　人参三两,去芦头　当归三两　细辛三两　防风三两,去芦头　白芷三两　桂心三两　干姜三两　芎䓖三两　川椒三两,去目及闭口者　独活三两　菖蒲三两　川大黄三两　藁本三两　白术三两　吴茱萸三两　松脂半斤,后入

右件药细剉，以酒浸一复时，然后别取生地黄半斤捣绞取汁，同入猪脂中〔1〕，以慢火煎之，以药味尽为度，以绵滤去滓，后下松脂、雄黄、硫黄、朱砂等，以柳枝不住手搅，至膏凝收于瓷合中。病在内即以酒服弹子大，病在外即取弹子大，热炙手摩之。

治风毒积年，四肢挛急，肌肉顽痹，气脉不宣通，腹中百病，不以老少，宜用**神验摩风毒膏方**：

牛膝去苗　赤芍药　当归　白术　白芷　川椒去目　厚朴去粗皮　雷圆　半夏　桔梗去芦头　细辛　吴茱萸　附子生,去皮脐　木香　大腹子　槟榔已上各一两　酥二两　野驼脂五两〔2〕　腊月猪脂三斤〔3〕

右件药细剉，以酒浸一宿，先煎猪脂，然后入诸药，从平旦至日入，以慢火煎之，其膏即成，以绵滤去滓，却入铛中，然下酥并驼脂，待稍冷收于瓷器中，每取如枣大，于患处摩之，仍须避风。若腹中有痛，即以酒化如弹子大，空心服之。

治痛风及白虎风，脚膝筋脉不利，挛痛抽掣，鬼痓贼风，并骨髓疼痛，**雄黄摩风膏方**：

雄黄半两,细研　硫黄二两,细研　朱砂半两,细研　鬼箭羽　犀角屑　侧子生,去皮脐　羚羊角屑　鹿角胶　附子生,去皮脐　踯躅　川乌头生,去皮脐　木香　汉防己　牛膝去苗　细辛已上各二两　虎胫骨六两　石斛去根　败龟　菖蒲已上各五两　熟干地黄　沙参去芦头　薯蓣　巴戟　芎䓖　续断　杜若　当归　秦艽去苗　狗脊　草薢　茵芋　白敛　桂心　杜仲去粗皮　川椒去目　天雄生,去皮脐,已上各一两

右件药细剉，以炼了腊月猪脂六斤，内铛中同诸药以文火煎，自早至午，候药味尽，用新布绞去滓，更以绵滤，净拭铛更煎炼，然〔后〕入硫黄、雄黄、朱砂等，以柳木篦搅令匀，候凝收于瓷器中。但有痛处，先用膏摩三二百遍，后涂膏于故帛上贴之。如内有风毒，即空心以温酒下如弹子大。

治风痛及皮肤不仁，筋脉拘急，**乌头摩风膏方**：

川乌头生,去皮脐　防风去芦头　桂心　白芷　藁本　川椒去目　吴茱萸　白术　细辛　芎䓖　白附子　藜芦　莽草　羌活已上各半两　黄蜡五两　炼了猪脂一斤　生姜三两

右件药细剉，先以猪脂内铛中煎之，次入诸药，煎令白芷色黄，候药味出尽，以新布绞去滓，更以绵滤过，拭铛令净，重入膏于铛中慢火熬之，次下黄蜡令消，去火待稍凝，收于瓷器中。每有痛处，于火边熁手，乘热取膏摩之一二百遍，以手涩为度。

治风，肢节多疼，肌肉顽痹，或遍体疮癣，或瘾胗风瘙，宜用**踯躅摩风膏方**：

踯躅花　羌活　防风去芦头　芎䓖　杏人汤浸去皮　细辛　当归已上各一两　白敛　白及

---

〔1〕　中：宋版漫漶，据宽政本补。

〔2〕　野驼脂五两：底本脱"五两"。《普济方》卷106所引此方同。但其下有"腊月猪脂各三斤"。《类聚》卷19同名方此下有"五两"，因补。

〔3〕　腊月猪脂三斤：原作"野猪脂五两"。《普济方》卷106引此方作"腊月猪脂各三斤"。《类聚》卷19引此方作"腊月猪脂三斤"。底本"野猪脂"当为"野驼脂"之误。当以《类聚》为正。

白芷　丹参　苦参　玄参　桂心　附子去皮脐　川乌头去皮脐　皂荚去黑皮　汉椒去目　莽草　川大黄已上各半两

右件药细剉,以米醋一升拌令匀湿,经三宿后,以慢火炒令干,用腊月猪脂二斤,以慢火同煎一日,候药味出尽,以新布绞去滓,更以绵滤过,再入铛中煎,以柳木篦不住手搅成膏,候凝收于瓷合中。每取一弹子大,摩于病上。如腊月煎之,经久不坏也。

治风,身体疼痛,手足顽麻,及伤寒身强,并用**乌头摩风膏方**:

川乌头五两,生,去皮脐　野葛一斤　莽草一斤

右件药细剉,用酒拌匀经三日,以猪脂五斤与前药内铛中,以草火煎之,以乌头色焦黄为度,用绵滤去滓,收于瓷器中盛。或有患者,近火摩三二千遍。

治一切风攻手足疼痛通用淋蘸诸方

治风毒攻手足疼痛,或有赤肿,皮肤不仁,**桑枝汤淋蘸方**:

桑枝　柳枝　椒枝　杉枝　槐枝已上各一斤,细剉　白矾三两　盐三两

右件药,以水三斗煎取一斗五升,滤去滓,入白矾及盐搅令冷热得所,淋洗痛处,汤冷更暖过用之。

治风毒攻手足,疼痹赤肿,行李不得,皮肤如小虫行,**羊桃淋蘸方**:

羊桃　蒴藋　白蒺藜　苍耳　海桐皮　柳树蠹末　商陆　蓖麻茎叶　水渶已上各一斤

右件药细剉,以水五斗,煎至二斗去滓,看冷热淋蘸痛处。

治风手足疼痛,皮肤瘙痒,**露蜂房淋蘸方**:

露蜂房　水渶　茵芋　附子生,去皮脐,已上各二两　蒴藋一两　川椒一两,去目

右件药细剉,以水五斗,煎至二斗去滓,淋蘸痛处。

治风毒攻,手足疼痛,**五枝淋蘸方**:

槐枝[1]　柳枝　桑枝　椒枝　吴茱萸枝已上各一斤

右件药细剉,以水五斗,煎至二斗去滓,稍热避风淋蘸三五度,差。

治风毒攻手足疼痛,或攻皮肤浮肿,**附子汤淋蘸方**:

附子五两,生,去皮脐　生姜五两

右件药细剉,以水二斗,煮三二十沸去滓,稍热避风淋蘸,余滓更煎用之。

治毒攻手足,疼痛顽麻,**川乌头汤**:

川乌头五两　汉椒二两　生姜五两

右件药细剉,以水二斗,煎至一斗去滓,入盐二两,频频淋蘸,以差为度。

又方:

蓖麻茎叶二斤　椒枝一斤

右件药细剉,以水二斗,煎取一斗去滓,看冷热避风淋蘸。

又方:

蒴藋二斤,细剉

---

〔1〕　枝:原作"柳"。《普济方》卷106、《类聚》卷19均引作"枝",因改。

右以水一斗,煮五七沸去滓,避风淋蘸。

又方:

猪椒根二斤,细剉

右以水一斗,煮五七沸去滓,避风淋蘸。

又方:

葱白一斤　川椒二两

右以水一斗,煎五七沸去滓,避风淋蘸。

又方:

白杨树皮三斤,细剉

右以水二斗,煮取一斗去滓,稍热淋蘸。

又方:

桑枝一斤　槐枝一斤

右件药细剉,以水一斗,煮五七沸去滓,避风淋蘸。

又方:

赤小豆二斤　盐二两

右件药以水一斗煮熟,去滓淋蘸。

太平圣惠方卷第二十六<small>凡一十三门　病源一十三首　方共计一百二十四道</small>

治肝劳诸方

夫五劳者，其源从脏腑所起也。鼓生死之浮沉，动百病之虚实，逆于阴阳，伤于荣卫，皆因劳瘵而生，故曰五劳也。肝劳病者，补心气以益之，心王则感于[1]肝矣。人逆春气则足少阳不生，而肝气内变，顺之则疗，逆之则乱，反顺为逆，是谓关格，病则生矣。所以肝怒不止则伤精，伤精则面黧色，青盲而无所见，毛瘁色夭者，死于秋也。

治肝劳虚热，两目赤涩，烦闷宛转，热气壅滞，胸里炎炎，宜服泻肝除热**柴胡散**方：

柴胡<small>一两，去芦头</small>　赤茯苓<small>一两</small>　羚羊角屑<small>一两</small>　细辛<small>一两</small>　麦门冬<small>一两，去心</small>　决明子<small>一两</small>　栀子人<small>一两</small>　子芩<small>一两</small>　车前子<small>一两</small>　石膏<small>四两</small>　甘草<small>半两，炙微赤，剉</small>

右件药捣筛为散，每服四钱，以水一中盏，入竹叶二七片，煎至六分，去滓，食后温服。忌炙煿、热面。

治肝劳，虚寒胁痛，胀满气急，眼昏，不思饮食，宜服**鳖甲散**方：

鳖甲<small>二两，涂醋炙令黄，去裙襕</small>　五味子<small>一两</small>　槟榔<small>一两</small>　赤茯苓<small>一两半</small>　桔梗<small>一两，去芦头</small>　陈橘皮<small>一两，汤浸，去白瓤，焙</small>　桂心<small>一两</small>　白术<small>一两半</small>　柴胡<small>一两，去苗</small>　甘草<small>一两，炙微赤，剉</small>　半夏<small>三分，汤洗七遍去滑</small>

右件药捣筛为散，每服三钱，以水一中盏，入生姜半分，煎至六分，去滓，食前温服。忌饴糖、羊肉、苋菜。

治肝脏风劳，两胁虚满，筋脉拘急，不得喘息，四肢烦疼，头目不利，体多青色，宜服**防风散**方：

防风<small>一两，去芦头</small>　细辛<small>一两</small>　赤茯苓<small>一两</small>　柏子人<small>一两</small>　桃人<small>一两，汤浸，去皮尖、双人，麸炒微黄</small>　桂心<small>一两</small>　枳实<small>半两，麸炒微黄</small>　赤芍药<small>一两</small>　山茱萸<small>二两</small>　甘草<small>半两，炙微赤，剉</small>　酸枣人<small>二两，微炒</small>　鳖甲<small>二两，涂酥炙令黄，去裙襕</small>

右件药捣粗罗为散，每服三钱，以水一中盏，入生姜半分，煎至六分，去滓，食前温服。

---

〔1〕　于：原脱。据《千金》卷11“肝劳第三”补。

治肝劳实热,多怒,精神不守,恐畏不能独卧,目视不明,胸中满闷,宜服**半夏散**方:

半夏一两,汤洗七遍去滑　前胡一两,去芦头　人参三分,去芦头　赤芍药二分　枳实三分,麸炒微黄　细辛三分　杏人三分,汤浸,去皮尖、双人,麸炒微黄　甘草半两,炙微赤,剉　麦门冬一两半,去心,焙

右件药捣粗罗为散,每服三钱,以水一中盏,入生姜半分,煎至六分,去滓,空腹温服,晚食前再服。忌饧糖、羊肉、生菜。

治肝劳热,恐畏不安,精神闷怒,不能独卧,志气错乱,宜服**白茯苓圆**方:

白茯苓一两　白龙骨一两　远志一两,去心　防风一两,去芦头　人参一两,去芦头　柏子人一两　牡蛎二两,烧为粉　犀角屑一两　生干地黄一两

右件药捣罗为末,入枣肉二两,炼蜜和捣三二百杵,圆如梧桐子大,每日空腹以粥饮下三十圆,晚食前再服。

治肝脏风劳,筋脉拘急,头目不利,腰膝冷疼,四肢羸瘦,宜服**羌活圆**方:

羌活一两半　茯神一两　五加皮一两　鹿茸一两,去毛,涂酥炙令黄　防风一两,去芦头　牛膝一两,去苗　桂心一两　五味子一两　熟干地黄一两　生干地黄一两　菟丝子一两,酒浸一宿,焙干,别捣为末　柏子人一两　酸枣人一两　山茱萸一两　巴戟一两

右件药捣罗为末,炼蜜和捣三五百杵,圆如梧桐子大,每日空心温酒下四十圆,晚食前再服。

治肝脏风劳,头眩多忘,忧恚不足,面目青黄,宜服**生干地黄圆**方:

生干地黄一两　防风一两,去芦头　薯蓣一两　茯神一两　山茱萸一两　桂心一两　天雄一两,炮裂,去皮脐　远志一两,去心　柏子人一两　川椒一两,去目及闭口者,微炒去汗　细辛一两　枳实一两,麸炒微黄　甘菊花一两　甘草三分,炙微赤,剉

右件药捣罗为末,炼蜜和捣三五百杵,圆如梧桐子大,每服食前以温酒下二十圆。

治肝劳,肢节疼痛,筋脉挛缩,宜服**虎骨浸酒**方:

虎胫骨五两,涂酥炙令黄　羚羊角屑一两　酸枣人一两,微炒　猪椒根一两　五加皮二两　枳实一两,麸炒微黄　丹参一两　芎䓖一两　桂心一两　地骨皮一两　生干地黄二两

右件药细剉,以生绢袋盛,用清酒一斗五升渍之,经七日后,每于食前暖饮一盏。

治肝劳,或生长虫,恐畏不安,眼中赤脉,宜服此方:

鸡子五枚,去黄　吴茱萸根三两,东引者,剉捣为末　蜡三两　粳米粉一合

右件药,将茱萸根末与米粉和令匀,于铜器中以鸡子及熔蜡和圆如小豆大,每服空腹以粥饮下二十圆,虫当自下。

治心劳诸方

夫心劳病者,补脾气以益之,脾王则感于[1]心矣。其人逆夏气,则手太阳不长,心气内动,顺之则生,逆之则死,反顺为逆,是谓关格,病则生矣。心主窍,窍主耳,心气通于肾,故心病则耳枯燥而鸣,不能听远,毛焦色夭者,死于冬也。

治心劳热,口疮,心烦腹满,小肠不利,宜服**大黄散**方:

川大黄一两,剉碎,微炒　泽泻一两　黄芩一两　栀子人一两　柴胡一两,去苗　羚羊角屑一两

---

〔1〕　于:原脱。据《千金》卷13"心劳第三"补。

石膏二两　甘草一两,炙微赤,剉　木通一两,剉

右件药捣粗罗为散,每服四钱,以水一中盏,入淡竹叶二七片,煎至六分,去滓,食前温服。忌炙煿、热面、生果。

治心劳实热,皮毛干焦,色无润泽,心神不安,宜服**茯神散**方:

茯神一两　木通一两,剉　川升麻一两　犀角屑半两　赤石脂一两　远志一两,去心　麦门冬一两半,去心,焙　桂心半两　甘草半两,炙微赤,剉

右件药捣粗罗为散,每服四钱,以水一中盏,入竹茹一分,煎至六分,去滓,食后温服。

治心劳热,心气通于肾,开窍在耳,若心病则耳枯燥而鸣,则不能听远,宜服**磁石散**方:

磁石二两,捣碎,水淘去赤汁　赤茯苓一两　木通一两,剉　人参一两,去芦头　羚羊角屑一两　赤石脂一两　菖蒲一两　远志一两,去心　麦门冬一两半,去心,焙

右件药捣粗罗为散,每服四钱,以水一中盏,入竹叶二七片,煎至六分,去滓,每于食前温服。

治心劳实热,多惊,梦中恐畏不安,宜服**人参散**方:

人参一两,去芦头　石膏五两　沙参一两,去芦头　茯神一两半　赤芍药一两　栀子人半两　赤石脂一两　犀角屑半两　紫菀一两,洗去苗土　远志半两,去心　甘草半两,炙微赤,剉

右件药捣筛为散,每服五钱,以水一大盏,煎至六分,去滓,入竹沥半合,生地黄汁半合,搅匀,食后分温二服。

治心劳实,好笑,四肢烦热,**石膏饮子**方:

石膏四两,捣碎　茯神一两　犀角屑一两　川芒消一两　栀子人一两半　生地黄切,三大合　甘草半两,炙微赤,剉　赤小豆一合

右件药细剉和匀,每服半两,以水一大盏,煎至五分,去滓,入箣竹沥半合,更煎一沸,不计时候温服。

治心虚劳损羸瘦,四肢无力,心神昏闷,除寒热,利腰脚,充肌肤,益气力,宜服**远志散**方:

远志一两,去心　白术一两　肉桂一两半,去皱皮　人参一两,去芦头　鳖甲一两半,涂酥炙令黄,去裙襕　天门冬一两半,去心,焙　杜仲一两,去粗皮,微炙令黄,剉　川椒一两,去目及闭口者,微炒去汗　牛膝一两,去苗　白茯苓一两　薯蓣一两　山茱萸一两　柏子人一两　生干地黄一两　石斛一两,去根,剉　黄耆一两,剉　甘草半两,炙微赤,剉

右件药捣细罗为散,每服一钱,以温酒调下,空心及晚食前服。忌鲤鱼、苋菜。

治心劳或风热,心神不安,少得睡卧,宜服**犀角散**方:

犀角屑一两　远志三分,去心　麦门冬一两半,去心,焙　桃花三分　酸枣人三分,微炒　黄耆三分,剉　地骨皮一两　真珠末半两　石膏二两　川升麻一两　葳蕤一两　甘草半两,炙微赤,剉

右件药捣细罗为散,每服食后以温酒调下三钱。

治心劳热,伤心,有长虫名蛊[1],长一尺,贯周心为病,宜服此方:

雷圆一两　狼牙一两　陈橘皮一两,汤浸,去白瓤,焙　贯众一两　桃人一两,汤浸,去皮尖、双人,麸炒微黄　芫荑一两　青葙子一两　蜀漆一两　白僵蚕三七枚,微炒　桃白皮一两,剉　吴茱萸根一两,剉　乱发灰三分

---

〔1〕 蛊:原作"虫"。《正误》:"虫"疑"蛊"之讹。《普济方》卷239"雷丸"引作"白虫"。《类聚》卷145"治心劳诸方"引作"蛊"。义长,因改。

右件药捣罗为末，炼蜜和捣三二百杵，圆如梧桐子大，每服空腹以粥饮下三十圆，以虫下为度。

治脾劳诸方

夫脾劳病者，补肺气以益之，肺王则感于[1]脾矣。是以圣人春夏养阳，秋冬养阴，以顺其根矣。则太阴阳明为根，逆其根者则伐其本。阴阳四时者，万物之始终也。

治脾劳四肢羸瘦，腹中冷痛，不能饮食，**人参散**方：

人参半两，去芦头　白茯苓三分　芎藭半两　厚朴三分，去粗皮，涂生姜汁炙令香熟　枳壳半两，麸炒微黄，去瓤　麦蘖半两，微炒　吴茱萸一分，汤浸七遍，焙干微炒　陈橘皮半两，汤浸，去白瓤，焙　诃梨勒一两，煨，用皮　木香半两　草豆蔻三分，去皮

右件药捣粗罗为散，每服四钱，以水一中盏，入生姜半分，枣三枚，煎至六分，去滓，食前温服。忌生冷、油腻。

治脾劳胃寒呕逆，脐下疠痛，宜服**丁香散**方：

丁香半两　木香半两　桂心半两　白术半两　人参半两，去芦头　当归半两　白茯苓半两　附子半两，炮裂，去皮脐　沉香半两　鳖甲一两，涂醋炙令黄，去裙襕　青橘皮半两，汤浸，去白瓤，焙

右件药捣筛为散，每服三钱，以水一中盏，入生姜半分，煎至六分，去滓，食前温服。忌醋物、苋菜。

治脾劳四肢疼痛，不思饮食，宜服**鳖甲散**方：

鳖甲一两，涂醋炙令黄，去裙襕　人参三分，去芦头　赤芍药半两　当归半两　黄耆一两，剉　赤茯苓半两　柴胡一两，去苗　白术半两　芎藭半两　木香半两　甘草一分，炙微赤，剉

右件药捣粗罗为散，每服四钱，以水一中盏，入生姜半分，煎至六分，去滓，食前温服。忌苋菜。

治脾劳实，四肢不举，五脏不调，胀满气急，**半夏散**方：

半夏一两，汤浸七遍去滑　白术二两　赤茯苓一两　鳖甲二两，涂醋炙令黄，去裙襕　杏人一两，汤浸，去皮尖、双人，麸炒微黄　陈橘皮二两，汤浸，去白瓤，焙　赤芍药一两　柴胡一两，去苗　大腹皮二两，剉　枳壳一两，麸炒微黄，去瓤　木香一两　诃梨勒一两半，煨，用皮

右件药捣粗罗为散，每服四钱，以水一中盏，入生姜半分，枣三枚，煎至六分，去滓，食前温服。忌饴糖、苋菜。

治脾劳壅热，身体眼目唇口悉黄，舌干，咽喉痛，不能咽唾，宜服**生干地黄散**方：

生干地黄二两　川升麻一两　柴胡三两，去苗　射干一两　子芩一两　茵陈一两　犀角屑一两　麦门冬一两，去心　桔梗一两，去芦头　栀子人一两　葳蕤一两　甘草一两，炙微赤，剉

右件药捣筛为散，每服四钱，以水一中盏，煎至六分，去滓，入蜜一匙更煎一沸，放温食后服之。

治脾劳胃中虚冷，饮食不消，腹胁胀满，忧恚不乐，**白术散**方：

白术三分　白茯苓二两　桂心三分　厚朴二两，去粗皮，涂生姜汁炙令香熟　陈曲三分，微炒黄色　草豆蔻一两，去皮　大麦蘖一两，微炒令黄　木香一两　吴茱萸三分，汤浸七遍，焙干微炒　陈橘皮一两，汤浸，

---

[1]　于：原脱。据《千金》卷15"脾劳第三"补。

去白瓤,焙 人参二两,去芦头 槟榔一两

右件药捣细罗为散,每服食前以温酒调下二钱。

治脾劳虚冷,大肠滑泄,不思饮食,口舌生疮,四肢无力,日渐羸弱,宜服**拌肝散**方:

茵陈一两 犀角屑半两 石斛半两,去根,剉 白术三分 赤芍药半两 柴胡三分,去苗 缩沙半两,去皮 人参三分,去芦头 桔梗三分,去芦头 防风半两,去芦头 肉桂三分,去皱皮 白芜荑人半两 肉豆蔻半两,去壳

右件药捣细罗为散,用猪肝一叶,净去筋膜,不洗,薄切作片子,葱白三茎细切,入散五钱,重重掺在肝上,用湿纸五七重裹,以慢火煨令熟,空心食尽后吃暖酒半盏。

治脾劳饮食不节,口苦舌涩,多吐清水,四肢黄瘦,虽食不成肌肤,大肠时时泄滑,宜服**芜荑煎圆**方:

芜荑人二两,捣罗为末,酸米醋二升煎为膏 人参三分,去芦头 木香半两 陈橘皮一两,汤浸,去白瓤,焙 丁香半两 乳香半两,细研 肉豆蔻半两,去壳 附子三分,炮裂,去皮脐 缩沙三分,去皮 香附子三分 枳实三分,麸炒微黄 白术三分 厚朴三分,去粗皮,涂生姜汁炙令香熟 肉桂三分,去皱皮 荜茇三分 辛夷三分

右件药捣罗为末,入芜荑煎和令匀,更入炼了蜜和捣三五百杵,圆如梧桐子大,每服空心及晚食前以粥饮下二十圆,渐加至三十圆。

治脾劳脏腑虚冷,不思饮食,呕逆,四肢少力,腹胁胀痛,**厚朴圆**方:

厚朴二两,去粗皮,涂生姜汁炙令香熟 白茯苓三分 人参三分,去芦头 鳖甲二两,涂醋炙令黄,去裙襕 诃梨勒二两,煨微黄 木香半两 陈橘皮半两,汤浸,去白瓤,焙 附子半两,炮裂,去皮脐 吴茱萸半两,汤浸七遍,焙干微炒 苍术三分 干姜一分,炙裂,剉 麦蘖三分,微炒令黄 京三棱半两,炮裂 益智子半两 当归三分 黄耆一两,剉 槟榔半两

右件药捣罗为末,炼蜜和捣三五百杵,圆如梧桐子大,每服空心以粥饮下二十圆,晚食前再服。忌苋菜。

治脾劳,脏腑冷热不调,食少羸瘦,四肢无力,骨节烦疼,宿食不消,心腹积聚,脐下冷痛,面色萎黄,宜服**猪肚圆**方:

猪肚一枚,以皂荚水净洗,用童子小便二斗于锅内煮至五升已来,取出猪肚细切,于沙盆中烂研,以新布绞去筋膜,却于小便中慢火煎至二升,入后药末 鳖甲二两,涂醋炙令黄,去裙襕 京三棱二两,炮剉 槟榔 桂心 干漆捣碎,炒令烟出[1] 附子炮裂,去皮脐 木香 草豆蔻去皮 枳壳麸炒微黄,去瓤 石斛去根,剉 厚朴去粗皮,涂生姜汁炙令香熟 当归 白术 牛膝去苗 桔梗去芦头 紫菀洗去苗土 赤芍药 蓬莪茂 诃梨勒皮 芎藭 神曲微炒 陈橘皮汤浸,去白瓤,焙 黄耆已上各一两 柴胡二两,去苗 桃人三两,汤浸,去皮尖、双人,麸炒微黄 肉豆蔻二两,去壳 阿魏一两,面裹,煨令面熟为度

右件药捣细罗为末,入前猪肚煎中慢火熬令稠,可圆即圆如梧桐子大,每服以人参汤或温酒下三十圆,空心及晚食前服之。

治脾劳,心腹气冷痛,时时下痢,宜服**厚朴圆**方:

厚朴三两,去粗皮,涂生姜汁炙令香熟 神曲一两,微炒 当归一两 枳壳一两,麸炒微黄,去瓤 白矾一两半,烧灰 五味子一两 缩沙一两,去皮 黄连一两,去须,微炒 白龙骨一两 白石脂一两 干姜一两,炮裂,剉 诃梨勒二两,煨,用皮 白茯苓一两 人参一两,去芦头 附子一两,炮裂,去皮脐

---

〔1〕 烟出:宋版残脱,据宽政本补。

右件药捣罗为末,以酒煮曲糊和捣三二百杵,圆如梧桐子大,每服空心及晚食前以粥饮下三十圆。

治脾劳,胃气不和,时有泄泻,食少无力,宜服**松脂圆**方:

松脂一两 肉豆蔻一两,去壳 诃梨勒二两,煨,用皮 荜茇一两 缩沙一两,去皮 人参一两,去芦头 干姜一两,炮裂,到 白茯苓一两 木香一两 白术一两 麦蘗一两,炒令微黄 陈橘皮半两,汤浸,去白瓤,微炒

右件药捣罗为末,用白蜡熔和圆如梧桐子大,每服食前以粥饮下三十圆。

治脾胃虚劳羸瘦,脚膝疼痛,宜充肌调中助力,**黄耆圆**方:

黄耆二两,到 覆盆子一两 牛膝一两,去苗 鳖甲一两,涂醋炙令黄,去裙襕 石斛一两,去根,到 肉苁蓉一两,酒浸一宿,刮去皴皮,炙干 白术一两 附子一两,炮裂,去皮脐 肉桂二两,去皴皮 五味子一两 人参一两,去芦头 沉香一两 熟干地黄二两

右件药捣罗为末,炼蜜和捣三二百杵,圆如梧桐子大,每日空心及晚食前以温酒下三十圆。

治脾劳热,有虫在脾中为病,令人好呕吐出虫,宜服此**茱萸根浸酒**方:

吴茱萸根东引大者,一尺,到 大麻人四两 陈橘皮二两,汤浸,去白瓤,焙

右件药捣粗罗为散,以清酒五升浸一宿,微火暖之,绞去滓,每日空腹饮一中盏,晚食前再服,下尽虫为度。

治肺劳诸方

夫肺劳病者,补肾气以益之,肾王则感于[1]肺矣。人逆秋气则手太阴不收,肺气烦满,顺之则生,逆之则死,故反顺为逆,是谓关格,病则生矣。

治肺劳羸瘦,四肢无力,每至日晚即烦热颊赤,痰嗽不利,骨节多疼,或乍寒乍热,饮食不成肌肤,宜服**天灵盖散**方:

天灵盖一两,涂酥炙令黄 鳖甲一两,涂醋炙令黄,去裙襕 柴胡一两半,去苗 诃梨勒一两半,煨,用皮 桂心一两半 栀子人一两 人参一两,去芦头 赤茯苓一两半 贝母一两,煨令黄 桃人二两,汤浸,去皮尖、双人,麸炒微黄 麦门冬一两半,去心 地骨皮一两 生干地黄二两 槟榔半两 黄耆一两,到

右件药捣筛为散,每服五钱,以童子小便及水各一小盏,入葱白一茎,生姜半分,煎至一盏去滓,食前温服。

治肺劳胸膈壅滞,痰嗽不止,四肢无力,少思饮食,宜服**柴胡散**方:

柴胡一两,去苗 白术三分 木香半两 紫菀三分,洗去苗土 赤茯苓三分 赤芍药一两 鳖甲一两半,涂醋炙令黄,去裙襕 半夏三分,汤洗七遍去滑 杏人三分,汤浸,去皮尖、双人,麸炒微黄 人参三分,去芦头 前胡三分,去芦头 诃梨勒一两半,煨,用皮 枳壳三分,麸炒微黄,去瓤 枇杷叶半两,拭去毛,炙微黄 甘草一分,炙微赤,到

右件药捣粗罗为散,每服三钱,以水一中盏,入生姜半分,煎至六分,去滓,不计时候温服。忌饴糖、羊肉、苋菜。

治肺劳发歇寒热,痰嗽喘促,坐卧不得,宜服**鳖甲散**方:

鳖甲一两,涂醋炙令黄,去裙襕　　人参三分,去芦头　　枳壳三分,麸炒微黄,去瓤　　紫菀三分,洗去苗土　柴胡一两,去苗　　露蜂房半两,微炙　　槟榔半两　　桔梗半两,去芦头　　五味子半两　　杏人半两,汤浸,去皮尖,双人,麸炒微黄　　赤茯苓半两　甘草半两,炙微赤,剉

右件药捣粗罗为散,每服四钱,以童子小便一中盏,入生姜半分,煎至六分,去滓,不计时候温服。忌猪肉、苋菜。

治肺劳上气胸满,痰唾不利,右胁有积聚,发歇寒热,肌体羸瘦,食少无力,宜服**桃人散方**:

桃人一两,汤浸,去皮尖,双人,麸炒微黄　　诃梨勒二两,煨,用皮　　桂心一两　　半夏一两,汤洗七遍去滑　五味子一两　　槟榔一两　　木香一两　　赤芍药一两　　鳖甲二两,涂醋炙令黄,去裙襕　　人参一两,去芦头　陈橘皮一两,汤浸,去白瓤,焙　　白术一两　　柴胡一两半,去苗　　京三棱一两,煨,剉　　郁李人一两,汤浸,去皮尖、双人

右件药捣筛为散,每服四钱,以水一中盏,入生姜半分,煎至六分,去滓,不计时候温服。

治肺劳痰唾稠粘,日晚即寒热,面色赤,胁肋妨满,宜服**桔梗散方**:

桔梗一两,去芦头　　知母一两　　柴胡一两,去苗　　杏人一两,汤浸,去皮尖,双人,麸炒微黄　　人参一两,去芦头　　鳖甲一两,涂醋炙令黄,去裙襕　　郁李人一两,汤浸,去皮尖,微炒　　赤茯苓一两　　白前一两　　槟榔半两　　半夏一两,汤洗七遍去滑　　陈橘皮半两,汤浸,去白瓤,微炒

右件药捣筛罗为散,每服四钱,以水一中盏,入生姜半分,煎至六分,去滓,每于食后温服。

治肺劳气喘鼻张,面目苦肿,心胸不利,宜服**麻黄散方**:

麻黄一两,去根,剉　　五味子一两　　前胡一两半,去芦头　　杏人一两,汤浸,去皮尖,双人,麸炒微黄　　细辛一两　　桂心一两　　半夏半两,汤洗七遍去滑　　紫苏茎叶一两　　汉防己一两　　陈橘皮一两,汤浸,去白瓤,焙　　桑根白皮一两,剉　　槟榔一两

右件药捣筛为散,每服三钱,以水一中盏,入生姜半分,煎至六分,去滓,不计时候温服。忌饴糖、生冷、羊肉。

治肺虚劳损,肠鸣切痛,胸胁逆满,气喘,宜服**五味子散方**:

五味子一两　　白术一两　　紫苏子一两,微炒　　附子一两,炮裂,去皮脐　　桂心一两　　半夏半两,汤洗七遍去滑　　诃梨勒一两半,煨,用皮　　桔梗一两,去芦头　　木香半两

右件药捣粗罗为散,每服三钱,以水一中盏,入仓米半匙,生姜半分,枣三枚,煎至六分,去滓,不计时候温服。

治肺劳气,津液不通,皮毛枯燥,宜服补虚思食助力**黄耆散方**:

黄耆一两,剉　　赤芍药一两　　桂心三分　　五味子一两　　天门冬一两,去心　　白茯苓一两,微炒　　甘草三分,炙微赤,剉　　半夏三两,汤洗七遍去滑　　人参一两,去芦头　　杏人一两,汤浸,去皮尖,双人,麸炒微黄　生干地黄一两

右件药捣筛为散,每服四钱,以水一中盏,入生姜半分,枣三枚,煎至六分,去滓,不计时候温服。忌鲤鱼、饴糖。

治肺劳痰嗽气促,下焦虚损,上焦烦热,四肢羸瘦,宜服**天门冬圆方**:

天门冬一两,去心,焙　　牛膝一两,去苗　　麦门冬二两　　人参一两,去芦头　　紫菀三分,洗去苗土　　黄耆一两,剉　　杏人一两,汤浸,去皮尖,双人,麸炒微黄　　白茯苓一两　　鳖甲二两,涂酥炙令黄,去裙襕　　薯蓣一两　　五味子一两　　石斛一两,去根,剉　　枸杞子一两　　熟干地黄二两　　沉香一两　　诃梨勒皮一两　　肉

苁蓉一两,酒浸一宿,刮去皱皮,炙令干

右件药捣罗为末,炼蜜和捣三五百杵,圆如梧桐子大,每服食前以枣汤下三十圆。忌鲤鱼、苋菜。

治肺劳气喘咳嗽,食少胁痛,四肢寒热,宜服**紫苏子圆方**:

紫苏子二两,微炒　柴胡二两,去苗　桔梗一两,去芦头　赤芍药一两　五味子一两　木香一两　鳖甲二两,涂醋炙令黄,去裙襕　诃梨勒一两,煨,用皮　人参一两,去芦头　桃人一两,汤浸,去皮尖、双人,麸炒微黄　枳壳一两,麸炒微黄,去瓤　郁李人一两,汤浸,去皮尖,微炒

右件药捣罗为末,炼蜜和捣三二百杵,圆如梧桐子大,每服不计时候,以黄耆汤下三十圆。忌苋菜。

治肺劳痰嗽气急,抽牵,五脏不安,宜服**鳖甲圆方**:

鳖甲一两,涂醋炙令黄,去裙襕　五味子一两　贝母一两,煨令微黄　紫菀一两,洗去苗土　皂荚一两,去皮,涂酥炙微黄,去子　木香一两　杏人一两,汤浸,去皮尖、双人,麸炒微黄　诃梨勒皮二两　紫苏子一两,微炒

右件药捣罗为末,炼蜜和捣三二百杵,圆如梧桐子大,每服不计时候,煎人参汤下二十圆。忌苋菜。

治肺劳,经久即生虫在肺,令人咳逆气喘,或谓忧患气膈寒热所致,宜服**麦门冬圆方**:

麦门冬二两,去心,焙　川椒半两,去目及闭口者,微炒去汗　远志一两,去心　附子一两,炮裂,去皮脐　干姜半两,炮裂,剉　人参一两,去芦头　细辛一两　桂心一两　百部一两,剉　黄耆一两,剉　杏人一两,汤浸,去皮尖、双人,麸炒微黄

右件药捣罗为末,炼蜜和捣二三百杵,圆如弹子大,每服绵裹一圆,含化咽津。

治肺劳咳嗽,宜服**蛤蚧散方**:

蛤蚧一对,用醋少许涂炙令赤色　白羊肺一两,分为三分　麦门冬半两,去心,焙　款冬花一分　胡黄连一分

右件药除羊肺外,捣细罗为散,先将羊肺一分于沙盆内细研如膏,以无灰酒一中盏暖令鱼眼沸,下羊肺后入药末三钱搅令匀,令患者卧,去枕,用衣簟腰,仰面徐徐而咽,勿太急,久患不过三服。

治肾劳诸方

夫肾劳病者,补肝气以益之,肝王则感于[1]肾矣。人逆冬气则足少阴不生,肾气独沉,顺之则疗,逆之则乱,反顺为逆,是谓关格,病则生矣。

治肾劳虚损,耳听无声,四肢满急,腰背转动强难,宜服**黄耆散方**:

黄耆二两,剉　白茯苓一两　泽泻一两　磁石二两,捣碎,水淘去赤汁　薯蓣一两　牛膝一两,去苗　鳖甲一两半,涂醋炙令黄,去裙襕　羚羊角屑一两　杜仲一两,去粗皮,炙令微黄,剉　熟干地黄一两　沉香一两　甘草半两,炙微赤,剉

右件药捣粗罗为散,每服三钱,以水一中盏,入生姜半分,煎至六分,去滓,食前温服。忌生冷、油腻、苋菜。

---

〔1〕于:原脱。据《千金》卷19"肾劳第三"补。

治肾劳腰脊疼痛,不可俯仰屈伸,宜服**杜仲散**方:

杜仲一两,去粗皮,炙令微黄,剉　丹参半两　生干地黄一两　甘草一分,炙微赤,剉　当归一两　赤茯苓半两　芎䓖半两　续断半两　五加皮半两　羚羊角屑一分　牛膝半两,去苗　桂心半两　枳壳半两,麸炒微黄,去瓤

右件药捣粗罗为散,每服四钱,以水一中盏,入淡竹茹一分,生姜半分,煎至六分,去滓,食前温服。

治肾劳热,四肢肿满,小腹急痛,颜色黑黄,关格不通,宜服**鳖甲散**方:

鳖甲二两,涂酥炙令微黄,去裙襕　赤芍药三分　桂心三分　汉防己三分　羚羊角屑半两　前胡一两,去芦头　泽泻半两　赤茯苓三分　桑根白皮一两,剉　大麻人一两　木通三分,剉　枳壳三分,麸炒微黄,去瓤

右件药捣粗罗为散,每服四钱,以水一中盏,煎至六分,去滓,食前温服。忌苋菜。

治肾劳实热,胀满,四肢黑色,耳聋,多梦见大水,腰脊离解,宜服**干地黄散**方:

生干地黄二两　赤茯苓一两　玄参一两　石菖蒲一两　人参一两,去芦头　黄耆一两,剉　远志半两,去心　甘草半两,炙微赤,剉

右件药捣筛为散,每服三钱,以水一中盏,煎至六分,去滓,食前温服。

治肾劳虚损,面黑耳聋,腰脚疼痛,小便滑数,宜服**羊肾汤**方:

磁石一两,捣碎,水淘去赤汁　肉苁蓉一两,酒浸,刮去皱皮,炙干　白茯苓半两　桂心半两　石菖蒲半两　附子半两,炮裂,去皮脐　五味子半两　当归半两　芎䓖半两　石斛半两,去根,剉　桑螵蛸半两,微炒　杜仲半两,去粗皮,炙令微黄,剉　熟干地黄一两

右件药捣筛为散,每服用羊肾一对,切去脂膜,以水一大盏半煎至一盏,去肾,下药末半两,入生姜半分,煎至五分,去滓,空腹温服,晚食前再服。

治肾劳虚损赢乏[1],咳逆短气,四肢烦疼,耳鸣,骨间热,小便赤色,腰脊疼痛无力,**茯苓饮**方:

白茯苓一两　人参一两,去芦头　白芍药一两半　甘草一两,炙微赤,剉　羚羊角屑一两　防风一两,去芦头　黄耆一两,剉　桂心半两　芎䓖一两　麦门冬一两,去心　地骨皮三分　磁石一两半,捣碎,水淘去赤汁　当归一两　牛膝一两,去苗　五味子一两

右件药捣筛为散,每服四钱,以水一中盏,煎至六分,去滓,空腹及晚食前温服。

治肾劳虚寒,面肿垢黑,腰脊痛,不能久立,屈伸不利,多语惊悸,上气,小腹里急,痛引腰脊,四肢苦寒,小便或白浊,宜服**羊肾汤**方:

人参一两,去芦头　白芍药一两　麦门冬一两半,去心,焙　熟干地黄一两　当归一两　杜仲一两,去粗皮,炙令黄,剉　芎䓖一两　远志一两,去心　白茯苓一两　石斛一两,去根,剉　五味子一两　黄耆半两,剉　桂心一两　续断一两　磁石三两,捣碎,水淘去赤汁

右件药捣粗罗为散,每服用羊肾一对,切去脂膜,以水一大盏半煎至一盏,去肾下药末五钱,入生姜半分,枣三枚,煎至五分,去滓,空心及晚食前温服。

治肾劳腰脚痠疼,肢节苦痛,目暗眈眈,心中恍惚,夜卧多梦,觉则口干,食不得味,恒多不乐,常有恚怒,心腹胀满,四体痹疼,多吐酸水,小腹冷痛,尿有余沥,大便不利,悉皆主之。久服延年不老,万病除愈。**巴戟圆**方:

---

〔1〕乏:宋版作"之",据宽政本改。

巴戟一两　天门冬一两半,去心,焙　五味子三分　肉苁蓉一两,酒浸,刮去粗皮,炙干　柏子人三分　牛膝三分,去苗　菟丝子一两,酒浸一宿,焙干,别捣为末　远志三分,去心　石斛三分,去根,剉　薯蓣三分　防风三分,去芦头　白茯苓三分　人参三分,去芦头　熟干地黄一两　覆盆子三分　石龙芮三分　萆薢三分,剉　五加皮三分　天雄一两,炮裂,去皮脐　续断三分　石南三分　杜仲三分,去粗皮,炙令微黄,剉　沉香一两　蛇床子三分

右件药捣细罗为末,炼蜜和捣五七百杵,圆如梧桐子大,每服以温酒下三十圆,空心及晚食前服。忌生冷、油腻、鲤鱼。

治肾脏劳损,添精补髓,益气养神,驻颜,调血脉,令人轻健,**地黄煎圆方**:

生地黄五十斤,拣择好者,洗捣取汁　无灰酒三斗,已上二味于银锅中慢火熬成膏,入后药　肉苁蓉三两,酒浸一宿,刮去皱皮,炙干　枸杞子二两　巴戟二两　薯蓣二两　鹿茸二两,去毛,涂酥炙令微黄　山茱萸　五味子　茯神　续断　补骨脂微炒　远志去心　蛇床子　附子炮裂,去皮脐　石斛去根,剉　覆盆子　黄耆剉　芎藭　木香　桂心　牛膝去苗　菟丝子酒浸一宿,焙干,别捣为末　人参去芦头　沉香已上各一两半

右件药捣罗为末,入前煎和,用木杵臼捣五七百杵,圆如梧桐子大,每日空心及晚食前以温酒调下四十圆。

治肾虚劳损,卧多盗汗,小便余沥,阴湿萎弱,名曰劳极,宜服**磁石圆方**:

磁石二两,烧醋淬七遍,细研水飞　五味子一两　鹿茸一两,去毛,涂酥炙令黄　菟丝子一两,酒浸一宿,焙干,别捣为末　蛇床子一两　车前子一两　白茯苓一两　桂心一两　黄耆一两,剉　肉苁蓉一两,酒浸一宿,刮去皱皮,炙干　防风一两,去芦头　阳起石一两,细研,水飞过　附子一两,炮裂,去皮脐　山茱萸一两　熟干地黄一两

右件药捣罗为末,炼蜜和捣三五百杵,圆如梧桐子大,每日空心以温酒下三十圆,渐加至四十圆,晚食前再服。

治肾劳虚损,腰疼少力,补益驻颜,宜服**菟丝子圆方**:

菟丝子三两,酒浸三日,曝干别捣　车前子二两　鹿茸二两,去毛,涂酥炙令微黄　肉苁蓉二两,酒浸一宿,刮去皱皮,炙干　桂心二两　杜仲二两,去粗皮,炙令黄,剉　熟干地黄五两　附子二两,炮裂,去皮脐　牛膝二两,去苗

右件药捣罗为末,炼蜜和捣三二百杵,圆如梧桐子大,每服空心及晚食前以温酒下三十圆。

治筋极诸方

夫筋极者,主肝也。肝应于筋,筋与肝合,肝有病从筋而生。又曰:以春遇风为筋痹,痹不已,复感于邪,内舍于肝,阳气入于内,阴气出于外,若出于外为风,风虚则筋虚,筋虚则喜悲,其色青苍,见于眼下。若伤寒则筋不能动,十指爪皆痛,数好转筋。其源以春甲乙日伤风,风在筋,为肝风也。若阳气内发,发则筋实,实则好怒,肝伤热则咳,则胁下痛,不可转动,又脚下满痛,故曰肝实风也。筋绝不治,九日死。何以知之? 手足爪甲青黑,呼骂不息者是也。筋应足厥阴,厥阴气绝则筋急。厥阴者,肝脉也,与筋合,聚于阴器〔1〕,而脉络于舌本,

---

〔1〕　器:原作"气"。据《千金》卷11"肝藏脉论第一"改。

脉不荣则筋急，筋急则引卵缩，舌卷则筋先绝。庚日笃，辛日死，金胜木，良医之拱手也。

治筋极则筋急多怒，口干，燥热不已，宜调脉解烦，**黄耆散方**：

黄耆二两,剉　酸枣人二两,微炒　桂心一两　石膏三两　木通二两,剉　赤芍药二两　黄芩一两　柘白皮一两,剉　羚羊角屑一两

右件药捣粗罗为散，每服四钱，以水一中盏，煎至六分，去滓，不计时候温服。

治筋极，四肢拘急，头项强直，爪甲多青，胁肋胀痛，宜服**羚羊角散方**：

羚羊角屑一两　五加皮一两　防风三分,去芦头　酸枣人一两,微炒　赤茯苓三分　当归三分　桂心三分　桃人三分,汤浸,去皮尖、双人,麸炒微黄　枳实半两,麸炒微黄　芎䓖三分　槟榔三分　甘草半两,炙微赤,剉

右件药捣筛为散，每服四钱，以水一中盏，入生姜半分，煎至六分，去滓，不计时候温服。

治筋极，面青多怒，两胁下急痛，手足筋脉拘挛，宜服**薏苡人散方**：

薏苡人一两　酸枣人一两,微炒　赤茯苓三分　桂心三分　柏子人一两　羚羊角屑一两　海桐皮一两,剉　当归三分　芎䓖三分　生干地黄一两　赤芍药三分　槟榔三分

右件药捣筛为散，每服四钱，以水一中盏，入生姜半分，煎至六分，去滓，不计时候温服。

治筋极，风冷所伤，挛痹不仁，宜服**羌活散方**：

羌活一两　天麻一两　芎䓖三分　酸枣人一两,微炒　鹿角胶一两,捣碎[1],炒令黄燥　五加皮三分　薏苡人一两　麻黄一两,去根节　草薢三分,剉　羚羊角屑三分　人参三分,去芦头　白附子三分,炮裂　牛膝一两,去苗　秦艽三分,去苗　乌蛇肉一两,酒浸,炙令黄　肉桂一两,去皱皮　犀角屑三分　茵芋三分　侧子一两,炮裂,去皮脐　地骨皮三分　柏子人三分　防风一两,去芦头

右件药捣细罗为散，每日空腹及晚食前以豆淋酒调下一钱。

治筋极，肢节拘急，挛缩疼痹，**五加皮散方**：

五加皮一两　茵芋一两　防风一两,去芦头　天南星半两,炮裂　白花蛇二两,酒浸,炙微黄,取肉　天雄一两,炮裂,去皮脐　白僵蚕一两,微炒　干蝎半两,微炒　蜂儿半两,微炒　桂心三分　酸枣人一两,微炒　当归三分　麻黄一两,去根节　甘草半两,炙微赤,剉　干姜半两,炮裂,剉

右件药捣细罗为散，每于食前以暖酒调下一钱。

治筋极，身体拘急，四肢痛疼，行李不得，宜服**桑枝酸枣人煎方**：

酸枣人三两,一两半炒令香熟,一两半生用　羚羊角屑一两　海桐皮二两,剉　羌活二两　仙灵脾一两　赤箭一两　草薢一两,剉　杜仲一两,去粗皮,炙令微黄,剉　虎胫骨一两半,涂酥炙令黄　防风一两,去芦头　石斛一两半,去根,剉　牛膝一两,去苗　巴戟一两　附子一两,炮裂,去皮脐　木香一两　生干地黄一两　蜜四两　真酥一两　桑枝一握,长一尺,剉

右件药除酥、蜜、桑枝外，捣罗为散，用清酒七升，先煎桑枝令色微黄，去桑枝后下药末，更煎一二十沸，次下酥、蜜煎成膏，看稀稠得所，以瓷合盛，每服食前以温酒调下一茶匙。

治筋极，身体拘急，胁下多痛，不可转动，肢节筋脉不利，宜服**天雄圆方**：

天雄一两,炮裂,去皮脐　桂心二两　羌活二两　当归二两,剉微炒　五加皮二两　天麻二两　芎䓖二两　酸枣人一两,微炒　陈橘皮一两,汤浸,去白瓤,焙　续断一两　石斛一两,去根,剉　赤茯苓一两　鹿角胶一两,捣碎,炒令黄燥　薏苡人一两　牛膝一两,去苗　木香一两　槟榔一两

---

〔1〕　碎:原作"淬"。《普济方》卷15、《类聚》卷145所引同名方均作"碎"，义长，因改。

右件药捣罗为末,炼蜜和捣三二百杵,圆如梧桐子大,每服空心及晚食前以荆芥酒下三十圆。

治筋极,益筋骨,除四肢疼痛,**干地黄圆方**:

熟干地黄二两　柏子人一两　山茱萸一两　牛膝一两,去苗　肉桂二两,去皱皮　酸枣人一两,微炒

右件药捣罗为末,炼蜜和捣三二百杵,圆如梧桐子大,每于食前以温酒下三十圆。

治脉极诸方

夫脉极者,主心也。脉应于心,脉与心合,心有病从脉起。又曰:夏遇病为心痹,痹不已,复感于邪,内舍于心,则食饮不为肌肤,咳逆脱血,面色白,干燥不泽,其脉空虚,口唇色黄。脉极则热极,热极则血伤,使人好怒,口舌色赤,言语不快,忘失精神,肩臂疼痛。脉虚则好惊跳不定,脉实则洪满,主心热。若阳经脉病治阴,阴络脉病治阳,定其血气,各守其乡。脉绝不治,则颜容衰瘁,毛发折落者,三日而死。

治脉极伤风,损于心气,多汗,无润泽,虚烦,**石膏散方**:

石膏二两　栀子人一两　黄耆一两,剉　防风一两,去芦头　犀角屑一两　桂心三分　茯神一两　人参一两,去芦头　麦门冬一两半,去心　桑根白皮一两,剉　杏人一两,汤浸,去皮尖、双人,麸炒微黄

右件药捣粗罗为散,每服四钱,以水一中盏,煎至六分,去滓,不计时候温服。

治脉极实热,血气伤心,好生嗔怒,面色变赤,语涩不快,**调脉理**[1]**中茯苓散方**:

赤茯苓二两　黄芩一两　栀子人一两　人参一两,去芦头　赤石脂二两　远志一两,去心　犀角屑一两　麦门冬一两,去心,焙[2]　石膏四两

右件药捣粗罗为散,每服三钱,以水一中盏,入淡竹叶二七片,豉五十粒,煎至六分,去滓,食后温服。

治脉极风热,邪气感于心,面色赤,无润泽,唇口干焦,宜服**升麻散方**:

川升麻一两　射干一两　犀角屑一两　人参一两,去芦头　赤小豆一合,炒熟　麦门冬一两半,去心,焙　葳蕤一两　甘草一两,炙微赤,剉　生干地黄一两

右件药捣粗罗为散,每服四钱,以水一中盏,入淡竹叶二七片,生姜半分,煎至六分,去滓,食后温服。

治脉极,好忘,言语不快,精神恍惚,脉虚,惊跳不定,**人参散方**:

人参一两,去芦头　茯神一两　牛黄一分,细研　薯蓣一两　麦门冬一两半,去心,焙　铁粉一两,细研　麝香半分,细研　远志半两,去心　生干地黄一两　羚羊角屑半两　酸枣人一两,微炒

右件药捣细罗为散,入研了药同研令匀,每服煎竹茹汤调下一钱,不计时候服。

治脉极,惊悸不安,神心烦满,恐畏,**朱砂圆方**:

朱砂一两,细研,水飞过　铁粉一两,细研　远志半两,去心　人参一两,去芦头　茯神一两　牛黄一分,细研　龙脑半分,细研　虎睛一对,酒浸一宿,微炙　琥珀半两,细研　金薄五十片,细研　银薄五十片,细研

---

〔1〕 脉理:宋版不清,据宽政本补。

〔2〕 一两去心焙:宋版残损,据宽政本补。

右件药捣罗为末,入研了药同研令匀,炼蜜和捣三二百杵,圆如梧桐子大,每服不计时候,煎金银汤下三十圆。忌羊血。

治脉极,惊跳乍安乍发,宜服**补虚安神人参圆方**:

人参一两,去芦头　麦门冬一两半,去心,焙　黄耆一两,剉　甘草一两,炙微赤,剉　石菖蒲一两　防风一两,去芦头　远志一两,去心　附子一两,炮裂,去皮脐　白茯苓一两　五味子一两　桂心一两

右件药捣罗为末,炼蜜和捣三二百杵,圆如梧桐子大,每服不计时候,以粥饮下二十圆。

治肉极诸方

夫肉极者,主脾也。脾应肉,肉与脾合。若脾病则肉变色,至阴遇风为肌痹,痹不已,复感于邪,内舍于脾,脾受疾,体淫淫如鼠走,身上津液腠理开,汗大泄,唇口坏,皮肤色变,鼻上色黄,是其候也。风气藏于皮肤,肉色败者,以季夏戊己伤于风,为脾风,脾风多汗。若肉虚极,则阴气动。若伤寒,寒则虚,体重怠堕,四肢不欲举,卧不安席,身体好动,动则关节疼,右胁下痛阴阴,肩背不可以动转。若肉实极则伤热,热则阳盛,阳盛则热,舌萎黄,本直强,腹胀,坐卧不安,肌痹,多喘气[1]。实则应脏,虚则应腑。知其终始,阴阳动静,虚实之理,实则泻之,虚则补之。肉绝不治,五日死。足太阴气绝,则脉不营其口唇。口唇者,肌肉之本也。脉不营,则肌肉不滑泽,肌肉不滑泽则肉满,肉满则唇反,唇反则肉先死。甲日笃,乙日死,木胜土,不可治也。

治肉极,肌肤如鼠走,津液开泄,或痹不仁,四肢急痛,**薏苡人散方**:

薏苡人一两　石膏二两　芎䓖一两　桂心半两　羚羊角半两　赤芍药半两　防风一两,去芦头　当归一两　甘草半两,炙微赤,剉　汉防己一两　杏人半两,汤浸,去皮尖、双人,麸炒微黄

右件药捣粗罗为散,每服四钱,以水一中盏,入生姜半分,煎至六分,去滓,不计时候温服。忌生冷、油腻、毒滑鱼肉。

治肉极,皮肤不通,表实里虚,外不得泄,腰脚疼痛,**独活散方**:

独活二两　当归一两半　白茯苓一两半　干姜一两,炮裂,剉　人参一两,去芦头　黄耆一两,剉　防风一两,去芦头　桂心半两　附子半两,炮裂,去皮脐　甘草半两,炙微赤,剉　麻黄一两,去根节　牛膝一两,去苗

右件药捣粗罗为散,每服四钱,以水一大盏,入大豆半合,煎至五分,去滓,食前温服。

治肉极,肌肉变,舌强阴缩,腰脚疼弱,**防风散方**:

防风一两半,去芦头　独活一两半　白茯苓一两半　人参一两,去芦头　干姜一两,炮裂,剉　附子半两,炮裂,去皮脐　五加皮一两　甘草一两,炙微赤,剉　当归一两　桂心一两　芎䓖一两

右件药捣粗罗为散,每服四钱,以水酒各半中盏,煎至六分,去滓,食前温服。

治肉极,虚寒则胁下阴阴,引背痛不可以动,动则咳嗽胀满,留饮痰癖,大便不利,小腹切痛,隔上有寒,宜服**半夏散方**:

半夏一两,汤洗七遍去滑　白术一两　赤茯苓一两　人参三分,去芦头　甘草半两,炙微赤,剉　附子三分,炮裂,去皮脐　陈橘皮三分,汤浸,去白瓤,焙　桂心三分　木香三分　大腹皮一两,剉　诃梨勒一两半,煨,用皮　前胡三分,去芦头

---

〔1〕多喘气:宋版此处残损,仅可辨“喘”字。据宽政本补。

右件药捣粗罗为散,每服三钱,以水一中盏,入生姜半分,枣三枚,煎至六分,去滓,食前温服。忌饧糖。

治肉极,坐卧不安,寒气所加,体重怠堕,四肢不举,关节疼痛,饮食无味,**茯苓散**方:

白茯苓二两 黄耆二两,剉 牛膝一两,去苗 附子二两,炮裂,去皮脐 人参一两,去芦头 白芍药一两 白术一两 石斛一两,去根 当归一两 沉香一两 桂心一两 芎䓖一两

右件药捣筛为散,每服三钱,以水一中盏,入生姜半分,煎至六分,去滓后[1],食前温服。

治肉极,身体津液大泄,为厉风,若下焦虚极,则脚膝缓弱,并宜服**石斛散**方:

石斛一两半,去根,剉 牛膝一两半,去苗 五加皮一两 白术一两 山茱萸一两 天麻一两半 甘草一两,炙微赤,剉 桂心一两 附子一两,炮裂,去皮脐 薏苡人一两 独活一两 防风一两,去芦头

右件药捣粗罗为散,每服三钱,以水一中盏,入生姜半分,枣三枚,煎至六分,去滓,食前温服。

治肉极,则身上如鼠走,或风痹,唇口坏,皮肤色变,宜服**石南散**方:

石南二两半 薯蓣三分 黄耆三分,剉 山茱萸三分 天雄半两,炮裂,去皮脐 桃花半两 独活一两 薏苡人一两 丹参一两 川升麻三分 甘草半两,炙微赤,剉

右件药捣细罗为散,食前以温酒调下二钱。

治肉极,四肢急强,连胁肋背,心下满痛,饮食不多,手足不举,忧恚思虑,宜服**人参圆**方:

人参三两,去芦头 附子三分,炮裂,去皮脐 远志半两,去心 白术一两 茯神一两 桂心一两 川椒一两,去目及闭口者,微炒去汗 细辛一两 干姜三分,炮裂,剉 麦门冬一两半,去心,焙 甘草一两,炙微赤,剉

右件药捣罗为末,炼蜜和捣二三百杵,圆如梧桐子大,食前以温酒下三十圆。

治肉极,虚寒为脾风,体重怠堕,四肢不欲举,关节疼痛,不嗜饮食,**黄耆圆**方:

黄耆二两,剉 巴戟二两 桂心一两 石斛一两,去根,剉 泽泻一两 白茯苓一两 柏子人一两 干姜一两,炮裂,剉 独活二两 白芍药一两 山茱萸一两 天雄一两,炮裂,去皮脐 半夏一两,汤洗七遍去滑 细辛半两 白术一两

右件药捣罗为末,炼蜜和捣三二百杵,圆如梧桐子大,每服空心及晚食前以温酒下三十圆。忌饧糖、湿面。

治气极诸方

夫气极者,主肺病也。肺主应气,气与肺合。以秋遇风为皮痹,痹不已,复感于邪,内舍于肺,则寒湿之气客于六腑也。若肺有病,实则热,热则气伤,伤则气喘,上冲胸膈,恒欲自走,甚则唾血。若阴气伤,伤则寒,寒则虚,虚则气咳,咳则短气,暮则甚。以秋庚辛日伤风邪之气,名为肺风。肺风之状,多汗也。然阳病治阴,阴病治阳。阳气实则逆,阴气虚则引,气绝不治,三日而死。夫气应手太阴,手太阴气绝,则皮毛焦。太阴者,行气于皮毛也。气不荣,则皮毛焦,津液去,则爪甲枯,毛折。毛折者,则毛先死。丙日笃,丁日死,火胜金,不可治也。

治气极,胸膈不利,咳逆短气,呕吐,不下食,宜服**前胡散**方:

---

〔1〕 后:《正误》:"后"疑衍。

前胡二两,去芦头〔1〕　半夏一两,汤洗七遍去滑　枳壳半两,麸炒微黄,去瓤　赤芍药二两　五味子一两　麻黄一两,去根节　人参一两,去芦头　赤茯苓一两　陈橘皮一两,汤浸,去白瓤,焙　白术一两　厚朴一两半,去粗皮,涂生姜汁炙令香熟　甘草三分,炙微赤,剉

右件药捣粗罗为末,每服三钱,以水一中盏,入生姜半分,枣三枚,煎至六分,去滓,不计时候温服。

治气极,肺虚,上气喘急,宜服**麻黄散**方:

麻黄一两,去根节　杏人一两,汤浸,去皮尖、双人,麸炒微黄　桂心半两　五味子三分　麦门冬一两,去心　细辛半两　诃梨勒一两半,煨,用皮　甘草半两,炙微赤,剉　紫苏子半两,微炒

右件药捣粗罗为散,每服三钱,以水一中盏,入生姜半分,枣三枚,煎至六分,去滓,不计时候温服。

治气极虚热,皮毛干焦,津液不通,四肢无力,宜服**黄耆散**方:

黄耆二两,剉　人参一两,去芦头　桂心一两　紫菀一两,洗去苗土　杏人一两,汤浸,去皮尖、双人,麸炒微黄　五味子一两　柴胡一两,去苗　陈橘皮三分,汤浸,去白瓤,焙　桑根白皮一两,剉　甘草半两,炙微赤,剉　麦门冬一两半,去心,焙

右件药捣粗罗为散,每服四钱,以水一中盏,入生姜半分,枣三枚,煎至六分,去滓,每食前温服。

治气极,伤热则气喘急,甚则唾血,乏力,不欲饮食,口燥咽干,**竹叶饮子**方:

竹叶五十片　麦门冬半两,去心　小麦半合　生地黄半两　地骨皮半两　黄耆一两,剉　麻黄半两,去根节　甘草一分,炙微赤,剉　石膏一两,捣碎

右件药细剉和匀,每服五钱,以水一大盏,入生姜半分,枣二枚,煎至五分,去滓,食后温服。

治气极,寒伤于肺,咳嗽短气,不得息,胸中迫急,**五味子散**方:

五味子二两　诃梨勒一两半,煨,用皮　紫菀一两,洗去苗土　桂心一两　麻黄一两,去根节　干姜半两,炮裂,剉　前胡一两,去芦头　细辛一两　款冬花一两　木香半两　甘草半两,炙微赤,剉

右件药捣筛为散,每服四钱,以水一中盏,入生姜半分,枣三枚,煎至六分,去滓,不计时候温服。

治气极,呼吸短气,脏虚腹胀,**诃梨勒圆**方:

诃梨勒一两半,煨,用皮　干姜一两,炮裂,剉　桂心一两　桔梗一两,去芦头　附子一两,炮裂,去皮脐　木香一两　五味子一两　白术半两　人参一两,去芦头　沉香一两　枳壳半两,麸炒微黄,去瓤

右件药捣罗为末,炼蜜和捣三二百杵,圆如梧桐子大,每服食前以温酒下二十圆。

治气极,肺脏虚寒,腹胁胀满,呼吸短气,咳逆胸痛,四肢洒淅,皮毛干焦,肌体羸瘦,面无光泽,宜服**钟乳圆**方:

钟乳粉二两　五味子三分　桂心三分　石菖蒲三分　鹿角胶一两,捣碎,炒令黄燥　白术三分　诃梨勒一两半,煨,用皮　木香三分　人参一两,去芦头　天门冬一两半,去心,焙　白茯苓一两　黄耆一两,剉　熟干地黄一两　川椒三分,去目及闭口者,微炒去汗

右件药捣罗为末,炼蜜和捣三五百杵,圆如梧桐子大,每服以温酒下三十圆,空心及食前服。忌鲤鱼、羊血。

---

〔1〕 头:原作"两",不通。《类聚》卷145"前胡散"此处引作"头",义长,因改。

治骨极诸方

夫骨极者,主肾病也。肾应骨,骨与肾合。以冬遇风为骨痹,痹不已,复感于邪,内舍于肾,耳鸣,见黑色,是其候也。以冬壬癸,中邪伤风为肾风,风历骨,故曰骨极。若气阴,阴则虚,虚则寒,寒则面肿,腰脊痛,不能久立,屈伸不利。其气衰,则发堕齿槁,腰背引痛,痛甚则咳唾甚。若阳气盛则热,色焰隐曲,膀胱不通,牙齿脑髓痛,手足疼痛,耳聋色黑,是骨极之状也。足少阴气绝即骨枯。少阴者,肾脉也,伏行而温于骨髓。故骨髓不温,即肉不着,骨肉不相亲,即肉濡而却,故齿长而发枯,无润泽。发无润泽者,骨先死。戊日笃,己日死,土胜水,不可治也。

治骨极,头热,肢节疼痛,不得睡卧,兼不思饮食,宜服**生干地黄散**方:

生干地黄一两　白茯苓一两　当归一两　麦门冬一两,去心　人参一两,去芦头　车前子三分　黄耆一两,剉　枳壳三分,麸炒微黄,去瓤　白芍药三分　甘草半两,炙微赤,剉　酸枣人一两,微炒

右件药捣筛为散,每服四钱,以水一中盏,煎至六分,去滓,不计时候温服。

治骨极,肾虚,脚膝骨髓疼痛,宜服**酸枣人散**方:

酸枣人八两,微炒　虎胫骨八两,涂酥炙令黄　熟干地黄八两　杜仲三两,去粗皮,炙令黄　桂心三两　牛膝三两,去苗

右件药细剉,以清酒一斗五升浸经三日,曝干后,复入酒又浸三日,曝干,如此浸令酒尽,捣细罗为散,每于食前以温酒调下二钱。

治骨极,宜服强骨髓,令人充健**地黄煎**方:

生地黄汁三升　防风三两,去芦头　黄耆二两,剉　鹿角胶二两,捣碎炒令黄燥　当归二两　丹参二两　桑寄生二两　狗脊二两　牛膝二两　羊髓一升

右件药捣细罗为散,先煎地黄汁减一升,内前药末入汁中,次入髓搅令匀,慢火煎如饧,收瓷合中,每于食前以温酒调下半匙。

治骨极,肢节酸疼,脚胫无力,两耳虚鸣,宜服**附子圆**方:

附子二两,炮裂,去皮脐　肉苁蓉二两,酒浸一宿,刮去皴皮,炙令干　补骨脂一两,微炒　鹿茸一两,去毛,涂酥炙令黄　杜仲一两,去粗皮,炙令黄,剉　黄耆一两半,剉　五味子一两　牛膝一两,去苗　薯蓣一两　山茱萸一两　酸枣人一两　芎䓖三分　柏子人一两　肉桂一两半,去皴皮

右件药捣罗为末,炼蜜和捣三二百杵,圆如梧桐子大,每服空心及晚食前以温酒下三十圆。

治骨极肌体羸瘦,肾脏虚弱,腰脚无力,肢节烦疼,宜服**鹿角胶圆**方:

鹿角胶二两,捣碎,炒令黄燥　补骨脂一两,微炒　石斛一两,去根,剉　熟干地黄一两　薯蓣一两　人参一两,去芦头　附子一两,炮裂,去皮脐　菟丝子一两,酒浸一宿,曝干,别捣为末　白茯苓一两　杜仲一两,去粗皮,炙令微黄,剉　柏子人一两　山茱萸一两　酸枣人一两　虎胫骨一两,涂酥炙令黄　牛膝一两,去苗　五味子一两　巴戟一两　肉苁蓉二两,酒浸一宿,刮去皴皮,炙干

右件药捣罗为末,炼蜜和捣三五百杵,圆如梧桐子大,每服以温酒下三十圆,空心及晚食前服。

治骨极,肾脏劳伤,少气不足,羸瘦无力,肢节酸疼,腰脚多痛,不能久立,宜服**填骨髓地黄煎圆**方:

生地黄八斤,净洗浪〔1〕干,捣绞取汁　大麻人半斤,以水研滤取汁　牛髓一斤　白蜜二斤　无灰酒五升　大枣五十枚,煮取肉烂研　生天门冬一斤,捣绞取汁,已上七味同于银锅中熬成膏,入后药末　鹿角胶五两,捣碎,炒令黄燥　石斛一两,去根,剉　覆盆子二两　酸枣人一两,微炒　肉苁蓉二两,酒浸一宿,刮去皱皮,炙干　人参二两,去芦头　附子二两,炮裂,去皮脐　牛膝二两,去苗　白茯苓二两　五味子二两　熟干地黄三两　补骨脂三两,微炒　干漆二两,捣碎,炒令烟出　肉桂三两,去皱皮　杜仲二两,去粗皮,炙令黄,剉　菟丝子三两,酒浸一宿,曝干,别捣罗为末

右件药捣罗为末,入前地黄煎汁以慢火熬,候可圆即圆如弹子大,每服以温酒化下一圆,空心午前晚后服。若要圆如梧桐子大,每服二十圆。其药腊月合弥佳。

治骨极羸瘦,心神虚烦,脚膝疼痛,久立不得,宜服**熟干地黄圆**方:

熟干地黄二两　白茯苓一两　牛膝一两,去苗　羚羊角屑三分　酸枣人一两,微炒　萆薢三分,剉　黄耆一两,剉　肉苁蓉一两,酒浸一宿,刮去皱皮,炙　桂心三分　石斛一两,去根,剉　薯蓣一两　人参一两,去芦头

右件药捣罗为末,炼蜜和捣三二百杵,圆如梧桐子大,每日空心及晚食前以温酒下三十圆。

治骨极,膝胫酸疼,肢节多痛,服**虎胫骨酒**方:

虎胫骨一具,涂〔2〕酥炙令黄

右件药捣碎,用米曲一依常法酿酒,二十日熟,每取一中盏,空心及晚食前暖过服之。

治骨极实热,骨髓酸疼,宜服**生地黄煎**方:

生地黄汁三升　生天门冬汁一升　白蜜半斤

右件药相和令匀,以慢火煎如膏,每于食后煎竹叶汤调下半匙。

治精极诸方

夫精极者,通主五脏六腑之病候也。若五脏六腑衰,则形体皆极,眼视无明,齿焦而发落,身体重,耳聋,行不正。邪气逆于六腑,淫虚厥于五脏,故曰精极也。所以形不足温之以气,精不足补之以味。善治精者,先治肌肤筋脉,次治六腑五脏。若阳邪害五脏,阴邪损六腑,阳实则从阴引阳,阴虚则从阳引阴。阳病者高,高主实,实则热,眼视不明,齿焦脱落,腹中满,满则历节痛,痛则宜泻于内。若阴病,主下,下则虚,虚则寒,体重则肾虚,耳聋,行不正。邪气入内行于脏则咳,咳则多涕唾,面肿。扁鹊云:五阴气俱绝,不可治。绝则目系转,转则目精夺,为志先死,远止得一日半死,医所不及矣。

治精极,五脏六腑俱伤,虚热遍身,及骨髓烦疼,宜服**天门冬散**方:

天门冬一两,去心　羚羊角屑一两　人参一两,去芦头　黄耆一两,剉　枸杞子一两　酸枣人一两,微炒　芎藭一两　车前子一两　当归一两　桂心一两　泽泻一两　甘草半两,炙微赤,剉

右件药捣筛为散,每服四钱,以水一中盏,煎至六分,去滓,入竹沥半合,蜜一茶匙,同煎三两沸,不计时候温服。忌鲤鱼。

治精极,实热勇悍,多惊壮热,**茯神散**方:

〔1〕浪:《正误》:"'浪',疑'浪'之讹。"按"浪"当为"眼",音误。

〔2〕涂:宋版不清,据宽政本补正。

茯神二两　柴胡一两,去苗　黄耆二两,剉　远志一两,去心　天门冬一两,去心　人参一两,去芦头
泽泻二两　生干地黄二两　甘草一两,炙微赤,剉

右件药捣筛为散,每服三钱,以水一中盏,入淡竹叶二七片,煎至六分,去滓,不计时候
温服。

治精极,五脏六腑虚羸,骨节烦疼,精常漏泄,宜服此益气养神,驻颜色,调血脉,久服令
人肥健,**地黄煎圆方**:

生地黄五斤,拣择好者,捣绞取汁　无灰酒一斗,与上一味于银锅中以慢火熬成膏,入后药末　巴戟一两
肉苁蓉二两,酒浸一宿,刮去皴皮,炙令干　鹿茸二两,去毛,涂酥炙令微黄　桑螵蛸一两,微炒　五味子一两
蛇床子一两　石斛一两,去根,剉　附子二两,炮裂,去皮脐　补骨脂二两,微炒　枳壳一两,麸炒微黄,去瓤
黄耆一两,剉　牛膝一两,去苗　菟丝子一两,酒浸一宿,曝干,别捣罗为末　石龙芮一两　陈橘皮一两,汤
浸,去白瓤,焙　沉香一两　鹿角胶一两,捣碎,炒令黄燥

右件药捣罗为末,用地黄煎和捣三五百杵,圆如梧桐子大,每服空心及晚食前以温酒下
三十圆。

治精极髓虚,脑中痛,胆腑寒,**羌活补髓圆方**:

羌活二两　芎䓖二两　当归二两　桂心一两　人参三两,去芦头　酥二合　枣肉七两,烂研　大麻
人一合,研如膏　羊髓二合　牛髓二合

右件药,前五味先捣罗为末,入酥已下五味和匀,于银锅内以重汤煮之,候硬软得所放
冷,圆如梧桐子大,每服空心及晚食前以温酒下三十圆。

治精极及百病,虚瘠羸瘦,**牛髓煎圆方**:

牛髓一斤　羊髓一斤　白蜜一斤　酥一斤　枣肉一斤,已上五味同于银锅内熬令成膏,入后药末　茯
神一两　芎䓖一两　天门冬一两,去心,焙　桂心一两　当归一两　牛膝一两,去苗　人参一两,去芦头
肉苁蓉二两,酒浸一宿,刮去皴皮,炙令干　防风一两,去芦头　五味子一两　鹿角胶一两,捣碎,炒令黄燥
熟干地黄一两　菟丝子一两,酒浸三宿,曝干,别捣为末

右件药捣罗为末,入前牛髓煎中更熬令稠,可圆即圆如梧桐子大,每日空心及晚食前,以
温酒下三十圆。忌鲤鱼。

治精极,上焦热,下焦冷,补十二经脉,添髓养血,四时宜服,**鹿茸圆方**:

鹿茸四两,去毛,涂酥炙令黄　朱砂二两,细研,水飞过　野鸡胫骨二两　天门冬二两,去心,焙　菟丝
子二两,酒浸一宿,曝干,别捣为末　车前子二两　雀脑三十枚[1],酥煎令黄　熟干地黄三两　肉苁蓉三两,
酒浸一宿,刮去皴皮,炙令干

右件药捣罗为末,炼蜜与羊胫髓拌和令匀,捣三二百杵,圆如梧桐子大,每日空心及晚食
前以温酒服三十圆。忌鲤鱼、生血。

治精极,**填骨髓地黄煎方**:

生地黄十斤,捣绞取汁　牛酥一斤　白蜜一斤

右件药先以慢火煎地黄汁减半,内牛酥更煎良久,次下蜜搅令匀,候稀稠得所,于瓷器中
盛,每日空心午时及晚食前以温酒调下半匙。

治精极,骨髓虚竭,**补益麋茸煎方**:

麋茸五两,去毛,涂酥炙令微黄

---

〔1〕　枚:原作"枝"。《普济方》卷33、《类聚》卷145所引同方均作"枚",义长,因改。

右捣罗为末,以清酒二升,于银锅中慢火煎成膏,盛于瓷器中,每服空腹及晚食前以温酒调下半匙。

治五劳六极七伤通用诸方

夫虚劳者,为五劳六极七伤是也。五劳者,一曰志劳,二曰思劳,三曰心劳,四曰忧劳,五曰瘦劳。又肺劳者,短气而面肿,鼻不闻香臭;肝劳者,面目干黑,口苦,精神不守,恐畏不能独卧,目视不明;心劳者,忽忽喜忘,大便苦难,或时溏痢,口内生疮;脾劳者,舌根苦直,不得咽唾;肾劳者,背难以俯仰,小便不利,色赤黄而有余沥,阴囊生疮,小腹急满。六极者,一曰气极,令人内虚,五脏气不足,邪气多,正气少,不欲言;二曰血极,令人无颜色,眉发堕落,忽忽喜忘;三曰筋极,令人数转筋,十指爪甲皆痛苦,倦不能久立;四曰骨极,令人酸削,齿苦痛,手足烦疼,不欲行动;五曰肌极,令人羸瘦,无润泽,饮食不生肌肉;六曰精极,令人少气,翕翕内虚,五脏气不足,鬓发毛落,悲伤喜忘。七伤者,一曰阴寒,二曰阴萎,三曰里急,四曰精连连,五曰精少,阴下湿,六曰精清,七曰小便苦数。又一曰大饱则伤脾,脾伤则喜噫,欲卧面黄;二曰大怒气逆则伤肝,肝伤则少血目暗;三曰强力举重,久坐湿地则伤肾,肾伤则少精,腰背痛,厥逆下冷;四曰形寒饮冷则伤肺,肺伤则短气咳嗽,鼻鸣;五曰忧愁思虑则伤心,心伤则苦惊,喜忘喜怒;六曰风雨寒则伤形,形伤则皮肤枯夭;七曰大恐惧不节则伤志,志伤则恍惚不乐。男子平人脉大为劳极,虚亦为劳,男子劳之为病,其脉浮大,手足烦,春夏剧,秋冬差,阴寒精自出,酸痹。寸口脉浮而迟,浮即为虚,迟即为劳,虚则卫气不足,浮则劳,气竭脉直上逆者虚也。脉涩无阳,是肾气少。寸关涩无血气,逆冷,是大虚也。脉浮微缓,皆为虚。缓而大者,劳也。脉微濡相抟,是五劳六极七伤,微弱相抟,是虚损病也。

治五劳六极七伤,脐下膨脖,两胁胀满,腰脊相引痛,鼻中干燥,目暗眈眈,愤愤不乐,胸中气逆,不下食饮,小便赤黄余沥,梦与鬼交,失精惊恐虚乏,宜服**薯蓣散**方:

薯蓣二两 白茯苓二两 远志半两,去心 泽泻一两 黄耆二两,剉 人参一两,去芦头 龙骨一两半 白芍药一两 五味子一两 山茱萸一两 沉香一两 枳壳三分,麸炒微黄,去皮

右件药捣粗罗为散,每服四钱,以水一中盏,入生姜半分,枣三枚,煎至六分,去滓,内白砂糖如栗大,更煎一两沸,食前温服。

治五劳六极七伤,阴衰,囊下生疮,腰背疼痛,不得侧仰,两膝时时热痒,或时浮肿,难以行步,见风泪出,远视眈眈,咳嗽上气,身体萎黄,绕脐弦急,痛引膀胱,小便尿血,茎中疼痛,或时余沥,或梦惊恐,口干舌强,渴欲饮水,食不得味,时时气逆,羸瘦无力,宜服**白茯苓圆**方:

白茯苓二两 石菖蒲一两 山茱萸一两 薤蘸根一两 菟丝子一两半,酒浸一宿,曝干,别捣罗为末 牛膝一两,去苗 赤石脂一两 熟干地黄二两 细辛一两 防风一两,去芦头 薯蓣一两 续断一两 蛇床子一两 柏子人一两 巴戟一两 天雄一两半,炮裂,去皮脐 远志一两,去心 石斛一两半,去根,剉 肉苁蓉一两半,酒浸一宿,刮去皮,炙令黄 杜仲一两,去粗皮,炙微黄,剉

右件药捣罗为末,炼蜜和捣五七百杵,圆如梧桐子大,每服空腹及晚食前以温酒下三十圆,渐加至四十圆。

治五劳六极七伤衰损,宜服**补益鹿茸圆**方:

鹿茸二两,去毛,涂酥炙微黄 蛇床子一两 远志一两,去心 熟干地黄三两 菟丝子二两,酒浸三日,曝干,别捣为末 五味子一两 肉苁蓉二两,酒浸一宿,刮去皱皮,炙干 白茯苓一两 薯蓣二两

右件药捣罗为末,炼蜜和捣三二百杵,圆如梧桐子大,每服空心及晚食前以温酒下三十圆。

治五劳六极七伤,骨髓虚惫,四肢无力,**黄耆圆方**:

黄耆二两,剉　牛膝二两,去苗　桂心一两　熟干地黄二两　薯蓣一两　远志半两,去心　覆盆子一两　巴戟一两　五味子一两　石斛一两半,去根,剉　肉苁蓉一两半,酒浸一宿,削去皱皮,炙干　鹿茸一两,去毛,涂酥炙微黄

右件药捣罗为末,炼蜜和捣三二百杵,圆如梧桐子大,每服空心及晚食前以温酒下三十圆。

治五劳六极七伤,小便数,阳气弱,腰脊疼痛,上焦虚热,恒多健忘,不能久立,宜服补暖益精,明目驻颜,轻身强记,**牛膝圆方**:

牛膝二两,去苗　白芍药一两　远志一两,去心　黄耆一两,剉　肉苁蓉二两,酒浸一宿,刮去皱皮,炙干　杜仲二两,去粗皮,炙微黄,剉　续断一两　蛇床子一两　薯蓣一两　菟丝子二两,酒浸一宿,曝干,别捣为末　白茯苓一两　人参一两,去芦头　鹿茸二两,去毛,涂酥炙微黄　巴戟一两　柏子人一两　桂心一两　五味子一两　石斛二两,去根,剉

右件药捣罗为末,炼蜜和捣五七百杵,圆如梧桐子大,每日空腹及晚食前以温酒下三十圆。

治五劳六极七伤,骨髓虚惫,四肢无力,**巴戟圆方**:

巴戟一两　远志一两,去心　五味子一两　牛膝二两,去苗　熟干地黄三两　柏子人一两　桂心一两　肉苁蓉二两,酒浸,削去皱皮,炙干　鹿茸一两半,去毛,涂酥炙微黄　菟丝子一两半,酒浸三日,曝干,别捣为末　补骨脂一两　干漆一两,捣碎,炒令烟出

右件药捣罗为末,炼蜜和捣三二百杵,圆如梧桐子大,每服空腹及晚食前以温酒下三十圆。

治五劳六极七伤,**补益三人九子圆方**:

酸枣人一两,微炒　柏子人一两　薏苡人一两　枸杞子一两　蛇床子一两　五味子一两　韭子一两,微炒　庵䕡子一两　覆盆子一两　地肤子一两　乌麻子一两　薯蓣一两　桂心一两　菟丝子一两,酒浸三日,曝干,别捣为末　熟干地黄二两　肉苁蓉二两,酒浸一宿,刮去皱皮,炙干

右件药捣罗为末,炼蜜和捣三五百杵,圆如梧桐子大,每服空腹及晚食前以温酒下三十圆。

治五劳六极七伤,瘦损虚冷,人肥白,宜服此**钟乳圆方**:

钟乳粉二两　肉苁蓉二两,酒浸一宿,去皱皮,炙干　干漆一两,捣碎,炒令烟出　甘草半两,炙微赤,剉　桂心一两　熟干地黄二两　菟丝子二两,酒浸一宿,曝干别捣　柏子人一两　酸枣人一两,微炒

右件药捣罗为末,炼蜜和捣三二百杵,圆如梧桐子大,每服空腹及晚食前以温酒下三十圆。

治五劳六极七伤,阴萎内虚,口干汗出,失精,阴下湿痒,小便赤黄,阴中疼痛,卵偏大,小腹里急,腰脊俯仰苦难,胜胫酸疼,目视眈眈,腹胁胀满,膀胱久冷,致生百疾,宜服**肉苁蓉圆方**:

肉苁蓉三两,酒浸一宿,刮去皱皮,炙干　赤石脂三分　石韦三分,拭去毛　天雄一两,炮裂,去皮脐　远志三分,去心　石菖蒲三分　薯蓣二两　杜仲一两,去粗皮,炙微黄,剉　白马茎一两,炙黄　山茱萸一两　石斛一两,去根,剉　柏子人三分　续断一两　牛膝一两,去苗　蛇床子三分　石南一两　细辛三分

防风三分,去芦头　菟丝子一两半,酒浸三宿,别捣为末　熟干地黄一两半

右件药捣罗为末,炼蜜和捣三二百杵,圆如梧桐子大,每服空腹及晚食前以温酒下三十圆。

治五劳六极七伤,虚赢不足,令人肥健,益气力,**干漆圆方**:

干漆半两,捣碎,炒令烟出　熟干地黄一两　山茱萸半两　五味子半两　牛膝一两,去苗　白术半两　续断半两　蛇床子半两　甘草半两,炙微赤,剉　桂心半两　肉苁蓉一两,酒浸一宿,刮去皱皮,炙干　石斛一两,去根,剉　菟丝子一两,酒浸一宿,曝干,别捣罗为末　巴戟半两　酸枣人半两,微炒　柏子人半两　薏苡人半两　鹿茸一两,去毛,涂酥炙微黄

右件药捣罗为末,炼蜜和捣三二百杵,圆如梧桐子大,每服空腹及晚食前以温酒下三十圆。

治五劳六极七伤,虚损,肾气不足,宜服**五味子圆方**:

五味子一两　白茯苓一两　车前子二两半　巴戟三两　肉苁蓉二两,酒浸一宿,刮去皱皮,炙干　菟丝子二两,酒浸三日,曝干,别捣罗为末

右件药捣罗为末,炼蜜和捣三二百杵,圆如梧桐子大,每服空腹及晚食前以温酒下三十圆。

治五劳六极七伤,腰疼膝痛,小便余沥,心虚健忘,荣卫不调,宜服**钟乳圆方**:

钟乳粉三两　石斛一两,去根,剉　甘草一两,炙微赤,剉　牛膝一两,去苗　蛇床子一两　细辛三分　山茱萸三分　熟干地黄二两　桂心三分　菟丝子二两,酒浸一日,曝干,别捣罗为末　防风三分,去芦头　杜仲三分,去粗皮,炙微黄,剉　枳壳三分,麸炒微黄,去瓤　五味子一两　川椒半两,去目及闭口者,微炒去汗

右件药捣罗为末,炼蜜和捣五七百杵,圆如梧桐子大,每服空心及晚食前以温酒下三十圆。

治五劳六极七伤,腰背疼痛,四肢沉重,百事不任,身无润泽,宜服**鹿角胶煎方**:

鹿角胶一斤　生姜半斤,捣绞取汁　生地黄半斤,捣绞取汁　生天门冬一斤,捣绞取汁　白蜜半斤　牛酥半斤

右件药,先煎生姜、地黄汁十余沸,可折[1]一分,下蜜,次下酥等汁又煎三五沸,即下胶末搅令胶消尽,即倾于瓷器中搅令凝,每服空腹及晚食前以温酒调下半匙。

治五劳六极七伤,**补益地黄煎方**:

生地黄十斤,捣绞取汁　汉椒三两,去目及闭口者,微炒去汗　附子三两,炮裂,去皮脐

右件药捣罗为末,入生地黄汁中以慢火渐熬成煎,盛于瓷合中,每于食前以温酒调下半匙。

治虚损补益诸方

夫虚损者,盖五劳之候也。凡人愁忧思虑则伤心,形寒饮冷则伤肺,恚怒气逆,上而不下则伤肝,饮食劳倦则伤脾,久坐湿地,强力入水则伤肾,是以五脏各有劳损也。男子肾气虚弱,精气不足,则骨髓枯竭,形体消瘦,气血既虚,百病斯作,故为虚损之病也。

---

[1] 折:底本及《类聚》卷145所引均同。《正误》:"'折'疑'扻'之讹。'扻',古'损'字。"《普济方》卷265引同方,改文作"可五分耗一"。"折"表示药液煎后的耗损。

治虚损羸弱,强肾气,补不足,**黄耆散方**:

黄耆一两半,剉 防风一两,去芦头 芎䓖一两 白术一两 肉苁蓉二两,酒浸一宿,刮去皱皮,炙干 山茱萸一两 当归一两 甘草一两,炙微赤,剉 五味子一两 熟干地黄二两 桂心一两 白茯苓二两

右件药捣粗罗为散,每服四钱,以水一中盏,入生姜半分,枣三枚,煎至六分,去滓,每于食前温服。

治虚损,下元气弱,脚膝无力,诸脏俱伤,并皆主之,**补益石斛圆方**:

石斛一两半,去根,剉 牡丹一两 泽泻一两 鹿茸一两,去毛,涂酥炙微黄 薯蓣一两 附子二两,炮裂,去皮脐 熟干地黄二两 肉桂一两,去皱皮 杜仲一两,去皱皮,炙微黄,剉 草薢一两,剉 山茱萸一两 白茯苓一两 五味子一两 肉苁蓉二两,酒浸一宿,刮去皱皮,炙干 补骨脂二两,微炒 远志一两,去心 防风一两,去芦头 黄耆一两,剉

右件药捣罗为末,炼蜜和捣三五百杵,丸如梧桐子大,每服空腹及食前以温酒下三十圆。

治虚损,大补益精血,**肉苁蓉圆方**:

肉苁蓉二两,酒浸一宿,刮去皱皮,炙干 石斛一两,去根,剉 麋角屑二两,以酥拌微炒 枸杞子二两,微炒 远志一两,去心 续断一两 熟干地黄三两 天雄二两,炮裂,去皮脐 干姜一两,炮裂,剉 菟丝子二两,酒浸一宿,曝干,别捣罗为末

右件药捣罗为末,炼蜜和捣三二百杵,圆如梧桐子大,每服空腹及晚食前,以温酒或炒盐汤下三十圆。

治虚损乏力,助阳气,补不足,**白石英圆方**:

白石英二两,细研,水飞过 磁石二两,烧醋淬七遍,捣碎细研,水飞过 阳起石三两,细研,水飞过 熟干地黄三两 石斛二两,去根,剉 五味子一两 肉苁蓉二两,酒浸一宿,去皱皮,炙干 石南一两 菟丝子一两,酒浸三宿,曝干,别捣为末 五加皮一两 胡麻一两 巴戟一两 桂心一两 人参一两,去芦头 蛇床子半两

右件药捣罗为末,炼蜜和捣三二百杵,圆如梧桐子大,每于空腹及晚食前以温酒下三十圆。

治虚损不足,冷热不调,食饮无味,四肢羸弱,**补益薯蓣圆方**:

薯蓣二两 石龙芮一两 覆盆子一两 熟干地黄一两 五味子一两 草薢一两,剉 蛇床子一两 肉苁蓉一两半,酒浸一宿,刮去皱皮,炙干 远志一两,去心 菟丝子二两,酒浸一宿,曝干,别捣罗为末 石斛一两,去根,剉 桂心一两 杜仲一两半,去皱皮,炙微黄,剉 山茱萸一两 人参一两,去芦头 防风一两,去芦头 五加皮三分 天雄一两,炮裂,去皮脐 狗脊一两 黄耆一两,剉 秦艽一两,去苗 白术一两 石南一两 麦门冬一两半,去心,焙 巴戟一两

右件药捣罗为末,炼蜜和捣三二百杵,圆如梧桐子大,每服空腹及晚食前以温酒下二十圆。

治男子虚损劳伤,水脏急,腰膝疼,筋骨无力,梦寐不安,阳道劣弱,面色萎黄,饮食减少,日渐羸瘦,及膀胱冷气,并宜服此大补益**钟乳天雄圆方**:

钟乳粉二两 天雄一两,炮裂,去皮脐 石斛一两,去根,剉 巴戟一两 肉苁蓉二两,酒浸一宿,刮去皱皮,炙干 白茯苓一两 续断一两 补骨脂一两,微炒 木香一两 蘹香子一两 泽泻一两 沉香一两 防风一两,去芦头 山茱萸一两 附子一两,炮裂,去皮脐 肉桂二两,去皱皮 当归一两 鹿茸二两,去毛,涂酥炙微黄 菟丝子一两,酒浸一宿,曝干,别捣罗为末 人参一两,去芦头 薯蓣一两 牛膝一两,去苗

磁石二两半,烧,醋淬[1]七遍,捣碎细研,水飞过

右件药捣罗为末,炼蜜和捣五七百杵,圆如梧桐子大,每日空腹及晚食前以温酒下三十圆。

治虚损,益下元,暖水脏,治风冷气,调三焦,和腰脚,**麋茸圆方**:

麋茸二两,去毛,涂酥炙微黄　腽肭脐一两,酒洗微炙　巴戟一两　附子一两,炮裂,去皮脐　肉苁蓉一两,酒浸一宿,刮去皱皮,炙干　汉椒半两,去目及闭口者,微炒去汗　石斛一两,去根,剉　泽泻一两　远志一两,去皮　山茱萸一两　续断一两　天麻一两　五味子一两　酸枣人一两,微炒　蘹香子一两,微炒　柏子人一两　桂心三分　白茯苓三分　蛇床子三分　菟丝子一两,酒浸一宿,曝干,别捣罗为末　杜仲三分,去粗皮,炙微黄,剉　枳壳三分,麸炒微黄,去瓤　芎藭半两　当归半两　草薢半两,剉　牛膝一两半,去苗

右件药捣罗为末,炼蜜和捣五七百杵,圆如梧桐子大,每服空腹及晚食前以温酒下四十圆。

治虚损,补脏腑,利腰脚,壮元气,充骨髓,**薯蓣圆方**:

薯蓣二两　石斛二两,去根,剉　牛膝二两,去苗　鹿茸二两,去毛,涂酥炙微黄　白茯苓二两　五味子二两　续断一两　巴戟二两　山茱萸二两　人参二两,去芦头　桂心二两　熟干地黄二两　泽泻二两　杜仲二两,去粗皮,炙微黄,剉　蛇床子二两　远志二两,去心　菟丝子二两,酒浸一宿,曝干,别捣为末　天雄二两,炮裂,去皮脐　覆盆子二两　肉苁蓉二两,酒浸一宿,刮去皱皮,炙干

右件药捣罗为末,炼蜜和捣三五百杵,圆如梧桐子大,每日空腹及晚食前以温酒下三十圆。

---

[1]　烧,醋淬:原作"捣淬"。《正误》:"捣淬",疑作"烧醋淬"。《类聚》所引实作"烧,醋淬",因改。

太平圣惠方卷第二十七 凡一十一门　病源一十一首　方共计一百二十八道

治风劳诸方

　　夫劳伤之人，表里多虚，血气衰弱，肤腠疏泄，风邪易侵，或游易皮肤，或沉滞脏腑，随其所感，而众病生焉。

　　治风劳脏腑气虚，体瘦无力，不思饮食，四肢疼痛，**黄耆散方**：

　　黄耆一两,剉　续断一两　人参三分,去芦头　茯神一两　五味子三分　羌活半两　芎䓖半两　桂心半两　附子三分,炮裂,去皮脐　防风一两,去芦头　牛膝半两,去苗　枳壳三分,麸炒微黄,去瓤　甘草半两,炙微赤,剉　当归半两,剉微炒　沉香三分

　　右件药捣粗罗为散，每服三钱，以水一中盏，入生姜半分，煎至六分，去滓，每于食前温服。

　　治风劳，气攻四肢拘急，背膊常痛，肌体萎弱，不欲饮食，**沉香散方**：

　　沉香　石斛去根,剉　黄耆剉　桂心　白茯苓　白术　天门冬去心,焙　白芍药　当归剉,微炒　羌活　附子炮裂,去皮脐　防风去芦头　陈橘皮汤浸,去白瓤,焙,已上各一两　熟干地黄二两　甘草半两,炙微赤,剉

　　右件药捣粗罗为散，每服三钱，以水一中盏，入生姜半分，煎至六分，去滓，不计时候温服。

　　治风劳，肌体羸瘦，皮肤不仁，肢节烦疼，腰膝无力，少思饮食，宜服**附子散方**：

　　附子炮裂,去皮脐　牛膝去苗　桂心　当归已上各一两　五加皮　防风去芦头　萆薢剉　杜仲去粗皮,炙微赤,剉　续断　丹参　沉香　木香　枳壳麸炒微黄,去瓤,已上各三分　甘草半两,炙微赤,剉

　　右件药捣筛为散，每服四钱，以水一中盏，入生姜半分，煎至六分，去滓，食前温温服。

　　治风劳体虚，食少羸瘦，筋脉不利，手足多疼，宜服**防风散方**：

　　防风去芦头　天麻　海桐皮　附子炮裂,去皮脐　沉香已上各一两　桂心　芎䓖　白术　白茯苓　山茱萸　熟干地黄已上各三分　枳壳半两,麸炒微黄,去瓤

---

〔1〕心热：原脱，排门目录同。据正文补。

右件药捣筛为散，每服四钱，以水一中盏，入生姜半分，煎至六分，去滓，每于食前温服。

治风劳，脾肾虚冷，心腹胀疼，骨节烦痛，食少无力，宜服桃人散方：

桃人汤浸，去皮尖，双人，麸炒微黄　鳖甲涂酥炙令黄，去裙襕　白术　附子炮裂，去皮脐　诃梨勒煨，用皮，已上各一两　芎䓖　丁香　桂心　荜澄茄　当归　枳壳麸炒微黄，去瓤，已上各三分

右件药捣筛为散，每服四钱，以水一中盏，入生姜半分，煎至六分，去滓，食前稍热服。忌苋菜。

治风劳，气血不足，脏腑虚伤，肢节烦疼，腰膝无力，形体羸瘦，面色萎黄，小便数多，卧即盗汗，宜服巴戟散方：

巴戟　柏子人　石龙芮　天麻　牛膝去苗　牡蛎烧为粉　菟丝子酒浸一宿，焙干，别捣　肉苁蓉酒浸一宿，刮去皱皮，炙干　天雄炮裂，去皮脐，已上各一两　萆薢剉　防风去芦头　羌活　当归　桑螵蛸微炙，已上各三分　肉桂二两，去皱皮

右件药捣细罗为散，每服空心及晚食前以温酒调下二钱。

治风劳，补益脏腑，利腰膝，止烦疼，强志力，充肌肤，肉苁蓉散方：

肉苁蓉酒浸一宿，刮去皱皮，炙令干　菟丝子酒浸一宿，焙干，别捣　牛膝去苗　附子炮裂，去皮脐　杜仲去粗皮，炙令黄，剉　白茯苓已上各一两　防风去芦头　桂心　巴戟　续断　枸杞子已上各三分　五味子半两　蛇床子半两　山茱萸半两

右件药捣细罗为散，每服食前以温酒调下二钱。

治风劳，益气血，利四肢，强腰脚，除湿痹，柏子人散方：

柏子人　巴戟　天雄炮裂，去皮脐　牛膝去苗　天门冬去心，焙　川椒去目及闭口者，微炒去汗　菟丝子酒浸三宿，曝干，别捣，已上各一两　肉桂二两，去皱皮　石南三分　续断三分　当归三分

右件药捣细罗为散，每服空心及晚食前以温酒调下二钱。

治风劳，羸瘦，面色青黄，肢节烦重，神思不安，脏腑虚伤，有虫所作，令人心躁，食饮无味，宜服樟木散方：

樟木瘤节三两，剉　皂荚瘤节三两，剉　槐木瘤节三两，剉　天灵盖一两，涂酥炙令黄　牛黄三分，细研　麝香半两，细研

右件药捣细罗为散，入牛黄、麝香令匀，每服空心及晚食前以温酒调下二钱。

治风劳，脏气虚损，肌体羸瘦[1]，头目昏闷，四肢少力，神思不安，宜服钟乳散方：

钟乳粉一两　紫石英一两，细研，水飞过　白石英一两，细研，水飞过　白术　防风去芦头　桂心　菰蒌根　干姜炮裂，剉　细辛　牡蛎[2]粉　川椒去目及闭口者，微炒去汗，已上各三分　人参一两，去芦头　白茯苓一两　桔梗半两，去芦头　附子一两，炮裂，去皮脐

右件药捣细罗为散，入研了药令匀，每服食前以温酒调下二钱。

治风劳气，四肢羸弱，心神虚烦，食饮无味，肢节多疼，脚腰无力，夜多盗汗，小便赤黄，宜服石斛圆方：

石斛去根，剉　牛膝去苗　桂心　杜仲去粗皮，炙微黄，剉　续断　白茯苓　菟丝子酒浸一宿，焙干，别捣　枸杞子　五味子　山茱萸　黄耆剉　防风去芦头　肉苁蓉酒浸一宿，刮去皱皮，炙干　远志去心　人参去芦头　天门冬去心，焙，已上各一两　熟干地黄二两

---

〔1〕瘦：原脱。据《普济方》卷229引同方补。

〔2〕蛎：原误作"砺"。《正误》："'砺'，'蛎'之讹。"因改。

右件药捣罗为末,炼蜜和捣三二百杵,圆如梧桐子大,每于食前以温酒下三十圆。

治风劳气,身体疼痹,手足无力,气血虚损,颜色萎黄,精神昏沉,饮食无味,宜服**补益天雄圆**方:

天雄炮裂,去皮脐　菟丝子酒浸一宿,焙干别捣　柏子人　石斛去根,剉　巴戟　天门冬去心,焙　牛膝去苗　干漆捣碎,炒令烟出,已上各一两　肉苁蓉二两,酒浸一宿,刮去皱皮,炙令干　熟干地黄二两　肉桂二两,去皱皮

右件药捣罗为末,炼蜜和捣三二百杵,圆如梧桐子大,每服空心及晚食前以温酒下三十圆,渐加至四十圆。

治虚劳偏枯诸方

夫劳损之人,肌体虚弱,易伤风邪,风邪乘虚客于半身,留在肌肤未即发作,或因饮水,水未消散,即劳于肾,风水相抟,乘虚偏发,风邪留止,血气不行,故半身手足枯细为偏枯也。

治虚劳偏枯,肌体虚弱,气血不行,半身手足枯细,肢节无力,食少羸[1],宜服**附子散**方:

附子炮裂,去皮脐　芎䓖　石斛去根,剉　独活　牛膝去苗　当归　熟干地黄已上各一两　枳壳麸炒微黄,去瓤　丹参　防风去芦头　黄耆剉　木香　五加皮已上各三分

右件药捣筛为散,每服三钱,以水一中盏,入生姜半分,煎至六分,去滓,空腹及晚食前温服。

治虚劳偏枯,手足不遂,筋脉拘急,骨节疼痛,宜服**石斛散**方:

石斛去根,剉　麻黄去根节　丹参　牛膝去苗　侧子炮裂,去皮脐,已上各一两　桂心　沉香　当归　羌活　枳壳麸炒微黄,去瓤　草薢剉,已上各三分　续断半两

右件药捣筛为散,每服四钱,以水一中盏,入生姜半分,煎至六分,去滓,于食前温服。

治虚劳,风邪所攻,偏枯不遂,筋脉拘急,肢节疼痛,宜服**山茱萸散**方:

山茱萸一两半　天雄一两半,炮裂,去皮脐　麻黄二两,去根节　川乌头半两,炮裂,去皮脐　川椒去目及闭口者,微炒去汗　白术　茵芋　防风去芦头　丹参　牛膝去苗　细辛　莽草微炙　石南　桂心已上各一两

右件药捣细罗为散,每服空心及晚食前以温酒调下二钱。

治虚劳,风邪所攻,偏枯不遂,肢节疼痛,昼夜呻吟,医不能治,宜服**天雄散**方:

天雄炮裂,去皮脐　白术　桂心　侧子炮裂,去皮脐　当归　牛膝去苗　干漆捣碎,炒令烟出　狗脊已上各一两　防风去芦头　吴茱萸汤浸七遍,焙干微炒　枳壳麸炒微黄,去瓤　丹参已上各半两

右件药捣细罗为散,每服空心及晚食前以温酒调下二钱。

治虚劳,风邪所攻,手足偏枯,筋脉不利,胸胁支满,腰背多疼,饮食不消,寒热盗汗,短气不足,肌体羸瘦,宜服**牛膝圆**方:

牛膝去苗　巴戟　天雄炮裂,去皮脐　肉苁蓉酒浸一宿,刮去皱皮,炙干　附子炮裂,去皮脐　云母粉　熟干地黄已上各一两　远志去心　续断　柏子人　杜仲去粗皮,炙令黄色,剉　川椒去目及闭口者,微炒去汗　山茱萸　防风去芦头　石斛去根,剉　草薢剉　石菖蒲　干姜炮裂,剉,已上各半两　蛇床子三分　菟丝子一两半,酒浸三日,曝干,别捣为末

---

〔1〕赢:《正误》:"'赢'下疑脱'瘦'字。"《类聚》卷145所引同。人民卫生出版社排印本下有"瘦"字,不知所据。

右件药捣罗为末，研入云母粉令匀，炼蜜和捣三五百杵，圆如梧桐子大，每服空心及晚食前以温酒下三十圆。

治虚劳偏枯，手脚无力，肌肤消瘦，行立不得，宜服**萆薢圆**方：

萆薢剉　石斛去根,剉　五加皮　防风去芦头　桂心　柏子人　天雄炮裂,去皮脐　仙灵脾　酸枣人微炒　山茱萸　钟乳粉　巴戟　菟丝子酒浸三日,曝干,别捣为末,已上各一两　鹿茸一两半,去毛,涂酥炙微黄　牛膝一两半,去苗

右件药捣罗为末，研入钟乳粉令匀，炼蜜和捣三二百杵，圆如梧桐子大，每服空心及晚食前以温酒下三十圆。

治虚劳偏枯，气血不足，肢节无力，宜服**熟干地黄圆**方：

熟干地黄二两　川椒半两,去目及闭口者,微炒去汗　肉桂二两半,去皱皮　干漆捣碎,炒令烟出　萆薢剉　防风去芦头　附子炮裂,去皮脐　川乌头炮裂,去皮脐　牛膝去苗,已上各一两

右件药捣罗为末，炼蜜和捣三五百杵，圆如梧桐子大，每服空心及晚食前以温酒下三十圆。

治急劳诸方

夫急劳者，是血气俱盛，积热在内，干于心肺，脏腑壅滞，热毒不除之所致也。其候恒多躁热，颊赤头疼，烦渴口干，饮食无味，心神惊悸，睡卧不安，骨节痠疼，夜多盗汗，面色萎黄，形体羸瘦，毒热之气传于脏腑，即难拯疗，故名急劳也。

治急劳，四肢烦热，百节痠疼，口干心躁，小便黄赤，不欲饮食，宜服**天灵盖散**方：

天灵盖涂酥炙令微黄　柴胡去苗　鳖甲涂醋炙令黄,去裙襕　桑根白皮剉　知母　干青蒿　桃枝剉　柳枝剉,已上各一两　甘草三分,炙微赤,剉　阿魏半两,面裹,煨令面熟为度

右件药捣筛为散，每服五钱，以童子小便一大盏，入葱白三茎宿浸，煎取四分，去滓，空心温服。忌苋菜。

治急劳烦热，不得睡卧，**乌梅散**方：

乌梅肉半两,微炒　柴胡一两半,去苗　秦艽一两,去苗　陈橘皮一分,汤浸,去白瓤,焙　甘草半两,炙微赤,剉　桔梗一两,去芦头　黄连半两,去须　杏人一两,汤浸,去皮尖、双人,麸炒微黄

右件药捣细罗为散，每服煎生姜、童子小便，放温食前调下二钱。

治急劳骨蒸等，**薄荷煎圆**方：

薄荷汁一升　生地黄汁一升　青蒿汁一升　童子小便二升　桃人三两,汤浸,去皮尖、双人,麸炒微黄,别研如膏　麝香二钱,细研　朱砂一两,细研　秦艽三两,去苗,捣罗为末

右件药用薄荷等汁并小便同煎，然后下桃人膏及朱砂等以慢火熬，候可圆即圆如梧桐子大，每日空腹以清粥饮下三十圆，晚食前再服。

治急劳瘦病，宜服**猭猪肝圆**方：

猭猪肝四两　柴胡二两,去苗　黄连二两,去须　诃梨勒皮二两半　甘草一两,炙微赤,剉　鳖甲二两,涂醋炙令黄,去裙襕

右件药先将肝用童子小便五升煮，以小便尽为度，取出薄切焙干，与诸药同捣罗为末，用猪胆和捣三二百杵，圆如梧桐子大，每日空腹及晚食前以粥饮下三十圆。

治急劳烦热，四肢疼痛，宜服**皂荚圆**方：

猪牙皂荚一两,去皮,涂酥炙令黄,去子　虾蟆干者,一枚,炙令干　麝香二钱,细研　天灵盖一枚,涂酥炙令微黄

右件药捣罗为末,入麝香同研令匀,用大羊肠内可盛尽,两头以线系定,于瓷碗内用麸衬,安饭甑内蒸一炊久,取出细研令相乳入[1],圆如梧桐子大,每于食前以温水下十圆,良久出虫,或有汗,即盖覆卧,汗解为度。

治急劳,骨蒸烦热,**青蒿饮子**方:

青蒿一握,细研　猪胆一枚,取汁　杏人二七粒,大者,汤浸,去皮尖、双人,麸炒微黄

右件药一处,以童子小便一大盏,煎至五分,去滓,空心温服。

治急劳烦热干瘦,宜服**虾蟆散**方:

虾蟆干者,一枚,炙微黄,为末　胡黄连三分,末　麝香一钱,细研　龙脑一钱,细研

右件药都研为细散,每服取羊头一枚烂煮了,取脑髓调散二钱,用温酒空心调服,以皮肤滑为验。其羊头髓,须逐日煮新者用之。

治急劳,**桃人圆**方:

桃人一斤,于新瓦器内用童子小便一斗煮,候小便尽取出,去皮尖,研如膏　乌梅肉三两,微炒　芜荑人三两　黄连三两,去须

右件药捣罗三味为末,入桃人膏和圆如梧桐子大,每日空心以温水下十五圆,晚食前再服。

治急劳,咳嗽烦热,宜服此方:

桃人三两,汤浸,去皮尖、双人　童子小便五升　猪肺一枚

右件药先取桃人于砂盆内研,入童子小便、猪肺以慢火煎,桃人烂、小便尽为度,用木杵臼捣,入蒸饼同和圆如梧桐子大,每服不计时候以温水下三十圆。

治急劳,烦热体瘦,**三皂圆**方:

皂荚十斤　皂荚树皮一斤　皂荚刺一斤

右件药都烧为灰,以水三升淋取汁,更于灰上再淋,如此三五度即煎之,候稍凝,入研了麝香一分,用童子小便浸,蒸饼和圆如小豆大,每日空心以温水下七圆。

治虚劳骨热诸方

夫虚劳骨热者,是五劳七伤之中,阴虚阳盛,热毒上攻心肺,流于骨髓,致成壮热也。男子肾脏虚弱,精气不足,下元冷惫,上焦虚热,因兹而得也。女子月闭不通,产后劳损,频发寒热之所致也。其人肌体消瘦,四肢无力,颊赤口干,心躁盗汗,乍发乍歇,精神不守者,是其候也。

治虚劳,骨热体痛,心神恍惚,夜卧不安,小便赤黄,口干眼涩,宜服**狸骨圆**方:

狸骨一两,炙令焦黄　连翘一两　土瓜根　山茱萸　玄参　胡燕粪　黄芩　朱砂细研,水飞过　鸢尾已上各半两　黄连去须　赤芍药　雄黄细研,水飞过　青葙子　龙胆去芦头　菰蒴根已上各三分

右件药捣罗为末,炼蜜和捣三二百杵,圆如梧桐子大,每服食前以温酒下二十圆。

---

〔1〕　乳入:"入"原作"穴",据《类聚》卷145引同方改。"乳入"一词在本书中出现5次,详其上下文,乃谓二物水乳相融之意。《普济方》卷18"一醉散"云"直候油、酒相乳入如膏",亦此义,非谓入乳汁也。

治虚劳骨热,心神烦躁,大小便难,四肢疼痛,**川大黄圆**方:

川大黄剉碎[1],微炒　黄芩　黄连去须　当归　赤茯苓　黄耆剉　生干地黄　赤芍药　柴胡去苗,已上各三分　栀子人半两

右件药捣罗为末,炼蜜和捣三二百杵,圆如梧桐子大,每服不计时候以温水下二十圆。

治虚劳骨热,**黄连煎圆**方:

黄连去须　紫菀洗去苗土　天灵盖涂酥炙令微黄　甘草炙微赤,剉　青葙子已上各二两　柴胡一两,去苗

右件药捣罗为末,以童子小便五升浸一宿后,慢火煎令稠,圆如梧桐子大,每于食后以温水下二十圆。

治虚劳骨热,四肢烦疼,渐渐羸瘦,日晚口干颊赤,**知母散**方:

知母三两　前胡一两,去芦头　地骨皮二两　犀角屑一两半　白鲜皮二两　龙齿二两　川芒消二两

右件药捣粗罗为散,每服四钱,以水一中盏,煎至六分,去滓,每于食后温服。

治虚劳骨热,四肢烦疼,口干心躁,宜服**胡黄连散**方:

胡黄连一两　人参三分,去芦头　赤茯苓一两半　柴胡一两半,去苗　鳖甲一两半,涂醋炙令微黄,去裙襕　栀子人三分　麦门冬一两半,去心,焙　赤芍药三分　甘草半两,炙微赤,剉　桔梗一两,去芦头　槟榔半两

右件药捣粗罗为散,每服四钱,以童子小便一中盏,入生姜半分,煎至六分,去滓,不计时候温服。忌苋菜。

治虚劳骨热,四肢烦闷,及心躁虚汗,宜服**丹砂圆**方:

朱砂细研,水飞过　薯蓣　犀角屑　虎头骨涂酥炙微令黄　肉苁蓉酒浸一宿,刮去皱皮,炙令干　安息香　川升麻　牡蛎烧为粉　槟榔　人参　白茯苓已上各半两　牛黄一钱,细研　麝香一钱,细研　甘草一分,炙微赤,剉　麦门冬三分,去心,焙　鳖甲三分,涂醋炙微黄,去裙襕　豉心三分

右件药捣罗为末,入研了药令匀,炼蜜和捣三二百杵,圆如梧桐子大,每服不计时候以粥饮下三十圆。忌苋菜。

治虚劳骨热,四肢羸瘦,少力,不思饮食,宜服**胡黄连圆**方:

胡黄连　天灵盖涂酥炙令微黄　赤茯苓　川大黄剉碎,微炒　川升麻　地骨皮　知母　犀角屑　人参去芦头　麦门冬去心,焙,已上各一两　鳖甲三两,涂醋炙令黄,去裙襕　黄芩　前胡去芦头　桔梗去芦头　赤芍药　当归剉,微炒　木通剉　防风去芦头,已上各三分　甘草半两,炙微赤,剉　柴胡二两,去苗

右件药捣罗为末,炼蜜和捣三二百杵,圆如梧桐子大,每服不计时候以温水下三十圆。忌苋菜。

治虚劳骨热,肢节烦疼,心膈躁闷,宜服**柴胡煎圆**方:

柴胡一两半,去苗　犀角屑　知母　胡黄连　桔梗去芦头　川升麻　地骨皮　黄芩　诃梨勒皮已上各一两　蒜蘸一枚　鳖甲二两,涂醋炙令微黄,去裙襕　甘草三分,炙微赤,剉　赤茯苓三分　人参三分,去芦头

右件药捣罗为末,用猪胆五枚取汁,及蜜半斤搅和令匀,慢火煎成膏,和药末捣三五百

---

〔1〕,碎:原作"砂"。《正误》:"'砂'当作'碎'。"《类聚》卷145引作"碎",因改。

杵,圆如梧桐子大,每服食后煎乌梅、小便下二十圆。忌苋菜。

治虚劳骨热,四肢烦疼,小便赤黄,眼涩少睡,**犀角圆**方:

犀角屑　胡黄连　知母　赤芍药　贝母煨令微黄　地骨皮　黄芩　槟榔　紫菀洗去苗土　木香　款冬花　乌梅肉微炒　柴胡去苗,已上各半两　大熟黄瓜一枚,去瓤

右件药捣罗为末,入黄瓜内蒸熟烂研,入少许蜜和圆如梧桐子大,每服不计时候以温水下三十圆。

治虚劳口舌干燥诸方

夫虚劳口舌干者,皆由劳损,血气断膈,津液减少,荣卫不行,下焦虚寒,上焦生热,故令口舌干燥也。

治虚劳口舌干燥,腿膝无力,下焦虚乏,宜**补益羊肾汤**方:

羊肾一对,去膜,切作八片　磁石二两,捣碎,水淘去赤汁　黄耆一两,剉　地骨皮三分　麦门冬一两,去心　熟干地黄二两　五味子三分　人参一两,去芦头　桂心三分　白茯苓一两

右件药捣筛为散,每服先以水一大盏半煎羊肾至一盏,去肾及水上浮脂,后入散一两,枣五枚,煎至七分,去滓放温二服,空心及晚食前之。

治虚劳,四肢烦疼,口舌干燥,面色萎黄,食物无味,宜服**生干地黄散**方:

生干地黄一两　柴胡一两,去苗　知母一两　枳壳三分,麸炒微黄,去瓤　赤芍药一两　麦门冬二两,去心,焙　甘草三分,炙微赤,剉　人参一两,去芦头

右件药捣粗罗为散,每服四钱,以水一中盏,煎至六分,去滓,不计时候温服。

治虚劳口舌干燥,**升麻散**方:

川升麻二两　麦门冬二两,去心　射干二两　羚羊角屑一两　赤芍药二两　芦根三两,剉

右件药捣筛为散,每服四钱,以水一中盏,煎至六分,去滓,不计时候温服。

又方:

麦门冬二两,去心,焙　葳蕤一两　黄连半两,去须　杏人一两,汤浸,去皮尖、双人,麸炒微黄　羚羊角屑半两　甘草半两,炙微赤,剉

右件药捣粗罗为散,每服三钱,以水一中盏,煎至六分,去滓,不计时候温服。

治虚劳口舌干燥,心神烦渴,少得睡卧,宜服**酸枣人散**方:

酸枣人　人参去芦头　黄耆剉　乌梅肉微炒　麦门冬去心　白茯苓已上各一两　覆盆子　甘草炙微赤,剉,已上各半两

右件药捣筛为散,每服四钱,以水一中盏,煎至六分,去滓,不计时候温服。

治虚劳羸瘦,烦热,口舌干燥,不欲饮食,**黄耆圆**方:

黄耆剉　葛根剉　乌梅肉微炒　麦门冬去心,焙　菰蒌根　天门冬去心,焙,已上各一两　酸枣人微炒　甘草炙微赤。剉　覆盆子已上各三分

右件药捣罗为末,炼蜜和捣三二百杵,圆如弹子大,每服绵裹一圆含咽津,尽即更含咽之。

又方:

杏人汤浸,去皮尖、双人,麸炒微黄　乌梅肉微炒　甘草炙微赤,剉　天门冬去心,焙,已上各一两

右件药捣罗为末,煮枣肉和,更入少炼成蜜,圆如弹子大,不计时候绵裹一圆含咽津。

治虚劳,口干舌燥,宜服**甘草圆**方:

甘草一两,炙微赤,剉　人参一两,去芦头　生干地黄二两　乌梅肉一两,微炒

右件药捣罗为末,以枣瓤并炼蜜和捣三二百杵,圆如弹子大,每服绵裹一圆含咽津,日四五服。

治虚劳烦热,口干舌燥,烦渴,宜服**菰蒌根圆**方:

菰蒌根　甘草炙微赤,剉　杏人汤浸,去皮尖、双人,麸炒微黄　乌梅肉微炒,已上各一两

右件药捣罗为末,煮枣肉入少许蜜和圆如弹子大,每服以绵裹一圆含咽津,日四五服。

又方:

酪三合　酥三合　蜜三合　川大黄一两,剉碎,微炒,捣罗为末

右件药相和,于银锅内以慢火煎如稀饧,不计时候含咽一茶匙。

又方:

石膏半斤,捣碎绵裹　蜜半斤

右件药以水三大盏,先煮石膏取汁一盏半,去石膏,次下蜜相和煎取一盏放冷,不计时候含咽一茶匙。

又方:

麦门冬二两,去心　枣五十枚,擘碎

右用蜜和拌蒸之,候饭熟为度,不计时候取三两枚服之。

又方:

羊头髓如鸡子大

右用温酒调服之。

治虚劳渴诸方

夫五脏六腑皆有津液,若劳损之人,虚实不调,脏腑生热,气在内则津液竭少,故多渴也。

治虚劳多渴,四肢羸乏,宜服**茯神散**方:

茯神　石斛去根,剉　菰蒌根　肉苁蓉酒浸一宿,刮去皱皮,炙令黄　知母　人参去芦头　白茯苓已上各一两　五味子半两　黄连三分,去须　丹参半两　当归半两　麦蘖三分,微炒　葳蕤半两　甘草半两,炙微赤,剉

右件药捣粗罗为散,每服三钱,以水一中盏,煎至六分,去滓,不计时候温服。

治虚劳渴,四体虚乏,羸瘦,宜服**菰蒌煎**方:

菰蒌根二两　茯神一两　石斛一两,去根节　肉苁蓉二两,酒浸一宿,刮去皱皮,炙令黄　甘草半两,炙微赤,剉　知母一两　黄连半两,去须　当归半两　五味子半两　人参一两,去芦头　丹参半两,已上并捣罗为末　地骨皮二两　葳蕤二两　胡麻一两　蜜五合　生地黄汁一升　牛髓一合　淡竹叶五十片　生麦门冬汁五合　生姜汁一合

右件药,以水三升煮地骨皮、葳蕤、胡麻、淡竹叶四味,去滓取汁一升,和地黄汁、麦门冬、牛髓、蜜、姜汁等,入前药末搅令匀,又煎成膏,入于铜器中,每服不计时候以粥饮调下半匙。

治虚劳,止渴,助气力,**牡蛎粉散**方:

牡蛎粉　五味子　桂心　牡丹　地骨皮　知母　肉苁蓉酒浸一宿,去皱皮,炙令干　甘草炙微赤,剉,已上各半两　黄耆一两,剉　麦门冬三分,去心　人参三分,去芦头　熟干地黄一两　续断三分

白茯苓一两　石斛三分,去根,剉

右件药捣筛为散,每服三钱,以水一中盏,煎至五分,去滓,不计时候温服。

治虚劳,口干烦渴,腰疼胯痛,小便白浊,宜服**黄耆圆**方:

黄耆一两半,剉　葫蕻根二两　苦参二两半,剉　羚羊角屑一两半　黄连一两,去须　茯神二两　鸡肶胵黄皮五枚,炙黄　甘草一两半,炙微赤,剉

右件药捣罗为末,炼蜜和捣三二百杵,圆如梧桐子大,每服不计时候以粥饮下三十圆。

治虚劳干渴,羸瘦力劣,宜服**填骨髓煎**方:

白茯苓二两　山茱萸　当归　巴戟　五味子　人参去芦头　远志　桂心　附子炮裂,去皮脐　菟丝子酒浸三日,焙干别捣　大豆黄卷　天门冬去心,焙,已上各一两　肉苁蓉二两,酒浸一宿,刮去皱皮,炙令干　石斛半两,去根,剉　石韦半两,去毛

右件药捣细罗为散,取生地黄汁二升,生葫蕻根汁一升,白蜜三合,牛髓二合,都入银锅中,内前药搅令匀,以慢火熬成膏,收于瓷合中,每服食前以粥饮调下半匙。

治虚劳烦渴,津液竭绝,宜服**含化生地黄圆**方:

生干地黄　知母　葫蕻根　乌梅肉微炒　麦门冬去心,焙　土瓜根　五味子已上各一两　甘草半两,炙微赤,剉

右件药捣罗为末,炼蜜和捣三二百杵,圆如小弹子大,食后及夜卧时以绵裹含一圆咽津。

治虚劳,口中苦渴,骨节烦疼,宜服**地骨皮散**方:

地骨皮二两　麦门冬二两,去心　甘草一两,炙微赤,剉

右件药捣筛为散,每服三钱,以水一中盏,入小麦一百粒,煎至六分,去滓,不计时候温服。

治虚劳烦渴,镇心神,宜服**玉饮**方:

真玉可重十两　粟谷一升

右以水一斗煮粟谷取汁五升,去粟谷澄滤,却以此汁煮玉至三升,旋旋分呷服之,神验。

治虚劳苦渴,宜服此方:

葫蕻根五两,剉

右以水五升,煮取二升半去滓,慢慢分呷服之。

又方:

右以白羊肺一具,去肥腻,于柳木砧上以竹刀细切,复于砂盆内以柳木槌研,倾于净瓷器中,以冷熟水三升浸经一日一夜,取其汁汤即旋旋饮之,极效。

治虚劳吐血诸方

夫虚劳吐血者,是劳伤于脏腑,内崩之病也。血之与气相随而行,荣养身体,外周养于肌肉,内则荣于脏腑。脏腑伤损,血则妄行,若上胸膈,气逆则吐血衄血。若流于肠胃,肠虚则下血。若肠虚而气复逆上者,则吐血。若表里俱虚者,则汗血。此皆由伤损极虚所致也。

治虚劳少力,吐血心闷,头旋目晕,宜服**茜根散**方:

茜根剉　羚羊角屑　柏叶　刺蓟　阿胶捣碎,炒令黄燥　白芍药　白术　黄耆剉　当归剉,微炒　黄芩已上各一两　生干地黄二两　甘草半两,炙微赤,剉　伏龙肝二两　乱发灰半两

右件药捣粗罗为散,每服四钱,以水一中盏,入竹茹一分,煎至六分,去滓,不计时候

温服。

治虚损劳极,面色枯悴,时或唾血吐血等,并宜服**白芍药散**方:

白芍药一两　当归一两,剉,微炒　附子一两,炮裂,去皮脐　黄芩一两　白术一两　阿胶二两,捣碎,炒令黄燥　生干地黄四两　甘草一两,炙微赤,剉

右件药捣细罗为散,每服不计时候以糯米粥饮调下二钱。

治虚劳吐血,喘促头痛,吃食全少,宜服**石膏散**方:

石膏四两　麻黄去根节　五味子　半夏汤洗七遍去滑　黄耆剉　麦门冬去心,已上各一两　杏人二两,汤浸,去皮尖、双人,麸炒微黄　生干地黄二两　甘草半两,炙微赤,剉

右件药捣筛为散,每服四钱,以水一中盏,入生姜半分,小麦一百粒,煎至六分,去滓,不计时候温服。

治虚劳频吐血,心膈四肢疼痛,头目旋闷,**阿胶散**方:

阿胶二两,捣碎,炒令黄燥　当归一两,剉,微炒　伏龙肝二两　白芍药一两　白芷一两　甘草一两,炙微赤,剉　生干地黄四两　细辛半两　芎藭一两　桂心一两

右件药捣粗罗为散,每服四钱,用水一中盏,煎至六分,去滓,不计时候温服。

治虚劳肺热吐血,宜服**蒲黄散**方:

蒲黄三分　甘草一分,炙微赤,剉　当归剉,微炒　人参去芦头　白芍药　阿胶捣碎,炒令黄燥　黄耆剉　刺蓟　生干地黄已上各半两　麦门冬一两,去心,焙

右件药捣细罗为散,每服不计时候以粥饮调下二钱。

治虚劳,心肺烦热吐血,**天竺黄散**方:

天竺黄　知母　川大黄剉碎,微炒　人参去芦头　犀角屑　黄耆剉　白茯苓　马兜零　麦门冬去心,焙　生干地黄　鹿角胶捣碎,微炒令黄燥,已上各一两　甘草半两,炙微赤,剉

右件药捣粗罗为散,每服三钱,以水一中盏,煎至六分,去滓,不计时候温服。

治虚劳吐血,心烦头闷,宜服**伏龙肝散**方:

伏龙肝二两　生干地黄二两　鹿角胶二两,捣碎,炒令黄燥　芎藭　当归　桂心　白芍药　白芷　麦门冬去心,焙　细辛　甘草炙微赤,剉,已上各一两

右件药捣粗罗为散,每服三钱,以水一中盏,煎至六分,去滓,不计时候温服。

治虚劳,补肺气,止吐血,**黄耆散**方:

黄耆一两,剉　露蜂房一两,微炒　川楝子三分,微炒　白蒺藜半两　桑根白皮三分,剉　阿胶二两,捣碎,炒令黄燥　薯蓣一两　麝香二两,细研

右件药捣细罗为散,入麝香研令匀,不计时候以糯米粥饮调下二钱。

治虚劳吐血不止,宜服**地黄散**方:

生干地黄一两　黄芩一两　白芍药一两　阿胶二两,捣碎,炒令黄燥　当归一两　伏龙肝二两

右件药捣细罗为散,每服不计时候以糯米粥饮调下二钱。

治虚劳吐血失声,宜服**补肺散**方:

干姜半两,炮裂,剉　当归三分　白芍药半两　黄芩三分　阿胶一两,捣碎,炒令黄燥　伏龙肝一两　白芷半两　甘草一分,炙微赤,剉　桂心半两

右件药捣粗罗为散,每服三钱,以水一中盏,煎至六分,去滓,不计时候温服。

治虚劳,内伤寒热,吐血,**鹿角胶散**方:

鹿角胶一两,捣碎,炒令黄燥　白芍药一两　生干地黄二两　羚羊角屑一两　柏叶一两　黄耆一

两　刺蓟一两

右件药捣粗罗为散，每服四钱，以水一中盏，入竹茹一分，煎至六分，去滓，入砂糖如枣大，更煎三二沸，不计时候温服。

治虚劳吐血，短气欲绝，面无颜色，宜服此方：

黄耆一两,剉　白茯苓三分　熟干地黄一两　人参三分,去芦头　续断三分　甘草半两,炙微赤,剉桂心半两　五味子半两

右件药捣筛为散，每服三钱，以水一中盏，入生姜半分，枣二枚，煎至六分，去滓，不计时候温服。

治虚劳吐血，胸膈不利，**桂心煎**方：

桂心末二两　生姜汁二合　白蜜十两　生地黄汁一升

右件药先以水一大盏煎桂心，取五分，去滓，入生地黄及蜜等以慢火熬成煎，不计时候含一茶匙咽津。

治虚劳，肺热吐血烦闷，咽喉不利，宜服**天门冬圆**方：

天门冬一两半,去心,焙　麦门冬一两半,去心,焙　人参去芦头　前胡去芦头　桑根白皮剉,已上各一两　射干　百合　杏人汤浸,去皮尖、双人,麸炒微黄　五味子　紫菀去苗土　贝母煨令微黄　甘草炙微赤,剉,已上各三分

右件药捣罗为末，炼蜜和捣百余杵，圆如弹子大，每服不计时候以薄绵裹一圆，含咽津。

治虚劳吐血，**猬皮散**方：

猬皮一两,烧灰　硫黄一分

右件药都研令匀细，每服空心以温酒调下一钱。

治虚劳，心肺热吐血，**地黄金粉散**方：

地黄半斤,取自然汁　飞罗面四两

右件药同调成糊，摊于漆盘内，候干取下捣罗为末，每服不计时候以陈米粥饮调下二钱。

治虚劳咳嗽诸方

夫虚劳咳嗽者，为脏腑气衰，邪气伤于肺故也。若久不已，则令人胸背彻痛，或惊悸烦满，或喘息上气，或咳逆唾血，此皆腑脏之相克也。然肺主于气，气之通荣，故咳逆入肺也。

治虚劳咳嗽，涕唾稠粘，渐觉[1]羸弱，宜服**紫菀散**方：

紫菀去苗土　黄耆剉　白茯苓　款冬花　生干地黄　白前　杏人汤浸,去皮尖、双人,麸炒微黄桑根白皮炙微赤,剉,已上各一两　甘草半两,炙微赤,剉

右件药捣筛为散，每服四钱，以水一中盏，入生姜半分，煎至六分，去滓，不计时候温服。

治虚劳咳嗽，心胸壅闷，宜服**白茯苓散**方：

白茯苓　前胡去芦头　人参去芦头　黄耆剉　诃梨勒皮已上各一两　麦门冬去心,焙　杏人汤浸,去皮尖、双人,麸炒微黄　紫菀去苗土　陈橘皮汤浸,去白瓤,焙,已上各三分　甘草半两,炙微赤,剉

右件药捣粗罗为散，每服三钱，以水一中盏，入生姜半分，煎至六分，去滓，不计时候

---

〔1〕觉：原作"各"。《正误》："'各'疑'加'之讹。"《普济方》卷231，《类聚》卷145引同方均作"觉"。"各"乃音误，今改。

温服。

治虚劳咳嗽,气喘乏力,吃食全少,坐卧不安,宜服**补肺散**方:

人参去芦头 桂心 钟乳粉 白石英细研,水飞过 麦门冬去心,焙 五味子 熟干地黄 白茯苓已上各一两 干姜半两,炮裂,剉 黄耆三分 鹿角胶二两,捣碎,炒令黄燥 甘草三分,炙微赤,剉

右件药捣细罗为散,每服不计时候煮姜枣粥饮调下二钱。

治虚劳咳嗽,胸中寒热,短气不足,宜服**五味子散**方:

五味子 紫菀去苗土 前胡去芦头 陈橘皮汤浸,去白瓤,焙 人参去芦头 白术 麦门冬去心,已上各一两 桂心三分 甘草半两,炙微赤,剉

右件药捣筛为散,每服四钱,以水一中盏,入生姜半分,枣三枚,煎至六分去滓温服,日三四服。

治虚劳咳嗽,或时寒热,不得眠卧,宜服**诃梨勒散**方:

诃梨勒二两,用皮 鳖甲一两,涂醋炙令黄,去裙襕 枳壳半两,麸炒微黄,去瓤 白茯苓一两 紫菀半两,去苗土 柴胡一两,去苗 黄耆一两,剉 杏人半两,汤浸,去皮尖、双人,麸炒微黄 百合一两 甘草半两,炙微赤,剉 酸枣人一两

右件药捣粗罗为散,每服四钱,以水一中盏,入生姜半分,煎至六分,去滓,不计时候温服。忌苋菜。

治虚劳上气,咳嗽不止,**紫菀散**方:

紫菀一两,洗去苗土 五味子三分 甘草半两,炙微赤,剉 百合三分 白茯苓一两

右件药捣粗罗为散,每服三钱,以水一中盏煎至五分,去滓温服,日三四服。

治虚劳伤中,脉绝筋急,肺萎咳嗽,宜服**鹿髓煎**方:

鹿髓半升 蜜二两 酥二两 生地黄汁四合 杏人三两,汤浸,去皮尖、双人,以酒一中盏浸研取汁 桃人三两,汤浸,去皮尖、双人,以酒半盏研取汁

右件药,先以桃人、杏人、地黄等汁于银锅内,以慢火煎令减半,次下鹿髓、酥、蜜同煎如饧,每于食后含咽一茶匙。

治虚劳咳嗽,及肺壅上气,宜服**蛤蚧圆**方:

蛤蚧一对,头尾全者,涂酥炙令黄 贝母一两,煨微黄 紫菀一两,去苗土 杏人一两,汤浸,去皮尖、双人,麸炒微黄 鳖甲二两,涂醋炙令黄,去裙襕 皂荚人一两,炒令焦黄 桑根白皮一两,剉

右件药捣罗为末,炼蜜和捣三二百杵,圆如梧桐子大,每服以枣汤下二十圆,日三四服。忌苋菜。

治虚劳咳嗽,胸膈不利,骨节疼痛,饮食无味,宜服**紫菀圆**方:

紫菀三分,去苗土 前胡一两,去芦头 麦门冬一两半,去心,焙 桔梗半两,去芦头 鳖甲一两半,涂醋炙令黄,去裙襕 白芍药三分 贝母半两,煨微黄 百合三分 甘草半两,炙微赤,剉

右件药捣罗为末,炼蜜和捣三二百杵,圆如梧桐子大,每服不计时候以生姜汤下二十圆。忌苋菜。

治虚劳咳嗽,喘促心烦,宜服**天门冬圆**方:

天门冬二两,去心,焙 款冬花 五味子 人参去芦头 白茯苓 贝母煨微黄 甘草炙微赤,剉 萝卜子酥拌炒令香,已上各一两 熟干地黄二两

右件药捣罗为末,炼蜜和捣三二百杵,圆如小弹子大,每服以绵裹一圆,常含咽津。

治虚劳咳嗽,腹胁妨闷,大肠气滞,肢节烦疼,宜服**陈橘皮圆**方:

陈橘皮二两,汤浸,去白瓤,焙　槟榔一两　柴胡一两半,去苗　诃梨勒皮一两　白芍药一两　紫菀一两,去苗土　川大黄二两,剉碎,微炒　杏人一两,汤浸,去皮尖,双人,麸炒微黄　木香三分

右件药捣罗为末,炼蜜和捣三二百杵,圆如梧桐子大,每服食前粥饮下三十圆。

治虚劳里急诸方

夫虚劳里急者,为肾气不足,伤于冲脉。冲脉为阴脉之海,起于关元。关元穴在脐下,循腹里,上至咽喉。今劳伤内损,故腹里拘急也。上部之脉微细者,而卧引里急。心隔上有热者,则口干渴也。寸口脉阳弦下急,阴弦里急。弦为胃气虚,食则难饱,饱则里急痛不得息。寸口脉微,关上实,尺中弦紧者,则小腹腰背下苦拘急痛也。如不喜寒,身愦愦也。

治虚劳小腹里急,少气羸弱,不能饮食,宜服**黄耆散**方:

黄耆剉　白茯苓　当归　牛膝去苗　五味子　桂心　人参去芦头　附子炮裂,去皮脐,已上各一两　半夏半两,汤浸七遍去滑　熟干地黄二两　白芍药三分　甘草半两,炙微赤,剉

右件药捣筛为散,每服三钱,以水一中盏,入生姜半分,枣三枚,煎至六分,去滓,不计时候温服。

治虚劳里急少气,心胸痰冷,手足不和,身体每自汗出,宜服补诸不足**熟干地黄散**方:

熟干地黄二两　川乌头半两,炮裂,去皮脐　人参一两,去芦头　桂心半两　干姜半两,炮裂,剉　黄耆一两,剉　白芍药半两　川椒一分,去目及闭口者,微炒去汗　白茯苓一两　白术三分　半夏半两,汤洗七遍去滑　当归一两

右件药捣粗罗为散,每服三钱,以水一中盏,入生姜半分,枣三枚,煎至六分,去滓,食前温服。

治虚劳里急,诸不足,宜服**建中黄耆散**方:

黄耆二两,剉　桂心一两　甘草半两,炙微赤,剉　五味子三分　牡丹皮三分　泽泻一两　白芍药三分　山茱萸一两　远志半两,去心　当归一两

右件药捣粗罗为散,每服四钱,以水一中盏,入生姜半分,枣三枚,煎至六分,去滓,更入饴糖枣许大同煎一两沸,每于食前温服。

治虚劳四肢羸弱,两胁里急,饮食无味,宜服此方:

黄耆一两,剉　人参一两,去芦头　白茯苓一两　当归三分　白芍药三分　五味子五分　牛膝一两,去苗　甘草一两,炙微赤,剉　五加皮三分　桂心三分　熟干地黄一两

右件药捣筛为散,每服四钱,以水一中盏,入生姜半分,枣三枚,煎至六分,去滓,每于食前温服。

治虚劳里急,四肢疼痛,气引胸胁不利,宜服**芍药散**方:

白芍药一两　黄耆二两,剉　甘草半两,炙微赤,剉　人参一两,去芦头　熟干地黄一两　附子一两,炮裂,去皮脐　桂心一两　干姜半两,炮裂,剉　当归一两　前胡一两,去芦头　枳壳半两,麸炒微黄,去瓤　诃梨勒皮一两

右件药捣粗罗为散,每服四钱,以水一中盏,入生姜半分,枣三枚,煎至六分,去滓,内饴糖枣许大更煎一两沸,每于食前温服。忌菘菜。

治虚劳气不足,羸瘦困乏,两胁里急,四肢烦疼无力,睡多不足,腰背疼痛,宜服**五加皮散**方:

五加皮半两,剉　牛膝一两,去苗　五味子半两　桂心三分　白茯苓三分　当归三分　甘草半两,炙微赤,剉　人参一两,去芦头　白芍药三分　黄耆一两,剉　白术三分　附子一两,炮裂,去皮脐

右件药捣粗罗为散,每服三钱,以水一中盏,入生姜半分,枣三枚,煎至六分,去滓,食前温服。

治虚劳不足,小腹里急,四肢少力疼痛,不欲饮食,宜服**白茯苓散**方:

白茯苓一两　黄耆一两,剉　半夏三分,汤洗七遍去滑　甘草半两,炙微赤,剉　人参一两,去芦头　桂心一两　白芍药一两　麦门冬一两半,去心,焙　陈橘皮三分,汤浸,去白瓤,焙　熟干地黄一两

右件药捣粗罗为散,每服三钱,以水一中盏,入生姜半分,枣三枚,煎至六分,去滓,食前温服。

治虚劳里急,四肢不和,身体疼痛,不欲吃食,宜服**白术散**方:

白术一两　白芍药三分　人参一两,去芦头　甘草半两,炙微赤,剉　当归一两　半夏半两,汤浸七遍去滑　桂心三分　附子一两,炮裂,去皮脐　黄耆一两,剉

右件药捣粗罗为散,每服三钱,以水一中盏,入生姜半分,枣三枚,煎至六分,去滓,食前温服。

治虚劳里急,两胁疼痛,四肢无力,不欲吃食,宜服**诃梨勒散**方:

诃梨勒皮一两　木香三分　陈橘皮三分,汤浸,去白瓤,焙　当归三分　黄耆一两,剉　甘草半两,炙微赤,剉　白术三分　牛膝一两,去苗　白茯苓一两　人参一两,去芦头　白芍药一两　桂心三分

右件药捣粗罗为散,每服三钱,以水一中盏,入生姜半分,枣三枚,煎至六分,去滓,食前温服。

治虚劳心热不得睡诸方

夫血为荣,气为卫,昼行于阳,夜行于阴,行于阳者行于身,行于阴者行于脏,上下循环,荣华表里也。今虚劳之人,气血俱弱,邪气稽留于内,卫气独行于外,灌注于阳,不入于阴,阳脉满溢,阴气既虚,则阳气大盛,遂生烦热,荣卫不和,故[1]不得睡也。

治虚劳烦热,惊恐不得睡卧,宜服**酸枣人散**方:

酸枣人微炒　当归　茯神　黄耆剉　人参去芦头　五味子已上各一两　防风去芦头　甘草炙微赤,剉　远志去心　猪苓去黑皮　桂心　芎䓖　白术　白芍药　熟干地黄已上各半两

右件药捣粗罗为散,每服四钱,以水一中盏,入生姜半分,枣三枚,煎至六分,去滓,不计时候温服。

治虚劳烦热,不得睡卧,四肢疼痛,宜服**白茯苓散**方:

白茯苓　鳖甲涂醋炙令黄,去裙襕　麦门冬去心　酸枣人微炒　甘草炙微赤,剉　生干地黄　黄芩　萆薢剉　人参去芦头　黄耆剉　柴胡去苗,已上各一两　白芍药半两

右件药捣筛为散,每服四钱,以水一中盏,入秫米一百粒,生姜半分,煎至六分,去滓,不计时候温服。

治虚劳烦热,四肢节拘急疼痛,不得睡卧,宜服**羚羊角散**方:

羚羊角屑三分　当归三分　白茯苓一两　酸枣人一两,微炒　黄耆三分,剉　麦门冬一两,去心

---

〔1〕　故:原作"苡"。《正误》:"'苡'疑当作'所以'。"《类聚》卷146引本节论作"故",因改。

半夏汤浸七遍去滑　防风去芦头　甘草炙微赤,剉　桂心　黄芩　远志去心　萆薢剉　人参去芦头,已上各半两

　　右件药捣粗罗为散,每服四钱,以水一中盏,入生姜半分,枣三枚,煎至六分,去滓,不计时候温服。

　　治虚劳,心热烦躁,忧恚少睡,宜服**麦门冬散**方:

　　麦门冬一两半,去心,焙　榆白皮剉　苦参剉　地骨皮　黄连去须　黄芩　龙胆去芦头　生干地黄　甘草炙微赤,剉,已上各一两

　　右件药捣粗罗为散,每服三钱,以水一中盏,煎至五分,去滓,不计时候温服。忌猪肉、芜荑。

　　治虚劳心烦热不得睡卧,宜服此方:

　　麦门冬去心　人参去芦头　白茯苓　酸枣人微炒　前胡去芦头　甘草炙微赤,剉　地骨皮已上各一两　生干地黄三两

　　右件药捣筛罗为散,每服四钱,以水一中盏,入粟米一百粒,豉五十粒,煎至六分,去滓,不计时候温服。

　　治虚劳烦热,不得睡卧,宜调顺荣卫,宜服此方:

　　酸枣人一两,微炒　白茯苓一两　人参一两,去芦头　当归半两　麦门冬一两半,去心,焙　紫苏子一两,微炒　杏人一两,汤浸,去皮尖、双人,麸炒微黄　陈橘皮三分,汤浸,去白瓤,焙　甘草半两,炙微赤,剉

　　右什药捣粗罗为散,每服四钱,以水一中盏,煎至六分,去滓,不计时候温服。忌醋物、菘菜。

　　治虚劳烦热,不得睡卧,两胁妨闷,不思饮食,宜服**木香散**方:

　　木香半两　酸枣人一两,微炒　人参三分,去芦头　白术半两　黄耆三分,剉　诃梨勒皮一两　槟榔一两　柴胡一两,去苗　桂心半两　白茯苓一两

　　右件药捣筛为散,每服四钱,以水一中盏,入生姜半分,煎至六分,去滓,不计时候温服。

　　治虚劳,起动汗出,怕热,多惊恚,不得睡卧,宜服**茯神散**方:

　　茯神　人参去芦头　熟干地黄　牡蛎烧为粉　麦门冬去心,焙　黄耆剉　酸枣人微炒　龙骨已上各一两　五味子　苍术　甘草炙微赤,剉,已上各半两

　　右件药捣粗罗为散,每服四钱,以水一中盏,入生姜半分,枣三枚,煎至六分,去滓,不计时候温服。

　　治虚劳烦热,四肢疼痛,不得睡卧,宜服此方:

　　酸枣人微炒　白茯苓　麦门冬去心,焙　白芍药　紫苏茎叶　黄耆剉,已上各一两　人参去芦头　陈橘皮汤浸,去白瓤,焙　甘草炙微赤,剉,已上各三分

　　右件药捣粗罗为散,每服三钱,以水一中盏,入生姜半分,煎至六分,去滓,不计时候温服。

　　治虚劳烦热,不得睡卧,胁下气上攻,心闷,宜服**五味子散**方:

　　五味子三分　酸枣人二两,微炒　人参一两,去芦头　白术一两　甘草半两,炙微赤,剉　黄耆一两,剉　诃梨勒皮一两　柴胡一两,去苗

　　右件药捣粗罗为散,每服三钱,以水一中盏,入生姜半分,煎至六分,不计时候温服。

　　治虚劳少气,四肢疼痛,心神烦热,不得睡卧,吃食全少,宜服**人参散**方:

　　人参半两,去芦头　黄耆三分,剉　麦门冬一两半,去心,焙　甘草半两,炙微赤,剉　熟干地黄一两

当归半两　白芍药三分　白术三分　酸枣人一两,微炒

右件药捣粗罗为散,每服三钱,以水一中盏,入生姜半分,枣三枚,煎至六分,去滓,不计时候温服。

治虚劳烦热,不得睡卧,少气翕翕,口干失食,宜服此方:

麦门冬一两半,去心,焙　前胡一两,去芦头　人参三分,去芦头　黄耆一两,剉　槟榔半两　茯神一两

右件药捣粗罗为散,每服三钱,以水一中盏,入生姜半分,小麦一百粒,煎至六分,去滓,不计时候温服。

治虚劳烦热,不得睡卧,宜服**黄芩散**方:

黄芩三分　知母一两　羚羊角屑一两　甘草半两,炙微赤,剉　白茯苓一两　酸枣人一两

右件药捣粗罗为散,每服四钱,以水一中盏,入枣三枚,煎至六分,去滓,不计时候温服。

治虚劳羸瘦,四肢烦热疼痛,吃食减少,不得睡卧,宜服**鳖甲圆**方:

鳖甲涂酥炙令黄,去裙襕　酸枣人微炒　羌活　黄耆　麦门冬去心,焙　柴胡　白茯苓　人参去芦头　牛膝去苗　知母　五味子　白芍药已上各一两

右件药捣罗为末,炼蜜和捣三二百杵,圆如梧桐子大,每服不计时候以温水下三十圆。

治虚劳烦热,不得睡卧,宜服**酸枣人圆**方:

酸枣人微炒　榆叶　麦门冬去心,焙,已上各二两

右件药捣罗为末,炼蜜和捣百余杵,圆如梧桐子大,每服不计时候以糯米粥饮下三十圆。

治虚劳不足诸方

夫虚劳不足者,是因中风伤寒热病,劳损,温疟,大病之后,血气减耗,脏腑未和,故使虚乏不足,虚乏不足则经络受邪,随其所犯,变成诸病也。

治虚劳不足,四肢无力,不能饮食,食即多汗,宜[1]服**熟干地黄散**方:

熟干地黄　牡蛎　黄耆剉　人参去芦头　麦门冬去心　白茯苓已上各一两　续断　白芍药　桂心　五味子　甘草炙微赤,剉　当归　白术　山茱萸已上各三分

右件药捣筛为散,每服四钱,以水一中盏,入生姜半分,枣三枚,煎至六分,去滓,每于食前温服。

治虚劳不足,汗出而闷,脉结,心悸虚烦,宜服**龙齿散**方:

龙齿一两　甘草半两,炙微赤,剉　黄耆一两,剉　麦门冬一两,去心　熟干地黄一两　人参一两,去芦头　桂心半两　干姜半两,炮裂,剉　阿胶一两,捣碎,炒令黄燥

右件药捣筛为散,每服四钱,以水一中盏,入枣三枚,煎至六分,去滓,不计时候温服。

治虚劳不足,小便数,四肢无力,不能自持,宜服此方:

石斛一两半,去根,剉　黄耆一两,剉　泽泻三分　补骨脂一两,微炒　远志三分,去心　牛膝一两,去苗　当归三分　人参一两,去芦头　熟干地黄二两　桂心三分　五味子半两　白茯苓一两　鹿茸一两半,去毛,涂酥炙微黄　龙骨一两

右件药捣粗罗为散,每服用羊肾一对,切去脂膜,以水一大盏半煮取汁一盏,去羊肾,入

---

〔1〕宜:原脱。据体例及《类聚》卷146熟干地黄散方补。

药五钱煎至五分,去滓,食前温服,晚食前覆滓再煎服之。

治虚劳不足,脏腑虚弱,四肢乏力,不能饮食,宜服**黄耆散**方:

黄耆剉 人参去芦头 陈橘皮汤浸,去白瓤,焙 当归 附子炮裂,去皮脐 石斛去根,剉 白术 山茱萸 白茯苓已上各一两 桂心三分 甘草半两,炙微赤,剉 麦门冬一两半,去心,焙

右件药捣粗罗为散,每服三钱,以水一中盏,入生姜半分,枣三枚,煎至六分,去滓,食前温服。

治虚劳不足,咳逆上气,不欲饮食,四肢乏力,宜服**胡麻散**方:

胡麻 桂心 甘草炙微赤,剉 人参去芦头 泽泻 黄耆剉 白茯苓已上各一两 五味子 麦门冬去心,焙 地骨皮 天门冬去心,已上各半两 熟干地黄二两

右件药捣筛为散,每服四钱,以水一中盏,入薤白两茎,生姜半分,煎至六分,去滓,不计时候温服。

治虚劳不足,乏力少食,宜服**大补益石斛散**方:

石斛二两,去根,剉 肉苁蓉二两,酒浸一宿,刮去皴皮,炙令干 远志一两,去心 菟丝子一两,酒浸三日,曝干,别捣为末 续断一两 天雄三分,炮裂,去皮脐 熟干地黄二两 枸杞子二两

右件药捣细罗为散,每服食前以温酒调下二钱。

治虚劳,能益气,补不足,**建中散**方:

黄耆剉 桂心 白芍药 白术 当归 附子炮裂,去皮脐,已上各一两 甘草半两,炙微赤,剉 木香三分 熟干地黄三分

右件药捣粗罗为散,每服四钱,以水一中盏,入生姜半分,枣三枚,煎至六分,去滓,下饴糖如枣大更煎一两沸,于食前温服。

治虚劳不足,阴阳失度,伤筋损脉,嘘吸短气,漏泄不止,小便赤黄,阴下湿痒,腰脊如折,颜色不悦,宜服**菟丝子散**方:

菟丝子三两,捣 甘草二两,炙微赤,剉 枣肉三两 桂心三两,剉 杜仲五两,去皴皮,剉 麦门冬二两,去心 生干地黄五两 肉苁蓉三两,剉,去皴皮切

右件药以酒五升渍三宿,出曝干,复浸更曝干,以酒尽为度,捣细罗为散,每服食前以温酒调下二钱。

治虚劳,脾肾气寒,饥不欲食,面色黑,少气不足,宜服**磁石散**方:

磁石二两,捣碎,水淘去赤汁 黄耆一两,剉 杜仲一两半,去粗皮,微炙,剉 白石英一两 五味子三分 白茯苓一两 白术一两 桂心三分附子一两,炮裂,去皮脐

右件药捣粗罗为散,每服三钱,以水一中盏,煎至六分,去滓,食前温服。

治虚劳绝伤羸极,气少不足,四肢消瘦,宜服**胡麻汤**方:

胡麻三两 熟干地黄二两 人参一两,去芦头 甘草一分,炙微赤,剉 麦门冬二两,去心,焙 藁本三分

右件药捣粗罗为散,每服四钱,以水一中盏,煎至五分,去滓,食前温服。

治虚劳不足,补益思食助力,宜服此方:

石斛一两半,去根,剉 桑螵蛸三分,微炒 紫芝三分 五味子三分 紫菀三[1]分,洗去苗土 熟干地黄一两 钟乳粉一两 远志半两,去心 附子三分,炮裂,去皮脐

---

〔1〕 三:原作"半"。据《类聚》卷146引同方改。

右件药捣细罗为散,每于食前以温酒调下二钱。

治虚劳不足,益气力,思饮食,宜服**钟乳散**方:

钟乳粉二两 黄耆一两,剉 桂心一两 干姜三分,炮裂,剉 肉苁蓉一两,酒浸一宿,刮去皱皮,炙令干 白术一两

右件药捣细罗为散,每服食前以温酒调下二钱。

治虚劳不足,补养五脏,疗风气,坚筋骨,益精髓,宜服**钟乳浸酒**方:

钟乳粉三两 石斛二两,去根,剉 牛膝二两,去苗 黄耆二两,剉 防风二两,去芦头 熟干地黄五两

右件药细剉,都以生绢袋盛,以酒二斗浸三日后,每于食前温饮一小盏。

治虚劳肾气不足,梦与鬼交,心多松悸,头目昏闷,四肢少力,不欲饮食,宜服**肉苁蓉圆**方:

肉苁蓉二两,酒浸一宿,刮去皱皮,炙令干 熟干地黄二两 钟乳粉二两 五味子三分 龙骨三分 山茱萸三分 车前子一两 桂心三分 人参三分,去芦头 牛膝一两,去苗 枸杞子三分 远志三分,去苗 白茯苓一两 黄耆三分,剉 杜仲一两半,去粗皮,微炙,剉 防风三分,去芦头 薯蓣三分 石菖蒲三分 附子一两,炮裂,去皮脐 石斛一两,去根,剉 菟丝子二两,酒浸三日,焙干,别捣为末

右件药捣罗为末,炼蜜和捣三五百杵,圆如梧桐子大,每服空心及晚食前以温酒下三十圆。

治虚劳不足,肾脏伤绝,宜服**麋茸圆**方:

麋茸二两,去毛,涂酥炙令微黄 鹿茸一两,去毛,涂酥炙令微黄 熟干地黄二两 牛膝一两,去苗 人参一两,去芦头 白茯苓一两 桂心一两 五味子一两 巴戟一两 菟丝子一两,酒浸三日,焙干,别捣为末 附子一两,炮裂,去皮脐 肉苁蓉一两,酒浸一宿,刮去皱皮,炙令干 汉椒半两,去目及闭口者,微炒去汗 山茱萸一两 薯蓣一两 车前子一两 远志一两,去心 蛇床子一两

右件药捣罗为末,取白羊肾十只,去筋膜,细切烂研,用好酒五升慢火熬成膏,入前药末和捣三二百杵,圆如梧桐子大,每服空心及晚食前温酒下三十圆。

治虚劳,诸气不足,数数梦泄,宜服**棘刺圆**方:

棘刺二两,微炒 天门冬二两,去心,焙 干姜一两,炮裂,剉 菟丝子一两,酒浸三日,焙干,别捣为末 厚朴一两,去粗皮,涂生姜汁炙令香熟 乌头一两,炮裂,去皮脐 小草一两 防葵一两 薯蓣一两 石龙芮一两 枸杞子一两 巴戟一两 萆薢一两,剉 细辛一两 葳蕤一两 石斛一两,去根,剉 牛膝一两,去苗 桂心一两

右件药捣罗为末,炼蜜和捣二三百杵,圆如梧桐子大,每于食前以粥饮下三十圆。

太平圣惠方卷第二十八

凡一十一门　病源一十一首　方共计一百一十四道

治虚劳羸瘦诸方

夫虚劳羸瘦者,是五脏六腑虚损之候也。凡人耽嗜声色,食味甘脆,殊无撙节,唯恣性情,而又外触风寒,内伤气血,表里受病,阴阳相搏,久而不瘥,遂成羸瘵。此皆冷热风血气之所起,五劳六极之候。因兹有焉,脾肾劳伤,肌骨枯瘁,故成劳瘦之病也。

治虚劳羸瘦,四肢少力,睡常不足,少思饮食,宜服**黄耆散**方:

黄耆一两,剉　人参三分,去芦头　五味子三分　牛膝一两,去苗　白术一两　桂心三分　当归三分　续断三分　白茯苓一两　甘草半两,炙微赤,剉　肉苁蓉一两,酒浸一宿,去皱皮,炙令干

右件药捣粗罗为散,每服四钱,以水一中盏,入生姜半分,枣三枚,煎至六分,去滓,每于食前温服。

治虚劳羸瘦,夜卧失精,心神虚烦,咽喉不利,少思饮食,宜服此方:

人参一两,去芦头　龙骨一两半　桑螵蛸一两,微炒　熟干地黄一两半　桂心三分　黄耆一两,剉　茯神一两　麦门冬一两半,去心,焙　甘草半两,炙微赤,剉　白术三分　肉苁蓉一两,酒浸一宿,刮去皱皮,炙干

右件药捣粗罗为散,每服四钱,以水一中盏,入生姜半分,枣三枚,煎至六分,去滓,每于食前温服。

治虚劳羸瘦,不能饮食,面色黄黑,手足多冷,宜服**石斛散**方:

石斛二两,去根,剉　山茱萸一两[1]　五味子半两　草薢三分,剉　远志半两[2],去心　桂心半两　人参一两,去芦头　黄耆一两,剉　当归三分　白茯苓三分　肉苁蓉一两,酒浸一宿,刮去皱皮,炙令干　附子一两,炮裂,去皮脐

右件药捣粗罗为散,每服四钱,以水一中盏,入生姜半分,枣三枚,煎至六分,去滓,每于食前温服。

治虚劳伤惫,四肢羸瘦,腰膝无力,不能饮食,宜服**肉苁蓉散**方:

---

〔1〕 一两:原脱。据《普济方》卷233引同方补。

〔2〕 半两:原脱。据补同上。

肉苁蓉一两,酒浸一宿,刮去皱皮,炙令干　　熟干地黄一两　　石斛一两,去根,到　　防风半两,去芦头
附子一两,炮裂,去皮脐　　黄耆一两,到　　白茯苓一两　　人参半两,去芦头　　牛膝一两,去苗　　白术半两
五味子半两　　桂心半两

右件药捣粗罗为散,每服四钱,以水一中盏,入生姜半分,枣三枚,煎至六分,去滓,每于食前温服。

治虚劳羸瘦,膝冷腰疼,神思昏沉,肢节无力,少精乏气,睡卧多惊,宜服**补益甘草圆方**:

甘草一两,炙微赤,到　　薯蓣一两　　远志一两,去心　　续断一两　　桂心一两　　牛膝一两半,去苗　　人参一两,去芦头　　泽泻一两　　防风一两,去芦头　　天雄一两,炮裂,去皮脐　　石斛一两,去根,到　　茯神一两覆盆子一两　　车前子一两　　五味子一两　　肉苁蓉二两,酒浸一宿,刮去皱皮,炙令干　　鹿茸一两,去毛,涂酥炙微黄　　菟丝子二两,酒浸三日,曝干,别捣为末　　楮实一两,水淘去浮者,焙干　　山茱萸一两　　蛇床子一两杜仲一两,去皱皮,炙微黄　　巴干一两　　萆薢一两,到　　白龙脑半两,细研入　　狗脊一两　　黄耆一两,到生干地黄二两　　钟乳粉二两

右件药捣罗为末,炼蜜和捣五七百杵,圆如梧桐子大,每服空心以温酒下三十圆,晚食前再服。

治虚劳,水脏久惫,腰膝疼冷,筋骨无力,梦寐不安,阳道劣弱,面色萎黄,饮食不得,日渐羸瘦,宜服**补益钟乳天雄圆方**:

钟乳粉　　天雄炮裂,去皮脐　　巴戟已上各一两半　　肉苁蓉酒浸一宿,刮去皱皮,炙令干　　菟丝子酒浸三日,曝干,别杵为末　　怀香子　　补骨脂　　木香　　天门冬去心,焙　　续断　　沉香　　石斛去根,到　　丁香山茱萸　　附子炮裂,去皮脐　　肉桂去皱皮　　当归　　麝香细研　　白术　　人参去芦头　　仙灵脾　　薯蓣牛膝去苗　　厚朴去粗皮,涂生姜汁炙令香熟　　熟干地黄　　石龙芮已上各一两　　磁石二两,烧令赤,醋淬七遍,细研,水飞过

右件药捣罗为末,炼蜜和捣五七百杵,圆如梧桐子大,每日空心以暖酒下三十圆,临卧时再服。如不饮酒,盐汤下亦得。

治虚劳羸瘦,心神健忘,腰膝多疼,脏腑气虚,阳事衰绝,宜服**肉苁蓉圆方**:

肉苁蓉二两,酒浸一宿,刮去皱皮,炙令干　　菟丝子酒浸三日。曝干。别捣为末　　薯蓣　　牛膝去苗　　巴戟　　杜仲去粗皮,炙微黄　　续断　　白茯苓　　枸杞子　　五味子　　蛇床子　　山茱萸已上各一两　　茯神远志去心　　柏子人各二两

右件药捣罗为末,炼蜜和捣五七百杵,圆如梧桐子大,每日空腹以温酒下三十圆,晚食前再服。

治虚劳羸瘦,补益骨髓,悦泽肌肤,**羊肾圆方**:

羊肾二对,去脂膜,切碎焙干　　人参去芦头　　白茯苓　　白术已上各一两　　桂心　　熟干地黄二两　　肉苁蓉汤浸一宿,刮去皱皮,炙干　　当归　　蛇床子已上各三分　　枳壳麸炒微黄,去瓤　　薯蓣　　黄耆　　泽泻山茱萸　　白芍药　　吴茱萸汤浸七遍,焙干微炒　　菟丝子酒浸三日,曝干,别捣为末　　鹿茸去毛,涂酥炙微黄远志去心　　附子炮裂,去皮脐　　牡丹　　石斛去根,到　　牛膝去苗　　诃梨勒煨,用皮,已上各一两半

右件药捣罗为末,炼蜜和捣三五百杵,圆如梧桐子大,每日空腹以暖酒下三十圆,晚食前再服。

治虚劳羸瘦,食饮无味,百节痠疼,神思昏沉,四肢无力,宜服补益强元气,令人肥健,**川椒圆方**:

川椒一两,去目及闭口者,微炒去汗　　白茯苓　　柏子人　　芎藭　　人参去芦头　　桂心　　黄耆　　干姜

炮裂,去皮脐　当归　山茱萸　附子炮裂,去皮脐　枸杞子　薯蓣已上各三分　枳实半两,麸炒微黄　牛膝去苗　厚朴去粗皮,涂生姜汁炙令香熟　肉苁蓉酒浸一宿,刮去皱皮,炙干　石斛去根,剉　熟干地黄　菟丝子酒浸三日,焙干,别捣为末,已上各一两

右件药捣罗为末,炼蜜和捣三五百杵,圆如梧桐子大,每服空腹以温酒下三十圆,晚食前再服。

治虚劳百病,绝伤羸瘦,久服强筋骨,长肌肉,悦泽颜色,延年不老,**松子圆**方:

松子去皮　白茯苓　麦门冬去心,焙　柏子仁　薯蓣　枸杞子　五味子　菌桂　山茱萸　覆盆子　熟干地黄　泽泻　女贞实　石南　黄耆剉　远志去心,已上各一两　肉苁蓉二两,酒浸一宿,刮去皱皮,炙令干　石斛一两半,去根,剉　杜仲一两半,去皱皮炙令黄　甘草半两,炙微赤,剉

右件药捣罗为末,炼蜜和捣五七百杵,圆如梧桐子大,每服空心及晚食前温酒下三十圆。

治虚劳羸瘦,下元冷惫,脚膝无力,风气相攻,宜服**巴戟圆**方:

巴戟　菟丝子酒浸三日,曝干,别捣为末　石斛去根,剉　松子去皮　桂心　人参去芦头　牛膝去苗　羌活　附子炮裂,去皮脐　白茯苓已上各一两　钟乳粉　云母粉　肉苁蓉酒浸一宿,刮去皱皮,炙令干　熟干地黄已上各二两　甘菊花　五味子　防风去芦头,已上各三分

右件药捣罗为末,入研了药同研令匀,炼蜜和捣五七百杵,圆如梧桐子大,每服空心及晚食前以温酒下三十圆。

治虚劳痰饮诸方

夫劳伤之人,则脾胃气虚弱,不能消化水浆,故为痰也。痰者是涎液结聚在于胸膈,停积不散,故为痰饮也。

治虚劳,消痰饮,顺气思食,宜服**枇杷叶散**方:

枇杷叶半两,拭去毛,炙微黄　前胡一两,去芦头　半夏三分,汤洗七遍去滑　人参三分,去芦头　大腹皮半两,剉　桂心半两　白茯苓一两　白术一两　陈橘皮三分,汤浸,去白瓤,焙　木香半两　甘草半两,炙微赤,剉

右件药捣粗罗为散,每服三钱,以水一中盏,入生姜半分,煎至六分,去滓,不计时候稍热服。

治虚劳,胸中气满,痰饮澼结,或时呕逆不食,宜服**白术散**方:

白术一两　陈橘皮一两,汤浸,去白瓤,焙　枳实三分,麸炒微黄　半夏三分,汤洗七遍去滑　桂心一两　白茯苓一两　附子三分,炮裂,去皮脐　前胡一两,去芦头　甘草半两,炙微赤,剉

右件药捣粗罗为散,每服三钱,以水一中盏,入生姜半分,煎至六分,去滓,不计时候稍热服。

治虚劳痰饮,心腹烦满,不欲饮食,宜服**半夏散**方:

半夏三分,汤洗七遍去滑　防风半两,去芦头　大腹皮三分,剉　麦门冬三分,去心,焙　枇杷叶半两,拭去毛,炙微黄　白茯苓三分　白术三分　桔梗三分,去芦头　青橘皮三分,汤浸,去白瓤,焙　前胡三分,去芦头　人参三分,去芦头　厚朴一两,去粗皮,涂生姜汁炙令香熟

右件药捣粗罗为散,每服四钱,以水一中盏,入生姜半分,煎至六分,去滓,不计时候稍热服。

治虚劳,心胸痰饮不散,少欲饮食,宜服**前胡散**方:

前胡一两半,去芦头　旋覆花半两　桑根白皮一两,剉　陈橘皮一两,汤浸,去白瓤,焙　枇杷叶一两,拭去毛,炙微黄　白术一两

右件药捣粗罗为散,每服三钱,以水一中盏,入生姜半分,煎至六分,去滓,不计时候稍热服。

治虚劳痰饮,胸胁气不利,宜服**桔梗散**方:

桔梗一两,去芦头　柴胡一两,去苗　赤芍药三分　赤茯苓三分　旋覆花半两　五味子三分　人参一两,去芦头　鳖甲一两,涂醋炙微黄,去裙襕　陈橘皮一两,汤浸,去白瓤,焙　白术三分　槟榔三分　甘草一分,炙微赤,剉

右件药捣粗罗为散,每服三钱,以水一中盏,入生姜半分,枣三枚,煎至六分,去滓,不计时候稍热服。忌苋菜。

治虚劳痰饮,呕吐涎沫,宜服**桂心散**方:

桂心一两　甘草半两,炙微赤,剉　皂荚三寸,去皮,涂酥炙微黄焦,去子　白术三分　陈橘皮一两,汤浸,去白瓤,焙　前胡三分,去芦头

右件药捣粗罗为散,每服三钱,以水一中盏,入生姜半分,枣三枚,煎至六分,去滓,不计时候稍热服。

治虚劳,脾胃气弱,痰饮不散,呕逆不下食,宜服**草豆蔻圆**方:

草豆蔻半两,去皮　桂心半两　丁香一分　高良姜半两,剉　附子半两,炮裂,去皮脐　半夏半两,汤洗七遍去滑　人参半两,去芦头　白茯苓三分　诃梨勒三分,煨,用皮　厚朴一两,去粗皮,涂生姜汁炙令香熟　白豆蔻半两,去皮　陈橘皮二两,汤浸,去白瓤,焙

右件药捣罗为末,酒煮面糊和圆如梧桐子大,每服食前以姜枣汤下二十圆。

治虚劳,胸膈积痰饮,不思食,宜服**旋覆花圆**方:

旋覆花半两　细辛三分　前胡一两,去芦头　桂心三分　赤茯苓一两　半夏三分,汤洗七遍去滑　枇杷叶三分,拭去毛,炙令黄　枳实三分,麸炒微黄　诃梨勒皮一两

右件药捣罗为末,炼蜜和圆如梧桐子大,每服食前以生姜汤下二十圆。

治虚劳脾胃虚冷食不消诸方

夫脾为脏,主消水谷。胃为腑,主盛水谷。若脾胃温和,则能消化。今有虚劳,则血气衰弱,脾胃虚冷,故不能消于谷也。

治虚劳脾胃冷弱,食不消化,四肢少力,宜服**白豆蔻散**方:

白豆蔻一两,去皮　木香一两　青橘皮一两,汤浸,去白瓤,焙　白术一两　吴茱萸半两,汤浸七遍微炒　诃梨勒一两,煨,用皮　干姜三分,炮裂,剉　草豆蔻一两,去皮　厚朴一两,去粗皮,涂生姜汁炙令香熟　桂心一两　人参一两,去芦头　甘草半两,炙微赤,剉

右件药捣粗罗为散,每服三钱,以水一中盏,入生姜半分,枣三枚,煎至六分,去滓,食前稍热服。

治虚劳脾胃虚冷,食不消化,腹胁气痛,宜服**人参散**方:

人参一两,去芦头　当归三分,剉,微炒　草豆蔻三分,去皮　陈橘皮一两,汤浸,去白瓤,焙　厚朴二两,去粗皮,涂生姜汁炙令香熟　桂心三分　甘草半两,炙微赤,剉　白术三分　大麦蘖二两,炒微黄　吴茱萸半两,汤浸七遍,焙干微炒

右件药捣粗罗为散,每服三钱,以水一中盏,入生姜半分,枣三枚,煎至六分,去滓,食前稍热服。

治虚劳,脾胃虚冷,食不消化,渐加无力,宜服**白术散**方:

白术三分 陈橘皮一两,汤浸,去白瓤,焙 人参三分,去芦头 麦蘖一两,微炒 附子一两,炮裂,去皮脐 芎䓖三分 厚朴一两半,去粗皮,涂生姜汁炙令香熟 诃梨勒一两,煨,用皮 桂心三分

右件药捣粗罗为散,每服三钱,以水一中盏,入生姜半分,枣三枚,煎至六分,去滓,食前稍热服。

治虚劳脾胃虚冷,吃食即吐,胸中妨闷,宿食不消,宜服**厚朴散**方:

厚朴一两,去粗皮,涂生姜汁炙令香熟 人参一两,去芦头 白豆蔻三分,去皮 甘草半两,炙微赤,剉 高良姜半两,剉 丁香半两 诃梨勒一两,煨,用皮 桂心三分 前胡三分,去芦头 半夏半两,汤洗七遍去滑 陈橘皮一两,汤浸,去白瓤,焙

右件药捣粗罗为散,每服三钱,以水一中盏,入生姜半分,枣三枚,煎至六分,去滓,食前稍热服。

治虚劳脾胃虚冷,饮食不消,宜服**白术散**方:

白术一两 人参一两,去芦头 桂心三分 厚朴一两半,去粗皮,涂生姜汁炙令香熟 吴茱萸半两,汤浸七遍,焙干微炒 诃梨勒一两,煨,用皮 益智子三分,去皮 陈橘皮一两,汤浸,去白瓤,焙 槟榔半两

右件药捣粗罗为散,每服三钱,以水一中盏,入枣三枚,煎至六分,去滓,食前稍热服。

治虚劳脾胃虚冷,食不消化,宜服**草豆蔻散**方:

草豆蔻一两,去皮 人参一两,去芦头 桂心半两 白术一两 半夏半两,汤洗七遍去滑 甘草一两,炙微赤,剉 陈橘皮一两,汤浸,去白瓤,焙 厚朴一两半,去粗皮,涂生姜汁炙令香熟

右件药捣粗罗为散,每服三钱,以水一中盏,入生姜半分,枣三枚,煎至六分,去滓,食前稍热服。

治虚劳脾胃冷弱,腹中气胀满,食不消化,宜服**神曲散**方:

神曲二两,微炒 木香一两 陈橘皮一两,汤浸,去白瓤,焙 麦蘖二两,微炒 草豆蔻一两,去皮

右件药捣细罗为散,每服食前以温酒调下一钱。

治虚劳脾胃虚冷,饮食不消,腹胁胀满,宜服**诃梨勒圆**方:

诃梨勒一两,煨,用皮 桂心三分 丁香半两 高良姜半两,剉 草豆蔻一两,去皮 神曲一两,炒微黄 麦蘖一两,炒微黄 白术一两[1] 人参一两,去芦头 吴茱萸半两,汤浸七遍,焙干微炒 厚朴一两,去粗皮,涂生姜汁炙令香熟 陈橘皮一两,汤浸,去白瓤,焙

右件药捣罗为末,炼蜜和捣三二百杵,圆如梧桐子大,每服食前以姜枣汤下二十圆。

治虚劳脾胃虚冷,饮食不消,腹胁气满,宜服**神曲圆**方:

神曲三两,炒微黄 白术一两 附子一两,炮裂,去皮脐 枳壳一两,麸炒微黄,去瓤 高良姜一两,剉 人参一两,去芦头 吴茱萸一两,汤浸七遍,焙干微炒 诃梨勒一两,煨,用皮 草豆蔻一两,去皮

右件药捣罗为末,炼蜜和捣三二百杵,圆如梧桐子大,每服食前煎橘皮汤下二十圆。

治虚劳脾气虚弱,腹胀,食饮不消,面无颜色,四肢羸瘦,宜服**丁香圆**方:

丁香一两 硫黄三分,细研 神曲一两,炒微黄 陈橘皮一两,汤浸,去白瓤,焙 厚朴一两,去粗皮,涂生姜汁炙令香熟 槟榔一两

---

[1] 一两:原脱。据《普济方》卷232引同方补。

右件药捣罗为末,炼蜜和捣三二百杵,圆如梧桐子大,每服空心及晚食前以温酒下二十圆,粥饮下亦得。

治虚劳不思食诸方

夫脾胃者,候身体肌肉也。胃为水谷之海。若虚劳,则脏腑不和,令脾胃气弱,故不思食也。

治虚劳脾胃气虚,不思饮食,宜服**白术散**方:

白术　木香　草豆蔻去皮　陈橘皮汤浸,去白瓤,焙　人参去芦头　肉豆蔻去壳　益智子去皮　干姜炮裂,剉　白茯苓　厚朴去粗皮,涂生姜汁炙令香熟,已上各一两　半夏半两,汤浸七遍去滑　甘草半两,炙微赤,剉

右件药捣粗罗为散,每服三钱,以水一中盏,入生姜半分,枣三枚,煎至六分,去滓,不计时候稍热服。

治虚劳脾胃气不和,心腹冷气,不思饮食,宜服**厚朴散**方:

厚朴一两,去粗皮,涂生姜汁炙令香熟　人参一两,去芦头　吴茱萸半两,汤浸七遍,焙干微炒　青橘皮半两,汤浸,去白瓤,焙　白术一两　白茯苓一两　草豆蔻一两,去皮　桂心半两　高良姜半两,剉　附子半两,炮裂,去皮脐　甘草一两,炙微赤,剉

右件药捣粗罗为散,每服三钱,以水一中盏,入生姜半分,枣三枚,煎至六分,去滓,不计时候稍热服。

治虚劳脾胃气虚弱,不思饮食,四肢无力,睡常不足,面色萎黄,宜服**诃梨勒散**方:

诃梨勒三分,煨,用皮　人参半两,去芦头　当归半两　白术一两　芎䓖半两　丁香半两　甘草一分,炙微赤,剉　陈橘皮一两,汤浸,去白瓤,焙　黄耆三分,剉　桂心半两　熟干地黄一两　麦门冬一两半,去心,焙

右件药捣粗罗为散,每服三钱,以水一中盏,入生姜半分,枣三枚,煎至六分,去滓,不计时候温服。

治虚劳脾胃不和,少思饮食,或时自泻,宜服**厚朴散**方:

厚朴五两,去粗皮细剉,用生姜五两研取汁,和浸厚朴一宿,取并生姜捏焙干后,微火炒令香,紫色烟尽为度　人参一两,去芦头　陈橘皮一两,汤浸,去白瓤,焙　白术一两　诃梨勒二两,煨,用皮　草豆蔻一两,去皮　甘草半两,炙微赤,剉

右件药捣细罗为散,每服食前以生姜枣汤调下一钱。

治虚劳脾胃虚冷,不思饮食,宜服**温脾散**方:

诃梨勒二两,煨,用皮　肉桂二两,去皱皮　木香一两　肉豆蔻一两,去壳　人参一两,去芦头　附子一两,炮裂,去皮脐　干姜半两,炮裂,剉　白茯苓一两　丁香半两　沉香半两　厚朴一两,去粗皮,涂生姜汁炙令香熟　甘草半两,炙微赤,剉　藿香半两

右件药捣粗罗为散,每服三钱,以水一中盏,入生姜半分,枣三枚,煎至六分,去滓,不计时候稍热服。忌醋物、菘菜。

治虚劳不思食,**煮肝散**方:

木香一两　人参一两,去芦头　桂心半两　胡椒一分　补骨脂半两　白术一两　白芍药一两　高良姜半两,剉　干姜半两,炮裂,剉　陈橘皮一两,汤浸,去白瓤,焙　厚朴半两,去粗皮,涂生姜汁炙令香熟

缩沙半两,去皮

右件药捣细罗为散,每服用獖猪肝一具细切,以散五钱拌和令匀,入于铛内以浆水二大盏,入葱白五茎煮令烂熟,任意食之。

治虚劳,暖脾壮胃,令思饮食,**和气通真圆方**:

厚朴一两,去粗皮,涂生姜汁炙令香熟　楮实三分,水淘去浮者,焙干　石斛一两,去根,剉　肉桂一两,去皱皮　干姜三分,炮裂,剉　附子一两,炮裂,去皮脐　牛膝三分,去苗　白术一两　青橘皮半两,汤浸,去白瓤,焙　人参一两,去芦头　白茯苓半两　槟榔三分　薯蓣半两　木香三分　乳香半两　肉豆蔻一两,去壳

右件药捣罗为末,炼蜜和捣三五百杵,圆如梧桐子大,每服食前以生姜枣汤下三十圆,酒下亦得。

治虚劳脾胃虚冷,气满不思食,宜服**桔梗圆方**:

桔梗一两,去芦头　白术一两半　桂心一两　吴茱萸一两半,汤浸七遍,焙干微炒　厚朴二两,去粗皮,涂生姜汁炙令香熟　陈橘皮一两,汤浸,去白瓤,焙　枳壳一两,麸炒微黄,去瓤　人参一两半,去芦头　干姜一两,炮裂,剉　甘草半两,炙微赤,剉　麦糵一两半,炒微黄　神曲一两半,炒微黄　肉豆蔻三分,去壳

右件药捣罗为末,炼蜜和捣三二百杵,圆如梧桐子大,每服食前以暖酒下二十圆,以差为度。

治虚劳脾胃不调,腹胁胀满,不思饮食,宜服**厚朴圆方**:

厚朴一两,去粗皮,涂生姜汁炙令香熟　五味子一两　桔梗一两,去芦头　白术一两半　枳壳一两,麸炒微黄,去瓤　诃梨勒一两,煨,用皮　桂心三分　干姜半两,炮裂,剉　人参一两,去芦头　黄糵三分,炒微黄　益智子三分,去皮

右件药捣罗为末,炼蜜和捣三二百杵,圆如梧桐子大,每服食前以温酒下二十圆。

治虚劳脾胃大冷,全不思食,或气胀满,宜服**荜茇圆方**:

荜茇一两　人参一两,去芦头　桂心一两　干姜一两,炮裂,剉　诃梨勒一两半,煨,用皮　白茯苓三分　胡椒三分　陈橘皮三分,汤浸,去白瓤,焙

右件药捣罗为末,炼蜜和捣一二百杵,圆如梧桐子大,每服食前以粥饮下二十圆。

治虚劳脾胃气冷,不思饮食,或气满刺痛,宜服**木香圆方**:

木香半两　诃梨勒一两,煨,用皮　肉豆蔻一分,去壳　麝香一分

右件药捣罗为末,煮枣肉和圆如菉豆大,每服食前以暖酒下十圆。

治虚劳心腹痛诸方

夫虚劳者,脏气不足故也。复为风邪所乘,邪正相干,冷热击搏,故为心腹痛也。

治虚劳肩背疼闷,心腹胀痛,肠胃虚鸣,脐下拘急,宜服**鳖甲散方**:

鳖甲一两半,涂醋炙令微黄,去裙襕　柴胡一两半,去苗　京三棱一两,炮剉　当归一两半　赤芍药一两　人参一两,去芦头　白术一两　陈橘皮三分,汤浸,去白瓤,焙　大腹皮半两

右件药捣粗罗为散,每服三钱,以水一中盏,入生姜半分,煎至六分,去滓,食前稍热服。

治虚劳肩背及心腹疼痛,或四肢不和,腹胃胀满,宜服**芎䓖散方**:

芎䓖一两　柴胡一两半,去苗　桂心三分　赤芍药一两　白术一两　大腹皮三分　桃人二十枚,汤浸,去皮尖、双人,麸炒微黄　陈橘皮三分,汤浸,去白瓤,焙　木香三分

右件药捣罗为散,每服三钱,以水一中盏,入生姜半分,煎至六分,去滓,不计时候稍

热服。

治虚劳心腹痛,胃气不和,腹胁胀满,宜服**木香散**方:

木香　芎藭　枳壳麸炒微黄,去瓤　桃人汤浸,去皮尖、双人,麸炒微黄　陈橘皮汤浸,去白瓤,焙　桂心　赤芍药　人参去芦头　槟榔已上各一两

右件药捣粗罗为散,每服三钱,以水一中盏,煎至六分,去滓,不计时候稍热服。

治虚劳,冷气攻心腹疼痛,宜服**丁香散**方:

丁香半两　当归三分　赤芍药三分　厚朴一两半,去粗皮,涂生姜汁炙令香熟　青橘皮一两,汤浸,去白瓤,焙　木香三分　桂心三分　人参半两,去芦头　桃人三分,汤浸,去皮尖、双人,麸炒微黄　川椒一分,去目及闭口者,微炒去汗

右件药捣粗罗为散,每服三钱,以水一中盏,入生姜半分,枣三枚,煎至六分,去滓,不计时候稍热服。

治虚劳心腹痛,小腹滞闷,宜服**沉香散**方:

沉香一两半　附子炮裂,去皮脐　槟榔　肉桂去皱皮　陈橘皮汤浸,去白瓤,焙　薰香子已上各一两　当归半两　丁香半两

右件药捣细罗为散,每服食前以热酒调下二钱。

治虚劳心腹胀满刺痛,食不消,宜服**肉豆蔻圆**方:

肉豆蔻一两,去壳　木香一两　丁香半两　当归半两　京三棱一两,炮剉　神曲一两,捣碎,微炒　陈橘皮半两,汤浸,去白瓤,焙　桃人二两,汤浸,去皮尖、双人,麸炒微黄　安息香半两　麝香一分　麦蘖一两,炒微黄

右件药捣罗为末,炼蜜和捣五七百杵,圆如梧桐子大,每服食前以热酒下十五圆。

治虚劳心腹或脐下疼痛,兼暖脾肾,顺气思食,**阿魏圆**方:

阿魏半两,细研,用白面一两拌溲作饼子,煿令黄焦　木香一两　补骨脂二两,微炒　青橘皮一两,汤浸,去白瓤,焙　干姜二两,炮裂,剉　附子二两,炮裂,去皮脐　槟榔二两　薰香子二两,微炒　肉桂二两,去皱皮　吴茱萸二两,汤浸七遍,焙干微炒

右件药捣罗为末,炼蜜和捣三五百杵,圆如梧桐子大,每服食前以热酒下十五圆,生姜汤下亦得。

又方:

青橘皮一两,汤浸,去白瓤,焙　桂心一两　木香二两　桃人一两,汤浸,去皮尖、双人,麸炒微黄

右件药捣细罗为散,每服食前以热酒调下一钱。

又方:

干漆一两,杵碎,炒令烟出　京三棱一两,炮剉　蓬莪茂半两,煨　青橘皮三分,汤浸,去白瓤,焙　桃人一两,汤浸,去皮尖、双人,麸炒微黄　桂心一两

右件药捣细罗为散,每服食前以热酒调下一钱。

治虚劳积聚诸方

夫虚劳积聚者,脏腑之病也。积者脏病也,阴气所生也。聚者腑病也,阳气所成也。虚劳之人,阴阳气伤损,血气凝涩,不宣通于经络,故成积聚于内也。

治虚劳积聚,或心腹疼痛,四肢羸瘦,小便赤,不能饮食,宜服**鳖甲散**方:

鳖甲三两,涂醋炙微黄,去裙襕　厚朴一两,去粗皮,涂生姜汁炙令香熟　木香三分　槟榔三分　神曲二两,捣碎,微炒　京三棱一两,炮到　川大黄二两,剉碎,微炒　芎藭半两　青橘皮三分,汤浸,去白瓤,焙　桃人一两,汤浸,去皮尖、双人,麸炒微黄　麦蘖一两,炒微黄　当归半两　赤芍药一两　桂心三分　柴胡一两半,去苗

右件药捣粗罗为散,每服四钱,以水一中盏,入生姜半分,煎至六分,去滓,食前稍热服。忌苋菜、生冷。

治虚劳积聚结块,心腹胁肋刺痛,宜服**桃人散**方:

桃人二两,汤浸,去皮尖、双人,麸炒微黄　川大黄二两,剉碎,微炒　鳖甲一两,涂醋炙微黄,去裙襕　吴茱萸半两,汤浸七遍,焙干微炒　当归一两　诃梨勒一两半,煨,用皮　京三棱一两,炮裂　木香半两　桂心半两

右件药捣粗罗为散,每服四钱,以水一中盏,煎至六分,去滓,食前稍热服。忌苋菜、生冷。

治虚劳积聚坚实,腹如鼓,食即却吐,坐卧不安,喘急,宜服**白术散**方:

白术半两　防葵一两　槟榔二两　郁李人二两,汤浸,去皮微炒　鳖甲二两,涂醋炙微黄,去裙襕　吴茱萸三分,汤浸七遍,焙干微炒　桃人三分,汤浸,去皮尖、双人,麸炒微　诃梨勒一两半,煨,用皮

右件药捣粗罗为散,每服四钱,以水一中盏,入生姜半分,煎至六分,去滓,食前温服,以微利为度。忌苋菜、生冷、油腻。

治虚劳积聚,心腹壅闷,喘急气促,不能饮食,四肢瘦弱,宜服**赤茯苓散**方:

赤茯苓一两　紫菀三分,洗去苗土　白术半两　吴茱萸一分,汤浸七遍,焙干微炒　郁李人三分,汤浸,去皮尖,微炒　当归半两　人参半两,去芦头　鳖甲三分,涂醋炙微黄,去裙襕　桂心半两　槟榔半两

右件药捣粗罗为散,每服三钱,以水一中盏,入生姜半分,煎至五分,去滓,食前温服。忌苋菜、湿面、生冷。

治虚劳积聚,腹中坚硬,气胀喘急,宜服**狼毒圆**方:

狼毒二两半,醋浸,炙　肉桂二两,去皱皮　川乌头半两,去皮脐,醋拌炒　京三棱一两,炮到　紫菀三分,洗去苗土　附子一[1]两,炮裂,去皮脐　川大黄二两半,剉碎,微炒　鳖甲二两,涂醋炙微黄,去裙襕　甜葶苈二分,隔纸炒令紫色　槟榔二两　鼍甲一两,炙　木香一两　桃人二两,汤浸,去皮尖、双人,麸炒微黄　吴茱萸一两,汤浸七遍,焙干微炒　皂荚三分,汤浸,去皮,涂酥炙黄焦,去子　芫花半两,醋拌炒令干

右件药捣罗为末,炼蜜和捣三五百杵,圆如梧桐子大,每服空心以温酒下十圆。忌苋菜、湿面、生冷。

治虚劳积聚,胁下妨满,腹胀不能食,及腹中痛,宜服**防葵圆**方:

防葵一两　柴胡一两,去苗　木香三分　桃人一两,汤浸,去皮尖、双人,麸炒微　鳖甲一两,涂醋炙微黄,去裙襕　桂心半两　川大黄一两,剉碎,微炒　当归半两　京三棱一两,炮到　赤芍药半两　槟榔一两　郁李人一两,汤浸,去皮尖,微炒

右件药捣罗为末,炼蜜和捣三五百杵,圆如梧桐子大,每服食前以温酒下二十圆。忌苋菜、生冷、湿面。

治虚劳积聚痞结,腹胁胀满,宜服**京三棱圆**方:

京三棱三两,炮裂,剉　川大黄二两,剉碎,微炒　鳖甲二两,涂醋炙微黄,去裙襕　赤芍药一两　桂心

---

〔1〕一:原脱。《类聚》卷146引同方作"一",因改。

一两 干姜一两,炮裂,剉 诃梨勒二两,煨,用皮 槟榔二两 川乌头一两,炮裂,去皮脐 吴茱萸一两,汤浸七遍,焙干微炒 桃人四两,汤浸,去皮尖、双人,麸炒微黄

右件药捣罗为末,熬醋如胶,和捣三二百杵,圆如梧桐子大,每服食前以温酒下二十圆,渐加至三十圆,下烂肉黑脓为度。

治虚劳积聚,羸瘦不任,宜服**鳖甲圆**方:

鳖甲二两,涂醋炙微黄,去裙襕 肉桂二两,去皱皮 川大黄二两,剉碎,微炒 诃梨勒二两,煨,用皮 牵牛子一两,微炒 京三棱一两,炮剉 桃人二两,汤浸,去皮尖、双人,麸炒微黄 吴茱萸半两,汤浸七遍,焙干微炒 白术一两

右件药捣罗为末,炼蜜和捣三二百杵,圆如梧桐子大,每服空心以温酒下三十圆,加至四十圆。忌苋菜、生冷、湿面。

治虚劳癥瘕诸方

夫虚劳癥瘕病者,皆由久寒积滞冷,饮食不能消化所致也。结聚牢强,按之不转动者为癥,推之转移则为瘕也。今虚劳之人,脾胃气弱,不能消化水谷,复为寒冷所乘,故结成此病也。

治虚劳癥瘕,或攻心腹,四肢无力,不思饮食,宜服**鳖甲散**方:

鳖甲一两半,涂醋炙微黄,去裙襕 柴胡一两半,去苗 干姜半两,炮裂,剉 芎藭半两 木香三分 川大黄一两,剉碎,微炒 陈橘皮一两,汤浸,去白瓤,焙 诃梨勒二两,煨,用皮 赤茯苓一两 桃人一两,汤浸,去皮尖、双人,麸炒微黄 京三棱一两,炮剉

右件药捣粗罗为散,每服三钱,以水一中盏,入生姜半分,煎至六分,去滓,食前稍热服。忌苋菜、生冷、湿面。

治虚劳癥瘕,或气攻脾胃,令人心下及胃管两傍坚硬,喘息急促,牵引两胁妨痛,宜服**防葵散**方:

防葵三分 京三棱三分,剉碎,醋炒三遍 蓬莪茂半两 诃梨勒半两,煨,用皮 槟榔半两 赤茯苓半两 人参半两,去芦头 白术半两 桂心半两 枳壳半两,麸炒微黄,去瓤 白豆蔻半两,去皮 木香半两 川大黄半两,剉碎,微炒 丁香一分 附子半两,炮裂,去皮脐 郁李人三分,汤浸,去皮尖,微炒 鳖甲二两,洗去尘土,用硇砂半两研碎,以醋二合浸硇砂,去却石,涂醋炙鳖甲,硇砂、醋尽为度

右件药捣细罗为散,每服空心及晚食前以温酒调下一钱。忌苋菜、生冷、湿面。

治虚劳癥瘕,结块不消者,宜服**三神煎**方:

桃人一千二百粒,汤浸,去皮尖、双人,研,旋以水滤取浓汁五升以来 京三棱三两,炮剉 鳖甲三两,涂醋炙微黄,去裙襕

右件药除桃人外捣罗为末,于铛中先煎桃人汁耗一半,下二味药末,以木篦不住手搅,煎良久,又下好酒,三味[1]煎如稀饧,收瓷器中盛,每日空心及晚食前以热酒一中盏调下一茶匙。忌苋菜、生冷、湿面。

治虚劳癥瘕,心腹胀满,或气喘咳嗽,宜服**乌头圆**方:

川乌头一两,炮裂,去皮脐 桃人二两,汤浸,去皮尖、双人,麸炒微黄 鳖甲二两,涂醋炙微黄,去裙襕 吴

---

[1] 味:底本及《普济方》卷234、《类聚》卷146所引均同。《正误》:"'味'疑作'升'。"然"味"亦通,可指三味药。

茱萸一两,汤浸七遍,焙干微炒 皂荚三分,去皮,涂酥炙黄焦,去子 陈橘皮一两,汤浸,去白瓤,焙 白术一两 枳壳一两,麸炒微黄,去瓤 桔梗一两,去芦头 槟榔一两 防葵一两 赤芍药一两 干姜一两,炮裂,剉 紫菀一两,洗去苗土 细辛一两 人参一两,去芦头 甘草一两,炙微赤,剉

右件药捣罗为末,炼蜜和捣三五百杵,圆如梧桐子大,每服空腹及晚食前以温酒下二十圆。

治虚劳癥瘕,心腹疼痛,胸膈不利,宜服**京三棱煎圆**方:

京三棱八两,炮剉 陈橘皮八两,汤浸,去白瓤,焙 黑三棱四两,炮剉 桃人四两,汤浸,去皮尖,双人,研如膏

已上四味除桃人外捣罗为末,用好酒五升于锅中以慢火煎,次下桃人膏熬如稀饧,入后药末:

槟榔二两 诃梨勒二两,煨,用皮 枳壳四两,麸炒微黄,去瓤 木香三两 鳖甲二两,涂醋炙微黄,去裙襕 硇砂一两,研入 硫黄二两,细研,水飞过 附子二两,炮裂,去皮脐 干姜三两,炮裂,剉

右件药捣罗为末,入研了硇砂、硫黄等重研令匀,入前药内和圆如梧桐子大,每服空腹及晚食前以生姜汤或温酒下三十圆。忌苋菜、生冷。

治虚劳癥瘕久不差,脐[1]肋有块,形如杯,或如鸡子,透隐皮肤,或经年不消,或疼痛如刺,或坚硬如石,能服此药,令自消化,**芫花圆**方:

芫花二两,醋拌炒令干 蓬莪茂二两 神曲一两,炒令黄 麦蘗一两,炒微黄 鳖甲二两,涂醋炙微黄焦,去裙襕 京三棱二两,炮剉 白术一两 草薢二两,剉 麝香一分

右件药捣罗为末,醋煮面糊和圆如梧桐子大,每服空心及晚食前以温酒下十圆。忌苋菜、生冷。

治虚劳癥瘕,食不消化,面色萎黄,四肢羸瘦,吃食全少,腹内常多冷气,大肠不调,腰胯疼痛,宜服**陈橘皮煎圆**方:

陈橘皮一斤,汤浸,去白瓤,焙干,捣罗为末,用酒一斗入于银器中,以慢火成膏 附子二两,炮裂,去皮脐 草薢三两,剉 京三棱三两,炮剉 当归三两 桂心三两 干姜三两,炮裂,剉 桃人三两,汤浸,去皮尖、双人,麸炒微黄

右件药捣罗为末,入前橘皮煎中和捣五七百杵,圆如梧桐子大,每服空心及晚食前以清粥饮下三十圆。

治虚劳癥瘕,心腹冷气,胃管烦痛,脐下多疼,气块发即上抢心胸,手足逆冷,宜服**三棱鳖甲圆**方:

京三棱一两,炮剉 鳖甲二两,涂醋炙微黄焦,去裙襕 干姜一两,炮剉 青橘皮一两,汤浸,去白瓤,焙 蓬莪茂一两 芫花一两,醋拌炒令干 川椒一两,去目及闭口者,微炒去汗

右件药捣罗为末,醋煮面糊和圆如梧桐子大,每服食前以生姜汤下十五圆。忌苋菜。

治虚劳癥瘕,腹胀,食饮不消,面无颜色,四肢羸瘦,宜服**硫黄圆**方:

硫黄一两,细研 木香一两 厚朴一两半,去粗皮,涂生姜汁炙香熟 陈橘皮一两,汤浸,去白瓤,焙 神曲一两,炒微黄 槟榔一两半 桃人一两,汤浸,去皮尖、双人,麸炒微黄

右件药捣罗为末,炼蜜和捣一二百杵,圆如梧桐子大,每服食前以桃人汤或温酒下三十圆。

---

[1] 脐:底本及《普济方》卷234、《类聚》卷146所引均同。《正误》:"'脐'疑当作'胁'。"然"脐"亦可通,不改。

治虚劳癥瘕不消,宜服**鳖甲煎圆方**:

鳖甲二两,别捣罗为末　干漆捣碎,炒令烟出　附子炮裂,去皮脐,已上各一两　京三棱一两,炮剉　川大黄一两,剉碎炒过　木香半两

右件药捣罗为末,先将鳖甲末以头醋三升煎令稠,然后入诸药末和捣三二百杵,圆如梧桐子大,每服空心及晚食前以温酒下十圆。忌苋菜、生冷。

治虚劳癥瘕,不能下食,日渐羸瘦,宜服**白术圆方**:

白术一两　防葵一两　木香一两　鳖甲二两,涂醋炙微黄焦,去裙襕　桃人一两,汤浸,去皮尖、双人,麸炒微黄　附子一两,炮裂,去皮脐　神曲一两,炒微黄　槟榔一两　诃梨勒一两,煨,用皮

右件药捣罗为末,炼蜜和捣三二百杵,圆如梧桐子大,每服空心及晚食前以生姜汤下三十圆。忌苋菜、生冷。

治虚劳惊悸诸方

夫心藏神而生血脉。今[1]虚劳之人,损伤于血脉,致令心气不定,因为邪气所乘,则使惊而悸动不安定也。

治虚劳惊悸,心神不安,宜服**人参散方**:

人参一两,去芦头　白芍药三分　桂心三分　黄耆一两,剉　甘草半两,炙微赤,剉　茯神一两　白龙骨一两　牡蛎一两,烧为粉　远志一两,去心　泽泻一两　酸枣人二两,微炒

右件药捣粗罗为散,每服三钱,以水一中盏,煎至六分,去滓,不计时候温服。

治虚劳惊悸,奔气在胸中,不得眠睡,**酸枣人散方**:

酸枣人一两,微炒　甘草三分,炙微赤,剉　白茯苓一两　半夏三分,汤洗七遍去滑　前胡三分,去芦头　五味子三分　桂心半两　人参一两,去芦头

右件药捣粗罗为散,每服三钱,以水一中盏,入生姜半分,煎至六分,去滓,不计时候温服。

治虚劳,惊悸不安,心膈烦满,不能嗜食,宜服**黄耆圆方**:

黄耆一两,剉　人参一两,去芦头　桂心一两　当归一两　赤石脂一两,细研　茯神一两　龙齿一两,细研　朱砂一两,细研　远志一两,去心　桔梗三分,去芦头　柏子人三分　五味子一两　麦门冬一两半,去心,焙　薯蓣一两　枳实一分,麸炒

右件药捣罗为末,入研了药令匀,炼蜜和捣三二百杵,圆如梧桐子大,每服不计时候以温酒下二十圆。

治虚劳惊悸,不能食,神思虚烦,不多睡,宜服安神定志,令人嗜食**人参圆方**:

人参三分,去芦头　茯神一两　芎䓖半两　枳壳半两,麸炒微黄,去瓤　薏苡人一两,微炒　桂心半两　甘草半两,炙微赤,剉　薯蓣一两　白术半两　龙齿三分,细研　铁粉半两,细研　黄耆一两,剉　厚朴三分,去粗皮,涂生姜汁炙令香熟

右件药捣罗为末,入研了药更研令匀,炼蜜和捣三二百杵,圆如梧桐子大,每服不计时候以温酒下二十圆。

治虚劳风邪惊悸,心气不定,吃食少,四肢瘦损无力,宜服**龙齿圆方**:

---

〔1〕 今:原作"冷"。《类聚》卷146"治虚劳惊悸诸方"论引作"今",义长,故改。

龙齿三分　黄耆一两,剉　熟干地黄一两　人参三分,去芦头　柏子人三分　防风三分,去芦头　独活三两　甘草半两,炙微赤,剉　枳壳半两,麸炒微黄,去瓤　白术三分　干姜三分,炮剉　桂心三分　鳖甲一两,涂醋炙微黄,去裙襕　桔梗半两,去芦头　茯神一两

右件药捣罗为末,炼蜜和捣三二百杵,圆如梧桐子大,每服不计时候以温酒下二十圆。忌苋菜。

治虚劳惊悸,心气不定,宜服**丹砂圆**方:

丹砂一两,细研,水飞过　龙齿半两,细研　茯神半两　远志一两,去心　雄黄细研　犀角屑　鬼臼去毛　桂心　人参去芦头,已上各三分　虎鼻一枚,干者　麝香一分,细研

右件药捣罗为末,入研了药令匀,炼蜜和捣三二百杵,圆如梧桐子大,每服不计时候以温酒下十五圆,晚食前再服。

治虚劳惊悸,神气不足,多忘不安,宜服**远志圆**方:

远志二两,去心　茯神一两　石菖蒲一两　黄耆一两,剉　熟干地黄一两　人参一两,去芦头　薯蓣一两　麦门冬二两,去心,焙　龙齿一两,细研　紫石英一两,细研,水飞过

右件药捣罗为末,入研了药令匀,炼蜜和捣三二百杵,圆如梧桐子大,每服不计时候以人参汤下十五圆。

治虚劳,止惊悸,令能食,**紫石英汤**方:

紫石英五两,打碎如米豆大,水淘一遍

右以水一斗煮取二升,去滓澄清,细细温服,或煮羹粥食亦得,服尽更煎之。

治虚劳兼痢诸方

夫虚劳兼痢者,此由脏腑虚损,伤于风冷故也。胃为水谷之海,今胃冷肠虚,则为痢也。

治虚劳,大肠久冷,泄痢不止,宜服**荜茇散**方:

荜茇三分　肉豆蔻三分,去壳　赤石脂一两　诃梨勒一两,煨,用皮　丁香半两　白茯苓半两　阿胶半两,捣碎,炒令黄燥　白龙骨三分　当归半两　桂心半两　缩沙三分,去皮　人参三分,去芦头　厚朴三分,去粗皮,涂生姜汁炙令香熟　陈橘皮半两,汤浸,去白瓤,焙　甘草一分,炙微赤,剉

右件药捣细罗为散,每服煎艾粥饮调下二钱,空心及晚食前服。

治虚劳,肠胃久冷,泄痢不止,**诃梨勒散**方:

诃梨勒半两,煨,用皮　乳香一两　干姜半两,炮裂,剉　缩沙半两,去壳　肉豆蔻半两,去壳　赤石脂半两,烧　甘草一分,炙微赤,剉

右件药捣罗为散,每服食前以粥饮调下二钱。

治虚劳久痢,腹内疼痛不可忍者,宜服**肉豆蔻散**方:

肉豆蔻三枚,去壳,以大麦面二两,用水和如饼剂子,裹豆蔻于灰火内煨,面黄熟为度,放冷取出豆蔻,别研为末　黄连半两,去须　木香半两

右件药除豆蔻外,别捣罗黄连等为散,每服二钱,以水一中盏,煎至五分,去滓,调下豆蔻末一钱,不计时候服。

治虚劳泄痢至甚,神效无比,**八石散**方:

白矾　阳起石　太阴玄精石　禹余粮已上各三两　钟乳粉　寒水石　金牙石　黄丹已上各一两

右件药捣研如粉，以盐泥固济瓶子，内诸药末，密封泥候干，以火渐渐逼之，相次加火至二十斤，煅之火尽为度，候冷取出，重研令极细，每服三钱，病重者四钱，以猪肝一具切作片，掺药末在肝内，并入盐二钱，葱白一握，擘碎，炉鏉煿令熟了，便以胡椒、荜茇末、生姜、醋、酱吃，后饮暖酒一两盏，渴即粥饮解之，甚者不过三服。

治虚劳泄痢，腹胀满痛，或时疼痛，饮食减少，四肢无力，宜服**白豆蔻圆方**：

白豆蔻半两，去皮　白术半两　胡椒半两　当归半两　白龙骨半两　荜茇半两　厚朴一两，去粗皮，涂生姜汁炙令香熟　陈橘皮一两，汤浸，去白瓤，焙　芎藭半两　人参半两，去芦头　肉桂一两，去皱皮　白茯苓半两　诃梨勒一两半，煨，用皮　干姜半两，炮裂，剉

右件药捣罗为末，炼蜜和捣三五百杵，圆如梧桐子大，每服食前以粥饮下三十圆。

治虚劳泄痢，肠胃虚冷，饮食不消，腹内雷鸣疞痛，宜服**赤石脂圆方**：

赤石脂一两　石斛一两，去根，剉　肉桂二两，去皱皮　钟乳粉一两　肉豆蔻一两，去壳　干姜一两，炮裂，剉　附子一两，炮裂，去皮脐　当归一两　白龙骨一两　人参一两，去芦头　川椒一两，去目及闭口者，微炒去汗　白茯苓一两　诃梨勒二两，煨，用皮

右件药捣罗为末，以神曲末酒煮，和捣三二百杵，圆如梧桐子大，每服不计时候以粥饮下三十圆。

治虚劳脾胃气不和，大肠泄痢，水谷难化，不思饮食，宜服**诃梨勒圆方**：

诃梨勒三分，煨，用皮　地榆一两，剉　木香半两　乳香一两　当归三分　干姜半两，炮裂，剉　白龙骨一两　阿胶一两，捣碎，炒令黄燥　附子一两，炮裂，去皮脐

右件药捣罗为末，炼蜜和捣三五百杵，圆如梧桐子大，每服空心及每食前以粥饮下三十圆。

治虚劳泄痢，兼脾气不和，不思饮食，宜服**肉豆蔻猪肝圆方**：

肉豆蔻一两，去壳　草豆蔻一两，去皮　诃梨勒二两，煨，用皮　缩沙一两，去皮　陈橘皮一两[1]，半生，一半炙

右件药捣罗为末，用猪肝一叶可重四两以来，切为片子，以乌梅十枚搥碎，以米泔汁同浸猪肝一宿，后却用湿纸裹煨令肝熟后，入醋少许同细研如糊，入前药末和圆如梧桐子大，每服以粥饮下三十圆，空心及于食前服。

治虚劳泄痢腹痛，不欲饮食，宜服**香连圆方**：

木香一两　黄连一两，去须别炒　地榆一两，剉　诃梨勒二两，煨，用皮　厚朴二两，去粗皮，涂生姜汁炙令香热　当归一两

右件药捣罗为末，炼蜜和圆如梧桐子大，每服不计时候粥饮下二十圆。

治虚劳脾胃久积冷气，大肠泄痢，呕逆，面色萎黄，宜服**硫黄圆方**：

硫黄二两　蛤粉五两

右件药用固济了瓶子一个，先以蛤粉一半铺底，当心药作一坑子，后入硫黄末，次以余者蛤粉头[2]，慢火烧，莫令焰起，直待硫黄熔后取出，于净地上出火毒一夜，二味一处细研，以粟米饭和圆如菉豆大，每服不计时候以粥饮下七圆至十圆。

---

〔1〕　一两：《正误》："'两'下疑脱'一'字。"然《类聚》卷146引同方并无"一"字。人民卫生出版社排印本有"一"字，未出所据。

〔2〕　头：底本及《类聚》卷146所引同。《正误》："'头'字疑误。"人民卫生出版社排印本作"盖头"，意即将剩余蛤粉覆盖在硫黄之上。义虽长而不知所据。

治冷劳诸方

夫冷劳之人，气血枯竭，表里俱虚，阴阳不和，精气散失，则内生寒冷也。皆由脏腑久虚，积冷之气传注于内，遂令宿食不消，心腹积聚，脐腹疼痛，面色萎黄，口舌生疮，大肠泄痢，手足无力，骨节痠痛，久而不瘥，转加羸瘦，故曰冷劳也。

治冷劳羸瘦，四肢无力，不思饮食，或时泄痢，宜服补骨脂散方：

补骨脂二两，微炒　诃梨勒一两半，煨，用皮　枳壳三分，麸炒微黄，去瓤　肉苁蓉二两，汤浸一宿，刮去皱皮，炙令干　厚朴一两，去粗皮，涂生姜汁炙令香熟　鹿茸一两，去毛，酒洗，涂酥炙微黄　肉豆蔻三分，去壳　龙骨一两　赤石脂一两　白术一两　缩沙二两，去皮　当归半两

右件药捣细罗为散，每服食前以粥饮调下二钱。忌生冷、油腻。

治冷劳，脏腑虚弱，心腹气胀，不能饮食，四肢无力，宜服荜澄茄散方：

荜澄茄一两　附子半两，炮裂，去皮脐　木香半两　京三棱半两，炮剉　白茯苓半两　肉豆蔻半两，去壳　沉香半两　人参半两，去芦头　白术半两　桂心半两　丁香半两　甘草一分，炙微赤，剉　桃人半两，汤浸，去皮尖、双人，麸炒微黄　陈橘皮半两，汤浸，去白瓤，焙　吴茱萸一分，汤浸七遍，焙干微炒　诃梨勒一两半，煨，用皮　厚朴半两，去粗皮，涂生姜汁炙令香熟　鳖甲一两，涂醋炙微黄，去裙襕

右件药捣细罗为散，每服食前以粥饮下二钱。忌苋菜、生冷。

治冷劳咳嗽，四肢无力，大肠不调，吃食减少，腹胁气胀，宜服炙肝散方：

苍术半两，炒　柴胡一两半，去苗　桔梗半两，去芦头　赤芍药三分　陈橘皮半两，汤浸，去白瓤，焙　紫菀三分，洗去苗土　缩沙三分，去皮　诃梨勒一两，煨，用皮　高良姜半两，剉

右件药捣细罗为散，每服用猪肝一具，切去脂膜如角片，入散一两拌和令匀，竹箸子串，慢火炙令熟，食前任意吃，以粥饮下。

治冷劳羸瘦不能食，心腹多疼，四肢无力，炙肝散方：

紫菀半两，洗去苗土　干姜半两，炮裂，剉　缩沙半两，去皮　芜荑半两　人参一分，去芦头　白茯苓一分　甘草一分，炙微赤，剉　当归一分　木香一分　陈橘皮一分，汤浸，去白瓤，焙　川椒一分，去目及闭口者，微炒去汗　厚朴半两，去粗皮，涂生姜汁炙令香熟　草豆蔻半两，去皮　桂心一分　胡椒一分　桔梗半两，去芦头　细辛半两　苍术半两　白术半两　附子半两，炮裂，去皮脐　芎藭一分

右件药捣细罗为散，每服用猪肝一具，去脂膜，薄切如角片，入散一两半，葱薤白一握细切，盐末相拌令有味，以竹箸子穿，慢火炙令熟，每服空心食之，后饮暖酒一两盏为妙。

治冷劳心腹虚胀，食饮全少，四肢无力，大肠不调，宜服炙肝散方：

苍术半两，微炒　芎藭半两　青橘皮半两，汤浸，去白瓤，焙　白芍药一两　紫菀一两　桔梗一两，去芦头　木香二两　肉豆蔻半两，去壳　槟榔半两　厚朴一两，去粗皮，涂生姜汁炙令香熟

修制同前方法。

治冷劳肌体羸瘦，或时腹痛，食饮不消，日渐尫羸，宜服猪肝圆方：

猪肝一具，切去脂膜，用醋五升煮令尽，取出研如膏　鳖甲一两半，涂醋炙令黄焦，去裙襕　厚朴二两，去粗皮，涂生姜汁炙令香熟　诃梨勒一两半，煨，用皮　陈橘皮一两，汤浸，去白瓤，焙　川椒三分，去目及闭口者，微炒去汗　柴胡一两，去苗　桂心三分　苍术一两　木香三分　桔梗三分，去芦头　乌梅肉三分，微炒　甘草半两，炙微赤，剉　紫菀一两，洗去苗土　干姜三分，炮裂，剉　芜荑三分，微炒　当归三分

右件药捣罗为末，入猪肝膏内和捣五七百杵，圆如梧桐子大，每服食前以粥饮下三十圆。

忌苋菜。

治冷劳羸瘦,四肢无力,肩背疼痛,腹胁积聚气,吃食不消,宜服**鳖甲圆方**:

鳖甲一两半,涂醋炙微黄焦,去裙襴　熟干地黄一两　郁李人一两,汤浸,去皮尖,微炒　陈橘皮一两,汤浸,去白瓤,焙　当归三分　白术一两　枳壳三分,麸炒微黄,去瓤　赤茯苓一两　牛膝一两,去苗　槟榔二分　桂心三分　人参三分,去芦头　五味子三分　柴胡一两半,去苗　诃梨勒一两,煨,用皮　附子一两半,炮裂,去皮脐　木香一两　干姜三分,炮裂,剉　赤芍药一两　桔梗三分,去芦头　京三棱一两,炮剉

右件药捣罗为末,炼蜜和捣三五百杵,圆如梧桐子大,每服食前姜枣汤下三十圆。忌苋菜。

治冷劳四肢疼痛,体瘦少力,不思饮食,宜服**沉香圆方**:

沉香一两　白术三分　柴胡二两,去芦　桂心三分　干姜三分,炮裂,剉　诃梨勒一两,煨,用皮　附子一两,炮裂,去皮脐　木香一两　人参一两,去芦头　白茯苓一两　当归三分　槟榔三分　鳖甲一两半,涂醋炙微黄焦,去裙襴　陈橘皮一两,汤浸,去白瓤,焙　肉豆蔻一两,去壳

右件药捣罗为末,炼蜜和捣三五百杵,圆如梧桐子大,每服食前以粥饮下三十圆。忌苋菜。

治冷劳气,四肢羸瘦,面色萎黄,腹内疼痛,不思饮食,宜服**荜茇圆方**:

荜茇半两　木香半两　诃梨勒一两半,煨,用皮　肉豆蔻一两,去壳　槟榔一两　白术半两　阿魏半两,面裹煨,以面熟为度　陈橘皮半两,汤浸,去白瓤,焙　干姜半两,炮裂,剉　厚朴一两,去粗皮,涂生姜汁炙令香熟　人参半两,去芦头　桂心半两　胡椒半两　甘草半两,炙微赤,剉

右件药捣罗为末,炼蜜和捣三二百杵,圆如梧桐子大,每服空心及晚食前以暖酒下三十圆。

治冷劳心腹气痛,食少羸瘦,宜服**鳖甲圆方**:

鳖甲一枚,大者,以盐泥固济壳上,用煎后药　木香一两　桂心一两　诃梨勒皮二两　附子二两,去皮脐　肉豆蔻一两,去壳　桃人一两,汤浸,去皮尖,双人

右件药细剉,用酒二升于鳖甲内煮令酒尽,捻下火取出诸药,其鳖壳去泥用之,并焙干捣罗为末,炼蜜和捣一二百杵,圆如菉豆大,每服空心及晚食前以生姜汤下十五圆。忌苋菜。

又方:

附子三分,炮裂,去皮脐　吴茱萸一分,汤浸七遍,焙干微炒　牛膝一两,去苗　硫黄半两,细研　白术三分

右件药捣罗为末,入硫黄更研令匀,醋煮面糊和圆如梧桐子大,每服食前以温酒下二十圆。

治冷劳痃癖气,宜服**硫黄圆方**:

硫黄二两,细研,水飞过　木香末,一两　川大黄末,一两　桃人四十九枚,汤浸,去皮尖,双人,研如膏

右件药先取大黄末,以少熟水洒取润,于新竹筒中盛,炊饭甑中蒸,饭熟为度,后取诸药末及桃人膏以大黄和之,如稍硬,以新炊饭少许研和,圆如梧桐子大,每服空腹以粥饮下二十圆。

治冷劳久不差,食少泄痢,诸药无效,宜服**羊肝圆方**:

羊肝一具,去脂膜,切作片子　白矾三两,烧令汁尽

右件药以酽醋三升煮羊肝令烂,入砂盆内研,后入白矾,和圆如梧桐子大,每服空心及晚食前以粥饮下二十圆,渐加至三十圆。

治冷劳气，不能饮食，渐加黑瘦，宜服此**桃人方**：

桃人五百颗大者　吴茱萸三两

右件药相和，入净铁铛中着微火炒经一炊久，取桃人一颗捻去皮看似微黄色，即渐加火令极热，铛中微烟出，即乘热取出，于新瓷瓶子盛，厚着纸封瓶口，勿令泄气。每日空心只取桃人二十颗，捻去皮烂嚼，以温酒下，至重者服五百颗，即差。

治冷劳大肠转泄不止，**神效太一丹方**：

禹余粮四两，火烧令赤、于米醋内淬，如此七遍后捣研如面　乌头一两，冷水浸一宿，去皮脐，焙干，捣罗为末

右件药相和，用醋煮面糊和圆如菉豆大，每服食前以温水下五圆。

治冷劳脐腹疼痛，或时泄痢，兼治妇人劳后带下，**必效艾叶煎圆方**：

艾叶四两，微炒　白头翁一两

右件药捣罗为末，用米醋三升先熬药末一半，成膏后入余药末相和，圆如梧桐子大，每服食前以粥饮下三十圆。

治冷劳及冷气诸疾，**神效金髓丹方**：

右取吴茱萸三斤，以新汲水淘一百遍，日中晒干，以浓酒五升煮茱萸，以酒尽为度，以炭火烧地令赤，以酒二升淋地上，将茱萸摊在地上，以盆子合之，以灰四面培之，勿令泄气，一宿取出，以文火炒令干，捣罗为末，以醋煮枣肉和研，圆如菉豆大，每服空心及晚食前以生姜汤下二十圆，加至三十圆。

治冷劳久不差，**茴香花圆方**：

茴香花　艾叶并烧为灰，各一两

右件药细研，以粟米饭和圆如梧桐子大，初以蛇床子汤下二十圆至三十圆，微吐不妨，吐了却用枣汤下，立有大效。

治气劳诸方

夫气劳者，由脏腑虚弱，阴阳不和，喜怒无恒，劳逸过度之所致也。是以百病之由皆生于气，故怒则气逆，思则气留，悲则气涩，忧则气乱。若邪气积蓄在于脏腑，则使真邪相搏，血否涩，肌肉不荣，面色萎黄，四肢无力，心腹多气，饮食不消，日久不痊，渐至羸瘦，故名气劳也。

治气劳，心胸不利，腹中多气，少思饮食，四肢无力，宜服**木香散方**：

木香三分　诃梨勒一两，煨，用皮　前胡一两，去芦头　白术半两　丁香半两　人参半两，去芦头厚朴一两，去粗皮，涂生姜汁炙令香熟　陈橘皮一两，汤浸，去白瓤，焙　鳖甲一两，涂醋炙令微黄，去裙襕　枳壳半两，麸炒微黄，去瓤　桂心半两　当归半两　槟榔半两　赤茯苓半两　甘草一分，炙微赤，剉

右件药捣筛为散，每服四钱，以水一中盏，入生姜半分，枣三枚，煎至六分，去滓，不计时候稍热服。忌苋菜。

治气劳羸瘦，腹胁痞坚，脐下冷疼，不欲饮食，宜服**桃人散方**：

桃人三分，汤浸，去皮尖、双人，麸炒微黄　吴茱萸半两，汤浸七遍，焙干微炒　木香半两　京三棱三分，炮剉　芎䓖半两　桂心半两　白术三分　青橘皮半两，汤浸，去白瓤，焙　柴胡一两，去苗　诃梨勒三分，煨，用皮　高良姜三分，剉　当归半两　槟榔半两　赤芍药半两　甘草半两，炙微赤，剉

右件药捣筛为散，每服三钱，以水一中盏，入生姜半分，枣三枚，煎至六分，去滓，不计时候稍热服。

治气劳脾胃久弱，呕逆不纳饮食，四肢羸瘦，渐加乏力，宜服**丁香散**方：

丁香三分　半夏半两，汤洗七遍去滑　白术三分　前胡三分，去芦头　桂心三分　人参三分，去芦头　枇杷叶半两，去毛，炙微黄　厚朴三分，去粗皮，涂生姜汁炙令香熟　柴胡一两，去苗　白茯苓三分　陈橘皮三分，汤浸，去白瓤，焙　诃梨勒一两，煨，用皮　甘草半两，炙微赤，剉

右件药捣粗罗为散，每服三钱，以水一中盏，入生姜半分，枣三枚，煎至六分，去滓，不计时候稍热服。

治气劳心腹冷痛，吃食减少，四肢羸弱，宜服**荜澄茄散**方：

荜澄茄三分　白术一两　黄耆三分，剉　附子三分，炮裂，去皮脐　草豆蔻三分，去皮　桂心半两　蓬莪茂三分　当归三分　木香半两　芎䓖半两　柴胡一两，去苗　牛膝三分，去苗　吴茱萸半两，汤浸七遍，焙干研碎　甘草半两，炙微赤，剉

右件药捣粗罗为散，每服三钱，以水一中盏，入生姜半分，枣三枚，煎至六分，去滓，不计时候稍热服。

治气劳心腹积聚，两胁妨闷，四肢羸瘦，不能起止，宜服**三棱散**方：

京三棱一两，炮剉　木香三分　鳖甲一两，涂醋炙微黄，去裙襕　当归三分　陈橘皮一两，汤浸，去白瓤，焙　赤芍药半两　川大黄三分，剉，微炒　桔梗三分，去芦头　桂心三分　槟榔三分　柴胡一两，去苗　干姜三分，炮裂，剉　诃梨勒三分，煨，用皮　防葵三分　白术半两

右件药捣粗罗为散，每服三钱，以水一中盏，入生姜半分，煎至六分，去滓，不计时候稍热服。忌苋菜。

治气劳心腹满闷，身体羸瘦，脚膝微肿，不能饮食，宜服**沉香散**方：

沉香半两　紫苏子三分　赤茯苓一两　木香半两　诃梨勒一两，煨，用皮　柴胡一两，去苗　鳖甲一两，涂醋炙令黄，去裙襕　陈橘皮一两，汤浸，去白瓤，焙　桂心半两　白术半两　槟榔一两

右件药捣粗罗为散，每服四钱，以水一中盏，入生姜半分，煎至六分，去滓，不计时候稍热服。

治气劳羸瘦，四肢疼痛，心腹妨闷，不欲饮食，宜服**诃梨勒散**方：

诃梨勒一两，煨，用皮　鳖甲一两，涂醋炙微黄，去裙襕　防葵三分　柴胡一两，去苗　陈橘皮三分，汤浸，去白瓤，焙　木香半两　赤茯苓三分　桔梗半两，去芦头　桂心半两　白术三分　赤芍药三分　槟榔半两

右件药捣粗罗为散，每服三钱，以水一中盏，入生姜半分，煎至六分，去滓，不计时候稍热服。忌苋菜。

治气劳脾胃乏弱，饮食不消，四肢羸瘦，宜服**陈橘皮圆**方：

陈橘皮一两，汤浸，去白瓤，焙　厚朴三分，去粗皮，涂生姜汁炙令香熟　神曲一两，微炒　木香半两　槟榔三分　人参半两，去芦头　桂心半两　柴胡三分，去苗　白术三分　诃梨勒三分，煨，用皮　白豆蔻三分，去皮　高良姜半两，剉　白茯苓三分　沉香三分　枳实三分，麸炒令微黄

右件药捣罗为末，炼蜜和捣三二百杵，圆如梧桐子大，每服不计时候姜枣汤下三十圆。

治气劳大肠时[1]，不欲饮食，四肢厥冷，面色青黄，宜服**荜茇圆**方：

荜茇三分　白术三分　肉豆蔻三分，去壳　丁香半两　诃梨勒一两，煨，用皮　附子一两，炮裂，去皮

---

〔1〕　大肠时：底本与《类聚》卷146所引同。《普济方》卷229引同方"时"作"泄"。人民卫生出版社排印本在"时"下补"泄"字。《正误》："'大肠'字恐误。""时泄"义长，但不明所据。

脐　桂心三分　胡椒半两　干姜半两,炮裂,剉　厚朴一两,去粗皮,涂生姜汁炙令香熟　陈橘皮三分,汤浸,去白瓤,焙　木香半两

右件药捣罗为末,炼蜜和捣三二百杵,圆如梧桐子大,每服不计时候以粥饮下三十圆。

治气劳心胸噎塞,不下食,渐加羸瘦,宜服**前胡圆**方:

前胡一两,去芦头　木香三分　枳实三分,麸炒微黄　陈橘皮一两,汤浸,去白瓤,焙　鳖甲一两,涂醋炙令黄,去裙襕　诃梨勒一两,煨,用皮　桂心三分　槟榔三分　半夏三分,汤浸七遍去滑,微炒　桃人一两,汤浸,去皮尖、双人,麸炒微黄　赤茯苓一两

右件药捣罗为末,炼蜜和捣三二百杵,圆如梧桐子大,每服不计时候以生姜橘皮汤下二十圆。忌苋菜。

太平圣惠方卷第二十九凡一十五门　病源一十五首　方共计一百二十二道

治虚劳呕逆诸方八道　治虚劳唾稠粘诸方九道　治虚劳心腹痞满诸方一十道　治虚劳身体疼痛诸方六道　治虚劳寒热诸方七道　治虚劳盗汗诸方一十二道　治虚劳烦热诸方八道　治虚劳大便难诸方五道　治虚劳小便不利诸方八道　治虚劳小便数诸方一十四道　治虚劳小便白浊诸方七道　治虚劳小便出血诸方一十一道　治虚劳小便余沥诸方七道　治虚劳小便淋涩诸方六道　治虚劳手足烦疼诸方四道

治虚劳呕逆诸方

夫虚劳呕逆者，为劳伤之人五脏不安，六腑不调，胃气虚弱故也。胃为水谷之海，今既虚弱，复有寒气所侵，则不胜于水谷，故气逆而呕也。

治虚劳呕逆，烦渴，不能食，四肢少力，宜服**橘皮汤**方：

陈橘皮一两，汤浸，去白瓤，焙　半夏半两，汤浸七遍去滑　白茯苓半两　白术半两　人参半两，去芦头　麦门冬半两，去心　黄耆半两，剉　枇杷叶半两，拭去毛，炙微黄　甘草一分，炙微赤，剉

右件药捣筛为散，每服四钱，以水一中盏，入生姜半分，煎至六分，去滓，不计时候稍热服。

治虚劳脾胃气滞，胸膈痰壅不散，食即呕逆，宜服**前胡散**方：

前胡一两，去芦头　赤茯苓半分　陈橘皮三分，汤浸，去皮瓤，焙　枇杷叶半两，拭去毛，炙微黄　槟榔半两　人参半两，去芦头　草豆蔻半两，去皮　半夏半两，汤洗七遍去滑　甘草半两，炙微赤，剉

右件药捣粗罗为散，每服四钱，以水一中盏，入生姜半分，煎至六分，去滓，不计时候稍热服。

治虚劳脾胃气不和，呕逆，不纳饮食，四肢少力，胸膈妨闷，宜服**诃梨勒散**方：

诃梨勒一两　黄耆一两，剉　白豆蔻三分，去皮　陈橘皮三分，汤浸，去白瓤，焙　白术三分　半夏半两，汤洗七遍去滑　槟榔半两　人参三分，去芦头　前胡三分，去芦头　厚朴一两，去粗皮，涂生姜汁炙令香熟　甘草半两，炙微赤，剉　桂心三分

右件药捣粗罗为散，每服三钱，以水一中盏，入生姜半分，枣三枚，煎至六分，去滓，不计时候稍热服。

治虚劳胸膈气满，呕逆，不纳饮食，宜服**赤茯苓散**方：

赤茯苓一两　陈橘皮三分，汤浸，去白瓤，焙　人参三分，去芦头　丁香半两　半夏半两，汤洗七遍去滑　黄耆三分，剉　白术三分　五味子半两　枳实半两，麸炒微黄　甘草一分，炙微赤，剉　诃梨勒皮三分　桂心半两

553

右件药捣筛为散,每服二钱,以水一中盏,入生姜半分,枣三枚,煎至六分,去滓,不计时候稍热服。

治虚劳脾胃气冷,食即呕逆,无食即饥,宜服**白术散**方:

白术三分 藿香半两 桂心半两 枇杷叶三分,拭去毛,炙微黄 人参一两,去芦头 白茯苓一两 肉豆蔻三枚,去壳 厚朴一两,去粗皮,涂生姜汁炙令香熟 甘草半两,炙微赤,剉

右件药捣筛为散,每服三钱,以水一中盏,入生姜半分,枣三枚,煎至六分,去滓,不计时候稍热服。

治虚劳脾胃气弱,呕逆,不欲饮食,四肢少力,宜服**丁香散**方:

丁香三分 人参三分,去芦头 甘草半两,炙微赤,剉 白术三分 茯神一两 高良姜半两,剉 白豆蔻半两,去皮 陈橘皮半两,汤浸,去白瓤,焙 半夏半两,汤洗七遍去滑

右件药捣筛为散,每服三钱,以水一中盏,入生姜半分,枣三枚,煎至六分,去滓,不计时候稍热服。

治虚劳脾胃气不和,吃食呕逆,宜服**黄耆散**方:

黄耆一两,剉 诃梨勒一两,煨,用皮 桂心半两 半夏半两,汤洗七遍去滑 白术一两 白茯苓一两 草豆蔻一两,去皮 厚朴一两,去粗皮,涂生姜汁炙令香熟 人参三分,去芦头 陈橘皮一两,汤浸,去白瓤,焙 甘草半两,炙微赤,剉

右件药捣筛为散,每服三钱,以水一中盏,入生姜半分,枣三枚,煎至六分,去滓,不计时候稍热服。

治虚劳呕逆,不能下食,心腹胀满,面色萎黄,宜服**荜茇圆**方:

荜茇一两 干姜一两,炮裂,剉 人参六两,去芦头 白茯苓一两半 胡椒一两 诃梨勒二两,煨,用皮 桂心一两 槟榔一两 陈橘皮一两,汤浸,去白瓤,焙

右件药捣罗为末,炼蜜和捣三二百杵,圆如梧桐子大,每服以粥饮下二十圆,日三四服。

治虚劳唾稠粘诸方

夫虚劳者,则致津液减少。减少者,由肾气不足故也。肾主液而为唾,上焦若虚,虚则生热,热冲咽喉,故唾凝结也。

治虚劳羸瘦,上焦壅滞,每唾稠粘,不思饮食,宜服**黄耆散**方:

黄耆一两,剉 枳壳三分,麸炒微黄,去瓤 鳖甲一两,涂醋炙令黄,去裙襴 柴胡一两,去苗 麦门冬三分,去心 赤茯苓一两 赤芍药三分 桑白皮三分,剉 五味子半两 紫苏茎叶三分 半夏半两,汤洗七遍去滑 木通三分,剉 诃梨勒皮一两 甘草半两,炙微赤,剉

右件药捣筛为散,每服三钱,以水一中盏,入生姜半分,煎至六分,去滓,不计时候温服。

治虚劳羸瘦,每唾稠粘,心胸壅闷,宜服**白术散**方:

白术一两 前胡一两,去芦头 半夏三分,汤洗七遍去滑 人参三分,去芦头 桑根白皮三分,剉 杏人半两,汤浸,去皮尖、双人,麸炒微黄 紫菀三分,去苗土 赤茯苓三分 槟榔半两 桂心三分 鳖甲一两,涂醋炙令黄,去裙襴 百部三分 枳壳三分,麸炒微黄,去瓤 旋覆花半两 甘草三分,炙微赤,剉

右件药捣筛为散,每服三钱,以水一中盏,入生姜半分,煎至六分,去滓,不计时候温服。

治虚劳损乏,短气不足,上焦壅滞,唾稠如胶,咽喉不利,宜服**前胡散**方:

前胡一两,去芦头 麦门冬一两,去心 诃梨勒皮一两 赤茯苓一两 枳壳三分,麸炒微黄,去瓤

赤芍药三分　　射干三分　　生干地黄一两　　人参三分,去芦头　　紫菀三分,去苗土　　甘草半两,炙微赤,剉

右件药捣筛为散,每服三钱,以水一中盏,入生姜半分,煎至六分,去滓,不计时候温服。

治虚劳上焦气壅,每唾稠粘,不思饮食,四肢少力[1],宜服**人参散**方:

人参一两,去芦头　　桔梗一两,去芦头　　桑根白皮一两,剉　　枳壳三分,麸炒微黄,去瓤　　麦门冬三分,去心　　柴胡一两,去苗　　黄耆一两,剉　　赤茯苓三分　　鳖甲一两,涂醋炙令黄,去裙襕　　诃梨勒皮一两　　木香三分　　桂心三分

右件药捣筛为散,每服四钱,以水一中盏,入生姜半分,煎至六分,去滓,不计时候温服。

治虚劳上焦浮热,每唾稠粘,咽喉不利,宜服此方:

黄耆一两,剉　　赤茯苓三分　　麦门冬三分,去心　　枳壳三分,麸炒微黄,去瓤　　桑根白皮三分,剉　　射干三分　　桔梗三分,去芦头　　甘草半两,炙微赤,剉

右件药捣筛为散,每服四钱,以水一中盏,入生姜半分,煎至六分,去滓,不计时候温服。

治虚劳上焦气滞,喘促,唾稠如胶,心神烦热,宜服**桔梗散**方:

桔梗三分,去芦头　　黄耆一两,剉　　桑根白皮一两,剉　　麦门冬一两半,去心,焙　　枳壳三分,麸炒微黄,去瓤　　甘草三分,炙微赤,剉　　桂心三分　　前胡三分,去芦头　　五味子三分

右件药捣粗罗为散,每服三钱,以水一中盏,入生姜半分,煎至六分,去滓,不计时候温服。

治虚劳肺壅,心胸不利,每唾稠粘,不思饮食,宜服**桑白皮散**方:

桑根白皮一两,剉　　赤茯苓一两　　麻黄三分,去根节　　杏人三分,汤浸,去皮尖、双人,麸炒微黄　　甘草半两,炙微赤,剉　　泽泻三分　　紫菀三分,去苗土　　柴胡一两,去苗　　大腹皮三分,剉

右件药捣筛为散,每服四钱,以水一中盏,入生姜半分,煎至六分,去滓,不计时候温服。

治虚劳气壅,胸膈不利,喘急,每唾稠粘,不思饮食,宜服**五味子散**方:

五味子一两　　诃梨勒皮一两　　人参三分,去芦头　　枳壳三分,麸炒微黄,去瓤　　前胡一两,去芦头　　陈橘皮半两,汤浸,去白瓤,焙　　紫苏茎叶三分　　大腹皮三分,剉　　麦门冬一两,去心　　半夏半两,汤洗七遍去滑　　甘草三分,炙微赤,剉

右件药捣筛为散,每服四钱,以水一中盏,入生姜半分,煎至六分,去滓,不计时候温服。

治虚劳每唾稠粘,咽喉不利,宜服**茯苓散**方:

赤茯苓一两　　麦门冬一两,去心　　生干地黄一两　　人参一两,去芦头　　前胡二两,去芦头　　枳实一两,麸炒微黄　　赤芍药一两　　甘草半两,炙微赤,剉　　射干一两

右件药捣筛为散,每服三钱,以水一中盏,煎至六分,去滓,不计时候温服。

治虚劳心腹痞满诸方

夫虚劳损伤血气者,皆因虚也。复为寒邪所乘,腑脏之气则不能宣发于外,致停积在内,故令心腹痞满也。

治虚劳心腹痞满,不思饮食,胸膈不利,宜服**桔梗散**方:

桔梗一两,去芦头　　陈橘皮一两,汤浸,去白瓤,焙　　人参一两,去芦头　　赤茯苓一两　　厚朴一两,去粗皮,涂生姜汁炙令香熟　　杏人半两,汤浸,去皮尖、双人,麸炒微黄　　木香一两　　前胡一两,去芦头　　甘草半两,炙

---

〔1〕　少力:原作"少分力"。《正误》:"分疑衍。"《普济方》卷232、《类聚》卷146所引均无"分"字,因删"分"字。

微赤,剉

右件药捣粗罗为散,每服四钱,以水一中盏,入生姜半分,煎至六分,去滓,不计时候温服。

治虚劳冷气不和,气攻心腹痃满,不思饮食,宜服**木香散**方:

木香半两 诃梨勒一两,煨,用皮 人参三分,去芦头 桂心三分 白术三分 京三棱三分,炮剉 芎䓖三分 陈橘皮一两,汤浸,去白瓤,焙 槟榔三分 赤茯苓三分 桔梗三分,去芦头 枳实三分,麸炒微黄 吴茱萸一分,汤浸七遍,焙干微炒 甘草一分,炙微赤,剉

右件药捣筛为散,每服三钱,以水一中盏,煎至六分,去滓,不计时候温服。

治虚劳顺气,利胸膈,消心腹痃满,不思饮食,宜服**诃梨勒散**方:

诃梨勒一两,煨,用皮 白术三分 桂心半两 紫苏茎叶三分 赤茯苓一两 黄耆三分,剉 人参三分,去芦头 陈橘皮一两,汤浸,去白瓤,焙 桔梗半两,去芦头 槟榔三分 木香半两 前胡一两,去芦头 甘草一分,炙微赤,剉 草豆蔻三分,去皮

右件药捣筛为散,每服三钱,以水一中盏,入生姜半分,煎至六分,去滓,不计时候温服。

治虚劳心腹痃满,胸膈壅闷,不思饮食,宜服**半夏散**方:

半夏一两,汤洗七遍去滑 鳖甲一两,涂醋炙令黄,去裙襕 白术一两 人参一两,去芦头 黄耆一两,剉 赤茯苓一两 桔梗半两,去芦头 桂心一两 前胡一两,去芦头 陈橘皮一两,汤浸,去白瓤,焙 甘草半两,炙微赤,剉 木香半两

右件药捣筛为散,每服三钱,以水一中盏,入生姜半分,枣三枚,煎至六分,去滓,不计时候稍热服。忌生冷、油腻、苋菜等。

治虚劳冷气,心腹痃满,不思饮食,四肢少力,宜服**白术散**方:

白术一两 人参三分,去芦头 诃梨勒一两,煨,用皮 陈橘皮一两,汤浸,去白瓤,焙 草豆蔻一两,去皮 桂心三分

右件药捣筛为散,每服四钱,以水一中盏,入生姜半分,枣三枚,煎至六分,去滓,不计时候稍热服。

治虚劳心腹痃满,气攻两胁满痛,不思饮食,宜服**木香散**方:

木香半两 青橘皮三分,汤浸,去白瓤,焙 槟榔半两 诃梨勒一两,煨,用皮 柴胡一两,去苗 桂心半两 当归三分 白术三分 鳖甲一两,涂醋炙令微黄,去裙襕

右件药捣粗罗为散,每服三钱,以水一中盏,入生姜半分,煎至六分,去滓,不计时候稍热服。忌生冷、油腻、苋菜等。

治虚劳冷气,心腹痃满,四肢少力,不欲饮食,宜服**厚朴圆**方:

厚朴一两,去粗皮,涂生姜汁炙令香熟 木香半两 桂心三分 附子三分,炮裂,去皮脐 人参半两,去芦头 陈橘皮一两,汤浸,去白瓤,焙 诃梨勒一两,煨,用皮 黄耆三分,剉 白术一两 干姜半两,炮裂,剉 草豆蔻一两,去皮 当归半两

右件药捣罗为末,炼蜜和捣二三百杵,圆如梧桐子大,每于食前以生姜汤下三十圆。

治虚劳心腹痃满,胁下时痛,不思饮食,宜服**诃梨勒圆**方:

诃梨勒一两,煨,用皮 厚朴一两,去粗皮,涂生姜汁炙令香熟 槟榔一两 白术一两 干姜半两,炮裂,剉 吴茱萸半两,汤浸七遍,焙干微炒 人参一两,去芦头 桂心一两 当归三分

右件药捣罗为末,炼蜜捣三二百杵,圆如梧桐子大,每于食前以生姜汤下三十圆。

治虚劳心腹痃满,胁下妨闷,不思饮食,宜服**草豆蔻圆**方:

草豆蔻一两,去皮　木香半两　当归三分　前胡一两,去芦头　人参一两,去芦头　赤茯苓一两　桂心一两　陈橘皮一两,汤浸,去白瓤,焙　白术一两　槟榔一两　诃梨勒一两,煨,用皮

右件药捣罗为末,炼蜜和捣三二百杵,圆如梧桐子大,每服食前以生姜汤下三十圆。

治虚劳冷气,心腹痞满,不思饮食,四肢少力疼痛,宜服**白术圆方**:

白术一两　当归三分　人参三分,去芦头　桂心一两　附子一两,炮裂,去皮脐　木香三分　吴茱萸半两,汤浸七遍,焙干微炒　桔梗一两,去芦头　陈橘皮一两,汤浸,去白瓤,焙　诃梨勒一两,煨,用皮　石斛一两,去根,剉　黄耆一两,剉

右件药捣罗为末,炼蜜和捣二三百杵,圆如梧桐子大,每服食前以生姜汤下三十丸。

治虚劳身体疼痛诸方

夫劳伤之人阴阳俱虚,经络凝涩,血气不利,若遇风邪与正气相搏,逢寒则体痛,值热则皮痒,诊其脉紧者,则肢体疼痛也。

治虚劳少力,身体疼痛,不欲饮食,宜服**黄耆散方**:

黄耆一两,剉　柴胡一两,去苗　桂心半两　赤芍药半两　熟干地黄一两　白术一两　陈橘皮三分,汤浸,去白瓤,焙　当归三分　甘草半两,炙微赤,剉

右件药捣罗为散,每服四钱,以水一中盏,入生姜半分,煎[1]至六分,去滓,不计时候温服。

治虚劳身体背膊疼痛,心膈妨闷,不欲饮食,食则腹胀,坐卧不安,口苦头疼,手足无力,宜服**赤茯苓散方**:

赤茯苓三分　芎䓖半两　桔梗半两,去芦头　五味子半两　木香半两　当归三分　柴胡一两,去苗　鳖甲半两,涂醋炙令黄,去裙襕　桂心三分　枳壳半两,麸炒微黄,去瓤　白术一两　赤芍药一两

右件药捣筛为散,每服三钱,以水一中盏,入生姜半分,煎至六分,去滓,不计时候温服。忌苋菜等。

治虚劳烦热,致身体疼痛少力,不欲饮食,宜服**枳壳散方**:

枳壳半两,麸炒微黄,去瓤　赤茯苓一两　黄耆一两,剉　人参一两,去芦头　甘草半两,炙微赤,剉　当归三分　白术一两　地骨皮半两　酸枣人三分,微炒

右件药捣筛为散,每服四钱,以水一中盏,入生姜半分,煎至六分,去滓,不计时候温服。

治虚劳四肢无力,骨节身体烦疼,不思饮食,**芎䓖散方**:

芎䓖一两　酸枣人一两,微炒　黄耆一两,剉　人参一两,去芦头　前胡一两　赤芍药一两　鳖甲一两,涂醋炙令黄,去裙襕　桔梗半两,去芦头　甘草半两,炙微赤,剉

右件药捣筛为散,每服四钱,以水一中盏,入生姜半分,煎至六分,去滓,不计时候温服。忌苋菜。

治虚劳赢瘦,身体疼痛,不欲饮食,宜服**人参散方**:

人参一两,去芦头　赤茯苓一两　柴胡一两,去苗　地骨皮三分　鳖甲一两,涂醋炙令黄,去裙襕　芎䓖三分　陈橘皮一两,汤浸,去白瓤,焙　枳壳半两,麸炒微黄,去瓤　木香半两　甘草半两,炙微赤,剉　白术三分　赤芍药一两

---

〔1〕煎:原作"分"。《正误》:"当作煎。"《类聚》卷146引作"煎",义长,因改。

右件药捣筛为散，每服四钱，以水一中盏，入生姜半分，煎至六分，去滓，不计时候温服。忌苋菜。

治虚劳衰损，气血虚弱，风邪所乘，肢节不利，身体疼痛，宜服**石斛圆方**：

石斛一两，去根，到　天雄三分，炮裂，去皮脐　黄耆一两，到　肉桂一两半，去粗皮　鳖甲一两，涂醋炙令黄，去裙襕　当归三分　芎䓖三分　白术三分　沉香三分　海桐皮三分，到　牛膝一两半，去苗　杜仲一两半，去粗皮，微炙，到　巴戟一两　五味子三分　干漆三分，捣碎，炒令烟出　枳壳三分，麸炒微黄，去瓤

右件药捣罗为末，炼蜜和捣五七百杵，圆如梧桐子大，每服空心及晚食前以温酒下三十圆。忌苋菜。

治虚劳寒热诸方

夫劳伤之人，血气俱虚，使阴阳不和，互有胜弱故也。阳胜则热，阴胜则寒，阴阳相乘，故发寒热也。

治虚劳寒热，不能饮食，四肢羸瘦少力，宜服**黄耆散方**：

黄耆二两，到　人参一两，去芦头　白茯苓一两　柴胡半两，去苗　当归半两　白术一两　桂心半两　甘草半两，炙微赤，到　枳壳半两，麸炒微黄，去瓤　桔梗半两，去芦头　桃人半两，汤浸，去皮尖、双人，麸炒微黄

右件药捣粗罗为散，每服四钱，以水一中盏，入生姜半分，枣三枚，煎至六分，去滓，不计时候温服。

治虚劳寒热，四肢羸瘦，食少，体痛，宜服**鳖甲散方**：

鳖甲一两半，涂醋炙微黄，去裙襕　人参半两，去芦头　白茯苓一两　甘草半两，炙微赤，到　桔梗半两，去芦头　枳壳半两，麸炒微黄，去瓤　麦门冬半两，去心　黄耆一两，到　白芍药半两　白术一两　半夏半两，汤浸七遍去滑　熟干地黄一两　桂心半两

右件药捣筛为散，每服四钱，以水一中盏，入生姜半分，枣三枚，煎至六分，去滓，不计时候温服。忌苋菜。

治虚劳寒热，四肢疼痛，黄瘦无力，宜服**天门冬散方**：

天门冬一两半，去心，焙　黄耆一两，到　桑根白皮三分，到　柴胡一两，去苗　鳖甲半两，涂醋炙令黄，去裙襕　人参一两，去芦头　白术一两　木香三分　白芍药半两　当归一两　地骨皮半两　甘草半两，炙微赤，到　熟干地黄半两　桂心半两　白茯苓一两

右件药捣粗罗为散，每服四钱，以水一中盏，入生姜半分，枣三枚，煎至六分，去滓，不计时候温服。忌苋菜。

治虚劳寒热，夜卧盗汗，四肢无力，吃食口苦，上气咳嗽，宜服**柴胡散方**：

柴胡一两半，去苗　五味子一两　桔梗一两，去芦头　熟干地黄一两　白茯苓一两　麦门冬一两，去心　紫菀一两，洗去苗土　人参一两，去芦头　地骨皮一两　黄耆一两，到　甘草三分，炙微赤，到　桂心一两　牡蛎粉一两　半夏三分，汤浸七遍去滑　白术一两

右件药捣筛为散，每服四钱，以水一中盏，入生姜半分，枣三枚，煎至六分，去滓，不计时候温服。

治虚劳寒热，心烦体痛，吃食减少，宜服**白茯苓散方**：

白茯苓一两　白术一两　甘草半两，炙微赤，到　黄耆一两，到　人参三两，去芦头　鳖甲一两，涂醋

炙令黄,去裙襕 熟干地黄一两 当归三分 白芍药三分

右件药捣筛为散,每服四钱,以水一中盏,入生姜半分,豉三十粒,煎至六分,去滓,不计时候温服。忌苋菜。

治虚劳寒热,四肢羸瘦,不欲饮食,宜服**地骨皮散**方:

地骨皮一两 半夏半两,汤浸七遍去滑 桔梗半两,去芦头 人参半两,去芦头 白茯苓半两 白术半两 陈橘皮三分,汤浸,去白瓤,焙 柴胡三分去芦头 甘草一分,炙微赤,剉

右件药捣筛为散,每服三钱,以水一中盏,入生姜半分,煎至六分,去滓,不计时候温服。

治虚劳羸瘦,寒热进退如疟,半眠半起,或时吃食,或则不能饮食,宜服**桃枝饮子**方:

桃嫩枝一握,长二七寸 柳嫩枝一握,长二七寸 柴胡一两,去苗 白术一两 乌梅肉一两,微炒 甘草三分,炙微赤,剉 鳖甲一两,涂醋炙令黄,去裙襕 木香三分 赤芍药一两

右件药细剉和匀,每服半两,以童子小便一大盏,入生姜半分,葱白七寸,煎至五分,去滓,不计时候温服。忌苋菜。

治虚劳盗汗诸方

夫虚劳盗汗者,因眠睡而身体流汗多也。此由阳虚所致。久不已,则令人羸瘦枯瘁,心气不足,亡于津液故也。诊其脉虚弱细微者,皆为盗汗之脉也。

治虚劳盗汗,四肢无力,腰脚冷疼,宜服**肉苁蓉散**方:

肉苁蓉一两,酒浸一宿,刮去粗皮,炙令干 黄耆一两,剉 五加皮三分 牡蛎粉一两 熟干地黄一两 枸杞子一两 白茯苓一两 石斛一两,去根 五味子半两 当归一两 白术一两 牛膝一两,去苗

右件药捣粗罗为散,每服四钱,以水一中盏,入生姜半分,枣三枚,煎至六分,去滓,食前服。

治虚劳盗汗,翕翕少气,四肢乏力,咽干食少,宜服**黄耆散**方:

黄耆一两,剉 白术一两 白茯苓一两 人参一两,去芦头 麦门冬一两半,去心,焙 甘草半两,炙微赤,剉 五味子三分 熟干地黄一两半 牡蛎粉一两

右件药捣粗罗为散,每服四钱,以水一中盏,入枣三枚,煎至六分,去滓温服。

治虚劳盗汗,口干心烦,不欲饮食,四肢少力,宜服**麻黄根散**方:

麻黄根一两 牡蛎粉一两 黄耆二两,剉 人参一两,去芦头 枸杞子一两 麦门冬三分,去心 白龙骨一两 白茯苓一两 熟干地黄一两

右件药捣筛为散,每服四钱,以水一中盏,入生姜半分,枣三枚,煎至六分,去滓,不计时候温服。

治虚劳盗汗,**牡蛎散**方:

牡蛎粉一两 麻黄根一两 杜仲一两,去粗皮,微炙,剉 黄耆二两,剉 白茯苓二两 败蒲扇灰一两

右件药捣筛为散,每服四钱,以水一中盏,煎至六分,去滓,不计时候温服。

治虚劳盗汗,**粉身**方:

败蒲扇灰三两 蘸薤三两 白术二两 米粉三升 麻黄根三两 牡蛎粉三两,烧为粉

右件药捣细罗为散,入米粉和令匀,以生绢袋盛,用粉身体,日夜有汗即用之。

治虚劳盗汗,夜卧心烦口干,宜服此方:

麻黄根一两　牡蛎一两,烧为粉　黄耆二两,剉　人参一两,去芦头　地骨皮一两　白龙骨一两

右件药捣粗罗为散,每服四钱,以水一中盏,入枣三枚,煎至六分,去滓,不计时候温服。

治虚劳盗汗,口干,咽喉不利,心神烦,吃食少,宜服此方:

牡蛎二两,烧为粉　黄耆二两　麻黄根二两　杜仲二两,去粗皮,炙微黄,剉　麦门冬三两,去心,焙
甘草一两,炙微赤,剉

右件药捣细罗为散,每服不计时候以清粥饮调下二钱。

治虚劳盗汗,夜卧心烦少睡,宜服**白术散**方:

白术一两　酸枣人一两,微炒　麻黄根二两　防风一两,去芦头　白龙骨二两半　黄耆二两,剉

右件药捣粗罗为散,每服三钱,以水一中盏,煎至六分,去滓,不计时候温服。

治虚劳盗汗,恶风怯寒,宜服**泽泻散**方:

泽泻三分　牡蛎一两,烧为粉　桂心半两　白术一两　黄耆一两,剉

右件药捣粗罗为散,每服三钱,以水一中盏,煎至六分,去滓,食前温服。

治虚劳盗汗不止方:

麻黄根一两半　故败扇灰半两

右件药捣细罗为散,每服食前以牛乳调下二钱。

又方:

小麦二合　麻黄根三两

右件药以水三大盏,煎至一盏半去滓,不计时候暖服一小盏。

又方:

牡蛎粉二两　麻黄根二两　黄耆半两,剉

右件药捣筛为散,每服四钱,以水一中盏,煎至六分,去滓,不计时候温服。

治虚劳烦热诸方

夫虚劳烦热者,由阴阳俱虚,阴气偏少,阳气暴胜,则热乘于心,故烦热也。

治虚劳烦热,四肢疼痛,不欲饮食,宜服**柴胡散**方:

柴胡一两,去苗　黄耆一两,剉　枳壳半两,麸炒微黄,去瓤　麦门冬一两半,去心,焙　鳖甲一两,涂醋
炙令黄,去裙襕　地骨皮三分　生干地黄三分　人参一两,去芦头　葳蕤三分　赤茯苓一两　赤芍药三
分　甘草半两,炙微赤,剉

右件药捣粗罗为散,每服四钱,以水一中盏,煎至六分,去滓,不计时候温服。忌苋菜。

治虚劳烦热,体瘦无力,不思饮食,宜服**麦门冬散**方:

麦门冬一两,去心　人参三分,去芦头　白术三分　黄耆一两,剉　诃梨勒皮三分　白茯苓一两
陈橘皮三分,汤浸,去白瓤,焙　甘草半两,炙微赤,剉

右件药捣筛为散,每服四钱,以水一中盏,煎至六分,去滓,不计时候温服。

治虚劳烦热,心神不安,四肢疼痛,吃食全少,宜服**犀角散**方:

犀角屑半两　茯神一两　赤芍药三分　人参三分,去芦头　黄耆一两,剉　地骨皮半两　麦门冬
三分,去心　生干地黄一两　甘草半两,炙微赤,剉

右件药捣筛为散,每服三钱,以水一中盏,煎至六分,去滓,不计时候温服。

治虚劳烦热,心胸壅闷,不思饮食,四肢少力,宜服此方:

黄耆一两,剉　前胡三分,去芦头　赤茯苓一两　枳壳三分,麸炒微黄,去瓤　人参一两,去芦头　麦门冬三分,去心　陈橘皮三分,汤浸,去白瓤,焙　桂心三分　甘草半两,炙微赤,剉

右件药捣筛为散,每服三钱,以水一中盏,入生姜半分,煎至六分,去滓,不计时候温服。

治虚劳胸中烦热,心下痞满,不欲饮食,宜服**半夏散**方:

半夏半两,汤洗七遍去滑　五味子半两　前胡一两,去芦头　木香二分　桂心半两　陈橘皮一两,汤浸,去白瓤,焙　甘草半两,炙微赤,剉　赤茯苓一两　桔梗三分,去芦头　麦门冬三分,去心　人参一两,去芦头　枳壳一两,麸炒微黄,去瓤

右件药捣筛为散,每服三钱,以水一中盏,入生姜半分,煎至六分,去滓,不计时候温服。

治虚劳烦热,不欲饮食,四肢少力,宜服**枳实散**方:

枳实一两,麸炒微黄　黄耆一两,剉　青葙子一两　白前一两　黄芩半两　菰蒌根一两　麦门冬一两半,去心,焙　柴胡一两,去苗　地骨皮一两

右件药捣粗罗为散,每服四钱,以水一中盏,入生姜半分,煎至六分,去滓,不计时候温服。

治虚劳烦热,口热颊赤,多渴,宜服**生地黄散**方:

生干地黄一两　茯神三分　葳蕤三分　知母三分　菰蒌根一两　黄耆一两,剉　地骨皮一两　石膏一两　人参一两,去芦头　麦门冬一两,去心　甘草半两,炙微赤,剉

右件药捣筛为散,每服三钱,以水一中盏,煎至六分,去滓,不计时候温服。

治虚劳烦热,食少无力,宜服**地骨皮散**方:

地骨皮三分　玄参三分　黄耆二两,剉　泽泻一两　麦门冬三分,去心　生干地黄一两　葳蕤半两　人参一两,去芦头

右件药捣筛为散,每服四钱,以水一中盏,煎至六分,去滓,不计时候温服。

治虚劳大便难诸方

夫虚劳之人,脾肺损弱,谷食减少,气血阻隔,阴阳不和,胃气壅滞,上焦虚热,流注大肠,故令秘涩也。

治虚劳气壅,大便难,头目昏,心神烦热,宜**大黄散**方:

川大黄一两,剉碎,微炒　芎䓖半两　槟榔三分　桑根白皮半两,剉　汉防己半两　甘草半两,炙微赤,剉

右件药捣粗罗为散,每服三钱,以水一中盏,入生姜半分,煎至六分,去滓,不计时候温服。

治虚劳脏腑气滞,大便难,头目昏,心腹壅闷,宜服**槟榔散**方:

槟榔三分　川大黄一两,剉碎,微炒　木香一分　枳壳三分,麸炒微黄,去瓤　甘草一分,炙微赤,剉　郁李人一两,汤浸,去皮尖

右件药捣筛为散,每服三钱,以水一中盏,煎至六分,去滓,每于食前温服。

治虚劳心腹气壅滞,大便难,四肢拘急,宜服**羚羊角圆**方:

羚羊角屑一两　独活一两　川大黄二两,剉碎,微炒　威灵仙三分　枳壳三分,麸炒微黄,去瓤　槟榔一两　大麻人一两　郁李人二两,去皮尖,微炒

右件药捣罗为末,炼蜜和捣二三百杵,圆如梧桐子大,每服食前以温水下三十圆。

治虚劳胸膈气滞，心腹胀满，大便结涩，宜服**郁李人圆**方：

郁李人三两，汤浸，去皮尖，微炒　诃梨勒皮一两　木香一两　桂心一两　枳实一两，微炒黄　前胡二两，去芦头　川大黄二两，剉碎，微炒　芎䓖一两　槟榔一两

右件药捣罗为末，炼蜜和捣三二百杵，圆如梧桐子大，每服食前煎生姜汤下三十圆。

治虚劳气壅，大便秘涩，四肢烦疼，宜服**麻人圆**方：

大麻人二两　川大黄一两，剉碎，微炒　枳壳一两，麸炒微黄，去瓤　赤芍药一两　郁李人一两，汤浸，去皮尖，微炒　木香半两　槟榔一两　柴胡一两，去苗

右件药捣罗为末，炼蜜和捣百余杵，圆如梧桐子大，每服食前以生姜汤下三十圆。

治虚劳小便不利诸方

夫虚劳小便不利者，盖膀胱是津液之府也，肾主于水，二经合为表里，水气通行，流于小肠，入于胕而为小便也。今胕内有客热，则水不流通而凝涩，故小便难也。

治虚劳骨节疼痛，心膈躁闷，小便不利，宜服**泽泻散**方：

泽泻一两　鳖甲一两，涂醋炙微黄，去裙襕　麦门冬半两，去心　栀子人半两　甘草半两，炙微赤，剉　木通三分，剉　赤芍药三分　黄芩三分　赤茯苓一两

右件药捣筛为散，每服四钱，以水一中盏，入生姜半分，葱白根七寸，豉五十粒，煎至六分，去滓，不计时候温服。

治虚劳小便不利，心神烦热，宜服**蓬麦散**方：

蓬麦半两　川大黄一两，剉碎，微炒　茅根半两，剉　枳壳半两，麸炒微黄，去瓤　子芩半两　木通半两，剉　赤芍药半两　川朴消半两　甘草一分，炙微赤，剉

右件药捣筛为散，每服三钱，以水一中盏煎至六分，去滓温服，日三四服，以利为度。

治虚劳下焦气滞，脐腹妨闷，小便不利，宜服**紫苏散**方：

紫苏茎叶二两　木通三分　石韦三分，去毛　冬葵子一两　木香半两　青橘皮三分，汤浸，去白瓤，焙　赤茯苓一两　槟榔一两

右件药捣筛为散，每服四钱，以水一中盏，煎至六分，去滓，食前温服。

治虚劳小便不利，气攻腹内妨痛，宜服**赤茯苓散**方：

赤茯苓一两　猪苓一两，去黑皮　当归一两　枳壳三分，麸炒微黄，去瓤　羚羊角屑一两　大麻人一两　木香半两　甘草半两，炙微赤，剉〔1〕　赤芍药一两

右件药捣筛为散，每服三钱，以水一中盏，煎至六分，去滓，食前温服。

治虚劳烦热，小肠不利，阴中疼痛，宜服**石韦散**方：

石韦三分，去毛　蓬麦一两　王不留行三分　冬葵子一两　车前子一两　当归三分

右件药捣细罗为散，每服食前煎木通汤调下二钱。

治虚劳下焦有热，小便不利，骨节疼痛，肌肉急，腹内痞满，宜服**赤芍药散**方：

赤芍药三分　柴胡一两，去苗　赤茯苓一两　大麻子一合　木通半两，剉　槟榔三枚

右件药捣粗罗为散，每服四钱，以水一中盏，入生姜半分，豉五十粒，葱白五寸，煎至六分，去滓，食前温服。

―――――――――――――

〔1〕　剉：原作"焙"。《正误》"'焙'当作'剉'。"《类聚》卷146引作"剉"，义长，因改。

治虚劳小便不利,腹胁满闷,四肢烦疼,宜服**大黄圆**方:

川大黄一两,剉碎,微炒 　赤芍药三分 　木通一两,剉 　陈橘皮一两,汤浸,去白瓤,焙 　大麻人一两 槟榔一两

右件药捣罗为末,炼蜜和捣百余杵,圆如梧桐子大,每服食前以清粥饮下三十圆,以利为度。

治虚劳小便不利,心神烦闷,不欲饮食,四肢羸瘦,宜服**大麻人圆**方:

大麻人二两 　枳实一两,麸炒微黄 　赤芍药一两 　杏人一两,汤浸,去皮尖,双人,麸炒微黄 　川大黄一两,剉碎,微炒 　陈橘皮一两,汤浸,去白瓤,焙

右件药捣罗为末,炼蜜和捣百余杵,圆如梧桐子大,每服食前以清粥饮下三十圆。

治虚劳小便数诸方

夫虚劳小便数者,由膀胱与肾俱虚,而有客热故也。肾与膀胱为表里,俱主于水,肾气下通于阴,若二经既虚,则不能制水,而小腹有热则水涩,涩则小便不利,故令数也。

治虚劳内不足,小便数,四肢瘦,心神烦,不能食,宜服**肾沥汤**方:

人参一两,去芦头 　石斛一两,去根,剉 　麦门冬一两半,去心,焙 　泽泻三分 　桑寄生半两 　远志半两,去心 　甘草半两,炙微赤,剉 　当归半两 　熟干地黄一两半 　菔蓣一两 　桂心三分 　五味子三分 　黄耆一两,剉 　白龙骨一两 　磁石二两,捣碎,水淘去赤汁 　白茯苓一两 　地骨皮一两

右件药捣粗罗为散,每服用羊肾一对,切去脂膜,先以水一大盏半煎肾至一盏,去肾入药末半两,生姜半分,枣三枚,煎至七分,去滓,食前分为二服。

治虚劳少气,小便数,无力,不能食,宜服**黄耆散**方:

黄耆二两,剉 　白芍药一两 　桂心一两 　当归一两 　麦门冬一两半,去心,焙 　白龙骨一两 　熟干地黄一两 　甘草半两,炙微赤,剉

右件药捣粗罗为散,每服三钱,以水一中盏,入生姜半分,枣三枚,煎至六分,去滓,食前温服。

治虚劳下焦虚伤,微渴,小便数,宜服**枸杞子**[1]**散**方:

枸杞子一两 　黄耆一两半,剉 　人参一两,去芦头 　桂心三分 　当归一两 　白芍药一两

右件药捣筛为散,每服三钱,以水一中盏,入生姜半分,枣三枚,饧半分,煎至六分,去滓,食前温服。

治虚劳腰膝伤冷,小便日夜五十余行,宜服**鹿茸散**方:

鹿茸二两,去毛,酒洗微炙 　白龙骨一两 　桑寄生一两 　当归三分 　人参一两,去芦头 　白芍药一两 乌贼鱼骨二两 　桑螵蛸三七枚,微炒

右件药捣细罗为散,每服食前以温酒调下二钱。

治虚劳小便数,及精气虚冷,宜服**桑螵蛸散**方:

桑螵蛸三七枚,微炒 　薯蓣一两 　山茱萸一两 　黄耆三分,剉 　桂心三分 　附子一两,炮裂,去皮脐 鹿茸一两半,酒洗,去毛微炙 　杜仲一两,去粗皮,炙微黄

右件药捣细罗为散,每服食前以温酒调下二钱。

---

〔1〕 枸杞子:底本下有"数"字。《正误》:"'数'疑衍。"《类聚》卷146无"数"字。

治虚劳小便数，及水脏虚冷，**补骨脂散**方：

补骨脂一两，微炒　肉苁蓉二两，酒浸一宿，刮去皱皮，炙干　白芍药三分　白茯苓三分　菌桂三分　附子三分，炮裂，去皮脐　川椒四十粒，去目及闭口者，微炒令汗出　黄耆一两，剉

右件药捣粗罗为散，每服三钱，以水一中盏，煎至六分，去滓，食前温服。忌醋物。

治虚劳小便数或多，心烦，夜卧不安，宜服此方：

黄耆一两，剉　当归半两　人参三分，去芦头　白龙骨三分　白芍药三分　桂心三分　桑螵蛸半两，微炒　麦门冬三分，去心　甘草半两，炙微赤，剉

右件药捣筛为散，每服四钱，以水一中盏，入生姜半分，枣三枚，煎至六分，去滓，食前温服。

治虚劳，但觉羸弱，小便数者，宜服**白薇散**方：

白薇三分　白龙骨一两　黄耆一两，剉　牡蛎三分，烧为粉　附子三分，炮裂，去皮脐　甘草半两，炙微赤，剉　肉苁蓉一两，酒浸，去皱皮，炙干

右件药捣筛为散，每服四钱，以水一中盏，入生姜半分，枣三枚，煎至六分，去滓，食前温服。

治虚劳小便数，或不禁者，宜服**附子散**方：

附子一两，炮裂，去皮脐　熟干地黄二两　白龙骨一两　桂心三分　续断一两　干姜一两，炮裂　甘草一两，炙微赤，剉

右件药捣筛为散，每服三钱，以水一中盏，煎至六分，去滓，食前温服。

治虚劳上焦烦热，小便滑数，不可禁止，**菝葜散**方：

菝葜一两半　土瓜根一两半　黄耆一两，剉　地骨皮一两　五味子一两　人参一两，去芦头　石膏二两　牡蛎粉二两

右件药捣粗罗为散，每服三钱，以水一中盏，煎至六分，去滓，不计时候温服。

又方：

鹿角屑一两，炒令黄　肉苁蓉一两，酒浸，削去皱皮，炙干　桂心三分　韭子一两，微炒　附子三分，炮裂，去皮脐

右件药捣细罗为散，每服食前以清粥饮调下二钱。

又方：

菟丝子二两，酒浸三宿，曝干，捣为末　鹿茸一两，去毛，涂酥炙微黄　桑螵蛸半两，微炒　鸡肶胵黄皮三两，微炙

右件药捣细罗为散，每服以温清粥饮调下二钱。

又方：

白龙骨一两半　牡蛎一两半，烧为粉　桂心一两　白芍药一两　甘草一两，炙微赤，剉

右件药捣粗罗为散，四钱，用水一中盏，入生姜半分，枣三枚，煎至六分，去滓，食前温服。

治虚劳四肢羸劣，手足多疼，小便数，心神烦，宜服**牡蛎圆**方：

牡蛎一两半，烧为粉　龙骨一两半　续断一两　肉苁蓉二两，酒浸一宿，刮去皱皮，炙干　远志一两，去心　黄耆一两，剉　鹿茸一两，去毛，酥涂炙微黄　桂心半两　附子半两，炮裂，去皮脐　天门冬一两半，去心，焙　熟干地黄二两

右件药捣罗为末，炼蜜和捣三二百杵，圆如梧桐子大，每服空心及晚食前以粥饮下三十圆。

治虚劳小便白浊诸方

夫虚劳小便白浊者,此由劳伤于肾,肾气虚冷故也。肾主于水,而开窍在阴,为小便之道路。今胂冷肾虚,故小便白而浊也。

治虚劳肾脏衰弱,小便白浊,腿膝无力,宜服[1]**薯蓣圆方**:

薯蓣一两　车前子三分　韭子一两,微炒　菟丝子一两,酒浸一宿,曝干,别捣为末　桂心一两　附子一两,炮裂,去皮脐　肉苁蓉三两,酒浸,刮去粗皮,炙干　白龙骨一两半　山茱萸三分　五味子一两　牡丹皮三分　白茯苓一两　石斛一两,去根　牛膝一两,去苗　熟干地黄二两

右件药捣罗为末,炼蜜和捣三二百杵,圆如梧桐子大,每服食前以暖酒下三十圆。

治虚劳衰损,小便白浊,宜服**补益鹿茸圆方**:

鹿茸二两,去毛,涂酥炙微黄　蛇床子三分　远志三分,去心　熟干地黄二两　菟丝子二两,酒浸一宿,曝干,别捣为末　五味子一两　肉苁蓉二两,酒浸一宿,刮去皱皮,炙干　薯蓣一两　白茯苓一两

右件药捣罗为末,炼蜜和捣三五百杵,圆如梧桐子大,每于食前以暖酒下三十圆。

治虚劳小便白浊,及遗泄不知,宜服**韭子圆方**:

韭子三合,微炒　鹿茸二两,劈破,涂酥炙微黄　杜仲一两半,去粗皮,微炙　干姜一两,炮裂,剉　桑螵蛸二两,微炒　白龙骨一两　菟丝子二两,酒浸一宿,曝干,别捣为末　天雄一两,炮裂,去皮脐

右件药捣罗为末,炼蜜和捣三五百杵,圆如梧桐子大,每于食前以温酒下三十圆。

治虚劳小便白浊,及梦泄尿精,宜服**菟丝子散方**:

菟丝子二两,酒浸一宿,曝干,别捣为末　韭子二两,微炒　附子一两,炮裂,去皮脐　当归一两　芎䓖一两　桂心一两　车前子二两　白矾二两,烧为末

右件药捣细罗为散,每于食前以温酒调下二钱。

治虚劳精乏,小便白浊,及忽出血,方:

车前叶　魏桑[2]叶

右件药等分细研,取自然汁,每暖一合服,日二三服。

治虚劳下元冷惫,风气攻注,腰胯筋脉拘急,小便白浊,色如米泔,宜服**天雄圆方**:

天雄一两,生用,去皮为末　盆口米半[3]两

右件药都研令匀,用韭根汁和圆如菉豆大,每服用后方下七圆:

又方:

刀豆壳蜜涂炙令熟　粟米炒熟

右等分同捣罗为散,如茶点一钱下前圆药。

治虚劳小便出血诸方

夫劳伤之人,阴阳不和而生客热,热则血渗于胂,血得温则妄行,故因热而流散,致渗于

---

〔1〕 服:原脱。《类聚》卷147引同方有"服"字,因补。
〔2〕 魏桑:魏桑未见本草记载。桑品种众多,魏桑许是其中之一,待考。
〔3〕 半:原作"朱"。据《类聚》卷147引同方改。

脬而尿血也。

治虚劳小便出血，心神烦热，宜服**麦门冬散**方：

麦门冬—两半，去心，焙　　当归三分　　黄芩三分　　黄耆—两，剉　　熟干地黄—两　　蒲黄半两　　人参三分，去芦头　　白芍药三分　　阿胶—两，剉碎，炒令黄燥

右件药捣粗罗为散，每服三钱，以水一中盏，入淡竹茹一分，煎至六分，去滓，食前温服。

治虚劳内伤，小便出血，下焦客热，宜服**车前叶散**方：

车前叶—两　　石韦三分，去苗　　当归三分　　白芍药三分　　蒲黄三分

右件药捣筛为散，每服三钱，以水一中盏，煎至五分，去滓，入竹沥半合，藕节汁半合，更煎一两沸，食前温服。

治虚劳小肠热，小便出血，水道中不利，宜服**茅根散**方：

茅根—两半，剉　　赤茯苓—两　　蘧麦—两　　生干地黄—两　　滑石—两　　黄芩—两

右件药捣粗罗为散，每服三钱，以水一中盏，煎至六分，去滓，食前温服。

治虚劳小肠不利，出血，宜服**葵子散**方：

木通—两，剉　　冬葵子—合　　滑石二两　　石韦—两，去毛　　当归—两　　生干地黄二两

右件药捣粗罗为散，每服四钱，以水一中盏，煎至六分，去滓，食前温服。

治虚劳内伤，小便出血，水道中痛，宜服**鹿茸散**方：

鹿茸二两，去毛，涂酥炙微黄　　当归—两　　熟干地黄二两　　冬葵子—两　　蒲黄—两　　阿胶—两，捣碎，炒令黄燥

右件药捣细罗为散，每服食前以暖酒调下二钱。

治虚劳内伤，小便出血，阴道中痛，时加寒热，**熟干地黄散**方：

熟干地黄—两　　柏叶三分　　黄芩三分　　当归—两　　甘草半两，炙微赤，剉　　阿胶—两，捣碎，炒令黄燥　　黄耆—两，剉　　车前叶—两

右件药捣粗罗为散，每服三钱，以水一中盏，煎至六分，去滓，食前温服。

治虚劳小便出血，宜服**牡蛎散**方：

牡蛎—两，烧为粉　　车前子—两　　桂心三分　　黄芩—两　　泽泻三分　　葵子—两

右件药捣细罗为散，每服食前以清粥饮调下二钱。

治虚劳小便出血，宜服**蒲黄圆**方：

蒲黄—两　　菟丝子—两半，酒浸三宿，曝干，别捣为末　　熟干地黄—两　　蔓菁子二两　　葵子—两　　续断—两　　芎藭—两　　当归—两

右件药捣罗为末，炼蜜和捣二三百杵，圆如梧桐子大，每服食前以粥饮下三十圆。

治虚劳损，小便出血，时复涩痛，宜服**熟干地黄圆**方：

熟干地黄—两　　黄耆—两，剉　　蒲黄三分　　鹿茸—两，去毛，涂酥炙微黄　　菟丝子—两，酒浸三宿，曝干，别捣为末　　葵子—两　　当归三分　　车前子—两　　赤茯苓三分

右件药捣罗为末，炼蜜和捣三二百杵，圆如梧桐子大，每服食前以粥饮下三十圆。

治虚劳房损过伤，小便出血，**木通散**方：

木通—两，剉　　甜葶苈—两，微炒　　白茯苓二两

右件药捣细罗为散，每服食前以粥饮调下二钱。

治虚劳损，小便出血，方：

生地黄汁五合　　鹿角胶—两　　车前叶汁五合

右件药煎二味汁,下胶令消尽,分温三服。

治虚劳小便余沥诸方

夫虚劳小便余沥者,缘肾主于水,劳伤之人肾气虚弱,不能藏于水也。脬内有冷,故小便后水液不止而有余沥。其脉缓细者,小便余沥也。

治虚劳损,小便余沥,阴萎湿痒,四肢羸弱,不欲饮食,宜服**黄耆散**方:

黄耆一两,剉　人参三分,去芦头　牡蛎粉三分　肉苁蓉一两,酒浸一宿,刮去皱皮,炙干　熟干地黄二两　附子一两,炮裂,去皮脐　石南三分　防风半两,去芦头　五味子半两　白茯苓一两　白芍药半两　桂心半两　石斛一两,去根,剉　甘草半两,炙微赤,剉　磁石一两,捣碎,水淘去赤汁

右件药捣筛为散,每服四钱,以水一中盏,入生姜半分,枣三枚,煎至六分,去滓,食前温服。

治虚劳小便余沥,或黄或白,茎中疼痛,囊下湿痒,宜服**肉苁蓉散**方:

肉苁蓉二两,酒浸一宿,刮去皱皮,炙干　五味子三分　韭子一两,微炒　熟干地黄一两　蛇床子一两　续断三分　车前子三分　当归三分　天雄三分,炮裂,去皮脐　桑螵蛸一两,微炒　天门冬一两半,去心,焙　白石英一两,细研,水飞过　白龙骨三分　鹿茸一两,去毛,涂酥炙微黄　菟丝子一两,酒浸一宿,曝干,别捣为末　磁石一两,烧醋淬七遍,捣碎细研,水飞过

右件药捣细罗为散,每服食前以温酒调下二钱。

治虚劳羸瘦,五脏气乏,腰脚痛不能行,阴痿,小便余沥,宜服**杜仲散**方:

杜仲一两半,去粗皮,微炙,剉　蛇床子三分　五味子半两　熟干地黄一两　桂心三分　巴戟一两　菟丝子一两半,酒浸三宿,曝干,别捣为末　牛膝一两,去苗　肉苁蓉二两,酒浸一宿,刮去皱皮,炙干　鹿茸一两,去毛,涂酥炙微黄　车前子一两　石龙芮一两

右件药捣细罗为散,每服食前以温酒调下二钱。

治虚劳内伤,肾气绝,小便余沥,不能自禁,宜服**泽泻散**方:

泽泻三分　白龙骨一两　桑螵蛸一两,微炒　车前子一两　狗脊二两

右件药捣细罗为散,每服食前以温酒调下二钱。

治虚劳久冷,小便余沥,宜服**菟丝子散**方:

菟丝子二两,酒浸三宿,曝干,别捣为末　白龙骨一两　韭子一两,微炒　肉苁蓉二两,酒浸一宿,刮去皱皮,炙干　熟干地黄一两　蛇床子一两

右件药捣细罗为散,每服食前以温酒调二钱。

治虚劳肾气不足,阴痿,小便余沥,或精自出,腰脚无力,宜服**补益石斛圆**方:

石斛一两半,去根　萆薢一两,剉　远志三分,去心　覆盆子三分　泽泻一两　白龙骨一两　杜仲一两半,去粗皮,微炙,剉　防风三分,去芦头　牛膝一两半,去苗　石龙芮一两　薯蓣三分　磁石二两,烧醋淬七遍,捣碎,水飞过　五味子三分　甘草半两,炙微赤,剉　黄耆一两,剉　鹿茸二两,去毛,涂酥炙微黄　补骨脂一两,微炒[1]　附子一两,炮裂,去皮脐　人参一两,去芦头　车前子一两　桂心一两　山茱萸三分　白茯苓一两　熟干地黄一两　钟乳粉二两　肉苁蓉一两,酒浸一宿,刮去皱皮,炙干　巴戟一两　菟丝

---

〔1〕炒:原作"剉",不通。《类聚》卷147所引同方亦作"剉"。考本书数十个方所引补骨脂炮制法均为"炒",此独为"剉",当误,今改。

子二两,酒浸三宿,曝干,别捣为末　蛇床子一两

右件药捣罗为末,炼蜜和捣五七百杵,圆如梧桐子大,每服食前以温酒下三十圆。

治虚劳内伤,肾气衰冷,小便余沥,精气滑泄,宜服**椒肾圆**方:

汉椒二两,去目及闭口者,微炒去汗　白术一两半　肉桂一两半,去皱皮　白龙骨二两　白矾灰一两半　桑螵蛸一两半,微炒　鹿茸二两,去毛,涂酥炙微黄　鸡头实二两,生者　补骨脂一两半,微炒　干姜一两半,炮裂,剉

右件药捣罗为末,入盐花二两研令匀,用猳猪肾十只,切去脂膜,研令烂,以酒二升渐入熬成膏,次入药末和捣三二百杵,圆如梧桐子大,每于食前以暖酒下三十圆。

治虚劳小便淋涩诸方

夫虚劳小便淋涩者,缘膀胱是津液之府,肾主水,二经为表里,水行于小肠,入于胕而为溲便。今胕内有客热,热则水液涩,故小便难也。

治虚劳小便淋涩,脐下妨闷,心神虚烦,宜服**木通散**方:

木通一两,剉　生干地黄一两　桑螵蛸一两,微炒　麦门冬一两半,去心,焙　赤茯苓一两　车前子一两　地骨皮一两　冬葵子一合

右件药捣粗罗为散,每服三钱,以水一中盏,入生姜半分,葱白五寸,煎至六分,去滓,不计时候温服。

治虚劳小便淋沥,脐腹妨痛,宜服**木香散**方:

木香半两　当归三分　桑螵蛸三分,微炒　川大黄三分,剉碎,微炒　蓬麦三分　子芩三分　芎劳半两　槟榔三分　滑石三分

右件药捣粗罗为散,每服三钱,以水一中盏,入生姜半分,煎至六分,去滓,食前稍热频服。

治虚劳膀胱气滞,腰中重,小便淋涩,宜服**泽泻散**方:

泽泻一两　牡丹三分　桂心三分　甘草三分,炙微赤,剉　榆白皮三分,剉　白术三分　赤茯苓一两　木通一两,剉

右件药捣粗罗为散,每服三钱,以水一中盏,煎至六分,去滓,食前温服。

治虚劳小便淋沥,脐下坚胀,宜服**槟榔散**方:

槟榔三分　赤茯苓一两　木香半两　陈橘皮三分,汤浸,去白瓤,焙　木通半两,剉　赤芍药三分　蓬麦三分　当归二分　大腹皮一两,剉　紫苏茎叶三分　人参三分,去芦头　桂心三分

右件药捣粗罗为散,每服三钱,以水一中盏,煎至六分,去滓,食前稍热频服。

治虚劳小便淋沥,茎中痛,宜服**车前子散**方:

车前子三分　王不留行半两　冬葵子半两　生干地黄一两　桂心半两　甘草一分,炙微赤,剉　木通半两,剉　石韦半两,去毛　滑石三分

右件药捣细罗为散,每服食前以麻子粥饮调下二钱。

治虚劳小肠热,小便淋沥,茎中痛,**王不留行散**方:

王不留行一两　赤芍药三分　木通三分,剉　当归三分　滑石一两　子芩半两　生干地黄一两　榆白皮三分,剉

右件药捣细罗为散,每服食前以温粥饮调下二钱。

治虚劳手足烦疼诸方

夫虚劳之人,正气衰弱,阴阳不和,邪气乘之,则冷热交争,故手足烦疼也。

治虚劳手足烦疼,不欲饮食,四肢少力,睡恒不足,宜服**黄耆散**方:

黄耆一两,锉　赤芍药三分　甘草半两,炙微赤,锉　人参一两,去芦头　熟干地黄一两　麦门冬一两半,去心,焙　五加皮半两　牛膝三分,去苗

右件药捣粗罗为散,每服四钱,以水一中盏,入生姜半分,枣三枚,煎至六分,去滓,不计时候温服。

治虚劳食少乏力,四肢烦疼,宜服**人参散**方:

人参三分,去芦头　黄耆一两,锉　半夏三分,汤洗七遍去滑　白茯苓一两　桂心三分　赤芍药三分　甘草半两,炙微赤,锉　当归三分　熟干地黄一两　桑螵蛸一分,微炒　酸枣人二分,微炒　草薢三分,锉

右件药捣粗罗为散,每服四钱,以水一中盏,入生姜半分,枣二枚,煎至六分,去滓,不计时候温服。

治虚劳手足烦疼,羸瘦无力,不能饮食,小便数,宜服**石斛散**方:

石斛一两半,去根,锉　黄耆一两,锉　赤芍药三分　桑螵蛸一两,微炒　鸡肶胵一两,微炒　白龙骨三分　人参一两,去芦头　牛膝一两,去苗　麦门冬三分,去心　熟干地黄一两　当归一两

右件药捣筛为散,每服四钱,以水一中盏,入生姜半分,枣三枚,煎至六分,去滓,不计时候温服。

治虚劳手足烦疼,羸瘦困乏,两胁裹急,不欲饮食,宜服此方:

黄耆一两　牛膝三分,去苗　五味子半两　白术三分　陈橘皮三分,汤浸,去白瓤,焙　麦门冬一两,去心,焙　甘草半两,炙微赤,锉　人参三分,去芦头　桂心三分　白茯苓三分　白芍药三分　当归三分

右件药捣粗罗为散,每服四钱,以水一中盏,入生姜半分,枣三枚,煎至六分,去滓,不计时候温服。

太平圣惠方卷第三十

凡一十九门　病源一十九首　方共计一百六十一道

治虚劳痿痹不遂诸方

夫风寒湿三气合为痹病也。在于阴则其人筋骨痿枯,身体急痛,此为痿痹之病。皆愁思所致,忧虑之为。诊其脉尺中虚小者,是膝寒痿痹也。

治虚劳痿痹,四肢不收,不能俯仰,两肩中疼痛,身重筋急,体如刀刺,身不能自任,此皆因饮酒当风,露卧湿地,寒从下入,血精皆虚,众脉寒,使入阴囊下湿,阳气消弱,令人不乐,恍惚忧悲,宜服除风轻身,益气明目,强阴,令人有子,补诸不足,**石斛散方**:

石斛一两半,去根　草薢一两,剉　柏子人三分　石龙芮三分　泽泻三分　附子一两,炮裂,去皮脐　杜仲一两,去粗皮,炙微黄,剉　牛膝一两半,去苗　赤芍药三分　云母粉一两　松脂一两　防风三分,去芦头　山茱萸三分　菟丝子一两,酒浸三宿,曝干,别捣为末　细辛三分　桂心三分　鹿茸一两,去毛,涂酥炙令微黄　巴戟一两

右件药捣细罗为散,每于食前以暖酒调下二钱。忌生冷、油腻、牛肉。

治虚劳痿痹不遂,筋脉急痛,宜服**抽风独活散**方:

独活一两　人参一两,去芦头　附子一两半,炮裂,去皮脐　薏苡人一两　桂心一两　防风三分,去芦头　赤芍药三分　当归三分　赤茯苓三分　山茱萸三分　汉防己半两　甘草半两,炙微赤,剉　狗脊三分　熟干地黄一两　牛膝一两,去苗　芎䓖三分　石斛一两,去根　枳壳半两,麸炒微黄,去瓤

右件药捣粗罗为散,每服三钱,以水一中盏,入生姜半分,煎至六分,去滓,不计时候稍热服。忌生冷、油腻、毒滑鱼肉。

治虚劳痿痹,肢节疼痛,或偏枯,或腰痛挛急,宜服**桑寄生散**方:

桑寄生一两　白芍药三分　独活三分　熟干地黄一两〔1〕　杜仲一两,去粗皮,炙微黄,剉　牛膝一两,去苗　附子一两,炮裂,去皮脐　细辛半两　秦艽三分,去苗　白茯苓一两　羚羊角屑三分　防风三

---

〔1〕　一两:原脱。据《类聚》卷147引同方补。

分,去芦头　芎䓖三分　人参三分,去芦头　当归三分　桂心一两　甘草一两,炙微赤,剉

右件药捣粗罗为散,每服四钱,以水酒各半中盏,煎至六分,去滓,每于食前温服。

治虚劳痿痹,肢节疼痛,宜服**羌活散**方:

羌活一两　甘菊花半两　白茯苓三分　白蒺藜半两,微炒去刺　桂心三分　萆薢一两,剉　附子一两,炮裂,去皮脐　当归三分　牛膝一两,去苗　肉苁蓉三分,酒浸一宿,刮去皱皮,炙干　沉香半两　防风半两,去芦头　枳壳半两,麸炒微黄,去瓤

右件药捣粗罗为散,每服三钱,以水一中盏,煎至六分,去滓,每于食前温服。

治虚劳痿痹少气,筋挛,关节疼痛,难以屈伸,不能行,精衰目瞑,阳气恒弱,腹中不调,此由肾虚所致,宜服**庵䕡子散**方:

庵䕡子一两　酸枣人一两,微炒　大豆卷一两,微炒　薏苡人一两　甘菊花半两　秦椒一两,去目,炒去汗　车前子半两　蔓荆子半两　菥蓂子半两　冬瓜子半两　阿胶一两,捣碎,炒令黄燥

右件药捣细罗为散,每服食前以温酒调下二钱。

治虚劳痿痹,手足厥冷,精气虚乏,骨节疼痛,头眩吐逆,腰脊强直,服之令人体骨丰盛,肌肤光泽,**茯苓圆**方:

白茯苓一两　牡荆子半两　天雄一两,炮裂,去皮脐　黄耆一两,剉　肉苁蓉一两,酒浸一宿,刮去皱皮,炙干　薯蓣一两　巴戟一两　石长生三分　桂心一两　菟丝子一两,酒浸三日,曝干,别捣为末　杜仲一两,去粗皮,炙微黄,剉　牡蛎一两,烧为粉　山茱萸一两　熟干地黄一两　泽泻三分　石斛一两半,去根,剉　附子一两,炮裂,去皮脐　天门冬一两半,去心,焙　人参一两,去芦头　防风半两,去芦头　羌活三分　当归三分　甘草半两,炙微赤,剉

右件药捣罗为末,炼蜜和圆如梧桐子大,每于食前以温酒下三十圆。

治虚劳痿痹,百节沉重,四肢不举,食饮渐少,羸瘦乏力,宜服**补肾圆**方:

熟干地黄一两　巴戟三分　黄耆三分,剉　石斛一两,去根,剉　人参三分,去芦头　白茯苓三分　桂心三分　牛膝一两,去苗　山茱萸三分　防风三分,去芦头　菟丝子一两,酒浸三日,曝干,别捣为末　羌活三分　肉苁蓉一两,酒浸一宿,刮去皱皮,炙干　附子一两,炮裂,去皮脐　磁石一两,烧醋淬七遍,捣碎细研,水飞过　丹参三分　五味子三分　麦门冬一两,去心,焙　甘草半两,炙微赤,剉　远志半两,去心　柏子人一两

右件药捣罗为末,炼蜜和捣五七百杵,圆如梧桐子大,每于食前以温酒下三十圆。忌生冷、毒滑鱼肉。

治虚劳痿痹,四肢挛急,肌体枯瘦,宜服**石斛圆**方:

石斛一两,去根,剉　熟干地黄三分　麦门冬一两半,去心,焙　五味子半两　牛膝一两,去苗　泽泻半两　肉苁蓉一两,酒浸一宿,刮去皱皮,炙干　防风半两,去芦头　芎䓖半两　独活半两　秦艽二分,去苗　人参半两,去芦头　桂心三分　甘草半两,炙微赤,剉　细辛半两　附子一两,炮裂,去皮脐　黄耆半两,剉　石龙芮半两　白芍药半两　白茯苓三分

右件药捣罗为末,炼蜜和捣三五百杵,圆如梧桐子大,每于食前以温酒下三十圆。忌生冷、猪、鸡、牛、马肉。

治虚劳痿痹,四肢不举,头目昏重,不能饮食,身体乏力疼痛,宜服**牛膝圆**方:

牛膝一两,去苗　黄耆三分,剉　侧子一两,炮裂,去皮脐　羌活一两　人参一两,去芦头　白附子一两,炮裂,去皮脐　肉苁蓉一两,酒浸一宿,刮去皱皮,炙　防风三分,去芦头　芎䓖一两　桂心一两　巴戟一两　干蝎六两,微炒　白茯苓一两　五加皮一两　甘菊花三分　天麻一两　补骨脂一两,微炒　熟干

地黄一两　萆薢一两,剉　茵芋一两

右件药捣罗为末,炼蜜和捣三五百杵,圆如梧桐子大,每于食前以暖酒下三十圆。

治虚劳痿痹,腰脚不遂,头昏目暗,心烦健忘,身体沉重,**羌活圆方**:

羌活一两　茯神一两　五加皮一两　鹿茸一两半,去毛,涂酥炙微黄　防风三分,去芦头　牛膝一两半,去苗　人参一两,去芦头　远志三分,去苗　薯蓣一两　桂心一两　五味子三分　附子一两,炮裂,去皮脐　酸枣人一两,微炒　枸杞子三分　山茱萸一两　黄耆一两,剉　熟干地黄一两　羚羊角屑一两

右件药捣罗为末,炼蜜和捣三五百杵,圆如梧桐子大,每于食前以暖酒下三十圆。

治虚劳痿痹,腰脚不遂,骨节酸疼,筋脉拘急,宜服**萆薢圆方**:

萆薢一两,剉　牛膝一两,去苗　杜仲一两,去粗皮,炙微黄,剉　酸枣人一两,微炒　当归一两　防风三分,去芦头　附子一两,炮裂,去皮脐　茵芋三分　熟干地黄一两　丹参一两　赤芍药三分　桂心一两　黄耆一两,剉　羚羊角屑三分　羌活一两　石斛一两,去根,剉　薏苡人一两

右件药捣罗为末,炼蜜和捣三二百杵,圆如梧桐子大,每于食前以暖酒下三十圆。

治虚劳筋脉拘挛诸方

夫肝脏血而主于筋,今虚劳损血,则不能荣养于筋,致使筋气极虚,又为寒邪所侵,故筋脉拘挛也。

治虚劳筋脉拘挛,腰膝疼痛,宜服**防风散方**:

防风一两,去芦头　五加皮一两　萆薢一两,剉　薏苡人一两　杜仲一两半,去粗皮,炙微黄　牛膝一两半,去苗　海桐皮一两,剉　桂心一两　枳壳一两,麸炒微黄,去瓤　赤芍药一两　续断三分　鼠粘子三分　黄耆一两,剉　熟干地黄一两　羚羊角屑三分

右件药捣细罗为散,每服以温酒调下二钱,日三四服。忌生冷、油腻、毒滑鱼肉。

治虚劳气弱,四肢少力,筋脉拘挛,骨节疼痛,不欲饮食,宜服**熟干地黄散方**:

熟干地黄一两　酸枣人三分,微炒　黄耆一两,剉　当归三分　牛膝一两,去苗　桂心三分　五加皮三分　白芍药三分　防风三分,去芦头　人参一两,去芦头　薏苡人一两　附子一两,炮裂,去皮脐　白茯苓一两　甘草半两,炙微赤,剉

右件药捣筛为散,每服四钱,以水一中盏,入生姜半分,煎至六分,去滓,每于食前温服。

治虚劳筋脉拘挛,四肢疼痛,心神烦热,不得睡卧,宜服**麦门冬散方**:

麦门冬一两,去心　防风三分,去芦头　羚羊角屑三分　茯神一两　赤芍药三分　柴胡一两,去苗　枳壳三分,麸炒微黄,去瓤　白术一两　黄耆一两,剉　芎䓖三分　甘草半两,炙微赤,剉　酸枣人三分,微炒

右件药捣筛为散,每服四钱,以水一中盏,入生姜半分,煎至六分,去滓,不计时候温服。

治虚劳伤筋,风引筋脉拘挛疼痛,或时肢节浮肿,手指不可拳,宜服**蔓荆子散方**:

蔓荆子一两　酸枣人一两,微炒　防风一两,去芦头　百合二两　枳实一两,麸炒微黄　桂心一两　薏苡人二两半　木通一两半,剉　牵牛子三两,微炒

右件药捣粗罗为散,每服三钱,以水一中盏,入生姜半分,煎至六分,去滓,食前温服。

治虚劳风引筋脉拘挛,不可屈伸,宜服**羚羊角散方**:

羚羊角屑三分　薏苡人二两　桂心三分　牛膝三分,去苗　防风三分,去芦头　附子一两,炮裂,去皮脐　甘草半两,炙微赤,剉　黄耆一两,剉　生干地黄一两

右件药捣粗罗为散，每服三钱，以水一中盏，入生姜半分，煎至六分，去滓，每于食前温服。忌生冷、毒滑鱼肉。

治虚劳冒[1]闷，筋脉拘挛，皮肤不仁，宜服**防风圆**方：

防风一两,去芦头　酸枣人一两,微炒　蔓荆子半两　槟榔半两　晚蚕沙半两,微炒　薏苡人二两　附子一两,炮裂,去皮脐　汉防己一两　独活一两　秦艽一两,去苗　芎䓖一两　藁本一两　牡丹一两半　甘菊花一两半　五加皮一两半　熟干地黄一两　大麻人一两

右件药捣罗为末，炼蜜和捣三五百杵，圆如梧桐子大，每服以温酒下三十圆，日二三服。忌生冷、粘滑。

治虚劳四肢羸瘦，心神虚烦，筋脉拘挛疼痛，少得睡卧，宜服**黄耆圆**方：

黄耆一两,剉　防风半两,去芦头　人参一两,去芦头　远志半两,去心　酸枣人三分,微炒　熟干地黄一两　羌活三分　白茯苓一两　薏苡人一两　羚羊角屑三分　当归三分　桂心三分　山茱萸一两　枸杞子三分

右件药捣罗为末，炼蜜和捣三二百杵，圆如梧桐子大，每服不计时候以温酒下三十圆。

治虚劳筋脉拘挛，牵引头面、眼口瞤动，胸中气逆，不多思食，宜服**羚羊角圆**方：

羚羊角屑一两　酸枣人一两,微炒　防风一两,去芦头　晚蚕沙一两,微炒　附子一两,炮裂,去皮脐　藁本一两　黄耆一两,剉　威灵仙一两　羌活一两　白芍药一两　熟干地黄二两　白茯苓一两

右件药捣罗为末，炼蜜和捣三二百杵，圆如梧桐子大，每服以温酒下三十圆，日三四服。

治虚劳少气诸方

夫虚劳少气者，为虚劳伤于肺，故少气也。肺主气为阳，此为阳气不足故也。

治虚劳少气，补诸虚不足，四肢乏力，宜服**鹿骨汤**方：

鹿骨一具,净洗,剉　桂心一两半　干姜一两半,炮裂,剉　防风一两,去芦头　厚朴一两半,去粗皮,涂生姜汁炙令香熟　独活一两　当归一两　肉苁蓉一两半,酒浸一宿,刮去皱皮,炙干　甘草一两,炙微赤,剉　陈橘皮一两,汤浸,去白瓤,焙　白芍药一两　人参一两,去芦头　龙骨一两半　黄耆二两,剉

右件药捣筛为散，以水三斗先煮鹿骨，取一斗澄滤取清，每服取散半两，以鹿骨汁一大盏煎至七分，去滓，食前分温二服。忌生冷、油腻。

治虚劳少气，面色萎黄，四肢羸瘦，腹胁妨闷，吃食减少，日渐虚困，宜服**黄耆散**方：

黄耆一两,剉　续断三分　当归三分　熟干地黄一两　白术三分　五味子三分　石斛一两,去根,剉　桂心一两　白芍药一两　诃梨勒皮一两　人参三分,去芦头　木香半两　白茯苓一两　附子一两,炮裂,去皮脐　甘草半两,炙微赤,剉　麦门冬一两半,去心,焙　牛膝一两,去苗　陈橘皮三分,汤浸,去白瓤,焙

右件药捣粗罗为散，每服四钱，以水一中盏，入生姜半分，枣三枚，煎至六分，去滓，每于食前温服。

治虚劳少气，胸中逆满，不能下食，渐加羸弱，宜服**人参散**方：

人参一两,去芦头　白茯苓一两　白芍药一两　前胡一两,去芦头　川椒半两,去目及开口者,微炒去汗　桂心一两　麦门冬一两半,去心,焙　当归半两　陈橘皮三分,汤浸,去白瓤,焙　五味子半两　枳壳

---

〔1〕冒：原作"胃"。《类聚》卷147引"防风丸"作"冒"，义长，因改。

半两,麸炒微黄,去瓤　甘草半两,炙微赤,剉

右件药捣筛为散,每服四钱,以水一中盏,入生姜半分,枣三枚,煎至六分,去滓,不计时候温服。

治虚劳少气,羸弱,宜服**强肾气附子散**方:

附子一两,炮裂,去皮脐　芎䓖半两　白芍药三分　当归三分　熟干地黄一两　人参一两,去芦头　半夏半两,汤洗七遍去滑　白茯苓三分　桂心三分　五味子三分　肉苁蓉一两,酒浸一宿,刮去皱皮,炙干　黄耆三分,剉

右件药捣筛为散,每服四钱,以水一中盏,入生姜半分,枣三枚,煎至六分,去滓,食前温服。

治虚劳盗汗,虚翕[1]少气,宜服此方:

黄耆一两,剉　五味子半两　白茯苓一两　白术一两半　熟干地黄一两　牡蛎一两半,烧为粉　天门冬一两,去心　甘草半两,炙微赤,剉

右件药捣筛为散,每服四钱,以水一中盏,入枣三枚,煎至六分,去滓,食前温服。

治虚劳羸乏少气,五脏萎损,腰痛不能行,宜服**益气补虚杜仲散**方:

杜仲一两,去粗皮,炙微黄,剉　蛇床子三分　五味子三分　熟干地黄一两　草薢一两,剉　巴戟三分　桂心三分　肉苁蓉一两半,酒浸一宿,刮去皱皮,炙干　菟丝子一两,酒浸三日,曝干,别捣为末

右件药捣细罗为散,每服食前以温酒调下二钱。

治虚劳少气无力,宜服**沉香散**方:

沉香一两　五味子半两　人参一两,去芦头　远志半两,去心　天门冬半两,去心　石斛一两,去根,剉　桂心一两　牛膝一两,去苗　黄耆一两,剉

右件药捣筛为散,每服三钱,以水一中盏,入生姜半分,枣三枚,煎至六分,去滓,不计时候温服。

治虚劳少气,羸损,宜服**鹿角胶散**方:

鹿角胶二两,捣碎,炒令黄燥　肉苁蓉二两,酒浸一宿,刮去皱皮,炙干　熟干地黄三两　黄耆一两半,剉　当归一两半　麦门冬二两半,去心,焙　石斛一两,去根　五味子一两

右件药捣细罗为散,每服食前以生姜枣汤调下二钱,温酒下亦得。

治虚劳少气,补养肾脏,宜服**磁石圆**方:

磁石二两,烧醋淬七遍,捣碎细研,水飞过　阳起石一两,细研,水飞过　白石英一两,细研,水飞过　菟丝子一两,酒浸三日,曝干,别捣为末　熟干地黄一两　石斛一两,去根,剉　五味子三分　菰蒌根三分　防风三分,去芦头　巴戟一两　桂心三分　人参一两,去芦头　蛇床子三分

右件药捣罗为末,炼蜜和捣三五百杵,圆如梧桐子大,每服食前以温酒下三十圆。

治虚劳少气,羸弱乏力,宜服**鹿茸圆**方:

鹿茸一对,去毛,涂醋炙微黄　枸杞子一两　泽泻一两　白术一两　杏人一两,汤浸,去皮尖、双人,麸炒微黄　薯蓣一两　菟丝子一两,酒浸三日,曝干,别捣为末　白芍药一两　黄耆一两,剉　桂心一两　阿胶一两,捣碎,炒令黄燥　附子一两,炮裂,去皮脐

右件药捣罗为末,炼蜜和捣三二百杵,圆如梧桐子大,每服食前以温酒下三十圆,或枣汤下亦得。

──────────

〔1〕 虚翕:原作"虚弱翕"。然《普济方》卷231、《类聚》卷147引同方均无"弱"字,因删。

治虚劳少气,四肢无力,宜服**薯蓣圆**方:

薯蓣二两　黄耆一两,剉　远志半两,去心　五味子半两　牛膝半两,去苗　柏子人三分　桂心三分　巴戟一两　熟干地黄二两

右件药捣罗为末,炼蜜和捣三五百杵,圆如梧桐子大,每服食前以温酒下三十圆。

治虚劳上气诸方

夫虚劳上气者,缘肺主于气,气为阳,阳气有余,则致肺满上逆。虚劳之病,或阴阳俱伤,或血气偏损。今是阴气不足,阳气有余,故上气也。

治虚劳上气,胸膈满闷,不能饮食,四肢少力,宜服**紫苏散**方:

紫苏茎叶一两　五味子半两　赤茯苓三分　前胡一两,去芦头　陈橘皮一两,汤浸,去白瓤,焙　白术三分　桂心三分　木香半两　泽泻半两　人参三分,去芦头　黄耆三分,剉　半夏半两,汤洗七遍去滑　诃梨勒皮三分　甘草半两,炙微赤,剉

右件药捣筛为散,每服三钱,以水一中盏,入生姜半分,煎至六分,去滓,不计时候稍热服。忌炙煿、湿面。

治虚劳上气,脾胃气弱,胸膈多痰,食饮[1]无味,神思昏闷,肢节烦疼,体虚乏力,宜服**沉香散**方:

沉香三分　枇杷叶三分,拭去毛,炙微黄　前胡一两,去芦头　半夏半两,汤洗七遍去滑　白术三分　诃梨勒皮一两　人参三分,去芦头　黄耆一两,剉　桂心半两　五味子半两　细辛半两　白茯苓一两　陈橘皮三分,汤浸,去白瓤,焙　甘草半两,炙微赤,剉

右件药捣筛为散,每服三钱,以水一中盏,入生姜半分,枣三枚,煎至六分,去滓,不计时候稍热服。

治虚劳上气,四肢羸弱,不能饮食,宜服**五味子散**方:

五味子半两　续断半两　人参三分,去芦头　紫苏子三分　钟乳粉一两　半夏一两,汤洗七遍去滑　白茯苓一两　陈橘皮三分,汤浸,去白瓤,焙　白术三分　桂心半两　黄耆一两,剉　熟干地黄一两　甘草半两,炙微赤,剉　紫菀半两,洗去苗土

右件药捣粗罗为散,每服三钱,以水一中盏,入生姜半分,枣三枚,煎至六分,去滓,不计时候温服。

治虚劳上气,心膈气滞,不思饮食,宜服**诃梨勒散**方:

诃梨勒皮一两　陈橘皮一两,汤浸,去白瓤,焙　白术三分　人参一两,去芦头　桂心三分　甘草半两,炙微赤,剉　紫苏茎叶一两半　半夏半两,汤浸七遍去滑　槟榔三分

右件药捣筛为散,每服三钱,以水一中盏,入生姜半分,煎至六分,去滓,不计时候稍热服。

治虚劳上气,胸中满闷,不下饮食,宜服**草豆蔻散**方:

草豆蔻三分,去皮　前胡一两半,去芦头　桔梗三分,去芦头　木香三分　赤茯苓一两　大腹皮三分,剉　槟榔一两　紫苏茎叶二两　陈橘皮一两,汤浸,去白瓤,焙

右件药捣粗罗为散,每服三钱,以水一中盏,入生姜半分,煎至六分,去滓,不计时候稍热

---

〔1〕 食饮:此下原有"血"字。然《普济方》卷231引同方作"食",《类聚》卷147引同方作"饮食",均无"血"字,因删。

服。忌炙煿、醋物、猪肉。

治虚劳上气,胸中逆满,不下饮食,宜服**赤茯苓散**方:

赤茯苓二两 诃梨勒皮二两 木香半两 当归一两 吴茱萸半两,汤浸七遍,焙干微炒 槟榔一两
川大黄一两,剉碎,微炒

右件药捣粗罗为散,每服三钱,以水一中盏,入生姜半分,煎至六分,去滓,不计时候稍
热服。

治虚劳上气,及心腹气胀,不能饮食,呕吐酸水,宜服**白术散**方:

白术一两 陈橘皮三分,汤浸,去白瓤,焙 槟榔三分 紫苏茎叶三分 人参一两,去芦头 白茯苓
一两 木香半两 半夏半两,汤洗七遍去滑 桂心三分 诃梨勒皮一两 厚朴一两,去粗皮,涂生姜汁炙令
香熟

右件药捣筛为散,每服三钱,以水一中盏,入生姜半分,煎至六分,去滓,不计时候稍
热服。

治虚劳上气,肢体羸乏,不能饮食,宜服**钟乳圆**方:

钟乳粉二两 熟干地黄一两 续断三分 白茯苓三分 黄耆三分,剉 覆盆子三分 甘草半分,
炙微赤,剉 石斛一两,去根,剉 五味子三分 桂心三分 肉苁蓉一两,酒浸一宿,刮去皱皮,炙干 菖蒲三
分 人参一两,去芦头 山茱萸三分 薯蓣一两

右件药捣罗为末,炼蜜和捣三二百杵,圆如梧桐子大,每服不计时候煮姜枣粥饮下三十
圆。忌生冷、饴糖。

治虚劳目暗诸方

夫肝候于目而藏于血,血为荣养于五脏。今脏腑已有劳伤,则血气俱虚,五脏既虚,则不
能荣养于目,故令昏暗也。

治虚劳肝肾风虚,头昏目暗,四肢少力,宜服**羚羊角散**方:

羚羊角屑半两 黄耆一两,剉 柴胡一两半,去苗 防风一两,去芦头 人参三分,去芦头 附子一
两,炮裂,去皮脐 泽泻三分 山茱萸一两 覆盆子一两 决明子一两 车前子一两 青葙子一两
甘草半两,炙微赤,剉

右件药捣粗罗为散,每服四钱,以水一中盏,煎至六分,去滓,不计时候温服。

治虚劳肝气乏弱,四肢不收,筋骨疼痛,目多昏暗,宜服**防风散**方:

防风三分,去芦头 山茱萸三分 羚羊角屑三分 枳实半两,麸炒微黄 黄耆三分,剉 白茯苓一
两 羌活三分 黄芩半两 当归三分 麦门冬一两半,去心,焙 五味子半两 薏苡人半两

右件药捣粗罗为散,每服三钱,以水一中盏煎至六分,去滓温服,日三四服。

治虚劳,益肝明目,**黄耆散**方:

黄耆一两 钟乳粉一两半 白茯苓一两 云母粉一两半 远志一两,去心 细辛一两

右件药捣细罗为散,入钟乳粉等更都研令匀,每服以温酒调下二钱,日二三服。

治虚劳乏弱,四肢无力,头昏目暗,身体疼痛,不欲吃食,宜服**羚羊角圆**方:

羚羊角屑三分 鹿茸一两半,去毛,涂醋炙微黄 山茱萸三分 防风三分,去芦头 肉苁蓉一两,酒浸
一宿,刮去皱皮,炙干 牛膝一两半,去苗 薯蓣三分 蜜蒙花三分 当归三分 白茯苓一两 黄耆三分,
剉 车前子三分 菟丝子一两,酒浸三日,曝干,别捣为末 人参三分,去芦头 五味子半两 桂心三分

细辛半两　地肤子半两　甘菊花半两　决明子半两　青葙子半两　熟干地黄一两　附子一两,炮裂,去皮脐　磁石二两,烧醋淬七遍,捣碎细研,水飞过　甘草半两,炙微赤,剉

右件药捣罗为末,炼蜜和捣五七百杵,圆如梧桐子,每服以温酒下三十圆,日三服,枣汤下亦得。忌炙煿、热面、荤辛。

治虚劳目暗,宜服**还睛圆方**:

菟丝子一两,酒浸三日,曝干,别捣为末　真珠三分,细研　远志半两,去心　防风半两,去芦头　蔓荆子半两　车前子半两　石斛一两,去根,剉　白茯苓一两　玄参半两　人参半两,去芦头　木香半两　决明子半两　地肤子半两　蕤仁半两,汤浸,去赤皮　芎䓖半两　羌活半两　羚羊角屑半两　熟干地黄一两　枸杞子半两　牛膝一两,去苗　薯蓣半两　甘菊花半两　黄耆半两,剉　地骨皮半两　覆盆子三分　兔肝二两,炙微黄

右件药捣罗为末,炼蜜和捣三五百杵,圆如梧桐子大,每服食前以温酒下二十圆,清粥饮下亦得。忌热面、荤辛、生冷。

治虚劳目暗,宜服**磁石圆方**:

磁石一两半,烧醋淬七遍,捣碎细研,水飞过　朱砂半两,细研,水飞过　补骨脂半两,微炒　肉苁蓉三分,酒浸一宿,刮去皱皮,炙干　神曲三分,炒令微黄　远志半两,去心　木香半两　覆盆子半两　五味子半两　熟干地黄三分　巴戟半两　桂心半两　牛膝三分,去苗　石斛三分,去根,剉　薯蓣半两　甘草半两,炙微赤,剉　车前子半两

右件药捣罗为末,入研了药令匀,炼蜜和捣三五百杵,圆如梧桐子大,每服食前煎黄耆汤下三十圆。

治虚劳肝肾风虚,眼漠漠昏暗,不能久视,无力,宜服**兔肝圆方**:

兔肝二两,炙微黄　防风三分,去芦头　玄参一两　白茯苓一两　羚羊角屑三分　人参三分,去芦头　决明子三分　车前子一两　地骨皮三分　枳壳半两,麸炒微黄,去瓤　黄耆一两,剉　熟干地黄一两　甘菊花三分　麦门冬一两半,去心,焙

右件药捣罗为末,炼蜜和捣三五百杵,圆如梧桐子大,每服食前以温粥饮下三十圆。

治虚劳,目暗远视无力,四肢乏弱,宜服**肉苁蓉圆方**:

肉苁蓉二两,酒浸一宿,刮去皱皮,炙干　薯蓣一两　巴戟一两　车前子一两　黄耆一两,剉　覆盆子一两　菟丝子一两半,酒浸三宿,曝干,别捣为末　山茱萸一两　熟干地黄二两　人参一两,去芦头　牛膝一两,去苗　续断一两　犀角屑半两　甘菊花一两

右件药捣罗为末,炼蜜和捣三二百杵,圆如梧桐子大,每服食前以粥饮下三十圆。忌生冷、油腻、热面。

治虚劳气目昏暗,身体少力,宜服**车前子圆方**:

车前子一两　磁石二两,烧醋淬七遍,捣碎细研,水飞过　石斛一两,去根,剉　菟丝子二两,酒浸三日,曝干,别捣为末　熟干地黄一两　远志一两,去心　泽泻一两　牛膝一两,去苗　桂心半两　蒺藜子一两,微炒去刺　白茯苓一两　山茱萸一两　五味子一两　巴戟一两半　肉苁蓉一两,酒浸一宿,刮去皱皮,炙干　甘草半两,炙微赤,剉　黄耆一两半　人参一两,去芦头

右件药捣罗为末,炼蜜和捣三五百杵,圆如梧桐子大,每服空心及晚食前以盐酒下三十圆。

治虚劳腹痛,泪多不明,宜服**地肤子圆方**:

地肤子半两　川大黄一两,剉碎,微炒　柏子人三分　蕤仁半两,去皮　决明子三分　甜瓜子半两

青葙子半两　白蒺藜三分,微炒去刺　芜蔚子半两　蓝子三分　菟丝子一两,酒浸三日,曝干,别捣为末
黄连三分,去须　细辛三分　桂心三分　萤火虫三分

右件药捣罗为末,炼蜜和捣三二百杵,圆如梧桐子大,每日不计时候以粥饮下二十圆。
忌生冷、猪肉、热面、荤辛。

治虚劳目暗,或见黑花,宜服此方:

磁石三两,烧令通赤,以醋淬七遍,捣碎研,水飞过　木香一两　干姜三两,用浆水一斗,盐花一合,与附子一
处以慢火煮,水尽为度,切片焙干　汉椒三两,醋浸一宿取出,用炭火半秤先烧地令通赤,将椒薄摊〔1〕于地上,以盆子
盖却一宿取出　附子三两,炮裂,去皮脐

右件药捣细罗为散,入磁石都研令匀,用羊肾二对,切去脂膜,入砂盆内细研,用酒二升
同熬成膏,入药末和为圆如梧桐子大,每日空心及晚食前以盐汤下三十圆。

治虚劳,目暗昏闷,宜服明目,百岁可读细书,**神曲圆方**:

神曲末四两,炒微黄　磁石二两,烧通赤,以醋淬七遍,捣碎,水飞过　朱砂一两,细研,水飞过

右件药都研令匀,炼蜜和捣三五百杵,圆如梧桐子大,每服于食前以粥饮下三十圆。忌
羊血。

治虚劳目暗,**补肝散方**:

地肤子二升,阴干捣末　生地黄十斤

右件药捣取生地黄汁,和拌地肤子末,干却捣细罗为散,每服以温水调下二钱,日三服。
又方:

三月采蔓菁花,阴干为末,每服空腹以井华水调下二钱,久服长生目明,可夜读细书。
又方:

蔓菁子一升

右一味,以水九升煮令汁尽,取出曝干,如此三度后捣罗为末,每服以温水调下二钱,日
二三服。

治虚劳耳聋诸方

夫肾候于耳,劳伤则肾气虚,风邪入于肾经,则令人耳聋而苦鸣。若膀胱有停水,浸渍于
肾,则耳聋而满也。

治虚劳肾脏乏损,耳聋体瘦,脚膝少力疼痛,宜服**补肾汤方**:

磁石二两,捣碎,水淘去赤汁　牛膝一两,去苗　桂心一两　黄耆一两半,剉　人参一两,去芦头　白茯
苓一两　独活一两　芎藭一两　当归一两　白芍药一两　白术一两　白蒺藜一两,微炒去刺　附子一
两,炮裂,去皮脐　泽泻一两　汉椒一两,去目及闭口者,微炒去汗

右件药捣粗罗为末,每服用羊肾一对,切去脂膜,以水一大盏半煎羊肾至一盏,去肾,下
药末半两,更煎至六分,去滓,空心及晚食前,分暖为二服。

治虚劳耳聋及虚鸣,宜服此方:

熟干地黄一两　磁石二两,捣碎,水淘去赤汁　防风三分,去芦头　羌活三分　黄耆一两,剉　白芍

---

〔1〕摊:原作"滩"。《正误》:"'滩','摊'之讹。"《普济方》卷234"磁石木香丸"、《类聚》卷147"治虚劳目暗方"均引作
"摊",因改。

药三分　木通三分,剉　桂心三分　人参一两,去芦头

右件药捣粗罗为散,每服用羊肾一对,切去脂膜,以水一大盏半煎至一盏,去肾,入药末半两,煎至六分,去滓,空心及晚食前分暖为二服。

治虚劳羸瘦,脚膝无力,耳聋盗汗,心多怔悸,宜服**白羊肉汤**方:

白羊肉二斤,去脂膜,以水四升煮取二升　杜仲一两,去粗皮,炙微黄,剉　白茯苓一两　熟干地黄一两半　牛膝一两,去苗　人参一两,去芦头　黄耆一两,剉　白术一两　桂心三分　磁石三两,捣碎,水淘去赤汁　龙骨一两　远志一两,去心

右件药捣粗罗为散,每服四钱,用羊肉汁一中盏,煎至六分,去滓,每于食前温服之。

治虚劳耳聋,宜服**菖蒲浸酒**方:

菖蒲三两　木通二两,剉　磁石五两,捣碎,水淘去赤汁　防风二两,去芦头　桂心二两　牛膝三两,去苗

右件药细剉,用生绢袋盛,以酒一斗,内药浸七日后,每日食前暖一小盏服之。

治虚劳肾脏乏弱,耳聋,或常闻钟磬风雨之声,宜服**补肾虚磁石圆**方:

磁石二两,烧令赤,以醋淬七遍,捣碎,水飞过　鹿茸一两半,去毛,涂酥炙微黄　人参二两,去芦头　黄耆一两,剉　白茯苓一两　远志三分,去心　附子三分,炮裂,去皮脐　牡蛎三分,烧为粉　牛膝一两,去苗　楮实子一两半,水淘去浮者,焙干　防风三分,去芦头　肉苁蓉三分,酒浸一宿,刮去皱皮,炙干　五味子半两　薯蓣三分　巴戟三分　石斛一两,去根,剉　桂心三分　熟干地黄一两

右件药捣罗为末,炼蜜和捣三五百杵,圆如梧桐子大,每服空心及晚食前以温酒下三十圆。

治虚劳肾气不足,耳聋,宜服**肉苁蓉圆**方:

肉苁蓉一两,酒浸一宿,刮去皱皮,炙干　黄耆一两,剉　熟干地黄一两　巴戟一两　枳壳三分,麸炒微黄,去瓤　白敛三分　五味子三分　白术三分　牛膝一两,去苗　附子一两,炮裂,去皮脐　牡蛎粉三分　泽泻一两　干姜三分,炮裂,剉　菟丝子一两,酒浸三日,曝干,别捣为末

右件药捣罗为末,炼蜜和捣三五百杵,圆如梧桐子大,每日空心及晚食前以温酒下三十圆。

治虚劳浮肿诸方

夫肾主水,脾主土,若脾虚则土不能克制于水,肾虚则水气流溢,散于皮肤,故令身体浮肿。劳伤之人,气血皆涩,则变成水病也。

治虚劳通体洪满,腹坚胀,喘急,不能饮食,宜服**郁李人散**方:

郁[1]李人一两,汤浸,去皮尖,微炒　川大黄一两,剉碎,微炒　柴胡三分,去苗　泽泻三分　赤芍药三分　猪苓三分,去黑皮　杏人半两,汤浸,去皮尖、双人,麸炒微黄　桑根白皮三分,剉　鳖甲一两,涂醋炙令微黄,去裙襕　赤茯苓半两　桔梗三分,去芦头　麻黄三分,去根节

右件药捣粗罗为散,每服三钱,以水一中盏,入生姜半分,煎至六分,去滓,不计时候温服。

治虚劳四肢浮肿,喘息促,小便不利,坐卧不安,**汉防己散**方:

―――――――――――

〔1〕　郁:原误作"都"。据本方名及《类聚》卷147引同方改。

汉防己三分　猪苓三分,去黑皮　海蛤一两　陈橘皮一两,汤浸,去白瓤,焙　木香半两　白术半两　桑根白皮三分,剉　赤茯苓三分〔1〕　槟榔一两　紫苏茎叶一两　木通一两,剉

右件药捣粗罗为散,每服三钱,以水一中盏,入生姜半分,煎至六分,去滓,不计时候温服。

治虚劳心胸壅闷,喘促,四肢肿,宜服**细辛散**方:

细辛半两　枳壳三分,麸炒微黄,去瓤　汉防己半两　桂心半两　黄耆一两,剉　白术三分　赤茯苓三分　赤芍药三分　当归半两

右件药捣筛为散,每服三钱,以水一中盏,入生姜半分,煎至六分,去滓,不计时候温服。

治虚劳损,脐下痛,抽肾入腹,四肢浮肿,宜服**木香散**方:

木香一两　五加皮一两　松节二两,剉　桑根白皮一两,剉　薏苡人三分　槟榔一两　桃人一两,汤浸,去皮尖、双人微炒　陈橘皮三分,汤浸,去白瓤,微炒　郁李人一两,汤浸,去皮尖,微炒

右件药捣粗罗为散,每服三钱,以水一中盏,煎至六分,去滓,不计时候稍热服。

治虚劳四肢浮肿,宜服**麻人散**方:

大麻人一两　商陆一两　防风一两,去芦头　附子一两,炮裂,去皮脐　陈橘皮一两,汤浸,去白瓤,焙　汉防己一两

右件药捣粗罗为散,每服五钱,以水一大盏,入赤小豆一百粒,煎至五分,去滓,食前温服。

治虚劳四肢浮肿,心胸满闷,不欲饮食,宜服**前胡圆**方:

前胡一两,去芦头　旋覆花半两　人参三两,去芦头　槟榔二两　木香半两　陈橘皮半两,汤浸,去白瓤,焙　诃梨勒皮一两　赤茯苓三分　桑根白皮三分,剉　郁李人一两,汤浸,去皮尖,微炒　桂心半两

右件药捣罗为末,炼蜜和捣三二百杵,圆如梧桐子大,每服煎姜枣汤下三十圆,日三服。

治虚劳心胸壅闷,喘促,大小便不利,四肢浮肿,宜服**陈橘皮圆**方:

陈橘皮二两,汤浸,去白瓤,焙　紫苏子三分,微炒　郁李人一两,汤浸,去皮尖,微炒　甘遂半两,煨微黄　汉防己半两　桑根白皮一两,剉　甜葶苈一两,隔纸炒令紫色　赤茯苓一两　木通一两,剉

右件药捣罗为末,炼蜜和捣三二百杵,圆如梧桐子大,每服空心及晚食前以姜枣汤下二十圆。

治虚劳腰脚疼痛诸方

夫虚劳腰脚疼痛者,由肾气不足,受于风邪之所为也。劳伤则肾虚,虚则受于风冷,邪气与真气交争,故腰脚疼痛也。

治虚劳腰脚疼痛,行立不得,宜服**巴戟散**方:

巴戟三分　五加皮一两　草薢一两,剉　牛膝一两,去苗　石斛一两,去根,剉　防风一两,去芦头　白茯苓一两　附子一两,炮裂,去皮脐　桂心三分　甘草半两,炙微赤,剉　当归三分　羌活三分

右件药捣粗罗为散,每服三钱,以水一中盏,煎至六分,去滓,食前温服。

治虚劳损,腰脚疼痛,宜服**牛膝散**方:

牛膝一两,去苗　附子三分,炮裂,去皮脐　熟干地黄一两　五加皮半两　桂心三分　当归三分

---

〔1〕　三分:原脱。据《普济方》卷234引同方补。

赤茯苓—两　防风半两,去芦头　赤芍药—两　羚羊角屑三分　酸枣人三分,微炒

右件药捣粗罗为散,每服三钱,以水一中盏,煎至六分,去滓,食前温服。

治虚劳伤惫,腰脚疼痛,宜服**附子圆**方:

附子—两,炮裂,去皮脐　肉苁蓉—两,酒浸一宿,刮去皱皮,炙干　巴戟—两　防风三分,去芦头　当归—两　羌活三分　桂心三分　萆薢三分,剉　酸枣人三分,微炒　牛膝—两,去苗　木香三分　白蒺藜三分,微炒去刺　补骨脂—两,微炒　鹿茸二两,去毛,涂酥炙微黄　石斛—两,去根,剉　桃人—两,汤浸,去皮尖、双人,麸炒微黄　白茯苓—两

右件药捣罗为末,炼蜜和捣三五百杵,圆如梧桐子大,每服空心及晚食前以温酒下三十圆。

治虚劳腰脚疼痛,不可行步,宜服**鹿角胶圆**方:

鹿角胶—两半,捣碎,炒令黄燥　附子—两,炮裂,去皮脐　干姜半两,炮裂,剉　桂心—两　杜仲—两,去粗皮,炙微黄,剉　山茱萸—两　菟丝子—两,酒浸三日,曝干,别捣为末　熟干地黄—两　肉苁蓉—两,酒浸一宿,刮去皱皮,炙干　五味子—两　巴戟—两　牛膝—两,去苗

右件药捣罗为末,炼蜜和捣三二百杵,圆如梧桐子大,每服食前以温酒下三十圆。

治虚劳冷气,腰脚疼痛,宜服**石斛圆**方:

石斛二两,去根,剉　汉椒二两,去目及闭口者,微炒去汗　硫黄二两,细研,水飞过　杜仲—两,去粗皮,炙微黄,剉　楮实二两,水淘去浮者,焙干　柏子人—两半　补骨脂二两,微炒　续断—两　鹿茸—两,去毛,涂酥炙微黄　巴戟—两　桂心三分　附子—两,炮裂,去皮脐

右件药捣罗为末,入研了药令匀,炼蜜和捣三五百杵,圆如梧桐子大,每服食前以暖酒下三十圆。

治虚劳损,腰脚疼痛,少力,宜服**杜仲圆**方:

杜仲—两半,去粗皮,炙微黄,剉　远志三分,去心　熟干地黄—两　桂心—两　白茯苓—两　枳壳—两,麸炒微黄,去瓤　牛膝—两半,去苗　菟丝子二两,酒浸三日,曝干,别捣为末　羌活—两

右件药捣罗为末,炼蜜和捣三五百杵,圆如梧桐子大,每服食前以温酒下三十圆。

治虚劳羸损,腰脚疼痛,不能行李,**天雄圆**方:

天雄—两,炮裂,去皮脐　柏子人—两　山茱萸—两　牛膝—两,去苗　桂心—两　酸枣人—两,微炒

右件药捣罗为末,炼蜜和捣三二百杵,圆如梧桐子大,每于食前以温酒下三十圆。

治虚劳下焦风冷,腰脚疼痛无力,宜服**山茱萸散**方:

山茱萸—两　牛膝二两,去苗　桂心—两

右件药捣细罗为散,每服食前以暖酒调下二钱。

治虚劳膝冷诸方

夫虚劳膝冷者,此由肾气弱,骨髓虚,为风冷所搏故也。肾居下焦,主于腰脚,其气荣润骨髓,今肾气虚受于风寒,故令膝冷也。

治虚劳,膝冷阴痿,四肢羸弱,宜服**川椒圆**方:

川椒—两,去目及闭口者,微炒去汗　菟丝子二两,酒浸三日,曝干,别捣为末　桂心三分　牛膝—两半,去苗　续断—两　鹿茸二两,去毛,涂酥炙微黄　肉苁蓉—两,酒浸一宿,刮去皱皮,炙干　附子—两,炮裂,去皮脐

山茱萸一两　蛇床子一两　远志三分,去心　防风三分,去芦头

右件药捣罗为末,炼蜜和捣三二百杵,圆如梧桐子大,每服食前以温酒下三十圆。

治虚劳,膝冷疼痛,下元伤惫,宜服**补益干漆圆方**:

干漆一两,捣碎,炒令烟出　续断一两　熟干地黄一两　牛膝一两半,去苗　桂心一两　山茱萸一两　附子一两,炮裂,去皮脐　泽泻一两　杜仲一两半,去粗皮,炙微黄,剉　狗脊一两半　菟丝子二两,酒浸三日,曝干,别捣为末　肉苁蓉一两,酒浸一宿,刮去皱皮,炙干

右件药捣罗为末,炼蜜和捣三五百杵,圆如梧桐子大,每服空心以暖酒下三十圆,晚食前再服。

治虚劳乏弱,膝冷无力,宜服**石斛圆方**:

石斛一两,去根节　黄耆三分,剉　桂心三分　白茯苓一两　山茱萸一两　薯蓣一两　牛膝一两半,去苗　木香三分　附子一两,炮裂,去皮脐　羌活三分　巴戟一两　桂心三分　菟丝子一两,酒浸三日,曝干,别捣为末

右件药捣罗为末,炼蜜和捣三五百杵,圆如梧桐子大,每服空心以温酒下三十圆,晚食前再服。

治虚劳伤惫,膝冷无力,小便利,不思食,宜服**山茱萸圆方**:

山茱萸一两　薯蓣一两　牛膝一两半,去苗　天雄一两,炮裂,去皮脐　菟丝子二两,酒浸三日,曝干,别捣为末　楮实一两,水淘去浮者,焙干　五味子三分　草薢一两,剉　覆盆子一两　桂心三分　石斛一两,去根,剉　巴戟一两　熟干地黄一两半　牡蛎粉一两

右件药捣罗为末,炼蜜和捣五七百杵,圆如梧桐子大,每服食前以暖酒下三十圆。

治虚劳膝冷,补益气力,宜服**麋茸圆方**:

麋茸三两,去毛,涂酥炙微黄　桂心一两　石斛一两,去根,剉　蛇床子一两　补骨脂一两,微炒　牛膝一两半,去苗　附子一两,炮裂,去皮脐　山茱萸一两　远志三分,去心　草薢一两,剉　肉苁蓉一两,酒浸一宿,刮去皱皮,炙干　杜仲一两半,去粗皮,炙微黄,剉　防风三分,去芦头　熟干地黄一两

右件药捣罗为末,炼蜜和捣五七百杵,圆如梧桐子大,每于食前以温酒下三十圆。

治虚劳膝冷,宜服**补益黄耆浸酒方**:

黄耆一两,剉　草薢一两半,剉　防风一两半,去芦头　牛膝二两,去苗　桂心一两　石斛二两,去根　杜仲一两半,去粗皮,炙微黄,剉　肉苁蓉一两,酒浸一宿,刮去皱皮,炙干　附子一两,炮裂,去皮脐　山茱萸一两　石南一两　白茯苓一两

右件药细剉,以绢袋盛,用酒二斗于瓷瓶中浸,密封瓶头,候三日后,每于食前暖一小盏服。

治虚劳损肾,腰疼膝冷少力,补益驻颜,宜服**菟丝子圆方**:

菟丝子三两,酒浸三日,曝干,别捣为末　车前子二两　白术二两　桂心二两　杜仲二两,去粗皮,炙微黄,剉　熟干地黄四两

右件药捣罗为末,炼蜜和捣五七百杵,圆如梧桐子大,每于食前以温酒下三十圆。

治虚劳膝冷,**附子圆方**:

附子半斤,每日早以新汲水浸,日一度换水,浸经七日,去黑皮,薄切曝干为末　石斛四两,去根,剉　肉苁蓉四两,酒浸一宿,刮去皱皮,炙干　补骨脂四两,微炒

右件药捣罗为末,炼蜜和捣千余杵,圆如梧桐子大,每于食前以温酒下三十圆。

治虚劳衰弱,绝阳阴痿,膝冷,宜服**钟乳圆方**:

钟乳粉二两　蛇床子三分　石斛一两,去根,剉　菟丝子三两,酒浸三日,曝干,别捣为末　桂心三分　肉苁蓉一两,酒浸一宿,刮去皱皮,炙干

右件药捣罗为末,炼蜜和捣三五百杵,圆如梧桐子大,每服食前以温酒下三十圆。

治虚劳四肢逆冷诸方

夫经脉所行皆起于手足,若有虚劳,则血气衰损,不能温其四肢,故四肢逆冷也。

治虚劳四肢逆冷,乏力少气,不能饮食,宜服**厚朴散**方:

厚朴一两半,去粗皮,涂生姜汁炙令香熟　人参一两,去芦头　附子一两,炮裂,去皮脐　白术一两　陈橘皮一两,汤浸,去白瓤,焙　黄耆三分,剉　白茯苓一两　桂心一两　石斛一两,去根,剉　甘草半两,炙微赤,剉　白芍药三分

右件药粗罗为散,每服三钱,以水一中盏,入生姜半分,枣三枚,煎至六分,去滓稍热服,日三四服。

治虚劳四肢逆冷,脉厥绝,面无颜色,宜服**吴茱萸散**方:

吴茱萸三分,汤浸七遍,焙干微炒　当归一两　桂心一两　白芍药一两　细辛三分　木通一两　甘草半两,炙微赤,剉　白术一两

右件药捣粗罗为散,每服三钱,以水一中盏,入生姜半分,枣三枚,煎至六分,去滓温服,日三四服。

治虚劳羸瘦,四肢逆冷,或心腹虚满,不能饮食,宜服**理中人参散**方:

人参一两,去芦头　陈橘皮一两,汤浸,去白瓤,焙　白术一两　干姜三分,炮裂,剉　甘草半两,炙微赤,剉　附子一两,炮裂,去皮脐　白茯苓一两　桂心三分　麦门冬一两半,去心,焙

右件药捣粗罗为散,每服三钱,以水一中盏,入生姜半分,枣三枚,煎至六分,去滓稍热服,日三四服。

治虚劳四肢逆冷,心神烦躁,不能饮食,宜服**附子散**方:

附子一两,炮裂,去皮脐　桂心三分　半夏半两,汤洗七遍去滑　白术三分　人参一两,去芦头　陈橘皮一两,汤浸,去白瓤,焙　白茯苓一两　甘草半两,炙微赤,剉　麦门冬一两半,去心,焙

右件药捣粗罗为散,每服三钱,以水一中盏,入生姜半分,枣三枚,煎至六分,去滓稍热服,日三四服。

治虚劳四肢逆冷,心膈滞闷,不能饮食,宜服**诃梨勒散**方:

诃梨勒皮一两　人参三分,去芦头　前胡一两,去芦头　附子一两,炮裂,去皮脐　细辛半两　干姜半两,炮裂,剉　桂心三分　白术一两　半夏半两,汤浸七遍去滑　白茯苓一两　甘草半两,炙微赤,剉

右件药捣粗罗为散,每服三钱,用水一中盏,入生姜半分,枣三枚,煎至六分,去滓稍热服,日三四服。

治虚劳四肢逆冷,胸中痞满,或时呕逆,不纳饮食,宜服**吴茱萸圆**方:

吴茱萸一两,汤浸七遍,焙干微黄　附子三分,炮裂,去皮脐　桂心三分　厚朴一两半,去粗皮,涂生姜汁炙令香熟　白矾一两,烧令汁尽　人参一两,去芦头　半夏三分,汤浸七遍去滑　枳实一两,麸炒微黄　干姜半两,炮裂,剉

右件药捣罗为末,炼蜜和捣百杵,圆如梧桐子大,每服不计时候以暖酒下二十圆。

治虚劳四肢逆冷,心腹气胀,唇青,呕逆,宜服**木香圆**方:

木香三分　荜澄茄三分　附子一两,炮裂,去皮脐　干姜半两,炮裂,剉　吴茱萸半两,汤浸七遍,焙干
微炒　桂心三分　诃梨勒皮一两　硫黄三分,细研　陈橘皮一两,汤浸,去白瓤,焙

右件药捣罗为末,炼蜜和捣三二百杵,圆如梧桐子大,每服不计时候以姜枣汤下十圆。

治虚劳梦与鬼交诸方

夫人禀五行秀气而生,承五脏神气而养。若阴阳调利,则脏腑强盛,风邪鬼魅不能干之。若将摄失节,血气虚衰,则风邪乘其虚,鬼气干其正也。是以劳伤之人,脏腑气弱,神气不守,故邪乘虚所干,因梦与鬼交通也。

治虚劳不足,梦与鬼交,四肢无力,宜服**鹿角散**方:

鹿角屑二两　韭子一两,微炒　芎䓖三分　白茯苓一两　当归三分,剉,微炒　鹿茸二两,去毛,涂酥炙微黄

右件药捣筛为散,每服三钱,以水一中盏,入生姜半分,枣三枚,粳米一百粒,煎至六分,去滓,食前温服。忌生冷、油腻、犬肉、醋物。

治虚劳无力,梦与鬼交,心神虚烦,宜服**茯神散**方:

茯神一两　黄耆一两,剉　人参一两,去芦头　桂心三分　牡蛎三分,烧为粉　龙骨三分　甘草三分,炙微赤,剉　麝香一钱,研

右件药捣粗罗为散,入麝香令匀,每服三钱,以水一中盏,入生姜半分,枣三枚,煎至六分,去滓温服,日三四服。

治虚劳肾气久弱,阴下湿痒,小便遗失,因梦鬼交,精泄不禁,**麋[1]角圆**方:

麋角半斤,镑细,以少牛乳拌和得所,于小甑子内以大麦压蒸一复时　黄耆二两,剉　补骨脂二两,微炒　韭子三两,微炒　蛇床子一两　人参二两,去芦头　石龙芮一两　覆盆子一两　附子一两,炮裂,去皮脐　远志一两,去心　续断一两　石斛一两,去根,剉　当归二两　龙骨二两　柏子人一两

右件药捣罗为末,炼蜜和捣三五百杵,圆如梧桐子大,每服空心及晚食前以温酒下三十圆。

治虚劳梦与鬼交,精泄不止,四肢羸瘦少力,心神虚烦,宜服**鹿茸圆**方:

鹿茸三分,去毛,涂酥炙微黄　韭子一两,微炒　柏子人一两　泽泻半两　菟丝子一两,酒浸三日,曝干,别捣为末　茯神半两　石斛半两,去根,剉　天门冬一两半,去心,焙　黄耆一两,剉　巴戟一两　龙骨三分　石龙芮半两　附子一两,炮裂,去皮脐　露蜂窠三分,微炒　麝香半两,细研入

右件药捣罗为末,炼蜜和捣三二百杵,圆如梧桐子大,每服空心及晚食前以温酒下三十圆。

治虚劳梦与鬼交,失精,腰膝疼痛,**补益覆盆子圆**方:

覆盆子四两　菟丝子二两,酒浸三日,曝干,别捣为末　龙骨一两半　肉苁蓉二两,酒浸一宿,刮去皱皮,炙干　附子一两,炮裂,去皮脐　巴戟一两　人参一两半,去芦头　蛇床子一两　熟干地黄二两　柏子人一两　鹿茸一两,去毛,涂酥炙令微黄

右件药捣罗为末,炼蜜和捣三五百杵,圆如梧桐子大,每服空心及晚食前以温酒下三

---

〔1〕麋:底本原方名"鹿角",但方中药物只有"麋角"。《正误》:"未详彼此孰误。"《类聚》卷147引"麋角丸",可为方名"麋角圆"提供旁证。本书卷98亦有"麋角圆"6道,可知麋角入药在宋代比较多见。

十圆。

治虚劳梦与鬼交,失精,虚竭至甚,**紫石英圆方**:

紫石英二两,细研,水飞过　朱砂一两,细研,水飞过　柏子人二两　龙骨二两　人参二两,去芦头
桑螵蛸二两,微炒　麝香半两,细研　肉苁蓉一两,酒浸一宿,刮去皱皮,炙干

右件药捣罗为末,研入朱砂、石英、麝香令匀,炼蜜和捣三二百杵,圆如梧桐子大,每服食前以温酒下二十圆。

治虚劳梦泄诸方

夫虚劳梦泄者,由肾脏气虚,为邪气之所乘也。邪客于阴,则梦交接。肾脏主于精,今肾虚不能制于精,故因梦感动而泄也。

治虚劳梦中失精,心悸,小腹急,阴间寒,目眶疼痛,头发脱落,**龙骨散方**:

白龙骨二两　甘草半两,炙微赤,剉　续断一两　泽泻一两　牡蛎粉三分　附子一两,炮裂,去皮脐
覆盆子三分　棘刺三分,微炒　白芍药一两

右件药捣粗罗为散,每服三钱,以水一中盏,入生姜半分,枣三枚,煎至六分,去滓,每于食前温服。

治虚劳梦中失精,虚乏少力,宜服**熏草散方**:

熏草二两　人参二两,去芦头　龙骨一两　赤石脂一两　熟干地黄二两　白术二两　棘刺一两,微炒　车前子一两　白芍药二两　茯神一两　桂心一两半　甘草一两,炙微赤,剉

右件药捣粗罗为散,每服四钱,以水一中盏,入枣三枚,煎至六分,去滓,每于食前温服。

治虚劳梦泄,心多怔忪,宜服此方:

龙骨二两　牡蛎粉一两　桂心一两　车前子一两　泽泻一两　韭子一两,微炒　甘草一两,炙微赤,剉　黄耆一两,剉　茯神一两

右件药捣筛为散,每服四钱,用水一中盏,入生姜半分,枣三枚,煎至六分,去滓,食前温服。

治虚劳梦泄甚者,心下悸,腹里急,阴头寒,目眶痛,发落,宜服**桂心散方**:

桂心一两　白芍药一两　龙骨一两半　牡蛎粉一两半　甘草半两,炙微赤,剉

右件药捣粗罗为散,每服三钱,以水一中盏,入生姜半分,枣三枚,煎至六分,去滓,食前温服。

治虚劳梦泄,乏力,盗汗,**牡蛎散方**:

牡蛎粉三两　龙骨三两　桂心一两　棘刺一两,微炒　白芍药一两　苍术三两,微炒　甘草一两,炙微赤,剉　柏子人一两　车前子一两　桑螵蛸一两,微炒

右件药捣细罗为散,每于食前以粥饮下二钱。

治虚劳羸瘦,肾虚,梦泄不知,**韭子圆方**:

韭子三合,微炒　鹿茸二两,去毛,涂酥炙微黄　杜仲二两,去皱皮,炙微赤,剉　干姜二两,炮裂,剉　桑螵蛸二两,微炒　白龙骨三两　天雄二两,炮裂,去皮脐　菟丝子三两,酒浸三日,曝干,别捣为末　五味子二两　山茱萸二两

右件药捣罗为末,炼蜜和捣三五百杵,圆如梧桐子大,每服空心及晚食前以温酒下三十圆。

治虚劳肾气不足,数梦泄,宜服**棘刺圆**方:

棘刺一两,微炒　干姜三分,炮裂,剉　乌头半两,炮裂,去皮脐　小草半两　菟丝子二两,酒浸三日,曝干,别捣为末　防风半两,去芦头　薯蓣三分　石龙芮三分　枸杞子三分　巴戟三分　萆薢一两,剉　细辛半两　葳蕤一两　石斛一两,去根,剉　牛膝一两,去苗　厚朴一两,去粗皮,涂生姜汁炙令香熟　桂心三分　天门冬一两半,去心,焙

右件药捣罗为末,炼蜜和捣三五百杵,圆如梧桐子大,食前以温酒下二十圆。

治虚劳梦泄立效,**鹿角胶散**方:

鹿角胶一两,研碎,炒令黄燥　覆盆子一两　车前子一两

右件药捣细罗为散,每于食前以温酒调下二钱。

又方:

新韭子三两,十月霜后采者,酒浸一宿,曝干微炒　地肤子一两半　柏子人一两　枸杞子一两,微炒

右件药捣罗为末,以煮枣肉和捣百余杵,圆如梧桐子大,每服空心及晚食前以粥饮下三十圆。

又方:

韭子二两,微炒　桑螵蛸一两,微炒

右件药捣细罗为散,每服空心以温酒调下一钱,晚食前再服。

又方:

白龙骨二两　韭子二两,微炒

右件药捣罗为散,更研令细,每服空心及晚食前以温酒调下二钱。

治虚劳梦泄,**镇精真珠圆**方:

真珠六两,以牡蛎六两,用水同煮一日,去牡蛎,只取真珠用

右捣细罗为末,却入水于乳钵内研三五日后,宽着水飞过,候干用蒸饼和圆如梧桐子大,每服食前以温酒下二十圆。

治虚劳肾损,梦中泄精,**韭子散**方:

韭子二两,微炒

右件药捣细罗为散,每于食前以温酒调下二钱。

治虚劳阴痿诸方

夫虚劳阴痿者,缘肾气通于阴,若劳伤于肾,肾虚不能荣于阴气,故萎弱也。诊其脉漱漱如羹上肥,阳气微,连连如蜘蛛丝,阴气衰。脉微而弱者,是风邪入于肾经,故阴不起,或引腹痛也。

治虚劳阳气不足,阴气萎弱,囊下湿痒,小便余沥,宜服**天雄散**方:

天雄一两,炮裂,去皮脐　五味子半两　薯蓣三分　熟干地黄三分　巴戟一两　续断三分　蛇床子一两　远志三分,去心　桂心三分

右件药捣细罗为散,每服食前以温酒调下二钱。忌生冷、油腻。

治虚劳羸损,阴痿,精气乏弱,宜服**肉苁蓉散**方:

肉苁蓉一两,酒浸一宿,刮去皱皮,炙　石斛三分,去根,剉　枸杞子一两　远志半两,去心　续断三分　原蚕蛾三分,微炒　菟丝子二两,酒浸三日,曝干,别研为末　天雄一两,炮裂,去皮脐　熟干地黄一两

右件药捣细罗为散,每服食前以温酒调下二钱。

治虚劳阳气不足,阴痿,小便滑数,宜服**鹿茸散**方:

鹿茸一两半,去毛,涂酥炙微黄　肉苁蓉一两,酒浸一宿,刮去皱皮,炙干　钟乳粉一两　蛇床子三分
远志三分,去心　续断一两　薯蓣三分　桑螵蛸一两,微炒　熟干地黄一两

右件药捣细罗为散,每服食前以温酒调下二钱。

治虚劳阴痿,四肢乏力,宜服**蛇床子散**方:

蛇床子半两　菟丝子一两,酒浸三日,曝干,别研为末　远志半两,去心　肉苁蓉一两,酒浸一宿,刮去皱
皮,炙干　五味子半两　防风半两,去芦头　巴戟三分　杜仲一两,去粗皮,炙微黄,到　熟干地黄一两

右件药捣细罗为散,每服食前以温酒调下二钱。

治虚劳阴痿,脏腑乏弱,面无颜色,肢体俱瘁,宜服**熟干地黄圆**方:

熟干地黄一两　蛇床子半两　薯蓣半两　牡蛎粉三分　天雄三分,炮裂,去皮脐　远志半两,去心
桂心半两　枸杞子三分　鹿药半两　五味子半两　黄耆一两,到　人参三分,去芦头　杜仲一两,去粗
皮,炙微黄,到　鹿茸一两,去毛,涂酥炙微黄　车前子三分　覆盆子三分　磁石一两,烧通赤,醋淬七遍,捣细
研,水飞过　雄蚕蛾半两,微炒　菟丝子一两半,酒浸三日,曝干,别研为末　雄鸡肝一两,微炙　肉苁蓉一两,
酒浸一宿,刮去皱皮,炙干　石斛一两,去根,到　阳起石一两半,酒煮一日,细研,水飞过　白茯苓三分

右件药捣罗为末,炼蜜和捣五七百杵,圆如小豆大,每服食前以温酒下二十圆。

治虚劳羸弱,阳气不足,阴痿,小便数,宜服**天雄圆**方:

天雄二两,炮裂,去皮脐　覆盆子一两　鹿茸一两,去毛,涂酥炙微黄　巴戟一两　菟丝子一两,酒浸三
日,曝干,别捣为末　五味子一两　肉苁蓉二两,酒浸一宿,刮去皱皮,炙干　牛膝一两半,去苗　桂心一两
石龙芮一两　石南一两　熟干地黄二两

右件药捣罗为末,炼蜜和捣五七百杵,圆如梧桐子大,每服食前以温酒下三十圆。

又方:

雄鸡肝一具　鲤鱼胆一枚

右件药阴干,捣罗为末,用雀卵和圆如小豆大,每服食前以温酒下五圆。

又方:

菟丝子二两,酒浸三日,曝干,别研为末　五味子一两　蛇床子一两

右件药捣罗为末,炼蜜和圆如梧桐子大,每服食前以温酒下十圆。

又方:

天雄炮裂,去皮脐　鹿茸去毛,涂酥炙微黄　桂心各二两

右件药捣罗为末,炼蜜和捣三二百杵,圆如梧桐子大,每服食前以温酒下十圆。

又方:

鹿角屑四两,炒令黄　天雄二两,炮裂,去皮脐

右件药捣罗为末,炼蜜和捣三二百杵,圆如梧桐子大,每服食前以暖酒下二十圆。

治虚劳失精诸方

夫虚劳失精者,由肾气虚不能藏于精,故漏失也。其病小腹痛,脉弦急,阴头冷,目眶疼,
髭发落。诊其脉数而散者,失精脉也。凡脉芤动而微紧者是也。

治虚劳肾气乏弱,或时失精,心中虚烦,宜服**黄耆散**方:

黄耆一两,剉　白茯苓一两　熟干地黄一两　韭子一两,微炒　麦门冬一两半,去心,焙　车前子一两　鹿茸一两,去毛,涂酥炙微黄　菟丝子二两,酒浸三日,曝干,别捣为末　白龙骨三分

右件药捣细罗为散,每服食前以温粥调下二钱。

治虚劳羸损,失精,宜服**菟丝子散**方:

菟丝子二两,酒浸三日,曝干,别捣为末　补骨脂一两,微炒　麦门冬一两半,去心,焙　车前子一两　龙骨半两

右件药捣细罗为散,**每服食前以温酒调下二钱。**

治虚劳失精,心多怔悸,宜服**龙骨散**方:

龙骨一两　韭子三分,微炒　赤石脂一两　黄耆一两,剉　桑螵蛸一两,微炒　远志三分,去心　茯神一两　麦门冬一两半,去心,焙　熟干地黄一两

右件药捣粗罗为散,每服三钱,用水一中盏,入枣三枚,煎至六分,去滓,食前温服。

治虚劳失精,百法未效,宜服**龙角散**方:

龙角一两,赤锦纹者　干姜三分,炮裂,剉　甘草三分,炙微赤,剉　桂心三分

右件药捣细罗为散,每服食前以温酒调下一钱。

治虚劳肾气乏弱,失精,腰膝无力,小便数,宜服**鹿茸圆**方:

麋茸二两,去毛,涂酥炙微黄　补骨脂一两,微炒　牛膝一两,去苗　杜仲一两,去粗皮,炙微黄,剉　菟丝子一两半,酒浸三日,曝干,别捣为末　桂心三分　牡蛎粉三分　薯蓣一两　黄耆一两,剉,微炒　桑螵蛸一两,微炒　附子一两,炮裂,去皮脐　泽泻三分　防风三分,去芦头　干姜三分,炮裂,剉　熟干地黄一两　肉苁蓉一两半,酒浸一宿,刮去皱皮,炙干　远志三分,去心　龙骨三分

右件药捣罗为末,炼蜜和捣五七百杵,圆如梧桐子大,每服食前以温酒下三十圆。

治虚劳失精,小便过多,不能饮食,腰膝无力,宜服**菟丝子圆**方:

菟丝子一两半,酒浸三日,曝干,别捣为末　鹿茸一两半,去毛,涂酥炙微黄　萆薢一两,剉　厚朴一两,去粗皮,涂生姜汁炙令香熟　柏子人三分　肉苁蓉一两半,酒浸一宿,刮去皱皮,炙干　桂心三分　石斛一两,去根,剉　远志三分,去心　龙骨一两　杜仲一两,去粗皮,炙微黄,剉　石龙芮一两　牛膝一两半,去苗　防风三分,去芦头　棘刺三分,微炒

右件药捣罗为末,炼蜜和捣五七百杵,圆如梧桐子大,每服食前以温酒下三十圆。

治虚劳肾气衰弱,阴痿失精,腰膝无力,宜服**石斛圆**方:

石斛一两半,去根,剉　巴戟一两　杜仲一两半,去粗皮,炙微黄,剉　牛膝一两,去苗　桑螵蛸一两,微炒　鹿茸一两半,去毛,涂酥炙微黄　补骨脂一两,微炒　龙骨一两

右件药捣罗为末,炼蜜和捣五七百杵,圆如梧桐子大,每服食前以温酒下三十圆。

治虚劳尿精诸方

夫虚劳小便精出者,此由肾气衰弱故也。肾脏主于精,其气通于阴,劳伤则肾气虚,不能藏于精,故因小便而精出也。

治虚劳膀胱寒,小便数而精出,宜服**鸡肠散**方:

赤雄鸡肠二具,炙令干　鸡肫胵二具,炙令干　熟干地黄一两　牡蛎粉三分　龙骨三分　白石脂三分　黄连三分,去须　赤石脂三分　桑螵蛸三分,微炒　肉苁蓉一两半,酒浸一宿,刮去皱皮,炙干

右件药捣细罗为散,每服食前以温酒调下二钱。

治虚劳小便精出,口干心烦,宜服**枸杞子散**方：

枸杞子一两　五味子三分　覆盆子三分　白芍药三分　白龙骨一两　麦门冬一两半,去心,焙

右件药捣细罗为散,每服不计时候以温粥饮调下二钱。

治虚劳小便精出,宜服**金锁子圆**方：

补骨脂二两,微炒　韭子二两,微炒　牛膝一两,去苗　巴戟一两　肉苁蓉一两,酒浸一宿,刮去皱皮,炙干　龙骨一两　菟丝子一两,酒浸三日,曝干,别捣为末　山茱萸一两　桑螵蛸一两,微炒

右件药捣罗为末,炼蜜和捣三二百杵,圆如梧桐子大,每服食前以温酒下三十圆。

治虚劳小便出精,宜服**韭子圆**方：

韭子一两,微炒　鹿茸一两半,去毛,涂酥炙微黄　桑螵蛸一两,微炒　龙骨一两半　车前子一两　天雄一两,炮裂,去皮脐　干姜一两,炮裂,剉　菟丝子二两,酒浸三日,曝干,别研为末

右件药捣罗为末,炼蜜和捣三二百杵,圆如梧桐子大,每服食前以温酒下三十圆。

又方：

菰蒌根一两　泽泻一两半　牡蛎粉二两

右件药捣罗为末,炼蜜和圆如梧桐子大,每服食前以温酒下三十圆。

又方：

棘刺二两　韭子一两,微炒

右件药捣细罗为散,每服食前以温酒调下二钱。

又方：

韭子一两,微炒　桑螵蛸三七枚,微炙

右件药捣细罗为散,每服食前以温酒调下二钱。

又方：

稻米一合　韭子半两,微炒为末

右以水一大盏煮稀粥,空肚服之。

治虚劳少精诸方

夫肾主骨髓而藏于精,虚劳之人肾气虚弱,故精液少也。诊其脉左手尺中绝者,无肾脉也。若是体里拘急[1],主精气竭少,为劳伤所致也。

治虚劳精气乏少,四肢羸弱,宜服**覆盆子散**方：

覆盆子二两　五味子三分　黄耆一两,剉　石斛一两半,去根,剉　肉苁蓉一两,酒浸一宿,刮去皱皮,炙干　车前子三分　鹿角胶一两,捣碎,炒令黄燥　熟干地黄一两　钟乳粉二两　天门冬一两半,去心,焙　紫石英一两半,细研,水飞过　菟丝子一两,酒浸三日,曝干,别研为末

右件药捣细罗为散,每于食前以温酒调下二钱。

治虚劳伤惫,骨气不足,精清而少,阴痿,脚膝无力,宜服**鹿茸圆**方：

鹿茸一两半,去毛,涂酥炙微黄　菟丝子二两,酒浸三日,曝干,别捣为末　牛膝一两半,去苗　石斛一两半,去根,剉　五味子一两　巴戟一两　肉苁蓉一两半,酒浸一宿,刮去皱皮,炙干　覆盆子一两　萆薢一

---

〔1〕　体里拘急:《类聚》卷147引同论,于此后加注曰:"《巢氏病源》:若是两髀里急。"此见于《病源》卷4"虚劳少精候"。

两,剉　白茯苓—两　防风三分,去芦头　黄耆—两,剉　麦门冬—两半,去心,焙　钟乳粉二两　桂心—两　熟干地黄二两　人参—两,去芦头　附子—两,炮裂,去皮脐

右件药捣罗为末,炼蜜和捣五七百杵,圆如梧桐子大,每服食前以暖酒下三十圆。

治虚劳乏弱,精少,骨萎,腰膝无力,不能饮食,日渐羸困,宜服**钟乳圆方**:

钟乳粉二两　熟干地黄—两半　人参—两,去芦头　薯蓣—两　肉苁蓉二两,酒浸一宿,刮去皱皮,炙干　牛膝—两半　黄耆—两　白茯苓—两　枸杞子—两　巴戟—两　杜仲—两半,去粗皮,炙微黄,剉　续断—两　天门冬—两半,去心,焙　石斛—两半,去根,剉　桂心—两　蛇床子—两　补骨脂—两,微炒　石龙芮—两　覆盆子—两　防风—两,去芦头　山茱萸—两　五味子—两　远志—两,去心　附子—两,炮裂,去皮脐　鹿茸二两,去毛,涂酥炙微黄　车前子—两

右件药捣罗为末,炼蜜和捣五七百杵,圆如梧桐子大,每服食前以温酒下三十圆。

治虚劳,益脏腑,久服轻身,驻颜色,治精少,强志[1]力,补虚损,宜服**地黄煎圆方**:

生地黄五斤,洗净,肥好者　巨蕂子三两　牛膝三两,去苗　桂心三两　生黄精五斤,洗净,同地黄于木臼中烂捣,绞取汁,旋更入酒三升于银锅中,慢火熬成膏　附子三两,炮裂,去皮脐　干漆三两,捣碎,炒令烟出　肉苁蓉三两,酒浸一宿,刮去皱皮,炙干　补骨脂三两,微炒　鹿角胶三两,捣碎,炒令黄燥　菟丝子三两,酒浸三日,曝干,别捣为末

右件药捣罗为末,入地黄、黄精膏中和捣千余杵,圆如梧桐子大,每日空心以温酒下三十圆,晚食前再服。

治虚劳肾脏衰惫,精少,腰膝无力,面色萎黄,肌肤瘦乏,宜服此方:

钟乳粉二两　鹿茸—两半,去毛,涂酥炙微黄　附子—两,炮裂,去皮脐　石斛—两半,去根,剉　菟丝子二两,酒浸三日,曝干,别捣为末　蛇床子—两　桂心—两　干漆—两,捣碎,炒令烟出

右件药捣罗为末,炼蜜和捣三五百杵,圆如梧桐子大,每服食前以温酒下三十圆。

治虚劳精少,阳事衰弱,宜服**补益地黄圆方**:

熟地黄干二两　五味子—两　鹿角屑二两,微炒　远志—两,去心　桂心—两　巴戟—两　天门冬—两半,去心,焙　菟丝子—两,酒浸三日,曝干,别挠为末　石龙芮—两　肉苁蓉二两,酒浸一宿,刮去皱皮,炙干

右件药捣罗为末,炼蜜和捣三五百杵,圆如梧桐子大,每服食前以温酒下三十圆。

治虚劳少精,方:

鹿角末三两,炼蜜和圆如梧桐子大,每服食前以温酒下二十圆。

治虚劳阴肿诸方

夫虚劳阴肿者,此由风热客于肾经故也。今肾虚不能宣散,致肿也。疝者,气痛也。众筋皆会于阴器,邪客于厥阴少阴之经,与冷气相抟,则阴肿痛而挛缩也。

治虚劳损肾,阴肿疼痛,宜服**海藻圆方**:

海藻—两,洗去咸味　肉苁蓉三分,酒浸一宿,刮去皱皮,炙干　牡蛎粉半两　蘹香子三分,去苗　木香半两　沉香三分　天雄三分,炮裂,去皮脐　牛膝半两,去苗　硫黄半两,细研

右件药捣罗为末,入硫黄都研令匀,炼蜜和捣五七百杵,圆如梧桐子大,每服食前以温酒

---

〔1〕 志:原作"急"。据《普济方》卷223、《类聚》卷147引同方改。

下三十圆,盐汤下亦得。

治虚劳阴肿大如升,核痛,人所不能疗者,**雄黄淋蘸方**:

雄黄一两,细研绵裹　甘草一尺

右件药末以水三升,煮取二升去滓,看冷热于密室中洗之后,以暖棉衣裹,凡[1]一日一度用之。

又方:

人苋菜根捣敷之。

又方:

蔓菁根捣敷之。

又方:

捣马鞭草敷之。

治虚劳阴肿痛,方:

右取桃人去尖皮,炒微黄,为末,以热酒服弹圆许,日三四服,即差。

治虚劳阴肿大,方:

取鸡翅烧灰,以粥饮调服二钱,肿在左取左,在右取右翅也。

治虚劳阴肿冷痛,方:

右取椒拣择新好者,令净,布于绵内令厚,以裹肿处,须臾热气大通,即效,日再易之。

治虚劳阴疮诸方

夫虚劳阴疮者,为肾气荣于阴,今肾虚不能荣,则津液汗湿于阴也。虚则为风邪所乘,客于腠理,而正气不泄,邪正相干,在于皮肤故痒[2],搔之则生疮也。

治虚劳阴湿生疮,宜用此方:

桑螵蛸灰一分　牡蛎粉半两　米粉一分　胡粉一分　骐驎竭一分　蜜陀僧一分

右件药都细研如粉,用涂疮妙。

又方:

麻黄根末半两　硫黄半两,细研　米粉一分

右件药都研令匀细,每用如粉涂之。

又方:

骐驎竭半两　坐拏三分　黄蘖半两

右件药捣罗为末,入腻粉一分,都研令匀,如疮破有脓水即干上,如无脓水即以生油调涂。

又方:

右用黄蘖涂蜜炙令黑焦,捣罗细研,敷于疮上。

---

〔1〕凡:原作"几"。《正误》:"'几','凡'之讹。"下凡遇此,详文义径改不出注。

〔2〕痒:原作"瘁"。《类聚》卷147引同论作"痒",义长,故改。

治虚劳阴下湿痒[1]生疮诸方

夫虚劳损,肾气不足,故阴汗自泄也。风邪乘之则多痒,搔之则成疮也。

治虚劳阴下湿痒,生疮,及萎弱,宜服**牡蒙散**方:

牡蒙一两 菟丝子二两,酒浸三日,曝干,别捣为末 柏子人一两 肉苁蓉二两,酒浸一宿,去皱皮,炙干

右件药捣细罗为散,每服食前以温酒调下一钱。

治虚劳阴萎湿痒,搔之汁出生疮,小便淋沥,或赤黄,茎中痛,甚者失精,剧苦尿血,目视眈眈,得风泪出,脚弱不能久立,宜服**天雄圆**方:

天雄一两,炮裂,去皮脐 蛇床子三分 细辛半两 川大黄半两,剉碎,微炒 杜仲三分,去粗皮,炙微黄,剉 柏子人三分 白茯苓三分 防风半两,去芦头 萆薢三分,剉 菖蒲三分 泽泻三分 蒴藋三分 桂心三分 薯蓣三分 远志半两,去心 川椒半两,去目及闭口者,微炒去汗 牛膝三分,去苗 石韦半两,去毛 山茱萸三分 白术三分

右件药捣罗为末,炼蜜和捣三五百杵,圆如梧桐子大,每服食前以温酒下三十圆。

治虚劳阳气衰绝,阴萎,湿痒生疮,宜服**蛇床子圆**方:

蛇床子三分 续断半两 薯蓣半两 桑寄生半两 肉苁蓉一两,酒浸一宿,刮去皱皮,炙干 附子半两,炮裂,去皮脐 菟丝子一两,酒浸三日,曝干,别捣为末 远志半两,去心 茛菪子半两,水淘去浮者,水煮牙出,焙干,炒黑色

右件药捣罗为末,炼蜜和捣三二百杵,圆如梧桐子大,每服食前以温酒下二十圆。

治虚劳阴湿痒生疮,小浴方:

川椒一两半 蛇床子一两半 苦参一两半 白矾一两 香附子一两 桂心三分 白芷一两 狗脊一两 细辛一两

右件药捣粗罗为散,每用一两,以水三升,煎至二升去滓,倾入盆子内,但乘热气坐盆上熏之,良久通手便洗患处,甚者不过三五度效。

又方:

乌梅十四枚 青钱四十文 盐三钱

右件药以水酒各一升,于铜器内煎至一升半,去滓,看冷暖洗之立效。

又方:

槐白皮二两 黄蘗一两半 香茅叶一两半

右件药细剉,都以水三升煎至二升,去滓,看冷暖洗之。

又方:

猪蹄二枚,剉 槐树寄生细剉,一升

右以水五升煮取三升,去滓,看冷热洗疮,三五度用之,永差。

又方:

右用甘草一尺细剉,以水五升煮取三升,去滓,看冷热洗之。

---

〔1〕 湿痒:原作"痒湿"。据排门目录、分目录及本节内容改。

太平圣惠方卷第三十一

凡一十一门　病源九首　方共计一百一十道

治热劳诸方一十七道　治骨蒸劳诸方二十五道　治骨蒸肺萎诸方一十三道　治骨蒸疢癖气诸方八道　治骨蒸烦热诸方七道　治骨蒸口舌干渴诸方四道　治骨蒸劳咳嗽诸方一十三道　治传尸羸瘦诸方九道　治传尸复连殗殜诸方九道　治骨蒸下虫诸方三道　治传尸骨蒸沐浴诸方二道

治热劳诸方

夫热劳者，由心肺实热，伤于气血，气血不和，脏腑壅滞，积热在内，不能宣通之所致也。其候心神烦躁，面赤头[1]疼，眼涩唇干，身体壮热，烦渴不止，口舌生疮，食饮无味，肢节痠疼，神思昏沉，多卧少起，或时盗汗，日渐羸瘦，故曰热劳。久而不痊，热毒攻注骨髓，则变成骨蒸也。

治热劳体热，心烦不食，四肢无力，宜服**柴胡散**方：

柴胡二两,去苗　秦艽一两,去苗　犀角屑三分　知母三分　桔梗三分,去芦头　人参三分,去芦头　杏人二两,汤浸,去皮尖、双人,麸炒微黄　鳖甲一两半,涂醋炙令黄,去裙襕　葳蕤三分　生干地黄一两　甘草半两,炙微赤,剉　赤茯苓一两　桑根白皮三分,剉　栀子人半两　紫菀一两,去苗土

右件药捣粗罗为散，每服四钱，以水一中盏，煎至六分，去滓，不计时候温服。忌猪肉、菘菜、苋菜、醋物。

治热劳身体壮热，皮毛干枯，痰唾稠粘，四肢疼痛，食少无力，渐加羸瘦，宜服**知母散**方：

知母三分　桔梗半两,去芦头　紫菀三分,洗去苗土　桑根白皮三分,剉　柴胡一两,去苗　人参半两,去芦头　赤芍药三分　半夏三分,汤洗七遍去滑　秦艽一两,去苗　地骨皮一两　甘草三分,炙微赤,剉　生干地黄一两　天门冬一两半,去心,焙　赤茯苓一两　黄芩三分　鳖甲一两半,涂醋炙令黄,去裙襕

右件药捣粗罗为散，每服四钱，以水一中盏，煎至六分，去滓，不计时候温服。忌苋菜、醋物。

治热劳心神烦热，食少无力，宜服**胡黄连散**方：

胡黄连一两　人参一两,去芦头　赤茯苓一两　柴胡一两,去苗　栀子人一两　麦门冬一两,去心　犀角屑一两　青橘皮三分,汤浸,去白瓤,焙　桔梗一两,去芦头　槟榔半两　鳖甲二两,涂醋炙令黄,去裙襕

右件药捣筛为散，每服四钱，以童子小便一中盏，煎至六分，去滓，不计时候温服。忌猪肉、苋菜、醋物。

治热劳烦闷，四肢无力，宜服**青蒿饮子**方：

---

〔1〕头：原作"颈"。据《普济方》卷229"热劳"改。

青蒿二两　柳嫩枝一两　栀子人三分　乌梅肉半两,微炒　甘草三分　木香半两　桃嫩枝一握

右件药并细到相和令匀,分作五服,每服以水一大盏半,煎至八分,去滓,不计时候分温二服。

治热劳四肢疼痛,发渴寒热,宜服**鳖甲散方**：

鳖甲二两,涂醋炙令黄,去裙襕　柴胡二两,去苗　赤芍药一两　甘草一两,炙微赤,到　赤茯苓一两　枳壳一两,麸炒微黄,去瓤　人参一两,去芦头　地骨皮三分

右件药捣粗罗为散,每服四钱,以水一中盏,煎至六分,去滓,不计时候温服。忌苋菜、菘菜、醋物。

治热劳肢节痠疼,翕翕少气,腰背强痛,心中虚悸,咽干唇赤,面色枯燥,饮食无味,悲忧戚惨,多卧少起,宜服**地骨皮散方**：

地骨皮一两　黄耆一两,到　甘草半两,炙微赤,到　麦门冬一两半,去心,焙　桂心半两　鳖甲一两,涂醋炙令黄,去裙襕

右件药捣粗罗为散,每服五钱,以水一大盏,入生姜半分,粳米五十粒,煎至六分,去滓,食前温服。忌苋菜。

治热劳久不差,寒热羸瘦,宜服此方：

青蒿一握　甘草二寸　童子小便三大盏　东南枝桃心一握　杏人三七枚,去皮尖,搥碎　槟榔三枚,为末

右件药以童子小便内瓶子中,初夜浸至五更,用慢火煎至一大盏半,去滓,空心分温三服,当泻出恶物,自此后吃薤粥补之。

治热劳百节烦疼,渐渐羸瘦,不能饮食,日晚或恶寒,兼盗汗,宜服**牡蛎散方**：

牡蛎一两半,烧为粉　知母一两半　犀角屑一两　前胡一两,去芦头　柴胡一两,去苗　甘草半两,炙微赤,到　虎头骨一两半,涂酥炙令黄　鳖甲二两,涂醋炙令黄,去裙襕

右件药捣筛为散,每服四钱,以水一中盏,煎至六分,去滓,不计时候温服。忌生果、苋菜。

治热劳壮热羸瘦,心腹积聚,食少无力,宜服**鳖甲圆方**：

鳖甲一两半,涂醋炙令黄,去裙襕　桃人一两,汤浸,去皮尖、双人,麸炒微黄　赤茯苓三分　桔梗三分,去芦头　京三棱一两,炮到　柴胡一两,去苗　白术三分　紫菀一两,洗去苗土　人参三分,去芦头　木香三分　川大黄一两,到碎,微炒　防葵三分　犀角屑半两　陈橘皮半两,汤浸,去白瓤,焙　桂心半两　枳壳半两,麸炒微黄,去瓤　麝香一两,别研　赤芍药半两

右件药捣罗为末,入麝香研令匀,炼蜜和捣五七百杵,圆如梧桐子大,每服食前以粥饮下二十圆。忌桃、李、雀肉、胡荽、大蒜、苋菜、猪肉。

治热劳,利心肺,除烦热,利大肠,**柴胡圆方**：

柴胡一两,去苗　鳖甲一两,涂醋炙令黄,去裙襕　麦门冬一两半,去心,焙　葳蕤三分　枳壳一两,麸炒微黄,去瓤　人参一两,去芦头　天门冬一两半,去心,焙　地骨皮三分　川大黄一两,到碎,微炒　黄连一两,去须　知母一两　羚羊角屑一两　大麻人一两半,别研如膏　生干地黄一两半

右件药捣罗为末,入大麻人膏都研令匀,炼蜜和捣三二百杵,圆如梧桐子大,每服不计时候以温水下二十圆。忌苋菜、鲤鱼、猪肉。

治热劳无不效,**犀角圆方**：

犀角屑一两　乌梅肉三两,微炒　黄连一两,去须　秦艽二两,去苗　贝母三分,煨令微黄　柴

胡一两半,去苗　川升麻三分　枳壳一两,麸炒微黄,去瓤　龙胆三分,去芦头　鳖甲一两,涂醋炙令黄,去裙襕

右件药捣罗为末,入猪胆汁二合拌,次入炼成蜜和捣三二百杵,圆如梧桐子大,每服不计时候以清粥饮下二十圆。忌猪肉、苋菜。

治热劳四肢少力,发渴寒热,不思饮食,渐加羸瘦,宜服**乌梅圆方**:

乌梅肉一两,微炒　柴胡一两,去苗　生干地黄半两　桃人一两,汤浸,去皮尖、双人,麸炒微黄　杏人一两,汤浸,去皮尖、双,人麸炒令黄　虎头骨半两,涂酥炙令黄　鳖甲一两,涂醋炙令黄,去裙襕　恒山半两　黄耆半两,剉　秦艽半两,去苗　人参半两,去芦头　远志半两,去心　地骨皮半两　前胡半两,去芦头　知母三分　麦门冬一两半,去心,焙　枳壳二两,麸炒微黄,去瓤　豉心三分,炒黄焦

右件药捣罗为末,炼蜜和捣三二百杵,圆如梧桐子大,每服空心及晚食前以粥饮下二十圆。忌生葱、苋菜、生菜。

治热劳烦心口干,皮肤枯燥,渐渐羸瘦,宜服**青蒿煎圆方**:

青蒿汁　薄荷汁　生地黄汁各二升　童子小便五升　朱砂一两,细研,水飞过　麝香半两,细研　桃人五两,汤浸,去皮尖、双人,研令细　柴胡三两,去苗为末　鳖甲五两,涂醋炙令黄,去裙襕为末

右件药取青蒿汁等及小便相和一处,先煎令稠,然后下桃人已下[1]诸药,更熬令稀稠得所,候可圆即圆如梧桐子大,每服以麦门冬汤下二十圆,不计时候服。忌生血。

治热劳,肌体羸瘦,宜服**桃人圆方**:

桃人一两,汤浸,去皮尖、双人,麸炒微黄　鳖甲一两,涂醋炙令黄,去裙襕　柴胡一两,去苗　甘草半两,炙微赤,剉　天灵盖一两,涂醋炙微黄　麝香一分,别研　龙胆一两,去芦头　青蒿子二两

右件药捣罗为末,入麝香都研令匀,炼蜜和捣三二百杵,圆如梧桐子大,每服不计时候用童子小便一小盏,入豉五十粒,煎五七沸去滓,温酒下三十圆。忌苋菜。

治热劳,或咳嗽气喘,两胁胀,不思饮食,大便秘涩,心脏躁热,恍惚不安,宜服此方:

鳖甲一两,涂醋炙令黄,去裙襕　猪牙皂荚半两,去黑皮,涂酥炙令焦黄,去子　桃人半两,汤浸,去皮尖、双人,麸炒微黄　郁李人半两,汤浸,去皮尖,微炒　天灵盖一两,涂酥炙令黄　甜葶苈一分,隔纸炒令紫色　虎头骨半两,涂酥炙令黄　干青蒿半两

右件药捣罗为末,炼蜜和捣三二百杵,圆如梧桐子大,每服以麦门冬汤下二十圆,不计时候服。忌苋菜。

治热劳咳嗽,四肢无力,不能饮食,宜服**紫菀圆方**:

紫菀三分,洗去苗土　前胡三分,去芦头　麦门冬一两半,去心,焙　桔梗三分,去芦头　知母半两　百合三分　甘草半两,炙微赤,剉　赤茯苓半两　柴胡一两,去苗　鳖甲一两,涂醋炙令黄,去裙襕　杏人半两,汤浸,去皮尖、双人,麸炒微黄

右件药捣罗为末,炼蜜和捣三二百杵,圆如梧桐子大,每于食后良久以粥饮下三十圆。忌猪肉、苋菜、湿面、醋物。

又方:

生地黄汁半升　蜜三合　青蒿汁三合

右件药相和,不计时节温服一合,宜频服之。

---

〔1〕已下:下衍"已下"二字,删。

治骨蒸劳诸方

夫骨蒸病者五种:一曰骨蒸,其根在肾,旦起则体凉,日晚则热躁,四肢不安,饮食无味,小便赤黄,忽忽烦乱,喘促无力,腰背多疼,两足逆冷,手足常热,蒸盛过伤则内变为疳,蚀人五脏;二曰脉蒸,其根在心,日增烦闷,掷手出足,翕翕思水,多唾白沫,睡即浪言,惊恐不安,其脉浮数,蒸盛之时或变为疳,脐下胀痛,或利不止;三曰皮蒸,其根在肺,大喘短气,鼻口俱干,舌上色白,小便如血,蒸盛之时胸满注热,两胁下胀,咳嗽,胸背疼痛,眠卧不安,蒸毒伤肺即唾血也;四曰肉蒸,其根在脾,体热如火,烦躁无汗[1],心腹鼓胀,食即欲呕,小便如血,大便秘涩,蒸盛之时或身肿目赤,眠卧不安;五曰内蒸,亦名血蒸,所名内蒸者,必外寒而内热,以手附骨而内热者,其根在五脏六腑,其人必因热病后得之,骨肉渐消,饮食无味,或皮燥而无光,蒸盛之时四肢无力,足跗肿起。又有二十三蒸者:一胞蒸,小便黄赤;二玉房蒸,男则遗沥漏精,女则月候不调;三脑蒸,头眩闷热;四髓蒸,髓沸热心昏;五骨蒸,齿黑;六筋[2]蒸,甲焦;七血蒸,发焦落;八脉蒸,脉不调,或急或纵;九肝蒸,眼黑;十心蒸,舌干;十一脾蒸,唇焦;十二肺蒸,鼻干;十三肾蒸,两耳干焦;十四膀胱蒸,右耳偏焦;十五胆蒸,眼白失色,无事常惊;十六胃蒸,舌下痛;十七小肠蒸,下焦热,尿即痛;十八大肠蒸,鼻右孔痛;十九三焦蒸,生病乍热乍寒;二十肉蒸,肌肉消瘦;二十一气蒸,即喘息急;二十二皮蒸,即筋皮挛缩;二十三遍身蒸,体气热。凡诸蒸患,多因热病后食牛羊肉油腻,或酒或房事[3]触犯而成。此病久蒸不除,多致危笃,必须早疗也。

治骨蒸劳烦热,心神不宁,及小便赤涩,时有咳嗽,四肢羸弱疼痛,宜服**地骨皮散**方:

地骨皮三分　百合三分　黄耆三分　赤茯苓三分　人参半两,去芦头　赤芍药三分　枳壳三分,麸炒微黄,去瓤　桑根白皮三分,剉　柴胡一两半,去苗　甘草半两,炙微赤,剉　麦门冬一两半,去心,焙　犀角屑三两　杏人一两,汤浸,去皮尖、双人,麸炒微黄　鳖甲一两,涂醋炙令黄,去裙襕　白前三分

右件药捣粗罗为散,每服四钱,以水一中盏,入生姜半分,煎至六分,去滓,不计时候温服。忌苋菜。

治骨蒸劳,心膈烦满,身体壮热,唇口干,小便赤,头痛羸瘦,宜服**天灵盖散**方:

天灵盖一两,涂酥炙微黄　柴胡一两,去苗　桑根白皮一两,剉　鳖甲一两,涂醋炙令黄,去裙襕　知母一两　麦门冬一两,去心　青蒿一握,剉　甘草三分,炙微赤,剉

右件药捣筛为散,每服五钱,以童子小便一大盏,入桃柳嫩枝各一握,长七茎,豉五十粒,生姜半分,葱白三茎,煎至七分,去滓,食前分温二服。忌苋菜。

治骨蒸劳,四肢疼痛,筋脉拘急,寒热进退,发作如疟,日渐萎黄,不能饮食,宜服**天灵盖饮子**方:

天灵盖半两,涂酥炙微黄,捣为末　鳖甲半两,涂醋炙微黄,去裙襕,捣为末　桃人一十粒,汤浸,去皮尖、双人,麸炒微黄　柴胡半两,去苗　知母半两　青蒿半两　甘草一分,生用　豉心半合　葱白二茎,并须

右件药细剉拌令匀,都用童子小便三大盏,从午时浸至来日五更,煎取一盏去滓,食前分

---

〔1〕汗:原作"肝"。据《普济方》卷235"痨瘵门总论"改。

〔2〕筋:原作"节"。据《普济方》卷235引"济生方"22种骨蒸名改。

〔3〕事:原脱。据《普济方》卷236"骨蒸附论"补。

温二服,服讫衣盖,卧至日出,良久审看手十指节间,有毛如藕丝状,烧之极臭,毛色白者必差,黑者难救。忌苋菜。

治骨蒸劳瘦,体痛烦热,宜服**桃枝饮子**方:

嫩桃枝一握,长三七茎　柳枝一握,长三七茎　豉心半合　甘草三分,生用　生姜半两　葱白二七寸　薤白三茎　青蒿二两

右件药细剉,以童子小便二大盏,煎至一盏三分,去滓,不计时候分温三服。

治骨蒸劳烦热,四肢疼痛,小便赤黄,宜服**生地黄饮子**方:

生地黄二两　柴胡一两,去苗　葱白五寸,切　香豉半合　甘草半两,生用　生姜半两　杏人半两,汤浸,去皮尖、双人,麸炒微黄　地骨皮半两　赤芍药半两

右件药细剉和匀,每服半两,以童子小便一大盏,煎至五分,去滓,不计时候温服之。

治骨蒸热,四肢烦疼,大便秘涩,无问远近,宜服**阿魏散**方:

阿魏一分,面[1]裹煨,面熟为度　川大黄半两,剉碎,微炒　槟榔一两　木香一分　桃人三分,汤浸,去皮尖、双人,麸炒微黄

右件药捣细罗为散,研麝香一钱,和桃人更研令匀,每服食前用青蒿汁半合,生姜汁半合,童子小便三合,都暖过调下二钱,每于食前服,以溏利为度。

治骨蒸劳热,心神烦躁,口干眼涩,咳嗽,宜服**黄连煎**方:

黄连一两,去须　紫菀一两,洗去苗土　甘草三分,炙微赤,剉　天灵盖一两半,涂酥炙令微黄　青葙子一两

右件药捣细罗为散,以童子小便五大盏浸一宿,慢火熬成膏,每服不计时候以粥饮调下一茶匙。忌猪肉。

治骨蒸羸瘦,不能食,宜服此方:

东南桃枝一撮,剉　天灵盖一枚,涂酥炙,捣碎　生姜半分　葱白二茎　甘草二寸　豉一合

右件药以童子小便三大盏,初夜浸至五更初,煎取一大盏半,去滓,入少许研了麝香搅令匀,分为三服,空腹频服之,无不差。

治骨蒸劳气,四肢羸瘦疼痛,宜服**青蒿煎**方:

青蒿切,一斗　童子小便一斗　麝香一钱,细研　阿魏一两,面裹,煨令面熟为度,细研　桃人五两,汤浸,去皮尖、双人,麸炒微黄,细研　天灵盖二两,涂酥炙微黄,捣末

右件药先将青蒿于小便中煮取五升,研绞去滓,即下诸药末熬成膏,瓷合中收,每于食前以清粥饮调下半匙。

治骨蒸劳神效方:

阿魏一钱　甘草一截,如病人手指长,生用　东向桃枝一握,剉　东向柳枝一握,剉　槟榔五枚,为末,分为三分,汤成下　青蒿半两,切

右件药捣槟榔外,以童子小便二大盏浸一日一夜,明旦煎取一大盏半,去滓,分温三服,每服下槟榔末一分,男女互煎[2]。轻者一服即吐利,或两服,甚者尽三服方吐利。如一服两服吐利,即住服。如未吐利,任服尽也。病若在上先吐,若在下先利,皆出黑虫如发[3]及如

---

[1]　面:原作"麸",据此下"面熟为度",知"麸"乃"麵(面)"之误,因改。

[2]　男女互煎:义晦。《普济方》卷235引"万全饮,一名青蒿饮",云出《圣惠方》。其方药物基本同此方。其煎药法有云:"此药如女人患,男子面北与服;男子患,女子面南煎。"此或为"男女互煎"之本义。

[3]　发:原作"变"。《普济方》卷235"万全饮"作"发",即头发。义长,因改。

马尾,凡经年不愈者,必差也。

治骨蒸劳,烦热口干,颊赤,咳嗽,寒热盗汗,四肢干瘦,宜服**生地黄煎圆**方:

生地黄汁一升　青蒿一升　生姜汁一合　童子小便二升　牛膝四两,去苗　生干地黄四两　桃人三两,去皮尖,研如膏,同前药六味于石锅子内慢火熬令烂,研绞取汁,去滓入蜜半斤,更熬如膏　秦艽一两,去苗　柴胡一两,去苗　川大黄一两,剉碎,微炒　鳖甲二两,涂醋炙令微黄,去裙襕　赤茯苓三分　胡黄连三分　犀角屑三分　知母三分　枳壳三分,麸炒微黄,去瓤　龙胆三分,去芦头　木香三分　黄芩三分　地骨皮三分　桔梗三分,去芦头　桑根白皮三分,剉　赤芍药三分　当归三分　麝香半两,细研

右件药捣罗为末,入麝香研令匀,用前膏和捣五七百杵,圆如梧桐子大,每于食前以温酒下三十圆,清粥饮下亦得。忌炙煿、油腻、热面、苋菜。

治骨蒸劳,**黑虎丹**方:

芦会一两,细研　雄黄一分,细研　麝香一分,细研　白狗粪一分,微炒　虾蟆一枚,涂酥炙令黄　天灵盖一分,涂酥炙令焦黄　蛤蚧一对,头足全者,涂酥炙令黄　乌驴蹄三分,烧　乳香一两　猪胆二枚,汁于茶碗中以慢火熬如膏

右件药捣罗为末,研入猪胆膏令匀,以粟米饭和捣三二百杵,圆如梧桐子大,每服五圆。每服药,先吃煮面少许,然后以茅香汤沐浴。以砂糖、麝香各少许,以冷水一小盏调令匀,将药内水中,放星月下露一宿,平旦顿服,神验。吃药了以衣被盖之,微有汗出为效。

治骨蒸劳热,肢节疼痛,心膈壅闷,少思饮食,宜服**乌梅圆**方:

乌梅肉一两,微炒　柴胡一两,去苗　知母三分　鳖甲一两,涂醋炙令黄,去裙襕　桃人三分,汤浸,去皮尖、双人,麸炒微黄　虎头骨三分,涂酥炙令黄　人参半两,去芦头　恒山半两　秦艽三分,去苗　川升麻半两　白术半两　子芩半两　黄耆三分,剉　豉心一合　木香半两　甘草半两,生用　远志半两,去心　槟榔一两

右件药捣粗罗为末,炼蜜和捣三二百杵,圆如梧桐子大,每于食前以清粥饮下三十圆。忌苋菜。

治骨蒸劳热,体瘦烦疼,宜服**獭肝圆**方:

獭肝一两,微炙　麝香一分,细研　犀角屑半两　鳖甲一两,涂醋炙微黄,去裙襕　天灵盖三分,涂酥炙令微黄　阿魏一两,面裹煨,面热为度　牛黄一分,细研　雄黄三分,细研　木香半两　龙胆半两,去芦头　胡黄连三分　知母三分　柴胡一两,去苗　地骨皮三分　赤芍药半两　麦门冬一两半,去心,焙　甘草半两,生用　白术半两　黄芩半两　赤茯苓三分　川升麻半两　朱砂三分,细研　槟榔三分

右件药捣罗为末,研了药令匀,炼蜜和捣三二百杵,圆如梧桐子大,每服不计时候以清粥饮下三十圆。忌苋菜。

治骨蒸劳烦热,口干心躁,四肢疼痛,小便赤黄,宜服**胡黄连圆**方:

胡黄连半两　柴胡一两,去苗　槟榔三分　知母半两　地骨皮半两　茯神三分　天竺黄半两　葳蕤三分　子芩半两　桔梗半两,去芦头　犀角屑半两　青蒿三分　鳖甲一两,涂醋炙微黄,去裙襕　杏人半两,汤浸,去皮尖、双人,麸炒微黄　天灵盖一两,涂酥炙微黄　枳壳半两,麸炒微黄,去瓤　天门冬一两,去心,焙　秦艽三分,去苗　川大黄三分,剉碎,微炒　甘草半两,生用　赤芍药三分

右件药捣罗为末,炼蜜和捣三二百杵,圆如梧桐子大,每于食后煎麦门冬汤下二十圆。

治蒸劳,身体常热,羸瘦,皮毛干枯,**麦门冬煎**方:

生麦门冬汁　青蒿汁　生地黄汁各二升　童子小便三升　桃人大者二两,汤浸,去皮尖、双人,研　麝香一钱,细研　朱砂一钱,细研

右件药以三味汁与小便用慢火同煎，稍调即下研了桃人、麝香、朱砂等，更熬令稀稠得所如膏，每服不计时候以清粥饮调下一茶匙。忌羊血。

治骨蒸劳，颊赤口干，心神烦闷，体瘦，发歇寒热，**柴胡煎圆方**：

童子小便七升　甘草一尺二寸　雄鼠粪四十九粒　桃柳枝各一握，长三寸　豉心半升　糯米一合

葱　薤白各一握

右件药细剉，入小便内煎至三升，去滓更煎如稀饧，以柴胡一斤捣罗为末，入前药煎中和捣三二百杵，圆如梧桐子大，每于食前以温酒下三十圆，温水下亦得。

治骨蒸劳，体瘦寒热，宜服**铁粉圆方**：

铁粉二两　獭肝一具，微炙　安息香三分　鬼督邮一两　白术三分　木香三分　柴胡一两，去苗

胡黄连三分

右件药捣罗为末，炼蜜和捣三二百杵，圆如梧桐子大，每于食前以粥饮下二十圆。

治骨蒸劳赢瘦，晚即面赤，手足疼疼，口干壮热，宜服**犀角圆方**：

犀角屑一两　獭肝一两，微炙　柴胡一两，去芦头　地骨皮一两　鳖甲一两，涂醋炙令黄，去裙襕　枳壳一两，麸炒微黄，去瓤　人参一两，去芦头　柏脂一两　黄耆一两，剉　天灵盖一两半，涂酥炙令焦黄　甘草一两，生用

右件药捣罗为末，炼蜜和捣三二百杵，圆如梧桐子大，每服食前以温童子小便下三十圆。忌炙煿、热面、苋菜。

治骨蒸劳，神效**天灵盖圆方**：

天灵盖一两半，以童子小便一升，煮令小便尽，炙干　地骨皮一两半　麦门冬二两半，去心，焙　铁粉二两

赤茯苓一两半　黄连二两，去须

右件药捣罗为末，炼蜜和捣三二百杵，圆如梧桐子大，每于食前煎麦门冬汤下二十圆。

治骨蒸劳，颜色憔悴，不思饮食，四肢急强，翕翕发热，宜服此方：

麝香半两，细研　天灵盖三两，涂酥炙令焦黄

右件药捣罗为末，入麝香研令匀，炼蜜和圆如梧桐子大，每于食前以粥饮下十圆。

治骨蒸劳体瘦，发歇寒热，宜服**青蒿圆方**：

青蒿一斤，取叶曝干，捣罗为末　桃人一斤，酒浸，去皮尖，麸炒令黄，研烂　甘草五两，生捣罗为末

右件药以童子小便三斗，于瓷瓮中盛，于糠火上煎令如稀饧，却倾于铜器中，下诸药，又于糠火上煎，以柳木篦搅之，看稀稠得所，候可圆即圆如梧桐子大，以粗疏布袋盛，每日空心温童子小便下三十圆，日晚再服。

治骨蒸劳，两肋下有闪癖，渐上攻心，食少，或不消化，腹内积聚不散，黄瘦，久困久痢，或大便秘涩，小便赤黄，宜服**大黄圆方**：

川大黄二两，剉碎，微炒　鳖甲三两，涂醋炙令黄，去裙襕

右件药捣罗为末，以酽醋二升内铛中先煎令稠，下药末更煎之，以柳木篦搅勿住手，候可圆即圆如梧桐子大，空腹及晚食前以粥饮下七圆，渐加至十圆，以溏利下脓血烂肉为度。唯得食煮饭、葱煎汁下[1]，生姜而已，此外不得食之，老少以意加减。忌苋菜。

治骨蒸劳热，皮肤干燥，心神烦热，口干，小便赤黄，宜服**黄瓜圆方**：

右以熟黄瓜一枚，头上取破去瓤，内黄连末二两，却以纸封口，用大麦面裹，文火烧令面

---

〔1〕　葱煎汁下：原作"葱钱汁"。《普济方》卷236引同方作"葱煎汁，下"，义长，因改。

黄熟为度,去面研,为圆如梧桐子大,每于食后以温水下二十圆。

治骨蒸劳,瘦弱,并传尸劳,宜服此方:

右取三年桃树一株并根,打去泥土,勿洗,及枝叶等细剉,以水三硕煮取一硕已来,即澄滤去砂土,还将药汁重煎至三斗已来,再滤去滓,更煎令稠,可圆即圆如梧桐子大,每日空心以温水下三十圆,晚食前再服。

治骨蒸肺萎诸方

夫肺者,为五脏之华盖,盖诸脏腑,通于声,主于气。若人劳伤不已,邪气干于肺,则壅生热,故吐血,胸短气,咳嗽不止,痰甚多唾,时发寒热,肌体羸瘦,乃成肺萎之病也。

治骨蒸肺萎咳嗽,胸膈痛,舌涩口干,宜服**紫菀散**方:

紫菀三分,去苗土　桑根白皮三分,剉　甘草三分,炙微赤,剉　栀子人半两　赤茯苓三分　桔梗半两,去芦头　黄芩半两　乌梅肉三分,微炒　川大黄半两,剉碎,微炒　百合三分　柴胡一两,去苗　麦门冬三分,去心　鳖甲二两,涂醋炙微黄,去裙襕　杏人三分,汤浸,去皮尖、双人,麸炒微黄

右件药捣筛为散,每服四钱,以水一中盏,入生姜半分,豉五十粒,桃柳枝各一握长七寸,葱、薤白各[1]七寸,同煎[2]至六分,去滓,不计时候温服。忌苋菜。

治骨蒸肺痿,心中烦渴,痰嗽不止,宜服**白前散**方:

白前三分　甘草半两,炙微赤,剉　人参一两,去芦头　生干地黄一两　大麻人三分　桂心半两　赤茯苓一两　黄耆三分,剉　阿胶一两,捣碎,炒令黄燥　麦门冬一两半,去心,焙　桑根白皮三分,剉

右件药捣粗罗为散,每服三钱,以水一中盏,入生姜半分,枣三枚,煎至六分,去滓,不计时候温服。忌炙煿油腻。

治骨蒸肺痿,烦躁,四肢疼痛,不能饮食,宜服**知母散**方:

知母三分　陈橘皮三分,汤浸,去白瓤,焙　芦根一两,剉　麦门冬一两,去心　地骨皮一两　赤茯苓三分　甘草半两,炙微赤,剉　赤芍药三分　柴胡一两,去苗

右件药捣筛为散,每服四钱,以水一中盏,入生姜半分,煎至六分,去滓,不计时候温服。

治骨蒸肺痿,咳嗽唾涎,心神烦热,不欲饮食,宜服**柴胡散**方:

柴胡一两,去苗　麦门冬二两,去心,焙　黄芩一两　陈橘皮三分,汤浸,去白瓤,焙　人参一两,去芦头　甘草三分,炙微赤,剉　半夏半两,汤洗七遍去滑　桔梗半两,去芦头　赤茯苓三分

右件药捣粗罗为散,每服三钱,以水一中盏,入生姜半分,煎至六分,去滓,不计时候温服。

治骨蒸肺痿,手足烦热,多渴,或不能食,宜服**芦根散**方:

芦根二两,剉　赤茯苓一两　陈橘皮三分,汤浸,去白瓤,焙　麦门冬一两,去心　子芩三分　地骨皮一两　甘草半两,炙微赤,剉　桑根白皮三分,剉

右件药捣筛为散,每服四钱,以水一中盏,入生姜半分,煎至六分,去滓,不计时候温服。

治骨蒸肺痿,咳嗽,咽喉胸膈干痛,宜服**地黄煎**方:

生地黄汁一中盏　杏人二两,汤浸,去皮尖、双人,麸炒微黄,研　黄牛髓六两　阿胶三两,捣研,炒令黄

---

〔1〕各:原作"冬"。《正误》:"冬","各"之讹。因改。

〔2〕煎:原作"前"。《正误》:"前","煎"之讹。因改。

燥,为末　生姜汁一合　薯蓣二两,末　酥四两　蜜四两

右件药一处用石锅子内,以慢火熬成膏,收于瓷器中,每服不计时候以温粥饮调下一茶匙。

治骨蒸寒热,肺痿喘促,宜服**生干地黄散**方:

生干地黄一两　桑根白皮一两,剉　诃梨勒一两,用皮　甘草半两,炙微赤,剉　柴胡一两,去苗　麦门冬一两半,去心,焙　人参半两,去芦头　大麻人一两

右件药捣粗罗为散,每服四钱,以水一中盏,入生姜半分,煎至六分,去滓,不计时候温服。

治骨蒸肺痿,咳嗽,寒热多涕,宜服**柴胡散**方:

柴胡一两,去苗　甘草半两,炙微赤,剉　贝母三分,煨微黄　人参三分,去芦头　桃人三分,汤浸,去皮尖、双人,麸炒微黄　鳖甲一两,涂醋炙微黄,去裙襴

右件药捣粗罗为散,每服四钱,以水一中盏,入生姜半分,煎至六分,去滓,不计时候温服。

治骨蒸肺痿,咽中干燥,宜服**麦门冬散**方:

麦门冬二两,去心,焙　甘草半两,炙微赤,剉　黄耆三分,剉　赤茯苓一两　射干三分　川升麻三分

右件药捣粗罗为散,每服四钱,以水一中盏,入生姜半分,煎至六分,去滓,不计时候温服。

治骨蒸肺痿,咳嗽上气,不得眠卧,涕唾稠粘,宜服**甜葶苈散**方:

甜葶苈二两,微炒令香　桑根白皮三两,剉　陈橘皮一两,汤浸,去白瓤,焙　赤茯苓一两　枳壳一两,麸炒令黄,去瓤　紫菀一两,去苗土

右件药捣粗罗为散,每服三钱,以水一中盏,入生姜半分,枣三枚,煎至六分,去滓,不计时候温服。

治骨蒸肺痿,心胸满闷,咳嗽涎唾,不欲饮食,宜服**赤茯苓散**方:

赤茯苓二两　甘草半两,炙微赤,剉　紫菀一两,去苗土　白前三分　前胡一两,去芦头　旋覆花半两

右件药捣粗罗为散,每服四钱,以水一中盏,入生姜半分,煎至六分,去滓,不计时候温服。

治骨蒸肺痿,咳嗽,心神烦热,颊赤口干,不欲饮食,宜服**天门冬散**方:

天门冬一两,去心　旋覆花半两　桑根白皮三分,剉　紫菀一两,去苗土　生干地黄一两　甘草三分,炙微赤,剉

右件药捣筛为散,每服四钱,以水一中盏,入生姜半分,煎至六分,去滓,不计时候温服。

治骨蒸肺痿,心中烦热,宜服**甘草散**方:

甘草一两,炙微黄,剉　黄芩一两　麦门冬二两,去心,焙

右件药捣粗罗为散,每服三钱,以水一中盏,煎至六分,去滓,不计时候温服。

治骨蒸痃癖气诸方

治骨蒸痃癖者,本因蓄积而生,不离阴阳之气结聚而成也。此由饮水停聚不散,因饮食相抟,致便积于胁下,连脐左右,大如臂,次如指一条,急痛如弦之状,故名曰痃癖气也。

治骨蒸腹中痃癖,胁下妨痛,渐至瘦劣,宜服**槟榔散**方:

槟榔三分　赤芍药三分　木香三分　赤茯苓—两　桔梗—两,去芦头　诃梨勒三分,煨,用皮　桃人三分,汤浸,去皮尖,双人,麸炒微黄　鳖甲—两,涂醋炙令黄,去裙襕　京三棱—两,煨到

右件药捣粗罗为散,每服三钱,以水一中盏,入生姜半分,煎至六分,去滓,每于食前温服。

治骨蒸疠癖,胁下妨痛,渐加羸劣,不欲饮食,宜服**桔梗散**方:

桔梗三分,去芦头　当归三分　苍术三分,微炒　诃梨勒三分,煨,用皮　芎䓖三分　柴胡—两,去苗　鳖甲—两,涂醋炙微黄,去裙襕　川大黄—两,剉碎,微炒　赤芍药—两

右件药捣粗罗为散,每服四钱,以水一中盏,入生姜半分,煎至六分,去滓,每服食前温服。忌苋菜。

治骨蒸疠癖,胁下妨闷,肢节疼痛,宜服**大黄散**方:

川大黄—两[1],剉碎,微炒　木香五钱[2]　柴胡—两[3],去苗　赤芍药三分　诃梨勒三分,用皮　枳实半两,麸炒微黄　甘草半两,炙微赤,剉　桃人—两,汤浸,去皮尖,双人,麸炒微黄　鳖甲—两,涂醋炙微黄,去裙襕

右件药捣粗罗为散,每服三钱,以水一中盏,入生姜半分,煎至六分,去滓,每于食前温服。

治骨蒸疠癖,体瘦食少,宜服**柴胡散**方:

柴胡—两,去苗　赤茯苓三分　甘草半两,炙微赤,剉　白术三分　枳壳—两,麸炒　川大黄—两,剉碎,微炒　芎䓖半两　桂心半两　京三棱—两,炮剉

右件药捣粗罗为散,每服三钱,以水一中盏,入生姜半分,煎至六分,去滓,每于食前温服。

治骨蒸腹中疠癖,按之隐手,四肢疼痛,不能下食,羸瘦无力,宜服**木香圆**方:

木香半两　鳖甲—两,涂醋炙令黄,去裙襕　京三棱—两,炮剉　赤芍药三分　川大黄—两,剉碎,微炒　陈橘皮半两,汤浸,去白瓤,焙　苍术半两,微炒　桔梗三分,去芦头　槟榔—两　郁李人—两,汤浸,去皮尖,微炒　柴胡—两,去苗

右件药捣罗为末,炼蜜和捣三二百杵,圆如梧桐子大,每于食前煎橘皮汤下三十圆。

治骨蒸疠癖,气攻腹胁,四肢疼痛,少力羸瘦,宜服**诃梨勒圆**方:

诃梨勒三分,煨,用皮　赤芍药三分　桔梗三分,去芦头　川大黄—两,剉碎,微炒　人参三分,去芦头　鳖甲—两,涂醋炙令黄,去裙襕　枳壳—两,麸炒微黄,去瓤　防葵三分,去芦头　芎䓖三分

右件药捣罗为末,炼蜜和捣三二百杵,圆如梧桐子大,每于食前以粥饮下二十圆。

治骨蒸疠癖,气攻腹胁疼痛,四肢羸瘦少力,不欲饮食,宜服**鳖甲圆**方:

鳖甲—两,涂醋炙微黄,去裙襕　人参三分,去芦头　赤芍药—两　诃梨勒三分,煨,用皮　枳壳—两,麸炒微黄,去瓤　白术半两　川大黄—两半,剉碎,微炒　柴胡—两,去苗

右件药捣罗为末,炼蜜和捣三二百杵,圆如梧桐子大,每于食前以粥饮下三十圆。

治骨蒸疠癖,按之隐手,不能下食,羸瘦,日渐无力,宜服**防葵圆**方:

防葵—两　鳖甲二两,涂醋炙令黄,去裙襕　甘草半两,炙微赤,剉　川大黄—两半,剉碎,微炒　京三

---

〔1〕　一两:原脱。据《普济方》卷 236 引同方补。

〔2〕　五钱:原脱。据补同上。

〔3〕　一两:原脱。据补同上。

棱一两,炮剉　　桃人一两,汤浸,去皮尖、双人,麸炒微黄

右件药捣罗为末,炼蜜和捣三二百杵,圆如梧桐子大,每于食前煎橘皮汤下三十圆。

治骨蒸烦热诸方

夫骨蒸而烦热者,是阴气不足,阳气有余,故内外生于热,非邪从外来乘也。

治骨蒸虚烦,翕翕发热,骨节痠疼,宜服**麦门冬散**方:

麦门冬一两半,去心,焙　　枳壳三分,麸炒微黄,去瓤　　川升麻三分　　赤芍药三分　　黄芩三分　　知母三分　　赤茯苓三分　　柴胡一两,去苗　　甘草一两,炙微赤,剉　　栀子人三分　　桑根白皮一两,剉　　地骨皮三分

右件药捣粗罗为散,每服四钱,以水一中盏,入生姜半分,煎至六分,去滓,每于食后温服。

治骨蒸心肺烦热,喘息促,唾不去唇,渐加羸瘦,宜服**天门冬散**方:

天门冬一两半,去心,焙　　前胡三分,去芦头　　赤茯苓一两　　甘草三分,炙微赤,剉　　川升麻三分　　百合半两　　黄芩三分　　白前半两　　柴胡一两,去苗　　杏人三分,汤浸,去皮尖、双人,麸炒微黄　　桑根白皮一两,剉　　桔梗一两,去芦头

右件药捣粗罗为散,每服四钱,以水一中盏,入生姜半分,煎至六分,去滓,每于食后温服。

治骨蒸手足烦热,多渴,不能饮食,宜服**芦根散**方:

芦根二两,剉　　赤茯苓一两　　知母一两　　麦门冬一两半,去心,焙　　黄芩三分　　地骨皮一两　　甘草三分,炙微赤,剉　　人参一两,去芦头　　菰蒌根一两

右件药捣粗罗为散,每服四钱,以水一中盏,入生姜半分,煎至六分,去滓,每于食后温服。

治骨蒸烦热,四肢疼痛,背膊壅闷,宜服**赤茯苓散**方:

赤茯苓一两　　柴胡一两半,去苗　　地骨皮三分　　鳖甲一两半,涂醋炙微黄,去裙襕　　桑根白皮一两,剉　　枳壳一两,麸炒微黄,去瓤　　川大黄一两,剉碎,微炒　　芎藭半两　　川朴消一两

右件药捣粗罗为散,每服三钱,以水一中盏,入生姜半分,煎至六分,去滓,不计时候温服。

治骨蒸五心烦热,眼目昏涩,肢节痠疼,不能饮食,宜服**升麻散**方:

川升麻一两　　黄连一两,去须　　枳壳一两,麸炒微黄,去瓤　　栀子人三分　　生干地黄一两半　　赤芍药一两　　地骨皮三分　　麦门冬一两半,去心,焙　　甘草半两,炙微赤,剉

右件药捣粗罗为散,每服三钱,以水一中盏,入生姜半分,煎至六分,去滓,每于食后温服。

治骨蒸烦热,日月久远,渐加羸瘦,宜服**獭肝圆**方:

獭肝一具,炙令黄　　柴胡一两半,去苗　　玄参一两　　知母一两　　大麻人二两　　子芩一两　　地骨皮一两　　川升麻一两　　木通一两,剉　　柏树香脂一两半　　天灵盖一两,涂酥炙令焦黄　　川大黄一两,剉碎,微炒

右件药捣罗为末,炼蜜和捣三五百杵,圆如梧桐子大,每服以童子小便浸豉[1]一合经一

---

〔1〕 豉:原作"鼓"。据《普济方》卷236引同方改。

宿,滤去滓,下三十圆,日再服。若有下利,即减圆数服之。

治骨蒸劳气烦热,四肢无力,夜卧虚汗,唇口干焦,面无血色,日渐羸瘦,丈夫妇人并宜服,**三圣散**方:

胡黄连二两　　柴胡二两,去苗　　鳖甲二两,生用

右件药捣细罗为散,每服用生姜酒调一钱,每日早晨日午临卧各一服。

治骨蒸口舌干渴诸方

夫劳伤气血,阴阳不和,津液减少,上焦生热,故令口舌干燥而渴也。

治骨蒸口舌干燥,欲得饮水,宜服**麦门冬散**方:

麦门冬一两半,去心,焙　　黄耆三分,剉　　黄芩一两　　蓣蓣根三分　　甘草一两,炙微赤,剉　　地骨皮一两

右件药捣粗罗为散,每服四钱,以水一中盏,入生姜半分,粳米五十粒,竹叶二七片,煎至六分,去滓,不计时候温服。

治骨蒸羸瘦少力,热燥,背膊瘦疼,小便赤黄,口舌干燥烦渴,宜服**地骨皮散**方:

地骨皮二两　　赤芍药一两　　桑根白皮一两　　茅根一两,剉　　甘草一两,炙微赤,剉　　柴胡二两,去苗

右件药捣粗罗为散,每服四钱,以水一中盏,入生姜半分,煎至六分,去滓,不计时候温服。

治骨蒸烦热,口舌干燥,多渴,少思饮食,四肢羸瘦,日晚颊赤,宜服**知母散**方:

知母一两　　柴胡一两,去苗　　地骨皮三分　　犀角屑三分　　白鲜皮三分　　龙齿三分　　川芒消三分　　甘草半两,炙微赤,剉　　黄芩三分

右件药捣粗罗为散,每服三钱,以水一中盏,煎至六分,去滓,不计时候温服。

治骨蒸烦热,四肢瘦疼,日晚颊赤,口舌干燥,宜服**升麻圆**方:

川升麻三分　　黄连三分,去须　　赤芍药三分　　龙胆三分,去芦头　　知母三分　　柴胡一两半,去苗　　犀角屑三分　　葳蕤三分　　子芩三分　　前胡一两,去芦头　　鳖甲二两,涂醋炙微黄,去裙襴　　川芒消一两

右件药捣罗为末,炼蜜和捣三二百杵,圆如梧桐子大,每于食后以温浆水下三十圆。

治骨蒸劳咳嗽诸方

夫骨蒸咳嗽者,是脏腑气衰,热伤于肺故也。久不已,令人胸背彻痛,或惊悸烦满,或喘息上气,或咳逆唾血。然肺主于气,气之通行,荣于腑脏。今肺气壅滞,为热毒所乘,故令咳嗽也。

治骨蒸劳热咳嗽,涕唾稠粘,吃食不得,渐加困乏,宜服**紫菀散**方:

紫菀半两,去苗土　　柴胡一两半,去苗　　鳖甲一两半,涂醋炙微黄,去裙襴　　知母一两　　桑根白皮一两,剉　　甘草半两,炙微赤,剉　　款冬花三分　　生干地黄一两

右件药捣粗罗为散,每服三钱,用水一中盏,入生姜半分,煎至六分,去滓,不计时候温服。忌苋菜。

治骨蒸劳烦热,肩背疼痛,四肢乏力,咳嗽,宜服**百部散**方:

百部三分　赤茯苓一两　柴胡一两,去苗　百合三分　麦门冬一两半,去心,焙　木通三分,剉　赤芍药三分　郁李人三分,汤浸,去皮尖,微炒　甘草半两,炙微赤,剉　枳壳三分,麸炒微黄,去瓤

右件药捣粗罗为散,每服三钱,以水一中盏,入生姜半分,煎至六分,去滓,不计时候温服。

治骨蒸劳热,痰唾咳嗽,四肢少力疼痛,宜服此方:

紫菀三分,去苗土　人参三分,去芦头　枳壳三分,麸炒微黄,去瓤　柴胡一两,去苗　陈橘皮半两,汤浸,去白瓤,焙　甘草半两,炙微赤,剉　紫苏茎叶三分　大腹皮三分,剉　赤茯苓三分　杏人半两,汤浸,去皮尖,双人,麸炒微黄　桑根白皮三分　半夏半两,汤洗七遍去滑

右件药捣粗罗为散,每服三钱,以水一中盏,入生姜半分,煎至六分,去滓,不计时候温服。

治骨蒸劳热,咳嗽损肺,宜服**百合散**方:

百合三分　柴胡一两,去苗　桑根白皮三分,剉　杏人一两,汤浸,去皮尖,双人,麸炒微黄　陈橘皮三分,汤浸,去白瓤,焙　麻黄三分,去根节　赤茯苓三分　甘草半两,炙微赤,剉　紫苏茎叶一两

右件药捣粗罗为散,每服三钱,以水一中盏,入生姜半分,煎至六分,去滓,不计时候温服。

治骨蒸劳烦热,胸背疼痛,咳嗽气促,小便赤黄,不思饮食,宜服**鳖甲散**方:

鳖甲一两,涂醋炙令黄,去裙襕　杏人三分,汤浸,去皮尖,双人,麸炒微黄　柴胡一两,去苗　麦门冬一两半,去心,焙　赤茯苓一两　川升麻半两　木通三分　前胡三分,去芦头　贝母半两,煨令微黄　大腹[1]三分,剉　甘草半两,炙微赤,剉　子芩三分

右件药捣粗罗为散,每服三钱,以水一中盏,入生姜半分,煎至六分,去滓,不计时候温服。

治骨蒸劳咳嗽,胸背烦热,宜服**前胡散**方:

前胡三分,去芦头　桑根白皮三分,剉　地骨皮三分　桔梗半两,去芦头　木通三分,剉　甘草半两,炙微赤,剉　杏人三分,汤浸,去皮尖,双人,麸炒微黄　麦门冬一两半,去心,焙　赤茯苓一两

右件药捣粗罗为散,每服三钱,以水一中盏,入生姜半分,煎至六分,去滓,不计时候温服。

治骨蒸劳热咳嗽,涕唾稠粘,宜服**木乳散**方:

木乳二两,涂酥炙令黄　麻黄三分,去根节　栀子人三分　甘草半两,炙微赤,剉　贝母三分,煨令微黄　百合三分　杏人三分,汤浸,去皮尖,双人,麸炒微黄　桑根白皮一两,剉　款冬花三分　紫菀三分,洗去苗土

右件药捣粗罗为散,每服三钱,以水一中盏,入生姜半分,煎至六分,去滓,不计时候温服。

治骨蒸劳喘急咳嗽,宜服**桑白皮散**方:

桑根白皮三分,剉　赤茯苓三分　麻黄三分,去根节　杏人三分,汤浸,去皮尖,双人,麸炒微黄　紫菀三分,去苗[2]土　泽漆三分　柴胡一两,去苗　大腹皮三分,剉

右件药捣粗罗为散,每服三钱,以水一中盏,入生姜半分,煎至六分,去滓,不计时候温服。

---

〔1〕大腹:《正误》:"腹"下疑脱"皮"字。

〔2〕苗土:原作"黄土"。考本书紫菀修治法均作"苗土",此独作"黄",当误,因改。

治骨蒸劳咳嗽,宜常含**润心养肺天门冬圆**,方:

天门冬二两半,去心,焙　贝母一两,煨微黄　白茯苓一两　杏人一两,汤浸,去皮尖、双人,麸炒微黄　甘草三分,炙微赤,剉

右件药捣罗为末,炼蜜和捣三二百杵,圆如弹子大,绵裹一圆含咽津。

治骨蒸劳,咳嗽壮热,宜服**槟榔散**方:

槟榔一枚,末　豉心五十粒　葱白七寸　桃人二七枚,汤浸,去皮尖、双人,麸炒微黄,研　青蒿汁二合

右件药用童子小便一大盏相和,煎至八分,去滓,不计时候分温二服。

治骨蒸劳,咳嗽脓血不止,宜服**皂荚煎**方:

皂荚一梃,不蛀者,以酥炙,去皮子,绵裹　黑饧三两　地黄汁五合　生姜汁一合　煮枣二七枚,去皮核,研成膏　蜜五合　酥三合

右件药用银器中,以慢火熬成膏,去皂荚,瓷器中收,每服不计时候以粥饮调下一茶匙。

治骨蒸劳咳嗽上气,痰喘,寒热,四肢瘦弱,宜服**獭肝圆**方:

獭肝三分,炙令黄　真珠末三分　槟榔三分　旋覆花半两　茯神三分　贝母三分,煨微黄　柴胡一两,去苗　龙胆三分,去芦头　黄连三分,去须　赤芍药三分　川大黄三分,剉,微炒碎

右件药捣罗为末,炼蜜和捣三二百杵,圆如梧桐子大,每于食后以温水下三十圆。

治骨蒸劳咳嗽,涎唾稠粘,宜服**蛤蚧圆**方:

蛤蚧一枚,涂酥炙微黄　人参半两,去芦头　白前一两半　杏人一两,汤浸,去皮尖、双人,麸炒微黄　猪牙皂荚半两,去黑皮,涂酥炙微焦,去子　汉防己一两半　紫菀一两,洗去苗土　甘草三分,炙微赤,剉　羚羊角屑三分　槟榔二两　贝母一两,煨微黄　甜葶苈二两,隔纸炒令紫色　郁李人二两,汤浸,去皮尖,微炒

右件药捣罗为末,炼蜜和圆如梧桐子大,每服不计时候以桃人汤下二十圆。

治传尸羸瘦诸方

夫男女传尸之候,心胸满闷,背膊烦疼,两目多涩,四肢无力,唯知欲卧,睡恒不着,脊膂急痛,膝胫痠疼,多卧少起,状如佯病,每至旦起,即精神尚好似无病,从日午已后,即四体微热,面好颜色,喜见人过,常怀忿怒,行立脚弱,夜卧盗汗,梦与鬼交,或见先亡,或多惊悸,有时气急,有时咳嗽,虽思饮食,不能多餐,死在须臾而精神尚好,或两胁虚胀,或时微痢,鼻口干燥,恒多粘唾,有时唇赤,有时欲睡,渐加羸弱,犹如水涸,不觉其死矣。

又论曰:传尸者,无问老少男女,皆有斯疾。大都此病相克而生,先内传毒气,周遍五脏,渐加羸瘦,以至于死,死讫复易家亲一人,故曰传尸,亦名转注。以其初得半卧半起,号为殗殜。气急嗽者,名曰肺痿。骨髓中热,称为骨蒸。内传五脏,名之复连。不解疗者,乃至绝后。假如男子因虚损得之,名为劳极。其源先从肾起,初受之,两胫痠疼,腰脊拘急,行立脚弱,食饮减少,两耳飕飕欲似风声,夜卧梦泄,阴汗萎弱。肾既受已,次传于心,心初受气,夜卧心惊,或多忪悸,心悬少气,翕翕欲尽,梦见先亡,有时盗汗,食无滋味,口内生疮,唯欲眠卧,朝轻夕重,两颊口唇如傅胭脂,五心皆热。心既受已,次传于肺,肺既受时,气满咳嗽,体力微弱,有时喘急,卧即更甚,鼻口干燥,不闻香臭,假令得闻,唯觉朽腐物气,有时恶心,愦愦欲吐,肌肤枯燥,或时刺痛似虫行,干皮细起,状若麸片。肺既受已,次传于肝,肝初受气,两

目漠漠，面[1]无颜色，常欲颦眉，视不及远，目恒干涩，又时赤痛，或复睛黄，朝夕懵瞢[2]，常欲合眼，及至放卧，睡还不着。肝既受已，次传于脾，脾初受气，两肋虚胀，食不消化，又时渴利，或食旋出，有时肚痛，腹胀雷鸣，唇舌焦干，或生疮肿，毛发干竖，无有光润，或复上气，抬肩喘息，利赤黑汁，至此候者，将死之证也。

治传尸劳，不以冷热，羸瘦者，宜服**鬼哭饮子**方：

槟榔二个，一生一熟　鳖甲半两，涂醋炙令焦黄，去裙襕　甘草一截，如病人中指长　桃人七粒，去皮尖　杏人七粒，去皮尖　青蒿一握，长三寸　阿魏少许　东南桃柳枝各七茎，长三寸，和心用

右件药都以童子小便一大盏半，煎取一盏去滓，食前分温二服，以吐利出恶物为度。忌苋菜。

治传尸劳瘦，不问年月深浅，宜服**天灵盖散**方：

天灵盖一枚，涂酥炙令赤　阿魏半两　木香一分　安息香一分　猪牙皂荚一梃[3]，涂醋炙令黄，去皮子　甘草半两，炙微赤，剉

右件药捣粗罗为散，每服五钱，以童子小便一大盏半，煎至一大盏去滓，分温二服，平旦一服，如人行八九里更一服。唯吃葱粥，或吐出白虫如发，或吐出赤虫。若吐赤虫，梦见鬼哭，即是差也。极重者[4]三服差，三日一度合服。终身不得吃牛、马肉。

治传尸羸瘦，肢体烦疼，不思饮食，宜服**虎骨散**方：

虎头骨一两，涂酥炙令黄　鳖甲一两，涂醋炙微黄，去裙襕　川升麻一两　柴胡一分，去苗　桃人一两，汤浸，去皮尖、双人，麸炒微黄　川大黄一两，剉碎，微炒　甘草一两，炙微赤，剉

右件药捣粗罗为散，每服三钱，以水一中盏，煎至六分，去滓，不计时候温服。忌苋菜。

治传尸，夜梦鬼交遗精，心腹冷癖，小腹与阴中相引痛，饮食不下，日渐觉[5]瘦，宜服**杏人圆**方：

杏人五升，肥好者，以童子小便于瓦瓶中浸二七日，和瓶于日中晒，每日换小便，日满以新汲水淘洗，去皮尖，便以微火焙干，别以小便一斗于银锅内缓火煎，候杏人随手破，即于久经用砂盆内，柳木搥研令如膏，更以细布滤[6]过，入真酥一两，薄荷汁二大合和令匀，即入后药。　青蒿子二两　柴胡去苗　鳖甲涂醋炙令黄，去裙襕　乌梅肉微炒　地骨皮　赤茯苓已上各一两半　知母　虎头骨涂酥炙令赤　生干地黄　肉苁蓉酒浸一宿，刮去皴皮，炙令干　人参去芦头，已上各一两　枳壳麸炒微黄，去瓤　当归已上各三分　白术　木香　牡蛎已上各半两　白槟榔二两　朱砂一分，细研　豉心一合

右件药捣罗为末，以杏人煎和捣五七百杵，圆如梧桐子大，每日空腹以温酒下十五圆，渐加至三十圆。服后觉[7]似热即减，热定还添，以意斟酌，服经一月，诸候皆退，能食，夜卧安畅，面有血色，即是药力已行，当勤服勿怠。忌人苋、冷水、白粥、生血、雀肉、桃、李。

治传尸尸疰，心乱如醉，狂言惊悸，梦与鬼交，精神错乱，病势逐节改变，宜服**阿魏圆**方：

阿魏半两，酒浸，研　安息香一两，酒浸，研　甘草半两，炙微赤，剉　木香半两　豉心一合，炒黄　槟

---

[1] 面：原作"而"。据《普济方》卷237"传尸羸瘦附论"改。

[2] 瞢：音磴 dēng。与"懵"连用，义同今"懵懂"。

[3] 梃：原作"握"。据《普济方》卷237引同方改。

[4] 者：原作"若"。据改同上。

[5] 觉：原作"各"。《普济方》卷237引同方作"觉"。音误，因改。

[6] 滤：原作"捒"。据《普济方》卷237引同方改。

[7] 觉：原作"各"。据《普济方》卷237引同方改。

榔半两　天灵盖三分,涂酥炙令微黄　人中白一分　麝香一分,细研　猪牙皂荚十四枚,去黑皮,涂酥炙令黄

右件药捣罗为末,炼蜜和捣三二百杵,圆如梧桐子大,每于食前用童子小便一中盏,浸乌梅三个,葱白七寸,煎至六分,去滓,放温下二十圆。

治传尸羸瘦,经久不损,宜服**龙胆圆**方:

龙胆一两,去芦头　枳壳一两,麸炒微黄,去瓤　地骨皮三分　甘草半两,炙微赤,剉　麦门冬一两半,去心,焙　赤茯苓一两　栀子人三分　桃人三分,汤浸,去皮尖、双人,麸炒微黄

右件药捣罗为末,炼蜜和捣三二百杵,圆如梧桐子大,每服不计时候以粥饮下二十圆。

治传尸鬼气骨蒸,日渐瘦弱,宜服**獭肝圆**方:

獭肝三分,微炙　鬼臼三分　沙参三分,去芦头　人参三分,去芦头　丹参三分　苦参三分　天灵盖一两,涂酥炙微黄　麝香半两,研入

右件药捣罗为末,炼蜜和捣三二百杵,圆如梧桐子大,每服不计时候以粥饮下二十圆。

治传尸劳羸瘦,心神烦热,四肢疼痛,宜服**铁粉圆**方:

铁粉二两　獭肝二具,微炙　安息香二两,入胡桃人捣熟　鬼督邮一两半　苦参二两　木香一两　柴胡一两半,去苗　桃人一两半,汤浸,去皮尖、双人,麸炒微黄　麝香半两,研入

右件药捣罗为末,炼蜜和捣三二百杵,圆如梧桐子大,每服不计时候煎生姜青橘皮汤下二十圆。

治传尸劳瘦,立效**天灵盖圆**方:

天灵盖三两,涂酥炙令微赤　麝香半两,细研

右件药捣罗为末,同研令匀,炼蜜和捣一二百杵,圆如梧桐子大,每于食前以粥饮下二十圆。若胸上有青脉出者,以针刺出血,色未变黑者易差。

治传尸复连殗殜诸方

夫传尸复连、殗殜者,皆起于骨蒸遁尸故也。此病多因临尸哭泣,尸气入腹,连绵不已,或三年至五年,有能食不作肌肤,或三日五日,若微劳即发,常头额间[1]骨节痛,壮热而翕翕然,死复家中更染一人,如此相传,故名复连也。

治瘦病复连传尸,鬼气疰忤恶气,宜服**斑猫散**方:

斑猫半两,糯米拌炒令赤,去翅足　射干三分　石胆三分,细研　桂心一分　牛黄一分,细研　犀角屑半两　甘草一分,炙微赤,剉　人参半两,去芦头　蝎蛸一枚,微黄　紫石英一两,细研,水飞过　蜈蚣一枚,微炙　麝香一钱,细研

右件药捣细罗为散,更都研令匀,每于食前以新汲水调下一钱。

治传尸复连,鬼气发即四肢无力,日渐黄瘦,乍恶乍好,不能食,宜服**桃人散**方:

桃人一两,汤浸,去皮尖、双人,麸炒微黄　赤茯苓一两　鬼箭羽三分　赤芍药三分　人参三分,去芦头　陈橘皮三分,汤浸,去白瓤,焙　槟榔四枚　麝香二钱,细研入

右件药捣粗罗为散,每服三钱,以水一中盏,入生姜半分,煎至六分,去滓,每于食前温服。

治传尸复连,及一切劳,不问冷热大小,宜服**大黑虎丹**方。

––––––––––––––––––––––

〔1〕　间:原作"头"。《正误》:"头",疑当作"颅"。《普济方》卷237引作"头额间骨节痛",因改"头"为"间"。

蛤蚧三对,微炙　虾蟆一枚,涂酥炙令赤　丹砂五铢,细研　金薄五片,研　银薄五片,研　白鲜皮三铢　苦参三铢　蛇蜕皮一分,微炙　白狗粪一分,微炒　皮巾子三年者六铢,炙令黄　金刚子三铢　乌驴蹄三铢,炙赤　硫黄一铢,细研　雄黄一分,细研　天灵盖一分,涂酥炙令微赤　麝香一分,细研　沉香一分　甲香三铢,微炙　乳香二铢　夜明沙六铢,雄者两头尖　人中白一分

右件药捣罗为末,更都研令匀,同猪胆汁并软饭和捣五七百杵,圆如菉豆大,每服药先以新汲水一盏子,入少许麝香、沙糖,以药十圆浸于露下,来旦先用煎茅香汤浴后,吃淡面一小盏子,便吃药,服了以衣被厚盖卧,直候汗出。若是传尸虫白,复连虫赤,皆背上出,骨蒸则汗出并差。

治传尸殗殜,肺痿,痒忤鬼气,卒心痛,霍乱吐利,时气鬼魅,瘴疟,瘀血月闭,痃癖,丁肿,惊痫等,并宜服**乞力伽圆方**:

白术半两　光明朱砂三分,细研　麝香一分,细研　诃梨勒半两,煨,用皮　香附子半两　沉香半两　木香半两　丁香半两　安息香半两　白檀香半两　荜茇半两　生犀角屑三分　熏陆香半两,细研　苏合香半两　龙脑一分,细研

右件药捣罗为末,入研了药令匀,炼蜜和捣三二百杵,圆如梧桐子大,每于食前以清粥饮下十圆。

治传尸骨蒸劳,鬼气复连,宜服**杀鬼麝香圆方**:

麝香一分,细研　雄黄半两,细研　光明砂三分,细研　鬼箭羽二分　犀角屑一两　木香半两　白术半两　天灵盖一两,涂酥炙令微黄　虎头骨一两半,涂醋炙令微黄　桃人三分,汤浸,去皮尖、双人,麸炒微黄

右件药捣罗为末,入研了药令匀,炼蜜和捣三二百杵,圆如梧桐子大,每于食前以温清粥饮下二十圆。

治传尸恶气,复连瘦病,宜服**牛黄圆方**:

牛黄半两,细研　麝香一分,细研　人参半两,去芦头　沉香三分　丁香半两　木香三分　胡黄连一两　柴胡三分,去芦头　犀角屑三分　枳壳三分,麸炒微黄,去瓤　桃人一两,汤浸,去皮尖、双人,微炒　鳖甲一两,涂醋炙令微黄,去裙襕

右件药捣罗为末,入研了药令匀,炼蜜和捣三二百杵,圆如梧桐子大,每于食前以粥饮下二十圆。忌苋菜。

治传尸骨蒸,复连殗殜气,咳嗽,宜服**桃人圆方**:

桃人一两半,汤浸,去皮尖、双人,微炒　猪牙皂荚半两,涂酥炙令微黑　紫菀三分,去苗土　鳖甲一两半,醋涂炙微黄,去裙襕　芫花根一两　甜葶苈一两,炒令紫色　白矾三分,烧令汁尽　蛤蚧一对,涂酥炙令微黄　麝香一分,细研入

右件药捣罗为末,炼蜜和捣一二百杵,圆如梧桐子大,每服不计时候以清粥饮下二十圆。

治传尸瘦病,复连诸气鬼痒忤,**丹砂圆方**:

光明朱砂一两,细研　桃人三十枚,汤浸,去皮尖、双人,麸炒微黄,研　麝香半两,细研

右件药相和重研令匀,炼蜜和圆如菉豆大,每服于食前以清粥饮下十圆。忌羊血。

治传尸复连,方:

人胆一枚,干者　甘草一分

右以好酒半升,于铜器中煎甘草三两沸,然后于瓷碗中以前汁磨人胆尽,候晴明侵早更将暖水洗面,停息少时,空心都为一服。

治骨蒸下虫诸方

治骨蒸有虫，相传不绝，宜服此方：

蓬莪茂三分 鳖甲一两，涂酥炙微黄，去裙襴 柴胡一两半，去苗 紫菀三分，去苗土 桂心一两 当归一两 蜈蚣一枚，赤足者，炙黄，去头足 蝎蜥[1]一枚，炙黄，去头足 斑猫二十枚，糯米拌炒令黄，去翅足 桃人四十九枚，汤浸，去皮尖、双人，麸炒微黄 川大黄一两，剉碎，微炒 槟榔一两

右件药捣细罗为散，每服空腹以清粥饮调下一钱，服后稳卧将息，小便中亦有病根下，或虫物出。如未应，隔日再服。忌苋菜。

治传尸骨蒸，出虫，下积恶物，**雄黄圆方**：

雄黄半两，细研 雌黄半两，细研 代赭半两，细研 朱砂一两，细研，水飞过 虾蟆一枚，涂酥炙令黄 麝香半两，细研 天灵盖半两，涂酥炙令微黄，为末 巴豆二十枚，去皮心研，纸裹压去[2]油 青黛半两，细研

右件药都重研令细，用软饭和捣三二百杵，圆如梧桐子大，每服空心以温水下二十圆，以利下恶物及虫为效。

治骨蒸传尸鬼气，**皂荚圆方**：

右取皂荚并树白皮、棘刺各五七片，各烧为灰，水淋取汁，将汁更于灰上再淋，如此三五遍，即煎成霜，取二两，入麝香三分同细研，用软饭和圆如小豆大，每服空心以温酒下七圆，泻下劳虫即愈。如未利，即加圆服之，以利为度。

治传尸骨蒸沐浴诸方

治传尸骨蒸，沐浴，绝病根源，方：

烂棘刺三升 蒴藋茎叶五升，剉 桃柳枝叶五升，剉

右以水八斗，煎至六斗去滓，入盆于暖室内浴，如汗出宜避风，厚盖衣卧。

又方：

桃枝 柳枝 槐枝 蒴藋 皂荚枝

右件药各细剉共一斗，以水一硕，煮取六斗去滓，依前法浴之。

---

〔1〕 蝎蜥：即蜥蜴。《本草衍义》曰："石龙子，蜥蜴也，今人但呼为蝎蜥。"

〔2〕 去：原为"志"。《正误》："志"，"去"之讹。因改。

太平圣惠方卷第三十二

凡二十四门　论一首　病源二十一首　方共计[1]二百五十道

眼　　论

夫六识之中，双眸为上，所以称为日月，喻若骊珠。托二耀而辩玄黄，藏四气而通瞻视，故得身安名达，规矩全躯，莫不贵乎斯也。上士明哲，自调五脏，而能养神，神安则脏和，脏和则眼目清洁。时偶失治，疗之有凭，纵有微疴，必易驱遣。中士之类，由明动静，自晓节宣，设使乖违，亦易除愈。下俚之辈，损益既昧，寒暄失宜，凡有疾缠，不能早疗，遂有所伤也。只如眼者，惟轻膜裹水，水性清澄，不耐纤埃，易致其损，皎洁莹净，无不鉴明，贵若宝珠，故号为眼珠也。凡举动瞻视，要假三光，外昧则内视不明，内明则外视而明，故眼为五脏之候也。瞳人黑水，肾之主也。血输如环，心之主也。白睛应肺，总管于肝。眼带虽系于肝，明孔遍通五脏，脏气若乱，目患即生。诸脏既安，何辄有损？是以花衰枝病，根朽叶凋，若内有所伤，则外生疾矣。又曰：目者，精气之余，心之主，肝之官也。五脏之精气，皆上注于目，骨之精为瞳人，筋之精为黑睛，血之精为络脉，气之精为白睛，肉之精为钩[3]束，是以筋骨气血之精，共成其目也。夫意思虑皆会于心，心藏神，肝藏魂，肾藏志，肝为中将，取决于胆，会气于心，而主于目。目者，五脏之精气也。五脏有病，皆形于目，目色赤病在心，目色白病在肺，目色青病在肝，目色黄病在脾，目色黑病在肾，不可名者，病在胸中。阳气失则目瞑，阴气绝则目盲。肝气通于目，肝气通和，则辩五色，肝有病则目夺精而眩，肝中寒则目昏而瞳子痛；邪伤肝则目青黑，瞻视不明；肝实热则目痛如刺，肝虚寒则目䀮䀮，谛视生花；肝劳寒则目涩闭不开，肝气不足则目昏暗风泪，视物不明；肝热冲睛，目皆赤痛生瘜肉，及目睛黄。胆与肝合，胆虚为阴邪所伤，目中生花；肝热目中多赤痛泪出，肝不利则目昏；肝热中风则目欲脱而泪出。又

---

〔1〕　方共计：原作"方计共"，据全书体例改。

〔2〕　镰：原作"鎌"，为"镰"之异体，今统改作"镰"。

〔3〕　钩：《正误》："钩"疑"约"之讹。《普济方》卷71引作"约"。《类聚》卷64引作"钩"。皆可通。

曰：目热则内外眦烂，肝久热实则目赤而生淫肤瘜肉，故目者，五脏之精气所成也。又曰：眼有五轮，风轮、血轮、气轮、水轮、肉轮，五轮应于五脏，随气之主也。肝者，在脏为肝，其色青，其味酸，属东方甲乙木也，王于春。肝气通于目，左目属甲为阳，右目属乙为阴。肝生风，眼有风轮也，虽有其名，形状难晓，与水轮相辅也。心者，在脏为心，其色赤，其味苦，属南方丙丁火也，王于夏。心生血，眼有血轮也，血轮与肉轮相连，赤黑色是也。此轮忌针。脾者，在脏为脾，其色黄，其味甘，属中央戊己土也，王于四季十八日。脾生肉，眼有肉轮也，肉轮在外，郁郁黄白色，今俗为白睛也。肺者，在脏为肺，其色白，其味辛，属西方庚辛金也，王于秋。肺生气，眼有气轮也，气轮在肉轮之下，隐而不见也。肾者，在脏为肾，其色黑，其味咸，属北方壬癸水也，王于冬。眼有水轮也，水轮在四轮之内，为四轮之母，能射光明，能视万物，今呼为瞳人也。肝脏病者应于风轮，风轮病即望风泪出，睹物烟生，夜退昼增，碜痛畏日，或如青衣拂拂，时似飞蝇联联，此是肝脏之疾，宜治肝也。心脏病者应于血，血轮病即飞花竞起，散乱纵横，努肉渐渐沾睛，两眦泪淹赤烂，此是心脏之疾，宜治心也。脾脏病者应于肉轮，肉轮病即睑内肿疼，眦头涩痛，眼见飞丝缭乱，又如毛发纵横，夜半甚于昏黄，日没增于早起，此是脾脏之疾，宜治脾也。肺脏病者应于气轮，病即忽如云飞遮日，逡巡却渐分明，或如雪影中花，或似飞蝇相趁，此是肺脏之病，宜治肺也。肾脏病者应于水轮，水轮病即黑花蔟蔟，雾气昏昏，视一物而见两般，睹太阳如同水底，此是肾[1]脏之疾，宜治肾也。夫眼目者，法天地日月也。天地清净，日月光明，天地晦暝，日月昏暗。《经》云眼应于肝，王春三月，作魂神宫，眼为户牖，所通万事，无不视之，好恶是非，自然分别。自少及长，疾状多般，皆是摄养有乖，致使眼目生患。凡人多餐热食，或嗜五辛，喜怒不时，淫欲不节，凌寒冒暑，坐湿当风，恣意叫呼，任情号泣，长夜不寐，永日不眠，极目视山，登高望远，或久处烟火，或博奕经时，抄写多年，雕镂绣画，灯下看字，月中读书，用其眼力，皆失光明也。更有驰骋畋猎，冒涉雪霜，向日迎风，昼夜不息，皆是丧目之因也。恣一时之快意，为百疾之深源，所以疾生眼目也。诸有养性之士，必须慎焉，若能终身保惜，可使白首无患。

眼钩割针镰法

夫眼若两眦头有赤脉及瘜肉者，宜钩起以铍针割取令尽。如未全尽，重取之，以尽为度。或以缝衣细针，以线穿取，口衔线头牵起，别以铍针折起，令离乌珠，向日中割之，割了以火针熨令断其势，即不再生。不尔，三二年间准前发动重生者，粘睛不落，剥之极难，须审细疗之。绝厚者入水轮，即以曲头篦子折起，勿使掣损瞳人。切须稳审，不得粗心，瞳人甚薄，不宜伤损。凡钩割及用针不得在旦，旦则腹空，五脏皆虚，即晕闷便倒。亦须着人扶头。若有此候，皆是虚弱之人，切宜缓缓调理。大凡钩割，不得一时急速取之，唯在斟量，渐次镰洗，免有晕闷之虑也。若有赤脉努肉，宜针镰者，并可依此法矣。

治眼赤诸方

夫眼目者，一身之精明，五脏之日月。若肝气通和，则诸疾不生也。若脏腑壅滞，不能宣

---

〔1〕　肾：此下原有"气"字。《正误》："气疑衍。"《类聚》卷64所引无此字，因删。

通，风邪积热在于肝胆，上冲于目，故令眼赤痛也。

治肝脏久积风热，两眼赤痛，上焦壅滞，头重心烦，四肢不利，宜服**羚羊角散**方：

羚羊角屑三分　茯神三分　车前子三分　甘菊花三分　决明子三分　防风三分，去芦头　羌活三分　赤芍药三分　蔓荆子三分　黄芩三分　川升麻三分　栀子人三分　麦门冬三分，去心　柴胡三分，去苗　枳壳一两，麸炒微黄，去瓤　甘草三分，炙微赤，剉

右件药捣罗为散，每服四钱，以水一中盏，煎至六分，去滓，每于食后温服。忌炙煿、热面、油腻。

治眼赤，风泪出痒，及胎赤障翳，睑[1]急痛，**栀子散**方：

栀子人半两　秦皮三分　蔓荆子三分　白芷三分　细辛三分　玄参三分　决明子三分　蒺藜子三分　防风三分，去芦头　车前子三分　赤茯苓三分　枳壳三分，麸炒微黄，去瓤　蕤人三分，汤浸，去赤皮　甘菊花三分　黄芩三分

右件药捣细罗为散，每于食后煎竹叶汤调下一钱。忌炙煿、油腻、生果、热面。

治肝脏热极，目赤沥痛，泪不止，风湿痒，心膈壅滞，头目常疼，宜服**石决明圆**方：

石决明一两，捣细研，水飞过　黄连三分，去须　玄参三分　地骨皮三分　防风三分，去芦头　栀子人三分　子芩三分　独活三分　茯神三分　甘菊花三分　车前子三分　青葙子三分　枳壳三分，麸炒微黄，去瓤　秦艽三分，去苗　五加皮三分　决明子三分，微炒　蕤蕤三分　沙参三分，去芦头　蕤人三分，汤浸，去赤皮　川大黄三分，剉碎，微炒　茺蔚子三分

右件药捣罗为末，炼蜜和捣三二百杵，圆如梧桐子大，不计时候以薄荷汤下二十圆。

治眼赤涩痛方：

蜜四两　黄丹二两　黄连一两，去须，别捣罗为末　腻粉半两　蕤人半两，汤浸，去赤皮，细研　杏人半两，汤浸，去皮尖、双人，细研　龙脑一分，细研　铜绿二两，水一茶碗浸七日，用绢滤过，用水去滓　麝香一分，细研

右件药除龙脑、麝香外拌和令匀，入瓷瓶中用油单密封，以重汤煮一日，入龙脑、麝香，以铜箸子搅令匀后，滴在水碗内如琥珀色，药成，并令如常法点服。

治眼赤及风赤眼肿痛方：

黄连一两，去须，别捣罗为末　杏人二七枚，汤浸，去皮尖、双人，细研　胆子矾半分，细研　腻粉一钱　黄丹半分，罗过

右件药都研令匀，入少许粟米粥和，稀稠得所，涂于瓷合子中，别用艾一两烧令烟出，合合子于上面熏之，候烟尽为度，圆如鸡头实大，每用一圆以绵裹，用井华水少许浸，点眼中。

治热毒眼赤生翳，**黄连煎水药**方：

黄连半两，去须　蕤人半两，汤浸，去赤皮，研　杏人四十九枚，汤浸，去皮尖、双人，研　黄蘗半两，剉　腻粉二钱　青盐半两　龙脑一钱，细研

右件药除龙脑外，并捣细罗为散，入生绢袋盛，用雪水二大盏浸药二七日，取出袋子，将药汁灌于竹筒子内密封，坐在汤中，以慢火煮一复时，掘地坑子深三尺，埋一宿取出，入龙脑搅令匀，以瓷瓶盛，要点即旋取点之。

治眼赤痛不开，**黄连膏点眼**方：

黄连一两，去须　黄蘗半两　川升麻半两　蕤人一两，去赤皮[2]，研　细辛一两　石胆一豆许，别研

---

〔1〕　睑：原误作"脸"，此形误，今改。下遇此径改不出注。

〔2〕　皮：原作"足"。据《类聚》卷65引同方改。

右件药细剉,以水三大盏煎至一盏半,绵滤去滓,入白蜜四两相和,煎令汁稠,入研了石胆拌令匀,每日点少许于两目眦头。

治眼赤痛,昼夜不开,**点眼枸杞煎方**:

枸杞叶半斤,研取汁　杏人七枚,去皮尖,研　黄连一分,去须,捣罗为末　腻粉一钱　青盐半钱

右件药除枸杞汁外,以新绵裹内净瓷合中,将枸杞汁浸一复时后,绞掠去滓,以铜箸头取少许点目中,日三五度。

治肝热眼赤痛,点**乳汁**[1]**煎方**:

人乳汁半合　古字钱十枚

右以乳汁于铜器中磨钱令变色,煎稀稠成煎即住,内瓷瓶中盛,每以铜箸头取少许点目眦头,日三五度。

治眼赤痛,点**竹叶煎方**:

竹叶二握,洗净切　大枣五枚,擘碎　古字钱七枚　黄连半两,去须,捣为末

右件药合和内铜器中,以水一盏煎至五分,绵滤去滓,又重煎取三分,内瓷瓶子中盛,每以铜箸头取少许点目眦头,日三五度。

治眼赤痛,点**黄连煎方**:

黄连半两,去须　马牙消一分　蜜半匙

右件药取大梨两枚剜作坑子,留蒂[2]作盖子,用绵裹诸药末内和梨中,以盖子覆之,冬月一伏,夏月从旦至暮即得,勿令有尘污,取其汁,每日三五度点之。

治眼赤痛,**鱼胆贴眼膏方**:

鲤鱼胆七枚　黄连半两,去须,捣为末　川大黄半两,捣罗为末

右件药,取鱼胆汁调药末,以瓷瓶盛于饭下蒸之,以饭熟为度取出,如干,即入少许熟水调似膏,涂于帛上,贴在眼睑。

治眼赤痛,拓**地龙粪饼子**方:

地龙粪半两,研　栀子人半两,末　牛蒡根三两,生者

右件药捣令熟,硬软得所,捏作饼子,闭目卧,以拓眼上,时时易之。

治眼赤痛,洗眼**竹叶汤方**:

淡竹叶净洗,三握　黄连一两,去须　青钱二十文　大枣十枚,擘破去核　栀子人半两　车前叶切,五合

右件药都剉,以水三升煎取一半,滤去滓,微热淋洗眼,冷则重暖,不勒度数,以差为度。

治眼赤痛,**槐皮洗眼汤方**:

槐皮二两,剉　秦皮一两　黄连半两,去须　淡竹叶一握　蕤人半两,汤浸,去赤皮　栀子人半两　黄蘗半两,剉　马牙消半两　青盐一分

右件药捣粗罗为散,每用药一两,以水三大盏,入古字钱十四文,煎至两盏,去滓,每暖三合洗眼,日三度。宜避风。

治眼赤肿疼痛不可忍,洗眼方:

黄连一两,去须　秦皮一两　大枣七枚

---

〔1〕 汁:原误作"汗"。据方中药物及《类聚》卷65引同方改。

〔2〕 蒂:原误作"带"。据《类聚》卷65引同方改。

右件药剉,用水二大盏煎至一盏,去滓放温,日三度洗眼。

治眼赤痛,点眼方:

鹅梨一枚大者,捣绞取汁　黄连半两,捣为末　腻粉一字

右以绵裹黄连、腻粉,内梨汁中浸一日,每取少许点之。

又方:

黄连半两,去须,捣罗为末

右以生竹筒一个留节,可长六七寸,以水二大合,将黄连末用新绵裹,内竹筒中,着青钱一枚,以蜡纸封筒口,于炊饭中蒸之,待下馈即出,以绵滤过内瓶中,每以铜箸头取少许点目眦头,日三四度。

又方:

右以消石研令极细,每夜临卧以铜箸取如黍米大,点目皆头,至明旦以盐浆水洗。

又方:

右取野狐浆草,捣取汁点之,立差。

治眼风赤诸方

夫肝气通于目,目者肝之窍。若血气壅滞,风热相并,伏留于心肝二脏,心主于血脉,其肝含于血,相引上注于目,故令目赤痛也。

治眼风赤痛,生障翳,乍好乍恶,多有泪出,见日不得,涩肿疼痛,心神烦热,宜服**玄参散**方:

玄参一两　麦门冬一两,去心　防风一两,去芦头　地骨皮一两　远志一两,去心　川大黄一两,剉碎,微炒　车前子一两　茺蔚子一两　决明子一两　蔓荆子一两　细辛一两　黄芩一两　黄连一两,去须　犀角屑一两　甘草一两,炙微赤,剉

右件药捣筛为散,每服三钱,以水一中盏,煎至六分,去滓,每于食后温服。忌炙煿、热面。

治风赤眼涩痛,泪出睛疼,心膈烦热,四肢不利,宜服**犀角散**方:

犀角屑一两　防风三分,去芦头　羚羊角屑三分　车前子三分　川升麻三分　蔓荆子三分　甘菊花三分　细辛三分　黄芩三分　玄参三分　甘草三分,炙微赤,剉　朱砂半两,细研　琥珀半两,细研　龙脑一分,细研

右件药捣罗为散,都研令匀,每于食后煎麦门冬汤调下一钱。

治眼风赤昏暗,泪出,**青葙子圆**方:

青葙子一两　决明子一两　黄连一两,去须　人参一两,去芦头　苦参一两,剉　防风三两,去芦头　地骨皮一两　白鲜皮一两　川升麻一两　玄参一两　车前子一两　川大黄一两,剉碎,微炒　枳壳一两,麸炒微黄,去瓤　栀子人一两　秦艽一两,去苗　茯神一两　龙胆三分,去芦头　黄芩一两

右件药捣罗为末,炼蜜和捣三二百杵,圆如梧桐子大,每于食后以温浆水下二十圆。

治眼风赤,冷泪,翳膜,**龙脑膏**点之,方:

龙脑一分,细研　麝香一分,细研　腻粉一分　郁李人一分,汤浸,去皮　蕤人一分,汤浸,去皮　黄连一分,去须　古字钱二文　消石一分

右件药捣细罗为散,都研令匀,以白蜜四两,同入在一瓷瓶中,密封头,于炊饭甑内蒸,饭

熟为度,如患者,以铜箸不计时候点之。

治眼风赤痛烂,怕见风日,碜疼不可忍,**胡黄连煎**点眼方:

胡黄连一分,末　黑豆一分,去皮　黄蘗一分,末　龙脑一钱,细研　麝香一钱,细研　熊胆一分,细研
牛黄一分,细研　鹅梨汁一升

右件药,先将前三味相和,于银器中以水二大盏煎至一半,滤去滓,入梨汁及研了药,以
文火熬成煎,倾于瓷瓶内盛,密封入地坑内埋四十九日取出,每以铜箸头取少许点之。

治眼风赤痛,**青梅煎**点眼方:

青梅二十枚,洗令净,拍碎,三月三日取上好者　古文钱四十九文　白盐花一两　川朴消二两　马牙
消半两

右件药都以浆水二大盏,内入新瓷瓶中盛,密密封头,埋净地一月后取出可用,每点少
许,日三五度。

治风赤眼,**垂柳枝煎**点眼方:

垂柳枝长二寸,七茎　桃枝长二寸,七茎　枸杞子长二寸,七茎　马牙消一分,细研　桑枝长二寸,七茎
竹叶四十九片　黄连半两,去须　决明子半两　龙脑半钱,细研

右件药除消及龙脑外,以浆水二大盏于铜器中,煎至一半去滓,重以绵滤令净,入消及龙
脑搅令匀,更煎令稠,每以铜箸头取如小豆许点目中,日三五度。

治风赤眼及痒痛,点眼**铜绿膏**方:

铜绿半两　龙脑半钱　麝香半钱　乌贼鱼骨一分　马牙消一分　蓝人一分,汤浸,去皮　水银两
豆大

右件药都研如粉,每用药一字,入人乳汁中调和如膏,每以铜箸头取少许点之,日三
五度。

治风赤眼,点眼**蓝人膏**方:

蓝人半两,汤浸,去皮　腻粉二钱　驴脂一分

右件药先将蓝人研细,又下腻粉,以驴脂匀调如膏,盛于瓷合内,勿令风土入,每夜卧时
以铜箸取少许点目中。

治眼风赤热泪,虚肿赤涩痛,**茧卤点眼煎**方:

茧卤一升,青香者　青梅二十七枚　古文钱二十一文

右件以新瓷瓶盛,密封,于汤中煮一炊久取出,经三日后,每以铜箸头取少许点目中,日
三五度。

治眼风赤碜涩,生赤脉及膜,热泪出不止,洗眼**槐枝汤**方:

槐枝一大握　柳枝青嫩如小指大者,各一大握,长三寸,切　青钱三十文　青盐半分　生朴消一分　醋
淡得所浆水三升

右件药于铜器中以慢火煎,不得令火急,常微沸如鱼眼,又别以槐柳枝如箸长十数茎,以
线缠,用搅药,两头俱使,看色变复换新者,待浆水色如绿苔减半,即澄滤于瓷器中盛,候微温
洗眼,不限时节用之,避风。

洗风赤眼肿痛方:

青盐一分　决明子一两　柴胡一两,去苗　秦皮一两　防风一两,去芦头　蛇衔草一两　生干地
黄二两

右件药细剉和匀,以水三大盏煎取两盏,滤过,每暖三合洗眼了,避风,即差。

又方：

腻粉半分　铜绿一分,细研

右件药以酥调如膏,每临卧时先用盐汤洗眼,拭干,涂眼赤处。

治风赤眼方：

黄连半两,去须,捣为末　猯猪胆一枚,取汁

右相和作团,却入在胆内,于屋檐下悬令干,净去尘土,捣罗为末,炼蜜和圆如黄米大,每服夜临卧时以黄连汤下五圆。

又方：

地龙十条,炙干

右捣细罗为散,夜临卧时以冷茶调下二钱服之。

治眼胎赤诸方

夫胎赤者,是人初生,洗目不净,令秽水浸渍于眼眦,使睑赤烂,渐至长大,终不能差,故曰胎赤也。

治眼胎赤,风毒上攻肿痛,宜服**升麻散**方：

川升麻一两　黄耆一两,剉　犀角屑一两　蕤人半两　玄参一两　防风一两,去芦头　甘草半两,炙微赤,剉　黄连半两,去须　杏人半两,汤浸,去皮尖、双人,麸炒微黄

右件药捣粗罗为散,每服三钱,以水一中盏,煎至五分,去滓,入竹沥半合,更煎一两沸,每于食后温服。忌炙煿、热面、毒鱼肉。

治眼胎赤肿痛,上焦壅塞,宜服**麦门冬散**方：

麦门冬一两,去心　犀角屑一两　旋覆花一两　川芒消一两　防风一两,去芦头　甘草半两,炙微赤,剉

右件药捣筛为散,每服三钱,以水一中盏,煎至六分,去滓,每于食后温服之。

治眼胎赤肿,**杏人膏**方：

杏人三分,汤浸,去皮尖、双人　秦皮半两　细辛半两　白芷半两　黄蘗三分,剉　当归半两

右件药捣筛为散,先于银器中熔猪脂五两,酥三两,入药煎令药色赤,以绵滤过更煎,时时取药于冷处,滴如稠膏即离火,更研入乳香半两,腻粉半两,急用槐木杖搅令匀,入瓷合内盛,三日后取药,不计时候涂于赤处,即差。

治眼胎赤肿痛方：

人中白一分　郁李人一分,汤浸,去皮尖　腻粉一分　定粉一分　龙脑一钱　盐绿半分

右件药同研令细,于瓷合子内盛,用蜜少许调匀,先净洗眼后,傅药少许,一宿不得洗却,药夜敷之,以差为度。

治眼胎赤及生疮,怕见风日,点眼方：

蜜半斤　曾青一分　马牙消一两　石胆半钱　乳香一分　蕤人一分,汤浸,去赤皮　龙脑一钱　麝香半钱

右件药同研如粉,先将蜜倾在瓷瓶内,便倾入药末,其瓶口用干柳木楔子勘定,上便以布子油单裹口,以麻绳紧系,安在汤锅内,锅口上安一横木,悬药瓶子不令到底,自平明煮至日午,取出候冷,去其布单楔子,以新绵滤过,用龙脑一钱细研内在瓶中。如有患者,以铜箸少

少点在眼两眦。若有胞睑及周回赤烂,以药少许涂之,神验。

治胎眼赤,宜点**梨汁煎方**:

鹅梨汁捣绞取汁,一大盏　古字钱二七枚　胡黄连一两,末　青盐半两　龙脑半钱

右件药先将重重着盐隔,每一重钱着一重盐迭之,填满钱孔中,入火烧令通赤,去灰尘,投入前梨汁中浸一复时,去钱,将汁煎三五沸,以新绵滤入瓷瓶子内,以绵裹胡黄连末浸七日,去黄连,内龙脑末搅令匀,每用少许以铜箸点两目眦头。

治眼胎赤,有障膜侵睛不见物,宜点**黄连煎方**:

黄连一两,去须　蕤人二两,去赤皮　地骨皮一两　青盐一分　古字钱十文　曾青半两,细研　蜜一斤

右件药捣碎以蜜渍,安新瓷瓶中以重汤煮一复时,后以重绵滤去滓,其药汁复内瓶子内,着露地两宿后,每以铜箸取少许点目中,日三五度。

治胎眼赤,宜点**龙脑膏方**:

白龙脑[1]一钱,细研　蕤人一分,去赤皮　杏人七枚,汤浸,去皮尖、双人

右件药都研如膏,同人乳汁调和令匀,瓷合中盛,每以铜箸点少许着目眦头,日三两度。

治胎赤,兼生翳膜疼痛等,宜点**朱砂煎方**:

朱砂一两,细研　白蜜半斤　黄丹一两

右件药相和令匀,入有油瓷内,用柳木楔子紧塞瓶口,又以生布一片,油单两重密裹瓶口勿令透气,便安瓶于大鼎内,座用一杖子横着鼎口,以绳子系瓶口悬之,用水常令至瓶项,以文火煮,如鼎内水耗,旋旋添汤,勿入冷水,从寅时煮至酉时,住火候冷取出,以新绵滤过,用白龙脑一钱研入,以一新瓷瓶盛之,常令封闭,候三日外用之,以铜箸头粘药如[2]菉豆大点之,每一复时只得一度。

治眼胎赤及风赤,先洗后点眼方:

酽浆水一升　青盐三两

右件药用熟铜器中贮浆水,投青盐在内,浸七日后即盐绿出,以物刮入浆水中,数看之,又七日外取其水洗眼,点盐绿于眦中,永除根本。

又方:

秦皮一两　甘草一两,炙微赤　细辛一两　黄芩一两　防风一两半,去芦头

右件药细到和匀,每用药一两,以水二大盏,煎至一盏去滓,放温洗眼,每日三度,洗了避风。

又方:

马牙消半两,细研

右取腊月猪胆二枚,内消入胆中浸之,阴干,以少许龙脑同研,点之立差。

治眼胎赤,兼生翳膜,疼痛,**独圣还睛圆方**:

苦葶苈半斤,净去尘土

右件药用木杵白捣烂如饧糖,取醋粟米饭内净布巾中,干搌去水尽,少少入白中与药同捣,令可圆即圆如菉豆大,每日早晚食后以温水下十圆。

---

〔1〕 脑:原作"朏"。据《类聚》卷65引同方改。

〔2〕 如:原误作"加",据《类聚》卷65引同方改。

治眼暴赤诸方

夫暴赤眼者,由肝脏风热,心气壅实,实则心热,热则血注于肝,肝受血而不已,热与血相搏,上行攻注于目,故令目暴赤痛也。

治暴赤眼肿涩疼痛,宜服**犀角散**方:

犀角屑三分　栀子人一两　木通一两,剉　子芩三分　川大黄一两,剉碎,微炒　蘧麦三分　车前子一两　黄连三分,去须　川芒消一两

右件药捣筛为散,每服三钱,以水一中盏,入竹叶二七片,煎至六分,去滓,每于食后温服。

治眼暴赤,**洗肝柴胡散**方:

柴胡二两半,去苗　川升麻一两　黄芩一两　决明子二两　羚羊角屑一两　川大黄一两,剉碎,微炒　石膏二两　地骨皮一两　甘草半两,炙微赤,剉

右件药捣筛为散,每服三钱,以水一中盏,煎至六分,去滓,每于食后温服。

治眼暴赤,**蕤人散**方:

蕤人二两,去赤皮　黄芩二两　栀子人一两　黄连一两,去须　秦皮二两,剉　犀角屑一两　甘草半两

右件药捣筛为散,每服三钱,以水一中盏半,入竹叶七片,同煎至六分,去滓,每于食后温服。

治眼暴赤,**石蜜煎**点眼方:

石蜜三两半　朱砂半两,细研　石盐半两,细研　川芒消半两,研　盐绿一分,研　蕤人一两半,去赤皮,细研　黄连一两,去须,捣为末　细辛半两,末　石决明半两,细研,水飞过　乌贼鱼骨半两,细研

右件药都研如粉,以蜜调成煎,瓷器中盛,每点如菉豆大,内眼两大眦中,宜避风日。

治眼暴赤,宜点**杏人煎**方:

杏人半两,汤浸,去皮,研如膏　黄连半两,去须,捣罗为末　腻粉一钱　白蜜半合　古字钱五文　消梨汁三合

右件药相和于铜器[1]中,以慢火煎令沸,可减至一半,以绵滤令净,却入器中,渐渐火逼如膏,瓷器中盛,每以铜箸头取如半小豆大点目中。

治眼暴赤肿痛方:

白蜜四两　黄连半两,去须,捣罗为末　蕤人半两,汤浸,去赤皮,细研　龙脑半钱,细研

右件药都研令匀,与蜜相和,入铜器中以慢火熬如稀饧,用新绵滤过,候药稍冷,入龙脑搅匀,以瓷器中盛,用铜箸点药于眼两眦头,日三五上,神效。

又方:

粗黄连比患人手中指长短三节[2],小儿以父母手中指一节比之　青州枣三枚

右件药用河水一中盏,令患人自含水嚼黄连,吐于铫子内,有苦汁即咽之,勿得吐也。其枣擘破去核,同煎至三分,绵滤澄清,入少许儿孩子奶汁相和点之。

---

〔1〕 器:原脱。据《类聚》卷65引同方补。

〔2〕 节,原作"接"。据《类聚》卷65引同方改。

治眼毒风暴赤，羞明不差方：

鹅梨_{三颗,取汁} 黄丹_{一两,细罗} 硇砂_{半分,研为末} 蜜_{二两}

右件药入于竹筒内盛，坐在汤锅内煮一日为度，后取出绵滤过，以瓷器盛，用铜箸点之，大效。

治暴赤眼涩痛，神效方：

鲤鱼胆_{五枚} 黄连_{三分,去须,搥碎}

右件药相和令匀，以瓷合子盛，于炊饭甑内蒸一炊久，以新绵滤去滓，点之。

治风毒暴赤，眼肿涩痛，方：

龙脑_{半钱} 秦皮_剉 黄连_{去须} 甘草_{生剉} 马牙消_{炼过细研,各半两}

右件药捣筛，用水一大盏浸药一宿，以银铫子煎五分，用新绵滤过，入龙脑搅令匀，瓷器中盛，以铜箸点之。

又方：

黄连[1]_{一两,去粗皮,碎擘,水洗过} 桑条_{三握,洗过细研}

右件一处于银铫子内，以水一大盏慢火煎至半盏，新绵滤去滓，于净器中折[2]一两度，以水拔[3]药令冷，点之，以多数为妙。

又方：

黄连_{二截,各长三寸,去须} 杏人_{三颗,汤浸,去皮尖,研} 腻粉_{半钱} 青盐_{半钱}

右件药同以绵裹系定，用井华水二合浸药一两宿，去滓，夜临卧时点眼，候口中苦为度，却用温水洗眼。

又方：

黄连_{一分,去须,捣末} 蓤人_{半两,汤浸[4],去赤皮,细研} 青古钱_{七文}

右件药以甜淡浆水一大盏，于银器中用文火熬如稀饧，以新绵滤过，入净瓷瓶中密封，有患者以铜箸点之。

治眼暴赤，热肿痛涩，方：

秦皮 蓤人_{汤浸,去赤皮,研} 甘草_{各一两} 细辛_{半两} 栀子人_{半两} 竹叶_{五十片} 青盐_{一分}

右件药剉，以水四大盏，煮取二盏去滓，每温用三合洗之。

又方：

鲤鱼胆_{十枚,取汁} 腻粉_{一钱}

右件药相和令匀，瓷合中盛，每取少许点之。

治暴赤眼，疼痛磣涩，方：

右取荠菜根，捣绞取汁，以点目中。

又方：

右用马牙消研为末，安于照上，以铜沙锣盛，照稍侧照，夜露之，令露滴消下入沙锣中，收取点眼中绝妙。八月半白露下时可合之。

---

〔1〕 连：《类聚》卷 65 引同方作"柏"。

〔2〕 折：《类聚》卷 65 所引同。本书"折"在医方调剂中常用作"折损"、"耗损"。此处似为折转、晃荡之意。

〔3〕 拔：《类聚》卷 65 所引同。义不明。据上下文义，当言将盛药净器置于水中令冷。

〔4〕 浸：原作"洗"。《类聚》卷 65 引作"浸"，义长，据改。

治眼赤烂诸方

夫眼赤烂者,皆是风热所生也。初患赤眼,经久不差,外则因风冷所伤,内则以肺脾积热,内外为疾,渐加成疮,故令眼赤烂也。

治肝脏风热,眼目赤烂肿痛,宜服**龙脑散**方:

龙脑一分,细研　牛黄一分,细研　朱砂一分,细研　天竺黄半两,细研　赤芍药半两　玄参半两　犀角屑一两　羚羊角屑一两　细辛一分　甘菊花半两　车前子半两　决明子半两　胡黄连半两　柴胡半两,去苗　川升麻半两　川大黄一两,剉碎,微炒　甘草三分,炙微赤,剉

右件药捣细罗为散,都研令匀,每于食后煎竹叶汤调下一钱。忌炙煿、热面、毒滑鱼肉。

治眼暴热冲上,疼痛,赤肿生翳,**仙灵脾圆**方:

仙灵脾二两　甘菊花　黄芩　车前子　石膏细研,水飞过　玄参　决明子　羚羊角屑已上各一两　蛇蜕皮一分,烧灰

右件药捣罗为末,炼蜜和捣三二百杵,圆如梧桐子大,每于食后以温水下二十圆。

治肝肺壅热,眼圆赤烂肿痛,或生翳,方:

胡黄连　甘草炙微赤,剉　黄连去须　黄蘗剉,各半两　蜜二两　灯心二束　淡竹叶一握,用水洗过　龙脑一钱,细研

右件药除龙脑、蜜外捣筛为散,用雪水三大盏,入蜜,于银锅内煎至一中盏,滤去滓候冷,入龙脑,用瓷瓶子盛,不计时候点之。

治眼久患不差,赤烂,时痒肿痛,视物不得,方:

黄丹一分,细研　川朴消半两,细研　蜜五两

右件药于铜器内,以慢火煎十余沸,时时搅,以新绵滤,候冷点之。

又方:

黄连一两,去须,捣为末　古字钱五文　蜜三两

右件药以竹筒盛,于饭甑上蒸一炊久,绵滤取汁,点之。

又方:

黄连半两,去须　黄蘗半两,剉　古钱七文　蕤人三七枚,汤浸,去赤皮,细研

右件药以水二大盏煎取半中盏,绵滤去滓,以铜箸点之。

又方:

黄连一两,去须,捣为末　古字钱二七文　龙脑半钱　杏人二七枚,汤浸,去皮尖、双人,细研　蜯粉一两,细研　蜜一两　不食井水一大盏

右件药都浸三七日,每日搅一遍,日足点之。

又方:

淡竹叶一两　黄连一两,去须　黄蘗一两半

右件药细剉,以水三大盏煎取一中盏,绵滤去滓,日三四度点之效。

治眼风泪,赤烂肿痛,积久生障翳,宜用此方:

青石脂　硇砂　石决明捣细研,水飞过　青盐　龙脑细研　决明子　干姜炮裂,剉,各一分　乌贼鱼骨　盐绿　黄连去须　秦皮　细辛已上各半两

右件药捣罗为末,入龙脑都研令匀,炼蜜和圆如麻子大,每取一圆,以少温水化,点大眦

头,日三四度。

治眼赤肿烂痛,风痒泪出,宜点此方:

雄黄半两,细研　细辛一分,末　龙脑半钱,细研

右件药同研令匀,每至夜卧时以铜箸点之。

治眼风热赤烂,宜点**蕤人膏方**:

蕤人半两,去赤皮　石胆一钱　腻粉半两　黄蜡半两

右件药除蜡外,一处细研如粉,后以蜡入油少许煎如面脂,内药中搅为膏,每取如豆大点目中。

治眼赤烂,涂**碧云膏方**:

腊月猪脂五两,炼,去滓　铜绿一两,细研　腻粉半两

右件药都入一通油瓷瓶子内,以篦子搅令匀后,冷凝结为膏,每用先以热盐浆水洗眼后,涂一大豆许于赤烂处,日三用之。

治眼赤烂,**洗眼秦皮汤方**:

秦皮一两　蕤人一两　甘草一两半　细辛一两　栀子人一两　苦竹叶二握　印成盐一分

右件药捣粗罗为散,以水三升煎取一升,去滓,稍热洗目,不计度数,冷即重暖用之。

治眼赤烂,痒痛不止,**洗眼柏皮汤方**:

柏白皮　黄檗　蕤人各一两　黄连三分,去须　苦竹叶二握

右件药细剉,以水三升煎取二升,去滓,稍热淋洗,冷即重暖用之。

治眼赤烂,开不得,宜服**腻粉膏方**:

腻粉一两

右件药以口脂调如膏,每日于大眦上点三五度。

又方:

右取马牙消一两,内于猪胆中,悬于霜露中,旋旋掠取上面霜点眼。或入蕤人、黄连末少许点之,极效。

又方:

右取青盐一两,以水二升煎至一升半,滤去滓,微热频洗眼,冷即重暖,不勒度数洗之。

又方:

取鸡冠血点目中,日三五度。

治眼赤肿痛诸方

夫风邪毒气,客于足厥阴之经,而又心肺壅滞,久有积热,蕴蓄不除,风热相搏,上攻于目及两睑之间,故令赤肿痛不开也。

治肝脏风毒上冲,眼赤肿痛,开张不得,头额疼痛,宜服**羚羊角散方**:

羚羊角屑一两　葳蕤二分　防风半两,去芦头　甘菊花三分　牛黄一分,细研　细辛一分　芎䓖三分　玄参三分　赤芍药半两　黄芩半两　栀子人半两　甘草半两,炙微赤,剉

右件药捣筛为散,入牛黄研令匀,每服三钱,以水一中盏,煎至六分,去滓,每于食后温服。忌炙煿、热面。

治眼赤肿,痛不可忍,欲生翳者,宜服**决明子散方**:

决明子　栀子人　地肤子　茺蔚子　蓝叶　川朴消已上各一两　川升麻一两半　石膏二两

右件药捣筛为散,每服三钱,以水一中盏,入苦竹叶二七片,煎至六分,去滓,每于食后温服。

治眼赤肿痛并白翳者,肝肺热毒,宜服此方:

羚羊角屑　葳蕤　甘菊花　泽泻　川大黄剉碎,微炒　木通剉,各一两

右件药捣筛为散,每服三钱至四钱,水一中盏,煎至六分,去滓,每于食后温服。

治眼赤肿痛,多眵泪,宜服退上焦壅热,止痛消肿**防风散**,方:

防风去芦头　芎䓖　川升麻　犀角屑　羚羊角屑　赤芍药　前胡已上各半两,去芦头　细辛　秦皮　朱砂细研　甘草炙微赤,剉,各一分　牛黄二钱,细研

右件药捣罗为散,入牛黄、朱砂都研令匀,每于食后煎地黄汤调下一钱。

治眼赤肿痛方:

蜜四两　黄连去须,捣为末　葳人汤浸,去赤皮,细研,各半两　龙脑半钱,研入

右件药捣细罗为散,与蜜相和,入铜器中以慢火熬如稀饧,用新绵滤过,候药稍冷,入龙脑搅令匀,以瓷器盛,用铜箸点药于眼大眦,日三五上。

治眼赤肿痛,热涩泪出,宜用洗眼方:

苦竹叶　柴胡去苗　黄连去须　细辛　川芒消　蛇衔草已上各一两

右件药细剉和匀,每用药二两,以水三大盏煎取一盏半,绵滤去滓,每暖三合洗之,日二三度,洗了避风。

又方:

秦皮　川芒消　木通各一两　竹叶一握

右件药细剉和匀,每用药一两,以水二大盏,入青盐一钱,煎取一盏,绵滤去滓,每暖三合洗眼,日二三洗了避风。

治眼赤肿痛,**闭毒散方:**

川大黄　玄参　川芒消　白敛　射干　木香　黄芩已上各半两

右件药捣细罗为散,用鸡子白和如泥,作饼子搭在眼睑上,干即易之。

治眼昏赤痛肿,方:

车前草二握　牛蒡根二握　地龙粪二两　青盐一钱　川大黄半两,生末

右件药相和,捣作饼子,仰卧贴在眼上,干即易之。

治眼赤肿痛,洗眼方:

秦艽一两,去苗　防风一两,去芦头　甘菊花三分　竹叶白四十片　葳人七枚,汤浸,去赤皮,研　栀子人三分　葳蕤一两

右件药细剉,以水三大盏煎取一盏半,绵滤去滓,每暖三合洗眼,日二三度,洗了避风。

治眼卒患赤肿疼痛,洗眼方:

秦艽去苗　黄连去须　细辛　干桑叶各一两　葳人一分,汤浸,去赤皮,研

右件药捣筛为散,每用药一两,以水三大盏,入青盐一钱,煎至两盏,绵滤去滓,每暖三合洗眼,日二三度,洗了避风。

又方:

甘草　细辛　黄连去须,已上各一两

右件药剉,和匀,每取一两,以水一大盏半,入青盐一钱,煎至一盏,绵滤去滓,每暖三合

洗眼,日二三度,洗了避风。

治热毒攻眼诸方

夫脏腑气血之精皆上荣于目,若肝胆壅实,荣卫不行,则心肺俱热,毒热之气伏留不散,乃上攻于眼也。

治热毒攻眼疼痛,发歇不定,心神烦渴,不得睡卧,宜服**车前子散**方:

车前子 黄芩 黄连去须 决明子 玄参 甘草炙微赤,剉 黄耆剉,各一两 麦门冬一两半,去心,焙

右件药捣粗罗为末,每服三钱,以水一中盏,煎至六分,去滓,每服于食后温服。忌炙煿、酒面、毒鱼肉。

治热毒攻眼赤痛,心神烦躁,大小便难,宜服**黄连散**方:

黄连去须 木通剉 黄芩 黄蘗剉 甘草炙微赤,剉,各一两 川朴消二两

右件药捣粗罗为散,每服三钱,以水一中盏,煎至六分,去滓,每于食后温服。

治热毒攻眼,涩痛,宜服**泻肝麻人散**方:

大麻人二两 玄参 秦皮 诃梨勒皮 黄连去须 车前子微炒 川大黄剉碎,微炒 决明子已上各一两

右件药捣粗罗为散,每服三钱,以水一中盏,煎至六分,去滓,每于食后温服。

治肝脏壅热毒攻,眼赤头痛,烦渴,宜服**石膏散**方:

石膏二两 犀角屑 川升麻 柴胡去苗 葛根剉 黄芩已上各一两 甘草半两,炙微赤,剉 麦门冬一两半,去心,焙

右件药捣粗罗为散,每服三钱,以水一中盏,入淡竹叶二七片,煎至六分,去滓,每于食后温服。

治热毒上攻眼目,烦闷,头热心躁,小便不利,**羚羊角散**方:

羚羊角屑半两 防风去芦头 赤芍药 木通剉 玄参 马牙消已上各一两 枳壳半两,麸炒微黄,去瓤 甘草半两,炙微赤,剉 栀子人半两

右件药捣粗罗为散,每服三钱,以水一中盏,入淡竹叶二七片,煎至六分,去滓,每于食后温服。

治肝脏热毒冲眼,生赤脉肿,或生白翳,或涩痛,视物不明,宜服**升麻散**方:

川升麻 赤芍药 秦皮 枳壳麸炒微黄,去瓤 前胡去芦头 黄连去须 川大黄剉碎,微炒 川芒消 决明子已上各一两 栀子人三分

右件药捣粗罗为散,每服三钱,以水一中盏,入淡竹叶二七片,煎至六分,去滓,每于食后温服。

治一切风热攻眼,赤痛,心神烦躁,大小便难,宜服**羚羊角圆**方:

羚羊角屑三分 蔓荆子三分 防风一两,去芦头 栀子人三分 赤芍药一两 葳蕤一两 甘菊花三分 麻人一两 麦门冬一两半,去心,焙 川朴消一两

右件药捣罗为末,炼蜜和捣三二百杵,圆如梧桐子大,每于食后以温水下二十圆。

治热毒攻眼,胸膈壅闷,烦喘,宜服**甘草散**方:

甘草炙微赤,剉 葛根剉 桔梗去芦头 玄参 车前子 前胡去芦头 贝母煨令微黄 犀角屑

川升麻已上各三分

右件药捣筛为散,每服三钱,以水一中盏,入生姜半分,淡竹叶二七片,煎至六分,去滓,每于食后温服。

治热毒风上攻,眼睛疼痛,宜用**秦皮洗眼汤**方:

秦皮二两　秦艽去苗　细辛　防风去芦头,各一两　甘草半两,炙

右件药细剉和匀,每用一两,以水一大盏半煎至一盏,绵滤去滓,每暖三合洗了,避风。

治眼热毒所攻,肿涩痛,点眼膏:

白蜜十二两,慢火熬,去沫滤过　朱砂一分,细研　黄丹三分,细罗过　马牙消三分,细研　蕤人一分,汤浸,去赤皮,研　黄连半两,去须,细剉　黄蘗半两,细剉

右件药与蜜熟搅令匀,入于青竹筒内,安于釜汤中煮,自早至夜不得住火,水少别暖水更添,时时用槐杖子搅之,至来日早晨取之,以绵滤三两度,取清者用瓷瓶子盛之,铜箸点之。

治眼热毒上攻,赤肿疼痛,宜贴**车前饼子**方:

车前叶一握　牛蒡叶一握　地龙粪三两　盐一分　秦皮一两,剉

右件药都捣令烂,捏作饼子,仰卧贴上,干即易之。

治风毒攻眼诸方

夫眼者,肝气所通,阴阳所注。若风邪毒气在于脏腑,积蓄日久,不能消散,传注于肝,肝受风邪,上焦壅滞,乃攻于眼也。

治风毒攻眼,睫落肿痛,**防风散**方:

防风去芦头　黄连去须　决明子　黄芩　甘草炙微赤,剉　川大黄剉碎,微炒　木通剉,已上各一两　甘菊花三分　赤芍药一两半

右件药捣粗罗为散,每服三钱,以水一中盏,煎至六分,去滓,每于食后温服。忌毒鱼肉、炙煿、热面。

治肾脏风毒冲眼,赤痛及紫色,宜服**前胡散**方:

前胡三分,去芦头　防风一两,去芦头　决明子一两　木通一两,剉　茯神三分　羚羊角屑三分　玄参半两　川升麻三分　地骨皮半两　川朴消一两

右件药捣粗罗为散,每服三钱,以水一中盏,煎至六分,去滓,每于食后温服。

治风毒攻两眼,紧小羞明,风泪,视物昏暗,宜服**细辛散**方:

细辛三分　甘菊花三分　犀角屑一两　牛黄半两,细研　羚羊角屑半两　龙脑一分,细研　天竺黄一分,细研　琥珀三分,细研　朱砂三分,细研　密蒙花半两　防风三分,去芦头　蔓荆子半两　赤芍药半两　酸枣人三分,微炒　甘草一两,炙微赤,剉

右件药捣细罗为散,入研了药都研令匀,每服不计时候以温酒调下一钱。

治风毒攻眼,磣痛不可忍,**黄芩散**方:

黄芩　防风去芦头　石膏细研,水飞过　知母　石决明捣细研,水飞过　地骨皮　栀子人　细辛　赤芍药已上各一两　黄连半两,去须

右件药捣细罗为散,每于食后及临卧时以温水调下一钱。

治风毒攻眼,涩痒肿疼,久赤不差,宜服**甘菊花圆**方:

甘菊花一两　决明子一两半　车前子二两　防风二两,去芦头　蕤人一两半,汤浸,去赤皮　黄连二

两,去须　川升麻一两　子芩一两　川大黄三两,剉碎,微炒　玄参一两　葳蕤二两

右件药捣罗为末,炼蜜和捣三二百杵,圆如梧桐子大,每于食后以温浆水下二十圆。

治一切风毒攻眼,赤涩疼痛,视物不得,宜服**车前子圆**方:

车前子二两　牵牛子一两,微炒　石决明一两,捣细研,水飞过　青葙子二两　甘菊花一两　川升麻一两　木香一两　秦皮一两　石膏二两,细研,水飞过　槐子二两,炒令香　麦门冬二两半,去心,焙　真珠末一两　犀角屑一两　芎藭一两

右件药捣罗为末,炼蜜和捣三二百杵,圆如梧桐子大,每于食后煎竹叶汤下二十圆。

治风毒攻眼肿痛,时发时差,或生赤脉,宜点**白矾散**方:

白矾　马牙消　黄丹各一两

右件药都研细,先固济一瓷瓶子候干,入药末在内,以文火歇口烧之阴气尽后,用大火煅令通赤,候冷入地坑内埋七日,取出细研,每取少许点之。

治风毒攻冲两眼赤痛,宜点**朱砂煎**方:

朱砂半两　蕤人三分,去皮细研　胡粉如棋子大,二枚　龙脑半钱,细研

右件药都研如粉,取真酥调如膏令匀,用油帛裹,以铜合子盛之,勿令泄[1]气,每用点眼如黍米大,日二三度。

治风毒攻眼,昏暗,赤热肿痛,宜点**龙脑膏**方:

龙脑半分,细研　马牙消一分,细研

右件药,以羊胆一枚内入龙脑等浸二复时,于瓷合内摘破,研匀成膏,每日三度点之。

治风毒冲眼赤痛,晕翳不退,宜点**蕤人膏**方:

蕤人三分,去赤皮,细研　腻粉半分　龙脑半分

右件药都研细令匀,每日三度点之。

治风毒冲眼,**洗眼秦皮汤**方:

秦皮二两　黄连二两,去须　蕤人一两,去赤皮,研　淡竹叶一握　古钱十文

右件药都细剉,和钱以水三大盏,煮取一大盏去滓,适寒温洗之,日二三度。

治丹石毒上攻眼目诸方

夫丹石钟乳、硫黄之类皆有大毒,药性刚猛,服饵无方,脏腑气虚,丹石发动,热毒攻于肝膈,眼目遂致患生,射破瞳人,眼睛高突,头痛面赤,心燥口干,目赤疼痛,障翳泪出,若不早治,便至失明也。

治眼丹石毒,先[2]面赤口干,目黄赤睛疼痛,恐变生翳障,宜服**葵子散**方:

葵子　豉微炒　犀角屑　地榆剉　川升麻　露蜂房微炒,各一两　甘草三分,炙微赤,剉

右件药捣粗罗为散,每服四钱,以水一中盏,煎至六分,去滓,每于食后温服。忌炙煿、热面。

治丹石毒上攻眼目,赤肿疼痛,宜服**犀角散**方:

犀角屑三分　川升麻　黄芩　栀子人　甘菊花　玄参　川大黄剉碎,微炒,各三分　麦门冬

---

[1]　泄:原作"滞",据《类聚》卷65引同方改。
[2]　先:原作"光"。据《类聚》卷65引同方改。

一两半,去心,焙　甘草半两,炙微赤,到

右件药捣粗罗为散,每服四钱,以水一中盏,入竹叶二七片,煎至六分,去滓,每于食后温服。

治丹石毒上攻眼目,涩痛瞳赤,心神烦躁,唇口干燥,宜服**羚羊角散**方:

羚羊角屑一两　地骨皮三分　黄芩三分　麦门冬一两半,去心,焙　秦艽半两,去苗　柴胡半两,去苗　栀子人半两　车前子三分　葳蕤半两　川升麻半两　甘草半两,炙微赤,到

右件药捣粗罗为散,每服四钱,以水一中盏,煎至六分,去滓,不计时候温服。

治丹石毒上攻眼,黑白睛肿胀疼痛,开张不得,心神烦闷,宜服**车前子散**方:

车前子　川升麻　羚羊角屑　赤芍药　黄芩　川大黄到碎,微炒,各一两　麦门冬一两半,去心,焙　甘草半两,炙微赤,到

右件药捣粗罗为散,每服四钱,以水一中盏,入竹叶二七片,煎至六分,去滓,不计时候温服。

治丹石毒攻眼疼痛肿,生翳,心神躁乱,**芒消散**方:

川芒消　黄连去须　黄芩　枳壳麸炒微黄,去瓤　栀子人　钓藤到,已上各一两　川大黄三分,到碎,微炒　甘草三分,炙微赤,到

右件药捣细罗为散,每于食后以乌豆汤调下二钱。

治丹石毒上攻眼目赤肿,开眼不得,涩痛,生障翳,心神烦躁,宜服**大黄圆**方:

川大黄一两,到碎,微炒　麦门冬一两半,去心,焙　玄参　黄芩　决明子　车前子　青葙子　黄连去须　马牙消　栀子人　葳蕤汤浸,去赤皮　犀角屑　寒水石已上各三分　甘草半两,炙微赤,到

右件药捣罗为末,炼蜜和捣三二百杵,圆如梧桐子大,每服不计时候煎竹叶汤下二十圆。

治丹石毒,眼肿痛,热泪出,宜用**大黄膏**方:

川大黄二两,到,生用　木香半两

右件药捣细罗为散,以生地黄汁调如稀膏,傅于肿处,干即换之,以差为度。

治丹石毒冲目赤痒,及生浮膜,**点眼杏人膏**方:

杏人一分,去皮尖　腻粉半钱

右件药合研如膏,每取少许点浮膜上,不过四五度差。

治丹石毒上攻眼目赤痛,微肿,眦烂,**柴胡洗眼汤**方:

柴胡去苗　葳蕤研　黄连去须　川升麻　玄参已上各一两

右件药捣粗罗为散,以水三大盏煎取一大盏半,滤去滓,微热淋洗,不勒度数,冷即重暖用之。

治丹石攻眼方:

右以生地黄汁澄清,用瓷合子盛,频频点之。

治远年风赤眼诸方

夫肝胆积有风热,脾肺常多壅滞,邪热之气伏留在脏,不能消散,乃上攻于目,则令赤痛,怕见风日,或痒或涩,多泪,睛痛,风冷外伤,因兹不差,则经年眼及睑常赤痛。

治远年风赤眼,肿痒涩痛,晕翳,宜服**犀角散**方:

犀角屑　栀子人　木通到　子芩　川大黄到碎,微炒　蓬麦　决明子　黄连去须　车前子

甘菊花_{已上各一两} 甘草_{半两,炙微赤,剉} 防风_{二分,去芦头}

右件药捣筛为散,每服三钱,以水一中盏,煎至六分,去滓,每于食后温服。忌毒鱼肉、热面。

治风赤眼,积年不差,肿涩疼痛,心神虚烦,宜服**菊花散**方:

甘菊花 前胡_{去芦头} 防风_{去芦头} 羌活 生干地黄 决明子 木通_剉 茯神 车前子 羚羊角屑 麦门冬_{去心,焙} 地骨皮_{已上各一两} 甘草_{半两,炙微赤,剉}

右件药捣筛为散,每服三钱,以水一中盏,煎至六分,去滓,每于食后温服之。

治远年风赤眼,宜用此方:

古文钱四十九文,字号分明者,先捣青盐二两作末,一行钱上用一行盐末,如此排尽钱盐为度,安于一净砖上,以火烧令通赤,吹去灰尘。

蕤人_{汤浸,去赤皮} 黄连_{去须} 黄蘗_{剉,各一分}

右件药捣粗罗为散,取前件盐钱,一处用水二大盏,煎至一中盏去滓,更以绵滤过,不计时候点之。

治远年风赤眼肿痛,方:

硇砂 青盐 石胆_{各一分}

右件药用醋浆水一小盏,于瓷器中浸,日中曝之,候其药着于瓷器四畔干,刮取如粟米大,夜卧时着眼两眦,不过三四度差。

治远年风赤眼肿涩痛,方:

杏人_{一合,汤浸,去皮尖、双人} 盐绿_{一分,细研} 印成盐_{一分,细研}

右件药取杏人先捣如膏,用瓷器内盛,次入盐绿并印盐相和,密封至二七日后,每夜卧时取少许点眼四眦上,每日三两度用之。

治远年风赤眼烂及热毒等,点**龙脑膏**方:

龙脑_{半钱,细研} 空青_{半分,细研} 马牙消_{一分,细研} 川大黄_{半两,捣末} 黄连_{三分,去须,为末} 野驼脂_{三两,炼,去滓} 鹅脂_{半两,炼,去滓} 熊胆_{一分,细研}

右件药,先将马牙消、黄连、大黄三味末内入脂中,于微火上煎五七沸,滤去滓,次将龙脑、熊胆、空青末研令极细,入前脂中搅和令匀,内瓷瓶中盛,每用铜箸取如黍米大,点目眦头,日两三度用之。

治三二十年风赤胎赤眼,宜点**麻油膏**方:

生乌麻油_{半鸡子许,着铜器内以细砺石磨之,使浓不能流乃止} 熟艾_{二升} 杏人_{一升} 黄连_{一两} 鸡粪_{一升} 盐_{一合} 乱发_{如半碗许大}

右件药并不修事,穿地作一坑子,其形如瓶口,外小里大,先以火烧令干,于别处开一小风孔,以前六味药一重重布着坑中,状如灸炷,用火烧之,却将前所磨铜器盖坑口,候烟尽即取铜器,刮取胭脂,研令极细,内瓷合中盛,每夜临卧以铜箸点如黍米大,着目眦头,甚妙。

治眼远年风赤,宜点**黄连煎**:

黄连_{二两,去须} 蕤人_{二两,去赤皮,研} 硼砂_{一分}

右件药,先取黄连以水三大盏煎取一大盏,绵滤去滓过,又取蕤人以绢裹,别以水一盏揉令浆尽,却和前黄连汁同煎似稀膏,又以浆水半合浸硇砂化尽,去夹石,入前药中更以慢火煎如稠膏,刮取摊于瓷合中,复以新砖一口,上安艾如鸡子大烧之,以药合覆盖,勿令烟出,熏之以艾尽为度,后研令匀,每以铜箸取如菉豆大点之。

治眼风赤,经年不差,**蕤人点眼方**:

蕤人半两,去赤皮,细研　腻粉一分　青盐一钱

右件药相和细研如粉后,以乳汁少许和研如膏,遍涂于茶碗中,以熟艾一团如小鸡子大,掘地作坑子,安艾团于坑内烧之,以药茶碗盖,候烟尽为度取出,再入乳汁研成[1]膏,每以铜箸取少许点之。

又方:

石胆细研　盐绿细研　细辛末,各一两　蕤人半两,汤浸,去赤皮,细研

右件药都研令匀,用生驴脂三两研如膏,内诸药相和,以瓷合盛,不计时候取少许点之。

治远年风赤眼不差,方:

蛔虫五条,须是小儿吐出者,曝干,捣为末　腻粉一钱　石胆半钱

右件药都细研如粉,日二三度旋取少许点之。

治远年风赤眼,洗眼方:

青盐半两　决明子一两半　柴胡一两半,去苗　秦皮　防风去芦头　蛇衔草已上各一两　生地黄一两半

右件药细剉,以水五大盏煎至二盏半,用绵滤过,每取三合暖令温洗眼,日二三度之。

治远年风赤眼,方:

右取长明灯盏内油少许,以一个青铜钱于乳钵内细细磨之,令油凝在钵底,却以艾如鸡子大烧烟,微微熏之,夜卧时用铜箸点少许,神效[2]。

又方:

右用构树皮随多少,左搓合作绳子盘着,悬在南墙下阴干后,于瓷碗内烧为白灰,纸贴内收,勿令灰尘入,不计大小人患,日二三度,取米粒大点之。

治眼生努肉诸方

夫邪热之气在于脏腑,熏蒸于肝,攻冲于目,热毒既盛,并于血脉,蕴积不散,结聚而生努肉也。

治肝脏壅热,风毒所攻,眼赤肿痛,生努肉侵睛,宜服**前胡散方**:

前胡去芦头　防风去芦头　独活　玄参　栀子人　车前子　黄芩　甘菊花　甘草炙微赤,剉　桔梗去芦头　地肤子已上各一两　细辛一两半

右件药捣粗罗为散,每服三钱,以水一中盏,煎至六分,去滓,每于食后温服。忌炙煿、热面。

治眼生赤脉努肉,急痛不开,如芥子在眼,方:

黄连二两,去须,搥碎　淡竹叶五十片

右件药以水三大盏,入枣五枚,煎至一盏半去滓,食后分温四服之。

治眼赤肿痛有瞖,努肉,多泪难开,宜服**秦皮散方**:

秦皮三两　防风去芦头　黄连去须　甘草炙微赤,剉,各一两半

---

〔1〕成:原作"盛",据《类聚》卷65引同方改。

〔2〕神效:原下有"之"字。《类聚》卷65引此方无"之"字,有"《琐碎录》同"四小字。因删"之"字。

右件药捣粗罗为散,每服三钱,以水一中盏,入淡竹叶二七片,煎至六分,去滓,每于食后温服之。

治眼生努肉,翳膜赤脉,风赤涩痛难开,宜服**真珠散**方:

真珠细研,水飞过　琥珀细研,水飞过　犀角屑　羚羊角屑　朱砂细研,水飞过　车前子　地肤子　甘菊花　甘草炙微赤,剉,各一两　芜蔚子二两　川升麻一两半　蒴蕄子二两　胡黄连半两　细辛半两

右件药捣细罗为散,每于食后以竹叶汤调下二钱。

治眼生努肉,**七宝点眼**方:

水精半两,捣细研,水飞过　真珠半两,细研,水飞过　石决明三分,捣细研,水飞过　琥珀一两,细研　贝齿半两,烧　龙脑一钱,细研　珊瑚一分,细研

右件药同研如面,瓷合内盛,每用以铜箸取如黍米大,日三两度,及夜临卧时点之。

治眼生努肉,睛上有翳,宜用此方:

石决明一枚,捣细研,水飞过　龙脑半钱　腻粉一钱　黄丹一钱　麝香半钱

右件药同研令极细,每于夜卧时取少许点之。

又方:

寒水石　马牙消　铜绿各一分　龙脑一钱

右件药同研令极细,夜临卧时取少许点之。

治眼中努肉,方:

蓣人一分,汤浸,去赤皮　腻粉半钱　黄牛酥一分　熟艾如鸡子大

右件药捣前三味,于乳钵内细研,稀稠得所,令药着在乳钵底,然后取艾烧令烟出,却将乳钵合烟上熏之,候艾烟出尽,以槐木槌细研,令烟气相入,每用时取少许点眼大眦头,极效。

治眼赤努肉,睑内生疮,目多泪出,宜用此方:

獖猪胆一枚　川朴消一分　黄连一分,去须,捣为末　龙脑三大豆大

右件药都研细为散,与胆汁相和,浸经一宿,日二三度点之。

治眼生努肉,宜点此药方:

龙脑　珊瑚　真珠末　石决明捣细研,水飞过,各一分

右件药都细研如面,以白蜜一合相和更研令匀,以瓷器盛,不计时候将用点之。

治眼生努肉,赤瘀遍睛不退,方:

杏人一百枚,新者,于饭甑内蒸之,候冷去皮尖,研揿取汁　硇砂一钱,用白汤淋,熬干

右件药调和令匀,每用少许,点三五上,努肉自消。

治眼生努肉,赤脉贯瞳人,**蓣人膏**方:

蓣人一两,汤浸,去赤皮,研如膏　腻粉　胡粉　青盐各一分

右件药都入乳钵内研令极细,每用粳米大点于努肉上,每点时切宜避风。

治眼中生努肉欲满,及生珠管,方:

贝齿一分,烧　黄丹一分

右件药同研令极细,每用时取少许点于努肉上,日三四度。

治眼中努肉出,兼赤脉贯上瞳人,方:

右用雄雀粪细研,以乳汁调,频点即消。

治眼因筑损,生努肉出,方:

右用杏人二七枚，去皮尖，生嚼，吐于掌中，乘暖绵缠箸头点努肉上，不过三四度差。

治眼风泪诸方

夫五脏六腑皆有津液，通于眼者为泪。若肝气不足，风热所乘，则不能收制其液，故眼泪出也。

治眼冲风多泪，**防风散**方：

防风去芦头　黄芩　葳蕤　黄连去须　甘草炙微赤，剉，各一两　栀子人三分

右件药捣细罗为散，每于食后煎竹叶汤调下一钱。忌油腻、热酒、湿面。

治眼赤痛，或生翳膜，头面多风，泪出不止，宜服**决明子散**：

决明子微炒　车前子　茺蔚子　黄连去须　防风去芦头　赤茯苓　人参去芦头　蒺藜子　远志去心　蔓荆子　甘菊花　白芷　秦皮　玄参　枳壳麸炒微黄，去瓤　葳人汤浸，去赤皮　细辛各一两

右件药捣细罗为散，每于食后以温酒调下一钱。

治肝脏风虚，目视眈眈，常多泪出，方：

芎䓖一两　细辛一分　白芷一分　桂心一分　甘菊花一两　乌蛇一两，酒浸，去皮骨，炙微黄

右件药捣细罗为散，每于食后以温酒调下一钱。

又方：

酸枣人　五味子　葳人汤浸，去赤皮，已上各一两

右件药捣细罗为散，每于食后以温酒调下一钱。

治肝脏壅毒，眼目昏暗，热泪出不止，宜服**犀角圆**方：

犀角屑半两　玄参二分　苦参三分　丹参半两　沙参半两，去芦头　甘菊花三分　旋覆花半两　车前子一两　槟榔三分　牵牛子一两半，微炒　杏人一两，汤浸，去皮尖、双人，麸炒微黄　川大黄一两，剉碎，微炒　前胡三分，去芦头　黄蘗根皮一两，微炒　知母半两　白鲜皮三分　槐子一两，微炒　赤芍药一两　芎䓖三分

右件药捣罗为末，炼蜜和捣三二百杵，圆如梧桐子大，每于食后煎淡竹叶汤下二十圆。

治肝脏风虚，时多冷泪，眼目昏暗，宜服**龙脑青葙圆**：

龙脑半两，细研　青葙子　人参去芦头　车前子　白茯苓　芎䓖　羌活　细辛　天麻　防风去芦头　石决明捣细研，水飞过　黄耆剉，已上各一两　牛黄半两，细研　旋覆花三分　麝香一分，细研　曾青半两，烧过细研

右件药捣罗为末，入研了药都研令匀，炼蜜和捣三二百杵，圆如梧桐子大，每于食后煎羌活汤嚼下十圆。

治点眼，**止冷泪散**方：

雄黄　曾青　白矾烧灰　细辛为末　干姜烧灰，各一分　龙脑一钱

右件药同研如粉，每至夜卧时，取少许点在眼大眦头，至来日早朝，用[1]热水洗眼，神效。

治眼风泪昏暗，视物不见，方：

---

〔1〕 用：原作"吊"。《类聚》卷65引同方作"用"，义长，因改。

朱砂半两,细研,水飞过　贝齿五枚,烧令白　衣中白鱼七枚　干姜一分,用甘草水煮半日,曝干为末

右件药同研令极细,每度用一麻子大点眼中,其泪立止。

治肝脏风虚,泪出不止,方:

蕤人半两,汤浸,去赤皮　杏人半两,汤浸,去皮尖、双人

右件药于乳钵内细研,令药着在乳钵底,然后掘一地坑子,以熟艾半升内在地坑中,烧令烟出,却将乳钵合烟上熏之,候艾烟尽,良久取出,熟研匀细,每用时取麻子大点之。

治眼昏暗赤涩,泪多出,方:

蕤人一两,汤浸,去赤皮　盐绿一分

右件药一处熟研,入好酥一分更研令匀,每夜卧时取麻子大点之。

治眼痛赤肿,眦角多眵泪,洗眼方:

当归　川升麻　黄连去须,各一两　葳蕤半两

右件药捣粗罗为散,每用半两,以水三大盏煎至一盏半,绵滤去滓,每暖三合,日二三度洗之。

治眼冲风多泪,昏暗,方:

干姜半两,用甘草水煮半日,曝干为末　雄黄一两,细研　细辛一两

右件药捣细罗为散,入雄黄更研令匀,每取少许,日三五度点之,至来日早晨嚼青盐津洗眼,如此十日,泪止。

治眼风泪冷泪,**鸡舌香圆**点眼:

鸡舌香二钱　黄连三钱,去须,捣末　干姜二钱末　蕤人一百枚,去赤皮,研　白矾二钱,烧灰

右件药捣细罗为散,以枣瓤和圆如鸡距,以注眦头。

治眼风泪,点**杏人膏**:

杏人四十九枚,汤浸,去皮尖,细研,以绢袋盛,饭甑中蒸,乘热绞取脂　铜青一大豆许　胡粉一大豆许　干姜末一大豆许　青盐一大豆许

右件药合研如粉,以杏人脂调如膏,贮瓷合中,每以铜箸取如麻子大点目眦中,日二三上。

又方:

杏人一合,去皮尖,研如膏　盐绿枣核大,细研　印成盐三大豆许,细研

右件药合研如膏,瓷合子盛,每夜卧时以铜箸取如麻子大,点三五度。

治目中如烟泪出,赤暗不得开,方:

右以石盐一分细研为散,以铜箸取如麻子大内目眦头,日三度。

又方:

右以乌鸡胆汁,日三五度点之。

治眼生疮诸方

夫风热毒气在于脏腑蕴积日久,不能宣通,而又多食五辛,或饵热药,脾肺壅滞,邪热之气稽留不除,上冲眼目,故令生疮也。

治客热冲眼赤,多泪出,生疮,**决明子散方:**

决明子　川升麻　枳壳麸炒微黄,去瓤　柴胡去苗　栀子人　车前子已上各一两　细辛　防

风去芦头　黄连去须,各三分　甘草半两,炙微赤,剉

右件药捣粗罗为散,每服三钱,以水一中盏,煎至六分,去滓,食后温服。忌炙煿、热酒、面。

治肝热冲眼,生疮,宜服**黄连散**方:

黄连一两半,去须　赤芍药　蕤人汤浸,去赤皮　木通剉　决明子　栀子人　黄芩　甘草炙微赤,剉,各一两

右件药捣粗罗为散,每服三钱,以水一中盏,入竹叶二七片,煎至六分,去滓,每于食后温服。

治一切风赤眼,生疮,**秦皮散**方:

秦皮三两　辛夷二两　黄蘗五两,剉　黄连二两,去须　玄参一两　莽草一两,微炙　甘草二两,炙微赤,剉

右件药捣粗罗为散,每服三钱,以水一中盏,煎至六分,去滓,每于食后温服。

治肝脏风热,眼中生疮,肿痛,宜服**柴胡散**方:

柴胡去苗　川升麻　黄芩　黄连去须　栀子人　车前子　决明子　防风去芦头　羚羊角屑　马牙消　甘草炙微赤,剉　玄参已上各一两

右件药捣筛为散,每服三钱,以水一中盏,煎至六分,去滓,每于食后温服。

治眼赤生疮,宜服**细辛圆**方:

细辛半两　黄连半两,去须　蕤人二两,汤浸,去赤皮　卢会半两　桑根白皮一两,剉　甜葶苈一两,隔纸炒令紫色　龙脑一钱,细研

右件药捣罗为末,入龙脑同研令匀,炼蜜和捣三二百杵,圆如梧桐子大,每于食后以温浆水下二十圆。

治眼眦睑风赤,两角生疮,肿烂痒痛,宜点**蕤人膏**方:

蕤人一两,去赤皮,研如泥　白龙脑一钱,细研　腻粉一分　黄连一分,去须捣末　胡粉一钱,细研　紫贝一钱,烧灰细研　牛酥三两

右件药于银器中先熔酥,即下蕤人等搅散煎数沸,便以绵滤去滓,入龙脑匀和,于密器中盛,每日二三度,以铜箸头取一麻子大,于目大小眦中点之。

治眼中有疮及努肉,日夜不开,疼痛,宜点**猪胆膏**方:

猳猪胆一枚,取汁　川朴消半分　腻粉一钱　龙脑一字

右件药细研,与猪胆相和,经一宿,每用一小豆大点之。

治目眦烂作疮,宜用**青钱汤**洗眼方:

青钱三十文　盐半合

右件药相和,以纸裹,又着盐泥裹,于猛火中烧一复时,取出剥去泥,以汤二大盏搅滤去滓,承热淋洗,冷即重暖用之。

治眼睑里生风疮,或痒或痛,愈而复生,宜用此方:

蕤人一分,去赤皮

右熟研令细,以酥和匀,每用麻子大,日三四度点,时时暖盐浆水洗之。

治针眼诸方

夫人有眼内眦头忽结成疱,三五日间生脓汁,世呼为偷针。此由热气客在眦间津液所

成,但其热势轻,故止小结聚,汁溃热歇乃差。亦可针破捏去之。凡针,须翻眼皮里针之。若于外畔,恐作瘢痕。又虑风入,往往有此状也。

治风热毒气忽冲眼睑,生如米豆,名曰针眼。或白睛似水泡,疼痛,不可睡卧,宜服**大黄散**方:

川大黄剉碎,微炒　黄连去须　蓝叶　川朴消各一两　川升麻　决明子微炒　黄芩　栀子人已上各三分　甘草半两,炙微赤,剉

右件药捣粗罗为散,每服三钱,以水一中盏,煎至六分,去滓,每于食后及夜临卧温服。忌炙煿、油腻、面、生菜。

治针眼赤肿,心躁,风热壅滞,眼开即涩痛,宜服**玄参散**方:

玄参一两　甘菊花三分　防风一两,去芦头　羚羊角屑三分　蔓荆子三分　赤芍药三分　马牙消一两　子芩一两　甘草半两,炙微赤,剉

右件药捣粗罗为散,每服三钱,以水一中盏,煎至六分,去滓,每于食后温服,临卧再服之。

治肝膈虚热,生针眼肿赤,**羚羊角散**方:

羚羊角屑三分　茯神一两　防风一两,去芦头　麦门冬一两半,去心,焙　地骨皮一两　枳实三分,麸炒微黄　蕤人三分　甘草半两,炙微赤,剉

右件药捣粗罗为散,每服三钱,以水一中盏,煎至六分,去滓,入地黄汁半合更煎一沸,每于食后温服之。

治针眼,睑内生疱如豆大,隐睛肿痛,服**牛黄散**方:

牛黄一分,细研　黄连去须　玄参　犀角屑　川升麻　决明子　郁金　栀子人已上各一两　柴胡二两,去苗

右件药捣细罗为散,入牛黄研匀,每于食后以竹叶汤调下一钱,夜临卧再服之。

治针眼磣涩肿痛,**熁毒膏**方:

川大黄三两　木香一两　玄参二两　白敛二两　射干二两　川芒消二两

右件药捣罗为散,以鸡子白调如膏,贴熁眼睑上,干即易之。

治**针眼暴赤成疮**,疼痛羞明,熁眼方:

玄参一两　黄芩一两　黄连一两,去须

右件药捣细罗为散,以猪胆汁和令稠,剪帛子可眼大小,匀摊药,贴睑上,干即易之。

治**针眼疼痛方**:

黄连去须　杏人汤浸,去皮尖　黄蘗已上各半两

右件药捣令碎,以绵裹,内生地黄汁中浸,频点目中。

治眼涩痛诸方

夫脏腑之精华上注于目,精气化为液泪。若悲哀内动,液道开而泣下,其液枯竭,则目涩痛也。

治肝心壅热,眼涩痛,宜服**菊花散**方:

甘菊花　防风去芦头　决明子　栀子人　黄芩　车前子　川升麻　玄参　地骨皮　柴胡去苗　麦门冬去心　生干地黄　甘草炙微赤,剉　羚羊角屑已上各一两

右件药捣筛为散，每服三钱，以水一中盏，入淡竹叶二七片，煎至六分，去滓，每于食后温服。忌炙煿、油腻、热面、生果等。

治眼目涩痛，渐渐昏暗，**羚羊角散**方：

羚羊角屑　赤芍药　蕤人汤浸，去赤皮　赤茯苓　甘草炙微赤，剉　地骨皮　麦门冬去心，焙干了秤，各一两

右件药捣筛为散，每服三钱，以水一中盏，煎至六分，去滓，每于食后温服。

治眼碜涩，心胸烦闷，宜服**通膈荠苨散**方：

荠苨一两　石膏二两　地骨皮　葛根剉　柴胡去苗　黄芩已上各一两　甘草半两，炙微赤，剉　蕤人半两

右件药捣筛为散，每服三钱，以水一中盏，入竹叶七片，煎至六分，去滓，每于食后温服，夜临卧再服。

治眼涩痛，连头额偏疼，肝心风热壅滞所致，宜服**玄参散**方：

玄参半两　甘菊花三分　防风一两半，去芦头　羚羊角屑一两　子芩一两　蔓荆子三分　赤芍药三分　马牙消三分

右件药捣筛为散，每服三钱，以水一中盏，煎至六分，去滓，每于食后温服，夜临卧时再服。

治肝中久热，目常涩痛，宜服**车前子圆**方：

车前子半两　决明子半两，微炒　栀子人半两　黄连三分，去须　牵牛子一两，炒令熟　枸杞子半两　甘草三分，炙微赤，剉　熊胆半两　牛胆汁一合　猪胆五枚，取汁

右件药除胆外捣罗为末，以三味胆汁中熬，可圆即圆如梧桐子大，每于食后以温水下十圆。

治上焦积热，眼赤涩痛，**大黄圆**：

川大黄二两，剉碎，微炒　栀子人二两　黄芩二两　黄连二两，去须　车前子二两

右件药捣罗为末，炼蜜和圆如梧桐子大，每于食后以温浆水下三十圆，夜临卧时再服。

治眼涩痛，宜点**黄牛胆煎**：

黄牛胆汁半合　鲤鱼胆汁半合　猪胆汁半合　羊胆汁半合　熊胆一分　胡黄连一分，捣末　黄连一分，去须为末　秦皮一分，捣末　白蜜三两

右件药，将黄连、秦皮、胡黄连等末入白蜜并胆汁拌和，入瓷瓶子内，以油单封头牢系，坐饭甑中蒸，以饭熟为度，用新绵滤过，每以铜箸取如麻子大点眦头，日二三度。

治一切眼昏暗，赤涩疼痛，怕见风日，难开，方：

龙脑一钱　黄丹半两　雄黄　蕤人汤浸，去赤皮　铜绿　青盐　腻粉已上各一分

右件药都研如粉，用白蜜半斤相和，以瓷瓶盛，内于釜中重汤煮一复时，取出候冷，即用点三五度，次用热盐汤洗之，切宜避风。

治眼赤碜痛兼痒，洗眼方：

秦艽一两，去苗　防风一两，去芦头　甘菊花半两　竹叶一握　蕤人半两，汤浸，去赤皮　栀子人三分　葳蕤半两

右件药细剉，以水三大盏煎取一盏半，绵滤去滓，每暖三合洗眼，洗了避风。

治眼无时赤涩痛，洗眼方：

秦皮　黄连去须　细辛　黄蘗已上各二两　青盐一两

右件药细剉,用水五大盏煎至二盏半,绵滤去滓,每暖三合洗眼,洗了避风。

治眼涩痛,兼有翳者,宜用**枸杞汁点眼方**:

枸杞叶二两　车前叶二两

右件药熟捼之使汁欲出,又别取大桑叶三两重裹之,悬于阴地经宿,乃轻压取汁,点目中,不过三五度差。

治五脏积热冲眼,干涩难开,方:

青蒿花五月五日采,阴干

右捣细罗为散,每空心以井华水调下二钱。若能久服,目明,可夜看书。

又方:

右取熟羊眼睛白珠子,以坚细石磨如膏,每取麻子大点目,日夜各两度,不过三五日差。

治目痒急诸方

夫目痒急者,是风气客于睑眦之间,与血气津液相搏,使眦痒而泪出,目眦恒赤湿,亦谓之睊音绢目也。

治眼赤湿痒急,宜服**蕤蕤散**:

蕤蕤　秦皮剉　甘菊花　防风去芦头　栀子人　甘草炙微赤,剉,各一两　黄连一两半,去须
决明子一两半

右件药捣筛为散,每服四钱,以水一中盏,煎至六分,去滓,每于食后温服,夜临卧时再服。

治风气攻睑眦,致眼痒急,似赤不赤,宜服**沙参散**:

沙参去芦头,一两　防风去芦头,一两　甘草半两,炙微赤,剉　甘菊花　赤芍药　地骨皮　枳壳
麸炒微黄,去瓤,各一两　黄蓍一两半,剉

右件药捣筛为散,每服四钱,以水一中盏,煎至六分,去滓,不计时候温服。

治眼风热赤痒急,日夜不止,**乌蛇散**:

乌蛇二两,酒浸,去皮骨,炙令黄　藁本　防风去芦头　赤芍药　羌活各一两　芎䓖一两半　细辛
半两　甘菊花半两　枳壳半两,麸炒微黄,去瓤

右件药捣细罗为散,不计时候以温水调下二钱。

治肝风气上热下冷,眼睑瞳子痒急,揉之不止,宜服**羚羊角圆**:

羚羊角屑一两半　枸杞子一两半　菟丝子一两半,酒浸三宿,曝干为末　赤茯苓　细辛　地肤子
桂心　独活　秦艽去苗　蓝实　芎䓖　蕤蕤已上各一两　车前子二两　甘草半两,炙微赤,剉　防风
一两,去芦头

右件药捣罗为末,炼蜜和捣三五百杵,圆如梧桐子大,每于空心以粥饮下三十圆,晚食前再服。

治赤眼涩痒急,日夜不可忍,方:

诃梨勒人十枚,捣末　蛇蜕皮五寸,净洗　黄连半两,去须细剉　大枣五枚,去核　淡竹叶二十片,
细剉

右件药以水一大盏煎至三分,绵滤去滓澄清,逐夜重汤暖如人体,以铜箸点之,每点可至二三十箸子为度。

治眼风痒赤急,**黄连煎点眼方**:

黄连半两,去须,捣为末　丁香一分,捣为末　黄蘗半两,为末　蕤人半两,去赤皮烂,研　古钱七文

右件药以水一大盏半,煎取半盏去滓,更以绵滤,重熬成煎,每日三五度点之。

又方:

黄连半两,去须　蕤人半两,去赤皮　秦皮半两

右件药捣碎以绵裹,于铜器中用乳汁一合半浸一复时,捩去滓,每日三五度点目眦头。

又方:

盐花一两　乌贼鱼骨半两,细研

右件药以清醋浆水二大盏煎取一小盏,绵滤取清,每以铜箸头取如麻子大,日点三五上,至夜卧时又点,平旦以温淡浆水洗之。

治眼痒急,赤涩,**秦皮汤洗眼方**:

秦皮一两　蕤人一两,去赤皮　甘草一两半　细辛一两　栀子人一两　苦竹叶三握,净洗　井盐一分

右件药细剉,以水三大盏煎取一半,去滓热洗,冷即重暖,频频洗之。

又方:

爊金盐[1]一两

右以浆水一大盏煎取半盏,澄清,时时点目中良。

又方:

右取犬胆汁注目中,良。

治眼眉骨及头疼痛诸方

夫肝胆充实,腑脏壅滞,风邪毒气伏留于心胸,不能宣泄,而又脾肺久积风热,上冲肝膈,攻于头目,故令眼眉骨及头疼痛也。

治眼眉骨连头疼痛不止,宜服此方:

羌活　甘菊花　芎䓖　甘草炙微赤,剉　旋覆花已上各半两　石膏二两

右件药捣粗罗为末,每服四钱,以水一中盏,煎至六分,去滓,每于食后温服。忌炙煿、热面。

治眼风毒攻眉骨及目睛,疼痛如欲破,碜涩泪出,目不能开,**菊花散方**:

甘菊花　羌活　蔓荆子　半夏汤浸七遍去滑　芎䓖各一两　枳壳一两半,麸炒黄,去瓤　石膏二两　赤芍药一两　甘草半两,炙微赤,剉

右件药捣筛为散,每服四钱,以水一中盏,入生姜半分,煎至六分,去滓,不计时候温服。

治风热所攻,眉骨及眼睛鼻颊偏疼,眼生赤脉及翳晕,宜服**黄耆散方**:

黄耆剉　甘草炙微赤,剉　旋覆花　白菊花　川大黄剉碎,微炒　枳壳麸炒微黄,去瓤,已上各二两　荠苨三两　石膏三两　羚羊角屑一两

右件药捣筛为散,每服三钱,以水一中盏,煎至六分,去滓,不计时候温服。

---

〔1〕爊金盐:"爊"āo,灰火或文火煨。《类聚》卷65所引同。《普济方》卷77引作"熬"。"金盐",本草载为五加皮之别名,然未见方书用此名者。本草载五加亦有明目之功。姑存疑。

治肝壅风热，眼眉骨连头疼痛，心神烦躁，大小便难，宜服**羚羊角散**方：

羚羊角屑三分　柴胡一两，去苗　赤芍药三分　黄芩三分　石膏二两　芎䓖三分　川芒消三分　枳壳一两，麸炒微黄，去瓤　川大黄三分，剉碎，微炒

右件药捣粗罗为散，每服三钱，以水一中盏，入竹叶二七片，煎至六分，去滓，每于食后温服。

治肝风热，眼眉骨连头疼痛，胸膈烦满，不欲食，宜服**羌活散**方：

羌活一两　防风三分，去芦头　甘菊花一两　藁本三分　旋覆花半两　蔓荆子半两　石膏一两　甘草半两，炙微赤，剉

右件药捣粗罗为散，每服四钱，以水一中盏，入生姜半分，煎至六分，去滓，每于食后温服。

治眼眉骨偏痛，及头疼心躁，小便赤黄，四肢烦热，不得睡卧，宜服**犀角圆**方：

犀角屑半两　羚羊角屑半两　麦门冬一两半，去心，焙　黄耆一两，剉　甘草半两，炙微赤，剉　玄参一两　牛黄一分，细研　天竺黄半两，细研　郁金半两　川芒消一两　柴胡一两，去苗

右件药捣罗为末，入牛黄、天竺黄同研令匀，炼蜜和捣三二百杵，圆如梧桐子大，每于食后煎甘豆汤下二十圆。

治眼热毒所攻，眉骨及头疼，壮热不止，贴熁膏方：

田中鼢鼠土三升　木香一两　川大黄五两　白敛三分　寒水石六两

右件药捣细罗为散，用酒调如稠饧，匀摊[1]于帛上，贴熁之。

又方：

川大黄　解毒子　木香各三分

右件药捣细罗为散，以浆水调为膏，于生绢上匀摊贴熁，干即易之。

治眼睛疼痛诸方

夫肝气通于目，目者肝之官。眼有五轮，以应五脏。若肝胆气实，心膈壅滞，风邪毒气上攻于目，则令眼睛疼痛也。

治肝气上壅，攻注眼疼睛痛，及腹胁滞闷，宜服**细辛散**方：

细辛半两　川升麻三分　芎䓖一两　当归一两　丹参三分　赤芍药一两　黄芩一两　槟榔一两　川大黄一两，剉碎，微炒　甘草半两，炙微赤，剉　枳壳一两，麸炒微黄，去瓤

右件药捣粗罗为散，每服三钱，以水一中盏，煎至六分，去滓，每于食后温服。忌炙煿、热面。

治眼睛疼痛，连头偏疼，宜服**羌活散**方：

羌活　防风去芦头　黄芩　芎䓖　蔓荆子　甘菊花已上各一两　石膏三两　甘草半两，炙微赤，剉

右件药捣粗罗为散，每服四钱，以水一中盏，煎至六分，去滓，每于食后温服。

治肝膈壅热，眼睛赤涩疼痛，心神烦热，宜服**羚羊角散**方：

羚羊角屑　茯神　防风去芦头　地骨皮各一两　石膏二两　黄芩三分　麦门冬一两半，去心，焙

---

〔1〕摊：原作"掷"。据《类聚》卷65引同方改。

甘草三分,炙微赤,剉　枳壳三分,麸炒微黄,去瓤　蕤人三两,汤浸,去赤皮　犀角屑三分　川芒消三分

右件药捣粗罗为散,每服四钱,以水一中盏,煎至六分,去滓,入地黄汁半合更煎一两沸,每于食后温服。

治肝脏壅毒气上攻,眼睛赤涩疼痛,心躁体热,宜服**地骨皮散**方:

地骨皮　川升麻　玄参　甘草炙微赤,剉　防风去芦头　黄芩已上各一两　赤茯苓二两　羌活三分　桑根白皮二两,剉　决明子二两半　石膏三两　柴胡二两半,去苗

右件药捣粗罗为散,每服四钱,以水一中盏,入生姜半分,淡竹叶二七片,黑豆五十粒,煎至六分,去滓,每于食后温服。

治上焦壅热,眼睛疼痛,大小便秘涩,心神烦躁,不得眠卧,宜服**栀子散**方:

栀子人一两　黄连一两,去须　枳壳三分,麸炒微黄,去瓤　龙胆一两,去芦头　赤芍药一两　甘草三分,炙微赤,剉　川大黄一两,剉碎,微炒　柴胡一两半,去苗　大青一两

右件药捣粗罗为散,每服四钱,以水一中盏,煎至六分,去滓,每于食后温服。

治诸风毒攻头目,睛中如针刺痛,及欲成障翳,宜服**甘菊花散**方:

甘菊花一两　川升麻一两　芎䓖一两半　细辛一两　防风去芦头,三分　石膏二两　羚羊角屑一两半　黄连一两,去须　川大黄一两,剉碎,微炒　甘草三分,炙微赤,剉

右件药捣筛为散,每服四钱,以水一中盏,煎至六分,去滓,每于食后温服。

治眼睛疼痛,睡卧不得,宜服**地骨皮散**方:

地骨皮　石膏细研,水飞过　川大黄剉碎,炒　井泉石已上各二两　甘草半两,炙微赤,剉

右件药捣细罗为散,入石膏更研令匀,每于食后以白米泔调下二钱。

治眼睛如针刺疼痛,**通顶抽风散**方:

消石二两。

右以新瓷瓶内盛消石,渐以火熔成汁,以生萝卜子时时投三二十粒入于消内,候烟出尽,又投,直候萝卜子消石无声,消已伏火,去火放冷,敲破瓶,取出研如粉,用萝卜子一两,去皮拣净,只取半两,麝香半钱,合研令细,每用半字内笔管中,猛用力吹入鼻内,随左右痛处,当有清涕水出,其疼痛立止。

治眼睑[1]垂肿诸方

夫肝胆之中久积风热,邪毒之气上蒸于睑,遂令上睑自然垂下,盖合不开。此皆风热相搏,故令结聚垂下。若久不治,其眼睑不归上也。

治眼睑垂肿,口干心躁,头疼,宜服**羚羊角散**方:

羚羊角屑　黄连去须　木通剉　赤芍药　防风去芦头　黄芩甘草炙微赤,剉,各三分　葳蕤一两　栀子人半两　麦门冬一两半,去心,焙　石膏二两

右件药捣粗罗为散,每服三钱,以水一中盏,入竹叶二七片,煎至六分,去滓,每于食后温服。忌炙煿、油腻、热酒、面、毒鱼肉。

治眼睑垂肿疼痛,**大黄散**方:

川大黄剉碎,微炒　栀子人　井泉石　秋桑叶　甘草炙微赤,剉　决明子已上各二分

---

〔1〕睑:原误作"睑"。据《类聚》卷66引同标题改。

右件药捣筛为散,每服三钱,以水一中盏,煎至六分,去滓,每于食后温服。

治热毒攻眼,睑垂肿痛,**秦皮散**方:

秦皮—两　黄连—两,去须　栀子人三分　川大黄半两,剉碎,微炒　细辛半两　蛇衔草三分　甘草半两,炙微赤,剉

右件药捣粗罗为散,每服三钱,以水一中盏,入生姜半分,竹叶二七片,煎至六分,去滓,每于食后温服。

治眼睑风毒所攻,下垂覆盖瞳人,宜服**芜蔚散**方:

芜蔚子　防风去芦头　羌活　蔓荆子　甘菊花　玄参　细辛　车前子　黄芩　川大黄剉碎,微炒,各一两　甘草半两,炙微赤,剉

右件药捣筛为散,每服四钱,以水一中盏,煎至六分,去滓,每于食后温服。

治眼热毒,睑肿垂遮睛,**洗眼汤**方:

苦竹叶　黄连去须　黄蘗　栀子人各一两　蕤人半两,汤浸,去赤皮

右件药细剉,以水三大盏煎至一盏半,去滓澄清,温温洗眼,日五七度洗之。

又方:

川大黄—两,剉碎,微炒　苦竹叶—握　甘草—两,剉　郁金一两　腻粉二钱

右件药先捣三味为散,入腻粉、竹叶,以水三大盏煎至一盏半,去滓澄清,温温洗眼,日三五度洗之。

治眼肿生翳,睑垂疼痛难开,**熨眼药饼子**方:

川大黄　郁金　黄连去须,各一两

右件药捣罗为末,用醋、粟米、饧和搜药五钱,捏如饼子,用手帕子裹,不住手熨之妙。

治睑生风粟诸方

夫眼痛状如眯者,名曰粟眼。此皆心肺壅毒,肺脏积热,肝家有风,致令眼睑皮肉上下有肉如粟粒,或赤或白,泪出涩痛,如眯隐睛,可翻眼皮起,以针拨之,兼服汤散宣其风热,频镰出血,可以永除根本也。

治睑生风粟及生珠管,**防风散**:

防风去芦头　犀角屑　羚羊角屑　川大黄剉碎,微炒,各二两　前胡去芦头　黄芩　玄参　地骨皮各一两　甘草半两,炙微赤,剉

右件药捣筛为散,每服四钱,以水一中盏半,煎至五分,去滓,每于食后温服。

治眼生风粟疼痛,时有泪出,**芜蔚散**:

芜蔚子　防风去芦头　羚羊角屑　川大黄剉碎,微炒　黄芩　杏人去皮尖、双人,麸炒微黄　车前子　赤茯苓已上各一两

右件药捣筛为散,每服四钱,以水一中盏,煎至六分,去滓,入川芒消半分搅匀,每于食后温服。

治眼睑垂肿,生风粟,磨隐睛痛,方:

蜜少许　水银半枣大,以津液研令星尽　龙脑半钱,细研

右件药相和研匀,每用少许,日三五上点之。

治睑肿硬诸方

夫眼睑肿硬者,由脏腑壅滞,肝肺中久有积热,热气上冲于眼,兼为外风所伤,风热留结于睑,故令肿硬。久不差,多成睑疮,脓水出不止,淹损眼目。宜早镰洗去其毒血,然后服药攻治,必可差也。

治眼睑硬赤肿痛,**黄耆散**:

黄耆剉　芜蔚子　麦门冬去心,各一两半　地骨皮　玄参　黄芩　知母各一两　犀角屑半两

右件药捣筛为散,每服四钱,以水各一中盏半,煎至六分,去滓,每于食后温服。忌炙煿、热面。

治眼风热毒气上攻,两睑肿硬如桃李,目开不得,宜服**羚羊角散**方:

羚羊角屑　防风去芦头　羌活　人参去芦头　赤茯苓　川升麻　川大黄剉碎,微炒　玄参黄芩　车前子已上各一两　细辛半两　栀子人半两

右件药捣筛为散,每服四钱,以水一中盏,煎至六分,去滓,每于食后温服。

治眼睑肿硬,隐睛疼痛,视物不得,**泻膈散**:

麦门冬去心　川大黄剉碎,微炒　川芒消各一两　芜蔚子　车前子　黄芩各一两半

右件药捣筛为散,每服三钱,以水一中盏,煎至六分,去滓,每于食后温服。

治眼睑肿硬,刺痛不开,**细辛散**:

细辛半两　人参去芦头　赤茯苓　车前子　藁本　赤芍药　川大黄剉碎,微炒　玄参各一两甘草一分,炙微赤,剉

右件药捣筛为散,每于食后用竹叶汤调下二钱。

治眼摩顶膏诸方

治一切眼疾,及生发,退热毒风,**摩顶膏**:

生油二升　黄牛酥三两　莲子草汁一升　淡竹叶一握　大青一两半　葳蕤一两半　曾青一两,细研　石长生一两半　吴蓝一两　槐子一两半　川朴消一两半　青盐二两　栀子人一两半

右件药细剉绵裹,于铛中先下油酥及莲子草汁,然后下诸药,以文火煎半日,即以武火煎之,候莲子草汁尽,其膏即成,去滓,更细澄滤讫,通油瓷瓶盛。每欲用时,夜间临卧时以铁匙取少许涂顶上,细细以匙摩之,令消散入发孔中,顿觉清凉,轻者不过五六度,重者用膏半剂即差。摩膏之法,每隔三夜一度摩之,甚妙。并日恐药驱风毒太急,乍有触动。其膏治肾虚眼暗,及五脏毒风气上冲入脑,脑脂流下为内障,方书所不治者,此能疗之。偏除眼暗映翳,赤眼风毒,冷[1]热泪出,眼睛如针刺痛,无不差者。摩膏后,三两日便能生发,风毒自散也。合药取莲子草汁,须是八月九月采之,其汁方浓有力,余时不堪也。

治脑热,眼睛、头旋,发落,心中烦热,宜用**摩顶膏**方:

青盐　莲子草　牛酥各三两　吴蓝　葳蕤　栀子人　槐子　犀角屑　络石　玄参　川朴消别研　大青　空青细研入,已上各二两　竹叶两握　石长生一两

---

〔1〕 冷:原作"令"。据《类聚》卷66引同方改。

　　右件药,以油三升先微火煎熟,次下诸药,添火煎炼三十余沸,布绞去滓,拭铛更文火炼之,入酥及盐、朴消、空青等末炼如稀饧,又以绵绞,内瓷器中盛,欲卧时用摩顶上。

　　治眼,养发补心,除顶热,明目,**涂顶油方**:

　　生麻油二升　沉香半两　白檀香半两　木香半两　苏合香一两　蔓荆子半两　防风半两,去芦头　余甘子半两　川朴消一两半　甘松子一分　零陵香一分　丁香一分　白茅香一分　犀角屑一分　龙脑一分　空青三分,细研　石膏三两,捣研　生铁三两　莲子草汁二升

　　右件药除汁药外细剉,以新绵裹,于不津铁器中盛,以前麻油、莲子草汁浸经七日后,取涂于头顶上,甚良。

　　治脑热风,目暗,**涂顶油方**:

　　麻油二合　消石一两,细研　川朴消一两,细研　莲子草汁半合　白蜜半两

　　右件药同研令匀,以瓷合中盛之,每取一匙涂于顶上,甚良。

　　治眼前见花,黄黑红白不定,**摩顶膏方**:

　　附子一两,炮裂,去皮脐　木香一两　朱砂一分　龙脑半钱　青盐一两半　牛酥二两　鹅酥四两

　　右件附子、木香捣罗为末,入朱砂下五味同研令匀,以慢火熬成膏,每用少许,不计时候顶上摩之。

　　治脑中热毒风,除眼中障翳,镇心明目,大食国胡商**灌顶油法**:

　　生油二升　故铧铁五两,打碎择洗　消石半两　寒水石一两　马牙消半两　曾青一两

　　右件药以绵裹,入油中浸一七日后,可用一钱于顶上摩之,及滴少许入鼻中,甚妙。

太平圣惠方卷第三十三

凡二十五门　论二首　病源二十三首　方共计二百三十七道

眼 内 障 论

夫一身之有双眸，若层霄之有两曜，虽浮云暂起，不妨临照之功。而纤翳或生，便失毫厘之鉴。所以璧瑕珠类，必伤希代之珍。神水华池，须固养身之道。故眼通五脏，气贯五轮。肺管白睛，白应庚辛之位。肾关黑水，黑属壬癸之方。血应丙丁，肉轮戊己，眼归甲乙，木乃应肝，心气通而肝气和，眼无其疾。心气滞而肝气乏，目减其光。养气存神，安心惜视，体既继于父母，气悉受于阴阳。其间或处胎中，或乃生下，自幼及长，厥状多般。受疾者莫晓患由，专医者须穷病本。若能审细，无不痊除。凡病眼不痛不痒，端然渐渐昏暗，遂至失明，眼状虽如寻常，瞳人中潜生障翳，作青白色，渐不辩人物，微见三光，名曰内障也。多从一眼先患，久后相牵，俱成此状。若不预服汤圆除其根本，不下为翳，在内肉脉相连，双损故也。此皆热风冲脑，脑脂流下灌睛，亦有黑水凝结而作障也。若忽然而暗，经三五十日翳成者，则是脑脂流下所致。若三五百日之内，渐渐睆睆者，即是黑水凝结所成。才觉急须疗治，驻其疾势。不尔昏昧障翳内成，非草石疗之见功，唯金针拨之乃效。又曰：内障之眼，凝滑数种，异象多般，有浮有沉，或滑或涩，或形如皓雪，或状似清冰，或散若梨花，或半分片月，风撮明窍，热攻翳开，缺角无垠，斜㖞有异；或翳嫩难见，或翳老粘睛，向阳色之不通，背日闪之不动；更有苍黄非等，灰色殊形；如斯异同，穷论莫尽。其中亦有不可治者，初患之时，脑痛眼疼。又有虽不痛疼，霍之不动者，名曰死翳，其翳作黄赤色，不可治也。又有翳状或作破散，或深或浅，中心垂布浓厚者，亦不可治也。凡学针开，然须审细，辩其证候，明其浅深，脱或不晓病源，未达机要，妄行针药，遂致损伤，深可戒也。傥或尽穷旨趣，洞别纤微，如启椟以呈珠，似

---

〔1〕目：原作"眼"，据排门目录及正文改。

拨云而见日,则龙上之功,于兹可得矣。

开内障眼论

凡内障之眼,形候甚多,好恶非一,有冰,有涩,有滑,有散。冰者拨之不下,滑者闭之不牢,涩者收之稍迟,散者刮之难聚。如此之类,各有浮沉,鉴辩者绝稀,造次者尤甚。偶逢有效,以为功能。忽若不痊,便言分命。是以学者必须洞明形状,细察根源,穷其是非,固不容易。翳状不少,受病多端,或浮或沉,或老或嫩,用针轻重,粗细则量,宜浅宜深,宜迟宜疾,患人或冷或热,或实或虚。若热多者,先宜服凉药,令热毒消除,然始开之。不尔,恐气开吐逆。若有风虚者,先宜以祛风镇心之药,候四体平和,方始下针。不尔,晕闷惊悸。切在临时消息,随其虚实所宜也。又性热者,脑脂流下,其翳易老。性冷者,其翳难老。老障者可用小针,嫩薄者须用大针。障浮者,去乌珠近下针之。障沉者,须远下针。翳若沉,下针近拨之,则其翳不牢。翳若浮,下针远拨之,则翳多破。若妇人有妊娠及新产后,有斯疾者未宜下针,直候体力安平,方可开之。不尔,则必有所损尔。凡开内障,及诸翳膜、瘜肉等,并须候天气晴明无风,仍静处断除喧乱,安心定意,方可行针。随眼左右,宜向小眦头下针。隔鼻开眼者,鼻碍于手,下针不妙。令患人正面坐,手捉医人腰带,勿令放手,先将钝针柱穴令定,便得眼惯,勿令转动,定呼吸气五十息,徐徐进针,勿令过重,亦不可全轻,初且须轻,轻未入即须稍重。针头若偏,或有伤损,血则随针出,即不可止。亦不得重手按之,恐血更多,可轻轻裹之。又须缓气,徐徐用力逼之,血即自止。若血不止,必见大伤,则待血凝塞针孔则合也。可依旧法,用药将息。转针不过子午,若针觉坚急者,则是入膜。若放手犹滑,及未得全人。若已入了,其眼觉痛。若痛且住,歇少时,更渐渐进之。临欲过膜,痛即更甚,方便用意针过。待痛稍定,即可倒针向瞳人,与瞳人齐平,拨之向下,不得绝重手也。离瞳人微近,开眼便见物。既见物,须捻眼合,缓缓抽针出了,停五十息,久开得明,明见物分明,即以绵封之。依法将息,勿令失度,稍失其宜,即翳晕却上,准前更开亦得。若拨后有动静,随状止之。若有痛处,以手随处摇之即定。若大痛不定,即以火熨之。凡欲下针,预向人说勿[1]恐。下手疾,人惊恶呕吐,亦须协药止痛,以大黄、木香等为末,以醋浆水和如泥,作饼子拓之即定。或吐不定,含白梅咽津。仍预先含之,吐逆盛即难止。凡诸药须预备,拟不可临时阙也。痛久不可忍,即见损也。开眼后,绵封七日,吃豉粥仰卧,不得转动侧卧,常须人看,不得离人,勿高声叫唤,大小便缓缓扶起,勿令患人用力,及不得洗面,避风将息。七日后开封,若见物犹白色,或如霜雪,盖是眼嫩故也。亦未可全除封,看物即可,时时一开。若看物甚即睛疼,必有所损。二七日后,方可除封。有物状如衣带飞虫,悬针之动,水轮未定,吃药渐渐自已。三七日外,眼忽痒,无虑也。凡开眼时,患人不得太饱,亦无令饥也。既开见物,或有痛处,随左右针之,及掐捻左右督脉,颞颥、风府等穴。若针痕痛,二三日即自定也。一月内不用洗面,恐水入针孔有损也。宜以绵渍盐汤,微微拭之。七日内不得吃饭,恐动牙关,应着水轮,故须吃粥及软烂之物。夫治眼不论障翳,及错杂状候之眼,皆不得当风看日,及喜怒房事,五辛酒面、炙煿毒物,并宜断之。唯须宽缓情性,慎护调摄,即无不差也。若纵恣乖违,触犯禁忌,则自贻其咎矣。

---

[1] 勿:原作"忽",《类聚》卷64"开内障眼论"同。《普济方》卷79"内障眼论"作"勿",义长。据改。

治眼内障诸方

夫眼生内障者,不疼不痛,无泪无眵,细观如薄雾之形,久视若轻烟之状,飞蝇散乱,悬蟢虚空。本因肝脏之中停留风热,致使瞳人之内结聚,昏蒙累日加增,经年转盛。或乃心神惊恐,情绪悲愁,脑脂下结于乌轮,翳障渐生于黑水,一目先患,两眼通牵。早觉则便服汤元,无不痊退。稍缓则结成翳障,须假针开,若能专医,必获奇效也。

治肝脏风毒上攻眼目,始即昏暗,久成内障,宜服**甘菊花散**方:

甘菊花一两　旋覆花半两　人参一两,去芦头　川升麻三分　防风半两,去芦头　车前子半两　石膏一两　羚羊角屑半两　黄芩半两　决明子一两　杏人半两,汤浸,去皮尖、双人,麸炒微黄　甘草一分,炙微赤,剉

右件药捣粗罗为散,每服三钱,以水一中盏,入生姜半分,煎至六分,去滓,每于食后温服。忌炙煿、热面。

治乌风内障,昏暗不见物,宜服**羚羊角散**方:

羚羊角屑一两　防风一两,去芦头　芎藭一两　赤芍药一两　黄芩一两　甘菊花一两　细辛一两　枳壳一两,麸炒微黄,去瓤　黄连一两,去须　石膏二两　甘草半两,炙微赤,剉

右件药捣粗罗为散,每服三钱,以水一中盏,煎至六分,去滓,每于食后温服。

治青风内障,瞳人虽在,昏暗渐不见物,状如青盲,宜服**葳蕤散**方:

葳蕤三分　羚羊角屑一两　蕤人半两,汤浸,去赤皮　蔓荆子三分　甘菊花半两　羌活三分　玄参二分　芎藭三分　甘草半两,炙微赤,剉　枳壳三分,麸炒微黄,去瓤

右件药捣罗为散,每服四钱,以水一中盏,入竹叶二七片,煎至六分,去滓,每于食后温服。

治眼远视不明,常有黑花,欲成内障,方:

青羊胆一枚　黄牛胆汁一合　熊胆一分　鲤鱼胆三分　乌鸡胆五枚　牛黄半两,细研

右件药先将诸胆相和,次入牛黄调搅令匀,入银器内以文武火熬成膏,以瓷器内盛之,每于食后以温酒调下半钱。

治眼浮花散,渐渐昏蒙,成青风内障,宜服**羚羊角散**方:

羚羊角屑　人参去芦头　羌活　玄参　地骨皮　车前子　防风去芦头,已上各三分　决明子一两

右件药捣细罗为散,每服食后煎竹叶汤调下二钱。

治眼乌风内障,宜服**石决明圆**方:

石决明一两,捣细研,水飞过　茺蔚子二两　防风一两,去芦头　车前子一两　细辛一两　桔梗二两,去芦头　人参一两,去芦头　白茯苓一两　薯蓣一两

右件药捣罗为末,炼蜜和捣三二百杵,圆如梧桐子大,每于空心及晚食前以盐汤下二十圆。

治眼昏暗,瞳人不分明,成黑风内障,宜服**补肾圆**方:

磁石二两,烧醋淬七遍,捣碎细研,水飞过　菟丝子一两,酒浸三日,曝干,别捣为末　五味子一两　细辛一两　熟干地黄一两半　泽泻一两　茺蔚子一两半　薯蓣一两　覆盆子一两半　肉苁蓉一两半,酒浸一宿,刮去皴皮,炙干　车前子一两

右件药捣罗为末,炼蜜和捣三五百杵,圆如梧桐子大,每于空心及晚食前以盐汤下三十圆[1]。

治黑风内障,肝肾风虚,上焦客热,昏暗不见物,宜服**空青圆方**:

空青半两,烧过细研　　赤茯苓二两　　甘菊花半两　　覆盆子一两　　枸杞子一两　　羚羊角屑半两　　羌活三分　　人参二分,去芦头　　槐子三分,微炒　　车前子三分　　玄参三分　　决明子一两　　楮实一两,水淘去浮者,微炒

右件药捣罗为末,入空青研令匀,炼蜜和圆如梧桐子大,每于食后以竹叶汤下二十圆。

治绿风内障,肝肺风热壅滞,见红白黑花,头额遍疼,渐渐昏暗不见物者,宜服**羚羊角圆方**:

羚羊角屑一两　　石决明二分,捣细研,水飞过　　决明子三分　　独活半两　　防风半两,去芦头　　蔓荆子半两　　甘菊花半两　　吴蓝子半两　　车前子三分　　甘草半两,炙微赤,剉　　犀角屑三分　　栀子人半两

右件药捣罗为末,炼蜜和捣二三百杵,圆如梧桐子大,每于食后以温浆水下二十圆。

治高风雀目,渐成内障,**还睛圆方**:

槐子一两,微炒　　人参一两,去芦头　　细辛一两　　石决明二两,捣细研,水飞过　　白茯苓一两　　防风一两,去芦头　　覆盆子二两　　甘菊花一两　　柏子人一两　　芎䓖一两　　茺蔚子二两

右捣罗为末,炼蜜和捣三二百杵,圆如梧桐子大,每于空心及晚食前以温水下二十圆。

治眼昏暗,渐成内障,宜服**石决明圆方**:

石决明一两　　桂心半两　　槐子一两　　熟干地黄一两　　阳起石一两,酒煮半日,细研,水飞过　　磁石一两半,烧醋淬七遍,细研,水飞过　　菟丝子一两,酒浸三日,曝干,别捣为末　　肉苁蓉一两,酒浸一宿,刮去皱皮,炙令干

右件药捣罗为末,入研了药令匀,炼蜜和捣三二百杵,圆如梧桐子大,每于食前以盐汤下二十圆,渐加至三十圆。

治肝肾久虚,眼目昏暗,渐成内障,宜服**阳起石圆方**:

阳起石一两,酒煮半日,细研,水飞过　　乌犀角屑三分　　防风三分,去芦头　　羚羊角屑三分　　石决明一两,捣细研,水飞过　　麦门冬一两,去心,焙　　虎睛一对,酒浸一宿,微炙　　真珠末　　甘菊花　　川升麻　　空青细研　　葳蕤　　细辛　　车前子　　蔓荆子　　人参去芦头　　芎䓖　　赤芍药　　青葙子　　槐子微炒　　蕤人汤浸,去赤皮　　黄芩　　前胡去芦头　　决明子　　汉防己　　黄连去须　　茺蔚子　　枳实麸炒微黄　　川大黄剉碎,微炒　　甘草炙微赤,剉,已上各半两

右件药捣罗为末,入研了药令匀,炼蜜和捣三五百杵,圆如梧桐子大,每于食后以麦门冬汤下三十圆。

治眼因患后起早,元气虚弱,目无翳膜,视物昏暗,欲成内障,宜服**磁石圆方**:

磁石二两,烧醋淬七遍,杵碎细研,水飞过　　肉苁蓉一两,酒浸一宿,刮去皱皮,炙令干　　菟丝子二两,酒浸三日,曝干,别杵为末　　熟干地黄一两　　石斛一两,去根,剉　　巴戟一两　　五味子半两　　补骨脂一两,微炒　　木香半两　　桂心半两　　远志一两,去心　　甘草半两,炙微赤,剉

右件药捣罗为末,入研了药令匀,炼蜜和捣三二百杵,圆如梧桐子大,每于食前以温酒下三十圆。

治风内障,消翳明目,及除青盲,胎风赤烂,**曾青膏方**:

---

〔1〕　圆:下原有"方"字。《正误》:"'方'字衍。"因删。

曾青一两,细研　决明子一两　蕤人一两,汤浸,去赤皮　干姜一两,炮裂,剉　黄芩三分　车前子半两　黄连一两,去须　黄蘗三分,剉　蜜二升

右件药捣碎,入蜜拌和,于铜器中盛,以油单密封勿漏气,于五斗饭中蒸,米熟为度,以新绵绞取汁,如此二度,每度换棉,入铜瓶中盛,入曾青搅令匀,以腊纸封七日方用,每点以铜箸取药内眦中,每日不限早晚点之。

治内障针开后,眼经年热涩痛,及治一切眼障晕,**点眼朱砂煎方**:

朱砂一分,细研　琥珀一分,细研　黄丹一钱　黄蘗生,一分　黄连末一分　蕤人一分,汤浸,去赤皮,细研　马牙消半两,细研

右件药同研如粉,后用白蜜三两煎,滤去滓,入诸药更研令匀,入一竹筒盛,内重汤煮之半日,着柳枝子时时搅之,候色如紫,以绵再滤过,每日三四度,以铜箸取少许点之。

治风内障,惊振针后,**还睛散方**:

车前子　人参去芦头　细辛　桔梗去芦头　防风去芦头,已上各一两　茺蔚子二两　芎劳一两　甘菊花一两　熟干地黄二两

右件药捣粗罗为散,每服三钱,以水一中盏,煎至六分,去滓,不计时候温服之。

治风内障,黑水凝翳,恐绝三光,针后宜服此**通明散方**:

柏子人二两　防风一两半,去芦头　茺蔚子一两　车前子二两　前胡一两,去芦头　人参一两,去芦头　白茯苓一两　蔓荆子一两　黄耆一两,剉　甘草半两,炙微赤,剉

右件药捣粗罗为散,每服三钱,以水一中盏,煎至六分,去滓,每于食后及临卧温服之。

治眼内障针开后,宜服补肝安心,消翳明目,**羚羊角散方**:

羚羊角屑一两　犀角屑一两　胡黄连　石决明捣细研,水飞过　朱砂研,水飞过　车前子　甘草炙微赤,剉,各半两

右件药捣细罗为散,入朱砂研令匀,每于食后及临卧时以温水调下二钱服之。

治眼内障针后,宜服**坠翳决明散方**:

石决明捣细研,水飞过　车前子　人参去芦头　甘菊花　槐子　熟干地黄已上各一两　茺蔚子二两　防风二两,去芦头

右件药捣细罗为散,每服食后以粥饮调下二钱,夜临卧再服。

治眼内障用针后,肝虚眼昏,宜服**明目人参圆方**:

人参一两半,去芦头　决明子一两半　枳壳一两,麸炒微黄,去瓤　黄耆二两,剉　覆盆子二两　菟丝子二两,酒浸三日,曝干,别捣为末

右件药捣罗为末,炼蜜和捣三二百杵,圆如菉豆大,每于空心以温酒下三十圆服之。

治眼内障针开后,宜服**还睛明目卢会圆方**:

卢会半两　人参半两,去芦头　柏子人一两　羚羊角屑二两　细辛一两　茺蔚子一两　车前子一两　青葙子一两　干牛胆半两,细研

右件药捣罗为末,入牛胆研令匀,炼蜜和捣三五百杵,圆如梧桐子大,每于空心以盐汤下三十圆。

治眼内障针开后,宜服**坠翳圆方**:

石决明一两,捣细研,水飞过　甘菊花一两　细辛半两　熟干地黄二两　人参一两,去芦头　地肤子一两　五味子一两半　兔肝一具,炙干　防风二两,去芦头

右件药捣罗为末,炼蜜和捣三五百杵,圆如梧桐子大,每于空心及晚食前以盐汤下二十

圆,渐加至三十圆。

治眼青盲诸方

夫眼者,轻膜裹水也。其性静,其鉴明,瞻视分别,物无不瞩也。至如气清神爽,脏乃安和。稍有一脏气伤,风邪竟作,目无痛痒,卒然而失明,为肝胆风邪毒气所伤,毒气不散,上注于目,故令目青盲也。

治眼青盲,**明目地肤子散**方:

地肤子一两　石决明一两半,捣细研,水飞过　羚羊角屑一两半　苧蓣　车前子　酸枣人微炒,各一两

右件药捣细罗为散,每服一钱,以黑豆汤调下,不计时候服。

治眼青盲,**真珠散**方:

真珠末三分　胡黄连三分　石决明二两,捣细研,水飞过　地肤子一两　琥珀三分　天灵盖三分,烧灰　母猪肝半两,炙干

右件药捣细罗为散,每服空心以温水调下二钱,夜临卧再服。

治眼青盲,积年不差,宜服**牛肝散**方:

黄牛肝一具,细切曝干　土瓜根三两　羚羊角屑二两　蕤人一两,汤浸,去赤皮　细辛一两　车前子二两

右件药捣细罗为散,每于空心以温酒调下二钱。

治眼青盲,无所见物,**地肤子圆**:

地肤子半两　蓝子半两,微炒　白蒺藜半两,微炒去刺　细辛一两　桂心一两　车前子二两　冬瓜子二两,微炒　黄连一两,去须　青葙子一两　川大黄一两,剉碎,微炒　决明子一两　茺蔚子一两　萤火虫一两,微炒,去翅足　菟丝子二两,酒浸三日,曝干,别捣为末

右件药捣罗为末,炼蜜和捣三五百杵,圆如梧桐子大,每于食后以温水下二十圆。

治青盲,明目,**柏叶圆**:

柏叶一两,微炙　夜明砂一两,以糯米炒令黄

右件药捣罗为末,用牛胆汁拌和,圆如梧桐子大,每夜临卧时以竹叶汤下二十圆,至五更初,以粥饮下二十圆。

治眼青盲,不见物,多泪,宜点此方:

雄黄一两,细研　细辛一两　干姜一分,炮裂,剉　黄连一两,去须　蕤人三十枚,汤浸,去赤皮

右件药捣筛为散,入雄黄拌令匀,以蜜二两和,内于瓷瓶中,油单密盖,于饭甑内蒸一炊久,新绵滤过,以瓷合子内盛,每夜卧时取如麻子大点之。

治眼青盲,不见物,宜点**真珠煎**方:

真珠末一两　白蜜二合

右件药合和,微火煎两沸,绵滤取汁,日三四度点之。

治眼青盲,**鱼脑点眼**方:

鲤鱼脑一枚　鲤鱼胆一枚

右件药相和调匀,日三四度点之。

治积年失明成青盲,**神效决明散**:

决明子三两　蔓荆子三两,蒸三炊久,每度〔1〕晒干

右件药捣细罗为散,每于食后以温水调下二钱。

治眼青盲不见物者,宜服此方:

天灵盖二两,多年烂者,净洗了涂酥炙令黄　龙胆二两,去芦头　白龙脑一钱,细研

右件药捣罗为末,入龙脑研匀,取黑豆五升净淘,以水煮令豆烂,滤以汁,却炼成煎,拌药,圆如梧桐子大,每服以温水下二十圆,日三服。频用新汲水洗头面。凡欲服药时,先令患人净沐浴,及剃却顶心发,静一室,泥饰不可通明,令安止自在,供食慎护,将息不计昼夜,不得见明。若供汤药及食,恐室内黑,看治人不见时,先以帛子系患人眼,可点烛,候供食及药毕便出房外,兼不得在房内吹灯烛,忌闻灯油烟气,如此忌慎一百日。若至五十日、七十日便开一明窍,试令患人看,当便见明,却闭明处,令满百日渐看,明已见物也。缘眼气力弱,不得全似寻常看物,更能且于室内将息,直待好安甚妙。切忌羊血、杂肉,及动风壅滞热物,喜怒、房室等。

治眼青盲,瞳子不坏者,治十得九,方:

右取蔓菁子三斤,蒸之看气上,以釜中汤淋之,曝干,还蒸淋,如此三遍,曝干,捣细罗为散,每服以温酒调下二钱,渐加至三钱,空心及晚饭后服之。

治眼青盲,方:

右取猪胆五枚,取汁于铜器中慢火煎令可圆,即圆如黍米大,内眼中有验。

治眼雀目诸方

夫人有昼而精明,至暝〔2〕则不见物者,世谓之为雀目,言其如鸟雀之暝便无所见也。

治雀目,不计大人小儿,久患不差,方:

天南星一枚,大者,炮裂　防风半两,去芦头　黄芩半两　黄连半两,去须　谷精草半两　甘草一分,炙微赤,剉

右件药捣细罗为散,每服一钱半,以羊子肝一片,用竹刀子批开两处,入药末在内,于铫子中,用米泔一中盏以盏子合,候煮尽泔为度,放温食之。忌猪肉、炙煿、热面。

又方:

黄芩　谷精草　蛤粉　羚羊角屑已上各半两

右件药捣细罗为散,每于食后以温水调下一钱。

又方:

细辛　地肤子　决明子　松脂已上各二两

右件药捣细罗为散,每于食后以竹叶汤调下一钱。

又方:

决明子二两　地肤子一两

右件药捣细罗为散,每于食后以清粥饮调下一钱。

治眼雀目,至暮无所见,宜服**老柏皮散**方:

老柏白皮二两,剉　乌梅肉一两,微炒　细辛二两　地肤子二两

---

〔1〕 度:《普济方》卷82引同方亦作"度"。《类聚》卷66引同方作"服"。

〔2〕 暝:原作"瞑"。据《诸病源候论》卷28"雀目候"改。下文同误径改。

右件药捣细罗为散,每于食后以温水调下二钱。

又方:

猪肝一具,细切

右以米泔一斗煮令熟,置一小口器内,及热开目就上熏之,甚效。

又方:

七月七日,九月九日,取地衣草净洗阴干,捣细罗为散,每于食后以温酒调下二钱。

治雀目不计日月,**抵圣散方**:

苍术二两

右件捣细罗为散,每服一钱,不计猪羊子肝一个,用竹刀子批破,掺药在内,却用麻线缠定,用粟米泔一大盏煮熟为度,令患人先熏过眼后,药气绝即吃之,每日未发前服。

治眼卒生翳膜诸方

夫眼卒生翳膜者,辩其所由,皆因脏腑壅塞,不能宣通,风邪热毒传于肝肺,攻注眼目,结成翳膜,渐侵睛也。

治眼卒生翳膜,视物昏暗,及翳覆裹瞳人,宜服**决明子散方**:

决明子一两　黄连一两,去须　川升麻一两　枳壳一两,麸炒微黄,去瓤　玄参一两　黄芩三分　车前子半两　栀子人半两　地肤子半两　人参半两,去芦头

右件药捣筛为散,每服三钱,以水一中盏,煎至六分,去滓,每于食后温服。

治眼卒生白翳膜,宜服**羖羊角散方**:

羖羊角屑半两　泽泻半两　甘菊花一两　葳蕤半两　菟丝子半两,酒浸三日,曝干,别捣为末

右件药捣粗罗为散,每服三钱,以水一中盏,煎至六分,去滓,不计时候温服。

治眼卒生赤翳膜,侵睛下垂,**知母散**:

知母三分　川升麻三分　川大黄半两,剉碎,微炒　甘草半两,炙微赤,剉　大青三分

右件药捣粗罗为散,每服三钱,以水一中盏,煎至六分,去滓,每于食后温服。

治眼从下生赤翳,膜上黑睛,宜服**旋覆花散方**:

旋覆花一两　桑根白皮一两,剉　黄连半两,去须　羚羊角屑一两　赤芍药一两　甘草半两,炙微赤,剉　川升麻三分　黄芩三分

右件药捣粗罗为散,每服三钱,以水一中盏,煎至六分,去滓,每于食后温服。忌炙煿、猪肉。

治眼卒生翳膜,侵睛不退,宜服此**蛇蜕皮散方**:

蛇蜕皮一条,烧灰　仙灵脾一两,蒸过　蝉壳半两,微炒　甘草半两,炙微赤,剉　川大黄半两,剉碎,微炒

右件药捣粗罗为散,每服三钱,以水一中盏,煎至六分,去滓,每于食后温服之。

治眼卒生浮翳膜,昏暗,宜服**羚羊角散方**:

羚羊角屑一两　芎䓖半两　车前子半两　黄连半两,去须　葳蕤一两　芜蔚子半两　石决明一两,捣碎细研,水飞过　甘草半两,炙微赤,剉　枳壳一两,麸炒微黄,去瓤

右件药捣细罗为散,不计时候以竹叶汤调下一钱。忌炙煿、热面、猪肉。

治眼卒生翳障,疼痛,宜服**车前子散方**:

　　车前子一两　决明子二分　秦皮三分,剉　黄连三分,去须　赤芍药三分　芎䓖一两半　川大黄二分,剉碎,微炒　甘草半两,炙微赤,剉　栀子人一两

　　右件药捣细罗为散,每于食后以竹叶汤调下二钱。

　　治眼忽生翳膜,赤涩疼痛,宜服**真珠散**方:

　　真珠末半两　石决明一两,捣碎细研,水飞过　黄芩二两　甘菊花一两　青葙子二两　芎䓖一两　甘草一两,炙微赤,剉　人参一两,去芦头

　　右件药捣罗细为散,每服食后以温浆水调下一钱。

　　治眼卒生翳膜,宜点**龙脑煎**:

　　白龙脑半两　乳香一分　朱砂一分　细辛一分　黄连一分,去须

　　右件药先将细辛、黄连捣罗为散,以水一大盏浸一复时,用蜜五两,并药水同煎至四分,去滓,研龙脑、乳香、朱砂入水药内,用瓷瓶子盛,日四五度点之。

　　治眼虚热,目赤痛,卒生翳膜,昏暗,宜点**真珠膏**:

　　真珠末一两　贝齿五枚,烧灰　麝香一分　朱砂一分　胡粉一分　鲤鱼胆二枚　白蜜四两,煎,滤过

　　右件药除鱼胆、蜜外,都研如粉,以鱼胆汁、蜜于铜器中调令匀,用慢火煎成稀膏,每以铜箸取少许点之,日三四上。

　　治眼赤痛,卒生浮白膜,宜点**龙脑膏**:

　　龙脑一分　雄雀粪一分

　　右件药研如粉,以人乳汁一合相合调匀成膏,每以铜箸取少许点之。

　　治眼卒生翳膜,宜点**鸡子壳散**方:

　　鸡子壳抱子者,去膜取白壳皮,研,一分　贝齿三枚,烧灰

　　右件药同研令细,入瓷合中盛,每取少许,日三五度点之。

　　又方:

　　乌贼鱼骨一分　黄丹一分　白矾一分,烧灰

　　右件药同研如粉,入炼过白蜜二两,用竹筒盛之,于饭甑上蒸,候饭熟为度,以瓷瓶中盛,日三四度取少许点之。

　　又方:

　　盐绿半两　盐花一钱　龙脑一豆大

　　右件药研如粉,以瓷合盛,每以半粳米大,日三度点之。

　　治眼卒生翳膜遮黑睛,宜服此方:

　　蛇蜕皮一条,细研

　　右以白面和作饼子,炙令焦黑色,捣细罗为散,每于食后及夜临卧时以温水调下一钱。

　　治眼卒生翳膜,方:

　　贝齿一两,烧灰　龙脑半钱

　　右件药同细研,旋取点著[1]翳上,日再用。

　　治眼热毒,卒生翳及赤白膜,方:

　　用雄雀粪细研,以人乳汁和,点之自消。

---

〔1〕著:原作"看"。《正误》:"'看','著'之讹。"义长,据改。

治眼生肤翳诸方

夫阴阳之气皆上注于目。若风邪痰气乘于脏腑,腑脏之气虚实不调,故气冲于目,久不能散,变生肤翳。肤翳者,眼睛上有物如蝇翅者是也。

治眼生肤翳,宜服祛风毒,消翳障,**真珠散**方:

真珠末一两　蒺人三分,汤浸,去赤皮　秦皮三分,剉　石决明一两,细研,水飞过　车前子一两　细辛三分　枳壳一两,麸炒微黄,去瓤　羚羊角屑一两　甘草三分,炙微赤,剉

右件药捣细罗为散,每于食后以甘豆汤调下二钱。忌炙煿、油腻、热面。

治眼生肤翳,昏暗,头额疼痛,宜服**石决明散**方:

石决明一两,捣碎细研,水飞过　葳蕤一两　黄连三分,去须　菥蓂子一两　决明子三分　秦皮三分　川升麻三分　犀角屑一两　栀子人三分　甘菊花一两　细辛半两　甘草半两,炙微赤,剉

右件药捣细罗为散,每于食后以竹叶汤调下二钱。

治眼生肤翳,及消赤脉,宜点**曾青散**方:

曾青一两　贝齿半两,烧　乌贼鱼骨一两　铜绿一分　轻粉一分　蒺人三分,汤浸,去赤皮　龙脑一分　马牙消半两

右件药并细研如粉,每取少许点翳上,可二度点之。

治眼生肤翳,及赤脉努肉,宜点**青盐膏**方:

青盐一分　轻粉半两　蒺人三分,汤浸,去赤皮　硇砂一分,以浆水化净,拭青铜照子,涂硇砂水在上,却穿地作坑子,可容照子,悬面向下,上以物盖,如此七日满取出之,当有青绿,刮取细研　雄鸡粪一分　乌贼鱼骨半分　贝齿一分,烧灰　龙脑一分

右件药相和,研令极细,以牛酥调如硬膏,每用圆如黍米大点安翳上,合目便卧,候药化尽,以盐汤洗之。

治眼生肤翳,**明目龙脑膏**方:

龙脑半分　硇砂一大豆大　蒺人三颗,汤浸,去赤皮　出子鸡子壳一枚,以干砂土磨鸡子壳上面斑点令滑为度,去鸡子膜,用文火炙令干熟,研如粉

右件同研令细,用牛酥和,铜箸搅匀,以瓷瓶盛,日三四度,取少许点之。

治眼生肤翳,目赤痛痒涩,宜点**石胆散**方:

石胆半两　石盐一两　朱砂一两　盐绿半两　龙脑一分　腻粉一钱

右件药同研如粉,每以铜箸头取如小豆大点目中,日三四度。

治眼生肤翳,目赤时痛,风泪,宜点此**朱砂散**方:

朱砂半两　贝齿五枚,烧灰　衣中白鱼二七枚　干姜半分　腻粉半分

右件药同研如粉,每以铜箸头取如小豆许点目中。

治眼生肤翳,宜点**贝齿煎**方:

贝齿五枚,烧灰　豆豉三十粒,微炒为末　三年醋二合

右件药先以前二味同研为粉,以醋相和令匀,微火煎稀稠得所,以瓷瓶盛,每夜卧时以铜箸取如小麦许点于眦头,明即以盐汤洗之,十日当愈。

治眼赤痛后生肤翳,远视不明,痒涩,宜点**珊瑚散**方:

珊瑚三分　龙脑半钱　朱砂一分

右件药先研珊瑚、朱砂如粉,次入龙脑更研令匀,每以铜箸取一米许,日三四度点之。

又方:

马珂三分　白龙脑半钱　白矾灰一钱

右件药同研如粉,每以铜箸取如米许点之。

又方:

龙脑二钱　乌贼鱼骨一钱

右件药入铜器中研如粉,每日三四度,以铜箸取少许点之。

治眼热生淫肤赤白翳,点眼方:

右取生蜗牛二枚,去其厣子,内少许朱砂末于中,微火上炙令沸,以绵揾取,以敷眦上,数敷,其翳自消。

又方:

右取雀粪细研,以人乳汁和研,点着肤翳上,自消。

治眼生肤翳,及积年翳不退,方:

右取着风乌驴大肚内虫三七枚,曝干,入石胆半钱同研令细,于瓷合内盛之,勿令见风,每日于翳上点三五上,其翳自消。

治眼生丁翳诸方

夫丁翳初发之时,眼中疼痛,发歇作时,赤涩泪出,怕见风日,忽睛上有翳如银丁子头,故谓之丁翳。此皆风热上攻于目致使然也。不宜钩割熨烙,必有所损,唯宜服药点傅,可以见效也。

治肝膈中风热,眼生丁翳,宜服**升麻散方**:

川升麻　黄耆剉　犀角屑　蕤人汤浸,去赤皮　玄参各一两　川芒消半两

右件药捣粗罗为散,每服三钱,以水一中盏,煎至五分,去滓,入竹沥半合搅令匀,每于食后温服。忌炙煿、热面。

治眼生丁翳,风热上攻,泪出赤涩,宜服**羚羊角散方**:

羚羊角屑　防风去芦头　川升麻　茯神　地骨皮　蕤人汤浸,去赤皮　麦门冬去心,焙　决明子各一两　甘草半两,炙微赤,剉

右件药捣粗罗为散,每服三钱,以水一中盏,煎至六分,去滓,每于食后温服。

治肝膈热毒,眼生丁翳,宜服**决明子散方**:

决明子　川升麻　地骨皮　柴胡去苗,各一两　葳蕤　玄参　犀角屑　甘草炙微赤,剉,各半两

右件药捣粗罗为散,每服四钱,水一中盏,煎至六分,去滓,每于食后温服。

治眼生丁翳,日月深久,宜服**远志圆方**:

远志去心　人参去芦头　白茯苓　柏子人各一两　车前子一两半　决明子二两　细辛半两芜蔚子二两

右件药捣粗罗为末,炼蜜和捣三二百杵,圆如梧桐子大,每于空心及夜临卧时以粥饮下二十圆。

治眼生丁翳,**抵圣散方**:

乌贼鱼骨　马牙消　定粉各半两　食盐一分　蕤人一两,去赤皮,别研如膏　白龙脑一分

右件药同研令细,每以铜箸头取如半小豆大,日三四度点之。

治眼生丁翳,久治不差,宜点**琥珀煎方**:

琥珀一分　贝齿半分　朱砂半分　龙脑一分　马牙消三分,炼过者

右件药同研如面,以水一大盏,别入白蜜一两搅和,入通油瓷瓶子中用重汤煮,以柳木篦搅,煎取一合已来即住,以绵滤于不津瓶子中盛之,或铜器亦得,每取少许点之。

治眼生丁翳,根脚极厚,经久不差,宜点**石决明散方**:

石决明三分,捣碎细研,水飞过　乌贼鱼骨半两　龙脑一钱　真珠末三分　琥珀三分

右件药同研令细,每以铜箸取如大豆大,日三度点之。

又方:

马牙消一分　贝齿一两,烧灰

右件药同研如面,以青驴乳三合调入铜器中,以慢火炒干,又细研,以瓷合中盛,每取少许点之。

治眼生花翳诸方

夫花翳初发之时,眼中发歇疼痛,泪出,赤涩,睛上忽生白翳,如枣花、砌鱼鳞[1]相似。此为肝肺积热,脏腑壅实而生此疾。宜速治疗,不尔失时,遂有所损也。

治眼生白翳,点点如花,宜服**羖羊角散方**:

羖羊角屑一两　川大黄一两,剉碎,微炒　桑根白皮一两,剉　黄连一两,去须　决明子一两　黄芩一两　甘菊一两　甘草半两,炙微赤,剉

右件药捣粗罗为散,每服三钱,以水一中盏,煎至六分,去滓,每于食后温服。

治眼生花翳不退,宜服**黄芩散方**:

黄芩　木通剉　黄连去须　羚羊角屑各一两　犀角屑半两　地肤子三分　葳蕤三分　甘草三分,炙微赤,剉

右件药捣粗罗为散,每服三钱,以水一中盏,入竹叶七片,煎至六分,去滓,每于食后温服。

治眼生花翳,宜服**蕤人散方**:

蕤人三分　决明子三分　黄连一两,去须　柴胡一两,去苗　葳蕤一两　川大黄三分,剉碎,微炒　黄耆一两,剉　甘草半两,炙微赤,剉

右件药捣粗罗为散,每服三钱,以水一中盏,煎至六分,去滓,每于食后温服。

治眼生花翳侵睛,向明不得,宜点**马牙消散方**:

马牙消半两　黄连末一两　硇砂半分　卢会末一分　真珠末一分　龙脑半分

右件药同研如粉,每以铜箸取如麻子大点之。

治眼生花翳,**龙脑散方**:

龙脑一钱　川朴消半两

右件药同研如粉,每以铜箸取如大豆大点之。

---

[1]　如枣花、砌鱼鳞:《正误》:"义未详。"疑形容白翳如枣花(小而密集),且层叠覆盖如鱼鳞。

治眼生花翳,宜点**朴消散**方:

川朴消半两,炒熟　朱砂一分,细研,水飞过　龙脑半钱,细研　乌贼鱼骨半两,细研　黄蘗一两　黄连一两,去须

右件药先取黄蘗、黄连捣碎,以三盏水煎取浓汁一盏,去滓,于日中煎令干,然以诸药相和细研如面,每以铜箸取如菉豆大点之。

治眼生花翳,涩痛,宜点**龙脑膏**方:

龙脑半钱　麝香半钱　腻粉二[1]钱　黄连末半两　蕤人一两,汤浸,去赤皮,细研　井盐一钱,细研

右件药细研,先以野驼脂二两于瓷碗内煨令消,滤过,以前药合研如膏,每以铜箸取米粒大点之。

又方:

右取贝齿一两,烧灰研如粉,每取少许点翳上。

又方:

书中白鱼七枚,研令细,每取少许点于翳上。

又方:

楮白皮不限多少,曝干,合作一绳子如钗股[2],烧作灰,待冷细研,每取少许点于翳上,日三五度,渐渐消退。

又方:

兰香子一两,捣罗为末,更研令细,每取如米大点于眦头。

又方:

景天草捣绞取汁,日三五度点之。

又方:

人自落牙齿,烧灰,细研如粉,每取少许点于眦头。

又方:

乌贼鱼骨细研,每取少许,日三五度点之,效。

治眼远年翳障诸方

夫眼生翳障者,是风热毒气在于脏腑,不能宣通,蕴积日久,渐上冲于目也。初即目赤,次加涩痛,热毒之气积而不散,结成翳障,因循若不早治,其翳渐渐粘睛,久而难差也。

治眼障翳,多年不退,宜服**蕤人散**方:

蕤人一两,汤浸,去赤皮　赤茯苓一两半　秦艽一两,去苗　柴胡一两,去苗　川大黄半两,剉研微炒　枳壳一两半,麸炒微黄,去瓤　车前子三分　青葙子三分　赤芍药三分

右件药捣筛为散,每服三钱,以水一中盏,煎至六分,去滓,每于食后温服。忌炙煿、热面、毒滑鱼肉。

治眼障翳,经年不消,远视不明,宜服**石决明圆**方:

石决明半两,捣碎细研,水飞过　决明子　酸枣人微炒　葳蕤　蕤人汤浸,去赤皮　胡黄连　蓝

---

〔1〕二:宋版残此字,据《类聚》卷66引同方补。

〔2〕股:原作"服"。《正误》"'服','股'之讹。"形误,因改。

叶　龙胆_{去芦头}　青葙子_{已上各半两}

右件药捣罗为末，用羊胆汁和捣百余杵，圆如梧桐子大，每于食后以清粥饮下二十圆。

治眼中一切障翳不消，风热毒气上攻，眼常漠漠不见物者，不计年远，翳膜厚者，此药频点极效，方：

石胆_{一两，细研}　波斯盐绿_{一两}　石盐_{半两}　硇砂_{半两}　乌贼鱼骨_{三分}　蕤人_{三两，汤浸，去赤皮}　秦皮_{三两}　细辛_{一两}　决明子_{二两}　石决明_{一两，捣碎细研，水飞过}　防风_{三两，去芦头}　铅丹_{一两}　黄连_{三两，去须}　贝齿_{一两，烧灰}

右件药捣罗为末，都研令匀，炼蜜和捣五七百杵，收于瓷合中，每减少许，更用蜜调如稀饧，点黍米大于大眦头，日三两度点之。

治积年瘀肉翳障，宜点**琥珀散**方：

琥珀_{半两}　真珠末_{一两}　珊瑚_{半两}　朱砂_{半两}　硇砂_{半两，白者}　马牙消_{半两}　乌贼鱼骨_{半两，先于粗石磨去其涩，用好者，一钱}

右件药都入乳钵内研三日，令极细，每日三五度点之。

治眼久翳障不差，宜点**贝齿散**方：

贝齿_{一分}　琥珀_{一分}　朱砂_{半两}　龙脑_{半两}　马牙消_{一分}

右件药细研如粉，每用少许点之，磨尽翳障为度。

治眼生翳膜，经年不愈，宜点**石胆散**方：

石胆_{半分}　朱砂_{半两}　蕤人_{半两，汤浸，去赤皮}　琥珀_{一分}　真珠末_{一分}　马珂_{一分}　珊瑚_{一分}　紫贝_{一分}　决明子_{一分}

右件药捣细罗为散，入乳钵内研令匀细，每用药小豆大点大眦头，日二三度效。

治眼远年翳障，宜点**决明煎**方：

马蹄决明_{一两}　蕤人_{汤浸，去赤皮，一两半}　卢会　秦皮_{捣碎}　黄蘗_{去粗皮}　马珂_研　乌贼鱼骨_研　紫贝_{烧熟，研，各一两}　波斯盐绿_{三分，细研}　鲤鱼胆_{四枚}

右件药，先将前决明等五味以水三大盏煎至一盏，净滤去滓，次下盐绿等五味，更煎至一小盏，于生铜器中盛，勿令泄气，每取一大豆许，以人乳调点之，闭目良久令泪出，日二三度。

治眼生翳障，远年不差，风泪出痒烂，及生瘜肉，宜点**石胆圆**方：

石胆_{一分，细研}　硇砂_{一分，细研}　石决明_{半两，细研水飞过}　盐绿_{一分}　乌贼鱼骨_{半两}　黄连_{一两，去须}　秦皮_{半两，去粗皮}　细辛_{半两}　干姜_{一分，炮裂，到}　决明子_{三分}　龙脑_{一分，细研}　鸡舌香_{半两}　波斯盐_{一分，细研}

右件药捣罗为末，入研了药更研令匀，炼蜜和圆如麻子大，每夜临卧于大眦头各一圆。

治眼翳障，年月深久，不能消散，宜点**七宝散**方：

珊瑚　琥珀　玉屑　曾青　紫贝　朱砂　鸡子壳_{去白膜，已上各半两}

右件药研令极细，每用时仰卧，以铜箸取如菉豆大点于翳上，一食久乃起，日三五上点之

治眼生翳障，粘睛牢固，经年不愈，宜点**琥珀散**方：

琥珀_{半两}　真珠_{一两}　珊瑚_{一分}　贝齿_{一分，烧灰}　马珂_{一分}　朱砂_{一分}　蕤人_{一分，汤浸，去赤皮}　决明子_{一分}　龙脑_{一分}　零石^[1]_{半两}

右件药捣罗为末，入干钵内研如面，每以铜箸取少许点之。

---

〔1〕 零石：《普济方》卷80所引同。《类聚》卷66引作"云石"。然两石均不明为何物，故无法判断正误。

治眼久积顽翳,盖覆瞳人,宜点**朴消散方**:

川朴消二两　碙砂半分,通明者　白矾半两,通明者

右件药相和研为末,将小瓷瓶子以慢火炙令热,然后抄药末徐徐入在瓶内,旋以柳枝子搅拨,不令着瓶子四边,又入药末,续续添火,候药尽,良久断烟,以干瓦子盖口,更以大火烧经一炊久,去火候瓶冷,其药如雪轻肥便成,即埋在湿土内七日,出火毒讫,取出细研,每以铜箸日四五度取少许点之。

又方:

真珠一两　地榆三两,剉

右件药以水二大盏同煮至水尽,取出真珠,以醋浸五日后,用热水淘令无醋气,即研令极细,每以铜箸取少许点翳上,以差为度。

治眼赤脉冲贯黑睛诸方

夫眼者,肝之候,作五脏之日月,为一身之精明也。若脏腑壅滞,风热相搏,毒热之气积而不散,攻眼上下,故生赤脉冲黑睛也。

治眼小眦生赤脉,冲贯黑睛昏暗,宜服**栀子散方**:

栀子人一两　木通一两,剉　黄芩半两　甘草半两,炙微赤,剉　羚羊角屑一两　决明子半两

右件药捣粗罗为散,每服四钱,以水一中盏,煎至六分,去滓,每于食后温服。忌炙煿、热面。

治眼大眦生赤脉,冲贯黑睛,宜服此**蕤人散方**:

蕤人一两,汤浸,去赤皮　甘草炙微赤,剉　黄芩　枳壳麸炒微黄,去瓤　地肤子已上各半两

右件药捣粗罗为散,每服四钱,以水一中盏,煎至六分,去滓,每于食后温服。

治眼赤脉,上下冲贯黑睛,腑脏壅闷,宜服**羚羊角散方**:

羚羊角　屑黄连去须　木通剉　桑根白皮剉,已上各一两　芦根二两　旋覆花三分　川芒消二两

右件药捣粗罗为散,每服三钱,以水一中盏,入竹叶二七片,煎至六分,去滓,每于食后温服之。

治眼赤脉冲贯黑睛,热毒肿痛,心躁烦乱,宜服**犀角散方**:

犀角屑　黄芩　葳蕤　防风去芦头　地肤子　羚羊角屑　甘草炙微赤,剉　马牙消已上八味各一两　麦门冬一两半,去心,焙　黄连一两半,去须

右件药捣粗罗为散,每服三钱,以水一中盏,煎至六分,去滓,每于食后温服之。

治风热眼中生赤脉,冲贯黑睛,及有花翳,宜点**真珠散方**:

真珠末一分　龙脑半分　琥珀一分　朱砂半分　碙砂二豆大

右件药同细研如粉,每日三五度,以铜箸取少许点在眦上。

治肝脏壅热,目中生赤脉,冲贯黑睛,赤痛不止,宜点**黄连煎**:

黄连一分,捣罗为末,研　白矾灰一分　腻粉一钱　井盐半两,研　碙砂一钱,研　胡黄连半两,捣罗为末,研　白龙脑一分,细研

右件药,以淡浆水一大盏,古字钱二十文,内瓷瓶中封闭,悬于净舍内,经二七日绵滤去滓,入龙脑在药中,每日三五度,以铜箸取少许点之。

治眼风热碜涩,生赤脉冲注瞳人,热泪疼痛,宜点**蕤人煎方**:

蕤人一两,汤浸,去赤皮,研　青盐三分　黄连一两,去须,捣研

右件药以醋浆水一中盏,煎取一小盏去滓,内一铜器中,别取鲤鱼胆、乌鸡胆各一枚,取汁入前药汁中,用槐枝如指大,长一尺[1],去皮,作搥研之,勿住手,白昼研至夜,以绵滤过,于瓷合中盛,每以铜箸取少许点眼眦中。慎风也。

治眼血灌瞳人诸方

夫眼血灌瞳人者,由肝心久积热毒所致也。心主血,人卧血归于肝。若为风热伏留,胸膈壅滞,则血上行灌注于目也。亦有因用针失度,恶血不消,流渍于眼,则疼痛难忍。宜早疗之,免有所损故也。

治眼,肝心积热,血灌瞳人,肿痛,宜服**生干地黄散方**:

生干地黄一两　蒲黄三分　犀角屑三分　黄连三分,去须　黄芩一两　玄参一两　川升麻一两　川大黄一两,剉碎,微炒　甘草半两,炙微赤,剉

右件药捣粗罗为散,每服三钱,以水一中盏,煎至六分,去滓,每于食后温服。忌炙煿、热面。

治眼血灌瞳人,昏涩赤痛,宜服此**麦门冬散方**:

麦门冬一两半,去心,焙　川大黄一两,微炒　黄芩一两　地骨皮一两　玄参　葳蕤各一两　犀角屑半两　甘草半两,炙微赤,剉

右件药捣粗罗为散,每服三钱,以水一中盏,煎至六分,去滓,入马牙消半钱,每于食后温服之。

治眼血灌瞳人,疼痛不可忍,宜服**没药散方**:

没药一两半　骐骥竭[2]一两　川大黄一两,剉碎,微炒　川芒消一两　生干地黄各一两

右件药捣细罗为散,每于食后以温水调下二钱服之。

治眼血灌瞳人,生障膜,宜点**真珠散方**:

真珠末半两　水精半两　琥珀末半两　朱砂一两　马牙消半两　龙脑一分

右件药同研如粉,每以铜箸取如半小豆大点之。

又方:

生地黄五两,细研　川大黄一两,捣罗为末

右件药相和,以帛子剪作片子如两三指长阔,匀摊药于上,以铜器中盛,仰[3]卧拓眼,觉热即更换冷者。

又方:

右以生地黄汁,每温服一小盏,频服,以差为度[4]。

---

〔1〕尺:原作“赤”。《正误》:“赤,尺借音。”今改。
〔2〕竭:原作“蝎”。《正误》:“‘蝎’,‘竭’之讹。”因改。
〔3〕仰:原作“抑”。《正误》:“‘抑’,‘仰’之讹。”形误,因改。
〔4〕度:下原有“之”字。《类聚》卷66引同方无“之”字,有《琐碎录》同“四字。因删“之”字。

治眼生珠管诸方

夫眼者,是五脏六腑之精华,宗脉之所聚,肝之外候也。肝藏[1]血,若腑脏气血调和,则目有精彩眼净。若风热痰饮渍于上焦,使肝脏血气蕴积,冲发于眼,则令眼津变生结聚,状如珠管也。

治眼生珠管,宜点**贝齿散**方:

贝齿烧灰　手爪甲烧灰　龙骨已上三味各半两

右件药同研令极细,每用少许点珠管上,日三四度,甚妙。

治眼中生肤翳,稍满瞳人,及生珠管,方:

朱砂半两　贝齿一枚,烧灰

右件药都研令极细,每日三四度,以少许点珠管上,日三四度,甚效。

治眼中生肤翳,垂生珠管,宜点**龙脑煎**方:

龙脑一钱　腻粉一钱　马牙消　秦皮　防风去芦头　黄连去须,各一两

右件药先捣马牙消、秦皮、防风、黄连令碎,用新汲井水两碗浸药两复时后,煎取一小盏,用绵滤去滓澄清,却于瓷瓶内盛之,然后入龙脑、腻粉,候一宿,每用点之。

又方:

铜青一两　细墨半两

右件药捣罗为末,用头醋和圆如白豆大,每用一圆,以儿乳汁少许,新汲水少许浸化后,以铜箸点之。

治眼卒生珠管,点眼方:

黄丹半两　鲤鱼胆五枚,取汁

右件药相和如膏,每日三五度,以铜箸取少许点眦中。

又方:

滑石一分　龙骨一分　手爪甲半分,烧灰

右件药同研如粉,以新笔染药点珠管上,日三五度点之。

又方:

牛膝并叶不拘多少

右捣绞取汁,日三五度点之。

治眼白睛肿胀诸方

夫眼白睛中胀起,盖覆瞳人者,此因肺脏有暴风客热故也。肺色白,主于气轮,应于白睛。若肺气壅滞,肝膈不利,为邪热所乘,不得宣泄,则毒气上攻于目,故令白睛肿胀,或疼痛也。宜快利脏腑,及镰去恶血,及敷烁肿药,无不差也。

治眼白睛肿胀,日夜疼痛,心胸多闷,洗肺利肝,**羚羊角散**方:

---

[1]　藏:原作"脏"。《类聚》卷66引同论亦作此字。《普济方》卷84"目生珠管"论虽未照引《圣惠方》之论,然有"肝藏血"之文,义长,故改。

羚羊角屑一两　赤茯苓三分　木通三分,剉　甜葶苈半两,隔纸炒令紫色　郁李人一两,汤浸,去皮,微炒　防风三分,去芦头　桑根白皮一两,剉　甘草半两,炙微赤,剉　赤芍药三分　黄芩三分　枳壳三分,麸炒微黄,去瓤　汉防己一两　川大黄一两,剉碎,微炒　杏人三分,汤浸,去皮尖,双人,麸炒微黄

右件药捣粗罗为散,每服三钱,以水一中盏,煎至六分,去滓,每于食后温服,夜临卧再服。忌炙煿、热面、油腻。

治眼忽然白睛肿胀如水泡者,宜服**桑根白皮散**方:

桑根白皮剉　木通剉　犀角屑　黄芩　旋覆花　茯神　玄参　川大黄剉碎,微炒,已上八味各一两　甘菊花半两　甘草一分,炙微赤,剉

右件药捣粗罗为散,每服三钱,以水一中盏,煎至六分,去滓,每于食后温服,以差为度。

治眼白睛肿胀裹瞳人,宜服**车前子散**方:

车前子　赤茯苓　玄参　防风去芦头　黄芩　川大黄剉碎,微炒　犀角屑　甘草炙微赤,剉　栀子人已上各半两

右件药捣粗罗为散,每服三钱,以水一中盏,煎至六分,去滓,每于食后温服,夜临卧再服。

治肝肺大热,白睛肿胀,盖覆瞳人,疼痛,宜服**大黄散**方:

川大黄剉碎,微炒　大青　羖羊角屑　栀子人　桑根白皮剉,各一两　甘草半两,炙微赤,剉

右件药捣粗罗为散,每服三钱,以水一中盏,煎至五分,去滓,入生地黄汁拌合服之,日三四服。

治肺脏积热,白睛肿胀,遮盖瞳人,开张不得,赤涩疼痛,宜服**玄参圆**方:

玄参　羚羊角屑　川升麻　汉防己　杏人汤浸,去皮尖,双人,麸炒微黄　沙参去芦头　车前子　桑根白皮剉　栀子人已上各一两　大麻人一两半　川大黄一两半,剉碎,微炒

右件药捣罗为末,炼蜜和捣三五百杵,圆如梧桐子大,每于食后以温水下二十圆,夜临卧时再服。

治眼白睛肿胀,宜服**车前子圆**方:

车前子　决明子　栀子人　黄连去须　牵牛子微炒　羚羊角屑　木通剉,已上各一两　川大黄一两半,剉碎,微炒

右件药捣罗为末,以牛胆汁和圆如梧桐子大,每于食后以温水下三十圆。

治眼白睛肿胀,赤涩热痛,宜服贴**熁**方:

川大黄　玄参　川朴消已上各一两

右件药捣细罗为散,以生地黄汁调匀令稠,摊于帛上,贴之下睑。

治眼白睛肿起,赤磣痛痒,**洗眼秦皮汤**方:

秦皮一两,去皮　桑根白皮一两　玄参半两　葳蕤一两　川大黄半两　竹叶一握　栀子人半两　青盐半两,末,成汤下

右件药粗剉,以水二大盏煎至一盏半,入盐滤去滓,微热淋洗,冷即再暖服之。

治眼白睛肿起,赤涩疼痛,宜点**朱砂煎**方:

朱砂一分,细研　马牙消半两,细研　黄连末半两　杏人一分,汤浸去皮　青盐一分

右件药都研令匀,以绵裹,用雪水三合浸之一宿,更以绵滤过,于瓷合中盛,每以铜箸取少许点之。

治目珠子突出诸方

夫人风热痰饮渍于脏腑,则阴阳不和,肝气蕴积生热,热冲于目,使睛疼痛,热气冲击其珠子,故令突出也。唯宜先服冷药,泻肝,利其肠胃,然后调理,渐渐自消。凡瞳人胀起者,水轮胀也。或如悬珠,难为卒效,疗之有据,即渐微瘥,终不可全差。宜用气针引之,出恶浊汁以消毒气。如再发,亦宜更针之。

治眼热毒所攻,目珠子突出,宜服**羚羊角散**方:

羚羊角屑　桑根白皮剉　木通剉　赤茯苓　旋覆花　葳蕤　川升麻　川芒消已上各一两半　甘草半两,炙微赤,剉

右件药捣粗罗为散,每服三钱,以水一中盏,煎至六分,去滓,食后温服,临卧时再服。

治眼黑睛突出,风热壅滞,上攻疼痛,宜服**葳蕤散**方:

葳蕤一两半　麦门冬一两半,去心,焙　桔梗去芦头　羚羊角屑　木通剉　子芩　黄耆剉　栀子人已上各一两　甘草半两,炙微赤,剉

右件药捣粗罗为散,每服四钱,以水一中盏,煎至六分,去滓,入朴消一钱,食后温服,临卧再服。

治眼忽然突出睛高,宜服**玄参散**:

玄参一两半　桔梗去芦头　川大黄剉碎,微炒　羚羊角屑　赤芍药　防风去芦头　黄芩已上各一两　茺蔚子二两　甘草半两,炙微赤,剉

右件药捣粗罗为散,每服四钱,以水一中盏,煎至六分,去滓,食后温服,临卧再服之。

治热毒攻眼,目珠子肿,突出,宜服**黄连圆**:

黄连去须　犀角屑　地肤子　决明子　黄芩　苦参剉　玄参　车前子已上各一两　川朴消二两　龙胆二两,去芦头

右件药捣罗为末,炼蜜和捣三五百杵,圆如梧桐子大,每服食后以温水下二十圆,临卧再服之。

治眼睛无故突出一二寸者,方:

右急以冷水灌注目上,数数易水,须臾睛当自入,平复如故。

治蟹目诸方

夫蟹目者,由脏腑壅滞,肝有积热上冲于目,令目痛甚,当黑睛上生黑珠子如蟹之目,故以为名尔。或有如豆者,名曰损翳。极是难治,不可钩割,及敷诸毒药,石胆、铜青之类,益加为害。唯宜服药,宜其热毒,若得热退,即便差矣。

治眼生蟹目黑睛,疼痛,宜服**羚羊角散**:

羚羊角屑一两半　黄连一两,去须　赤芍药一两　芦根一两半,剉　木通一两半,剉　旋覆花一两半　桑根白皮一两半　川大黄一两,剉碎,微炒　甘草半两,炙微赤,剉

右件药捣粗罗为散,每服三钱,以水一中盏,入竹叶七片,煎至六分,去滓,食后温服,临卧再服之。

治眼生蟹目,宜服**黄芩散**方:

黄芩　栀子人　黄连去须　葳蕤　川升麻　蕤人汤浸，去赤皮　甘草炙微赤，剉，各一两　犀角屑半两

右件药捣粗罗为散，每服四钱，以水一中盏，煎至六分，去滓，食后温服，临卧再服之。

治蟹睛疼痛，泻肝补胆，**防风散**：

防风一两半，去芦头　远志去心　人参去芦头　桔梗去芦头　细辛　赤芍药　羚羊角屑已上各一两　甘草半两，炙微赤，剉　黄芩半两

右件药捣粗罗为散，每服三钱，以水一中盏，煎至六分，去滓，每于食后温服。

治眼中生蟹目及努肉，日夜难开，疼痛，宜点此方：

猯猪胆干者，如枣大　杏人七枚，汤浸，去皮　成炼朴消一钱　龙脑二钱

右件药先将杏人入乳钵中研令细，次下诸药同研，以瓷合盛，每以铜箸取如黍米大点目眦中，即眼中冷泪出，十日后自差。其药密覆，勿令见风。

治眼偏视诸方

夫人肝气虚，风邪入于目，而瞳子被风所射，睛不正则偏视。此患亦有从少而得之者，亦有长大方病之者，皆由目之精气虚，为风邪所牵，故令偏视也。

治眼偏视，风邪攻肝，牵射瞳人，致目不正，宜服**独活散**：

独活　防风去芦头　羚羊角屑　酸枣人微炒　茯神已上各一两　细辛　甘菊花　蔓荆子　决明子　前胡去芦头　桑根白皮剉，已上各三分　甘草半两，炙微赤，剉

右件药捣粗罗为散，每服三钱，以水一中盏，煎至六分，去滓，每于食后温服。忌毒鱼肉。

治风邪入目，致瞳子不正，眼常偏[1]视，宜服**甘菊花散**方：

甘菊花　赤箭　酸枣人微炒，各一两　旋覆花　犀角屑　防风去芦头　白鲜皮　白芷　细辛　沙参去芦头　羌活　甘草已上各三分

右件药捣粗罗为散，每服三钱，以水一中盏，煎至六分，去滓，每于食后温服之。

治心肝脏风热，致眼偏视，宜服**牛黄散**方：

牛黄一钱，细研　朱砂一分，细研　龙脑一钱，细研　甘草一分，炙微赤，剉　犀角屑　甘菊花　天麻　槐子　人参去芦头　芎藭　防风去芦头　车前子　决明子　黄耆剉　蔓荆子　羚羊角屑已上各半两

右件药捣细罗为散，入研了药同研令匀，每于食后以竹叶汤调下一钱，临卧再服之。

治眼偏视，宜服**归睛散**方：

防风一两，去芦头　青葙子一两　细辛半两　决明子一两　独活一两　芎藭半两　赤茯苓三分　车前子一两　黄连一两，去须　地肤子一两　蕤人一两，汤浸，去赤皮　赤芍药半两　甘菊花半两　茺蔚子半两　生干地黄半两　槐子半两　甘草半两，炙微赤，剉

右件药捣细罗为散，每于食后以竹叶汤调下一钱，临卧再服之。

治眼风邪所攻，瞳人不正，顾视常偏，宜服**羚羊角散**方：

羚羊角屑一两半　犀角屑一两　龙脑一分，细研　牛黄一分，细研　朱砂半两，细研　赤芍药　甘菊花　细辛　防风去芦头　酸枣人微炒　沙参去芦头　蔓荆子　玄参　人参去芦头　蕤人去赤皮，

---

〔1〕　偏：宋版作"徧"（遍），据宽政本改。

各三两　天竺黄半两,细研　密蒙花一两　甘草半两,炙微赤,剉

右件药捣细罗为散,入研了药更研令匀,每于食后以竹沥汤调下二钱。

治肝虚风邪所攻,致目偏视,宜服此**槐子圆**方:

槐子人二两　覆盆子　酸枣人微炒　柏子人　车前子　蔓荆子　芜蔚子　牛蒡子微炒　蒺藜子微炒,已上各一两

右件药捣罗为末,炼蜜和圆如梧桐子大,每日空心以温酒下三十圆,晚食前再服之。

治坠睛诸方

夫坠睛眼者,由眼中贼风所吹故也。风寒入贯瞳人,攻于眼带,则瞳人牵拽向下,名曰坠睛也。眼为五脏之候,头为众阳之府。若阴阳不和,风邪所搏,则令眼有斯疾。若日数渐多,即拽破瞳人,两眼俱陷,无津液精华者,则不见物也。

治坠睛眼,风热牵瞳人向下,宜服此**细辛散**方:

细辛一两　赤茯苓一两　黄芩一两　麦门冬一两半,去心,焙　木通一两半　黄连一两半,去须　川大黄二两,剉碎,微炒　葳蕤一两半　甘草半两,炙微赤,剉

右件药捣粗罗为散,每服四钱,以水一盏,煎至六分,去滓,食后温服,临卧再服。忌炙煿、油腻、毒滑鱼肉。

治坠睛,风毒牵瞳人向下,眼带紧急,视物不明,宜服**菊花散**:

甘菊花一两　旋覆花三分　生干地黄半两　羚羊角屑一两　海桐皮半两　秦艽半两,去苗　白附子半两,炮裂　防风二分,去芦头　蔓荆子三分　决明子半两　芎䓖半两

右件药捣粗罗为散,每服三钱,以水一中盏,煎至六分,去滓,食后温服,临卧再服之。

治坠睛眼失明,眼睛牵陷,或时发疼,视物散乱,宜服**犀角散**:

犀角屑半两　羚羊角屑半两　车前子一两　枸杞子一两　槐子　五味子　青葙子　牛蒡子微炒　芜蔚子　胡黄连已上各三分　兔肝一具,微炙

右件药捣细罗为散,每于食后煎槐子汤调下二钱,临卧再服。

治坠睛久不差,宜服**羌活散**:

羌活二两　秦艽去苗　防风去芦头　桂心　牛蒡子微炒　胡黄连　茯神已上各一两　白附子炮裂　犀角屑　酸枣人微炒,各三分　龙脑一分,细研入

右件药捣细罗为散,每于空心盐汤调下二钱,晚食前煎麦门冬熟水再调服之。

治眼风邪所攻,坠睛向下,渐渐失明,宜服**槐子圆**方:

槐子　天麻　独活　地肤子　沙参去芦头　人参去芦头　羖羊角屑已上各一两半　决明子二两　防风一两,去芦头　甘菊花一两　枳壳一两,麸炒微黄,去瓤

右件药捣罗为末,炼蜜和捣三五百杵,圆如梧桐子大,每日空心以淡浆水下三十圆,夜临卧再服。

治坠睛风热所攻,宜用此点眼药方:

猪肝一具　黑豆花曝干　槐花曝干　地黄花曝干,已上各一两

右件药除猪肝外捣细罗为散,和猪肝内铛中,以水二斗缓火煎,候上有凝脂似酥片子,此

是药矣以[1]物,掠尽为度,以瓷合中盛,每以铜箸取如黍米大点眦中,日三四度。

治眼脓漏诸方

夫目是肝之外候,上液之道,风热客于睑眦之间,热搏于血液,令眦内结聚津液,乘之下上,故成脓。血汁不尽谓脓漏,俗呼为漏睛是也。又有眼因患疮出脓血后,大眦头常有脓涎,亦名漏睛。若不早治,日久眼生黑点,微有黯色侵损于目,即难治也。

治眼脓漏不止,宜服**黄耆散**方:

黄耆剉　防风去芦头　子芩　川大黄剉碎,微炒,各二两　地骨皮　远志去心　人参去芦头　赤茯苓　漏芦已上各一两

右件药捣粗罗为散,每服三钱,以水一中盏,煎至六分,去滓,食后温服,临卧再服。忌炙煿、油腻、毒滑鱼肉。

治眼脓漏,眦头赤痒,日夜出脓水不止,宜服**玄参圆**方:

玄参　决明子　黄耆剉　黄连去须　青葙子　露蜂房微炒　漏芦　羚羊角屑已上各一两　蕤人一两半,汤浸,去赤皮　真珠粉　雄黄细研　朱砂细研,已上各半两

右件药捣罗为末,入研了药一时研令匀,炼蜜和捣二三百杵,圆如梧桐子大,每于食后以温浆水下二十圆,临卧再服之。

治眼脓漏,视物不明,点眼方:

雄黄细研　石决明捣碎细研,水飞过　马牙消细研,已上各一两　青盐半两,细研　蜜三合　青羊胆三枚

右件药用生绢袋盛,以蜜并羊胆汁中浸两复时,掠取汁,于瓷合内盛,点之,不用更掠。

治眼脓漏久不止,宜点**白矾煎**方:

白矾一分,烧灰　黄蘗末三分　黄连末一分　雄黄一分　熊胆一钱　朱砂一分

右件药都研令匀,以水二大盏调令匀,内瓷瓶中以重汤煮一日,药成待冷,用绵滤过,每以铜箸取少许点眦头。

治漏睛脓汁出,经年不绝,熨眼方:

马齿苋子半两　人苋子半合

右件药捣罗为散,入铜器中于饭甑上蒸,以绵裹熨眼大眦头,泪孔有脓水出处。凡熨眼之时,须药热熨透睛三五十度,脓水自绝。

治斑豆疮入眼诸方

夫斑疮入眼者,由因患伤寒时行热病,毒气蒸眼,其眼涩痛,或有片片黄赤如玳瑁色,上似粟颗疮生是也。不可便点药,入眼则使眼烂,其眼当枯也。又豆子疮入眼者,眼中有疱,疼痛,眼肿不开,亦忌点药。候疮子出,眼即渐差。唯宜利脾肺,解热毒,平和凉药稍稍服之。亦可于眼睑上下贴煿药,以散毒气脱。或不明斯理,点诸眼药,则睛疱破,脓血俱出,便令双

---

〔1〕矣,以:"以",原作"已"。《类聚》卷66所引同。《正误》:"'矣已'字可疑。"《普济方》卷82此二字作"矣以",义长,因改。

损。候疮子退后,点药无妨也。

治斑豆疮入眼,赤涩肿痛,或生翳渐长,宜服**真珠散**方:

真珠末一分　琥珀一分,细研　牛黄一分,细研　龙脑二钱,细研　天竺黄半两,细研　羚羊角屑一分　犀角屑半两　人参半两,去芦头　川升麻三分　赤茯苓半两　车前子半两　赤芍药三分　决明子半两　甘草三分,炙微赤,剉

右件药捣细罗为散,入研了药拌令匀,每于食后煎竹叶汤调下一钱。忌炙煿、热面。

治斑豆疮入眼,疼痛壮热,口干烦渴,宜服**柴胡散**方:

柴胡去苗　黄芩　栀子人　赤芍药　川升麻　麦门冬去心　甘草炙微赤,剉　玄参已上各一两

右件药捣筛为散,每服四钱,以水一中盏,入淡竹叶二七片,煎至六分,去滓,每于食后温服之。

治斑豆疮入眼,口干心烦,宜服**黄芩散**方:

黄芩　栀子人　黄连去须　葳蕤　川升麻　薿人汤浸,去赤皮　甘草炙微赤,剉,各一两

右件药捣筛为散,每服三钱,以水一中盏,煎至六分,去滓,每于食后温服之。

治斑豆疮入眼,体热心烦,少得睡卧,宜服**防风圆**:

防风一两,去芦头　黄芩一两　茺蔚三分　玄参三分　川大黄半两,剉碎,微炒　知母三分　人参半两,去芦头　赤茯苓三分　甘草三分,炙微赤,剉

右件药捣罗为末,炼蜜和捣三二百杵,圆如梧桐子大,每于食后煎竹叶汤下二十圆。

治斑豆疮入眼,疼痛难开,宜服**郁金圆**:

郁金　栀子人　黄连去须　川大黄剉碎,微炒,各一两　石决明一两,捣碎细研,水飞过　蛇蜕皮灰三钱

右件药捣罗为末,炼蜜和圆如菉豆大,每服不计时候以温水下十圆。

治斑豆疮入眼不退,宜用**蛴螬点眼**方:

蛴螬五枚,捣绞为汁　曾青一钱　朱砂二钱

右件药先研曾青、朱砂如粉,后入蛴螬汁同调令稀稠得所,每点少许,极妙。

治斑豆疮入眼,宜外贴**黄药散**方:

黄药一两　木香一两　川大黄三两,剉

右件和药捣细罗为散,每用好浆水调为膏,摊生绢上,贴眼睑上下,不得入眼,干即易之。

治眼䀮䀮诸方

夫脏腑虚损,风邪痰热所乘,传注于肝,上冲于目,故令瞻视不分明也。皆由肝气不足,心气虚伤,胸膈风痰,劳热所致,则不能远视,视物昏暗,故谓之䀮䀮也。

治腑脏中痰实热毒冲眼,远视䀮䀮,宜服**川升麻散**:

川升麻一两　半夏半两,汤洗七遍去滑　赤茯苓三分　枳壳一两,麸炒微黄,去瓤　黄芩一两　杏人半两,汤浸,去皮尖、双人,麸炒微黄　细辛半两　羚羊角屑半两　生干地黄一两　甘草三分,炙微赤,剉

右件药捣粗罗为散,每服三钱,以水一中盏,入生姜半分,苦竹叶二七片,煎至六分,去滓,每于食后温服。

治肝脏风虚,眼目昏暗眊眊,视物不明,宜服**薯蓣散**方:

薯蓣 防风去芦头 山茱萸 枳壳麸炒微黄,去瓤 人参去芦头 枸杞子 茯神 芎䓖 覆盆子已上各一两 甘菊花三分 细辛三分 甘草半两,炙微赤,剉

右件药捣细罗为散,每服空心以枣汤调下二钱,夜临卧再服。

治肝气虚乏,视物眊眊,欲成青盲,面目青,眼中多泪,**调肝细辛散**方:

细辛一两 蕤人二两,汤浸,去赤皮 柏子人二两,微炒 甘草一两,炙微赤,剉 羊子肝二具,细切炙干

右件药捣细罗为散,每服空心以温酒调下二钱,晚食前再服。

治眼视物眊眊,**青羊肝散**方:

青羊肝一具,去胆膜,切 决明子五两,微炒 蓼子二两,微炒

右件药,先将羊肝于新瓦盆中慢火上煿干,内诸药捣细为散,每服食前以粥饮调下二钱,夜临卧再服。

治肝脏风热,两目眊眊,视物不明,宜服**蓝实圆**方:

蓝实 决明子 青葙子 枳壳麸炒微黄,去瓤 黄连去须 地肤子 川大黄剉碎,微炒 甘菊花 甘草炙微赤,剉 茺蔚子 车前子 蕤人汤浸,去赤皮 羚羊角屑 防风去芦头 生干地黄 细辛 赤茯苓已上各半两 兔肝一具,曝干 鲤鱼胆七枚,曝干

右件药捣罗为末,炼蜜和捣三二百杵,圆如梧桐子大,每于食后以清粥饮下二十圆。

治风热壅滞,眼不得见日,泪出,眊眊不见物,宜服**青葙子圆**:

青葙子 决明子 甜葶苈隔纸炒令紫色 车前子 细辛 五味子已上各半两 麦门冬去心,焙,一两 生干地黄 枸杞子 茺蔚子 防风去芦头 泽泻 地肤子 桂心 菟丝子酒浸三日,曝干,别捣为末,已上各半两 兔肝一具,炙干

右件药捣罗为末,炼蜜和捣三二百杵,圆如梧桐子大,每于食后以粥饮下二十圆。

治眼视物漠漠,似隔绢看物,宜服**石决明圆**方:

石决明一两,捣碎细研,水飞过 黄连三分,去须 秦皮三分 细辛半两 菥蓂子一两 蕤人三分,汤浸,去赤皮 车前子三分 甘草炙微赤,剉,半两 羚羊角屑三分

右件药捣罗为末,炼蜜和捣三二百杵,圆如梧桐子大,每于食后以温水下二十圆。

治眼眊眊昏暗,赤涩怕日,泪出难开,宜点**龙脑煎**方:

龙脑 雄黄 蕤人汤浸,去赤皮 铜绿 青盐 腻粉已上各一分 黄丹半两

右件药都研三两日可用,然后取白蜜半斤搅令匀,内于一细长项瓷瓶内,以重汤煮一复时,候冷取出,每以铜箸取药如菉豆大,每一只眼内点三点,相次用热盐汤洗掠之。

治眼眊眊不明,点眼方:

右取乌鸡胆汁,夜临卧点之。

又方:

右取生兔肝研绞取汁,以绵裹入乳汁中渍,滴目中。

又方:

右以鼠胆汁点之。

又方:

右以空青或曾青水渍露一宿,以水点之,效。

治眼见黑花诸方

夫眼见黑花，皆起于脏腑，为阳气不实，阴气竞生故也。凡人阴阳安和，精气上注于目，故能令目明也。若肝胆劳伤，气血不足，而更注目强视，看读细书，劳动所伤，承虚致患。或有因患起早，荣卫气虚，恣食五辛而伤正气，摄养既已失度，眼目于此患生，睹物或如飞蝇，或如乱发，因兹岁久，渐变多般黑白象龙蛇之形，远近如烟雾看物。针药宜补于五脏，保养须在于十全，不值良医，疾状弥笃，立成内障也。

治眼见黑花，或眼暗后变为青盲，宜服**羚羊角散**方：

羚羊角屑三分　羌活半两　黄芩半两　人参半两，去芦头　决明子半两　车前子三分　防风三分，去芦头　玄参半两　细辛三分　甘菊花半两　甘草半两，炙微赤，到

右件药捣筛为散，每服三钱，以水一中盏，煎至六分，去滓，每于食后温服之。

治眼中见黑花者，从肾虚而起，诊右手尺脉当沉而数者，是其候也，宜服**熟干地黄圆**：

熟干地黄　石斛去根，到　菟丝子酒浸三日，曝干，别捣为末　防风去芦头　黄耆到　车前子　茺蔚子　覆盆子　肉苁蓉酒浸一宿，刮去皱皮，炙干　磁石烧醋淬七遍，细研，水飞过　地肤子已上各一两　兔肝一两半，炙干

右件药捣罗为末，炼蜜和捣三五百杵，圆如梧桐子大，每于空心以盐酒下三十圆，晚食前再服之。

治肝肾风虚攻上，眼见黑花不散，宜服**决明子散**方：

决明子一两　甘菊花一两　生干地黄三分　车前子　防风去芦头　蔓荆子　芎劳　栀子人　细辛　白茯苓　玄参　薯蓣已上各半两

右件药捣罗为末，炼蜜和捣三二百杵，圆如梧桐子大，每于食后煎桑枝汤下二十圆服。

治眼昏翳赤涩，远视似有黑花，及内障不见物，宜服**肉苁蓉圆**：

肉苁蓉酒浸一宿，刮去皱皮，炙干　磁石烧醋淬七遍，细研，水飞过　神曲炒微黄　青盐已上各一两　雀儿十个，去毛、觜、爪、翅足，存肠胃，去骨烂研　菟丝子二两，酒浸三日，曝干，别捣为末

右件药捣罗为末，以好酒二升，入少炼熟蜜，入雀肉及盐研令极烂成膏，和诸药圆如梧桐子大，每于空心及晚食前以温酒下二十圆服。

治眼见黑花，冲风泪出，远视不明，宜服**磁石圆**方：

磁石二两，烧醋淬七遍，细研，水飞过　柏子人一两　黄耆一两，到　防风三两，去芦头　干姜半两，炮裂，到　白茯苓一两　远志三分，去心　桂心三分　附子一两，炮裂，去皮脐　地骨皮半两　巴戟一两　牛膝一两，去苗　熟干地黄一两　覆盆子二两　鹿茸二两，去毛，涂酥炙微黄　肉苁蓉一两，酒浸一宿，刮去皱皮，炙令干

右件药捣罗为末，入磁石研令匀，炼蜜和捣三五百杵，圆如梧桐子大，每于空心及晚食前，以温酒下三十圆服。

治肝肾风虚，眼生黑花，宜服此方：

磁石二两，烧醋淬七遍，捣碎细研，水飞过　神曲四两，微炒　朱砂一两，细研，水飞过

右件药捣罗为末，研令匀，炼蜜和捣一二百杵，圆如梧桐子大，每于食后以温酒下二十圆，粥饮下亦得。

治眼昏暗诸方

夫眼者,五脏六腑阴阳之气皆上注于目。若血气充实,则瞻视分明。若血气虚竭,则风邪所侵,故令昏暗不明也。

治肝脏风热,眼目昏暗,并加涩痛,宜服**决明子散圆**方:

决明子　甘菊花　青葙子　羚羊角屑　芎䓖　犀角屑　玄参　黄芩　茯神　栀子人已上各一两　甘草半两,炙微赤,剉

右件药捣筛为散,每服四钱,水一中盏,入竹叶七片,煎至六分,去滓,食后温服之。

治眼昏暗,漠漠不明,宜服**冬瓜子散**方:

冬瓜子一两　青葙子　牡荆子　地肤子　蔓菁子　决明子　车前子　茺蔚子　白蒺藜微炒,去刺　松子人　桂心　蘡薁根　蕤人汤浸,去赤皮　菟丝子酒浸三日,曝干,别捣为末　细辛已上各三分

右件药捣细罗为散,不计时候以温水调下一钱。

治眼昏暗,祛风止泪,**决明子散**方:

决明子　地肤子　细辛　白芷　桂心　车前子六味各三两　柏子人二两　防风二两,去芦头　川椒四两,去目及闭口者,微炒去汗

右件药捣细罗为散,每于空心及晚食前以温酒调下二钱。

治肝肾风虚,眼昏暗,久视无力,宜服**兔肝圆**方:

兔肝二两,干　防风一两,去芦头　玄参一两　决明子三分　车前子一两　茯神一两　地骨皮三分　枳壳半两,麸炒微黄,去瓤　龙齿一两　甘菊花半两　苦参半两　川大黄二两半,剉碎,微炒　麦门冬一两半,去心,焙

右件药捣罗为末,炼蜜和捣三二百杵,圆如梧桐子大,每于食后以温浆水下二十圆。

治肝风多泪,眼目昏暗,宜服**青葙子圆**方:

青葙子　甜瓜子人　菟丝子酒浸三日,曝干,别杵为末　白蒺藜微炒,去刺　面曲炒令微黄　乌梅肉微炒　桂心　蔓菁子　决明子　牡荆子　茺蔚子　枸杞子　萤火虫微炒,去翅足　地肤子　柏子人各一两　川大黄一两,剉碎,微炒　蕤人二两,汤浸,去赤皮　细辛二两

右件药捣罗为末,炼蜜和捣三五百杵,圆如梧桐子大,每服不计时候以温酒下二十圆。

治眼,补肝,祛暗明目,能令远视,**地肤子圆**方:

地肤子三分　蓝子一分　白蒺藜三分,微炒去刺　车前子半两　甜瓜子半两　茺蔚子一分　青葙子三分　细辛半两　萤火虫一分,微炒,去翅足　决明子三分　黄连三分,去须　覆盆子三分　生干地黄一两　菟丝子三分,酒浸三宿,曝干,别捣为末

右件药捣罗为末,炼蜜和捣三二百杵,圆如梧桐子大,每服不计时候以温酒下二十圆。

治肝明目,祛风除暗,**决明子圆**方:

决明子　槐子　覆盆子　青葙子　地肤子　车前子已上各一两

右件药捣罗为末,炼蜜和捣三二百杵,圆如梧桐子大,每服空心以温酒下二十圆,晚食前再服之。

治眼昏暗,不能远视,**蔓菁子圆**方:

蔓菁子　五味子　枸杞子　地肤子　青葙子　决明子　楮实水淘去浮者,微炒　茺蔚子

菟丝子酒浸三日,曝干,别捣为末,各一两

右件药捣罗为末,炼蜜和捣三二百杵,圆如梧桐子大,每于空心以温酒下二十圆,晚食前再服之。

治肝肾风虚,眼目昏暗,四肢无力,宜服**磁石圆方**:

磁石三两,烧赤醋淬七遍,捣碎细研,水飞过　菟丝子二两,酒浸三日,曝干,别捣为末　桂心　黄耆剉　羚羊角屑　车前子　薯蓣已上各一两　细辛半两　熟干地黄一两半

右件药捣罗为末,炼蜜和圆如梧桐子大,每日空心以温酒下三十圆,加至四十圆。

治眼目昏暗,宜服**补肝明目车前子圆**,方:

车前子　羚羊角屑　防风去芦头　菟丝子酒浸三日,曝干,别捣为末,已上各一两　决明子一两半

右件药捣罗为末,炼蜜和捣三二百杵,圆如梧桐子大,每于食前以温水下三十圆,夜临卧再服。

治肝肾俱虚,眼常昏暗,宜服**驻景圆方**:

菟丝子五两,酒浸三日,曝干,别捣为末　车前子三两　熟干地黄三两

右件药捣罗为末,炼蜜和捣,圆如梧桐子大,每于空心以温酒下三十圆,晚食前再服。

治肝虚目昏,**补肝地肤子散方**:

地肤子二斤,阴干,捣罗为末　生地黄五斤,净洗,捣绞取汁

右件药相拌,日中曝干,捣细罗为散,每服空心以温酒调下二钱,夜临卧以温水调再服之。

治眼昏暗,能令彻视见远,**朱砂圆方**:

朱砂半两,细研　青羊胆一枚

右以朱砂末入胆中,悬屋西北角阴干,百日取出,圆如小豆大,每于食后以粥饮下十圆[1]。

治眼,补肝气,明目,延年益寿,**蔓菁子散方**:

蔓菁子一斤,以水淘净　黄精二斤,和蔓菁子九蒸九曝干

右件药捣细罗为散,每服空心以粥饮调下二钱,日午晚食后以温水再调服。

治眼,补肝,除暗明目,**决明子散方**:

决明子一升　蔓荆子一升,用好酒五升,煮酒尽,曝干

右件药捣细罗为散,每服以温水调下二钱,食后及临卧服。

治眼热目暗,明目,**槐子圆**:

槐子　黄连去须,已上各二两

右件药捣罗为末,炼蜜和圆如梧桐子大,每于食后以温浆水下二十圆,夜临卧再服。

又方:

地肤子　枸杞子　营实已上各二两

右件药捣细罗为散,每服不计时候以温酒调下二钱。

治劳伤肝气,眼目昏暗,宜服此方:

地肤子五两,末　生地黄汁一中盏

右件药相和,却曝令干,再捣细罗为散,每服不计时候以温酒调下一钱。

---

〔1〕圆:此下原有"方"字。《正误》:"'方'字衍。"核之于《类聚》卷66所引,"方"乃衍字,删之。

治劳伤肝气,目暗,明目方:

萤火虫二七枚　白犬胆一枚

右件药阴干,捣细罗为散,每取如黍米大点之。

又方:

萤火虫二七枚

右用鲤鱼胆二枚,内萤火虫于胆中,阴干百日,捣罗为末,每用少许点之,极妙。

又方:

右以白瓜子一升,绢袋盛于沸汤中蘸三遍,曝干,却以醋五升渍三宿,又曝干,捣细罗为散,每服不计时候以温酒调下一钱。

又方:

蔓菁子二升,淘令净,蒸曝三五遍

右件药捣细罗为散,每服以清粥饮调下一钱,日三四服。

又方:

右以黑豆紧小者,净择布擦,内于牛胆中,系缚悬净室令阴干,每日食后温水下三七粒。

又方:

车前子十两

右捣细罗为散,用蜜调和蒸令香熟,每于食后以清粥饮调下小弹子大。

又方:

菟丝子三两,酒浸三日,曝干

右捣罗为末,用鸡子白和圆如梧桐子大,每服空心以温酒下三十圆。

又方:

鹰眼睛一对,炙干捣末

右研令极细,以人乳汁再研,每以铜箸取少许点于瞳人上,日夜三度,可以夜见物。或取腊月鸲鹆眼睛,依上法用效。

又方:

右以槐子内牛胆中令满,阴干百日,每于食后吞一枚,二十日觉体轻,三十日白发黑,夜可细书。

又方:

右以决明子,每日空心以粥饮下三十粒,渐加至四十粒,取意久服,不限多少。

治眼被物撞打着诸方

夫眼忽被物撞打着,睛出眼,带未断,当时内入睑中,但勿惊触,可四畔摩膏,及以生地黄细捣厚敷之,无令外风侵击。若内有恶血,以针引之自出。眼中亦不用敷药。若骨及睛血出,亦依此将理,至差后长服治风热药,镇养五脏。不尔,则热冲上。如眼带断,睛损,即不可治也。

治眼撞打着疼痛,宜服**赤芍药散**方:

赤芍药一两　茺蔚子一两　防风去芦头　芎䓖　藁本　桂心　黄耆剉　枳壳麸炒微黄,去瓤白芷已上各三分右件药捣粗罗为散，每服三钱，以水一中盏，煎至六分，去滓，不计时候温服。

治眼忽被撞打着，肿涩疼痛，宜服**生干地黄散方**：

生干地黄　芎藭　羚羊角屑　川大黄锉碎,微炒,已上各一两　赤芍药　枳壳麸炒微黄,去瓤

木香已上各三分

右件药捣罗为散，每服三钱，以水一中盏，煎至六分，去滓，不计时候温服。

治眼撞打着，瞳人不损，白睛有瘀血不散，疼痛不可忍，宜服**琥珀散方**：

琥珀细研　当归锉,微炒　川大黄锉碎,微炒,各一两　赤芍药　桃人汤浸,去皮尖、双人,麸炒微黄

羚羊角屑　突厥白　生干地黄　藁本已上各三分

右件药捣细罗为散，每服不计时候以温水调二钱。

治眼为他物所伤，**三胆点眼方**：

羊胆一枚　鸡胆三枚　鲤鱼胆二枚

右件药摘破调合令匀，频频点之。

治眼为物所伤，或肉努，宜用此方：

生地肤苗五两,净洗

右捣绞取汁，瓷合中盛，以铜箸频点目中。冬月煮干者，取汁点之。

又方：

右以杏人烂研，以人乳汁浸，频频点。

治眯目诸方

夫眯目者，是飞扬诸物，尘埃之类入于眼中，粘睛不出，遂令疼痛难开也。

治眯目涩痛不明方：

右槌羊鹿筋，擘之如被弓[1]法，内筋[2]口中熟嚼细，擘眼，内著瞳子睑上，以手当睑上轻挼之。若有眯者，挼二七过便出之。视眯当著筋出来即止。未出者，复为之。如此法，恒以平旦日未出时为之，以差为度。出讫，当以好蜜注四眦头，鲤鱼胆亦佳。若数挼目痛，可间日挼之。

治稻麦芒入目方：

右以生蛴螬，取新布覆目上，将蛴螬于布上摩之，芒即自出着布。

治麦芒入目不出方：

右煮大麦汁洗注目中，良。

治物落眼内不出者，取好清水研细墨，以铜箸点之，即出。

治砂草眯目中方：

右用书中白鱼，以乳汁和研，注眼中良。

治一切物眯目中，妨痛不可忍，方：

右取猪脂，去筋膜，于水中煮，待有浮上如油者，掠取贮于别器中，又煮，依前法再取之，

---

〔1〕被弓：《千金翼方》卷11作"披筋"。"被弓"指制弓时在弓胎内侧贴铺牛筋的工艺。"披筋"（或作"被筋"）是将动物筋（韧带、肌腱等）即将筋熟制到能粘贴的程度。本文用羊、鹿筋，乃便于粘附翳膜。

〔2〕筋：宋版此字及本段以下之筋字均误作"觔"，据《千金翼方》卷11"治眯目不明方"改。下同。

仰卧去枕,点于鼻中,不过三两度,其脂自入眼角中流出眯物,即差。

治杂物眯目不出方:

右取桑根白皮一片新者,如箸大,削一头令薄,搥令软滑,渐渐令人于目中粘之,须臾自出。

又方:

豆豉三七粒,着水中浸洗目,视之即出。

又方:

酥少许内鼻中,随目左右垂头卧,令流入目中,有泪即眯,物当逐泪出。

又方:

鲍鱼头二枚,地肤子半合,以水煮令烂,取汁以注目中,即出。

又方:

鸡肝血注目中,神效。

又方:

白蘘荷根捣绞取汁,注目中即出。

又方:

东墙头马齿苋,烧灰,少少点眦头,即出。

又方:

甑带烧灰,水调一钱。

又方:

瞿麦一分　干姜一分,炮裂,剉

右件药捣细罗为散,每服以井华水调下二钱。

又方:

蚕沙一枚,以水吞之,即出。

太平圣惠方卷第三十四

凡二十一门 论一首 病源一十九首 方共计二百三十二道

口齿论一首 治牙齿疼痛诸方九道 治牙疼[1]诸方一十九道 治齿疼诸方一十二道 治齿风疼痛诸方一十五道 治牙齿蚛孔有虫诸方二十九道 治齿龋诸方一十道 治齿䶲诸方一十五道 治牙齿风疳诸方一十五道 治牙齿急疳诸方一十六道 治齿漏疳诸方七[2]道 治牙齿历蠹诸方九道 治齿黄黑诸方五道 治牙齿动摇诸方九道 治牙齿挺出诸方一十二道 治齿龂肿痛诸方一十四道 治龂[3]间血出诸方一十一道 治牙齿脱落牢牙诸方九道 治牙齿不生诸方四道 治龂齿诸方三道 揩齿令白净诸方九道

口 齿 论

夫口齿者,为脏腑之门户,呼吸之机关,纳滋味以充胃肠,通津液以润经脉,故口为脾之应候,齿作骨之荣华,在乎一身,实为大要。是以《黄庭经》云:口为玉池太和宫,漱咽灵液,灾不干齿,治之坚牢白净,即津液美而无病矣。或揩洗无方,招风致病,性有疏懒,不能矜持,滋蔓既深,损蠹朽尤甚。又《经》曰:唇为飞门,齿为户门,宣发五音,摧伏诸谷。凡有病起,因口所成。含恶气以咽津,益痰澼而在膈,使心胸壅滞,毒气攻蒸,久而熏之,焉得不损?究其病本,寔有多般,且疳䶲者,其齿龂,虚软而无脓血。又:口䶲者,其齿龂触着即脓血出。又:口疳,其龂不触,自然脓血出。又:风疳者,其齿龂上腭有小孔,形如蜂窝之状。又:齿疳,其齿骨脆烂。又:齿龂,唇口忽变白色,或作青黑色者,是急疳之状也,死不过旬日,宜急治之。先看唇颊里有紫赤或青黑脉处,即须针去恶血,不然烙之亦好。附齿有黄黑色物,似烂骨之状者,名为齿床。凡治齿者,先看有此物,即须用疳刀掠去之。附齿有物如蝉翼,或如鸡子膜,或如丝缠着齿根,亦须用疳刀掠去之。不尔,则齿龂永不附着齿根也。

治牙齿疼痛诸方

夫牙齿疼痛者,是牙齿相引痛。牙齿是骨之余,髓之所养,手阳明之支脉入于齿。若髓气不足,则阳明虚,不能荣于牙齿,为风冷所伤,故疼痛也。

---

[1] 疼:原作"痛",据正文改。
[2] 七:《正误》:今计八道。今核无误,则本卷总方数为233道。
[3] 龂:原作"龈",正文作"龂"。二字义同,从正文改。

673

治牙齿疼痛，**升麻散**方：

川升麻半两　莽草一分　桑寄生一分　地骨皮半两　槐白皮半两,剉　防风半两,去芦头　藁本一分　柳枝一握,剉

右件药捣筛为散，每服五钱，以水二大盏，入盐末一钱，荆芥五穗，煎至一盏去滓，热含冷吐，日三用之。

治牙齿发歇疼痛不止，**细辛散**方：

细辛一两　芎藭一两　当归一两　甘草炙微赤,剉,已上各一两　独活一两半　荜茇半两　鸡舌香半两

右件药捣粗罗为散，每用半两，以水二大盏，煎至一盏去滓，热含冷吐。

治牙齿连颊骨相引疼痛，**地骨皮散**方：

地骨皮一两　独活一两　莽草半两　细辛半两　附子一枚,生用,去皮脐　杏人半两,汤浸,去皮尖、双人,麸炒微黄

右件药捣粗罗为散，每用半两，以酒二升浸一宿，于铜器中慢火煎之，稍热含，冷吐勿咽，日三用之。

治牙齿风毒所攻，疼痛不止，**鸡舌香散**方：

鸡舌香半两　细辛半两　附子生用,去皮脐　独活各半两　川椒一分,去目及闭口者,微炒去汗　麝香半分,细研

右件药捣罗为末，绵裹如枣核大含之，有涎即旋旋吐却，含三五度差。

治牙齿疼痛，**麝香圆**方：

麝香半钱　胡椒一分　甘松香一分　雄黄半分,细研

右件药捣罗为末，都研令匀，以水蜜和圆如梧桐子大，每以新绵裹一圆，安在患处咬之，立效也。

治牙齿疼痛方：

槐白皮一握　荆芥穗半两

右件药以醋一升煎至五合，入盐少许，热含冷吐，以差为度。

又方：

防风一两,去芦头　附子一两半,生用,去皮脐　莽草半两　川椒一两,去目闭口者,微炒去汗

右件药捣筛为散，每服三钱，以酒一大盏，煎三五沸去滓，热含冷吐。

治牙齿疼痛不可忍方：

芎藭一两　细辛一两　防风去芦头　附子生用,去皮脐　藜芦去芦头　莽草已上各一两

右件药捣筛为散，以绵裹，热酒浸，熨所患处，兼绵裹豇豆大咬之，勿咽其汁。

又方：

猪牙皂荚一梃,炙,去皮子　川椒七粒,去目及闭口者

右件药捣罗为散，每用一钱，以绵裹于痛处咬之，有涎吐却。

治牙疼诸方

夫牙齿者，肾之所主也。若经络充实，骨髓强盛，则牙齿无病也。若气血不足，风邪所乘，则令断颊浮肿，成虫蚀其间，疼痛不可忍，故谓之牙疼也。

治牙疼连颊肿,宜用**莽草散**方:

莽草一两　细辛一两　枳壳半两,去瓤　附子一两,生用,去皮脐　川椒一分,去目及闭口者,微炒去汗

右件药捣筛,每用半两,以水二大盏,煎至一盏去滓,热含冷吐,不得咽之。

治牙疼擘痛不止方:

地骨皮一分　硇砂一分　细辛一分　生地黄一分

右件药捣,以水二盏,煎至一盏去滓,入硇砂末,热含冷吐。

治牙疼不可忍,经效**蟾酥圆**方:

蟾酥一字　生附子角二豆大　巴豆一枚,去皮,研　麝香少许

右件药都研令匀,用蒸饼和圆如黍米大,以新绵裹一圆咬之,有涎即吐却。

治牙疼,**啄木舌散**方:

啄木舌一枚　巴豆一枚

右件药先捣啄木舌为末,入巴豆同研为散,用猪鬃一茎,点药于牙根下,立差也。

治牙疼,插耳**皂荚圆**方:

皂荚一梃　豉一合　蒜一头去皮　巴豆七枚,去皮,麸炒微黄

右件药捣研为散,每用一字,绵裹如梧桐子大,随病左右内耳中,立验。

治牙疼,**胡椒圆**方:

胡椒末一钱　蟾酥一字,水浸过

右件药同研令相得,圆如麻子大,以绵裹于痛处咬之,有涎即吐却。

治牙疼,**砒霜圆**方:

砒霜半钱　干地龙三钱,末　巴豆六枚,去壳

右件药同研令细,以猪胆汁和圆如麻子大,绵裹一圆于病处咬之,有涎即吐。

治牙疼,**地龙圆**方:

干地龙一分,末　麝香一分

右件药细研,以黄蜡消汁,圆如粟米大,每用一圆于蛀孔中,咽津无妨。

治牙疼,**麝香圆**方:

麝香大豆许　巴豆一粒子〔1〕　细辛末半钱

右件药同研令细,以枣瓤和圆如粟米大,以新绵裹一圆于痛处咬之,有涎即吐却。有蛀孔即内一圆,立止。

治牙疼,**湿生虫圆**方:

胡椒十颗　湿生虫一枚　巴豆一枚,去壳

右件药先研胡椒令细,次下巴豆、湿生虫等研令匀,用软饭和圆如菉豆大,以绵裹一圆咬之,有涎即吐却,立效。

治牙疼,**白芥子吹鼻散**方:

白芥子　舶上荜茇　芸薹子各一两

右件药捣细罗为散,每用一字,如患左边疼,即吹右鼻中,如患右边,即吹左鼻中,仍先净洗鼻中,吹药即验。

治牙疼,**塞鼻阿魏圆**方:

─────────────

〔1〕 子:宋版作"了"。宽政本及《类聚》卷71引麝香丸均作"子",因改。

阿魏　臭黄　砒黄各一分　雄黄一字

右件药细研为散,以端午日糭子和圆如梧桐子大,如牙疼在右边,即内右边鼻中,以纸捻子塞之,合口闭气,良久即定。如是蚛牙,内一圆,有涎即吐却。

治牙疼,**草乌头圆方**:

草乌头半两,炮裂　踯躅花二钱

右件药捣罗为末,以黄蜡消汁,和圆如菉豆大,绵裹一圆,于痛处咬之,有涎即吐却。

治牙疼,**附子圆方**:

附子半两,生用　马夜眼一枚,炙令干

右件药捣罗为末,以糯米饭和圆如菉豆大,绵裹一圆,于痛处咬之,有涎吐却。

治牙疼,**乌头圆方**:

川乌头一分,生用　附子一分,生用

右件药捣罗为末,用面糊和圆如小豆大,以绵裹一圆,于痛处咬之,以差为度。

又方:

蟾酥一字,汤浸,研　麝香一字

右件药和研为圆如麻子大,每用一圆,以绵裹于痛处咬之,有涎即吐却。

又方:

阿魏　臭黄各一分

右件药同研如粉,以面糊和圆如菉豆大,每用一圆,以绵裹随患处左右插在耳门内,立效。

又方:

右以巴豆一粒,煨至黄熟,去壳,用蒜一瓣,切一头作盖,剜去中心,可按巴豆在内,以盖子合之,用新绵裹,随患处左右塞耳中。

又方:

右以萝卜子二七粒,去赤皮细研,以人乳和,左边牙痛即于右鼻中点少许,如右边牙疼,即于左鼻中点之,立效。

治齿疼诸方

夫手阳明之支脉入于齿,齿是骨之余,髓[1]之所养。若风冷客于经络,伤于骨,冷气入齿根,则齿疼也。虫若蚀齿而疼者,须敷药,虫死则痛止也。

治齿疼,**川椒散方**:

川椒一分　盐一分　露蜂房一分

右件药捣罗为散,以水一大盏,入葱白三寸,拍破,煎五六沸去滓,热含冷吐。

治齿疼,**白杨皮散方**:

白杨树皮一握　细辛半两　露蜂房半两

右件药捣筛为散,每用三钱,以水一大盏浸一宿,煎令三五沸,去滓,热含冷吐。

治齿疼及风痛,**松脂散方**:

---

〔1〕 髓:原作"体"。《类聚》卷71引同论作"髓",义长,故改。

松脂　颗盐各一分　皂荚一梃,不蚛者,去皮子,炙令黄色

右件药捣筛为散,每用三钱,以水一大盏,煎五七沸去滓,热含冷吐。

治齿疼立效方:

生附子角十枚,为末　蟾酥菉豆大　麝香一字

右件药都研令细,用粳米饭和圆如黍米大,以绵裹一圆,于痛处咬之,有涎即吐却。

又方:

右以独头蒜煨热,刀切头少许,熨痛处,冷即易之。亦治虫痛,以差为度。

又方:

右以川椒一两,去目,捣罗为末,以好白面溲圆如皂角子大,烧令热,于所痛处咬之,不过三五度即差。

又方:

右以皂角子为末,以帛裹如弹圆大,于酽醋中煮热彻,即于齿痛处咬之,冷即易之,神效。

又方:

右以烂棘针二百枚,以水二大盏,煎至一盏去滓,热含冷吐。

又方:

右以白马尿热暖,随病左右含浸齿根,冷即吐之,神效。

又方:

鸡粪白烧灰,敷齿根良。

又方:

牛膝根捣罗为末,绵裹含之。

又方:

莽草一两细剉,以水一大盏,煎至七分,去滓,热含冷吐。

治齿风疼痛诸方

夫手阳明之支脉入于齿,齿是骨之所终,髓之所养。若风冷客于经络,伤于骨髓,冷气入齿根,则齿痛也。若虫蚀齿而痛者,齿根有孔穴,虫在其间,则针灸不差。若傅药则虫死,其痛乃止也。

治齿风疼痛极效方:

川升麻　防风去芦头　细辛　芎藭　当归　白芷　地骨皮　独活　木香已上各一两　甘草半两

右件药捣粗罗为散,每用五钱,以水二大盏煎至一盏,去滓,热含冷吐。

治齿风疼痛,及口臭,**芎藭散方:**

芎藭一两　当归一两　独活二两　细辛半两　白芷半两

右件药都捣粗罗为散,每用药半两,以水二大盏煎至一盏,去滓,热含冷吐。

治头面风,口齿疼痛不可忍,方:

川椒一分,去目及闭口者,微炒去汗　莽草十片,微炙　李根皮半两　独活半两　芎藭半两　细辛一分　防风一分,去芦头

右件药捣粗罗为散，每用五钱，以酒一大盏，煎五七沸去滓，热含冷吐，勿咽。如齿龂血出，用生雀血涂之便愈。

治齿风及蚛牙，疼痛不可忍。方：

狼牙草根半两　槐枝半两　柳蚛屑一两　皂荚一分，去黑皮，炙令焦黄　莨菪子半分，水淘去浮者，炒黄黑色

右件药细剉和匀，分为三度，每度以浆水二大盏，煎至一盏去滓，热含冷吐。

治齿风疼痛不可忍，**蛇蜕**[1]**皮散**方：

蛇蜕皮半两，炙黄　吴茱萸半两，洗三遍　蚕沙微炒　柳枝　槐枝各一两

右件药细剉，每用五钱，以水一大盏煎至七分，净盐漱，稍热含之，冷即吐之，神效。

治风齿疼痛，**乌头散**方：

川乌头半两，炮裂，剉　独活一两　郁李根白皮四两，剉

右件药捣筛为散，每用五钱，以绵裹，用酒一升浸一宿后，煎五七沸去滓，热含冷吐，无问风虫齿痛，皆验。

治齿风疼痛不止，**槐白皮散**方：

槐白皮　地骨皮各一两　松节二两，剉

右件药捣筛为散，每用五钱，以浆水二中盏，煎五七沸去滓，热含冷吐。

治齿风蚛疼痛不可忍，**皂荚散**方：

皂荚炙黄焦　荆芥　胡椒各一两

右件药捣筛为末，每用三钱，以水一大盏，煎至七分，去滓，热含冷吐。

治齿风痛，**露蜂房散**方：

露蜂房炙黄　荆芥　川椒去目及闭口者，微炒去汗　地骨皮　松节剉　青盐　白矾灰各一分

右件药捣细罗为散，每用半钱，以绵裹于痛处咬之，有涎即吐却。

治齿风痛，或虫痛不可忍，根下有孔，**皂荚圆**方：

猪牙皂荚三梃，去皮子　汉椒七枚，去目　莽草半两

右件药捣罗为末，以枣肉和圆如芥子大，每用一圆内蚛孔中，有涎即吐却。

治齿风，连面疼痛不可忍，方：

细辛一两　白芷　芎䓖　露蜂房各一分

右件药捣碎，以水一碗，煎十余沸去滓，热含冷吐。

治齿风连面疼痛不可忍，方：

细辛一两　黑豆一合

右熬黑豆令熟，然后以好酒二大盏同煎至一盏，去滓，热含冷吐。

治齿风宣露，**川升麻散**方：

川升麻　白附子炮裂，各一两

右件药捣细罗为散，以生地黄汁调，贴在齿根，立效。

又方：

独活一两

右剉碎，以水二大盏煎至一盏，去滓，热含冷吐。

---

〔1〕 蜕：原作"脱"。义虽可通，但同方之中药名用字不一，毕竟欠妥，因改作"蜕"。

又方：

鼠粘子一合

右件药烂捣，以水二大盏煎至一盏，去滓，热含冷吐。

治牙齿蚰孔有虫诸方

夫牙齿虫者，是虫蚀于牙齿而令疼痛也。皆牙齿根有孔穴，虫居其内，蚀一牙齿尽，又度蚀余牙齿也。

治牙齿蚰孔内有虫，疼痛不可忍，方：

露蜂房一枚,新者　川椒五十粒,去目　盐一分

右件药捣碎，以醋浆水二大盏煎至一盏，去滓，热含冷吐。

治牙齿蚰孔内有虫疼痛，及齿龂肿痒，方：

肥松节三两,剉　皂荚一梃,不蚰者,去黑皮,炙焦黄　石盐一分

右件药捣筛为散，每用半两，以水二大盏煎至一盏，去滓，热含冷吐。

治牙齿蚰孔疼痛兼有虫，方：

李树根白皮二两,剉　细辛三两　盐半合

右件药捣筛为散，每用半两，以水二大盏煎至一盏，去滓，热含冷吐。

治牙齿虫蚀，蚰孔疼痛，不能食，面肿，**莽草散**方：

莽草一分　猪椒根皮半两

右件药剉，以浆水二中盏煎十余沸，去滓，热含冷吐。

治牙齿疼痛，**露蜂房散**方：

露蜂房半两　川椒半两,去目及闭口者,微炒去汗　白盐一钱

右件药捣筛为散，每用五钱，以醋浆水二大盏煎十余沸，去滓，热含冷吐。

治牙齿虫蚀，有蚰孔，**莽草散**方：

莽草半两　山椒皮一握

右件药捣粗罗，每用三钱，以酒水各半盏，煎五七沸去滓，热含冷吐。

治牙齿蚰痛有虫，**虾蟆散**方：

虾蟆端午日者,一枚,烧灰　青黛半两,细研　柑子皮半两,微炙　干姜半两,末　麝香一分,细研　熏黄半两,细研

右件药都研令细，每用绵裹，可虫孔大小，内蚰孔中，以差为度。

治牙齿蚰痛日夜不止，**藜芦散**方：

藜芦一分　川椒半两,去目及闭口者,微炒去汗　麝香一分,细研　附子半两,去皮,生用

右件药捣罗为末，消黄腊和圆如粟米大，每用一圆内虫孔中，有津即吐却。

治牙齿蚰痛日夜不止，齿龂烂臭，**麝香散**方：

麝香　雄黄　白矾烧灰　石胆　川升麻各一分

右件药捣细罗为散，绵裹一字内蚰孔中，并以乳汁调少许，涂齿龂烂处。

治牙齿虫蚀有蚰孔，疼痛不可忍，**巴豆圆**方：

巴豆一枚,醋煮令熟,去皮　硫黄一字　干姜末一字　麝香一字

右件药都研令匀，消黄蜡和圆如粟米大，绵裹一圆内蚰孔中。

治牙齿被虫蚀,有蚛孔疼痛,牙齿根朽烂,**白矾圆**方:

白矾灰　黄丹各一〔1〕钱　蝙蝠粪二十粒　巴豆一粒,麸炒微黄

右件药同细研,以软粟米饭和圆如粟米大,晒干,凡有蛀蚛孔疼痛不可忍者,以一圆于痛处咬之,立定。

治牙齿有蚛虫疼痛甚者,**韭子圆**方:

韭子一两　乳香一分　臭黄一分　干蝎半两

右件药捣罗为末,消黄蜡成汁,和圆如弹子大,即以瓷瓶子内先着灰烧一圆,用纸盖,以笔管引烟出,熏牙蚛孔处,其虫尽出。或将药瓶于水碗中安着,其虫尽下扑在水中。

治牙被虫蚀,有蚛孔,痛不可忍,方:

猪牙皂荚一梃　川椒一七粒　莽草叶七片

右件药捣罗为末,以枣肉和圆如黍米粒,每用一圆,以绵裹内蚛孔中,痛定后去药。

治牙齿蚛孔有虫,疼痛不可忍,方:

硇砂　雄黄　石灰炒令黄色　虾蟆头烧灰,已上四味各一分　巴豆五粒,去皮心,纸裹压去油

右件药先研巴豆如面糊,次入诸药细研,以水浸蒸饼,和圆如菉豆大。有蚛孔者,以新绵裹一粒致于蚛孔中,有涎即吐却,其痛立止。如要牙落者,轻以刀子拨破牙根,令血出,取圆子两粒研揩在齿根下,一宿即落也。

又方:

乳香　白矾烧灰,各一分

右件细研,饭和圆如菉豆大,每用一圆,以绵裹内蚛孔中。

治牙齿蚛孔,疼痛不可忍,兼有虫,方:

干地龙　麝香细研,已上各一分　蜡一两

右件药捣罗为末,化蜡和圆如梧桐子大,用一圆安在蚛孔中,痛甚者便止。

又方:

右莽草捣罗为末,以绵裹内蚛孔中,或于痛处咬之,低头吐津,勿咽之,其疼痛便定。

治牙齿被虫蚀,有蚛孔疼痛,方:

附子半两,生,去皮脐

右捣罗为末,炼蜜和,有疼痛时,看蚛孔大小着之,如有涎即旋旋吐却。

又方:

雄黄末一两

右以枣瓤和,用少许塞于蚛中,更以枣瓤泥塞蚛孔子上,以铁箸烙令热,便愈。

又方:

右以石胆细研,以人乳汁和,傅齿根蚛痛处,日三五度傅之,即差。

又方:

右以藜芦为末,以松脂和如粟米大,每用一圆内虫孔中,立差。

又方:

右以熏陆香少许,嚼咽津即差。

---

〔1〕 一:宋版原缺,据宽政本补。

又方：

右取松脂，捏令头尖，注齿孔中，有虫出即效。

又方：

右以莨菪子内虫孔中，以蜡塞之，立定。

又方：

右以蜘蛛壳一枚，绵裹，安痛处咬之，有涎即吐却。

又方：

右以马夜眼如米许大，绵裹内虫孔中，立差。

又方：

右以湿生虫一枚，绵裹于虫疼处咬之，勿令患人知，立差。

又方：

右以蜂窝蒂，绵裹于疼处咬之。

又方：

右以啄木鸟舌尖，绵裹于疼处咬之。

治齿䘌诸方

夫手阳明支脉入于齿，足太阳脉入于颊，遍于齿。若其经虚，风气客之，结搏齿间，与气血相乘则龂肿，热气加之则脓出而臭，侵蚀齿龂，谓之䘌齿也。

治䘌齿，龂肿出脓汁，**白矾散**方：

白矾一分，烧灰　蟾酥半分　干虾蟆一枚，焚灰　雄黄半分　麝香半分　熊胆一分

右同研令细，每用半钱傅牙齿根。

治䘌齿疼痛，**虾蟆散**方：

干虾蟆一枚，炙焦　青黛一分，细研　柑子皮半两　细辛半两　白鸡粪一分，烧灰　麝香半钱，细研　干姜一分，炮裂，剉　熏黄一分，细研

右件药捣细罗为散，同研令匀，绵裹如黍米大，内虫孔中。无虫孔者，以一字傅于患处，有涎即吐却。

又方：

川椒半两，去目　白矾半两，烧令汁尽

右件药以水三盏煮取二盏，去椒，含吐之。

又方：

葫芦子半升

右以水五升煮取三升，去滓含漱吐之。茎叶亦可用，神良，不过二剂差。

又方：

白附子生用　莽草　细辛　芎䓖　高良姜各一分，剉

右件药捣细罗为散，以绵裹少许着䘌齿上，有汁勿咽。

治䘌齿方：

牛膝一两，烧为灰

右细研为末，以少许着齿间含之。

治龋齿痛,有虫孔,方：

雄雀粪

右以绵裹塞于虫孔中,日二易之。

治龋齿虫腐,方：

棘针三两,朽烂者

右捣碎,每用半两,以水二大盏煎至一盏,去滓,热含冷吐。

又方：

右取郁李根一握,切,以水一大盏,煎至六分,去滓,热含之,当吐出虫,长六七分,皆黑头,虫出即差。

又方：

莨菪子三合,于瓶子内盛,将青铜钱七文烧令通赤,投于瓶中,候烧莨菪子作声,有烟出,以笔管引烟气于虫痛处,有虫出,痛止即差。

治齿𧏾诸方

夫齿𧏾者,由人饮食甘肥,不能揩理,宿食在于齿根,腐臭之气淹渍于齿也。而又脏腑壅滞,上焦积热久而不散,毒气熏蒸,则令齿根宣露坏烂,虫蚀疼痛,故谓之齿𧏾也。

治齿𧏾,**蔷薇根膏方**：

蔷薇根二两 地骨皮 葱根 胡粉各一两 蜡一分

右件药前三味都剉,以水二大盏煎至半盏,以重抄纸半张浸之,曝干更浸,汁尽为度,干了以粉蜡涂之,于上剪作条子,夜卧贴之,神效。

治齿𧏾齿根腐烂,**细辛散方**：

细辛 川升麻 地骨皮 角蒿各二两 牛膝三两,去苗 生地黄五两

右件药都烧为灰,细研,每夜临卧傅齿根,或以蜡纸上贴之,至旦即去之。

治齿𧏾,日夜疼痛不止,**青黛散方**：

青黛 柑子皮各一两 干虾蟆一枚,五月五日者,烧灰

右件捣细罗为散,以生地黄汁调贴断上,日二换之。

治齿𧏾熨烙方：

臭黄半两,细研 猪脂一两 槐枝五茎

右件药煎猪脂,入臭黄末,及热以绵裹槐枝点取药,熨烙齿断缝上。

治齿断疳𧏾,方：

卢会末半两

右以少许盐同研匀,揩齿,或夜卧时用少许傅之,良。

治齿𧏾宣露,宜用此方：

角蒿灰 胡桐律各一两 麝香一钱

右都细研令匀,夜后傅于齿根令满,来日早以盐汤漱口。

治齿𧏾,揩齿药方：

硫黄一分 白矾一两

右件药相和,铫子中熬令黄烟尽,研为末,每日末洗面先捻少许揩齿含着,洗面毕即

漱口。

又方：

猪牙皂荚一两,烧灰　麝香一钱,细研

右件药相和细研,将用揩齿,夜卧时即贴于龂上。

治齿䘌作孔,有虫疼痛,**莨菪子散方**：

莨菪子一分,水淘去浮者,微炒　细辛　鲫鱼烧灰　黄连各一分　人粪灰一两　干虾蟆半两,炒灰 石胆半两,细研　甘草半两　麝香半分,细研

右件药捣罗为散,每取少许,以绵裹内蛀孔中,日三度换之,即差。

治齿䘌,**荜茇煎方**：

苦葶苈末　地龙末各一分　麝香半钱,细研　腊月猪脂三两

右件药先煎猪脂令化,去滓,次入诸药煎十余沸,于瓷合中盛,以柳枝点药,于火上炙令热,烙牙齿缝中十余度,日三五遍,如此烙之即差。

治齿䘌,龂肿有脓血出,**白矾散方**：

白矾灰　杏人二十枚,汤浸,去皮尖,研　蚺蛇胆一钱

右细研,先以生布揩齿龂令血出,嗍令血尽,即用散药掺于湿纸上,可患处贴之,日三两上,以差为度。

治齿䘌,**臭黄煎方**：

臭黄半两　猪脂二两,腊月者

右件药先煎猪脂,去滓,入臭黄末,以绵裹槐枝点取热药,熨烙齿龂缝中,十余度即差。

治齿䘌生疮,**硫黄烙方**：

右以硫黄一分,旧铁铧头一枚,于炭火中烧令赤,捻硫黄着上,更入少许猪脂相和熬令沸,以柳枝子绵裹头揾药,乘热烙齿缝三五遍,即差。

治齿䘌并有虫,方：

右取蜗牛壳三十枚,烧灰细研,每用揩齿即差。

治齿䘌方：

苦参三两,剉

右件药以水三中盏煎至一盏,去滓,热含冷吐。

治牙齿风疳诸方

夫风疳者,由脏腑壅滞,久积风热,脾肺不利,心胸痰饮,邪毒之气冲注上焦,熏蒸牙齿,则令齿龂浮肿,动摇脱落损烂,脓血俱出,虫蚀齿根,口内常臭,面色青黄,唇颊肿痛者,则是风疳之候也。

治牙齿风疳,疼痛颊肿,䘌腐口臭,方：

附子炮裂,去皮脐　莽草　当归　独活　芎䓖　防风去芦头　细辛　李树根皮各半两　川椒一百粒,去目

右件药细剉和匀,每用半两,以水二大盏煎至一盏,去滓,热含冷吐。

治牙齿风疳,疼痛不止,宜用此方：

李树根白皮　柳枝各二两　川椒去目　棠梨枝　郁李人　槐枝各一两

右细剉和匀，分为八度，每度用水二碗煎至一碗，去滓，热含冷吐。

治齿风疳，根与肉离，疼痛，吃食不得，方：

枸杞根　东引槐枝　东引柳枝各三两　黑豆半升，炒熟，和皮使

右件药细剉，入于铜铛中微火炒令黄，下炒了黑豆相和，以水三大盏煎十余沸后，入酒一升更煎一两沸，滤取汁，热含冷吐。

治牙齿风疳，断烂齿痛，**雄黄散**方：

雄黄细研　麝香细研　熊胆　天雄生，去皮脐　细辛　当归　附子生，去皮脐　干姜剉　苦参剉　生干地黄　卢会　甘草剉，已上各一分

右件药捣细罗为散，同研令匀，以绵裹一钱，安于齿根含之，有汁勿咽。

治牙齿风疳，及有䘌孔，疼痛不止，宜用此方：

藜芦一分，去芦头　山椒半两，去目　附子半分，生，去皮脐　麝香细研　雄黄细研，各半两

右件药捣细罗为散，傅于断上。若有䘌孔疼痛，即绵裹内于孔上。

治牙齿风疳，及一切疳虫，**朱砂散**方：

朱砂半两，细研　雄黄半两，细研　干姜一分，炮裂，剉　晚蚕子纸一张

莨菪子一两，炮令黑黄色　甘草半两　蜘蛛七枚，干者　麝香半两　猪脂如鸡子大，炼了者　麻人脂二合　犁铧上铁皮为末，半两

右件药除脂油外捣罗为末，后用猪脂油等和匀，旋取涂于疮上，一宿即差。一月不得食醋。又有内疳者，夜含半枣大，细细咽之。

治牙齿风疳齿，及断朽烂欲尽，根出有虫，疼痛不可忍，**青黛散**方：

青黛　细辛　棘针微炒　当归　香附子　木香　青葙子各半两　菖蒲　干姜炮裂，剉　胡桐律　麝香细研，各一分

右件药捣罗细为散，每用半钱，以绵裹含，日四五度，夜二度。此无毒，兼宜以温水调一钱服之。

治牙齿风疳，血出疼痛，牙齿浮虚，**揩齿散**方：

细辛　白蒺藜微炒，去刺　露蜂房微炙　川升麻　白矾一半烧令汁尽，一半生用，研令细　黄蘗剉，各半两　槐柳枝各用粗者，长二寸，各三七茎，烧勿令过火

右件药捣细罗为散，研令匀，分瓷合盛，使时先以热盐水漱口三五度后，一如揩齿药用之揩断上，微觉痛即止，有津即吐之。

治牙齿风疳，骨槽风及口气，**砒霜散**方：

砒霜一钱　麝香　川升麻末　诃梨勒皮末　干虾蟆灰各半钱

右件药细研，以皂荚五梃水浸，挼取汁熬成膏，调散子涂于纸上，剪作片子贴之，吐下恶涎，立效。

治牙齿风疳，齿断宣露，**谷精草散**方：

谷精草一分，烧灰　白矾灰一分　蟾酥一片，炙　麝香少许

右件药同研为散，每取少许傅于患处。

治牙齿风疳，脓血出，牙根有虫，**鹤虱散**方：

鹤虱　细辛　露蜂房烧灰，各半两　腻粉　麝香细研，各一分

右件药捣罗为散，入研了药令匀，临卧时以湿帛上掺药半钱，可患处贴之。

又方：

干蟾一枚,烧灰　胡桃十枚,烧灰　砒霜一分　荞麦面三合,烧灰

右件药同研令细,每用一字于患处掺。

又方：

皂荚去黑皮,涂酥炙为末,每用半钱傅患处,入少许麝香亦得。

又方：

右以蚺蛇胆傅之,效。

又方：

右以砒黄三钱,用浆水三大盏,于石锅内煎如稀饧,入墨汁三合,滴搅匀,摊向好纸上,净漱口,夜后剪作片子贴之。

治牙齿急疳诸方

夫急疳者,由风热蕴积,脾肺壅滞,邪毒之气冲注口齿,遂成疳也。其候唇口忽变青白,齿断肿满,脓血俱出,朽烂疼痛,唇颊边有赤白色,或有黑脉,即须针却恶血。不然,烙之。若不早疗,死于旬日,故名急疳也。

治急疳蚀齿断,唇口坏烂肿痛,**黄矾散**方：

黄矾　青矾　白矾烧令汁尽　白狗粪灰　莨草　雄黄细研,各半两　石胆细研　莨菪子炒令黑色　干地龙微炒　人粪灰各一分　麝香一钱,细研

右件药捣罗为末,都研令匀,先以盐浆水漱口三两度,于上贴之,日三用,有涎勿咽。

治急疳,唇口赤疮出者,用**石胆散**方：

石胆半两　鲫鱼一枚,长三寸者,开肚满填盐,烧鱼焦　雄黄一分

右都研如面,先以泔汤洗口及疮上,用散贴之,每日三五上,夜后漱口复贴之,其疮便愈。

治急疳,齿断肿痛有虫,齿根朽烂疼痛,宜用**虾蟆灰散**方：

虾蟆灰细研　青黛细研　柑子皮　细辛　白鸡粪　麝香细研　干姜　熏陆香已上各一分

右件药捣罗为末,都研令匀,以绵裹如杏人大,安于肿痛处,日三换之,神效,有涎旋旋吐却。

治急疳,齿根、唇颊、腭上疮出渐多,宜用**雄黄散**方：

雄黄一分　石胆半两　乱发半两,烧灰　人粪灰一分　麝香一钱　鲫鱼三寸者,肚内满着盐,烧灰

右都细研为散,先用盐汤漱三五口,后于疮上贴之,有涎即旋旋吐却。

治急疳,虫蚀牙齿,连牙床骨损坏疼痛,**地龙散**方：

干地龙烧灰　黄矾　白矾烧令汁尽　青矾　巴豆去皮心研,纸压去油　石胆　人粪灰细研,各一分

右件都细研为散,以绵裹少许,内于蚛孔中。如孔子小,以针内药,一日一度换之,待恶物碎骨出尽为度。

治急疳,口中及齿断肿,并口鼻有疮,**麝香散**方：

麝香一分,细研　雄黄一分,细研　人乳一合　白矾半两,烧令汁尽　石胆莲子大,细研　川升麻一分,末

右件药都研令匀,以绵裹如杏人大含之,如有肿烂处,涂之。

治急疳,虫蚀牙齿,彻骨碎,宜用**青矾散**方：

青矾　黄矾　石胆　干地龙烧灰,各一分

右件药都研为末,以绵裹内在虫孔中,每日一度换,得恶血及碎骨出尽为度。

治牙齿急疳,蚀颊骨,疼痛不可忍,宜用**青黛散**方:

青黛二两,细研　雄黄细研　青矾　黄矾　白矾　莨菪子炒令黑色　附子生,去皮脐　苦参剉　甘草剉　细辛　藜芦去芦头,各一两　麝香一分,细研

右件药捣罗为末,都入乳钵内研令匀,每取一小豆许点于齿疳上,有汁勿咽。

治牙齿急疳,出脓血不止,**角蒿散**方:

角蒿　细辛　川升麻各半两　地骨皮　牛膝去苗,各一分

右件捣罗为散,每用半钱,掺于湿纸片上贴之,以差为度。

治牙齿急疳疼痛,齿断生疮,**石胆散**方:

石胆三分,细研　雄黄　乱发灰　人粪灰各一分　鲫鱼一枚,长三寸者,开肚内盐,烧为灰

右件捣细罗为散,先以甘草汤洗疮后,即傅此药半钱于疮上,日三四度,有涎即吐却。

治走马疳,蚀落牙齿,断肿有脓水,宜用**药绵**方:

麝香一钱　砒霜少许　莽草末半钱　蛤粉一两　蟾酥一字　螺子青黛一字

右件药都研为末,别用故绵半分,剪长一寸,碎擘,以药掺在绵内,时入水少许相和揉令匀,阴干。有患者,用盐浆水揩漱三五度,用少许药绵塞在牙根,以针按绵子入齿缝中,三两度即差。

治牙齿走马疳,**干蟾散**方:

干蟾一枚,烧灰　龙柏花[1]　地骨皮　没药各一分　麝香一钱

右件药捣细罗为散,每有口齿疳疮蚀破者,先以消石少许掺之,相次以此药半钱傅于患处,日三两度。

治急疳,**三矾散**方:

青矾　黄矾各半两　白矾灰一分　麝香一钱

右件药同研如粉,每用半钱傅于疮上,有涎即吐却。

又方:

牛膝烧灰　石胆　麝香各一分

右件药同研如粉,临卧时先漱口,后掺药于牙缝上,不过三两上效。

又方:

天灵盖一分,末　羊齐花[2]一分,干者,捣为末

右件药同研令细,先以绵拭去脓水,然后以散掺之,以差为度。

又方:

右用砒霜半两,以醋调稀如糊,于茶碗子内慢火熬,搅令不着底,待醋干即刮下,每用如粟米大,用绵裹安齿缝内,来日取出,有虫自死。久患者,不过三上。

---

〔1〕 龙柏花:《正误》云:"未详。"考龙柏花在宋代曾被宋真宗赵恒(998—1022在位)吟咏。宋代梅尧臣《宛陵集》卷20"龙柏"诗:"花非龙香叶非柏,独窃二美夸芳鲢。苦练不分颜色近,紫荆未甘开谢迟。"可见此物非柏类,树类苦楝,花如紫荆而花期更晚。《救荒本草》有"龙柏",王作宾考为清风藤科植物泡花树(*Meliosma cuneifolia* Franch.),圆锥花序,花小,花期6—7月;张翠君考为壳斗科植物铁椆(*Quercus glauca* Thunb.)。录之备参。

〔2〕 羊齐花:《正误》云:"未详。"待考。

治齿漏疳诸方

夫手阳明支脉入于齿,风邪客于经脉,流滞齿根,肿脓汁出,愈而更发,谓之齿漏疳也。

治齿漏疳,脓血出,齿龂宣露,气臭,不能饮食,**棘刺散**:

棘刺半两,烧灰　青葙子三两　当归　干姜炮裂,剉　菖蒲　香附子　鸡舌香　细辛　川升麻已上各一两

右件药捣罗细为散,每用半钱,以绵裹于患处咬之,咽津,以差为度。

治齿漏疳,龂上生疮肿痛,**胡桐泪散方**:

胡桐泪一两,烧赤,细研　石胆一两,细研　黄矾一两,烧灰,研　卢会一两,细研　光明砂半两,细研　麝香一分,细研　川升麻一两　细辛三分　乱发灰一分　当归半两　牛膝半两,去苗　芎䓖半两

右件药捣细罗为散,入研了药更研令匀,每用先以甘草汤洗漱令净,后用药傅之,有涎即吐却,日三度即差。

治齿漏疳,出脓水不止,**青黛散方**:

青黛半两　虾蟆一枚,烧灰　胡桐泪半两　麝香一分　胡黄连半两　卢会半两

右件药于乳钵内同研为散,每用半钱傅于患处。

治齿漏疳,虫蚀齿龂臭烂,**麝香散方**:

麝香　青矾烧赤　黄矾烧赤　白矾烧灰,各一分　卢会半两　虾蟆灰半两

右件药同于乳钵内细研为散,先以绵拭龂上恶血出,即用湿纸片子掺药贴。

治齿漏疳,宣露及骨槽风,脓血不止,**丁香散方**:

丁香一分　生地黄五两,以竹刀子切,放铜器内炒令黑色　干虾蟆一分,炙　莨菪子半两,炒黑　麝香一钱,细研

右件药捣细罗为散,每至夜间用湿纸片子上掺药,可齿龂患处大小贴之,有涎即吐,以差为度。

治齿漏疳,**铜青散方**:

铜青末两字　谷精草末两钱　砒霜半钱　马齿苋灰两字

右件药都于乳钵内研令细,临卧时先以热浆水漱口三五度后,以手指取药少许揩于齿龂上,便合口候良久,满口津即吐之,依前漱三五度,又揩药,每日夜三五度用之,以差为度。

治齿漏疳,虫蚀齿疼痛,出脓水不绝,**盐绿散方**:

盐绿　麝香细研　黄连去须,各一分　石胆一钱

右件药同于乳钵内细研为散,每用一字掺于湿纸片子上贴之,日三两度,不过十日即差。忽患口疮者,绵裹半钱含。

治齿漏疳宣露,脓血出,**鲫鱼散方**:

大鲫鱼一枚　砒霜一分　干地黄末一两

右件药,先割破鲫鱼腹,去肠,入砒霜及地黄末,以纸裹鱼,入火烧烟绝,取出去其纸灰,更入白矾灰、麝香少许,细研为散,每用半钱掺湿纸片子上,贴患处。

治牙齿历蠹诸方

夫牙齿者,骨之所养也。手阳明、足太阳之脉,皆入于齿。风冷乘之,其经脉虚,则髓骨

血损,不能荣润于牙齿,故令齿黯黑历蠹也。

治牙齿历蠹,齿根黯黑,**独活圆方**:

独活　防风去芦头　芎䓖　细辛　当归　沉香　生干地黄各一两　鸡舌香　零陵香　川升麻　甘草炙微赤,剉,各半两

右件药捣罗为末,以化了蜡和圆如豇豆大,绵裹,常含一圆咽津。

治牙齿历蠹黯黑,**皂荚散方**:

皂荚一梃,去皮,炙令赤色　川升麻　白矾烧灰　甘松香　细辛洗去苗土,各一分　槐白皮半两　盐花半两

右件药捣罗为散,以盐揩齿后,用散半钱匀傅之,以差为度。

治牙齿历蠹,**谷精草散方**:

谷精草一两,烧灰　马齿苋半两,干者　甜瓜蔓苗半两　川升麻半两　白矾一分,烧灰　干漆一分　猪牙皂荚一两　干虾蟆三两,烧灰

右件药捣细罗为散,更入钵细研令匀,每用半钱傅于患处,有涎即吐却,日三度用之。

治牙齿历蠹色黑,宜用**黄丹散方**:

黄丹半两　白矾一两　川升麻一分,末　细辛一分,末　麝香一钱,细研

右件药先研白矾、黄丹令细,于生铁铫子内炒如火色,取出于地上用纸一重衬,以物盖之,出火毒一宿后,入川升麻等三味同细研为散,每用半钱掺于患处效。

治牙齿历蠹,齿根黯黑,**川升麻揩齿散方**:

川升麻半两　白附子一分,炮裂　蜜陀僧一分　露蜂房一分　槐枝灰半两

右件药捣罗为末,别入地黄汁一合拌令匀,每用揩齿,神效。

又方:

胡桐泪一两　朱砂半两　麝香一分

右件药于乳钵内同研为末,每用揩齿,不过三五度光白。

又方:

硫黄一分　白矾一分

右件药相和,于铫子中熬令黄烟尽为度,细研为散,每日早晨及夜卧时贴少许揩齿,有涎即吐却,后以暖水漱口,以差为度。

又方:

右烧腐棘,取沥涂之十遍后,以雄黄末贴之,即愈。

又方:

右以松节烧灰揩之,神效。

治齿黄黑诸方

夫齿者,骨之所终,髓之所养。若肾气虚,风邪冷气客于经络,髓虚血弱,不能荣养,故骨枯燥无润泽,令齿黄黑也。

治齿黄黑,枯燥无光泽,**地骨皮散方**:

地骨皮一两　郁李人一两,汤浸,去皮尖,微炒　生干地黄一两　川升麻一两半　藁本半两　露蜂房半两　杏人一两,汤浸,去皮尖、双人,麸炒微黄

右散药捣细罗为散,每用一钱以绵裹,常含咽津。

治齿黄黑,**龙花蕊散**方:

龙花蕊[1]二两,出安南者　川升麻　郁李根切　生干地黄　地骨皮　白蒺藜　杏人汤浸。去皮尖、双人,麸炒微黄,已上各一两　细辛半两　龙脑半钱,细研　麝香半钱,细研

右件药捣细罗为散,入研了药令匀,每欲贴时,先以柳枝净揩齿,以新汲水漱口,更以盐花于齿断内外揩之,有涎即吐却,不要漱口,便取白薄纸剪作片子,阔如薤叶,以水蘸纸,掺药末少许贴齿断上,便闭口勿语,有药汁咽之。

治齿黄黑,令白净,**揩齿朱砂散**方:

朱砂一两,细研　海蛤二两,细研　石膏一两　细辛　川升麻　防风去芦头,各二两　寒水石三两　苇蓉一两　槟榔二两　生干地黄二两半

右件药捣罗为散,都研令匀,每日早晨、夜临卧时,先以暖水漱口三五度,用药揩齿。或以薄纸贴药于断上便睡,不用漱口,甚佳。

又方:

盐四两,烧过　杏人一两,汤浸,去皮尖、双人

右件药都研成膏,每用揩齿甚佳。

又方:

右取桑根白皮擘作片子如指大,以醋浸三日,常用两头揩齿,甚效。

治牙齿动摇诸方

夫手阳明支脉入于齿,足太阳之脉又遍于齿,为骨之所终,髓之所养。若经脉虚,风邪乘之,血气损少,不能荣润,故令动摇也。

治齿根出露,摇动疼痛,宜含**柳枝汤**方:

柳枝一握,切　地骨皮　细辛　防风去芦头　杏人汤浸,去皮尖、双人　蔓荆子已上各一两　盐半两　生地黄一升,切

右件药都细剉和匀,每用一两,以水一大盏,酒一盏,同煎至一盏去滓,热含就于患处良久,倦即吐之,含尽为度,日二,尽此一剂永差。

治风冲牙齿动摇,方:

李根白皮三两　苍耳子三合

右件药捣碎,分为五度用,每度用水二大盏,煎至一盏去滓,热含冷吐之。

治牙齿动摇疼痛,**苇蓉散**方:

苇蓉　薏苡人各二两　细辛　防风去芦头　地骨皮　柳枝剉,各一两

右件药捣筛为散,每用半两,以水二大盏,煎至一盏去滓,热含冷吐之。

治牙齿动摇疼痛,齿断宣露,咬物不得,宜用此方:

细辛二两　柳枝皮四两

右件药细切,于铛中炒令黄,内大豆一升和柳枝皮更炒,候爆声绝,于瓷器中盛,用好酒

---

〔1〕 龙花蕊:北宋时交州所产珍稀香花。本书及《圣济总录》均用此作治齿黄黑药。考唐《本草拾遗》载那耆悉,别名龙花,产西南诸国,不明是否即此龙花蕊。待考。

五升浸经一宿，暖一大盏，热含冷吐，以差为度。

治齿风动摇，**捍齿牢牙方**：

腊月猪脂三两　朱砂一两,细研　青矾一两　绿矾一两　白矾一两,烧令汁尽　马牙消一两　防风去芦头,一两　细辛一两　蜡二两　松脂二两　黄耆二两,炒　当归一两　麻油三合

右件药捣罗为末，先煎油令沸，次下猪脂及蜡，次下药末，煎三上三下止，每夜卧时厚贴于患处。

治牙齿动摇，吃食不稳，**地骨皮散方**：

地骨皮一两　当归半两　川升麻半两　寒水石半两　桂心半两　芎䓖半两　黄药一两　沉香一两　麝香一分,细研入

右件药捣罗为末，用贴齿根，重者以绵裹含如弹子大，日二三圆。

治牙齿疼痛，摇动欲落，疳虫脓血，臭气黑恶，不能食，**细辛散方**：

细辛　莽草微炙　曲头棘针　墙衣[1]烧灰,各一两　盐花一两半　荞麦面三两

右件药捣罗为末，以酽醋和荞麦面裹上件药，以炭火烧令赤，又以醋淋更烧，如此三遍止，研令极细，每日将用揩齿。如根动摇，揩不得者，即以绵裹贴齿根上，咽津无妨，用十日后齿牢，患十年者皆效。

治牙齿风毒动摇，宜用牢牙驻齿，**五灵膏方**：

五灵脂半两　松脂一两　黄蜡一两　黄丹一分　蟾酥少许

右件药同于瓷器中以慢火煎成膏，用白熟绢上摊候冷，剪作片子，每夜贴于龂上，吐咽无妨。

治牙齿根摇动宣露，**生肌胡桐泪散方**：

胡桐泪一两　波斯盐绿一分　石胆半两　丁香一两　生干地黄二两

右件药捣细罗为散，每服一字，涂傅齿根下，神效。

治牙齿挺出诸方

夫手阳明支脉入于齿，头面有风冷传入其脉，令齿间津液化为脓汁，血气虚竭，不能荣于齿，故齿根露而挺出也。

治齿根宣露挺出，皆由风热所为，宜服**郁李根皮圆方**：

郁李根白皮　熟干地黄各二两　防风去芦头　独活　青葙子各一两

右件药捣罗为末，炼蜜和圆如梧桐子大，每于食后以粥饮下三十圆。

治牙齿宣露挺出，皆由风热毒气所为，疼痛不可忍，宜用此方：

蔓荆子　桑寄生　郁李根白皮剉　生干地黄　防风去芦头,各二两　独活　青葙子　当归各一两

右件药捣粗罗为散，每用半两，以水二大盏，入盐一钱，煎至一盏去滓，热含冷吐，日二用之。

治牙齿龂宣露，脓血口臭，**枸杞根散方**：

---

〔1〕 墙衣：《类聚》卷71、《普济方》卷70所引均同。按"墙衣"即"垣衣"，因避"垣"字讳改作"墙"。垣衣即墙垣间所生苔藓类植物。

枸杞根　槐白皮各二两　胡桐泪　细辛各一两　川椒一分,去目及闭口者,微炒去汗

右件药捣筛为散,每用半两,以水二大盏,煎至一盏去滓,热含冷吐。

治牙齿宣露,挺出齿断,肿痒,**当归散方**:

当归　细辛　川升麻各半两　防风去芦头　藁本　莽草　芎䓖各一分　白杨枝一两

右件药捣筛为散,每用五钱,以水一大盏,煎至七分,去滓,热含冷吐。

治牙齿根宣露挺出,皆是积热风毒所为,**蔓荆子散方**:

蔓荆子　生干地黄　地骨皮　角蒿各一两　郁李根皮二两

右件药捣粗罗为散,每用半两,以水二大盏,煎至一盏去滓,热含冷吐。

治牙齿根宣露挺出,脓血口气,方:

枸杞根一升,切　胡桐泪一两

右件药和匀,分为五度用,每度以水二大盏,煎至一盏去滓,热含冷吐。

治牙齿宣露,齿根挺出疼痛,疳䘌,**藜芦散方**:

藜芦半两,去芦头　细辛半两　莽草半两　青盐一两　生地黄一两　牛膝一两　曲头棘针四十九枚

右件药捣罗为末,用荞面溲作饼子,可药末[1]裹之,烧令通赤,于醋中略淬过,漉出后曝干,研为细散,每用以纸片子可牙齿患处大小,水中蘸过,掺药末贴之,有涎即吐却,后用热水漱口,日三四度用之。

治牙齿根宣露挺出,烂肉,黑血不止,疼痛摇动,臭气,欲脱落,**龙齿散**方:

龙齿　黄矾　白石脂各二两　桂心一分　芎䓖半两　皂荚刺一两,剉,微炒

右件药捣罗为末,不津器中盛之,每食后用少许贴之,甚效,有津勿咽。

治牙齿宣露,齿根挺出,时出脓血不止,**地黄膏方**:

生地黄一斤,取汁　胡桐泪半两,细研　麝香一分,细研　白矾半两,烧灰细研

右件药先于银器中煎地黄汁欲凝,下诸药搅勿住手,膏成于瓷合中盛,每用少许涂齿根下。

治牙齿挺出,齿断宣露,痒痛不止,方:

牛膝一两,去苗　细辛半两

右件药捣罗为散,以化了蜡和圆如莲子大,以绵裹一圆,于痛处咬之。

治牙齿宣露挺出,方:

生地黄一斤,木白捣碎,入盐二合和之,上用白面裹,可厚半寸已来,于煻火中烧,断烟始成,去焦面,入麝香一分同研为末,每用少许贴于齿根上。

又方:

干地龙一分,为末　麝香半钱,细研

右件同研令匀,每取一字掺于齿根下。

治齿断肿痛诸方

夫手阳明支脉入于齿,若头面有风,风气流入于阳明之脉,与断间血气相搏,故成

---

[1] 末:原误作"求",据《类聚》卷71所引同方改。

肿也。

治齿龂疼肿，**白杨皮散**方：

白杨皮一握　地骨皮　苍耳子　细辛各一两　川椒一分，去目及闭口者，微炒去汗　盐半合　生地黄二两　杏人一分，汤浸，去皮尖、双人

右件药捣筛为散，每用半两，以水二大盏，煎至一盏去滓，热含冷吐。

治齿龂肿痛不可忍，**川椒散**方：

川椒三十粒，去目及闭口者，微炒去汗　莽草　细辛　菖蒲　牛膝去苗　枳壳根皮各半两

右件药捣筛为散，每用半两，以水二大盏，煎至一盏去滓，热含冷吐。

治骨槽疼痛，龂肿齿疏，**胡桐泪散**方：

胡桐泪一两　槐树根　白蔷薇根　垂柳梢　李树根各五两

右件药捣粗罗为散，每用半两，以水二大盏，煎至一盏去滓，热含冷吐。

治齿龂疼痛，肿痒宣露，**松节散**方：

肥松节一两，剉　细辛半两　胡桐泪一两　蜀椒一分，去目及闭口者，微炒去汗

右件药捣碎，分为五度用，每度以酒二盏煎十余沸，去滓，热含冷吐，余者再煎含之。

治齿龂风，连腮肿痛，**槐白皮散**方：

槐白皮二两　枸杞根　附子炮裂　防风去芦头　芎䓖各一两　川椒一百粒，去目及闭口者，微炒去汗

右件药捣筛为散，每用三钱，以水一大盏，煎至七分，去滓，热含冷吐。

治齿龂风肿，去齿根下热毒，**柳豆散**方：

赤小豆二合，炒热　黑豆二合，炒熟　柳枝一握，剉　地骨皮一两　柳蠹末半合

右件药捣筛为散，每用四钱，以水一大盏，煎至七分，去滓，热含冷吐。

治齿龂肿痛宣露，**郁李根散**方：

郁李根一两　川椒一分　柳枝二两，剉　槐枝二两，剉　莨菪子半两　蔷薇根二两，剉

右件药捣筛为散，每用四钱，以水一大盏，煎至七分，去滓，热含冷吐。

治齿龂肿，连耳脑肿疼，**柳枝汤**方：

垂柳枝　槐白皮　桑白皮　白杨皮各一握

右件药细剉，每用半两，以水一大盏，煎至七分，去滓，入盐一钱搅令匀，热含冷吐。

治齿龂连额肿疼，频发动无时，**细辛散**方：

细辛半两　露蜂房半两　槐枝二两，细剉　盐花一两

右件药捣筛为散，每用五钱，以水一大盏，煎至七分，去滓，热含冷吐。

又方：

莽草　独活各一两

右件药细剉，分为五度，每用水一大盏，煎至一盏去滓，热含冷吐。

又方：

细辛一两　芎䓖二两　附子一两，炮裂，去皮脐

右件药捣筛为散，每用一两，以水二大盏，煎至一盏去滓，热含冷吐。

治热毒风攻头面，齿龂肿痛不可忍，**生地黄散**方：

生地黄汁五合　当归　白芷　细辛　盐花各一分

右件药捣细罗为散，相和令匀，于银器中都煎成膏，临时以药于牙龂上厚涂，有津即咽之，日三夜二用。

又方：

牛蒡根一斤，熟捣绞取汁，入盐花一钱，于银器中熬成膏，每用涂齿根下，重者不过三五度。

又方：

右取露蜂房稍大者一枚，每孔中着椒一颗及盐少许，即以手按令相入，以溲浆水一大碗，煎至强半去滓，热含冷吐，甚妙。

治齗间血出诸方

夫手阳明支脉入于齿，头面间有风，而阳明脉虚，风挟热乘虚入于齿齗，搏于血，故血出也。

治牙齿缝忽然出血，**当归散方**：

当归　桂心　甘草各半两　白矾一两，烧令汁尽

右件药都捣粗罗，分为三度用，每度以浆水二大盏，煎至一盏去滓，热含冷吐。

治齿齗血出，**地黄汤方**：

生地黄二两，切　柳枝剉，一合　黑豆二合

右件药将豆及柳枝炒令焦，以无灰酒二盏沃之，即下地黄更煎五六沸，去滓，热含冷吐，以差为度。

治齿齗间血出，吃食不得，**黄连散方**：

黄连　白龙骨　马牙消各一两　白矾一分　龙脑一钱

右件药捣细罗为散，研入龙脑令匀，每用半钱傅齿根下。

治齿根血出，**白矾散**。

白矾三分，烧灰　蚺蛇胆一钱

右件药细研为散，先以布揩齿令血尽，每用半钱，以湿纸上掺药，可患处贴之。

治齿齗血出不止，方：

干地龙末一钱　白矾灰一钱　麝香末半钱

右件药同研令匀，于湿布上涂药，贴于患处。

治齿齗血出不止，**龙骨散方**：

白龙骨一两　生干地黄一两　干姜半两，炮裂，剉　曲头棘针一分　白矾一分，烧灰

右件药捣罗为末，每用半钱，揩傅齿齗下，即差。

治齿缝忽然血出不止，方：

胡桐泪半两研罗为末，用贴齿缝。如血出不定，再贴神效。

治无故口齿间血出不止，方：

右以竹叶浓煎汤，热含冷吐。

治齿浮动，齗肿出血，方：

右以屋下尘煤细罗为散，揩傅齿根下。

又方：

右以白矾一两，烧研为末，每用半钱，傅齿根下。

又方：

右烧铜箸烙血出处，以白矾灰傅之。

治牙齿脱落牢牙诸方

夫牙齿脱落者,由肾气虚弱,骨髓衰损,不能荣润也。而又风邪之气搏于经络,上注于齿间,故令动摇而脱落也。

治牙齿非时脱落,令牢定,**铜末散**:

熟铜末一两　当归　地骨皮　细辛　防风去芦头,各一分

右件药捣罗为末,和铜末同研如粉以封齿,日夜三度,三五日后牢定,一月内不得咬着硬物。

治疳齿虫蚀,不觉片片自落,齿痒痛,**盐绿散**:

盐绿　黄连　麝香细研,各一分　石胆半分

右件药都研为散,绵裹,当齿痛处咬之。

治牙齿动摇,终不牢固者,宜用**出牙乌头散**:

川乌头一分　巴豆一七枚,去皮　大硼砂一字　硇砂一字　大蜘蛛一枚,炙干　腻粉半钱

右件药捣细罗为散,研入巴豆令匀,每用少许着牙根,一食间牙即自出。

治牢牙齿痛,**胡桐泪散**:

胡桐泪一分　川升麻一分　白矾灰一分　细辛　独活　麝香细研　当归　附子炮裂,去皮脐

白芷各半分

右件药捣细罗为散,夜临卧时先揩齿,漱口令净,用少许贴之。

治牙齿脱落,**牢牙散**:

颗盐　白矾各半两

右都炒令干,为末,每以槐枝点药傅齿上,有涎即吐之。

治牙齿动摇欲落,**牢牙散**:

五倍子　干地龙微炒,各半两

右件药捣罗为末,先用生姜揩牙根,后以药末傅之。

治牙齿动摇,却令坚固,贴齿方:

右以皂荚不限多少,烧为灰,研令细,然后以生地黄汁溲团如鸡子,又烧令通赤,候冷捣罗为末,又以生地黄汁溲,又烧,如此三遍,入乳钵中研令细,每用湿纸片子掺药贴齿,神效。

治齿痛及落,方:

石胆一分,右以人乳汁研膏后,净漱口傅药,当便觉差。凡治齿,先须除却食床,用针刺尽黑血,然后涂雄黄末入齿缝中,细看之,齿根下若虚软,即以小针热通齿根下,若痛,即出却恶物,然后傅膏,膏乃行也。少年即易治,老者难痊。

治牙齿动摇不稳,须出牙神验方:

右取马齿菜粗大者烧作灰,研为末,入少砒霜同研令匀,每用少许着齿根下,问患人觉热即令轻漱,便动以手拈出,后傅止血药,神效。

治牙齿不生诸方

夫牙齿皆是骨之所终,髓之所养。手阳明、足太阳之脉并入于齿。若血气充实,则骨髓

强盛,其齿损落,犹能更生。若虚弱者,血气衰耗,风冷乘之,致令齿或龋或虫落者,不能复生也。

治牙齿久不生,十数年未出者,贴此药无不便生,方:

雌鸡粪_{一分,头圆者是}　雄鸡粪_{一分,头尖者是}

右同细研,于齿不生处先以针刺破令血出,贴药于上,老人二十日,少者十日当出。

治牙齿不生,方:

牛粪中黑豆烧为灰,细研。

右先以针刺齿不生处令血出,即以灰涂之,神效。

又方:

雄鼠粪_{三七枚}　麝香_{半钱}

右件药合研令细,用之揩齿,勿食酸咸物,效。

又方:

右取路傍遗却稻粒,于齿落处点二七下,其齿自生。

治齘齿诸方

夫齘齿者,是睡中而齿相切也。皆由血气虚,风邪客于牙车筋脉之间,故因喘息,而风邪动引其筋脉,故上下齿相切也。

治睡中齘齿,宜服**羌活散**方:

羌活　地骨皮　防风_{去芦头}　酸枣人　蔓荆子　杏人_{汤浸,去皮尖,已上各一两}　生地黄_{三两}

右件药捣筛为散,每用半两,以水一大盏,酒一盏,煎至一盏去滓,食后温服。

治风邪客于牙车,睡中齘齿,**升麻散**:

川升麻_{一两}　当归_{半两}　防风_{半两,去芦头}　藁本_{半两}　杏人_{一分,汤浸,去皮尖、双人,麸炒微黄}　酸枣人_{一分}　细辛_{一分}　白芷_{一分}　芎䓖_{一分}

右件药捣细罗为散,每用一钱,以绵裹,常含咽津。

治睡中齘齿,方:

右密取患人卧荐下尘一捻,内口中,勿令知之,即止。

揩齿令白净诸方

揩齿令白净,**朱砂散**方:

朱砂_{细研}　丁香皮　藿香_剉　茆香_剉　香附子　甘松　白芷　川升麻　黄丹_{已上各一两}　白檀香_{半两,剉}　猪牙皂荚_{二两}　石膏_{四两}　寒水石_{半斤}　零陵香_{半两}

右件药捣罗为散,都研令匀,每日常用揩齿,甚佳。

揩齿令白净,**七宝散**方:

海蛤　琥珀　真珠　白石英　玛瑙　光明砂_{各一两}　麝香_{一分}

右件药捣为散,于乳钵内重研令细,每日取柳枝打碎一头,点药揩齿,甚良。

揩齿,**龙脑散**方:

龙脑_{一分,细研}　寒水石_{一两}　盐花_{半两}　石膏_{一两,细研}　藁本_{半两}　白芷_{半两}　芎䓖_{半两}

川升麻一两　细辛半两　龙花蕊半两

右件药捣细罗为散，于乳钵中研入龙脑，以瓷器中盛，别用生地黄肥好者三斤，以竹刀细切，晒干，入盐花水拌过，于铜器中炒令黑色，又取巨胜子三两炒令黑色，猪牙皂荚半斤以盐水浸一宿，炙黑色，次用胡桐泪半两，牛膝三两，并捣罗为散，入前散药中搅令匀，每日早晨及临卧揩齿，益牙齿甚效。

揩齿，去风，令白净，**槐枝散方**：

槐枝　巨胜子炒令黑色　青盐　生干地黄各一两　皂荚一梃，长一尺，不蚛者

右件药并剉，入一新瓷瓶中盛固济，于瓶口上只留一窍如钱孔大，然后以文火烧，候瓶内药烟绝为度，便取出捣细罗为散，每用揩齿甚良。

揩齿，常令光润白净，**桑椹散方**：

干桑椹子　川升麻　皂荚盐水中浸一宿，焙干　生干地黄　槐白皮已上各一两

右件药细剉，用糯米饭溲为团，以炭火烧令通赤，候冷入麝香一分，都研令细，每日早晨及夜临卧先以浆水漱口，后揩齿。

揩齿令光白，**贝齿散方**：

贝齿　文蛤　海蛤　石决明各一两　光明砂半两　龙脑一分

右件药捣细罗为散，于乳钵中研入龙脑令匀，每日早晨及夜卧常用揩齿，去口气，益牙齿，甚验。

揩齿去风，辟口气，令白净，**升麻散方**：

川升麻三分　吴白芷　藁木　细辛　沉香　石膏　贝齿　麝香各一分　寒水石一两

右件药捣细罗为散，研入麝香令匀，每用揩齿。

揩齿令光白，**寒水石散方**：

寒水石　白石英　石膏各二两　细辛半两　川升麻一两　朱砂半两，细研　麝香一分，细研　丁香一分　沉香半两　钟乳一两，细研

右件药捣细罗为散，入研了药令匀，每早晨夜间常用揩齿。

揩齿，**龙花蕊散方**：

龙花蕊二两　寒水石四两　生干地黄二两

右件药捣细罗为散，常用揩齿甚佳。

太平圣惠方卷第三十五

凡二十五门　论一首　病源二十二首　方共计二百四十三[1]道

咽　喉　论

夫咽喉者,生于肺胃之气也。咽者,咽也,言可咽物,又谓之嗌,主通胃气之道路,故为胃之系。咽重十两,广二寸半,至胃长一尺六寸也。喉咙者,空虚也,言其中空虚,可以通于气息,呼吸出入,主肺气之流通,故为肺之系。喉咙重十二两,广二寸,长一尺二寸,有九节。故知咽门与喉咙并行,其实两异也。若脏热则喉肿,塞气不能通。若腑寒则哽哽如有物,恒欲痛痒,多涎唾。是以热则通之,寒则补之,不热不寒,依经调之。寒热和平,病不生矣。

治咽喉闭塞不通诸方

夫咽喉者,气之流行,通于上下,五脏六腑,呼吸之道路。若脏腑充实,脾肺壅滞,风邪热毒积蓄在内,搏于经络,攻于上焦,则气道否涩,不得宣畅,故令咽喉闭塞不通也。

治咽喉闭塞不通,疼痛,饮食不得,宜服川升麻散方:

川升麻半两　络石一两　当归半两　射干半两　犀角屑半两　甘草半两,炙微赤,剉　杏人半两,汤浸,去皮尖、双人,麸炒微黄　木通半两,剉

右件药捣筛为散,每服四钱,以水一中盏,煎至六分,去滓,不计时候温服之。

治咽喉闭塞不通,含化射干圆方:

射干一两　川升麻一两　豆豉半两　芎藭半两　杏人半两,汤浸,去皮尖、双人,麸炒微黄　甘草半

---

〔1〕　二百四十三:原作"二百四十二"。排门目录及正文实际方数均为"二百四十三",因改。

〔2〕　一十六:原作"一十九"。据今计方实数改。

〔3〕　尸:原作"口"。据正文改。

两,炙微赤,剉

右件药捣罗为末,炼蜜和圆如半枣大,每日四五度,以新绵裹一圆,含咽津。

治咽喉闭塞不通,**含咽犀角圆方**:

犀角屑半两　羚羊角屑半两　川升麻半两　生干地黄半两　黄耆半两,剉　甘草半两,炙微赤,剉　马兜铃根半两　马牙消一两

右件药捣罗为末,炼蜜和圆如楝实大,每日四五度以薄绵裹一圆咽津。

又方:

牛蒡子半两　马牙消半两　甘草半两,生剉

右件药捣罗为末,炼蜜和圆如半枣大,日四五度,以新绵裹一圆含咽津。

治咽喉闭塞疼痛,宜服**龙脑散方**:

龙脑一分　石膏二两,细研水飞　滑石半两　朱砂一分　硼砂一分

右件药都细研为散,每服不计时候以新汲水调下半钱,绵裹含咽津亦得。

治咽喉闭塞,**附子散方**:

附子一两,炮裂,去皮脐,切四片,涂蜜炙令黄　马蔺子一两　牛蒡子一两

右件药捣细罗为散,每服以温水调下一钱,日四五服。

治咽喉闭塞,津液不通,宜服**升麻圆方**:

川升麻半两　马蔺子一分　白矾一分　马牙消一分　玄参一分

右件药捣罗为末,炼蜜和圆如楝子大,用薄绵裹常含一圆,咽津。

治咽喉闭塞肿闷,宜点**皂荚煎方**:

皂荚七梃,不蛀者　四字古钱二十文　挦[1]麻根一大握　天剑根[2]一握,洗净　白兰刺[3]根一大握　消石一两,细研　白盐一两　硇砂一两,细研

右件药先以皂荚搊碎,以水二升浸一宿,热挼滤过,以煎诸草根及古钱至一升,滤去滓,却下消石等末,煎待汁稍稠,便入饧一两更煎,候如稀饧,放冷,以箸头及鸡翎频频点于咽门肿处。

治咽喉闭不通,**蛇蜕皮散方**:

蛇蜕皮一分　白梅肉一分,微炒　牛蒡子半两　甘草一分,生用

右件药捣细罗为散,每用绵裹一钱,汤浸少时,含咽津。

又方:

硇砂　马牙消等分

右件药细研令匀,用铜箸头于水中蘸令湿,揾[4]药末点于咽喉中。

又方:

射干二两　当归一两

右件药细剉,以水二大盏,煎至一大盏去滓,细含咽之。

又方:

---

〔1〕　挦:《类聚》卷73引作"寻"。《正误》:"'挦'恐'荨'之讹。"药无"挦麻",有"荨麻",然未见记载其根可用治咽喉闭塞。存疑。

〔2〕　天剑根:《本草纲目》"天剑草"乃"旋花"别名,一般不用治咽喉肿闷。

〔3〕　白兰刺:《正误》:"未详。"

〔4〕　揾:原误作"温"。据《类聚》卷73引同方改。

马蔺花二两　蔓荆子一两

右件药捣细罗为散,每服不计时候以暖水调下一钱。

又方:

赤马粪汁一合　生姜汁一合　童子小便一合

右件药相和搅令匀,徐徐灌入喉中,即立通。

治咽喉闭塞不通,须臾欲死,宜服此方:

右取马蔺根汁饮之。若无,煎刷汁亦得。

又方:

马蔺子四十九枚

右捣罗为末,以水调服之,立愈。

又方:

右取红蓝花捣绞取汁一升,渐渐服,以差为度。如冬月无湿花,可浸干者,浓绞取汁,如前服之。

又方:

滑石一两

右研令细,以绵裹如枣核大,塞鼻中,患左边塞右边,右亦如之,重者须臾即脓血出,轻者便自消。

又方:

右以葛根烧为灰,细研,每服以水调下二钱。

治咽喉闭塞及噎,汤水下难,宜服此方:

牛涎一大盏,入盐少许搅和顿服,立差。

治咽喉闭塞不通甚者,宜用此方:

巴豆一枚,去大皮

右钻中心,绵裹,令有出气处,内于鼻中,随肿左右,时时吸气令入喉中,立效。

又方:

芥子三两

右捣细罗为散,以水蜜调为膏,涂于外喉下熁之,干即易之。

又方:

右取无槵子皮半两,含之,微微咽汁,即立差。

治咽喉闭塞肿痛,水米不通,方:

右取蜗牛虫一枚,绵裹水浸,含[1]之,须臾便通。

又方:

右取蛇蜕皮一条,瓶子内缓火烧令烟出,即以笔管引烟入喉中熏之,差。

又方:

蛇蜕皮一寸,裹白梅肉含,咽津。

又方:

马勃浓煎汁,灌之即通。

----

〔1〕 含:原作"食"。据《类聚》卷73引同方改。

又方：

白矾如棋子大，含之，须臾便通。

治咽喉闭塞，喘息不通，须臾欲绝，方：

右以地龙一条烂研，内鸡子白相和搅令匀，便泻入口，即通。

又方：

右以猪牙皂荚三梃，涂酥炙令黄，捣罗为末，每服以蜜水调下半钱。

又方：

蛴螬二枚，研绞取汁，点于喉中即开。

治喉闭垂命不辨人，方：

右以铜黄如杏核大，以热汤研化灌之，立愈。

治咽喉肿痛诸方

夫咽喉者，为脾胃之候，气所上下。脾胃有热，则热气上冲，致咽喉肿痛。夫生肿痛者，皆挟热所为也。若风毒结于喉间，其热盛则肿塞不通，而水浆不入，便能杀人。脏腑气微，热气上冲，咽喉亦能肿痛，若不早治，即渐至闭塞也。

治咽喉肿痛结毒，气冲其胸心，宜服**桔梗散**方：

桔梗一两,去芦头　犀角屑一两　羚羊角屑一两　赤芍药一两　川升麻二两　栀子人一两　甘草一两,炙微赤,剉　杏人一两,汤浸,去皮尖,双人,麸炒微黄

右件药捣粗罗为散，每服四钱，以水一中盏，煎至六分，去滓，不计时候温服。

治咽喉肿痛，热毒气在于胸心，及一切风热，宜服**络石散**方：

络石一两半　木通一两,剉　川升麻一两　射干一两　犀角屑一两　玄参一两　栀子人半两　桔梗一两半,去芦头　赤芍药一两　马牙消二两

右件药捣筛为散，每服三钱，以水一中盏，入青竹茹一分，煎至六分，去滓，不计时候温服。

治咽喉肿痛，诸恶气结塞，宜服**五香散**方：

沉香一两　木香一两　鸡舌香一两　熏陆香一两　麝香三分,细研

右件药捣细罗为散，入麝香研令匀，每服二钱，以水一中盏煎至六分，不计时候温服。

治咽喉肿痛，风热上攻胸膈，心神烦热，宜服**铅霜散**方：

铅霜一分,细研　磁药一两,细研　马牙消一两,细研　龙脑一分,细研　羚羊角屑一两　黄耆一两,剉　黄芩二两　甘草三分,炙微赤,剉

右件药捣细罗为散，都研令匀，每服不计时候以冷水调下一钱。

治咽喉肿痛，热毒在肺脾，上焦壅滞[1]，心神烦闷，宜服**含化升麻圆**方：

川升麻一分　川大黄一分,剉,微炒　玄参一分　甘草半两,炙微赤,剉　射干一分　马牙消三分　杏人半两,汤浸,去皮尖,双人,麸炒微黄

右件药捣罗为末，炼蜜蜡和圆如杏核大，每服以绵裹一圆，含咽津，日五六服。

治咽喉肿痛，祛热毒，利胸膈，**地黄煎**方：

---

〔1〕　滞：原作"带"。据《类聚》卷73引同方改。

生地黄一斤，研取汁　白蜜五两　马牙消三两，细研

右件药先将地黄汁、蜜入于石锅内慢火熬成膏，去却火，次下马牙消搅令匀，用瓷合盛，不计时候抄一杏核大含咽津，冷水调下亦得。

治咽喉肿痛，立效**龙脑圆**方：

龙脑一分　白药一两，捣罗为末

右件药同研令匀，炼蜜和圆如鸡头实大，常含一圆咽津。

治咽喉肿痛，咽物不得，方：

蛇蜕皮一条，烧令烟尽　马勃一分

右件药细研为散，以绵裹一钱，含咽津。

治咽喉卒肿，不下食，方：

白颈地龙二七枚

右烂捣涂于喉外，以帛系之。

又方：

右取牛蒡子捣碎，以绵裹二钱，热水浸过，含咽津立差。

又方：

右取地龙一条，着盐淹令化为水，取蜜少许调匀服之。

又方：

右取鮸鱼胆滴入喉中，如喉咙痛，以胆涂喉咙外肿痛处，极妙。

又方：

右取马牙消细研，以竹筒子吹入喉中，立差。

治喉痹诸方

夫喉痹者，为喉里肿塞痹痛，水浆不得入也。人阴阳之气出于肺，循喉咙而上下也。风毒客于喉间，气结蕴而生热，故喉肿塞而痹痛也。其脉沉者为阴，浮者为阳。若右手关上脉阴阳俱实者，是喉痹之候也。亦令人壮热而恶寒，若七八日不治，必至危殆也。

治喉痹，心胸气闷，咽喉妨塞不通，宜服**木通散**方：

木通二两，剉　赤茯苓二两　羚羊角屑一两半　川升麻一两半　马蔺根一两　川大黄一两半，剉碎，微炒　川芒消二两　前胡二两，去芦头　桑根白皮二两，剉

右件药捣粗罗为散，每服三钱，以水一中盏，煎至六分，去滓，不计时候温服。

治喉痹气隔，胸满咽肿，宜服**犀角散**方：

犀角屑一两　射干一两半　马蔺根一两　枳壳一两，麸炒微黄，去瓤　马牙消一两半　甘草一两，生用

右件药捣筛为散，每服三钱，以水一中盏，入竹叶二七片，煎至六分，去滓，不计时候稍温含咽。

治喉痹肿痛，饮食不下，宜服此方：

桔梗一两，去芦头　甘草一两，生用

右件药都剉，以水二大盏，煎至一大盏去滓，分为二服，服后有脓出即消。

治喉痹，咽喉肿痛，上焦风热，痰唾不利，宜服此方：

川升麻一两半　射干三分　白药三分　络石一两　白矾灰半两　甘草一两,生剉　黄药一两
天竺黄二两,细研　马牙消二两,细研

右件药捣细罗为散,同研令匀,每服以新绵裹二钱,含咽津,立通。

又方:

乌蛇皮一分,烧灰　白梅一分,微炒　甘草一分,生剉　桂心半分

右件药捣细罗为散,每服以新绵裹二钱,含咽津,立通。

又方:

白矾灰一两　白附子一两,炮裂

右件药捣细罗为散,涂在舌上,勿咽津,有涎即吐之。

又方:

白僵蚕一分,微炒　玄参一分　白矾灰一分　甘草一分,炙微赤,剉

右件药捣罗为末,用鲩鱼胆和圆如小豆大,每服以冷姜汤下十圆,日三四服。

治喉痹气闷,**白矾散**方:

白矾半两　硇砂半两　马牙消半两

右件药于瓷合子内盛,用盐泥固济候干,以炭火煅令通赤,取出细研,用纸两重匀摊置于湿地上,以物盖之一宿,出火毒后,再细研为散,每服半钱,内于竹管中吹入喉内,须臾即通。如是咽门肿,只以筯子抄药,点于肿处,咽津即差。

治喉痹气欲绝,**马牙消散**方:

马牙消　消石　硼砂已上各半两

右件药以瓷瓶子内盛,用盐泥固济候干,以慢火煅成汁,良久取出候冷,于地坑子内,先以甘草水洒,后用纸三重裹药,以土盖之三宿,出火毒后,取出细研为散,每服半钱,用筯子抄内咽中咽津,更以竹管吹入喉中,差。

治喉痹肿热痛闷,**升麻散**方:

川升麻一两　马蔺子二两

右件药捣细罗为散,每服以蜜水调下一钱。

治喉痹热毒气盛,痛肿不已,宜点**消石散**方:

消石　白矾　砒霜已上各半两

右件药同细研,于瓷合中盛,盐泥固济候干,炭火中烧令通赤,取出向地坑中三日出火毒,细研如粉,咽喉肿闭处点少许便破。

治喉痹立效方:

蜗牛七枚　白梅三枚,取肉

右件药同烂研,绵裹如枣核大,含咽津即通。

又方:

右取地龙一条细研,用白梅去核,以皮裹之,重着薄绵再裹,含咽津立效。

又方:

白僵蚕微炒

右件捣细罗为散,每服以生姜汁调下二钱。

又方:

右取盐麸子捣罗为末,以赤糖和圆如半枣大,含咽津。

又方：

右以附子炮裂，去皮脐，涂蜜炙干，复涂之复炙，至数遍令蜜通彻，放冷含之，微微咽津。

治咽喉不利诸方

夫腑脏冷热不调，气行上下，哽涩结搏于喉间，吞吐不利，或寒或壅，故咽喉不利也。

治心胸气涩，咽喉噎塞，妨闷不利，宜服**木通散**方：

木通一两，剉　赤茯苓一两　羚羊角屑一两　川升麻一两半　马蔺花半两　前胡一两，去芦头
桑根白皮一两，剉　川大黄一两，剉碎，微炒

右件药捣筛为散，每服五钱，以水一大盏，煎至五分，去滓，不计时候温服。

治咽喉毒气所攻，气息不利，心胸烦闷，宜服**犀角散**方：

犀角屑一两　川升麻一两　木通一两，剉　射干一两　前胡一两半，去芦头　川大黄一两，剉碎，
微炒

右件药捣粗罗为散，每服二钱，以水一中盏，入竹叶二七片，煎至六分，去滓，更入朴消末
一钱搅令匀，不计时候温服。

治脾肺壅毒，咽喉不利，肿痛烦热，宜服**生干地黄散**方：

生干地黄一两半　鸡苏苗三分　赤茯苓三分　射干三分　犀角屑三分　麦门冬一两半，去心，焙
玄参一两　甘草半两，炙微赤，剉

右件药捣粗罗为散，每服三钱，以水一中盏，入竹叶二七片，煎至六分，去滓，不计时候
温服。

治脾肺壅热，咽喉不利，宜服通津液，利咽喉，**龙脑圆**方：

龙脑一钱，细研　牛黄一钱，细研　朱砂半两，细研，水飞过　人参一两，去芦头　赤茯苓一两　羚羊角
屑半两　犀角屑半两　麦门冬一两半，去心，焙

右件药捣罗为末，入研了药令匀，炼蜜和圆如梧桐子大，每服不计时候以温水下十圆。

治咽喉风热不利，疼痛，咽干舌涩，宜服**射干煎**方：

射干一两　川升麻一两　犀角屑一两　当归一两　杏人一两，汤浸，去皮尖、双人，麸炒微黄　甘草
半两，炙微赤，剉

右件药捣罗为末，以猪脂半斤微火煎三上三下，去滓，入白蜜四两搅令匀，以瓷合盛，每
取杏子大绵裹，含咽津，以利为度。

治上焦壅滞，风冷伤肺，气道痞塞，咽喉不利，宜服**含化杏人圆**方：

杏人一两，汤浸，去皮尖、双人，麸炒微黄　射干一两　人参一两，去芦头　附子半两，炮裂，去皮脐　桂心
半两[1]

右件药捣罗为末，炼蜜和圆如鸡头实大，以新绵裹一圆含咽津，以利为度。

又方：

随所患左右，刺手小指甲令血出，效。

治咽喉不利，肿塞气道不通，宜用此方：

右以生艾叶捣烂，傅肿上，随手即消。冬月以熟艾和水捣汁，涂之亦佳。

---

〔1〕半两：原脱。据《类聚》卷73引同方补。

治咽喉风毒肿痛诸方

夫咽喉者,气液之通流,肺脾之道路,呼吸出入,水谷往来,莫不由于咽喉也。若阴阳不调,肺脾壅滞,风邪搏于经络,伏留于上焦,攻注咽喉,结聚肿痛,故名风肿也。

治咽喉肿痛,皆因热在于肺脾,邪毒壅滞,心胸不利,宜服**犀角散**方:

犀角屑一两　射干二两　赤芍药一两　杏人二两,汤浸,去皮尖、双人,麸炒微黄　羚羊角屑一两　甘草一两,炙微赤,剉　栀子人半两　川升麻一两半　汉防己一两

右件药捣粗罗为散,每服三钱,以水一大盏,入豉半合,同煎至五分,去滓,不计时候温服。

治风毒攻咽喉,肿痛,水浆不下,宜服**射干散**方:

射干二两　赤芍药一两　川升麻二两　杏人一两半,汤浸,去皮尖、双人,麸炒微黄　牛蒡子一两　枫香一两　葛根二两,剉　麻黄一两,去根节　甘草二两,炙微赤,剉

右件药捣粗罗为散,每服三钱,以水一中盏,煎至六分,去滓,不计时候温服。

治咽喉风毒,肿塞疼痛,**牛黄散**方:

牛黄一两,微炒　龙脑一分,细研　真珠末三分　金薄五十片　铅霜一分　犀角末三分　太阴玄精三两,烧熟

右件药都研令细,每服以新汲水各半盏调下一钱,日五七服。若干,含半钱,咽津亦得。

治咽喉风毒,及急喉闭肿痛,下汤饮不得,宜用**龙脑圆**方:

龙脑半两　朱砂半两　牛黄半两　硇砂半两　麝香一钱　马牙消一分

右件药都细研,用大羊胆一枚,取汁和圆如梧桐子大,铺于纸上令干,收于瓷器中。如患者,将一圆擘[1]为两片,安在两边鼻内,良久吐出恶物,即差。

治咽喉风毒肿痛,烦热不止,四肢不利,宜服**含化马牙消圆**方:

马牙消三分,细研　犀角屑一分　川升麻半两　甘草一分,炙微赤,剉　真珠末一分　黄药一分　硼砂一分,细研　牛黄半两,细研

右件药捣罗为末,入研了药令匀,炼蜜和圆如鸡头实大,每服一圆,含化咽津。

治肺脾风毒上攻,咽喉肿热不通,方:

射干二两　川升麻一两半　木通一两　羚羊角屑一两　赤芍药一两　蔷薇根二两　艾叶半分　猪膏二斤　生地黄汁三合

右件药细剉,以绵裹,用醋一升淹渍一宿,内地黄汁猪膏中,微火煎取醋尽,膏不鸣为度,去滓,用薄绵裹如杏核大,含咽津甚良。

治风毒攻咽喉,及头面肿痛,方:

杏人三两,汤浸,去皮尖、双人

右以鸡子黄拌和,捣令乳入傅之,帛裹,干即易之,日七八度差。

治咽喉卒肿痛诸方

夫咽喉卒肿痛者,由人脏腑充实,脾肺暴热之所致也。或有服饵丹石,毒气在脏,熏蒸上

---

〔1〕 擘:原作"摩"。据《类聚》卷73引同方改。

焦,而又多食炙煿热酒,冲于脾肺,致胸膈壅滞,气道否涩,热毒之气不得宣通,故令咽喉卒肿痛也。

治咽喉卒肿痛,热毒在胸膈,宜服**马蔺根散**方:

马蔺根二两　川升麻一两　射干一两半　犀角屑一两　玄参一两半　木通一两,剉　蘧麦一两　甘草半两,生剉

右件药捣粗罗为散,每服三钱,以水一中盏,煎至六分,去滓,不计时候温服。

治咽喉卒肿痛,**络石散**方:

络石半两　细辛一分　玄参半两　黄药三分　甘草半两,生剉　赤芍药半两　川大黄三分,剉碎,微炒

右件药捣粗罗为散,每服三钱,以水一中盏,入竹叶二七片,煎至六分,去滓,不计时候温服。

治咽喉内卒肿痛,**龙脑散**方:

龙脑一分,细研　朱砂三分,细研　犀角屑三分　真珠末半两,研　白药三分　马牙消一两,细研　黄耆半两,剉　甘草半两,生剉

右件药捣细罗为散,都研令匀,每服不计时候以新汲水调下二钱。

又方:

牛蒡子半两,微炒　川升麻半两　甘草一分,生剉　陈橘皮一分,汤浸,去白瓤,焙　白药半两　川芒消三分

右件药捣罗为末,化赤饧汁和圆如鸡头实大,每服以绵裹一圆,含咽津。

又方:

马兜零根一两　甘草一分,生剉

右件药捣粗罗为散,每服二钱,以水一中盏,煎至六分,去滓,不计时候温服。

又方:

右以商陆根烂捣微炒,帛裹熨之,冷即易之。

治咽喉疼痛诸方

夫咽喉者,气之所通流,呼吸之道路。若风邪热气搏于脾肺,则经络否涩,气不通利,邪热攻冲,上焦壅滞,故令咽喉疼痛也。

治咽喉毒气结塞疼痛,不下汤水,宜服**犀角散**方:

犀角屑一两　沉香一两　木香半两　马牙消一两　鸡舌香一两　熏陆香半两　川升麻三分　射干三分　甘草半两,生剉　黄芩半两　麝香一分,细研

右件药捣粗罗为散,每服二钱,以水一中盏,入竹叶二七片,煎至六分,去滓,不计时候温服。

治脾肺壅热,咽喉疼痛,胸膈壅滞,心烦颊赤,四肢不利,宜服**射干散**方:

射干二两　川升麻一两　羚羊角屑半两　木香半两,剉　赤芍药半两　络石一两　川大黄一两,剉碎,微炒

右件药捣粗罗为散,每服三钱,以水一中盏,入生地黄一分,煎至六分,去滓温服,如人行五七里再服,以利为度。

治咽喉疼痛,喘息急闷,**马兜零散**方:

马兜零一两　黄耆一两,剉　甘草半两,生剉　杏人半两,汤浸,去皮尖、双人,麸炒微黄　玄参一两　络石一两

右件药捣粗罗为散,每服三钱,以水一中盏,煎至六分,去滓,不计时候温服。

治咽喉疼痛,四肢寒热,痰涎壅滞,烦燥头疼,宜服**犀角散**方:

犀角屑三分　马牙消一两　白矾一分　川升麻三分　甘草半两,生剉　桔梗半两,去芦头　细辛一分　石膏一两　前胡三分,去芦头

右件药捣粗罗为散,每服三钱,以水一中盏,煎至六分,去滓,不计时候温服。

治咽喉疼痛,**含咽圆**方:

黄药　白药　葫荽根　牛蒡子　马勃已上各一两　玄参一两半　砂糖三两　蜜三两

右件药前六味捣罗为末,熬蜜并糖,和圆如弹圆大,不计时候含一圆咽津。

治**咽喉闭塞**,胸膈热毒所攻,疼痛,宜服此方:

射干　川升麻　川朴消已上各二两

右件药捣粗罗为散,每服三钱,以水一中盏煎至六分,去滓放温,细细咽之,以咽喉利为度。

治**咽喉风热**,肿塞疼痛,宜服此方:

牛黄一分　龙脑一钱　石膏一两　马牙消一两　羚羊角屑半两　寒水石半两

右件药都研如粉,每服不计时候以新汲水调下一钱。

治咽喉干痛诸方

夫咽喉者,气液之往来,水谷之道路。若风邪结热居于脾,邪蕴积在脏,不能消散,则上焦烦热,故令咽喉干痛也。

治**咽喉热毒干痛**,心膈烦燥,宜服此方:

犀角屑一两　川升麻一两　栀子人三分　蓝叶半两　木通一两,剉　麦门冬一两半,去心,焙　枳壳半两,麸炒微黄,去瓤　甘草三分,生剉　生干地黄三分

右件药捣粗罗为散,每服三钱,以水一中盏,煎至六分,去滓,不计时候温服。

治**咽喉干痛**,咽唾不利,宜服此方:

桔梗一两,去芦头　甘草一两,生剉　牛蒡子一两,微炒

右件药捣粗罗为散,每服三钱,以水一中盏,入竹茹一分,煎至六分,去滓,不计时候温服。

治咽喉热毒上攻,干燥疼痛,宜**含化升麻散**方:

川升麻一两半　射干一两　白矾半两,烧灰细研　络石一两　甘草三分,生剉　白药三分　黄药一两　天竺黄二两,细研　犀角屑三分　白龙脑三分,细研　马牙消一两,细研

右件药捣细罗为散,入前件药令匀,于瓷合中盛,每服一钱,以绵裹含化咽津。

治咽喉干燥热疼,宜服**络石煎圆**方:

络石半两　射干半两　川大黄一分　木通一分,剉　白药一分　川升麻半两　牛蒡子一分　玄参一分　甘草半两　白蜜二两　白蒺藜一分　马牙消一两　黄药一分　地黄汁半升

右件药除药汁外,捣罗为末,先以地黄汁及蜜于银锅中以慢火煎成膏,后入诸药末相和

令匀,圆如小弹子大,用绵裹一圆,含咽津。

治风热上攻,咽喉干痛,如欲生疮,心胸壅闷,**犀角圆方**:

犀角屑一两　川升麻一两　川大黄一两,剉碎,微炒　黄芩半两　玄参一两　人参一两,去芦头　黄耆半两,剉　甘草半两,生剉　蓝叶半两　桔梗半两,去芦头　杏人一两,汤浸,去皮尖、双人,麸炒微黄,别研入

右件药捣罗为散,炼蜜和捣三二百杵,圆如梧桐子大,每于食后以温水下二十圆。

治咽喉内生疮诸方

夫咽喉者,脾胃之候也。由脾胃间热,其气上冲咽喉,所以生疮。其疮白头或赤根,皆由热毒所致也。

治咽喉内生疮疼痛,宜服**黄耆散方**:

黄耆半两,剉　甘草半两,生剉　栀子人半两　黄芩三分　玄参一两　赤茯苓半两　槟榔半两　川升麻三分　紫菀半两,洗去苗土　麦门冬一两,去心,焙　牛蒡子半两

右件药捣粗罗为散,每服二钱,以水一中盏,煎至六分,去滓,不计时候温服。

治咽喉内生疮唾血,不下食,宜服**生干地黄散方**:

生干地黄一两半　鸡苏苗一两　赤茯苓一两　麦门冬一两半,去心,焙　玄参一两　甘草半两,生剉

右件药捣粗罗为散,每服三钱,以水一中盏,入竹茹一分,煎至六分,去滓,不计时候温服。

治咽喉肿痛,上焦实热,口舌生疮,宜服**大青圆方**:

大青一两　黄芩半两　蚤休半两　黄药半两,剉　黄连半两,去须　蔷薇根皮一两,剉　川升麻半两　菰蒛根半两　知母半两　石膏半两,细研　马牙消一两

右件药捣罗为末,炼蜜和捣三二百杵,圆如酸枣大,绵裹一圆,含咽津。

治咽喉内热毒所攻,生疮肿痛,宜服此方:

牛蒡子一两,微炒　干浮萍草半两　川升麻半两　玄参半两　黄蘗半两,剉　甘草半两,生剉

右件药捣罗为末,炼蜜和圆如小弹子大,常含一圆咽津。

治咽喉中生疮肿痛,**白药圆方**:

白药　黄药　玄参　射干　甘草　桔梗去芦头,已上各半两

右件药捣罗为末,炼砂糖和圆如弹子大,以绵裹一圆,常含咽津。

治咽喉内生疮疼痛,宜服此方:

龙脑二钱,细研　蜜八两　黄丹二两　麝香一钱,细研

右件药先于银锅内化蜜,用绵滤过,再于锅中以慢火熬,次下黄丹煎成膏,候冷热得所,内龙脑、麝香搅令匀,入于瓷合中盛,每服一圆如杏人大,绵裹含咽津,日五服。

治咽喉闭塞口噤诸方

夫脾肺之气通于咽喉,三阴三阳,筋[1]夹于口颊。若脾肺二脏积蓄风热,则经络不利,

---

[1]　筋:《类聚》卷73引同论亦作"筋"。疑为"经"之误。

气道壅涩,邪毒之气攻于咽喉,及于口颊,故令咽喉闭塞口噤也。

治咽喉闭塞痛疼,口噤,宜服**升麻散**方:

川升麻一两　防风半两,去芦头　黄耆半两,剉　甘草半两,炙微赤,剉　细辛一分　黄芩三分　杏人三分,汤浸,去皮尖、双人,麸炒微黄　羚羊角屑半两　羌活半两

右件药捣粗罗为散,每服三钱,以水一中盏,煎至六分,去滓,不计时候温温即灌之。

治心脾风热,咽喉闭塞,口噤,宜服**半夏散**方:

半夏一两,汤洗七遍去滑　玄参一两　川升麻一两半　犀角屑一两　黑豆皮一两　牛蒡子一两,微炒　甘草一两,炙微赤,剉　木香半两　枳壳半两,麸炒微黄,去瓤

右件药捣粗罗为散,每服三钱,以水一中盏,入生姜半分,煎至六分,去滓,不计时候温温灌之。

治热毒伏在心脾,攻于咽喉,心胸胀满,口噤,宜服**玄参散**方:

玄参一两　牛蒡子一两,微炒　川升麻一两　木香半两　犀角屑一两　甘草一两,炙微赤,剉　桑根白皮一两,剉　黑豆皮半两

右件药捣粗罗为散,每服四钱,以水一中盏,煎至六分,去滓,不计时候温温灌之。

治咽喉闭塞,口噤,方:

皂荚针一两,剉　楸白皮半两,剉　芎藭三分　羌活二分　桂心三分

右件药捣粗罗为散,每服三钱,以水一中盏,煎至六分,去滓,拗口温温灌之。

又方:

羌活三两,细剉　牛蒡子二两,杵罗为末

右件药先以水三大盏,煎羌活取一大盏半,去滓,入白矾灰一分搅令匀,每取一小盏调下牛蒡末二钱,每服仍先以木尺格牙,拨开口灌之,得吐为效。

又方:

桂心一两　羌活一两　石膏二两　甘草半两,生剉　川升麻半两　羚羊角屑半两

右件药捣粗罗为散,每服三钱,以水一中盏,入生姜半分,煎至六分,去滓,不计时候温温灌之。

又方:

右以雄雀粪细研,每服以温水调灌半钱。

治咽喉中如有物妨闷诸方

夫咽者,胃之系。喉咙者,肺气之所通。若阴阳和平,荣卫调适,则气道宣畅也。若脏腑不和,肺脾壅滞,风邪热气搏于经络,蕴蓄不散,上攻于咽喉,故令咽喉中如有物妨闷也。亦有愁忧思虑,五脏气逆,胸膈痰结,则喉中如哽,更则咽喉肿痹也。

治咽喉中如有物,噎塞不通,吞不能入,吐不能出,宜服**木香散**方:

木香半两　犀角屑一两　玄参一两半　羚羊角屑一两　桑根白皮一两半,剉　川升麻一两半　紫雪二两　射干一两　槟榔一两

右件药捣粗罗为散,每服三钱,以水一中盏,煎至六分,去滓,不计时候温服之。

治咽喉中如有肉脔,咽之不下,吐之不出,闷乱,宜服**犀角散**方:

犀角屑三分　射干三分　桔梗三分,去芦头　木香半两　诃梨勒皮一两　紫苏子一两　枳壳一

两,麸炒微黄,去瓤　甘草半两,炙微赤,剉　川升麻三分　槟榔一两　赤茯苓一两　木通半两,剉

右件药捣粗罗为散,每服三钱,以水一中盏,煎至六分,去滓,不计时候温服之。

治咽喉中如有物,妨闷噎塞,不下食,宜服**诃梨勒散**方:

诃梨勒皮三分　人参半两,去芦头　桂心半两　甘草半两,炙微赤,剉　陈橘皮半两,汤浸,去白瓤,焙　槟榔半两

右件药捣粗罗为散,每服三钱,以水一中盏,入生姜半分,煎至六分,去滓,不计时候温服之。

治咽喉中如有物,吞咽不下,宜服此方:

半夏一两,汤浸七遍去滑　陈橘皮一两,汤浸,去白瓤,焙　桂心一两　诃梨勒皮一两

右件药捣粗罗为散,每服三钱,以水一中盏,入生姜半分,煎至六分,去滓,不计时候温服。

治咽喉中如有炙腐,**半夏散**方:

半夏一两半,汤洗七遍去滑　厚朴一两,去粗皮,涂生姜汁炙香熟　赤茯苓一两　紫苏叶一两　诃梨勒皮一两半　枳壳一两,麸炒微黄,去瓤

右件药捣粗罗为散,每服三钱,以水一中盏,入生姜半分,煎至六分,去滓,不计时候温服。

治咽喉中如有物噎塞,**射干散**方:

射干一两　桂心一两　枳实三分　半夏三分,汤洗七遍去滑　诃梨勒皮二两　川升麻一两半　木通一两,剉　前胡三分,去芦头　大腹皮三分,剉

右件药捣粗罗为散,每服四钱,以水一中盏,入生姜半分,煎至六分,去滓,不计时候温服。

又方:

石莲子一分,去壳微炒　人参一分,去芦头　杵头糠一分

右件药捣粗罗为散,每服二钱,以水一中盏,煎至五分,去滓,不计时候温服。

治咽喉中如有物妨闷,或在左,或在右,名曰蛊。盖缘积风热于咽喉之间,多为此疾。先须深针结聚之处,使毒气散后,宜**大黄散**方:

川大黄两,剉碎,微炒　牛蒡子一两,微炒　甘草半两,炙微赤,剉

右件药捣粗罗为散,每服三钱,以水一中盏,入生姜半分,煎至六分,去滓,不计时候温服。

治咽喉中有物如弹圆,日数深远,津液难咽,发渴疼痛。即须深针肿结处,散尽毒气,后服**含化龙脑圆**方:

龙脑一分,细研　川升麻一两　甘草半两,炙微赤,剉　马牙消一两　麝香一分,细研　钟乳粉一两　川大黄半两,剉碎,微炒　黄耆一两,剉　生地黄五两,取汁

右件药捣罗为末,入研了药研令匀,以地黄汁相和,更入炼了蜜和圆如楝子大,不计时候以绵裹一圆,含咽津,以咽喉通利为度。

治咽喉中如有物,咽吐不得,宜服此方:

半夏二七枚,破如棋子大,汤洗七遍去滑

右以鸡子一枚打破其头,出却黄白,内半夏,并入醋于壳中令满,微火煎,去半夏后冷饮之,即愈。

治尸咽喉痒痛诸方

夫尸咽者,谓人腹内尸虫上蚀于喉咽生疮也。此皆阴阳不和,脾肺壅滞,风热毒气在于脏腑,不能宣通,故令尸虫动作,上蚀咽中,或痛或痒,如䗪之候者是也。

治尸咽喉,风热毒气上攻,咽中痒痛,宜含化**金露圆**方:

朱砂一钱 白矾一分,生用 甘草半两,捣罗为末 铅霜一钱 麝香一钱 太阴玄精一分 蛇蜕皮三条全者,去头,以皂荚水浸一复时,滤出曝令干,炒令焦黄色

右件药都研令匀,炼蜜和圆如皂荚子大,每于食后及夜卧时用薄绵裹一圆,含化咽津。

治尸咽喉痒痛不利,**朱砂圆**方:

朱砂一两,细研,水飞过 川升麻一两 雄黄一两,细研 杏人一两,汤浸,去皮尖、双人,麸炒微黄 鬼臼一两 甘草一两,炙微赤,剉 射干一两〔1〕 麝香半两,细研

右件药捣罗为末,入研了药令匀,炼蜜和捣三二百杵,圆如梧桐子大,不计时候以粥饮下五圆至七圆。

治尸咽喉痒痛,语声不出,宜服此方:

干姜末,一钱 酒半盏 酥一钱

右件药一处调和,空腹温过服之。

又方:

五倍子半两 黄檗半两,剉 川升麻三分 甘草一分,炙微赤,剉 射干半两

右件药捣粗罗为散,每服三钱,以水一小盏,煎至四分,去滓,不计时候温服。

又方:

射干一两 蔷薇根皮一两 甘草半两,炙微赤,剉

右件药捣粗罗为散,每服三钱,以水一中盏,煎至六分,去滓,不计时候温服。

治尸咽喉内痛,欲失声者,宜服此方:

桂心二两 杏人二两,汤浸,去皮尖、双人,麸炒微黄 芜荑人一两

右件药捣罗为末,以绵裹如杏人大,含咽津,消尽更服。

治尸咽喉痛痒,如似得蛊毒,方:

右常含生姜,差。

又方:

右以青布裹麻黄烧,以竹筒引烟熏咽喉中,效。

治马喉痹诸方

夫马喉痹者,谓热毒之气结于喉间,肿连颊骨,微壮热,烦满而数吐气,呼之为马喉痹也。

治马喉痹,颊面肿满,宜服**犀角散**方:

犀角屑半两 射干三分 桔梗三分,去芦头 马蔺根三分,剉 甘草半两,炙微赤,剉 川升麻半两

右件药捣粗罗为散,每服三钱,以水一中盏,入竹叶七片,煎至六分,去滓,入马牙消一钱

搅令匀,细细含咽。

治马喉痹,颊肿咽痛,**龙脑散方**:

白龙脑细研　牛黄细研　犀角屑　羚羊角屑　马牙消细研　玄参　沉香　朱砂细研　甘草炙微赤,剉,已上各一分　川升麻半两　硼砂一钱,细研

右件药捣粗罗为散,每服三钱,以水一中盏,入竹叶七片,煎至六分,去滓,入马牙消一钱搅令匀,细细含咽。

治马喉痹,喉中深肿连颊,壮热,吐气数者,宜服此方:

右以马衔一具,以水三大盏煎取一盏半,分为三服。

又方:

右以马鞭草根一握,勿令见风,截去两头,捣绞取汁服之。

又方:

右以毡中苍耳子三七枚,烧灰细研,以水调服之。

又方:

右以谷奴烧灰,以酒调服一钱,立效。

治马喉痹,并毒气壅塞,方:

桔梗二两,去芦头,剉

右以水三大盏,煎至一盏去滓,不计时候分温二服。

又方:

生姜二斤,取汁　蜜三两

右件药以微火煎令得所,每服一合,日四五服。

又方:

右取马蔺根烧灰细研,烧桑枝沥汁调下一钱。

治咽喉颈[1]外肿痛诸方

夫咽喉颈外肿痛者,由风热毒气客于经络,肺脾壅滞,气不宣通,风毒上攻于咽喉,搏于气血,气血凝涩,荣卫不行,故咽喉及颈外结聚肿痛也。

治咽喉壅塞,颈颔肿痛,宜服此方:

川升麻一两　漏芦半两　木通三分,剉　赤芍药三分　桑根白皮三分,剉　川大黄三分,剉　枳壳半两,麸炒微黄,去瓤　甘草半两,炙微赤,剉　汉防己三分

右件药捣粗罗为散,每服三钱,以水一中盏,煎至六分,去滓,不计时候温服。

又方:

川大黄一两,剉碎,微炒　川升麻一两　射干一两　甘草半两,炙微赤,剉　玄参一两　羚羊角屑半两

右件药捣筛为散,每服三钱,以水一中盏,煎至六分,去滓,不计时候温服。

治咽喉颈外肿痛,**黄膏方**:

木鳖子十枚　土瓜根一两　黄连半两,去须　黄耆一两,剉　蒴藋根二两　黄蘗一两,剉　消石一

---

〔1〕颈:原误作"胫",据本节下文论说内容改。

两　马牙消一两　芸薹子二两　川大黄二两,剉　麝香一钱,细研

右件药捣细罗为散,入麝香研令匀,以生油旋调,可肿处傅之。有菜油调更佳,即再傅。

又方:

山豆根　沉香　麝香　木香　黄药　川大黄

右件药等分捣细罗为散,研入麝香令匀,以水调为膏,涂贴肿处。

治咽喉颈外肿,及咽干痛,方:

生黑豆黄一合　蜀葵心一合

右二味入少盐同捣为膏,傅肿上,日三两度差。

又方:

牛蒡子三两,捣碎　盐二两

右炒令热,熨肿上,立效。

又方:

右以皂荚炙黄焦,去皮子,捣罗为末,以水调傅之。

治悬[1]痈肿诸方

夫悬痈者,为音声之关也。喉咙者,气之所上下也。五脏六腑若有伏热,上冲于咽喉,则热气乘于悬痈,故令或长或肿也。

治悬痈肿痛,不下饮食,宜服**玄参散**方:

玄参一两　川升麻半两　射干半两　川大黄半两,剉碎,微炒　甘草一分,炙微赤,剉

右件药捣粗罗为散,每服三钱,以水一中盏煎至六分,去滓放温,时时含咽。

治悬痈肿痛,**硼砂散**方:

硼砂半两　马牙消半两　滑石半两　寒水石半两　龙脑三钱　白矾三钱

右件药研令极细,每服不计时候以新汲水调下半钱。

治悬痈肿痛,咽喉不利,胸中烦热,宜服此方:

射干一两　玄参半两　川升麻半两　白矾半两　白药半两　黄药半两　天竺黄一两,细研　犀角屑半两　马牙消一两,细研　甘草半两,生剉

右件药捣罗为末,入研了药令匀,炼蜜和捣三二百杵,圆如小弹子大,不计时候以绵裹一圆含咽津。

又方:

射干半两　木鳖子一分　甘草半两,炙微赤,剉　杏人半两,汤浸,去皮尖、双人,麸炒微黄　川大黄一分,剉碎,微炒　川升麻一分

右件药捣罗为末,炼蜜和圆如小弹子大,常含一圆咽津。

治悬痈肿痛,咽中生垂肉,及舌肿,方:

干姜炮裂,剉　半夏汤洗七遍去滑

右件药等分,捣细罗为散,先开口,以铁针刺破血出后,用药少许涂之,神效。若痒,时以生姜汁解之。

---

〔1〕悬:原作"恶"。据排门目录、分目录及《类聚》卷74所引同标题改。

治悬痈垂长，咽中妨闷，**白矾散**方：

白矾—两,烧灰　盐花—两

右件药同细研为散，以箸头点在悬痈上，差。

治悬痈肿胀疼痛，**铅霜散**方：

铅霜—分　甘草—分,半生半熟,捣罗为末

右件药都研为散，每服以绵裹半钱含咽津，即差。

治悬痈卒肿，方：

硇砂半钱

右以绵裹，细细含咽津，即差。

治悬痈肿，及咽喉内有瘜肉，方：

右以羊蹄草煮汁，热含冷吐，良。

治悬痈肿，卒长数寸喉咙内，食物不下，方：

右以绵裹箸头，搵盐揩之，如此二七遍效。

治咽喉肿痛语声不出诸方

夫喉咙者，为气之道路。会厌者，是音声之门户。若风邪热毒在于脾肺，则阴阳不和，气道否涩，上焦壅塞，风热之气上冲咽喉，攻于会厌，故令肿痛，语声不出也。

治咽喉肿痛，脾肺壅毒，语声不出，宜服此方：

木通—两,剉　杏人三分,汤浸,去皮尖、双人,麸炒微黄　菖蒲三分　川升麻三分　羚羊角屑三分　麦门冬三分,去心　射干三分　甘草—分,炙微赤,剉

右件药捣筛为散，每服三钱，以水一中盏，煎至六分，去滓，不计时候温服。

治肺脾气滞，风冷所伤，咽喉肿痛，语声不出，宜服此方：

桂心—两　木通—两,剉　防风—两,去芦头　射干—两　附子—两,炮裂,去皮脐　桔梗—两,去芦头　人参—两,去芦头　独活—两　羚羊角屑—两　杏人—两,汤浸,去皮尖、双人,麸炒微黄

右件药捣筛为散，每服三钱，以水一中盏，入生姜半分，煎至六分，去滓，不计时候温服。

治咽喉肿痛，声嘶不出，**生姜膏**方：

生姜汁—斗　牛髓三两　麻油二两　酥二两　芎䓖二两　独活—两半　秦椒—两,去目及闭口者　桂心—两　防风—两半,去芦头

右件药捣罗为末，内生姜汁中煎至相淹濡，下髓、酥油等搅令匀，以慢火煎成膏，每服不计时候以温酒调下半钱。

又方：

生姜汁,二合　生地黄汁,五合　桂心末,半两　杏人—两,汤浸,去皮尖、双人,麸炒微黄,研如膏　蜜二合　牛[1]酥—合

右件药相和熬令稠，每用不计时候含杏核大咽津。

治咽喉肿痛，语声不出，宜服**菖蒲圆**方：

菖蒲二两　孔公孽—分,细研　木通二两,剉　皂荚—梃,长一尺者,去黑皮,涂酥炙令焦黄,去子

---

〔1〕牛：原作"半"。据《类聚》卷74引同方改。

右件药捣罗为末,炼蜜和圆如梧桐子大,每服不计时候煎鬼箭羽汤下二十圆,渐加至三十圆。

又方:

桂心末,一两　杏人二两,汤浸,去皮尖、双人,麸炒,研如膏

右件药相和研令匀,炼蜜和圆如杏核大,常含一圆,细细咽津。

又方:

右以豉半升,以水二大盏,煎至一大盏去滓,分为二服,相继稍热服之,令有汗出差。

治咽喉生谷贼诸方

夫谷贼者,禾里有短穗而强涩者是也。误作米而食之,则令喉里肿结不通,致风热[1]气冲于喉间,与血气相搏则生肿结,如食饮疼痛妨闷,故谓之喉中生谷贼。不急治之,亦能杀人也。

治咽喉生谷贼肿痛,方:

重薹[2]半两,赤色者　木鳖子人半两　川大黄半两,剉碎,微炒　马牙消半两　半夏一分,汤洗七遍去滑

右件药捣罗为末,炼蜜和圆如樱桃大,以绵裹一圆,含咽津。

治咽喉生谷贼肿痛,**含化射干圆方**:

射干半两　山柑皮半两　山豆根一分　黄药一分　川升麻半两　消石一分　甘草一分,炙微赤,剉

右件药捣罗为末,炼饧和圆如樱桃大,不计时候绵裹一圆,含化咽津。

治咽喉生谷贼,若不急治,亦能杀人,宜含**乳香圆方**:

乳香半分　硇砂一分　琥珀半两　松脂半两

右件药捣研为末,化黄蜡和圆如鸡头实大,常含一圆咽津,以差为度。

又方:

右以针刺破,令黑血出后,含马牙消一小块子,咽津即差。

又方:

右以马牙消细研,绵裹半钱,含化咽津,以差为度。

治咽喉生痈诸方

夫六腑不和,血气不调,风邪客于喉间,为寒所折,气壅而不散,故结而[3]成痈也。凡结肿,一寸为疖,二寸至五寸为痈也。

治咽喉中生痈疮,肿痛,宜服**犀角散方**:

---

〔1〕热:原误作"熟"。据《类聚》卷74引本节论说补。

〔2〕重薹:"薹",原作"薹"。人民卫生出版社排印本作"芸薹",未知所据。《普济方》卷62、《类聚》卷74所引同方均作"重薹",故"芸薹"乃误。"重薹"为玄参及蚤休(七叶一枝花)的别名。《本草纲目》卷17"蚤休"下引《圣惠方》此方,故知李时珍认为此"重薹"乃蚤休别名。

〔3〕而:原误作"面"。据《类聚》卷74引同论改。

犀角屑一两　玄参三分　黄耆一两，剉　黄芩三分　络石三分　败酱三分　白敛三分　川大黄一两，剉碎，微炒　甘草半两，炙微赤，剉

右件药捣粗罗为散，每服三钱，以水一中盏，煎至六分，去滓，入川朴消一钱搅令匀，不计时候温服。

治喉中有疮，唾血，不下食，宜服此方：

黄耆一两，剉　露蜂房半两，微炙　蔷薇根一两，剉　络石一两　射干一两　羚羊角屑半两　甘草半两，炙微赤，剉　川大黄一两，剉碎，微炒　玄参半两

右件药捣粗罗为散，每服四钱，以水一中盏，煎至六分，去滓，不计时候温服。

治咽喉卒生痈肿，饮食不通，方：

右烧秤锤令赤，内一盏醋中令沸，沸止饮之。

又方：

右以炊帚烧灰，细研为散，每服以浆水调下一钱。

又方：

右以韭一把捣熬，乘热以熨肿上，冷复易之，以醋和涂亦佳。

又方：

右以白颈地龙十四条捣研，以涂喉外。亦治痈发喉中。

又方：

右以赤小豆一合捣罗为末，以醋调涂之差。

又方：

荆木烧取沥，稍稍咽之差。

又方：

薏苡人一两，以水一大盏煎至五分，去滓顿服。

治瘿[1]初结诸方

夫瘿初结者，由人忧恚气逆，蕴蓄所成也。久饮沙石流水，毒气不散之所致也。皆是脾肺壅滞，胸膈否塞，不得宣通，邪气搏于咽颈，故令渐渐结聚成瘿。宜早疗之，便当消散也。

治颈卒生结囊，欲成瘿，宜服**木通散**方：

木通一两，剉　海藻一两，洗去咸味　昆布一两，洗去咸味　松萝一两　桂心一两　蛤蚧一两，涂酥炙令微黄　白敛一两　琥珀一两

右件药捣细罗为散，每服不计时候以温酒调下二钱。

治咽喉气壅闷，渐结成瘿，宜服**海藻散**方：

海藻一两，洗去咸味　贝母二两，煨微黄　土瓜根半两　小麦面半两，炒微黄

右件药捣细罗为散，每于食后以温酒调下一钱。

治瘿气初结，咽喉中壅闷，不治即渐渐肿大，宜服**昆布圆**方：

昆布一两，洗去咸味　诃梨勒皮一两　槟榔一两　松萝半两　干姜半两，炮裂，剉　桂心半两　海

---

〔1〕瘿：原误作"痈"，下文"夫瘿初结"同此误。考本节论说云"故令渐渐结聚成瘿"，且诸方主治均为治瘿方，因改。下同径改。

藻一两,洗去咸味　木通二两,剉

右件药捣罗为末,炼蜜和圆如梧桐子大,每于食后以温酒下二十圆。

又方:

昆布一两,洗去咸味　海藻一两,洗去咸味　诃梨勒皮一两　枳壳半两,麸炒去瓤

右件药捣罗为末,炼蜜和圆如杏核大,常含一圆咽津。

又方:

琥珀一两　川大黄一两,剉碎[1],微炒　昆布半两,洗去咸味

右件药捣罗为末,炼蜜和圆如梧桐子大,每日空心及晚食后以温酒下二十圆。

又方:

槟榔三两　海藻二两,洗去咸　昆布三两,洗去咸水

右件药捣罗为末,炼蜜和圆如小弹子大,常含一圆咽津。

又方:

小麦三升,以三年米醋三升浸之,曝干更浸,候醋尽为度　昆布五两,洗去咸味

右捣细罗为散,每于食后以温酒调下二钱。如不饮酒,以水调服之,服尽即差,多服弥佳。不得引重及悲怒。

治瘿气诸方

夫瘿者,由忧恚气结所生也。亦由饮沙水,随气入于脉,搏颈下而为之也。初作与瘿核相似,而当颈下也皮宽不急,垂搥搥然是也。恚气结成瘿者,但垂核,搥搥无脉也。饮沙水成瘿者,有核瘰瘰,无根浮动在皮中。又云:有三种瘿,有血瘿可破之,有瘜肉瘿可割之,有气瘿可针之。

治瘿气结肿,胸膈不利,宜服**昆布散**方:

昆布一两,洗去咸味　海藻一两,洗去咸味　松萝一两　细辛一两　半夏一两,汤洗七遍去滑　海蛤一两,细研　甘草一两,炙微赤,剉　白敛一两　龙胆三两,去芦头　土瓜根一两　槟榔一两

右件药捣细罗为散,每于食后以温酒调下二钱,不得用力劳动。

治瘿气结硬肿大,诸药无效,服之百日,必得痊差,方:

黄牛食系三具,以猛炭火烧为灰,研为末,于瓷瓶内收,密盖瓶口,不得见风　海藻五两

昆布五两,已上二味以水渍[2]五日,旋换清水,洗去咸味,曝干　白僵蚕五两,微炒

右件药捣细罗为散,入牛食系末研令匀,每服以温酒调下二钱,日三服,以差为度。

治瘿肿结渐大,宜服此方:

海藻洗去咸味　海带　海蛤细研　昆布洗去咸味　木香已上各一两　金薄五十片,细研　猪靥七枚,炙干　羊靥七枚,炙干

右件药捣细罗为散,每夜临卧时以温酒调下二钱,仍不得着枕卧。如是食瘿,即难治。

治瘿气神验方:

琥珀半两　昆布一两,洗去咸味　乌贼鱼骨一两　桔梗半两,去芦头　赤小豆三分,酒煮熟,曝干

---

[1] 碎:原作"炮"。《正误》:"'炮'当作'碎'。"据本书川大黄炮制法,当以"碎"为正,因改。

[2] 渍:原作"清"。《正误》:"'清','渍'之讹。"因改。

小麦_{三分,酒煮熟,曝干}

右件药捣罗为末,炼蜜和圆如小弹子大,绵裹一圆,常含咽津。

又方:

小麦_{一升,以醋一升浸一夜,曝干}　海藻_{三两,洗去咸味}　昆布_{三两,洗去咸味}

右件药捣细罗为散,每服以粥饮调下二钱,日三服,以差为度。

治瘿气结肿,宜服此方:

昆布_{一两,洗去咸味}　茵芋_{半两}　马芹子_{半两}　芜荑人_{半两}　蒟酱_{半两}

右件药捣罗为末,以醋浸蒸饼和圆如小弹子大,以绵裹一圆,含咽津,日四五服,以差为度。

治瘿气结肿,心胸不利,烦满,宜服此方:

海藻_{一两,洗去咸味}　昆布_{一两,洗去咸味}　木通_{一两,剉}　连翘_{一两}　杏人_{一两,汤浸,去皮尖,双人,麸炒微黄}　麦门冬_{一两半,去心,焙}　赤茯苓_{一两}　人参_{半两,去芦头}　陈橘皮_{半两,汤浸,去白瓤,焙}　牛蒡子_{一两}　羊靥_{二十枚,炙干}

右件药捣罗为末,炼蜜和圆如小弹子大,绵裹一圆,含咽津,日三四服。

治瘿气经久不消,神效方:

海带_{一两}　海藻_{一两,洗去咸味}　昆布_{一两,洗去咸味}

右件药捣罗为末,煮赤小豆并枣肉,同研为圆如小粟子大,以绵裹,每月如大尽取二十八日夜,小尽取二十七日,至月终三夜临卧时净灌漱,含卧咽津,不语至明,别日即不得服。

治瘿气结核,瘤瘤肿硬,宜服**松萝圆方**:

松萝　昆布_{洗去咸味}　木通_剉　柳根须_{逆水生者,洗焙干,已上各二两}

右件药捣罗为末,炼蜜和捣三二百杵,圆如小弹子大,常含一圆,细细咽津,令药味在喉中相接为妙。

又方:

海藻_{二两,洗去咸味,捣为末}　小麦面_{二合}

右件药以好醋溶为一剂,曝干,再捣细罗为散,每于食后以醋汤调下一钱,以差为度。

又方:

昆布_{一两,洗去咸味}

右件药捣罗为散,每用一钱,以绵裹于好醋中浸过,含咽津,觉药味尽,即再含之。

治瘿气,咽喉噎塞妨闷,浸酒方:

海藻_{一两,洗去咸味}

右细剉,以清酒四升浸两宿,漉去滓,每取半盏细细含咽,不计时候服之,以差为度。

治瘿气令内消,方:

黄牛食系_{三具,干者}

右内于瓷瓶子中,以瓦子盖头,盐泥固济,候干烧令通赤,待冷取出,细研为散,每于食后以粥饮调下一钱。

又方:

右取鹿靥,以酒浸良久,炙令干,又内酒中,更炙令香,含咽汁,味尽更易之,十具即愈。

治瘿气咽喉肿塞诸方

夫瘿气咽喉肿塞者,由人忧恚之气在于胸膈不能消散,搏于肺脾故也。咽门者,胃气之道路。喉咙者,肺气之往来。今二经俱为邪之所乘,则经络否涩,气不宣通,故令结聚成瘿[1],致咽喉肿塞也。

治瘿气咽喉肿塞,心胸烦闷,宜服**半夏散**方:

半夏一两,汤洗七遍去滑　射干一两　牛蒡子一两,微炒　杏人三分,汤浸,去皮尖、双人,麸炒微黄　羚羊角屑三分　木通三分,剉　桔梗三分,去芦头　昆布三分,洗去咸味　槟榔三分　枳壳半两,麸炒微黄,去瓤　赤茯苓三分　甘草半两,炙微赤,剉

右件药捣筛为散,每服四钱,以水一中盏,入生姜半分,煎至六分,去滓,不计时候温服。

又方:

琥珀一两　皂荚子人一两,微炒　牛蒡子一两半,生用

右捣细罗为散,每服食前葱白汤调下二钱。

治瘿气胸膈壅塞,咽喉渐粗,宜服此方:

商陆二两　昆布二两,洗去咸味　射干一两　木通一两,剉　海藻一两,洗去咸味　羚羊角屑一两　杏人一两,汤浸,去皮尖、双人,麸炒微黄　牛蒡子一两半,微炒

右件药捣筛为散,每服三钱,以水一中盏,入生姜半分,煎至六分,去滓,不计时候温服。

治瘿气,咽喉肿塞妨闷,宜服此方:

木通一两,剉　昆布一两,洗去咸味　干姜一分,炮裂,剉　甜葶苈一两,隔纸炒令紫色　羚羊角屑三分　人参半两,去芦头　海藻半两,洗去咸味　射干三分　槟榔三分

右件药捣罗为末,炼蜜和圆如梧桐子大,不计时候以温酒下二十圆。

又方:

半夏三分,汤洗七遍去滑　海藻三分,洗去咸味　龙胆三分,去芦头　昆布三分,洗去咸味　土瓜根三分　射干三分　小麦三分

右件药捣细罗为散,每服不计时候以生姜酒调下一钱。

又方:

羚羊角屑一两　昆布一两,洗去咸味　桂心一两　川大黄一两,剉碎,微炒　木通一两,剉

右件药捣罗为末,炼蜜和圆如梧桐子大,每服不计时候以粥饮下二十圆。

治瘿气,胸中满闷,咽喉肿塞,宜服此方:

昆布三两,洗去咸味　川大黄一两,剉碎,微炒　木通一两,剉　海藻一两,洗去咸味　射干一两　枳壳半两,麸炒微黄,去瓤　杏人二两,汤浸,去皮尖、双人,麸炒微黄　牛蒡子二两　海蛤一两,细研

右件药捣罗为末,炼蜜和圆如梧桐子大,每服不计时候以粥饮下三十圆。

治瘿气,咽喉肿塞,宜服此方:

松萝一两　昆布二两,洗去咸味　海藻二两,洗去咸味　羚羊角屑二两　木通一两,剉　柳树根须

---

〔1〕瘿:原作"瘅"。《类聚》卷181引同论作"瘿",与本节标题更贴合,因改。

一两　槟榔—两

右件药捣罗为末,炼蜜和圆如梧桐子大,每服不计时候以粥饮下二十圆。

治瘤诸方

夫瘤者,为皮肉中忽有肿起如梅李子,渐以长大,不痛不痒,又不结强,按之柔软,言其留结不散,谓之瘤也。若不疗之,乃至碗大,则不复消尔。然非杀人之疾,亦慎不可辄破。但如瘿法疗之,当得差。

治瘤肿闷,宜服此方:

昆布—两,洗去咸味　黄耆—两,剉　麦门冬—两,去心　川大黄—两,剉碎,微炒　陈橘皮半两,汤浸,去白瓤,焙　甘草半两,炙微赤,剉　杏人半两,汤浸,去皮尖、双人,麸炒微黄

右件药捣筛为散,每服三钱,以水一中盏,煎至六分,去滓,不计时候温服。

又方:

川大黄二两,剉碎,微炒　昆布—两,洗去咸味　海藻—两,洗去咸味　玄参—两　枳壳—两,麸炒微黄,去瓤　莒蒡—两　杏人—两,汤浸,去皮尖、双人,麸炒微黄　延胡索—两　琥珀—两

右件药捣罗为末,炼蜜和圆如梧桐子大,每服食后以木通汤下二十圆。

又方:

羊靥—两,干者　青橘皮—两,汤浸,去白瓤,焙　烧银砂锅—两

右件药捣罗为末,用糯米饭和圆如梧桐子大,每于食后以温酒下五圆至七圆。如不吃酒,煎赤小豆汤下亦得。

治二三十年瘤及骨瘤,肉瘤,脓瘤,血瘤,瘜肉,大如杯盂,久不差,致有痛溃,令人骨消肉尽,或溃,令人惊惕,寝寐不安,身体瘦缩,愈而复发,方:

乌贼鱼骨半两,烧灰　硫黄半两,细研　白石英粉半两　钟乳粉半两　丹参三分　琥珀末—两　附子—两,炮裂,去皮脐　燕粪—两　干姜—两,炮裂,剉　川大黄—两　川芒消—两

右件药捣细罗为散,以囊盛,勿泄气,若疮湿即干傅之,若疮干以猪脂和傅之,日三四上,以效为度。

治肉中肿起生瘤,如梅李子大,渐渐长大,宜用此方:

莒蒡　白矾　当归　川大黄　黄连　黄芩　赤芍药已上各半两　吴茱萸—分　白敛—两

右件药捣细罗为散,每用时以鸡子黄调涂于故帛上,随大小贴之。

治诸鱼骨鲠诸方

治食诸鱼骨鲠,久不出,方:

右以皂荚末少许吹鼻中,使得嚏鲠出。多秘此方。《礼》云:鱼去乙,谓其颐间有骨,如乙字形者,鲠人不肯出故也。

治食鱼骨鲠,方:

右以鱼网烧灰,细研,水调一钱服之。

又方:

右以鱼鳞烧灰,细研,水调一钱服之。

治鱼骨鲠在喉中，众法不去，方：

右以饧糖，圆如鸡头实大，频吞之，立效。

又方：

右含水獭骨，立出。或爪亦得。

又方：

右以鱼网覆头，立下。

又方：

右以牛筋水浸之，细擘，以线系如弹[1]子大，持筋端吞之，入喉至鲠处，徐徐引之，鲠着筋即出。

又方：

右以虎粪或狼粪烧灰细研，以水调一钱服之。

又方：

右以鸬鹚粪水调涂咽喉外，即出。

又方：

右以虎骨或狸骨捣细罗为散，以水调一钱服之。

又方：

右以蘧麦为末，水调一钱服之。

又方：

右常含橘皮，即下。

又方：

右以蔷薇根捣细罗为散，每[2]服以水调一钱服之。

又方：

右以猪膏如鸡子黄大，吞之，未下更吞。

又方：

右以薤白煨令半熟，线缠薤中央，捉线子嚼吞之，薤下喉至鲠处，牵引鲠即出。

又方：

右以鼠脑厚涂鲠上则出。亦可用鼠[3]，更佳。

又食鱼骨鲠，横喉[4]中，三五日不下，方：

右以雁粪烧灰细研，以水调一钱服之。

又方：

右以东流水一杯，东向坐，以手指水上书龙字讫，饮之。如不会书者，即令他人书亦得。

又方：

右以硇砂半钱，口中咀嚼咽之，立下。

---

〔1〕弹：原作"强"，不通。据《普济方》卷 64 引《圣惠方》"诸鲠方"用鹿筋法，与本方用法相同，其中"强"字作"弹"，据改。

〔2〕每：原作"毒"，不通。《类聚》卷 74 引同方作"每"。"毒"乃形误，因改。

〔3〕鼠：《正误》："'鼠'下恐脱'肝'字。"不明所据。

〔4〕喉：原作"唯"。据《类聚》卷 74 引同方改。

治食诸肉骨鲠，方：

右以白雄鸡左右翮大毛各一茎，烧灰细研，以水调服之。及取所食者骨左右，反复捯背后，则下也。

又方：

右以鸡足一对烧灰细研，以温水调服。

治食中发，咽不下，方：

右以乱发烧灰细研，以粥饮调一钱服之。

治误吞诸物诸方

治误吞钩线，方：

若犹在手中者，莫引之，但急以珠珰若薏苡子辈，穿贯着线，稍稍令推至钩处，小小引之，则出。

又方：

右以常思草头一把细剉，以水一大盏淘十余遍，饮之。

又方：

右以蝼蛄摘去身，但吞其头数枚，勿令鲠人知。

治误吞钩，方：

右以琥珀珠着线贯之，推令前入至钩，又复推以牵引出矣。或水精珠亦佳。无珠，诸坚实物磨令滑，钻作孔用之。

治误吞针，方：

右以上好磁石如小弹子大，含之即出。

治误吞针及箭镞等，方：

右但多食肥脂肉令饱，即下。

治误吞金银环子及钗子，方：

右以水银半两吞之，再服即出。

又方：

右以雁毛二七茎烧灰细研，以水调服之。鹅毛亦得。

又方：

右曝韭令萎熟，勿切，食一束即出。生麦叶筋缕如韭法，皆可用，但多食自下。

治误吞钱不出，方：

右煮葵菜汁，冷饮之即出。

又方：

右以炭灰捣罗为末，酒调一钱服。水调亦得。

又方：

艾蒿五两

右以水五大盏煎至一大盏半，去滓分二服，即下。

治误吞珠及钱而鲠者，方：

右烧弩铜牙令赤，内酒中饮之，立下。

治误吞诸竹木,方:

右以布刀、故锯烧赤,投酒中饮之。

又方:

若是误吞桃枝、竹木,但数数多食白糖,即自消化。

又方:

若以银钗簪撩畎[1],因吸气,误吞不出者,多食白糖,渐渐至数斤,当裹物自出。

---

〔1〕 畎:《正误》:"畎字可疑。"按"畎"(quǎn)有疏通之义。撩畎,疑指用银钗、银簪等物剔疏牙缝。

太平圣惠方卷第三十六凡二十六门 病源二十五[1]首 方共计三百二十九道

治口舌生疮诸方

夫手少阴心之经也,心气通于舌。足太阴脾之经也,脾气通于口。腑脏有热,乘于心脾,气冲于口与舌,故令口舌生疮也。诊其脉浮则为阳,阳数者,口生疮也。

治口舌生疮,连齿断烂痛,宜服**玄参散**方:

玄参三分 川升麻三分 独活三分 麦门冬三分,去心 黄芩三分 黄蘗三分 川大黄三分,剉碎,微炒 栀子人三分 前胡三分,去芦头 犀角屑三分 甘草三分,炙微赤,剉

右件药捣筛为散,每服五钱,以水一大盏,煎至五分,去滓,不计时候温服。

治心脾脏热应口舌生疮,破裂,唇褰赤色,**升麻泄热散**方:

川升麻一两半 射干一两半 黄蘗二两,剉 大青一两 甘草一两,炙微赤,剉 玄参二两 黄芩一两 犀角屑三分 黄连一两,去须

右件药捣粗罗为散,每服四钱,以水一中盏,入苦竹叶三七片,煎至五分,去滓,入生地黄汁一合,蜜半合搅令匀,食后温服。

治口舌疮,及胸中皆生疮,**蔷薇根散**方:

蔷薇根皮四两 黄蘗二两,剉 川升麻二两 生干地黄五两

右件药捣筛为散,每服五钱,以水一中盏,煎至五分,去滓,温温含咽。

治口舌生疮,连颊肿痛,**升麻散**方:

川升麻半两 芎藭一分 防风半两,去芦头 鸡肠草三分 大青一分 甘草半两,炙微赤,剉

右件药捣细罗为散,每用半钱于疮上贴之,日可三五度差。先于疮肿处针出恶血,用盐

---

[1] 二十五:原作"二十三"。《正误》:"三当作五。"排门目录亦作二十五。今核实无误,故改。

[2] 六道:《正误》:"今计五道。"

汤煤,后贴药,神效。

治口舌生疮,宜用**龙胆煎**方:

龙胆一两,去芦头　黄连一两,去须　川升麻一两　槐白皮一两　大青一两　苦竹叶一握　白蜜三两

右件药细剉,以水二升煎至半升,去滓,入蜜搅令匀,更煎成膏,用涂口疮,日三四度差。

又方:

青黛一钱　细辛一分　黄蘗一分,剉　地骨皮一分　蜜陀僧一分

右件药捣细罗为散,每取少许贴于疮上,有涎即吐之。

治口舌疮,**止痛散**方:

铅霜一分　白矾一分,烧灰　黄蘗一分,末　麝香一钱

右件药都研为散,每于有疮处贴少许,有涎即吐之,日可三五度差。

治口舌生疮,赤肿疼痛,含黄蘗煎方:

黄蘗一两,剉　乌豆一升

右件药以水二升半,煎至五合去滓,入寒食饧一两,蜜一两,龙脑少许,更煎稀稠得所,不计时候常含咽半匙。

治口舌疮,**铅霜散**方:

铅霜一分　龙脑半钱　滑石一分

右件药细研为散,每用少许贴疮上,有涎即吐却,神验。

治口中瘖疮,神秘含**山李子煎圆**方:

山李子根亦名牛李子　蔷薇根野外者良

右二味各细剉五升,以水五斗煎半日已来,取汁于银器中盛,以重汤煮,如无银器,铜器亦得,看稀稠得所,即于瓷器内盛,每取少许含咽之,以差为度。

又方:

胡粉一两　牛黄一钱

右件药相和安在铫子中,于暖灰上研令匀细,少少含之,差。

治口舌疮,宜含**石胆圆**方:

石胆一分　杏人一分,汤浸,去皮尖、双人,麸炒微黄　腻粉一分

右件药都细研为散,炼蜜和圆如鸡头实大,绵裹一圆含,有涎即吐之。

治口舌疮,肿痛不止,**黄蘗圆**方:

黄蘗末一两　蟾酥一分　黄丹一分

右件药都研为末,端午日午时合,用蒸饼和圆如菉豆大,绵裹一圆夜后含,有涎即吐之。

治口舌疮,**杏人圆**方:

杏人四枚,汤浸,去皮尖、双人,烂研　腻粉半钱

右件药同研,圆如皂荚子大,绵裹一圆,含咽津。

治口舌疮肿,**石胆圆**方:

石胆三钱　黄蘗一分,末　蟾酥少许

右件药同研令细,以面糊和圆如皂荚子大,每度取一圆用水化破,以箆子取少许涂于疮上,日夜三两度差。

治口舌生疮赤烂,宜**含化麝香圆**方:

麝香一分,细研入　杏人三分,汤浸,去皮尖、双人　川升麻三分　黄芩三分　浮萍草三分　零陵香三分　甘草三分,生用　寒水石三分　黄连三分,去须

右件药捣罗为末,炼蜜和圆如弹子大,每取一圆绵裹,含化咽津。

治口舌疮,烂痛不差,**含化圆**方:

黄丹二两　蜜一两

右件药相和,以瓷盏内盛,坐在水铫子内,慢火煮一炊久,用绵滤过,却入瓷盏内,再煮如面糊,药成即圆如酸枣子大,每取一圆绵裹,含咽津,日三四度含之。

又方:

右取蟾酥,湿和,以绵惹[1],日晒干,剪半寸含之,有涎即吐出。或牙疼即咬之,立差。

治口舌疮赤烂,宜用此方:

蔷薇根三两,去泥土

右细剉,以水一大盏,煎至五分,去滓,温含冷吐,日三五度效。

治口及舌上生疮烂,宜服此方:

牛膝一两,去苗

右细剉,以水一中盏,酒半盏,同煎至七分,去滓,放温时时呷服。

又方:

斫桑树,取白汁涂之差。

治口舌生疮,胸膈疼痛,宜服此方:

右焦炒豉细研为末,含之一宿,差。

治口舌生疮,含**杏人圆**方:

杏人一两,汤浸,去皮尖、双人,生研　腻粉一分　浮萍草末一分

右件药相和细研,圆如樱桃大,每取一圆绵裹,含咽津。

又方:

黄丹半两　舍上黑煤半两,细研

右件药入蜜调,用瓷盏盛之,以文武火养,候成膏,涂疮上立效。

又方:

胆子矾一分　干蟾一分,炙

右件药研为末,每取小豆大掺在疮上,良久,用新汲水五升漱口,水尽为度。

又方:

黄芩一分　五倍子一分　蟾酥半分

右件药捣罗为末,炼蜜和圆如鸡头实大,每取一圆含,吐津,以差为度。

又方:

右取蜗牛,去壳细研,涂疮上,有涎即吐之,不过三两上验。

又方:

右以黄蘗含之,差。

又方:

右以白矾少许含之,差。

---

〔1〕惹:沾惹。

又方：

右以石胆少许含之，差。

治口疮久不差诸方

夫口者,脾脉之所通。舌者,心气之所主。若经络否涩,气血壅滞则生于热,热毒之气在于脏腑,搏于心脾,蕴热积日久不能消散,上攻于口舌,故生疮久不差也。

治心脾风热积滞,口舌生疮,齿断内烂,经久不差,宜服**升麻散**方：

川升麻半两　黄连半两,去须　羚羊角屑半两　甘草一分,炙微赤,剉　玄参半两　黄芩半两　麦门冬半两,去心　知母一分　葛根半两,剉　川大黄半两,剉碎,微炒　牛蒡子三分,微炒　羌活半两　甘菊花半两　防风半两,去芦头

右件药捣筛为散,每服三钱,以水一中盏,煎至六分,去滓,不计时候温服。

治口数生疮,连年不差,**蔷薇根散**方：

蔷薇根一两,去泥土　黄芩三分　地骨皮三分　桔梗三分,去芦头　白敛三分　川大黄三分,剉碎,微炒　鼠李根白皮三分　赤芍药三分　续断三分　黄蘖三分,剉　黄耆三分,剉　葛根三分　石龙芮三分　蒝荽根一两

右件药捣细罗为散,每服一钱,以米饮调下,日三四服。

治口疮久不差,**牛蒡子散**方：

牛蒡子一两,微炒　甘草一两,炙微赤,剉

右件药捣筛为散,每服三钱,以水一中盏,煎至六分,去滓,稍热细细含咽之。

又方：

浮萍草一分,末　黄丹一分　麝香一钱,细研

右件药都研为末,炼蜜和圆如弹子大,每服含化一圆。

治口疮久不差,疼痛不可忍,**硫黄煎**方：

硫黄一分,细研　麝香一分,细研　雄黄一分,细研　朱砂一分,细研　干姜一分,炮裂,研罗为末　蜜一两

右件药都研令匀,其蜜用水一大盏调以蜜,绢滤过于汤碗内,与诸药相和,入重汤内慢火煎如稀饧,用瓷器盛之,每至卧时以匙抄药在口内,微微咽津,差。

治口舌久生疮,含药取差,**虾蟆散**方：

赤背虾蟆二分,涂酥炙微赤　地龙三分,微炒　麝香一钱

右件药都捣细罗为散,每取少许含,有津勿咽之。虾蟆、地龙端午日者良。兼治疳疮。

治恶口疮久不差,**白矾散**方：

白矾一分,烧灰　黄药末一分　腻粉一分　麝香一钱

右件药都细研为散,每取一字掺在疮上,以意加减用之。

治口舌生疮,久不差,**浮萍煎膏**方：

浮萍草一两　川升麻一两　黄蘖一两　甘草一两半,生用

右件药细剉和匀,以猪脂一斤,同于银锅中以文火煎至半斤,滤去滓膏成,每服半匙,含化咽津。

治久口中疮疼痛，吃食不得，含**杏人圆方**：

杏人三十枚，汤浸，去皮尖、双人　甘草一分，生用　黄连一分，去须

右件药捣细罗为散，每取如杏人大，绵裹含之，有涎即吐之，日三服，夜一服，以差为度。

治口舌上疮久不差，**卢会散方**：

卢会二分　土盐绿三分　胡粉三分　真珠末半两　蜗牛壳半两，炒令黄色　波斯盐绿半两　青黛半两　黄连半两，去须　麝香一钱，细研

右件药捣细罗为散，都研令匀，先用甘草汤漱口洗疮，以帛裹干，然后掺药于上。或以蜜和圆如鸡头实大，含之亦得，有涎吐之。

治口疮久不差，宜用此方：

牛膝三两，去苗　生蘘荷根三两　刺柏叶一两

右件药细剉，以绵裹，用酒三升浸一宿，微火煎三五沸，温含冷吐。

又方：

石胆一分　雄黄半分　腻粉一分

右件药都细研，以蟾酥和圆如芥子大，临卧时含一圆，吐津，口中热痛勿讶。

治口疮久不差，及口舌肿痛，**含化圆方**：

白矾　黄丹　附子生末　舍上黑煤已上各一分

右件药同细研，入白蜜拌和如煎，用竹筒盛，饭甑上蒸之，饭熟为度，每取樱桃大含化，立差。若急要，即于铫子中煎亦得。唇肿者涂之，立效。

又方：

杏人半两，汤浸，去皮尖、双人，生用　腻粉一钱　石胆一分，细研

右件药，用蟾酥一钱以汤浸润，和圆如菉豆大，每度净漱口了含一圆，吐出涎即差。

治久口疮，及肉痔疮，**石胆膏方**：

石胆一分，细研　蜜陀僧半两，细研　蜜三两

右件药相和，于银器中慢火熬成膏，每用少许涂疮上，咽津立效。

治口疮多痰涎久不差，**含化雌黄圆方**：

雌黄一分，细研　蟾酥半分

右件药相和，以瓷器盛，于饭甑内蒸一炊熟，久候冷，看得所圆如粟米大，绵裹一圆含咽津。

治口疮，经久肿痛赤烂，不能下食，**石胆散方**：

石胆半分　麝香半钱　杏人一分，汤浸，去皮尖、双人，生研　腻粉一钱

右件药同研令匀，每取少许掺于疮上，良久吐出涎水，差。

治口疮久不差，**乳香含化圆方**：

乳香　麝香　白胶香　黄丹　细辛　川升麻　垢腻头发　生干地黄烧灰　皂荚烧灰　雄黄　青盐已上各一分　白蜜半两　蜡半两

右件药捣罗为末，先以油三合，入头发煎令化，用绵滤过，再煎油令热，下黄蜡，次下诸药末煎令稠，可圆即圆如鸡头实大，每服以绵裹一圆，含化咽津。

又方：

蟾酥半分　麝香半分

右件药同细研,为圆如粟米大,用绵裹一圆含之,有涎即吐却。

治口疮久不差,**石胆圆方**:

石胆一分 乳香一分 黄丹半分 蜜陀僧一分

右件药细研罗为末,炼蜜和圆如酸枣大,每服一圆,绵裹含之。

又方:

人中白半两,烧赤 腻粉半两

右件药同研为末,炼蜜和圆如皂荚子大,每取一圆绵裹含之,有津即吐之。

治积年口疮,**五灵脂含化圆方**:

五灵脂一两 杏人四十九枚,汤浸,去皮尖、双人 黄丹半两,炒令紫色

右件药捣细罗为散,用生蜜调令得所,每取少许涂于疮上,有涎即吐之。

治口生疮久不差,至咽喉胸中者,**角蒿散方**:

角蒿烧灰,每取少许傅于疮上,有汁咽之,不过一宿差。

治重舌诸方

夫舌者,心之候也。脾之脉起于足大指,入连于舌本。心脾有热,即热气随脉冲于舌本,血脉胀起,变生如舌之状,在于舌本之下,谓之重舌也。

治重舌,口中涎出水浆不收,**牛黄散方**:

牛黄一分 龙脑一分 朱砂一分 太阴玄精二两

右件药同细研为散,每度用药半钱,先于重舌上以钹针钹破出血,用盐汤漱口,然后掺药于舌下,咽津,神验。

又方:

用簸箕舌烧为灰,细研,以温酒调下一钱。

又方:

用伏龙肝研如粉,以牛蒡汁调傅之,效。

又方:

用蛇蜕皮烧灰研令细,以少许傅之,效。

治重舌满口,**半夏酒方**:

右以半夏二十枚水煮了,炮及热,用好酒一升浸,密封头良久,取酒乘热含之,冷即吐却,又含热者,以差为度。

治重舌口中涎出,宜服此方:

右取蒲黄傅舌上,良。

又方:

右取田中蜂房,烧灰细研,以好酒和,薄傅喉下,立愈。

又方:

驴乳一升 猪乳一升

右二味相和,煎至半升,不计时候服半匙。

又方:

右取赤小豆捣罗为末,以醋和涂舌上。

治木舌诸方

夫脾脉络于舌,舌者心之候。若脏腑壅滞,心脾积热,邪热之气随脉上冲于舌本,则令舌肿胀,渐渐粗大,若不早疗,满塞口中,故谓之木舌。小儿尤多斯疾也。

治心脾热毒生木舌,肿涩妨闷,宜服**大黄散**方:

川大黄一两,剉碎,微炒　犀角屑三分　射干三分　川升麻三分　玄参二分　大青三分　络石三分　木通三分,剉　甘草三分,炙微赤,剉

右件药捣筛为散,每服五钱,以水一大盏,煎至五分,去滓,不计时候温服。

治心脾壅热,生木舌肿胀,宜服**玄参散**方:

玄参三分　川升麻三分　川大黄三分,剉碎,微炒　甘草半两,炙微赤,剉　犀角屑三分

右件药捣筛为散,每服三钱,以水一中盏,煎至五分,去滓,不计时候温服。

治木舌热肿,渐大满口,宜含**马牙消圆**方:

马牙消三分,细研　铅霜半两,细研　川大黄半两,剉碎,微炒　白矾半分,烧灰　太阴玄精半两　寒水石半两　麝香半两,细研　甘草一分,炙微赤,剉

右件药捣罗为末,入研了药令匀,炼蜜和圆如小弹子大,常含一圆咽津。

治热毒攻心脾,致生木舌肿痛,兼咽喉不利,**射干散**方:

射干三分　漏芦三分　川升麻三分　当归半两　桂心半两　川大黄半两,剉碎,微炒　木通三分,剉　马蔺子三分,微炒　甘草三分,炙微赤,剉

右件药捣筛为散,每服五钱,以水一大盏,煎至五分,去滓,不计时候温服。

又方:

犀角屑一两半　黄芩一两半　漏芦一两　川升麻一两　麦门冬一两,去心　羚羊角屑一两　木通一两半,剉

右件药捣筛为散,每服五钱,以水一大盏,煎至五分,去滓,不计时候温服。

又方:

右用鲤鱼薄起作片子,贴于舌上,易之便消。

又方:

右取焰煤,以醋调涂舌上,常出涎沫,又涂之,以舌如故即止。

治舌肿强诸方

夫手少阴为心之经也,其气通于舌。足太阴脾之经也,其气通于口。太阴之脉起于足大指,入连舌本。心脾虚,为风热所乘,即随脉至舌,热气留于心,血气壅滞,故舌肿,肿则脉胀急,则舌肿强也。

治舌肿强,**牛黄散**方:

牛黄三分,细研　甘草半两,炙微赤,剉　人参半两,去芦头　汉防己三分　犀角屑三分　羚羊角屑半两　生干地黄半两　牛蒡子半两,微炒　桂心半两

右件药捣细罗为散,入牛黄研令匀,每服三钱,以水一中盏,煎至六分,去滓,不计时候温服。

治腹中虚热,舌木强直,口吻两边痛,舌上有疮,咽食不得,宜服**柴胡散**方:

柴胡二两,去苗　川升麻二两　栀子人二两　赤芍药二两　木通二两,剉　黄芩一两半　大青一两半　杏人一两半,汤浸,去皮尖、双人　石膏三两

右件药捣筛为散,每服五钱,以水一大盏,入生姜半分,煎至五分,每于食后温服。

凡舌肿强,此患人皆不识,或错治即杀人。其患甚急,但看舌下,自有噤虫形状,或似蝼蛄,或似卧蚕子,细审看亦有头尾,其头少白,烧铁箸烙头上使熟,即自消也。

治舌肿满口,不得语,煎含**䗪虫汤**方:

䗪虫七枚,微炒　盐一两半

右件药以水一大盏同煎五七沸,热含冷吐,勿咽,日三五上差。

治舌强不能言语,**白矾散**方:

白矾一分,烧灰　桂心一分

右件药捣罗为末,用少许傅舌下,即语。

治舌忽然硬肿,逡巡塞闷杀人,宜服此方:

右取釜底上焰煤,和盐等分细研为末,表里涂舌,良久消差。

又方:

右以乌贼鱼骨、蒲黄等分捣罗为末,每用少许涂舌上,差。

治舌卒肿起如吹脬,满口塞喉,须臾不疗即煞人,宜用此方:

右以指冲决舌下两边皮,亦可以铍刀破之,出血后刺舌下两边脉,血出数升,及烧铁箸烙之数遍,绝其血,又以釜底墨和酒调涂舌上下,即差。

治舌暴肿,宜掺药方:

干姜一分　半夏一分,汤浸七遍去滑

右件药捣细罗为散,每用少许掺在舌上,以差为度。

治口舌干燥诸方

夫手少阴心之经也,其气通于舌。足太阴脾之经也,其气通于口。腑脏虚热,热气乘心脾,津液竭燥,故令口舌干燥也。诊其右手寸口脉,名曰气口以前,脉沉为阴,手太阴肺之经也。其脉虚者,病苦少气不足以息,咽干无津液故也。又右手关上脉浮为阳,足阳明胃之经也。其脉虚者,病苦唇口干。又左手关上脉浮为阳,足少阳胆之经也。其脉实者,病苦腹中满,饮食不可[1],咽干燥也。

治心胃中客热,唇口干燥,或生疮,**杏人散**方:

杏人一两,汤浸,去皮尖、双人,麸炒微黄　麦门冬一两,去心　赤茯苓一两　黄连一两,去须　栀子人一两　黄芩一两　地骨皮一两　犀角屑三分　甘草半两,炙微赤,剉　蔷薇根一两　川大黄一两,剉碎,微炒

右件药捣筛为散,每服三钱,以水一中盏,入淡竹叶十四片,煎至六分,去滓,每于食后温服。

治风热口中干燥,舌裂生疮,宜服**蔷薇根散**方:

---

〔1〕　可:《类聚》卷76所引同。《正误》:"'可','下'之讹。"然"可"亦能通。

蒛蓝根三分　牛黄一分,细研　白僵蚕半两,微炒　白鲜皮半两　子芩三分　滑石一分　胡黄连三分　川大黄半两,剉碎,微炒

右件药捣细罗为散,入牛黄研令匀,每服不计时候煎淡竹叶汤调下二钱。

治心脾壅热,口舌干燥,兼烦渴,**牛黄圆方**：

牛黄三分,细研　黄连二两,去根　黄芩一两　芎䓖一两　川大黄二两,剉碎,微炒　栀子人一两　马牙消一两,细研　麦门冬一两半,去心,焙　甘草一两半,炙微赤,剉　朱砂半两,细研,水飞过　麝香一钱,细研

右件药捣罗为末,同研令匀,炼蜜和捣三二百杵,圆如弹子大,每于食后及夜临卧时,煎竹叶汤研下一圆。

解壅毒,退风热,治口舌干燥,**甘露圆方**：

寒水石二斤,烧令通赤,摊于地上出毒一宿　铅霜三分,细研　马牙消三两,细研　龙脑三分,细研　甘草三分,炙微赤,剉

右件药捣罗为末,再入乳钵内研令极细,用糯米饭和圆如弹子大,每于食后以新汲水磨下半圆。

治口舌干燥烦热,宜服**甘草圆方**：

甘草三分,炙微赤,剉　人参三分,去芦头　麦门冬一两半,去心,焙　乌梅肉三分,微炒　蒛蓝根三分　寒水石一两

右件药捣罗为末,炼蜜和圆如弹子大,每服含一圆咽津。

治口舌热干燥,**生姜煎圆方**：

生姜汁一合　甘草半两,炙微赤,捣为末　枣膏三十枚　蜜五合　杏人一两,汤浸,去皮尖、双人,麸炒微黄,研烂

右件药以慢火煎令稠,圆如鸡头实大,常含一圆咽津。

又方：

川升麻半两　甘草半两,炙微赤,剉　黑豆五十枚,炒熟　杏人半两,汤浸,去皮尖、双人,麸炒微黄

右件药捣罗为末,入白蜜五合,生地黄汁五合,以慢火煎成膏,圆如鸡头实大,常含一圆咽津。

治上焦烦热,口舌干燥,心神头目不利,宜服**含化圆方**：

石膏半斤,细研,水飞过　寒水石半斤,研如面　白蜜半斤

右件药以水四大盏,煎取一大盏半,绵滤过,入蜜同煎令稠,圆如鸡头实大,常含一圆咽津。

又方：

麦门冬汁五合　蜜三合　枣肉三十枚

右件药相和,内瓷瓶中,于饭甑上蒸一炊久取出,每服一茶匙,含咽津。

治口吻疮诸方

夫足太阴为脾之经,其气通于口。足阳明为胃之经,手阳明为大肠之经,此二经脉,并夹于口。其腑脏虚,为风邪湿所乘,气发于脉,与津液相搏则生疮,恒湿烂有汁,世谓之肥疮,亦名燕口也。

治口吻生疮,**杏人散方**：

杏人一分,汤浸,去皮尖、双人　铅霜半分　麝香少许

右件药先研杏人令细，次入铅霜、麝香研令匀，用少许傅疮上差。

又方：

乱发烧灰，一分　故絮烧灰，一分　黄连末一分　干姜末半分

右件药细研为末，每用少许傅疮上，不过三四度差。

又方：

黄连一分，去须，捣为末　腻粉半分

右件药都研令匀，每用少许傅疮上差。

治口吻恶疮，黄连散方：

黄连一分，去须　干姜半分，炮裂

右件药捣罗为末，每用少许傅疮上，不过三上差。

又方：

以楸树叶炙干，碾为末，用傅疮上差。

又方：

用黄蘗以蜜涂炙，碾罗为末，傅疮上效。

治口吻生白疮，宜用此方：

右用槟榔二枚烧灰细研，傅疮上立差。

又方：

右用人中白和少许麝香，同研令细，傅疮上差。

又方：

右用楸树白皮湿捣，贴疮上，三四度差。

又方：

右掘取经年葵根欲腐者，烧作灰，及热傅之。

治 口 臭 诸 方

夫口臭者，由五脏六腑不调，壅滞之气上攻胸膈。然腑脏之燥腐不同，蕴积胸膈之间而生热，冲发于口，故令臭也。

治口臭，**细辛散方：**

细辛一两　甘草一两，炙微赤，剉　桂心一两

右件药捣细罗为散，每服不计时候以熟水调下一钱。

又方：

桂心一两　木兰皮一两　芎藭一两半　沉香一两　陈橘皮半两，汤浸，去白瓤，焙

右件药捣细罗为散，每于食前以暖酒调下一钱。

治口臭，去热毒气，调和脏腑，**含香圆方：**

鸡舌香一两　藿香半两　零陵香三分　甘松香半两　当归半两　桂心半两　木香三分　芎藭一两　香附子十枚　肉豆蔻五枚，去壳　白槟榔五枚　白芷半两　青桂香[1]半两　丁香一分　麝香

─────────

〔1〕　青桂香：《正误》云："未详。"考此药名首见《唐本草》，云与沉香同出一树。唐《本草拾遗》则云："细枝未烂紧实者为青桂香。"可见本品为沉香的一种。

一分,细研

右件药捣罗为末,入麝香研匀,炼蜜和圆如楝[1]实大,常含一圆,咽津。

治口臭令香,止烦散气,宜服此方:

肉豆蔻一两,去壳　丁香一两　藿香一两　零陵香一两　木香一两　白芷一两　桂心一两　甘松香半两　香附子一两　当归半两　槟榔三枚

右件药捣罗为末,炼蜜和捣三二百杵,圆如弹子大,常含一圆,咽津。

治口气,**升麻散方**:

川升麻三两　甘草半两,炙微赤,剉　防风三分,去芦头　藁本半两　细辛一分　白芷半两　芎藭半两　地骨皮一分　丁香三分　露蜂房三分,炙黄　木香三分　甘松香半两　当归三分　东引柳枝心二两,晒干

右件药捣细罗为散,每取一钱以绵裹,含咽津。

治口气,**五香圆方**:

沉香三分　丁香三分　熏陆香三分　黄连三分,去须　鬼臼半两,去须　麝香一分,细研　木香半两　黄芩半两　羚羊角屑半两　甘草半两,炙微赤,剉　犀角屑三分　栀子人半两

右件药捣罗为末,炼蜜和捣三二百杵,圆如梧桐子大,每服以清浆水下十圆,日三四服。

治口臭秽,常服**丁香圆方**:

丁香半两　甘草一两半,炙微赤,剉　细辛二两半　桂心三分　芎藭一两

右件药捣罗为末,炼蜜和捣三二百杵,圆如梧桐子大,每服不计时候煎竹叶汤下二十圆。又:圆如弹圆,绵裹一圆,含咽津亦得。

又方:

芎藭一两　白芷一两　陈橘皮一两,汤浸,去白瓤,焙　桂心一两

右件药捣罗为末,以枣肉兼入少炼了蜜,和圆如梧桐子大,每于食前以温水下二十圆。

又方:

甘草一两,炙微赤,剉　芎藭一两　白芷半两

右件药捣罗为末,每用一钱,以绵裹含咽津,日三五度差。

又方:

甘草一两,炙微赤,剉　松根皮一两　瓜子人一两,微炒

右件药捣罗为末,煮枣肉和圆如梧桐子大,每服以热水下二十圆。

治口臭及蜃齿,**升麻散方**:

川升麻一两半　细辛半两　藁本半两　防风半两,去芦头　芎藭半两　甘草半两,炙微赤,剉

右件药捣罗为末,每用少许傅齿龂上,即差。

治口臭及蜃齿肿痛,**丁香散方**:

丁香二十枚　白矾一两半,烧灰　香附子三分

右件药捣罗为末,先以盐揩齿,后用药少许涂之。

又方:

右用细辛煮取浓汁,热含冷吐,差。

---

〔1〕楝:原作"桃"。《普济方》卷58、《类聚》卷169引同方均作"楝",因改。

又方：

香薷一斤

右剉，以水一斗煎取三升，热含冷吐。

又方：

右用干甜瓠子捣罗为末，蜜和为圆如半枣大，每日空心净漱口了含一圆，兼取少许涂在齿断上，亦妙。

又方：

右用大豆熬令焦，及热以醋沃，取汁含之，效。

治唇疮诸方

夫脾与胃合，足阳明之经，胃之脉也，其经起于鼻，环于唇，其支脉入络于脾。脾胃有热，气发于唇，则唇生疮也。

治唇吻生疮，**黄连散**方：

黄连一两,去须　乱发灰一两　故絮灰一两　干姜一两

右件药捣细罗为散，每取傅于疮上。

治唇疮方：

右取东壁上土，细研傅之。

又方：

右取胡粉，细研傅之。

又方：

右取燕脂，油调涂之。

又方：

右取蛴螬烧灰，细研傅之。

又方：

右取盐豉，汤浸一宿后漉出，烂研涂之。

又方：

右取大麻子烧灰细研，用井华水调涂之。

又方：

右取白矾烧灰细研，和胡粉傅之。

又方：

右取葵根烧灰细研，傅之。

又方：

右取干蟾烧灰细研，傅之。

治紧唇疮诸方

夫脾与胃合，胃为足阳明，其经脉起鼻，环于唇，其支脉入络于脾。脾胃有热，气发于唇，则唇生疮而肿也。被风邪寒湿之气搏于疮，则微肿湿烂，或冷或热，乍差乍发，积月累年，谓

之紧唇,亦名渖唇也。

治紧唇疮久不差,涂**硫黄膏**方:

硫黄一分,细研　白矾灰一分,细研　朱砂一分,细研　水银一分　麝香一分,细研　黄蘗末一分

右件药和水银于瓷钵中研,用腊月猪脂和如泥,先拭唇含净,然后以膏涂之。

治紧唇疮,疼痛不可忍,**胡粉膏**方:

胡粉三分　黄连三分,去须　甘草一分,炙微赤,剉　麝香一钱,细研

右件药捣罗为末,用腊月猪脂调令得所,每以少许涂于疮上。

治唇紧面肿,宜用此方:

右用马齿菜捣取汁涂之,立差。

治紧唇,宜用此方:

右取绿矾于熨斗内熬,候沫尽研为末,醋调涂于帛子上贴之,至来日去却药,安葱白皮疮上,以火炙油,木梳熨之,不过三上差。

又方:

右用乱发、蜂房及六畜毛等分,烧作灰研为末,贴于疮上,若以猪脂和涂亦佳。

又方:

右以故青布,紧卷烧令燃,于斧上拄取汗出,拭取涂之。兼治唇黑肿痛痒。

又方:

右用干蛴螬烧作灰,细研和猪脂,临卧涂之。

又方:

右以鳖甲及头烧令烟尽,细研傅之,日三五上差。

又方:

右用黄蜡贴之一宿,差。

又方:

右用自死蝼蛄烧作灰,细研傅之,差。

又方:

右用故青布烧灰细研,每服水调一钱服之。

又方:

右用松脂炙令软,贴疮上差。

治唇口生疮,宜用此方:

晚蚕蛾一分

右碾为末,每取少许傅疮上,差。

治唇边生疮,经年不差,宜用此洗汤方:

右取八月蓝叶十斤绞取汁洗之,不过三日差。

治唇黑肿,疼痛不可忍,涂药方:

右用大钱四文于石上磨,以腊月猪脂磨取汁涂之,不过数遍差。

又方:

右以蛇蜕皮烧灰细研,用生油调涂之。

又方:

右以蟹肚底白皮烧作灰,细研傅之。

又方：

右取鲤[1]鱼血磨墨涂之。

治唇生肿核诸方

夫足阳明为胃之经，其支脉环于唇，入络于脾。然脾胃为表里也，脾胃有风热邪气乘之，而冲发于唇，与血气相搏则肿结，外为风冷乘，其结肿不消，则成核也。

治唇上生恶核肿，由脾胃风热壅滞，**独活散**方：

独活三分　川升麻三分　沉香三分　桑寄生三分　连翘三分　犀角屑三分　汉防己三分　川大黄三分，剉碎，微炒　甘草半两，炙微赤，剉

右件药捣筛为散，每服三钱，以水一中盏，煎至六分，去滓，不计时候温服。

治风热在脾胃，唇生肿核，结聚不散，**升麻散**方：

川升麻一两　白敛三分　玄参三分　木通三分，剉　羚羊角屑三分　漏芦三分　射干三分　木香三分　犀角屑三分　川大黄一两，剉碎，微炒　黄耆三分，剉　枳壳半两，麸炒微黄，去瓤　甘草半两，炙微赤，剉　杏人三分，汤浸，去皮尖，双人，麸炒微黄

右件药捣筛为散，每服五钱，以水一大盏，煎至六分，去滓，不计时候温服。

治唇生肿核，涂贴方：

松脂半两　川大黄一分　白敛一分　赤小豆一分　胡粉一分

右件药捣细罗为散，以鸡子清调，涂贴于上。

治脾胃热毒，唇上生结核肿痛，**松脂膏**方：

松脂一两　白胶香一两　熏陆香一两　蜡一两　当归末一两　甘草末一两　猪脂一合　羊肾脂一合　生地黄汁半合

右件药先以慢火煎脂令沸，次下松脂、白胶、熏陆香、蜡候销，滤去滓，入地黄汁更煎令稠，去火热，下药末和搅令匀，贮于瓷合中，每用少许涂贴唇上。

又方：

用刀锋决破核，出却恶血，差。

治唇口面皱诸方

夫唇口面皱者，为寒时触冒风冷，冷拆腠理，伤其皮肤，故令皱劈。经络之气，诸阳之会皆在于面，其脉有环唇夹于口者。若血气实者，虽劲风严寒不能伤之。虚则腠理开而受风邪，故得风冷而皱劈也。及冬时以暖汤洗面，及向火外，假热气动于腠理而触风冷，亦令病皱也。

治脾热唇焦枯，无润泽，宜服**生地黄煎**方：

生地黄汁半升　生天门冬汁半升　萎蕤二两　细辛一两　甘草一两，生剉　芎劳一两　白术二两　生麦门冬二两，去心　黄耆一两半

右件药细剉绵裹，酒浸一宿，以猪脂二斤煎令药色焦黄，绵滤去滓，内锅中，后下地黄、天

---

〔1〕鲤：原作"鲠"。据《外台》卷22引《肘后》"疗沸唇常疮烂方"改。

门冬汁熬令稠,瓷器中盛,每服不计时候,含咽半匙。

治唇面皱,宜用此方:

蜡半两　羊脂半两　甲煎一合　紫草半分,到　朱砂半两,细研

右件药先将蜡于铜锅中微火煎稍熔,入羊脂煎一沸,次下甲煎、紫草、朱砂等更煎三两沸,绵滤去滓,以竹筒贮之候凝,任意使用。

治远行唇口面皱,方:

右用猪脂熬煎,以合器盛,每至夜间常涂唇及面上,或于野宿睡卧,唇面不皱。

治冬月唇干拆,血出,方:

右用桃人烂捣,以猪脂调涂于唇上,效。

治耳聋诸方

夫肾为足少阴之经而藏精,而气通于耳,耳宗脉之所聚也。若精调和,则肾脏强盛,耳闻五音。若劳伤血气,兼受风邪,损于肾脏而精脱,精脱者则耳聋。然五脏六腑十二经脉有络于耳者,其阴阳经气有相并时,并则有脏气逆,名之为厥气,搏入于耳之脉则令聋。其肾病精脱耳聋者,其候颊颧色黑。手少阳之脉动而气厥,逆而耳聋者,其候耳内辉辉焞焞也。手太阳厥而聋者,其候聋而耳内气满也。

治耳聋,烧肾散方:

磁石一两,烧醋淬七遍,细研,水飞过　附子一两,炮裂,去皮脐　巴戟一两　川椒一两,去目及闭口者,微炒去汗

右件药捣细罗为散,每服用猪肾一只,去筋膜细切,葱白、薤白各一分细切,入散药一钱,盐花一字和搅令匀,以十重湿纸裹,于煻灰火内烧熟,空腹细嚼,酒解薄粥下之,十日效。

治耳聋疼痛,宜服此方:

干百合二合

右捣细罗为散,每于食后以温水调下一钱。

又方:

鸡屎白二合,净择,熬令黄色　黑豆半斤,炒令黄熟

右件药以无灰酒三大盏投[1]于药中,良久滤去滓,分温三服,如人行三二里一服,服尽厚衣取汗,其耳中如鼓[2]声勿怪。

治耳聋,灌耳方:

鹅毛翎根筒七茎　灯心七茎　木通一两　地龙三条

右件药相和烧为灰,细研,每用半钱,以生油调,倾入耳中,便用绵子塞耳,且侧头卧良久,如此三度。

治耳聋立效,塞耳圆方:

松脂半两　杏人一分,去皮尖　巴豆半分,去皮膜　椒目末半两　葱汁半合

右件药都烂捣如膏,捻如枣核大,绵裹塞耳中。

---

〔1〕投:原作"授"。《类聚》卷 77 引同方作"投",义长,据改。

〔2〕鼓:原误作"豉"。据改同上。

又方:

桃人一分,汤浸,去皮　松脂一分　椒目末半分　巴豆七枚,去皮心

右件药捣烂如膏,捻为枣核大,绵裹一圆塞耳中,三日一易之。

又方:

松脂三分　巴豆一分,去皮心　大麻子人三分　熏陆香三分　食盐三分

右件药和捣如膏,圆如枣核大,内于耳中,日一度换之。

又方:

杏人一分,汤浸,去皮尖、双人炒熟　甜葶苈一分,隔纸炒令紫色　盐末一分

右件药捣研令细,以少许猪脂合煎,圆如枣核大,以绵裹塞耳中。

又方:

鲤鱼脑四两　防风一分,去芦头　菖蒲一分　细辛一分　附子一分,去皮脐,生用　芎䓖一分

右件药捣细罗为散,以鱼脑煎成膏,圆如枣核大,绵裹内耳中,日一易之。

又方:

附子一分,炮裂,去皮脐　甜瓜子一分　杏人一分,汤浸,去皮尖、双人

右件药和捣令熟,绵裹如枣核大,塞耳中,日一换之。

又方:

生地黄一寸半　杏人七枚,汤浸,去皮尖,令黑　巴豆二枚,去皮心,炒令紫色　印成盐两颗　头发鸡子大,烧灰

右件药熟捣,炼蜡和圆如枣核大,针穿透,内耳中,日二三度换之。

又方:

雄黄一分　硫黄一分

右件药都研,以绵裹内耳中,以差为度。

又方:

蜗牛子一分　石胆一分　钟乳一分

右件药同细研,用一瓷瓶盛之,以炭火烧令通赤,候冷取出,研入龙脑少许,每用油引药少许入耳,无不差。

又方:

乌驴乳一合　皂荚半梃,为末　蜡一两

右件药相和,于铫子内熔成膏,堪圆即圆如枣核大,用针穿透,安耳中一宿,至来日看之,有物下来在耳门中,即便取却,再用一两度即差。

又方:

巴豆五枚,去皮　蜡少许

右件药用蜡裹巴豆,穿透两头,安耳中,一日一易差。

治耳聋及通耳,宜用此方:

人中白一分　地龙一条干者

右件药捣罗为末,取小驴儿尿一合和调,以瓷合盛之,滴少许在耳中,立差。

治耳聋无不效,方:

地龙三条　盐少许

右二味贮在葱叶中自化为水,用点耳中,三五日即差。

又方：

韭子一分,微炒　头发一分,烧灰　巴豆半分,去心皮

右件药同研令细,绵裹塞耳中,三日一换。

又方：

蓖麻子五十枚,去皮　大枣五枚,去皮核

右件药捣熟,以人乳和圆如枣核大,绵裹内耳中,每日一易,以差为度。

又方：

菖蒲一寸　巴豆一枚,去皮心

右件药和捣,分作七圆,绵裹塞耳中,日换一圆。

又方：

生螃蟹一枚

右捣碎绞取汁,点耳中差。

又方：

龟一枚,净洗

右用漆盘中养之,合却经宿,候有尿即取滴入耳中,差。

又方：

鲫鱼胆一枚　乌驴脂一分　生油半两

右件药相和令匀,内蒌葱管中一七日后倾出,每用少许滴于耳中,差。

又方：

右以鹅膏一合,旋用少许滴耳中,差。

又方：

牡荆子一升,捣碎

右件药以酒五升浸七日,去滓,任性服尽,三十年聋者皆差。

又方：

右以竹筒盛鲤鱼脑蒸之令洋,冷即用滴耳中。

治耳风聋诸方

夫足少阴肾之经,宗脉所聚,其气通于耳,其经脉虚,风邪乘之,风入于耳之脉,使经气否塞不宣,故为风聋。风随气脉行于头脑,则聋而时头痛,故谓风聋也。

治风虚耳聋,宜服**磁石散**方：

磁石二两,捣碎,水淘去赤汁　防风三分,去芦头　羌活三分　黄耆一两,剉　白芍药一两　木通三分,剉　桂心半两　人参一两,去芦头

右件药捣粗罗为散,每服以水一大盏,入羊肾[1]一对,切去脂膜,用药末四钱同煎至四分,去滓,食前温服。

治风虚耳聋啾啾,**黄耆散**方：

黄耆二两,剉　当归二两,剉,微炒　桂心二两　芎䓖二两　杏人二两,汤浸,去皮尖、双人,麸炒微黄

---

〔1〕肾:原作"胃"。据《类聚》卷 77 引同方改。

白术二两　石菖蒲一两　蔓荆子一两　白鲜皮二两　白芍药二两

右件药捣粗罗为散,每服五钱,以水一大盏,内羊肾一只,去脂膜切开,入生姜一分,同煎至六分,去滓,空心温服。

治风虚耳聋,头脑旋闷,四肢不利,**山茱萸散方**:

山茱萸一两　薯蓣一两　菖蒲一两　土瓜根一两　甘菊花一两　木通一两,剉　防风一两,去芦头　赤茯苓一两　天雄一两半,炮裂,去皮脐　牛膝一两,去心　沉香一两　甘草半两,炙微赤,剉　远志一两,去心　生干地黄一两　蔓荆子一两

右件药捣筛为散,每服五钱,以水一大盏,入生姜半分,同煎至五分,去滓,食前温服。

又方:

附子一两,炮裂,去皮脐　桂心一两　五味子一两　木香一两　桃人一两,汤浸,去皮尖、双人,麸炒微黄　白蒺藜一两,微炒去刺

右件药捣细罗为散,每服二钱,空心以暖酒调服,夜临卧时再服。

治风虚耳聋,由肾脏不足,风邪入于经络,致四肢羸瘦,腰背强直,耳无所闻,**苁蓉圆方**:

肉苁蓉二两,汤浸一宿,刮去皱皮,炙干　山茱萸三分　石斛三分,去根,剉　磁石二两,烧醋淬七遍,捣碎细研,水飞过　石龙芮三分　杜仲三分,去粗皮,炙微黄,剉　附子三分,炮裂,去皮脐　菟丝子三分,酒浸三日,曝干,别捣为末　巴戟三分　鹿茸一两,去毛,涂酥炙微黄　熟干地黄一两　菖蒲三分　天麻三分　干蝎三分,微炒

右件药捣罗为末,炼蜜和捣三五百杵,圆如梧桐子大,每于空心以酒下三十圆。

治风虚,耳中恾恾闹,便聋不闻人语声,**磁石浸酒方**:

磁石五两,捣碎,水淘去赤汁　山茱萸二两　木通一两　防风一两,去芦头　薯蓣一两　菖蒲一两　远志一两,去心　天雄一两,炮裂,去皮脐　蔓荆子一两　甘菊花一两　芎藭一两　细辛一两　肉桂一两,去皱皮　熟干地黄三两　干姜一两,炮裂,剉　白茯苓一两

右件药细剉拌和,用生绢袋盛,以酒二斗浸经七日后,每日任性饮之,以差为度。

治风虚耳聋,**羊肾羹方**:

黄耆半两,剉　羊肾一只,去脂膜,切　杜仲半两,去粗皮,炙微黄,剉　磁石五两,捣碎,水淘去赤汁,绵裹悬煎,不得到锅底　肉苁蓉一两,酒浸一宿,刮去皱皮,炙干

右件药都以水三大盏,先煮磁石取汁二大盏,去磁石,下黄耆等又煎取一盏半,去滓,入羊肾、粳米一合,葱白、姜、椒、盐、醋一如作羹法,空心服之。磁石重重用之无妨。

治劳聋诸方

夫劳聋者,是肾气虚乏故也。足少阴肾之经,宗脉之所聚,其气通于耳。劳伤于肾,则宗脉虚损,气血不足,故名劳聋。为其病因劳则甚,若有时将息得所,气血和平,其声则轻,或房室不节,其声则甚也。

治劳聋肾气不足,耳无所闻,宜服**熟干地黄散方**:

熟干地黄一两半　磁石一两,捣碎,水淘去赤汁　桂心一两半　附子半两,炮裂,去皮脐　人参一两,去芦头　牡荆子一两　当归一两,剉,微炒　牡丹皮半两　白茯苓一两　芎藭半两

右件药捣筛为散,每服先以水一大盏半,入羊肾一对,去脂膜切,煎至一盏,去肾,入药五钱,枣三枚,生姜半分,同煎至五分,去滓,每于食前温服。

治劳聋肾气虚损,耳无所闻,宜服**菖蒲散**方:

菖蒲一两　菟丝子一两,酒浸三日,曝干,别捣为末　附子一两,炮裂,去皮脐　山茱萸一两　桂心一两　车前子半两　肉苁蓉一两,酒浸一宿,刮去皱皮,炙干

右件药捣细罗为散,每服以温酒调下一钱,空心及晚食前各二服。

治劳聋,脏腑久虚,肾气不足,肌体羸瘦,腰脚无力,宜服**薯蓣圆**方:

薯蓣一两　熟干地黄一两　附子一两,炮裂,去皮脐　桂心一两　天门冬一两半,去心,焙　石斛一两,去根,剉　人参一两,去芦头　肉苁蓉一两,酒浸一宿,刮去皱皮,炙干　远志半两,去心　鹿茸一两,去毛,涂酥炙微黄　钟乳粉二两　白茯苓一分　菟丝子一两,酒浸三日,曝干剉捣　磁石一两,烧令赤,醋淬七遍,捣碎细研,水飞过

右件药捣罗为末,入研了药令匀,炼蜜和捣五七百杵,圆如梧桐子大,每日空心以温酒下三十圆,晚食前再服。

治劳聋,肾气虚损,腰脚无力,面黑体瘦,小便滑数,宜服**肉苁蓉圆**方:

肉苁蓉一两,酒浸一宿,刮去皱皮,炙干　菖蒲一两　磁石一两,烧令赤,醋淬七遍,捣碎研,水飞过　附子一两,炮裂,去皮脐　巴戟一两　菟丝子一两,酒浸三日,曝干,捣为末　鹿茸一两,去毛,涂酥炙微黄　石斛一两,去根,剉　桂心一两半　桑螵蛸半两,微炒　杜仲一两,去皱皮,炙微黄,剉　牡蛎粉一两　补骨脂一两,微炒　熟干地黄一两半

右件药捣罗为末,炼蜜和捣五七百杵,圆如梧桐子大,每服空心以温酒下三十圆,晚食前再服。

治劳聋,**羊肾附子圆**方:

附子一两半,炮裂,去皮脐　磁石一两,烧令赤,醋淬七遍,捣碎研,水飞过　牛膝一两,去苗　菟丝子一两,酒浸三日,曝干,别捣为末　肉苁蓉一两,酒浸一宿,刮去皱皮,炙干　远志一两,去心

右件药捣罗为末,用羊肾五对,去脂膜,细切烂研,入酒三升,于银铫中微火煎如膏,然后入药末和捣二三百杵,圆如梧桐子大,每于空心及晚食前以温酒下三十圆,盐汤下亦得。

治劳聋肾虚,或耳中常闻钟磬风雨之声,宜服**补肾磁石圆**方:

磁石二两,烧令赤,以醋淬七遍,捣碎研,水飞过　鹿茸二两,去毛,涂酥炙微黄　附子一两半,炮裂,去皮脐　菟丝子二两,酒浸三日,曝干,别捣为末　牡蛎粉一两半　楮实子二两,水淘去浮者,炒令干　五味子一两　肉苁蓉一两半,酒浸一宿,刮去皱皮,炙干　薯蓣一两半[1]　巴戟一两

右件药捣罗为末,炼蜜和捣三五百杵,圆如梧桐子大,每于空心以温酒下三十圆,晚食前再服之。

治劳聋,塞耳,**菖蒲散**方:

菖蒲半两　山茱萸半两　土瓜根半两　牡丹皮半两　牛膝半两,去苗　附子半两,炮裂,去皮脐　蓖麻子半两,去心　磁石一两,烧令赤,醋淬七遍,捣碎细研

右件药捣细罗为散,每用半钱,用绵裹塞耳中,一日一易之。

治耳久聋诸方

夫足少阴肾之经,宗脉所聚,其气通于耳。劳伤于肾,宗脉虚损,血气不足,为风邪所乘,

---

〔1〕一两半:原脱。据《类聚》卷 77 引同方补。

故成耳聋。劳伤甚者,血虚气极,风邪停滞,故为久聋也。

治耳久聋鸣,或有汁出,皆由肾虚,致多年不差,宜服**铁浆酒方**:

故铁二十斤,烧令赤,以水五斗渍铁三宿,澄清 菖蒲五升,切,以水一石煮取五斗,去滓澄清 柘根三十斤,以水一石煮取五斗,去滓澄清

右件药合成一石五斗,用米二石,并曲三斗,酿如常法,候酒熟即开,用磁石三斤捣罗为末,内酒中渍三宿,日夜恒饮之,取醉为度,候听闻人语乃止。

治久耳聋,宜服此方:

菖蒲二分 羊肾一对,以酒一升,煮酒尽为度,薄切曝干 葱子三分,微炒 皂荚一梃,去黑皮,涂酥炙微焦,去子 川椒三十二枚,去目及闭口者,微炒去汗

右件药捣罗为末,炼蜜和圆如梧桐子大,每日空心以温酒下三十圆,有患经七八年者,亦差。

又方:

故铁三十斤

右以水七斗渍经三宿,取汁,入曲三十斤,米五斗,如常造酒法候熟,取磁石一斤渍酒中三宿,饮酒取醉,醉后以磁石安在耳上,好覆头卧,醒去磁石,即差。

治耳聋年久,耳中常鸣,**鱼脑膏方**:

生鲤鱼脑三两 当归半两,捣为末 细辛半两 白芷半两,捣为末 附子半两,去皮脐,为末 羊肾脂三两

右件药将鱼脑及羊肾脂合煎诸药三上三下,膏成滤去滓令冷,即圆如枣核大,以绵裹塞鼻中,每日一易,以差为度。

治耳聋,三十年无所闻,**塞耳蓖[1]麻圆方**:

蓖麻子半两,去皮 杏人半两,汤浸,去皮尖 桃人半两,汤浸,去皮尖 巴豆二枚,去皮心 食盐半两 附子一分,去皮脐,生用 熏陆香一分 磁石一两 菖蒲一两 蜡四两 木通半两,剉

右件药,先捣菖蒲、食盐、磁石、木通、熏陆香、附子等为末,次捣蓖麻子、杏人、桃人、巴豆四味,内蜡同捣一千余杵,圆如枣核大,用塞耳中,日四五度,抽出重捻之,三日一易,以差为度。

治耳聋多时不差,**塞耳磁石圆方**:

磁石一两 菖蒲半两 木通半两,剉 熏陆香半两 杏人半两,去皮尖,生用 松脂半两

右件药捣罗为末,用黄蜡熔,和圆如莲[2]子大,长半寸已来,可入耳门,以细钗子穿透,塞入耳中。

治耳聋久不差,宜用此方:

天雄末一分 鸡子一枚 附子末一分

右件药,取鸡子开头出黄,和药却内入壳中,封合讫,还鸡窠中候抱,别者儿出,药成,绵裹枣核大,塞耳中便愈。

又方:

炼了松脂一两 食盐半两 巴豆半两,去皮心 蓖麻子半两,去皮 熏陆香半两 杏人半两,汤浸,去皮尖 磁石三分,细研

右件药捣细罗为末,以猪脂一两,黄蜡一两,先于铫子中销令熔后,下诸药末搅令匀,捻

---

〔1〕蓖:原作"茳",方中或作"茳"。无此药名。《普济方》卷53、《类聚》卷77引同方均作"蓖",且蓖麻子常用于治耳病,故改。

〔2〕莲:原作"连"。《正误》:"连","莲"之讹。

如枣核大,中心通孔,如米粒许,以薄绵裹内耳中,三日一易。

治耳聋二十年不差,**塞耳枫香圆方**:

枫香一两　巴豆七枚,去皮心,微炒　松脂三两半　黄蜡半两　婆律膏半两　胡桃人半两

右件药先捣枫香、巴豆,后下松脂又捣,次销蜡下之,捣令稠和,后下婆律膏、胡桃人熟捣如泥,膏成圆如枣核大,以绵裹,日三两度内耳中,有汁出尽即愈。

治久耳聋,宜用此方:

芜菁一枚　巴豆一枚,去皮心　蓖麻子一枚,去皮

右件药细研,以蜜二两,文武火熬半日,不得令焦,焦即不堪用,只可为三圆,以绵子裹一圆插在耳内,仍留一绵头垂下在外,耳中脓出,已闻声也。入耳之时,须炙热用。

又方:

吴茱萸半两,生用　巴豆二枚,去皮心　干姜一分,炮裂

右件药捣细罗为散,以葱涕和,绵裹枣核大,内耳中食顷,干即去之,更和湿者内之,如此五日,当觉病去,八九日便闻人语声,常以发塞耳避风。

又方:

松脂半两　巴豆四枚,去皮心

右件药捣熟捻如枣核大,以绵裹塞耳中,日一易之。药硬,即微火炙软用之。

又方:

鸡脂五两,炼成者　桂心半两　野葛半两

右件药捣粗罗为散,以鸡脂熬三二十沸,去滓成膏,每用笔管内入少许膏,炙令管热,侧卧滴入耳中。

又方:

驴胫骨髓一分　针砂一合,用水二合浸十日,却取清水少许

右二味和搅令匀,每用少许滴在耳中,以半个净方砖烧令通赤,用醋泼之,将磁石末一两铺在上面,着头枕之至晓,如此三度差。

治久聋二三十年不差者,**滴耳鼠脂方**:

鼠脂半合　青盐一钱　地龙一条,系头捻取汁

右件药以鼠脂、地龙汁调青盐,温过,绵蘸之,即侧卧捻滴耳中。

又方:

熊胆一分　鼠胆二枚,十二月收者

右件药以水和,旋取如菉豆大滴入耳中,日一两度差。

又方:

水银一分　地龙湿者,一条

右件药就一蒌葱栽子上揎一茎,去头,内管中,系却头,勿令倾出,候地龙化为水乃收之,每取少许滴入耳中。

治久聋无问年岁,不差者,**滴耳古吊脂方**:

古吊脂[1]

---

[1]　古吊脂:即"吉吊脂"。宋代苏颂《本草图经》龙骨条载吉吊,号紫梢花,即淡水海绵科动物脆针海绵 *Spongilla fragilla fragilis* Leidy 的干燥群体。《延龄至宝方》治聋,用本品,法同本方。

右一味于琉璃瓶子中贮之,以樟木合盛瓶,每日一度滴半杏人大入耳中。此方极验。此物出南海及福建有之。瓶子若不着樟木衬之,即当透却。

治耳聋,无问年月及老小并治之,方:

右取驴前蹄胫骨打破,于日阳中以瓷合子盛,沥取髓候尽收贮,每用时以绵乳子点少许于所患耳内,良久,即须且侧卧候药行。其髓不得多用,重者不过一两度。如新患,点一上便有效。其髓带赤色者,此是乏髓不堪,白色者为上也。

又方:

右取鼠胆,令人侧卧,沥一胆尽入耳中,须臾胆汁透下,初益聋,半日乃可,三十年者亦差。

治暴热耳聋诸方

夫耳者,肾之候也。若肾气实则生热,热则上焦壅滞,经络否塞,不得宣通,邪热之气入于耳脉,则令四肢满急,腰背强直,胸胁切痛,好忘不安,耳无所闻也。

治肾气实,上焦风热壅滞,耳暴聋,头重,**羚羊角散**方:

羚羊角屑一两　白术三分　防风三分,去芦头　黄耆三分,剉　玄参三分　泽泻三分　赤茯苓三分　赤芍药三分　甘草一分,炙微赤,剉

右件药捣筛为散,每服四钱,以水一中盏,入生地黄一两,竹叶二七片,同煎至六分,去滓,食后温服。

治风毒壅热,胸心痰滞,两耳虚聋,头重目眩,宜服**犀角散**方:

犀角屑半两　甘菊花半两　前胡半两,去芦头　枳壳半两,麸炒微黄,去瓤　菖蒲半两　麦门冬一两,去心　泽泻半两　羌活半两　木通半两,剉　生干地黄半两　甘草一分,炙微赤,剉

右件药捣筛为散,每服三钱,以水一中盏,煎至五分,去滓,食后温服。

治上焦风热,耳忽聋鸣,四肢满急,昏闷不利,宜服**茯神散**方:

茯神一两　羌活半两　蔓荆子半两　薏苡人半两　防风半两,去芦头　黄耆半两,剉　菖蒲半两　麦门冬一两,去心,焙　五味子半两　甘草一分,炙微赤,剉

右件药捣粗罗为散,每服三钱,以水一中盏,入生姜半分,煎至五分,去滓,食后温服。

治耳聋,不闻言语,利肾气,退热,**羚羊角散**方:

羚羊角屑一两　沙参三分　防风三分,去芦头　木通三分,剉　旋覆花半两　泽泻三分　前胡三分,去芦头　菖蒲半两　牵牛子一两半,微炒

右件药捣粗罗为散,每服三钱,以水一中盏,入生姜半分,煎至五分,去滓,食后温服。

治风热,毒气攻耳,暴聋,由肾气实热所致,宜服**大黄圆**方:

川大黄半两,剉碎,微炒　栀子人半两　黄耆半两,剉　川升麻半两　川朴消半两　黄连半两,去须　生干地黄半两　玄参半两　磁石一两,烧醋淬七遍,捣碎细研,水飞过

右件药捣罗为末,炼蜜和圆如梧桐子大,每于食后以温水下二十圆,以利为度。

治暴热耳聋,心膈壅闷,宜服此方:

磁石一两,捣碎,水淘去赤汁　木通一两,剉　防风一两,去芦头　枳壳三分,麸炒微黄,去瓤　桑根白皮一两,剉　生干地黄一两

右件药捣筛为散,每服五钱,以水一大盏,煎至五分,去滓,空腹温服。

又方：

蒜蒜根削令可入耳

右以腊月猪脂煎三五沸，取出候冷，用塞耳中，日三易之。

治卒耳聋诸方

夫卒耳聋者，由肾气虚，为风邪所乘，搏于经络，随其血脉上入于耳，正气与邪气相击，故令耳卒聋也。

治耳卒聋方：

细辛一分　蒲黄一分　杏人三分,汤浸,去皮尖、双人　曲末三分,微炒

右件药捣罗为末，研杏人如膏，合和捻如枣核大，绵裹塞耳中，一日一易，以差为度。

又方：

龙脑半分,细研　椒目半两,捣末　杏人一分,汤浸,去皮尖、双人

右件药捣研令匀，绵裹如枣核大，塞耳中，日二易之。

又方：

龙脑二钱　消石二钱　葱涕少许　葱管二茎

右件药并葱涕同研，内入葱管中，系定勿令漏气，于饭甑上蒸一炊后，取汁滴入耳中。

又方：

巴豆一枚,去心皮,生用　斑猫二枚,去翅足,炒黄

右件药同研令匀，绵裹塞耳中差。

又方：

磁石一分　菖蒲一分　木通一分　熏陆香一分　杏人一分,汤浸,去皮尖、双人　蓖麻子一分,去皮

松脂一分

右件药捣罗为末，炼蜡和圆如枣核大，以针通过，塞于耳中。

又方：

菖蒲二两　附子一两,去皮脐,生用

右件药捣罗为末，以醋和如枣核大，绵裹一圆塞耳中，每夜易之，十日差。

又方：

蒜蒜根半两　鸹膏半两,腊月者

右以刀子削蒜蒜根可入耳窍，于鸹膏中煎三沸，出之塞耳中差。

又方：

鸡膏一合　磁石半两,烧令赤,醋淬七遍,捣末

右以鸡膏和捻如枣核大，绵裹塞耳中，但单用鸡膏亦佳。

又方：

鼠脑髓

右以绵裹少许，塞耳窍中。

又方：

地龙湿者,洗去泥

右置铜器中，于饭甑中蒸，饭熟取出，以枣核大塞耳中，日二易之。

又方：

鲤鱼脑一合

右以竹筒子盛，饭甑中蒸之，候饭熟取出，歇热气，滴灌耳中，更以绵塞之，半日乃出。或用胆亦良。

又方：

右取巴豆一粒，蜡裹，以针刺通透，塞耳中差。

治耳虚鸣诸方

夫肾气通于耳，足少阴肾之经，宗脉之所聚。劳动经血，而血气不足，宗脉则虚，风邪乘虚随脉入耳，与气相击，故为耳鸣。诊其右手脉寸口，名曰气口以前。脉浮则为阳，手阳明大肠脉也。沉则为阴，手太阴肺脉也。阴阳俱虚者，此为血气虚损，宗脉不足，病苦耳鸣嘈嘈是也。眼时妄见光，此是肺与大肠俱虚也。左手尺中名曰神门，其脉浮为阳，足太阳膀胱脉也，虚者膀胱虚也。肾与膀胱合病，苦耳鸣，忽然不闻，时时恶风。膀胱虚则三焦实，实则克消津液，故膀胱虚也。耳鸣不止，则变成聋也。

治耳中蝉鸣，**干地黄散方**：

熟干地黄一两　防风一两，去芦头　桑耳三分，微炒　枳壳三分，麸炒微黄，去瓤　杏人三分，汤浸，去皮尖、双人，麸炒微黄　黄连一分，去须　木通三分，剉　黄耆三分，剉　槟榔三分　茯神三分　甘草三分，炙微赤，剉

右件药捣粗罗为散，每服三钱，以水一中盏，入生姜半分，煎至五分，去滓，食前温服。

治耳虚聋及鸣，**菖蒲酒方**：

菖蒲三分　木通三分，剉　磁石二两，捣碎，水淘去赤汁　防风三分，去芦头　桂心三分

右件药细剉，以酒一斗，用绵裹浸七日后，每日空心暖饮一盏，晚再饮之。

治耳鸣，或因水入耳，**葱涕圆方**：

葱涕半合　木通半两，剉　细辛半两　桂心半两　菖蒲三分　附子半两，去皮脐，生用　当归半两　甘草一分，生用　独活一两　白矾一两，烧灰

右件药捣罗为末，以鹅脂并葱涕和圆如枣核大，绵裹一圆内耳中，日三度，旋和用之。

治耳鸣，塞耳方：

吴茱萸一分　巴豆一分，去皮心　干姜一分，炮裂，剉　菖蒲一分　细辛一分

右件药捣罗为末，以鹅脂和绵裹，塞于耳中。

治耳鸣兼聋，宜用此方：

当归　细辛　芎䓖　防风去芦头　附子生用　白芷已上各半两

右件药捣罗为末，以雄鲤鱼脑一斤合煎三上三下，膏香去滓，以绵裹枣核大，塞耳中。

又方：

雄鲤鱼脑八两　防风去芦头　菖蒲　细辛　附子生用　芎䓖已上各半两

右件药捣罗为末，用鱼脑煎令稠，每取枣核大，绵裹内耳中。

治耳中常有声哄哄者，**塞耳葶苈圆方**：

甜葶苈一两，长流水洗净，微火熬，捣为末　山杏人半两，汤浸，去皮尖　盐花二钱

右件药同研了，更入腊月猪脂一钱和研如泥，硬软得所，圆如枣核大，绵裹一圆内耳中，

两日一换。初安药三两日,耳痛,出恶脓水,四体不安,勿惧之。一百日内,慎一切毒,鱼肉、生冷、滑腻等。

治耳鸣无昼夜,方:

菖蒲—分　川乌头—分,去皮脐,生用

右件药捣罗为末,用绵裹半钱塞耳中,日再易之。

又方:

右以生肥地黄截作段子,湿纸裹,微煨,内耳中。

又方:

右以生乌头削如枣核大,内耳中,日一易之。

治耳疼痛诸方

夫患耳中策策痛者,皆是风入于肾之经也。不治,流入肾,则卒然变脊强背直痉也。若因痛而肿,即生痤充至反也。痈节脓溃,邪气歇,则不成痤也。所以然者,足少阴为肾之经,宗脉之所聚,其气通于耳。上焦有风邪入于头脑,流至耳内,与气相击,故耳中痛。耳为肾候,其气相通,肾候腰脊,主骨髓,故邪流入肾经,则脊强背直也。

治耳疼痛,插耳拔风毒,**附子圆方**:

附子—枚,去皮脐,生用　菖蒲—分　麝香—钱　杏人—分,汤浸,去皮尖　白矾—分,烧灰　蓖麻子三十粒,去皮

右件药先捣附子、菖蒲、白矾为末,次捣杏人、蓖麻为膏,研入麝香相和,圆如枣核大,以蜡裹,大针穿透,插于耳中,日一换之。

治耳卒疼痛,方:

菖蒲—分　附子—分,去皮脐

右件药捣罗为末,用生油调,以大豆大灌在耳中,即止。

治耳疼痛,兼有水出,方:

杏人半两,汤浸,去皮尖,双人,炒令黑色

右捣如膏,绵裹枣核大,塞耳中。

治耳疼痛,宜用此方:

附子—枚

右以醋微火煎令软,削可耳,绵裹塞之。

治耳卒疼痛不可忍,方:

盐—升,炒令熟

右以青布裹熨之,效。

治聤耳诸方

夫耳者,宗脉之所聚,肾气之所通,足少阴之经也。劳伤血气,热乘虚入于其经,邪随血气至耳,热气聚则生脓汁,谓之聤耳也。

治聤耳有脓水塞耳,**禹余粮圆方**:

禹余粮一分,烧醋淬七遍　乌贼鱼骨一分　龙骨一分　釜底墨一分　伏龙肝一分　附子一枚,去皮脐,生用

右件药捣罗为末,以绵裹如皂荚子大内耳中,日再易之。如不差者,内有虫也。

又方:

狼牙一分　白敛一分　竹蛀屑一分

右件药同研令细,每用少许内于耳中。

治聤耳,脓水不绝,宜用此方:

白矾半两,烧灰　麻勃一分　木香一分　松脂一分　花胭脂一分

右件药捣罗为末,每用时先以绵子净拭脓后,满耳填药,效。

治肾热耳中脓血出溜,日夜不止,方:

鲤鱼脑一枚　鲤鱼肠一具　乌麻子一升

右件药先捣乌麻令碎,次入二味相和,微火熬,以暖布裹薄耳,两食顷开之,当有白虫出,复更作药。若两耳并脓,分药于两耳用。若只一耳,即于一面薄之,不过三度差。

治聤耳出脓汁,方:

白矾一两,烧令汁尽　乌贼鱼骨一两　黄连一两,去须　龙骨一两

右件药捣罗为末,以绵裹枣核大塞耳中,日三换之。

治聤耳,脓水不止,方:

麻子一合　花胭脂一分

右件药都研为末,满耳塞药,以绵轻拥,三两上愈。

又方:

狗胆一枚,取汁　白矾一分,烧令汁尽,细研

右件药以腊月猪脂调和,内耳中,以绵拥之,不经三两上,永除本根。

治聤耳,**胭脂散方**:

胭脂　白矾烧灰　麻勃　竹蛀屑已上各一分　麝香一字

右件药合和,细研令匀,每用少许纴在所患耳中。

又方:

白麻蘱刮取一合　花胭脂十枚

右件药捣罗为末,以绵裹塞耳中。

治聤耳累年脓水不绝,臭秽,方:

肉苁蓉一两　龙胆一两　白茅根一两

右件药烧为灰,细研,以少蜜和匀后,入鲤鱼胆汁三枚搅令稀,即以细绢掭取稀者,沥入耳中,其掭干滓捻作挺子,以薄纸裹塞耳,不过三两上愈。

又方:

红花一分　白矾一两,烧灰

右件药细研为末,每用少许内耳中,神效。

治聤耳出脓血不止,方:

白敛　黄连去须　龙骨　赤石脂　乌贼鱼骨已上各一分

右件药捣细罗为散,每用一钱,绵裹塞耳中差。

治聤耳痒,有脓不止,宜用此方:

菖蒲半两,米泔浸一宿,剉碎焙干　狼毒半两　磁石半两,烧令赤,醋淬七遍,研　附子半两,炮裂,去皮脐
白矾半两,烧令汁尽

右件药捣细罗为散,以羊髓旋和,如枣核大,绵裹塞耳中。

治聤耳,通耳出脓血,方:

白矾灰　黄连去须　乌贼鱼骨　赤石脂已上各一分

右件药捣细罗为末,每用半钱,绵裹塞耳中。

治聤耳出脓水久不绝,方:

白矾灰一分　白龙脑三分　乌贼鱼骨一分　蒲黄半两

右件药研细为散,每以半钱绵裹塞耳,日三易之。

治聤耳通耳脓水出,日夜不止,方:

磁石一分,烧令赤,醋淬七遍,研　龙骨一分　白矾灰一分

右件药捣罗为散,以生地黄汁和捻如枣核大,绵裹一圆塞耳中,日三度易之。

又方:

白矾二两　木香半两　麻勃一分

右件药捣罗为末,于铫子内消松脂,和捻为圆如枣核大,塞耳中。

又方:

楠木一分,烧灰　花燕脂一分

右件药细研为散,每取少许内于耳中。

又方:

地龙微炒　乌贼鱼骨各等分

右件药捣罗为末,每取半钱,用绵裹塞耳中。

治聤耳脓血出不止,方:

右用车辖脂塞耳中,脓血出尽愈。

又方:

右用釜下灰吹入耳中令满,良久自出,三上差。

又方:

右用白矾烧灰,以少许内入耳中,候干即差。

又方:

右用茶笼子上蚰蜒屑,细研,内少许入耳中。

又方:

右用松脂末,以薄绵裹如枣核大,塞耳中。

又方:

右用石首鱼脑中枕子为末,安耳中。

又方:

右以红花末吹入耳中。无花,枝叶亦可用之。

又方:

右以地龙末吹入耳中。

又方:

右以蒲黄末吹入耳中。

又方：

右用桃人汤浸去皮，研熟，以轻縠裹，塞耳中。

又方：

右用地龙末及白矾灰调匀，绵裹内耳中。

又方：

右用桑螵蛸二十枚烧灰，入麝香少许同细研，以纸纴子揾内耳中。

又方：

右以青蒿捣末，绵裹内耳中。

又方：

右以故绵烧灰为末，绵裹内耳中。

治耳肿诸方

夫耳肿者，由肾气虚，风热乘之，随脉入于耳，与气血相搏，稽留不散，故令耳肿也。

治两耳肿，**木香散**方：

木香一两　汉防己一两　赤芍药一两　玄参一两　白蔹一两　川大黄一两　川芒消一两　黄芩一两　紫葛一两　赤小豆三分

右件药捣细罗为散，以榆白皮捣取汁，和少许涂之，更用帛子涂药，贴肿处，取消为度。

治两耳卒肿热痛，宜用此方：

木鳖子人一两，研如膏　赤小豆末半两　川大黄末半两

右件药同研令匀，以生油旋调涂之。

治两耳肿痛，或耳中常有哄哄者，方：

甜葶苈一两，长流水洗净，微火熬捣令细　山杏人半两，汤浸，去皮　盐花二钱

右件药同细研了，更入腊月猪脂一钱和研如泥，看硬软得所，圆如枣核大，绵裹一圆内耳中，两日一换。初安药三两日，耳痛，出恶水，四体不安，勿惧之。

治耳卒肿，宜用此方：

菰蒌根生者洗令净

又以刀削一头令尖，可入耳中，以腊月猪脂煎三五沸，令即塞于耳中。

又方：

杏人半两，汤浸，去皮微炒

右捣如膏，捻如枣核大，乱发缠裹，塞于耳内，日二易之。

又方：

商陆生者，净洗

右以刀子削如枣核大，内耳中，日二易之。

又方：

牛蒡根净洗细切

右件药捣绞取汁一升，于银锅中熬成膏，涂于肿上。

治耳内生疮诸方

夫耳内生疮者,为足少阴是肾之经也,其气通于耳,其经虚,风热乘之,随脉入于耳,与气血相搏,故令耳内生疮也。

治耳有恶疮,方:

雄黄三分　曾青半两　黄芩一分

右件药捣细都研为末,每取少许内耳中,有汁出即以绵子裹干用之。

又方:

黄连半两　白矾三分,烧令汁尽

右件药捣罗为末,每取少许绵裹内耳中。

又方:

马齿苋一两,干者　黄檗半两,剉

右件药捣罗为末,每取少许绵裹内耳中。

又方:

川大黄半两　黄连末一分　龙骨末一分

右件药同研令匀,每用少许绵裹内耳中。

又方:

捣楝子,以绵裹塞耳内。

又方:

羊粪曝干为末,绵裹塞耳中。

治冻耳诸方

夫冻耳者,由肌肉虚软之人,冬时触冒于寒,为风冷所折,则令耳赤肿痒痛,或即成疮,因其风寒所伤,故谓之冻耳也。

治冻耳成疮,方:

柏叶三两,微炙为末　杏人四十九枚,汤浸,去皮,研成膏　乱发两鸡子大　盐半两,细研　乳香半两,细研　黄蜡一两半　清油一斤

右件药先煎油令沸,即下乱发以消尽为度,后下诸药同煎令色焦黄,滤去滓,更以绵重滤过,再以慢火煎之,然后入乳香、黄蜡等搅令稀稠得所,于瓷瓮器中盛,以鹅翎旋取涂之。

又方:

柏白皮二两　榆白皮二两　桑根白皮二两　杏人二两,汤浸,去皮　甘草一两　羊脑髓一斤

右件药细剉,以羊脑髓煎令黄,滤去滓,于瓷器中盛,鹅翎点药涂之。

又方:

右取兔脑髓涂之。

又方:

右用杏人一斤,汤浸去皮,压取油涂之。

又方:

右以枣艺[1]傅之,后用麦叶煮水洗之。

治耳聤聍诸方

夫耳聤聍者,是耳里津液结聚所成,人耳皆有之,轻者不能为患。若加以风热乘之,则軿成圆核塞耳,亦令耳暴聋也。

治聤聍塞耳聋,强坚,挑不可得出者,宜用此方:

生猪脂一合　釜下墨半两,细研

右件药和调如膏,捻如枣核大,绵裹一圆塞耳中,令濡润后即挑之。

又方:

葱汁三分　细辛一分　附子一分,炮裂,去皮脐

右件药捣细辛、附子为末,以葱汁调令稀,灌入耳中即出。

又方:

地龙五七条,湿者

右捣取汁,数数灌之,即轻挑自出。

治耳中有物不可出,方:

右以弓弦长三寸,打散一头,涂好胶柱着耳中物处停之,令相着,徐徐引出。

治百虫入耳诸方

治蚰蜒入耳,**滴耳麝香膏方**:

麝香半钱　阿魏半钱　骐骥竭一字　白及一字　干漆一字　腻粉一钱　硇砂半钱　石胆一字
生铁屑一字

右件药捣研为细末,以猪胆汁、生姜汁、葱白汁等各少许相和,令稀稠得所,每用少许点入耳中,其虫化为水,立验。

治蚰蜒并诸杂虫蚁入耳,立效,宜用此方:

雄黄一分　绿矾一分　吴盐子一分　蒿苣子一分　葱子一分　白芜荑一分　麝香一分

右件药于五月五日午时铁器内烧为灰,细研,每用一字,以葱白一茎,生姜枣许大,将药同研令烂,油半合调沥汁在耳中,日浅药入耳其虫便出,日深者即化为水,立效。

治蚰蜒入耳,**灌耳麝香奶汁方**:

麝香三分,细研　绿矾半两,细研　米醋少许　驴奶汁二合

右件药都调和为汁,使一蛤蒲[2]子,取药倾在所入耳内,一碗茶久,侧耳倾出,化为水,唯存脚子在为验。

又方:

---

〔1〕　艺:《正误》:"'艺'字可疑。"据文义,或为"泥"、"研"等字。

〔2〕　蛤蒲:《正误》:"'蒲'恐'壳'之讹。"然据文义,此当为盛器,或为"合蒲"。《诗传名物集览》:"《明堂位》:'周以蒲勺。'注:'合蒲,如凫头也。',疏云:刻勺为凫头。"据此,合蒲"即勺柄一端刻成鸭头状的勺子"。"蛤"、"合"均音"gě",故"蛤蒲"即"合蒲",亦即勺。

白蜜半两　黄丹半两　酥半两

右件药相和，于瓷器同熬成膏。如有不觉蚰蜒入耳者，以杏人一枚和皮尖，涂膏于[1]上，绵裹塞耳门中，其虫闻药香即奔耳门来，便急抽药，以物镊出。

又方：

莴苣叶一分，干者　雄黄一分

右件药捣罗为末，用面糊和圆如皂荚子大，以生油少许化破一圆，倾在耳中，其虫自出。

又方：

右用地龙一条，内葱叶中化为水，滴入耳中，其蚰蜒亦化为水，立效。

又方：

水银一豆大

右倾入耳中，欹枕令耳窍向下，于耳上击铜物，作声数十下，其虫自出。

又方：

小蒜一握

右捣取自然汁灌耳中，立出。

治虫入耳，方：

椒一钱，末

右以醋半盏浸良久，少少灌耳中，其虫自出。

又方：

右用葱涕灌耳中，须臾虫出。

又方：

右用桃叶塞两耳，其虫立出。

又方：

右以桃叶裹盐，炙令热，用掩耳，冷即易之，其虫自出。

又方：

右用生油灌之，兼炒葱裹之，其虫自出。

又方：

右用瓷器于耳门上打作声，虫闻其声即出。

又方：

右用好酒灌之，起行，其虫便出。

又方：

右捣蓝汁灌之，立出。

又方：

右以驴乳灌入耳中，即虫变为水。若虫入腹，即饮乳差。

又方：

右用铜碗于耳边敲打，即虫自出。

又方：

右炒胡麻捣熟，以葛袋盛枕头，其虫自出。

---

〔1〕　于：原作"放"。据《类聚》卷78引同方改。

又方：

右以牛酪满耳灌之，即出。若入腹，即空腹食酪一二升，即化为黄水。若消化不尽，即更服之。

又方：

右捣桃叶，布裹侧卧枕之。若造酥煎饼枕之，即速出。

治蜈蚣入耳，方：

右用炙猪肉掩两耳，即出。

又方：

右用生姜汁灌耳中，其虫自出。

治飞蛾入耳，方：

右以苇管极气吸之，立出。

又方：

右用酱汁灌入耳，即自出。

又方：

右击[1]铜器于耳傍，即出。

治蚁入耳，方：

右以小蒜捣研取汁，灌耳中。

又方：

鲮鲤甲烧灰，以水调，滤过滴入耳中，即自出。

又方：

猪脂一指大炙令香，安耳孔边，即出。

---

〔1〕 击：原作"繫"（系）。据《类聚》卷78引同方改。

太平圣惠方卷第三十七

凡二十四门 论二首 病源二十二首 方共计二百三十五[1]道

鼻　衄　论

夫脾移热于肝，则为惊衄。脾，土也；肝，木也。木本克土，今脾热，为土气翻盛，逆往乘木，是木之虚，不能制土，故受脾之移热也。肝之神为魂而藏血，虚热则魂神不定，故惊也。凡血与气，内荣脏腑，外循经络，相随而行于身，周而复始。血性得寒则凝涩，热则流散。而气者，肺之所主也。肺开窍于鼻，热乘于血，则气亦热也。血气俱热，血随气发，出于鼻为衄也。诊其寸口脉微芤者，衄血。脉微，苦寒，为衄血也。寸口脉微弱，尺脉涩，发热而弱为无血，必厥，其人微呕。夫厥当[2]眩不眩，而反头痛，痛则为实，下虚上实，必衄也。肝脉大，喜为衄。脉阴阳错而浮，必衄血。脉细而数，数反[3]在上，法当吐而不吐，其面颊上小赤，眼中白肤上目，有细赤脉如发，其趣至黑瞳子者，当衄。病人面无血色，寒热，脉沉弦者，衄也。发从春至夏，为太阳衄；从秋至冬，为阳明衄。连日不止者，其脉轻轻[4]在肌，尺中自浮，目睛运[5]黄，衄必未止。若目睛了慧，知衄今止[6]。衄血脉滑小弱者生，实大者死。诊人衄，其脉小滑者生，大躁者死。鼻衄脉沉，沉细者生，浮大而牢者死。《养生方》云：思虑则伤心，心伤则吐血、衄血也。

---

〔1〕　二百三十五：实际统计方数为236方。排门目录误作"二百二十五"。
〔2〕　当：原脱。据《病源》卷29"鼻衄候"补。
〔3〕　数反：原仅一"及"字。据《病源》卷29"鼻衄候"补正。
〔4〕　轻轻：原作"劲劲"。据《病源》卷29"鼻衄候"改。
〔5〕　运：《病源》卷29"鼻衄候"作"晕"。
〔6〕　知衄今止：原作"如衄今上"。据《病源》卷29"鼻衄候"改。

治鼻衄诸方

夫鼻衄者,由气虚热故也。肝藏血,肺主气,而开窍于鼻。血之与气,相随而行,循于经络,荣于腑脏。若劳伤过度,腑脏生热,热乘血气,血性得热则流散妄行,从鼻出者谓之衄也。

治五脏热结,鼻衄,心胸烦闷,宜服**伏龙肝散**方:

伏龙肝二两　当归二两　赤芍药二两　黄芩二两　犀角屑一两　生干地黄三两　刺蓟一两

右件药捣筛为散,每服五钱,以水一大盏,入青竹茹一鸡子大,煎至五分,去滓,温温服之。

治鼻衄终日不止,心神烦闷,宜服**茜根散**方:

茜草根　黄芩　侧柏叶　阿胶杵碎,炒令黄燥　甘草剉,生用,已上各一两

右件药捣粗罗为散,每服三钱,以水一中盏,入生地黄半两,煎至六分,去滓,温温服之。

又方:

生干地黄一两,剉　阿胶一两,杵碎,炒令黄燥　蒲黄半两

右件药以水二大盏,煎至一盏半去滓,分为三服,温温服之。

又方:

生地黄三两,研取汁　生姜半两,研取汁　阿胶半两,杵碎,炒令黄燥,捣为末

右件药以生姜、地黄汁入阿胶末和匀,于银器内暖过,旋旋服之。兼治吐血。

又方:

豉二合　艾叶如鸡子大　鹿角胶二两,杵碎,炒令黄燥

右件药以水二大盏,煎取一盏二分,分为三服,徐徐服之。

又方:

右用故屏风纸烧灰细研,以温酒调下一钱,立止。

又方:

右以贝母二两,炮黄,捣罗为末,以浆水调二钱服,良久再服,差。

又方:

右以生干地黄一两细剉,于银器中以酒一中盏煎三五沸,去滓顿服,其血立止。

又方:

右用谷精草捣罗为末,以热面汤调下二钱。

又方:

右以龙骨一两捣碎,以水一大盏煎至半盏,温温尽服之。

又方:

右用楮树叶研绞取汁,温饮一大盏,立止。如未止,再饮。

又方:

右取生葛根捣取汁,每服一小盏,三服即止。

又方:

右用黄明胶洋如稠饧,涂帛上,贴额上立止。

又方:

右用桑木耳熬令焦,捣罗为末,撮如杏人大,绵裹塞鼻中,数过即止。

又方：

右用人中白一分，硬成片者，入麝香末一钱，细研令匀，吹鼻内，差。

又方：

右用石榴花捣末，吹鼻内，效。

又方：

右用垣衣捣绞取汁，每服一小盏，频服，效。

又方：

右用苍耳茎叶捣绞取汁，每服一小盏，频服，效。

治鼻卒衄，**吹鼻散方**：

右用釜底墨细研，以少许吹鼻中，即止。

治鼻衄，**塞鼻散方**：

右以猬皮一枚烧为灰，细研，每用半钱，绵裹内鼻中，数易之差。

又方：

右以赤马通，以绵裹如枣大，塞鼻中。新旧者悉可用。若大衄者，以水绞取汁，饮三升。无新者，以水渍干者用之。

治卒鼻衄，方：

右用水罐一枚，钻底小窍子，盛新汲水淋项后宛宛中，淋不过一两罐即差。

治鼻衄不止诸方

夫肝藏血，肺主气，肺开窍于鼻，血之与气相随而行，内荣脏腑，外循经络。腑脏有热，热乘血气，血性得热即流散妄行，发于鼻者为鼻衄也。脏虚血盛，故衄不止矣。

治鼻衄血出，经日不止，**刺蓟散方**：

刺蓟　苦参　黄连去须　栀子人　生干地黄　川大黄剉碎,微炒　侧柏叶已上各一两

右件药捣筛为散，每服五钱，以水一大盏，入青竹茹半鸡子大，煎至五分，去滓，温温频服。

治鼻衄不止，**子芩散方**：

子芩一两　蒲黄三分　伏龙肝三分　青竹茹三分

右件药捣筛为散，每服三钱，以水一中盏，煎至六分，去滓，入生藕汁一合搅令匀，温服。

治鼻衄不止，心神烦闷，宜服**生麦门冬煎方**：

生麦门冬汁三合　生地黄汁三合　生藕汁三合　生姜汁少许　白药一两

右件药捣罗白药为末，以前四般汁更入熟水二合，同煎三五沸，下白药末搅令匀，不计时候分温二服。

治鼻衄日夜不止，面无颜色，昏闷，宜服**地黄散方**：

生干地黄半两　赤芍药三分　柏叶一两　阿胶半两,杵碎,炒令黄燥　当归半两　赤茯苓三分

右件药细罗为散，每服煎黄耆汤调下二钱。

又方：

乱发灰半两　伏龙肝一两

右件药相和，细研令匀，以新汲水调三钱服之。

又方：

羊胫炭皮二两,捣碎,醋拌烧令通赤　故纸三十张,多年者,烧灰

右件药细研为散,以新汲水调三钱服。

又方：

生地黄汁一升　白蜜半两　蒲黄二两

右件药相和,微暖过,每服一小盏,频服之差。

治鼻衄日夜不止,头痛心烦,宜服此方：

石膏一两,细研　牡蛎一两,烧为粉

右件药都细研为散,以新汲水调如稀面糊,候血滴间断时,便点三五滴于鼻中,仍以新汲水调两钱服之。

治鼻中血出不绝,心闷欲绝,方：

刺蓟汁二合　生地黄汁一合　生姜汁半合

右件药调和令匀,徐徐饮之,仍将滓塞鼻中差。

治鼻衄累日不止,胸中痞闷,宜服此方：

生鸡苏叶切,五合　香豉二合

右件药捣令极烂,圆如指大,长一寸许,内鼻中止。

又方：

香墨　葱汁

右件药以葱汁磨墨,滴少许于鼻中,即止。

治鼻衄不止,心闷欲绝,**吹鼻散方**：

麻鞋鞴不限多少,烧为灰

右件药细研,以少许吹入鼻中,即止。

治鼻衄不止,眩冒欲死,**吹鼻龙骨散方**：

龙骨半两　乱发一鸡子大,烧为灰

右件药都研如粉,以少许吹入鼻中立止。

治鼻衄,日夜过不止[1],眩冒欲死,**灌鼻青蒳汁方**：

青蒳草不限多少

右件细剉捣,研绞取汁一两合,少少灌入鼻中差。

治鼻衄,经日夜不止,方：

右用干姜削如莲子大,塞鼻中即止。

又方：

右浓研好墨,点鼻中,立止。

又方：

右用生姜研汁,滴入鼻中,立止。

治鼻衄,累医不止,方：

粟壳五两,烧灰

右件药研为末,每服二钱,以粥饮调服之,差。

---

〔1〕日夜过不止:《类聚》卷79所引同。《普济方》卷189引作"连日夜不止"。

治鼻衄不止，兼吐血方：

右烧赤马粪，和水绞取汁，每服一小盏，频服之。

治鼻久衄诸方

夫鼻衄者，由热乘血气也。肝藏[1]血，肺主气，开窍于鼻。若脏腑劳损，血气生热，血得热则流散妄行，随气发于鼻者，名为衄血。若脏虚不复，劳热停积，故衄经久不差也。

治鼻久衄不止，**刺蓟散**方：

刺蓟二两　竹茹二两　蒲黄一两　艾叶一两　乱发灰一两　白药一两

右件药捣罗为散，每服三钱，以水一中盏，煎至六分，去滓，入地黄汁一合搅令匀，不计时候服。

治鼻衄久不止，令人目眩心烦，宜服**乱发灰散**方：

乱发灰一分　桂心半两　干姜一分,炮裂

右件药捣细罗为散，每服以温浆水调下二钱，先食浆水粥，后服。

治衄血久不止，**阿胶散**方：

阿胶二两,杵碎,炒令黄燥　桂心一两　当归一两　细辛一两　龙骨二两　蒲黄一两　乱发三两,烧灰

右件药都捣细罗为散，每服以粥饮调下二钱。

又方：

羊胫炭皮一两,杵碎,炒令通赤　伏龙肝半两　麝香一钱,细研

右件药细研如粉，每服以新汲水调下二钱，研刺蓟汁调下亦得。

治鼻衄经久不止，立效方：

蒲黄二两　石榴花一两,末

右件药和研为散，每服以新汲水调下一钱。

又方：

故绵五寸,烧灰　人中白一分

右件药细研为散，每服以新汲水调下二钱。

治鼻衄久不止，诸药无效者，宜用此方：

人中白一分　石榴花半两　故绵灰半两

右件药都细研如面，入麝香一钱更研令匀，少少吹入鼻中，立止。

治鼻衄久不止方：

乱发灰一钱　人中白半两　麝香半钱,细研

右件药相和细研，吹小豆大入鼻中，立效。

治鼻衄久不止，身面俱黄，宜用**滴鼻赤马通汁**方：

赤马通七块,以水一盏绞汁　阿胶三分,捣碎,炒令黄燥

右件药以马通汁调阿胶令稀稠[2]得所，少少滴入鼻中，须臾即止。

---

〔1〕藏：原作"脏"。与文义不合。据《类聚》卷79引同方改。

〔2〕稠：原脱。据《普济方》卷190所引同方补。

治鼻衄久不止,**吹鼻散方**:

绯帛灰三钱　乱发灰二钱

右件药都细研,少少吹入鼻中,立效。

又方:

老鸥翅关大骨微炙

右捣细罗为散,少少吹入鼻中,差。

又方:

乌贼鱼骨半两,去甲

右捣细罗为散,少少吹入鼻中即止。如未止,更着少许干浮萍草末,吹入鼻中,即差。

又方:

右以干苔二两,烧为灰,吹少许入鼻中,即止。

治鼻中沥血,经旬不止,方:

南墙墙衣土两杏人大

右以土鼻中塞之,初时被血推却,又取塞之,立止。

治鼻大衄诸方

夫鼻大衄者,由血气虚热故也。心藏血,肺主气,而开窍于鼻,血之与气相随而行,循于经络,荣于脏腑。若劳伤过度,脏腑生热,热乘于血,血性得热则流散妄行,从鼻出者谓之鼻衄。其云鼻大衄者,因鼻衄而口耳皆出血,故云大衄也。

治大衄不止,宜服**远志散方**:

远志半两,去心　白芍药三分　桂心一分　天门冬半两,去心　麦门冬半两,去心　阿胶半两,捣碎,炒令黄燥　当归半两　没药一两　藕节半两　甘草半两,炙微赤,剉　川大黄半两,剉碎,微炒　生干地黄一两　柴胡一两,去苗　桃人一分,汤浸,去皮尖、双人,麸炒微黄

右件药捣筛为散,每服三钱,以水一中盏,煎至五分,去滓,不计时候温服。

治大衄,口耳皆血出不止,**苦参散方**:

苦参一两　黄连一两,去须　川大黄半两,剉碎,微炒　栀子人半两　柏叶半两　桑耳一两

右件药捣筛为散,每服三钱,以水一中盏,煎至五分,去滓,入生地黄汁一合搅令匀,不计时候温服。

治大衄未止,计数升,不知人事,宜服**阿胶散方**:

阿胶三分,捣碎,炒令黄燥　桂心半两　细辛半两　白龙骨半两　当归半两　乱发半两,烧灰　蒲黄半两

右件药捣细罗为散,每服以生地黄汁调下二钱。

治大衄不止,**紫参散方**:

紫参一分　郁金半两　子芩一分　甘草半分,炙微赤,剉　白龙骨半两　鹿角胶半两,捣碎,炒令黄燥

右件药捣细罗为散,每服以生地黄汁并蜜水相和调下二钱。

治大衄立效方:

熟艾二弹子大　牛皮胶一两,炙黄燥

右件药以煎了豉汁一大盏,同煎至七分,去滓,不计时候分温二服。

治大衄，口耳皆出血不止，**阿胶散**方：

阿胶半两，捣碎，炒令黄燥　蒲黄一两

右件药捣细罗为散，每服二钱，以水一中盏，入生地黄汁二合，煎至六分，不计时候温服。

又方：

断弓弦一分，烧灰　白矾一分，烧灰

右件药细研为散，以二大豆许吹入鼻中差。

治大衄，口耳皆出血不止，方：

蒲黄一两

右件药细研为散，每服以冷水调下二钱，即差。

又方：

右以盐半两，炒碾为末，分为二服，以冷水调下，未止更服。

又方：

右以槲叶捣绞取汁，每服一小盏，频服即止。

又方：

右以胡粉炒令光黑，以醋调一钱服之，即止。

治鼻塞气息不通诸方

夫肺气通于鼻，若其脏为冷风所伤，故鼻气不通利，成齆也。为冷气结聚，搏于血气则生肉。冷气盛者，则瘜肉生长，气息窒塞不通也。

治外伤风冷，鼻塞，气息不通，壅闷，宜服**芎䓖散**方：

芎䓖　槟榔　人参去芦头　赤茯苓　白术　麻黄去根节　肉桂去皱皮　郁李人汤浸，去皮尖，微炒　杏人汤浸，去皮尖、双人，麸炒微黄　甘草炙微赤，剉，已上各一两

右件药捣筛为散，每服三钱，以水一中盏，入生姜半分，煎至七分，去滓，每于食后温服。

治鼻塞不闻香臭，**木通散**方：

木通一两，剉　防风半两，去芦头　栀子人半两　川升麻一两　石膏二两　麻黄三分，去根节　桂心半两

右件药捣筛为散，每服三钱，以水一中盏，煎至六分，去滓，每于食后温服。

治鼻塞不闻香气，内鼻膏药方：

当归　熏草　木通　细辛　菾人去赤皮，研，已上各一两　芎䓖半两　白芷半两　羊髓六两，猪脂亦得

右件药细剉，用羊髓入于铛内以慢火煎令消，次下诸药煎令白芷色黄，绵滤去滓，盛于不津器中，每日三度取枣核大内鼻中，差。

治鼻窒塞，香臭不闻，妨闷疼痛，**通鼻膏**方：

白芷半两　芎䓖半两　木通半两　当归三分　细辛三分　莽草三分　辛夷一两

右件药细剉，以猪脂一斤煎令白芷色黄，绵滤去滓，盛于不津器中候冷，绵裹枣核大内鼻中，日三换之。

治鼻塞气息不通，方：

木通剉　细辛　附子炮裂，去皮脐，已上各一两

右件药捣罗为末,炼蜜和圆如枣核大,每夜临卧内一圆于鼻中,差。

治鼻塞不通,常有涕,涂囟膏方:

杏人三分,去皮尖 细辛 附子 川椒已上各一分

右件药并生用,剉碎,以醋五合渍药一夜,明旦漉出,以猪脂五两煎之,候附子色黄药成,去滓,以涂囟上并鼻上,日再用之。

治鼻塞不通,**塞鼻皂荚散方**:

皂荚 细辛 辛夷 川椒去目及闭口者,微炒去汗 附子炮裂,去皮脐,已上各一分

右件药捣罗为散,每取半钱,用绵裹塞鼻中,以少许吹之亦得。

治鼻塞不闻香臭,宜用**塞鼻甘遂散方**:

甘遂 细辛 附子炮裂,去皮脐 木通剉,已上各一分

右件药捣细罗为散,每用半钱,以绵裹塞入鼻中,当有清水出,病重者或三二升。当以卧时安药,若微痛则忍之,勿触风冷。

治鼻窒塞不得喘息,宜用**塞鼻菖蒲散方**:

菖蒲一分 皂荚一分,炙研,用子

右件药捣细罗为散,每用半钱,以绵裹,夜临卧时塞于鼻中。

治鼻塞不闻香臭,**塞鼻瓜蒂散方**:

瓜蒂一分 藜芦一分

右件药捣细罗为散,每服半钱,用狗胆汁和,绵裹塞于鼻中,日三易之。

治鼻塞不闻香臭,**吹鼻通顶散方**:

滑石一分 瓜蒂七枚,为末 麝香半钱 胡黄连一分,末 蟾酥半钱

右件药都研令细,每用少许吹入鼻中。

治鼻中窒塞,气息不通者,皆已有肉柱,柱若不出,终不能差,余药虽暂通利,旋复生长,宜用此方:

白雄犬胆一枚 地胆二十枚

右件药先捣罗地胆为细散,内犬胆中,以绳系定三日,乃于日出时,令病人面首卧中庭,以鼻孔向日,傍人以故笔粘药,涂入鼻孔中,一日一度,至五六日当闻,鼻柱里近眼痛,此是欲落,更复三四傅之,渐渐时嚏之即落,取将捐于四通道上。柱落后急以绵塞之,慎风。

治鼻塞,多年不闻香臭,水出不止,**灌鼻蒺藜汁方**:

蒺藜二握,当道车碾过者

右件药以水一大盏煮取半盏,仰卧,先满口含饭,以汁一合灌入鼻中,不过再灌之,大嚏,出一两个瘜肉,似赤蛹虫,即差。

治鼻塞,眼昏头疼,脑闷,**滴鼻苦葫芦子脑泻散方**:

右用苦葫芦子一两,以童子小便一中盏浸之,夏一日,冬七日,取汁少许滴入鼻中。

又方:

右用绵裹瓜蒂末,塞鼻中。

又方:

右以刺蓟二握,以水一大盏煮取五分,去滓顿服之。

又方:

右以水调服釜下墨三钱,日三服。

又方：

槐叶二升　葱白三茎　豉一合

右用水二大盏，煮取汁一盏去滓，分温二服。

治鼻齆诸方

夫肺主气，其经手太阴之脉也。其气通于鼻，利则知于臭香。风冷伤于脏腑，而邪气乘于太阴之经，其气蕴积于鼻者，则津液壅塞，鼻气不通，故不知香臭，鼻塞而为齆也。

治鼻齆，窒塞不通气息，宜服**羚羊角圆**方：

羚羊角屑一两　连翘　汉防己　麦门冬去心焙　薯蓣　槟榔　茯神已上各二分　白鲜皮　人参去芦头　羌活　细辛　白芷　当归　黄耆剉　防风去芦头　旋覆花　枳壳麸炒微黄，去瓤，已上各半两

右件药捣罗为末，炼蜜和，更捣三五百杵，圆如梧桐子大，每于食后以温水下三十圆。

治齆鼻梁起，疼痛胀闷，宜用内鼻**甘草圆**方：

甘草生用　木通剉　细辛　附子生用，已上各一分

右件药捣罗为末，以白雄犬胆和圆如枣核大，以绵裹一圆内鼻中，日二换之。

治齆鼻中结肉，方：

青甜瓜蒂二枚，晒干为末　雄黄半钱，细研　麝香半钱，细研

右件药都研令匀，用时先将指甲搯破中肉，然后贴药在上，日三用之。

治鼻齆塞鼻，**雄黄圆**方：

雄黄半两〔1〕　甘草一分，炙微赤，剉　附子一分，炮裂，去皮脐　细辛一分〔2〕

右件药捣罗为末，用狗胆和圆如枣核大，以绵裹一圆内鼻中，移时恶物出三二升，差。

治鼻齆气息不通，方：

瓜蒂半两　细辛一分

右件药捣细罗为散，以绵裹豇豆大塞鼻中，须臾通矣。

又方：

右用皂荚末如小豆大，用竹管子吹入鼻中。

又方：

右用干姜末蜜和，塞鼻中。

又方：

右用瓜蒂、白矾等分捣罗为末，以猪脂和，捻如枣核大，绵裹塞鼻中，经日再易之，以差为度。

治鼻中生疮诸方

夫鼻者，肺之窍，故肺气通于鼻也。若脏腑不调，阴阳否塞，气血壅滞，荣卫不通，则上焦

---

〔1〕　半两：《类聚》卷79引同方作"半钱"。《普济方》卷56引同方作"一钱"。

〔2〕　一分：原脱。据《类聚》卷79引同方补。

生邪热之气,伏留不散,上攻于鼻,故令鼻中生疮也。

治鼻中生疮,咽喉闭塞,及干呕头痛,宜服**前胡散**方:

前胡去芦头　木通剉　大青　青竹茹　麦门冬去心,已上各三分　川升麻一两　黄蘗半两,剉　玄参一两　川芒消一两

右件药捣筛为散,每服三钱,以水一中盏,煎至六分,去滓,每于食后温服。

治风热,鼻内生疮,**滴鼻栀子人煎**方:

栀子人　苦参　木通剉,已上各一两

右件药细剉,以好酥四两煎令香,去滓,倾入瓷合中,旋以少许滴入鼻中。

治肺壅,鼻中生疮肿痛,方:

川大黄一分,生用　黄连一分,去须　麝香一钱,细研

右件药捣细罗为散,研入麝香令匀,以生油旋调,涂于鼻中。

又方:

杏人一分,汤浸,去皮尖,双人研为膏　川大黄一分,生,为末

右件药相和研令匀,以猪脂调涂鼻中。

又方:

右以狗骨烧灰细研,猪脂和贴之。

又方:

右烧故马绊为末,傅之。

又方:

右捣杏人,乳和傅之。

又方:

右以黄蘗、槟榔等分捣罗为末,以猪脂调傅之。

又方:

右以乌牛耳垢傅之。

又方:

右以牛鼻津傅之。

治鼻中生瘜肉诸方

夫肺气通于鼻,肺脏若为风冷所乘,则鼻气不和,津液壅塞而为鼻齆,冷气搏于血气,停结鼻内,故变生瘜肉也。

治鼻中生瘜肉,鼻梁起,**羊肺散**方:

羊肺一枚,晒干　白术一两　肉苁蓉三分,刮去皱皮　木通三分,剉　干姜半两,炮裂,剉　芎藭三分

右件药捣细罗为散,每于食后以粥饮调三钱服之。

又方:

木通半两,剉　真珠末半两　白矾半两,烧汁尽　细辛半两

右为细散,入真珠末令匀,捻绵如枣核,沾散内于鼻中,日二度。

又方:

木通半两,剉　　细辛半两　　甘遂一分,煨令黄　　附子一分,炮裂,去皮脐

右为细末,炼蜜和捻如枣核大,内鼻中,日二度换,当有清涕下。

治瘜肉妨闷疼痛,方:

白矾一两,烧汁尽　　木通半两,剉　　细辛半两　　朱砂一分,细研

右件药捣细罗为散,入朱砂同研令匀,以绵裹豇豆大,塞在鼻中至病上,日三易之,当有涕下,以肉消尽为度。

治鼻中瘜肉渐大,气息不通妨闷,方:

藜芦三分,去芦头,捣罗为末　　雄黄一分,细研　　雌黄一分,细研

右件药同研令匀,每用时即以蜜调散,用纸捻子展药,点于瘜肉上,每日三度,则自消化。不得涂药在于两畔,恐涕落于药上。

治鼻中瘜肉,壅塞不通,方:

白矾半两,烧汁尽　　藜芦半两,去芦头　　附子半两,炮裂,去皮脐　　瓜蒂二十枚

右件药捣细罗为散,每用小竹管子取药如小豆大,内鼻中吹之,以绵塞鼻,日再用之,以差为度。

治鼻中瘜肉肿大,气息闭塞不通,点药令消,方:

生地胆十枚　　细辛半分,末　　白芷半分,末

右以地胆压取汁,和药末以涂于瘜肉之上,取消为度。亦单以地胆汁于竹筒中盛,当上灌之即消。无生者,即酒煮汁用之。

治鼻中生瘜肉,不通利,塞鼻**羊踯躅圆**方:

羊踯躅花半两　　白矾半两,烧令汁尽　　礜石半两,细研　　肉苁蓉一分

右件药细罗为末,以青羊脂和,绵裹如枣核大,内鼻中,日夜四五度换之,以渐渐消烂即差。

治鼻中瘜肉,不通利,塞鼻**真珠散**方:

真珠　　白矾烧为灰　　桂心　　细辛已上各一两　　木通半两,剉

右件药捣细罗为散,每服半钱,绵裹内鼻中,日三易之。

治鼻中瘜肉,傅鼻**蚯蚓散**方:

白颈蚯蚓一条,韭园内者　　猪牙皂荚一梃

右件药内于瓷瓶中烧熟,细研,先洗鼻内令净,以蜜涂之,傅药少许在内,令清水下尽,即永除根本。

治鼻中瘜肉,傅鼻**瓜蒂膏**方:

右用陈瓜蒂一分,捣罗为末,以羊脂和,以少许傅瘜肉上,日三用之。

治鼻中瘜肉,不闻[1]香臭,傅鼻**白矾膏**方:

右以白矾一两烧为灰,细研,以羊脂旋和少许,傅着瘜肉上,即差。

又方:

右以蜣蜋一十枚内青竹筒中,以刀削去竹青,以油单裹筒口令密,内厕坑中四十九日,取出曝干,入麝香少许同细研为散,涂瘜肉上,当化为水。

---

〔1〕　闻:原作"间"。据《类聚》卷79引蜣蜋单方主治改。

治鼻痛诸方

夫鼻痛不能忍者,由风冷伤于肺藏故[1]也,是以肺气通于鼻。风邪随气入于鼻内,搏于正气,邪正相击[2],气道不宣,故令鼻痛也。

治风冷搏于肺藏,上攻于鼻,则令鼻痛,宜服**没药散**方:

没药　干蝎微炒　天南星炮裂　雄黄细研　当归剉,微炒　朱砂细研　牛黄细研　胡黄连　麝香细研　丁香　甘草炙微赤,剉　桂心已上各一分　白芷半两　乌蛇一两,酒浸,去皮骨,炙令微黄　白附子半两,炮裂,去皮脐

右件药捣细罗为散,入研了药研令匀,每于食后以温酒调下一钱。

治鼻塞多痛,**芎䓖膏**方:

芎䓖　吴茱萸　细辛　川椒　干姜炮裂　皂荚已上各三分

右件药细剉,以醋浸一宿,猪脂六两,同于银锅中煎五七沸,滤去滓,倾入瓷合中,每取枣核大,绵裹内鼻中。

治鼻痛,**白芷膏**方:

白芷　芎䓖　木通　当归　辛夷已上各半两　细辛三分　莽草三分

右件药都细剉,以不中水猪脂一升煎五七沸,候白芷色焦黄,滤去滓,瓷合中盛,每以枣核大绵裹内鼻中,日三用之。

又方:

右以麻油频涂于鼻内外,甚佳。

又方:

右以杏人五两,去皮,压取油涂之,即差。

治鼻流清涕诸方

夫津液涕得热即干燥,得冷则流溢不能自收。肺气通于鼻,其脏有冷,随气乘于鼻,故使津液流涕,不能自收也。

治肺虚,外伤风冷,致鼻塞,常流清涕,头目昏疼,四肢不利,服**诃梨勒散**方:

诃梨勒一两,煨,用皮　白术一两　防风三分,去芦头　细辛三分　前胡三分,去芦头　木通三分,剉　附子一两,炮裂,去皮脐　麻黄一分,去根节　甘草半两,炙微赤,剉

右件药捣筛为散,每服三钱,以水一中盏,入生姜半分,煎至六分,去滓,每于食后温服。

治肺伤风冷,鼻流清涕,头目疼痛,胸膈不利,宜服**细辛散**方:

细辛一两　附子三分,炮裂,去皮脐　白术三分　桂心三分　蔓荆子三分　芎䓖三分　诃梨勒三分,煨,用皮　枳壳半两,麸炒微黄,去瓤　甘草半两,炙微赤,剉

右件药捣筛为散,每服三钱,以水一中盏,入生姜半分,煎至六分,去滓,每于食后温服。

治鼻流清涕,日久不止,皆因肺脏虚寒,心膈壅滞,头目不利,宜服**白术散**方:

---

〔1〕故:原作"次"。据《类聚》卷79"治鼻痛诸方"改。

〔2〕击:原作"系",《类聚》卷79"治鼻痛诸方"同。《正误》:"'系',疑'击'之讹。""击"字义长,因改。

白术一两　丁香三分　诃梨勒三分,煨,用皮　桂心三分　细辛三分　附子三分,炮裂,去皮脐　枳壳半两,麸炒微黄,去瓤　吴茱萸一分,汤浸七遍,焙干微炒

右件药捣细罗为散,每于食后以温酒调下一钱。

治伤冷鼻塞,清涕出不止,方:

附子半两,炮,去皮脐　细辛一分　川椒一分,去目　杏人一分,汤浸,去皮尖、双人,研

右件药细剉,用醋淹一宿,以炼成猪脂半斤,以慢火煎药,候附子色黄膏成,去滓候冷,以绵裹枣核大内鼻中,日三换之,差。

治鼻塞脑冷,清涕出不止,方:

木通半两,剉　辛夷半两　细辛　桂心　甘遂微炒　芎䓖　附子炮裂,去皮脐,已上各一两

右件药捣罗为末,炼蜜和圆如枣核大,以绵裹一圆内鼻中,日三换之。用白狗胆汁和之更佳。

治鼻塞,恒有清涕,**塞鼻桂膏方**:

桂心　细辛　干姜炮裂,剉　川椒去目及闭口者,微炒去汗,已上各半两　皂荚一分

右件药罗捣为末,以青羊脂和成膏,每用如枣核大,绵裹塞鼻中。

治鼻干无涕诸方

夫鼻干无涕者,由脏腑壅滞,内有积热,攻于上焦之所致也。凡肺气通于鼻,主于涕。若其脏挟于风热,则津液不通,皮毛枯燥,两颊时赤,头痛鼻干,故令无涕也。

治肺脏积热,皮肤干燥,鼻痛无涕,头疼心闷,宜服**桑根白皮散方**:

桑根白皮一两,剉　川升麻一两半　甘草一两,炙微赤,剉　木通一两,剉　川大黄一两,剉碎,微炒　石膏三两　葛根三两,剉

右件药捣筛为散,每服三钱,以水一中盏,煎至六分,去滓,每于食后温服。

治肺脏积热,两颊时赤,皮肤枯燥,鼻干无涕,头目多疼,宜服**木通散方**:

木通一两,剉　麦门冬一两半,去心　赤茯苓一两　白前一两　石膏二两　桑根白皮一两,剉　犀角屑半两　杏人一两,汤浸,去皮尖、双人,麸炒微黄　甘草半两,炙微赤,剉

右件药捣筛为散,每服三钱,以水一中盏,煎至六分,去滓,每于食后温服。

治肺热,鼻干无涕,心神烦闷,宜服**犀角散方**:

犀角屑半两　木通半两,剉　麦门冬一两,去心,焙　赤茯苓半两　川升麻半两　黄耆半两,剉　马牙消半两　杏人半两,汤浸,去皮尖、双人,麸炒微黄　朱砂一分,细研　龙脑一钱,细研　甘草一分,炙微赤,剉

右件药捣罗为散,每于食后以竹叶汤调下一钱。

治鼻干无涕,**吹鼻散方**:

龙脑半钱　马牙消一钱　瓜蒂十四枚,为末

右件药一处细研,每用一豆大吹入鼻中,差。

吐　血　论

夫吐血者,皆由大虚损,及饮酒劳伤所致也。肺者,五脏上盖,心肝又俱主于血,上焦有

邪,则伤诸脏,脏伤则血下入于胃,胃既得血,则滞闷气逆,气逆上冲,故吐血也。吐血有三种:一曰内衄,二曰肺疽,三曰伤胃。内衄者,出血但不从鼻出,是近心肺间,津出还流入胃,或如豆汁,凝停胃里,因即满闷便吐,或去数升,乃至一斗是也。肺疽者,言饮酒之后,毒闷便吐,吐已后有一合二合,或半升一升血者是也。伤胃者,是饮食大饱之后,胃内冷,不能消化,则便烦闷,强呕吐之,所食之物与气共上冲,蠡内伤损胃口,便致吐血,色鲜正赤是也。凡吐血之后,体恒倦然,心里烦躁,闷乱纷纷,颠倒不安。寸口脉微而弱,血[1]气俱虚则吐血。关上脉微而芤,亦吐血。脉细沉者生。喘嗽上气,脉数浮大者死。久吐不差,面色黄黑,无复气血,或发寒热,或恶寒者,难治也。

治吐血诸方

夫心主血,肝脏于血。是以愁忧思虑则伤心,恚怒气逆,上而不下则伤肝,肝心二脏俱伤,故血散不止。若胸胃中气逆,则呕而出血也。

治吐血,心胸气逆疼痛,宜服**伏龙肝散**方:

伏龙肝二两　生干地黄二两　芎䓖半两　赤芍药半两　当归半两　桂心半两　白芷半两　细辛三分　甘草一两,炙微赤,剉

右件药捣粗罗为散,每服五钱,以水一大盏,入竹茹一鸡子大,煎至五分,去滓,放温频服效。

治心热,吐血不止,**黄芩散**方:

黄芩一两半　地榆一两半,剉　玄参二两　茜根二两,剉　寒水石一两　麦门冬二两半,去心,焙　川升麻二两　犀角屑一两　甘草一两,炙微赤,剉

右件药捣粗罗为散,每服五钱,以水一大盏,入竹叶二七片,煎至五分,去滓,每于食后温服。

治吐血者,皆由脏气虚,气上冲所为,宜服**黄耆散**方:

黄耆剉　白芍药　芎䓖　当归　桂心　黄芩　甘草炙微赤,剉,已上各一两

右件药捣粗罗为散,每服五钱,以水一大盏,入竹茹一鸡子大,煎至五分,去滓,每于食后温服。

治吐血,并衄血不止,**紫苏散**方:

紫苏二两　桂心一两　生干地黄二两　当归一两　牛膝一两,去苗　阿胶一两,捣碎,炒令黄燥

右件药捣筛为散,每服五钱,以水一中盏,煎至五分,去滓,每于食后温服。

治吐血,内崩上气,面色如土,宜服**艾叶散**方:

艾叶二两　阿胶二两,捣碎,炒令黄燥　柏叶二两　干姜一两,炮裂,剉

右件药捣粗罗为散,每服三钱,以水一中盏,煎至六分,去滓,每于食后温服。

治心肺热盛,吐血不止,宜服**地榆散**方:

地榆半两,剉　柏叶三分　甘草半两,剉,生用　吴蓝三分　黄芩三分　刺蓟一两

右件药捣粗罗为散,每服四钱,以水一中盏,入青竹茹一分,煎至六分,去滓,每于食后温服。

---

〔1〕 血:原脱。据《病源》卷27"吐血候"补。

治吐血衄血,及大小便下血不止,宜服**刺蓟散**方:

刺蓟　白芍药　白术　人参去芦头　生干地黄　鹿角胶捣碎,炒令黄燥,已上各一两　芎藭

桂心　黄芩已上各半两

右件药捣细罗为散,不计时候以生地黄汁调下二钱。

治吐血不止,心胸疼痛,方:

当归二两　黄芩二两　干姜一两,炮裂,剉　白芍药二两　阿胶二两,捣碎,炒令黄燥

右件药捣细罗为散,不计时候以生地黄汁调下二钱。

治吐血久不止,**松花散**方:

松花一两半　甘草半两,炙微赤,剉　紫菀半两,去苗　百合半两　薯蓣一两　人参半两,去芦头

鹿角胶一两,捣碎,炒令黄燥　生干地黄一两　白茯苓半两　茜草根半两,剉　刺蓟半两　艾叶一分

右件药捣细罗为散,不计时候以粥饮调下二钱。

治肺心热盛,吐血不止,方:

伏龙肝一合　红蓝花二两　甘草半两,生用

右件药捣细罗为散,每于食后煎竹茹汤调下二钱。

治吐血口鼻俱出,至一斗不止,方:

生地黄汁半升　刺蓟汁半升　白蜜三合　麦门冬汁半升　伏龙肝二两,细研如粉

右件药相和,以慢火熬如稀饧,不计时候含半匙咽津。

治吐血经日,百治不差者,宜服此方:

生地黄汁一升　川大黄一两,剉碎,微炒,杵末

右件药相和,煎至半升,分为二服,温温食后[1]服之。

治吐血,**红花散**方:

红花一两　诃梨勒三枚,兼核生用　川朴消五两

右件药捣粗罗为散,每服三钱,以酒半中盏,水半中盏,煎至六分,去滓,入赤马通一合,不计时候温服。

又方:

生藕汁二合　刺蓟汁二合

右件药合搅令匀,入生蜜一匙调和令,细呷之。

治吐血立效,方:

白蒲薄纸五张,烧灰

右将纸灰以水调,顿服之立效。

治吐鲜血方:

红锦三寸

右将锦烧灰,研为末,水调服之差。

治吐血及鼻衄不止,方:

右以伏龙肝二两,用新汲水一大盏淘取汁,入蜜一匙搅匀,顿服之。

又方:

右以乌贼鱼骨捣细罗为散,不计时候以清粥饮调下二钱。

---

[1] 后:原作"復"(复),义晦。此方有大黄,当以"后"字为妥,因改。

又方：

生刺蓟三两　生地黄五两

右捣绞取汁，入白蜜一两煎三五沸，不计时候温服。

又方：

右以生葛根捣绞取汁，每服一小盏，宜频服，以止为度。

又方：

右以刺蓟根叶捣绞取汁一中盏，分为二服，相次服之。

治卒吐血诸方

夫卒吐血者，因心肺二脏壅滞，暴热所伤，或饱食饮酒，劳损所致也。心肺在于上焦，俱主于血，若为邪热所伤，则血下入于脾，胃得血则壅闷气逆，故卒吐血也。

治卒吐血不止，**甘草散**方：

甘草剉，生用　白术　阿胶捣碎，炒令黄燥　干姜炮裂，剉　黄芩已上各一两　伏龙肝一合

右件药捣粗罗为散，每服三钱，以水一中盏，煎至六分，去滓，不计时候温服。

治卒吐血，皆因心肺暴热，毒入胃，致吐不止，宜服**生干地黄散**方：

生干地黄二两　黄芩一两　阿胶二两，捣碎，炒令黄燥　甘草二两，剉，生用　柏叶一两　犀角屑一两　刺蓟一两

右件药捣筛为散，每服三钱，以水一中盏，入青竹茹一鸡子大，煎至六分，去滓，不计时候温服。

治劳伤，或饱食气逆，致卒吐血不止，宜服**鸡苏散**方：

鸡苏茎叶一两　黄耆一两，剉　甘草一两，生用　干姜半两，炮裂，剉　艾叶半两　阿胶一两，捣碎，炒令黄燥

右件药捣筛为散，每服三钱，以水一中盏，煎至五分，去滓，入赤马通汁一合搅令匀，不计时候温服。

治卒吐血不止，方：

生地黄汁一大盏　黄明胶一两，炙令黄燥

右件药捣胶细罗为散，内地黄汁中，以瓷器盛，于一斗米饭甑上蒸之，候饭熟，分为二服，甚者不过再剂。

又方：

柏叶半斤，洗净

右件药捣碎，以水三大盏，煎取一盏半去滓，分为三服。

又方：

右以葛粉细研，用新汲水调下三钱。

又方：

右浓煮鸡苏汁饮之，以多为妙。亦疗下血佳。

又方：

右用东向襄荷根一把，捣绞取汁服之。亦疗虫毒。

又方：

桂心二两　羊角二枚,炙令黄焦

右件药捣罗为末,不计时候以糯米粥饮调下二钱。

又方:

右以肉桂四两,去粗皮,捣罗为末,以糯米粥饮调下一钱服,日夜可十服,神验。亦治下血不止。

又方:

右以蒲黄半两,温水调下,未差再服。

又方:

黄连末一两

右于铫子内先熔黄蜡一两,内黄连末候稍凝,分为三圆,以糯米粥化一圆服之,日尽三圆,差。

治吐血不止诸方

夫吐血不止者,由心肺积热,饮酒劳伤之所致也。肺为上盖,心肝俱主于血。若上焦壅滞,邪热伤于诸脏,则血下流入于胃中,胃得血则满闷气逆,故吐血也。或有饮食大饱,未能消化,心胸壅闷,强吐之,所食之物与气上冲心肺,伤裂胃口,则令吐于鲜血。又有脏[1]腑劳损,气血不和,思虑忧愁,恚怒气逆,结滞于胸膈之间,伤损于肺肝心之脏,则血流散,故令吐血不止也。

治吐血不止,心胸烦热,宜服**茜根散**方:

茜根二两,剉　白芍药三两　麦门冬三两,去心　鸡苏叶四两　小蓟根三两　青竹茹四两

右件药捣筛为散,每服三钱,以水一中盏,煎至五分,去滓,入生地黄汁一合搅令匀,不计时候温服。

治吐血不止,立效**羚羊角散**方:

羚羊角屑三两　伏龙肝五两　熟艾一两　地榆二两,剉　牛膝三两,去苗　牡丹二两　白芍药四两　生干地黄二两　柏叶二两　大蓟根三两　鸡苏叶一两　蛴螬五枚,切破,慢火炙黄

右件药捣筛为散,每服三钱,以水一中盏,入生姜半分,煎至六分,去滓温服。

治吐血不止,**地榆散**方:

地榆一两,净洗去泥土　白芍药一两　阿胶三分,捣碎,炒令黄燥　甘草一分,生用　艾叶一两　小蓟根一两

右件药捣筛为散,每服三钱,以水一中盏,煎至六分,去滓,不计时候温服。

治心热吐血不止,**红蓝花散**方:

红蓝花二两　伏龙肝一升,以水二升半浸,滤取汁　乱发灰一两　甜竹茹三合

右件药捣筛为散,每服三钱,以伏龙肝水一中盏,煎至六分,去滓,频频温服。

治吐血不止,**刺蓟饮子**方:

刺蓟汁　生地黄汁　生藕汁　童子小便已上各二合　赤马通汁一合

右件药都和令匀,每服一小盏,频频温服。

---

〔1〕　脏:原作"腑"。据《类聚》卷84引同论改。

治吐血不止,宜服**鹿角胶方**:

鹿角胶一两,炙黄,为末　生地黄汁一升二合

右件药同于铜器中盛,蒸之令胶消,分温二服。

又方:

右以白药一两,旋烧地赤安之,以物合定,不得泄气,良久取出,捣细罗为散,每服以粥饮调下一钱。

又方:

右以乱发一两烧灰细研,每服以温水调下一钱。

又方:

茜根一两

右以淡浆水一大盏煎取半盏,去滓温服之。

治呕血诸方

夫心者主血,肝者藏血。愁忧思虑则伤心,恚怒气逆,上而不下则伤肝,肝心二脏俱伤,故血流散不止,气逆则呕而血出也。

治呕血,头疼壮热,遍身疼痛,四肢烦闷,宜服**刺蓟散方**:

刺蓟一两　鸡苏叶半两　青竹茹一两　麦门冬一两半,去心,焙　白茯苓半两

右件药捣粗罗为散,每[1]服三钱,以水一中盏,入生姜半分,煎至六分,去滓,入生地黄汁一合搅匀,不计时候温服。

治呕血久不差,心神烦闷,脏腑劳伤,宜服**竹茹散方**:

竹茹一团,如鸡子大　白芍药半两　当归半两　茜根二两　羚羊角屑一两半　甘草一两,炙微赤,剉
生干地黄半两　麦门冬一两半,去心,焙　鹿角胶一两半

右件药捣粗罗为散,每服三钱,以水一中盏,入生姜半分,煎至六分,去滓,不计时候温服。

治伤中,胸里挛痛,咳呕血出,时作寒热,小便赤黄,此是劳伤所致,宜服**黄耆散方**:

黄耆一两半,剉　阿胶一两,捣碎,炒令黄燥　生干地黄一两　当归一两　桂心一两半　远志一两,去心　人参一两,去芦头　大麻人一两　桑根白皮一两,剉

右件药捣筛为散,每服三钱,以水一中盏,入生姜半分,煎至六分,去滓,不计时候温服。

治忧恚呕血,烦满少气,胸中疼痛,宜服**阿胶散方**:

阿胶二两,捣碎,炒令黄燥　甘草一两,炙微赤,剉

右件药捣细罗为散,每服三钱,以水一中盏,入生地黄汁二合,煎至七分,和滓温服。

又方:

右以柏叶捣罗为散,不计时候以粥饮调下二钱。

又方:

右以荆芥捣细罗为散,不计时候以生地黄汁调下二钱。

---

[1] 每:原脱。据《普济方》卷190引同方补。

治吐血衄血诸方

夫口鼻之中俱出血者,由因劳热而成。是以血者本属于心,经脉流行,不暂停滞。一关不利,百病俱生。或有忧悸之所因,或有卒惊之所致。此皆食饮过度,饮酒劳伤,壅滞积蓄于心胸,热毒熏蒸于肝肺,脏腑既蕴邪热,则血流散上行,故令吐血而兼鼻衄也。

治吐血衄血,此为内损,或劳伤所致,宜服**竹茹散**方:

青竹茹一两　白芍药一两　芎藭一两　桂心一两　生干地黄三两　当归一两　甘草半两,炙微赤,剉

右件药捣筛为散,每服三钱,以水一中盏,煎至六分,去滓,不计时候温服。

治吐血衄血,至一斗不止,宜服**麦门冬饮子**方:

生麦门冬汁五合　生刺蓟汁五合　生地黄汁五合

右件药汁相和,于银锅中略暖过,每服一小盏,调伏龙肝末一钱服之。

治吐血衄血,**藕汁饮子**方:

生藕汁三合　生地黄汁三合　牛蒡根汁二合　生蜜一匙

右件药汁调和令匀,每服一小盏,细细饮之。

治吐血衄血不止,**郁金散**方:

郁金　木香　飞罗面　黄蘗剉,已上各一两　甘草一两半,炙微赤,剉

右件药捣罗为散,以生地黄汁一大盏,旋旋拌药后焙令干,又拌之,令地黄汁尽为度,再捣细罗为散,不计时候煎青竹茹汤调下二钱。

治吐血衄血,立效**鸡子白圆**方:

鸡子白三个　好香墨二两

右件药捣墨细罗为末,以鸡子白和圆如梧桐子大,不计时候以生地黄汁下十圆。

治吐血衄血,或发或止,皆[1]心脏积热所致,宜服**黄芩散**方:

黄芩一两,去心中黑腐

右捣细罗为散,每服三钱,以水一中盏煎至六分,不计时候和滓温服。

又方:

伏龙肝一两

右捣细罗为散,不计时候以蜜水调下二钱。

又方:

贝母一两,炮令黄

右捣细罗为散,不计时候以温浆调下二钱。

治吐血衄血,积日不止,方:

新羊血

右热饮一二小盏即愈。慎勿刺羊取血,神道不佑,当无差也。

又方:

石榴树根下地龙粪不限多少,细研

---

〔1〕　皆:原作"背"。据《普济方》卷189引同方改。

右以新汲水一中盏调三钱,饮之即差。

又方:

楮叶

右捣绞取汁,不计时候服一小盏。

又方:

人中白

右细研为散,入少许麝香相和,以少许吹入鼻中,立效。

治唾血诸方

夫唾血者,由肺伤故也。肺为五脏之华盖,其体轻虚,怕热而恶寒,则易为伤损也。若或邪热之气伏留在脏,伤于经络,致荣卫否涩,胸膈壅滞,故唾血也。

治肺脏壅热,痰唾内有血,咽喉不利,宜服**鸡苏散**方:

鸡苏茎叶一两　赤茯苓一两　甘草半两,炙微赤,剉　半夏一两,汤洗七遍去滑　桔梗一两,去芦头　生干地黄二两　黄耆一两,剉　麦门冬一两半,去心,焙

右件药捣粗罗为散,每服五钱,以水一大盏,入生姜半分,煎至五分,去滓,每于食后温服。

治呕血不止,胸膈烦痛,宜服**伏龙肝散**方:

伏龙肝一两　桂心一两　当归一两　赤芍药一两　白芷一两　芎藭一两　甘草一两,炙微赤,剉　细辛半两　生干地黄四两　阿胶二两,捣碎,炒令黄燥,别研为末

右件药捣筛为散,每服五钱,以水一大盏煎至五分,去滓放温,入阿胶末一钱搅匀,每于食后服之。

治唾血不止,胸膈气闷,宜服**石膏散**方:

石膏四两　麻黄二两,去根节　五味子二两　杏人三两,汤浸,去皮尖、双人,麸炒微黄　鸡苏茎叶二两　半夏二两,汤浸七遍去滑

右件药捣粗罗为散,每服五钱,以水一大盏,入生姜半分,小麦五十粒,煎至五分,去滓,每于食后温服。

治热伤肺脏,唾血不止,方:

生干地黄四两　阿胶二两,捣碎,炒令黄燥　蒲黄二两

右件药捣筛为散,每服三钱,以水一中盏,入竹茹一鸡子大,煎至五分,去滓,每于食后温服。

治心肺脏热壅致唾血,**白茅根散**方:

白茅根一两,剉　犀角屑三分　刺蓟根一两半　黄芩一两　桑根白皮二两,剉　紫菀一两

右件药捣粗罗为散,每服四钱,以水一中盏,入竹茹一分,煎至五分,去滓,入生地黄汁一合,更煎三两沸,每于食后温服之。

治吐血日夜不止,**白前散**方:

白前二两半　桑根白皮二两,剉　桔梗一两,去芦头　甘草一两半,炙微赤,剉

右件药捣筛为散,每服三钱,以水一中盏,煎至六分,去滓,每于食后温服。

又方:

生干地黄四两　黄芩一两　柏叶一两　阿胶二两,杵碎,炒令黄燥　甘草一两,炙微赤,剉　黄耆二两,剉

右件药捣细罗为散,每于食后以糯米粥饮调三钱服之。

治忧恚绝伤,胸膈疼痛,及虚劳唾血,**地黄煎**方:

生地黄汁五升

右于银锅内以慢火煎至三升,又入白蜜一升,酒一升,却煎至三升,每于食后温温服小半盏。

治吐血口干诸方

夫吐血口干者,因脏腑虚竭,荣卫不理,阴阳隔绝,阳虚于上,故身体虚热,胸中否涩,则口干也。

治心肺客热吐血,唇口干燥,宜服**杏人散**方:

杏人汤浸,去皮尖、双人,麸炒微黄　赤茯苓　黄连去须　栀子人　黄芩　川大黄剉碎,微炒,已上各一两　桂心半两　葫荙根三分

右件药捣筛为散,每服三钱,以水一中盏,煎至六分,去滓,不计时候温服。

治心肺壅热,上焦不利,吐血口干,宜服**犀角散**方:

犀角屑一两　黄芩一两　人参一两,去芦头　生干地黄一两　麦门冬一两,去心　葫荙根一两　甘草半两,炙微赤,剉　杏人二两,汤浸,去皮尖、双人,麸炒微黄

右件药捣筛为散,每服三钱,以水一中盏,煎至六分,去滓,不计时候温服。

治心胸烦热,吐血不止,口舌干燥,头疼,宜服**石膏散**方:

石膏二两　甘草半两,炙微赤,剉　麦门冬二两,去心　黄芩　川升麻　生干地黄　青竹茹　葫荙根　葛根已上各一两

右件药捣筛为散,每服三钱,以水一中盏,煎至六分,去滓,不计时候温服。

治肺热吐血,口干心躁,宜服**生地黄煎**方:

生地黄汁一升　生姜汁一合　白蜜五合　生麦门冬汁三合　酥五合　白沙糖三两　杏人二两,汤浸,去皮尖、双人,麸[1]烂研

右件药都煎成膏,不计时候服半匙,含化咽津。

治心热吐血,口干,方:

生藕汁二合　牛蒡汁二合　生地黄汁二合　小蓟根汁二合　白蜜一匙

右件药相和搅令匀,不计时候细细呷之,差。

又方:

右用刺蓟叶及根捣绞取汁,每服一小盏,频服即止。

治舌上出血诸方

夫舌者,心之候,心气通于舌,而主于血也。若脏腑壅滞,气血充盛,则经络否塞,荣卫不

---

〔1〕 麸:《正误》:"'麸'下疑脱'炒'字。"然《普济方》卷188引同方无"麸"字。

行,致邪热毒气捣[1]于心经,流于血脉,血得热则妄行,上注于舌,故令舌上出血如涌泉也。

治舌上忽出血如簪孔者,方:

生干地黄二两　　鹿角胶二两,捣碎,炒令黄燥

右件药捣细罗为散,每于食后以糯米粥饮调下二钱。

又方:

巴豆一枚,烧灰　　乱发如鸡子大烧作灰

右件药同研令匀,以酒调下,顿服之。

又方:

黄连半两,去须　　黄蘗半两　　栀子人二七枚

右件药细剉,以酒一大盏浸一宿,早晨煮三五沸,去滓放温,顿服之。

治舌上黑,数孔出血如涌泉,兼心腹痛,方:

戎盐　　黄芩　　黄蘗去粗皮,剉　　川大黄剉碎,微炒　　人参去芦头　　甘草生用,剉　　桂心已上各一两

右件药捣罗为末,炼蜜和圆如梧桐子大,每服以温粥饮下二十圆,兼三两圆于舌上,以烧铁烙之。

治舌上忽出血,如簪孔者,方:

右浓煮香菜汁,服一中盏,日三服。

又方:

右用豉一升,水五升,煮取二升去滓,每服一小盏,温温服之。

治舌上出血如泉,方:

右烧铁箸熟烙孔中,良。

治九窍四肢指歧间出血诸方

夫荣卫大虚,腑脏俱损,血脉空竭,因其恚怒失节,惊忿过度,暴气逆溢,致令腠理开张,血脉流散也。凡九窍出血,喘咳而上气,其脉数有热,不得卧者,难治也。

治九窍四肢指歧出血,方:

青竹茹半两　　生地黄一两,细切　　蒲黄半两

右件药以水一大盏,煎至六分,去滓,每于食后温服。

又方:

蒲黄一两,微炒　　龙骨一两,烧赤

右件药都细研为散,每服以糯米粥饮调二钱服之。

治卒九窍出血,暴惊所为,方:

右用新生犊子未食草堕地脐皮,曝干为末,水调服一钱,日四五服愈。

又方:

右以井华水,卒然噀其所患人面,勿使病者先知,其血即止。

又方:

右用生地黄汁一升,生姜汁一升相和,温服一小盏,日四五服。

---

〔1〕 捣:疑为"搏"之讹。

治小便出血诸方

夫心主于血,与小肠合。若心脏有热,积蓄不散,流注于小肠,故小便血也。下部脉急强者,风邪入于少阴,则小便出血,尺脉微而芤,亦尿血也。

治小便出血,皆因心脏积邪,毒流于小肠,宜服**生干地黄散**方:

生干地黄二两　芎䓖二两　黄芩二两　赤芍药　茅根　车前　人参去芦头　甘草生用,已上各一两

右件药捣筛为散,每服五钱,以水一中盏,入青竹茹一鸡子大,煎至五分,去滓,温温空腹服之。

治因虚损,小便出血,**柏叶散**方:

柏叶　黄芩　桂心　阿胶捣碎,炒令黄燥,各一两　甘草半两,剉,生用　熟干地黄已上各一两

右件药捣筛为散,每服五钱,以水一大盏,煎至五分,去滓,温温频服。

治下元虚惫尿血,**鹿茸圆**方:

鹿茸酒洗,去毛,涂酥炙令黄　当归　生干地黄　冬葵子微炒,已上各二两　蒲黄一合

右件药捣罗为末,炼蜜和捣三二百杵,圆如梧桐子大,每于食前以炒盐汤下二十圆。

治小肠积热,因尿血出,方:

蒲黄二两　郁金二两　生干地黄三两

右件药捣细罗为散,每服以粥饮调下三钱,日三四服。

治劳损伤中,尿血,**牡蛎散**方:

牡蛎烧为粉　车前子　桂心　黄芩　熟干地黄　白龙骨烧令赤,已上各一两

右件药捣细罗为散,每于食前以粥饮调下二钱。

治因行路伤热,卒尿血,方:

川大黄半钱　川芒消末半钱

右件药相和,以新汲水调服立止。

治小便出血,方:

右以茅根一把,切,以水一大盏,煎至五分,去滓,温温频服。

又方:

右以乱发烧作灰细研,每服以温水调下半钱。

又方:

右以益母草捣绞取汁,每服三合,温温服之。

又方:

右以棘刺五两,以水二大盏,煎至一大盏去滓,食前分温二服。

又方:

右以蒲黄末,每以粥饮调下一钱。

又方:

右以车前叶捣绞取汁,每服三合,每于食前服之。

治大便下血诸方

夫大便下血者,此由五脏伤损,脏气既伤,则风邪易入,热气在内,亦大便下鲜血而腹痛。冷气在内,亦大便下血,色如小豆汁出而疼,时不甚痛。前便后下血者,血来远。前下血后便者,血来近。远近[1]者,言病在上焦下焦也。令人面无颜色,时寒时热,脉浮弱,按之绝者,下血也。

治大便下血,此皆因脏气虚伤,腹中疼痛,宜服**桂心散**方:

桂心　赤芍药　芎䓖　当归　黄芩已上各一两　甘草半两,炙微赤,剉

右件药捣筛为散,每服三钱,以水一中盏,入青竹茹半鸡子大,煎至六分,去滓,空腹及晚食前温服。

治大便下血,久不止,宜服**地榆散**方:

地榆剉　赤芍药　生干地黄　茜根剉　龙骨　黄芩　鸡苏苗已上各一两

右件药捣筛为散,每服三钱,以水一中盏,煎至六分,去滓,每于食前温服。

治大便下血不止,宜此方:

赤芍药　阿胶捣碎,炒令黄燥　当归已上各一两　甘草半两,炙微赤,剉

右件药捣筛为散,每服三钱,以水一中盏,入竹叶二七片,煎至六分,去滓,每于食前温服。

又方:

生干地黄二两　阿胶二两,捣碎,炒令黄燥　白敛五两

右件药捣筛为散,每服三钱,以水一中盏,煎至六分,去滓,每于食前温服。

治大便下血,皆因心肺积热,流注大肠,宜服**生地黄散**方:

生干地黄二两　黄芩　赤芍药　黄连去须　蒲黄　地骨皮已上各一两

右件药捣筛为散,每服五钱,以水一大盏,入竹茹一鸡子大,煎至五分,去滓,频温服之。

治大肠积热,下血不止,日夜度数无恒,宜服**黄芩散**方:

黄芩　黄檗　黄连去须　生干地黄　地榆剉　犀角屑已上各一两

右件药捣筛为散,每服三钱,以水一中盏,入青竹茹半鸡子大,煎至六分,去滓,每于食前温服。

治内伤风冷,大便下血不止,宜服**熟干地黄圆**方:

熟干地黄　龙骨烧赤　黄耆剉　紫苏子微炒　蒲黄　当归　附子炮裂,去皮脐　艾叶微炒　白矾烧令汁尽　阿胶捣碎,炒令黄燥。已上各一两　枳壳半两,麸炒微黄,去瓤

右件药捣罗为末,炼蜜和捣三二百杵,圆如梧桐子大,每日空心及晚食前以粥饮下三十圆。

---

〔1〕 近:原脱。据《普济方》卷 321 "肠风下血" 附论补。

太平圣惠方卷第三十八

凡二十七门　论三首　病源一十六首　方共计一百八十五道

服乳石体性论

夫金石之性,坚刚而急烈,又性情清净,而恶滓秽。凡服乳石讫,即须以意消息,寻检旧法,不可无备忌也。但人性或冷或热,或宽或急,皆须量性将卫,不可轻有犯触。凡乳石一服之后,石气恒在肠胃,若人气力衰,石气强即发动。若人气力盛,石气安即强健。谨案古法,皆令五十已上始服乳石。殊谓不然。今验所见,年少服者得力尤速,兼无病患。何以言之?年少筋力满盛,饮食饱饫,弥益精明壮健,终无发理。年岁迟暮,气候衰竭,食饮失宜,此石气胜人,无不发动。历观得失,无过于此。夫人年少,纵不吃饮食,血气自强。年老力微,纵食肉精细,犹不可健。以此言之,是明古法疏矣。凡人身血脉,经行不绝。如血脉微有滞处,便于其处发疮或发热,神气昏闷,必欲防之,每朝及暮,温一两盏清酒,或可以生姜一两刮碎,和少吴茱萸末饮之,令遍体热重重,又作热羹粥歠之,使肠胃通利,即石气流行。其初服石三百日,尤宜作此将息,是古法服石。不取夏月,即取冬月,所以然者,石有发动与服时背。此又殊乖通论。今验服石饮食失时,劳役过度,已即发动,岂待背时?今历见将卫得宜,并不发

---

[1]　钟:原脱。据正文标题补。

[2]　三道:底本脱。据排门目录及正文补。

[3]　诸:原脱。排门目录同。据正文补。

[4]　心:底本脱。据排门目录及正文补。

[5]　心:底本脱。据排门目录及正文补。

动。复见名医,平章服石之人,恒作热将息,倘发,调适乃易耳。脱若石气发动,暂须宣泄,服少冷药,便得转泻,若得通畅,热气并除。若常作冷将息,脱若石气发动,用冷药无由得转。此之所说,今故存之,但欲广闻见,示其将息,皆须自量本性,冷热为候,务取安稳,不可苟执石论,舍己从人,庶通玄君子以此为意也。

研炼钟乳及单服钟乳法

研炼钟乳法：

取韶州钟乳,无问厚薄,但令乳色明净光泽者,即堪入炼,唯黄赤两色不任用。欲炼,亦不限多少,置钟乳于金银铛内着水,用火煎之如鱼眼沸,水减即暖水添之。若薄乳,三日三夜即得。若粗肥厚管者,即七日七夜,候乳色变黄白即熟。如疑生更煎,满十日最佳。煮讫出铛内,其煮乳黄浊水弃之,勿令人服,服必损人咽喉,伤人肝肺,令人头疼,兼复下痢不止。其有犯者,食猪肉即愈。弃此黄水讫,更着清水,更煮半日许即出之,其水色澄清,乳无毒矣。即于乳钵中,用玉锤着水研之,其锤及钵须用夹白练袋,笼口稍长,使锤得转,及通上下,每日着水搅令匀调,勿使着锤钵,即封系练袋研之,觉干涩即是水尽,更添水,恒令如稀泔状,乳细者皆浮在上,粗者沉在下,复绕锤钵四边研之。不及者,即粗细不匀。为此,每日须一开或二开搅刮令匀,勿令着锤,即得匀熟,免有粗细不匀。研至四五日,状若乳汁,研揩视之,状如书中白鱼腻即成矣,自然光白。便以水洗过,不随水落为限者即熟。若得水而落者,即未成,更须研之,以不落为限。熟讫,澄取曝干,任将和药及和酒,空腹服佳。

单服钟乳法：

炼成钟乳粉一两,分为二服,以清酒调服之,朝服夜尽,无问多少,一准此法。凡服乳,皆须温清酒服之,恒令酒气不绝为佳,不得使醉吐。唯须少食,日食一升许。饮得满三日,即乳不随食下化为度。三日外,任意作美食将息。其乳多少,任人贫富服之。云服一斤,百病自除。服二斤,药力流及三世。服三斤,至死颜容不变。

治风虚劳损,腰脚缓弱,补益充悦,强气力。**乳煎钟乳法：**

右用钟乳三两,研令如面,以夹帛练袋盛,稍宽容,紧系,以一大升乳煎之三分减一分即住,去袋。空饮乳汁,不能顿服。再服亦得。若再服,即待晚间食消服之。如能顿服,即早朝尽服之,不吐不痢。若稍虚冷人,即微少溏痢,亦无所苦。明朝又以一大升半乳,准前煎之,依法服饵。其练袋每煎讫,即以少许冷水濯之,不然气不通泄,如此二十度已上即力尽,其袋中滓和面饲母鸡,取其生鸡子亦好。不然,用浸药酒亦得。欲服白石英,并依此法。若患冷人,即用酒煎。患热人,即以水煎。若用水及酒例,须减半乃好。若用牛乳,二分减一分。补益虚损,无以加之,永不发动。

钟乳酒方

治风虚气上,安五脏,通百节,利九窍,益精明目,补下无伤竭,脚弱疼痛,久服延年益寿,肥健悦泽不老,**钟乳汤方：**

右用钟乳五两,细研,两重帛练袋盛,内五升清酒中,用白瓷瓶盛,密封,安汤中煎,令三〔1〕分减二分即出汤,还添酒满元数,更封头七日后,每服暖饮三合,日一服。

钟乳浸酒服饵方:

炼成钟乳三两,以夹熟绢袋盛之,用无灰新熟清酒一斗,不津瓷瓶中浸之,密封,冬七日,夏三日,空腹取酒温服三合,日再服,渐加以知为度,十五日令尽。亦有用此三两和酒,服三七日令尽亦佳。宜节食,忌阳事。

治虚损,通顺血脉,补益下元,**钟乳酒方:**

炼成钟乳五两,绵裹　附子三两,炮裂,去皮脐　石斛五两　甘菊花二两　肉苁蓉五两,酒浸,去皱皮,炙令干

右件药细剉,以生绢袋盛,用酒三斗浸经五日,密封头,勿令泄气,候日满坼开,每于空心温饮二合,渐加五合,晚食前再服之。

五石寒食散更生散及钟乳圆散诸方

治男子五劳七伤,虚羸着床,久医不效,宜服此**五石更生散方:**

炼成钟乳二两　白石英细研,水飞过　紫石英细研,水飞过　赤石脂　硫黄　海蛤已上各一两,细研　防风一两,去芦头　桔梗去芦头　细辛　桂心　人参去芦头,各一两　干姜炮裂,剉　防葵　白术已上各三分　菰茹根一两

右件药捣细罗为散,入研了药和匀,每服空心及晚食前以温酒调下二钱。

治虚劳百病,羸瘦,咳逆短气,骨间有热,四肢烦痛,或腹鸣疞痛,大小便不利,尿多赤黄,头眩冒闷,恶寒风痹,食饮不消,并宜服此**五石护命散方:**

炼成钟乳二两　紫石英二两,细研,水飞过　白石英二两,细研,水飞过　硫黄二两　赤石脂二两　海蛤二两,细研　防风三分,去芦头　黄耆一两,剉　麦门冬二两,去心,焙　生干地黄一两　桂心三分　桔梗一两,去芦头　菰茹根二两　白术一两　干姜一两,炮裂,剉　细辛一两　人参一两,去芦头　附子三分,炮裂,去皮脐

右件药捣细罗为散,入研了药和令匀,每服空心及晚食前以温酒调下二钱。服药后,稍有力者宜行百余步,所贵药势归下。

治男子妇人宿寒虚羸,胸胁逆满,手足不仁,饮食全少,身体多病,乍寒乍热,极者着床,众药不差,宜服此**更生散方:**

炼成钟乳三两　白石英三两,细研,水飞过　海蛤二两,细研　赤石脂二两,细研　羌活二两　菰茹根二两　白术一两　石斛一两,去根,剉　干姜一两,炮裂,剉　细辛三分　桂心三分　牛膝三分,去苗　人参三分,去芦头　附子三分,炮裂,去皮脐　防风一两,去芦头

右件药捣细罗为散,入研了药和匀,每服空心及晚食前以温酒调下二钱,饮酒常令醺醺,及行百余步,以展药势。

---

〔1〕　三:原作"二",与下文不合。据《类聚》卷162引同方改。

治风劳积冷，消除诸病，**三石散方**：

炼成钟乳二两　紫石英一两,细研,水飞过　白石英一两,细研,水飞过　人参三分,去芦头　白术三分　白茯苓一两　细辛三分　附子三分,炮裂,去皮脐　桂心一两　蒜蘮根一两　川椒三分,去目及闭口者,微炒去汗　杜仲一两,去粗皮,炙令微黄,剉　牡蛎一两,烧为粉　干姜三分,炮裂,剉　防风一两,去芦头　桔梗半两,去芦头

右件药捣细罗为散，入研了药令匀，每服空心及晚食前以温酒调下二钱。

治丈夫衰老，阳气虚乏，手足常冷，心中少气，髓血虚耗，腰疼脚痹，体烦口干，不能饮食，宜服此安五脏，补肠胃，能息万病，下气消食，长肌肤，和中焦，**钟乳圆方**：

炼成钟乳三两　吴茱萸半两,汤浸七遍,焙干微炒　石斛一两,去根,剉　菟丝子二两,酒浸一宿,焙干,别捣为末　雄蚕蛾五十枚,微炒　肉苁蓉二两,酒浸一宿,刮去皱皮,炙干

右件药捣罗为末，炼蜜和捣三二百杵，圆如梧桐子大，每服空心及晚食前以温酒下三十圆，服讫，行数百步，更饮温酒三五合，饮讫复行百余步，以展药势。及吃干饭、豆酱一日，不用闻见尸臭等气，及勿食粗臭陈恶物。

补虚损劳冷，诸阳气不足，悦颜色，令充实，宜服此**钟乳圆方**：

炼成钟乳三两　石斛一两,去根,剉　蛇床子一两　人参一两,去芦头　桂心一两　干姜半两,炮裂,剉　川椒三分,去目及闭口者,微炒去汗

右件药捣罗为末，炼蜜和捣三二百杵，圆如梧桐子大，每服空腹及晚食前以温酒下三十圆。

治诸虚不足，羸弱不能起止，**钟乳散方**：

炼成钟乳三两　人参二两,去芦头　熟干地黄二两　黄耆二两,剉　甘草一两,炙微赤,剉　杜仲二两,去粗皮,炙令黄,剉　白茯苓二两　薯蓣二两　麦门冬三两,去心,焙　石斛二两,去根,剉　肉苁蓉二两,酒浸一宿,刮去皱皮,炙令干

右件药捣细罗为散，入钟乳研令匀，每服空心及晚食前以温酒调下二钱。

治虚劳，益气力，消食饮，**钟乳散方**：

炼成钟乳二两　防风三分,去芦头　人参三分,去芦头　细辛半两　桂心半两　干姜半两,炮裂,剉

右件药捣细罗为散，研入钟乳令匀，每服空心及晚食前以温酒调下二钱。

治虚羸不足，六十已上人，瘦弱不能食，若百病不愈，并宜服此**钟乳散方**：

炼成钟乳三两　人参三分,去芦头　石斛一两,去根,剉　干姜三分,炮裂,剉

右件药捣细罗为散，研入钟乳令匀，每服空心及晚食前以温酒调下二钱。

飞炼石英及单服石英法

治消渴，阴萎不足，咳逆，胸膈间久寒，益气，除风湿痹，肺萎，下气利小便，补五脏，明目轻身。**飞炼研煮石英法**：

白石英半斤,上好者

右先以生绢袋盛，于一斗米饭甑中蒸四五遍，然后捣罗，又用玉锤乳钵内细研，以清水飞过，更以白绢袋盛，于饭甑中又蒸三遍，取猪脂一斤以水浸，逐日三两度换水，候赤脉尽，则剥去薄膜，微火炼，次以石英末和之，搅令相入，每服空心及晚食前以热酒调下一茶匙。

治风虚劳损，眼目不明，神思昏浊，宜服石英粉法：

白石英任多少,莹静者

右件飞炼如前法成粉讫,每四两为一剂,取炼成白蜜和之,分为二十一圆,用瓷合盛之,每日空心及晚食前用暖酒嚼一圆,服后吃少粥了,宜行百步,以展药力。

治风虚久冷湿痹,补诸阳不足,宜服烧石英法:

白石英二两

右以甘埚子盛,盖头,于炭火中烧之令赤,后入五升无灰酒中,又取石英烧令赤,再投于酒中,如此三遍,盛于瓷瓶中,密封头,勿令泄气,每日旋开取,空心及晚食前暖一中盏服之,服后宜吃少粥饭压之。

治久虚,心烦或渴,脚膝无力,视听不聪,银罐煮白石英服水法:

白石英五两,上好者

右以银罐盛,受可一升者,罐底开小孔子令遍,侧畔近下又两行开孔子绕匝,于铁铛中着水五升,则内银罐于水中,于炭火上煎取二升,去罐澄水令清,分为五服,每日空心一服,服讫,食少酒脯,行一二百步。其石可用三遍煎,每回打碎一片作两片,乃至如豆大即止。

白石英和草药服饵方

治五劳七伤,羸瘦,体热心烦,小便不利,夜多恍惚,**白石英圆方**:

白石英五两,炼成粉者　生干地黄三两　白茯苓三两　人参三两,去芦头　天门冬五两,去心焙
地骨皮三两

右件药捣罗为末,入石英粉研令匀,炼蜜和捣五七百杵,圆如梧桐子大,每服不计时候,煎黄耆汤下三十圆。

法煮白石英水,治诸虚邪气,安定心脏,宜服此方:

白石英五两　金十两　银四两　人参五两,去芦头

右取一铁釜净洗,即下前件药于釜中,先下水三升,以杖子长者一枚,入釜中至底,水所浸着处即刻记,更下水二斗七升,连前总三斗,以慢火煎之如鱼眼沸,渐减至杖刻处即停火,急以湿土置于釜底,去滓,取其汁,贮于不津器中,每服不计时候暖三合服之。

牛乳中煮炼石英及以石英
饲牛取乳服饵方

牛乳煮白石英,治风虚劳损,益气安神,明目,宜服此方:

白石英五两,捣令碎　牛乳二升　水五升

右先下牛乳于铛中,即以生密绢两重作袋盛石英,系头,以物悬下着乳中,即勿令袋着底,别以杖刻为记,然后下水,以炭火涓涓煎之,水尽乳在,还至前杖刻之处即止,出石袋沥尽乳,以绵滤之,冷暖调适,每朝空腹细细服三二合。若患冷气,宜加八颗荜茇和煎之,大善。

乳酒煮白石英,治虚损劳瘦,皮肤干燥,四肢烦疼,阴萎脚弱,宜服此方:

白石英五两,捣碎绵裹,用密绢袋盛　牛乳三升　酒三升

右以乳酒相和,以慢火煎石英至四升后,出袋沥干,其汁盛于瓷瓶中,每于食前暖三合服之。其石英可三度用之,亦效。

白石英饲牸牛，取乳服饵，能润养脏腑，悦泽肌肉，令人体健，宜服此方：

白石英三斤，取上好者

右捣罗为末，更细研如粉后，取一牸牛十岁已上，养犊者惟瘦甚佳，每日称一两石英末拌豆与食，经七日后即取乳，每朝空腹暖服半升，余者作粥，任意所食。忌如常法。五月上旬起服，大好。如急要服，亦不待时节。其牛粪用粪地，随意种菜，供服乳人吃之，甚有所益。

白石英和草药浸酒方

白石英、磁石及诸草药浸酒服饵，能除风虚湿痹，脚弱筋挛，阴萎体寒，视听不明，宜服此方：

白石英五两，上好者，捣碎　磁石五两，捣碎　石斛三两，去根　草薢一两　丹参一两　牛膝三两，去苗　杜仲一两，去粗皮，炙令黄　防风一两，去芦头　生干地黄二两　山茱萸一两　黄耆一两　附子三两，炮裂，去皮脐　羌活一两　桂心二两　羚羊角屑一两　白茯苓二两　酸枣人一两

右件药细剉，以绢袋盛，用酒二斗入瓷瓶中，密封头，浸二七日后，每于空心及晚食前暖一小盏服之。其酒服五七日后，旋添一二升，至酒味淡薄即止。

治风虚湿痹，筋脉拘挛，脚弱不能行步，**白石英酒方**：

白石英五两，上好者，捣研　续断二两　薏苡人五两　茵芋二两　牛膝五两，去苗　防风二两，去芦头　附子二两，炮裂，去皮脐　石斛三两，去根，剉　桂心二两　羌活二两　枸杞子二两　山茱萸一两　生干地黄半斤　白茯苓二两

右件药细剉，用生绢袋盛，以酒三斗密封，浸二七日后，每于空心及晚食前暖服一小盏。忌生冷。

服乳石有五乖七急八不可三无疑法

五乖：

重衣更寒一乖。凡人寒，衣即暖。服石人，宜薄衣。若重衣更寒，《经》云：热极生寒。故云一乖。

饥则生臭二乖。平人饮食不消，作生食气。服石人忍饥生食，即有生食气，与常人不同，故云二乖。

极即自劳三乖。平人有所疲极，即须消息怡养。服石人久坐久卧，疲极唯须自劳，适散石气，即得通畅，故云三乖。

温则泄利四乖。平人因冷乃利，得暖便愈。服石人温则泄，冷即差，故云四乖。

饮食欲寒五乖。平人食温暖，则五内调和。服石人食饮欲寒，乃得安稳，故云五乖。

七急：

当洗勿失时，一急。若觉身体缓疼，关节强直，翕翕发热，愦愦心闷，即须洗浴。若初寒，先用冷水，后用生熟汤。若初热，先用暖水，后用冷水，浴讫可以三二升冷水淋头，故云一急。

当食勿[1]忍饥，二急。须食即食，不得忍饥，故云二急。

酒必淳清令温，三急。无问冬夏常须饮，多少任性，热饮尤佳，故云三急也。

衣温便脱，四急。

---

〔1〕勿："勿"字原脱。据《病源》卷6补。

食必极冷,五急。

卧必榻薄,六急。

食不厌多,七急。

八不可:

冬寒欲火,一不可。

饮食欲热,二不可。

当疹自疑,三不可。凡服石,常须消息节度,觉小不安时,特须依法,不得自生狐疑。

畏避风湿,四不可。若觉头风热闷,愦愦[1]心烦,则宜当风梳头,以水洗手面即好,不比寻常风湿,依此尤佳。

极不能行,五不可。若久坐久卧有所疲极,必须行役自劳。

欲食畏多,六不可。

居贪厚席,七不可。

所欲[2]从意,八不可。不用从意,所达[3]石性节度将息为妙。

三无疑:

务遣常理,一无疑。委心弃本,二无疑。寝处必寒,三无疑。

凡服石之人,若能依此五乖、七急、八不可、三无疑者,可以蠲旦夕之暴,庶免乳石发动也。

乳石阴阳体性并草药触动形候论并诸方

论曰:乳者,阳中之阴。石者,阴中之阳,从来阴阳精体,处至阴之里,有正阳伏其中,正阳之中复有至阴在其里。故阳生十一月甲子后服乳,阴生五月甲子后服石,阴阳发萌,互相为用,时而服之,皆理在内,不泄于外也。夫人肤虚,皆带风气,理之有则,祸害不生,乖于时候,危瘵立至。窃览古法,皆云四月服石,此谓浮学,不晓由来。按闻[4]承开服[5]石,金曰:四月虽开而未平,六月谓得气之节,他皆效此,常以不全实其腑,不全虚其脏,即八风之道无所滞焉。或有药触成痾[6],饮食发疢[7],今备载之。

夫神农桐君,深达药性,所以制相反畏恶,备于《本草》。而江左有道弘[8]制解散对治云:钟乳动术,则令人头疼,目眶疼。术动钟乳,则胸塞气短。海蛤动钟乳,即目疼短气。虽患不同,其源一矣。其五石散,自后人发动将疗,亦非古法,乃云钟乳与术,更互相动。《本草》虽无正文,而《经》方备载,今故存焉。

钟乳动术,又动蘵蓣,其治[9]主肺,上通胸头。术动钟乳,胸塞短气。钟乳动术,头痛目

---

[1] 愦愦:原作"愤愤"。《类聚》卷162所引同。《外台》卷37"八不可"作"愦愦",义长,因改。

[2] 欲:原脱。据《外台》卷37"八不可"改。

[3] 从意,所达:"意"原作"急","达"原作"迟"。据《外台》卷37"八不可"、《类聚》卷162引同论改。

[4] 闻:原作"素问"。据《外台》卷37"乳石阴阳体性并草药触动形候等论并发法"改。

[5] 服:原脱,据补同上。

[6] 痾:原误作"屙",据改同上。

[7] 疢:原作"㾊"(疹),据改同上。

[8] 弘:原作"乳"。《正误》:"乳字可疑。"按《病源》卷6为"弘"字,云有"道弘道人"。

[9] 治:原脱,据《病源》卷6"寒食散发候"补。

疼。钟乳虽不动海蛤,海蛤能动钟乳,钟乳动则目疼短气。有时术动钟乳,头痛胸塞。然钟乳与术为患,不能过此。虽所患不同,其源一矣。发动之始,要有所由,始觉体中有异,与患相应,便速服**葱豉汤**方:

葱白八茎,去须,切 豉二合 人参一两,去芦头 甘草一两,炙微赤

右件药细剉,以水二大盏,煮取一盏半去滓,分温三服,后便令人按摩摇动,口中嚼物,后复仰卧,覆以暖衣,汗出良久,热已歇,便宜温服。

若服前药未解,更服**甘草汤**方:

甘草一两,炙微赤 桂心半两 豉二合 葱白八茎,去须 人参半两,去芦头 麦门冬一两,去心

右件药细剉,以水三大盏,煮取一盏半去滓,分温三服。

硫黄动防风,又动细辛,其治主脾肾,通至腰脚。防风动硫黄,烦热脚疼腰痛,或瞋忿无常,下痢不禁。防风、细辛能动硫黄,而硫黄不能动彼。始觉发动,便服**杜仲汤**方:

杜仲一两,去粗皮,炙令微黄 栀子人一十枚 豉二合 枳壳半两,麸炒微黄,去瓤 李核人半两 甘草一两,炙微赤,剉

右件药细剉,以水三大盏,煮取一盏半去滓,分温三服。

如服前药未解,宜服**大麦奴汤**方:

大麦奴一两 麦门冬半两,去心 人参半两,去芦头 川芒消一两 桂心半两 甘草半两,炙微赤

右件药细剉,以水三大盏,煮取一盏半去滓,分温三服。

白石英动附子,其治主胃,通至脾肾。附子动白石英,烦热腹胀。白石英动附子,呕逆不得食,或口噤不开,或言语艰难,手脚疼痛。如觉,宜服**麦门冬汤**方:

麦门冬一两,去心 麻黄半两,去根节 甘草半两,炙微赤 豉二合

右件药细剉,以水三大盏,煮取一盏半去滓,分温三服。

如服前药未解,宜服**大黄汤**方:

川大黄一两,剉碎,微炒 豉二合 栀子人二七枚 甘草半两,炙微赤,剉 细辛半两

右件药细剉,以水三大盏,煮取一盏半去滓,分温三服。

若热势犹未除,更宜服**蒜蓣汤**方:

蒜蓣一两 大麦奴一两 甘草一两,炙微赤 葱白八茎,去须 豉一合

右件药细剉,以水三大盏,煎至一盏半去滓,分温三服。

紫石动人参,其治主心肝,通主于肾,治腰脚。人参动紫石,心急而痛,或惊悸不得眠,或恍惚妄误,失性发狂,暗暗欲眠,或愦愦欲瞑,或差或剧,乍寒乍热,耳[1]聋目暗。又防风虽不动紫石,紫石犹动防风,则亦心痛烦热,头强。觉发,宜服**人参汤**方:

人参一两,去芦头 白术一两 细辛半两 豉二合 桂心半两 甘草半两,炙微赤,剉

右件药细剉,以水三大盏,煎至一盏半去滓,分温三服。若瞋盛,加大黄、黄芩、栀子各半两,同煎服之。

若妄误狂发未除,服**麦门冬汤**方:

麦门冬一两,去心 葱白八茎,去须 豉二合 人参半两,去芦头 甘草半两,炙微赤

右件药细剉,以水三大盏,煎至一盏半去滓,分温三服。

海蛤动蒜蓣,海蛤先发,手足烦热。蒜蓣先发,噤寒,清涕出。宜服此方:

---

〔1〕 耳:原误作"身"。据《外台》卷37"麻黄汤"改。

薤蕪一两　甘草一两,炙微赤,剉　川大黄半两,剉碎,微炒　栀子人二七枚

右件药细剉,以水三大盏,煎至一盏半去滓,分温三服。

赤石脂动桔梗,其治主心,通[1]至胸背。桔梗动赤石脂,心痛寒噤,手足逆冷,心中烦闷。赤石脂动桔梗,头痛目赤,身体壮热。如觉发,宜温酒饮之,随其能否,酒势行则解,亦可服米麨及服此方:

葱白八茎,去须　豉二合　甘草二两,炙微赤

右件药细剉,以水三大盏,煎至一盏半去滓,分温三服。

附子动白石英,亦动赤石脂,附子发,即呕逆,手足疼,体强,骨节痛,或项直,面目肿,壮热,烦闷。发即饮酒,吃米麨,宜服**大黄汤**方:

川大黄一两,剉碎,微炒　黄芩半两　栀子人半两　葱白八茎,去须　豉二合

右件药细剉,以水三大盏,煎至一盏半去滓,分温三服。

治饵寒食五石诸杂石等发动
解散兼下石诸方

夫服五石散及钟乳诸石药等,既差节度,触动多端,发状虽殊,将摄相似,比来人遇其证,专执而疗之。或取定古法,则与本性有违,或取决庸医,则昧于时候,皆为自忤,遂推为石过,深省其理,未曰合宜,每寻古医,互相晦见。直言沐浴,实未探微,寒温适情,盖须自度随时之义,易所通焉。今之世人,多有单服乳石多,亦有兼草药服之,比等虽非五石,至于将息慎忌,发动病由,消息增益,亦是五石之例。或人既见单石,而不称意,便乃轻之,唯于诸石散,及至发动,乃致困危。若能明于节度,则病无不愈矣。凡五石散皆名寒食散者,言此散宜寒冷食,及水洗取寒,惟酒即欲清,热饮之。不尔,即生百病也。

治石散发动,寒热,胸中塞,面肿,手足烦疼,是钟乳发,宜服**生麦门冬汤**方:

生麦门冬二两,去心　豉二合　葱白八茎,去须,切

右件药以水三大盏,煎至一盏半去滓,分温三服。未效,即再合服之。

治石毒卒发者,慄慄如寒,或欲饮食,或不欲饮食,若服紫石英发毒者,亦热闷愔愔,喜卧少起,无力,或寒,皆是脏腑气不和,宜**荠苨汤**方:

荠苨二两　甘草半两,炙微赤,剉　蓝子半两　赤茯苓半两　赤芍药半两　黄芩半两　蔓荆子一两

右件药捣粗罗为散,每服四钱,以水一中盏,煎至六分,去滓,不计时候温服。

治五石发动,**除热鸭通汤**方:

白鸭通五升,沸汤二升半淋之,澄令清,取汁二升　麻黄二两,去根节　石膏二两　滑石二两　栀子人三十枚　甘草二两,炙微赤,剉

右件药捣粗罗为散,每服四钱,以水一中盏,入豉半合,煎至五分,去滓,入鸭通汁二合更煎三两沸,不计时候温服。

治五石发动,体热心烦,肢节疼痛,大小便难,**大黄散**方:

川大黄二两,剉碎,微炒　黄蘗一两,剉　黄连一两,去须　川升麻一两　甘草一两,炙微赤,剉　赤

芍药一两　黄芩一两　犀角屑一两　栀子人三分

右件药捣筛为散,每服半两,以水一大盏,入淡竹叶三七片,豉半合,煎至七分,去滓,不计时候分温三服。

治五石发动,热气上冲,心神烦躁,口干昏闷,宜服此方:

麦门冬一两,去心　豉一合　葱白二七寸,去须,切　荠苨一两　黄芩半两　甘草半两,生用

右件药都细剉,以水二大盏,煎至一大盏半去滓,分温五服。

治五石忽发动,体热烦疼,心躁闷乱,宜服**葱豉汤**方:

葱白八茎　香豉二合　蓝叶三分　柴胡一两,去苗　川升麻半两　犀角屑半两　赤芍药半两　甘草半两,炙微赤

右件药细剉,以水五大盏,煎至两盏半去滓,分温五服。未效,再合服之。

礜石发,则令人心急口噤,骨节疼强,或时即体热生疮。以冷水洗浴,然后却用生熟汤淋之数遍毕,宜吃少暖食,饮一中盏稍热酒,行百余步,即服**人参汤**方:

人参半两,去芦头　麦门冬一两,去心　甘草半两,炙微赤,剉　麻黄半两。去根节　豉二合　葱白八茎,切,去须

右件药以水二大盏,煮取一盏半去滓,分温三服,覆暖衣,汗出即差。

治硫黄发遍身热,方:

右以大麻油二合,煎熟放温,以铜匙抄少许啜之,三五服效。

治硫黄,忽发气闷,方:

右以羊血一合,服之效。

治硫黄发时,令人背膊疼闷,眼暗漠漠,宜服**乌梅汤**方:

乌梅肉一两,微炒　沙糖半两

右件药以浆水一大盏煎至七分,时时温呷。

治丹石发动,令人体热烦疼,心燥口干,宜服**露蜂房散**方:

露蜂房一两　荠苨一两　甘草一两,生用

右件药捣罗筛为散,每服四钱,以水一中盏,煎至六分,去滓,不计时候温服。

治丹石发动,诸药不能治,宜服**酒豉方**:

美酒一升　好豉二合

右以酒煮豉五七沸,去滓,稍热饮之使尽,未愈再服。

治诸石热气结滞,经年数发者,宜服此方:

胡荽五月五日采,阴干

右取一两,以水一大盏,煎至七分,去滓,分温二服,未差更服。

治乳石发动,壅热羸困,宜服此下石方:

露蜂房二两,捣碎

右以水二大盏煮取一盏,分为二服,空心温温相次服之,其石当从小便中下如细砂,砂尽即住服。

下石散,主药发甚,方:

黍米一升,蒸作糜　炼成猪脂五两

右件药调和令匀,宿不食,明旦空腹食之令饱,晚当石下。

又方:

肥猪肉二斤,切 　葱白四两,去须,切 　薤白四两,去须,切

右以水煮令烂熟,空腹食令尽。不尽,明旦更服。

治乳石发动上冲头面及
身体壮热诸方

夫乳石之性,暖[1]而且速,能捍风寒,逐暑湿,导经脉,行饮食之气。在阴即补其不足,在阳即能发其炎。阴盛阳虚,则二仪亢位[2],所以炎上。此皆由将息过温,脏腑否塞,石气在内不得宣通,故令上冲头面,及身体壮热也。

治乳石发动,热气上攻头面,眼昏,心神热躁,四肢烦疼,口干不食,宜服**茺蔚散**方:

茺蔚二两 　甘草三分,生剉 　蓝子半两 　赤茯苓一两 　赤芍药一两 　黄芩一两 　蔓菁子二合,微炒 　石膏二两 　玄参一两

右件药捣筛为散,每服四钱,以水一中盏半,入黑豆半合,生姜半分,青竹叶三七片,煎至六分,去滓,不计时候温服。

治乳石发动,毒气上冲,头面烦热,小便赤涩,四肢疼痛,宜服**五加皮散**方:

五加皮一两,剉 　赤茯苓一两 　玄参一两 　吴蓝叶三分 　甘草半两,生剉 　黄芩一两 　蘧麦一两 　柴胡一两,去苗 　赤芍药三分 　木通一两,剉 　大麻人一合

右件药捣筛为散,每服四钱,以水一中盏,煎至六分,去滓,不计时候温服。

治乳石发热,上攻头面,四肢骨节烦疼,口干心躁,不思饮食,宜服此**犀角散**方:

犀角屑三分 　玄参三分 　赤芍药一两 　柴胡一两,去苗 　知母三分 　黄耆三分,剉 　葳蕤三分 　甘草半两,生用 　生麦门冬一两,去心 　赤茯苓一两 　地骨皮一两

右件药捣筛为散,每服四钱,以水一中盏,入生姜半分,煎至六分,去滓,不计时候温服。

治乳石发热,上攻头面,及咽喉肿塞,四肢烦热,不下饮食,宜服**射干散**方:

射干一两 　犀角屑一两 　玄参一两 　川升麻一两 　黄芩一两 　甘草半两[3],生用 　枳壳一两,麸炒微黄,去瓤 　川芒消一两 　川大黄一两,剉碎,微炒

右件药捣粗罗为散,每服四钱,以水一中盏,煎至五分,去滓,入蜜半合更煎一两沸,不计时候温服。

治乳石发动,上冲头目,烦热昏闷,口干心躁,大小便不利,心神恍惚,宜服此方:

茺蔚一两 　犀角屑三分 　茯神三分 　地骨皮三分 　子芩三分 　木通三分,剉 　玄参三分 　石膏一两半 　麦门冬一两半,去心,焙 　川芒消二两 　枳壳一两,麸炒微黄,去瓤 　甘草半两,生用

右件药捣粗罗为散,每服四钱,以水一中盏,入生姜半分,煎至六分,去滓,入蜜半合更煎一两沸,不计时候温服。

治乳石发热,上攻头面烦热,咽喉不利,舌粗语涩,大小便不通,宜**余甘子散**方:

余甘子三分 　红雪三两 　犀角屑一两 　子芩半两 　独活半两 　葛根半两,剉 　川升麻半两 　防风半两,去芦头 　甘草半两,生用

---

〔1〕 暖:《外台》卷 38"乳石发动热气上冲诸形候解压方"作"缓"。《普济方》两种表达法均有。"缓而且速",自相矛盾。且下文有"能捍风寒,逐暑湿",则性暖是也。故不改。

〔2〕 二仪亢位:"亢"原作"几",据《外台》卷 38"乳石发动热气上冲诸形候解压方"改。二仪亢位,即阴阳失调。

〔3〕 半两:原脱。据《类聚》卷 162 引同方补。

右件药捣细罗为散,每服不计时候,用生地黄汁二合调下二钱。

治乳石发热,上冲头面,口舌干燥,**麦门冬散方**:

麦门冬二两,去心,焙 葳蕤一两 石膏二两 葛根一两,剉 甘草半两,生剉

右件药捣粗罗为散,每服四钱,以水一中盏,入生地黄一分,葱白七寸,豉一百粒,煎至六分,去滓,不计时候温服。

治乳石发动头疼寒热诸方

夫服乳石之人,将息过温,荣卫否塞,石气在于脏腑,不得宣通,致心肺有热,热毒之气上攻于头,则令头痛也。因其荣卫壅滞,气血不和,阴阳二气更相乘克,阳胜则热,阴胜则寒,阴阳不等,虚实相并,则生寒热疾也。

治乳石发动,寒热头痛,复似天行,四肢烦疼,心躁,口干多渴,不能下食,宜服**葛根汤方**:

葛根三分 石膏二两,捣碎 麻黄三分,去根节 栀子人三七枚 甘草半两,生用 甜竹叶一握 生姜半分 豉一合 葱白七茎,并须

右件药细剉,以水五大盏,煎至两盏半去滓,分温五服,不计时候服之。

治乳石发动,头面热,四肢烦疼,大小便壅滞,宜服**葳蕤散方**:

葳蕤一两 犀角屑三分 川升麻三分 黄芩一两 大青三分 栀子人半两 川大黄一两,剉碎,微炒 川朴消一两 甘草半两,生剉

右件药捣筛为散,每服四钱,以水一中盏,煎至六分,去滓,温温频一服,以快利为度。

治乳石发动,寒热头痛,百节痠疼,唇口干焦,舌卷语涩,宜服**知母散方**:

知母一两 石膏一两 川升麻一两 木通一两,剉 川芒消一两 黄芩一两 独活一两 甘草半两,生用

右件药捣筛为散,每服四钱,以水一中盏半,生姜半分,竹茹一分,黑豆半合,煎至六分,去滓,不计时候温服。

治乳石发动,头痛,寒热不可解者,宜服**麻黄汤方**:

麻黄三分,去根节 豉一合 甘草半两,生用 栀子人半两 赤芍药半两 茇苊半两 生姜半两

右件药细剉,都以水五大盏,煎至两盏半去滓,不计时候分温五服。

治乳石发动,头痛鼻塞,寒热,宜服**石膏散方**:

石膏二两 白鲜皮三分 枳壳三分,麸炒微黄,去瓤 玄参三分 茇苊一分 黄芩三分 前胡一两,去芦头 葳蕤三分 甘草半两,生用

右件药捣筛为散,每服四钱,以水一中盏,入生姜半分,葱白七寸,煎至六分,去滓,不计时候温服。

治乳石发动,头痛,口舌干焦,寒热发歇,似鬼神为病者,宜服**麦门冬圆方**:

麦门冬一两半,去心,焙 五加皮半两,剉 犀角屑半两 川大黄三分,剉碎,微炒 赤芍药二分 黄芩三分 大青半两 甘草半两,生剉 苦参三分,剉

右件药捣罗为末,炼蜜和捣三二百杵,圆如梧桐子大,每服不计时候煎竹叶汤下三十圆。

治乳石发动,头痛寒热,如伤寒,又似疟状,宜服**前胡散方**:

前胡二两,去芦头 黄芩三分 甘草半两,生剉 知母一两 牡蛎一两,烧为粉 石膏二两

右件药捣筛为散,每服四钱,以水一中盏,入生姜半分,煎至六分,去滓,不计时候温服。

治乳石发动烦闷诸方

夫服乳石之人,将适失宜,冷热相搏,石热不得宣化,热气乘于腑脏,故令烦闷也。

治乳石发动,烦热,心胸痰逆,不纳饮食,**竹茹汤**方:

青竹茹一两　黄芩一两　枳实一两,麸炒微黄　甘草半两,生用　麦门冬一两,去心　茅根半两
蘡薁根一两　赤芍药半两　栀子人半两

右件药细剉和匀,每服半两,以水一大盏,入生姜半分,小麦半合,煎至五分,去滓,不计
时候温服。

治乳石发动,四肢烦热,心中闷乱,不下饮食,宜服**麦门冬散**方:

麦门冬一两,去心　地榆半两,剉　葳蕤半两　赤茯苓一两　余甘子一两　甘草半两,生剉　黄芩
半两　玄参半两

右件药捣筛为散,每服四钱,以水一中盏,入生姜半分,小豆五十粒,竹叶二七片,煎至六
分,去滓,不计时候温服。

治乳石发动,心神烦闷,四肢壅热,宜服**犀角屑散**方:

犀角屑一两　葳蕤一两　茅苊一两　玄参一两　木通一两,剉　石膏二两　川升麻一两　甘草
半两,生用　蘡薁根一两

右件药捣筛为散,每服四钱,以水一中盏,入生姜半分,生地黄一分,煎至六分,去滓,不
计时候温服。

治乳石发动,心膈壅热,烦闷渴逆,不下饮食,**芦根汤**方:

芦根二两　葛根一两　麦门冬一两,去心　甘草半两,生用　人参一两,去芦头

右件药都细剉和匀,每服半两,以水一大盏,入竹茹一分,生姜半分,煎至七分,去滓,不
计时候温服。

治乳石发动,热势壅盛,心神烦闷,宜服**吴蓝散**方:

吴蓝半两　龙胆半两,去芦头　犀角屑半两　黄连半两,去须　川大黄一两,剉碎,微炒　黄芩半两
栀子人半两　川升麻半两　大青半两　甘草半两,生剉　麦门冬一两,去心　石膏二两

右件药捣筛为散,每服四钱,以水一中盏,入生姜半分,竹茹一分,煎至六分,去滓,不计
时候温服。

治乳石发动,壅热上攻,心膈不利,头烦闷,宜服此方:

麦门冬三分,去心　玄参三分　石膏二两　黄芩三分　枳实三分,麸炒微黄　前胡一两,去芦头　甘
草半两,生剉　蘡薁根一两　赤芍药三分　栀子人半两

右件药捣筛为散,每服四钱,以水一大盏,入生姜半分,煎至六分,去滓,不计时候温服。

治生服金石热发,医所不制,金石凌法,服之立愈方:

川朴消一斤　川芒消半斤　石膏四两　凝水石四两

右件药以熟水五升渍朴消、芒消一宿,澄取清,安铜器中,粗捣凝水石、石膏内其中,仍内
金五两,微微煎之,数以箸头柱看箸成凌雪,去滓,倾置铜器中,又安于水盆中冷一宿,皆成凌
也,停三日已上,候干研作末。若热病及石发,皆蜜水调下二钱,日三四服。

治乳石发动,烦闷体热,宜服此方:

滑石一两　马牙消一两

右件药细研令匀,每服以新汲水调下一钱,日三四服。

治乳石毒发,壅热,烦闷口苦,方:

猪肪二两　川芒消一两　葱白五茎,去须　豉一两半

右件药以水三大盏,都煎至一盏半去滓,分温三服,一日服尽。

治乳石发动烦闷,及诸风热,**朴消散方**:

川朴消炼成者,半斤

右细研如粉,每服以蜜水调下一钱,日三四服。

又方:

白鸭通一合

右以温汤一大盏渍之,澄清候冷,任性饮之,以差为度。

又方:

右用生菉豆二合,以水一大盏研取汁,入少蜜和服。如不通转,妨闷,以童子小便磨槟榔服之。又以黑铅水浸经宿,取汁服之,偏解硫黄毒。

又方:

右以石南叶捣末,以新汲水调一钱服之效。

治乳石发动烦渴诸方

夫阳处其表,阴处其里,则非纯阴在其下,复非纯阳在其上,皆须阴阳通平,阴阳通平则五气不乏,五气不乏人则无病。只如服石之人,多为阴虚,而服饵之将息遇温,即经脉凑溢,或遇阳时,亦有发动也。正阳本自浮升,石力更藏阳气,客主两阳并蒸肝肺,故患渴也。

治乳石发动,壮热头痛,烦渴,背膊拘急,不欲饮食,宜服**麦门冬散方**:

麦门冬一两,去心　子芩三分　白茅根一两,剉　玄参三分　犀角屑三分　川升麻三分　葛根半两,剉　柴胡一两,去苗　荠苨三分　石膏二两　地骨皮三分　甘草半两,生剉

右件药捣筛为散,每服四钱,以水一中盏,入生姜半分,竹叶二七片,煎至六分,去滓,不计时候温服。

治乳石发动,四肢疼痛,口干烦渴,起卧不安,少思饮食,宜服**柴胡散方**:

柴胡一两,去苗　赤芍药三分　知母三分　子芩三分　荠苨三分　秦艽三分,去苗　甘草半两,生剉

右件药捣筛为散,每服四钱,以水一中盏,入生姜半分,豉一百粒,葱白七寸,煎至六分,去滓,不计时候温服。

治乳石发动,热毒上攻,头痛眼赤,心躁多渴,筋脉拘急,骨节烦疼,不欲饮食,宜服**黄连散方**:

黄连一两,去须　玄参三分　石膏一两　大青三分　川芒消一两　防风三分,去芦头　栀子人三分　黄芩三分　甘草三分,生剉　独活三分　川升麻三分　葛根三分,剉

右件药捣筛为散,每服四钱,以水一中盏,入生姜半分,竹叶三七片,黑豆五十粒,煎至六分,去滓,不计时候温服。

治乳石发动,心闷烦渴,不下饮食,宜服**人参散方**:

人参一两,去芦头　蒜蓣根一两　枳壳一两,麸炒微黄,去瓤　甘草半两,生剉　前胡一两,去芦头

右件药捣筛为散，每服四钱，以水一中盏，入生姜半分，煎至六分，去滓，不计时候温服。

治乳石发动，壮热烦渴，身体疼痛，大小便滞涩，心胸壅闷，不能饮食，宜服**黄耆散**方：

黄耆一两半，剉　麦门冬一两，去心　木通一两，剉　前胡一两，去芦头　蒴藋根二两　赤芍药一两　川升麻一两　甘草一两，生剉　川大黄一两，剉碎，微炒　知母一两　赤茯苓一两　黄芩一两

右件药捣筛为散，每服四钱，以水一中盏，入生姜半分，竹叶三七片，小麦一百粒，煎至五分，去滓，又入生地黄汁一合，更煎三两沸，不计时候温服。

治乳石发动，热毒上攻，口干心躁，烦渴头痛，宜服**葛根煎**方：

生葛根汁一合　生地黄汁一升　生麦门冬汁一升　白蜜一升　枣膏五合　生姜汁二合

右件药都以慢火煎之，候如稀饧，以瓷合盛，不计时候服一茶匙，以差为度。

治乳石发动，烦渴不止，宜服此方：

黄连一两，去须　麦门冬三两，去心，焙　生地黄汁三合　牛乳汁三合　蒴藋根汁三合，已上三味汁相和

右二味捣细罗为散，每服用药汁二合调下二钱，日三四服。

治乳石发动，烦热大渴，**竹叶汤**方：

淡竹叶五十片　赤茯苓一两　石膏二两，捣碎　小麦一合　甘草一两，生用　蒴藋根一两　麦门冬一两，去心　芦根一两

右件药都细剉和匀，每服一两，以水一大盏，煎至七分，去滓，分温二服，日三四服。

治乳石发动，燥热烦渴不止，宜服**滑石汤**方：

滑石半两

右细研如粉，以水一中盏绞如白饮，频服之，未差再服。

又方：

常含寒水石如棋子大，咽津良。

又方：

黄连一两，去须

右剉碎，以煎汤一大盏，浸候汤冷，分为三服。

治乳石发动口舌生疮诸方

夫服乳石之人，口舌生疮者，由心脾壅热故也。手少阴心之经也，心气通于舌。足太阴脾之经也，脾气通于口。若脏腑否[1]涩，石气不宣，上冲于口与舌，故令生疮也。

治乳石发动，口舌生疮，咽喉不利，宜服**黄连散**方：

黄连一两，去须　麦门冬一两，去心　川升麻一两　大青半两　黄蘗一两，剉　射干二两　玄参半两　黄芩半两　甘草半两，生剉

右件药捣筛为散，每服四钱，以水一中盏，入竹叶二七片，煎至六分，去滓，不计时候温服。

治乳石发动，心神烦闷，四肢拘急，口舌生疮，宜服**升麻散**方：

川升麻二两　乌梅肉十枚，微炒　黄芩一两　杏人一两，汤浸，去皮尖，双人，麸炒微黄　黄药一两

---

〔1〕否：原作"无"，乃"否"异写，与"痞"通。据《类聚》卷162引同论改。

栀子人一两　黄连一两,去须　菰蒌根一两　甘草一两,生剉

右件药捣筛为散,每服四钱,以水一中盏,入竹叶二七片,煎至六分,去滓,不计时候温服。

治乳石发动,体赤烦乱,口舌疮烂,表里如烧,疼痛不能食,**大青散**方:

大青一两　蔷薇根二两,剉　栀子人一两　川大黄一两,剉碎,微炒　川升麻一两　甘草半两,生剉

右件药捣筛为散,每服四钱,以水一中盏,煎至六分,去滓,不计时候温服。

治乳石发动,头痛心烦,口舌生疮,干呕恶食,宜服**黄蘗散**方:

黄蘗三分,剉　川升麻一两　石膏二两　犀角屑三分　玄参一两　甘草一两,生剉　麦门冬一两半,去心,焙　牛蒡子半两,微炒

右件药捣粗罗为散,每服四钱,以水一中盏,入生姜半分,煎至六分,去滓,不计时候温服。

治乳石发动,因饮食失度,毒热上攻,口舌生疮,宜用漱口汤方:

黄芩二两　川升麻二两　甘草二两,生剉　石膏五两　蔷薇根三两,剉

右件药都捣令碎,以水五大盏,煎至二大盏去滓,冷含漱口,良久吐却,日十余度即差。

又方:

黄药二两　龙胆半两,去芦头　黄连二两,去须　川升麻二两　苦竹叶一握

右件药细剉,以水四大盏,煮取二大盏去滓,温含吐,五七口止,每日五七度用,以差为度。

治乳石发动,口舌生疮,**浮萍草圆**方:

干浮萍草半两　川升麻半两　黄药半两　黄丹半两,炒令紫色,研

右件药捣罗为末,研入黄丹令匀,炼蜜和圆如鸡头实大,常含一圆咽津。

又方:

铅霜一分　杏人半两,汤浸,去皮尖,双人,麸炒〔1〕,别研如膏　腻粉一字

右件药都研令匀,每用如鸡头实大,以绵裹含,咽津。

治乳石发动吐血衄血诸方

夫服乳石之人,石气壅滞,心肺有热,则令吐血鼻衄也。心主于血,血得热则流溢,因胃气逆,则吐血也。肺主于气,气开窍于鼻,气血之行,相随上下,循环经络。若为热所乘,则血妄行,随气而上,故令鼻衄也。

治乳石发动,热盛吐血,宜服**地黄汤**方:

生地黄二两　苦竹茹一两　刺蓟一两　黄芩三分　豉一合　川升麻三分　黄连三分,去须　栀子人半两

右件药细剉和匀,每服半两,以水一大盏,煎至七分,去滓,分温二服,如人行五里再服。

治乳石发动,心神烦躁,吐血或衄血不止,宜服此方:

蓝汁一合　藕节汁二合　蜜三合　生姜汁半合　生地黄汁三合　刺蓟汁二合

---

〔1〕　麸炒:"炒"字原脱。《类聚》卷162引同方无此二字。考本书杏仁制法,亦有少数须麸炒,今底本有麸字,当脱"炒"字,因补。

右件药都合一处,分为四服,每服调下伏龙肝末一钱,如人行五里再服。

治乳石发动,毒气盛,鼻衄不止,方:

胡粉　光墨末　釜下墨末　干姜末　发灰末　伏龙肝末

右件药数内但得一味,以少许用笔管内吹入鼻中,即止。

治乳石发动,头痛壮热,衄血,四肢烦疼,宜服**刺蓟汤**方:

刺蓟一两　青竹茹一两　生麦门冬一两,去心　茜根半两,剉　当归半两　鸡苏二两　生姜半两　生地黄二两

右件药细剉和匀,每服半两,以水一中盏,煎至六分,去滓,不计时候温服。

治乳石发动,壅热至甚,心闷吐血,宜服此方:

麦门冬一两,去心　生地黄二两　甘草半两,生用　茅苇一两　玄参一两　茅根一两　香豉一合　青竹茹一两　生姜半两

右件药细剉和匀,每服半两,以水一中盏煎至六分,去滓温服,如人行五里一服,以差为度。

又方:

生刺蓟捣绞取汁,每服三合,入少蜜搅匀服之。

又方:

生地黄捣绞取汁,每服三合,宜频服即止。

又方:

生藕捣绞取汁,每服三合,入少蜜搅匀服之。

又方:

伏龙肝以水搅,取清水,每服一小盏,三服即止。

又方:

蒲黄一两,以水一中盏调搅,分为二服。

治乳石发动虚热痰饮呕逆诸方

夫人有五脏,五为五合,则脾与胃合,为水谷之府,且国府足谷,则足食足兵也。人胃足食,则荣卫不厥。若人能食,则能悦也。阴阳和平,有何患乎?若服石之人,昧于调适,皆增于热,失时不食,则胃口干焦,则土气不足。或因饮酒水而食少,变为痰结,酒水流下,迎阴上升,下焦无阳,即成虚热,中府无谷,致令呕哕。《经》曰[1]:阳数即呕吐,又曰呕哕发下焦之间,此其义也。

治乳石发动,热毒上攻,心神烦躁,痰饮呕逆,不纳饮食,宜服**前胡散**方:

前胡一两,去芦头　赤茯苓三分　陈橘皮三分,汤浸,去白瓤,焙　黄耆三分,剉　枳壳一两,麸炒微黄,去瓤　芦根一两,剉　甘草半两,炙微赤,剉　川大黄一两,剉碎,微炒　麦门冬三分,去心　枇杷叶三分,拭去毛,炙微黄

右件药捣筛为散,每服四钱,以水一中盏,入生姜半分,竹茹一分,煎至六分,去滓,不计时候温服。

---

〔1〕 曰:原误作"日"。据《外台》卷38"石发虚热痰澼干呕方"改。

治乳石发动,虚热烦闷,痰饮呕逆,宜服**人参散**方:

人参一两,去芦头　甘草半两,炙微赤,剉　白术半两　蔄蓣根一两　黄芩半两

右件药捣粗罗为散,每服四钱,以水一中盏,入生姜半分,煎至六分,去滓,不计时候温服。

治乳石发动,结热痰饮,心中否塞,呕逆不止,**雁肪汤**方:

雁肪二两　甘草一分,炙微赤,剉　当归一分,剉,微炒　大枣五枚　赤芍药一分　人参一分,去芦头　石膏一两,捣碎　桂心一分　川大黄半两,剉碎,微炒　枳实一分,麸炒微黄　桃人一分,汤浸,去皮尖、双人,麸炒微黄

右件药细剉,都以水五大盏,入生姜三分,煎至二盏半去滓,分为五服,频服之效。

治乳石发动,心躁烦热,痰饮呕逆,不下饮食,宜服**黄芩汤**方:

黄芩半两　薤白一握　陈橘皮半两,汤浸,去白瓤,焙　豉一合　石膏一两,捣碎　麦门冬半两,去心　粟米一两　生姜半两

右件药细剉,都以水三大盏,煎至一盏半去滓,分为三服,不计时候温服。

治乳石发动,虚热,痰饮呕逆,不可饮食,**白茅根汤**方:

白茅根一握　麦门冬一两,去心　陈橘皮半两,汤浸,去白瓤,焙　淡竹茹半两　赤茯苓半两　甘草半两,炙微赤　生姜半两　枇杷叶半两,拭去毛,炙微黄

右件药细剉,以水三大盏,煎至一盏半去滓,分为三服,不计时候温服。

治乳石发动,虚热痰饮,呕逆头闷,不下饮食,宜服此方:

人参半两,去芦头　甘草半两,炙微赤　蔄蓣根半两　麦门冬半两,去心　黄芩半两　芦根一两　半夏一两,汤浸七遍去滑　前胡三分,去芦头

右件药细剉和匀,每服一两,以水一大盏,入生姜半分,煎至七分,去滓,不计时候分温二服。

治乳石发动,虚热痰饮,头目不利,食即呕逆,四肢烦痛,宜服此方:

前胡一两,去芦头　石膏二两　黄耆一两,剉　甘草半两,生剉　芦根二两,剉　麦门冬一两,去心　子芩一两　赤芍药一两　枇杷叶半两,拭去毛,炙微黄

右件药捣筛为散,每服四钱,以水一中盏,入生姜半分,煎至六分,去滓,不计时候温服。

治乳石发动,头面虚热,心胸痰饮,呕逆,不下饮食,**黄耆散**方:

黄耆三分,剉　甘草半两,炙微赤,剉　麦门冬一两半,去心,焙　地骨皮三分　人参一两,去芦头　前胡一两,去芦头

右件药捣粗罗为散,每服四钱,以水一中盏,入生姜半分,煎至六分,去滓,不计时候温服。

治乳石发动心膈痞满腹痛诸方

夫服石之人,发状非一。或发于外阳,则皮肤作疾,痈肿头痛是也。或发于内阴,则令脏腑烦满,口疮吐血是也。凡石性清净,不喜烦秽,目之所睹,鼻之所闻,皆欲馨香,不欲郁腐。若失其宜,即生诸疹[1]。或食陈臭生酸之物,贮于胃府不消,心腹痞满,而致坚积,便令疼

---

[1]　疹:义为疾病,非今疹子之意。

痛。觉有此候者,可速涤清胃中,无令壅滞,则自然宣畅也。

治乳石发动,因服冷药太过,致心膈痞满,腹内疼痛,不思饮食,宜服**枳实散**方:

枳实三分,麸炒微黄　前胡一两,去芦头　赤芍药三分　青橘皮三分,汤浸,去白瓤,焙　当归三分,剉,微炒　白术三分　大腹皮三分,剉

右件药捣粗罗为散,每服四钱,以水一中盏,入生姜半分,枣二枚,煎至六分,去滓,不计时候温服。

治乳石发动,大肠壅滞,心膈痞满,腹痛烦热,宜服**大黄汤**方:

川大黄三分,剉碎,微炒　前胡半两,去芦头　当归半两,剉碎,微炒　枳壳半两,麸炒微黄,去瓤　葱白二七寸,切　豉一合　生姜半两

右件药细剉和匀,每服半两,以水一中盏,煎至六分,去滓,不计时候温服。

治乳石发动,烦热,心膈痞满,大肠气壅,腹痛,不思饮食,**槟榔散**方:

槟榔半两　赤茯苓三分　川大黄一两半,剉碎,微炒　枳实三分,麸炒微黄　木香半两　赤芍药半两　芎䓖三分　甘草一分,炙微赤,剉

右件药捣筛为散,每服四钱,以水一中盏,入生姜半分,煎至六分,去滓,不计时候温服。

治乳石发动,心膈痞满,喘息微促,腹胁妨痛,**大腹皮散**方:

大腹皮一两,剉　木香半两　枳壳半两,麸炒微黄,去瓤　赤芍药半两　前胡三分,去芦头　甘草半两,炙微赤,剉　陈橘皮三分,汤浸,去白瓤,焙　赤茯苓三分

右件药捣筛为散,每服四钱,以水一中盏,入生姜半分,煎至六分,去滓,不计时候温服。

治乳石发动,心膈痞满,腹内妨痛,不思饮食,宜服此方:

枳实二两,麸炒微黄　白术二两　栀子人一两　桔梗二两,去芦头　甘草半两,炙微赤,剉

右件药捣筛为散,每服四钱,以水一中盏,入生姜半分,煎至六分,去滓,不计时候温服。

治乳石发动,头痛烦闷,心膈痞满,腹内妨痛,宜服**诃梨勒散**方:

诃梨勒三分,煨,用皮　川大黄一两半,剉碎,微炒　枳实三分,麸炒微黄　前胡三分,去芦头　甘草半两,炙微赤,剉

右件药捣筛为散,每服四钱,以水一中盏,入生姜半分,煎至六分,去滓,不计时候温服。

治乳石发动心腹痛喋诸方

夫服乳石之人,膈间有寒,胃管有热,寒热相搏,气逆攻腹乘心,故心腹痛。其寒气盛,胜于热气,荣卫否涩不通,寒气内结于心,故心腹痛而心喋寒也。

治乳石发动,心腹痛喋,四肢寒颤,不欲饮食,宜服**木香散**方:

木香半两　犀角屑三分　赤芍药三分　白术三分　人参半两,去芦头　枳壳半两,麸炒微黄,去瓤　黄芩半两　当归三分,剉,微炒

右件药捣粗罗为散,每服四钱,以水一中盏,入生姜半分,枣二枚,煎至六分,去滓,不计时候稍热服。

治乳石发动,体颤寒热,心腹痛喋,不能饮食,宜服**白术散**方:

白术一两　当归三分,剉,微炒　柴胡一两,去苗　桂心半两　青橘皮三分,汤浸,去白瓤,焙　桔梗半两,去芦头　甘草半两,炙微赤,剉

右件药捣粗罗为散,每服四钱,以水一中盏,入生姜半分,枣二枚,煎至六分,去滓,不计

时候稍热服。

治乳石发动,心腹痛噀,吐逆不下食,宜服**茅香花散**方:

茅香花半两　芎劳三分　桂心半两　槟榔三分　赤芍药三分　麦门冬一两半,去心,焙

右件药捣粗罗为散,每服四钱,以水一中盏,入生姜半分,煎至六分,去滓,不计时候稍热服。

治乳石发动,心胸壅闷,腹痛,寒噀不食,**前胡散**方:

前胡一两,去芦头　槟榔一两　桂心一两　赤茯苓二两　犀角屑三分　白术三分　赤芍药三分　木香半两　甘草半两,炙微赤,剉

右件药捣筛为散,每服四钱,以水一中盏,入生姜半分,煎至六分,去滓,不计时候稍热服。

治乳石发动身体浮肿诸方

夫服乳石而身体浮肿者,由食饮温,而久不自劳,药热与石气相并,使气壅在肌肤,不得宣散,故令浮肿。或外有风湿,内有停水,皆与石势相搏,致令烦热,而气壅滞,亦令浮肿。若食饮温,不自劳而肿者,但烦热虚肿而已。其风湿停水而发者,则心中满,烦热,或小便涩,而身体浮肿也。

治乳石发动,痰结不食,身体浮肿,腹胁满闷,喘息气粗,宜服**汉防己散**方:

汉防己三分　桑根白皮一两,剉　枳壳三分,麸炒微黄,去瓤　赤茯苓三分　紫苏茎叶一两　木通三分,剉　大腹皮一两,剉　黄芩半两　半夏半两,汤洗七遍去滑　甘草半两,炙微赤,剉　前胡一两,去芦头

右件药捣筛为散,每服四钱,以水一中盏,入生姜半分,煎至六分,去滓温服,日三四服。

治乳石毒气攻注,皮肤浮肿,心神烦躁,体热不得睡卧,宜服**吴蓝散**方:

吴蓝半两　汉防己半两　黄芩半两　栀子人半两　玄参半两　犀角屑半两　川升麻半两　白鲜皮半两　甘草半两,生剉　川大黄一两,剉碎,微炒　桑根白皮三分,剉　川朴消一两

右件药捣筛为散,每服四钱,以水一中盏煎至六分,去滓温服,日三四服。

治乳石发热,心神烦躁,身体赤肿,胸中满闷,**枳壳散**方:

枳壳一两,麸炒微黄,去瓤　桑根白皮一两,剉　牛蒡子一两,微炒　石膏二两　川升麻一两　汉防己三分　赤茯苓一两　黄芩三分　大青三分　沙参三分,去芦头　麻黄三分,去根节　甘草半两,生用

右件药捣粗罗为散,每服四钱,以水一中盏,入生姜半分,煎至六分,去滓温服,日三四服。

治乳石发热,身体微肿,头面疮出,宜服**紫雪散**方:

紫雪二两　川升麻一两　犀角屑半两　黄芩一两　葳蕤一两　甘草半两,生剉　栀子人半两

右件药捣粗罗为散,每服四钱,以水一中盏煎至六分,去滓温服,日三四服。

治乳石发动,心神烦躁闷乱,身体面目浮肿,喘促,坐卧不得,宜服**赤茯苓散**方:

赤茯苓一两　泽泻一两　柴胡一两,去苗　川大黄一两半,剉碎,微炒　汉防己一两　猪苓一两,去黑皮　麦门冬一两,去心　桑根白皮一两,剉　犀角屑一两　紫苏茎叶一两　槟榔一两半　子芩一两　木通一两,剉

右件药捣筛为散,每服四钱,以水一中盏,入生姜半分,葱白二七寸,煎至六分,去滓,不计时候温服。

治乳石发动生痈肿诸方

夫六腑不和而成痈。凡服乳石之人,若将适失宜,散动热气,内乘六腑,六腑血气行于经脉,经脉为热所搏,而外有风邪乘之,则石热壅结,血气否涩,而成痈肿也。

治乳石发作生痈肿,心神烦躁,口干,肩背拘急,四肢疼痛,宜服**犀角散**方:

犀角屑三分　川升麻一两　黄耆一两,剉　玄参一两　荠苨一两　麦门冬一两,去心　甘草一分,生剉　地骨皮一两　木香一两　黄芩三分　葛根一两,剉　川大黄二两,剉碎,微炒

右件药捣筛为散,每服四钱,以水一中盏,入竹叶三七片,煎至六分,去滓温服,日三四服。

治乳石发热毒生痈,肿焮疼痛,口干烦闷,宜服**升麻散**方:

川升麻一两　川大黄三两,剉碎,微炒　枳壳一两,麸炒微黄,去瓤　赤芍药一两　当归一两　木香三分　川芒消二两　黄芩一两　甘草一两,生剉

右件药捣筛为散,每服四钱,以水一中盏煎至六分,去滓温服,日三四服,以利为度。

治乳石发动,烦热,生痈肿疼痛,宜服**玄参散**方:

玄参三分　紫雪二两　川升麻一两　沉香一两　犀角屑三分　川大黄一两,剉碎,微炒　甘草半两,生剉　黄芩三分　葳蕤三分　地骨皮三分　栀子人三分　连翘三分

右件药捣筛为散,每服四钱,以水一中盏,入竹叶三七片,煎至六分,去滓温服,日三四服。

治乳石发动生痈肿,烦疼壮热,口干心躁,大小便涩滞,宜服**黄耆散**方:

黄耆一两,剉　犀角屑三分　地柏[1]三分,微炙　玄参三分　赤茯苓三分　当归三分　川芒消一两半　木香半两　连翘半两　甘草三分,生剉　枳壳三分,麸炒微黄,去瓤　栀子人三分　川升麻一两　川大黄二两,剉碎,微炒　黄芩一两

右件药捣筛为散,每服四钱,以水一中盏,入竹叶三七片,煎至六分,去滓温服,日三四服。

治乳石发毒生痈肿,烦热疼痛,口干心燥,筋脉拘急,头项强硬,宜服**连翘散**方:

连翘三分　黄耆三分,剉　木香半两　川升麻三分　葛根三分,剉　地骨皮三分　红雪二两　麦门冬三分,去心　犀角屑三分　甘草半两,生用　石膏二两　沉香半两　黄芩三分　防风半两,去芦头

右件药捣筛为散,每服四钱,以水一中盏,入竹叶三七片,煎至六分,去滓温服,日三四服。

治乳石发动,生痈赤肿,毒气攻注,筋脉拘急,言语蹇涩,心神烦躁,宜服**独活散**方:

独活三分　汉防己半两　犀角屑半两　石膏一两　川升麻三分　黄芩三分　防风半两,去芦头　甘草半两,生用

右件药捣筛为散,每服半两,以水一中盏,煎至五分,去滓,入竹沥半合温服,日三四服。

治乳石发动生痈肿,烦热疼痛,口干心躁,宜服**大青散**方:

大青三分　苦竹叶三十片　石膏一两　地骨皮一分　甘草一分,生剉　黄芩一分　犀角屑一分　吴蓝一分　川升麻一分

---

〔1〕 地柏:为今卷柏科植物江南卷柏。

右件药捣筛为散,以水三大盏,入黑豆一合,煎至一盏半去滓,分为三服,不计时候温服。

治乳石发动,心神烦躁,肩背拘急,生痈肿疼痛,大肠壅滞,宜服此方:

黄连一两,去须　川芒消一两

右件药捣细罗为散,每服煎甘豆汤调下二钱,日三四服。

又方:

黄连三两,去须　苦参三两,剉　黄芩三两

右件药捣碎,分为三度,每度以水二升,煮取一升去滓,看冷暖洗痈疮,日三度,宜避风。

治单服硫黄发为痈,方:

右以大醋和豉研熟如膏,以涂痈上,燥则易之,甚良。

治乳石发痈肿,疼痛不可忍,方:

右以滑石捣细罗为散,用水调涂痈肿处,干即更涂之。

治乳石发动身体生疮诸方

夫服乳石之人,若将适失宜,外有风邪,内有积热,乘于血气,血气壅滞,故使生疮也。

治乳石发动,热毒气盛,头面赤肿,身体生疮,心神烦闷,宜服**升麻散**方:

川升麻一两　葳蕤一两　黄芩一两　紫雪二两　甘草半两,生剉　犀角屑三分　栀子人半两　大青三分

右件药捣粗罗为散,每服四钱,以水一中盏,入竹叶三七片,煎至五分,去滓,入蜜半合,酥一分,更煎三两沸,放温服之,日三四服。

治乳石发动,心神烦躁,身上生疮,四肢疼痛,小便赤涩,宜服**犀角散**方:

犀角屑半两　子芩一两　川芒消一两　玄参一两　麦门冬一两半,去心,焙　川大黄一两,剉碎,微炒　枳壳三分,麸炒微黄,去瓤　川升麻一两　沙参三分,去芦头　蓬蔂三分　甘草半两,生用

右件药捣粗罗为散,每服四钱,以水一中盏,入淡竹叶三七片,豉五十粒,煎至六分,去滓温服,日三四服。

治乳石发动,烦热满闷,身体生疮,宜服**黄芩散**方:

黄芩一两　川芒消一两　麦门冬一两,去心　白鲜皮三分　秦艽三分,去苗　枳壳三分,麸炒微黄,去瓤　川大黄一两,剉碎,微炒　栀子人一两　甘草半两,生用

右件药捣筛为散,每服四钱,以水一中盏煎至六分,去滓温服,日三四服。

治乳石发动,身体生疮,宜用**飞雪汤**方:

麻黄四两,去根节　石膏二两　黄芩三两　川芒消四两

右件药捣碎,以水五升,煮取二升去滓,内生鸡子白二枚搅令匀,以帛浸药汁拭疮,以差为度。

治乳石发动,卒热生疮,宜服**麦门冬汤**方:

麦门冬一两,去心　豉一合　人参半两,去芦头　甘草半两,生用　葱白四茎,去须

右件药剉,以水二大盏,煮取一盏三分,去滓,分温三服。

治乳石热发,烦闷心躁,身体生疮,宜服此方:

黄芩二两　川芒消二两　麦门冬三两,去心,焙　川大黄二两,剉碎,微炒　栀子人三七枚　甘草一两,生用

右件药捣粗罗为散，每服四钱，以水一中盏，入生姜半分，葱白七寸，豉五十粒，煎至六分，去滓温服，日三四服。

治乳石发动，皮肤生疮，赤肿疼痛，烦热不止，宜服**牛蒡子圆方**：

牛蒡子一两，微炒　川升麻三分　黄芩三分　秦艽三分，去皮　川大黄一两，剉碎，微炒　防风半两，去芦头　白蒺藜三分，微炒去刺　枳壳三分，麸炒微黄，去瓤　黄连一两，去须　沙参半两，去芦头　栀子人半两

右件药捣罗为末，炼蜜和捣三五百杵，圆如梧桐子大，每服以温浆水下三十圆，日三四服。

治乳石发动，皮肤生疮，壮热疼痛，口干，宜服此方：

乌豆一升　川芒消三两　生地黄汁一小盏

右件药以水三升煮豆至一升，去豆更煎如稀饧，下蜜三合及消、地黄汁，更煎一二十沸，收于瓷合中，每抄半匙，细细含咽津，以得利即差。

治乳石发动变下痢诸方

夫乳石性刚烈，气多炎上，理之伤温，即火转为炽，内煎脾肺，苦热遂成其渴，饮水过多即溲[1]肠，胃得水即吐，肠得水即寒，而肠虽寒，火炎不减，水渐流下而为行潦，遂变下痢。胃气虚冷，水谷不消，在阳则益热不食，在阴则肠鸣而泄也。

治乳石发动，烦热腹痛，变为痢，不欲饮食，宜服**地榆散方**：

地榆一两　木香半两　葳蕤三分　当归三分，剉，微炒　黄芩三分

右件药捣粗罗为散，每服四钱，以水一中盏，煎至六分，去滓，不计时候稍热服。

治乳石发动，心神虚烦，变为下痢，腹痛，不思饮食，宜服**犀角散方**：

犀角屑半两　地榆一两　赤芍药三分　木香半两　黄芩三分

右件药捣筛为散，分为六服，以水一中盏，煎至六分，去滓，不计时候稍热服。

治乳石发动，多服凉药过度，致脾胃虚冷，腹痛下痢，不能饮食，宜服**白术散方**：

白术一两　人参三分，去芦头　当归一两，剉，微炒　木香半两　陈橘皮一两，汤浸，去白瓤，焙

右件药捣粗罗为散，每服四钱，以水一中盏，入生姜半分，枣三枚，煎至六分，去滓，不计时候稍热服。

治乳石发动，热毒伤肠胃，下痢腹痛，宜服**黄耆散方**：

黄耆一两　茜根三分　黄蘗三分　地榆一两　犀角屑半两　当归一两，剉，微炒

右件药捣筛为散，每服半两，以水一大盏煎至六分，去滓稍热，分为二服，日三四服。

治乳石发动，变下痢赤色，腹内疞痛不可忍，**木香散方**：

木香三分　黄连一两，去须　当归一两，剉，微炒　地榆一两，剉　甘草半两，炙微赤，剉　赤芍药一两

右件药捣粗罗为散，每服四钱，以水一中盏，煎至六分，去滓，不计时候稍热服。

治乳石发动小便淋涩诸方

夫服乳石，石势归于肾，肾气宿虚者，若因石热，而又将适失度，虚热相搏，热乘于肾，肾

---

〔1〕 溲：《正误》："'溲'，疑'浸'之讹。"按"溲"有浸沃之意，未必误也。

主水,水行小肠,入于胕为小便,肾虚则小便数,热结则小便涩,涩则茎内痛,故成淋涩不快也。

治乳石发动,心神烦热,小便淋涩,脐下疼痛,**犀角散**方:

犀角屑一两　川升麻一两　玄参一两　川大黄一两,剉碎,微炒　赤芍药一两　木通一两,剉　滑石二两　当归一两,剉,微炒

右件药捣粗罗为散,每服三钱,以水一中盏,入生姜半分,葱白七寸,煎至六分,去滓温服,日三四服。

治乳石发动,小便淋涩不通,心中烦热,小腹妨闷,**泽泻散**方:

泽泻三分　蓬麦一两　玄参一两　黄芩一两　木通一两,剉　麦门冬一两,去心　桑螵蛸二十枚,微炒　甘草半两,炙微赤,剉　赤茯苓一两

右件药捣筛为散,每服四钱,以水一中盏,入生姜半分,淡竹叶二七片,葱白七寸,煎至六分,去滓温服,日三四服。

治乳石发动,小便赤涩,心腹烦闷,**麦门冬散**方:

麦门冬三分,去心　赤茯苓一两　车前草三分　川芒消一两　川升麻一两　黄芩三分　葵根三分,剉　甘草半两,炙微赤,剉　木通一两,剉

右件药捣筛为散,每服四钱,以水一中盏,煎至六分,去滓温服,日三四服。

治乳石发动,小肠中热,下血淋涩,脐下疗痛,**地黄散**方:

生干地黄二两　犀角屑三分　赤芍药一两　蜀葵根三分,剉　葵子半两　黄芩一两　甘草半两,生剉　当归三分,剉,微炒　木通一两,剉

右件药捣粗罗为散,每服四钱,以水一中盏,入淡竹叶二七片,煎至六分,去滓温服,日三四服。

治乳石发动,小便淋涩,小腹妨闷,心神烦热,**滑石散**方:

滑石二两　木通一两,剉　石韦一两,去毛　蓬麦一两　川芒消一两　冬葵子一两　黄芩一两　甘草半两,炙微赤,剉　白茅根一两,剉

右件药捣粗罗为散,每服四钱,以水一中盏煎至六分,去滓温服,日三四服。

治乳石发动,热气盛实,四体烦满,气脉紧数,小便淋涩,宜服**升麻散**方:

川升麻一两　黄蘗一两,炙微赤,剉　犀角屑三分　白鸭通汁二合　甘草一两,炙微赤,剉　黄芩一两　赤芍药三分　滑石一两　蒲黄三分

右件药捣粗罗为散,每服三钱,以水一中盏,入竹叶三七片,煎至六分,去滓,入鸭通汁半合,不计时候温服。

治乳石发动,小便淋涩不通,心神闷乱,方:

船底青苔如半鸡子大

右以水一大盏煎至五分,去滓温服,日三四服。

治乳石发热,体气昏昏,不痛不痒,小便赤涩,宜服此方:

生茅根不限多少,剉

右净洗捣绞取汁,时取二合服之。

治乳石发热,口舌干焦,小便赤涩,宜服此方:

甘蔗去皮,尽意吃之。若口痛,捣绞取汁服之。

治乳石发动大小肠
壅滞不通诸方

夫乳石发动,大小肠壅滞者,由阴阳不和,荣卫否涩,肠胃虚弱,津液不通,糟粕结于肠中,膀胱积于留水,若不利其关格,无以得其宣通也。

治乳石发动,壅热上攻,心神烦乱,大[1]小肠壅滞,宜服**蘧麦散**方:

蘧麦一两　大青一两　黄芩一两　甘草半两,生剉　川芒消二两　赤茯苓一两　白茅根一两,剉　栀子人三分　川大黄一两半,剉碎,微炒

右件药捣筛为散,每服四钱,以水一中盏,入生姜半分,豉一百粒,葱白七寸,煎至六分,去滓温服,日三四服。

治乳石发动,心胸痰结,头目昏闷,大小肠壅滞不通,四肢烦疼,饮食不下,宜服**大腹皮散**方:

大腹皮一两　前胡一两,去芦头　半夏半两,汤浸七遍去滑　旋覆花半两　枳壳一两,麸炒微黄,去瓤　赤茯苓一两　川大黄二两,剉碎,微炒　川升麻三分　川芒消一两　陈橘皮半两,汤浸,去白瓤,焙　甘草半两,炙微赤,剉

右件药捣筛为散,每服四钱,以水一中盏,入生姜半分,煎至六分,去滓温服,日三四服。

治乳石发动,胸膈痰结,不下饮食,大小肠壅滞,胁肋妨闷,宜服**枳实散**方:

枳实一两,麸炒微黄　前胡一两,去芦头　槟榔一两　木通一两,剉　木香半两　川大黄二两,剉碎,微炒　甘草半两,炙微赤,剉

右件药捣粗罗为散,每服四钱,以水一中盏,入生姜半分,煎至六分,去滓,不计时候温服。

治乳石发动,三焦气壅,心神烦闷,大小肠壅滞不通,宜服**羚羊角散**方:

羚羊角屑一两　槟榔一两　木通一两,剉　枳壳一两,麸炒微黄,去瓤　红雪二两　甘草半两,炙微赤,剉　川升麻三分

右件药捣粗罗为散,每服四钱,以水一中盏,入生姜半分,煎至六分,去滓温服,日三四服。

治乳石发动,心膈气滞痰结,不下饮食,腹胁满闷,四肢烦疼,大小肠壅滞不通,宜服**犀角散**方:

犀角屑半两　子芩三分　赤茯苓一两　蘧麦三分　槟榔三分　枳实一两,麸炒微黄　柴胡一两,去苗　甘草半两,炙微赤,剉　木通一两,剉　半夏三分,汤洗七遍去滑　紫苏茎叶一两

右件药捣筛为散,每服四钱,以水一中盏,入生姜半分,煎至六分,去滓温服,日三四服。

治乳石发动,心躁烦热痰结,不下饮食,大小肠壅滞,腰背疼重,**槟榔散**方:

槟榔一两　川芒消一两　甘草半两,炙微赤,剉　枳壳一两,麸炒微黄,去瓤　川大黄一两,剉碎,微炒

右件药捣细罗为散,每服煎竹茹汤调下二钱,如人行十里再服,以利为度。

治乳石发动,大小肠壅滞,脐腹妨闷,**葵子散**方:

葵子半两　木通三分,剉　赤茯苓三分　牛蒡子一两,微炒　枳壳一两,麸炒微黄,去瓤　川大黄一

---

[1]　大:原脱。据《普济方》卷262引同方补。

两,剉碎,微炒

右件药捣细罗为散,每服煎紫苏汤调下二钱,如人行十里再服,以利为度。

治乳石发热,大小肠壅滞不通,**三黄圆方**:

川大黄三两,剉碎,微炒　黄芩三两　黄连三两,去须

右件药捣罗为末,炼蜜和捣三二百杵,圆如梧桐子大,每服不计时候以暖水下四十圆。

服乳石后饮食所宜法

论曰:凡服乳石人,饮食时宜,以自调护,随其取适。若一一[1]依之慎之,则动成滞碍。能依此法,庶得通济。宜食少脂猪肉,一月二服百沸馎饦,任性无妨;新熟白酒少饮亦得;及食白羊头蹄并猪肉,作姜豉可任作食之;豉及肥肉、梨、柿等甚佳[2]。凡欲吃羊肉馎饦,宜先食三五匙冷饭后吃之,即不畏热,食讫乃速[3]以冷饭压之,行步适散,乃可不虑致损。生菜亦然,芸薹胡荽等,亦不宜多食。服乳石人有性好面嗜醋,不能禁慎者,宜食淡糠醋,百沸糖饦及水摸饼,即不虑热冷。韭羹亦大补,时时宜食之。诸饮食品类既多,不可一一,但不得食所不宜者。服乳石人亦不宜多饮酒,饮酒多则失食味,失食味则不多食,不多食则令人虚热,若虚热则令乳石数发,恶寒寡[4],况又损乳石力,唯酒能压乳石也,多饮则损乳石势,亦令人风虚脚弱,此由饮酒太过致之尔。若能饮又能食者,大佳。又服乳食特忌热面、陈臭,哀孝哭泣、忧患,大醋、生蒜、薑芥、酱、鸡、犬肉、老牛肉、鲍鱼肉鮓。冲热忍饥,冷酒、有灰酒、荞麦、小豆、胡麻,热馎饦、枸杞羹、仓米、臭鱼脯,此色之物,切宜忌之。勿承饥虚热沐浴,夏月不宜多食猪肉、冷水,恐肠滑利不止,及伤冷饮食不消,致成霍乱,特宜消息慎之。

凡服乳石后,将息补饵,一二百日内吃精细饮食,羹粥酒等,使血脉通利,俾令脏腑无诸滞碍,**宜作羹法**:

右取獐、鹿、兔、雉、鹅、鸭肉等,以水净洗,切如指大,于铛中炒令欲熟,即多下葱白,少下椒盐,熬令香,即下少水煮,次[5]下粳米糁,次下豉、清酱汁调和,咸酸适口,每欲食先须啜十数口羹汁,令胃口开通,皮肤津润,然后进诸食,纵啖炙肉,亦无所虑。作此将养,食多且健,纵啖馎饦[6],亦须多歠羀汁。

凡服乳石,若觉体气沉滞,石势不行,慎勿吃面。若觉虚惙,任饵**薯蓣馎饦**无妨。

右取大薯蓣,刮去皮薄切,日曝干,乘微润接作粉,不粉者更曝,准前接取粉讫,以暖汤及盐和溲如面法,别细切羊肉作臛,如前羹法,用浇薯蓣馎饦任食之。内补益,强筋骨,止渴。

凡服乳石,若少觉不下食,宜服**生姜汁酒方**:

生姜汁半合　白蜜一匙　清酒五合

右相和,微温顿服之,半日乃效,甚佳。

凡服乳石,若觉食不下,兼体弱乏气力,即**食鲜鲙法**:

---

〔1〕 一一:原作"二",乃竖排致误。据《外台》卷38"服石后将息饮食所宜法"改。
〔2〕 佳:原误作"住",据改同上。
〔3〕 速:原作"连",据改同上。
〔4〕 寡:《正误》:"'寡'字可疑。"然此字亦见《外台》卷38"服石后将息饮食所宜法",非衍文。
〔5〕 次:原误作"吹",据《外台》卷37"诠择薛侍郎等服石后将息补饵法"改。
〔6〕 饦:原误作"饱",据改同上。

　　右取鲜鲫鱼,剥去鳞,破去肠血,勿洗之,但用新布三二条净拭,令血脉断,依常切鲙法,羹作蒜齑,但用椒姜酱等,尤益人下食。亦疗气痢、冷痢。

紫馎饦法:

　　右取乌豆不限多少,煮浓汁以和面,稍咸和之,依常法作馎饦,以此豆汁中煮熟,日三二十沸,即以猪羊肉为臛亦好,或薯蓣粉代面尤妙。

面饼法:

　　右取面溲如家常作饼法,细切如小豆许,以面于簸箕中拌令圆,煮之令极熟,乘热任以诸肉治臛食之,大良,补腰脚。又夏月冒热远行,食晚失饥,石气发动,宜作大麦饼,将于行路食之,亦压得石气也。

　　凡服乳石后,有不可食者,有通食而益人者,有益利乳石者,药菜等物:

　　油脂其性滑肠,而令人不能食,纵吃而勿令多。

　　芜荑能生疮,发石气。

　　荠苨能发石,亦云损石。

　　芥子及芥菜皆能发药发热。

　　蔓菁菜发气触石。

　　葵菜滑而且壅,亦不可食。

　　酥其物润腹,而能行石气。

　　冬瓜、龙葵此二物甚压石,宜多食之。

太平圣惠方卷第三十九 凡二〔1〕十九门　方法共计二百一十七道

解俚人药毒诸方

夫有大毒之药,不可入口鼻耳目。即杀人者,一曰钩吻,生朱崖。二曰鸩〔5〕,又名鸩,状
如黑雄鸡,生山中。三曰阴命,赤色,着木悬其子,生山海。四曰海姜,状如龙,赤色,生海中。
五曰鸩羽,状如鹳雀,黑项赤喙,食蝮蛇,生海内。但被此诸毒药发动之状,皆似劳黄,头项强
直,背痛而欲寒,四肢痿洒,毛悴色枯,肌肉缠急,神情不乐。又欲似瘴病,或振寒如疟,或壮
热似时行,或吐或利,多苦头痛。又言人齿色黑,舌色赤,面多青者,并着药之候也。岭外俚
人,别有不强药、有〔6〕蓝药,有燋铜药〔7〕、金药、菌药,此五种药中人者,亦能杀人。但此毒初
着,人不能知,欲知是毒非毒,初得便以灰磨洗好熟银令净,复以水杨枝洗口齿,含此银一宿
卧,明旦吐出,看之银黑者是不强药,银青黑者是蓝药,银紫斑者是燋铜药,此三种但以不强
药最急毒。若热酒食里中者,六七日便死,冷酒食里中者,经半月始可知尔。若含银,银色不
异,而病候与着药之状不殊,心疑是〔8〕,欲得〔9〕知者,可食鲤鱼鲙,食毕此毒即发。亦空腹取

----

〔1〕　二:原误作"一"。《正误》:"一当作二。"因改。

〔2〕　治:原作"解",据排门目录及正文改。

〔3〕　二十二:原作"一十六"。《正误》:"按本文二十二道。"因改。

〔4〕　一十:原作"一"。据排门目录及正文今计方数改。

〔5〕　鸩:下文"五曰鸩羽",与此同名。此段文引自《病源》卷26"解诸毒候"。《本草经集注》卷6"鸩鸟毛"云:"此乃是
两种:鸩鸟,状如孔雀,五色杂斑,高大,黑颈,赤喙,出交、广深山中;鸩日鸟,状如黑伧鸡。"其中状如孔雀者,即本段"五曰
鸩羽"之鸩,状如黑伧鸡之鸩,即"二曰鸩"之鸩。皆为传说中的毒鸟。

〔6〕　有:原作"不"。据《病源》卷26"解诸毒候"改。

〔7〕　燋铜药:能使铜含燋毒的药。"燋毒"成分及制取法不明。相传以燋毒涂箭头,中人即死。

〔8〕　是:《病源》卷26"解诸毒候"该字下有"毒"字。

〔9〕　得:《病源》卷26"解诸毒候"该字下有"即"字。

银含之，可两食顷出着露下，明旦看银色若变黑，即是药毒。又言取熟鸡子去壳，令病人齿啮鸡子白处，亦着露下，若齿[1]痕处黑即是也。又言觉四大不调，即饮酒空腹食炙鸡、炙狗、鸭等，触犯令药发，即治之便差。若久未治，毒侵肠胃，难复攻治也。若定知药着，而四大未羸者，取大戟长三寸许为末，水服必大吐利。若色青者是熏铜药，色赤者是金药，吐菌子者是菌药，此外杂药亦无定色，但小异常尔。又有两种毒药，名当孤草，其着人时，脉浮大而洪，病发时恶寒，头微痛，干呕，背迫急，口噤不觉嚼舌，大小便秘涩，面色、眼眶、唇口、指甲皆青是也。又别一种当孤草毒者，其病发时，口噤而干，舌不得言，咽喉如锥刀刺，胸中甚热，髀胂满闷，不至百日，身体、唇口、手足背青而死。又着乌头毒者，其病发时咽喉强而眼睛疼，鼻中闻臭，手脚沉重，常呕吐，腹中热闷，唇口青，颜色乍青乍赤，经百日乃死。凡人若色黑，骨大肉肥者，皆胃厚则胜毒。若瘦者则胃薄不胜毒也。

治初中俚人毒药，未得饮药，且令定方：

生姜四两，切　甘草三两，生剉

右以四大盏，煎取二盏去滓，分为三服，服讫，然后用调理。

又方：

黄藤十两，剉，岭南皆有之

右以水一斗煮取二升，分为三服，服讫，药毒内消。若恒服此藤，中毒自然不发云。恒服之，亦治小便数，大益人。

又方：

都淋藤十两，剉，岭南皆有，土人皆识之

右以水五大盏，酒二大盏，都煮取三盏，分为六服，相次服讫，毒药并逐小便出。十日慎毒食，未差，更服之愈。

又方：

干蓝实四两　白花藤四两，剉，出巂州者上，不得妄取野葛食之

右以水二大盏，酒一大盏，煮取一盏去滓，空腹分温二服即差。单用干蓝捣末，水煮顿服之，亦差。

又方：

都淋藤五两，剉

右以酒五大盏，同入罂中蜜封，以糠火烧四边，令三五沸，待冷出之，温服，常令有酒气，亦无禁忌。

治若不获已食俚人食者，方：

用生甘草一寸，烂嚼吞之，食者着毒药，即便吐也，是中药毒，依前疗之即差。常囊盛甘草随行，以防备也。

解诸药毒诸方

凡药毒及中一切毒，皆能变乱，于人为害，亦能杀人。但毒有大小，可随所犯而救解之。若毒重者，令人咽喉肿强，而眼睛疼痛，鼻干，手脚沉重，常呕吐，唇口习习，腹里热闷，颜色乍

---

〔1〕　齿：《病源》卷26"解诸毒候"该字下有"啮"字。

青乍赤,经久则难疗。其轻者,乃身体习习而痹,心胸涌涌然而吐,或利无度是也。但从酒得者难治,言酒性行诸血脉,流遍身体故也。因食得者易治,言食与药得入于胃,胃能容杂毒,又逐大便,泄出毒气,毒气未流于血脉,故易愈也。若觉有前诸候,便以解毒之药救之。

解诸毒药伤人,方:

云南根[1]半两　商陆五两,切,晒干,炒令黄　肉桂一两,去皱皮　甘草一两,生用　猪牙皂荚三两,去皮,涂酥炙令焦黄,去子

右件药捣筛为散,每服五钱,以水一大盏煎至五分,温温服之,以吐泻为度。令吐在盆中,要得看验。只得吃粥将息为妙。

解毒药方:

金星地鳝[2]末,二钱　婆娑石半钱　牛蒡根一两,切碎焙干　灶下黄土一两

右件药捣细罗为散,每服以热酒调下一钱服之。

解中毒,似觉胸心烦闷,状如锥刀刺痛不可忍,宜速吐之,方:

生犀角屑一分　生玳瑁一分

右件药捣细罗为散,以新汲水调下一钱,频服之,以吐为度。

治吐却恶毒物后,觉胸心安稳,即服此**承气汤**方:

茯神一两　麦门冬一两,去心　人参一两,去芦头　青竹茹半两

右件药捣筛为散,每服五钱,以水一大盏,入枣三枚,煎至五分,去滓温服,日三服,三两日内宜食粥。

解一切药发,不问草石,始觉恶,即宜服此方:

麦门冬二两,去心　葱白切,一合　豉一合

右件药以水三大盏,煎至一盏半去滓,分为三服,如人行三二里再服。

解一切药毒方:

甘草一两　荠苨一两

右件药都剉,以水二大盏,煎至一盏去滓,更入蜜半合煎一两沸,分为二服,放冷服之,良久再服。

解中一切药毒,烦躁不止,方:

甘草一两,生剉　蜜一合　粱米粉二合

右件药以水三大盏,煮甘草取汁二盏,去滓歇火,热内米粉汤中搅令稠,次内蜜煎令熟如薄粥,适寒温顿饮之。

解诸毒药,**鸡肠散方**:

鸡肠草三分　蓝子半两,微炒　赤芍药半两　甘草半两,剉　当归半两,微炒　荠苨一两　坟土一分　川升麻一两

右件药捣细罗为散,每服以冷水调下一钱,多饮水为佳。若蜂、蛇众毒虫所螫,以针刺螫上血出,着药如小[3]豆大,令湿即差。若为药箭所中,削竹如钗股,长一尺五寸,以绵缠,水浇令湿,取药内疮中,深浅皆令至底即止,有好血出即住。若服诸药有毒水,服此散一钱,其毒即解。

---

〔1〕　云南根:据宋代苏颂《本草图经》,此即马兜铃植物马兜铃的根,一名青木香。

〔2〕　金星地鳝:《正误》:"'鳝','鳝'之讹。"考宋《本草图经》卷22"金蛇"条,载信州上饶县灵山乡出一种金星地鳝,似金蛇。"冬收补之,亦能解银毒,止泻泄,及邪热。"该蛇种类不明。

〔3〕　小:原作"十"。据《千金翼方》卷20"药毒第三"同名方改。

解药毒中方：

荠苨_{半两} 蓝叶并花_{半两}

右件药都捣细罗为散，以冷水调下二钱服之。

解毒圆方：

金星礜石 银星礜石 太阴玄精 云母粉 不灰木_{以牛粪火烧令通赤，已上各二两}

右件药将四味用炭火烧令通赤，与不灰木同入盆，下盖出火毒一宿后，细研如粉，入龙脑二钱更研令匀，以糯米粥和圆如豇豆大，每服一圆，以生姜汁少许并新汲水研破服之。

解药毒不论年月深浅，无不差方：

婆娑石_{半两} 猪血_{半两} 雄黄_{一分} 麝香_{一分} 乳香_{一分}

右件药都研为末，用软饭并猪血和圆如梧桐子大，每服以温水研下二圆，又含一圆，即吐出病根差。如不吐，即已内消也。于端午日午时合，如急要，即取辰日辰时合亦得。

解诸药毒预合方：

水银_{一两，以枣肉研令星尽} 腻粉_{一两半} 不灰木_{一两，捣罗为末} 鸡子_{三枚} 蓝根_{一两，捣罗为末} 生姜汁_{二合}

右件以腊日拌和，入瓷罐内，掘地坑埋至端午日取出，用软饭和圆如豇豆大，每服以甘草汁、生米泔嚼下一圆，差。

又方：

右以黑豆煮令熟，多饮其汁。无黑豆，豉亦可用之。

又方：

右用蓝叶，蓝子亦通解诸毒，恒预蓄之。凡煮诸药汁解毒者，皆不可热饮之，使诸毒更甚，宜小冷尔。

解药毒方：

右用白矾一两捣为末，以新汲水调灌之，口鼻耳中皆出黑血，勿怪。

又方：

右以春燕毛二枚，烧灰细研，水调服之。

治药毒，救解欲死者方：

鸡子_{三枚，去壳}

右用物开其口灌之，须臾吐出，便差。

又方：

右用生鸭，就口断鸭头，以血沥口中，入咽即活。若口不开者，取大竹筒去节，以头拄其胁，取冷水内筒中，数易水，须臾口开，即可下药。若人多者，两胁及脐中各与下筒，甚佳。

治中药毒欲死方：

右用新小便和人粪绞取汁半升，顿服，入口即活。解诸毒无过粪汁也。

治中鸩毒，气欲绝者方：

右用葛粉三合，水三中盏相和饮之。如口噤者，物以抝开口灌之。

解百药[1]蛇虫诸毒诸方

解百药毒：甘草 荠苨 大小豆汁 蓝汁及蓝实，并解之。

---

〔1〕 药：原作"毒"。排门目录、分目录均作"药"。据本节内容，"药"字义长，故改。

射罔[1]毒:蓝汁　大小豆汁　竹沥　麻子汁　六畜血　贝齿屑　葛根　地龙粪　藕芰汁,并解之。

野葛毒:鸡子清　葛根汁　甘草汁　鸭头热血　猪脂,并解之。

斑猫、芫菁毒:猪脂　大豆汁　戎盐　蓝[2]汁　盐汤[3]　巴豆,并解之。

狼毒毒:杏人　蓝汁　白敛　盐汁　木占斯,并解之。

蹢躅毒:用栀子汁解之。

巴豆毒:黄连汁　大豆汁　生藿汁　菖蒲汁　煮寒水石,并解之。

藜芦毒:雄黄　煮葱汁　温汤,并解之。

甘遂毒:用大豆汁解之。

川椒毒:葵子汁　桂汁　豉汁　人溺　冷水　地浆　食蒜　鸡毛烧吸烟及水调服,并解之。

半夏毒:生姜汁及煮干姜汁,并解之。

芫花毒:防己　防风　甘草　桂等汁,并解之。

乌头、天雄、附子毒:大豆汁　远志　防风　枣肉　饴糖,并解之。

莨菪毒:荠苨　甘草　犀角屑　蟹汁,并解之。

马刀毒:清水解之。

大戟毒:菖蒲解之。

桔梗毒:白粥解之。

杏人毒:蓝子汁解之。

防葵毒:葵根汁解之。案防葵,《本经》无毒,试用亦无毒,今用葵根汁,应是解狼毒尔

野芋毒:地浆及人粪汁解之。

鸡子毒:淳醋解之。

蛇虺百虫毒:雄黄　巴豆　麝香　丹砂　干姜,并解之。

蜈蚣毒:桑汁,及煮桑根汁,并解之。

蜂毒:蜂房,蓝青汁解之。

狗毒:杏人　白矾　韭根　人粪汁,并解之。

蜘蛛毒:蓝青　麝香,并解之。

恶气瘴毒:犀角　羚羊角　雄黄　麝香,并解之。

喉痹肿,邪气恶毒入腹:川升麻　犀角　射干,并解之。

风毒肿:沉香　木香　熏陆香　鸡舌香　麝香　紫檀香,并解之。

解金石毒诸方

食金毒:

鸭血　鸡子清　人参汁　煮葱汁;鸡粪白烧作屑,以腊月猪脂和,服如豇豆大三圆,并

---

〔1〕 罔:原作"肉"。《正误》:"'肉','罔'之讹。"射罔即乌头类药物中提取的物质,有大毒。
〔2〕 蓝:原作"监"。据《千金》卷24"解百药毒第二"改。
〔3〕 盐汤:"盐"原作"监"。《千金》卷24"解百药毒第二"作"盐汤煮猪膏"。据改为"盐"字。

解之。

治食金欲死方：

右用鸡粪半升，以水一升淋汁，顿灌之[1]，如人行三二里再灌之。

又方：

右吞水银二两，即裹金转出也。若毒少者，一两亦可。足得一服，每一两水银，三遍服之，扶坐与吞，令入腹中，即活。

又方：鸭血　鸡子，并解之。

雄黄毒：汉防己解之。

礜石毒：大豆汁解之。

解金、银、铜、铁毒方：右以鸭粪汁解之。

铁毒：磁石解之。

治服药过度诸方

夫合和汤药，自有限剂，至于圭铢分两，不可乖违。若增加失宜，便生他疾。其为疾也，令人吐下不已，呕逆闷乱，手足逆冷，腹疼转筋。若不已，药解之亦能致死，宜速治之，则无害也。

治服药过度烦闷，及中毒多烦闷欲死，方：

右刮东壁土，以水搅和，每服饮一中盏。

又方：

右于屋溜下掘作坎，方二尺，深三尺，以水七升灌坎中，以物搅之令沫出，取一升饮之，未解复作。

又方：

右捣蓝取汁服数升，无蓝，即洗青布绢，取汁饮之亦得。

治服药过度，腹中烦苦，方：

右饮生葛根汁大良。如无生葛根，干者捣罗为末，水服三合。亦可煮汁服之。

又方：

右生吞鸡子黄数枚即愈，未差更服。

治服石药过度方：

右用白鸭粪为末，每服一钱，以新汲水和服之。

又方：

川大黄二两，剉　川芒消二两　生地黄汁五合

右件药以水二大盏煎取一盏，顿服，得利便愈。

治卒服药，吐不止，方：

右饮新汲水一盏即止。

治药中有巴豆下痢不止，方：

干姜一两，炮裂，剉　黄连一两，去须，微炒

---

[1]　灌之：原互乙。据《类聚》卷163引同方乙转。

右件药捣细罗为散,每服以水调二钱,服如人行五里再服。

治诸饮食中毒诸方

夫人往往因饮食忽忽困闷,少时致甚,乃至死者,名为饮食中毒。言人假以毒物投于食里而杀人,但其颊内或悬痈内初如酸枣,渐渐长大,是中毒也。急治即差。久不治,则毒入腹脏则死。脉浮之无阳,微细,而不可知者,中毒也。凡食饮有毒者,倾于地下渍[1]起者,皆杀人也。

治饮食中毒方:

苦参一两,剉

右以酒二大盏煮取一盏,顿服,以吐便愈。

治饮酒不知是中何毒,方:

右用甘草、荠苨,通疗诸毒,皆宜煮汁服之。

治食诸饼臛百物毒,方:

右以贝齿一枚含之,须臾吐出所食物,差。

又方:

右捣韭汁服一中盏,冬以水煮根服之。

治食六畜肉中毒诸方

凡六畜者,谓牛、马、猪、羊、鸡、狗也。此等本无毒,不害人,其自死及着疫者则有毒,人食之中此毒者,则令人心神烦闷,而吐利无度是也。

治食六畜肉中毒,心胸烦闷,方:

右以水服壁底黄土一钱,差。

治食六畜肉中毒方:

右冬月取其六畜干粪为末,水服之佳。若是自死六畜肉毒,水服黄蘗末一钱,须臾便愈。

又方:

右烧稸豆捣末,水调服三钱,神效。

凡六畜五脏着草自动摇,及得酸咸不变色,又堕地不污,又与犬大不肯[2]食者,皆有毒杀人。

凡肉汁在器中,密盖气不泄者,皆杀人。若中此毒,取犬粪水服一钱良。

治食牛肉中毒诸方

凡牛肉有毒者,由毒蛇在于草中,牛食草,因误唌蛇则死。亦有蛇吐毒着于草上,牛食其草亦死,此牛肉则有大毒。又因疫病而死者,亦有毒,食之则令人心闷,身体痹,甚者乃吐逆

---

〔1〕 渍:原作"溃"。《类聚》卷163引作"渍"。《正误》所据抄本亦作"渍"。"渍"读作"pēn"时有喷、涌之意。义长,因改。

〔2〕 肯:原作"旨"。据《类聚》卷163引同方改。

下利,腹痛不可堪任,因此而致死者,非一也。

治食牛肉中毒,方:

右用猪牙烧灰为末,水服一钱,良。

又方:

右以炼了猪脂半斤,微温,分为二服。

治食牛肉毒,方:

右饮人乳汁一盏,良。

治食马肉中毒诸方

凡骏马肉及马鞍下肉皆有毒,不可食之,食之则杀人。其有常马肉则无毒。或因疫病死者,食之则有毒中于人也。

治食马肉泄痢欲死,方:

豉三百粒　杏人二十枚,汤浸,去皮

右件药于五升米饭下蒸之,候饭熟,以少饮合捣,顿服之差。

治食马肉中毒闷乱,方:

右捣芦根汁,饮一盏,兼作汤浴之,便解。

治食猪肉中毒方

凡猪无毒,其间野放或食杂毒物而遇死,此肉则有毒,人食之则毒气入脏腑,故令人吐利,困闷不安也。

治食猪肉遇冷不消,必成虫,宜服此方:

川大黄一两,剉碎,微炒　川朴消一两

右件药以水二大盏煮取一盏,去滓尽服之。若不消化,入和皮杏人一两,入前药同煎服,即效。

治食狗肉中毒方

凡狗肉性甚燥热,不可多食,其疫死及猘死者皆有毒,食之难消,故令腹胀,心急烦毒闷乱也。

治食狗肉不消,心下坚,口干大渴,心急发热,狂言妄语欲走,或洞下者,宜服此方:

右用杏人三两和皮细研,以热汤三中盏搅和令匀,食前分温三服,其狗肉皆完片出,即差。

治食鸭肉成病方

凡鸭肉本无毒,不能损人。偶食之触冷不消,因结聚成腹内之病也。

治食鸭肉成病,胸满面赤,不下食,方:

右以秫米泔温服一中盏。

治食六畜百兽肝中毒诸方

凡禽兽自死者,肝皆有毒,不可食,往往伤人,其疫死者弥甚。被其毒者,多洞利呕吐而烦闷不安也。

治食六畜鸟兽肝中毒,方:

右以幞头垢一钱,温水和服。

又方:

右以豉煮取汁,每温服一小盏,数服之。

凡一切物肝,不可轻啖,自死者慎勿食之。

治食生肝中毒,方:

右以附子,炮裂,去皮脐,为末,温水服一钱,日三四服。

治食百兽肝中毒,方:

右以韭根炒干,捣罗为末,每服以温猪脂清调下一钱。

治生食马肝中毒,方:

右以雄鼠粪二七枚,两头尖者是,以水和饮之。

又方:

水服头垢一钱,甚良。

治食野马肝肉及诸肺肉中毒,方:

右以头垢如枣大,以水吞之,能起困重者。

又方:

右烧狗粪灰,水绞取汁饮之,立愈。

又方:

右烧猪骨为末,水调服二钱。

治食漏脯[1]中毒诸方

凡诸肉脯,若为故茅草屋雨漏,则有大毒,食之乃成暴癥,不可治。亦有寻即杀人者。凡诸肉脯,炙之不动,得水则动,故不可食。凡脯肉及熟肉,皆不可深密收藏,令气不泄,食之皆杀人也。

治漏脯毒方:

右以韭捣绞取汁,每温服一小盏。

又方:

右以黑豆煮取汁,每服一小盏。

治脯在黍米中毒方:

右以曲末一两,水一中盏,盐末一钱,水调服之,甚良。

---

〔1〕 脯:原误作"肺"。据本节内容及分目录改。

治食射罔肉中毒方

凡射罔猎人,多用罔药涂箭头,以射虫鹿,伤皮则死,以其有毒故也。人获此肉,除中箭处毒肉不食,余尽食。若误食毒肉,则被毒致死。其有不死者,所食肉处去毒箭较远,毒气不深,其毒则轻,虽不死,令人困闷,身体痹不安,并吐利者,是其候也。

其罔药者,以生乌头汁煎之是也。

治射罔在诸肉中有毒及漏脯毒,方:

右用贝子末之,水服半盏效。食面臛中毒,亦同用之。

治食郁肉中毒诸方

凡郁肉毒者,谓诸生肉及熟肉,内器中密闭其气,壅积不泄,则为郁肉。有毒,不幸而食之,乃杀人。其轻者,亦闷乱不安也。

治食郁肉中毒,方:

右以犬粪烧为灰细研,每服以酒调下一钱。

又方:

右以生韭捣绞取汁,每服一小盏。

治食诸肉中毒诸方

凡可食之肉,不甚有毒。自死者,多因疫气所毙,则有毒。若食此肉,便令人闷,吐利无度,是中毒也。

治食诸肉中毒,方:

右烧猪粪为末,水调服一钱,不过三服差。

治食生肉中毒,方:

掘地深三尺,取下土三升,以水五升煮土五六沸,取上清饮一升,立愈。

治雉肉作臛,食之吐下,方:

生犀角末一钱,以新汲水调下,即差。

治食诸鱼中毒诸方

凡食诸鱼有中毒者,皆由鱼在水中,食毒虫恶草则有毒,人食之不能消化,即令闷乱不安也。

治食鱼中毒,面肿烦乱,及食鲈鱼中毒欲死,方:

右用生芦根舂取汁,多饮乃良。并治蟹毒,亦可煮芦荃茸汁饮之。

治食鱼中毒,面肿烦乱,方:

右浓煮橘皮饮汁,以多为妙。

治食诸鱼中毒,方:

煮橘皮汁　生芦根汁　黑豆汁　马鞭草汁　朴消汁,服之并良。

治食鳀鮧鱼伤毒欲死,方:

右以鲛鱼皮烧灰细研,水调二钱服之。

治食鱼鲙中毒诸方

凡鱼鲙是生冷之物,食之利口,所以人多嗜之。人食过度,则难消化,令人心腹痞满,烦乱不安也。

治食鱼鲙及生肉住在胸膈中不化,吐不出,入腹便成癥瘕,宜服此方:

厚朴一两,去粗皮,涂生姜汁炙令香熟,剉　　川大黄一两,剉碎,微炒

右件药以酒一大盏煎三五沸,去滓顿服之,立消。人强弱,使酌量服之妙。

治食鲙不消,方:

川大黄一两,碎剉,微炒　　川朴消一两

右件药以酒二大盏,煮取一大盏,分温二服。

治食鲙过多,冷不消化,不疗必成虫瘕,方:

右以马鞭草捣绞取汁,每温饮一中盏,兼宜服诸吐药吐之,差。

治食鱼鲙不消,生癥,恒欲食鲙者,**獭骨圆方**:

獭骨二两,涂酥炙令黄　　干葫芦二两　　川大黄二两,剉碎,微炒　　芦根一两半,剉碎　　鹤骨一两半,涂酥炙令黄　　桔梗一两,去芦头　　干姜一两,炮裂,剉　　桂心一两　　斑猫二十枚,去翅足,炒微黄

右件药捣罗为末,炼蜜和捣三二百杵,圆如梧桐子大,每于食前以温酒下十圆至十五圆。

治食蟹中毒诸方

凡蟹食水蒗[1],水蒗有大毒,故蟹亦有毒。若中其毒,则烦乱欲死。如经霜已后,遇毒即不能害人。未被霜蟹煮食之,则多有中毒,故令人烦乱,精神不安也。

治食蟹中毒,方:

生藕汁　　煮干蒜汁　　冬瓜汁服之,并佳。

治食蟹及诸肴膳中毒,方:

浓煮紫苏汁,饮一两盏解之。

治食诸菜蕈菌中毒诸方

凡园圃所种之菜,元本无毒。但蕈菌之物,皆是草木变化所生,出于树者为蕈,生于地者为菌,并是郁蒸湿气变化所生,有毒者人食遇此毒,多致于死,甚忽速也。其不死者,由能令人烦闷吐利,食久始醒也。

治食诸菜中毒,方:

甘草生剉　　贝齿　　胡粉已上各一两

---

〔1〕 水蒗:《类聚》卷163所引同。《正误》:"'蒗'疑'茛'之误。"此即水茛,亦名水茛苕、水茛,乃毛茛科植物石龙芮。《本草经集注》云蟹食水茛即有毒。

右件药捣细罗为散,每服以水调二钱服之。

又方:

童子小便　人乳汁各半中盏

右二味相和,暖服之良。

治食苦瓠毒,方:

右用黍穰煮取浓汁,饮数盏即差。

治食诸菜中毒发狂,烦闷吐下欲死,方:

右用鸡粪烧为末,水服一钱,未解更服。

又方:

右以葛根煮取汁,每服饮一小盏。

治食菜中毒发狂,闷吐欲死,方:

右取鸡毛烧为灰,以水调服二钱差。

治人食菜及果子中蛇毒,方:

右黑豆末以酒渍取汁服之。

又方:

右以鸡血和铁粉,圆如梧桐子大,每服以温水下一圆。

治蕈菌毒方:

右掘地作坑,以新汲水投坑中搅之名地浆,每服饮一小盏,不过三服差。

辩鱼鳖蟹毒不可食及诸物不得共食法

凡鱼头有正白连珠至脊上,不可食。

鱼无肠胆,不可食。

鱼有黑点,不可食。

鱼无腮,不可食。

鱼头似有角,不可食。

鳀鱼目赤鬐赤,不可食。

鱼不可合鸡肉食。

鱼目赤,不可作鲙食。

鱼不可合鸬鹚肉食。

鳀鱼不合鹿肉食。

鲫鱼不可合猪肝及猴肉食。

青鱼不可合小豆藿食。

鱼汁不可合自死六畜肉食。

青鱼鲊不可合胡荽及生葵麦酱食。

鲤鱼鲊不可合小豆藿食。

虾不可合鸡肉食。

虾无须,及腹下通黑,及煮之白,皆不可食。

鲤鱼不可合犬肉食。

鲤鱼不可合蘩蒌菜食。

鳖目凹,不可食。

鳖额下有如王字,不可食。

鳖肉不可合鸡、鸭子食。

鳖肉不可合苋菜食,亦不可合龟煮食。

龟肉不可合瓜及酒,及秋果实食。

蟹目相向,及足斑目赤者,不可食。

病人不可食鳀鱼、鲔、鮰鱼等。

妊身不可食鳖及鮰鱼脍。桂天门冬忌食[1]鲤鱼。

辨六畜不可合诸物食法

白犬血、肾不可杂白鸡肝、白鹅肝食。

白羊肉不可杂鸡肉食。

犬肝不可杂乌鸡、兔肉食。

猪肉不可杂乌梅食。

兔肉不可杂獭肉及鸡心食。

白马黑头者,不可食。

麋肉不可合虾蟆及獭食。

麋脂不可合梅、李实食。

麋肉不可杂鹄肉食。

羊肝不可合乌梅、白梅及椒食。

牛肠不可合犬血肉食。

白马青蹄,不可食。

白猪白蹄,青爪斑斑,不可食。

乌鸡白头,不可食,杀人。

鹿白胆,不可食。

食猪肉,不可卧稻穰草中。

雄鸡肉,不可合生葱芥食。

鸡鸭肉,不可合蒜及李子食。

鳖肉、山鸡肉、雀肉,不可相杂食。

生肝落地尘不沾,不可食。

曝脯不肯干,及火炙不动,见水而动者,不可食。

祭肉自动,及酒自耗,并不可饮食。

---

[1] 忌食:原脱。据《普济方》卷257"食治总论"补。按:底本本条接连而书,《普济方》断句为"桂、天门冬忌食鲤鱼"。服食天门冬忌食鲤鱼,可见于《本草经集注》卷一"服药食忌例"等处,然未见有桂不可同鲤鱼食者。疑《普济方》断句有误。

治饮酒大醉不解诸方

凡饮酒过多,酒毒渍于肠胃,流溢经络,使血脉充满,令人烦乱,呕吐无度,乃至累日不醒,往往有腹背穴穿者,是酒热毒气所为,故饮酒须摇其身,以消散也。

治酒醉不醒,方:

豉一合　葱白切,一合

右件药以水二大盏,煮取一盏去滓,涓涓饮之。

又方:

右以菘菜子二合细研,以井华水一大盏调之,分为二服。

解酒毒,或醉,昏闷烦满,要易醒,宜服此方:

柑子皮二两,洗,焙干

右捣细罗为散,遇酒醉不醒,抄三钱,以水一中盏煎三五沸,或入少盐花,如茶旋呷,未效更服。

治饮酒令无酒气,方:

干蔓菁根三七枚,三遍蒸,候干捣罗为末,饮酒后水调一钱服。

饮酒令人不醉,方:

柏子人一两　大麻子人一两

右件药捣筛为散,以水一大盏煎至六分,去滓放温,都为一服,比常时乃进酒三倍。

又方:

葛花半两　小豆花半两

右件药捣细罗为散,每服三钱,以温酒调服之。

又方:

欲饮时,先服葛根汁,或枇杷叶汁一盏,即倍能饮酒。

又方:

九月九日收菊花捣末,临饮酒时,先以水调下二钱。

又方:

小豆花叶阴干,捣罗为末,每服水调下二钱。

又方:

五月五日取井中倒[1]生草,阴干,捣罗为末,酒调二钱服之。

治饮酒中毒诸方

夫酒性有毒,人饮之有不能便消,令人烦毒闷乱是也。

治饮酒中毒,方:

右煮黑豆汁,温服一小盏,三服差。

---

[1]　倒:原作“到”。《正误》:“‘到’,‘倒’之讹。”因改。井中倒生草,指附着于井壁而生的某些小草本,多为蕨类植物。

又方：

右酒渍干椹子，每服一小盏，三服即差。

治饮酒大醉中毒，方：

枳椇[1]子树枝三两，剉

右每服一两，以水一大盏煎至五分，去滓温服。

又方：

右用干葛花半两为末，煎作汤，细呷之。

治恶酒诸方

夫酒者，水谷之精也。其气慓悍而有大毒，入于肠胃，则胀气逆上，满于胸内，醺于肝胆，故令肝浮胆横，而狂悖变怒，失于常性，故云恶酒也。

治恶酒，嗔怒不醒，方：

右以井中倒生草烧灰细研，水调二钱服之，勿令知。

又方：

右以床上尘和酒服之。

又方：

右以鸡子清二枚生吞之。

又方：

右捣甘蔗取汁，每服一小盏。

又方：

右捣生葛根取汁，每服一小盏。

治饮酒腹满不消诸方

夫酒性宣通而不停聚者，故醉而复醒，随血脉流散故也。人有荣卫否涩，痰水停积者，因复饮酒，不至大醉大吐，故酒与疾相搏，不能消散，故令腹满不消也。

治饮酒过度，呕逆不止，心腹胀满，宜服**草豆蔻散**方：

草豆蔻十枚，去皮　高良姜三分　人参一两半，去芦头　白茯苓二两　青橘皮三分，汤浸，去白瓤，焙

右件药捣筛为散，每服三钱，以水一中盏，入生姜半分，煎至六分，去滓，点少盐搅匀，不计时候服之。

治饮酒后，脾虚，心腹胀满，不能消化，头疼心闷，宜服**高良姜散**方：

高良姜一两，剉　人参一两，去芦头　草豆蔻三分，去皮　白术半两　沉香三分　干紫苏半两　陈橘皮半两，汤浸，去白瓤，焙

右件药捣筛为散，每服三钱，以水一中盏，煎至六分，去滓，不计时候温服。

治饮酒后痰滞，心膈不利，腹胁胀满，宜服**诃梨勒散**方：

诃梨勒皮一两　草豆蔻半两，去皮　人参半两，去芦头　桔梗半两，去芦头　干木瓜半两　桂心半

---

〔1〕椇：原残脱。《类聚》卷164引作"棋"。《普济方》卷253引同方作"椇"。后者义长，因补。

两　甘草半两,炙微赤,剉　木香一分

右件药捣粗罗为散,每服三钱,以水一中盏,入生姜半分,煎至六分,去滓,微温细呷之。

治饮酒过多,腹胀[1]满不消,心下痞急妨闷,宜服**益智子散**方:

益智子三分,去皮　缩沙三分,去皮　香菜三分　草豆蔻三分,去皮　丁香半两　干木瓜三分　陈橘皮半两,汤浸,去白瓤,焙

右件药捣粗罗为散,每服一钱,以水一中盏,入生姜半分,煎至六分,去滓,微温细呷之。

治饮酒大醉,心闷腹胀,吐逆喘急,宜服此方:

草豆蔻三分,去壳　丁香半两　小豆半两　人参半两,去芦头　木香半两　高良姜半两,剉　槟榔半两　陈橘皮半两,汤浸,去白瓤,焙

右件药捣筛为散,每服三钱,以水一大盏,入生姜半分,煎至六分,去滓,不计时候温服。

治饮酒后诸病诸方

夫酒性有毒,而复大热,饮之过多,故毒热之气渗溢经络,浸渍腑脏而生诸病也。或烦毒壮热而似伤寒,或洒[2]淅恶寒有同温疟,或吐利不安,或呕逆烦闷,随脏气虚实而生病焉。病候非一,故云诸病也。

凡大醉不得安卧,必须使人摇动不住,恐酒毒腐其肠,宜服此方:

右以生茅根捣绞取汁,每服一小盏,频服之。

治当风饮酒头痛,方:

竹茹五两

右以水五大盏煮取三盏,去滓令冷,内鸡子清五枚搅令匀,更煮二沸,分为三度饮之。

治饮酒房劳虚热,饮酒不已,酒入百脉,心气虚,令人错谬失常,**人参散**方:

人参一两,去芦头　赤芍药一两　菰蒌根一两　白薇一两　枳实一两,麸炒微黄　知母一两　茯神二两　生干地黄二两　酸枣仁一两　甘草一两,炙微赤,剉

右件药捣粗罗为散,每服五钱,以水一大盏,煎至五分,去滓,温温频服。

治连日[3]饮酒,咽喉烂,舌上生疮,方:

大麻人三两,别研　黄芩二两

右件药捣罗为末,炼蜜和圆如半枣大,不计时候含一圆咽津。

又方:

右以蔓菁菜二枀[4],以少米熟煮,去滓放冷,内鸡子清三枚调匀,饮之二三盏。无鸡子亦可单饮之。

又方:

右取水中螺蚌辈,以葱、豉、椒、姜煮如常食法,饮汁三二盏。

---

〔1〕　胀:原作"服"。卷《类聚》卷164引同方改。

〔2〕　洒:原作"酒"。《正误》:"'酒','洒'之讹。"因改。

〔3〕　日:原作"月"。据《普济方》卷253所引改。

〔4〕　枀:《类聚》卷164同方所引亦为此字。古籍"夭""天"易混。另有枀,《集韵》云:"吉典切,音现。小束也。"其义与本方相合。

又方：

右捣生葛根汁，及葛藤和绞汁饮之。无湿者，干葛煎服亦佳。干蒲煎服之亦佳。

又方：

右以粳米一升，水五升，煮使极烂，漉去滓，放冷饮之。

断 酒 诸 方

治因为酒毒所伤，**断酒方**：

酒五升　朱砂半两,细研

右二味都盛于瓶中，密塞瓶口，安在猪圈中，任猪摇动，经七日取之，饮尽为度。

又方：

故毡中苍耳子七枚，烧作灰，碾为末，黄昏时暖一盏酒，入在其中，咒言曰：与病人狂人饮也。勿令知之，后不喜饮酒也。

又方：

腊月鼠头灰　柳花各半两

右捣罗为末，黄昏时水调三钱与服。

又方：

正月一日取酒二升，淋碓嘴头，捣七下，与饮之。

又方：

白猪乳汁饮之，永不饮酒。

又方：

大虫粪中骨烧为灰，捣罗为末，和酒与服。

又方：

鸬鹚粪烧灰，水调半钱与服，永断。

又方：

故纺车弦烧灰为末，和酒与饮之。

又方：

自死蛴螬干碾为末，酒内与一钱饮之，永世闻酒即呕。

又方：

白狗乳汁，酒内与服之。

又方：

腊月马[1]脑，酒内与之。

---

〔1〕 马：原作"鸟"。《千金》卷25"卒死第一·醉酒"断酒方作"马"，从之改。

太平圣惠方卷第四十

凡一十七门 病源一十三[1]首 方共计二百三十五道

治头痛诸方

夫诸阳之脉,皆上行于头面。若人气血俱虚,风邪伤于阳经,入于脑中,则令头痛也。又有手三阳之脉受风寒,伏留而不去者,名厥头痛。厥者,逆也,言其脉厥逆而不顺行,逆壅而冲于头故也。又有入连在脑,痛甚手足冷者,名真头痛。由风寒之气循风府而入于脑,故云入连在脑,则痛不可忍。其真头痛不可疗也,余皆是风热痰厥头痛者矣。

治上焦风壅头痛,口干烦热,宜服**防风散**方:

防风一两,去芦头 甘菊花一两 赤芍药一两 石膏四两 葛根一两,剉 柴胡二两,去苗 蔓荆子一两 甘草一两,炙微赤,剉 杏人[2]一两,汤浸,去皮尖、双人,麸炒微黄

右件药捣筛为散,每服四钱,以水一中盏,入生姜半分,煎至五分,去滓,入竹沥半合,更煎二三沸,不计时候温服。忌炙煿、热面、大蒜等。

治胸膈风壅上攻,头痛不止,宜服**旋覆花散**方:

旋覆花半两 枳壳一两,麸炒微黄,去瓤 蔓荆子一两 石膏二两 甘草半两,炙微赤,剉 甘菊花半两

右件药捣筛为散,每服三钱,以水一中盏,煎至六分,去滓,不计时候温服。忌热面、炙煿物。

治头痛不止,心神烦闷,宜服**石膏圆**方:

石膏一两,细研,以水飞过 马牙消半两 太阴玄精半两 硫黄半两 雄黄半两 朱砂半两

右件药都细研,入麝香末一钱重研令匀,用汤浸蒸饼和圆如梧桐子大,每服不计时候以葱茶[3]下五圆。

---

〔1〕 一十三:原作"四十三"。据今计实数改。

〔2〕 杏人:下脱剂量及制法。《正误》所据抄本有"汤浸去"三字。《类聚》卷80引"治头痛诸方"有"一两,汤浸,去皮尖、双人,麸炒微黄",因补。

〔3〕 茶:原作"茱"。《正误》:"'茱'字可疑。"《类聚》卷80引"治头痛诸方"作"茶",因改。

治头痛不可忍,方:

童子小便一盏　豉心半合

右件药同煎至五分,去滓,温温频服。

治风毒攻注头目,痛不可忍者,宜服此方:

黑豆一合,拣令净　附子一两,炮裂,去皮脐,别捣细罗为末　生姜一两,切,与豆同炒,豆熟为度

右件药以酒一大盏,煎姜、豆至七分,去滓,分为二服,每服调附子末一钱,不计时候服之。

治头痛,往来寒热,心膈痰壅,宜服**恒山散**方:

恒山一两,捣罗为末　云母粉一两

右件药相和研令匀,每服以温水调下一钱,良久当吐,如吐未快,即再服之。

治头痛不止,宜服此方:

伏龙肝一两　附子半两,炮裂,去皮脐

右件药捣细罗为散,每服以冷水调下二钱。

又方:

川乌头一枚,炮裂,去皮脐,捣令碎　生姜一分,切

右以水一中盏,煎至五分,去滓,入蜜半合相和服之。

又方:

胡粉半两　硫黄一分

右件药同研令细,以软饭和圆如梧桐子大,当头痛发时,以冷水下五圆,良久再服之。

又方:

白僵蚕一分　黄丹一分,炒令紫色　溺垽一分

右件药捣罗为末,用葱白略以火煨令软,捣绞取汁,先调药末一遍,晒令干,又调之,如此三度,圆如菉豆大,每服以冷茶下五圆。

治头痛发歇不止,宜服此方:

萝卜一枚,剜去中心,留盖子　寒水石一两　硫黄一分,细研　腻粉一分

右件药先将寒水石内萝卜中,用盖子盖却,以泥裹候干,烧令通赤,良久取出,候冷去萝卜,入二味药同研令匀,以汤浸蒸饼和圆如菉豆大,每服不计时候以新汲水下五圆。

治风毒攻脑疼痛,**摩顶散**方:

茴茹三分　半夏三分,生用　川乌头一两半,去皮脐　莽草半两　川椒三分,去目及闭口者　桂心三分
附子半两,生,去皮脐　细辛半两

右件药捣细罗为散,以醋调,旋取时时摩顶上,以差为度。

治头痛鼻塞,头目不利,宜用此方:

牛酥三分　川朴消一两,细研

右件药同研令匀,频用少许点鼻内差。

又方:

丁香一分　白芷半两　瓜蒂一两

右件药捣细罗为散,每用半字已来,吹入鼻内即差。

又方:

附子一枚,生,去皮脐　地龙一分

右件药捣罗为末,每用一字[1],以生姜汁调,涂两眼角及顶上。

又方:

龙脑半分　铁粉二两

右件药细研令匀,每于食后以新汲水调下半钱。

治头痛不可忍,方:

右用蒜一颗,去皮,研取自然汁,令病人仰卧垂头,以铜箸点少许沥入鼻中,急令搐入脑,眼中泪出差。

治头偏痛诸方

夫头偏痛者,由人气血俱虚,客风入于诸阳之经,偏伤于脑中故也。又有因新沐之后,露卧当风,或读学用心,牵劳细视,经络虚损,风邪入于肝,而引目系急,故令头痛偏也。

治头偏痛方:

旋覆花半两　萆薢半两,剉　虎头骨半两,涂酥炙令黄

右件药捣细罗为散,欲发时以温酒调下两钱,衣盖出汗,立差。

治夹脑风,及洗头后伤风,头偏痛甚者,宜服此**神圣散**方:

麻黄半两,去根节　细辛半两　干蝎半两,一半微炒,一半生用　藿香半两

右件药捣细罗为散,不计时候服用薄荷酒或荆芥汤调下一钱。

治头偏痛,**白雪圆**方:

消石一两　硫黄一两　白矾一两

右以固济了瓶子一所,先下消石,次下硫黄,后下白矾,其瓶盖上留一小窍子,先掘一地坑,内更着水瓶子一所,坐令安稳,便将药瓶坐于瓶上,用泥密固之,以慢火逼之,候窍中相次烟出尽,即却泥之后,用大火熬令通赤,候冷开瓶,取出药于纸上摊,用甘草水洒地令湿,以盆合之二日出火毒了,细研,用菉豆粉以水调和,圆如梧桐子大,每于食后以冷水下五圆。

治头偏痛,**乌金圆**方:

皂荚二两,烧灰细剉　石膏二两,细研,水飞过

右件药都研令匀,以软饭和圆如梧桐子大,每服以薄荷汤下五圆。

又方:

硇砂一分,细研　豉心一分,入汤少许浸令软

右件药都捣和为圆如皂荚子大,以绵裹露出一头,头左边痛,将药内左边鼻中,如右边痛,即内右边鼻中,差。

治夹脑风及头偏痛,方:

芸薹子一分　川大黄三分

右件药捣细罗为散,每取少许吹鼻中,后有黄水出,其病永差。如有顽麻,以酽醋调涂之,亦效。

治头偏痛不可忍,方:

蓖麻子半两,去皮　枣十五枚,去核

---

〔1〕 字:原字类耳、又类甘,无法确认。《类聚》卷80引同方作"字",与本节诸方剂量相合,从之改。

右件药都捣令熟,涂在纸上,用箸一只卷之,去箸,内在鼻中良久,取下清涕。

治偏头疼,方:

苦葫芦子一合　郁金一颗

右件药捣罗为末,用白绢子裹药末一钱,于新汲水内浸过,滴向患处鼻中,得黄水出差。

治头偏痛,方:

蚱蝉二枚,生用　乳香半两,细研　朱砂半分,细研

右件药以蝉研取汁,都和圆如小豆大,头痛发时,左边痛内在左鼻中,右边痛内在右鼻中,出黄青水为效。

又方:

硫黄一两　消石一两

右件药同研入铫子内熔作汁,候冷取出,更入石膏末一两,又同研令细,用软粳米饭和圆如梧桐子大,每服以温水下五圆,频服之差。

又方:

生姜汁二合,于瓷器中晒令干,为末　桂心末一字　麝香末一字

右件药同研令细,每用少许吹于鼻内,即差。

治头偏痛,**通顶散方**:

消石一分　滑石一分

右件药于铫子内同炒令黄色,候冷细研为末,每用少许吹入鼻中差。

又方:

蓖麻子一两,去皮

右烂研绞取汁,于头偏痛处涂之。

治头疮诸方

夫诸阳脉皆上于头,头为阳,阳为表,阳盛则表热。若人体虚,腠理开泄,为风邪所客,风与之热搏于气血,气血凝涩,留于皮肤,故令头生疮也。

治头疮经年月不差,**松脂膏方**:

松脂三分　黄连三分,去须　川大黄半两　水银一两半　黄芩一两　苦参一两,剉　蛇床子一分　白矾半两,烧令汁尽　胡粉半两,合水银入少水同研令星尽

右件药捣细罗为末,用腊月炼了猪脂调令稀稠得所,每日傅疮上,大效。

又方:

黄连四两,去须　蔄茹一两　胡粉一两　黄檗一两,剉

右件药捣罗为末,以乌麻油调如膏。若小儿,先以泔清洗之,大人即以泔清皂荚洗之,然后涂药,不过三上即差。

又方:

杏人二两,汤浸,去皮尖,炒令黄黑色　豉二两,微炒　腻粉一分　硫黄半两,细研

右件药先捣杏人、豉如泥,即入腻粉、硫黄同研令匀,先以葱盐汤洗后,以生油调涂之。

治头上生疮,及一切恶疮,诸药治不差者,宜用**雌黄膏方**:

雌黄一两,细研　黄连一两半,去须　苦参一两　礜石半两　蔄茹一两　莽草半两　朱砂一分,细研

右件药先细剉四味,以腊月猪脂一斤慢火同煎三上三下,去滓,下研了药,不住手搅令成膏,入瓷合中盛,每用少许涂于疮上。

治头疮及诸般疮,方:

露蜂房　白狗粪各半两

右件药并烧为灰,细研,以蜜和涂之,立差。

治热毒上攻,发赤根白头疮于头上,宜用此方:

龙胆一分,去芦头,捣为末　熊胆一分,细研

右件药同研令匀,以生油调,日可两三度涂之。

治头上一切恶疮及秃疮,诸药不差者,宜用此方:

右以鲫鱼一头,长五寸者,留鳞,开去肠胃,内头发令满,即以湿纸数重裹之,烧为灰,入雄黄一分同研令细,用腊月炼了猪脂和,更研令匀,先以泔清洗疮,拭干涂之,日三两上,自差。用麻油调亦得。

治头生恶疮方:

生牛皮烧灰,半两　燕窠土烧赤,半两　麝香半钱

右件药都细研令匀,以生油调,日二三度涂之。

治头疮方:

苦楝子十四枚　杏人七枚

右件药都烧令烟尽,捣罗为末,入腻粉半钱更研令匀,以生油调涂,三五上差。

治头疮经久不差方:

梁上尘一两,细研

右件药,每用时先以皂荚汤洗疮,拭令干,以生油调涂之。

又方:

虾蟆头三枚,烧灰

右研罗为末,以生油调涂之。

又方:

牛角尖烧灰

右研罗为末,以生油调涂之。

又方:

不蚛皂荚烧灰

右研罗为末,以生油调涂之。

又方:

鲲鱼鳞炙令黄焦

右捣罗为末,每用时先以盐浆水洗疮,裛干去痂后,以生油调涂。

又方:

使君子烧令焦

右捣罗为末,以生油调涂之。

又方:

右以米醋二升浸三宿,以布绞取汁,于铛内慢火熬成膏,净洗疮,裛干,去痂涂之。白秃病癣,并宜用之。

治头极痒不痛，生疮方：

鹁鸽粪五合

右以好醋和如稀膏，煮三两沸，日二三上涂之。

治头疮乍发乍差，赤焮疼痛，方：

竹叶一斤，烧灰

右捣罗为末，以鸡子白和匀，日三四上涂之。

又方：

楸叶不限多少

右捣绞取汁涂之，立效。

治面上生疮诸方

夫面上生疮者，由内热外虚，风湿所乘，则生疮也。所以然者，肺主气，候于皮毛。脾主肌[1]肉，气虚则肤腠开，为风湿所乘，内热则脾气温，气温则肌内生热也，湿热相搏，故令面生疮也。

治面上风疮，黄水流出，或痒[2]或痛，宜用**松脂膏**方：

松脂一两，研　石盐一两，研　杏人一两，汤浸，去皮尖，研如泥　蜜三合　蜡一两　熏陆香二两，研　蓖麻人一两，研如膏

右件药先细研松脂、石盐、熏陆香等，次入杏人、蓖麻研令匀，用蜜、蜡煎成膏，摊于帛上贴之，日两度换之。

治面上热毒恶疮方：

胡粉半两　黄檗半两，剉　黄连半两，去须

右件药捣罗为末，以面脂调，日二三度涂之。

治面上风毒恶疮方：

硫黄半分，细研　杏人一分，汤浸，去皮尖　胡粉一分

右件药都烂研令匀，以腊月猪脂调匀，日二三度涂之。

又方：

胡粉二两　水银二两，合胡粉入少水研令星尽　松脂二两　腊月猪脂四两

右件药先以猪脂煎松脂令消，内水银、胡粉搅令匀，候冷涂之。

治面上恶疮及甜疮，流出黄汁，沾肉为疮，方：

胡粉一两　黄连一两，去须　粳米半两　赤小豆半两　水银一两，合胡粉入少水研令星尽

右件药捣罗为末，入胡粉、水银研令匀，以清麻油旋调，日二三度涂之。

治面上生风疮方：

硫黄一两　麝香半两　蜗牛壳一两　胡粉一两　腻粉一两

右件药都细研令匀，以面脂调涂之。

治面上赤疮散漫，或如痱子，或如风瘟，满面赤痛，方：

---

〔1〕肌：原脱。据《类聚》卷80引同论补。
〔2〕痒：下原有"成"。《类聚》卷80引"治面上生疮诸方"无此字，当衍，删之。

黄连半两,去须　黄芩半两　黄蘗半两,剉　腻粉一分

右件药捣罗为末,入腻粉同研令匀,用油蜡面脂调如膏,夜卧时先以浆水热暖洗面了,傅之,明旦还以浆水洗面,不过三两上差。

治面上疮及皯,**易容膏方**:

麻油半斤　乳香一两,细研　松节一两,剉　松脂二两　黄蜡二两　白及一两,剉　川升麻一两　白敛半两

右件药捣升麻、白敛细罗为末,先以油煎松节并白及令黄赤色,滤去滓后,入松脂、黄蜡又煎令消,即入乳香、升麻等末熬成膏,倾于瓷器内收,凡面上皯黵风刺,诸般恶疮,傅之极妙。

又方:

乌蛇二两,烧灰

右细研如粉,以腊月猪脂调涂之差。

治面皯黵诸方

夫面皯黵者,由脏腑有痰饮,或皮肤受风邪,致令气血不调,则生黑皯。五脏六腑十二经血皆上于面,夫血之行,俱荣表里,人或痰饮渍于脏腑,风邪入于腠理,使气血不和,或涩或浊,不能荣于皮肤,故变生黑皯。若皮肤受风邪,外治则差。若脏腑有痰饮,内疗则愈也。

治面皯黵,令色光白,宜服**白瓜子圆方**:

白瓜子人三两,微炒　陈橘皮三分,汤浸,去白瓤,焙　白芷一两　藁本一两　远志一两　杜衡一两　车前子一两　当归一两　云母粉一两　细辛半两　天门冬一两半,去心,焙　柏子人半两　蔄蒁根半两,微炒　黄丹半两,炒紫色　白石脂一两

右件药捣罗为末,炼蜜和捣三五百杵,圆如梧桐子大,每服不计时候以温酒下三十圆。

治面皯黵粉刺及面皮皱定年[1]**方**:

白及二两半　白术五两　白芷二两　细辛二两　白附子二两,生用　防风二两,去芦头　白矾一两半　当归一两　藁本一两半　芎䓖一两半　白茯苓二两　白石脂二两　土瓜根二两　蔄人二两　葳蕤二两　白玉屑半两,细研　琥珀末半两　真珠末半两　钟乳粉半两

右件药捣罗细研为末,取鸡子白并蜜等分和捻作挺子,入布袋盛,悬挂门上阴干,六十日后如铁即堪用,再捣研为末,每夜用浆水洗面,即以面脂调药涂之,经六十日,面如新剥鸡子。

治面皯黵,令悦白,方:

雄黄一两半　雌黄一两,与雄黄同用绵裹,浆水内煮一日,细研　朱砂三分　真珠末三分,细研　蜜陀僧一两,并朱砂二味内猪肠内煮数沸,洗净细研之　白及三分　腻粉半两　白僵蚕三分　白茯苓一两

右件药捣罗为末,入研了药更研令匀细,旋取以猪脂、面脂等分调搅令匀,每夜先以澡豆浆水净洗,拭干涂之,勿冲风及向火。

治面上生皯黵,斑点黯黑,方:

白附子一两,生用　白敛半两　白芷半两　蜜陀僧半两　赤茯苓半两　胡粉半两

---

〔1〕 定年:《正误》:"'定年'字可疑。"

右件药捣罗为末,每用时先以热水洗面 临卧时以牛奶汁和涂之,人乳亦得。

治面多黚皱粗涩,令人面色光泽,方:

朱砂一两,细研 雄黄一两,细研 黄鹰粪白合〔1〕 胡粉二合 水银一两,并胡粉入少水同研令星尽

右件药相和细研令匀,以面脂和,净洗面,夜涂之,以手细摩面令热即止,明旦以暖浆水洗之。

治黚䵠令面洁白,方:

马珂二两,细研 珊瑚一两,细研 白附子一两,生捣罗为末 鹰粪白一两

右件药都研如粉,用人乳和,夜临卧净洗面,拭干涂药,旦以温浆水洗之。

治面黚䵠永除根本,方:

乌雌鸡一只,以笼,笼却以蛤粉和糯米喂三日后,取粪二两 胡粉一两 腻粉一两 英粉一两 鹰粪白一两

右件药都细研令匀,临卧时净洗面,于手掌内以津唾调涂面上,或早晨用亦得,涂却后一日不得洗面,不过三五上,面色洁白。

除黚䵠,令光滑悦白,洗面药方:

猪胰二具 白面一升 细辛三分 白术三分 防风一两,去芦头 商陆一两半 土瓜根三分 白芷一两 皂荚五梃 白敛一两 冬瓜人半升

右件药捣罗为散,先取大猪蹄一具,煮令烂,去骨,并猪胰和散捣为饼,曝干,更再捣罗为末,每夜取少许洗手面,不过一月悦白。

治面黑黚䵠,皮皱皴散〔2〕,宜用此方:

白附子二两,生用 蜜陀僧二两 牡蛎二两,烧为粉 白茯苓二两 芎藭二两

右件药捣罗为末,以殺羊乳调如膏,夜以涂面,旦以温浆水洗之,不过五六度,一重皮脱,黚尽去矣。

又方:

白羊乳三升 甘草二两,末 白羊肾二两,切去脂膜,水渍去汁,细研

右件药相和,一复时后用之,先以醋浆水洗面,用生布拭之,每夜涂药二遍,旦以猪蹄汤洗之,每夜恒用之验。

又方:

益母草灰五升 落藜灰三升 石灰一斗

右件药各细罗了,于盆内先着石灰,上用纸盖,渐入热水,候湿透石灰,于纸上留取水五升已来,将此水煮稀糯米粥,拌前件二〔3〕味灰作球,于炭火内烧令通赤,取出候冷,捣罗为末,依前将粥拌更烧,如此七遍后,更以牛乳拌,又烧两遍,然后捣罗为末,每夜先洗面了,以津唾调少许涂之,平旦以热浆水洗面,去斑皱黚䵠极妙。

又方:

白矾三分 硫黄三分,细研 白附子三分,生用

---

〔1〕 黄鹰粪白合:"白"字不见于《普济方》卷21、《类聚》卷80所引同方。另《类聚》药下缺剂量,《普济方》作"一升"。按古籍剂量一般规则,若量词前无数字,可视为略去"一",故此药当用一合。

〔2〕 散:《类聚》所引同。《正误》:"'散'字可疑。"若解为皮肤松散,似亦可通。

〔3〕 二:原作"一",与文义不合。据《类聚》卷80所引同方改。

右件药捣罗为末,以醋浸三日,每夜临卧时净洗面,薄涂之,勿见风。

又方:

鸡子三枚　丁香一两,末　胡粉一两,细研

右件药先以醋一升渍鸡子七日后,取鸡子白调丁香、胡粉令匀,以浆水洗面,薄涂之妙。

又方:

羖羊胆二枚　牛胆一枚,并取汁

右以醋二合和煎二三沸,夜卧涂之。

又方:

杏人一两,汤浸,去皮尖,研成膏　腻粉半两

右件药以鸡子白和匀,夜用傅面,经宿拭去,甚妙。

治面黑鼾黯黑子方:

李子人三两,汤浸,去皮细研

右以鸡子白和如稀膏,每夜涂面,至晓以淡浆水洗之,便涂胡粉,不过五六日有效,慎风。

又方:

杏人三两,汤浸,去皮研如膏

右以鸡子白和,每夜薄涂之,不过三五度即效。

又方:

雄黄一两,细研

右以猪脂和,每夜涂之效。

又方:

白附子三两,生用

右捣罗为末,以酒和,临卧涂之。

又方:

桂心一两　石盐一两

右件药捣罗为末,每夜以蜜调涂之。

又方:

羖羊胫骨半斤,晒令极干

右捣罗为末,以鸡子白和傅之,旦以稻泔洗之,不过五七日大效。

治面鼾黯,减瘢去黑痣,方:

荞苊二两　桂心三分

右件药捣细罗为散,每服以醋浆水调下一钱,日三服。

治鼾黯斑点,兼去瘢痕,方:

云母粉一两　杏人一两,汤浸,去皮尖

右件药细研,入银器中以黄牛乳拌,略蒸过,夜卧时涂面,旦以浆水洗之。

又方:

桃花一升　杏花一升

右件药以东流水浸七日,相次洗面,三七遍极妙。

治鼾黯斑点,方:

皂荚子末,半两　杏人半两,汤浸,去皮尖,研如膏

右件药都研令匀,每夜用津唾调涂之。

又方:

蜜陀僧二两,细研

右以人乳汁调涂面,每夜用之。

治皯黵,面不净,方:

朱砂一两,细研

右以白蜜和,夜临卧涂之,旦以醋浆水洗之。

治面疱诸方

夫面疱者,谓面上有风热气即生疱也。或如米大,亦[1]如谷大,白色者是也。

治年少气血盛,面生疱者:

冬葵子一两,微炒　柏子人一两　白茯苓一两　冬瓜子人一两,微炒

右件药捣细罗为散,每服以酒调一钱,食后服之。

治面上生细疱疮,方:

雄黄一两,细研　胡粉一两　水银一两

右件药细研,以水银星子尽为度,用腊月猪脂旋调,以傅面上。

治面疱痒肿,**白附子散**方:

白附子一两,生用　木香一两　由跋一两　麝香一分,细研入

右件药捣细罗为散,以水旋调涂之。

治卒得面疱,方:

胡粉半两　水银一两,合胡粉入少水研令星尽

右件药以腊月猪脂一两同研令匀,夜卧时薄涂之。

治面上忽生疱疮,方:

黄连二两,去须　牡蛎粉二两

右件药捣罗为末,研令匀细,以水和如泥,傅疮上妙。

治面上疱子,方:

右用川大黄末以水调,每夜涂之。

又方:

右以白附子末,以水调涂之。

又方:

右以麋脂涂疱上,日再涂之。

又方:

水银一两　腊月猪脂一两

右件药相和,熟研令水银星尽,向夜涂之,平明拭净,三四度差。

又方:

土瓜根半两,末　胡粉半两　青羊胆一枚,取汁　水银半两,合胡粉入少水研令星尽

〔1〕 亦:原作"赤",与下文"白色者是"不合。《病源》卷27"面疱候"作"亦",义长,因改。

右件药相和研令匀,每夜涂面,且以暖浆水洗去,极妙。

又方:

鹰粪白半两　胡粉一分

右件药细研,以蜜和傅面上。

治少年面上起细疱,方:

右按浮萍草拓之,亦可饮少许汁,良。

又方:

鸡子三枚,轻损破大皮　好酒一升

右二味都入一瓷瓶内盛,密封头,候七日取出,鸡子去壳,每夜涂面上,且以温浆水洗之。

治面皯疱诸方

夫人面上或有如乌麻,或如雀卵上之色是也。此由风冷客于皮肤,痰饮渍于脏腑,故生皯疱也。

治面皯疱,**玉屑膏方**:

玉屑一两半,细研如粉　珊瑚一两半,细研如粉　木兰皮一两半　辛夷一两半,去壳　白附子一两,生用　芎藭一两　白芷一两　冬瓜子人四两　桃人半斤　商陆半斤　牛脂二两　猪脂四两　白狗脂一斤

右件药除玉屑、珊瑚及诸般脂外并细剉,先于银锅中以文火消诸般脂令熔后,下诸药同煎三上三下,令白芷色黄为度,滤去滓,下玉屑、珊瑚末搅令匀,于瓷器中盛,每夜涂面,神效。

治面皯疱,令面悦泽,**白附子膏方**:

白附子一两,生用　木香一两　商陆一两,剉　细辛三两　酥三两　羊脂三两　蜜陀僧一两,细研如粉　金牙石三两,研如粉

右件药细剉,以酒三升渍一宿,煮取一升去滓,然后内酥、羊脂煎成膏,入金牙石、蜜陀僧搅令匀,盛不津器中,夜卧时涂面,日以温水洗,不得见风。

治面皯疱,**麝香膏方**:

麝香半两,细研　白附子一两,生用　当归四两　芎藭四两　细辛四两　杜衡四两　白芷四两

右件药细剉,以腊月猪脂一斤半同煎三上三下,候白芷色黄为度,去滓,下麝香搅令匀,盛瓷合中,勿令尘入,以傅疱上,日三度。

治面皯疱,**枸杞子散傅面方**:

枸杞子一两　白茯苓一两　杏人一两,汤浸,去皮　防风一两,去芦头　细辛一两　白芷一两

右件药捣细罗为散,先以腻粉傅面三日,即以白蜜一合和散药,夜卧时先用浆水洗面了傅之。不得见风日,能常用大佳。

治面生黑皯疱,方:

白敛三分　生礜石一两　白石脂一两　杏人半两,汤浸,去皮尖,研如膏

右件药捣细罗为末,研入杏人令匀,以鸡子白调,夜卧时涂面,且以井华水[1]洗之。

治面皯疱,令悦白润好,及治手皴,方:

---

〔1〕华水:二字原互乙。此即医药书常见之井华水,故予以乙转。

猪蹄二具　白粱米一升,以水一斗,与猪蹄同煮极烂,取汁三升,入后药用　白芷一两　商陆三两　白茯苓三两　葳蕤二两　藁本二两　桃人三合,汤浸去皮

右件药捣筛,以前药汁更研,入桃人都煮取一升,滤去滓,瓷合中盛之,内甘松香、零陵香末各一两,入膏中搅令匀,每夜卧时用涂手面极良。

治面皯疱,及产妇黑疱如雀卵色,**羊胆膏方**:

羊胆三枚,取汁　猪脂三合　细辛三分,捣罗为末

右件药相和煎成膏,每夜涂面,旦以浆水洗之。

又方:

七月七日取露蜂子于漆碗中,以少酒渍取汁,重滤过,以胡粉相和涂之。

又方:

桃花　冬瓜人各一两

右件药捣罗为末,以蜜调傅之。

又方:

右以白茯苓末以蜜和傅之。

治酒齄诸方

夫面生齄者,由饮酒热势冲面,而遇风冷之气相搏所生也,故令鼻面生齄赤疱匝匝然也。

治鼻面酒齄如麻豆,及疼痛,搔之黄水出,宜服**冬瓜子散方**:

冬瓜子人一两,微炒　柏子人一两　白茯苓一两　葵子一两,微炒　栀子人二两　枳实一两,麸炒微黄

右件药捣细罗为散,每于食后以粥饮调下二钱。

治肺脏风毒及过饮,齄疱,宜服**防风散方**:

防风一两,去芦头　石膏二两,细研,水飞过　小荆子一两　栀子人一两　荠苨一两　枸杞子一两,微炒　白蒺藜一两,微炒去刺　甘草半两,炙微赤,剉

右件药捣细罗为散,每于食后以温水调下二钱。

治饮酒过多,鼓[1]鼻齄疱方:

栀子人二两　川大黄一两半,剉碎[2],微炒　芎藭一两　豉一合　甘草半两,炙微赤,剉　木兰皮一两

右件药捣罗为末,炼蜜和捣三五百杵,圆如梧桐子大,每服食后以温水下二十圆。

又方:

皂荚一斤,不蚛者,去皮,以酥五两渐涂,以慢火炙,酥尽为度,然后捣碎,以新汲水捼,用生绢滤过,以慢火熬成膏　防风一两,去芦头　独活一两　甘草一两,炙微赤,剉　牛蒡子一两,微炒

右件药捣罗为末,入皂荚煎和圆如梧桐子大,每于食后茶酒任下二十圆。

治积年酒齄,并生面上风疮,方:

硫黄半两,细研　蜗牛壳半两,自死干枯小者为上,净去泥土　木香半两　杏人半两,去皮尖,研如膏　朱

---

〔1〕 鼓:《类聚》卷80所引同。可作鼻头肥大解。《普济方》卷57"栀子丸"引作"致",亦通。

〔2〕 碎:原作"研"。《正误》:"'研'当作'碎'。"本书川大黄制法大多作"剉碎",因改。

粉半两

右件药捣罗为末，入杏人、朱粉、硫黄都研令匀，以腊日面脂调如稀膏，每夜欲卧时以淡浆水净洗面，拭干，以药涂所患处，平明即以温水洗之。湿癣，以米泔洗了涂药，三五上亦差。

治鼻面酒齄疱，方：

木兰皮半斤，剉　醋一斤，三年者

右件药相和浸二七日，取焙干，捣细罗为散，每于食后以温酒调下一钱。

又方：

木兰皮二两　栀子人二两

右件药捣细罗为散，每于食后以蜜汤调下一钱。

治鼻面酒齄疱及恶疮，方：

附子二两，生，去皮脐　川椒二合，去目　野葛半两

右件药细剉，醋浸一宿漉出，以猪脂半斤同煎，以附子黄为度，去滓，时时涂之。

治酒毒齄疱，**木兰皮膏**方：

木兰皮　防风去芦头　白芷　木香　牛膝去苗　赤芍药　独活　杜衡　当归　白附子细辛　芎䓖已上各一两　麝香半两，细研

右件药并细剉，以腊月猪脂二斤微火煎，以白芷黄为度，滤去滓，入麝香搅令匀，瓷合中盛，每夜薄涂之。

治肺脏风毒，及酒齄疱痒发歇，宜用此方：

白附子一两　木香半两　由跋半两　麝香一分，细研　细辛一两

右件药捣罗为末，入麝香研匀，水调如膏，夜卧涂之。

又方：

白蒺藜二两，微炒去刺　栀子人二两　豉一合　木兰皮二两

右件药捣罗为末，以浆水和如膏，每夜临卧时涂之。

治鼻面酒齄疱，宜用此方：

鸬鹚粪一合，细研

右以腊月猪脂和，每夜薄涂之。

治粉刺诸方

夫粉刺者，是面皮上有齄如米粒也。此由肤腠受于风邪，搏于津液之气，因虚作之也。亦言因傅胡粉，而皮肤虚者，粉气入腠理致使然也。

治面上粉刺及黑黯，方：

朱砂一两　雄黄一两　蜜陀僧一两　麝香半两　粉霜半两

右件药同研令细，用面脂调，夜卧时匀以涂面，至明以温浆水洗之。

治面上粉刺，**红膏**方：

朱砂一两　麝香半两　牛黄半分　雄黄三分

右件药都细研令匀，以面脂和为膏，匀傅面上，避风，经宿粉刺自落。

治粉刺,面生皯蝇[1],方:

黄耆二两半,剉　白术二两半　白敛二两半　葳蕤二两半　商陆一两　鸬鹚粪一两　鹰粪白一两　防风一两半,去芦头　芎𦭜一两半　白芷一两半　细辛一两半　木香一两　白附子一两半　杏人一两半,汤浸,去皮,别研如膏

右件药捣罗为末,以鸡子白都和作挺子,曝干,以浆水研涂面,夜傅朝洗。

治粉刺及面疮,方:

黄连二两　粳米二两　赤小豆二两　吴茱萸一分,炒黄　水银一两半,并用胡粉入少水同研令星尽

右件药捣罗为末,和研令匀,入生麻油调稀稠得所,浆水洗疮,拭干,日再傅之。

治面上粉刺,令悦泽,方:

硫黄一两　蜜陀僧一两　乳香一两　白僵蚕一两末　腻粉一两　杏人一两,汤浸,去皮,研如膏

右件药同研如粉,都以牛酥调稀稠得所,暖浆水洗面了,拭干,以药涂之。勿使皂荚,不过三五上甚效。

治粉刺面皯,黑白斑驳,宜用此方:

益母草不限多少烧灰

右以醋浆水和作团,以大火烧令通赤,如此可五度,即细研,夜卧时加粉涂之。

又方:

右捣生菟丝子,绞取汁涂之。

又方:

羖羊胆五枚,取汁

右以好酒一升相和,煎令稠,以涂面上。

又方:

右以白矾灰细研,酒和涂之,日二三度易之。

治面粉刺及皯,方:

右以三年醋二升渍鸡子五枚,经七日,鸡子当如泥,去醋,倾于瓷器中,以胡粉两鸡子大和研如膏,瓷瓶盛,盖口,于五斗米下蒸之,米熟药成,封之勿泄气,夜欲卧时涂面,且以浆水洗之。

治黑痣诸方

夫黑痣者,盖风邪搏于血气,变化所生也。夫人血气充盛,则皮肤润悦,不生疵瑕。若损则生点痣。然黑痣者,是风邪变其血气所生也。若生而有之者,非药可治也。凡面及体生黑点,谓之黑痣,亦云黑子也。

治黑痣生于身面上,宜用此方:

藜灰五两

右以水一大碗淋灰汁,于铜器中盛,以重汤煮令如黑膏,以针微拨破痣处点之,大者不过三遍,神验。

---

[1] 蝇:《类聚》卷80引同方亦同,义晦。《普济方》卷51引同方作"皵",义长。然据其字形,或为"皰"(黑色、黑痣)之误。

治面上黑痣,令永除根本,方:

栎木炭二斤,烧熟净炉上消为灰　石灰三合

右二味相和,以水淋取浓汁一大盏,即于小铛内煎至三分,以瓷合盛之,用小竹针子取药点于痣上,干即又点之,二日不洗面,痣剥去尽,勿食酸咸、油腻、生姜等,即无瘢疮。

治面上黑痣及疣子,方:

夜以暖浆水洗面了,用生布揩痣令赤痛,水磨白檀香浓汁以涂痣上,且以暖浆水洗之,仍以鹰粪白粉其上,良。

治面上黑痣及赘,方:

雄黄细研　硫黄细研　真珠末　白矾　菌茹　藜芦去芦头,各半两　巴豆三枚,去心皮,生用

右件药捣罗为末,都研令匀,以黑漆和合如膏,于上点之,当成疮自落。及去面䵟,皮中紫点,其不耐漆人,用鸡子白和涂之良。

治赤疵及黑痣,方[1]:

干漆一两　巴豆三枚,去心皮　炭皮一两　雄黄一两,细研　雌黄一两,细研　白矾一两

右件药捣罗为末,都研令匀,以黑漆和合如膏,于上点之,当成疮自落。及去面䵟,皮中紫点,其不耐漆人,用鸡子白和涂之良。

治赤疵及黑痣,方:

干漆一两　巴豆三枚,去心皮　炭皮一两　雄黄一两,细研　雌黄一两,细研　白矾一两

右件药捣罗为末,都研令匀,以鸡子白和涂之[2],其痣自落。

治疣目诸方

夫疣目者,是人手足边忽生如豆,或如结筋,或五个,或十个,相连而生,在肌上粗强于肉,谓之疣目也。此皆是风邪搏于肌肉而变生也。

治一切疣赘瘢靥,方:

风化石灰一升　粉炉炭灰一升　桑柴灰一升

已上三味,以水五升淋取汁,重汤煎如膏。

砒霜一分　硇砂一分　黄矾半分

右件药同研令极细,入前膏内调令匀,用布揩破涂之,似有白痂,即以新罗松子油调涂之。

治面及身上生疣目,方:

右用蜡纸一片炙令热,上以硫黄末少许掺令匀,紧卷,以火烧点疣目上,待有沸声便拨却,已去根也。

又方:

腻粉一两　巴豆一枚,去皮

右二味相和细研,以针轻拨破疣目上点之,成疮自落,用黄连末傅之便干。

---

〔1〕 治赤疵及黑痣:此方名及方组("治赤疵……白矾一两")同下一方。制方法("右件……涂之良")同上一方。属于两方拼合之误方。

〔2〕 鸡子白和涂之:《千金》卷 23"疥癣第四"同方作:"鸡子白和涂故帛,贴病上,日二易。"录之备参。

治疣目及痣等方：

桑叶灰四升，以汤一斗淋取汁，银锅中慢火煎如饧 附子两颗，去皮脐，生用 硇砂一分 糯米五十粒

右件药捣罗为末，入煎内调令匀，每取少许点疣目上即自落。兼破一切肿毒要作头者，当上用此药，肿毒即破也。

又方：

桑皮灰 艾灰各三升

右件药以水五升淋之，又重淋三遍，以五色帛内汁中合煎令可圆，以傅疣上则烂脱，乃以灭瘢药涂之。

又方：

糯米五十粒

右于湿石灰里埋之，以米烂为度，用针拨破疣目傅之，经宿自落。

又方：

硫黄一两，细研

右以醋调涂疣目上，六七度即差。

又方：

右以醋渍石灰六七日，取汁点。

又方：

右用蜘蛛网丝绕缠之，自落。

治手足忽生疣目，方：

右用蒴藋赤子按令坏，傅疣目上差。

治狐臭诸方

夫人腋下臭如葱豉之气，亦言如狐狸之气者，故谓之狐臭也。此皆血气不和，蕴积滞毒之气，不能消散，故令气臭也。

治狐臭熏人，难为名状，令永差方：

蝉壳四十九粒 乌梅肉七枚，微炒 绿矾一两 茧卤一合 青古钱七文 杏人七枚，汤浸，去皮

右件药除钱外捣罗为末，入卤中调之，先以皂荚水洗，拭干，用钱腋下摩之候热，拔去腋下毛，便以药涂之，次用腻粉，覆上三两度，便愈。

治腋气臭于狐狸者，宜用此方：

白矾一两，烧令汁尽 黄丹一两 南矾一分 铁粉一分 雄黄一分 腻粉一分

右件药都研细罗为散，每夜先以皂荚水洗后，用津唾调药涂之。

治腋气积久，身体手足心汗出皆臭，宜用此方：

白矾一钱 麝香一钱 腻粉一钱 砒霜半钱 母丁香末一钱

右件药同研如粉，患者先浴了，以津唾调涂之，甚者不过三上效。

治狐臭不可近，方：

木香一两 枫香一两 熏陆香一两 丁香一两 阳起石一两，细研 陈橘皮一两，去白瓤，焙 白矾二两，烧灰 石灰一合

右件药捣细罗为散，以绵裹药如指大，系于腋下，每日换之，五七日差。

又方：

白矾三两,烧令汁尽　甘松香一两　马齿苋一两,干者　石灰五合

右件药捣细罗为散,先以生布揩腋下令黄汁出,拭干,便以散傅之,三五度永差。

又方：

青矾一两,烧灰　白梅七枚,捶碎　白矾一两,烧灰　古字钱一十四文

右件药于瓷瓶内盛,以冷水一大盏浸半日,先洗净腋下,将药水时时涂之。

又方：

木香二两　附子一两,生用,去皮　石灰一两　白矾二两,烧令汁尽　米粉半升

右件药捣罗为末如粉,傅于腋下良。

治腋气臭于烂恶葱豉,人不可近者,宜用此方：

石灰二两　桑柴灰一两　炭灰一两　雌黄二两

右件药同研为末,即用水调涂于腋下,可一食久,即以柳木篦子刮药,其腋下毛并落,用后方：

治腋气,用前方落毛讫,次用此方：

粉霜半两　艾人灰一两　白矾灰半两　蜜陀僧三分,细研　销铅灰半两

右件药同研为末,先以醋浆水洗腋下,拭干,傅散于上。

又方：

胡椒　白矾灰　腻粉　蜜陀僧　乳香各等分

右件药都细研令匀,涂擦腋下,每日用之,以差为度。

治腋气及身体臭,宜用此浴方：

竹叶一斤　桃白皮半斤,剉

右件药以水五斗煮取三斗,浴之,每日用,不过十度差。

治腋气人不敢近者,宜用此方：

伏龙肝二两　白茅香二两

右件药捣罗为末,每日用涂腋下,以差为度。

又方：

胡粉一两　麝香一钱

右件药同研令细,以牛脂调,每日用涂之。

又方：

右以三年醋和石灰涂之。

又方：

赤铜屑一斤

右以大醋和,于铜器中炒令极热,布裹熨腋下,差。

又方：

马齿苋一斤　蜜二两

右件药同捣为一团,以纸裹上,又以泥泥之,可厚半寸已来,曝干,烧令熟,取少许夹腋下,频换之差。

又方：

二月社日,盗取私家糜馈一团,背地摩腋下三七遍,掷着五路头,勿令人知。

灭瘢痕诸方

夫瘢痕者,皆是风热毒气在于脏腑,冲注于肌肉而生疮胗,及其病折疮愈,而毒气尚未全散,故疮痂虽落,其瘢犹黯,或凹凸肉起。宜用消毒灭瘢之药以傅焉。

治面上瘢痕,**玉屑膏**方:

玉屑二两,细研　蜜陀僧二两　白附子二两,生用　珊瑚二两,细研

右件药捣罗为末,入乳钵内都研令匀,每度用药末二钱,以真牛酥调匀,夜卧时涂面,旦用温浆水洗之。

治久患疮痍,差后瘢痕不灭,方:

定州瓷末一两　白僵蚕三分　白附子一分,生用　白芷一分　真珠末一分　野驼脂二两　酥一两

右件药捣罗为末,先消野驼脂与酥二味为汁,候热气退,即下诸药搅之,候疑如膏,用涂瘢上。

又方:

衣中白鱼三七枚　白石脂一分　鹰粪白三分　白附子一分,生用　白僵蚕半两

右件药捣罗为末,以腊月猪脂和,每夜傅瘢,十余夜差。

又方:

白附子半两,生用　蜜陀僧半两　牡蛎半两,烧为粉　芎䓖半两　白茯苓半两

右件药捣细罗为散,每夜旋取以酥调,傅于瘢上。

治一切疮,差后赤黑瘢痕不灭,时复痒不止,方:

鹰粪白一合　辛夷一两,去毛壳　白附子三分,生用　杜若三分　细辛半两

右件药捣筛为散,以酒一升浸三宿,用羊脂六合,以慢火同煎候酒欲尽,绵滤去滓,再煎成膏,于瓷合中盛,以傅瘢上,日三五度妙。

又方:

黄矾半两　胡粉半两,炒令黄

右件药都细研,以腊月猪脂和,更研令匀,先以生布揩令赤痛,即用药涂之,日五七度效。

又方:

鹰粪白　燕窠中草烧灰,等分

右件药都研为末,以人乳汁和涂于瘢上,日三四度,夜卧时准前涂之,旦以浆水洗,自然肉平如故。

又方:

鹰粪白二两半　白僵蚕二两

右件药捣罗为末,每用时以蜜和如稀饧,涂于瘢上,日三上用之。

又方:

禹余粮一两　半夏一两,生用

右件药捣细罗为散,以鸡子黄和如膏,先以新布拭瘢上令赤,以涂之,勿见风,二十日差。

治热毒疮差后瘢痕不灭,方:

鸡子一枚,酒浸七日后取黄　白僵蚕二七枚,捣末

右件药与鸡子相和令匀,先以布揩疮瘢赤痛,涂之甚效。

治火烧疮,灭瘢方:

赤地利二两

右捣罗为末,以生麻油调傅疮上,以瘢灭为度。

治疮痕无问新旧,必除方:

鸡子五七枚

右熟煮取黄,于铛中炒如黑脂成膏,以布先揩破疮瘢,然后涂膏,日三两度,自然瘢灭,与旧肉无别。

又方:

鹰粪白三两,细研

右以蜜和,日三度涂之。

又方:

当归一两　猪脂三斤,细切,逐日饲鸡一只,三日使尽后,收取鸡粪一两　白芷一两

右件药都捣,用绵裹,以酒二盏煎十余沸,去滓,日五七度涂之。

治瘢痕凸出方:

鹰粪白一两　书中白鱼二七枚

右研令细,用蜜调,涂于凸上,日三五度。

又方:

右以小麦面酥调,涂于凸上,宜频涂之。

又方:

鹰粪白一两　白附子一两末

右研令细,用酥调涂于凸上,日三五度良。

又方:

右用瓦炙令热,熨之良。

又方:

腊月猪脂四斤　鼠一枚大者

右以脂煎鼠令消尽,膏成去滓,先以生布擦令赤,涂之良。

治面上印文,方:

赤土细研

右先以物刺破字上,以酥调涂之。

令面光泽洁白诸方

治面上万病,男子年五十服之,颜如十五儿,女年四十服之,颜如童女,面色常如桃花,悦不皱[1],先有䵟䵨悉皆平除,神验无比,**钟乳圆方**:

钟乳粉一两　金屑半两　银屑半两　真珠半两　珊瑚半两　水精半两,已上并细研,水飞过　琥珀半两,细研　蜜陀僧半两,细研　白檀香半两　千岁枣半两　乳香一两　零陵香一分　人参一分,去芦头

---

〔1〕 皱:原作"敢",乃形误。据《类聚》卷80引同方改。

木香一分　诃梨勒皮一分　白附子一两　桃人半两,汤浸,去皮尖、双人,麸炒微黄　胡粉半两　黄鹰粪半两　丁香半两　光明砂半两,细研　牛黄半两,细研　辛夷一两　杏人半两,汤浸,去皮尖、双人,麸炒微黄

右件药捣罗为末,入石药等更研二七日讫,以炼蜜和圆如弹子大,每夜取一圆,以温水化破服,经一月面如童子。

令人面洁白媚好,宜服**白附子圆方**:

白附子三分　白芷三分　杜若三分　赤石脂二两　桃花二两　杏人一两,汤浸,去皮尖、双人,麸炒微黄　甜瓜子一两,微炒　牛膝一两,去苗　鸡粪白三分,微炒　白石脂二两　远志三分,去心　葳蕤三分

右件药捣罗为末,炼蜜和捣五七百杵,圆如梧桐子大,每服食后以温牛乳一合下二十圆。

治面黑皯,令洁白光悦,宜服**桃花圆方**:

桃花二升,阴干　桂心二两　乌喙二两,炮裂,去皮脐　甘草二两,炙微赤,剉　白附子一两　甜瓜子人一两,微炒　杏人一两,汤浸,去皮尖、双人,麸炒微黄

右件药捣罗为末,炼蜜和圆如梧桐子大,每服以温酒下十圆,日三服。

治面黑,令人好颜色,洁白如雪,方:

黄丹二两,炒令紫色,研　女菀二两

右件药捣细罗为散,每服以温酒调下二钱,日再服,黑色当随大便中出。

治面及手足黑,令光泽洁白,方:

白杨皮二两,剉　桃花三两　白瓜子人二两,微炒

右件药捣细罗为散,每服以温酒下一钱,日三服。

令人面洁白悦泽,颜色红润,方:

桃花采三树,阴干

右捣细罗为散,每服以粥饮调下二钱,日三服。

令百岁老人面如少女,光泽洁白,**鹿角膏方**:

鹿角霜二两　牛乳一升　白敛一两　芎䓖一两　细辛一两　天门冬一两半,去心,焙　酥三两　白芷一两　白附子一两,生用　白术一两　杏人一两,汤浸,去皮尖、双人,别研如膏

右件药捣罗为末,入杏人膏研令匀,用牛乳及酥于银锅内以慢火熬成膏,每夜涂面,旦以浆水洗之。

令面光白腻润,去皯黯面皱,方:

白芷一两　白敛一两　白术一两　白附子三分,生用　白茯苓三分　白及半两　细辛三分

右件药捣罗为末,以鸡子白和为挺子,每挺如小指大,阴干,每夜净洗面了,用浆水于瓷器中磨汁涂之,极效。

又方:

白附子半两　杏人半两,汤浸,去皮尖,研如膏　香附子半两　白檀香半两,剉　紫檀香半两,剉　马珂半两,细研

右件药捣罗为末,以白蜜都和令匀,夜卧涂面,旦以温水洗之。

又方:

牡蛎三两,烧为粉　土瓜根一两,末

右件药都研令匀,以白蜜和,夜后涂面,旦以温浆水洗之。

治面黑斑驳,令人光悦洁白,方:

䔉藘子六合,捣罗为末　麝香半两,细研　白石脂二两,细研　雀粪二合,去黑者,细研

右件药都研令匀,以生菟丝苗汁和如稀膏,每夜先用澡豆洗去垢腻,涂于面上,旦以温浆水洗之。

令人面似玉色光润,方:

羊脂一升　狗脂一升　白芷半斤　乌喙二两,生,去皮脐　甘草一两　半夏半两,生用

右件药细剉,并脂同入在铛中煎,候白芷色黄膏成,以绵滤去滓,瓷器中贮,每夜取用涂面。

令人面白光净悦泽,方:

白敛一两　白附子一两,生用　白芷一两　藁本一两　猪胰三具,水渍去赤汁尽,切碎研之

右件药捣罗为末,先以无菁子一合,酒水各半升相和煎数沸,研如泥,合诸药内酒水中,以瓷器贮,封三日,每夜取傅面,旦以浆水洗之。

治面黑无精光,令洁白滑润,光彩射人,**麝香面膏方**:

麝香半两　猪胰三具,细切　蔓菁子三两,研　酥三两　䔉藘瓢五两,研　桃人三两,汤浸,去皮尖,研

右件药都用绵裹,以酒二升浸三宿,每夜涂面良。

又方:

雄黄一两,细研　朱砂一分,细研　白僵蚕一两,捣末　真珠末[1]半两

右件药都研令匀,以面脂和胡粉一钱,入药末二钱和搅令匀,夜卧涂之,旦以浆水洗面良。

变颜容令悴泽方:

白附子一两,生用　白芷半两　蜜陀僧一两半　胡粉一两半

右件药捣罗为末,以羊乳和之,夜卧涂面,旦以暖浆水洗之,不过三五度,即颜容红白光润。

能化面去皯䵟,令光泽洁白,方:

真珠末半两,细研　朱砂半两,细研　冬瓜子人半两,研如膏　水银一两,以唾于掌内杀令星尽

右件药都研令极细,入水银同研令匀,以面脂调和为膏,每夜傅面,旦以浆水洗之。

又方:

大猪蹄一枚

右以水二升,清浆水一升,煮令烂如胶,夜用涂面,晓以浆水洗之,面皮光急矣。

则天大圣后炼**益母草留颜方**:

益母草五月五日收,收草时勿令根上有土,有土即无效,曝干。欲烧时,预以水洒一地,或泥一炉,烧熟良久,研罗,以水和之令极熟,团之如鸡子大,作圆晒干。取黄土泥一小炉子,于地四边各开一小窍子,上下俱着炭,中央安药圆,大火烧经一炊久,即微微着火烧之,勿令火气绝,绝又不好,经一复时药熟,不得火猛,即药熔变为灰色,黄黑用之无验,火微即药白细腻,一复时出之,于白瓷器中以玉锤研细罗,又研三日不绝,收药于瓷器中密盛,旋取如用澡豆洗手面,令白如玉。咽项上黑者,但用此药揩洗,并如玉色。秘之,不可妄传。如无玉锤,以鹿角锤亦得。

---

〔1〕　末:原误作"木"。据《类聚》卷80引同方改。

面 脂 诸 方

治面上皴黑，凡是面上之病，皆主之，面脂方：

丁香二两 零陵香三两 桃人三两,汤浸,去皮 白敛三两 白及三两 白僵蚕三两 辛夷三两 商陆三两 防风三两,去芦头 当归三两 沉香三两 麝香一两,细研 栀子花三两 芎䓖三两 菟丝子三两,别捣为末 鸬鹚粪二两 木香二两 白芷三两 甘松香三两 土瓜根二两 木兰皮二两 藁本二两 白茯苓四两 冬瓜子人四两 鹅脂二升 羊髓二升 羊肾脂一升 猪胰六具,细切,以酒五升渍二宿

右件药细剉，以猪胰汁渍药一宿，都入于锅中，煎令白芷色黄为度，去滓，微火煎成膏，入麝香和令匀，盛于瓷合内，任用傅面。

令人面色悦泽如桃花，红光面脂方：

杜衡一两 杜若一两 防风一两,去芦头 藁本一两 细辛一两 白附子一两,生用 木兰皮一两 当归一两 白术一两 独活一两 白茯苓一两 葳蕤一两 白芷一两 天雄一两 玉屑一两,细研 汉防己三两 商陆三两 栀子花三两 橘子人三两 冬瓜子人三两 蘼芜三两 藿香二两 丁香二两 菟丝子二两,别捣为末 零陵香二两 甘松香二两 木香二两 麝香半两,细研 白鹅脂一升 羊髓一升 白犬脂一升 牛髓一升

右件药细剉，先以水浸脂髓，逐日换水，经七日，以酒一斗挼脂髓令消尽，去脉，乃以香药等于瓷器中合浸之，密封一宿后，于银锅中煎三上三下，以水气尽为候，即以绵绞去滓，研之千遍，待凝即止，使白如雪，每夜涂面，旦则洗之更涂新者，十日以后，色与桃花无异。

又方：

香附子三两 白芷二两 零陵香二两 牛髓一升 白茯苓一两 蔓菁油二升 麝香半两,细研 白蜡八两

右件药细剉，以蜡髓微火都煎，候白芷色黄为度，去滓，入麝香研千遍，待凝冷入瓷合内收之，每夜用澡豆洗面了，然后涂之。

又方：

杏人二升,汤浸去皮尖 白附子末三两 蜜陀僧二两,细研 白羊髓二升半 真珠末一分 白鲜皮末一两 酒三升 鸡子白七枚 胡粉二两,细研

右件药先取杏人入少酒研如膏，又下鸡子白研一百遍，又下羊髓研二百遍，后以诸药末内之后，渐渐入酒令尽，都研令匀，于瓷合中盛，每夜以浆水洗面，拭干涂之。

治面上诸疾，黑䵟疮刺，令白净如玉，面脂方：

当归一两 芎䓖一两 细辛一两半 白术二两 辛夷三分 白芷一两半 木兰皮三分 菰蒌瓤三分 白附子三分 藁本三分 桃花三分 鸬鹚粪三分 蜜陀僧三分,细研 白僵蚕三分 零陵香三分 杜衡三分 鹰粪白三分 葳蕤三分 麝香三分,细研 丁香三分 鹅脂五合 鹿髓一升 羊髓一升 白蜡四两 猪脂二升

右件药捣碎，以酒一斗渍一宿，明旦滤出，以鹅脂等煎，候白芷色黄，膏成去滓，入麝香搅令匀，夜以傅面，慎风。

令人面色润腻，鲜白如玉，面脂方：

防风一两半,去芦头 葳蕤一两半 芎䓖一两半 白芷一两半 藁本一两半 桃人一两半,汤浸,去皮

白附子一两半　白茯苓二两　细辛半两　甘松香半两　零陵香半两　当归一两　蒴藋瓤一两　川椒五十枚,去目　鸬鹚粪三分,细研　冬瓜子人三分　麝香一分,细研

右件药捣碎,以酒一斗浸一宿,明日漉出,以薄绵裹之,用白鹅脂三升,羊脂二升,于铜器中微火煎之令沸,看白附子色黄膏成,滤去滓,入麝香、鸬鹚粪等搅令稠,待凝以瓷器盛,用鹿角槌子研二日,唯多则光滑,任用涂面。

又方:

白附子半两,生用　鹿角胶一两　石盐一分　白术一斤　细辛一两　鸡子白一枚

右件药各细剉,先以水一斗五升煎白术,以布绞取汁六升,于银锅中以重汤煮取二升,后下诸药更煎至半升,又以绵滤过,收于瓷合中,每夜临卧时洗面了,干拭涂之。

治面无光泽,皮肉皴黑,久用之令洁白光润,**玉屑面膏方**:

玉屑一两,细研　芎䓖一两　白芷一两　葳蕤一两　冬瓜人一两　木兰皮一两　商陆一两　辛夷三分,去毛壳　藁本三分　菟丝子三分,别捣　当归三分　白僵蚕三分　细辛三分　防风半两,去芦头　黄耆半两　桃人一两,汤浸,去皮　白附子一两,生用　麝香半两,细研　土瓜根一两　鸬鹚粪一合　鹰粪白一合　藿香三分　木香三分　猪胰三具,细研　鹅脂一升　熊脂一升　猪脂三升　白狗脂一升

右件药细剉,用绵裹,以清酒一斗浸三宿,漉出,将诸脂用慢火于银锅中入药同煎,以白芷黄焦,膏成去滓,入玉屑、麝香和匀,收于瓷合中,每夜洗手面了,拭干涂之。

悦泽人面,**耐老面脂方**:

白芷三两　冬瓜人三两　葳蕤一两半　细辛一两半　芎䓖二两　木兰皮一两　栀子花三分　甘松香三分　当归一两　辛夷二两　土瓜根一两　麝香半两,细研　商陆二两　桃人一两,汤浸,去皮　蘼芜一两　防风一两半,去芦头　白附子三分,生用　零陵香三分　藁本一两　白僵蚕三分　猪胰三具,切,水浸去赤汁

右件药细剉,绵裹,用酒一斗浸一宿后,取猪脂六升,及猪胰于银锅中以慢火炼令消,次入药煎,候白芷黄焦为度,去滓,入麝香和匀,收于瓷合中,每夜洗面了,干拭涂之。

治面上百疾,**麝香膏方**:

麝香半两,细研　零陵香一两　上瓜根一两　白敛一两　防风一两,去芦头　沉香一两　栀子花一两　当归一两　藁本一两　木兰皮一两　白僵蚕三分　鸬鹚粪一两　桃人二两,汤浸,去皮　冬瓜人一两　辛夷一两　白茯苓一两　白芷一两　商陆一两　丁香一两　牛脂半升　猪脂半升　鹅脂半升

右件药细剉,绵裹,用酒一斗浸一宿,取脂髓等用慢火于银锅中与药同煎,候白芷焦黄为度,去滓,入麝香和匀,于瓷合中盛,夜临卧洗手面了,干拭涂之。

洗手面令光润,**猪蹄汤方**:

猪蹄一具　桑根白皮三两　芎䓖三两　葳蕤三两　白术二两　白茯苓三两　当归三两　白芷三两

右件药细剉,及猪蹄以水三斗煎取一斗,去滓,温用一盏以洗手面。

令手面光润方:

猪胰一具,细切　白芷一两　桃人一两,汤浸,去皮　细辛一两　辛夷二两　冬瓜子人二两　蒴藋人二两

右件药细剉,以好酒二升都煎之,令白芷色黄,绞去滓,更煎成膏,盛瓷器中,旋取以涂手面。

手膏涂手令润泽,方:

白芷四两　芎䓖三两　藁本三两　葳蕤三两　冬瓜人三两　楝子人三两　桃人一斤,汤浸,去皮,研如膏　枣肉二十枚　猪胰四具,细切　冬瓜瓤四两　陈橘皮一两　菰蒌子三两

右件药细剉,以水八升煮取三升,去滓,别以好酒三升挼猪胰取汁,入研了桃人并前药汁都搅令匀,更煎成膏,以瓷器中贮,先净洗手,拭干涂之。

手膏令手润白,方:

桃人二两,汤浸,去皮　杏人三两,汤浸,去皮　橘子人一合　赤㿄[1]十枚　辛夷一两　芎䓖一两　当归一两　大枣三十枚　牛脑一两　羊脑一两　狗脑一两

右件药细剉,先以酒一升渍诸脑,又别以酒六升煮赤㿄令烂,绵裹绞去滓,乃入诸脑等,后以绵裹诸药内酒中,慢火煎欲成膏,绞去滓更煎,膏成以瓷器盛之,五日已后堪用。先净洗手讫,取膏涂之,甚光润。切忌近火。

手膏令手光润,冬不粗皴,方:

菰蒌瓤二两　杏人一两,汤浸,去皮

右件药同研如膏,以蜜令稀稠得所,每夜涂手。

澡　豆　诸　方

治面皯黑黯,手皮干皴,令洁白光润,**香药澡豆方**:

白敛一两　白芷一两　葳蕤一两　白及一两　细辛一两　当归一两　鹿角胶一两　土瓜根一两　白茯苓一两　商陆一两　鸬鹚粪一两　蜜陀僧一两,细研　菰蒌人一两　桑根白皮一两,剉　橘子人一两　芎䓖一两　白附子一两　冬瓜人五两　桃人二两,汤浸,去皮　硇砂一两

右件药捣细罗为散,先将鹿角胶并硇砂以水三升煮令胶消,用和白面五升,薄作饼子,曝干,捣罗为末,更入菉豆面二升并药末相和令匀,常用洗手面,色白如练。

又方:

头面五升,以冬瓜二枚绞取汁,和面作饼,焙干　白敛一两　菰蒌瓤五枚　白附子一两,生用　白芷一两　芎䓖一两　白及一两　零陵香一两　白檀香一两

右件药捣细罗为散,更入菉豆面二升相和令匀,每日洗手面常用之。

令面悦泽,去皯皱,**桃人澡豆方**:

桃人一升,汤浸,去皮细研　蔓菁子一升　白术六两　土瓜根七两　毕豆二升

右件药捣细罗为散,入桃人研令匀,以酥浆水和,洗手面良。

洗手面令人悦泽,**澡豆方**:

白芷一两　白术一两　白鲜皮一两　白敛一两　白附子一两　白茯苓一两　羌活一两　葳蕤一两　菰蒌子一两　桃人一两,汤浸,去皮　商陆一两　杏人一两,汤浸,去皮　菟丝子一两　土瓜根一两　芎䓖一两　猪胰二具,细切　冬瓜人四合　白面三升　豇豆面一升

右件药捣细罗为散,入面、猪胰都一处更捣令匀,每日和浆水洗手面甚良。

又方:

猪胰五具,细切　毕豆一升　葳蕤五两　皂荚三梃　白茯苓五两　土瓜根五两

---

〔1〕　赤㿄:《正误》云:"未详。"此即"赤雹",乃葫芦科植物王瓜。其果实及根均可治面疮、痱疹等。

右件药捣细罗为散，将猪胰拌和，更捣令匀，每日常用洗手面佳。

又方：

白芷二两　白敛二两　白术二两　杏人二两,汤浸,去皮　冬瓜人二两　葳蕤二两　桃人二两,汤浸,去皮　皂荚二两

右件药捣细罗为散，每洗手面，常用之妙。

治手干燥，常少润腻，**香药澡豆方**：

大豆五升　赤小豆四合　苜蓿五两　零陵香五两　冬瓜人六合　丁香二两　麝香半两,细研　茅香三两　猪胰五具,细切

右件药捣细罗为散，与猪胰相和更捣令匀，每洗手面，常用之良。

又方：

白芷三两　甘松香二两　零陵香二两　蒴藋人四两　冬瓜人四两　毕豆二升　大豆面一升

右件药捣细罗为散，每洗手面，常用之佳。

又方：

猪胰五具,细切　白茯苓四两　商陆五两　藁本四两　大豆末二升　蒴藋灰一升　甘松香二两　零陵香二两

右件药捣细罗为散，将猪胰相和，更捣令匀，每日用洗手面甚良。

治面黑不净，澡豆方：

白鲜皮三两　白僵蚕三两　芎䓖三两　白芷三两　白附子三两,生用　鹰粪白三两　白术三两　甘松香三两　甜瓜子人三两　细辛三两　藁本三两　白檀香三两　杏人三两,汤浸,去皮　冬瓜人五合　白梅肉三十枚,微炒　鸡子白七枚　猪胰三具,细切

右件药捣细罗为散，入后三味都捣令匀，每洗手面，常用之佳。

永和公主药澡豆方：

白芷二两　白敛三两　白及三两　白附子三两　白茯苓三两　白术三两　桃人半升,汤浸,去皮　杏人半升,汤浸,去皮　沉香一两　鹿角胶三两　麝香半两,细研　大豆面五升　糯米二升　皂荚五梃

右件药先煎好浆水三大盏，销胶为清，即取糯米净淘，和胶清煮作粥，薄摊晒之令干，和药一时捣细罗为散，取豆面重和之令匀。又用酒半盏，白蜜二两，火上熔之令蜜消，即一时倾入澡豆内，拌之令匀，晒干，常用洗手面佳。

又方：

白芷五两　芎䓖五两　蒴藋人五两　鸡骨香三两　皂荚十两

右件药捣罗为末，入大豆、赤小豆末各半升和匀，日用洗面，令人颜色悦泽。

治身体臭令香诸方

夫人有体气不和，使精液杂秽，故令身体臭。《养生方》云：以两手掩口鼻，临目微气久许时，手中即生液，速以手摩面，日常行之，使人体香。

治身体臭令香方：

白芷一两半　柑子皮一两半　冬瓜人二两　藁本一两　当归一两　细辛一两　桂心一两

右件药捣细罗为散，每服以温酒调下一钱，日三服，五日口内香，三七日身体香。

治七孔臭气，皆令香方：

沉香—两　甘草半两,炙微赤,剉　丁香半两　白瓜子人—两　藁本三分　当归半两　芎䓖半两　麝香半两,细研

右件药捣罗为末,炼蜜和捣三二百杵,圆如小豆大,每服以温酒下十圆,日三服。

又方:

松根白皮—两　冬瓜人—两　细辛半两

右件药捣细罗为散,每服以温酒调下二钱,日三服。

又方:

瓜子人三分　芎䓖三分　藁本三分　当归三分　杜衡三分　细辛三分　防风二两,去芦头

右件药捣细罗为散,每于食后以温水调下二钱。

令人遍身俱香,**十香圆**方:

沉香—两　龙脑—分,细研　麝香—两,细研　白檀香—两　木香—两　零陵香—两　甘松香—两　藿香—两　丁香半两　鸡舌香半两　白芷—两　细辛—两　芎䓖—两　槟榔—两　肉豆蔻—两,去壳

右件药捣罗为末,入龙脑、麝香研令匀,炼蜜和捣三五百杵,圆如鸡头实大,每日三四度,用绵裹一圆,含化咽津。

令身体常香,宜服**透香圆**方:

麝香—分,细研　沉香—分　白檀香—分　龙脑—分,细研　煎香半两　鸡舌香半两　丁香半两　黄熟香半两　鸡骨香半两　甘松香半两　川升麻三分　郁金香三分

右件药捣罗为末,入麝香、龙脑和拌令匀,炼蜜和圆如鸡头实大,每日空心以盐汤嚼下三圆,留一半散不和,每日揩齿了,以散子重揩咽津,不过半月,香汗通透也。

香粉方:

白附子—两,生用　白茯苓—两　白术—两　白芷—两　白敛—两　白檀香—两　沉香—两　木香—两　鸡舌香—两　零陵香—两　藿香—两　麝香三分,细研　英粉六升,研碎,以生绢囊盛

右件药捣筛为散,入麝香研匀,将粉囊置入合子内,上以药末覆之,蜜闭七日后,以粉粉身,极香。

太平圣惠方卷第四十一 凡一十三门　病源一十[1]首　方共计一百三十六道

治发白令黑诸方

夫足少阴为肾之经也,主于骨髓,其华在发。若血气盛则肾气强,肾气强则骨髓充满,故发润而黑。若血气虚则肾气弱,肾气弱则骨髓枯竭,枯竭则令发白也。

治血虚脑髓空竭,诸脏虚乏,血气不足,少而蒜发,及忧愁早白,远视䀮䀮,得风泪出,手足烦热,恍惚忘误,远年下痢,服之一月大验,**甜瓜子散方**:

甜瓜子一升,微炒　白芷二两　当归二两,剉,微炒　芎䓖二两　甘草二两,炙微赤,剉

右件药捣细罗为散,每于食后以酒或温水调下二钱服之。

治血脑虚,发白早,宜服**马齿苋还黑散方**:

马齿苋子一升　白茯苓二两　熟干地黄四两　泽泻二两　卷柏二两　人参二两,去芦头　松脂四两,炼成者　桂心一两

右件药捣细罗为散,每日空心以温酒调下二钱,渐加至三钱,晚食前[3]再服,一月效。忌生葱、萝卜、大蒜等。

治人年未至四十头须尽白,服此令黑方:

生地黄五斤　五加皮半斤　牛膝半斤,去苗

右件药以酒浸地黄一宿,曝干后,总九蒸九曝,同捣细罗为散,每日空心以温酒调下二钱。若于羹粥中吃亦得。此药能化白令黑,添益筋力。忌生葱、萝卜、大蒜等。

又方:

白芷一两　旋覆花一两　秦椒一两,去目及闭口者,微炒去汗　桂心二两

右件药捣细罗为散,每服以井华水调下二钱,日三服,三十日黑。

治须发早白,却变令黑,齿已摇动,却得坚牢,补血治气,益颜色,服之延年神验,方:

生地黄三十斤,捣绞取汁　杏人三升,汤浸,去皮尖、双人,点地黄汁研令如稀膏　胡桃瓤一斤,研如膏　大

麻油一升　丁香　木香　人参去芦头　牛膝去苗　白茯苓各三两　栈香　沉香各一两　安息香二两,剉如棋子,水煮烂用之　没石子　诃梨勒皮各五两　柳枝皮三两,炙令干　盐花三[1]两　乌麻油一升,点地黄汁研,以净布捩汁　白松脂八两,炼成者　龙脑一分　白蜜一升　酥一斤

右件药除地黄汁及脂、膏、蜜外,捣罗为末,然后都合一处,以诸药汁调和如稀膏,于三两口瓷瓶中盛,仍强半不得令满,坐瓶于炉中砖上,四面以火逼之,候瓶中药沸,以柳木篦搅之,时时以匙抄看,堪圆乃止,候冷取出,以蜡纸密封头,勿歇药气。每日食后含一圆如小弹子大,有津液即咽之,日可三圆,夜卧时含一圆,只十日觉异,一百日变白为黑。初服药,处净室一月,切慎葱、萝卜、藕、蒜,常宜吃生姜,即速验也。

黑髭发立验,**一醉乌方**:

地黄花　紫古子花　龙葵花　青胡桃瓤　紫蜀葵花　麦蓝子小麦地中生者　莲子草　醋石榴大者一枚,已上并以绵裹,阴干　母丁香　诃梨勒皮　香墨已上各一两

右件药捣罗为末,炼蜜和为圆如弹子大,每服一圆,用好酒一中盏研调,空心渐渐服之令尽。若于注子嘴中吸咽之甚佳。如吃得三盏酒服三圆,饮得五盏服五圆,以醉为度,便见效也。忌生葱、萝卜、蒜及五辛等。

黑须发,**一醉乌方**:

诃梨勒十枚,磨两头透　生地黄汁一升　没石子一两,捣末　绿矾半两,细研　醋石榴三枚大者,取汁　硇砂一分,细研　硫黄一分,细研

右件药都入于瓷瓶内,用二味汁浸,密封口,勿令透气,四十九日后取出,其诃子状如黑梅子,至夜临卧时含一枚咽津,到晓烂嚼,以酒一中盏下之,良久更吃酒一两盏,投之至醉,其须发即三两日后自黑,更三两日再服之转妙。忌生葱、萝卜、大蒜等。

变髭发,益气血,令终身不白,但黑润而已。黄者经六十日变黑,已白者服百日如漆,坚牙齿,益筋力,四时长常服,**地骨皮圆方**:

地骨皮五两　生干地黄五两　牛膝三两,去苗　覆盆子三两　黄耆三两,剉　五味子三两　桃人四两,去皮尖、双人,别研如膏　菟丝子四两,酒浸三日,曝干,别捣为末　蒺藜子四两,微炒,去刺

右件药捣罗为末,下桃人搅使相入,炼蜜和,更捣一二千杵,圆如梧桐子大,每日空心以温酒下四十圆,粥饮下,浆水下亦得,服药十日,即急拔去白者,二十日即黑者却生,神妙不可言。终身不得食蒜、牛肉、生葱、萝卜等。

变白发令黑,补益驻颜,**苣藤圆方**:

苣藤二斤　杏人四两,汤浸,去皮尖、双人,麸炒微黄　细辛一两　生地黄五斤,捣绞取汁,以慢火熬去一半　陈橘皮一两,汤浸,去白瓤,焙　附子一两,炮裂,去皮脐　旋覆花一两　覆盆子二两　白芷一两　续断一两　秦皮一两　桂心一两　青葙子二两　秦椒二两,去目及闭口者,微炒去汗　熟干地黄四两

右件药捣罗为末,入地黄汁中,以少蜜相和,捣五七百杵,圆如梧桐子大,每日空腹以橘皮汤下三十圆,晚食前再服。忌生葱、萝卜、大蒜等。

治髭鬓早白,壮血脉,令复黑,**柏子人圆方**:

柏子人三两　醋石榴皮二两　秦椒三两,去目及闭口者,微炒去汗　何首乌二两　马齿苋二两　莲子草二两　白芷二两　旋覆花二两

右件药捣罗为末,炼蜜和圆如梧桐子大,每日空心以熟水下三十圆,晚食前再服。忌大

---

〔1〕 三:此前原有"各"字。然前各药均有剂量,当衍,删之。

蒜、生葱等。

治髭须鬓早白,令变为黑,方:

硫黄一两,细研　酸石榴皮一两　天竺黄半两,细研　磁石二两,烧醋淬七遍,细研,水飞过

右件药,先以和了面少许裹硫黄,内于石榴皮中,又用面都裹石榴,于瓷碗中盛,饭甑内蒸两遍,取出晒干,捣罗为末,次入天竺黄、磁石等末相和,更研令匀,炼蜜和圆如菉豆大,每日早晨以杏人汤下二十圆。其药服六七日以来,觉头痒便是效也。白者自落,黑者再生,神效。

补益明目,壮气延年,令人好颜色,变髭发令黑,其功不可尽述,**三倍圆方**:

川椒取红,一斤　牛膝三斤,去苗　生地黄三十斤,净洗,捣绞取汁

右件药捣罗为末,用生地黄汁拌之令湿,晒干即更拌,以地黄汁尽为度,晒干捣罗为末,和于木杵臼捣千余杵,圆如梧桐子大,每日空心及晚食前以温酒下四十圆。忌生葱、萝卜、大蒜等。

令发黑延年,久服可貌如童子,齿落重生,行如奔马,夜视有光,久服为地仙,方:

远志一斤,去心　白茯苓一斤　熟干地黄一斤　地骨皮一斤　麦门冬一斤半,去心,焙　苣藤一斤,蒸,曝干,去皮

右件药捣罗为末,以枣肉和,木杵臼捣千余杵,圆如梧桐子大,每日空腹以温酒下四十圆,晚食前再服。忌生葱、大蒜、萝卜等。

变白令黑,**补益干地黄圆方**:

熟干地黄一斤　牛膝一斤,去苗　枳壳五两,麸炒微黄,去瓤　茯神三两　菟丝子五两,酒浸三日,曝干,别捣为末　车前子五两　地骨皮三两　诃梨勒皮三两

右件药别取生地黄肥者,捣绞取汁五升,浸牛膝及地黄,曝干,如前又浸,曝干,以地黄汁尽为度,放令干,捣罗为末,炼蜜和捣三五百杵,圆如梧桐子大,每服以温酒下三十圆,日再服。忌血食、生葱、大蒜、萝卜等。

治血脑虚,发早白,宜服补益令黑,**川椒圆方**:

川椒五两,去目及闭口者,微炒去汗　苣藤一升　瓦松半斤　茜根二斤,剉　熟干地黄三斤　覆盆子一斤　牛膝一斤,去苗　菟丝子五两,酒浸三日,曝干,别捣为末

右件药捣罗为末,炼蜜和捣五七百杵,圆如梧桐子大,每服以温酒下四十圆,食前服。忌生葱、萝卜、大蒜等。

治年少发白,及心气虚,神不安,方:

地骨皮一两　桂心三分　熟干地黄二两　白芷三分　旋覆花三分　诃梨勒皮三分

秦椒三分,去目及闭门者,微炒去汗　杏人一两,汤浸,去皮尖、双人,研如膏

右件药捣罗为末,炼蜜和圆如梧桐子大,每日空心以温酒下四十圆。忌生葱、大蒜、萝卜等。

内染鬓发,变白为黑,驻颜,益心神,方:

熟干地黄半斤　牛膝四两,去苗　杏人半斤,汤浸,去皮尖、双人,微炒,研如膏　菟丝子三两,酒浸三日,曝干,别捣为末

右件药捣罗为末,都研令匀,以炼蜜和捣三五百杵,圆如梧桐子大,每服以温酒下四十圆,食前服。忌生葱、大蒜、萝卜。

变白发令黑方:

地骨皮　生干地黄　覆盆子已上各一斤

右件药捣罗为末,炼蜜和捣三五百杵,圆如梧桐子大,每服以温酒下四十圆,食前服。忌生葱、大蒜、萝卜等。

变白发令黑,填骨髓,去万病,方:

熟干地黄四斤　杏人一斤,汤浸,去皮尖,双人,研如膏　诃梨勒皮半斤

右件药捣罗为末,入杏人同研令匀,以炼蜜和捣三二百杵,圆如梧桐子大,每服以温酒下三十圆,食前服,渐加至四十圆为度。于瓷器内密贮之。变白功效,不可具述。切不得令孝子、女人见。忌生葱、萝卜、大蒜等。

驻颜,变髭发令黑,方:

莲子草半斤　杏人一斤,汤浸,去皮尖,双人,麸炒微黄　熟干地黄一斤

右件药相和,捣一万杵,色当如漆,即圆如梧桐子大,每日空腹以温酒下三十圆,晚再服之,久服髭发如漆。忌生葱、萝卜、大蒜等。

黑髭发方:

柏叶四两　松叶四两　丁香二两　没石子二两

右件药捣罗为末,炼蜜和捣三二百杵,圆如梧桐子大,每日空心以温酒下三十圆,夜临卧时以豉汤下三十圆。

又方:

天门冬一斤,去心,焙　熟干地黄一斤

右件药捣罗为末,炼蜜和捣五七百杵,圆如梧桐子大,每日食前以酒饮任下三十圆,神效。忌生葱、萝卜、大蒜等。

又方:

生地黄二斤,净洗,捣绞取汁　茜根一斤

右件药捣,将茜根细剉,以水五大盏微煎,研绞取汁,更将滓再研煎,如此三度,取汁入银锅内,与地黄汁缓火煎如膏,以瓷器盛之,每日空腹以温酒调半匙,服一月日,髭发如漆。忌生葱、萝卜、大蒜等。

又方:

黄丹三十两

右内入瓷瓶中,以泥固济,四面厚一寸,放干,以马粪火养一百日出之,细研为末,以枣瓤和圆如鸡头实大,每夜含一圆,六十日黑矣。

又方:

乌麻子三斤,九蒸九曝

右捣罗为末,以枣膏和圆如梧桐子大,每日早晨以温水下五十圆,晚再服之。

治眉发须不生诸方

夫足少阴之血气,其华在发。足太阳之血气盛则眉美,足少阳之血气盛则鬓美,足阳明之血气盛则发美,手阳明之血气盛则髭美。诸经血气盛,则眉髭鬓发美泽。若血气虚少枯竭,则变黄白不生。若风邪乘其经络,血气改变,则异色恶发妄生也。则宜以药傅之,令生好发也。

治血气风热所攻,眉发髭不生,宜用**松叶膏方**:

松叶半斤　莲子草半斤　马鬐膏半斤,炼成膏者　韭根半斤　蔓荆子二两　防风一两,去芦头　白芷一两　辛夷半两　川升麻半两　吴蓝半两　芎䓖半两　独活半两　桑寄生半两　藿香半两　沉香半两　零陵香半两

右件药细剉,先以桑根白皮一斤,以水八升煮取五升,去滓,又以竹沥一升相和,浸润诸药一宿后,以猪脂二升煎,候白芷色黄成膏,滤去滓,于瓷器中盛,每用涂之,日三五度妙。

治须发眉皆不生方:

川升麻二两　茺蔄二两　莽草一两　白芷一两　防风二两,去芦头　蝍蛝四枚,微炙　雄鸡脂半斤　马鬐膏半两　熊脂半斤　豹脂半斤

右件药细剉,以诸脂膏相和,用慢火同煎令沸,候白芷色焦黄,住火良久去滓,以瓷合盛,每用药时先净洗了,傅药于上,隔日一度用之。

治血衰脑虚,头风,致髭眉须不生,疏薄,宜用此方:

蔓荆子半斤　白芷　附子　防风去芦头　芎䓖　莽草　辛夷　黄芩　细辛洗去苗土　当归　汉椒去目,已上各一两　川大黄一两半

右件药都细剉,以马鬐膏一斤、猪脂二斤以慢火同煎,候白芷色焦黄住火,去滓放冷,用瓷合盛,净洗涂之,日三上良。

治血虚眉发髭不生,宜用此**青莲膏方**:

莲子草汁三升　生苣藤油一升　牛乳一升　甘草二两,细剉

右件药相和,于铛内以慢火煎之,才似鱼眼沸便搅之勿住手,直至沫尽为熟,澄清滤去滓,盛不津器中,每用候夜卧时低枕仰卧,每鼻孔内点三五点如小豆大,至六七遍止,良久乃起,有唾须唾却,勿得咽之,即啜少汤饮,如此点半[1]年,白者变黑,落者重生,其药良验。忌生蒜、萝卜、辛辣物。

治眉发髭不生,兼令黑方:

铁粉二两　附子二两,去皮脐,生用　羊踯躅三两　莲子草二斤　零陵香三两　没石子五颗　蔓荆子二两

右件药捣粗罗为散,以生油五升浸五七日后,用慢火煎取一半已下,去滓,于瓷合内盛,于无眉发髭处每日涂之,神验。切不得涂着口鼻,恐有毛生。

治眉发髭不生,**墙衣散方**:

墙衣五合,曝干,捣罗为末　铁精一合　合欢木灰二两　水萍末一合

右件药相和研令极细,旋以生油调如膏,涂于不生处,日夜再涂即生,极妙。

治眉发髭不生,**松脂膏方**:

松脂二两　附子二两,去皮脐,生用　蔓荆子半斤

右件药捣罗为末,以乌鸡脂和,瓷器中盛,密封头,于屋北阴干百日,药成细研,以马鬐膏和,薄涂于不生处。勿令近面。

又方:

柏叶切,一斤　附子二两,去皮脐,生用

右件药捣罗为末,以猪脂和,作三十圆,每日内一圆入米泔中化破洗之,每日用之,十日

---

〔1〕 半:此下原有"斤"字,当衍。据《类聚》卷82引同方删。

后再生新者。余药以帛裹,密器贮之,勿令泄气。

又方:

石灰三升

右以水拌炒令极焦,以绢袋贮,以酒一斛斗渍之,密封冬二七日,春秋七日,取温服一合,恒令酒气相接,服之一月,即新者生也。

治血虚眉发髭不生,宜用此方:

大麻子一升,熬令黑

右压取脂,每日傅之,三十日后渐生。

又方:

乌麻花,瓷器盛,密盖,埋之六十日出,用涂之,易生而黑也。

又方:

右以温盐汤洗之,后以生油和蒲苇灰每日傅之,渐生。

又方:

羊粪灰三斗

右以水[1]淋取汁洗之,三日一洗,不过十洗,即大生矣。

生发令长诸方

夫足少阴之经,血所荣也,气盛则发长而美。若虚则发不长,治以药治之。

令发速长而黑方:

乌喙三两,去皮脐,生用　莽草三两　续断三两　皂荚三两,去黑皮并子　泽兰三两　白术三两　细辛三两　辛夷一两　柏叶一两　防风一两,去芦头　竹叶一两　杏人一两,汤浸,去皮尖、双人,生用

右件药细剉,以来年米醋三升渍一宿,洒出,以麻油二斤、猪脂二斤同煎药焦黄,药成去滓,以瓷器盛,每夜净洗头了涂之,三十日效。

长发及生发,**摩发膏方:**

细辛一两　防风一两,去芦头　续断一两　芎䓖一两　皂荚一两　柏叶二两　辛夷一两　白芷二两半　桑寄生三两　泽兰二两半　零陵香二两半　蔓荆子四两　竹叶切,三合　松叶切,三合　乌麻油四升

右件药细剉,以桑根白皮半斤,以水三升煮取一升,又取韭根汁三合相和浸药一宿,以绵裹入于油中微火煎三上三下,候白芷色黄去滓,以瓷器盛之,用涂摩头发,日夜三两度妙。

长发,令速生及黑润,**胡麻膏方:**

胡麻油一升　腊月猪脂一升　乌鸡脂一合　丁香一两半　甘松香一两半　零陵香二两　芎䓖一两　竹叶二两　细辛二两　川椒二两,去目　苜蓿香三两　白芷一两　泽兰一两　大麻人一两　桑根白皮一两　辛夷一两　桑寄生一两　牡荆子一两　防风三两,去芦头　杏人三两,汤浸,去皮尖、双人　莽草二两　柏叶三两

右件药都细剉,米醋浸一宿洒出,内入油、猪脂、鸡脂中以慢火煎,候白芷色焦黄膏成,绵

---

〔1〕水:此下原有"麻"字。《普济方》卷50引同方无此字,当衍,删之。

滤去滓,以瓷合盛,净洗头涂之,日二用,三十日发生。

长发,涂香油方:

松皮二两　天雄二两　莽草一两　秦艽一两,去苗　独活二两　川乌头二两　川椒二两,去目　白芷二两　芎藭二两　辛夷二两　甘松一两　零陵香一两　沉香一两　羊踯躅一两　木香一两　藿香一两　甘菊花一两　牛膝一两,去苗　松叶半斤　杏人二两,汤浸,去皮

右件药细剉,以醋五升渍一宿漉出,以生乌麻油六斤于铛内微火煎令沸,候白芷色焦黄膏成,以绵滤去滓,瓷器内盛,一依涂油之法,任意涂之,以发生为度。

长发神验方:

蔓荆子三两　青葙叶三两　莲子草三两　附子三两,去皮脐,生用　乱发灰半两

右件药细剉,以酒五升于瓷瓶中渍,密封头经二七日药成,仍先以米泔洗发令净,每日以乌鸡脂和涂之,月余可长一尺也。

洗头令长发方:

梧桐叶半斤　大麻人半斤

右二味捣碎,以米泔汁一斗煮至五升,去滓,每日洗头,半月即长发。

令发易长方:

蔓荆子二斤　附子五枚,去皮脐,生用

右件药细剉,以酒一斗渍,以瓷器盛之,十日后渐用涂之,二十日别取乌鸡脂同煎以涂之,半月当长一尺。勿令近面。

又方:

熊脂一两　蔓荆子一两,末

右件药相和令匀,以醋调涂之,发即渐长。

又方:

莲子草绞汁,三升　羊乳一升　麻油二升　猪脂一升

右件药先煎乳一沸,次入脂等更煎三两沸,放冷,以瓷合贮之,每日涂发,七日之外不长者尽长。

又方:

东行桑根三尺

右横安甑上中心蒸之,两头汁出收之,涂发即长。

又方:

大麻子一升　米油五升

右捣令极烂,内米泔中浸一宿,去滓,平旦沐发,一月用之即长。

令发润泽诸方

夫足少阴之经血,外养于发,血气盛则光润。若虚则血不能养发,故无润泽也。则须以药治,令润泽也。

益发令黑,光滑润泽,梳头零陵香油方:

零陵香半两　乌麻油一斗　茅香半两　莲子草一两　细辛半两　藁本半两　芎藭半两　白芷半两　生铧铁五两,捣碎　诃梨勒皮一两　没石子一两　醋石榴皮一两　牛膝一两,去苗　白檀香一

两　沉香一两　地骨皮半两

右件药细剉,并铧铁以绵裹入油中浸四十九日药成,常用梳头,经年尤验。

浸油长发,令黑光润泽,方:

生麻油五升　干桑椹一两　栀子花一两　醋石榴花一两　诃梨勒皮一两　莲子草一两　细辛半两　白芷半两　藁木一两　零陵香一两　白敛一两　生铁三斤,捣碎　消石一两　地骨皮一两　没石子一两

右件药细剉,并生铁以绵裹入油中浸经四十九日后药成,常用梳头,经年尤效。

令生发,兼黑光润泽,无比神验方:

羊粪二两,半烧半生　瓦松二两,半烧灰,半曝干　铁粉二两　胡桃人一斤　槐胶二两

右件药前三味细罗为散,其胡桃人、槐胶二味则捣为一团,填于小口瓶子中令实,又取槐子烂捣,作一片厚饼子,扎作孔子数个,盖瓶子口,更别取一瓶子,须盛得前药瓶口者,仰空瓶子向上相合,即以马粪火烧之一宿,候冷开之,其向下瓶子满中有清油,取此油调前羊粪等药,每日涂头,每日又须净洗后再涂,不久即生发尺余。

治风益发,令润泽不白,冷油涂头方:

干莲子草半两　蔓荆子　细辛　藁本　柏子人　芎藭　白芷　甘松香　零陵香　白檀香已上各一两　胡桃二十颗,去皮　铧铁一斤,捣碎

右件药都剉,并铧铁以绵裹,用清油五斤于瓷器中浸半月药成,常用涂头,一月后甚验。

治血脉虚极,发鬓不得润泽,宜用此方:

桑根白皮剉,一升　柏叶剉,一升

右以水三斗,淹浸煮五六沸,去滓沐头,数数为之,发即润泽。

治头风白屑诸方

夫头风白屑,由人体虚,诸阳经脉为风邪所乘也。诸阳之脉皆上走于头,若运动劳役,阳气发泄,腠理开疏,风邪入于脑中,伏留不散,故令头生白屑瘙痒也。

治头风,鼻塞头旋,白屑风痒,**松叶膏方**:

松叶半斤　天雄半两,去皮脐　松脂半两　杏人半两,汤浸,去皮尖　白芷二两　莽草半两　甘松香半两　零陵香半两　甘菊花半两　秦艽一两,去苗　独活一两　辛夷一两　香附子一两　藿香一两　川乌头半两,去皮脐　川椒一两半,去目　芎藭一两半　沉香一两半　木香一两半　牛膝一两半,去苗　踯躅花一两

右件药细剉,以醋五升浸一宿漉出,以生麻油六升煎醋味尽,候白芷色焦黄即膏成,滤去滓,瓷器中盛,旋取摩头发根下,日夜三两度妙。

治头风痒白屑,涂顶膏方:

乌喙去皮脐,去苗　莽草　石南　细辛　皂荚去皮子　续断　泽兰　白术　辛夷　防风去芦头,已上各二两　柏叶二斤　松叶二斤　猪脂四斤

右件药细剉,以酒一升浸一宿漉出,以猪脂煎药焦黄,膏成去滓,沐发了以涂之妙。

治头风白屑,长发令黑,**莲子草膏方**:

莲子草汁,二升　松叶　桐树白皮　桑根白皮　防风去芦头　芎藭　白芷　辛夷　藁本　零陵香　沉香　秦艽　商陆　犀角屑　青竹茹　细辛　杜若　牡荆子已上各二两　甘松香

白术　天雄去皮脐　柏树白皮　枫香已上各一两　生地黄汁,五升　生油四升　马鬐膏一升　熊脂二升　蔓荆子油一升

右件药细剉,以莲子草汁、地黄汁浸药一宿,用脂膏油等微火煎三上三下,以白芷色黄焦膏成,滤去滓,于瓷合中贮之,每用时取枣树根白皮,剉三升,以水一斗煮取五升,去滓以沐头了,然后涂膏,熟摩入肌内。

治头风,白屑瘙痒,及长发膏方:

蔓荆子二两　附子二两,去皮脐　泽兰二两　防风二两,去芦头　杏人二两,汤浸,去皮尖　零陵香二两　藿香二两　芎䓖二两　天雄二两,去皮脐　辛夷二两　沉香二两　松脂三两　白芷三两　马鬐膏一升　松叶切,一升　熊脂一升　生麻油四升

右件药细剉,以酒五升浸一宿滤出,以油脂膏煎三上三下,白芷色焦黄膏成,滤去滓,瓷器中贮[1],每日三两度用摩涂头上。

治头风,白屑瘙痒,头重旋闷,方:

蔓荆子半斤　附子半斤,炮裂,去皮脐　零陵香二两　踯躅花四两　甜葶苈四两　莲子草四两

右件药细剉,以麻油四升内药浸经七日,常用梳头。若发稀及秃落,即入铁精二两于油中,旋取涂头甚良。

治头风白屑,经久不差,时时瘙痒,方:

甘菊花　桑根白皮　附子去皮脐　藁本　松叶　莲子草　蔓荆子　零陵香　桑寄生已上各三两

右件药细剉,每用五两以生绢袋盛,用桑柴灰汁一斗煎令药味出,冷热得所,去药袋,沐头避风,不过五七度差。

治头风白屑瘙痒,无问老少,宜用此方:

蔓荆子半斤　防风三两,去芦头　桑寄生三两　秦椒二两,去目　大麻人一升　白芷三两

右件药都捣碎,以水一斗五升煮取九升,滤去滓,分为三度洗头,一日内用之,避风。

治白屑立效方:

大麻子半斤　秦椒半斤,去目　皂荚末一两

右件药捣碎,以水一斗浸一宿,去滓,密室中沐头,不过三度差。

又方:

附子三两,去皮脐,生用　桑根白皮半斤,剉　蔓荆子半斤

右件药都捣碎,以水一斗二升煮取七升,滤去滓,密室中沐头。

又方:

白芷五两,细剉　鸡子三枚,去壳　川芒消三两

右件药以水七升,先煎白芷取四升,滤去滓,停少冷,内鸡子及消,搅令匀,密室中洗头。

又方:

荆子一斤

右以水一斗煮至五升,去滓,稍热洗头。

又方:

右用瓦松曝干,烧作灰,淋取汁,热暖洗头,不过五七度差。

---

〔1〕 贮:原脱。据《类聚》卷80引同方补。

又方：

右用蚕砂烧灰,淋取汁,热暖洗头。

又方：

右用乌羊粪烧作灰,淋取汁,热暖洗头。

又方：

右用桑柴灰汁洗头,甚效。

又方：

右用牛蒡并叶捣绞取汁,熬令稍稠,卧时涂头,至明即以皂荚汤洗之。

又方：

右用羊蹄草根曝干,捣罗为末,以羊胆汁调,揩涂头上,永除根本。

又方：

右以热汤五升,用新生鸡子三枚,打破于碗中,木篦搅百遍,投入汤中,更搅令匀,冷热得所,洗头,频作甚效。

治发黄令黑诸方

夫足少阴之经血在养于发,血气盛发则润黑。若虚竭者不能荣养,故令发黄也。

治发黄,浸油摩顶黑发方：

白芷　附子去皮脐,生用　连翘　防风去芦头　卷柏　零陵香　蔓荆子　莲子草　踯躅花　川芒消已上各一两

右件药细剉,用绵裹,以生油二斤浸经三日,略煎取药力,放冷,每用涂顶,揩令入肉。

治发鬓黄赤令黑方：

生柏叶切,一升　猪膏一斤

右件药捣柏叶为末,以猪膏和为二十圆,用布裹一圆内泔汁中化破沐之,日一用,一月后渐黑光润。

又方：

右用羊粪烧灰,以腊月猪脂相和涂之,日三夜一,取黑即止。

又方：

右以熊脂涂发,频频梳之。用此药不过一升,尽当黑矣。

又方：

乌梅五十枚

右略打碎,用生麻油一斤浸,常用傅头。

又方：

黑椹二斤

右以水一升浸,常用涂发,甚良。

又方：

黑豆三升

右以水七升煮豆令烂,去豆煎令稠,常用涂发良。

治头疮白秃诸方

凡人皆有九虫在腹内,值血气虚则能侵蚀,而蛲虫发动最能生疮,乃成疽癣瘑疥之属,无所不为。言白秃者,皆由此虫所作。谓在头上生疮,有白痂甚痒,其上发并不生,故谓之白秃也。

治白秃遍头生疮,经年不差,**蛇床子膏**方:

蛇床子三两 五味子三两 远志三两,去心 菟丝子五两,别捣 肉苁蓉二两 松脂二两 雄黄一两,细研 雌黄一两,细研 鸡粪白半两,细研

右件药细剉,以猪脂一升二合、白蜜二合,先煎前五味药三上三下,滤去滓,次下雄黄、雌黄,次下鸡粪白、松脂同煎,候稀稠得所膏成,用瓷合贮之,先以桑灰汁洗头,候干即傅膏,隔日一用。

治白秃及头面久疮,**煞虫止痛**方:

王不留[1]行三两 桃东南枝三两 吴茱萸根三两 蛇床子五两 牡荆子五两 苦竹叶五两 蒺藜子五两 大麻子半升

右件药细剉和匀,分为三度用,每度以水一斗半煮取七升,去滓放温,用洗疮上,日一用之。

治白秃疮,宜用此方:

乌头末半两,生用 硫黄半两,细研 腻粉一分 狗粪一两,白色者,细研 巴豆一分,去皮,研

右件药同研令匀,以生油调拌,先用热米泔洗了,又以热浆水洗,又用生甘草水洗令净,然后剃却发,刮去痂令赤色,便涂揩之令入肉,便以故帛包裹,两日一上,三上即验,后用冬瓜皮烧灰细研,油调涂之,头发生如常。

治白秃及百疮,**木兰皮膏**方:

木兰皮 牡荆子 秦艽去苗 附子去皮脐,生用 川大黄 石南 苦参已上各一两 白矾 真珠末 雄黄 水银 松脂已上各半两,一处细研至水银星尽

右件药先以木兰皮等七味细剉,醋拌令匀经宿,用炼了猪脂二斤于锅中煎令附子等焦黄为度,以绵滤去滓,后入白矾等五味更煎三五沸,离火候冷,于瓷合中盛,日三度涂之。

治白秃疮,发不生,宜傅**松沥膏**方:

松沥七分 丹砂二两,细研 雄黄二两,细研 水银二两 黄连二两,去须 铅粉一两 白矾一两

右件药捣罗为末,入松沥研水银星尽,都搅令匀,每用药时,先以泔洗去疮痂,然后傅药,日一度傅,经三度后,以甘草汤洗去药,又如前傅之,前后经十度洗,即差矣。

治白秃疮不愈,**水银膏**方:

水银一两 黄连二两,去须 细墨一两

右件药先以黄连并墨二味捣细罗为散,用不着水猪脂和水银同研令星尽,用涂疮上,神秘。

治白秃方:

黑豆一合,炒令微黄 干桃花一两

---

〔1〕 留:原误作"流"。据《类聚》卷80引同方改。

右件药捣细罗为散,以腊月猪脂调涂疮上,用帛子裹,勿令见风。

又方:

黑豆　髑髅骨等分,并烧为灰

右件药细研,以腊月猪脂和涂之,立差。

又方:

右以鹁鸽粪捣细罗为散,先以醋米泔洗了,傅之立差。

又方:

桃白皮剉,半升

右以水五升煮桃白皮汁三升,饮一小盏,并用洗头良。

又方:

曲三两　豉三两,微炒

右捣细罗为散,先以米泔净洗,用醋和傅之。

治须发秃落诸方

夫足少阳胆之经也,其荣在须。足少阴肾之经也,其华在发。冲任之脉,为十二经之海,谓之血海,其别络上唇口。若血盛则荣于须发,故须发美。若血气衰弱,经脉虚竭,不能荣润,故令须发秃落也。

治血气虚惫,须发秃落不生,纵生,色黄不黑,宜服此**南烛草煎圆方**:

南烛草　醋石榴叶　旱莲子苗各五斤

右已上三味,于端午日内收于瓷瓮子中,泥封令密,安日中,至六月中旬取出,皆如黑饧,研之,又以生地黄五斤绞取汁,及白蜜五合同煎上件三味成膏,次下后诸药末:

地骨皮四两　熟干地黄四两　诃梨勒皮二两　秦椒二两,去目及闭口者,微炒去汗　白芷二两　旋覆花二两　桂心二两　杏人三两,汤浸,去皮尖、双人,麸炒微黄

右件药捣罗为末,入上件膏中用缓火煎,可圆即圆如梧桐子大,每日空腹以温酒下三十圆,晚食后再服,至四十九日须发皆生,黑而复光。忌生葱、萝卜、大蒜等。

治须发秃落不生,**补益牛膝圆方**:

牛膝一斤,去苗　生干地黄一斤　枳壳半斤,去瓤　菟丝子半斤　地骨皮半斤

右件药并生捣罗为末,炼蜜和圆如梧桐子大,每日空心以生姜汤下三十圆,渐加至五十圆,久服须发皆生,永黑不白。忌生葱、萝卜、大蒜等。

治血虚头风,须发秃落不生,**蔓荆子膏方**:

蔓荆子三两　桑寄生三两　桑根白皮二两　白芷二两　韭根二两　鹿角屑二两　马鬐脂五合　五粒松叶三两　甘松香一两　零陵香一两　生乌麻油三斤　枣根皮汁三升

右件药细剉,绵裹内脂及油、枣根汁中浸一宿,以慢火煎,数数搅,候白芷色焦黄膏成,去滓收瓷合中,每日揩摩须发不生处,十日后即生。

治须发秃落方:

附子二两,去皮脐,生用　荆实二两　柏叶三两　乌鸡粪三合　松叶三两

右件药相和,于新瓷瓶中盛,阴干百日出之,捣罗为末,以马鬐脂和如膏,涂之,经十日即生。

治须发秃落,头眩,及头面风,宜用**菌茹膏方**:

菌茹　莽草　半夏生用　桂心　附子去皮脐,生用　川椒去目及闭口者　细辛　干姜剉,生用,已上各一两

右件药捣罗为末,以猪脂二十两合煎令稠成膏,夜沐头令净,以药摩于秃上,令须发顿生如旧也。

治须发秃落令重生,兼黑润,**莲子草膏方**:

莲子草汁一斤　熊白脂一合　猪鬐膏一合　生麻油一合　柏树皮切,三合　韭根切,三合　瓦上青衣切,三合

右件药相和,于铜器中煎之三上三下,膏成去滓,瓷合中收,每夜用涂,其须发即生。

治须发秃落不生,令长方:

蔓荆子二两　附子二两,去皮脐,生用

右件药捣细罗为散,以酒五升令和,于瓷器中密封二十日药成,用时先以乌鸡脂涂之,后取药汁梳须发,十日后长。

又方:

生姜汁一合　生地黄汁一合　羊子肝汁一合

右件药相和令匀,夜卧涂之,十日便生。

令生眉毛诸方

夫足太阳之经,其脉起于目内眦,上额交巅,血气盛则美眉有毫,血少则眉恶。又眉为风邪所伤则眉脱。皆是血气伤损,不能荣养也,故须以药生之。

治风毒,眉毛堕落,宜服**乌蛇圆方**:

乌蛇肉酒浸,炙令黄　白附子炮裂　白僵蚕微炒　干蝎微炒　防风去芦头,已上各半两　麝香一分,细研　虎胫骨半两,涂酥炙令微黄　藿香半两　腊月乌一只,烧为灰

右件药捣罗为末,炼蜜和捣三二百杵,圆如梧桐子大,每日空心以温酒下二十圆,夜临卧再服。

治眉毛脱落,宜用此方:

右以莲子草捣绞取汁,磨生铁涂之,以手揩摩令药气透肉,一日可三两度涂之为妙。

又方:

白矾十两,烧令汁尽

右细研为末,以蒸饼和圆如梧桐子大,每日空腹以温水下七圆,日加一圆,至四十圆,又日减一圆,周而复始,效。

生眉毛方:

墙上青衣末,一两　铁粉一两

右二味都细研,每夜以水调涂之。

又方:

七月乌麻花,阴干

右捣罗为末,以生乌麻油浸之,每夜涂之妙。

又方:

蔓荆子四两,微炒

右捣罗为末,以醋和,每夜涂之。

治眉痒毛落方:

雄黄一两,细研

右以醋和,每夜于眉上涂之。

又方:

右取垂柳叶阴干,捣罗为末,以母生姜汁于生铁器中调,夜间涂之,渐以手摩令热为妙。

治头赤秃诸方

夫头赤秃者,此由头有疮虫蚀发秃落,无白痂有汁,皮赤而痒,故谓之赤秃也。

治头赤秃方:

右捣黑椹取汁,每服一中盏,日三服。

又方:

右以桑灰汁洗讫,捣椹傅之。

又方:

右以马蹄烧灰,捣罗为末,以腊月猪脂和傅之,良。

又方:

右以猪毛烧灰细研,以猪脂和傅之。

又方:

右用油磨钱衣涂之,即生。

染髭发及换白变黑诸方

换白令黑方:

莲子草汁一升　母丁香半两　铁生一两　毗梨勒[1]一两　东引槐枝灰一两　庵摩勒一两

右件药捣细罗为散,与莲子草汁相和令匀,每欲换时,先点药于髭须根下,即拔却,涂药避风,于后生即便黑,永不变也。其药于瓷器中盛,埋在土中,常令较软,稍似干即难用。如较干,入少蜜和,用之亦得。

又方:

老生姜皮一斤

右置于油腻不洁铛中密盖之,勿令通气,令一精细人,曙色未分便须缓缓煎之,尽一日药成,置于瓷钵中细研。欲换时,以物点取药如麻子大,先于白髭鬓根下点药入肉,第四日当有黑者生矣。

染髭发令黑方:

没石子　乌药　鸡肠草　莲子草　青胡桃皮　醋石榴皮　马齿苋　青盐　熟干地黄　东南柳枝皮剉,已上各一两　猼猪鬃五两,剪如半豆长　麝香一分,细研

---

〔1〕　毗梨勒:据《中华本草》考证,此为使君子科植物毗梨勒 *Terminalia bellirica* (Gaertn.) Roxb. 的果实。

右件药都捣,用蜜水和为剂,以春大麦面裹,入瓷罐子内盛,用盐泥固济,候干更泥,泥三度为妙,然后用熟火十斤烧罐子令黑焰尽,冷之取出,入麝香同研如粉,以生姜自然汁调如稀饧,遇寅日染之良。

换髭法：

黑羖猪鬃灰,一两　没石子一七枚,酥炒黑焦　醋石榴皮末,四钱　母丁香末,三钱　旱莲子末,四钱

右件药都研令极细,每拔时,药末一字,生姜汁少许,旋折柳枝子搅如稀膏,别以新柳枝子点药,所贵免闭却孔子,点后三日不得用皂荚水洗,即生黑者。

黑髭鬓,铅梳子方：

铅十两　锡三两,二味同销为汁,去滓令净　没石子二枚　诃梨勒皮二枚　婆罗得四枚　硫黄一分,细研　醋石榴皮半两　磁石一分　绿矾[1]一分　针砂半两,醋炒　熟干地黄半两,烧令黑　乌麻油一合,炒焦　茜草根一两,剉　胡桃瓤半两

右件药捣罗为末,先销铅、锡为汁,取诸药末一半入铅、锡中,以柳木篦搅令匀,便倾入梳模子中,就俟[2]冷取出开齿,修事如法,将余药于铛中以水煮梳子三日三夜,若水耗,即常以热水添之,日满取出,净洗拭干,以故帛数重裹三五日,以熟皮子衬手,梳之一百下,如乌色,每梳先用皂荚水洗净,候干即梳之。

换髭法：

莲子草一两　没石子五枚　母丁香十枚　羖猪粪灰一两　醋石榴皮一枚

右都捣罗为末,用生姜自然汁和,瓷合内盛,以东引柳枝子点于白髭下,点药了便拔了,更点药一点于上,如此每日旋旋点换。切忌五辛。

又方：

醋石榴根三两,细剉　白蜜三两　硫黄一两,细研　绿矾一两,细研

右件药相和,入瓶子中,从今年十二月埋之,至来年十二月内取出,用涂须发甚良。

又方：

胡粉二两　石灰六两

右件药以榆皮煎汤和之如粥,先以皂荚汤净洗发髭极净,候干,夜卧时以药涂髭发上令匀[3]讫,预收桑叶缀作头巾,遍裹髭发一夜,至平旦取,浆醋热暖净洗三遍,又以生胡麻苗捣取汁三升,和水煮一两沸,净滤以濯之讫,又用油汤濯之,当色黑如漆。

又方：

硇砂一两　醋石榴一两

右件药将硇砂内在石榴中心,却盖封定,盛于瓷瓶中,埋于马粪内,三七日取出,用染之妙。

又方：

胡桃根皮一秤　莲子草十斤

右件药碎剉,入瓷瓮子内,以水五斗浸一日去滓,釜中熬至五升,入芸薹油一斗,以慢火同煎取五升,收贮瓶内,染头时先用炭灰汁洗净,后用药涂之讫,即上用牛蒡叶包裹上,更用

---

〔1〕矾:原误作"礜"。据《类聚》卷82引同方改。
〔2〕俟:原作"矣"。《类聚》卷82引同方亦作"矣"。《普济方》卷49引同方作"俟",义长,因改。
〔3〕匀:原误作"句"。据《千金》卷13"头面风第八"引同方改。

绢油子裹,如此五七日黑也,常夜洗涂之为妙。

染髭鬓令黑,永不白,方:

婆罗勒　生铁屎搥碎　母丁香　诃梨勒皮　莲子草　草豆蔻去皮　黄连去须　蜜陀僧已上各一两

右件药捣罗为末,用清浆水一升相和,即入瓷瓮中,以蜡纸密封头,不令水入,即于宅内渠中深泥下埋,满百日取出,先以面浆水洗髭发令净,干了然后用梳梳药,令离根半寸已来,其药即自入肉内,勿以手把,仍不得着肉,即洗不落。正涂药时,仍口中含牛乳,候口中黑即吐却,更含白乳了,后以故纸裹髭发经一宿,次用面浆水洗泽,然可出入。一染已后,永黑不白也。随意取食,只忌大蒜。若不含牛乳,即令齿黑,永无洗处。

又方

生麻油二升　干瓦松一斤半

右于油中煎瓦松令焦,即取出细研为散,却别入生麻油内浸之,涂髭发甚妙。

又方:

右取八九月经霜桐叶兼子,多收捣碎蒸之,以生布绞取油,先以泔洗头净后,涂此油熟揩,经一宿,取蜀葵杆烧灰淋汁泽之,一月十度用之,永黑不变也。

又方:

右用铧铁打作四十九片如棋子大,烧令赤,即于浆水中淬之,又更烧淬,如此四十九遍,即将铁入竹沥中浸三日后,用梳捻髭发便黑,甚妙。

揩齿令髭发黑诸方

变白发,神效揩齿药方:

醋石榴一枚,以泥裹烧令通赤,候冷去皮取用　茄子根与槐枝同烧令烟绝,急以盏盖之,候冷取用　槐枝　马齿苋　兰香菜并根　薄荷　石膏　五倍子烧熟　川升麻已上各一两

右件药捣罗为散,用揩齿,不惟变白为黑,兼更牢固断牙,妙也。

治口齿百疾,兼黑髭鬓,揩齿方:

马齿苋墙上生者,阴干了,一斤,及盛时采,采时不得合鸡犬、孝子、女人、师僧等见,合药时亦复避之　生干地黄一斤　牛膝四两,去苗　苣蕂四两　川升麻四两　盐二两　皂荚五梃,不蚛肥大者,去皮子　东引桃柳枝各一握

右件药各细剉讫,以新平底铁铛中先下皂荚,次下桃柳枝,次下升麻,次下牛膝,次下马齿苋,次下苣蕂、盐花、地黄讫,取一新瓦盆子盖铛,以盐泥固济,切须牢密,即于盆底上钻作三[1]个小窍子以出阴气,从寅时以文火烧,以小瓦子于窍上盖之,候阴气尽,即速泥之,直烧至戌时,方用武火烧至亥时后停火,放冷,明旦开之,其色如鸦羽,其香馥人,药乃成矣。便以新瓷瓶盛之,密封。要即旋取出细研,用柳木枝点药,再三精意揩齿悉令周遍,即闭口良久,待药力入牙齿内,然可漱口,但能每日旦暮揩之,一月内髭发黑润异于常也。

黑髭揩齿方:

鲤鱼一头,可盛得药者,去肠肚,不洗　生地黄八两,竹刀细切　诃梨勒皮二两　没石子一两　醋石

---

〔1〕　三:下原有"固"字。《类聚》卷82引同方无此字,当衍,删之。

榴皮一两　茜根一两　盐一两　胡麻子三合

右已上都细剉，内入鱼腹中，以湿纸三重裹上，又以盐泥纸筋封裹，用砖衬鱼，以火十斤烧令烟尽，候冷取出细研，每夜先以生姜一小块子揩齿微觉热，便使此药揩之，良久不要盥漱，如白者三七日内从根下黑，黄者七日内便黑。忌萝卜、葱、蒜等。

又方：

燕子一枚，雄者　泥鳅鱼一枚　槐蕊子一两　狼把草　醋石榴瓢三枚

右件药捣作一团，安于瓦罐子内，以纸筋盐泥固济罐子了，候干，先以慢火煨彻后，用炭十斤烧令通赤，候冷取出细研，如常作齿药用之，若用经一月以来，白者皆黑。

黑髭，**揩齿散**方：

莲子草　鸡肠草　熟干地黄　马齿苋　醋石榴皮　海盐　青胡桃皮　没石子已上各一两
丁香半两　川升麻半两，末　麝香一分，细研

右上件八味捣罗为末，用春大麦面为饼子裹入瓶子内，密盖口，不令透气，烧通赤，候冷捣细罗为散，入麝香、丁香、升麻同研令匀，每日早晨及夜卧时常用揩齿，一月后甚有神效。

变髭发驻颜，**揩齿散**方：

莲子草端午日收　破麻布多年者

右件药等分细剉，内于瓷瓶中，以盐泥固济，大火烧半日，候冷取出，仍于铁臼中捣细罗为散，每日常用揩之，旋旋有黑者生。

黑髭方：

莲子草　没石子　醋石榴皮　马齿苋　胡桃皮　生干地黄　青盐已上各一两

右件药捣罗为散，用大麦面作饼裹入罐子中，以炭火烧，待罐子内黑烟绝即住火，候冷取出细碾为末，每日早晨夜间两度揩齿，极妙。

又方：

生干地黄五两　皂荚三梃，不蚛者，炙黄焦　醋石榴皮三两　硫黄二两，细研

右件药捣罗为末，内一瓷瓶中，于炊饭下蒸一炊久，用密和圆如酸枣大，每夜后用生姜汁浸一圆揩齿，二七日髭发皆黑。

又方：

麻枯八两，捣令碎　盐花三两　肥生地黄一斤

右捣绞取地黄汁，和前件药于铛中熬令干，以铁盖子覆之，取炭末和盐泥泥之，烧通赤，候冷捣罗为末，常用揩齿了，含[1]药少时吐却，便吃姜茶一碗。欲得速见徵效，平明午后各一度揩之，即先从眉黑，一月内皆变黑矣。

拔白令黑良日法

拔白，令髭发生黑良日：

正月四日　二月八日　三月十三日　四月十六日　五月二十日　六月二十四日
七月二十八日　八月十九日　九月二十五日　十月十日　十一月十一日　十二月七日

右已上日并陆机法，须早晨拔之，永不白也。

---

〔1〕含：原作"合"。据《类聚》卷82引同方改。

又方：

正月五日、十三日　二月八日、十八日　三月三日　四月十三日、廿五日

五月五日、十五日　六月十四日、廿四日　七月十八日、廿八日　八月九日、十九日

九月八日、十八日　十月十三日、廿三日　十一月十日　十二月十六日

右已上日月，并于午时前拔。此方深要依法用之久验也。凡拔白发，即先以水于石上磨丁香汁，候拔了，急手傅于毛孔中，生黑发矣。

太平圣惠方卷第四十二 凡二十一门 论一首 病源二十首 方共计一百三十四道

上 气 论

夫百病皆生于气,喜则气缓,悲则气消,恐则气下。寒则气收聚,热则腠理开,气泄也。忧则气乱,劳则气耗,思则气留,怒则气逆。喜则气和,荣卫通利,故气缓焉。悲则心系急,肺布叶举,使上焦不通,热气在内,故气消也。恐则精却,精却则上焦闭,闭则气还,还则下焦胀,故气不行。寒则经络凝涩,故气收聚。热则腠理开,荣卫通,故汗大泄也。忧则心无所寄,神无所归,虑无所定,故气乱矣。劳则喘且汗,外内迅[1],故气耗矣。思则身心有所止,气留不行,故气结[2]矣。怒[3]则气逆,甚则呕血及食,而气逆上也。诊寸口脉伏,胸中逆气,是诸气[4]上冲胸中,故上气面胕肿气[5],其脉浮大不治。上气,脉躁而喘者,属肺,肺胀欲作风病,外发汗愈。若脉洪则为气,其脉虚宁[6]伏愿者生,牢强者死。上气喘息低仰,其脉滑,手足温者生。脉涩,四肢寒者死,数者亦死,谓其形损故也。

治上气喘急诸方

夫肺者,通行脏腑之气,以荣华于经络也。若肺虚不足,为邪所乘,则气道不利,诸脏之气,上冲胸中,壅滞不通,故令上气喘急也。

治上气喘急,不得睡卧,宜服杏人散方:

---

〔1〕 外内迅:原文如此。《素问・举痛论》此句作"外内皆越",当以此为正。

〔2〕 结:原作"咽"。据《病源》卷13"上气候"改。

〔3〕 怒:原作"恕"。据改同上。

〔4〕 气:原脱。据补同上。

〔5〕 气:《病源》卷13"上气候"无此字,有"膊息"二字。

〔6〕 宁:此下原衍"宁"字。据《病源》卷13"上气候"删。

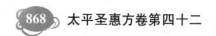

杏人一两,汤浸,去皮尖、双人,麸炒微黄　甘草半两,炙微赤,剉　紫苏子一两,微炒　麻黄一两,去根节
天门冬一两,去心　陈橘皮三分,汤浸,去白瓤,焙　五味子三分

右件药捣筛为散,每服三钱,以水一大盏,入生姜半分,枣三枚,煎至五分,去滓,不计时候温服。

治上气,厥逆喘急,呼吸欲绝,宜服此方:

麻黄四两,去根节　甘草二两,炙微赤　射干二两

右件药都细剉和匀,每服半两,以水一大盏,入生姜半分,枣五枚,煎至五分,去滓,不计时候温服。

治上气,喘急不止,**马兜零散方**:

马兜零一两　人参一两,去芦头　贝母一两,煨微黄　甘草一两,炙微赤,剉　杏人一两,汤浸,去皮尖、双人,麸炒微黄　甜葶苈一两,隔纸炒令紫色　麻黄一两,去根节　五味子一两　威灵仙一两　桑根白皮一两,剉　款冬花一两　陈橘皮一两,汤浸,去白瓤,焙　皂荚一两,去黑皮,涂酥炙令焦黄,去子

右件药捣筛为散,每服五钱,用淡浆水一大盏,煎至五分,去滓,不计时候温服。

治上气喘促,润肺通胸膈,**紫苏散方**:

紫苏茎叶一两　人参一两,去芦头　陈橘皮一两,汤浸,去白瓤,焙　甘草半两,炙微赤,剉　桑根白皮一两,剉　五味子一两　赤茯苓一两　大腹子一两

右件药捣筛为散,每服五钱,以水一大盏,入枣三枚,生姜半分,煎至五分,去滓,不计时候温服。

治上气喘急,发即坐卧不安,方:

紫苏子三两,微炒　桔梗二两,去芦头　桂心二两

右件药捣筛为散,每服三钱,以水一中盏,入生姜半分,煎至六分,去滓,不计时候温服。

治上气喘急,胸中满闷,咽喉不利,**杏人散方**:

杏人三分,汤浸,去皮尖、双人,麸炒微黄　桂心三分　厚朴三分,去粗皮,涂生姜汁炙令[1]香熟　人参半两,去芦头　陈橘皮半两,汤浸,去白瓤,焙　甘草半两,炙微黄,剉　麻黄三分,去根节　赤茯苓半两　胡麻半两　白前三分　半夏半两,汤洗七遍去滑

右件药捣筛为散,每服用鲤鱼肉五两,生姜半两切碎,先以水二大盏,煮至一盏去滓,下散五钱,煎至五分,去滓,不计时候温服。

治上气喘促,时有咳嗽,宜服此方:

麻黄二两,去根节　百合一两　杏人一两,汤浸,去皮尖、双人,麸炒微黄

右件药捣筛为散,每服三钱,以水一中盏,入生姜半分,煎至六分,去滓,不计时候温服。

又方:

甘草一两,炙微赤,剉　桂心一两

右件药捣筛为散,每服三钱,以水一中盏,入生姜半分,煎至六分,去滓,不计时候温服。

又方:

芥子二两　百合二两

右件药捣罗为末,炼蜜和圆如梧桐子大,不计时候以新汲水下七圆。

---

〔1〕　令:原作"冷"。《正误》:"'冷','令'之讹。"因改。

治久上气诸方

夫肺主于气,通于呼吸,而气之行,循环表里,流注经络也。若脏[1]腑虚弱,风冷之气相并上攻于肺,肺气不足,邪之所乘,积蓄日久,不能宣通,则胸中气逆,喘息不利,此是久上气之候也。

治久上气喘急,坐卧不得,**麻黄散方**:

麻黄一两,去根节 杏人一两,汤浸,去皮尖、双人,麸炒微黄 赤茯苓一两 桑根白皮一两,剉 紫苏茎叶一两 陈橘皮一两,汤浸,去白瓤,焙 甜葶苈一两,隔纸炒令紫色

右件药捣筛为散,每服五钱,以水一盏,入生姜半分,煎至五分,去滓,不计时候温服。

治久上气,胸中痰[2]滞妨闷,不能饮食,宜服**杏人散方**:

杏人一两,汤浸,去皮尖、双人,麸炒微黄 麻黄一两,去根节 柴胡一两,去苗 木香半两 半夏三分,汤洗七遍去滑 人参三分,去芦头 五味子一两 大腹皮三分,剉 枳壳半两,麸炒微黄,去瓤 甜葶苈一两,隔纸炒令紫色 陈橘皮三分,汤浸,去白瓤,焙

右件药捣筛为散,每服五钱,以水一大盏,入生姜半分,枣三枚,煎至五分,去滓,不计时候温服。

治久上气,心膈不利,吃食全微[3],咳嗽不止,宜服**赤茯苓散方**:

赤茯苓一两 桂心半两 紫苏茎叶三分 陈橘皮三分,汤浸,去白瓤,焙 杏人三分,汤浸,去皮尖、双人,麸炒微黄 诃梨勒皮三分 枳壳半两,麸炒微黄,去瓤 细辛一两 厚朴三分,去粗皮,涂生姜汁炙令香熟 郁李人三分,汤浸,去皮,微炒 人参三分,去芦头 紫菀三分,洗去苗土 半夏半两,汤洗七遍去滑 甘草半两,炙微赤,剉

右件药捣筛为散,每服五钱,以水一大盏,入生姜半分,枣三枚,煎至五分,去滓,不计时候温服。

治久上气,心腹虚冷,胸满不食,时复呕沫,**胡椒圆方**:

胡椒一两 荜茇一两 干姜三分,炮裂,剉 白术一两 桂心三分 诃梨勒皮三分 人参三分,去芦头 款冬花半两 紫菀一两,洗去苗土 甘草一两,炙微赤,剉 赤茯苓一两 陈橘皮一两,汤浸,去白瓤,焙

右件药捣罗为末,炼蜜和捣三二百杵,圆如梧桐子大,每服以姜橘汤下三十圆,日三四服。

治久上气,痰唾,气壅喘闷,**旋覆花圆方**:

旋覆花一两 皂荚一两,去黑皮,涂酥炙微黄,去子 川大黄一两半,剉碎,微炒 杏人一两半,汤浸,去皮尖、双人,麸炒微黄 枳壳一两,麸炒微黄,去瓤

右件药捣罗为末,炼蜜和捣三五百杵,圆如梧桐子大,每于食后以温浆水下二十圆。

治久上气,时唾痰涎,不得眠卧,方:

长大皂荚一梃,去黑皮,涂酥炙微黄焦,去子

右件药捣罗为末,炼蜜和圆如梧桐子大,每于食后煮枣粥饮下五圆。

---

[1] 脏:下原有"腑"字。《普济方》卷183所引无此字,当衍,故删。

[2] 痰:原作"疾",据《普济方》卷183"杏仁散"改。

[3] 微:原作"微"。据《类聚》卷87引同方改。

治积年上气不差,垂死者,宜服此方:

莨菪子一两,水淘去浮者,水煮令芽出,候干,炒令黄黑色　熟羊肺一具,晒干

右件药捣罗为末,以七月七日神醋拌令相着,夜不食空腹服,以热水调一钱服之,须臾若觉心闷者,可食白粥五七口止之,隔日服之,永差。

治久上气不差方:

大枣五十枚,煮熟,去皮核　豉一百二十粒　杏人一百二十枚,汤浸,去皮尖、双人　川椒二百粒,去目及闭口者,微炒去汗,捣罗为末

右件药都捣熟为圆如莲子大,不计时候以绵裹一圆含咽津。

治久上气不止,累疗不差,方:

猪胰三具,切　枣五十枚,切　甜葶苈一两,隔纸炒令紫色

右件药都以酒五升浸三五日,每服暖一小盏,日三服。

治卒上气诸方

夫肺主于气,若肺气虚实不调,或暴为风邪所乘,则脏腑不利,经络否涩,气不宣和,则卒上气也。又因有所怒,则卒逆气上冲,甚则变呕血,为气血俱伤也。

治卒上气,喘急,气奔欲绝,**麻黄散方:**

麻黄二两,去根节　甘草一两,炙微赤,剉　桂心一两　马兜零一两　杏人一两,汤浸,去皮尖、双人,麸炒微黄　细辛一两

右件药捣筛为散,每服五钱,以水一大盏,入生姜半分,煎至五分,去滓,不计时候温服。

治卒上气,奔喘,**五味子散方:**

五味子一两　麻黄二两,去根节　甘草一两,炙微赤,剉　细辛一两　贝母一两,煨微黄

右件药捣筛为散,每服五钱,以水一大盏,入生姜半分,煎至五分,去滓,不计时候温服。

治卒上气,胸中不利,痰逆,**青橘皮散方:**

青橘皮一两,汤浸,去白瓤,焙　甘草半两,炙微赤,剉　诃梨勒皮一两　紫苏茎叶二两　枇杷叶半两,拭去毛,炙微黄

右件药捣筛为散,每服五钱,以水一大盏,入生姜半分,煎至五分,去滓,不计时候温服。

治卒上气,心胸壅闷,头痛,**细辛散方:**

细辛半两　甘草半两,炙微赤,剉　五味子一两　人参一两,去芦头　桂心三分　半夏一两,汤洗七遍去滑　麻黄二两,去根节　杏人一两,汤浸,去皮尖、双人,麸炒微黄　前胡三分,去芦头

右件药捣筛为散,每服五钱,以水一大盏,入生姜半分,枣三枚,煎至五分,去滓,不计时候温服。

治卒上气喘急方:

杏人一两,汤浸,去皮尖、双人,麸炒微黄　人参二两,去芦头　陈橘皮二两,汤浸,去白瓤,焙　甘草一两,炙微赤,剉　淡竹枝梢二七茎长,一握

右件药捣筛为散,分为十服,每服以水一大盏,入生姜半分,煎至五分,去滓,不计时候温服。

治卒上气,喘急腹痛,方:

干姜一两,炮裂,剉　五味子一两　木香一两

右件药捣细罗为散,不计时候以温酒调下二钱。

又方:

灯心一两　木通一两　陈橘皮一两,汤浸,去白瓤,焙

右件药细剉,以水二大盏,煎至一大盏去滓,下牛酥一分,时时温服一合。

治上气胸满诸方

夫上气胸满者,由肺脏气实,上焦壅滞,荣卫否涩,气不宣通也。肺为华盖,居于膈上,主通于诸脏之气。若为邪所乘,则肺壅胀,气逆不顺,故令上气胸满也。

治上气肺壅胀,胸中满闷,喘急不利,宜服**大腹皮散**方:

大腹皮一两,剉　紫苏子一两,微炒　前胡一两,去芦头　诃梨勒皮一两半　五味子一两　赤茯苓一两　槟榔半两　甘草半两,炙微赤,剉

右件药捣筛为散,每服三钱,以水一中盏,入生姜半分,煎至六分,去滓,不计时候温服。

治上气,肺实热,胸满烦闷,呼吸气促,喉咽不利,宜服**桔梗散**方:

桔梗半两,去芦头　射干一两　麦门冬一两,去心　青橘皮三分,汤浸,去白瓤,焙　杏人一两,汤浸,去皮尖、双人,麸炒微黄　麻黄一两,去根节　赤茯苓三分　前胡二分,去芦头　木通三分,剉　大腹皮三分,剉　甘草半两,炙微赤,剉

右件药捣筛为散,每服三钱,以水一中盏,入生姜半分,煎至六分,去滓,不计时候温服。

治上气,肺壅胸满,喘息不利,**青橘皮散**方:

青橘皮一两,汤浸,去白瓤,焙　半夏一两,汤洗七遍去滑　紫苏子一两,微炒　五味子一两　杏人一两,汤浸,去皮尖、双人,麸炒微黄　槟榔半两　枳壳半两,麸炒微黄,去瓤　甘草半两,炙微赤,剉

右件药捣筛为散,每服三钱,以水一中盏,入生姜半分,煎至六分,去滓,不计时候温服。

治上气,心胸满塞,不下食,**桑根白皮散**方:

桑根白皮一两,剉　大腹皮一两,剉　陈橘皮一两,汤浸,去白瓤,焙　甘草三分,炙微赤,剉　桂心三分　赤茯苓一两　木通一两,剉　紫苏子二两,微炒

右件药捣筛为散,每服五钱,以水一大盏,入生姜半分,煎至五分,去滓,不计时候温服。

治上气,胸心满塞,不下食,宜服**半夏散**方:

半夏一两,汤洗七遍去滑　前胡一两,去芦头　紫苏子一两,微炒　陈橘皮一两,汤浸,去白瓤,焙　桂心一两　甘草半两,炙微赤,剉　赤茯苓一两

右件药捣筛为散,每服五钱,以水一大盏,入生姜半分,枣三枚,煎至五分,去滓,不计时候温服。

治上气胸满,咽喉噎塞,心神烦闷,大小便不利,宜服**大黄圆**方:

川大黄一两,剉碎,微炒　海藻一两,洗去咸味　川朴消一两　昆布一两,洗去咸味　苦瓠子人一两　甜葶苈一两,隔纸炒令紫色　木通一两,剉　桃人一两,汤浸,去皮尖、双人,麸炒微黄

右件药捣罗为末,炼蜜和捣三二百杵,圆如梧桐子大,每服以生姜汤下三十圆,日三服。

治上气,胸中满闷,大便不利,宜服**槟榔圆**方:

槟榔一两　川大黄一两,剉碎,微炒　枳壳一两,麸炒微黄,去瓤　甜葶苈一两,隔纸炒令紫色　郁李人一两,汤浸,去皮,微炒　木通一两,剉　杏人一两,汤浸,去皮尖、双人,麸炒微黄

右件药捣罗为末,炼蜜和捣三二百杵,圆如梧桐子大,每服以生姜汤下三十圆,日三四服。

治上气不得睡卧诸方

夫脏腑之气皆上注于肺,肺主于气也。若阴阳不调,肺气虚弱,邪之所攻,则肺胀气逆,胸中否塞,呼吸不利,气奔喘急,不得暂息,故令不得睡卧也。

治上气,咽喉窒塞,短气,不得睡卧,腰背强痛,四肢烦疼,腹满不能食,**诃梨勒散**方:

诃梨勒皮一两　槟榔三分　桑根白皮一两,剉　赤茯苓一两　陈橘皮三分,汤浸,去白瓤,焙　麻黄一两,去根节　甘草半两,炙微赤,剉　枳壳三分,麸炒微黄,去瓤　紫菀三分,洗去苗土　半夏三分,汤洗七遍去滑　杏人三分,汤浸,去皮尖、双人,麸炒微黄

右件药捣筛为散,每服五钱,以水一大盏,入生姜半分,煎至五分,去滓,不计时候温服。

治上气,胸中满塞,不得喘息,**枳实散**方:

枳实半两,麸炒微黄　款冬花三分　赤茯苓三分　甘草半两,炙微赤,剉　杏人一两,汤浸,去皮尖、双人,麸炒微黄　陈橘皮三分,汤浸,去白瓤,焙　人参三分,去芦头　干姜半两,炮裂,剉　半夏三分,汤洗七遍去滑　麻黄一两,去根节　桂心三分

右件药捣筛为散,每服五钱,以水一大盏,入生姜半分,枣三枚,煎至五分,去滓,不计时候温服。

治上气喘促,不得睡卧,宜服**五味子散**方:

五味子三分　陈橘皮三分,汤浸,去白瓤,焙　紫菀一两,洗去苗土　贝母三分,煨微黄　杏人一两,汤浸,去皮尖、双人,麸炒微黄　麻黄一两,去根节　麦门冬三分,去心　甘草半两,炙微赤,剉　赤茯苓三分　柴胡三分,去苗

右件药捣筛为散,每服五钱,以水一大盏,入生姜半分,煎至五分,去滓,不计时候温服。

治上气,睡卧不得,攀物而坐,唾血,不能食饮,宜服**紫苏子散**方:

紫苏子一两,微炒　桑根白皮一两,剉　半夏三分,汤洗七遍去滑　紫菀一两,洗去苗土　人参三分,去芦头　甘草半两,炙微赤,剉　麻黄一两,去根节　五味子三分　干姜半两,炮裂,剉　细辛三分　杏人三分,汤浸,去皮尖、双人,麸炒微黄　桂心半两　款冬花半两　射干半两　天门冬三分,去心

右件药捣筛为散,每服五钱,以水一大盏,入生姜半分,煎至五分,去滓,不计时候温服。

治上气喘急,不得睡卧,腹胁有积气,宜服此方:

杏人半两,汤浸,去皮尖、双人,麸炒微黄　赤茯苓一两　木香一两　鳖甲一两,涂醋炙令黄,去裙襕

右件药捣筛为散,每服五钱,以水一中盏,入生姜半分,灯心一大束,煎至六分,去滓,不计时候温服。

治上气,不得睡卧,短气,方:

陈橘皮一两,汤浸,去白瓤,焙　人参一两,去芦头　五味子一两　紫苏茎叶一两

右件药捣筛为散,每服五钱,以水一大盏,入枣三枚,生姜半分,煎至五分去滓温服,日三四服。

治上气喘急,睡卧不得,咳嗽,涎唾不止,方:

麻黄一两,去根节　杏人一两,汤浸,去皮尖、双人,麸炒微黄　赤茯苓一两　陈橘皮三分,汤浸,去白瓤,焙　甜葶苈一两,隔纸炒令紫色　桑根白皮一两,剉　紫苏茎叶一两

右件药捣筛为散,每服五钱,以水一大盏,入生姜半分,煎至五分,去滓,不计时候温服。

治上气胸满,昼夜不得眠卧,困笃,**钟乳圆**方:

钟乳粉二两　干姜一两,炮　款冬花半两　细辛半两　桑根白皮一两,剉　半夏半两,汤洗七遍去滑　贝母三分,煨微黄　附子三分,炮裂,去皮脐　芎劳半两　紫菀一两,洗去苗土　川椒三分,去目及闭口者,微炒去汗　杏人一两,汤浸,去皮尖、双人,麸炒微黄

右件药捣罗为末,炼蜜和捣三二百杵,圆如梧桐子大,不计时候以粥饮下三十圆。

治上气喉中作水鸡声诸方

夫肺主于气,若脏腑不和,肺气虚弱,风冷之气所乘,则胸满肺胀,胀则肺管不利,不利则气道壅涩,则喘息不调,故令喉中作水鸡声也。

治上气,喉中作水鸡声,宜服**麻黄散**方:

麻黄一两,去根节　紫菀一两,洗去苗土　射干一两　款冬花一两　细辛三分　五味子三分　半夏半两,汤洗七遍去滑

右件药捣筛为散,每服五钱,以水一大盏,入生姜半分,枣三枚,煎至五分,去滓温服,日三四服。

治上气肺壅,喘息不利,咽喉作水鸡声,宜服**款冬花散**方:

款冬花三分　杏人一两,汤浸,去皮尖、双人,麸炒微黄　紫菀三分,洗去苗土　木通一两,剉　桔梗一两,去芦头　马兜零三分　赤茯苓三分

右件药捣筛为散,每服四钱,以水一中盏,入生姜半分,煎至六分,去滓,不计时候温服。

治上气不得喘息,喉中作水鸡声,方:

桂心半两　赤茯苓一两　半夏一两,汤洗七遍去滑　细辛半两　麻黄二两,去根节　五味子一两

右件药捣粗罗为散,每服五钱,以水一大盏,入生姜半分,煎至五分,去滓,不计时候温服。

治上气喘急,喉中作水鸡声,无问年月远近,方:

肥皂荚五梃　酥二两

右件皂荚刮去黑皮,旋旋涂酥,以慢火炙令酥尽,候焦黄,去子,捣罗为末,炼蜜和圆如梧桐子大,每于食后以粥饮下七圆。

又方:

腊月猪尾烧为灰

右件药细研,每服以温水调下二钱,日三四服。

治上气呕吐诸方

夫肺主于气,肺为邪所乘则上气,此为膈内有热,胃间有寒,寒从胃上乘于肺,与膈内热相搏,故乍寒乍热而上气,上气动于胃,胃气逆,故令呕吐也。

治上气,心胸痰壅,喘促呕吐,**诃梨勒散**方:

诃梨勒皮二两　半夏三分,汤洗七遍去滑　赤茯苓一两　陈橘皮一两,汤浸,去白瓤,焙　甘草半两,炙微赤,剉　人参五分,去芦头　前胡一两,去芦头　杏人一两半,汤浸,去皮尖、双人,麸炒微黄　白术一两　槟榔一两　紫苏茎叶一两

右件药捣筛为散,每服五钱,以水一大盏,入生姜半分,枣三枚,煎至五分,去滓,不计时

候温服。

治上气呕吐，不能下食，**半夏散方**：

半夏三分，汤洗七遍去滑　白术半两　人参一两，去芦头　桂心半两　甘草半两，炙微赤，剉　陈橘皮半两，汤浸，去白瓤，焙　厚朴二两，去粗皮，涂生姜汁炙令香熟

右件药捣筛为散，每服五钱，以水一大盏，入生姜半分，枣三枚，煎至五分，去滓温服，日三四服。

治上气呕吐，胸胁满闷，不思饮食，心神虚烦，宜服**赤茯苓散方**：

赤茯苓一两　陈橘皮三分，汤浸，去白瓤，焙　诃梨勒皮三分　麦门冬半两，去心　白术一两　甘草一分，炙微赤，剉　半夏半两，汤洗七遍去滑　杏人一两，汤浸，去皮尖、双人，麸炒微黄

右件药捣筛为散，每服五钱，以水一大盏，入生姜半分，煎至五分，去滓，不计时候温服。

治上气呕吐，心胸满闷，痰滞，不能饮食，**枇杷叶散方**：

枇杷叶一两，拭去毛，炙微黄　槟榔一两　赤茯苓一两　高良姜半两　陈橘皮一两，汤浸，去白瓤，焙　前胡一两，去芦头　细辛三分　甘草半两，炙微赤，剉

右件药捣筛为散，每服五钱，以水一大盏，入生姜半分，煎至五分，去滓，不计时候温服。

治上气呕吐，不能下食，**橘皮散方**：

陈橘皮二两，汤浸，去白瓤，焙　紫苏子一两，微炒　人参一两，去芦头　赤茯苓一两　柴胡一两，去苗　杏人一两，汤浸，去皮尖、双人，麸炒微黄

右件药捣筛为散，每服三钱，以水一中盏，入生姜半分，枣三枚，煎至六分，去滓，不计时候温服。

治上气，胃中烦热，痰壅吐逆，不能下食，宜服**人参散方**：

人参二两，去芦头　麦门冬一两，去心　陈橘皮一两，汤浸，去白瓤，焙　黄耆一两，剉　紫苏茎叶一两　赤茯苓一两　枇杷叶一两，拭去毛，炙微黄　诃梨勒皮一两半　甘草半两，炙微赤，剉

右件药捣筛为散，每服三钱，以水一中盏，入生姜半分，枣三枚，煎至六分，去滓，不计时候温服。

治上气，胃中不和，呕吐，不能下食，虚弱无力，宜服**白术圆方**：

白术一两　五味子一两　陈橘皮半两，汤浸，去白瓤，焙　人参一两，去芦头　桂心一两　白茯苓一两　沉香一两　厚朴二两，去粗皮，涂生姜汁炙令香熟　紫苏子一两，微炒　草豆蔻一两，去皮　枳实半两，麸炒微黄

右件药捣罗为末，炼蜜和捣三二百杵，圆如梧桐子大，每于食前以生姜汤下三十圆。

治上气腹胀满诸方

夫上气腹胀满者，由脏腑虚弱，阴阳不调，阳气外虚，阴气内积，风冷之气在于腹脏伏留不散，攻于脾肺，脾肺既虚，为邪所乘，则经络壅涩，气道不通，故令上气腹胀满也。

治上气腹胀满，上焦壅滞，宜服**大腹皮散方**：

大腹皮一两，剉　甜葶苈一两，隔纸炒令紫色　桑根白皮一两，剉　桔梗一两，去芦头　赤茯苓一两　桂心一两　枳壳一两，麸炒微黄，去瓤　杏人一两，汤浸，去皮尖、双人，麸炒微黄

右件药捣筛为散，每服五钱，以水一大盏，入生姜半分，枣三枚，煎至五分，去滓，不计时候温服。

治上气腹胀满,不下食,宜服**赤茯苓散**方:

赤茯苓一两 杏人一两,汤浸,去皮尖、双人,麸炒微黄 人参三分,去芦头 陈橘皮三分,汤浸,去白瓤,焙 紫苏茎叶三分 桂心半两 白术三分 槟榔一两 枇杷叶一两,拭去毛,炙微黄

右件药捣筛为散,每服五钱,以水一大盏,入生姜半分,煎至五分,去滓,不计时候温服。

治上气腹胀满,坐卧不得,少思饮食,**前胡散**方:

前胡一两,去芦头 枳壳一两,麸炒微黄,去瓤 人参一两,去芦头 陈橘皮一两,汤浸,去白瓤,焙 槟榔一两 紫苏茎叶一两 甜葶苈半两,隔纸炒令紫色 甘草半两,炙微赤,剉

右件药捣筛为散,每服五钱,以水一大盏,入生姜半分,枣三枚,煎至五分,去滓温服,日三四服。

治上气腹满,烦闷,不欲饮食,**木香散**方:

木香三分 人参三分,去芦头 半夏半两,汤洗七遍去滑 赤茯苓三分 甘草半两,炙微赤,剉 槟榔三分 桑根白皮半两,剉 陈橘皮三分,汤浸,去白瓤,焙 桂心半两 枳实半两,麸炒微黄

右件药捣筛为散,每服五钱,以水一大盏,入生姜半分,枣三枚,煎至五分,去滓温服,日三四服。

治上气腹胀满,不能下食,宜服**半夏散**方:

半夏半两,汤洗七遍去滑 赤茯苓一两 陈橘皮三分,汤浸,去白瓤,焙 人参三分,去芦头 前胡三分,去芦头 紫苏茎叶一两 木通半两,剉 木香半两 白术三分 槟榔三分

右件药捣筛为散,每服五钱,以水一大盏,入生姜半分,枣三枚,煎至五分,去滓,不计时候温服。

治上气腹胀满,宜服此方:

枳实一两,麸炒微黄 桂心一两 槟榔一两

右件药捣细罗为散,每服以生姜汤调下二钱,日三四服。

治上气腹胀满,不下食,方:

桑根白皮三两,剉 吴茱萸一两,汤浸七遍,微炒 白术二两

右件药捣筛为散,每服三钱,以酒一中盏,入生姜半分,煎至六分,去滓,温温频服之。

治上气咳逆诸方

夫上气咳逆者,由肺脏虚弱,感于风寒而成咳逆也。咳则气聚于肺,则令肺胀,心胸烦闷,是为咳逆也。此皆邪气与正气相搏,正气不得宣通,但逆行于咽喉之间,邪气动作,则气逆不顺,奔上胸膈,故谓之上气咳逆也。

治上气咳逆,支满喘嗽,气结胸中,心烦不利,宜服**芫花散**方:

芫花半两,醋拌炒令干 桂心三分 干姜半两,炮裂,剉 陈橘皮三分,汤浸,去白瓤,焙 细辛半两 前胡三分,去芦头 赤茯苓一两 诃梨勒皮三分

右件药捣筛为散,每服三钱,以水一中盏,入生姜半分,煎至六分,去滓温服,日三四服。

治上气咳逆,喉中不利,**人参散**方:

人参一两,去芦头 陈橘皮三分,汤浸,去白瓤,焙 紫菀一两,洗去苗土 赤茯苓一两 款冬花三分 射干一两 细辛三分 杏人三分,汤浸,去皮尖、双人,麸炒微黄 菖蒲三分

右件药捣筛为散,每服五钱,以水一大盏,入生姜半分,煎至五分,去滓,不计时候温服。

治上气咳逆,胸满多唾,宜服**川椒圆方**:

川椒一两,去目及闭口者,微炒去汗 人参一两,去芦头 款冬花三分 赤茯苓一两 干姜半两,炮裂,剉 桂心一两 紫菀三分,洗去苗土 附子半两,炮裂,去皮脐 五味子三分 白术半两 杏人三分,汤浸,去皮尖、双人,麸炒微黄 菖蒲三分 细辛三分

右件药捣罗为末,炼蜜和捣五七百杵,圆如梧桐子大,每服以温生姜汤下三十圆,日三四服。

治上气咳逆,心胸烦闷,小便不利,宜服**麦门冬散方**:

麦门冬一两半,去心,焙 昆布三分,洗去咸味 干姜半两,炮裂,剉 细辛半两 川椒半两,去目及闭口者,微炒去汗 海蛤一两,细研 桂心半两

右件药捣罗为末,炼蜜和捣三五百杵,圆如梧桐子大,每于食前以温生姜汤下三十圆。

治上气咳逆,腹中坚痞,往来寒热,令人羸瘦,不能饮食,或时下利,腹中疼痛,**桂心圆方**:

桂心一两 川椒三两,去目及闭口者,微炒去汗 甘草三分,炙微赤,剉 当归三分 半夏三分,汤洗七遍去滑 附子一两,炮裂,去皮脐

右件药捣罗为末,炼蜜和捣三二百杵,圆如梧桐子大,不计时候以生姜橘皮汤下三十圆。

治上气咳逆,多唾食少,宜服**干姜圆方**:

干姜半两,炮裂,剉 桂心半两 柑子皮三分,汤浸,去白瓤 细辛半两 甘草半两,炙微赤,剉 款冬花三分 紫菀三分,洗去苗土 附子三分,炮裂,去皮脐

右件药捣罗为末,炼蜜和捣三五百杵,圆如梧桐子大,每服不计时候以姜枣汤下三十圆。

治上气喘急身面浮肿诸方

夫肺主于气,候于身之皮毛,而气之行,循环脏腑,流通经络。若为风邪所乘,则肤腠闭塞,荣卫壅涩,津液相并,不得泄越,故令上气而身面浮肿也。

治上气喘急,胸中满闷,身面浮肿,宜服**葶苈散方**:

甜葶苈三分,隔纸炒令紫色 枳壳三分,麸炒微黄,去瓤 赤茯苓一两 桑根白皮一两,剉 汉防己半两 陈橘皮三分,汤浸,去白瓤,焙 甘草半两,炙微赤,剉

右件药捣筛为散,每服四钱,以水一大盏,入生姜半分,枣三枚,煎至五分,去滓,不计时候温服。

治上气发即不得眠卧,心腹胀满,喘急不能食,身面浮肿,宜服**紫菀散方**:

紫菀一两,洗去苗土 麻黄一两,去根节 贝母三分,煨微黄 大腹皮三分,剉 杏人三分,汤浸,去皮尖、双人,麸炒微黄 赤茯苓一两 桑根白皮一两,剉 猪苓一两,去黑皮 槟榔一两

右件药捣筛为散,每服五钱,以水一大盏,入生姜半分,煎至五分,去滓,不计时候温服。

治上气喘急,或多心腹气滞,身面浮肿,吃食减少,宜服**陈橘皮圆方**:

陈橘皮一两,汤浸,去白瓤,焙 猪苓一两,去黑皮 紫菀一两,洗去苗土 桂心一两 郁李人一两,汤浸,去皮,微炒 桑根白皮二两,剉 人参一两,去芦头 麻黄一两,去根节 甘草半两,炙微赤,剉 杏人一两,汤浸,去皮尖、双人,麸炒微黄 甜葶苈一两,隔纸炒令紫色

右件药捣罗为末,炼蜜和捣三五百杵,圆如梧桐子大,每于食前以温粥饮下三十圆。

治上气喘急,肺热咳嗽,不得坐卧,身面浮肿,不下饮食,宜服**猪苓散方**:

猪苓一两,去黑皮 汉防己三分 百合一合 紫菀一两,洗去苗土 杏人一两,汤浸,去皮尖、双人,麸炒

微黄　赤茯苓一两　天门冬一两半,去心,焙　枳壳一两,麸炒微黄,去瓤　桑根白皮一两,剉　郁李人一两,汤浸,去皮,微炒

右件药捣罗为末,炼蜜和捣三五百杵,圆如梧桐子大,每于食前以粥饮下三十圆。

又方:

甜葶苈一两,隔纸炒令紫色　陈橘皮三分,汤浸,去白瓤,焙　赤茯苓一两[1]　桑根白皮一两,剉　杏人一两,汤浸,去皮尖,双人,麸炒微黄　牵牛子一两,微炒[2]

右件药捣罗为末,炼蜜和捣三五百杵,圆如梧桐子大,每于食前以粥饮下三十圆。

治上气喘急,身面浮肿,不得眠卧,积年不差,方:

皂荚二两,刮去黑皮,涂酥炙微黄焦,去子　桑根白皮一两,剉　陈橘皮一两,汤浸,去白瓤,焙　杏人一两半,汤浸,去皮尖,双人,麸炒微黄,别研如膏　汉防己一两　甜葶苈二两,隔纸炒令紫色,别捣如泥

右件药捣罗为末,研入杏人、葶苈,炼蜜和捣三五百杵,圆如梧桐子大,每服食前以粥下三十圆。

治上气喘急,遍身浮肿,宜服此方:

甜葶苈一升,隔纸炒令紫色

右件药捣令极细,用生绢袋盛,以清酒五升浸三五日后,每服抄一匙用粥饮调下,日三四服。

治七气诸方

夫七气者,为寒气,热气,恚气,怒气,忧气,喜气,愁气。凡此七气,积[3]聚坚牢,大如杯盘,在心下腹中,疼痛欲死,不能饮食,时来时去,每发极甚,如有祸祟,此皆七气所生也。寒气则呕吐恶心,热气则恍惚眩乱;怒气则上焦热痛不可忍,热上抢心,短气欲死,不得气息;恚气则积在心下,不得饮食;喜气即不可疾行,不能久立;忧气则不可剧作,卧不安席;愁气则喜忘不安;故名七气也。

治忧恚、寒热、喜怒及饮食阻隔,内伤五脏,气攻上不能还下,心中悸动不安,宜服**人参散方**:

人参一两,去芦头　赤芍药一两　木香一两　桂心一两　吴茱萸半两,汤浸七遍,焙干微炒　前胡一两,去芦头　白术一两　诃梨勒皮一两　半夏一两,汤浸七遍去滑　甘草半两,炙微赤,剉　青橘皮一两,汤浸,去白瓤,焙　熟干地黄一两

右件药捣筛为散,每服五钱,以水一中盏,入生姜半分,煎至六分,去滓,每于食后稍热服。

治七气,脏腑虚冷,心胸气上,劳乏不能饮食,宜服**半夏散方**:

半夏一两,汤洗七遍去滑　人参一两,去芦头　白术一两　厚朴二两,去粗皮,涂生姜汁炙令香熟　陈橘皮三分,汤浸,去白瓤,焙　附子一两,炮裂,去皮脐　沉香一两　桂心一两

右件药捣筛为散,每服五钱,以水一中盏,入生姜半分,煎至六分,去滓,每于食前稍

---

〔1〕 一两:原脱。据《类聚》卷87引同方补。

〔2〕 一两,微炒:原脱。据补同上。

〔3〕 积:下衍"炁"(气)字,据《病源》卷13"七气候"、《类聚》卷87"治七气诸方"删。

热服。

治七气,心腹积聚,结块如杯,呕吐寒热,胸心中短气,不能下食,宜服**木香散**方:

木香一两 桂心一两 人参一两,去芦头 细辛半两 诃梨勒皮半两 干姜半两,炮裂,剉 白术半两 甘草一分,炙微赤,剉 附子半两,炮裂,去皮脐 鳖甲一两半,涂醋炙微黄,去裙襕 吴茱萸半两,汤浸七遍,焙干微炒 青橘皮半两,汤浸,去白瓤,焙 京三棱三分 槟榔半两 赤茯苓三分 厚朴半两,去粗皮,涂生姜汁炙令香熟 当归三分 藘香子半两

右件药捣粗罗为散,每服五钱,以水一中盏,入生姜半分,枣三枚,煎至六分,去滓,每于食前稍热服。

治寒热恚怒喜忧愁等七气积聚不散,在于心腹结块如杯,胸中气隔,吐逆不能下食,腹胁疼痛,喜忘不安,呼吸短气,四肢不举,宜服**乌头圆**方:

川乌头一两半,炮裂,去皮脐 桃人三分,汤浸,去皮尖、双人,麸炒微黄 桂心三分 前胡三分,去芦头 人参一两,去芦头 芎藭三分 防葵一两 甘遂一两,煨微黄 菖蒲三分 川大黄一两半,剉碎,微炒 紫菀三分,洗去苗土 赤茯苓三分 干姜三分,炮裂,剉 石膏三分,细研,水飞过 半夏三分,汤洗七遍去滑 吴茱萸三分,汤浸七遍,焙干微炒 川椒三分,去目及闭口者,微炒去汗 细辛三分 桔梗三分,去芦头

右件药捣罗为末,炼蜜和捣五七百杵,圆如梧桐子大,每于食前以温酒下五圆,渐加至十圆,当以通利为度。

治七气,积聚坚牢,心腹胀痛,宜服**大黄圆**方:

川大黄一两,剉碎,微炒 川椒半两,去目及闭口者,微炒去汗 人参三分,去芦头 半夏三分,汤洗七遍去滑 桔梗三分,去芦头 菖蒲三分 柴胡三分,去苗 赤茯苓三分 芎藭三分 桂心三分 桃人三分,汤浸,去皮尖、双人,麸炒微黄 木香三分 吴茱萸三分,汤浸七遍,焙干微炒 干姜三分,炮裂,剉 细辛三分

右件药捣罗为末,炼蜜和捣五七百杵,圆如梧桐子大,每于食前以温酒下十圆,渐加至二十圆为度。

治短气诸方

夫平人无寒热,短气不足以息者。盖由体实,实则气盛,盛则气逆不通,故短气也。又肺虚则气不足,亦令短气,则其人气微,有如少气,故呼吸不利,诊其脉尺寸俱微,血气不足,其人短气。寸口脉沉,胸中短气,脉前小后大,则胸满短气。脉洪大者,亦短气也。

治肺实,胸中短气,上焦壅滞,不思饮食,宜服**五味子散**方:

五味子一两 木香半两 诃梨勒皮一两 甘草半两,炙微赤,剉 前胡一两,去芦头 陈橘皮一两,汤浸,去白瓤,焙 桂心三分 半夏三分,汤洗七遍去滑

右件药捣筛为散,每服五钱,以水一大盏,入生姜半分,枣三枚,煎至五分,去滓温服,日三四服。

治气虚,胸膈中寒热,短气不足,**紫苏散**方:

紫苏茎叶二两 五味子一两 甘草三分,炙微赤,剉 前胡一两,去芦头 陈橘皮三分,汤浸,去白瓤,焙 桂心三分

右件药捣筛为散,每服三钱,以水一中盏,入生姜半分,枣三枚,煎至六分,去滓温服,日三服。

治肺气实,上焦烦热,短气胸满,呼吸不利,宜服**木通圆**方:

木通一两,剉　杏人一两,汤浸,去皮尖,双人,麸炒微黄　紫苏茎叶一两　柴胡一两,去苗　陈橘皮一两,汤浸,去白瓤,焙　五味子一两

右件药捣筛为散,每服五钱,以水一中盏,煎至六分,去滓,不计时候温服。

治肺热短气,呼吸不利,**麦门冬方**:

麦门冬一两半,去心　半夏三分,汤洗七遍去滑　人参一两半,去芦头　甘草三分,炙微赤,剉　前胡一两,去芦头　五味子一两

右件药捣筛为散,每服三钱,以水一中盏,入生姜半分,枣三枚,煎至六分,去滓,不计时候温服。

治肺虚寒,胸中否塞,短气不足,少思饮食,宜服**白术圆方**:

白术一两　人参一两,去芦头　陈橘皮一两,汤浸,去白瓤,焙　桔梗三分,去芦头　杏人一两半,汤浸,去皮尖,双人,麸炒微黄　细辛三分　贝母三分,煨微黄　干姜半两,炮裂,剉　半夏半两,汤洗七遍去滑　甘草三分,炙微赤,剉　桂心三分　诃梨勒皮一两

右件药捣罗为末,炼蜜和捣三五百杵,圆如梧桐子大,不计时候以姜枣汤下二十圆。

治卒短气方:

枸杞叶二两　生姜一两,切

右件药以水二大盏,煎至[1]一大盏去滓,不计时候分温二服。

又方:

紫苏茎叶二两　青橘皮半两,汤浸,去白瓤,焙

右件药细剉,以水二大盏,入枣七枚,煎至一大盏去滓,不计时候分温二服。

治虚冷短气方:

右以川椒三两,去目及闭口者,以生绢袋盛,用无灰酒五升浸经三日后,随性饮之。

治逆气诸方

夫怒则气逆,甚则呕血。又有因食而气逆上者。凡人有逆气不得卧,而息无音声者;有起居如故,而息有音声者;有能行而喘者,有不能行而喘者;有不能卧,卧而喘者,皆有所起;其不得卧而息有音声者,是阳明之逆,足三阳者下行,今逆而上行,故息有音声。阳明者,胃之脉也。胃者,六腑之海,其气亦下行,阳明气逆不顺,故不得卧。夫胃气不和,则卧不安,此之谓也。起居如故,而息有音声者,此肺之络逆,络脉之气不得随经上下,故留经而不行,此络脉之疾也。人起居如故,而息有音声不得卧,卧则喘者,是水气之客于肺。夫水者,循津液而流。肾者水脏,主津液,津液不顺,故卧而喘也。诊其脉太过,则令人逆气,背痛温温然。寸口脉伏,胸中有逆气。关上脉细,其人逆气,腹中痛满也。

治脏腑虚寒,逆气上攻,胸膈否塞,吐逆,腹胁胀满,气不得息,四肢逆不利,宜服**诃梨勒皮散方**:

诃梨勒皮一两　木香半两　陈橘皮一两,汤浸,去白瓤,焙　槟榔半两　附子半两,炮裂,去皮脐　草豆蔻三分,去皮　白术半两　当归半两　甘草半两,炙微赤,剉　干姜半两,炮裂,剉　枳实三分,麸炒微黄　半夏半两,汤洗七遍去滑　人参三分,去芦头　赤茯苓三分　桂心三分　厚朴一两,去粗皮,涂生姜汁炙令

---

〔1〕 至:下原有"大"字。《正误》"疑衍",据下方煎法,此字确衍,删之。

香熟

右件药捣粗罗为散,每服五钱,以水一中盏,入生姜半分,枣三枚,煎至六分,去滓,稍热服之,日三四服。

治气实,胸中逆满,否塞不能食,呼吸短气,宜服**槟榔散方**:

槟榔一两　半夏一两,汤洗七遍去滑　青橘皮半两,汤浸,去白瓤,焙　前胡一两,去芦头　附子半两,炮裂,去皮脐　细辛半两　赤茯苓一两　桂心一两　紫苏茎叶一两　川大黄一两,剉碎,微炒　甘草半两,炙微赤,剉

右件药捣筛为散,每服三钱,以水一中盏,入生姜半分,煎至六分,去滓,不计时候温服。

治逆气,心腹满急,呕吐不下食,腹胁疼痛,皆因脏腑久冷,或忧恚结聚所成疾,宜服**枳实散方**:

枳实一两,麸炒微黄　半夏一两,汤洗七遍去滑　桂心一两　青橘皮三分,汤浸,去白瓤,焙　木香三分　诃梨勒皮一两　当归三分　人参三分,去芦头　白术三分　甘草半两,炙微赤,剉

右件药捣筛为散,每服三钱,以水一中盏,入生姜半分,煎至六分,去滓,不计时候温服。

治气上奔,胸中逆满,喘息短气,不得安卧,腹中冷气,肠鸣相逐,宜服**半夏散方**:

半夏二两,汤洗七遍去滑　吴茱萸半两,汤浸七遍,焙干微炒　桂心一两　人参一两,去芦头　白术一两　当归一两　厚朴一两半,去粗皮,涂生姜汁炙令香熟　枳实半两,麸炒微黄

右件药捣筛为散,每服五钱,以水一中盏,入生姜半分,煎至六分,去滓,不计时候温服。

治逆气,胸中痞塞,呼吸短气,腹内虚寒,食即呕逆,羸瘦不足,宜服**诃梨勒圆方**:

诃梨勒皮一两　沉香一两　附子一两,炮裂,去皮脐　桂心一两　五味子一两　白术一两　草豆蔻一两,去皮　人参一两,去芦头　当归一两　枳壳半两,麸炒微黄,去瓤　干姜半两,炮裂,剉　厚朴一两半,去粗皮,涂生姜汁炙令香熟

右件药捣罗为末,炼蜜和圆如梧桐子大,不计时候以温酒下三十圆。

治逆气,胸中否满,不能喘息,脏腑虚寒,心腹坚痞,痰饮留滞,宿食不消,**桔梗圆方**:

桔梗一两,去芦头　胡椒三分　荜茇三分　青橘皮半两,汤浸,去白瓤,焙　川椒半两,去目及闭口者,微炒去汗　川乌头半两,炮裂,去皮脐　人参三分,去芦头　干姜半两,炮裂,剉　桂心三分　细辛三分　厚朴一两,去粗皮,涂生姜汁炙令香熟　枳壳半两,麸炒微黄,去瓤　附子三分,炮裂,去皮脐　前胡三分,去芦头　甜葶苈三分,隔纸炒令紫色　白术三分　防葵三分　槟榔一两　川大黄一两,剉碎,微炒　甘草半两,炙微赤,剉　吴茱萸三分,汤浸七遍,焙干微炒

右件药捣罗为末,炼蜜和捣三二百杵,圆如梧桐子大,每服以温酒下三十圆,日三服。

治因食热及饮冷水上气诸方

夫食热物,皆触动肺气,则热聚肺间,热气不歇而饮冷水,冷热相搏,气聚不宣,为冷所乘,故令上气也。

治因食热及饮冷水,上气胸满,心下有水不散,虚喘妨闷,不下食,**白术散方**:

白术一两　桂心三分　陈橘皮三分,汤浸,去白瓤,焙　泽泻一两　诃梨勒皮一两

右件药捣筛为散,每服五钱,以水一大盏,入生姜半分,煎至五分,去滓温服,日三四服。

治因食热及饮冷水,上气胸满,不下食,**陈橘皮散方**:

陈橘皮三分,汤浸,去白瓤,焙　泽泻半两　赤茯苓半两　人参三分,去芦头　白术三分　半夏半两,

汤洗七遍去滑　桂心三分　杏人三分,汤浸,去皮尖、双人,麸炒微黄　细辛三分　干姜半两,炮裂,剉

右件药捣筛为散,每服五钱,以水一大盏,入枣三枚,生姜半分,煎至五分,去滓,稍热频服。

治走马奔喘,使饮冷水,因得上气发热,宜服此方:

竹叶五十片　陈橘皮一两,汤浸,去白瓤,焙

右件药以水一大盏,煮取六分,去滓,分为二服,温温相次服之。

治因食热及饮冷水过多,上气胸满,方:

吴茱萸三分,汤浸七遍,焙干微炒　泽泻三分　白术三分　赤茯苓三分　木香半两　青橘皮三分,汤浸,去白瓤,焙　川大黄一两,剉碎,微炒

右件药捣罗为末,炼蜜和捣三五百杵,圆如梧桐子大,每服以温生姜汤下二十圆,日三四服。

治因食热饱,及饮冷水过多,上攻肺脏,喘急不已,宜服此方:

巴豆一分,去皮脐,纸裹压去油　干姜一两,炮裂,剉　川大黄一两,剉碎,微炒

右件药捣罗为末,炼蜜和圆如梧桐子大,每服以温水下十圆,得吐利愈。

治胸痹诸方

夫寒气客于五脏六腑,因虚而发,上冲于胸间,则为胸痹。胸痹之候者,胸中愊愊如满,噎塞不利,习习如痒,喉里涩,唾燥沫,甚者心强痞急痛,肌肉苦痹,绞急如刺,不得俯仰,胸前皮肉皆痛,手不能犯,胸满短气,咳唾引痛,烦闷,自汗出,或背膂微痛,其脉浮而微者是也。不治,数日则杀人尔。

治胸痹喘急不通,**利膈散方**:

人参一两,去芦头　前胡一两,去芦头　甘草半两,炙微赤,剉　诃梨勒皮三分　陈橘皮三分,汤浸,去白瓤,焙　桂心半两　白术三分　干姜半两,炮裂,剉　赤茯苓一两

右件药捣筛为散,每服五钱,以水一大盏,入生姜半分,煎至五分,去滓,温温频服。

治胸痹疼痛痰逆,心膈不利,方:

薤蓣一枚　枳实一两,麸炒微黄　半夏一两,汤洗七遍去滑

右件药捣筛为散,每服五钱,以水一大盏,入生姜半分,薤白五茎,煎至五分,去滓,温温频服。

又方:

枳实一两,麸炒微黄　厚朴一两,去粗皮,涂生姜汁炙令香熟　桂心三分　薤蓣一枚

右件药捣筛为散,每服五钱,以水一大盏,入生姜半分,薤白五茎,煎至五分,去滓,温温频服。

治胸痹壅闷,**麝香圆方**:

麝香一分,细研　牛膝一两,去苗　犀角屑半两

右件药捣罗为末,炼蜜和圆如梧桐子大,每服以橘皮汤下二十圆,日三四服。

治胸痹,胸中愊愊如满,噎塞如痒,咽喉中涩,唾沫,方:

陈橘皮二两,汤浸,去白瓤,焙　枳壳二两,麸炒微黄,去瓤

右件药捣筛为散,每服三钱,以水一中盏,入生姜半分,同煎至六分,去滓,温温频服。

治胸痹,强急疼痛,方:

雄黄半两,细研　巴豆一分,去皮心研,纸裹压去油

右件药同研令细,用软饭和圆如菉豆大,每服以生姜橘皮汤下五圆。

治胸痹,气壅满闷,心膈不利,方:

枳实二两,麸炒微黄

右件药捣细罗为散,不计时候以清粥饮调下二钱。

治胸痹已差,复更发者,宜服此方:

薤根二斤,净洗去土

右捣绞取汁,温服一小盏,立愈。

治胸痹噎塞诸方

夫脏腑不和,气血虚弱,风冷之气伏留在内,因虚上攻胸膈,则令胸中愊愊满塞,习习如痒,气道壅涩,咽喉不利,心下痞急,咳唾引痛,气不宣通,故令胸中痹闷而噎塞也。

治胸痹噎塞,心下烦满,**半夏散**方:

半夏一两,汤洗七遍去滑　前胡一两,去芦头　射干一两　白术一两　桂心一两　人参一两,去芦头　枳壳一两,麸炒微黄,去瓤

右件药捣筛为散,每服五钱,以水一大盏,入生姜半分,枣三枚,煎至五分,去滓,不计时候稍热服。

治胸痹噎塞,不能下食,宜服**吴茱萸散**方:

吴茱萸一两,汤浸七遍,焙干微炒　半夏一两,汤洗七遍去滑　白术一两　鳖甲一两,涂醋炙令黄,去裙襕　赤茯苓一两　前胡一两,去芦头　青橘皮一两,汤浸,去白瓤,焙　京三棱一两　桂心一两　厚朴一两,去粗皮,涂生姜汁炙令香熟　槟榔一两　枳壳半两,麸炒微黄,去瓤

右件药捣筛为散,每服五钱,以水一大盏,入生姜半分,枣三枚,煎至五分,去滓,不计时候稍热服。

治胸痹气噎塞,疼闷,方:

半夏一两,汤洗七遍去滑　青橘皮一两,汤浸,去白瓤,焙　木通一两,剉　桂心一两　吴茱萸一分,汤浸七遍,焙干微炒

右件药捣筛为散,每服五钱,以水一大盏,入生姜半分,煎至五分,去滓,不计时候稍热服。

治胸痹气膈,噎塞不通,脾虚胃冷,不能下食,宜服**木香散**方:

木香三分　桃人半两,汤浸,去皮尖、双人,麸炒微黄　诃梨勒皮三分　甘草一分,炙微赤,剉　枳实三分,麸炒微黄　干姜半两,炮裂,剉　白术半两　昆布半两,洗去咸味　陈橘皮三分,汤浸,去白瓤,焙　鳖甲三分,涂醋炙令黄,去裙襕　桂心半两

右件药捣筛为散,每服五钱,以水一大盏,入生姜半分,煎至五分,去滓,不计时候稍热服。

治胸痹痰壅,噎塞不下食,**射干散**方:

射干一两　半夏一两,汤洗七遍去滑　赤茯苓一两　桔梗一两,去芦头　青橘皮三分,汤浸,去白瓤,焙　桂心三分　枳壳三分,麸炒微黄,去瓤　甘草三分,炙微赤,剉　大腹皮三分,剉　前胡三分,去芦头　桑根

白皮三分,剉

右件药捣筛为散,每服五钱,以水一大盏,入生姜半分,煎至五分,去滓,不计时候温服。

治胸痹气喘噎塞,**通气散方**:

半夏二两,汤洗七遍去滑 吴茱萸一分,汤浸七遍,焙干微炒 桂心一两

右件药捣粗罗为散,每服三钱,以水一中盏,入生姜半分,煎至六分,去滓,稍热频服。

治胸痹连心气闷,喉中噎塞,唾沫,方:

细辛一两 陈橘皮三分,汤浸,去白瓤,焙 赤茯苓一两 枳壳三分,麸炒微黄,去瓤 薤蒜一枚 桂心三分

右件药捣筛为散,每服五钱,以水一大盏,入生姜半分,煎至五分,去滓,不计时候稍热细细呷服。

治胸痹气闷,喉中噎塞,宜服**昆布圆方**:

昆布三分,洗去咸味 赤茯苓三分 枳实半两,麸炒微黄 甘草一分,炙微赤,剉 半夏半两,汤洗七遍去滑 干姜一分,炮裂,剉 木香半两 诃梨勒皮一两 槟榔三分

右件药捣罗为末,炼蜜和圆如梧桐子大,不计时候以温酒下二十圆。

治胸痹短气诸方

夫胸痹短气者,由脏腑虚弱,阴阳不和,风冷邪气攻注胸中,其脉太[1]过与不及,阳微阴强,即胸痹而痛。所以然者,谓极虚故也。今阳虚属上焦,所以胸痹,阴强则令心痛也。而又肺主于气,若肺虚不足,则令短气。又平人无寒热短气,若不足以息者,体实也,实则气盛,盛则气逆,逆则不通,故亦短气。凡脉沉迟小紧者,皆是胸痹短气候也。

治胸痹短气,喘息不利,心膈壅闷,宜服**细辛散方**:

细辛一两 生干地黄一两 甘草半两,炙微赤,剉 桂心一两半 赤茯苓一两 枳实半两,麸炒微黄 五味子一两 薤蒜一枚 青橘皮半两,汤浸,去白瓤,焙

右件药捣筛为散,每服三钱,以水一中盏,煎至六分,去滓,不计时候温服。

治胸痹短气,脏腑久寒,脐腹疼痛,两胁胀满,心膈不利,宜服**草豆蔻散方**:

草豆蔻一两,去皮 当归一两,剉,微炒 白术一两 附子一两,炮裂,去皮脐 桂心一两半 高良姜一两,剉 赤茯苓一两 吴茱萸半两,汤浸七遍,焙干微炒 桔梗一两,去芦头 厚朴一两半,去粗皮,涂生姜汁炙令香熟 甘草半两,炙微赤,剉

右件药捣筛为散,每服三钱,以水一中盏,入生姜半分,煎至六分,去滓,不计时候温服。

治胸痹短气,心中烦闷,宜服此方:

杏人一两,汤浸,去皮尖、双人,麸炒微黄 赤茯苓一两 槟榔一两 青橘皮一两,汤浸,去白瓤,焙 甘草半两,炙微赤,剉

右件药捣筛为散,每服三钱,以水一中盏,入生姜半分,煎至六分,去滓,不计时候温服。

治胸痹短气,方:

薤蒜一枚 陈橘皮一两,汤浸,去白瓤,焙 半夏一两,汤洗七遍去滑 枳实二两,麸炒微黄

右件药捣筛为散,每服五钱,以水一大盏,入生姜半分,薤白五茎,煎至五分,去滓,不计

---

〔1〕 太:原作"木"。《正误》:"'木','太'之讹。"因改。

时候稍热服。

治胸痹壅闷,闭塞短气,方:

赤茯苓一两　甘草半两,炙微赤,剉　陈橘皮三分,汤浸,去白瓤,焙　杏人三分,汤浸,去皮尖、双人,麸炒微黄

右件药捣筛为散,每服五钱,以水一大盏,入生姜半分,煎至五分,去滓,不计时候稍热服。

治胸痹心下坚痞缓急诸方

夫胸痹,心下坚痞者,由脏腑不调,风冷之气攻注于胸膈,经络壅涩,气不宣通,则令心中坚满,喉咽干燥,时欲呕吐,胸背缓急不可俯仰,呼吸短气,咳唾引痛,胸中痞急也。

治胸痹,心下坚痞,胸背缓急,心腹不利,宜服此方:

枳实一两,麸炒微黄　木香半两　前胡一两,去芦头　陈橘皮一两,汤浸,去白瓤,焙　赤茯苓一两

右件药捣筛为散,每服五钱,以水一大盏,入生姜半分,煎至五分,去滓,温温频服之。

治胸痹,心下坚痞,胸背缓急疼痛,不能下食,宜服此方:

半夏一两,汤浸七遍去滑　赤茯苓三分　白术三分　枳实三分,麸炒微黄　木香三分　陈橘皮三分,汤浸,去白瓤,焙　桂心一两　大腹皮三分,剉　甘草一分,炙微赤,剉

右件药捣筛为散,每服三钱,以水一中盏,入生姜半分,煎至六分,去滓,温温频服之。

治胸痹,心下坚痞缓急,**薏苡人散方**:

薏苡人二两　附子二两,炮裂,去皮脐　甘草一两,炙微赤,剉

右件药捣筛为散,每服三钱,以水一中盏,入生姜半分,煎至六分,去滓,稍热频服之。

治胸痹,心下坚痞缓急,气结不通,方:

枳壳二两,麸炒微黄,去瓤　桂心一两　前胡一两,去芦头　半夏一两,汤浸七遍去滑　厚朴二两,去粗皮,涂生姜汁炙令香熟

右件药捣筛为散,每服三钱,以水一中盏,入生姜半分,煎至六分,去滓,稍热频服之。

治胸痹,心膈痞满,肩背缓急痛,方:

桂心半两　干姜半两,炮裂,剉　人参三分,去芦头　细辛三分　吴茱萸三分,汤浸七遍,焙干微炒　贝母三分,煨微黄　川乌头半两,炮裂,去皮脐

右件药捣罗为末,炼蜜和捣三五百杵,圆如梧桐子大,每服以温酒下十圆,日三四服。

治胸痹心背痛诸方

夫胸痹心背痛者,由脏腑虚寒,风冷邪气积聚在内,上攻胸中,而乘于心,正气与邪气交争,阳气不足,阴气有余,阴阳不和,邪正相击,故令心背彻痛也。

治胸痹,心背痛,腹胀气满,不下食饮,**吴茱萸散方**:

吴茱萸半两,汤浸七遍,焙干微炒　桂心半两　高良姜半两,剉　赤茯苓一两　当归一两,剉,微炒　陈橘皮三分,汤浸,去白瓤,焙　槟榔一分

右件药捣细罗为散,每服以热酒调下二钱,日三四服。

治胸痹,不得卧,心痛彻背,方:

薤藋一枚　桂心三分　半夏一两,汤洗七遍去滑

右件药捣筛为散,每服三钱,以浆水一中盏,入薤白七茎,生姜半分,煎至六分,去滓,稍热频服。

治胸痹,心背痛,短气,方:

细辛半两　甘草半两,炙微赤,剉　桂心一两　赤茯苓一两　熟干地黄三分　枳实三分,麸炒微黄　干姜三分,炮裂,剉　白术三分　薤藋三分

右件药捣细罗为散,每服以热酒调下二钱,日三四服。

治胸痹,心背痛,恶气所攻,音声闭塞,方:

槟榔一两　桂心半两

右件药捣细罗为散,不计时候煎生姜、童子小便调下一钱。

又方:

川椒三分,去目及闭口者,微炒去汗　食茱萸一两　桂心一两　桔梗三分,去芦头　豉半两　川乌头半两,炮裂,去皮脐

右件药捣罗为散,不计时候以温酒下一钱。

治胸痹,心背痛,气逆,胸膈不利,饮食难下,宜服此方:

小草三分　桂心三分　川椒三分,去目及闭口者,微炒去汗　干姜三分,炮裂,剉　细辛三分　附子半两,炮裂,去皮脐

右件药捣罗为末,炼蜜和捣三五百杵,圆如梧桐子大,每服以粥饮下三十圆,日三四服。

治胸痹,心背疼痛,气闷,**熨背散方**:

细辛二两　附子一两　羌活二两　川椒二两,去目　桂心二两　川乌头二两　芎劳二两

右件药捣筛为散,入少醋拌炒令极热,分二处,用熟帛裹熨背,冷即换之。

治心痹诸方

夫思虑烦多则损心,心虚故邪乘之,邪积而不去,则时害饮食,心中愊愊如满,蕴蕴而痛,是谓之心痹。诊其脉沉而弦者,心痹之候也。

治心痹,心中愊塞而痛,不能下食**木香散方**:

木香三分　青橘皮三分,汤浸,去白瓤,焙　半夏三分,汤洗七遍去滑　枳壳三分,麸炒微黄,去瓤　诃梨勒皮一两　桂心三分　前胡一两,去芦头　五味子三分

右件药捣筛为散,每服三钱,以水一中盏,入生姜半分,煎至六分,去滓,不计时候稍热服。

治心痹,胸中满塞,心中微痛,烦闷不能食,方:

赤茯苓三分　人参三分,去芦头　半夏三分,汤洗七遍去滑　柴胡三分,去苗　前胡三分,去芦头　甘草一分,炙微赤,剉　桂心三分　桃人三分,汤浸,去皮尖、双人,麸炒微黄

右件药捣筛为散,每服三钱,以水一中盏,入生姜半分,枣三枚,煎至六分,去滓,不计时候稍热服。

治心痹,满急刺痛,不可俯仰,气促,咳唾不利,宜服此方:

前胡三分,去芦头　木香三分　五味子三分　桔梗三分,去芦头　赤芍药三分　当归三分　槟榔三分　青橘皮半两,汤浸,去白瓤,焙

右件药捣筛为散，每服二钱，以水一中盏，入生姜半分，煎至六分，去滓，不计时候稍热服。

治心痹，胸中气坚急，心微痛，气短促，咳唾亦痛，不能食，方：

枳实三分，麸炒微黄　青橘皮一两，汤浸，去白瓤，焙　桂心三分　细辛三分　桔梗三分，去芦头

右件药捣筛为散，每服三钱，以水一中盏，入生姜半分，煎至六分，去滓，不计时候温服。

治心气虚损，邪冷所乘，胸膈否塞，心中痹痛，食饮不得，**青橘皮圆方**：

青橘皮一两，汤浸，去白瓤，焙　桂心一两　当归三分　诃梨勒皮一两　吴茱萸半两，汤浸七遍，焙干微炒　细辛半两　白术三分　赤茯苓三分　枳壳半两，麸炒微黄，去瓤　萝卜子半两，微炒　木香三分　蓬莪茂三分　槟榔三分

右件药捣罗为末，炼蜜和捣三二百杵，圆如梧桐子大，每服以温酒下三十圆，日三四服。

太平圣惠方卷第四十三

凡二十一门 论一首 病源二十首 方共计一百五十八道

心 痛 论

夫心痛者,由风冷邪气乘于心也。其痛发有死者,有不成病者。心为诸脏之主而藏神,其正经不可伤,伤之而痛,为真心痛,旦发夕死,夕发旦死。心有支别之络脉,其为风冷所乘,不伤于正经者,亦令心痛,则乍间乍甚,故成病不死。又心为火,与诸阳会合,而手少阴心经也。若诸阳气虚,少阴之经气逆,谓之阳虚阴厥,亦令心痛,其痛引喉是也,又诸脏虚受病,气乘于心者,亦令心痛,则心下急痛,谓之脾心痛也。足太阴为脾之经,与胃合,足阳明为胃之经,气虚逆乘于心而痛,其状腹胀,归于心而痛甚,谓之胃心痛也。肾之经足少阴是也,与膀胱合,膀胱之经,足太阳是也,此二经俱虚,而气逆乘心而痛者,其状下重,时苦泄寒中,为肾心痛也。诊其心脉急者,为心痛引背,食不下。寸口脉沉紧,苦心下有寒时痛。关上脉紧,心下苦痛。左手寸口脉沉则为阴,阴绝者无心脉也,苦心下毒痛。

治九种心痛诸方

夫九种心痛者,一虫心痛,二疰心痛,三风心痛,四悸心痛,五食心痛,六饮心痛,七冷心痛,八热心痛,九去[4]来心痛,谓之九种也。此皆诸邪之气乘于手少阴之络,邪气搏于正气,邪正交结相击,故令心痛也。

治九种心痛,面色青,心腹妨闷,四肢不和,宜服**沉香散**方:

---

〔1〕 治:下原有"诸"字。排门目录与正文均无此字,当衍,删之。

〔2〕 腹:原无,排门目录同。正文有此字,且诸方主治均为心腹痛,因补。

〔3〕 心:原无。排门目录及正文均有,因补。

〔4〕 去:原作"生"。《千金》卷13"心腹痛第六"作"去",《类聚》卷92"治九种心痛诸方"作"往"。今从《千金》改。

沉香三分　赤芍药一两　醋石榴皮一两　桔梗三分,去芦头　槟榔一两　大腹皮三分,剉　紫雪一两

右件药捣粗罗为散,每服四钱,以水一中盏,入葱白七寸,煎至六分,去滓,不计时候稍热服。

治九种心痛,多吐腹胀,宜服**桂心散**方:

桂心一两　当归半两,剉,微炒　食茱萸半两　赤芍药半两　厚朴一两,去粗皮,涂生姜汁炙令香熟　槟榔一两　郁李人一两,汤浸,去皮,微炒

右件药捣粗罗为散,每服五钱,以水一大盏,煎至五分,去滓,不计时候稍热服。

治九种心痛,及冷气攻两胁,胸背疼痛,欲吐,宜服**当归散**方:

当归一两,剉,微炒　桔梗一两,去芦头　陈橘皮一两,汤浸,去白瓤,焙　赤芍药半两　枳壳一两,麸炒微黄,去瓤　桂心一两　人参半两,去芦头　槟榔二两　木香三分

右件药捣细罗为散,不计时候煎生姜枣汤调下二钱。

治九种心痛,腹胁气滞,宜服**诃梨勒圆**方:

诃梨勒一两,煨,用皮　木香半两　桂心一两　干姜半两,炮裂,剉　川大黄一两,剉碎,微炒　吴茱萸半两,汤浸七遍,焙干微炒　附子半两,炮裂,去皮脐

右件药捣罗为末,酽醋煮面糊和圆如梧桐子大,不计时候以温酒下二十圆。

治九种心痛,腹内冷气积聚,宜服**沉香圆**方:

沉香半两　阿魏半两,面裹煨,以面熟为度　麝香半两,细研　木香一两　丁香一两　火前椿一两　干姜半两,炮裂,剉　槟榔一两

右件药捣罗为末,入麝香同研令匀,煎醋浸蒸饼和丸如菉豆大,不计时候以热酒嚼下十圆。

治九种心痛,腹胁气胀,不欲饮食,宜服**附子圆**方:

附子二两,炮裂,去皮脐　干姜二两,炮裂,剉　巴豆半两,去皮心研,纸裹压去油　人参一两,去芦头　狼毒一两,剉碎,醋拌炒黄　食茱萸一两

右件药捣罗为末,入巴豆研令匀,炼蜜和捣三二百杵,圆如梧桐子大,不计时候以热酒下三圆。

治九种心痛,及腹胁气聚滞不消,方:

右取干漆二两,捣碎,炒令烟出,细研如粉,炼蜜和圆如梧桐子大,不计时候以热酒下五圆。

治九种心痛妨闷方:

桂心半两,末

右以酒一大盏煎至半盏,去滓稍热服,立效。

又方:

槐树枝一握,新生者

右以水三大盏,煎取一盏去滓,稍热分为二服。

治卒心痛诸方

夫卒心痛者,由脏腑虚弱,风邪冷热之气客于手少阴之络,正气不足,邪气胜盛,邪正相

击,上冲于心,心如寒状,痛不得息,故云卒心痛也。

治卒心痛,腹胁气胀,不欲饮食,宜服**高良姜散**方:

高良姜一两半,到　厚朴二两,去粗皮,涂生姜汁炙令香熟　桂心一两　当归一两,到碎,微炒

右件药捣筛为散,每服三钱,以水一中盏,煎至六分,去滓,不计时候热服。

治卒心痛,腹胀,去恶气,**麝香散**方:

麝香一两,细研　犀角屑半两　木香半两

右件药捣细罗为散,入麝香研令匀,不计时候以热酒调下一钱。

治卒心痛,腹胁气滞,方:

桂心一两　当归一两,到,微炒　蓬莪茂一两

右件药捣细罗为散,不计时候以热酒调下一钱。

又方:

桂心一两　干姜一两,炮裂,到

右件药捣细罗为散,不计时候以酒调下一钱。

治卒心痛,气闷欲绝,面色青,四肢逆冷,**吴茱萸圆**方:

吴茱萸一两,汤浸七遍,焙干微炒　干姜一两,炮裂,到　桂心一两　干漆一两,捣碎,炒令烟出　槟榔一两　青橘皮一两,汤浸,去白瓤,焙　木香一两　白术一两　当归一两,到,微炒　桔梗一两,去芦头　附子一两,炮裂,去皮脐

右件药捣罗为末,炼蜜和捣三五百杵,圆如梧桐子大,不计时候以热酒下二十圆。

又方:

桂心二两　川乌头一两,炮裂,去皮脐

右件药捣罗为末,炼蜜和圆如梧桐子大,不计时候以醋汤下十圆。

又方:

生姜半两　熟干地黄半两

右件药细到,用水一大盏,煎至五分,去滓,不计时候热服。

又方:

酽醋一合〔1〕　鸡子一枚,打破

右件药相和搅令匀,暖过顿饮之。

又方:

白艾二两,熟者

右以水二大盏,煎至一盏去滓,分为三服,稍热服之。

又方:

用青布裹盐如弹子大,烧令赤,都研为末,以热酒调,顿服之。

又方:

灶突中墨半两　盐半两

右件药以水一大盏,煎五六沸令盐消,去滓,分温二服,当吐之愈,未吐更服。

又方:

右用铛底墨,以热小便调下二钱。

---

〔1〕　合:原作"分"。据《类聚》卷92引同方改。

又方：

右用蒸大豆或煮豆，以囊盛，更番熨痛处，冷复易之。

治诸虫心痛诸方

夫人脏腑虚弱，风邪冷热之气交结成于诸虫，在于腹胃之间，因食甘肥，其虫发作，腹中肿[1]聚，行动往来，若攻于心络，则令心痛无休息，喜吐清水，及有涎沫。蛔虫贯于心则杀人，宜速疗之也。

治诸虫心痛，多吐不食，宜服**当归散**方：

当归一两，剉，微炒　桔梗一两，去芦头　赤芍药一两　陈橘皮一两，汤浸，去白瓤，焙　鹤虱一两　人参一两，去芦头　桂心一两　槟榔二两

右件药捣粗罗为散，每服四钱，以水一中盏，入生姜半分，煎至六分，去滓，不计时候稍热服。

治诸虫心痛不可忍，多吐酸水，宜服**石榴皮散**方：

醋石榴皮一两，剉　桃符二两，剉　胡粉一两　酒二合　槟榔末，二钱

右件药以水二大盏，煎前二味至一盏，去滓，下胡粉、槟榔、酒更煎一沸，稍热分为三服。

治诸虫心痛，每发连脐腹刺痛，多吐涎沫，宜服**桑白皮散**方：

桑根白皮半两　醋石榴皮半两　芜荑半两　厚朴一两，去粗皮，涂生姜汁炙令香熟　生姜一片　槟榔末，二钱

右件药细剉，以水二大盏，煎至一盏去滓，下槟榔末搅令匀，稍热分为三服。

又方：

醋石榴根一两　桃白皮一两　陈橘皮一分，汤浸，去白瓤，焙　高良姜半两　槟榔一两

右件药细剉和匀，每服半两，以水一大盏，煎至五分，去滓，不计时候稍热服之。

治诸虫心痛不可忍，服之虫皆[2]利下，**雷圆散**方：

雷圆　贯众　狼牙　当归剉，微炒　槟榔　陈橘皮汤浸，去白瓤，焙　桂心　鹤虱已上各一两

右件药捣细罗为散，每服以蜜汤调下一钱，以利下虫为度。

治积年常患诸虫心痛，吐水，不能食，**鹤虱圆**方：

鹤虱　附子炮裂，去皮脐　狼牙　槟榔　干漆捣碎，炒令烟出　白术　甘草炙微赤，剉　陈橘皮汤浸，去白瓤，焙，已上各一两　干姜三分，炮裂，剉　吴茱萸三分，汤浸七遍，焙干微炒　狼毒一两半，剉碎，醋拌炒黄

右件药捣罗为末，炼蜜和捣三二百杵，圆如梧桐子大，不计时候以粥饮下十五圆。

治诸虫心痛，多吐，四肢不和，冷气上攻，心腹满闷，**槟榔圆**方：

槟榔　鹤虱　桂心　吴茱萸汤浸七遍，焙干微炒　陈橘皮汤浸，去白瓤，焙，已上各一两

右件药捣罗为末，炼蜜和捣百余杵，圆如梧桐子大，不计时候以热酒下三十圆。

又方：

鹤虱一两　干漆一两，捣碎，炒令烟出

---

〔1〕肿：原作"种"，《类聚》卷92引同论亦同。《病源》卷18"蛔虫候"作"肿"，义长，因改。

〔2〕皆：下衍一"皆"字，据《类聚》卷92"雷丸散"条改。

右件药捣罗为末，炼蜜和圆如梧桐子大，每服不计时候以醋汤下十圆。

又方：

槟榔一两半　鹤虱一两

右件药捣细罗为散，不计时候暖大麻人汁调下二钱。

又方：

东引石榴根一两,剉　腻粉半两

右件药以水一大盏煎石榴根至五分，去滓调腻粉，以利下虫为效。

又方：

右以鳗骊鱼淡炙令熟，与患人三五两吃，永差。

又方：

右用熊胆如大豆许细研，以温水和服之，立差。

又方：

丁香半两　乱发如鸡子大,烧灰

右件药捣细罗为散，不计时候以热酒调下一钱。

又方：

熏陆香半两

右捣细罗为散，每服暖醋一合调下一钱。

又方：

楝树东南根白皮一两,树有子者

右细剉，以水一大盏，煎至五分，去滓，空腹顿服。

治冷气心腹痛诸方

夫冷气心痛者，由脏腑虚弱，宿有冷疹，因外触风寒，内伤饮冷，而致发动，邪气与正气相搏，随其上下，若上攻于心则心痛，或下攻于腹则腹痛也。

治冷气攻心腹痛，胁肋妨闷，不思饮食，**桔梗散**方：

桔梗去芦头　当归剉,微炒　赤芍药　赤茯苓　陈橘皮汤浸,去白瓤,焙　白术　荜澄茄　厚朴去粗皮,涂生姜汁炙令香熟　桂心　草豆蔻去皮　诃梨勒煨,用皮　槟榔已上各一两

右件药捣粗罗为散，每服三钱，以水一盏，入生姜半分，枣三枚，煎至六分，去滓，不计时候稍热服。

治冷气攻心腹痛不可忍，**木香散**方：

木香　青橘皮汤浸,去白瓤,焙　赤芍药　吴茱萸汤浸七遍,焙干微炒　当归剉,微炒　槟榔　附子炮裂,剉,已上各一两　柴胡一两,去苗　麝香三钱,细研

右件药捣粗罗为散，入麝香和令匀，每服二钱，以水一中盏，煎至六分，去滓，不计时候稍热服。

治冷气不和，心腹疠痛，或时呕逆，不纳饮食，**高良姜散**方：

高良姜一两　桂心一两　芎䓖半两　丁香半两　白豆蔻一两,去皮　当归半两,剉,微炒

右件药捣粗罗为散，每服三钱，以水一中盏，煎至六分，去滓，不计时候热服。

治冷气攻心腹痛，时复下利，**当归散**方：

当归剉,微炒 干姜炮裂,剉 青橘皮汤浸,去白瓤,焙 艾叶炒令微焦 白术 附子炮裂,去皮脐 厚朴去粗皮,涂生姜汁炙令香熟,已上各一两 木香半两

右件药捣罗为散,每服二钱至三钱,水一中盏,煎至六分,去滓,不计时候稍热服之。

治冷气攻心腹痛,多呕,不欲饮食,**桂心散**方:

桂心一两 高良姜一两,剉 当归一两,剉,微炒 草豆蔻一两半,去皮 厚朴二两,去粗皮,涂生姜汁令香熟 人参一两,去芦头

右件药捣筛为散,每服三钱,以水一中盏,煎至六分,去滓,不计时候稍热服。

治冷邪气攻心腹痛,不欲饮食,**桃人散**方:

桃人三七枚,汤浸,去皮尖、双人,麸炒微黄 厚朴一两,去粗皮,涂生姜汁炙令香熟 人参半两,去芦头 陈橘皮一分,汤浸,去白瓤,焙 麦蘖半两,微炒 槟榔半两 附子一两,炮裂,去皮脐 桂心一两 当归一两,剉,微炒

右件药捣筛为散,每服三钱,以水一中盏,煎至六分,去滓,不计时候稍热服。

治冷气攻心腹疠痛,少思饮食,**槟榔散**方:

槟榔三分 当归一两,剉,微炒 蓬莪茂三分 吴茱萸一分,汤浸七遍,焙干微炒 阿魏一分,面裹,煨令面熟为度 木香一分

右件药捣细罗为散,不计时候以热酒调下一钱。

治冷气攻心腹疼痛不可忍,**荜茇散**方:

荜茇一分 胡椒一分 桂心一分 桃人半两,汤浸,去皮尖、双人,麸炒微黄 木香半两 当归三分,剉,微炒

右件药捣细罗为散,不计时候以热酒调下一钱。

治积冷气攻心腹痛,四肢多冷,面色青黄,不欲饮食,**麝香圆**方:

麝香一分,细研 槟榔一两 陈橘皮一两,汤浸,去白瓤,焙 肉豆蔻一两,去皮 吴茱萸一两 木香一两

右件药,先将茱萸以米醋煮一二十沸后,掘一地坑子可安得茱萸,先以大火半秤烧坑子令通赤,以米醋半盏及茱萸入在坑内,用瓷碗盖之,四面以灰拥定,勿令泄气,候冷取出,与前药一处捣罗为末,入麝香和匀,用醋煮面糊和圆如菉豆大,不计时候以热酒下二十圆。

治久积冷气攻心腹胀痛,或时吐逆下利,不思饮食,宜服**内炙圆**方:

荜茇半两 诃梨勒半两,煨,用皮 干姜一两,炮裂,剉 附子半两,炮裂,去皮脐 桂心半两 白茯苓半两 人参半两,去芦头 肉豆蔻半两,去皮 缩沙半两,去皮 当归三分,剉,微炒 木香半两 胡椒半两

右件药捣罗为末,炼蜜和捣三二百杵,圆如梧桐子大,不计时候以生姜醋汤下二十圆。

治冷气攻心腹久不差,面色青黄,四肢多冷,**阿魏圆**方:

阿魏一两,以醋一碗煎成膏 桂心一两 干姜一两,炮裂,剉 附子一两,炮裂,去皮脐 吴茱萸半两,汤浸七遍,焙干微炒 当归一两,剉,微炒

右件药捣罗为末,用阿魏膏和捣百余杵,圆如梧桐子大,不计时候以温酒下二十圆。

治心腹痛胀满诸方

夫心腹痛胀满者,由脏虚而邪气客之,乘于心脾故也。足太阴脾之经也,脾虚则胀。足少阴肾之经也,其脉起于足小指之下,循行上络膀胱,其直者从肾上入肺,其支者从肺出络于

心。今虚邪之气,客于三经,与正气相搏,积聚在内,邪气并于心脾,故令心腹痛而胀。诊其脉迟而滑者,胀满也。

治久冷胸膈气滞,心腹痛,胀满,不能饮食,四肢虚乏,吃食全少,**前胡散**方:

前胡一两,去芦头 陈橘皮一两,汤浸,去白瓤,焙 当归一两,剉,微炒 赤茯苓一两 白术一两 赤芍药一两 桂心一两 半夏半两,汤洗七遍去滑 干姜半两 吴茱萸半两,汤浸七遍,焙干微炒

右件药捣筛为散,每服三钱,以水一中盏,入生姜半分,枣三枚,煎至六分,去滓,不计时候稍热服。

治心腹痛胀满,气促,肩背闷,四肢不和,少思饮食,**诃梨勒散**方:

诃梨勒皮一两半 前胡一两半,去芦头 赤茯苓一两 陈橘皮二两,汤浸,去白瓤,焙 紫苏茎叶一两 赤芍药一两 槟榔一两 木香半两 桂心一两

右件药捣筛为散,每服三钱,以水一中盏,入生姜半分,煎至六分,去滓,不计时候稍热服。

治冷气攻心腹,胀满疼痛,饮食不消,四肢羸瘦,**厚朴散**方:

厚朴一两半,去粗皮,涂生姜汁炙令香熟 诃梨勒一两半,煨,用皮 木香一两 苍术一两 枳壳一两,麸炒微黄,去瓤 当归一两,剉,微炒 桔梗一两,去芦头 陈橘皮二两,汤浸,去白瓤,焙

右件药捣筛为散,每服三钱,以水一中盏,入枣三枚,煎至六分,去滓,不计时候稍热服。

治心腹痛,胁肋气胀满,不下食,**当归散**方:

当归剉,微炒 赤茯苓 桔梗去芦头 陈橘皮汤浸,去白瓤,焙 人参去芦头 高良姜剉 槟榔 桂心已上各一两 吴茱萸半两,汤浸七遍,焙,微炒

右件药捣筛为散,每服三钱,以水一中盏,入枣二枚,煎至六分,去滓,不计时候稍热服。

治心腹痛胀满,短气欲绝,方:

吴茱萸半两,汤浸七遍,焙干微炒 生姜半两,细切 豉一合

右件药以酒二大盏,煎至一盏三分,去滓,不计时候稍热分为三服。

治心腹痛胀满,喘促,不欲饮食,四肢少力,心神虚烦,**桔梗散**方:

桔梗去芦头 赤茯苓 枳壳麸炒微黄,去瓤 人参去芦头 厚朴去粗皮,涂生姜汁炙令香熟 木香 赤芍药 陈橘皮汤浸,去白瓤,焙 桂心 槟榔已上各一两

右件药捣细罗为散,不计时候以姜枣汤调下一钱。

治心腹痛胀满,食不消化,四肢不和,**木香圆**方:

木香半两 槟榔半两 赤芍药半两 枳壳半两,麸炒微黄,去瓤 诃梨勒一两,煨,用皮 桂心半两 陈橘皮一两,汤浸,去白瓤,焙 吴茱萸一分,汤浸七遍,焙干微炒

右件药捣罗为末,炼蜜和捣三二百杵,圆如梧桐子大,不计时候以粥饮下三十圆。

治心腹痛胀满,脐下有积聚,不欲饮食,**赤芍药圆**方:

赤芍药一两 当归一两,剉,微炒 白术一两 鳖甲一两,涂醋炙令黄,去裙襕 诃梨勒一两半,煨,用皮 干姜三分,炮裂,剉 人参三分,去芦头 肉豆蔻半两,去壳 雄雀粪半两,微炒 郁李人一两半,汤浸去皮,微炒

右件药捣罗为末,炼蜜和捣三二百杵,圆如梧桐子大,不计时候以温酒下二十圆。

治久心痛诸方

夫心为诸脏之主,其正经不可伤,伤之而痛者,则朝发夕死,夕发朝死,不暇展治。其久

心痛者,是心之支别络,为风邪冷热所乘痛也,故成疹不死,发作有时,经久不得差也。

治久心痛,冷气积聚,四肢不和,唇口青,时时恶寒,**川椒散**方:

川椒一两,去目及闭口者,微炒去汗 当归半两,剉,微炒 川乌头半两,炮裂,去皮脐 枳壳半两,麸炒微黄,去瓤 附子半两,炮裂,去皮脐 干姜半两,炮裂,剉 吴茱萸半两,汤浸七遍,焙干微炒 甘草半两,炙微赤,剉 桂心半两

右件药捣粗罗为散,每服三钱,以水一中盏,入枣三枚,煎至六分,去滓,不计时候稍热服。

治心痛积年不差,发即数日不食,及腹中积聚,邪毒气不散,**犀角圆**方:

犀角屑 麝香细研 朱砂细研 雄黄细研 桔梗去芦头 莽草微炒炙 鬼臼去须 附子炮裂,去皮脐 桂心 甘草煨令微黄 芫花醋拌炒令干,已上各半两 巴豆二十枚,去皮心研,纸裹压去油 赤足蜈蚣二枚,微炒,去足 贝齿五枚,烧赤

右件药捣罗为末,入研了药令匀,炼蜜和捣三二百杵,圆如梧桐子大,每于食前以粥饮下二圆。

治久心痛经年不止,及蛔虫,冷气心痛,宜服**木香圆**方:

木香 鹤虱 槟榔 诃梨勒煨,用皮 芜荑 附子炮裂,去皮脐 干姜炮裂,剉,已上各三分 川大黄一两半,剉碎,微炒

右件药捣罗为末,炼蜜和捣三二百杵,圆如梧桐子大,每于食前以橘皮汤下三十圆。

治久心痛积年不差,及冷气结块,少思饮食,**艾煎圆**方:

熟艾一斤,末 木香 陈橘皮汤浸,去白瓤,焙 厚朴去粗皮,涂生姜汁炙令香熟 桃人汤浸,去皮尖、双人,麸炒微黄 川椒去目及闭口者,微炒去汗 山茱萸 干姜炮裂,剉 柏子人 吴茱萸汤浸七遍,焙干微炒 附子炮裂,去皮脐 白术已上各一两

右件药除熟艾,余并捣罗为末,入桃人和研令匀,用酽醋五升熬艾末成膏,入诸药和捣三五百杵,圆如梧桐子大,每于食前以粥饮下三十圆。

治久心痛不止方:

桑黄半两,微炙 木香半两

右件药捣细罗为散,每于食前以热酒调下一钱。

又方:

丁香半两 桂心一两

右件药捣细罗为散,每于食前以热酒调下一钱。

治久心痛不可忍,无问男女老少,方:

桃白皮五两

右细剉,以水二大盏煎至一盏,去滓频服。根皮亦良。

治久心痛,频发作,不可忍,方:

小蒜不限多少

右以酽醋烂煮,空心随意食之。

治久心痛,时发不定,多吐清水,不下饮食,宜服此方:

雌黄二两,细研

右以醋二升,下雌黄末慢火煎成膏,入干蒸饼末和圆如梧桐子大,每服以生姜醋汤下七圆。

治恶疰心痛诸方

夫恶疰心痛者,由人阴阳俱虚,气血不足,风寒暑湿不正之气乘虚而入人肌体,流注经络,伏留脏腑,其邪毒之气击于心包,故令心痛也。

治恶疰心痛,或疠刺腹胁或肩背,痛无常处,**鬼箭羽散方**:

鬼箭羽　桃人汤浸,去皮尖、双人,麸炒微黄　赤芍药　鬼臼去须　陈橘皮汤浸,去白瓤,焙　当归剉,微炒　桂心　柴胡去苗　朱砂细研,已上各一两　川大黄二两,剉碎,微炒

右件药捣细罗为散,入朱砂研令匀,每服不计时候以温酒调下一钱。

治恶疰心痛,发歇不定,**木香散方**:

木香半两　犀角屑三分　槟榔一两　麝香一分,细研　白术半两　当归半两,剉,微炒　桂心半两　桃人半两,汤浸,去皮尖、双人,麸炒微黄　川大黄三分,剉碎,微炒

右件药捣细罗为散,入麝香研令匀,每服不计时候以热酒调下一钱。

治恶疰心痛,烦乱不可忍,**犀角散方**:

犀角屑一两　安息香半两　槟榔一两　没药半两　肉桂一两,去皱皮　麝香一两,细研

右件药捣罗为散,入麝香研令匀,每服不计时候以热酒调下一钱。

治恶疰心痛,手足逆冷,**槟榔散方**:

槟榔一两　木香三分　高良姜半两,剉　青橘皮半两,汤浸,去白瓤,焙　桃人半两,汤浸,去皮尖、双人,麸炒微黄　桂心半两

右件药捣细罗为散,不计时候以热酒调下一钱。

治恶疰,胁肋连心刺痛,**当归散方**:

当归剉碎,微炒　木香　槟榔　麝香细研,已上各一两

右件药捣细罗为散,入麝香研令匀,每服二钱,以童子小便一中盏煎至五分,不计时候和滓温服。

治恶疰,心腹痛如锥刀所刺,胀满欲死者,**消石圆方**:

消石一两　川大黄一两半,剉碎,微炒　巴豆三七枚,去皮心研,纸裹压去油　附子三分,炮裂,去皮脐　干姜三分,炮裂,剉

右件药捣罗为末,炼蜜和捣一二百杵,圆如麻子大,不计时候以粥饮下五圆。

治中恶心痛诸方

夫中恶心痛者,由人脏腑气虚,精神衰弱,为毒邪鬼气之所中也。凡人阴阳理顺,荣卫和平,志清神守,则邪不干正。若表里俱虚,精神散失,邪毒之气入于脏腑,攻击于心络,故令心腹刺痛也。

治中恶心痛,腹胀闷乱,**大黄散方**:

川大黄剉碎,微炒　赤芍药　川升麻　鬼箭羽　鬼臼去根　桂心　桔梗去芦头　柴胡去苗,已上各一两　川朴消二两

右件药捣筛为散,每服三钱,以水一中盏,煎至六分,去滓,不计时候温服。

治中恶心痛不可忍,**沉香散方**:

沉香半两　赤芍药半两　醋石榴皮半两,剉,微炒　桔梗半两,去芦头　槟榔一两　川芒消一两

右件药捣筛为散,每服三钱,以水一中盏,入葱白五寸,煎至六分,去滓,不计时候温服。

又方:

赤芍药一两　桔梗一两,去芦头　杏人一两,汤浸,去皮尖、双人,麸炒微黄

右件药捣筛为散,每服三钱,以水一中盏,煎至六分,去滓,不计时候温服。

治中恶,心痛不可忍,如蛊毒鬼疰之状,**犀角散方**:

犀角屑一分　木通一分　羌活一分　黑豆半合　甘草一分,炙微赤,剉　牛黄半钱,细研　麝香半钱,细研　桑根白皮一分

右件药细剉,都以水二大盏,煎至一盏二分,去滓,入牛黄、麝香搅令匀,分温三服,不计时候服。

治中恶心痛,气急胀满,厌厌欲死,**雄黄散方**:

雄黄半两,细研　赤小豆半两　瓜蒂半两

右件药捣细罗为散,每服以温水调下一钱,当吐立差。良久不吐,再服。

治中恶心痛,闷乱不识人,**白芥子圆方**:

白芥子半两　安息香半两　麝香一钱,细研　乌药半两　桃人半两,汤浸,去皮尖、双人,麸炒微黄陈橘皮半两,汤浸,去白瓤,焙

右件药捣罗为末,入麝香研令匀,以汤浸蒸饼和捣一二百杵,圆如梧桐子大,不计时候煎生姜童子小便,下十圆。

治心痛多唾诸方

夫心痛多唾者,是停饮乘心之痛也。痛在心络,故停水液。为心气通于舌,小肠为之腑也,其水气下行,入于小肠为溲[1]便,则心络无有停饮也。膀胱与肾俱象水,膀胱为肾之腑,津液上为唾,肾气下通于阴。若腑脏平和,则水液下流。若冷热相冲,致腑脏不调,津液水饮停积,上迫于心,令心气不得宣畅,故心痛而多唾也。

治心痛气胀,心胸不利,痰饮下[2]消,多唾,**前胡散方**:

前胡一两,去芦头　槟榔一两　半夏半两,汤浸七遍去滑　枳实三分,麸炒微黄　诃梨勒一两,煨,用皮桂心半两　赤茯苓三分　陈橘皮一两,汤浸,去白瓤,焙　旋覆花半两　吴茱萸一分,汤浸七遍,焙干微炒

右件药捣粗罗为散,每服三钱,以水一中盏,入生姜半分,煎至六分,去滓,不计时候稍热服。

治心痛,痰饮多唾,不能食,**人参散方**:

人参一两,去芦头　赤茯苓一两　白术一两　枇杷叶半两,拭去毛,炙微赤　厚朴一两半,去粗皮,涂生姜汁炙令香熟　桂心半两[3]　陈橘皮一两,汤浸,去白瓤,焙　木香三分　桔梗一两,去芦头

右件药捣粗罗为散,每服三钱,以水一中盏,入生姜半分,煎至六分,去滓,不计时候温服。

---

〔1〕 溲:原误作"漫",据《类聚》卷92"治心痛多唾诸方"论改。

〔2〕 下:《类聚》卷92所引同。《正误》:"'下',疑当作'不'。"

〔3〕 桂心半两:宽政本此处残脱一药。据《类聚》卷92"治心痛多唾诸方"下"人参散"补。

治心痛，痰饮多唾，腹胀不能下食，**白术散方**：

白术三分　半夏三分，汤浸七遍去滑　槟榔半两　桂心半两　陈橘皮三分，汤浸，去白瓤，焙　丁香一分　高良姜半两，剉　木香一分

右件药捣罗为散，每服三钱，以水一中盏，煎至六分，去滓，不计时候温服。

治心痛多唾，不能饮食，**木香散方**：

木香三分　吴茱萸一分，汤浸七遍，焙干微炒　当归三分，剉，微炒　赤芍药三分　槟榔半两　干姜半两，炮裂，剉　细辛半两　桂心半两　人参三分，去芦头

右件药捣细罗为散，不计时候以生姜枣汤调下二钱。

治心痛，痰饮多唾，心腹胀满，不能下食，**人参圆方**：

人参半两，去芦头　白术半两　桂心一两　枳壳一两，麸炒微黄，去瓤　旋覆花半两〔1〕　半夏一两，汤洗七遍去滑　厚朴一两，去粗皮，涂生姜汁炙令香熟　赤茯苓一两　前胡一两，去芦头　木香半两　陈橘皮一两，汤浸，去白瓤，焙　川大黄一两半，剉碎，微炒　槟榔一两

右件药捣罗为末，炼蜜和捣三二百杵，圆如梧桐子大，不计时候以生姜橘皮汤下二十圆。

治心痛，多唾清痰，胸中不利，数数欲呕，食不消化，**干姜圆方**：

干姜半两，炮裂，剉　桂心半两　白矾半两，熬令汁尽　半夏二两，汤洗七遍去滑　川椒半两，去目及闭口者，微炒去汗

右件药捣罗为末，炼蜜和捣一二百杵，圆如梧桐子大，不计时候以生姜汤下十圆。

治心背彻痛诸方

夫心背彻痛者，由人脏腑虚弱，肾气不足，积冷之气上攻于心，心气既虚，为邪所乘，则心与背俱痛而伛偻，如物从后所触其心，痛不可忍，故曰心背彻痛也。

治冷气攻心背彻痛，**吴茱萸散方**：

吴茱萸半两，汤浸七遍，焙干微炒　槟榔一两　人参一两，去芦头　半夏半两，汤洗七遍去滑　肉桂一两，去皴皮　当归一两，剉，微炒

右件药捣筛为散，每服三钱，以水一中盏，入生姜半分，煎至六分，去滓，不计时候稍热服。

治心背彻痛，发歇不定，**木香圆方**：

木香半两　附子半两，炮裂，去皮脐　巴豆一分，去皮心膜，纸裹压去油　槟榔半两　吴茱萸一分，汤浸七遍，焙干微炒　桂心半两　麝香一分，细研

右件药捣罗为末，入麝香、巴豆令匀，醋煮面糊和圆如菉豆大，不计时候以温酒下三圆。

治心背彻痛不可忍，**乌头圆方**：

川乌头半两，炮裂，去皮脐　附子半两，炮裂，去皮脐　赤石脂一两　干姜一两，炮裂，剉　川椒半两，去目及闭口者，微炒去汗

右件药捣罗为末，炼蜜和捣百余杵，圆如梧桐子大，不计时候以醋汤下十圆。

治胃中气满，引心背彻痛，**川椒圆方**：

川椒一两，去目及闭口者，微炒去汗　半夏一两，汤洗七遍去滑　附子一两，炮裂，去皮脐

〔1〕半两：原作"生干"，不通。据《类聚》卷92所引同方改。

右件药捣罗为末,炼蜜和圆如梧桐子大,不计时候以醋汤下十圆。

治心背彻痛不可忍,连腹胁疠刺,宜服此方:

芫花半两,醋拌炒令干 川大黄半两,剉碎,微炒

右件药捣细罗为散,每服一钱,以水醋各半小盏煎五七沸,温温顿服,须臾当吐便愈,未效再服。

治心背彻痛,宜用此方:

川椒 乌头 桂心 芎䓖 细辛 附子 羌活已上各一两 芫花三两

右件药并细剉,用醋拌炒令热,以故帛裹熨痛处,冷即易之。

治心痛不能饮食诸方

夫心痛而不能饮食者,由积冷在内,客于脾而乘心络故也。心,阳气也。冷,阴气也。冷乘于心者,则阴阳相乘,冷热相击,故令痛也。脾主消水谷,冷气客之,则脾气冷弱,不能胜于水谷也。心为火,脾为土,是母子也,俱为邪气所乘,故心痛复不能饮食也。

治心痛,冷气结聚,不能饮食,**高良姜散方**:

高良姜一两,剉 当归一两,剉,微炒 陈橘皮一两,汤浸,去白瓤,焙 厚朴二两,去粗皮,涂生姜汁炙令香熟 桃人一两,汤浸,去皮尖、双人,麸炒微黄 桔梗一两,去芦头 干姜半两,炮裂,剉 诃梨勒一两,煨,用皮 吴茱萸半两,汤浸七遍,焙干微炒

右件药捣筛为散,每服三钱,以水一中盏,煎至六分,去滓,不计时候稍热服。

治冷热气不和,心痛腹满,不能饮食,**厚朴散方**:

厚朴一两半,去粗皮,涂生姜汁炙香熟 赤茯苓一两 陈橘皮一两,汤浸,去白瓤,焙 白术一两 人参一两,去芦头 高良姜一两,剉

右件药捣筛为散,每服四钱,以水一中盏,入生姜半分,枣三枚,煎至六分,去滓,不计时候稍热服。

治心腹冷痛,全不思食,渐加羸瘦,**荜澄茄散方**:

荜澄茄一两 白术一两 桂心一两 人参一两,去芦头 黄耆一两 当归一两,剉,微炒 陈橘皮一两,汤浸,去白瓤,焙 甘草半两,炙微赤,剉 半夏半两,汤洗七遍去滑 厚朴一两半,去粗皮,涂生姜汁炙令香熟 川椒半两,去目及闭口者,微炒去汗 干姜半两,炮裂,剉

右件药捣筛为散,每服三钱,以水一中盏,入生姜半分,枣三枚,煎至六分,去滓,不计时候稍热服。

治久冷心痛,气攻两胁妨闷,不能饮食,**人参散方**:

人参去芦头 白茯苓 桔梗去芦头 干木瓜 白术 桂心 当归剉,微炒,已上各三分 诃梨勒一两,炮裂,剉 干姜半两,炮裂,剉 吴茱萸半两,汤浸七遍,焙干微炒 陈橘皮一两,汤浸,去白瓤,焙

右件药捣细罗为散,不计时候以热粥饮调下一钱。

治心痛不能饮食,令人羸瘦少力,**木香散方**:

木香 人参去芦头 白术 缩沙去皮 桂心已上各半两 青橘皮一两,汤浸,去白瓤,焙 吴茱萸一两,汤浸七遍,焙干微炒

右件药捣细罗为散,不计时候煎姜枣汤调下一钱。

治心腹冷气,往来疼痛,脾胃气弱,不能饮食,四肢无力,**丁香圆方**:

丁香半两　胡椒半两　白术一两　桂心一两　人参一两,去芦头　木香半两　白茯苓一两　当归三分,剉,微炒　干姜半两,炮裂,剉

右件药捣罗为末,炼蜜和捣三二百杵,圆如梧桐子大,不计时候以姜枣汤下二十圆。

治心气冷痛,不能饮食,食即妨闷,**木香圆方**:

木香一两　槟榔一两　桂心一两　诃梨勒一两半,煨,用皮　白术一两　当归一两,剉,微炒　赤芍药一两　厚朴一两半,去粗皮,涂生姜汁炙令香熟　神曲二两,捣碎,微炒　陈橘皮一两,汤浸,去白瓤,焙　草豆蔻一两半,去皮

右件药捣罗为末,炼蜜和捣三二百杵,圆如梧桐子大,不计时候以生姜汤下三十圆。

治心痛腹满,痰饮不能食,**人参圆方**:

人参一两,去芦头　白术一两　枳壳半两,麸炒微黄,去瓤　赤茯苓半两　厚朴一两,去粗皮,涂生姜汁炙令香熟　木香一两　诃梨勒一两半,煨,用皮　青橘皮半两,汤浸,去白瓤,焙　川大黄半两,剉碎,微炒　槟榔半两

右件药捣罗为末,炼蜜和捣三二百杵,圆如梧桐子大,不计时候以橘皮汤下二十圆。

治心悬急懊痛诸方

夫心与小肠合为表里,俱象于火,而火为阳气也,心为诸脏主,故正经不受邪。若为邪所伤而痛,即死。若支别络为风邪所乘而痛,则经久成疹,其疹悬急懊者,是邪迫于阳气不得宣畅,壅瘀生热,故心如悬而急烦懊痛也。

治心悬急懊痛,腹胀,四肢烦疼,**木香散方**:

木香半两　川朴消一两　桃人半两,汤浸,去皮尖、双人,麸炒微黄　赤芍药一两　柴胡一两,去苗　白术半两

右件药捣筛为散,每服三钱,以水一中盏,入生姜半分,煎至六分,去滓,不计时候温服。

治心悬急懊痛,**郁金饮子方**:

郁金半两　黄芩一两　赤芍药一两　枳壳一两,麸炒微黄,去瓤　生干地黄一两　大腹皮一两,剉

右件药细剉和匀,每服一分,以水一中盏,入生姜半分,煎至六分,去滓,不计时候稍热服。

治心悬急懊忱痛,气闷,筑筑引两乳间或如锥刺,**桂心散方**:

桂心半两　吴茱萸半两,汤浸七遍,焙干微炒　赤芍药半两　当归半两,剉,微炒　木香半两　槟榔半两

右件药捣筛为散,每服三钱,以水一中盏,煎至六分,去滓,不计时候稍热服。

治心下悬急懊痛,宜服此方:

阿胶二两,捣碎,炒令黄燥　桂心一两　生姜一两

右件药细剉,以水二大盏,煎至一盏二分,去滓,分为三服,稍热服。

治心悬急懊痛,腹胁妨闷,不能饮食,**沉香散方**:

沉香　木香　陈橘皮汤浸,去白瓤,焙　桂心已上各半两　槟榔一两　郁李人一两,汤浸,去皮,微炒　枳壳一两,麸炒微黄,去瓤　川大黄一两,剉碎,微炒　诃梨勒一两,煨,用皮

右件药捣细罗为散,不计时候以生姜温酒调下一钱。

治心悬急懊痛,气逆不顺,**槟榔圆方**:

槟榔—两　　赤芍药半两　　枳壳半两,麸炒微黄,去瓤　　人参半两,去芦头　　川大黄—两,剉,微炒　　木香—两　桂心—两

右件药捣罗为末,炼蜜和捣百余杵,圆如梧桐子大,每服不计时候以温酒下二十圆。

治心腹相引痛诸方

夫心腹相引痛者,是足太阴之经与络俱虚,为寒冷邪气所乘也。足太阴是脾之脉,起于足大指之端,上循属脾,络胃。别上注心,经入于胃,络注于心。此二脉俱虚,为邪所乘,正气与邪气交争,在于经则胃管急痛,在于络则心下急痛,经络之气往来,邪正相击,在于其间,所以心腹相引痛也。其脉太阳,脉厥逆,衃急挛,心痛引腹痛也。

治冷气相引,心腹痛不可忍,**当归散方**：

当归—两,剉,微炒　　槟榔—两　　青橘皮—两,汤浸,去白瓤,焙　　赤芍药—两　　桂心—两　　干姜半两,炮裂,剉　　吴茱萸—两,汤浸七遍,焙干微炒　　人参—两,去芦头

右件药捣筛为散,每服三钱,以水一中盏,煎至六分,去滓,不计时候稍热服。

治心腹冷气相引痛,或时呕逆,四肢不和,少思饮食,渐至无力,**丁香散方**：

丁香半两　　槟榔三分　　芎䓖半两　　桂心半两　　人参半两,去芦头　　高良姜半两,剉　　厚朴—两,去粗皮,涂生姜汁炙令香熟　　吴茱萸—分,汤浸七遍,焙干微炒　　当归半两,剉,微炒

右件药捣粗罗为散,每服三钱,以水一中盏,入枣二枚,煎至五分,去滓,不计时候稍热服。

治冷气攻心腹相引痛,四肢逆冷,**吴茱萸散方**：

吴茱萸—两,用米醋一中盏浸一宿,掘一地坑可深五六寸,用炭火烧令赤,去灰入茱萸及醋,用盆合勿令泄气,候冷取出　　木香半两　　当归—两,剉,微炒　　桂心半两　　青橘皮—两,汤浸,去白瓤,焙　　槟榔三分

右件药捣细罗为散,不计时候以热酒调下一钱。

治心腹相引痛,大肠不调,水谷难化,少思饮食,四肢羸瘦,**诃梨勒圆方**：

诃梨勒—两,煨,用皮　　木香半两　　白术—两　　槟榔三分　　当归三分,剉,微炒　　陈橘皮—两,汤浸,去白瓤,焙　　桂心三分　　附子三分,炮裂,去皮脐　　草豆蔻—两,去皮　　干姜半两,炮裂,剉　　神曲—两,捣碎,微炒　　甘草—分,炙微赤,剉

右件药捣罗为末,炼蜜和捣三二百杵,圆如梧桐子大,不计时候以热酒下三十圆。

治心腹相引,常胀满痛,方：

狼毒—两,剉碎,醋拌炒黄　　附子—两,炮裂,去皮脐

右件药捣罗为末,炼蜜和圆如梧桐子大,不计时候以热酒下三圆。

又方：

吴茱萸半两,汤浸七遍,焙干微炒　　干姜半两,炮裂,剉　　附子半两,炮裂,去皮脐　　细辛—两　　人参—两,去芦头

右件药捣罗为末,炼蜜和圆如梧桐子大,不计时候以热酒下十五圆。

治腹虚胀诸方

夫腹虚胀者,由阳气外虚,阴气内积故也。阳气外虚,受风冷邪气。风冷,阴气也,冷积

于腑脏之间不散,与脾气相搏,脾虚则胀,故腹满气微喘也。

治腹虚胀,两胁妨闷喘促,不思食,**半夏散方**:

半夏半两,汤洗七遍去滑　桂心半两　赤茯苓一两　陈橘皮一两,汤浸,去白瓤,焙　人参半两,去芦头
白术半两　大腹皮一两,剉　桔梗三分,去芦头　枳壳一两,麸炒微黄,去瓤

右件药捣筛为散,每服三钱,以水一中盏,入生姜半分,煎至六分,去滓,不计时候温服。

治腹虚胀满膨膨,饮食不下,烦热不得眠卧,**厚朴散方**:

厚朴一两,去粗皮,涂生姜汁炙令香熟　桂心三分　赤芍药三分　半夏三分,汤洗七遍去滑　枳壳半两,
麸炒微黄,去瓤　甘草半两,炙微赤,剉　麦门冬三分,去心　紫苏子三分,微炒　桔梗半两,去芦头　人参三
分,去芦头　大腹皮半两,剉

右件药捣粗罗为散,每服三钱,以水一中盏,入生姜半分,枣三枚,煎至六分,去滓,不计
时候温服。

治腹虚胀满,不下食,**枳壳散方**:

枳壳一两,麸炒微黄,去瓤　厚朴一两,去粗皮,涂生姜汁炙令香熟　白术一两　诃梨勒一两半,煨,用皮
桂心一两　人参一两,去芦头　甘草半两,炙微赤,剉

右件药捣粗罗为散,每服三钱,以水一中盏,入生姜半分,枣三枚,煎至六分,去滓,不计
时候温服。

治腹虚胀满,不欲饮食,**前胡散方**:

前胡一两,去芦头　厚朴一两,去粗皮,涂生姜汁炙令香熟　赤茯苓一两　陈橘皮三分,汤浸,去白瓤,焙
紫苏子一两,微炒　槟榔一两　木香三分　草豆蔻一两,去苗

右件药捣粗罗为散,每服三钱,以水一中盏,入生姜半分,煎至六分,去滓,不计时候
温服。

治腹虚胀及胸满,腹中冷痛,**白术散方**:

白术一两　半夏半两,汤洗七遍去滑　桂心半两　厚朴一两,去粗皮,涂生姜汁炙令香熟　陈橘皮三分,
汤浸,去白瓤,焙　草豆蔻一两,去皮

右件药捣粗罗为散,每服三钱,以水一中盏,入生姜半分,煎至六分,去滓,不计时候
温服。

治腹虚胀,胁肋疼痛,不思饮食,**木香散方**:

木香　桂心　芎䓖　赤芍药　草豆蔻去皮　白术　川大黄剉碎,微炒,已上各[1]半两　槟榔一
两　陈橘皮一两,汤浸,去白瓤,焙　当归三分,剉,微炒

右件药捣细罗为散,不计时候以温酒调下一钱。

治腹虚胀满,坚硬如石,积年不损,宜服此方:

白杨树东南枝,剉,五升

右用生绢袋盛,以酒七升密封浸七日后开,每日不计时候温服一小盏。

治心腹鼓胀诸方

夫心腹鼓胀者,由阴阳不和,脏腑虚弱,风邪冷气在于腹内,与脏气相搏,脏为阴,腑为

---

[1] 各:原脱。《类聚》同。然据文义,当补此字。

阳,令阳气外虚,阴气内积,脾虚风冷乘之,伏留在脏,则心腹坚满,饮食不消,气逆壅滞,故令心腹鼓胀也。

治心腹鼓胀,气促,大小便秘涩,**木通散方**:

木通剉　赤茯苓　玄参　桑根白皮剉　白薇　泽泻　人参去芦头　郁李人汤浸,去皮尖,微炒,已上各一两　泽漆半两

右件药捣筛为散,每服三钱,以水一中盏,煎至六分,去滓,食前温服,如人行十余里当利,未利再服。

治心腹鼓胀,喘促,不欲食,**桃人散方**:

桃人一两,汤浸,去皮尖,双人,麸炒微黄　桑根白皮一两　赤茯苓一两　槟榔一两　陈橘皮一两,汤浸,去白瓤,焙　紫苏茎叶一两

右件药捣筛为散,每服四钱,以水一中盏,入生姜半分,煎至六分,去滓,不计时候温服。

治心腹鼓胀,腹中有宿水连两肋,满闷气急冲心,坐卧不得,**郁李人圆方**:

郁李人一两,汤浸,去皮,微炒　杏人一两,汤浸,去皮尖,双人,麸炒微黄　牵牛子一两,微炒　甘遂半两,煨令微黄　防葵一两　庵𦼪子一两　桑根白皮一两,剉　槟榔一两　陈橘皮一两,汤浸,去白瓤,焙　泽泻一两　赤茯苓一两　泽漆一两

右件药捣罗为末,炼蜜和捣三二百杵,圆如梧桐子大,每日空心及晚食前以生姜汤下五圆。

治心腹鼓胀,肠胃秘结,喘促,不欲饮食,**芫花圆方**:

芫花半两,醋拌炒令干　川大黄一两,剉碎,微炒　甜葶苈半两,隔纸炒令紫色　甘遂半两,煨令微黄　黄芩一两　白术一两

右件药捣罗为末,炼蜜和捣百余杵,圆如梧桐子大,每日空心及晚食前以温水下五圆。

治心腹鼓胀,心下硬痛,**鳖甲圆方**:

鳖甲一两,涂醋炙令黄,去裙襕　赤芍药半两　人参半两,去芦头　枳壳一两,麸炒微黄,去瓤　槟榔一两　诃梨勒一两,煨,用皮　川大黄三分,剉碎,微炒　桂心半两　陈橘皮一两,汤浸,去白瓤,焙

右件药捣罗为末,炼蜜和捣三二百杵,圆如梧桐子大,不计时候以温酒下二十圆。

治腹痛诸方

夫腹痛者,由腑脏气虚,寒气客于肠胃、募原[1]之间,结聚不散,正气与邪气相击,故痛也。其有寒气搏于阴经者,则腹痛而肠鸣,谓之寒中,是阳气不足,阴气有余者也。诊其寸口脉沉而紧,则腹痛。尺脉紧,脐下痛。脉沉迟,腹中痛。脉来触触者,小腹痛,脉阴弦则腹痛。凡腹中有急痛,此里之有病,其脉当沉。若细而反浮大散者,当愈。其人不即愈者,必当死,以其病与脉相反故也。

治伤冷卒腹痛,**当归散方**:

当归一两,剉,微炒　桂心一两　干姜三分,炮裂,剉　红豆蔻一两,去皮　木香一两　附子一两,炮裂,去皮脐

右件药捣筛为散,每服三钱,以水一中盏,煎至六分,去滓,不计时候稍热服。

---

〔1〕 肠胃、募原:原作"腹胃、募源"。据《病源》卷16"腹痛诸病·腹痛候"改。

治腹痛下利,四肢不和,**白豆蔻散方**:

白豆蔻三分,去皮　诃梨勒一两,煨,用皮　白术三分　当归三分,剉,微炒　木香半两　干姜三分,炮裂,剉　厚朴二两,去粗皮,涂生姜汁炙令香熟　吴茱萸半两,汤浸七遍,焙干微炒　陈橘皮一两,汤浸,去白瓤,焙　甘草一分,炙微赤,剉

右件药捣筛为散,每服三钱,以水一中盏,入枣三枚,煎至六分,去滓,不计时候稍热服。

治腹痛不可忍,汗出不能食,**青橘皮散方**:

青橘皮一两,汤浸,去白瓤,焙　蓬莪茂三分　附子一两,炮裂,去皮脐　桂心一两　高良姜一两,剉　当归一两,剉,微炒

右件药捣细罗为散,不计时候以热酒调下一钱。

治腹内拗撮痛,**吴茱萸散方**:

吴茱萸半两,汤浸七遍,焙干微炒　当归一两,剉,微炒　芎䓖一两　白豆蔻半两,去皮　干姜半两,炮裂,剉　桂心一两　赤芍药半两　木香半两

右件药捣细罗为散,不计时候以热酒调下一钱。

治腹痛体冷,呕沫,不欲食,**红豆蔻圆方**:

红豆蔻半两,去皮　荜茇半两　桂心半两　白术半两　当归半两,剉,微炒　人参半两,去芦头　附子一两,炮裂,去皮脐　白豆蔻三分,去皮　干姜半两,炮裂,剉　陈橘皮三分,汤浸,去白瓤,焙　川椒三分,去目及闭口者,微炒去汗

右件药捣罗为末,炼蜜和捣三二百杵,圆如梧桐子大,不计时候以生姜汤下三十圆。

治腹痛不止方:

桂心一两　蓬莪茂半两

右件药捣细罗为散,不计时候以热酒调下一钱。

又方:

芸薹叶一握,烂捣绞取汁

右以热酒一小盏调和顿服。

又方:

当归一两,剉,微炒

右捣细罗为散,不计时候以热酒一盏调下一钱。

治心腹卒胀满诸方

夫心腹卒胀满者,由脏腑不调,寒气乘之,并于心脾也。脾主于消水谷,胃为水谷之海。今脾胃虚弱,饮食不消,风冷邪气攻于心脾,故令心腹卒胀满也。

治心腹气壅滞,卒胀满,不能饮食,**草豆蔻散方**:

草豆蔻一两,去皮　丁香三分　缩沙三分,去皮　桃人三分,汤浸,去皮尖、双人,麸炒微黄　青橘皮三分,汤浸,去白瓤,焙　白术三分　萝卜子三分,微炒　桂心三分　木瓜三分　木香三分　枳壳三分,麸炒微黄,去瓤　槟榔三分

右件药捣筛为散,每服三钱,以水一中盏,入生姜半分,煎至六分,去滓,不计时候温服。

治心腹气滞,卒胀满,不下食,**当归散方**:

当归一两,剉,微炒　赤茯苓一两　桔梗一两,去芦头　青橘皮一两,汤浸,去白瓤,焙　高良姜一两,剉

槟榔—两

右件药捣筛为散,每服三钱,以水一中盏,煎至六分,去滓,不计时候温服。

治心腹卒胀满,胁肋疼痛,不欲饮食,**大黄散**方:

川大黄二两,剉碎,微炒　当归半两,剉,微炒　桂心半两　桃人半两,汤浸,去皮尖、双人,麸炒微黄　鳖甲—两,涂醋炙令黄,去裙襕　陈橘皮—两,汤浸,去白瓤,焙

右件药捣筛为散,每服三钱,以水一中盏,入生姜半分,煎至六分,去滓,不计时候稍热服。

治心腹卒胀满,肩背壅闷,大小肠气滞,**牵牛子散**方:

牵牛子—两,微炒　木通三分,剉　陈橘皮三分,汤浸,去白瓤,焙　桑根白皮三分,剉　槟榔—两赤茯苓半两

右件药捣细罗为散,每服食前煎生姜葱白汤调下二钱。

治心腹卒胀满,胸膈不利,难下饮食,**枳实散**方:

枳实—两,麸微炒　桂心—两　诃梨勒—两,煨,用皮

右件药捣细罗为散,不计时候煎生姜汤调下一钱。

治心腹俱冷,卒胀满,短气,**吴茱萸圆**方:

吴茱萸—两,汤浸七遍,焙干微炒　青橘皮半两,汤浸,去白瓤,焙　干姜—两,炮裂,剉　附子—两,炮裂,去皮脐　细辛半两　人参半两,去芦头

右件药捣罗为末,炼蜜和圆如梧桐子大,不计时候以温酒下二十圆。

又方:

草豆蔻—两,去皮

右捣细罗为散,不计时候以木瓜生姜汤调下半钱。

治胸胁痛诸方

夫胸胁痛者,由胆与肝及肾之支脉虚,为寒气所乘故也。足少阳胆之经也,其支脉从目眦下行,至胸循胁里。足厥阴肝之经也,其支脉起足大指丛毛上,循入贯膈,布胁肋。足少阴肾之经也,其支脉并循行胸胁。邪气乘于胸胁,故伤其经脉,邪与正气交击,故令胸胁相引而急痛也。诊其脉弦而滑,弦即为痛,滑即为实,弦滑相搏,故胸胁拘[1]急痛也。

治寒气伤于胸膈,引腹胁疼痛拘急,**桂心散**方:

桂心—两　诃梨勒—两半,煨,用皮　附子炮裂,去皮脐　白术　枳壳麸炒微黄,去瓤　桔梗去芦头木香　赤芍药　槟榔　当归剉,微炒,已上各三分

右件药捣筛为散,每服三钱,以水一中盏,入生姜半分,煎至六分,去滓,不计时候温服。

治胸胁虚气所攻,胀闷疼痛,宜服**桔梗散**方:

桔梗—两半,去芦头　鬼箭羽　槟榔　木香　川大黄剉碎,微炒　赤芍药已上各一两

右件药捣粗罗为散,每服三钱,以水一中盏,煎至六分,去滓,不计时候稍热服。

治胸胁气不利,腹胀急痛,**半夏散**方:

半夏—两半,汤洗七遍去滑　桂心—两　槟榔—两

―――――――――――

〔1〕 拘:原作“抱”。据《类聚》卷92引同论改。

右件药捣筛为散,每服三钱,以水一中盏,入生姜半分,煎至六分,去滓,不计时候温服。

治胸胁气连心疼痛不可忍,**桃人圆方**:

桃人一两,汤浸,去皮尖、双人,麸炒微黄　当归一两,剉,微炒　赤芍药一两,煨,用皮　诃梨勒一两,煨,用皮　桂心一两　蓬莪茂一两　青橘皮二两,汤洗,去白瓤,焙　槟榔二两

右件药捣罗为末,炼蜜和捣三二百杵,圆如梧桐子大,不计时候以温酒下二十圆。

治胸胁气妨闷,胃中壅滞,大便难,腹中痛,**木香圆方**:

木香一两　川大黄二两,剉碎,微炒　枳壳三分,麸炒微黄,去瓤　厚朴一两,去粗皮,涂生姜汁炙令香熟　桃人半两,汤浸,去皮尖、双人,麸炒微黄　槟榔一两　当归半两,剉,微炒

右件药捣罗为末,炼蜜和捣一二百杵,圆如梧桐子大,不计时候以生姜汤下二十圆。

治胸胁气妨闷疼痛方:

吴茱萸一两,汤浸七遍,焙干微炒　麝香一两,细研　当归半两,剉,微炒

右件药捣罗为末,入麝香研令匀,炼蜜和圆如小豆大,不计时候以热酒下二十圆。

治腹胀肠鸣切痛诸方

夫腹胀肠鸣切痛者,是食冷饮水过多,冷气侵于脾,流行入于大肠,中焦客热,下焦冷弱,胃气虚,阴阳不顺,冷热相击,所以腹胀肠鸣切痛也。

治腹内气胀肠鸣,胸背切痛,不欲饮食,**丹参散方**:

丹参　枳壳麸炒微黄,去瓤　桔梗去芦头　白术　赤芍药　槟榔　桂心　青橘皮汤浸,去白瓤,焙,已上各一两

右件药捣粗罗为散,每服三钱,以水一中盏,煎至六分,去滓,不计时候温服。

治腹胀肠鸣切痛,发作有时,**白术散方**:

白术　赤茯苓　当归剉,微炒　桂心　桔梗去芦头　陈橘皮汤浸,去白瓤,焙　吴茱萸汤浸七遍,焙干微炒　人参去芦头,已上各一两　甘草一分,炙微赤,剉　细辛半两　厚朴二两,去粗皮,涂生姜汁炙令香熟

右件药捣筛为散,每服三钱,以水一中盏,入生姜半分,枣三枚,煎至六分,去滓,不计时候稍热服。

治脾虚腹胀,肠鸣切痛,食少无力,**高良姜散方**:

高良姜半两,剉　人参三分,去芦头　草豆蔻一两,去皮　陈橘皮一两,汤浸,去白瓤,焙　诃梨勒一两,煨,用皮　丁香半两　厚朴一两半,去粗皮,涂生姜汁炙令香熟　桂心三分　甘草一分,炙微赤,剉[1]

右件药捣粗罗为散,每服三钱,以水一中盏,入枣二枚,煎至六分,去滓,不计时候稍热服。

治腹内气胀肠鸣,胸背切痛,**槟榔散方**:

槟榔　枳壳麸炒微黄,去瓤　桔梗去芦头　白术　赤芍药　丹参已上各一两

右件药捣筛为散,每服三钱,以水一中盏,入生姜半分,煎至六分,去滓,不计时候温服。

治腹胀肠鸣切痛,**桔梗散方**:

桔梗一两,去芦头　食茱萸一两　细辛三分　厚朴三分,去粗皮,涂生姜汁炙令香熟　丹参一两　草豆蔻三分,去皮

---

〔1〕　一分,炙微赤,剉:原脱。据《类聚》卷130所引同方补。

右件药捣筛为散，每服三钱，以水一中盏，入生姜半分，煎至六分，去滓，不计时候温服。

治脏腑虚寒，腹胀肠鸣，时有切痛，吃食减少，**诃梨勒圆方**：

诃梨勒一两，煨，用皮　干姜半两，炮裂，剉　神曲一两，微炒　木香半两[1]　桂心半两　槟榔三分　厚朴一两半，去粗皮，涂生姜汁炙令香熟　陈橘皮一两，汤浸，去白瓤，焙　附子分，炮裂，去皮脐

右件药捣罗为末，炼蜜和捣三二百杵，圆如梧桐子大，不计时候以生姜橘皮汤下三十圆。

治脏腑虚冷气滞，腹胀腹鸣切痛，不思饮食，四肢少力，**木香圆方**：

木香半两　萝卜子二两，微炒　陈橘皮半两，汤浸，去白瓤，焙　白术半两　槟榔一两

右件药捣罗为末，炼蜜和圆如梧桐子大，不计时候以生姜汤嚼下二十圆。

治腹内诸气胀满诸方

夫人阳气外虚，阴气内积，脾胃乏弱，邪冷所乘，则令胀满。言诸气者，是脏腑一切气。及脾胃伤冷，或饮食不消，或忧愁思虑，心腹气滞，不得宣通，皆生壅胀，故名为诸气胀满也。

治腹内诸气胀满，**槟榔散方**：

槟榔一两　海藻一两，洗去咸味　人参一两，去芦头　陈橘皮一两，汤浸，去白瓤，焙　木香半两　芎劳一两　桂心一两　干姜半两，炮裂，剉

右件药捣粗罗为散，每服三钱，以水一中盏，入生姜半分，煎至六分，去滓，每于食前温服。

治腹内诸气胀满，两胁痛，不欲饮食，**鳖甲散方**：

鳖甲一两，涂醋炙令黄，去裙襕　木香半两　陈橘皮一两，汤浸，去白瓤，焙　枳实半两，麸炒微黄　桂心半两　白术半两　川大黄一两，剉碎，微炒　当归五分，剉，微炒

右件药捣筛为散，每服三钱，以水一中盏，入生姜半分，煎至六分，去滓，每于食后稍热服。

治腹内诸气胀满，喘促，**陈橘皮散方**：

陈橘皮一两，汤浸，去白瓤，焙　汉防己半两　赤茯苓二分　槟榔三分　木通三分，剉　紫苏茎叶一两　木香半两　大腹皮一两，剉

右件药捣筛为散，每服三钱，以水一中盏，入生姜半分，煎至六分，去滓，不计时候温服。

治腹内诸气胀满，及心胸气隔不通，宜服此方：

盐半斤，以麻油二合和之，用旧布一片急裹，以绳子系之，置瓦上烧令通赤，待冷取出　木香一两　诃梨勒一两，煨，用皮

右件药捣细罗为散，不计时候以生姜醋汤调下半钱。

治腹内诸气胀满，上攻肩背烦闷，四肢疼痛，不能饮食，**大腹皮圆方**：

大腹皮二两，剉　桔梗三分，去芦头　枳壳一两，麸炒微黄，去瓤　白术半两　当归一两，剉，微炒　川大黄二两，剉碎，微炒　桂心半两　木香半两　芎劳三分

右件药捣罗为末，炼蜜和捣三二百杵，圆如梧桐子大，不计时候以生姜汤下二十圆。

治腹内诸气胀满，两胁妨闷，肩背气壅，宜服**疏气圆方**：

牵牛子二两，微炒　木香半两　桂心半两　槟榔一两　诃梨勒一两，煨，去皮　陈橘皮一两，汤浸，去

---

〔1〕　半两：原脱。据《类聚》卷130所引同方补。

白瓟,焙　桑根白皮三分,剉　郁李人一两,汤浸,去皮,微炒

右件药捣罗为末,炼蜜和捣百余杵,圆如梧桐子大,每于食前以生姜橘皮汤下三十圆,以利为度。

治腹内诸气胀满,胁下坚硬,四肢羸瘦,面色萎黄,不欲饮食,**干漆圆**方:

干漆一两,捣碎,炒令烟出　木香半两　陈橘皮一两,汤浸,去白瓟,焙　巴豆一分,去皮心研,纸裹压[1]去油　当归半两,剉,微炒　干姜半两,炮裂,剉

右件药捣罗为末,入巴豆研令匀,炼蜜和捣百余杵,圆如菉豆大,每于食前以生姜橘皮汤下五圆。

治腹内诸气胀满,不下食,方:

诃梨勒二两,煨,用皮　木香一两

右件药捣罗为末,炼蜜和圆如梧桐子大,不计时候以生姜汤下二十圆。

治腹内诸气胀满,**小芥子酒**方:

小芥子半升

右捣碎,以生绢袋盛,用好酒五升浸七日,每于食前温一小盏服。

---

〔1〕 压:原作"厌",据《类聚》卷130引同方改。

太平圣惠方卷第四十四 凡一十六门　病源一十六首　方共计二百二道

治五种腰痛诸方

夫肾主于腰脚,若肾虚损,而为风冷乘之,故腰痛也。又邪客于足少阴[1]之络,令人腰痛,痛引小腹,不可以仰息。诊其尺脉沉者,主腰背痛。寸口脉弱,腰背痛。尺寸俱浮直下,此为督脉腰痛。凡腰痛有五:一曰少阴,少阴肾也,十月万物阳气皆衰,是以腰痛;二曰风痹,风寒着腰,是以痛;三曰肾虚,役用伤肾,是以痛;四曰臂腰腰痛,或堕伤腰,是以痛;五曰寝卧湿地,是以痛也;故曰五种腰痛也。

治五种腰痛,肾脏虚冷,行立艰难,**附子散方**:

附子一两,炮裂,去皮脐　杜仲三分,去粗皮,炙微黄,剉　五味子三分　磁石三两,捣碎,水淘去赤汁　牡丹三分　草薢一两,剉　桂心三分　续断三分　牛膝三分,去苗　熟干地黄一两　羌活三分　当归三分,剉,微炒　木香三分　枳壳三分,麸炒微黄,去瓤

右件药捣粗罗为散,每服用羊肾一对切去脂膜,先以水一大盏半煮肾令熟,去肾入药末五钱,生姜半分,枣三枚,椒三七枚,煎至五分,去滓,空心温服,晚食前再服之。

治五种腰痛,及脚弱不能行李[2],宜服**桑寄生散方**:

桑寄生一两　附子一两半,炮裂,去皮脐　独活二两　当归三分,剉,微炒　狗脊三分　桂心一两　羌活半两　杜仲一两,去粗皮,炙微黄[3],剉　赤芍药三分　芎藭三分　甘草半两,炙微赤,剉　石斛三分,去根,剉　牛膝三分,去苗　海桐皮一两,剉

右件药捣粗罗为散,每服四钱,以水一中盏,煎至六分,去滓,每于食前温服。

治五种腰痛,肾经虚损,致风冷乘之,故多痛也,宜服**杜仲圆方**:

---

〔1〕足少阴:宽政本作"足太阳肾",《普济方》卷155、《类聚》卷94引作"足太阳"。《病源》卷5"腰背诸病·腰痛候"引作"足少阴",义长,因改。

〔2〕李:《类聚》卷94所引同。《普济方》卷155引同方作"履"。"行李"即"行旅"。下文多出现"行李"一词,其义无误。

〔3〕黄:原作"苗"。据《类聚》卷94所引同方改。

杜仲一两,去粗皮,炙微黄,剉　干姜半两,炮裂,剉　萆薢一两,剉　羌活三分　天雄三分,炮裂,去皮脐　川椒三分,去目及闭口者,微炒去汗　桂心三分　芎䓖半两　防风半两,去芦头　秦艽半两,去苗　川乌头三分,炮裂,去皮脐　细辛三分　五加皮三分　石斛三分,去根,剉　续断二两　当归三分,剉,微炒　五味子三合　槟榔三分

右件药捣罗为末,炼蜜和捣五七百杵,圆如梧桐子大,每于空心以温酒下三十圆,晚食前再服。

治五种腰痛,肾脏虚冷,颜容萎黄,形体消瘦,腰痛不可忍,虚惫无力,宜服**鹿角圆方**：

鹿角屑一斤,熬令微黄　菟丝子一斤,酒浸一宿,别捣为末　远志二两,去心　肉苁蓉五两,酒浸一宿,刮去皱皮,炙干　天雄二两,炮裂,去皮脐　熟干地黄六两　五味子五两　杜仲二两,去粗皮,炙微黄,剉

右件药捣罗为末,炼蜜和捣二三百杵,圆如梧桐子大,每日空腹以温酒下三十圆,晚食前再服。

治五种腰痛,肾脏衰冷,行立无力,**钟乳圆方**：

钟乳二两　吴茱萸半两,汤浸七遍,焙干微炒　石斛一两,去根,剉　菟丝子一两,酒浸一宿,别捣为末　附子一两,炮裂,去皮脐　肉桂一两半,去皱皮

右件药捣罗为末,炼蜜和捣三二百杵,圆如梧桐子大,每日空心以温酒下三十圆,晚食前再服,服讫行二三百步。

治五种腰痛,并冷痹,**桂心圆方**：

桂心二两　干姜二两,炮裂,剉　丹参三两　杜仲三两,去粗皮,炙微黄,剉　牛膝三两,去苗　续断三两

右件药捣罗为末,炼蜜和捣三五百杵,圆如梧桐子大,每于食前以温酒下三十圆。

治五种腰痛,轻身,利脚膝,**狗脊圆方**：

狗脊二两　萆薢二两,剉　菟丝子二两,酒浸三日,曝干别捣

右件药捣罗为末,炼蜜和圆如梧桐子大,每日空心及晚食前服三十圆,以新萆薢渍酒二七日,取此酒下药,服经年之后,行及奔马,久立不倦。

又方：

鹿茸二两,去毛,涂酥炙微黄　附子二两,炮裂,去皮脐　盐花三分

右件药捣罗为末,煮枣肉和圆如梧桐子大,每日空心以温酒下三十圆,晚食前再[1]服。

治五种腰痛,宜服**杜仲酒方**：

杜仲一两半,去粗皮,炙微黄　羌活一两　干姜三分,炮裂,剉　天雄一两,炮裂,去皮脐　萆薢一两半　川椒一两,去目及闭口者,微炒去汗　桂心一两　芎䓖一两　五加皮一两半　续断一两半　甘草半两,炙微赤　防风二两,去芦头　蒴藋根三分　秦艽一两,去苗　地骨皮一两　石斛一两半,去根　川乌头一两半,炮裂,去皮脐　桔梗一两,去芦头　细辛一两

右件药细剉,以生绢袋盛,用好酒二斗浸,密封经五宿后开,每于食前暖一中盏服之。

治五种腰痛,连脚膝筋脉拘急疼疼,宜服**萆薢浸酒方**：

萆薢三两　附子二两,炮裂,去皮脐　杜仲二两,去粗皮,炙微黄　狗脊二两　羌活一两　桂心一两　牛膝三两,去苗　桑寄生二两

右件药细剉,用生绢袋盛,以酒二斗浸,密封七日后开,每于食前暖一中盏服。

―――――――――

[1] 再：原作"每"。据《类聚》卷94所引同方改。

治五种腰痛,风冷气攻肾脏致腰痛,转动不得,宜服**钟乳散**方:

钟乳粉一两　防风半两,去芦头　丹参半两　细辛半两　桂心半两　干姜一分,炮裂,剉

右件药捣细罗为散,每于食前以温酒下二钱。

治五种腰痛,转动艰难,宜服此方:

桑寄生一两　牡丹一两　桂心一两　鹿茸一两,去毛,涂酥炙微黄　续断一两　芎䓖一两

右件药捣细罗为散,每于食前以温酒调下二钱。

治五种腰痛,下焦风冷,腰脚无力,宜服此方:

牛膝一两,去苗　山茱萸一两　桂心三分

右件药捣细罗为散,每于食前以温酒调下二钱。

治五种腰痛,不可转动,方:

威灵仙二两　当归一两,剉,微炒　桂心一两

右件药捣细罗为散,每于食前以温酒调下二钱。

又方:

杜仲半斤,去粗皮,炙微黄,剉　五味子四两　天雄二两,炮裂,去皮脐

右件药捣筛为散,每服半两,以水二大盏隔宿浸药,至五更入生姜半分,煎至一大盏,去滓,入羊肾二枚切去脂膜,内汤中煎令熟,空腹和肾吃之。

治五种腰痛,肾脏久冷,宜用**摩腰圆**方:

丁香末半两　麝香半两,细研　芸薹子末一两　硫黄半两,细研　龙脑二钱,细研　腽肭脐末二两

右件药,熬野驼脂和圆如鸡头实大,每用两圆热炙手,于腰间摩令热彻为度,偏壮益肾气。若摩两脚,渐觉轻健。

治五种腰痛,肾气衰冷,阳愈腰痛,宜用**摩散**方:

野狐颈及尾骨各一两,炙令焦黄　硫黄半两,细研　硇砂半两,细研　黄狗阴茎一具,炙微黄　针沙一两

右件药捣罗为末,取莨菪子半升,酒二升浸一宿后,漉去莨菪子,取酒和前药末令匀,入于瓷瓶中以油单密封,又坐于一大瓶中,以蚕沙埋却,坐于饭上蒸之,以饭熟为度,取出曝干,捣细罗为散,以黄狗胆及脂,入少许麝香同摩腰,须臾即效。

治五种腰痛,夜多小便,膀胱宿冷,宜服**鹿角霜**方:

右取鹿角嫩实处五斤,先用水煮三五十沸后,刷洗令净,即以大麻人研取浓汁,煮角约一复时便软后,又须刷洗锅器令净,更用真牛乳五升炼,专看如玉色即住,细研如面,每日空腹[1]时以温酒调下二钱,晚食前再服。

治五种腰痛不止方:

吴茱萸一两　芸薹子一两

右件药捣细罗为散,每用三钱,生姜一两,同研令匀,摊在极薄纸上,贴于痛处。

治风湿腰痛诸方

夫风湿腰痛者,由劳伤肾气,经络既虚,或因卧湿当风,而湿气乘虚搏于肾经,与血气相

---

〔1〕腹:原作"复"。据《类聚》卷94所引同方改。

击而为腰痛,故云风湿腰痛也。

治肾脏风湿腰痛,连腿膝顽痹,不能运动,宜服**独活散**方:

独活一两　黄耆半两,剉　防风三分,去芦头　白鲜皮半两　茯神一两　芎藭半两　羚羊角屑半两　桂心三分　酸枣人一两,微炒　当归半两,剉,微炒　附子一两,炮裂,去皮脐

右件药捣粗罗为散,每服四钱,以水一中盏,煎至六分,去滓,每于食前稍热服。

治肾脏风湿腰痛,行立不得,宜服**巴戟散**方:

巴戟三分　五加皮半两　草薢三分,剉　牛膝三分,去苗　石斛三分,去根,剉　防风半两,去芦头　白茯苓三分　附子一两,炮裂,去皮脐　桂心三分

右件药捣粗罗为散,每服四钱,以水一中盏煎至五分,次入酒一合,更煎三两沸,去滓,每于食前温服。

治风湿痹,腰痛少力,方:

牛膝一两,去苗　桂心三分　山茱萸一两

右件药捣细罗为散,每于食前以温酒调下二钱。

治肾脏气衰虚腰痛,或当风湿冷所中,腿膝冷痹缓弱,**天雄圆**方:

天雄一两,炮裂,去皮脐　独活三分　杜仲一两半,去皱皮,炙微黄,剉　附子一两,炮裂,去皮脐　牛膝一两半,去苗　干漆三分,捣碎,炒令烟出　桂心一两　没药三分　巴戟一分　鹿茸一两,去毛,涂酥炙微黄　蝉壳一两,酒浸,晒干　虎胫骨三分,酒浸,炙微黄　草薢一两,剉　乳香三分　蚸蜋三分,微炒　天麻一两　白花蛇二两,酒浸,去皮骨,炙微黄　狗脊三分　川乌头三分,炮裂,去皮脐　当归三分,剉,微炒　芎藭三分　地龙一两,微炒　朱砂三分,细研,水飞过　败龟一两,涂醋炙令黄　麝香半两,细研

右件药捣罗为末,入研了药令匀,炼蜜和捣五七百杵,圆如梧桐子大,每于食前以温酒下三十圆。

治一切风湿腰痛,**神验虎骨圆**方:

虎胫骨一两,涂酥炙令微黄　桑寄生一两　黄耆三分,剉　枳壳三分,麸炒微黄,去瓤　牛膝一两,去苗　白茯苓一两　熟干地黄一两　石南一两　桂心一两　防风三分,去芦头　羌活三分　酸枣人三分,微炒　当归三分,剉,微炒

右件药捣罗为末,炼蜜和捣三二百杵,圆如梧桐子大,每于食前以温酒下三十圆。

治风湿积冷腰痛,行立无力　小便滑数,**椒红圆**方:

川椒微炒去汗,取红五两　磁石三两,烧,醋淬七遍,捣碎细研,水飞过　白蒺藜二两,微炒去刺　附子三两,炮裂,去皮脐　巴戟二两　硫黄二两,细研　厚朴三两,去粗皮,涂生姜汁炙令香熟　蘹香子二两,微炒　盐花二两

右件药捣罗为末,以羊肾三对尽去筋膜细研,用好酒二升相和,于银锅内熬成膏,和前药末捣三五百杵,圆如梧桐子大,每日空心以温酒下三十圆,晚食前再服。

治下元风湿,久患腰痛,宜服**四神丹**方:

硇砂二两　阳起石[1]二两　白矾五两　太阴玄精六两

右件药捣罗为末,入瓷瓶子内,以纸筋盐泥固济候干,先以小火逼令热彻,后以火一秤烧之,待火耗即取罐子候冷取药,于地上铺好黄土,用纸衬,盆合一宿出火毒了,研如粉,以水浸蒸饼和圆如梧桐子大,每日空心以盐汤下十五圆。酒下亦得,妇人醋汤下。

———————————

〔1〕 石:原脱。据《类聚》卷94所引同方改。

治风湿腰痛牵引，流入腿胜，元气衰虚，宜服**黑豆浸酒方**：

黑豆五合，炒令熟　熟干地黄三两　杜仲二两，去粗皮，炙微炒　枸杞子一两　羌活一两　牛膝三两，去苗　仙灵脾三分　当归一两　石斛二两，去根　侧子二两，炮裂，去皮脐　茵芋二两　白茯苓二两　防风三分，去芦头　川椒一两半，去目及闭口者，微炒去汗　桂心一两　芎䓖三分　白术三分　五加皮一两　酸枣人一两，微炒

右件药并细剉，用生绢袋盛，以酒二斗浸，密封经七日后开，每于食前暖一中盏服之。

治肾脏风湿气腰痛，痛连胫中，及骨髓疼痛，宜服**五加皮浸酒方**：

五加皮二两半　枳壳二两半，麸炒微黄，去瓤　独活一两半　乌喙一两半，炮裂，去皮脐　干姜一两半，炮裂　石南一两半　丹参二两　防风二两，去芦头　白术一两　地骨皮二两　芎䓖二两　猪椒根二两　熟干地黄三两　牛膝三两，去苗　虎胫骨五两，涂酥炙令微黄　枸杞子二两　秦艽二两，去苗

右件药细剉，用生绢袋盛，以清酒二斗渍之，密封七日开，每于食前暖一中盏服之。

治风湿气着于腰间疼痛，坐卧不安，宜服**牛蒡浸酒方**：

牛蒡子三两，微炒　茵芋三分　白茯苓一两半　杜若一两　石斛二两，微炒　枸杞子二两　牛膝二两，去苗　侧子二两，炮裂，去皮脐　干姜一两半，炮裂　大豆二合，炒熟　川椒一两半，去目及闭口者，微炒去汗　大麻子一合

右件药细剉，以生绢袋盛，内瓷瓶中，以好酒二斗浸，密封七日后开，每于食前暖一小盏服之。

治风湿腰痛，行立不得，宜服**巴戟浸酒方**：

巴戟二两　羌活一两　当归三两　牛膝二两，去苗　川椒半两，去目及闭口者，微炒去汗　石斛二两，去根　生姜三两

右件药细剉，生绢袋盛，以酒一斗五升浸，密封七日开，每于食前暖一小盏服之。

治风湿腰痛，通利关节，坚筋骨，令强健，悦泽，**石斛浸酒方**：

石斛半斤，捣碎　牛膝一斤，去苗　杜仲半斤，去粗皮，炙微黄　丹参半斤　生干地黄半斤

右件药细剉，用生绢袋盛，以好酒三斗瓷瓶中盛，密封渍七日，每于食前温一小盏服之。

治风湿腰痛，转动不得，必效方：

蒴藋叶火燎过，厚铺床[1]上，承热卧于上，冷复易之。冬月取根春碎，醋熬令热，以帛裹熨痛处，亦效。

治久腰痛诸方

夫久腰痛者，皆由伤于肾气所为也。肾气虚则受于风邪，风邪停积于肾经，与血气相击，久而不散，故为久腰痛。

治风虚湿痹，腰间久痛不任行李，**牛膝散方**：

牛膝一两，去苗　五加皮半两　丹参半两　木香三分　桂心三分　羌活半两　当归半两，剉，微炒　防风半两，去芦头　补骨脂三分，微炒　附子一两，炮裂，去皮脐　安息香三分，入胡桃人同捣熟　白芍药半两　石斛三分，去根，剉　枳实半两，麸炒微黄　鹿茸四两，去毛，涂酥炙微黄　虎胫骨一两，涂酥炙微黄

右件药捣细罗为散，每于食前以热酒调下二钱。

---

〔1〕床：原作"未"。据《类聚》卷94所引同方改。

治久患腰痛不差,宜服**威灵仙散**方：

威灵仙一两　牵牛子一两,微炒　陈橘皮半两,汤浸,去白瓤,焙　羌活半两　厚朴半两,去粗皮,涂生姜汁炙令香熟　吴茱萸一分,汤浸七遍,焙干微炒

右件药捣细罗为散,每于食前以温酒调下二钱,得微利即效。

又方：

熟干地黄三分　白术半两　干漆半两,捣碎,炒令烟出　桂心三分　甘草半两,炙微赤,剉　牛膝半两,去苗

右件药捣细罗为散,每于食前以温酒调下二钱。

治久患腰痛,气攻心腹满闷,方：

当归一两,剉,微炒　汉椒半两,去目及闭口者,微炒去汗　槟榔一两

右件药捣细罗为散,每于食前以热酒调下二钱。

治肾脏风虚冷滞,腰间久痛,连腿膝痹麻,或时疼痛,乏力羸瘦,宜服**沉香圆**方：

沉香三分　补骨脂一两,微炒　石斛三分,去根,剉　桂心三分　木香半两　牛膝三分,去苗　草薢三分,剉　附子一两,炮裂,去皮脐　羌活三分　芎䓖半两　杜仲三分,去粗皮,炙微黄,剉　白术半两　熟干地黄三分　防风半两,去芦头　漏芦三分　白茯苓三分　槟榔三分　当归半两,剉,微炒　海桐皮三分,剉

右件药捣罗为末,炼蜜和捣三五百杵,圆如梧桐子大,每于空心以温酒下三十圆,晚食前再服。

治肾脏虚惫,风冷所侵,致腰间久痛,行立不得,**钟乳圆**方：

钟乳粉二两　薯蓣一两　续断一两　桂心一两　肉苁蓉一两,酒浸一宿,刮去皱皮,炙干　附子一两,炮裂,去皮脐　牛膝一两,去苗　草薢一两,剉　槟榔一两半　石斛一两,去根,剉　覆盆子一两　五味子一两　菟丝子二两,酒浸三日,曝干别捣为末　山茱萸一两　蛇床子一两　狗脊二两　杜仲二两,去粗皮,炙微黄,剉　巴戟一两　熟干地黄二两

右件药捣罗为末,炼蜜和捣五七百杵,圆如梧桐子大,每于空腹以温酒下三十圆,晚食前再服。

治肾气衰虚,或中风湿而伤于肾经,致腰痛经久不差,宜服**鹿茸圆**方：

鹿茸一两,去毛,涂酥炙黄　天雄一两,炮裂,去皮脐　附子一两半,炮裂,去皮脐　杜仲一两,去粗皮,炙微黄,剉　安息香二两,用酒一大盏熬成煎

右件药捣罗为末,用安息香煎和,为圆如梧桐子大,每于食前以温酒下二十圆。

治腰久痛,不可转侧,宜服**附子圆**方：

附子一两,炮裂,去皮脐　川乌头一两,炮裂,去皮脐　天雄一两,炮裂,去皮脐　桂心一两半　干姜一两半,炮裂,剉　防风一两半,去芦头　槟榔二两半

右件药捣罗为末,炼蜜和捣百余杵,圆如梧桐子大,每于食前以温酒下二十圆。

治久腰痛,及脚膝疼,方：

牛膝三两,去苗　何首乌三两

右件药细剉,以酒三升浸三日后焙干,捣细罗为散,每于食前以温酒下二钱。

治久冷腰痛,摩腰方：

巴戟一两　附子一两,生,去皮脐　阳起石一两,细研　硫黄一两,细研　雄雀粪一两　川椒一两,去目　干姜一两,剉　木香一两,剉　菟丝子一两,酒浸三日,曝干,别捣为末　韭子一两,微炒

右件药捣罗为末,以真野驼脂熬成油,滤去膜待冷,入诸药末和圆如弹子大,洗浴了取一圆分作四圆,于腰眼上热炙,手摩之。

治卒腰痛诸方

夫卒腰痛者,为劳伤之人,肾气虚损故也。肾主腰脚,其经贯于肾,络于脊。若风邪乘虚卒入肾经,故卒然而腰痛也。

治卒腰痛,行立不得,**桂心散方**：

桂心一两　牛膝一两,去苗　杜仲一两,去粗皮,炙微黄,剉　五加皮三分　独活三分　防风三分,去芦头　赤芍药三分　五味子半两　附子三分,炮裂,去皮脐

右件药捣粗罗为散,每服四钱,以水一中盏,入生姜半分,煎至六分,去滓,每于食前温服。

治卒腰痛不可忍,**杜仲散方**：

杜仲二两,去粗皮,炙微黄,剉　丹参一两　芎䓖一两半　桂心一两　细辛三分

右件药捣粗罗为散,每服四钱,以水一中盏,煎至五分,去滓,次入酒二分,更煎三两沸,每于食前温服。

又方：

狗脊一两　漏芦一两　附子一两,炮裂,去皮脐　桂心一两

右件药捣细罗为散,每于食前以温酒调下二钱。

又方：

附子一枚,炮裂,去皮脐　木香半两　槟榔半两

右件药捣细罗为散,每于食前以温酒调下二钱。

治卒腰痛,连脚膝疼,方：

胡麻三合,新者　附子一两,炮裂,去皮脐

右件药熬胡麻令香,同捣细罗为散,每于食前以温酒调下二钱。

治卒腰痛补肾方：

杜仲一两,去粗皮,炙微黄,剉

右以水二大盏,煎至一盏去滓,用羊肾一对细切,去脂膜,入药汁中煮,次入薤白七茎,盐花、醋、生姜、椒调和作羹,空腹食之。

治卒腰痛至甚,起坐不得,宜用�熻药方：

附子一两,生用　吴茱萸一两　蛇床子一两

右件药捣罗为末,每用半两,以生姜自然汁调如膏,摊故帛上,于痛处贴熻,用衣服系定,觉通热即差,未退再贴。

治卒腰痛,熨法方：

芫花半两　羊踯躅花半斤

右件药以醋拌令湿,炒令热,用帛裹分作两包,更番熨痛处,冷即复炒熨之。

治卒腰痛神效方：

芸薹子一两

右件药捣罗为末,醋调涂于蜡纸上,贴痛处,觉热极即去之,痛止。

治腰痛强直不能俯仰诸方

夫肾主腰脚，而三阴三阳、十二经、奇经八脉皆贯于肾，络于腰脊。或劳损于肾，则动伤经络。又为风冷所侵，血气转相击搏，故腰痛也。阳病者不能俯，阴病者不能仰，阴阳俱受邪气，故令腰痛而不能俯仰也。

治腰痛强直，不能俯仰，皆由肾气虚弱，卧冷湿地，或当风所得，宜服**独活散**方：

独活—两半　续断—两　杜仲—两，去粗皮，炙微黄，剉　桂心—两　防风—两，去芦头　芎䓖—两半　牛膝—两，去苗　细辛—两　秦艽—两，去苗　赤茯苓—两　海桐皮—两，剉　当归—两，剉，微炒　赤芍药—两　熟干地黄二两

右件药捣粗罗为散，每服四钱，以水一中盏，入生姜半分，煎至六分，去滓，每于食前温服。

治腰痛强直，不能俯仰，及筋脉拘急，宜服**附子散**方：

附子—两，炮裂，去皮脐　牛膝三分，去苗　杜仲—两，去粗皮，炙微黄，剉　羌活—两　桂心半两　当归—两半，剉，微炒　防风二两，去芦头　延胡索—两

右件药捣粗罗为散，每服四钱，以水一中盏，入生姜半分，煎至六分，去滓，每于食前温服。

治腰痛强直，不能俯仰，宜服疏风，利筋脉**五加皮散**方：

五加皮—两　赤芍药—两　川大黄二两，剉碎，微炒

右件药捣筛为散，每服四钱，以水一中盏，入生姜半分，煎至六分，去滓，食前温服，微利即效。

治腰痛强直，连胁妨闷，不能俯仰，宜服**郁李人散**方：

郁李人—两，汤浸，去皮，微炒　槟榔—两　诃梨勒半两，煨，用皮　木香半两　川朴消—两半

右件药捣粗罗为散，每服四钱，以水一中盏，入生姜半分，煎至六分，去滓，食前温服，以利为效。

治腰痛急强如板硬，俯仰不得，**萆薢散**方：

萆薢—两，剉　狗脊—两　桂心—分　槟榔半两　吴茱萸—分，汤浸七遍，焙干微炒　桑根白皮三分，剉　川大黄—两，剉碎，微炒

右件药捣筛为散，每服四钱，以水一中盏，煎至六分，去滓，每于食前温服。

治肾间冷气留滞，腰间攻刺疼痛，不能俯仰，**牛膝圆**方：

牛膝三分，去苗　附子—两，炮裂，去皮脐　桂心三分　木香半两　吴茱萸半两，汤浸七遍，焙干微炒　干姜半两，炮裂，剉　牵牛子二两，微炒

右件药捣罗为末，炼蜜和捣三二百杵，圆如梧桐子大，每于食前以温酒下三十圆，生姜橘皮汤下亦得。

治风虚气滞腰痛，强直不能俯仰，宜服**杜仲圆**方：

杜仲—两，去粗皮，炙微黄，剉　萆薢—两，剉　细辛—两　丹参—两半　鹿角胶—两，捣碎，炒令黄　当归—两，剉，微炒　羌活—两　桂心—两　槟榔—两　郁李人二两，汤浸，去皮，微炒　酸枣人—两半，微炒　大麻人—两

右件药捣罗为末，炼蜜和捣三五百杵，圆如梧桐子大，每日空心以温酒下三十圆，晚食前

再服。

治风虚冷气攻腰痛,强直不能俯仰,宜服**石斛圆方**:

石斛三两,去根,剉　天雄一两,炮裂,去皮脐　侧子一两,去苗　牛膝三两,去苗　赤茯苓一两半　狗脊一两　桂心一两　干姜半两,炮裂,剉

右件药捣罗为末,炼蜜和捣三二百杵,圆如梧桐子大,每于食前以温酒下三十圆。

治腰痛,牵引流入腿胻,元气衰虚,风冷所侵,腰脊拘急,俯仰不得,宜服**天雄酒方**:

天雄一两,炮裂,去皮脐　杜仲一两,去粗皮,炙微黄　牛膝三分,去苗　仙灵脾三分　乌蛇二两,酒浸,去骨,炙微黄　石斛三分,去根　侧子三分,炮裂,去皮脐　防风三分,去芦头　桂心一两　芎劳三分　川椒三分,去目及闭口者,微炒去汗　白术三分　五加皮三分　酸枣人一两,微炒

右件药细剉,以生绢袋盛,用酒二斗浸,密封经七日后开,每于食前温一小盏服之。

治肾脏风湿腰痛,不得俯仰,皮肤不仁,骨髓疼痛,**茵芋浸酒方**:

茵芋一两半　萆薢一两半　狗脊一两半　桂心一两半　附子一两半,炮裂,去皮脐　牛膝三两,去苗　石斛三两,去根　川椒半两,去目及闭口者,微炒去汗　生姜三两

右件药细剉,生绢袋盛,以酒一斗五升浸,密封七日开,每于食前温一小盏服之。

治腰疼痛,俯仰不得,宜用**摩腰圆方**:

腻粉一分　麝香一分,细研　朱砂一分,细研　硫黄一两,细研　白矾灰一两　母丁香一两　干姜一两　木香一两　附子一两　吴茱萸一两,汤浸七遍,焙干微炒　陈橘皮一两,汤浸,去白瓤,焙　雀粪一两,以绢袋子盛于水中,摆取令尽,取此水澄之曝干　杏人一两,去皮尖研之,依前绢袋子盛,水中摆清,取霜曝干

右件药捣罗为末,炼蜜和圆如半枣大,用时取生姜自然汁小半盏于铫子中煎一两沸,倾于盏内浸药一圆,良久药破,指研之令细,旋旋以指点摩腰上,候热彻摩尽为度,使以绵裹肚系之。

治冷气攻刺,腰间疼痛,俯仰不得,**吴茱萸圆方**:

吴茱萸一升

右件药用生绢袋盛,以醋三升浸一复时取出,掘一地坑可深尺余,以一秤炭火烧令地通赤,去火,以火箸系茱萸袋子悬于坑内,上以瓦盆子盖,四畔以土拥之,经宿后取出,捣罗为末,炼蜜和捣三五百杵,圆如梧桐子大,每日空心及晚食前以温酒下三十圆。

又方:

虎胫骨二条,涂酥炙微黄

右件药捣碎,以绢袋子盛,以酒二斗置于瓷瓶中,安绢袋子在内,然后以糠火微煎一炊久即止,任性饮之,当有微利便差。

治肾着腰痛诸方

夫肾主腰脚,今肾经虚,则受于风冷,内有积水,风水相浸渍于肾气,肾气内着不能宣通,故令腰痛。其状身冷腰重,如坐于水中,不渴,小便自利,食饮如故,久久变为水病[1],肾湿故也。

---

〔1〕　久久变为水病:原作"冬不变水",义晦。考《病源》卷5"肾着腰痛候"作"久久变为水病"。其中竖排"久久"若用省字符"々",则极易误作"冬"字。据《病源》改。

治肾着之为病,身体冷,从腰已下痛重,宜服**甘草散**方:

甘草一两,炙微赤,剉　干姜一两,炮裂,剉　白术三两　白茯苓三两　当归二两

右件药捣粗罗为散,每服四钱,以水一中盏,煎至六分,去滓,每于食前温服。

治肾着腰痛,连腿膝不利,宜服**桂心散**方:

桂心一两半　白术二两　赤茯苓二两　甘草一两,炙微赤,剉　泽泻一两　牛膝一两,去苗　干姜一两,炮裂,剉　杜仲一两半,去粗皮,炙微黄剉

右件药捣粗罗为散,每服四钱,以水一中盏,煎至六分,去滓,每于食前温服。

治肾着腰痛,及膀胱有积滞冷气,脓水不下,令腰膝不利,宜服**牛膝散**方:

牛膝三分,去苗　牡丹半两　桂心半两　泽泻半分　槟榔一两

右件药捣筛为散,每服四钱,以水一中盏煎至五分,次入酒二合,更煎三两沸,去滓,每于食前温服。

治肾着腰痛,及膀胱气壅不得宣通,致腿膝沉重,宜服此方:

甘遂三分,煨令微黄　木香三分　青橘皮半两,汤浸,去白瓤,焙　桂心一分

右件药捣细罗为散,每服用豮猪肾一只切作二片,去脂膜,内散一钱入肾中,用三五重湿纸裹,于灰火中煨令熟,五更初食之,后吃暖酒一中盏,相次吃稀粥无妨,得通利三两行为效。如未快得,隔日再服。

通利后,宜服**磁石散**方:

磁石一两,捣碎,水淘去赤水　沉香半两　山茱萸半两　黄耆半两,剉　桂心半两　五味子半两　熟干地黄半两　肉苁蓉半两,酒浸一宿,刮去皱皮,炙干　附子半两,炮裂,去皮脐　草薢半两,剉　白茯苓半两　牛膝半两,去苗　人参半两,去芦头

右件药捣粗罗为散,每服四钱,以水一中盏,入生姜半分,枣三枚,煎至六分,去滓,每于食前温服。

治肾着腰痛,及风冷相攻,宜服此方:

桂心一两半　白术二两　甘草一两,炙微赤,剉　泽泻一两　牛膝一两,去苗　干姜一两,炮裂,剉　杜仲一两半,去粗皮,炙微黄,剉

右件药捣细罗为散,每于食前以温酒调下二钱。

又方:

草薢三分,剉　牡丹半两　泽泻三分　桂心三分　附子三分,炮裂,去皮脐　木香半两

右件药捣细罗为散,每于食前以温酒调下二钱。

治肾腰诸方

夫肾腰者,谓卒然伤损于腰而致痛也。此由虚损,血搏于腰脊而为。若久不已,则令人气息乏少,面无颜色,此损肾故也。

治肾腰疼痛不止,是膀胱风壅气盛,血脉滞留于腰间,故攻击而痛,宜服**槟榔散**方:

槟榔三分　泽泻半两　牡丹半两　桂心半两　羌活半两　赤芍药半两　枳壳半两,麸炒微黄,去瓤　防风半两,去芦头　赤茯苓半两　羚羊角屑半两　木香半两　川大黄一两,剉碎,微炒

右件药捣筛为散,每服四钱,以水一中盏,入生姜半分,煎至六分,去滓,每于食前温服。

治肾腰疼痛,大便壅滞,心腹闷乱,方:

槟榔三分　木香一分　川大黄半两,剉碎,微炒

右件药捣细罗为散,每于食前用生姜汁、童子小便调下三钱,以快利为度。

治肾腰疼痛,腹胁胀闷,**大腹皮散**方:

大腹皮三分,剉　桂心一分　赤茯苓半两　赤芍药半两　木香一分　泽泻三分　枳壳半两,麸炒微黄,去瓤

右件药捣粗罗为散,每服四钱,以水一中盏,入生姜半分,煎至六分,去滓,每于食前温服。

治肾腰疼痛,久治不差,方:

爵床三两　鹿角胶一两,捣碎,炒令黄燥

右件药捣粗罗为散,每服三钱,以水一中盏,煎至五分,去滓,入酒二合,更煎三两沸,每于食前温服。

治肾腰,腰中冷痛,宜用此方:

附子一两,生用,去皮脐　杏人一两,汤浸,去皮　汉椒一两　当归一两　桂心一两　乳香一两　白芷一两　巴豆一分,去皮　蜡半斤

右件药捣罗为末,熔蜡调药末搅令匀,倾出捏作片,裹腰痛处。

治肾腰痛,及下焦虚乏,方:

鹿茸二两,去毛,涂酥炙微黄

右件药捣细罗为散,每日空腹以温酒调下二钱,晚食前再服。

治肾腰疼痛不可忍,熁腰方:

桂心一两　附子半两,去皮脐,生用

右件药捣细罗为散,以生姜汁调如稀糊,涂纸上,贴腰中,立效。

治肾腰疼痛,及元脏久虚,**桑寄生散**方:

桑寄生一两　桂心一两　鹿角屑一两,微炒　杜仲一两,去粗皮,炙微黄,剉

右件药捣细罗为散,每于食前以温酒调下二钱。

治肾腰连膝疼痛,**杜仲散**方:

杜仲一两,去粗皮,炙微黄,剉　枳壳一两,麸炒微黄,去瓤　马芹子一两,微炒　草薢一两,剉　续断一两　橘子人一两　牛膝一两,去苗　牵牛子一两,微炒

右件药捣细罗为散,每于食前以温酒调下二钱。

治肾腰疼痛方:

庵䕡子一两,微炒　甜瓜子人半两,微炒　杜仲一两,去粗皮,炙微黄,剉

右件药捣细罗为散,每于食前以温酒调下二钱。

治肾腰疼痛,不能转动,**槟榔圆**方:

槟榔二枚　牵牛子一两,微炒　陈橘皮一分,汤浸,去白瓤,焙　食茱萸半两

右件药捣罗为末,以稀饧和圆如梧桐子大,每于食前以温水下三十圆,以利为效。

治肾腰疼痛不可忍方:

缩沙一两,去皮,为末

右件药入酽醋二合搅令匀,熬令稠,次入药末酌量拌和得所,圆如梧桐子大,每于空腹以醋汤下三十圆,晚食前再服。

治肾腰肿痛,展转不得,方:

鹿角四两,大火烧赤后,入一升酒中淬,如此五遍,后捣细罗为散,每于食前以温酒调下二钱。

又方:

附子一枚,炮裂,去皮脐　羌活一分

右件药捣细罗为散,分为二服,每于空腹以冷茶调服,良久觉腰中暖为效。

治肾腰,连小腹膀胱痛,方:

巴豆半颗去皮,猪肾一只去心中筋膜,将巴豆入肾中,以湿纸裹,入于煻火中煨令熟,去巴豆放冷,空腹服尽,须臾呷热茶汤投之,利下恶物,当日见效。

治肾腰,腰中冷痛,宜用此方:

硫黄一两半,细研　针沙二两

右件药都研,于铫子中略熬过,以冷水拌令得所,用纸裹缠腰中冷痛处,须臾腰中如火,即差。

治肾腰痛,及胜痛,方:

棘针一升,剉,微炒　鹿角屑二升,微炒

右件药以生绢袋盛,用酒一斗于瓷瓶中浸七日后,每于食前温一中盏饮之。

治肾腰痛疼,连腹中冷气滞,方:

羊肾一对

右切作两片,去中心筋膜,入胡椒末一钱,湿纸裹煨令熟,空心食之,后吃一中盏温酒下之。

治腰脚冷痹诸方

夫腰脚冷痹者,由风寒湿三毒之气共伤于人,合而成痹也。此皆肾弱髓虚,为风冷所搏故。肾居下焦而主腰脚,其气荣润骨髓。今肾虚受于风寒湿气,留滞于经络,故令腰脚冷痹疼痛也。

治腰脚冷痹,或时疼痛不可忍,**牛膝散方**:

牛膝一两,去苗　独活一两　防风一两,去芦头　当归一两,剉,微炒　白茯苓一两　羚羊角屑一两　桂心一两　酸枣人一两,微炒　附子二两,炮裂,去皮脐

右件药捣粗罗为散,每服四钱,以水一中盏,入生姜半分,煎至六分,去滓,每于食前温服。

治腰脚冷痹,及风麻不仁,骨髓疼痛,不欲饮食,渐加瘦,**羌活散方**:

羌活三分　防风半两,去芦头　茵芋三分　五加皮三分　牛膝一两,去苗　丹参半两　酸枣人三分,微炒　桂心三分　附子一两,炮裂,去皮脐　赤芍药半两　当归半两,剉,微炒　漏芦一两

右件药捣粗罗为散,每服三钱,以水一中盏,入生姜半分,煎至六分,去滓,每于食前温服。

治腰脚冷痹,拘急疼痛,方:

茵芋一两　防风三分,去芦头　牛膝一两,去苗　五加皮三分　桂心三分　赤芍药一两　羚羊角屑三分　当归三分,剉,微炒　薏苡人一两　芎䓖半两　羌活一两　附子一两,炮裂,去皮脐

右件药捣粗罗为散,每服四钱,以水一中盏,入生姜半分,煎至六分,去滓,每于食前

温服。

治腰脚冷痹风麻，肢节疼痛，不[1]思饮食，宜服此方：

牛膝二两，去苗　白茯苓一两　桂心三分　芎䓖半两　防风三分，去芦头　人参三分，去芦头　附子一两，炮裂，去皮脐　当归半两，剉，微炒　川乌头一两，炮裂，去皮脐　羌活三分　甘草一分，炙微赤，剉　白术半两

右件药捣筛为散，每服三钱，以水一中盏，入生姜半分，枣二枚，煎至六分，去滓，不计时候温服。

治腰脚冷痹缓弱，行李不得，宜服此方：

草薢二两，剉　桂心三分　杜仲一两，去粗皮，炙微黄，剉

右件药捣细罗为散，每于食前以温酒调下二钱。

治腰脚冷痹，筋脉挛急，时有疼痛，行李不得，**仙灵脾散方**：

仙灵脾一两　牛膝一两，去苗　羌活半两　虎胫骨一两，涂酥炙微黄　独活半两　羚羊角屑半两　防风半两，去芦头　桂心一两　酸枣人半两，微炒　当归半两，剉，微炒　薏苡人半两　侧子一两，炮裂，去皮脐

右件药捣细罗为散，每于食前以温酒调下二钱。

治肾气虚衰，腰脚冷痹，风麻不仁，**独活散方**：

独活三分　附子一两，炮裂，去皮脐　杜仲一两，去粗皮，炙微黄，剉　细辛半两　熟干地黄三分　当归半两，剉，微炒　白茯苓半两　桂心一两　牛膝一两，去苗　侧子一两，炮裂，去皮脐　防风半两，去芦头　白芍药半两

右件药捣粗罗为散，每服三钱，以水一中盏，入生姜半分，煎至六分，去滓，每于食前温服。

治虚损，腰脚冷痹不仁，宜服**桂心圆方**：

桂心三分　干姜半两，炮裂，剉　丹参一两　杜仲一两，去粗皮，炙微黄，剉　牛膝一两，去苗　附子三分，炮裂，去皮脐　续断一两

右件药捣罗为末，炼蜜和捣三二百杵，圆如梧桐子大，每于食前以温酒下三十圆。

治腰脚冷痹，沉重无力，**草薢圆方**：

草薢一两，剉　熟干地黄三分　牛膝二两，去苗　桂心半两　五加皮半两　酸枣人半两，微炒　羌活半两　附子一两，炮裂，去皮脐　石斛三分，去根，剉　白芍药三分

右件药捣罗为末，炼蜜和捣三二百杵，圆如梧桐子大，每于食前以温酒下三十圆。

治腰脚疼痛诸方

夫腰脚疼痛者，由肾气不足，受风邪之所为也。劳伤则肾虚，肾虚则受于风冷，风冷与真气交争，故腰脚疼痛也。

治风毒腰脚骨节疼痛，**独活散方**：

独活三分　麻黄半两，去根节　细辛半两　丹参三分　牛膝三分，去苗　草薢三分，剉　黄耆三分，剉　桂心三分　防风一两，去芦头　犀角屑一两　赤茯苓一两　羚羊角屑一两　当归半两，剉，微炒

---

[1]　不：原作"可"。《类聚》卷95所引同。《普济方》卷187所引同方作"不"，义长，因改。

芎藭半两　赤芍药三分

右件药捣粗罗为散,每服四钱,以水一中盏煎至五分,后入酒二合更煎三两沸,去滓,每于食前温服。

治腰脚冷疼不可忍方:

附子一枚,炮裂,去皮脐,捣罗为末　桂心末一钱　补骨脂末一钱

右件药以水一大盏煎至五分,和滓空心温酒服后,垂所患脚坐良久,以候药力。

治腰脚疼痛,经年不差,**威灵仙方:**

威灵仙一两半　牵牛子一两,微炒　陈橘皮半两,汤浸,去白瓤,焙　吴茱萸一分,汤浸七遍,焙干微炒槟榔一两　木香一两

右件药捣细罗为散,每于食前以温酒调三钱服之,泻下恶物为效。

又方:

枳壳一两,麸炒微黄,去瓤　皂荚子人一合,微炒黄色　白蒺藜一两,微炒去刺

右件药捣细罗为散,每于食前以温酒调下一钱。

治腰脚疼痛久不差,**夜合花圆方:**

夜合花四两　牛膝一两,去苗　红蓝花一两　石盐一两　杏人半两,汤浸,去皮尖、双人,麸炒微黄桂心一两

右件药捣罗为末,炼蜜和捣百余杵,圆如梧桐子大,每日空心以温酒下三十圆,晚食前再服。

治肝肾风毒攻注腰脚,骨髓疼痛,不可屈伸,及历节风等,**牛膝圆方:**

牛膝二两,去苗　虎胫骨二两,涂酥炙微黄　羚羊角屑二两　松节二两,到　当归二两,到,微炒　附子二两,炮裂,去皮脐　威灵仙二两　桂心二两

右件药捣罗为末,以酒一斗先煮黑豆二升令熟,去豆取酒熬如稀饧,和前药末捣三二百杵,圆如梧桐子大,每于食前以温酒下三十圆。

治腰脚疼痛不止,神效方:

骨碎补一两　桂心一两半　牛膝三两,去苗　槟榔二两　补骨脂三两,微炒　安息香一两,入胡桃人捣熟

右件药捣罗为末,炼蜜入安息香和捣百余杵,圆如梧桐子大,每于食前以温酒下二十圆。

治腰脚疼痛,大肠壅滞,**大黄圆方:**

川大黄二两,到碎,微炒　芎藭半两　桂心半两　杏人半两,汤浸,去皮尖、双人,麸炒微黄

右件药捣罗为末,炼蜜和捣百余杵,圆如梧桐子大,每于食前以温酒下三十圆,以利为度。

又方:

牛膝二斤,捣碎,用生地黄汁五升浸一宿,曝干,又浸再曝,如此以地黄汁尽为度　附子五两,炮裂,去皮脐　干姜三两,炮裂,到

右件药捣罗为末,炼蜜和捣五七百杵,圆如梧桐子大,每于食前以温酒下三十圆。

治腰脚不问年岁,疼痛不可忍,方:

乌鸡粪二两　垂柳梢到,二升　黑豆二升,紧小者

右件药并炒令微焦,用细布裹,以无灰酒一斗于瓷瓶中盛浸,以蜡纸蜜封系头,经七日后开,每于食前温一中盏服之。

治腰脚疼痛,不任行李,宜服**牛膝浸酒方**:

牛膝三两,去苗　萆薢三两　桂心二两　羌活二两半　附子二两,炮裂,去皮脐　当归二两　防风二两,去芦头　虎胫骨三两,涂酥炙微黄

右件药细剉,以生绢袋盛,以酒二斗于瓷瓶中浸,密封经七日开,每于食前温一小盏服食。

治腰脚疼痛,**地黄酒方**:

生干地黄一斤,细切　白杨树皮半斤,剉　生姜二两,碎切炒熟　大豆半升,炒令熟

右件药用绢袋盛,以清酒一斗于瓷瓶中浸,密封经七日开,每于食前温一小盏服。

治腰脚疼痛久不差,宜服**威灵仙散方**:

威灵仙五两

右件药捣细罗为散,每于食前以温酒调下一钱,逐日以微利为度。

又方:

取糟底酒,用摩腰脚痛处及筋挛处,甚验之。

又方:

取不着子皂荚树上刺五两烧作灰,捣细罗为散,每于食前以温酒调下二钱。

治腰脚疼痛,拜跪艰难,宜服此方:

玄参一两　熟干地黄一两

右件药捣罗为末,每用药末三钱,盐一钱,面两匙相和水溶,擀作馎饦[1],每日空心煮食之。

治腰脚疼痛,宜用蒸药方:

荆叶不限多少,蒸令极热,置于瓮中,其下着火温之,以病处就于叶中,剩着热叶盖之,须臾当汗出。未汗出,如饥,即就药中吃饭,稍倦即止,便以绵衣盖避风,仍吃葱豉酒及豆淋酒并得。

治腰脚痛甚,起坐不得,**五生膏方**:

附子一两　吴茱萸一两　蛇床子一两　当归一两　桂心一两

右件药捣细罗为散,每用一匙以生姜汁调,摊于蜡纸上,可痛处贴之。

治腰脚疼痛挛急不得屈伸诸方

夫足少阴,肾之经也,主于腰脚,而荣于骨。足厥阴,肝之经也,内藏于血,而主于筋。若二脏俱虚,为风邪所乘,搏于经络,流于筋骨,故令腰脚疼痛,筋脉挛急,不得屈伸也。

治腰脚疼痛,筋脉挛急,不得屈伸,心神烦闷,少得睡卧,宜服**羚羊角散方**:

羚羊角屑一两　羌活一两　牛膝一两,去苗　海桐皮三分,剉　酸枣人一两,微炒　赤芍药三分　赤茯苓一两　防风三分,去芦头　虎胫骨二两,涂酥炙微黄　生干地黄一两

右件药粗罗为散,每服三钱,以水一中盏,煎至六分,去滓,每于食前温服。

治腰脚疼痛,筋脉挛急,不得屈伸,坐卧皆难,宜服**桑根白皮散方**:

桑根白皮一两,剉　酸枣人一两,微炒　薏苡人一两

---

〔1〕馎饦:原作"不既",不通。据《类聚》卷95引同方改。

右件药捣筛为散,每服四钱,以水一中盏,煎至六分,去滓,每于食前温服。

治腰脚疼痛挛急,不得屈伸,宜服祛风利气,止疼痛,**萆薢圆方**:

萆薢一两半,剉　牛膝一两半,去苗　杜仲一两,去粗皮,炙微黄,剉　酸枣人一两,微炒　当归三分,剉,微炒　防风一两,去芦头　丹参三分　赤芍药三分　桂心三分　石斛一两,去根,剉　槟榔一两　郁李人一两,汤浸,去皮,微炒

右件药捣罗为末,炼蜜和捣三二百杵,圆如梧桐子大,每于食前以温酒下三十圆。

治腰脚疼痛挛急,不得屈伸,及腿膝冷麻,**牛膝圆方**:

牛膝三两,去苗　石斛一两半,去根,剉　狗脊一两半　桂心一两半　川椒一两半,去目及闭口者,微炒去汗　附子一两半,炮裂,去皮脐　干姜一两半,炮裂,剉

右件药捣罗为末,炼蜜和捣三二百杵,圆如梧桐子大,每于食前以温酒下三十圆。

又方:

杏人二两,汤浸,去皮尖、双人,麸炒微黄　桃人二两,汤浸,去皮尖、双人,麸炒微黄

右件药同研为膏,炼蜜和圆如梧桐子大,每日空心以温酒下三十圆,晚食前再服。

又方:

虎脊骨一具,胫骨两茎

右件虎骨用酥遍涂,以慢火匀炙令黄熟,都搥碎,投于无灰酒三斗中,蜜封浸一七日,每日空腹及晚食前温酒随性多少饮之。

治腰脚疼痛,筋急行李不得,方:

取黑豆不限多少,着新手巾净拭洒水,如生蘖法,数令人看之,芽不得令苦长,才半寸便住,不得令豆皮落,便曝干炒令熟,捣细罗为散,每于食前以温酒调下二钱。

治腰脚疼痛挛急,不得屈伸,及风壅气盛,宜服此方:

牛蒡子二升,轻捣,簸去粗皮,微炒,砂盆中研,以无灰酒五升搅和揆汁,又取滓再研,取前酒搅和,又揆去滓,又研,如此经三遍,以绵滤去滓,将酒盛于瓷瓶中,蜡纸封头候七日,随性取暖服之。

治腰脚疼痛,筋脉挛急,不得屈伸,宜服此方:

取大豆五升煮令熟,以两个布袋盛之,更互罨病处,冷即易之,切须避风。仍取白杨皮浓煎汁洗濯之,甚佳。

又方:

柳树中虫蛀屑一升半　桂心三两　益母草八两　蚕沙一升　虎胫骨五两

右件药捣筛为散,以好酒拌令湿泡泥,于平底铛中炒令匀热,煎槐白皮汤,夜间欲卧时先濯所患处,然后吃温酒一二盏,令体中微热,遂取前药,以细布裹熨所患处,以被厚覆之,要睡但睡,候药冷重暖用之,常宜避风。

治腰脚疼痛,筋脉挛急,**蛇床子浸浴方**:

蛇床子一两　细辛一两　牛膝一两,去苗　桂心一两　吴茱萸一两　川椒一两　白附子半两　天麻半两　白僵蚕半两　芎䓖一两　厚朴一两　白蒺藜一两　麻黄一两　香附子一两

右件药捣粗罗为散,每使时用醋浆水二斗,药五两,煎十余沸,去滓后看冷暖以盆中坐,浸浴疼痛处。

浸腰脚拘挛方:

皂荚半斤,长一尺,无蛀孔者,搥碎,生用　川椒四两,去子生用

右件药用水五斗,煎取四斗去滓,看冷暖于盆中坐,添至脐已来,冷即添换。如汤少,更依此方分两处作,每日浸之,候三日止。每浸后,以衣覆出汗,切避风冷。

治腰髋疼痛诸方

夫腰髋疼痛者,由气血肤腠虚疏,而受风冷故也。肾主腰脚,肾脏虚弱,为风邪所乘,风冷客于腰髋之间,故令疼痛尔。

治冷滞风气攻刺,腰髋疼痛,**独活散**方:

独活一两　牛膝二两,去苗　附子一两,炮裂,去皮脐　芎䓖三分　桂心三分　赤芍药三分　当归三分,剉,微炒　桃人半两,汤浸,去皮尖、双人,麸炒微黄

右件药捣粗罗为散,每服三钱,以水一中盏,入生姜半分,煎至六分,去滓,每于食前温服。

治腰髋连脚膝晓夜疼痛不可忍,**虎骨散**方:

虎胫骨一两,涂酥炙微黄　桂心一两　败龟一两,涂酥炙微黄　当归一两,剉,微炒　芎䓖一两　萆薢一两,剉　牛膝一两,去苗　羌活一两,剉

右件药捣细罗为散,每于食前以温酒调下二钱。

治膀胱气实,腰髋间疼痛不可忍,方:

甘遂半两,煨令微黄　杜仲半两,去粗皮,炙微黄,剉　青橘皮半两,汤浸,去白瓤,焙

右件药捣细罗为散,每用羊肾一只去脂膜,入药一钱,用湿纸裹煨令熟,空心食之,然后吃暖酒一中盏,服后良久,大[1]便通利。如未快,即再服。

治膀胱冷气攻腰髋疼痛方:

桂心一两　牡丹三分　附子半两,炮裂,去皮脐

右件药捣细罗为散,每于食前以温酒调下二钱。

治腰髋及胁肋疼痛不可忍,**熟地黄散**方:

熟干地黄一两　牛膝三分,去苗　干漆半两,捣碎,炒令烟出　白术半两　桂心半两　木香半两

右件药捣罗为散,每于食前以温酒调下二钱。

治肾脏虚冷气攻腰髋疼痛,羸弱无力,宜服**狗脊圆**方:

狗脊二两　木香一两　薯蓣一两　桂心一两　附子二两,炮裂,去皮脐　槟榔一两半　牛膝一两,去苗　蛇床子一两　白茯苓一两半　五味子一两半　覆盆子一两半　独活一两半　熟干地黄三两

右件药捣罗为末,炼蜜和捣三五百杵,圆如梧桐子大,每日空心以温酒下三十圆,晚食前再服。

治腰髋疼痛,四肢少力,不能饮食,宜服**牛膝圆**方:

牛膝一两,去苗　当归一两,剉,微炒　干姜半两,炮裂,剉　白芍药三分　厚朴一两半,去粗皮,涂生姜汁炙令香熟　白术三分　芎䓖半两　附子一两,炮裂,去皮脐　羌活三分　桂心三分　诃梨勒一两,煨,用皮

---

〔1〕 大:原作"不"。《普济方》卷 156 引同方作"即",《类聚》卷 95 引同方作"大"。"大"、"不"形近易致误,因改。

右件药捣罗为末,炼蜜和捣三二百杵,圆如梧桐子大,每于食前以温酒下三十圆。

治久冷,腰胯疼痛,**木香圆方**:

木香三分 干姜一两,炮裂,剉 当归一两,剉,微炒 附子一两,炮裂,去皮脐 羌活一两 桂心一两 蓂蓿子三合,水淘去浮者,水煮令芽出,候干,炒令黄黑色

右件药捣罗为末,炼蜜和捣三二百杵,圆如梧桐子大,每于食前以温酒下二十圆。

治腰胯疼痛,筋脉拘急,行动难,两胁妨痛,**萆薢圆方**:

萆薢一两,剉 牛膝三分,去苗 杜仲三分,去粗皮,炙微黄,剉 酸枣人三分,微炒 当归三分,剉,微炒 防风三分,去芦头 丹参三分 赤芍药三分 桂心半两 石斛三分,去根,剉 郁李人一两,汤浸,去皮,微炒 槟榔一两

右件药捣罗为末,炼蜜和捣三二百杵,圆如梧桐子大,每于食前以温酒下三十圆。

治风冷腰胯疼痛,行步不得,**巴戟圆方**:

巴戟一两半 牛膝三两,去苗 羌活一两半 桂心一两半 五加皮一两半 杜仲二两,去粗皮,炙微黄,剉 干姜一两半,炮裂,剉 附子一两半,炮裂,去皮脐

右件药捣罗为末,炼蜜和捣三二百杵,圆如梧桐子大,每于食前以温酒下三十圆。

治腰胯连两胁疼痛如打方:

右用大豆二合熬令焦,用好酒一升煮之令沸,去豆,稍热于食前调下庵䕡子末二钱。

治腰胯疼痛,熨方:

芫花二升 川椒三两 羊踯躅二升

右件药以醋拌令匀湿,分为两处,各内布囊中蒸之令极热,适寒温隔衣熨之,冷即更蒸熨之,以痛止为度。

治阴㿗诸方

夫阴㿗者,由肾气虚,为风冷所侵,流入肾经,不能宣散故也。㿗有四种:有肠㿗,有卵㿗,有气㿗,有水㿗。肠㿗、卵㿗难差。气㿗、水㿗针灸易愈也

治阴㿗肿大,宜服**白蒺藜圆方**:

白蒺藜二两半,微炒去刺 熟干地黄二两半 鹿茸一两半,去毛,涂酥炙微黄 白敛一两半 磁石三两,烧醋淬七遍,细研,水飞过 铁精一两,细研 桂心一两 续断一两 巴戟二两 赤芍药二两 玄参二两 木通二两 海藻二两,洗去咸味 牛膝二两,去苗 桑寄生二两 泽泻二两 射干一两半 肉苁蓉二两,酒浸一宿,刮去皱皮,炙干

右件药捣罗为末,入研了药令匀,炼蜜和捣五七百杵,圆如梧桐子大,每于空心及晚食前以温酒下三十圆。

治阴㿗,核肿疼痛,**黄耆圆方**:

黄耆二两,剉 桃人二两,汤浸,去皮尖、双人,麸炒微黄 山茱萸二两 五加皮二两 槟榔三两 白蒺藜五两,微炒去刺 海藻二两半,洗去咸味 玄参二两半 五味子四两半 肉苁蓉一两半,酒浸一宿,刮去皱皮,炙干 牛膝一两半,去苗 赤茯苓一两半 枳壳一两半,麸炒微黄,去瓤 人参一两半,去芦头 续断一两半 桂心一两半 远志一两半,去心 石南一两 龙骨二两

右件药捣罗为末,炼蜜和捣三五百杵,圆如梧桐子大,每于空心及晚食前以温酒下三十圆。

治阴癫肿痛，**桃人圆方**：

桃人二两,汤浸,去皮尖,双人,麸炒微黄　海藻二两,洗去咸味　泽泻　防风去芦头　防葵　桂心　青橘皮汤浸,去白瓤,焙　五味子　赤芍药　白蒺藜微炒去刺　地肤子　赤茯苓　细辛　牡丹已上各一两　狐阴一具,炙微黄

右件药捣罗为末,炼蜜和捣三二百杵,圆如梧桐子大,每日空心及晚食前以温酒下三十圆。

治阴癫偏大,宜服此方：

白蒺藜一两,微炒去刺　鹿茸一两,去毛,涂酥炙微黄　白敛一两　铁精半两,细研　桂心半两　木通半两,剉　牛膝半两,去苗　磁石一两,烧醋淬七遍,捣碎细研,水飞过　玄参半两　肉苁蓉一两,酒浸一宿,刮去皱皮,炙干　桑寄生半两　泽泻半两　熟干地黄一两

右件药捣罗为末,炼蜜和捣五七百杵,圆如梧桐子大,每于食前以温酒下三十圆。

治肾虚阴癫,腰膝冷疼,阴囊肿痒,**狐阴圆方**：

狐阴一只,炙微黄　木香一两半　白蒺藜一两半,微炒去刺　昆布一两半,洗去咸味　腽肭脐一两半,酒刷,炙微黄　牛膝二两,去苗　石斛二两半,去根,剉　槟榔一两半　菟丝子二两,酒浸三日,曝,别捣为末　桃人二两半,汤浸,去皮尖,双人,麸炒微黄

右件药捣罗为末,炼蜜和捣三五百杵,圆如菉豆大,每于食前以温酒下二十圆。

又方：

汉椒一两,去目及闭口者,微炒去汗　昆布半两,洗去咸味

右件药捣罗为末,用酒煮面糊和圆如梧桐子大,每于食前以冷椒汤下十圆。

又方：

狐阴一只,炙微黄　海藻半两,洗去咸味　牡丹半两　桂心三分

右件药捣罗为末,炼蜜和圆如梧桐子大,每于食前以温酒下十五圆。

治癫偏大肿痛,**天雄散方**：

天雄四颗,炮裂,去皮脐　桃人半斤,汤浸,去皮尖,双人,研　川楝子三十枚　胡芦巴五两　胡椒一两　干蝎一两,微炒　海藻二两,洗去咸味　蘹香子三两

右件药用酒二斗,于银器内盛,日煎,二七日曝干,捣细罗为散,入桃人研令匀,每于食前以温酒调下二钱。

治癫偏大,气胀肿,**防风散方**：

防风去芦头　牡丹　桂心　铁精已上各半两

右件药捣细罗为散,每于食前以豉汁调下一钱。

治癫阴卵偏大,有气上下胀痛,或行走便发肿大,宜服此方：

黄蘗半两,剉　牡丹半两　桂心半两　防风半两,去芦头

右件药捣细罗为散,每于食前以温酒调下二钱。

治跳跃举重,卒得阴癫,方：

白术一两半　地肤子二两半　桂心半两

右件药捣细罗为散,每于食前以温酒调下二钱。

治癫卵偏坠方：

牡丹三分　防风三分,去芦头

右件药捣细罗为散,每于食前以温酒调下二钱。

治阴肿诸方

夫阴肿者,由风热客于肾经,流于阴,肾虚不能宣散,故致肿也。

治阴肿不消,发歇疼痛,**沉香散方**:

沉香三分　槟榔一两　丹参三分　赤芍药三分　白蒺藜三分,微炒去刺　枳壳三分,麸炒微黄,去瓤

赤茯苓三分

右件药捣粗罗为散,每服三钱,以水一中盏,煎至六分,去滓,每于食前温服。

治阴肿,有气上下攻注胀闷,**木香散方**:

木香半两　赤茯苓一两　牡丹三分　防风半两,去芦头　槟榔一两　泽泻三分　郁李人一两,汤

浸,去皮,微炒

右件药捣细罗为散,每于食前以温酒调下二钱。

治阴肿痛,人所不能忍者,浸浴方:

雄黄二两,细研　白矾二两　甘草二尺,剉

右件药以水一斗煮取三升,稍热浴之。

治阴肿满,宜涂**鸡屎矾散方**:

鸡屎矾三分　火前茶三分　龙牙草三分

右件药捣细罗为散,以鸡子清调涂肿处,日二易之。

治阴肿大如升方:

取鸡翅烧灰细研,每于食前以粥饮调下二钱。患左取左翅,患右取右翅。

又方:

捣大蓟根汁暖服一小盏,日三四服。

又方:

取伏龙肝,以鸡子白和傅之。

又方:

右以马齿苋捣取汁,涂之。

又方:

取桃人汤浸去皮,捣烂傅之。

又方:

蛇床子末和鸡子黄傅之。

又方:

捣蔓菁根和马鞭草傅之。

治阴痛诸方

夫阴痛者,由肾气虚损,为风邪所侵,气流入于肾经,与阴气相击,真邪交争,故令阴痛。但冷者则痛,挟热则肿也。

治阴疼痛或肿胀,宜服**丹参散方**:

丹参一两　槟榔一两　青橘皮半两,汤浸,去白瓤,焙　懷香子半两

右件药捣细罗为散,每于食前以温酒调下二钱。

治阴忽疼痛方:

桃人一两,汤浸,去皮尖、双人,麸炒微黄　苦楝子一两　蘹香子一两　没药一两

右件药捣细罗为散,每于食前以热酒调下二钱。

治阴风冷所伤,疼痛,方:

白蒺藜微炒去刺　附子炮裂,去皮脐　蘹香子微炒

右件药等分,捣细罗为散,每于食前以温酒调下二钱。

治阴痛不可忍方:

硇砂一两,细研,安于照子上,掘一坑子,以火烧之令通赤,后着头醋一大盏已来,浇在坑子内,便安照子,着裹面盆盖用上,四面拥之,至二七日,取出刮取硇砂细研　木香末一分　肉豆蔻末一分

右件药都细研,以糯米饭和圆如梧桐子大,每服煎蘹香子汤下七圆,相次三两服取差。

又方:

铜绿　苦楝树向阳根剉　木香已上各等分

右件药捣罗为末,煮面糊和圆如梧桐子大,不计时候以温酒下五圆。

又方:

苦楝子三两　附子一两,炮裂,去皮脐　硇砂一两,以酒熬成膏

右件药捣罗为末,以硇砂膏和圆如菉豆大,不计时候以温酒下五圆。

又方:

吴茱萸二两,汤浸七遍,焙干微炒　槟榔一两　蘹香子一两

右件药捣罗为末,用醋煮面糊和圆如梧桐子大,不计时候以热酒下十圆。

治阴卒缩入腹,急痛,气欲绝,方:

狼毒半两,剉碎,醋拌炒令黄色　防葵半两　附子三分,炮裂,去皮脐

右件药捣罗为末,炼蜜和圆如梧桐子大,不计时候以温酒下五圆。

治阴卒痛如刺,大汗出,宜用此方:

小蒜一升　薤根一升　杨柳根一斤

右件药并剉,以酒三升煮令沸,承热气熏之即愈。

治阴疮诸方

夫肾荣于阴,肾气虚不能制津液则汗湿,虚则为风邪乘,邪客腠理,而正气不泄,邪正相干,在于皮肤故痒,搔之则生疮也。

治阴疮或痒,雄黄散方:

雄黄半两　白矾半两,烧令汁尽　麝香一钱

右件药同研为散,每用少许傅于疮上。

又方:

桑螵蛸灰一分　胡粉一分　朱砂一分　骐骥竭一分

右件药细研如粉,贴于疮上。

又方:

蜜陀僧一分　黄连一分,去须,末　朱砂一分

右件药都研令细，日三四上贴之。

治阴上生疮方：

硫黄半两　赤石脂半两　麝香一钱　腻粉一钱

右件药都和研如粉，每用先以甜淡浆水温温洗令净，裛干贴之。

治阴生疮肿痛方：

胡粉三钱　黄连末一钱　五倍子末一钱

右件药都和研为散，先以甘豆汤净洗，拭令干，以药末调于疮上，日再用之。

又方：

天雄一枚，末　腻粉一钱　麝香一钱

右件药都细研为散，以温浆水洗疮净后，用津唾调涂之。

治阴疮及恶疮方：

鼓子草根一把　大麦三十粒　盐少许

右件药都捣令烂，傅疮上，日一易，经三日后，三日一易。

治阴疮烂痛不可忍方：

豉一合　地龙新粪半两

右件药以水少许和研如稀膏涂之，干即再涂。

治阴疮脓血不绝，宜用猪蹄汤洗之，方：

猪蹄二枚　黄蘗三分，剉　败酱三分　黄芩半两　黄连三分　甘草一两，剉　营实根一两

右件药捣罗为散，用浆水二升煎至一升半，热用洗之。

治阴蚀疮方：

蒲黄三两　水银一两

右件药同研水银星尽，每用少许傅疮。

治阴疮，洗疮方：

地榆四两　黄蘗四两

右件药细剉，以水六升，煮至三升去滓，温暖得所洗疮。

又方：

狼牙五两

右细剉，以水五升煮至三升，温暖洗疮。

治阴疮宜洗方：

桑枝二握，剉　葱二握

右件药以水三升，煎至二升去滓，稍热浴疮上。

治阴蚀疮方：

鸡屎矾一分　火前茶[1]一分

右件药捣更研如粉，先用桑枝、葱白、豉汤洗，后贴药，日三度贴之妙。

治阴蚀欲尽，疮痛甚者，方：

---

〔1〕火前茶："前"原误作"煎"。此卷"治阴痛诸方"有"火前茶"。按《续茶经》卷下之四，引陆平泉《茶寮记事》："蜀雅州蒙顶上有火前茶最好，谓禁火以前采者。后者谓之火后茶。"故知火前茶是禁火（寒食节前）之前采摘之茶叶。故改"煎"为"前"。

虾蟆一枚,烧灰　兔粪一两

右件药同研令细,日三四度用少许傅疮上。

治阴生疮蚀欲落者方:

鲜鲫鱼一枚,去肠肚鳞

右以蜜陀僧细研,满填鱼腹内,用线缝合,用慢火炙令干,不得焦黑,捣为末,入麝香一钱细研,每用药先以暖盐浆水洗令净洁,用软帛拭干,避风贴散,以帛慢系,一日一洗一换,五七日差。

治阴生疮方:

右以硫黄末傅之。

又方:

右烧杏人研为末,傅之。

治阴边生疮及湿痒方:

槐树枝北面不见日处,一大握,以水二升煮取一升,日三五遍洗之。

又方:

黄蘗二两,剉　黄芩一两

右用水煎汤洗之,后更傅黄连粉即差。

又方:

黄连一分　胡粉一分

右二味作末相和傅之,即差。

又方:

取停水处干卷地皮末傅之,神效。

治阴下湿痒诸方

夫虚劳损肾,肾气不足,故阴冷汗液自泄,风邪乘之,则瘙痒也。

治阴囊下湿痒皮剥,**乌梅洗方:**

乌梅四十枚　钱四十文　盐三钱　醋一升

右件药于铜器中浸九日,去滓洗之。

治阴下湿痒成疮方:

猪蹄二枚　槐树寄生白皮切,一升

右件药都以水一斗煮猪蹄烂为度,去滓,稍热洗疮,一日五六遍洗,差为度。

又方:

右煮桑根皮汁洗之。

又方:

右煮桃皮汤洗之。

又方:

甘草一尺,剉

右以水五升煮取三升,日三四度洗渍。

又方:

吴茱萸三合

右用水三升煮三五沸以洗之,诸疮亦治,甚妙也。

治阴痒生疮方:

右以胡麻嚼之,涂,立验[1]。

治阴痒汁出疼痛方:

嚼生大豆黄,日二三上涂之,以差为度。

---

〔1〕 嚼之,涂,立验:原作"嚼涂之,立验,涂"。《普济方》卷301引同方作"右嚼胡麻涂之,验"。据文义,底本末一"涂"字当衍,删之。另将"涂之"二字乙转。

太平圣惠方卷第四十五凡二十八门　论八首　病源一十七首　方共计一百八十四道

脚　气　论

论曰：夫脚气者，晋宋已前名为缓风，《小品》谓之脚弱。古来无脚气之说，而《病源》有脚气之候者，皆因良医所立，以其病从脚起，故曰脚气。如此则缓风脚弱，得其总称矣。然皆由感于风毒所致，其病先从脚起，渐入腿膝，遍及四肢，令人不觉。或见食呕吐，恶闻食气。或腹痛不利，大小便秘涩。或胸中忪悸，不欲见光明。或精神昏沉，或喜多忘误，言语謇涩，头痛心烦。或肢节热疼，或身体酷冷，脚膝顽痹。或时复转筋，或小腹不仁，或脚肿不肿，或百节挛急，或缓纵不随，此皆脚气之候也。然此病多即不觉，或无他疾而忽得之，或因众病后得之，初起甚微，食饮嬉戏气力如故，唯卒起屈弱者，是其始也。若不早治，渐至不仁，毒气上攻于心，便致危殆，急不旋踵，宽延岁月尔。古方多用风引续命等汤疗气毒，而风多者得差。若以脚气法，用疗风病药，而十愈八九矣。如应病用药，终无不差。脚气非死病，若不肯疗，自取其毙，非病能杀人也。

夫江东岭南，土地卑湿，气候不同，夏则炎毒郁蒸，冬则温暖无雪，风湿之气易伤于人，故《经》云：浸湿袭虚，病起于下。所以风毒多从下上，脚先屈弱，然后痹疼，两胫微肿，小腹不仁，卒上冲心，便至危困。其病多以春末夏初发动，得之皆因热蒸，春发如轻，夏发更重，入秋稍轻，至冬自歇，大约如此。亦时有异于此候者，京国室女妇人，或少年学士得此病者，皆以不在江岭，庸医不识，证为他疾，皆错疗之。而有死者，则风毒行天下，非独江岭间也。妇人之病，又非肾虚，而得自卑湿之地，斯病由众不为此疗，枉死甚多，深可哀悼也。

脚气诊脉诀

夫诊候者,当察四时之脉,兼明三部九候,七诊虚实,然始知尔。若非洞晓微妙,无以别其生死。夫脚气入脏,脉有三品,内外证候相似,但脉异尔。若病人脉得浮大而缓者,宜服续命汤。若风盛者,宜作越婢汤加白术服之。若脉转驶而紧,宜作竹沥汤。若脉微而弱者,《经》言自差。浮大而紧驶者,老三品之中恶脉也。若得沉细而驶者,此脉正与浮大紧者同是恶脉。浮大者病在表,沉细者病在里,治亦不异,当以意消息尔。上气,脉数不得卧者,死。脚气心脉急,气喘不停,或自汗数出,乍寒乍热,其脉促短而数,呕吐不止者,死。

脚气所中处论

问曰:风毒中人,随处皆得,作病何为偏着于脚? 答曰:夫人有五脏,心肺二脏经络所起在手十指,脾肝肾三脏经络所起在足十指,夫风毒之气,皆起于地,地之寒暑风湿皆作蒸气,足常履之,所以风毒之中人也,必先中于脚。久而不差,流入四肢、腹背、头项。凡风毒中人,即卒不觉,渐入脏腑,翕然大闷,方始觉之。或遇庸医不能自别,漫作余治,方法违背,往往多毙。既有阴阳逆顺,当须依候疗之,若此乖违,皆是夭横也。

脚气得之因由论

夫四时之中,皆不得久坐久立湿冷之地,亦不得因酒醉汗出,脱衣靴帽,当风取凉,皆成脚气。若暑月久坐久立湿地者,则热湿之气蒸[1]入经络,病发必热,四肢疼闷。若寒月久坐久立湿冷之地,则冷湿之气上入经络,病发则身体皆酷冷转筋。若当风取凉得之者,病发则皮肉顽痹,诸处𥆧动,渐渐向头。凡常之日忽然暴热,人皆不能忍得,当于此时,必不得顿取于寒以快意也。卒有暴寒,复不得受之,皆生病也。世有勤学之士,一心注意于事,久坐行立湿地,不得转动,冷风来击,入于经络,不觉成病。故风毒中人,或先中足十指,因汗毛孔开,腠理疏通,风如激箭,或先中足心,或先中足跗,或先中膝已下腨胫表里者。若欲使不成病者,初觉即灸所觉处三十壮,因此即愈,不复发也。

脚气兼诸病论

夫脚气或兼诸病者,则依证以余药对之。若乳石发动,则以利大小便药疗之。若皮肤虚肿或水病,则以治水之药疗之。余皆仿此也。

脚气补泻论

夫脚气之病,皆因风湿毒气所致,亦云肾虚受之。为疗之法,如须察其虚实。或庸医但

---

〔1〕 蒸:原字类"承"。考《千金》卷七"论风毒状第一"引此段文作"蒸",义长,因改。

见病者虚羸,即用补药,或服不终剂,则多其毙。且补泻之法,须顺四时,春秋二时宜急补泻,夏月疾盛,专须汗利,入冬已后及[1]用补药,纵小小加减,终不越此法。且风毒之气形候不同,发动既殊,为疗亦别。虽前方经效,后用加增,旬日之间变候不等,不可专为胶柱以自误也。若风毒未退,恒须服药。此见病者皆以轻疾致毙,或以病小,则言自差,废药不服;或已服药而患未退,药病相违,乃改为他疗,盖由自误,非天之夭也。

脚气虚实调养论

夫脚气病者虽虚羸,不可多服补药,补药令人心腹胀,气实便死,非泻不差,又不可见虚而不泻也。见气实而死者甚众,十中无一人服药致虚而殂者。纵甚虚羸,亦须微微通泄,亦宜时取汗也。其有大虚者,微用补药助之,兼折风毒。十月已后,酒中通用补药。病者有冷有热,须临时详察,不可专用旧方。若患微者,服煮散压之。风盛当取大汤,非煮散能制。若不时时服药,攻心便死。然此疾不宜多卧,每食了须徐徐用力以散谷气,舒畅性情,勿恣睡也,数令接按身体,勿令邪气稽留于荣卫之中,仍须数动关节,此亦调养之要。常能如此,关节中气即自消散,不能为病尔。

脚气灸法论

凡得脚气,便速灸之,并服诸汤散,无不差者,唯宜急治之。若人但灸而不服药,服药而不灸者,则半差半死矣。若着灸服药得差者,或至一二年复更发动,觉得便须依法速灸之,而兼服汤散者,治十十愈。若轻此病者,当时虽不即恶,疗之不猛,根源不除,久久期于杀人,不可不精以为意也。凡风毒气,若攻内则心急壅闷,不疗至死。若攻外,毒出皮肤则顽痹不仁,宜摩膏为佳。若未出皮肤,在荣卫刺病者,随痛处急宜灸二三十壮即差,不必要在正俞穴也,但腹背手足诸要穴皆能疗此病,纵《明堂》无正文,但随所苦,火艾彻处,毒气便散。远方无药物处,便宜灸之。如不遇仓卒,依穴次第灸之,善莫加矣。又灸疮差后,瘢色赤白平复如本,则风毒尽矣。若色青黑者,其毒仍在,更灸勿止,待肢体轻利乃住矣。

治脚气缓弱诸方

夫脚气缓弱者,皆感于风毒所致。初得此病多不即觉,或先无他病而忽得之,或因众病后所得,始即甚微,饮食嬉戏,气力如故。当熟察之,其状自膝至脚,已有不仁,或即痹,或淫淫加虫所缘,或脚指及胫洒洒痠痛,或屈弱不能行,或微肿及酷冷,或疼痛,或缓纵,或不遂,或挛急,或至困能饮食者,或有不能者,或见饮食而呕吐,恶闻食气,或有物如指发于踹肠,径上冲心气上者,或举体转筋,或壮热头痛,或胸心松悸,寝处不欲见明,或腹内苦痛而兼下者,或言语错乱有妄误者,或眼浊精神昏愦,此皆病之证也。若治之稍缓,便上入腹,入腹或不肿,胸胁气满,便即杀人。急者不全日,缓者或一二三月。初得此病,宜速治之,不同常病,既

---

〔1〕 及:《类聚》卷96所引同。《正误》:"'及'疑'反'之讹。"考此段或引自《外台》卷18"脚气论",前后文作"十月以后,乃用补药"。故"及"当为"乃"之误。

入脏则难疗也。

治脚气缓弱,烦疼闷乱,不遂行李,宜服**羚羊角散**方:

羚羊角屑三分 石斛一两,去根,剉 白术半两 防风半两,去芦头 赤茯苓一两 白前半两 独活一两 芎䓖半两 桑根白皮一两,剉 黄芩半两 附子半两,炮裂,去皮脐 桂心半两 汉防己半两

右件药捣粗罗为散,每服四钱,以水一中盏,入生姜半分,煎至六分,去滓,不计时候温服。

治脚气缓弱,顽痹少力,语涩心烦,宜服**麻黄散**方:

麻黄三分,去根节 防风三分,去芦头 桂心半两 当归半两,剉碎,微炒 槟榔半两 黄芩三分 独活三分 甘草半两,炙微赤,剉 川升麻三分 犀角屑三分 赤茯苓三分

右件药捣筛为散,每服四钱,以水一中盏,入生姜半分,煎至六分,去滓,不计时候温服。

治脚气,皮肉顽痹,筋骨疼痛,脚膝缓弱,行李不得,**独活散**方:

独活一两 丹参半两 附子半两,炮裂,去皮脐 细辛半两 五加皮半两 牛膝半两,去苗 芎䓖半两 白僵蚕半两,微炒 桑根白皮一两半,剉 麻黄一两,去根,剉 杏人三分,汤浸,去皮尖、双人,麸炒微黄

右件药捣筛为散,每服四钱,以水一中盏,煎至六分,去滓,不计时候温服。

治脚气缓弱顽痹,行立无力,**天雄散**方:

天雄半两,炮裂,去皮脐 羌活半两 木香半两 川大黄三分,剉碎,微炒 大麻人三分 桂心半两 诃梨勒皮三分 枳壳三分,麸炒微黄,去瓤 青橘皮半两,汤浸,去白瓤,焙 草薢三分,剉 防风三分,去芦头 独活三分 芎䓖三分 山茱萸三分 桑根白皮一两,剉 大腹皮一两,剉 汉防己半两 槟榔三分 郁李人一两,汤浸,去皮,微炒

右件药捣筛为散,每服四钱,以水一中盏,入生姜半分,煎至六分,去滓,不计时候温服。

治脚气缓弱顽痹,心神烦闷,言语謇涩,不欲饮食,宜服**汉防己散**方:

汉防己一两 麻黄一两,去根节 赤茯苓一两 丹参一两 牛膝一两,去苗 独活一两 黄耆一两,剉 防风一两,去芦头 人参半两,去芦头 犀角屑一两 羚羊角屑一两 木香半两 桂心一两 石膏一两 半夏半两,汤洗七遍去滑 槟榔一两 杏人一两,汤浸,去皮尖、双人,麸炒微黄 川大黄半两,剉碎,微炒 桑根白皮一两,剉 附子一两,炮裂,去皮脐 枳壳半两,麸炒微黄,去瓤

右件药捣筛为散,每服三钱,以水一中盏,入生姜半分,煎至六分,去滓,不计时候温服。

治脚气缓弱顽痹,痰壅气满,心胸闷乱,不欲饮食,宜服此方:

独活一两 枳壳一两,麸炒微黄,去瓤 天门冬一两,去心 黄耆一两,剉 甘菊花一两 防风一两,去芦头 侧子一两,炮裂,去皮脐 汉防己一两 槟榔一两 赤茯苓一两 牛膝一两,去苗 天雄一两,炮裂,去皮脐 生干地黄一两 半夏三分,汤洗七遍去滑 甘草半两,炙微赤,剉

右件药捣筛为散,每服四钱,以水一中盏,入生姜半分,煎至六分,去滓,不计时候温服。

治脚气缓弱无力,不能行步,宜服此方:

黑豆三升 附子二两,生用,去皮脐 天雄二两,生用,去皮脐

已上三味用水一斗同煮,候豆烂熟即出,薄切焙干,去豆用汁。

天麻二两 五加皮二两 牛膝二两,去苗 威灵仙二两

右件药都捣细罗为散,入豆汁中煎如稀饧,每于食前以温酒调下半匙。

治脚气缓弱顽痹,胀满上气,不下食,宜服此方:

枳实一两,麸炒微黄 桂心一两 白术三分 赤茯苓三分

右件药捣细罗为散,每服不计时候以温酒调下一钱。

治脚气缓弱,皮肉顽痹,关节抽痛,骨热烦疼,头旋目眩,眼暗漠漠,肾连膀胱相应,时复气攻疼闷,宜服**牛膝圆**方:

牛膝一两,去苗　丹参一两　独活一两　白蒺藜一两,微炒去刺　萆薢一两,剉　大麻人一两　木香三分　桂心三分　附子三分,炮裂,去皮脐　玄参三分　羚羊角屑三分　车前子三分

右件药捣罗为末,炼蜜和捣三二百杵,圆如梧桐子大,每于食前以暖酒下三十圆。

治脚气缓弱无力,心腹满闷,**石斛圆**方:

石斛一两,去根,剉　牛膝一两,去苗　桂心三分　丹参三分　独活三分　赤茯苓一两　萆薢一两,剉　薏苡人一两　附子一两,炮裂,去皮脐　枳壳一两,麸炒微黄,去瓤　槟榔二两　白蒺藜一两,微炒去刺　麻黄一两,去根节　楮实三分,水淘去浮者,晒干微炒

右件药捣罗为末,炼蜜和捣三二百杵,圆如梧桐子大,每于食前以暖酒下三十圆。

治脚气痹挛诸方

夫脚气痹挛者,皆由风寒湿三气并客于分肉之间,真气不周,故为痹也。其风气最多则肿,为行痹,走无常处。其寒多者则为痛痹,其湿多者则为着痹。冷而无汗,濡痹也。但随血脉上下,不能左右去者,为周痹。痹在肌中,或发上下,左以应右,右以应左者,偏痹也。夫痹甚,阳气少而阴气多者,令人身寒;阳气多而阴气少者,则痹但热。诸痹风胜者易愈,在皮肉间亦易愈,在筋骨挛痛者,则难痊也。冬痹入深,令荣卫涩,经络滞,则不知痛痒。风痹不可已者,足履冷时如入汤,腹中股胫烦疼,或呕吐心悬,时时汗出,目眩悲恐,短气不乐者,是其候也。又风湿着人四肢,并使不收不随,入脏便瘖痖,四肢缓纵,口舌不收摄也。其病偏从脚上者,盖地土卑湿,冬月少霜雪,山水蒸气常猥退暖,令人腠理开,受风湿气。其地春月常如细雨,或便冷,或小寒,使风湿深搏,不能得泄,故多脚弱也。亦有端然振寒便发黄者,此是风湿气内搏,或是先遇热,后遇寒,搏于热,热入脏,寒在外。然如此者,喜使人干呕吐逆。冬大暖,少霜雪,名为时行湿气。夫风毒藏人肌肉中,至春夏得暴冷湿折之,使四肢缓弱,体盛多热者,其人则或壮热而不随,其脉当浮大紧者是也。虚而有冷者,脉当缓弱迟微为证。夫因虚而遇毒者,宜先攻其毒,毒衰,乃当疗其虚。若挟毒而补其虚,则毒盛矣。要当将防其虚,不得与实盛人等也。

治脚气痹挛不随,风毒攻四肢,壮热如火,头项挛急,气冲胸中,宜服**大续命汤**方:

当归二两　芎䓖一两　桂心一两　麻黄二两,去根节　赤芍药一两　石膏二两　人参一两,去芦头　防风一两,去芦头　黄芩一两　甘草一两,炙微赤,剉　杏人一两,汤浸,去皮尖、双人,麸炒微黄

右件药捣筛为散,每服四钱,以水一中盏,入生姜半分,煎至六分,去滓,不计时候温服。

治脚气痹挛,风毒所攻,口不能语,咽中如塞,或缓或急,身体不自收持,冒昧不知痛处,拘急不能转侧,宜服**小续命汤**方:

麻黄三两,去根节　甘草一两,炙微赤,剉　桂心一两　石膏二两　芎䓖半两　干姜半两,炮裂,剉　黄芩三分　当归半两

右件药捣筛为散,每服四钱,以水一中盏,煎至六分,去滓,不计时候温服。

治脚气痹挛肿疼,或不仁,拘屈不得,宜服**大风引汤**方:

麻黄一两,去根节　吴茱萸半两,汤浸七遍,焙干微炒　独活一两　秦艽半两,去苗　杏人一两,汤浸,去

皮尖、双人,麸炒微黄　细辛半两　白术一两　赤茯苓一两　桂心半两　人参半两,去芦头　干姜半两,炮裂,剉　防风半两,去芦头　汉防己半两　芎䓖半两　甘草半两,炙微赤,剉

右件药捣粗罗为散,每服四钱,以水一中盏,煎至六分,去滓,不计时候温服。

治脚气痹挛,风毒攻腰脚疼痛,宜服小风引汤方:

独活一两　防风一两,去芦头　当归三分　赤茯苓一两　大豆二合,熟炒　人参一两,去芦头　干姜三分,炮裂,剉　附子一两,炮裂,去皮脐　石斛一两,去芦头

右件药捣粗罗为散,每服四钱,以水酒各半中盏,煎至六分,去滓,不计时候温服。

治脚气痹挛,风毒所攻,口噤不能语,四肢顽痹缓弱,挛急疼痛,风经五脏,恍惚恚怒,宜服**大竹沥汤**方:

竹沥每服一合　独活一两　赤芍药一两　桂心半两　防风一两,去芦头　麻黄一两,去根节　白术一两　葛根一两,剉　细辛一两　茯神二两　汉防己一两　川乌一两,炮裂,去皮脐　人参一两,去芦头　石膏二两　黄芩一两　芎䓖一两　甘草一两,炙微赤,剉

右件药捣筛为散,每服四钱,以水一中盏,入生姜半分,煎至五分,去滓,入竹沥更煎一两沸,不计时候温服。

治脚气两足痹挛,或转筋,皮肉胀起如肿,按之不陷,心中急,不欲饮食,宜服**小竹沥汤**方:

竹沥每服一合　秦艽一两,去苗　葛根一两,剉　附子一两,炮裂,去皮脐　麻黄一两半,去根节　汉防己一两　黄芩一两　杏人一两半,汤浸,去皮尖、双人,麸炒微黄　防风一两,去芦头　赤茯苓一两　细辛一两　桂心一两　干姜一两,炮裂,剉　川升麻一两　甘草一两,炙微赤,剉

右件药捣筛为散,每服四钱,以水一中盏,煎至五分,去滓,入竹沥更煎一两沸,不计时候温服。

治风毒脚气痹挛,行李不遂,宜服此**越婢汤**方:

麻黄三两,去根节　石膏四两　白术一两　附子一两,炮裂,去皮脐　甘草一两,炙微赤,剉

右件药捣粗罗为散,每服四钱,以水一中盏,入生姜半分,煎至六分,去滓,不计时候温服。

治脚气痹挛,不能行步,时发疼痛,烦躁恍惚,宜服**秦艽散**方:

秦艽一两,去苗　枳壳一两,麸炒微黄,去瓤　白术一两　丹参一两　羌活一两　人参一两,去芦头　柴胡一两,去苗　茯神一两　紫苏茎叶一两　薏苡人一两半　桑根白皮一两,剉　防风一两,去芦头　石斛一两,去根,剉　大麻人一两　甘草半两,炙微赤,剉

右件药捣筛为散,每服四钱,以水一中盏,煎至六分,去滓,不计时候温服。

治脚气风毒痹挛,肿痛烦闷,**汉防己散**方:

汉防己三分　赤茯苓一两　酸枣人三分,微炒　防风半两,去芦头　桑根白皮一两,剉　桂心半两　薏苡人三分　羌活三分　赤芍药三分　麻黄三分,去根节　羚羊角屑三分

右件药捣筛为散,每服四钱,以水一中盏,入生姜半分,煎至六分,去滓,不计时候温服。

治风毒脚气痹挛,骨节痠疼,宜服此**独活散**方:

独活三分　附子三分,炮裂,去皮脐　防风半两,去芦头　麻黄三分,去根节　肉桂半两,去皱皮　当归半两　薏苡人三分　赤茯苓三分　牛膝三分,去苗　茵芋半两　天麻半两　海桐皮半两,剉　赤芍药半两　槟榔半两　草薢半两,剉　枳壳半两,麸炒微黄,去瓤

右件药捣筛为散,每服四钱,以水一中盏,入生姜半分,煎至六分,去滓,每于食前温服。

治脚气痹挛,烦疼掣痛,行李不得,气满心胸,咽塞壅闷,不得眠卧,宜服**薏苡人散**方:

薏苡人二两　地骨皮一两　五加皮一两半,剉　木通二两,剉　木香三分　羚羊角屑一两　牛膝一两,去苗

右件药捣筛为散,每服四钱,以水一中盏,煎至六分,去滓,不计时候温服。

治脚气痹挛肿闷,宜服此方:

汉防己一两　赤茯苓二两　桑根白皮三两,剉　桂心一两半　甘草一两,炙微赤,剉　赤芍药一两　麻黄一两,去根节

右件药捣粗罗为散,每服四钱,以水一中盏,入生姜半分,枣二枚,煎至六分,去滓,不计时候温服。

治风毒脚气,痹挛掣痛,宜服**松节浸酒**方:

肥松节一斤　生干地黄三两　桂心一两　丹参二两　萆薢二两　大麻人一升,别捣　牛膝三两,去苗　生牛蒡根三两,刮去皮土

右件药都细剉,以生绢袋盛,用好酒二斗于瓷瓶中盛,密封浸五日后,每于食前暖一[1]中盏服。

治脚气风毒,痹挛疼痛,宜服**萆薢圆**方:

萆薢一两　防风一两,去芦头　五加皮一两,剉　肉桂半两,去皴皮　犀角屑三分　赤茯苓一两　羌活三分　附子一两,炮裂,去皮脐　当归半两　牛膝一两,去苗　海桐皮一两,剉　石斛一两,去根,剉　麻黄一两,去根,剉

右件药捣罗为末,炼蜜和捣三二百杵,圆如梧桐子大,每于食前以豆淋酒下三十圆。

治脚气筋脉痹挛疼痛,宜服**薏苡人圆**方:

薏苡人一两　天雄一两,炮裂,去皮脐　仙灵脾一两　生干地黄一两　槟榔一两　防风半两,去芦头　羌活半两　石斛半两,去根,剉　枳壳半两,麸炒微黄,去瓤　五加皮半两,剉　桂心半两　赤芍药半两　牛膝三分,去苗　当归三分

右件药捣罗为末,炼蜜和捣三二百杵,圆如梧桐子大,每于食前用淡竹沥、生地黄汁各一合、酒一小盏和,暖下三十圆。

治脚气痹挛,及风虚肿满,不能行李,宜服**石斛浸酒**方:

石斛二两半,去根　丹参二两半　侧子二两,炮裂,去皮脐　桂心一两半　萆薢一两半　干姜一两,炮裂　五加皮二两半　独活一两半　牛膝二两,去苗　杜仲二两,削去皴皮,微炙令黄　秦艽二两,去苗　薏苡人五合　山茱萸二两　陈橘皮一两,汤浸,去白瓤,焙　黄耆一两半　白前一两半　茵芋二两　当归一两半　钟乳粉四两　川椒一两半,去目及闭口者,微炒去汗

右件药都细剉,以生绢袋盛,用清酒三斗于瓷瓶中渍三宿,每于食前暖一小盏服。

又方:

乌麻五升,微炒别捣

右以酒一斗渍三五宿,随性暖饮之。

治风毒脚气言语謇涩诸方

夫风毒脚气从下而上,入于脏腑,攻于心脾,则令语涩也。脾脉络胃,夹咽,连舌本,散舌

---

〔1〕　一:原无。据《类聚》卷97引同方补。

下,心别脉系舌本。今心脾二脏受风邪,故舌强语涩。若客于喉厌,则失音也。

治风毒脚气发盛,便即昏闷,语涩,或失音,及心神烦乱,宜服**升麻散方**:

川升麻一两　独活一两　麻黄三分,去根节　桂心三分　羚羊角屑三分　防风一两,去芦头　葛根一两,剉

右件药捣筛为散,每服四钱,以水一中盏,煎至五分,去滓,入淡竹沥一合,更煎两三沸,不计时候温服。

治风毒脚气,顽痹无力,言语謇涩,宜服**麻黄散方**:

麻黄一两,去根,剉　防风三分,去芦头　桂心半两　当归三分　川升麻三分　槟榔一两　犀角屑三分　赤茯苓一两

右件药捣筛为散,每服四钱,以水一中盏,入生姜半分,煎至六分,去滓,不计时候温服。

治风毒脚气,忽发不觉,心闷语涩,或失音,宜服此方:

川升麻一两　犀角屑三分　石膏二两　木香三分　独活三分　防风三分,去芦头　红雪一两半　黄芩三分

右件药捣筛为散,每服四钱,以水一中盏,煎至五分,去滓,入竹沥、生地黄汁各半合,更煎一两沸,不计时候温服。

治风毒脚气上攻,心神烦闷,言语謇涩,头痛气急,宜服**葳蕤散方**:

葳蕤二两　五加皮一两半　甘草一两,炙微赤,剉　桑根白皮二两,剉　荠苨二两　麦门冬一两,去心　石膏二两

右件药捣节为散,每服四钱,以水一中盏,煎至六分,去滓,不计时候温服。

治风毒脚气发盛,四肢皮肤及小腹顽痹不仁,言语謇涩,或至失音,心神昏愦,宜服**独活散方**:

独活一两　川升麻一两　羚羊角屑一两　麻黄一两,去根节　防风一两,去芦头　桂心半两　附子三分,炮裂,去皮脐

右件药捣筛为散,每服四钱,以水一中盏,煎至五分,去滓,入竹沥一合,更煎一两沸,不计时候温服。

治风毒脚气上攻,心膈壅闷,语言謇涩,头目烦疼,腹胁气滞,大小便难,宜服**羚角散方**:

羚羊角屑一两　川升麻一两　独活一两半　防风一两,去芦头　赤茯苓一两　川朴消二两　旋覆花半两　子芩一两　石膏二两　槟榔二两

右件药捣筛为散,每服四钱,以水一中盏,煎至六分,去滓,不计时候温服。

治脚气疼痛皮肤不仁诸方

夫脚气疼痛不仁者,由水湿毒气与血气相搏,正气与邪气夹击,而正气不宣,故令疼痛。邪在肤腠,血气则涩而皮肤厚,搔之如隔衣,不觉知者,是名不仁也。

治脚气风毒疼痛,皮肤不仁,脚膝沉重,行李不随,宜服**独活散方**:

独活一两　桂心三分　半夏三分,汤洗七遍去滑　人参三分,去芦头　麻黄一两,去根节　赤茯苓一两　芎䓖一两　枳壳三分,麸炒微黄,去瓤　附子一两,炮裂,去皮脐　防风一两,去芦头　赤芍药三分　当归一两　酸枣人一两,微炒　槟榔一两半　甘草一分,炙微赤,剉

右件药捣筛为散,每服四钱,以水一中盏,入生姜半分,煎至六分,去滓,每于食后温服。

治脚气疼痛，皮肤不仁，心胸烦壅，不能下食，宜服**沉香散**方：

沉香一两　白蒺藜三分，微炒去刺　酸枣人三分，微炒　羌活一两　枳壳一两，麸炒微黄，去瓤　桂心三分　羚羊角屑三分　赤茯苓一两　防风三分，去芦头　赤芍药三分　附子一两，炮裂，去皮脐　甘草半两，炙微赤，剉　牛膝一两，去苗　槟榔二两

右件药捣粗罗为散，每服四钱，以水一中盏，煎至六分，去滓，每于食前温服。

治脚气疼痛，皮肤不仁，筋脉缓弱，不能行李，**海桐皮散**方：

海桐皮三分，剉　羌活三分　羚羊角屑三分　独活三分　防风三分，去芦头　桂心半两　当归三分　赤芍药三分　石斛一两，去根，剉　牛膝一两，去苗　赤茯苓三分　酸枣人三分，微炒　槟榔一两　生干地黄一两

右件药捣粗罗为散，每服四钱，以水一中盏，入生姜半分，煎至六分，去滓，每于食前温服。

治脚气肿满疼痛，皮肤不仁，大小便滞涩，心胸壅闷喘促，不能下食，宜服此**大腹皮散**方：

大腹皮一两，剉　前胡一两，去芦头　木通一两，剉　赤茯苓一两　枳壳三分，麸炒微黄，去瓤　桑根白皮三分，剉　汉防己一两　羌活三分　桂心半两　紫苏茎叶一两　酸枣人三分，微炒　郁李人一两半，汤浸，去皮微炒　赤芍药三分　川大黄一两，剉碎，微炒　槟榔一两

右件药捣筛为散，每服四钱，以水一中盏，入生姜半分，煎至六分，去滓，不计时候温服。

治脚气疼痛，皮肤不仁，心神烦热，眠卧不安，宜服**犀角散**方：

犀角屑三分　防风一两，去芦头　羌活一两　秦艽一两，去苗　桂心半两　赤芍药一两　大腹皮一两，剉　牛膝一两，去苗　槟榔一两

右件药捣筛为散，每服四钱，以水一中盏，入生姜半分，煎至六分，去滓，不计时候温服。

治脚气缓弱疼痛，皮肤不仁，宜服此**萆薢散**方：

萆薢一两，剉　牛膝三分，去苗　当归三分　酸枣人三分，微炒　桂心半两　白蒺藜半两，微炒去尖〔1〕　海桐皮一两，剉　附子一两，炮裂，去皮脐　羌活三分　石斛一两，去根，剉　生干地黄一两　枳壳一两，麸炒微黄，去瓤　羚羊角屑三分　槟榔一两　防风三分，去芦头

右件药捣细罗为散，每于食前以豆淋酒调下二钱。

治脚气疼痛不仁，脚膝无力，宜服此**防风圆**方：

防风一两，去芦头　秦艽三分，去苗　石斛一两，去根，剉　薏苡人一两　白术一两　芎䓖一两　杜仲一两，削去皱皮，微炙，剉　附子一两，炮裂，去皮脐　大麻人二两　萆薢一两，剉　丹参一两　桂心一两　牛膝一两，去苗　独活一两　槟榔一两

右件药捣罗为末，炼蜜和捣三五百杵，圆如梧桐子大，每于食前以温酒下三十圆。

治干脚气诸方

夫脚气者，由体虚感于风毒故也。然脚气有干有湿，有阴有阳，干者不肿，湿者肿满，在脏为阴，在腑为阳。病虽一源，所受各异，其于虚实不等，取舍殊途，为疗之能，当察形证也。夫干脚气者，由肾虚庶事不节，或当风取凉，卧不覆足，或行立湿地，或夏月以冷水渍脚，腠理

---

〔1〕尖：《类聚》卷97引同方作"刺"。"尖"、"刺"均通。《普济方》卷243引同方无制法。

开疏,风邪搏于脚膝,入于经络,血脉否涩,皮肤顽痹,胫弱枯细[1],日夜疼疼,食饮减少,肌体羸瘦,心腹气滞,大便不通,风毒上冲,心神烦闷,四肢无力,其候脚膝不肿,故名干脚气也。

治干脚气,风毒搏于脚膝,皮肉干枯,脚胫渐细,骨中疼痛,时复心闷,宜服**生干地黄圆**方:

生干地黄三两　羚羊角屑一两　赤茯苓一两　木香三分　甘草半两,炙微赤,剉　诃梨勒皮一两　独活一两　麦门冬一两半,去心,焙　桂心二分　槟榔一两

右件药捣罗为末,炼蜜和捣三二百杵,圆如梧桐子大,每于食前以温酒下三十圆。

治干脚气欲发,恶心头旋,吐痰水,不思饮食,两脚膝疼痛,渐渐心闷,宜服此**旋覆花散**方:

旋覆花半两　犀角屑一两　大腹皮一两,剉　槟榔一两　前胡一两,去芦头　赤茯苓一两　半夏半两,汤洗七遍去滑　枳壳三分,麸炒微黄,去瓤

右件药捣粗罗为散,每服四钱,以水一中盏,入生姜半分,薄荷二七叶,煎至六分,去滓,不计时候温服。

治干脚气,小便涩滞,腹内壅闷,痰逆,不思饮食,宜服**紫苏散**方:

紫苏茎叶一两　木通一两,剉　桑根白皮一两,剉　蘹香根一两　枳壳一两,麸炒微黄,去瓤　独活半两　荆芥半两　赤茯苓一两　木瓜半两,干者　半夏半两,汤洗七遍去滑　槟榔一两

右件药捣粗罗为散,每服四钱,以水一中盏,入生姜半分,葱白七寸,煎至六分,去滓,不计时候温服。

治干脚气,大小肠气滞,心腹妨闷,脚膝疼痛,不欲饮食,宜服此方:

杉木节一两,剉　蘹香子三分,微炒　蓬麦三分　赤茯苓一两　木香半两　槟榔二两　木通三分　紫苏茎叶一两　猪苓三分,去黑皮

右件药捣粗罗为散,每服四钱,以水一中盏,入生姜半分,葱白二七茎,煎至六分,去滓,不计时候温服。

治干脚气上攻,心胸壅闷,宜服此**诃梨勒圆**方:

诃梨勒皮二两,以少酥缓火炒令黄　槟榔二两

右件药捣罗为末,炼蜜和圆如梧桐子大,每于食前以温酒下三十圆。

治干脚气,心腹妨闷,脚膝疼痛,宜服此方:

萝卜子一两,微炒　羌活一两

右件药捣粗罗为散,每服四钱,以水一中盏,煎至六分,去滓,每于食前温服。

治湿脚气诸方

夫湿脚气者,由体虚当风卧湿,醉后取凉,风湿毒气搏于脚膝之所致也。此皆肾虚,膀胱宿有停水,经络否涩,不得宣通,即先肿满,渐攻心腹,毒气不散,遍入四肢,两脚热疼,心胸躁闷,上气喘急,咳唾稠粘,面目虚浮,腹胁胀满,见食呕吐,壮热头疼,大便不通秘涩,风毒凝滞皮肤生疮,其候脚膝浮肿,故名湿脚气也。

治湿脚气,如久在中华,乍出外方,或至江淮,或至岭外,久在高原,不经湿气,未伏水土,

---

〔1〕枯细:"枯"字原缺,"细"作"绝"。《普济方》卷242"干湿脚气"、《类聚》卷97"治干脚气诸方"均作"枯细",因改。

食饮之间,多有不同,致脚气发动,时复心闷,面目脚膝浮肿,气短虚乏,唇口青黑,胸膈不利,见食即吐,心腹时痛,冷气结聚,宜服**陈橘皮散**方:

陈橘皮一两,汤浸,去白瓤,焙　赤茯苓一两　吴茱萸半两,汤浸七遍,焙干微炒　前胡三分,去芦头　木香三分　郁李人一两,汤浸去皮尖,微炒　半夏半两,汤浸七遍去滑　大腹皮一两,剉　槟榔一两

右件药捣粗罗为散,每服三钱,以水一中盏,入生姜半分,煎至六分,去滓,不计时候温服。

治湿脚气,通身浮肿,小便不利,气壅烦闷,腹胁连膀胱虚胀,上气喘促,坐卧不得,宜服**汉防己散**方:

汉防己三分　桑根白皮一两,剉　泽泻半两　赤茯苓半两　木通三分,剉　郁李人三分,汤浸,去皮尖,微炒　猪苓三分,去黑皮　槟榔一两　紫苏茎叶一两

右件药捣粗罗为散,每服四钱,以水一中盏,入生姜半分,煎至六分,去滓,不计时候温服。

治湿脚气,肿满喘息,大小便不利,**桑根白皮散**方:

桑根白皮一两,剉　泽泻半两　汉防己半两　木香半两　枳壳半两,麸炒微黄,去瓤　槟榔一两　赤茯苓一两　赤芍药半两　桂心半两　川大黄一两半,剉碎,微炒　紫苏茎叶一两　木通三分,剉

右件药捣粗罗为散,每服四钱,以水一中盏,入生姜半分,煎至六分,去滓,不计时候温服。

治湿脚气,大小便不利秘涩,脚膝虚肿,食即呕吐,心胸迷闷,宜服**紫苏散**方:

紫苏茎叶三分　木通半两,剉　赤茯苓三分　羚羊角屑半两　半夏半两,汤洗七遍去滑　陈橘皮一两,汤浸,去白瓤,焙　羌活半两　前胡三分,去芦头　大腹皮三分,剉　枳实三分,麸炒微黄　木香半两　桑根白皮三分,剉　槟榔一两　川大黄一两,剉碎,微炒

右件药捣粗罗为散,每服四钱,以水一中盏,入生姜半分,煎至六分,去滓,不计时候温服。

治湿脚气肿满,喘促烦闷,大小便滞涩,宜服**槟榔散**方:

槟榔一两　旋覆花半两　犀角屑一两　桂心半两　紫苏茎叶一两　赤茯苓一两　木通半两,剉　陈橘皮一两,汤浸,去白瓤,焙　前胡一两,去芦头　桑根白皮一两,剉　白前半两　甘草半两,炙微赤,剉

右件药捣筛为散,每服四钱,以水一中盏,入生姜半分,葱白二七寸,豉一百粒,煎至六分,去滓,不计时候温服。

治湿脚气,攻心闷乱,或时肿满喘急,宜服**木瓜散**方:

木瓜二两,干者　槟榔一两　人参一两,去芦头　赤茯苓一两　桑根白皮一两,剉　羚羊角屑一两　吴茱萸半两,汤浸七遍,焙干微炒　木通一两,剉　紫苏茎叶一两

右件药捣筛为散,每服三钱,以童子小便一中盏,入生姜半分,煎至六分,去滓,不计时候温服。

治湿脚气浮肿,气渐上入腹,烦满急胀,面如土色,大小肠不通,气欲绝者,宜服此方:

大腹皮二两,剉　诃梨勒皮一两　槟榔二两　牵牛子四两,微炒,捣取末二两

右件药捣细罗为散,每服以童子小便一中盏,入生姜半分,葱白二七寸,煎三沸去滓,不计时候调下二钱,以利三五行,立效。

治湿脚气,攻心痛闷,宜服此方:

杉木节一两,剉　木通一两　乌药一两　青橘皮三分,汤浸,去白瓤,焙　沉香三分　蘹香子一两,微

炒 槟榔—两 紫苏子—两,微炒

右件药捣细罗为散,每服用生姜半两、黑豆半合同炒,令豆熟为度,入童子小便一中盏,煎至七分,去滓,不计时候稍热调下二钱。

治湿脚气,小便不通,气攻心痛烦闷,宜服**乌药散**方:

乌药半两 青橘皮—两,汤浸,去白瓤,焙 蛤粉半两 木香半两 槟榔半两

右件药捣细罗为散,每服不计时候煎生姜葱白汤调下二钱。

治湿脚气频发,攻心腹壅闷,脚膝肿满疼痛,不任行李,宜服**木香圆**方:

木香—两 槟榔—两 川大黄—两,剉碎,微炒 大麻人—两 牛膝—两,去苗 枳壳—两,麸炒微黄,去瓤 诃梨勒皮—两 桂心三分 紫苏子三分 草薢三分,剉 羚羊角屑三分 独活三分 前胡三分,去芦头 防风三分,去芦头 赤芍药三分

右件药捣罗为末,炼蜜和捣五七百杵,圆如梧桐子大,每于食前以温酒下三十圆。

治湿脚气,腹中妨闷,不能饮食,羸瘦,宜服**诃梨勒散**方:

诃梨勒皮—两 桂心三分 木香三分 枳壳三分,麸炒微黄,去瓤 赤芍药三分 柴胡三分,去苗 槟榔—两 川大黄—两,剉碎,微炒

右件药捣罗为末,炼蜜和捣三二百杵,圆如梧桐子大,每服不计时候生姜橘皮汤下三十圆。

治湿脚气,上攻心胸,壅闷痰逆,宜服**木瓜圆**方:

木瓜—两,干者 陈橘皮—两,汤浸,去白瓤,焙 人参—两,去芦头 桂心半两 丁香半两 槟榔二两

右件药捣罗为末,炼蜜和捣三二百杵,圆如梧桐子大,每服不计时候以生姜汤下三十圆。

治湿脚气上攻,心神闷乱,不能下食,宜服此方:

槟榔二两 木香—两 木瓜—枚,大者 吴茱萸半两,汤浸七遍,焙干微炒

右件药捣罗为末,割木瓜头作盖子,去瓤,内药末于中,却盖,以竹签签定,于饭甑中蒸烂,以刀子削去皮细研,圆如梧桐子大,每服不计时候以温酒下三十圆。

治湿脚气上攻心胸,喘促闷绝,宜服此方:

槟榔二两 吴茱萸三分,汤浸七遍,焙干,炒

右件药捣细罗为散,每服用童子小便一小盏,入生姜汁一茶匙,暖令温,不计时候调下二钱。

治湿脚气,及腰肾膀胱宿水,并痰饮,不下食,宜服**桃花散**方:

桃花阴干

右捣细罗为散,每服不计时候以温酒调下二钱,以利为度。

治脚气痰壅头痛诸方

夫风毒气盛,阴阳否隔,则气脉闭塞,津液不通,水饮停在胸中而结成痰也。其候胸胁胀满,身体疼重,多唾,呕逆心烦,风痰相引,上冲于头,则令头痛也。

治脚气上攻,心胸痰壅,头痛目眩,背膊烦痛,不欲饮食,**半夏散**方:

半夏—两,汤洗七遍去滑 黄芩三分 前胡三分,去芦头 芎䓖半两 防风半两,去芦头 枳壳三分,麸炒微黄,去瓤 紫苏茎叶—两 羚羊角屑三分 甘草半两,炙微赤,剉 旋覆花半两 赤茯苓—两

石膏二两　桑根白皮三分,剉　独活三分　槟榔一两

右件药捣粗罗为散,每服三钱,以水一中盏,入生姜半分,煎至六分,去滓,不计时候温服。

治脚气发动,心膈痰壅,头痛呕逆,恶闻食气,宜服**细辛散**方:

细辛半两　羚羊角屑半两　旋覆花半两　枳壳半两,麸炒微黄,去瓤　紫苏茎叶一两　半夏半两,汤洗七遍去滑　赤茯苓三分　石膏二两　黄芩半两　防风半两,去芦头　蔓荆子半两　芎䓖半两　槟榔一两　甘草半两,炙微赤,剉

右件药捣粗罗为散,每服三钱,以水一中盏,入生姜半分,煎至六分,去滓,不计时候温服。

治脚气发动,心胸痰壅,咽喉噎塞,头痛心烦,不能下食,宜服**旋覆花散**方:

旋覆花半两　前胡一两,去芦头　赤茯苓一两　射干三分　石膏二两　枳壳三分,麸炒微黄,去瓤　半夏半两,汤洗七遍去滑　紫苏茎叶一两　槟榔一两　甘草半两,炙微赤,剉　红雪一两　羚羊角屑三分　木通三分,剉

右件药捣粗罗为散,每服四钱,以水一中盏,入生姜半分,煎至六分,去滓,不计时候温服。

治脚气欲发,心腹满闷,痰壅头痛,不能饮食,宜服**紫苏散**方:

紫苏茎叶一两　半夏半两,汤洗七遍去滑　槟榔一两　麦门冬半两,去心　赤茯苓一两　枳壳三分,麸炒微黄,去瓤　前胡一两,去芦头　陈橘皮一两,汤浸,去白瓤,焙　枇杷叶一两,拭去毛,炙微黄　甘草半两,炙微赤,剉

右件药捣粗罗为散,每服四钱,以水一中盏,入生姜半分,煎至六分,去滓,不计时候温服。

治脚气心神烦闷,四肢无力,膈上痰壅,口干头痛,不欲饮食,宜服**荆芥散**方:

荆芥三分　细辛三分　石膏二两　前胡一两,去芦头　枳壳一两,麸炒微黄,去瓤　半夏半两,汤洗七遍去滑　槟榔一两　赤茯苓一两　甘草半两,炙微赤,剉

右件药捣筛为散,每服三钱,以水一中盏,入生姜半分,煎至六分,去滓,不计时候温服。

治脚气上气诸方

夫脚气上气者,由肾虚为风湿毒气所攻也。凡风毒之气皆起于地,地之寒暑皆作于蒸,人足常履之,所以风毒中人,必先于脚,后转入腹而乘于气,故令上气也。

治脚气上气,心胸壅闷,不得眠卧,宜服**紫苏散**方:

紫苏茎叶一两　桑根白皮一两　赤茯苓一两　紫菀三分,洗去苗土　白前三分　木通一两,剉　槟榔一两　百合三分　甘草半两,炙微赤,剉　杏人三分,汤浸,去皮尖、双人,麸炒微黄

右件药捣筛为散,每服四钱,以水一中盏,入生姜半分,煎至六分,去滓,不计时候温服。

治脚气上气,坐卧不得,咽喉不利,四肢烦疼,宜服**桑根白皮散**方:

桑根白皮一两,剉　射干三分　枳壳三分,麸炒微黄,去瓤　赤茯苓一两　贝母三分,煨微黄　白前三分　生干地黄一两半　柴胡一两,去苗　甘草半两,炙微赤,剉　赤芍药三分　天门冬三分,去心　百合三分　槟榔三分

右件药捣筛为散,每服四钱,以水一中盏,入生姜半分,煎至六分,去滓,不计时候温服。

治脚气上气，胸中满闷，不能下食，**诃梨勒散**方：

诃梨勒皮一两　萝卜子三分，微炒　紫苏茎叶一两　木通一两，剉　赤茯苓三分　槟榔一两　陈橘皮三分，汤浸，去白瓤，焙　桑根白皮二两，剉

右件药捣筛为散，每服四钱，以水一中盏，入生姜半分，煎至六分，去滓，不计时候温服。

治脚气上气不止，方：

紫苏茎叶三两　白前一两　桑根白皮二两，剉

右件药捣粗罗为散，每服四钱，以水一中盏，入生姜半分，煎至六分，去滓，不计时候温服。

治脚气上气，心腹妨闷，宜服此方：

大麻人三合　槟榔一两，末

右件药先研麻人成膏，入槟榔末研令匀，炼蜜和圆如梧桐子大，每服不计时候煎童子小便下二十圆。

又方：

槟榔二枚　杏人二七枚，汤浸，去皮尖、双人，麸炒微黄

右件药捣碎，以水一大盏，煎至七分，去滓，分为二服，相去如人行七八里再服。

治脚气冲心烦闷诸方

夫脚气冲心烦闷者，由风毒乘虚上攻于心故也。凡风湿之气，初从脚起，或肿不肿，缓弱无力，行卒屈倒，渐至不仁者。当须宣利风气，以取其差。若疗之稍缓，毒气入腹，攻冲于心，则令胸膈逆满，上气喘急，烦闷欲绝，急者死不旋踵，不可不速疗之也。

治脚气冲心，烦喘闷乱，头痛口干，坐卧不得，宜服**犀角散**方：

犀角屑三分　木香半两　槟榔一两　紫苏茎叶一两　沉香三分　杉木节一两，剉　麦门冬一两，去心，焙　赤茯苓一两　枳壳三分，麸炒微黄，去瓤　防风半两，去芦头　石膏二两，细研

右件药捣粗罗为散，每服四钱，以水一中盏，煎至五分，去滓，入淡竹沥一合，更煎一两沸，不计时候温服。

治脚气冲心烦闷，眼前暗黑，不识人，宜服**羚羊角散**方：

羚羊角屑一两　红雪二两　旋覆花半两　川升麻一两　紫苏茎叶一两　槟榔一两　枳壳一两，麸炒微黄，去瓤　麦门冬一两，去心　前胡一两，去芦头　独活一两　甘草半两，炙微赤，剉

右件药捣筛为散，每服四钱，以水一中盏，入生姜半分，薄荷二七叶，煎至六分，去滓，不计时候温服。

治脚气冲心，烦闷喘促，脚膝痠疼，神思昏愦，宜服**沉香散**方：

沉香一两　赤芍药一两　紫苏茎叶一两　木通一两，剉　诃梨勒皮一两　槟榔一两　红雪二两　吴茱萸半两，汤浸七遍，焙干微炒

右件药捣筛为散，每服四钱，以水一中盏，入生姜半分，煎至六分，去滓，不计时候温服。

治脚气冲心，烦闷气喘，坐卧不得，方：

黑豆一合　生姜一两，切　杉木节二两　沉香一两　紫苏茎叶二两　槟榔二两　童子小便三升　木瓜二两，干者

右件药细剉，先炒黑豆、生姜令熟，后入小便并诸药煎至二升，去滓，不计时候暖一小

盏服。

治脚气冲心,烦闷喘促,宜服此方:

槟榔一两 木香半两 陈橘皮一两,汤浸,去白瓤,焙 吴茱萸半两,汤浸七遍,焙干微炒 干木瓜一两 紫苏茎叶一两

右件药捣筛为散,每服四钱,以水一中盏,入生姜半分,煎至六分,去滓,不计时候温服。

治脚气冲心,闷乱不识人,手足脉欲绝,宜服此方:

吴茱萸三分,汤浸七遍,焙干微炒 木瓜三两,干者 槟榔二两

右件药捣筛为散,每服四钱,以水一中盏,入生姜半分,煎至六分,去滓,不计时候温服。

治脚气冲心,烦闷不识人,宜服**槟榔散**方:

槟榔一两 木香半两 蘹香子半两,微炒

右件药捣筛为散,每服三钱,以童子小便一中盏,煎至六分,去滓,不计时候温服。

治脚气冲心,烦闷不识人,喘促,坐卧不得,宜服此方:

紫苏茎叶一两半 陈橘皮一两,汤浸,去白瓤,焙 槟榔一两 吴茱萸一两,汤浸七遍,焙干微炒

右件药捣细罗为散,每服不计时候煎生姜、童子小便调下二钱。

治脚气冲心烦闷,脐下气滞,宜服此方:

木香半两 槟榔一两 木通一两,剉

右件药捣筛为散,每服四钱,以水一中盏,入生姜半分,葱白七寸,煎至六分,去滓,不计时候温服。

治脚气冲心,烦闷气急,坐卧不安,方:

半夏一两,汤洗七遍去滑 槟榔三两 桂心一两

右件药捣筛为散,每服三钱,以水一中盏,入生姜半分,煎至六分,去滓,不计时候温服。

治脚气呕逆诸方

夫脚气呕逆者,由风湿毒气攻于脾胃故也。脾为受盛之府,胃为水谷之海。今脾胃虚弱,为风邪所乘,则心胸烦满,痰饮留滞,故令呕逆也。

治脚气烦闷呕逆,心胸壅闷,不能下食,**半夏散**方:

半夏三分,汤洗七遍去滑 赤茯苓一两 人参一两,去芦头 紫苏茎叶一两半 前胡一两 桂心三分 槟榔一两 陈橘皮一两,汤浸,去白瓤,焙

右件药捣筛为散,每服三钱,以水一中盏,入生姜半分,淡竹茹一分,煎至六分,去滓,不计时候温服。

治脚气发动呕逆,胸中满闷,不下饮食,宜服**草豆蔻散**方:

草豆蔻一两,去皮 吴茱萸一分,汤浸七遍,焙干微炒 紫苏茎叶一两 半夏三分,汤洗七遍去滑 枳实三分,麸炒微黄,去瓤 赤茯苓一两 前胡一两,去芦头 木通一两,剉 槟榔一两

右件药捣筛为散,每服二钱,以水一中盏,入生姜半分,煎至六分,去滓,不计时候温服。

治脚气呕逆心烦,不能下食,**人参散**方:

人参一两,去芦头 赤茯苓一两 陈橘皮一两,汤浸,去白瓤,焙 槟榔一两 麦门冬一两,去心 桂心三分

右件药捣筛为散,每服三钱,以水一中盏,入生姜半分,煎至六分,去滓,不计时候温服。

治脚气心胸妨闷,呕逆,不能下食,宜服**诃梨勒散**方:

诃梨勒皮一两　半夏半两,汤洗七遍去滑　陈橘皮一两,汤浸,去白瓤,焙　槟榔一两　桂心半两　木香半两　木通一两,剉　草豆蔻三分,去皮　羚羊角屑三分　紫苏茎叶一两　甘草半两,炙微赤,剉

右件药捣筛为散,每服三钱,以水一中盏,入生姜半分,煎至六分,去滓,不计时候温服。

治脚气心胸痰壅,呕逆,不欲饮食,宜服**茯苓散**方:

赤茯苓一两　半夏三分,汤洗七遍去滑　枳壳三分,麸炒微黄,去瓤　前胡一两,去芦头　羚羊角屑三分　人参三分,去芦头　槟榔一两　木香半两　桂心半两

右件药捣筛为散,每服三钱,以水一中盏,入生姜半分,煎至六分,去滓,不计时候温服。

治脚气呕逆心烦,不能下食,**人参散**[1]方:

人参一两,去芦头　赤茯苓一两　陈橘皮一两,汤浸,去白瓤,焙　槟榔一两　麦门冬一两,去心　桂心三分

右件药捣筛为散,每服三钱,以水一中盏,以生姜半分,煎至六分,去滓,不计时候温服。

治脚气痰壅呕逆,心胸满闷,不下饮食,宜服**紫苏散**方:

紫苏茎叶一两　诃梨勒皮一两　陈橘皮一两,汤浸,去白瓤,焙　人参三分,去芦头　半夏三分,汤洗七遍去滑　桂心半两

右件药捣筛为散,每服三钱,以水一中盏,入生姜半分,煎至六分,去滓,不计时候温服。

又方:

人参一两,去芦头　陈橘皮一两,汤浸,去白瓤,焙　紫苏茎叶一两

右件药捣筛为散,每服四钱,以水一中盏,入生姜半分,煎至六分,去滓,不计时候温服。

又方:

麦门冬二两,去心,焙　人参一两,去芦头　陈橘皮一两,汤浸,去白瓤,焙　羚羊角屑一两

右件药捣筛为散,每服四钱,以水一中盏,入生姜半分,煎至六分,去滓,不计时候温服。

又方:

樟木一两,涂生姜汁炙令黄

右件药捣细罗为散,每服不计时候以粥饮调下一钱。

治脚气心腹胀满诸方

夫脚气心腹胀满者,此由风湿毒气从脚上入于内,与脏气相搏结不散,故心腹胀满也。

治脚气心腹胀满壅闷,不欲饮食,宜服**木香散**方:

木香半两　青橘皮一两,汤浸,去白瓤,焙　槟榔一两　诃梨勒皮一两　沉香半两　杉木节半两,剉　蘹香子半两,微炒　泽泻三分　赤茯苓一两　紫苏茎叶一两

右件药捣粗罗为散,每服四钱,以水一中盏,入生姜半分,葱白七寸,煎至六分,去滓,不计时候温服。

治脚气心腹胀满,四肢壅闷,不思饮食,宜服**沉香散**方:

沉香二分　大腹皮一两,剉　赤茯苓一两　木香半两　枳壳二分,麸炒微黄,去瓤　槟榔一两　吴茱萸半两,汤浸七遍,焙干微炒　赤芍药一两　桂心三分　川大黄二两,剉碎,微炒　诃梨勒皮一两　桑

---

〔1〕　人参散:本节此前已有同方,此方重出。

根白皮一两,剉

右件药捣粗罗为散,每服四钱,以水一中盏,入生姜半分,煎至六分,去滓,不计时候温服。

治脚气,心腹胀满,烦闷喘促,**槟榔散**方:

槟榔一两   陈橘皮一两,汤浸,去白瓤,焙   猪苓一两,去黑皮   木瓜一两,干者   紫苏茎叶一两   桑根白皮一两,剉

右件药捣粗罗为散,每服四钱,以水一中盏,入生姜半分,煎至六分,去滓,不计时候温服。

治脚气心腹胀满,两胁妨闷,不能饮食,宜服**茯苓散**方:

赤茯苓一两   枳壳一两,麸炒微黄,去瓤   木香半两   木通三分,剉   川大黄二两,剉碎,微炒   诃梨勒皮一两   槟榔一两   桔梗三分,去芦头   紫苏茎叶一两   鳖甲二两,涂醋炙令微黄,去裙襕   桂心半两

右件药捣筛为散,每服四钱,以水一中盏,入生姜半分,煎至六分,去滓,不计时候温服。

治脚气心腹胀满,小便不利,宜服此**鳖甲散**方:

鳖甲一两,涂醋炙令微黄,去裙襕   郁李人三分,汤浸,去皮尖,微炒   木通三分,剉   赤茯苓一两   槟榔一两

右件药捣粗罗为散,每服四钱,以水一中盏,煎至六分,去滓,不计时候温服。

治脚气心腹胀满,坚硬不消,宜服此方:

木香一两   鳖甲二两,涂醋炙令微黄,去裙襕   诃梨勒皮一两   槟榔一两   桂心三分   川大黄二两,剉碎,微炒

右件药捣筛为散,每服四钱,以水一中盏,入生姜半分,煎至六分,去滓,不计时候温服。

治脚气心腹胀满,壅闷喘急,宜服**桑根白皮散**方:

桑根白皮一两,剉   槟榔一两半   木香半两   青橘皮一两,汤浸,去白瓤,焙   川大黄一两,剉碎,微炒   牵牛子二两,微炒   杏人一两,汤浸,去皮尖,双人,麸炒微黄

右件药捣细罗为散,每服不计时候暖生姜、童子小便调下二钱,以利为度。

治脚气心腹胀满,喘促,不下食,方:

槟榔一两   陈橘皮一两,汤浸,去白瓤,焙   枳壳一两,麸炒微黄,去瓤   红雪二两   吴茱萸一分,汤浸七遍,焙干微炒

右件药捣细罗为散,每服不计时候以熟水调下二钱。

治脚气心腹胀满,喘促壅闷,宜服此方:

萝卜子一两半,微炒   羌活一两   牵牛子二两,微炒   大麦蘖三分,炒令微黄

右件药捣细罗为散,每服不计时候以温酒调下二钱,以利为度。

治脚气心腹胀满,脚膝浮肿,上气喘促,宜服**木瓜圆**方:

木瓜一两,干者   赤茯苓一两   木香半两   桂心一分   沉香一两   陈橘皮一两,汤浸,去白瓤,焙   紫苏茎叶一两   柴胡一两,去苗   高良姜一两,剉   赤芍药半两   槟榔二两   吴茱萸三分,汤浸七遍,焙干微炒

右件药捣罗为末,炼蜜和捣三二百杵,圆如梧桐子大,每服不计时候以温酒下三十圆。

治脚气心腹胀满,两膝疼痛,宜服**高良姜圆**方:

高良姜三分,剉   桂心半两   当归三分,剉碎,微炒   陈橘皮半两,汤浸,去白瓤,焙   威灵仙三分   槟榔三分   牵牛子二两,微炒   羌活三分   萝卜子二两,微炒

右件药捣罗为末,炼蜜和捣三二百杵,圆如梧桐子大,每服不计时候以温酒下三十圆,以利为度。

治脚气肿满诸方

夫脚气肿满者,由风湿毒气搏于肾经。肾主于水,今为邪所搏,则经络壅涩,不能宣通水液,水液不传于小肠,致水气壅溢腑脏,浸渍皮肤,故令肿满也。

治脚气肿满,小便不利,喘促不食,宜服**汉防己散**方:

汉防己半两　赤茯苓三分　槟榔一两　桑根白皮三分,剉　木通三分,剉　猪苓三分,去黑皮　紫苏茎叶三分

右件药捣筛为散,每服四钱,以水一中盏,入生姜半分,葱白二七寸,煎至六分,去滓,不计时候温服。

治脚气头面虚肿,腹胁妨闷,宜服此**槟榔散**方:

槟榔一两　桑根白皮一两,剉　紫苏茎叶一两　诃梨勒皮一两　萝卜子一两,微炒

右件药捣粗罗为散,每服四钱,以水一中盏,入生姜半分,葱白二七寸,煎至六分,去滓,每于食前温服。

治脚气风毒,头面脚膝浮肿,心腹壅闷,宜服**大腹皮散**方:

大腹皮一两,剉　防风半两,去芦头　羌活半两　桑根白皮一两,剉　赤茯苓一两　郁李人一两,汤浸,去皮,微炒　羚羊角屑三分　木通三分,剉　槟榔一两　枳壳一两,麸炒微黄,去瓤　木香半两　紫苏茎叶一两

右件药捣粗罗为散,每服四钱,以水一中盏,入生姜半分,煎至六分,每于食前温温服。

治脚气肿满入小腹,相引两胁妨闷,膀胱里急,停积宿水,不得宣通,时复心昏如醉,宜服**赤茯苓散**方:

赤茯苓三分　桑根白皮三分,剉　紫苏茎叶三分　汉防己半两　羚羊角屑半两　郁李人一两,汤浸,去皮,微炒　槟榔一两　木香半两　红雪二两

右件药捣粗罗为散,每服四钱,以水一中盏,入生姜半分,煎至六分,去滓,不计时候温服。

治脚气风毒肿满,心膈痰壅,烦躁不能下食,宜服**羚羊角散**方:

羚羊角屑三分　桑根白皮半两,剉　独活半两　枳壳三分,麸炒微黄,去瓤　川大黄一两,剉碎,微炒　酸枣人三分,微炒　半夏半两,汤洗七遍去滑　前胡一两,去芦头　木香半两　郁李人一两,汤浸,去皮,微炒　槟榔一两　甘草半两,炙微赤,剉

右件药捣筛为散,每服四钱,以水一中盏,入生姜半分,煎至六分,去滓,不计时候温服。

治脚气肿满腹胀,大小便秘涩,宜服此方:

大腹皮一两,剉　槟榔一两　木香半两　木通二两,剉　郁李人一两,汤浸,去皮,微炒　桑根白皮二两,剉　牵牛子一两,微炒

右件药捣筛为散,每服四钱,以水一中盏,入生姜半分,葱白二七寸,煎至六分,去滓,不计时候温服,以利为度。

治脚气遍身肿满,喘促烦闷,**木通散**方:

木通一两,剉　紫苏茎叶一两　猪苓一两,去黑皮　桑根白皮二两,剉　槟榔二两　赤茯苓二两

右件药捣筛为散,每服四钱,以水一中盏,入生姜半分,葱白二七寸,煎至六分,去滓,不计时候温服。

治脚气春夏防发诸方

夫风毒脚气,春则犹轻,夏则弥盛,入秋渐可,至冬自歇。凡春夏霖雨不节,土地卑湿,湿热之气从地而起,上蒸脚膝,体虚之人易伤风毒,故春夏可宣泄风气,以防脚气发动也。

治脚气春夏防发,宜服此**疏风调气槟榔散**方:

槟榔一两 独活半两 赤茯苓半两 枳壳一两,麸炒微黄,去瓤 羚羊角屑半两 沉香半两 川大黄一两,剉碎,微炒 芎藭半两 甘草半两,炙微赤,剉

右件药捣粗罗为散,每服四钱,以水一中盏,入生姜半分,煎至六分,去滓,食前温服。

治脚气春夏防发,稍觉风壅气滞,腑脏不通,心神烦闷,脚膝时疼,宜服**犀角散**方:

犀角屑三分 川大黄一两,剉碎,微炒 木通三分,剉 槟榔一两 柴胡一两,去苗 川升麻三分 枳壳一两,麸炒微黄,去瓤 黄芩三分 独活三分 赤芍药三分 芎藭三分 甘草半两,炙微赤,剉

右件药捣筛为散,每服四钱,以水一中盏,入生姜半分,煎至六分,去滓,不计时候温服。

治脚气春夏防发,或肝肾风虚,脾气乏弱,但觉昏闷,不欲饮食,宜服**沉香散**方:

沉香三分 木瓜一两,干者 防风半两,去芦头 羚羊角屑半两 桂心半两 熟干地黄一两 诃梨勒皮一两 人参半两,去芦头 牛膝三分,去苗 酸枣人半两,微炒 白茯苓三分 石斛一两,去根,剉 黄耆三分,剉 附子一两,炮裂,去皮脐 白术三分 羌活半两 甘草半两,炙微赤,剉

右件药捣筛为散,每服四钱,以水一中盏,入生姜半分,枣三枚,煎至六分,去滓,不计时候温服。

治脚气春夏防发,或稍心腹壅闷,脚膝烦疼,大肠不利,小便赤少,宜服**枳壳散**方:

枳壳三分,麸炒微黄,去瓤 木通半两,剉 五加皮半两 槟榔一两 独活半两 黄芩半两 羚羊角屑半两 川大黄一两,剉碎,微炒 赤芍药一两 紫苏茎叶三分 赤茯苓三分 甘草半两,炙微赤,剉

右件药捣筛为散,每服四钱,以水一中盏,入生姜半分,煎至六分,去滓,每于食前温服。

治风毒脚气,春夏防发,宜服**疏风利气大腹皮散**方:

大腹皮一两,剉 木香半两 诃梨勒皮三分 羚羊角屑半两 川大黄一两,剉碎,微炒 枳壳一两,麸炒微黄,去瓤 独活半两 前胡三分,去芦头 赤茯苓一两

右件药捣粗罗为散,每服四钱,以水一中盏,入生姜半分,煎至六分,去滓,每于食前温服。

治风毒脚气,春夏预防发动,宜服疏风利气,心腹壅闷,脚膝烦疼,**羌活散**方:

羌活一两 黄耆半两,剉 赤茯苓半两 生干地黄三分 羚羊角屑一两 赤芍药半两 桂心半两 酸枣人半两,微炒 当归半两 枳壳一两,麸炒微黄,去瓤 木香半两 川大黄一两,剉碎,微炒 芎藭半两 防风半两,去芦头 槟榔半两 甘草半两,炙微赤,剉

右件药捣粗罗为散,每服四钱,以水一中盏,入生姜半分,煎至六分,去滓,每于食前温服。

治脚气,肝肾风虚,防春夏发动,心腹气胀,筋脉不利,腰脚无力,胸膈痰滞,不思饮食,宜预服**木瓜散**方:

木瓜皮一两,干者 槟榔一两 桑根白皮一两,剉 紫苏茎叶三分 木香半两 半夏半两,汤洗七

遍去滑　枳壳三分,麸炒微黄,去瓤　羚羊角屑三分　防风半两,去芦头

右件药捣罗为散,每服四钱,以水一中盏,入生姜半分,煎至六分,去滓,不计时候温服。

治脚气春夏预防发动,令人心闷烦壅,宜服此方:

木香一两　诃梨勒皮二两　槟榔三两

右件药捣细罗为散,每服不计时候以童子小便一小盏,牛乳一合,生姜汁一匙,同煎三两沸,每于食前调下二钱,以快利为度。

治脚气,肝肾脏久积风虚,每遇春夏发动,脚膝烦疼,心胸满闷,膀胱气攻,心腹虚胀,筋脉拘急,神思昏沉,大小肠秘涩,宜预服**补泄石斛圆**方:

石斛一两,去根,到　牛膝半两,去苗　萆薢半两,到　独活半两　附子半两,炮裂,去皮脐　芎劳半两羚羊角屑半两　天麻半两　海桐皮半两,到　桂心半两　干蝎半两,微炒　沉香半两　山茱萸半两白蒺藜半两,微炒去刺　酸枣人半两,微炒　补骨脂半两,微炒　五加皮半两　当归半两　川大黄二两,到碎,微炒　枳壳一两,麸炒微黄,去瓤　生干地黄一两　槟榔二两　鹿茸半两,去毛,涂酥炙微黄　郁李人一两,汤浸,去皮,微炒

右件药捣罗为末,炼蜜和捣三五百杵,圆如梧桐子大,每于食前以温酒下三十圆。

治江东岭南瘴毒脚气诸方

夫江东岭南土地卑湿,春夏之间风毒弥盛,又山水湿蒸,致多瘴毒,风湿之气从地而起,易伤于人。所以此病多从下上,脚先屈弱,然后痹疼,头痛心烦,痰滞吐逆,两胫微肿,小腹不仁,壮热憎寒,四肢缓弱,精神昏愦,大小便不通,毒气攻心,死不旋踵,此皆瘴毒脚气之候也。

治江东岭南春夏不免暑湿郁蒸,脏腑虚羸,瘴毒攻击,脚气发动,两脚枯疼,或即浮热肿满,或即皮肉干焦,不能久立,筋急抽痛,或气冲心闷乱,胸膈痰逆,四肢不仁,腹胀壅闷,目眩头旋,宜服**五加皮散**方:

五加皮一两　薏苡人一两半,微炒　防风半两,去芦头　牛膝二分,去苗　赤茯苓二分　独活半两丹参半两　枳壳半两,麸炒微黄,去瓤　川升麻三分　麻黄一两,去根节　羚羊角屑三分　汉防己三分桂心半两　黄耆三分,到　石膏二两

右件药捣粗罗为散,每服四钱,以水一中盏,入生姜半分,煎至六分,去滓,不计时候温服。

治江东岭南瘴毒脚气,或其中即脚膝肿满,心神闷乱,寒热痰逆,头痛口干,肩背拘急,肢节烦疼,不欲饮食,宜服**大鳖甲汤**方:

鳖甲二两,涂醋炙微黄,去裙襕　杏人半两,汤浸,去皮尖、双人,麸炒微黄　吴茱萸半两,汤浸七遍,焙干,微炒　陈橘皮半两,汤浸,去白瓤,焙　防风一两,去芦头　麻黄半两,去根节　白术半两　知母半两川升麻半两　贝齿四枚,烧通赤　赤茯苓半两　芎劳半两　犀角屑半两　人参半两　木香半两麝香半两,细研　羚羊角屑半两　麦门冬一两,去心,焙　川大黄一两半,到碎,微炒　乌梅七枚,去核,微炒　石膏一两　当归半两　葳蕤半两　赤芍药半两　甘草半两,炙微赤,到　半夏半两,汤洗七遍去滑

右件药捣粗罗为散,每服四钱,以水一中盏,入生姜半分,薤白二茎,赤小豆三十粒,枣三枚,煎至六分,去滓,不计时候温服。

治瘴毒脚气，身体肤胀，胸心否涩，或时壮热，小腹不仁，两脚全弱，宜服**小鳖甲汤**方：

鳖甲二两，涂醋炙微黄，去裙襕　杏人一两，汤浸，去皮尖、双人，麸炒微黄　川升麻一两　黄芩一两　麻黄一两，去根节　羚羊角屑一两　前胡一两，去芦头　桂心一两　乌梅七枚，去核微炒

右件药捣筛为散，每服四钱，以水一中盏，入生姜半分，薤白二茎，煎至六分，去滓，不计时候温服。

治瘴毒脚气，初觉呕逆烦闷，头昏不食，宜服此方：

木香半两　槟榔一两　半夏半两，汤洗七遍去滑　犀角屑半两　旋覆花半两　赤茯苓一两　陈橘皮一两，汤浸，去白瓤，焙　紫苏茎叶一两　甘草半两，炙微赤，剉

右件药捣粗罗为散，每服四钱，以水一中盏，入生姜半分，香豉一百粒，煎至六分，去滓，不计时候温服。

治瘴毒脚气发动，心胸躁热，闷乱气急，口干舌焦烦渴，大小肠不利，宜服**升麻散**方：

川升麻一两　黄芩一两　赤茯苓一两　木香半两　犀角屑半两　川朴消一两　麦门冬一两，去心　甘草半两，炙微赤，剉

右件药捣粗罗为散，每服四钱，以水一中盏，入生姜半分，青竹茹一分，煎至六分，去滓，不计时候温服。

治瘴毒脚气，憎寒壮[1]热，头痛，脚膝烦疼，腹中妨闷，不能饮食，食则无味，口干多渴，宜服**知母散**方：

知母二分　川升麻三分　木香半两　赤茯苓三两　黄芩三分　鳖甲一两，涂醋炙令微黄，去裙襕　柴胡一两半，去苗　槟榔一两　菰蒌根三分

右件药捣粗罗为散，每服四钱，以水一中盏，入生姜半分，煎至六分，去滓，不计时候温服。

治瘴毒脚气初发，心中壅闷，四肢烦热，时时恶寒，脚膝疼痛，不欲饮食，宜服此**猪苓散**方：

猪苓一两，去黑皮　赤茯苓一两　知母一两　柴胡一两，去苗　吴茱萸一分，汤浸七遍，焙干微炒　甘草三分，剉碎，微炒　木香三分　黄芩三分　犀角屑三分　槟榔一两

右件药捣粗罗为散，每服四钱，以水一中盏，入生姜半分，煎至六分，去滓，不计时候温服。

治瘴毒脚气，胸膈气不通，乍寒乍热，头痛心闷，不下饮食，宜服此方：

赤茯苓一两　川升麻一两　甘草三分，炙微赤，剉　知母一两　犀角屑三分　木香三分　前胡三分，去芦头　石膏一两半　旋覆花半两　麦门冬一两，去心　紫苏茎叶一两　槟榔一两

右件药捣粗罗为散，每服四钱，以水一中盏，入姜汁半分，煎六至分，去滓，不计时候温服。

治岭南瘴毒脚气，头面及脚肿，乍寒乍热，有似疟状，或气上逼心烦闷，喘嗽，宜服**大麻人散**方：

大麻人一两，炒令黄　川大黄一两，剉碎，微炒　射干一两　菖蒲一两　甘草半两，炙微赤，剉　麻黄一两，去根节　川升麻一两

右件药捣粗罗为散，每服四钱，以水一中盏，入生姜半分，豉一百粒，煎至六分，去滓，不

---

〔1〕 壮：原误作"肚"。据《类聚》卷 97 所引同方改。

计时候温服。

治瘴毒脚气，心神闷乱，宜服**犀角散方**：

犀角屑—两　木香半两　射干—两　川升麻—两　麦门冬—两,去心　柴胡—两,去苗　甘草半两,炙微赤,剉　鳖甲—两,涂醋炙令黄,去裙襕

右件药捣粗罗为散，每服四钱，以水一中盏，入生姜半分，煎至六分，去滓，不计时候温服。

治瘴毒脚气，热毒风盛，心神烦闷，脚膝疼疼，宜服**生干地黄浸酒方**：

生干地黄三两　独活—两　黑豆半升,炒热　海桐皮二两　生牛蒡根—斤,去皮　桂心—两　大麻人半升

右件药细剉，以生绢袋盛，用无灰酒二斗浸三两日，每于食前暖饮一中盏。

治瘴毒脚气，烦热，心闷气促，宜服此方：

香豉—合　栀子人—分　川升麻半两

右件药以水一大盏半，煮取一盏去滓，分温三服。

治瘴毒脚气，及和[1]腰脚，除[2]湿痹，去心神烦闷，岭南常服极效[3]，**豉酒方**：

香豉三升

右以酒一斗渍三宿后，每日随性暖饮之效。

治服乳石人脚气发动诸方

夫乳石之性，坚刚猛烈，服饵之后，恒在肠胃。若人因虚而服之，复补养过度，使脏腑否塞，石势行于经络，致气力乍觉强溢，肾气坚盛，遂使不能节慎，情欲过度。或饮食无恒，或触冒寒暑，肾气既虚，风邪所搏，石气留滞，不得宣通，则令脚气发动也。

治服乳石太多，致脏腑充实，又酒面热毒过度，致令脚气壅塞，心神烦热，口干闷乱，咽喉不利，宜服**犀角散方**：

犀角屑—两　川升麻三分　玄参—两,去芦头　木香半两　葳蕤三分　麦门冬—两,去心　射干三分　蒴藋根—两　甘草三分,炙微赤,剉　沉香三分　槟榔—两　紫苏茎叶—两　黄芩三分　茅苁三分　吴蓝三分

右件药捣粗罗为散，每服四钱，以水一中盏，入生姜半分，淡竹叶二七片，煎至六分，去滓，不计时候温服。

治因服乳石，致脏腑壅滞，及脚气欲发，或憎寒壮热，头痛心烦，眼目昏闷，头旋欲吐，不纳饮食，宜服**柴胡散方**：

柴胡—两,去苗　葛根半两,剉　赤茯苓半两　麦门冬三分,去心　石膏二两　葳蕤三分　甘草半两,炙微赤,剉　玄参三分,去芦头　川升麻三分　黄芩半两　犀角屑—两　川芒消—两

右件药捣筛为散，每服四钱，以水一中盏，入生姜半分，豉一百粒，煎至六分，去滓，不计时候温服。

---

〔1〕和：《普济方》卷244"香豉酒"所引同。《类聚》卷97所引同方作"利"，两者均可通，后者义长。

〔2〕除：原误作"徐"。据《普济方》卷244"香豉酒"、《类聚》卷97所引同方改。

〔3〕效：原误作"熟"。据改同上。

治服乳石补养过度,饮酒食肉、热面太多,致脚气发盛,攻心烦热,躁渴闷乱,神思恍惚,宜服**大青散**方:

大青三分　犀角屑三分　玄参三分　黄芩三分　麦门冬三分,去心　川升麻三分　荠苨三分　甘草半两,炙微赤,剉　知母三分　石膏一两　枳壳一两,麸炒微黄,去瓤　川大黄一两,剉碎,微炒　红雪一两　吴蓝三分　葛根一两,剉

右件药捣粗罗为散,每服四钱,以水一中盏,入生姜半分,淡竹叶二七片,煎至六分,去滓,不计时候温服。

治服乳石致脏腑壅滞,发脚气肿满,四肢烦疼,口干心躁,夜卧恍惚,宜服**槟榔散**方:

槟榔一两　桑根白皮一两　茯神三分　地骨皮三分　黄连三分,去须　葳蕤三分　麦门冬三分,去心　甘草半两,炙微赤,剉　川大黄一两,剉碎,微炒　川升麻三分　犀角屑一两　赤芍药半两,剉　黄耆半两,剉　枳壳半两,麸炒微黄,去瓤

右件药捣粗罗为散,每服四钱,以水一中盏,入生姜半分,煎至六分,去滓,不计时候温服。

治服乳石三焦壅盛,脚气忽发,心中躁闷,肢节疼痛,口干头痛,宜服**子芩散**方:

子芩三分　葛根三分,剉　木通一两,剉　紫苏茎叶一两　川升麻三分　赤茯苓一两　芦根一两,剉　柴胡一两半,去苗　大腹皮一两,剉　槟榔一两　麦门冬一两,去心　犀角屑一两　石膏二两　甘草半两,炙微赤,剉　赤芍药三分

右件药捣筛为散,每服三钱,以水一中盏,入生姜半分,煎至六分,去滓,不计时候温服。

治服乳石气壅,致脚气发盛,心躁烦闷,头痛咽干,不能饮食,宜服**石膏散**方:

石膏一两　犀角屑半两　玄参一两　甘草半两,炙微赤,剉　桑根白皮一两,剉　川升麻三分　紫雪一两　射干半两　槟榔一两

右件药捣粗罗为散,每服四钱,以水一中盏,入生姜半分,煎至六分,去滓,不计时候温服。

治服乳石,壅毒气盛,令脚气发动,心神躁热,口干头痛,脚膝烦疼,宜服**吴蓝散**方:

吴蓝一两　独活三分　地骨皮三分　川升麻三分　赤茯苓三分　紫雪二两　石膏二两,细研　赤芍药三分　紫苏茎叶一两　黄芩三分　桑根白皮三分,剉　犀角屑一两　甘草半两,炙微赤,剉　麦门冬三分,去心

右件药捣粗罗为散,每服四钱,以水一中盏,入生姜五分,青竹茹一分,煎至六分,去滓,不计时候温服。

治脚气大小便秘涩诸方

夫脚气大小便秘涩者,由风毒气盛,不得宣通,致五脏不和,三焦壅滞,风热之气在于肠胃,搏于糟粕,溲便不得通流,故令秘涩也。

治脚气大小便秘涩,心腹壅闭,脚膝烦疼,口干咽燥,不欲饮食,宜服**槟榔散**方:

槟榔三分　木通一两,剉　赤芍药半两　甘草半两,炙微赤,剉　紫苏茎叶一两　川升麻三分　黄芩三分　蘹麦三分　赤茯苓三分　川大黄一两,剉碎,微炒

右件药捣粗罗为散,每服四钱,以水一中盏,入生姜半分,煎至六分,去滓,不计时候

温服。

治脚气大小便秘涩,发热烦渴,口干心躁,宜服**麦门冬散**方:

麦门冬半两,去心 赤茯苓半两 木通半两,剉 川大黄一两,剉碎,微炒 黄芩半两 川朴消一两 枳壳三分,麸炒微黄,去瓤 桑根白皮一两,剉 紫苏茎叶一两

右件药捣粗罗为散,每服四钱,以水一中盏,入生姜半分,葱白七寸,煎至六分,去滓,不计时候温服。

治脚气大小便秘涩,膀胱气壅,攻心腹妨闷,宜服**泽泻散**方:

泽泻三分 赤茯苓三分 枳壳三分,麸炒微黄,去瓤 木通一两,剉 猪苓一两,去黑皮 槟榔一两 牵牛子二两,微炒

右件药捣细罗为散,每服用水煎生姜葱白汤调下二钱,日二三服,以利为度。

治脚气发动,大小便秘涩,肢节烦疼,头目旋晕,气壅昏沉,不欲饮食,宜服此方:

川大黄一两,剉碎,微炒 枳壳一两,麸炒微黄,去瓤 旋覆花半两 赤芍药半两 木通一两,剉 紫苏茎叶一两 犀角屑三分 川朴消一两 黄芩三分

右件药捣粗罗为散,每服四钱,以水一中盏,入生姜半分,煎至六分,去滓,不计时候温服。

治脚气发动,大小便秘涩,腹中满闷,连膀胱里急,四肢烦疼,**槟榔圆**方:

槟榔一两 赤茯苓一两 紫苏茎叶一两 木香半两 桂心半两 大麻人一两 木通三分,剉 羚羊角屑三分 枳壳三分,麸炒微黄,去瓤 川大黄二两,剉碎,微炒 郁李人一两,汤浸,去皮,微炒 泽泻三分

右件药捣罗为末,炼蜜和捣三二百杵,圆如梧桐子大,每于食前以温水下三十圆,以利为度。

治脚气脚上生风毒疮诸方

夫肾主于脚,若肾虚,风湿所搏,攻于脚膝,则名脚气。因其气血壅滞,湿毒气盛,在于肤腠,不得宣通,故令脚上生疮也。若风毒不歇,其疮渐增,多汁肿痛,身体壮热,经久难差也。

治脚气风毒,生疮肿疼痛,心神烦热,宜服**犀角散**方:

犀角屑三分 天麻三分 羌活三分 枳壳三分,麸炒微黄,去瓤 防风三分,去芦头 黄耆三分,剉 白蒺藜三分,微炒去刺 黄芩三分 槟榔一两 乌蛇二两,酒浸,去皮骨,炙微黄 白鲜皮三分 甘草半两,炙微赤,剉

右件药捣罗为散,每服四钱,以水一中盏,入生姜半分,煎至六分,去滓,不计时候温服。

治脚气风毒,生疮肿痛,**秦艽散**方:

秦艽一两,去苗 玄参一两 地骨皮一两 独活一两 黄耆一两 枳壳一两,麸炒微黄,去瓤 槟榔一两 杏人一两,汤浸,去皮尖、双人,麸炒微黄

右件药捣粗罗为散,每服四钱,以水一中盏,煎至六分,去滓,每于食前温服。

治脚气肿盛,生疮久不差,脓血长流,疼痛发歇,**漏芦圆**方:

漏芦一两 葳蕤一两 槟榔一两 枳壳一两,麸炒微黄,去瓤 秦艽一两,去苗 防风半两,去芦头 独活半两 五加皮三分 赤芍药三分 川大黄一两,剉碎,微炒 黄耆三分,剉 黄芩半两 乌蛇三两,

酒浸,去皮骨,炙微黄

右件药捣罗为末,炼蜜和捣三二百杵,圆如梧桐子大,每服不计时候以温酒下三十圆。

治脚气风毒壅盛,生疮肿痛不歇,方:

牛蒡子一两,微炒　枳壳一两,麸炒微黄,去瓤　防风半两,去芦头　薏苡人三分,微炒　玄参三分　独活一两　槟榔一两　赤芍药三分　乌蛇三两,酒浸,去皮骨,炙微黄

右件药捣粗罗为散,每服三钱,以水一中盏,煎至六分,去滓,不计时候温服。

治脚气脚上生风毒疮肿疼痛,宜用此淋蘸方:

漏芦三两　白敛三两　槐白皮三两　蒺藜子二两,微炒去刺　五加皮三两　甘草三两,炙微赤

右件药细剉,以水一斗煮取一升,去滓,看冷暖于避风处洗之。

又方:

槐白皮三两　桑枝三两　苦参二两　蒴藋二两　黄檗三两　白矾一两,研为末

右件药剉,以水一斗煮至六升,去滓,下白矾末,冷热得所,密室中淋洗疮上。

治脚气脚上生风毒疮肿不差,宜用药傅之,方:

蚕沙二两　杏人二两　腻粉半两

右件药先于铫子内炒蚕沙、杏人令焦黑,捣细罗为散,入腻粉研令匀,旋旋傅疮上,不过三五度差。

又方:

菘菜花一两　赤小豆一两半　黄连一两,去须

右件药捣细罗为散,旋旋傅疮上良。

又方:

烂蚬子壳一两半　黄连一两　马齿苋菜三分

右件药捣细罗为散,频傅疮上效。

又方:

地骨皮三两　苦参三两　槐根白皮三两　蛇床子二两　盐一两　羊蹄根三两

右件药细剉和匀,分为三度,每度以浆水五碗煎五七沸,去滓,看冷暖渐渐洗之后,以故帛淹干,傅前散子。

治脚气浸酒诸方

治脚气屈弱,言语謇涩,宜服**金牙酒方**:

金牙三两,捣碎　细辛一两　茵芋二两　干姜一两,炮裂　生干地黄二两　防风一两,去芦头　附子二两,炮裂,去皮脐　蛇床子一两　独活五两　牛膝三两,去苗　石斛三两,去根　莽草二两

右件药细剉,以生绢袋盛,用酒二斗渍六七日后,每于食前随性暖服之。

治脚气缓弱无力,疼痛,不遂行李,宜服**侧子酒方**:

侧子二两,炮裂,去皮脐　石斛一两,去根　独活二两　秦艽一两,去苗　紫苏茎叶一两　仙灵脾三分　防风三分,去芦头　赤茯苓三分　黄芩三分　汉防己三分　桂心三分　丹参三分　川椒半两,去目及闭口者,微炒去汗　芎藭三分　细辛半两　当归一两　白术一两　威灵仙一两　薏苡人五合　黑豆三合,炒熟

右件药细剉,以生绢袋盛,以清酒二斗浸六七日后,每于食前随性暖服之。

治脚气虚弱,头晕气满,宜服**独活酒方**:

独活三两　干姜一两,炮裂　石斛二两,去苗　牛膝二两,去苗　丹参一两　萆薢二两　侧子二两,炮裂,去皮脐　赤茯苓二两　防风一两,去芦头　薏苡人三两　山茱萸二两　桂心一两　白术一两　天雄二两,炮裂,去皮脐　芎䓖一两　秦艽二两,去苗　当归一两　人参一两,去芦头　甘菊花一两　生干地黄三两

右件药细剉,用生绢袋盛,以酒二斗渍六七日后,每于食前随性暖服之。

治脚气风毒发歇疼痛,四肢拘急,背项强直,言语謇涩,宜服**薏苡人酒方**:

薏苡人五两　羚羊角屑三两　防风三两,去芦头　川升麻二两　秦艽二两,去苗　黄芩二两　地骨皮一两　枳壳一两,麸炒微黄,去瓤[1]　羌活二两　牛膝五两,去苗　五加皮三两　独活二两　牛蒡子二两,微炒　桂心二两　大麻人五合　生干地黄五两

右件药剉,用生绢袋盛,以酒三斗浸六七日后,每于食前随性暖服之。

治脚气筋挛拘急,四肢掣痛,或至软脚,亦宜服**松节酒方**:

松节一斤　生干地黄五两　桂心二两　秦艽五两,去苗　防风二两,去芦头　牛蒡根一斤,去皮　丹参三两　萆薢三两　苍耳子三两　独活三两　大麻人一升　牛膝五两,去苗

右件药剉,用绢袋盛,以酒三斗浸六七日后,每于食前随性暖服。

治脚气疼痛,及光泽肌肤,润养脏腑,**酸枣人酒方**:

酸枣人三两　干葡萄五两　黄耆三两　天门冬二两,去心　赤茯苓三两　防风二两,去芦头　独活二两　大麻人半斤　桂心二两　羚羊角屑三两　五加皮三两　牛膝五两,去苗

右件药剉,用生绢袋盛,以酒三斗浸六七日后,每于食前随性暖服之。

治脚气发动,烦热疼痛,筋脉拘急,行李不得,宜服**五加皮酒方**:

五加皮三两　薏苡人五两　羚羊角屑三两　防风三两,去芦头　生干地黄半斤　独活三两　牛蒡根半斤,去皮　桂心一两　牛膝五两,去苗　黑豆半升,炒熟　海桐皮二两　大麻人半两

右件药剉,用生绢袋盛,以无灰酒三斗浸六七日,每于食前随性暖服。

治脚气肿满烦疼少力,宜服此**生干地黄酒方**:

生干地黄一斤　杉木节五两　牛蒡根一斤,去皮　丹参三两　牛膝五两,去苗　大麻人半斤　防风三两,去芦头　独活三两　地骨皮三两

右件药剉,用生绢袋盛,以酒三斗浸六七日,每于食前随性暖服之。

治脚气风毒湿痹,筋脉挛急疼痛,宜服**附子酒方**:

附子五两,炮裂,去皮脐　独活五两

右件药剉,以酒五升渍五六日后,每于食前随性暖服之。

治脚气肿满,小腹痹闷,宜服此方:

右以大麻人一升研碎,以酒五升渍三宿后,每于食前随性暖服。

治脚气摩风毒膏药诸方

治江南风毒脚气肿满,及筋脉拘急疼痛,宜用**野葛膏**摩方:

---

〔1〕 瓤:原误作"脐"。据《类聚》卷97所引同方改。

野葛二两　蛇衔二两　犀角屑二两　乌头二两,去皮脐　桔梗二两　茵芋二两　防风三两　川椒二两　干姜二两　巴豆一两,去皮心　川升麻二两　细辛二两　雄黄一两,细研　鳖甲一两

右件药捣筛,用绵裹,以酒二升渍一宿,以不中水、猪膏五斤和前药,于微火上煎令药色变黄,勿令焦黑,膏成绞去滓,乃下雄黄搅令匀,每日二四度用少许,炙手摩之。

治脚气风毒,肿满疼痛,**莽草膏**方:

莽草三分　牡丹半两　川椒一两,去目　藜芦三分　芫花半两　川大黄一两　皂荚半两　附子三分,去皮脐

右件药捣筛,用绵裹,以醋半升渍一宿,以不中水、猪脂一斤于微火上煎令药色黄,膏成绞去滓,收瓷合中,以摩肿处。

治脚气风毒,肿甚难消,宜用**丹参膏**方:

丹参二两　莽草一两　附子二两,去皮脐　汉防己一两　芎劳一两　川椒一两　吴茱萸一两　白芷一两　沉香半两　零陵香半两　鸡舌香半两　犀角屑一两　当归一两　商陆二两　木香半两

右件药细剉,用绵裹,以醋二升渍一宿,以好猪脂二斤,慢火煎令药色黄,绞去滓,膏成以瓷合盛,每取摩所患处。

治脚气风毒,筋脉拘急,肿满疼痛,**汉防己膏**方:

汉防己一两　野葛一两半　犀角屑一两　莽草一两半　川乌头一两,去皮脐　吴茱萸一两　川椒一两,去目　丹参一两半　踯躅花二两　川升麻一两　干姜一两　附子一两,去皮脐　白芷一两　当归一两　桔梗一两　巴豆一两,去皮心　雄黄一两,细研　蛇衔一两　防风一两,去芦头　鳖甲一两

右件药细剉,用绵裹,以醋二升浸一宿,以猪脂三斤慢火煎令药色黄,膏成绞去滓,盛瓷合中,每取摩所患处。

治脚气风毒疼痛,及缓弱无力,**附子膏**方:

附子二两,去皮脐　吴茱萸一两　川椒一两,去目　白芷二两　前胡一两,去芦头　芎劳一两　白术一两　桂心一两　当归二两　细辛一两　汉防己一两

右件药细剉,用绵裹,以醋二升渍一宿,用猪脂三斤慢火煎令药色黄,膏成绞去滓,盛瓷合中,每取摩所患处。

治脚气淋蘸诸方

治脚气肿满烦热,疼痛不可忍,方:

防风一两,去芦头　附子一两,去皮脐　当归一两　天蓼木三两　羌活一两　细辛一两　桑枝半斤　槐枝半斤　杉木一斤　白矾二两　茄子根半斤　露蜂房一两　吴茱萸一两　蒴藋一斤　水荭草一斤　木鳖子二两,去壳　赤小豆一升

右件药细剉和匀,每度用药半斤,以水四斗煮取三斗,去滓,看冷暖淋蘸,汗出切宜避风。

治脚气壅闷烦疼,宜蘸脚方:

地菘半斤　蒴藋半斤　杉木半斤　葱白连须,半斤　蓖麻叶半斤　商陆半斤　柳白皮半斤　防风三两,去芦头　汉防己二两　白矾二两　水荭草一斤　附子二两　蛇床子二两　细辛二两

右件药细剉和匀,每度用药半斤,以水四斗煮取三斗,去滓,看冷暖于避风处淋蘸,汗出为效。

治风毒脚气久不差,宜淋蘸药方:

羌活二两　玄参半斤　附子四枚　桃白皮半斤　杉木半斤　防风六两　苦参一斤　柳白皮半斤
白矾三两　汉椒一两　葱白连须,半斤

右件药细剉和匀,每度用药半斤,以水三斗煮取二斗,看冷暖于避风处淋蘸,以汗出为效。

治脚气发盛,肿满疼痛不可忍,宜淋蘸方:

黄芦木半斤　马齿苋半斤　水荭草一斤　薏苡人根五两　蒴藋一斤　杉木半斤　白矾三两
葱白连须,半斤　枳壳五两　赤小豆一升

右件药细剉和匀,每度用药半斤,以水三斗煎取二斗,去滓,入盐半合,渐渐淋蘸,如有汗出,切宜避风。

治脚气肿硬疼痛,宜淋蘸方:

蓖麻叶半斤　水荭一斤　杉木半斤　川椒三合　柳蠹蝀半斤　蒴藋一斤　白杨树皮半斤

右件药细剉和匀,每用药半斤,以水三斗煮取二斗,去滓,看冷暖用蘸脚,每蘸了如有汗出,切宜避风。

治脚气肿满,大效淋蘸方:

黑豆五升　赤小豆三升　吴茱萸一升　盐三大合

右件药都和匀,每用一升,以水三斗煮取二斗,去滓,于避风处稍热淋蘸。

又方:

右以黑驴粪三斗,盐四两相和,水拌令湿,即于甑上蒸一炊久,取炊汤淋浓汁,稍候热气定,即淋蘸脚,切宜避风。

又方:

水荭草二斤　赤小豆一升　桑根白皮一斤

右件药细剉和匀,每用半斤,以水三斗煎至二斗,去滓,看冷暖淋蘸,汗出切宜避风。

又方:

蓖麻叶二斤

右件药细剉和匀,分为四度用,每度以水三斗煮取二斗,去滓,看冷暖于避风处淋蘸。

又方:

芫花半斤　水荭茎叶二斤　杉木一斤

右件药细剉和匀,每度用药半斤,以水三斗煮取二斗,去滓,看冷暖于避风处淋蘸。

又方:

桑枝二斤　枳壳树皮一斤　柳枝三斤

右件药细剉和匀,每度用药半斤,以水三斗煎至二斗,去滓,看冷暖于避风处淋蘸。

又方:

五加皮一斤　猪椒茎叶二斤

右件药细剉和匀,每度用药半斤,以水三斗煎取二斗,去滓,看冷暖于避风处淋蘸。

又方:

樟木二斤　楠木二斤

右件药细剉和匀,每度用药半斤,以水三斗煎至二斗,去滓,看冷暖于避风处淋蘸。

又方:

商陆二斤　蒴藋叶二斤

右件药细剉和匀,每度用药半斤,以水三斗煎取二斗,去滓,看冷暖于避风处淋蘸。

又方:

枳壳一斤　五加皮半斤　踯躅花一斤　芫花五两

右件药细剉和匀,每度用药半斤,以水三斗煮取二斗,去滓,看冷暖于避风处淋蘸。

又方:

苍耳子半斤,捣研　赤小豆半升　盐一两

右件药以水三斗同煮,以豆烂为度,去滓,看冷暖于避风处淋蘸。

太平圣惠方卷第四十六

凡一十九门 论一首 病源一十七首 方共计一百五十六道

咳 嗽 论

夫咳嗽者,由肺感于寒而成咳嗽也。肺主气,合于皮毛。邪之初伤,先客于皮毛,故肺先受之。五脏与六腑为表里,皆禀气于肺,以四时更王,五脏六腑皆有咳嗽,各以其时感于寒而受病,故以咳嗽形证不同。五脏之嗽者,乘秋则肺先受之,肺嗽之状,嗽而喘息,有音声,甚则唾血;乘夏则心受之,心嗽之状,嗽则心痛,喉中介介如哽,甚则咽肿喉痹;乘春则肝受之,肝嗽之状,嗽则两胁下痛,甚则不可转动,两胁下满;乘季夏则脾受之,脾嗽之状,嗽则右胁下痛,瘖瘖〔2〕引于背膊,甚则不可动,动则嗽剧,乘〔3〕冬则肾受之,肾嗽之状,嗽则腰背相引而痛,甚则嗽唾;此五脏之嗽也。五脏嗽久不已,则传与六腑。脾嗽不已则胃受之,胃嗽之状,嗽而呕,甚则长虫出;肝嗽不已则胆受之,胆嗽之状,嗽即呕吐胆汁;肺嗽不已则〔4〕大肠受之,大肠嗽之状,嗽而大肠利也;心嗽不已则小肠受之,小肠嗽之状,嗽而失气,气与嗽俱出;肾嗽不已则膀胱受之,膀胱嗽之状,嗽而遗溺;久嗽不已,则三焦受之,三焦嗽之状,嗽而腹满,不欲食饮;此皆寒气聚于胃,关于肺,使人多涕唾而面浮肿,气逆也。又有十种嗽:一曰风嗽,因语便嗽,语不得终是也;二曰寒嗽,因饮冷食寒,注入于胃,从肺脉上气,内外合因之而嗽是也;三曰支嗽,心下硬满,嗽则引痛,其脉来迟是也;四曰肝嗽,嗽而引胁下痛是也;五曰心嗽,嗽而唾血,引手太阳是也;六曰脾嗽,嗽而涎出,续续不止,引于腹胃是也;七曰肺嗽,嗽引颈项而唾涎沫是也;八曰肾嗽,嗽则耳聋无所闻,引腰脐中是也;九曰胆嗽,嗽而引头痛口苦是也;十曰肺萎嗽,嗽而唾脓血是也。诊其右手寸口脉浮则为阳,阳实者,病则腹满,喜气喘嗽。脉微大为肝痹,嗽引小腹也。咳嗽脉浮大者生,沉小伏匿者死。

---

〔1〕 诸方:原脱,据排门目录及正文改。
〔2〕 瘖瘖:原作"阴阴",音同而义异。据《病源》卷14"咳嗽诸病·咳嗽候"改。
〔3〕 剧,乘:原脱。据补同上。
〔4〕 则:原脱。据补同上。下"膀胱受之"前亦脱"则"字,亦据补。

治久咳嗽诸方

夫久咳嗽者,由肺虚极故也。肺气既虚,为风寒所搏,连滞岁月而嗽也。此皆阴阳不调,气血虚弱,风冷之气搏于经络,留积于内,邪正相并,气道壅涩,则咳嗽而经久不差也。

治久咳嗽,胸中气不利,宜服**百合散**方:

百合一两　紫苏子三分,微炒　桑根白皮一两,剉　紫菀三分,去苗土　甘草半两,炙微赤,剉　款冬花三分　汉防己三分　贝母三分,煨微黄　杏人半两,汤浸,去皮尖、双人,麸炒微黄　人参三分,去芦头　赤茯苓一两　麻黄一两,去根节　桔梗半两,去芦头

右件药捣粗罗为散,每服五钱,以水一大盏,入生姜半分,枣三枚,煎至五分,去滓,不计时候温服。

治久咳嗽不差,**木乳散**方:

皂荚树白皮二两,涂酥炙微黄　贝母一两,煨微黄　枳壳一两,麸炒微黄,去瓤　麻黄一两,去根节　百合一两　甘草半两,炙微赤,剉

右件药捣粗罗为散,每服三钱,以水一中盏,入生姜半分,煎至六分,去滓温服,日三四服。

治久嗽不止,**紫菀散**方:

紫菀三两,去苗土　款冬花三两

右件药捣粗罗为散,每服三钱,以水一中盏,入生姜半分,煎至六分,去滓温服,日三四服。

治久肺气咳嗽,涕唾稠粘,上气喘急,**蛤蚧圆**方:

蛤蚧一对,头尾全者,涂酥炙令微黄　汉防己半两　贝母半两,煨令微黄　甜葶苈半两,隔纸炒令紫色　桑根白皮一两,剉　蝉壳半两　猪苓半两,去黑皮　赤芍药半两　陈橘皮三分,汤浸,去白瓤,焙　人参半两,去芦头　甘草一分,炙微赤,剉　五味子半两

右件药捣罗为末,炼蜜和捣五七百杵,圆如梧桐子大,每于食后以温粥饮下三十圆。

治久咳嗽上气不差,宜服**紫苏子圆**方:

紫苏一两　五味子一两　萝卜子一两,微炒　桑根白皮一两,剉　皂荚三两,去黑皮,涂酥炙微黄,去子　甜葶苈二两,隔纸炒令紫色

右件药捣罗为末,炼蜜和捣三二百杵,圆如梧桐子大,每服以枣煮粥饮下二十圆,日三四服。

治久咳嗽不差,方:

兔粪一两,干者　硇砂三分　胡桐律一分

右件药捣罗为末,炼蜜和圆如梧桐子大,每服以粥饮下三圆,日三四服。

治一切喘嗽久不差,**甜葶苈圆**方:

甜葶苈一两,隔纸炒令紫色　人参三分,去芦头　赤茯苓三分　蛤蚧一对,头尾全者,涂酥炙令微黄　杏人一两,汤浸,去皮尖、双人,麸炒微黄

右件药捣罗为末,以枣肉和圆如梧桐子大,每服以粥饮下三十圆,日三四服。

治久咳嗽,肌体虚羸,不思食饮,宜服此方:

柏子人二两　五灵脂一两　甜葶苈一两,隔纸炒令紫色　虾蟆头一枚,烧灰　杏人一两,汤浸,去皮

尖、双人,麸炒微黄

右件药捣罗为末,炼蜜和圆如梧桐子大,每服以温粥饮下二十圆,日三四服。

治久肺气咳嗽,**鹿角胶煎**方:

鹿角胶四两,捣碎,炒令黄燥　赤茯苓一两　紫菀一两,去苗土　紫苏子二两,微炒　贝母一两,煨微黄　百合一两　已上六味捣罗为末。　杏人二两,汤浸,去皮尖、双人,麸炒微黄,研如膏　生地黄汁五合　生姜汁三合　白蜜八两　牛酥五合

右件药都一处,与地黄汁等相和搅令匀,于银器中以慢火煎成膏,每于食后含半枣大咽津。

又方:

百部根五斤,生者

右件药捣绞取汁,入蜜一斤煎之如饧,每服一匙,以温粥饮调服,日三四服。

又方:

款冬花一两

右件药捣罗为末,炼蜜和圆如半枣大,以绵裹一圆含咽津,日四五服。

治咳嗽久不差,神验方:

皂荚五梃,不蛀者,去黑皮,涂酥炙令黄焦,去子

右件药捣罗为末,炼蜜和圆如梧桐子大,每于食后以桑白皮汤下十圆。

治积年咳嗽诸方

夫肺感于寒,即成咳嗽。或脏腑气虚,形寒饮冷而伤于肺,肺气不足,为邪所乘,连滞岁月,传于五脏六腑,嗽而不已,则积年不差也。其候嗽而腹满,不欲饮食,寒气聚于内而攻于肺,胸中满急,气逆不顺,故令咳嗽不止也。

治积年咳嗽,宜服**川椒圆**方:

川椒一两,去目及闭口者,微炒去汗　桑根白皮一两,剉　芫花根皮一两,去土　款冬花一两　紫菀一两,去苗土　代赭一两,细研　细辛一两　伏龙肝一两

右件药捣罗为末,用煮熟精羊肉研烂,和圆如梧桐子大,每于食后以温粥饮下二十圆。

治积年肺气喘嗽,宜服**含化蜜陀僧圆**方:

蜜陀僧二两,绵裹,用萝卜煮一炊时　银薄五十片　黄丹一两,炒令紫色　菉豆粉半两　腻粉半分　胡粉半两,炒令黄色　金薄五十片　葛粉半两

右件药都研为末,煮枣肉和圆如半枣大,每临卧时绵裹一圆,含咽津。

治积年咳嗽,肺气不利,喘急,宜服此方:

臭黄一两　贝母一两,煨微黄　乱发半两,烧灰　甜葶苈一两,隔纸炒令紫色

右件药捣罗为末,熔蜡和圆如半枣大,每夜绵裹一圆,含咽津。

治积年咳嗽,喉中哑声,宜服**芫花根圆**方:

芫花根皮三分,去土　贝母一两,煨微黄　款冬花三分　百部根一两　杏人三分,汤浸,去皮尖、双人,麸炒　五味子三分　蜈蚣半枚,微炙　桑根白皮一两,剉　麻黄一两,去根节　皂荚半两,去黑皮,涂酥炙微黄焦,去子　紫菀一两,去苗土

右件药捣罗为末,炼蜜和捣五七百杵,圆如梧桐子大,每服煎枣汤下十圆,日三四服。

治积年咳嗽气奔,宜服**含化海藻圆**方:

海藻三分,汤浸去咸味　麦门冬一两半,去心,焙　昆布三分,汤洗去咸味　干姜半两,炮裂,剉　细辛半两　文蛤半两　桂心半两　川椒半两,去目及闭口者,微炒去汗

右件药捣罗为末,炼蜜和捣三五百杵,圆如半枣大,不计时候以绵裹一圆,含咽津。

治积年咳嗽,方:

皂荚二两,刮去黑皮,涂酥炙微黄焦,去子　干姜一两,炮裂,剉　桂心一两

右件药捣罗为末,炼蜜和圆如梧桐子大,每于食后以粥饮下五圆。

又方:

特生礜石一两,黄泥裹烧半日　款冬花一两　豉二百粒　巴豆十枚,去皮心研,纸裹压去油

右件药捣罗为末,研入巴豆令匀,炼蜜和圆如菉豆大,每日空心以粥饮下三圆。

治咳嗽积年不差,胸膈干痛不利,宜服此方:

紫菀二两,去苗土,捣罗为末　杏人二两,汤浸,去皮尖、双人,麸炒微黄,别捣研如膏　白蜜四两　酥二两

右件药都入银器内以慢火煎成膏,不计时候服半枣大,含化咽津。

又方:

莨菪子一两,水淘去浮者,水煮令芽出,候干,却炒令黄黑色,捣末　酥四两　枣四十枚

右件药都入铫子内以慢火煎,候枣皮焦,取枣去皮核,食七枚,日二服。

治积年冷嗽,**芫花煎**方:

芫花二两,醋拌炒令干　干姜三两,炮裂,剉,捣罗为末

右先以水五升煮芫花,取汁一升,去滓,内干姜末,入蜜一升合煎之如膏,每于食后以温粥饮调半茶匙服之。

治卒咳嗽诸方

夫肺主于气,通于皮毛。若人气血不足,腠理开疏,或触冒风寒,为邪所中。或运动劳役,汗出伤风,邪冷之气忽搏于肺,故令卒咳嗽也。

治卒咳嗽,胸膈不利,痰涎喘急,宜服**贝母煎**方:

贝母一两,煨微黄　紫菀一两,去苗土　五味子半两　百部半两　杏人一两,汤浸,去皮尖、双人,麸炒微黄　甘草半两,炙微赤,剉　桑根白皮一两,剉　白前半两

右件药并细剉,以水五大盏煎至一大盏半,去滓,入生地黄汁五合,生麦门冬汁三合,白蜜三合,酥二两,于银锅内以慢火煎成膏,收于不津器中,不计时候服一茶匙,含化咽津。

治卒咳嗽,胸膈不利,宜服此方:

豉一两　干姜半两,炮裂,剉　杏人一两,汤浸,去皮尖、双人,麸炒微黄

右件药都捣筛为散,以水三大盏煎至一盏半,去滓,内饴糖一两更煎令化,分为三服,一日服尽。

治卒咳嗽,肺壅面肿,心胸不利,方:

甜葶苈一两,隔纸炒令紫色,捣　大枣二十枚,擘破

右件药以水二大盏煎至一盏,去滓,分为三服,不计时候温服。

治卒咳嗽,肺壅痰滞,上焦不利,方:

松木屑一两　皂荚二两,去黑皮,涂酥炙微黄焦,去子

右件药捣罗为末,炼蜜和圆如梧桐子大,每服以粥饮下十圆,日三四服。

治卒咳嗽,日夜不止,方:

杏人五两,汤浸,去皮尖、双人,麸炒微黄　生姜二两,去皮,切

右件药入炼了蜜和熟捣,圆如梧桐子大,每服以粥饮下二十圆,日四服。

治卒咳嗽不止,方:

白蚬壳不计多少,净洗

右捣研令细,每服以粥饮调下一钱,日三四服。

又方:

浮石二两

右捣罗为末,炼蜜和圆如梧桐子大,每服以粥饮下十圆,日三四服。

又方:

右取梨去皮核,捣绞取汁一大盏,入椒四十粒,煎五七沸去滓,又内黑饧四两更煎成膏,不计时候服一茶匙,含化咽津。

治肺寒卒咳嗽,方:

细辛半两,捣为末　杏人半两,汤浸,去皮尖、双人,麸炒微黄,研如膏

右件药于铛中熔蜡半两,次下酥一分,入细辛、杏人,圆如半枣大,不计时候以绵裹一圆,含化咽津。

又方:

杏人一两,汤浸,去皮尖、双人,麸炒微黄,研如膏　甘草一分,炙微赤,剉　桂心半两

右件药捣罗为末,与杏人同研令匀,炼蜜和圆如半枣大,不计时候以绵裹一圆,含化咽津,以差为度。

又方:

桂心半两　附子一两,炮裂,去皮脐

右件药捣罗为末,炼蜜和圆如半枣大,不计时候以绵裹一圆,含咽津。

治卒咳嗽不止,胸膈气壅滞,方:

右取桃人一升,去皮尖,麸炒令黄,细研,内瓶中盛,以酒五升浸,密封三日后,每服暖一小盏饮之,日三四服。

治气嗽诸方

夫肺主于气,若肺虚,则风寒入于经络,而成咳嗽也。此皆由脏腑不调,阴阳否塞,阳气外虚,阴气内积,邪冷之气上攻于肺,肺气不足,为邪所搏,则嗽而多气,故曰气嗽。

治气嗽,肠胃中痛,邪冷气上攻,肺脏不调,宜服**诃梨勒散方**:

诃梨勒皮一两半　熟干地黄一两　附子三分,炮裂,去皮脐　甘草半两,炙微赤,剉　桂心三分　黄耆三分,剉　紫菀三分,去苗土　五味子三分　木香三分　人参三分,去芦头　桃人三分,汤浸,去皮尖、双人,麸炒微黄　当归三分,剉,微炒

右件药捣筛为散,每服四钱,以水一中盏,入生姜半分,枣三枚,煎至六分,去滓温服,日三服。

治气嗽，呼吸短气，心胸不利，不[1]思饮食，宜服**干姜散**方：

干姜半两，炮裂，剉　桂心半两　款冬花半两　细辛三分　白术三分　甘草三分，炙微赤，剉　附子一两，炮裂，去皮脐　五味子三分　木香三分

右件药捣筛为散，每服三钱，以水一中盏，入枣二枚，煎至六分，去滓温服，日三服。

治气嗽，心胸滞闷，四肢不和，宜服**人参散**方：

人参一两，去芦头　杏人三分，汤浸，去皮尖、双人，麸炒微黄　干姜三分，炮裂，剉　麻黄三分，去根节　桂心半两　甘草半两，炙微赤，剉　五味子三分　紫菀三分，去苗土　陈橘皮三分，汤浸，去白瓤，焙

右件药捣筛为散，每服四钱，以水一中盏，入枣二枚，煎至六分，去滓温服，日三服。

治气嗽，胸满短气，不欲饮食，宜服**五味子散**方：

五味子一两　桂心一两　甘草三分，炙微赤，剉　细辛三分　干姜三分，炮裂，剉　紫菀三分，去苗土　麻黄三分，去根节　陈橘皮半两，汤浸，去白瓤，焙

右件药捣筛为散，每服三钱，以水一中盏，入枣二枚，煎至六分，去滓温服，日三服。

治气嗽，心胸不利，少思饮食，方：

干姜三分，炮裂，剉　紫苏子一两，微炒　甘草半两，炙微赤，剉　桔梗三分，去芦头　杏人三分，汤浸，去皮尖、双人，麸炒微黄　陈橘皮一两，汤浸，去白瓤，焙

右件药捣粗罗为散，每服四钱，以水一中盏，入枣二枚，煎至六分，去滓温服，日三服。

治气嗽，兼下焦虚惫，冷气上攻，胸膈喘满，不下饮食，宜服**紫菀圆**方：

紫菀一两，去苗　贝母一两，煨微黄　百部一两　款冬花一两　五味子一两　半夏一两，汤洗七遍去滑　射干一两　芫花根皮一两，去土　紫苏子一两，微炒　干姜一两，炮裂，剉　陈橘皮一两，汤浸，去白瓤，焙　白石英二两，细研，水飞过　钟乳粉二两　杏人二两，汤浸，去皮尖、双人，麸炒微黄

右件药捣罗为末，炼蜜和捣五七百杵，圆如梧桐子大，每服以粥饮下三十圆，日三服。

治气嗽不止，下焦风冷上攻于肺，心胸短气，四肢羸弱，饮食无味，虚损不足，宜服**熟干地黄圆**方：

熟干地黄二两　桂心一两　山茱萸一两　五味子一两　肉苁蓉一两，酒浸一宿，剉去皱皮，炙令干　丹参一两　泽泻一两　甘草一两，炙微赤，剉　钟乳粉二两　白茯苓二两

右件药捣罗为末，炼蜜和捣三五百杵，圆如梧桐子大，每服以温水下三十圆，日三服。

治气嗽，心胸不利，喘息短气，宜服**杏人煎**方：

杏人五两，汤浸，去皮尖、双人，麸炒微黄　五味子二两，捣罗为末　白蜜五合　酥二合　生姜汁一合　贝母二两，煨微黄，为末　紫苏子三两，以水五合研滤取汁

右件药先研杏人如膏，都与诸药合煎令稠，不计时候服一茶匙，含化咽之。

治暴热咳嗽诸方

夫肺主于气，气为阳，阳盛则生热也。此皆脏腑不调，经络否涩，邪热客于上焦，气道不利，痰实积聚，胸中烦闷，故令咳嗽也。

治暴热咳嗽气促，背膊劳痛，饮食减少，宜服**紫菀散**方：

紫菀一两，去苗土　麦门冬一两，去心，焙　川升麻一两　木通一两半，剉　前胡一两半，去芦头　赤

---

[1] 不：原作"可"。《类聚》所引同。《普济方》卷158同方作"不"，义长，据改。

茯苓二两　贝母一两,煨微黄　大腹皮一两,剉　子芩一两　甘草三分,炙微赤,剉

右件药捣筛为散,每服五钱,以水一大盏,入生姜半分,煎至五分,去滓,不计时候温服。

治肺气暴热咳嗽,气满喘急,宜服**百部散**方:

百部一两　赤茯苓二两　百合一两　桑根白皮一两,剉　木通一两,剉　甘草半两,炙微赤,剉　柴胡一两,去苗　枳壳一两,麸炒微黄,去瓤　赤芍药三分　郁李人三分,汤浸,去皮,微炒

右件药捣筛为散,每服五钱,以水一大盏,入生姜半分,煎至五分,去滓,不计时候温服。

治暴热咳嗽,心肺气壅,胸膈烦疼,四肢无力,宜服**白前散**方:

白前三分　杏人半两,汤浸,去皮尖,双人,麸炒微黄　紫菀半两,去苗土　桑根白皮三分,剉　甘草半两,炙微赤,剉　麦门冬一两,去心　紫苏茎叶三分　陈橘皮三分,汤浸,去白瓤,焙

右件药捣筛为散,每服三钱,以水一中盏,入生姜半分,煎至六分,去滓,不计时候温服。

治暴热咳嗽,牵引腹胁及头痛,方:

贝母一两,煨微黄　石膏二两　紫菀一两,去苗土　川升麻一两　杏人一两,汤浸,去皮尖,双人,麸炒微黄　天门冬二两,去心

右件药捣筛为散,每服五钱,以水一大盏,入生姜半分,白饧半分,煎至五分,去滓,不计时候温服。

治肺气暴热,大便不通,时时咳嗽,喘息促急,宜服**柴胡散**方:

柴胡一两,去苗　甘草半两,炙微赤,剉　桑根白皮一两,剉　鳖甲一两,涂醋炙令黄,去裙襕　槟榔一两　旋覆花半两　川大黄二两,剉碎,微炒　桔梗一两,去芦头

右件药捣粗罗为散,每服五钱,以水一大盏,入生姜半分,煎至五分,去滓放温,不计时候服之。

治肺气暴热咳嗽,心胸不利,或时烦喘,**天门冬圆**方:

天门冬二两,去心,焙　射干半两　肉桂半两,去皱皮　黄耆三分,剉　杏人一两,汤浸,去皮尖,双人,麸炒微黄　菰蒌根一两　玄参半两　远志半两,去心　百部一两　紫菀一两,去苗土　马兜零一两

右件药捣罗为末,炼蜜和捣三二百杵,圆如梧桐子大,每服以温水下二十圆,日四五服。

治暴热咳嗽,心胸烦闷,口舌干燥,上焦壅滞,宜服**麦门冬煎**方:

生麦门冬汁四合　生地黄汁一升　酥三合　生姜汁二合　白沙糖三合　白蜜五合　贝母二两,煨微黄　五味子二两　赤茯苓二两　射干一两半　杏人二两,汤浸,去皮尖,双人,麸炒微黄,别捣如膏

右件药先捣罗贝母等四味为末,入麦门冬汁、杏人膏等,于银锅内都搅令匀,以慢火煎成膏,收于不津器中,不计时候取一茶匙含化咽津。

治心肺暴热,咳嗽不止,宜服**生地黄煎**方:

生地黄汁五合　生姜汁一合　白蜜三两　麻黄二两,去根节　杏人二两,汤浸,去皮尖,双人,麸炒微黄　白前一两　甘草一两,炙微赤,剉

右件药先捣罗麻黄、白前、甘草三味为末,于银锅中内地黄汁等,下诸药末以慢火熬成膏,收于不津器中,不计时候服一茶匙,含化咽津。

治咳嗽喘急诸方

夫五脏皆禀气于肺,若肺气虚,为风冷所乘,使经络否涩,气不宣通,则肺壅胀,胀则气

逆,则心胸满塞,故令咳嗽喘急也。

治咳嗽喘急,胸膈烦闷,宜服**马兜零散**方:

马兜零一两 桑根白皮一两,剉 川升麻半两 灯心三大束 甘草三分,炙微赤,剉 大腹皮一两,剉 赤茯苓一两 枳壳一两,麸炒微黄,去瓤

右件药捣筛为散,每服五钱,以水一大盏,入生姜半分,煎至五分,去滓,不计时候温服。

治咳嗽喘急,咽喉不利,胸中似物妨塞,**紫菀散**方:

紫菀一两,去苗土 桑根白皮二两,剉 款冬花半两 葳蕤半两 柴胡三分,去苗 桔梗一两,去芦头 甘草半两,炙微赤,剉 赤茯苓一两 川升麻三分 射干半两 枳壳一两,麸炒微黄,去瓤

右件药捣粗罗为散,每服五钱,以水一大盏,入生姜半分,煎至五分,去滓,不计时候温服。

治咳嗽喘急,面目四肢浮肿,宜服**马兜零散**方:

马兜零一两 人参一两,去芦头 贝母一两,煨微黄 甘草一两,炙微赤,剉 杏人一两,汤浸,去皮尖、双人,麸炒微黄 甜葶苈一两,隔纸炒令紫色 麻黄一两,去根节 知母一两 皂荚一两,去黑皮,涂酥炙微黄焦,去子 五灵脂一两 威灵仙一两 桑根白皮一两,剉 款冬花一两 陈橘皮一两,汤浸,去白瓤,焙 黄明胶二两,捣碎,炒令黄燥

右件药捣粗罗为散,每服五钱,以淡浆水一中盏,煎至六分,去滓,不计时候温服。

治咳嗽喘急,坐卧不得,宜服此方:

汉椒一两,去目及闭口者,炒令汗出 猪牙皂荚一两,去黑皮,涂酥炙微黄焦,去子 干姜三分,炮裂,剉 甜葶苈三分,隔纸炒令紫色

右件药捣罗为末,用枣肉和圆如梧桐子大,每服不计时候,以桑根白皮汤下二十圆。

治咳嗽喘急,腹胁坚胀,小便不利,宜服**杏人圆**方:

杏人三两,汤浸,去皮尖、双人,麸炒微黄,别研如膏 桂心一两 马兜零一两 枳壳一两,麸炒微黄 甜葶苈一两,隔纸炒令紫色 瞿麦穗一两 木通一两,剉 大腹皮一两,剉

右件药捣罗为末,以杏人膏入少炼蜜同和,圆如梧桐子大,每服不计时候,煎枣汤下三十圆。

治咳嗽喘急,方:

雌黄一分 雄黄一分 杏人七枚,汤浸,去皮尖、双人,麸炒微黄

右件药细研为末,以蟾酥和圆如粟米大,不计时候以灯心煎汤下三圆。

治咳嗽喘急,形体虚羸,不思食饮,宜服**紫苏子煎**方:

紫苏子五合,微炒 生地黄汁一升 麦门冬汁五合 白前一两 生姜汁二合 贝母一两,煨微黄 人参一两,去芦头 白蜜一升 杏人五两,汤浸,去皮尖、双人,麸炒微黄,研如膏 紫菀二两,去苗土 五味子一两

右件药六味捣罗为末,以诸药汁及杏人膏等,同于银锅中搅令匀,以慢火煎成膏,于不津器中盛,不计时候服一茶匙,含化咽津。

治咳嗽上气喘急,方:

甜葶苈一两,隔纸炒令紫色 桑根白皮一两,剉

右件药捣细罗为散,每以水一中盏,入灯心一大束,大枣五枚,煎至六分,去滓,每于食后调下散药二钱。

治咳嗽短气诸方

夫肺主于气,候于皮毛。气虚为寒客于皮毛,入伤于经络,肺气不足,则成咳嗽。天气温则宣和,得寒则否涩,虚则气不足,而为寒所迫,聚于肺间,不得宣发,故令咳嗽而短气也。

治咳嗽,胸中不利,痞满短气,心中时悸,手足烦,不欲食,时恶寒,**海藻散**方:

海藻一两,洗去咸味　赤茯苓一两　半夏三分,汤洗七遍去滑　五味子一两　细辛三分　杏人三分,汤浸,去皮尖、双人,麸炒微黄

右件药捣筛为散,每服三钱,以水一中盏,入生姜半分,煎至六分,去滓,不计时候温服。

治咳嗽,胸膈中寒,短气不足,宜服**五味子散**方:

五味子一两　前胡一两半,去芦头　紫菀三分,去苗土　甘草三分,炙微赤,剉　桂心三分　吴茱萸半两,汤浸七遍,焙干微炒

右件药捣筛为散,每服三钱,以水一中盏,入生姜半分,枣一枚,煎至六分,去滓,不计时候温服。

治咳嗽短气,腹胁痛,宜服**诃梨勒散**方:

诃梨勒皮三分　陈橘皮三分,汤浸,去白瓤,焙　人参一两,去芦头　桔梗三分,去芦头　吴茱萸半两,汤浸七遍,焙干微炒　甘草半两,炙微赤,剉　杏人三分,汤浸,去皮尖、双人,麸炒微黄

右件药捣筛为散,每服三钱,以水一中盏,入生姜半分,煎至六分,去滓,不计时候温服。

治咳嗽短气,体虚烦热,发作无时,宜服**紫苏散**方:

紫苏茎叶一两　贝母三分,煨令微黄　紫菀三分,去苗土　麦门冬三分,去心　陈橘皮半两,汤浸,去白瓤,焙　甘草半两,炙微赤,剉　桑根白皮三分,剉　赤茯苓三分　五味子三分

右件药捣筛为散,每服四钱,以水一中盏,入生姜半分,煎至六分,去滓,不计时候温服。

又方:

麻黄三两,去根节　桂心半两　甘草半两,炙微赤,剉　干姜一分,炮裂,剉　杏人三分,汤浸,去皮尖、双人,麸炒微黄

右件药捣筛为散,每服三钱,以水一中盏,煎至六分,去滓,不计时候温服。

治咳嗽短气,不得喘息,时发寒热,胸中迫满,方:

五味子一两　甘草一两,炙微赤,剉　紫菀一两,去苗土　桂心一两　麻黄一两,去根节　干姜半两,炮裂,剉　细辛半两

右件药捣粗罗为散,每服三钱,以水一中盏,入枣二枚,煎至六分,去滓,不计时候温服。

治咳嗽短气,不能饮食,**胡椒理中圆**方:

胡椒一两　荜茇一两　干姜一两,炮裂,剉　款冬花一两　甘草一两,炙微赤,剉　陈橘皮一两,汤浸,去白瓤,焙　高良姜一两,剉　细辛一两　白术一两

右件药捣罗为末,炼蜜和捣三二百杵,圆如梧桐子大,不计时候以粥饮下二十圆。

治肺气咳嗽,气短不得睡卧,**紫菀圆**方:

紫菀一两,去苗土　汉防己一两　贝母一两,煨微黄　人参一两,去芦头　款冬花一两　桑根白皮一两,剉　天门冬一两半,去心,焙　木香一两　甜葶苈一两,隔纸炒令紫色　甘草半两,炙微赤,剉　杏人半两,汤浸,去皮尖、双人,麸炒微黄　槟榔一两

右件药捣罗为末,炼蜜和捣三五百杵,圆如梧桐子大,不计时候以粥饮下二十圆。

治咳嗽短气喘急，宜服此方：

麻黄二两，去根节　甘草一两，炙微赤，剉　甜葶苈一两，隔纸炒令紫色　赤茯苓一两　杏人一两，汤浸，去皮尖，双人，麸炒微黄，研如膏

右件药捣罗为末，炼蜜和捣三五百杵，圆如梧桐子大，每服不计时候以粥饮下二十圆。

治咳嗽上气诸方

夫咳嗽上气者，为肺气有余也。肺感于寒，甚者则成咳嗽。肺主气，气有余，则喘咳上气。此为邪搏于气，气壅滞不得宣发，是为有余，故咳嗽而上气也。其状喘嗽上气，多涕唾，面目浮肿而气逆也。

治咳嗽上气，宜服**麻黄散**方：

麻黄一两，去根节　甘草半两，炙微赤，剉　阿胶一两，捣碎，炒令黄燥　干姜三分，炮裂，剉　杏人一两，汤浸，去皮尖、双人，麸炒微黄

右件药捣筛为散，每服三钱，以水一中盏，入枣三枚，煎至六分，去滓，不计时候温服之。

治咳嗽上气，肺寒，鼻中不利，宜服**杏人散**方：

杏人一两，汤浸，去皮尖、双人，麸炒微黄　五味子二两　甘草半两，炙微赤，剉　麻黄一两，去根节　陈橘皮三分，汤浸，去白瓤，焙　款冬花三分　紫菀三分，去苗土　厚朴三分，去粗皮，涂生姜汁炙令香熟　干姜三分，炮裂，剉　桂心三分

右件药捣筛为散，每服五钱，以水一大盏，入枣三枚，煎至五分，去滓，不计时候温服。

治咳嗽上气，胸膈不利，宜服**陈橘皮散**方：

陈橘皮半两，汤浸，去白瓤，焙　杏人三分，汤浸，去皮尖、双人，麸炒微黄　甘草一分，炙微赤，剉　紫苏茎叶一两

右件药捣筛为散，每服三钱，以水一中盏，入生姜半分，煎至六分，去滓，不计时候温服。

治咳嗽上气，肺胀喘急，胸中满闷，宜服**大腹皮散**方：

大腹皮三分，剉　杏人一两，汤浸，去皮尖、双人，麸炒微黄　甜葶苈一两，隔纸炒令紫色　百合半两　紫菀三分，去苗土　半夏半两，汤浸七遍去滑　赤茯苓一两　桔梗三分，去芦头　桑根白皮一两，剉　甘草半两，炙微赤，剉

右件药捣筛为散，每服五钱，以水一大盏，入生姜半分，煎至五分，去滓，不计时候温服。

又方：

紫苏茎叶一两　陈橘皮二两，汤浸，去白瓤，焙　干姜半两，炮裂，剉

右件药捣筛为散，每服三钱，以水一中盏，入枣三枚，煎至六分，去滓，不计时候温服。

治咳嗽上气，语不出声，心烦闷乱，方：

桂心一两　杏人一两，汤浸，去皮尖、双人，麸炒微黄，研如膏　干姜一分，炮裂，剉

右件药捣罗为末，入杏人同研令匀，以枣肉和圆如半枣大，不计时候以绵裹一圆，含咽津。

治咳嗽上气，心膈烦闷，胸中不利，**含化百合圆**方：

百合一两　紫菀一两，洗去苗土　桂心半两　麦门冬二两，去心，焙　皂荚子人半两，微炒　贝母一两，煨微黄　五味子一两　干姜一分，炮裂，剉　杏人一两，汤浸，去皮尖、双人，麸炒微黄，研　诃梨勒皮半两　甘草半两，炙微赤，剉

右件药捣罗为末,入杏人同研令匀,以枣肉和圆如半枣大,不计时候以绵裹一圆,含咽津。

治咳嗽上气,心膈烦闷,痰唾不利,**生地黄煎**方:

生地黄汁二升　生天门冬汁二升　蜜五合　酥三合　生姜汁二合　贝母二两,煨微黄　五味子二两　紫菀二两,去苗土　甘草一两,炙微赤,剉　鹿角胶五两,捣碎,炒令黄燥　杏人三两,汤浸,去皮尖、双人,麸炒微黄,研

右件药捣罗诸药为末,研令极细,后取诸药汁及杏人酥蜜等,同于银器中以慢火熬,不住手搅,候如膏,即收于不津器中,不计时候含一茶匙,咽津。

治久咳嗽上气诸方

夫久咳嗽上气者,由肺气虚极,风邪停滞,故其病积月累年,久不得差,则胸背痛,面肿而上气唾脓血也。

治久咳嗽上气,胸满,不能饮食,头面浮肿,唾脓血,宜服**紫苏散**方:

紫苏子一两,微炒　五味子三分　麻黄三分,去根节　细辛三分　紫菀三分,去苗土　赤茯苓一两　黄芩半两　甘草半两,炙微赤,剉　陈橘皮一两,汤浸,去白瓤,焙　桂心半两　甜葶苈一两,隔纸炒令紫色　半夏三分,汤洗七遍去滑　桑根白皮一两,剉

右件药捣筛为散,每服五钱,以水一大盏,入生姜半分,煎至五分,去滓,不计时候温服。

治久咳嗽上气,坐卧不得,咽喉不利,胸中满闷,宜服**大腹皮散**方:

大腹皮一两,剉　麻黄一两半,去根节　紫苏茎叶一两半　陈橘皮一两半,汤浸,去白瓤,焙　杏人二两,汤浸,去皮尖、双人,麸炒微黄　赤茯苓一两　柴胡一两,去苗　甘草半两,炙微赤,剉

右件药捣筛为散,每服四钱,以水一中盏,入生姜半分,煎至六分,去滓,不计时候温服。

治久咳嗽,肺壅上气,坐卧不安,宜服**麻黄散**方:

麻黄一两,去根节　桑根白皮一两,剉　甜葶苈一两,隔纸炒令紫色　五味子三分　白前三分　甘草半两,炙微赤,剉　木通三分,剉　川大黄一两半,剉碎,微炒　黄耆一两,剉　陈橘皮三分,汤浸,去白瓤,焙

右件药捣筛为散,每服四钱,以水一中盏,入生姜半分,煎至六分,去滓,不计时候温服。

治久咳嗽上气,宜服**含化圆**方:

杏人一两,汤浸,去皮尖、双人,麸炒微黄　白前半两　五味子半两　桂心半两　贝母半两,微炒　陈橘皮半两,汤浸,去白瓤,焙　甘草一分,炙微赤,剉　皂荚子人半两,微炒

右件药捣细罗为末,以炼了蜜及煮枣肉和捣,为圆如弹子大,常含一圆咽津。

治久咳嗽上气,心胸满闷,吃食减少,宜服**皂荚圆**方:

皂荚一两,去黑皮,涂酥炙令黄,去子　紫菀三分,去苗土　款冬花半两　陈橘皮三分,汤浸,去白瓤,焙　细辛三分　桂心半两　麦门冬一两,去心,焙　紫苏子三分,微炒　干姜三分,炮裂,剉　当归三分,剉,微炒　甘草半两,炙微赤,剉　川椒一两,去目及闭口者,微炒去汗　杏人一两,汤浸,去皮尖、双人,麸炒微黄,研如膏

右件药捣罗为末,炼蜜和捣五七百杵,圆如梧桐子大,每服不计时候以姜枣汤下三十圆。

治久咳嗽上气,涕唾稠粘,头面虚肿,宜服**紫菀煎**方:

紫菀三两,去苗土　阿胶三两,捣碎,炒令黄燥　射干三两　细辛一两　干姜一两,炮裂,剉　竹沥一盏　莞花根半两,去土　桑根白皮三两,剉　款冬花二两　附子半两,炮裂,去皮脐　甘草半两,炙微赤,剉　白蜜一盏

右件药捣筛为散,先以水二斗于银锅中煎至一斗,去滓,入蜜及竹沥以慢火熬成膏,每服以温粥饮调下半匙,日三四服。

治久咳嗽上气,心胸烦热,唾脓血,方:

紫苏子三两,微炒　生姜汁一合　白蜜一中盏　鹿角胶三两,捣碎,炒令黄燥　杏人三两,汤浸,去皮尖、双人,麸炒微黄　生地黄汁一盏

右件三味都捣令熟,入生姜、地黄、蜜相和,以慢火熬成膏,于不津器中密收之,每服以温粥饮调下半匙,日三四服。

治咳嗽呕吐诸方

夫五脏皆禀气于肺,肺感于寒则咳嗽也。寒搏于气,气聚还肺,而邪有动息,邪动则气奔逆上,气上则五脏伤动,动于胃气者,则胃气逆而呕吐也。是肺嗽连滞气,动于胃而呕吐者也。又有季夏脾王之时,而脾气虚不能王,有寒气伤之而咳嗽,谓之脾嗽。其状嗽则右胁下痛,阴阴引背膂,甚则不可动,动则嗽发。脾与胃合,脾嗽不已,则胃受之,其状咳嗽而呕,呕甚则长虫出是也。凡诸咳嗽,甚则呕吐,各随证候,明其腑脏以疗之也。

治咳嗽呕吐,心胸满闷,不下饮食,宜服**半夏散**方:

半夏一两,汤洗七遍去滑　前胡一两,去芦头　紫菀一两,去苗土　陈橘皮三分,汤浸,去白瓤,焙　人参三分,去芦头　诃梨勒皮三分　杏人三分,汤浸,去皮尖、双人,麸炒微黄

右件药捣筛为散,每服三钱,以水一中盏,入生姜半分,煎至六分,去滓,不计时候温服。

治咳嗽呕吐,寒热,不下饮食,宜服**厚朴散**方:

厚朴二两,去粗皮,涂生姜汁炙令香熟　白术三分　贝母三分,煨微黄　紫菀一两,去苗　陈橘皮一两,汤浸,去白瓤,焙　人参一两,去芦头　杏人一两,汤浸,去皮尖、双人,麸炒微黄　甘草半两,炙微赤,剉　半夏一两,汤洗七遍去滑

右件药捣筛为散,每服四钱,以水一中盏,入生姜半分,煎至六分,去滓,不计时候温服。

治咳嗽呕吐,不下饮食,心膈气滞,四肢不和,宜服此方:

诃梨勒皮三分　甘草三分,炙微赤,剉　干姜半两,炮裂,剉　陈橘皮三分,汤浸,去白瓤,焙　杏人三分,汤浸,去皮尖、双人,麸炒微黄　白术一两

右件药捣筛为散,每服四钱,以水一中盏,入枣二枚,煎至六分,去滓,不计时候温服。

治咳嗽痰壅,呕吐不食,心胸妨闷,宜服**人参散**方:

人参一两,去芦头　赤茯苓一两　半夏半两,汤洗七遍去滑　甘草半两,炙微赤,剉　旋覆花三分　枳壳三分,麸炒微黄,去瓤　前胡一两,去芦头　杏人三分,汤浸,去皮尖、双人,麸炒微黄

右件药捣筛为散,每服四钱,以水一中盏,入生姜半分,煎至六分,去滓,不计时候温服。

治咳嗽忽气不顺,呕吐,不下食,宜服**赤茯苓散**方[1]:

赤茯苓一两　贝母一两,煨微黄　陈橘皮一两,汤浸,去白瓤,焙　紫苏茎叶一两　杏人二两,汤浸,去皮尖、双人,麸炒微黄　人参一两,去芦头

右件药捣筛为散,每服三钱,以水一中盏,入生姜半分,枣三枚,煎至六分,去滓,不计时

---

〔1〕　**赤茯苓散方**:此下原有一方,与此上"人参散"前之方("治咳嗽呕吐……宜服此方")全同。此全同方不见《类聚》卷115"治咳嗽呕吐诸方"引,乃系重出,因删。

候温服。

治咳嗽,痰壅呕吐,心胸不利,气逆食少,宜服**白术散**方:

白术一两　诃梨勒皮一两　半夏半两,汤洗七遍去滑　甘草半两,炙微赤,剉　桔梗三分,去芦头　桂心半两　前胡一两,去芦头　陈橘皮三分,汤浸,去白瓤,焙

右件药捣筛为散,每服四钱,以水一中盏,入生姜半分,煎至六分,去滓,不计时候温服。

治咳嗽,心胸气逆,呕吐不下食,宜服**紫苏子散**方:

紫苏子一两　杏人二两,汤浸,去皮尖、双人,麸炒微黄　贝母一两,煨微黄　五味子一两　诃梨勒皮一两　人参一两,去芦头　木香半两　甘草半两,炙微赤,剉

右件药捣罗为散,每服三钱,以水一中盏,入生姜半分,枣三枚,煎至六分,去滓,不计时候温服。

治咳嗽,气急不下食,食则呕吐,心胸满闷,宜服**前胡散**方:

前胡半两,去芦头　桔梗半两,去芦头　桑根白皮半两,剉　人参半两,去芦头　款冬花半两　大腹皮半两,剉　半夏半两,汤洗七遍去滑　陈橘皮半两,汤浸,去白瓤,焙　杏人半两,汤浸,去皮尖、双人,麸炒微黄　甘草一分,炙微赤,剉　枳实三分,麸炒微黄

右件药捣筛为散,每服五钱,以水一大盏,入生姜半分,枣三枚,煎至六分,去滓,不计时候温服。

治咳嗽痰滞,呕吐不下食,宜服**半夏圆**方:

半夏三分,汤洗七遍去滑　诃梨勒皮一两　桂心半两　款冬花三分　附子一两,炮裂,去皮脐　紫菀一两,去苗土　人参三分,去芦头　枳壳一两,麸炒微黄,去瓤　陈橘皮一两,汤浸,去白瓤,焙　甘草三分,炙微赤,剉　杏人一两,汤浸,去皮尖、双人,麸炒微黄,研如膏

右件药捣罗为末,炼蜜和捣三二百杵,圆如梧桐子大,每服不计时候以生姜汤下三十圆。

治咳嗽面目浮肿诸方

夫肺主于气,候之皮毛。而气之行,循环脏腑,流注经络。若肺气虚弱,风邪所乘,则肌肤否塞,使气内壅,与津液相并,不得宣泄,攻溢皮肤,故令咳嗽面目浮肿也。

治咳嗽,面目浮肿,不得安卧,涕唾稠粘,宜服**甜葶苈散**方:

甜葶苈一两,隔纸炒令紫色　木通半两,剉　旋覆花半两　紫菀半两,去苗土　大腹皮三分,剉　槟榔半两　郁李人一两,汤浸,去皮,微炒　桑根白皮一两,剉

右件药捣筛为散,每服三钱,以水一中盏,入生姜半分,煎至六分,去滓,不计时候温服。

治咳嗽,面目浮肿,或四肢肿,气促不得眠卧,宜服**桑根白皮散**方:

桑根白皮一两,剉　柴胡一两,去苗　大腹皮三分,剉　枳壳三分,麸炒微黄,去瓤　杏人一两,汤浸,去皮尖、双人,麸炒微黄　赤芍药一两　赤茯苓一两　黄耆一两,剉　陈橘皮三分,汤浸,去白瓤,焙　麦门冬三分,去心　牛蒡子一两,微炒　甘草三分,炙微赤,剉

右件药捣筛为散,每服四钱,以水一中盏,入生姜半分,煎至六分,去滓,不计时候温服。

治咳嗽喘急,坐卧不得,面目浮肿,宜服**泽漆散**方:

泽漆半两　桑根白皮一两,剉　赤茯苓一两半　木通一两,剉　陈橘皮三分,汤浸,去白瓤,焙　紫苏茎叶一两　甘草半两,炙微赤,剉　大腹皮三分,剉

右件药捣筛为散,每服三钱,以水一中盏,入生姜半分,煎至六分,去滓,不计时候温服。

治喘嗽,肺气不顺,面目浮肿,宜服**牵牛子散**方:

牵牛子半两,微炒 甜葶苈半两,隔纸炒令紫色 陈橘皮半两,汤浸,去白瓤,焙 甘草半两,炙微赤,剉 杏人半两,汤浸,去皮尖、双人,麸炒微黄

右件药捣筛为散,每服三钱,以水一中盏,入生姜半分,枣二枚,煎至六分,去滓,不计时候温服。

治肺气咳嗽,面目浮肿,喘息促急,宜服**鸡舌香散**方:

鸡舌香半两 汉防己二分 木香三分 泽泻一两 紫苏茎叶一两 桑根白皮二两,剉 附子半两,炮裂,去皮脐 郁李人一两,汤浸,去皮,微炒 羌活半两 槟榔一两 甘草半两,炙微赤,剉

右件药捣粗罗为散,每服三钱,以水一中盏,煎至六分,去滓,不计时候温服。

治肺脏气壅,闭隔不通,致令面目浮肿,咳嗽喘急,坐卧不安,宜服**汉防己散**方:

汉防己三分 桑根白皮一两,剉 木通一两,剉 赤茯苓一两 泽漆半两 百合一两 甜葶苈三分,隔纸炒令紫色 郁李人三分,汤浸,去皮,微炒

右件药捣粗罗为散,每服三钱,以水一中盏,入生姜半分,煎至六分,去滓,不计时候温服。

治肺气咳嗽,面目浮肿,小便不通,喘息促急,欲成水病,宜服**海蛤散**方:

海蛤一两,细研 泽漆叶一两 汉防己一两 桑根白皮一两,剉 百合一两 赤茯苓一两半 槟榔一两 木通一两,剉 牵牛子一两,微炒 甜葶苈一两,隔纸炒令紫色 郁李人一两,汤浸,去皮,微炒

右件药捣粗罗为散,每服三钱,以水一中盏,煎至六分,去滓,不计时候温服,以利为效。

治咳嗽不差,面目浮肿,宜服**汉防己圆**方:

汉防己一两 苦葫芦子半两,微炒 泽泻三分 陈橘皮半两,汤浸,去白瓤,焙 甜葶苈一两,隔纸炒令紫色

右件药捣罗为末,炼蜜和圆如梧桐子大,每服以粥饮下二十圆,日三服。

治肺气咳嗽,面目浮肿,喘促,眠卧不安,小便赤涩,宜服**甜葶苈圆**方:

甜葶苈二两,隔纸炒令紫色 杏人一两,汤浸,去皮尖、双人,麸炒微黄 汉防己一两 贝母一两,煨令微黄 木通一两,剉

右件药捣罗为末,以枣肉和圆如梧桐子大,每服不计时候,煎桑根白皮汤下三十圆。

治咳嗽失声诸方

夫咳嗽失声者,由风冷伤于肺之所为也。肺主气,五脏同受气于肺,而五脏有五声,皆禀气而通之。气为阳,若温暖则阳气和宣,其声通畅。风冷为阴,阴邪搏于阳气,使气不通流,所以失声也。

治咳嗽上气,喘急失声,宜服**贝母散**方:

贝母一两,煨微黄 紫菀三分,去苗土 麦门冬一两半,去心,焙 人参三分 杏人三分,汤浸,去皮尖、双人,麸炒微黄

右件药捣筛为散,每服三钱,以水一中盏,煎至六分,去滓温服,日三服。

治咳嗽声不出,宜服**桂心散**方:

桂心三分 诃梨勒皮三分 干姜三分,炮裂,剉 人参半两,去芦头 赤茯苓半两 甘草一分,炙微赤,剉 杏人三分,汤浸,去皮尖、双人,麸炒微黄

右件药捣筛为散，每服三钱，以水一中盏，入枣二枚，煎至六分，去滓温服，日三服。

治咳嗽，失声语不出，宜服**杏人煎**方：

杏人二两，汤浸，去皮尖、双人，麸炒微黄，研成膏　　紫菀一两，去苗土　　五味子一两　　贝母一两，煨微黄　　生姜汁二合　　沙糖三两　　木通四两，剉　　桑根白皮一两，剉　　白蜜三合

右件药捣罗为末，用牛乳一大盏，入生姜汁、沙糖同煎令得所，次入蜜，以慢火熬成膏，不计时候服一茶匙，含咽之。

治肺热咳嗽，声不出，**天门冬煎**方：

生天门冬汁五合　　生地黄汁三合　　白蜜五合　　牛酥二合　　生姜汁一合　　白沙糖三两　　贝母一两，煨微黄　　杏人二两，汤浸，去皮尖、双人，麸炒微黄，研如膏　　紫菀一两，去苗土　　木通一两，剉　　百部三分　　白前三分　　甘草三分，炙微赤，剉　　人参三分，去芦头　　陈橘皮二分，汤浸，去白瓤，焙

右件药贝母等细剉，以水三大碗煎至一大碗，去滓，内天门冬汁、地黄汁、白蜜、沙糖、生姜汁、杏人等熬成膏，以瓷器中盛，不计时候服一茶匙，含咽之。

治急暴嗽，失声语不出，**杏人煎**方：

杏人二两，汤浸，去皮尖、双人，麸炒微黄，研如膏　　木通一两，剉　　紫菀一两，去苗土　　五味子一两　　贝母一两半，煨微黄　　桑根白皮二两，剉　　白蜜二合　　白沙糖三合　　生姜汁一合

右件药木通已下五味细剉，以水二大盏煎至一盏，去滓，后入杏人、蜜糖、姜汁等，以慢火熬成膏，不计时候服一茶匙，含咽之。

治咳嗽气促，胸中满闷，语声不出，宜服**五味子煎**方：

五味子一两　　款冬花一两　　木通一两，剉　　细辛一两　　杏人二两，汤浸，去皮尖、双人，麸炒微黄　　人参三分，去芦头　　桂心三分　　青竹茹二两　　菖蒲一两　　酥二两　　枣膏五两　　白蜜五合　　生姜汁一合

右件药捣五味子已下九味为粗散，以水五大盏煎至二大盏，去滓，下酥、枣膏、蜜、生姜汁等煎成膏，不计时候服一茶匙，含咽之。

治咳嗽，咽喉干燥，语无声音，宜服**含化桂心圆**方：

桂心一两　　杏人一两，汤浸，去皮尖、双人，麸炒微黄，研如膏　　甘草一分，炙微赤，剉　　干姜一分，炮裂，剉　　百合一分　　麦门冬半两，去心，焙

右件药捣罗为末，炼蜜和圆如半枣大，不计时候以绵裹一圆，含咽津。

治咳嗽痰唾稠粘诸方

夫肺气壅实，上焦有热，饮水停留在于胸府，与热相搏，积滞而成痰也。肺主于气，今邪热搏于气，气道否涩，不得宣通，但心胸烦满，痰滞不利，故令咳嗽痰唾稠粘也。

治咳嗽涕唾稠粘，心胸不利，时有烦热，宜服**前胡散**方：

前胡一两，去芦头　　麦门冬一两半，去心　　贝母一两，煨微黄　　桑根白皮一两，剉　　杏人半两，汤浸，去皮尖、双人，麸炒微黄　　甘草一分，炙微赤，剉

右件药捣筛为散，每服四钱，以水一中盏，入生姜半分，煎至六分，去滓，不计时候温服。

治咳嗽，痰唾稠粘，心胸壅滞，饮食减少，宜服**细辛散**方：

细辛一两　　紫菀一两半，去苗土　　五味子三分　　贝母一两，煨微黄　　杏人三分，汤浸，去皮尖、双人，麸炒微黄　　赤茯苓一两　　人参三分，去芦头　　甘草一分，炙微赤，剉　　青橘皮三分，汤浸，去白瓤，焙

右件药捣筛为散，每服三钱，以水一中盏，入生姜半分，煎至六分，去滓，不计时候温服。

治肺气咳嗽，痰唾稠粘，宜服**桔梗散**方：

桔梗一两，去芦头　紫菀一两，去苗土　桑根白皮一两，剉　木通一两，剉　旋覆花半两　槟榔一两　款冬花三分

右件药捣粗罗为散，每服四钱，以水一中盏，入生姜半分，煎至六分，去滓，不计时候温服。

治咳嗽，痰唾稠粘，肩背壅闷，喘促不食，宜服**旋覆花散**方：

旋覆花一两　紫菀一两半，去苗土　桔梗一两，去芦头　射干一两　川升麻一两　甘草三分，炙微赤，剉　陈橘皮三分，汤浸，去白瓤，焙　麻黄三分，去根节　大腹皮三分，剉　杏人三分，汤浸，去皮尖、双人，麸炒微黄

右件药捣筛为散，每服三钱，以水一中盏，入生姜半分，煎至六分，去滓，不计时候温服。

治咳嗽，痰唾稠粘不散，胸中壅闷，宜服**木通散**方：

木通半两，剉　麻黄半两，去根节　甜葶苈半两，隔纸炒令紫色　松萝一两　桔梗半两，去芦头　乌梅肉半两，微炒　桑根白皮半两，剉　甘草三分，炙微赤，剉

右件药捣筛为散，每服四钱，以水一中盏煎至七分，去滓温服，以吐为度。虚羸人相度服之。

治肺脏壅热咳嗽，痰唾稠粘，宜服**天门冬圆**方：

天门冬一两半，去心，焙　百合三分　前胡三分，去芦头　半夏三分，汤洗七遍去滑　贝母三分，煨微黄　桔梗三分，去芦头　桑根白皮三分，剉　紫菀三分，去苗土　汉防己三分　赤茯苓三分　杏人三分，汤浸，去皮尖、双人，麸炒微黄，研如膏　生干地黄三分

右件药捣罗为末，炼蜜和捣三二百杵，圆如梧桐子大，每服以生姜汤下二十圆，日三服。

治咳嗽上气，痰唾稠粘，坐卧不得，宜服**皂荚圆**方：

皂荚三梃，长大者，去黑皮，涂酥炙令焦黄，去子　旋覆花一两　杏人一两，汤浸，去皮尖、双人，麸炒微黄，研如膏

右件药捣罗为末，炼蜜和圆如梧桐子大，每于食后煮枣粥饮下十圆。

治咳嗽，痰唾稠粘，上气促急，心胸烦满，不能饮食，宜服**天门冬煎**方：

天门冬二两半，去心，焙　紫菀一两，去苗土　桔梗一两，去芦头　贝母一两半，煨微黄　赤茯苓三两　桑根白皮一两，剉　木通一两，剉　已上都捣罗为末。　生地黄汁五合　生麦门冬汁三合　生姜汁一合　藕汁三合　酥二合　白蜜三合

右将诸药汁及酥、蜜内于银锅中，入诸药末都搅令匀，以慢火熬成膏，不计时候以粥饮调下一茶匙。

治咳嗽喉中作呀呷声诸方

夫气者，肺之所主。若肺虚为风冷所搏，则经络否涩，气道不利，嗽而作声也。此由肺气不足，上焦壅滞，痰饮留结于胸府，不能消散，嗽则气动于痰，上搏咽喉之间，痰与气相击，随嗽动息，故呀呷有声也。

治咳嗽，心胸痰滞，喉中作呀呷声，宜服**前胡散**方：

前胡三分，去芦头　木通三分，剉　半夏半两，汤洗七遍去滑　旋覆花半两　紫菀半两，去苗土　款冬花半两　枳壳三分，麸炒微黄，去瓤　杏人三分，汤浸，去皮尖、双人，麸炒微黄　甘草半两，炙微赤，剉　桑根白

皮半两,剉

右件药捣筛为散,每服三钱,以水一中盏,入生姜半分,煎至六分,去滓,不计时候温服。

治咳嗽坐卧不得,喉中作呀呷声,宜服**白前散**方:

白前一两　紫菀一两,去苗土　半夏一两,汤洗七遍去滑　大戟一分,剉碎,微炒　麻黄一两,去根节
甘草半两,炙微赤,剉

右件药捣粗罗为散,每服二钱,以水一中盏,入生姜半分,煎至五分,去滓,不计时候
温服。

治肺气,喉中作呀呷声,痰粘咳嗽,胸膈短气,胁肋坚胀,宜服**赤茯苓圆**方:

赤茯苓二两　旋覆花半两　桔梗三分,去芦头　桑根白皮一两,剉　杏人一两,汤浸,去皮尖、双人,麸
炒微黄,研如膏　百合半两　熟干地黄二两　甘草半两,炙微赤,剉　郁李人三分,汤浸,去皮,微炒

右件药捣罗为末,炼蜜和捣三二百杵,圆如梧桐子大,每服不计时候,煎枣汤下二十圆。

治咳嗽,喉中呀呷声,**香墨圆**方:

细香墨半两　甘遂半两,煨令黄　甜葶苈半两,隔纸炒令紫色　前胡一两,去芦头　川大黄二两,剉碎,
微炒　巴豆半两,去皮心研,纸裹压去油

右件药捣罗为末,入巴豆更研令匀,炼蜜和圆如梧桐子大,每夜临卧以粥饮下三圆。

治咳嗽上气,喉中呀呷,及大小肠不利,宜服此方:

天门冬一两半,去心,焙　木通一两,剉　桑根白皮一两,剉　川大黄二两,剉碎,微炒　杏人三分,汤
浸,去皮尖、双人,麸炒微黄　大麻人一两,剉,研如膏　郁李人三分,汤浸,去皮,微炒　紫菀三分,去苗土

右件药捣罗为末,炼蜜和捣三二百杵,圆如梧桐子大,煎桑枝汤下二十圆,日三服。

治咳嗽喉中呀呷声,宜服此方:

桂心一两　不蚛皂荚五梃,去黑皮,涂酥炙黄焦,去子　蒜蒸一枚,全者,炙令干　甜葶苈一两,隔纸炒令
紫色

右件药捣罗为末,炼蜜和圆如梧桐子大,不计时候以粥饮下十五圆。

治咳嗽喉中呀呷作声,无问年月远近悉治之,方:

诃梨勒皮一两　黄连一两,去须　露蜂房一两,炙微黄

右件药捣罗为末,炼蜜和圆如梧桐子大,每服不计时候以温浆水下三十圆。

治咳嗽喘急,喉中作呀呷声,方:

肥皂荚二梃,刮去黑皮　好酥一两

右取皂荚于慢火上炙,以酥细细涂之,仍数数翻覆,以酥尽为度,炙令焦黄,捣罗为末,炼
蜜和圆如梧桐子大,每服不计时候以粥饮下十圆。

治咳嗽喉中呀呷作声,积年不差者,宜服此方:

鲨鱼壳半两　猪牙皂荚一分,去黑皮,涂酥炙焦黄,去子　贝母一分,煨微黄　桔梗一分,去芦头

右件药捣罗为末,炼蜜和圆如小弹子大,每含一圆,旋咽其汁,服三圆即吐出恶涎,便差。

又方:

水牛鼻尖以慢火炙令干

右件药捣细罗为散,每服用茶清调下一钱,不过五服差。

又方:

蝉壳七枚,碾末

右以粥饮调服之。

治喉中久呀呷咳嗽,方。

莨菪子一分,水淘去浮者,水煮令芽出,候干,即炒令黄黑色　木香一分　雄黄一分,细研

右件药捣细罗为散,入雄黄同研令匀,以羊脂涂青纸一张,以散药摊于纸上,用细箸卷纸,烧一头令烟出,当口熏之,每熏咽十余口,日三四度差。

治咳嗽不得睡卧诸方

夫肺气不足,为风冷所伤则咳嗽,而气还聚于肺则肺胀,邪气与正气相搏,不得宣通,胸中否塞,痰饮留滞,喘息短气,昼夜常嗽,不得睡卧也。

治咳嗽,昼夜不得睡卧,胸中不利,**百部散方**:

百部一两　细辛一两　贝母一两,煨微黄　甘草一两,炙微赤,剉　紫菀一两半,去苗土　桂心一两　白术一两　麻黄三两,去根节　杏人二两,汤浸,去皮尖、双人,麸炒微黄　五味子一两

右件药捣粗罗为散,每服三钱,以水一中盏,入生姜半分,煎至六分,去滓,不计时候温服。

治咳嗽喘气逆急,不得睡卧,宜服之方:

桑根白皮一两,剉　木通一两,剉　桔梗三分,去芦头　紫苏苗三分　大腹皮一两,剉　款冬花半两　郁李人三分,汤浸,去皮,微炒

右件药捣粗罗为散,每服三钱,以水一中盏,入生姜半分,同煎至五分,去滓,不计时候温服。

治肺气咳嗽,不得睡卧,方:

人参一两,去芦头　大腹皮一两,剉　白蒺藜三分,微炒去刺　百合一两　麦门冬三分,去心　枇杷叶半两,拭去毛,炙微黄　桔梗三分,去芦头　葛根三分,剉　黄芩三分　赤茯苓一两　葡萄枝三尺,剉　酸枣人一两,微炒令香

右件药捣粗罗为散,每服五钱,以水一大盏,煎至五分,去滓,不计时候温服。

治咳嗽气喘,上焦烦壅,不得睡卧,方:

赤茯苓二两　桑根白皮一两,剉　人参一两,去芦头　麦门冬一两,去心　杏人三分,汤浸,去皮尖、双人,麸炒微黄　甘草半两,炙微赤,剉　酸枣人三分　麻黄一两,去根节　大腹皮一两,剉

右件药捣筛为散,每服五钱,以水一大盏,入生姜半分,煎至五分,去滓,不计时候温服。

治咳嗽睡卧不得,宜服此方:

杏人三两,汤浸,去皮尖、双人,麸炒微黄,研如膏　黄芪一两,剉　酸枣人一两,微炒　麻黄一两,去根节　青橘皮半两,汤浸,去白瓤,焙　甘草半两,炙微赤,剉　桑根白皮一两,剉

右件药除杏人外捣罗为末,入杏人膏拌研令匀,炼蜜和捣一二百杵,圆如梧桐子大,每服不计时候以粥饮下二十圆。

治咳嗽,肺脏壅热,咽喉闭塞,不得睡卧,**天门冬膏方**:

天门冬二两,去心　麦门冬二两,去心　款冬花一两　贝母一两,煨微黄　紫菀一两,去苗土　白前一两　生地黄汁五合　杏人一两,汤浸,去皮尖、双人,麸炒黄,研如膏　白蜜五合　酥二两

右件药天门冬等六味细剉,以水五大盏煎至一大盏,去滓,内地黄汁、杏人膏、酥、蜜等,于银锅中以慢火煎成膏,盛于不津器中,每日夜五七度含一茶匙,咽津极效。

治咳嗽昼夜不得睡卧，咽喉作声，宜服此方：

川乌头半两,炮裂,去皮脐　桔梗半两,去芦头　干姜半两,炮裂,剉　前胡三分,去芦头　射干半两　五味子半两　川椒半两,去目及闭口者,微炒去汗

右件药捣罗为末，炼蜜和捣二三百杵，圆如半枣大，每服一圆含咽津，日三四服。

治咳嗽唾脓血诸方

夫咳嗽唾脓血者，由损肺伤心故也。脉主气，心主血。肺感于寒者，则成咳嗽，嗽伤于阳脉则有血，血与气相随而行，咳嗽极，其血动气，俱乘于肺，血与津液相搏，蕴结成脓，故咳嗽而唾脓血也。

治咳嗽唾脓血，胸满痛，不能食，宜服**黄耆散**方：

黄耆一两,剉　桂心一两　熟干地黄一两　赤茯苓一两　紫菀一两,去苗土　陈橘皮一两,汤浸,去白瓤,焙　当归一两　五味子一两　麦门冬一两,去心　甘草一两,炙微赤,剉　白前一两　桑根白皮一两半,剉　人参一两,去芦头　鹿角胶二两,捣碎,炒令黄燥

右件药捣筛为散，每服四钱，以水一中盏，入枣三枚，竹茹一分，煎至六分，去滓，不计时候温服。

治肺伤咳嗽，唾脓血，腹中有气，不欲饮食，恶风，目暗，足胫痠寒，宜服**干地黄散**方：

熟干地黄一两　白茯苓三分　芎䓖一两　鹿角胶一两,捣碎,炒令黄燥　桂心三分　紫菀三分,去苗土　人参一两,去芦头　大麻人一两

右件药捣筛为散，每服三钱，以水一中盏，入枣二枚，大麦一匙，煎至六分，去滓，不计时候温服。

治咳嗽唾脓血，气短不得眠卧，宜服此方：

桂心三分　人参三分,去芦头　阿胶一两,捣碎,炒令黄燥　紫菀三分,去苗土　熟干地黄一两半　桑根白皮二两,剉

右件药捣粗罗为散，每服四钱，以水一中盏，入生姜半分，煎至六分，去滓，入黑饧半两更煎，候饧消，不计时候温服。

治咳嗽唾脓血，日夜不止，喘息短气，宜服**鹿角胶散**方：

鹿角胶捣碎,炒令黄燥　柏叶炙令微黄　川椒去目及闭口者,微炒去汗　干姜炮裂　白蒺藜微炒去刺　麻黄去根节　紫菀去苗　人参去芦头　刺蓟已上各半两　芫花半两,醋拌炒令干

右件药捣细罗为散，每服一钱，以水一小盏煎三两沸，不计时候和滓温服。

治咳嗽唾脓血，宜服**百部圆**方：

百部二两　黄芩一两　桂心一两　五味子一两　甘草一两,炙微赤,剉　紫菀一两,去苗土　干姜一两,炮裂,剉　生干地黄一两　茜根一两

右件药捣罗为末，炼蜜和捣三二百杵，圆如梧桐子大，每服不计时候，以粥饮下三十圆。

治肺脏虚热咳嗽，咽干痛，时唾脓血，宜服此方：

生地黄取自然汁,八合　黑饧三合　白蜜三合　白沙糖三合　生姜汁一合　川升麻三两,捣末　鹿角胶三两,捣碎,炒令黄燥　杏人三两,汤浸,去皮尖,双人,麸炒令黄,研如膏　酥三合

右件药都于银锅中以慢火煎，搅勿住手，候稀稠得所，以不津器盛之，不计时候含一茶匙咽津。

治咳嗽喘急，喉中似有物，唾脓血不止，方：

酥三两　杏人二两，汤浸，去皮尖、双人，麸炒微黄，研如膏　阿胶二两，捣碎，炒令黄燥为末　生姜汁一合　白蜜五合　紫苏子二两，微炒，研如膏

右件药相和，于银锅内以慢火熬成膏，每服以温粥饮调下一匙，日四五服。

治咳嗽伤肺，唾脓血，宜服此方：

茅根二两　生地黄二两　生姜一分

右件细剉和匀，每服半两，以水一中盏，煎至五分，去滓，不计时候温服。

治久咳嗽唾脓血诸方

夫肺感于寒者则成咳嗽，咳嗽极甚，伤于经络，血液蕴结，有脓血，血气俱伤，故连滞积久，其血黯瘀，与脓相杂而出也。

治久咳嗽，唾脓血，胸满不能饮食，卧则短气，补肺**白石英散方**：

白石英一两，细研　款冬花三分　桂心半两　钟乳粉一两　干姜三分，炮裂，剉　麦门冬一两，去心　五味子一两　赤茯苓一两　甘草半两，炙微赤，剉　桑根白皮一两，剉　熟干地黄一两半

右件药捣筛为散，每服三钱，以水一中盏，入生姜半分，枣二枚，煎至六分，去滓，不计时候温服。

治久咳嗽不差，气喘欲绝，肺伤唾脓血，宜服**茜根散方**：

茜根三分　百合一两　桑根白皮一两，剉　款冬花三分　贝母半两，煨微黄　鸡苏茎叶一两　阿胶一两，捣碎，炒令黄燥　麦门冬一两，去心　川升麻半两　熟干地黄二两　黄芩一两　甘草半两，炙微赤，剉　杏人二两，汤浸，去皮尖、双人，麸炒微黄

右件药捣粗罗为散，每服四钱，以水一中盏，入竹茹一分，煎至六分，去滓，不计时候温服。

治久咳嗽，唾脓血，四肢瘦弱，宜服**干地黄散方**：

熟干地黄一两　茜根三分　白芍药三分　甘草半两，炙微赤，剉　柏叶三分　白茯苓三分　当归半两　杏人三分，汤浸，去皮尖、双人，麸炒微黄　鹿角胶一两，捣碎，炒令黄燥　羚羊角屑半两　子芩半两　贝母半两，煨微黄

右件药捣粗罗为散，每服四钱，以水一中盏，入生姜半分，煎至六分，去滓，不计时候温服。

治久咳嗽，昼夜不息，气奔欲绝，肺伤唾脓血，**贝母散方**：

贝母三分，煨微黄　桂心一两　射干半两　钟乳粉一两　桃人三分，汤浸，去皮尖、双人，麸炒微黄　陈橘皮半两，汤浸，去白瓤，焙　百部半两　五味子一两　白石英二两，细研　半夏三分，汤洗七遍去滑　款冬花三分　甘草半两，炙微赤，剉　厚朴半两，去粗皮，涂生姜汁炙令香熟　杏人一两，汤浸，去皮尖、双人，麸炒微黄　羊肺一具，以水三大碗，煮取汁一碗半

右件药捣粗罗为散，每服五钱，用羊肺汁一大盏，煎至五分，去滓，不计时候温服。

治久咳嗽，肩胛渐高，唾出脓血，其味腥咸，宜服**百部散方**：

百部一两　枳壳一两，麸炒微黄，去瓤　麦门冬一两，去心　木通一两，剉　天门冬一两，去心　紫菀一两，去苗土　贝母一两，煨微黄　赤茯苓一两　甘草三分，炙微赤，剉

右件药捣粗罗为散，每服四钱，以水一中盏，入生姜半分，竹叶二七片，煎至六分，去滓，

不计时候温服。

治久咳嗽,上气胸满,唾脓血,宜服**钟乳散方**:

钟乳粉一分 白矾一分,烧令汁尽 桂心一分 款冬花一分

右件药捣细罗为散,作七星聚,每聚如大豆许,以小竹筒子吸之,日三用之,如未效,稍增之。

治久咳嗽,气逆,眠睡不安,唾脓血,喘急,连年不差,宜服**款冬花圆方**:

款冬花一两 杏人一两,汤浸,去皮尖,双人,麸炒微黄,研如膏 紫菀一两半,去苗土 蛤蚧一对,头尾全者,涂酥慢火炙令黄 柏叶三分 白石英一两半,细研,水飞过 人参三分,去芦头 甘草三分,炙微赤,剉 五味子三分 白茯苓一两 天门冬一两半,去心,焙 鹿角胶二两,捣碎,炒令黄燥 干姜半两,炮裂,剉 桂心三分 熟干地黄二两

右件药捣罗为末,炼蜜和捣三二百杵,圆如梧桐子大,每服不计时候以粥饮下三十圆。

治久咳嗽,唾脓血,**阿胶煎方**:

阿胶二两,捣碎,炒令黄燥 薯蓣一两 白茯苓一两 天门冬一两半,去心,焙 贝母一两,煨微黄 酥一两 生地黄汁一升 生姜汁一合 白蜜二合 杏人一两,汤浸,去皮尖,双人,麸炒微黄,研如膏

右件药捣罗前五味为末,与后五味相和,于银器中以慢火熬令得所,用不津器盛,不计时候含半枣大咽津。

治咳嗽熏法诸方

治咳嗽,用药熏方:

臭黄一钱 猪牙皂荚末一钱 蜡一分,细切 腻粉一钱 人乳汁一合 大麻人一合,研烂

右件药都以乳汁调和令匀,以芦苇筒长一尺二寸,破作两片,一尺涂药,二寸令空,却令相合,以线系定,须令心中通气,余有一半药,涂在一张蜡纸上,裹定筒子晒干,一头点火,一头吸烟,逐口咽下,如觉口干,便吃稀粥,及吃少蜜,其烟筒子歇时,权以物塞定,如此熏三四遍,肺内有虫即吐出,如无虫,亦有黑涎及血,吐便出,差。

又方:

熏黄一两,细研

右以蜡纸一张,用熏黄薄涂令匀,与蜡[1]相乳入,急卷如上法,熏之,以吐为度,七日将息后,吃羊肉羹补之。

又方:

右以烂青布广四寸,上铺熟艾,其艾上又布少白矾末,矾上又布少熏黄末及少盐,又布少豉末,急卷之,以火烧令着,内干罐子中,以纸缦罐子上面开一小孔子,以口吸取烟咽之,以吐出痰涎为度。若心闷时,略歇,烟尽乃止。日一二度作,不过三五度差。三七日慎油腻物。

治久咳嗽不差,熏法:

右每旦取款冬花半两,用少蜜拌使润,内于一小铛中,以瓷碗合铛,瓷碗底上钻一孔子,孔中内一小竹筒,如无竹,苇筒亦得,其筒稍长,作之碗铛相合令密,安筒处以面泥之,勿令漏

---

[1] 蜡:原为异体字"蠟",今统一改正体"蜡"字。下之"相"字,《普济方》卷162,《类聚》卷116所引同方均同,人民卫生出版社排印本作"和",不知所据。

气,铛下着炭火烧之,少时款冬烟自筒出,则口含筒,吸取烟咽之。如觉心少闷,须暂举头,即以指捻筒头,勿使漏烟,吸烟使尽即止。凡如是三日一度为之,待至六日,则饱食羊肉馎饦,则便永差。

又方:

右捣艾令极熟,薄布于一张纸上,复以少许硫黄末薄布于艾上,以芦一枝,与纸相当者,卷之,先以火烧其下,烟从芦孔中出,吸取烟咽之。若吐即止,止后食粥,明朝复熏之如前。若吸烟得吐,即为效也。

治咳嗽腹胀,上气不得卧,用药熏方:

右用蜡纸一张,以熟艾匀薄布遍纸上,熏黄末一分,款冬花末三分,并布艾上,着一苇筒卷之,每取三寸,以粗线系定,烧下头,吸烟咽之。尽三剂即差,差后断盐、醋一百日。

太平圣惠方卷第四十七

凡二十六门　病源一十五首　论五首　方共计一百九十道

霍　乱　论

夫霍乱者,由人温凉不调,阴阳清浊二气有相干乱,其乱在于肠胃之间,因遇饮食而变发,则心腹疞痛。其有先心痛者,有先吐腹痛者,有先利心腹并痛者,有吐利俱发者。挟风而实者,身发热,头痛体疼,而复吐利。虚者但[1]吐利,心腹刺[2]痛而已。亦有饮酒食肉,好食腥脍,生冷过度,或居处不节,或露卧湿地,或当风取凉,而风冷之气归于三焦,传于脾胃,脾胃得冷则不磨,不磨则水谷不能消化,致令真邪相干,肠胃虚弱,便至吐利。食饮不消,心腹胀满,皆成霍乱。霍乱有三名,一名反胃,言其胃气虚逆,反吐饮食也;二名霍乱,言其病挥霍之间,便致缭乱也;三名走哺,言其哺食变逆也。诊其脉来代者,霍乱。又脉代而绝者,霍乱也。凡脉大者可疗,微细不可疗。脉微而迟,气息劣,不欲言者,不可疗。《养生方》云:七月食蜜[3],令人暴下,发霍乱也。

治霍乱诸方

夫脏腑冷热不调,饮食过度,使阴阳二气清浊相干,而变乱于肠胃间之所致也。而呕吐者,是冷气客于腑脏,脾气不和而利者,是肠胃俱虚,而挟宿冷,水谷不理,大肠滑利,故洞下不止。其邪气上攻于心,则令心痛,下攻于腹,则令腹痛。若吐利过多,气血虚损,荣卫不理,则手足逆冷转筋,此皆真邪交错,肠胃变乱,故名霍乱也。

---

〔1〕　但:原作"俱"。《病源》卷22"霍乱候"作"但",义长,因改。
〔2〕　刺:原作"利"。据改同上。
〔3〕　蜜:原作"霍"。《病源》卷22"霍乱候"引作"蜜",义长,因改。

983

治霍乱吐利,冷气攻心腹,**木瓜散方**:

木瓜一两,干者　艾叶半两　当归半两,剉,微炒　木香半两　桂心半两　诃梨勒三分,煨　肉豆蔻半两,去皮　人参半两,去芦头　白术三分　陈橘皮一两,汤浸,去白瓤,焙　厚朴三分,去粗皮,涂生姜汁炙香熟

右件药捣筛为散,每服三钱,以水一中盏,煎至五分,去滓,不计时候稍热服。

治霍乱冷热不调,吐利不止,**高良姜散方**:

高良姜一两,剉　木瓜一两,干者　香薷一两　梨枝叶一两半　人参三分,去芦头

右件药捣粗罗为散,每服三钱,以水一中盏,煎至五分,去滓,温温频服。

治霍乱吐利不止,宜服**丁香散方**:

丁香半两〔1〕　桂心半两　诃梨勒三分,煨,用皮　厚朴三分,去粗皮,涂生姜汁炙令香熟　陈橘皮一两,汤浸,去白瓤,焙　木瓜一两,干者　高良姜三分,剉　白术半两　附子三分,炮裂,去皮脐

右件药捣细罗为散,不计时候以粥饮调下二钱。

治霍乱吐逆及利,并脚转筋,**人参散方**:

人参一两,去芦头　干姜半两,炮　吴白术一两　木瓜一两,干者

右件药捣粗罗为散,每服三钱,以水一中盏,入生姜半分,煎至五分,去滓,不计时候温服。

治霍乱吐泻不止,**厚朴散方**:

厚朴一两半,去粗皮,涂生姜汁炙令香熟　甘草半两,炙微赤,剉　肉豆蔻三分,去壳　黄连三分,去须

右件药捣筛为散,每服三钱,以水一中盏,煎至五分,去滓,温温频服。

治霍乱或吐或泻,口干大渴〔2〕,头疼体痛,宜服**理中圆方**:

人参一两,去芦头　干姜一两,炮裂,剉　甘草半两,炙微赤,剉　白术一两

右件药捣罗为末,炼蜜和圆如弹子大,不计时候以粥饮化破一圆服之。

治霍乱吐泻,令不再发,**虎掌圆方**:

虎掌二两,汤浸七遍,剉碎,生姜汁拌,微炒　薇衔二两　枳壳三两,麸炒,去瓤　厚朴六两,去粗皮,涂生姜汁炙令香熟　附子三两,炮裂,去皮脐　干姜三两,炮裂,剉　人参三两,去芦头　槟榔二两　皂荚三梃,去黑皮,涂酥炙焦黄,去子　白术五两

右件药捣罗为末,炼蜜和捣五七百杵,圆如梧桐子大,不计时候以温酒下二十圆。

治霍乱水利不止,吐不下食,兼烦渴〔3〕,**草豆蔻散方**:

草豆蔻半两,去皮　黄连一两,去须　丁香半两

右件药捣筛为散,每服三钱,以水一中盏,入黑豆五十粒,生姜半分,煎至六分,去滓,不计时候温服。

治霍乱不利唯吐,方:

人参三分,去芦头　厚朴半两,去粗皮,涂生姜汁炙令香熟　陈橘皮三分,汤浸,去白瓤,焙　兔骨一两,涂酥炙令黄

右件药捣筛为散,每服三钱,以水一中盏,入生姜半分,煎至五分,去滓,不计时候温服。

治霍乱唯利不吐,方:

乌牛齝一团,并草　生姜三分,切　人参半两,去芦头,剉

---

〔1〕　半两:原作"去头"。《类聚》卷107引同方作"半两",义长。又《普济方》卷201引《十便良方》"丁香散"亦作"半两",因改。

〔2〕　渴:原误作"汤"。据《类聚》卷107引同方改。

〔3〕　渴:原误作"汤"。据《类聚》卷107引同方改。

右件药细剉,拌和令匀,以淡浆水一大盏,煎至六分,去滓,分为二服,稍热服之,如人行五里再服。

治霍乱初觉吐利,宜服此方:

香菜一两 小蒜一两 厚朴一两,去粗皮,涂生姜汁炙香熟

右件药细剉令匀,每服半两,以水一大盏,入生姜半分,煎至七分,去滓,分温二服,不计时候服之。

治霍乱吐利转筋,心膈烦闷,宜服此方:

木瓜一两,干者 桂心一两 草豆蔻半两,去皮

右件药捣筛为散,每服三钱,以水一中盏,煎至六分,去滓,不计时候温服。

又方:

扁豆五十颗 木瓜一分 皂荚子十枚

右三味炒黄,捣筛为散,以水一大盏,煎至五分,去滓,顿服立效。

又方:

豌豆三合 香菜三两

右件药以水三大盏煎至一盏半,去滓,分为三服,温温服之,如人行五里再服。

治霍乱吐泻不定,方:

桑叶一握 篇竹一握

右细剉,以水二大盏煎至一大盏,去滓,温温分为三服,如人行三二里再服。

治霍乱吐泻如神方:

厚朴去粗皮,涂生姜汁炙令香熟

右件细罗为散,不计时候以新汲水调下二钱。

治霍乱呕吐不止诸方

夫冷热不调,饮食不节,则使人阴阳清浊之气相干,而变乱于肠胃之间,则成霍乱。霍乱而呕吐者,是冷气客于腑脏之间,或上攻于心则心痛,或下攻于腹则腹痛。若先心痛者则先吐,先腹痛者则先利。而此呕吐是冷入于胃,胃气变冷,邪气既盛,谷气不和,胃气逆上,故呕吐也。

治霍乱呕吐,脾胃虚冷,气隔,不思饮食,**诃梨勒散方:**

诃梨勒皮三分 桂心半两 白术一两 泽泻半两 人参半两,去芦头 干姜半两,炮裂,剉 甘草一分,炙微赤,剉 陈橘皮一两,汤浸,去白瓤,焙 赤芍药半两 厚朴一两,去粗皮,涂生姜汁炙令香熟

右件药捣粗罗为散,每服四钱,以水一中盏,入生姜半分,煎至六分,去滓,温温服之。

又方:

厚朴一两,去粗皮,涂生姜汁炙令香熟 桂心半两 枳实半两,麸炒微黄 半夏半两,汤洗七遍去滑 人参半两,去芦头 白术一两

右件药捣筛为散,每服三钱,以水一中盏,入生姜半分,枣三枚,煎至六分,去滓,温温频服。

又方:

白术半两 肉豆蔻半两,去壳 人参半两,去芦头 厚朴三分,去粗皮,涂生姜汁炙香熟 陈橘皮三分,

汤浸，去白瓤，焙

右件药捣筛为散，每服三钱，以水一中盏，入生姜半分，枣三枚，煎至六分，去滓，不计时候温服。

治霍乱呕吐不止，宜服**人参散**方：

人参一两，去芦头　白术一两　甘草半两，炙微赤，剉　厚朴一两，去粗皮，涂生姜汁炙令香熟　陈橘皮一两，汤浸，去白瓤，焙　半夏半两，汤浸七遍去滑

右件药捣粗罗为散，每服三钱，以水一中盏，入枣二枚，生姜半分，煎至六分，去滓，不计时候温服。

又方：

肉豆蔻一两，去壳　人参一两，去芦头　厚朴一两，去粗皮，涂生姜汁炙令香熟

右件药捣粗罗为散，每服三钱，以水一大盏，入生姜半分，粟米二撮，煎至五分，去滓，不计时候温服。

治霍乱，食不消化，呕吐不止，**桔梗散**方：

桔梗一两，去芦头　白术一两　陈橘皮一两，汤浸，去白瓤，焙　干姜半两，炮裂，剉　白茯苓三分　枇杷叶半两，拭去毛，炙微黄　高良姜半两，剉　甘草一分，炙微赤，剉

右件药捣粗罗为散，每服三钱，以水一中盏，入仓粳米五十粒，枣三枚，煎至六分，去滓，不计时候温服。

治霍乱，呕吐腹胀，**厚朴散**方：

厚朴一两，去粗皮，涂生姜汁炙令香熟　桂心半两　枇杷叶一分，去毛，炙微黄　枳实半两，麸炒微黄

右件药捣筛为散，每服三钱，以水一中盏，入生姜半分，煎至六分，去滓，不计时候温服。

治霍乱吐少呕多者，宜服此方：

附子一两，炮裂，去皮脐　半夏二两，汤洗七遍去滑　干姜一两，炮裂，剉

右件药捣粗罗为散，每服三钱，以水一中盏，入粳米五十粒，枣二枚，煎至六分，去滓，不计时候温服。

治霍乱脾胃虚冷，气逆，呕吐不止，方：

陈橘皮一两，汤浸，去白瓤，焙　干姜半两，炮裂，剉　荜茇三分　桂心半两　人参半两，去芦头　甘草半两，炙微赤，剉　白术一两　神曲一两，炒微黄　附子一两，炮裂，去皮脐

右件药捣罗为末，炼蜜和捣三二百杵，圆如梧桐子大，不计时候以粥饮下三十圆。

又方：

肉豆蔻一两，去壳　人参一两，去芦头　白术一两　甘草半两，炙微赤，剉　高良姜三分，剉　桂心三分　陈橘皮一两，汤浸，去白瓤，焙　胡椒半两

右件药捣罗为末，炼蜜和捣三二百杵，圆如梧桐子大，不计时候以粥饮下三十圆。

治霍乱心腹痛诸方

夫冷热不调，饮食不节，则致阴阳清浊之气相干，而变乱于肠胃之间，则成霍乱。霍乱而心腹胀满者，是风气客于脏腑之间，冷气与真气相击，或上攻心，或下攻腹也。

治伤冷霍乱虚烦，吐泻转筋，冷汗出，腹中痛，**附子散**方：

附子一两，炮裂，去皮脐　草豆蔻一两，去皮　人参三分，去芦头　甘草半两，炙微赤，剉　陈橘皮一两，

汤浸,去白瓤,焙　当归半两,剉,微炒　干姜半两,炮裂,剉　桂心半两　木瓜一两,干者　厚朴三分,去粗皮,涂生姜汁炙令香熟

右件药捣筛为散,每服三钱,以水一中盏,煎至六分,去滓,不计时候温服。

治霍乱吐泻,心腹痛,四肢不和,**人参散方**:

人参半两,去芦头　白术半两　赤芍药半两　甘草半两,炙微赤,剉　当归半两,剉,微炒　干姜一两,炮裂,剉　赤茯苓半两　肉豆蔻半两,去壳　桂心半两

右件药捣筛为散,每服三钱,以水一中盏,煎至六分,去滓,不计时候温服。

治霍乱吐泻不止,冷气入脾胃,攻心腹切痛,**肉豆蔻圆方**:

肉豆蔻半两,去壳　白术半两　高良姜三分,剉　桂心半两　甘草一分,炙微赤,剉　枇杷叶半两,拭去毛,炙微黄　吴茱萸半两,汤浸七遍,焙干微炒　厚朴一两,去粗皮,涂生姜汁炙令香熟

右件药捣筛为散,每服三钱,以水一中盏,煎至六分,去滓,不计时候温服。

治霍乱吐泻,心腹疼痛,方:

黑豆半合,炒熟　生姜半两　黄连半两,去须　草豆蔻半两,去皮

右件药细剉和匀,分为四服,每服以水一盏煎至六分,去滓温服,良久再服。

治霍乱心腹疰痛,冷气筑心,**备急圆方**:

川大黄一两,剉,微炒　干姜一两,炮裂,剉　巴豆一分,去皮心,纸裹压去油,细研

右件药捣罗为末,入研了巴豆令匀,炼蜜和圆如梧桐子大,每服不计时候以粥饮下三圆。

治冷[1]气相攻霍乱,少吐多利,腹痛如刀刺,宜服此方:

母生姜一片,大如手者,以炭火烧令皮黑色

右热搥碎[2],以新汲水一大盏浸之良久,渐渐服之。

治霍乱腹痛吐利,宜服此方:

桃叶一两,切

右以水一中盏,煎至六分,去滓,不计时候温服。

又方:

楠木一两　樟木一两

右件药细剉,以水二大盏煎至一大盏,去滓,分为三服,不计时候温服。

又方:

干姜一两,炮裂,剉

右捣细罗为散,每服以热酒调下一钱。

又方:

小蒜半两

右以水一中盏,煎至六分,去滓,不计时候温服。

又方:

芦叶一握,剉

右以水一大盏煎至五分,去滓顿服。

---

〔1〕 冷:原作"令"。据《类聚》卷107引同方改。
〔2〕 热搥碎:据其方意,当作趁热搥碎。此法可用于多种炒制、煨制之药。

治霍乱心腹胀痛，不得利，方：

乌牛粪绞取汁，一合　百日儿乳汁一合

右二味搅匀，温温顿服。

治霍乱转筋，腹痛不止，方：

小蒜一分　盐一分

右件药烂捣，内少许于脐中，上以艾火灸五七壮，立效。

治霍乱心腹胀满诸方

夫冷热不调则成霍乱。霍乱若心腹胀满者，是寒气与脏气相搏[1]，真邪相攻，不得吐利，故令腹胀满也。其有吐利过多，脏虚，邪犹未尽，邪客于脾，气不宣发，亦令心腹胀满也。

治霍乱吐利，心烦转筋，腹胁胀满，宜服**桂心散方**：

桂心半两　人参三分，去芦头　香薷二两　木瓜二两，干者　陈橘皮一两，汤浸，去白瓤，焙　甘草半两，炙微赤，剉　干姜半两，炮裂，剉　槟榔一两

右件药捣筛为散，每服四钱，以水一中盏，入生姜半分，煎至六分，去滓，不计时候温服。

治霍乱吐泻，心腹胀满，脾胃虚弱，四肢逆冷，**诃梨勒散方**：

诃梨勒皮一两，微煨　白茯苓一两　桂心一两　厚朴二两，去粗皮，涂生姜汁炙令香熟　陈橘皮一两，汤浸，去白瓤，焙　甘草一分，炙微赤，剉

右件药捣筛为散，每服四钱，以水一中盏，入枣二枚，生姜半分，煎至六分，去滓，不计时候热服。

治霍乱吐泻多，脾胃虚乏，心腹胀满，不思饮食，**藿香散方**：

藿香半两　当归半两，剉，微炒　人参半两，去芦头　木瓜一两，干者　桂心半两　白术一两　附子三分，炮裂，去皮脐　芎䓖半两

右件药捣粗罗为散，每服三钱，以水一中盏，入生姜半分，枣三枚，煎至六分，去滓，不计时候热服。

治霍乱吐逆下利，心腹胀满，脚转筋，手足冷，**吴茱萸散方**：

吴茱萸半两，汤浸七遍，焙干微炒　厚朴一两，去粗皮，涂生姜汁炙令香熟

右件药捣粗罗为散，每服三钱，以水一中盏，入生姜半分，煎至六分，去滓，不计时候热服。

又方：

香薷一握，切　生姜半两，切　木瓜一两，剉

右件药以水二大盏煎至一盏，去滓，入白米半合煮成粥，入少酱汁为味，吃一两服，效。

又方：

白术二两　枳壳二两，麸炒微黄，去瓤　桂心一两

右件药捣筛为散，每服三钱，以水一中盏，入枣三枚，生姜半分，煎至六分，去滓，不计时候热服。

---

〔1〕搏：原作"捣"。据《类聚》卷107引同论改。

治霍乱,心胸妨闷,腹胁胀满,呕吐,**紫苏圆方**:

紫苏茎叶一两　陈橘皮一两,汤浸,去白瓤,焙　人参一两,去芦头　高良姜一两,剉　桂心一两

右件药捣罗为散,炼蜜和捣三二百杵,圆如梧桐子大,不计时候以热酒嚼下二十圆。

治霍乱,及脾胃气虚,腹胀妨闷,不思饮食,**白豆蔻圆方**:

白豆蔻三分,去皮　干姜半两,炮裂,剉　白术一两　甘草半两,炙微赤,剉　人参三分,去芦头　桂心半两　厚朴一两,去粗皮,涂生姜汁炙令香熟　陈橘皮一两,汤浸,去白瓤,焙　诃梨勒皮三分

右件药捣为散,炼蜜和捣三二百杵,圆如梧桐子大,每服以生姜枣汤下二十圆,日四五服。

治霍乱及脾胃气虚腹胀,不能饮食,方:

人参三分,去芦头　香菜一握,剉　陈橘皮一两,汤浸,去白瓤,焙

右件药捣筛为散,分为四服,每服以水一中盏,入枣二枚,生姜半分,煎至六分,去滓,不计时候温服。

治霍乱呕逆,腹鸣下利,心下胀满,方:

陈橘皮一两,汤浸,去白瓤,焙　半夏三分,汤洗七遍去滑　干姜半两,炮裂,剉

右件药捣粗罗为散,每服四钱,以水一中盏,入生姜半分,煎至六分,去滓,不计时候温服。

治干霍乱诸方

夫干霍乱者,是冷气搏于肠胃,致饮食不消,但腹满烦乱,病痛短气,其肠胃先实,故不吐不利,名为干霍乱也。

治干霍乱不吐不利,宿食不消,烦乱腹痛,**木香散方**:

木香一两　高良姜二两,剉　草豆蔻一两,去皮

右件药捣筛为散,每服三钱,以水一中盏,入生姜半分,枣三枚,煎至六分,去滓,不计时候温服。

治干霍乱,心腹疠痛,气短急,四体闷,不吐利,烦惋难忍,此名干霍乱,斯须不治,即杀人,急治方:

干姜三分,炮裂,剉　川大黄一两,剉碎,微炒　巴豆三枚,去皮心研,纸裹压去油　吴茱萸一两,汤浸七遍,焙干微炒

右件药捣罗为末,入巴豆令匀,炼蜜和捣三百杵,圆如梧桐子大,每服以粥饮下十五圆,须臾更以热茶投之,当吐利即差。

治干霍乱,众医无效,宜服此方:

肉桂末,一两　诃梨勒皮末,一分　巴豆一枚,去皮心研,纸裹压去油

右件药除桂,先将二味绵裹,内一中盏汤中浸良久,搦下黄汁,更入酒一合,下桂末令匀,顿服,须臾得吐利大效。

治干霍乱,不吐不泻,腹胀如鼓,心胸痰壅,宜服此方:

盐二两　生姜一两,切

右件药炒令转色,以童子小便一大盏,煎至六分,去滓,分为二服,温温服之。

治干霍乱不吐泻,时复心烦,四肢逆冷,方:

右取黄牛犊子粪一升,以水二大盏煮取一盏,净滤去滓,分温二服。

治干霍乱不吐不利,胸膈烦渴,心腹胀痛,宜服此方:

盐二钱　乱发灰二钱

右件药以水一中盏煎盐至六分,放温,调发灰顿服,良久再服。

治干霍乱不吐不利,烦闷不知所为,方:

巴豆一枚,去皮心

右以熟水研服之,当快利三两行,即以浆水粥止,立定。

治霍乱欲死诸方

夫霍乱欲死者,由饮食不消,冷气内搏,或未得吐利,或虽得吐利,冷气未歇,致真邪相干,阴阳交争,气厥不理,则烦闷逆满,因之故欲死也。

治胃冷霍乱吐下,烦呕转筋,内冷汗出,手足指痹,气息欲绝垂死者,服此**人参散**方:

人参半两,去芦头　附子半两,炮裂,去皮脐　桂心半两　赤茯苓半两　甘草半两,炙微赤,剉　陈橘皮半两,汤浸,去白瓤,焙　当归半两,剉碎,微炒　葛根半两,剉　干姜半两,炮裂,剉　桂心半两

右件药捣粗罗为散,每服五钱,以水一大盏,入生姜半分,煎至五分,去滓,不计时候温服,取差乃止。若吐却药,即续更服之。

治霍乱吐利不止,闷绝不任,宜服**藿香散**方:

藿香一两　白术一两　当归一两半,剉碎,微炒　木瓜三两,干者　人参一两,去芦头　赤茯苓一两　五味子一两　黄耆一两,剉

右件药捣筛为散,每服四钱,以水一中盏,煎至六分,去滓,不计时候温服。

治霍乱烦闷欲死,方:

鸡屎白半合,微炒　胡椒三十粒　高良姜半两,剉　桂心半两　木瓜一两,干者　麦门冬一两,去心,焙

右件药捣筛为散,每服三钱,以水一中盏,煎至六分,去滓,不计时候温服。

治霍乱吐泻欲垂命者,宜服**附子散**方:

附子一两,炮裂,去皮脐　干姜半两,炮裂,剉　甘草三分,炙微赤,剉　桂心三分

右件药捣筛为散,每服三钱,以水一中盏,煎至六分,去滓,不计时候温服。

治霍乱吐不止,欲死,方:

生姜三两,切　牛粪三合

右件药以水三大盏,煎至一盏半去滓,分温三服。

治霍乱转筋垂死,立效方:

故蒲一握,细切

右以浆水一大盏煮取六分,去滓,温温频服。

治霍乱困笃不识人,方:

鸡苏三两,剉

右以水三大盏煎至一盏半,去滓,分温三服。

治霍乱心烦诸方

夫霍乱而心烦者，由大吐大利，腑脏气暴极。夫吐者，胃气逆。利者，肠虚也。大吐大利者，气逆则甚，三焦不理，五脏未和，冷搏于气，逆上乘心，故心烦。亦有[1]未经吐利心烦者，是冷气入于肠胃，水谷不消，蕴瘀不宣，气亦逆上，故亦烦也。

治霍乱吐泻心烦，**人参散**方：

人参一两，去芦头　麦门冬一两，去心　陈橘皮一两，汤浸，去白瓤，焙　茯神三分　甘草半两，炙微赤，剉

右件药捣筛为散，每服三钱，以水一中盏，入生姜半分，小麦五十粒，竹叶二七片，煎至六分，去滓，温温频服。

治霍乱，心烦干呕，**芦根散**方：

芦根一两半，剉　人参一两，去芦头　陈橘皮一两，汤浸，去白瓤，焙　枇杷叶半两，拭去毛，炙微黄　麦门冬半两，去心　木瓜二两

右件药捣筛为散，每服三钱，以水一中盏，入生姜半分，煎至六分，去滓，温温频服之。

治霍乱吐利，汗出心烦，宜服此方：

人参三分，去芦头　白术半两　黄耆半两，剉　茯神三分　甘草半两，炙微赤，剉　干姜半两，炮裂，剉　桂心半两　麦门冬三分，去心

右件药捣筛为散，每服四钱，以水一中盏，入生姜半分，煎至六分，去滓，温温频服之。

治霍乱心烦，坐卧不安，方：

葱白七茎，切　大枣十枚，切

右件药相和，分为二服，每服以水一中盏煎至六分，去滓温服，良久再服。

治霍乱吐利，心烦壮热，方：

黑豆一合，拣择紧者，拭令净　生姜半两

右件药以浆水一大盏，煎至六分，去滓，分温二服。

治霍乱吐泻，心烦闷乱，宜服此方：

生姜汁一合　蜜一合　糯米一合，以新汲水淘令净，研如粉

右件药以新汲水一大盏相和，时时服一合已来。

又方：

甘草一分，炙微赤，剉　槐叶一两　桑叶一两

右件药捣筛为散，每服三钱，以水一中盏，煎至六分，去滓，不计时候温服。

又方：

竹叶一握

右以水一大盏，煮取汁五分，分温二服。

治霍乱心烦躁方：

枣十五枚　生姜一两，切

右用水二大盏煎至一盏，去滓，分温二服。

---

〔1〕亦有：原误作"赤"。《普济方》卷203"霍乱心烦附论"作"亦有"，《类聚》卷107作"亦"，从《普济方》改。

又方：

桂心一分，末　人参半两，去芦头

右以水一大盏煎至七分，去滓，分温二服。

又方：

芦根三两，剉　麦门冬一两，去心

右以水二大盏煎至一大盏，去滓，分温五服。

治霍乱烦渴诸方

夫霍乱而烦渴者，由大吐逆，上焦虚，气不调，气乘于心则烦闷也。若利则津液竭，竭则脏燥，脏燥则渴也。若烦渴不止则引饮，引饮则利，利亦不止也。

治霍乱卒吐下利不禁，脉数烦渴，宜服**人参散**方：

人参一两，去芦头　白术一两　白茯苓一两　葛根一两，剉　陈橘皮一两，汤浸，去白瓤，焙　麦门冬一两，去心　甘草半两，炙微赤，剉

右件药捣筛为散，每服四钱，以水一中盏，入生姜半分，煎至六分，去滓，温温频服之。

治霍乱吐下后烦渴，**栀子散**方：

栀子人半两　豉一合，不捣　陈橘皮三分，汤浸，去白瓤，焙　甘草一分，炙微赤，剉

右件药捣筛为散，分为三服，每服以水一中盏，入生姜半分，煎至六分，去滓，温服之。

治霍乱吐泻，烦渴心躁，宜服此方：

芦叶一两，剉　糯米半两

右件药以水一大盏，入竹茹一分，煎至六分后，入蜜半合，生姜汁半合，煎三两沸，去滓放温，时时呷之。

又方：

麦门冬半两，去心　桑叶一两　生姜半两　粱米半两

右件药细剉，以水一大盏，煎至六分，去滓，入蜜半合更煎三两沸，放令温，时时呷之。

治霍乱烦渴头痛，**石膏散**方：

石膏二两　麦门冬一两，去心　甘草三分，炙微赤，剉　白茯苓一两

右件药捣筛为散，每服三钱，以水一中盏，入生姜半分，豉一百粒，竹叶二七片，煎至六分，去滓，不计时候温服。

治霍乱心烦渴，方：

白茯苓一两　大枣十枚，去核　麦门冬半两，去心

右件药细剉，分为五服，每服以水一中盏，煎至六分，去滓，温温频服。

治霍乱吐利，烦渴不止，方：

木瓜一枚　桂心一两　麦门冬一两，去心

右件药细剉，每服半两，以水一大盏，煎至五分，去滓，不计时候温服。

治霍乱已吐利后，烦渴不止，方：

桑叶一握，切

右以水一大盏，煎至五分，去滓，不计时候温服。

治霍乱不吐泻，但有生食气，气急烦渴，宜服此方：

木瓜一枚,切

右以水二大盏煎至一盏二分,细饮之。

治霍乱吐下后,大烦渴,饮水不足,宜服此方:

黄米一合

右以水一大盏煮令熟,放温饮清汁,频服之。

治霍乱干呕诸方

夫霍乱干呕者,由吐下脾胃虚极,三焦不理,气痞结于心下,气时逆,故干呕而无所出。若更遇冷折于胃,而胃气不通,则变为哕也。

治霍乱胃气虚,干呕不止,**白术散方**:

白术一两 藿香一两 人参一两,去芦头 枇杷叶半两,拭去毛,炙微黄 高良姜半两,剉 草豆蔻半两,去皮

右件药捣筛为散,每服三钱,以水一中盏,入生姜半分,枣三枚,煎至六分,去滓,不计时候温服。

又方:

薤白一握 人参一两,去芦头 白术一两 厚朴一两,去粗皮,涂生姜汁炙令香熟 香薷一两

右件药细剉和匀,每服半两,以水一中盏,入生姜半分,枣三枚,煎至六分,去滓,不计时候服。

又方:

丁香一分 人参一分,去芦头

右件药捣细罗为散,分为二服,每服以牛乳三合煎三五沸,和滓温服,如人行五里再服。

又方:

生姜汁半合 牛乳一合

右二味煎一两沸,频服之。

又方:

吴茱萸半两,汤浸七遍,焙干微炒 干姜半两,炮裂,剉 人参二两,去芦头

右件药捣粗罗为散,每服三钱,以水一中盏煎至七分,去滓,不计时候温服。

又方:

厚朴四两,去粗皮,涂生姜汁炙令香熟 干扁豆叶二两 白茯苓三两 白术三两 人参三两,去芦头

右件药捣筛为散,每服三钱,以水一中盏,煎至六分,去滓,不计时候温服。

治霍乱干呕,方:

干姜一两 人参一两,去芦头 陈橘皮一两,汤浸,去白瓤,焙

右细剉和匀,每服半两,以水一大盏,煎至五分,去滓,不计时候温服。

又方:

厚朴一两,去粗皮,涂生姜汁炙令香熟 枳壳一两,麸炒微黄,去瓤

右件药捣筛为散,每服三钱,以水一中盏,煎至六分,去滓,不计时候稍热服。

治霍乱引饮,饮即干呕,方:

生姜一两,切 香薷一两,切 陈橘皮一两,汤浸,去白瓤,焙

右件药以水二大盏煎至一盏,去滓,分温二服。

治霍乱干呕不息,方:

薤白一握,切　生姜半两,切　陈橘皮三分,汤浸,去白瓤,焙

右件药以水二大盏煎至七分,去滓,分温二服。

治霍乱心腹筑悸诸方

夫霍乱而心腹筑悸者,由吐下之后,三焦五脏不和,而水气上乘于心故也。肾主水,其气通于阴。若吐下则三焦五脏不和,故脾气亦虚,不能制水,水不下宣,与气俱上乘心,其状起脐下,从腹至心,气筑筑然而悸动不定也。

治霍乱吐泻,心烦筑悸,**理中汤方:**

人参一两,去芦头　甘草半两,炙微赤,剉　白术三分　干姜半两,炮裂,剉　赤茯苓半两　麦门冬半两,去心

右件药捣筛为散,每服三钱,以水一中盏,煎至六分,去滓,不计时候温服。

治霍乱吐泻,脐下气筑悸妨闷,**草豆蔻散方:**

草豆蔻一两,去皮　木香半两　桂心半两　人参一两,去芦头　甘草半两,炙微赤,剉　白术半两　干姜半两,炮裂,剉　陈橘皮一两,汤浸,去白瓤,焙

右件药捣筛为散,每服三钱,以水一中盏,煎至六分,去滓,不计时候热服。

治霍乱吐利过多,脐下气筑悸,**人参散方:**

人参一两,去芦头　甘草半两,炙微赤,剉　干姜半两,炮裂,剉　桂心三分　泽泻三分　附子一两,炮裂,去皮脐

右件药捣筛为散,每服三钱,以水一中盏,煎至六分,去滓,不计时候热服。

治霍乱后下痢诸方

夫冷热不调,饮食不节,则成霍乱。霍乱而下痢者,是冷气先入于肠胃,肠胃之气得冷则相击而痛,故霍乱若先腹痛者,则成下痢也。

治霍乱后下痢,**人参散方:**

人参一两,去芦头　甘草一两,炙微赤,剉　黄芩一两　白茯苓二两　芎䓖一两半　当归一两半,剉,微炒　干姜二两,炮裂,剉　厚朴二两,去粗皮,涂生姜汁炙令香熟

右件药捣筛为散,每服五钱,以水一大盏,入粟米半合,煎至五分,去滓,不计时候热服。

治霍乱后下痢,赤白不定,**黄连散方:**

黄连二两,去须,微炒　黄檗二两,剉　酸石榴皮二两　地榆二两,剉　干姜二两,炮裂,剉　阿胶二两,捣碎,炒令黄燥　厚朴二两,去粗皮,涂生姜汁炙令香熟

右件药捣筛为散,每服三钱,以水一中盏,煎至六分,去滓,不计时候热服。

治霍乱后痢不止,冷汗出,腹胁胀,宜服**乌梅散方:**

乌梅肉三分,微炒　黄连三分,去须,微炒　熟艾三分,微炒　赤石脂一两　当归三分,剉,微炒　甘草半两,炙微赤,剉　附子三分,炮裂,去皮脐　阿胶一两,捣碎,炒令黄燥　肉豆蔻一两,去壳

右件药捣细罗为散,不计时候以粥饮调下二钱。

治霍乱后下痢无度,腹中疼痛,**黄连圆方**:

黄连三分,去须,微炒　木香半两　黄蘖三分,微炙,剉　阿胶一两,捣碎,炒令黄燥　当归半两,剉碎,微炒　干姜半两,炮裂,剉　地榆半两,剉　厚朴三分,去粗皮,涂生姜汁炙令香熟

右件药捣罗为末,炼蜜和捣三二百杵,圆如梧桐子大,不计时候以粥饮下二十圆。

治霍乱后水痢不止,**白茯苓圆方**:

白茯苓一两　黄蘖一两,微炙,剉　干姜一两,炮裂,剉　木瓜一两半,干者　白石脂二两

右件药捣罗为末,煮粟米饭和圆如梧桐子大,不计时候以粥饮下三十圆。

治霍乱后,腹中冷气下痢,**木瓜圆方**:

木瓜一两,干者　当归半两,剉,微炒　熟艾半两,微炒　木香半两　桂心半两　陈橘皮三分,汤浸,去白瓤,焙　赤石脂二两　人参半两,微炒　白术三分　厚朴三分,去粗皮,涂生姜汁炙令香熟　诃梨勒皮三分,微煨　高良姜三分,剉

右件药捣罗为末,炼蜜和捣三二百杵,圆如梧桐子大,每服以粥饮下三十圆,日四五服。

又方:

白术一两　人参一两,去芦头　白茯苓一两　甘草半两,炙微赤,剉　厚朴一两,去粗皮,涂生姜汁炙令香熟

右件药捣罗为末,炼蜜和圆如梧桐子大,每服以粥饮下三十圆,日四五服。

治霍乱后洞下不止,方:

艾叶一两　诃梨勒一两,煨,用皮

右件药以水二大盏煎至一盏,去滓,分温三服,如人行五里温温再服。

治霍乱四逆诸方

夫冷热不调,饮食不节,则使人阴阳之气相干,而变乱于肠胃之间,则成霍乱。霍乱而大吐下后,其肠胃俱虚,乃至汗出,其脉欲绝,而手足皆冷,名四逆者,谓阴阳卒厥绝也。

治霍乱腹满,虚鸣气逆,手足俱冷,**附子散方**:

附子半两,炮裂,去皮脐　草豆蔻半两,去皮　桂心半两　陈橘皮半两,汤浸,去白瓤,焙　高良姜半两,剉　甘草一分,炙微赤,剉

右件药捣筛为散,每服三钱,以水一中盏,入生姜半分,煎至六分,去滓,不计时候热服。

治霍乱吐泻不定,四肢逆冷,大渴欲水,**人参散方**:

人参二两,去芦头　附子二两,炮裂,去皮脐　甘草三两,炙微赤,剉　白术二两　干姜二两,炮裂,剉　麦门冬二两,去心

右件药捣筛为散,每服三钱,以水一中盏,煎至六分,去滓,不计时候热服。

治霍乱吐下腹痛,手足逆冷,**四顺汤方**:

附子一两,炮裂,去皮脐　人参一两,去芦头　干姜一两,炮裂,剉　甘草一两,炙微赤,剉

右件药捣筛为散,每服三钱,以水一中盏,煎至六分,去滓,不计时候热服。

治霍乱多寒,手足厥冷脉绝,**吴茱萸散方**:

吴茱萸二两,汤浸七遍,焙干微炒　当归一两,剉碎,微炒　桂心一两　白芍药一两　细辛一两　木香一两　甘草半两,炙微赤,剉

右件药捣筛为散,每服三钱,以水一中盏,入生姜半分,枣三枚,煎至六分,去滓,不计时

候热服。

治霍乱身体疼痛,四肢逆冷,服理中四顺不效者,宜服此方:

人参一两,去芦头　附子二两,炮裂,去皮脐　白芍药一两　桂心二两　当归一两,剉碎,微炒　陈橘皮二两,汤浸,去白瓤,焙　白术二两　高良姜一两,剉

右件药捣筛为散,每服四钱,以水一中盏,入枣三枚,煎至六分,去滓,不计时候热服。

治霍乱呕吐,及下后[1]腹中干痛,手足逆冷,宜服此方:

当归一两,剉,微炒　干姜半两,炮裂,剉　甘草半两,炙微赤,剉　人参一两,去芦头　附子一两,炮裂,去皮脐

右件药捣筛为散,每服三钱,以水一中盏,煎至六分,去滓,不计时候热服。

治霍乱吐泻,冷气攻心腹痛,四肢逆冷汗出,方:

硫黄一两

右件药细研如面,以热酒调下一钱。

治霍乱转筋诸方

夫霍乱而转筋者,由冷气入于筋故也。足之三阴三阳之筋,起于手指,并循络于身。夫霍乱大吐之后,阴阳俱虚,其血气虚极,则手足逆冷,而荣卫不理,冷搏于筋,则筋为之转。冷入于足之三阴三阳,则脚筋转。入于手之三阴三阳,转随冷所入之筋,筋则转。转者,由邪冷之气,击动其筋而移转也。

治霍乱吐泻,多从心神烦躁,及转筋不止,**鸡舌香散**方:

鸡舌香三分　木瓜一两,干者　人参一两,去芦头　陈橘皮一两,汤浸,去白瓤,焙　香薷三分　桂心半两　厚朴一两,去粗皮,涂生姜汁炙令香熟

右件药捣筛为散,每服三钱,以水一中盏,入生姜半分,煎至六分,去滓,不计时候热服。

治霍乱吐利转筋,疼痛欲入腹者,宜服**高良姜散**方:

高良姜三分,剉　桂心三分　木瓜二两,干者　肉豆蔻一两,去壳　陈橘皮一两,汤浸,去白瓤,焙

右件药捣筛为散,每服三钱,以水一中盏,煎至六分,去滓,不计时候热服。

又方:

吴茱萸半两,汤浸七遍,焙干微炒　甘草半两,炙微赤,剉　桂心半两　干姜一分,炮裂,剉　蓼子一分

右件药捣筛为散,每服三钱,以水一中盏,煎至六分,去滓,不计时候热服。

又方:

高良姜三分,剉　甘草半两,炙微赤,剉　陈橘皮一两,汤浸,去白瓤,焙　木瓜二两,干者　人参一两,去芦头　白术三分　厚朴一两,去粗皮,涂生姜汁炙令香熟

右作药捣筛为散,每服三钱,以水一中盏,煎至六分,去滓,不计时候热服。

治霍乱吐泻后转筋,**草豆蔻散**方:

草豆蔻一两,去皮　高良姜一两,剉　丁香一两　白术一两　人参一两,去芦头　陈橘皮一两,汤浸,去白瓤,焙　缩沙一两,去皮　甘草半两,炙微赤,剉　木瓜二两,干者

右件药捣细罗为散,不计时候以热生姜汤调下二钱。

---

〔1〕　后:原作"复"。据《类聚》卷107引同方改。

治霍乱吐利不止,兼转筋,方:

棠梨枝一握　木瓜二两

右件药细剉和匀,分为四服,每服以水一中盏,入生姜半分,煎至六分,去滓,不计时候热服。

治霍乱吐利过多,遍身筋转,及心腹痛,方:

高良姜半两,剉　桂心一两　木瓜二两,干者

右件药捣筛为散,每服三钱,以水一中盏,煎至六分,去滓,不计时候热服。

治霍乱吐泻转筋,方:

木瓜一枚,大者四破　仓粳米一合

右件药以水二大盏煎至一盏半,去滓,时时温一合服之。

治霍乱脚转筋,方:

桂心二两　木瓜二两,干者　乌梅肉二两

右件药捣筛为散,每服半两,以水一大盏煎至五分,去滓温服,日三服。

治霍乱泻后脚转筋,方:

木瓜二两　生姜半两　吴茱萸一分,汤浸七遍,焙干微炒

右件药细剉,以水二大盏煎至一盏二分,去滓,分为三服,频频服之。

治霍乱转筋不止,宜用此方:

高良姜五两　木瓜二枚　川椒二两

右件药细剉,以水二斗煎三二十沸,去滓,入醋一升,于桶内看汤紧慢淋蘸,水冷便止,以绵衣裹,勿令伤冷。

治霍乱脚转筋,方:

附子三两,炮裂,去皮脐　川椒三分　葱根须三握　白矾三两　垂柳三握　桃枝三握　生姜一两,以绵裹系在脚心下

右件药以水三斗煎三二十沸已来,看冷暖淋多时为妙,如急,即加醋五升同煎用之。

治霍乱转筋不止,方:

右用酽醋三二升煎五七沸,看紧慢用故绵浸醋裹患处,微冷即换之,勿令伤冷。

又方:

右用木瓜及枝根煮汤,频频服之。

又方:

陈橘皮二两,汤浸,去白瓤,焙

右以醋浆水一大盏,煎至五分,去滓,稍热频服。

又方:

鸡屎白一分,微炒

右以水一中盏煎至五分,去滓温服,勿令病人知。

又方:

右烧编荐索灰,研三指撮,以热酒调服之差。

又方:

右用釜底墨末,暖酒调下二钱,频服之。

又方：

桂心—两　半夏—两,汤洗七遍去滑

右二味捣罗为末,每服煎生姜酒调下一钱,如人行十里再服。

又方：

右烧蜈蚣研为末,醋调成膏,摩转筋处。

又方：

右以酽醋和米粉,摩涂转筋处。

又方：

赤蓼茎三两,剉

右分为三服,每服以水一中盏,煎至六分,去滓,稍热频服。

又方：

生姜—两,拍碎

右以酒一大盏煮至六分,去生姜,稍热服之。

治脚转筋,方：

木瓜末—两

右以酒一升煎三七沸,温温服之。

治反胃[1]呕哕诸方

夫反胃者,为食物呕吐,胃不受食,言胃口翻也。则有因饮酒过伤脾胃,劳乏所致。则有久积风气,郁滞在脾胃之间,不能消磨谷食所致。则有因忧悒怏[2],蓄怒,肠结胃翻所致。则有宿滞痃癖,积聚冷痰,久不全除,致成兹疾。则有热毒壅隔,胃口闭塞,不下饮食。女人皆由血气所为,男子多因冷恚所致。大凡呕哕,饮食所为,病根既若异同,医疗固宜审察,其中有才食便吐,有食久乃翻,不可一概用方,切在仔细体候也。

治反胃胸膈不利,食即呕吐,宜服**白豆蔻散**方：

白豆蔻半两,去皮　枇杷叶—分,拭去毛,炙微黄　诃梨勒皮三分　前胡—两,去芦头　人参三分,去芦头　槟榔—两　陈橘皮三分,汤浸,去白瓤,焙　白术三分

右件药捣筛为散,每服三钱,以水一中盏,入生姜半分,煎至六分,去滓,不计时候温服。

治脏腑久积虚冷,反胃呕哕,宜服此方：

白矾二两　黄丹二两　硫黄—两

右先将白矾、黄丹入于坩锅内,以炭火半秤烧通赤,任火自消,取出于湿地出火毒两日,入硫黄同细研为末,以粟米饭和圆如菉豆大,不计时候以粥饮下二十圆。

治反胃呕哕,不下食,宜服此方：

猬皮—两,炙令焦黄　人参—两,去芦头　白茯苓—两　厚朴—两,去粗皮,涂生姜汁炙令香熟　生干地黄—两　甘草—两,炙微赤,剉

---

〔1〕　胃：原误作"冒",据本节此下内容改。

〔2〕　忧悒怏："怏",原作"快"。《类聚》卷103引同论引作"怏"。又《济生方》卷二"翻胃"云："或因忧思悒怏,或因蓄怒……"据此,"快"当为"怏"之形误,因改。"忧"后或脱"思"字。录之备参。

右件药捣罗为末,炼蜜和圆如梧桐子大,不计时候以温生姜汤下二十圆。

治反胃,呕哕吐食,渴欲饮水,**半夏散**方:

半夏一两,汤洗七遍去滑　白茯苓一两　泽泻一两　桂心半两　甘草半两,炙微赤,剉　麦门冬二两,去心

右件药捣筛为散,每服三钱,以水一中盏,入生姜半分,煎至六分,去滓,不计时候温服。

治反胃,呕哕吐食,烦热,**麦门冬散**方:

麦门冬半两,去心　半夏半两,汤洗七遍去滑　陈橘皮三分,汤浸,去白瓤,焙　白茯苓三分　甘草一分,炙微赤,剉　枇杷叶一分,拭去毛,炙微黄　人参三分,去芦头

右件药捣筛为散,每服三钱,以水一中盏,入生姜半分,枣三枚,煎至六分,去滓,不计时候温服。

治反胃,呕哕吐食及噎闷[1],方:

枳实半两,麸炒微黄　人参三两,去芦头　陈橘皮二两,汤浸,去白瓤,焙　吴茱萸一分,汤浸七遍,焙干微炒

右件药捣筛为散,每服三钱,以水一中盏,入生姜半分,枣三枚,煎至六分,去滓,不计时候温服。

治反胃呕哕吐食,宜服此方:

肉豆蔻半两,去壳　胡椒一两　荜茇一两　甘草三分,炙微赤,剉

右件药捣细罗为散,每服一钱,以水一中盏煎至五分,入牛乳半合,不计时候温服。

治反胃呕哕,全[2]不住食,**大腹皮散**方:

大腹皮一两,剉　厚朴一两,去粗皮,涂生姜汁炙令香熟　人参一两,去芦头　桂心三分　白术一两　甘草一分,炙微赤,剉　陈橘皮一两,汤浸,去白瓤,焙　半夏一两,汤洗七遍去滑

右件药捣筛为散,每服三钱,以水一中盏,入生姜半分,枣三枚,煎至六分,去滓,不计时候温服。

治反胃呕哕不止,胸膈闷,宜服此方:

枇杷叶一两,拭去毛,炙微黄　前胡一两,去芦头　桂心半两　槟榔一两　陈橘皮一两,汤浸,去白瓤,焙　人参三分,去芦头

右件药捣筛为散,每服三钱,以水一中盏,入生姜半分,煎至五分,去滓,不计时候温服。

治反胃呕哕不止,**丁香散**方:

丁香一两　人参二两,去芦头　枇杷叶一两,拭去毛,炙微黄

右件药捣筛为散,每服三钱,以水一中盏,入生姜半分,煎至五分,去滓,不计时候温服。

又方:

干枣叶一两　藿香半两　丁香一分

右件药捣细罗为散,每服二钱,以水一小盏,入生姜半分,煎至六分即去生姜,不计时候和滓热服。

治反胃呕哕吐食,数日不定,宜服此方:

胡椒三分,末　生姜一两,微煨,切

---

〔1〕闷:原误作"门",据《类聚》卷103"翻胃门·治反胃呕哕诸方"同方改。

〔2〕全:原误作"金",据《类聚》卷103"翻胃门·治反胃呕哕诸方"同方改。

右件药以水二大盏煎取一盏，去滓，分温三服。

治患痼冷反胃，呕哕不下食，方：

附子三分，炮裂，去皮脐　生姜汁一升半，入水二合

右切附子如豆许大，入姜汁中煎令汁尽，更入蜜一合捣一千杵，圆如梧桐子大，不计时候以生姜汤下二十圆，渐加至三十圆。

治反胃病吐后，补方：

白术五两，杵罗为末　生姜五升，捣绞取汁，入酒一升

右件药汁下白术，以慢火煎去半，入白蜜二合，酥二两更煎如稀饧，泻于银器中凝定，每日空腹以清酒调下半匙，服之一月，百病除愈。

治反胃病吐后，令永差，**赤石脂圆**方：

赤石脂一斤，好腻无砂者

右捣罗研，以蜜和圆如梧桐子大，每日空腹以生姜汤下十圆，加至二十圆。一云：水飞，圆如菉豆大，令干，以布揩令光净，空腹津吞十圆，仍先以巴豆一枚去皮，勿令破，津吞之后服药。

治反胃吐逆，方：

硫黄一两　白矾一两

右二味于铫子内炼过，入朱砂一分同研如面，以面糊和圆如小豆大，不计时候以生姜汤下五圆。

治反胃，见食即呕哕，方：

羊粪干湿共七十枚，干者碎之

右以童子小便一大盏，煎至六分，去滓，分为二服。

治咳癔诸方

夫咳癔者，是肺气逆行也。气则为阳，流行腑脏，宣发腠理。而气者，肺之所主也。肺为五脏上盖，主通行腑脏之气也。今肺虚，为微寒所伤，寒搏于气，气不得宣畅，则肺壅而气逆不止，肺虚，微寒之气复搏于胃，胃口气弱，脾中伏冷，客邪之气冲于胃管，胃气不摄，使阴阳气相击，所以咳癔也。

治胃冷咳癔，气厥不通，**高良姜散**方：

高良姜一两，剉　干木瓜半两　莲子心半两　菖蒲半两　丁香一分

右件药捣筛为散，每服三钱，以水一中盏，入生姜半分，煎至六分，去滓，不计时候热服。

又方：

丁香一分　陈橘皮一两，汤浸，去白瓤，焙

右件药捣粗罗为散，每服二钱，以水一小盏煎至四分，去滓，不计时候热服。

治气逆咳噫不止，方：

伏龙肝一两　丁香半两

右件药捣细罗为散，不计时候煎桃人醋汤调下一钱。

治寒气攻胃咳癔，方：

吴茱萸半两，汤浸七遍，焙干微炒　青橘皮半两，汤浸，去白瓤，焙

右件药捣筛为散，每服三钱，以水一中盏，入生姜半分，煎至五分，去滓，不计时候热服。

又方：

草豆蔻一两,去皮　益智子一两,去皮　干柿二两

右件药捣为散,每服三钱,以水一中盏,入生姜半分,煎至五分,去滓,不计时候热服。

又方：

胡椒三十颗　麝香一钱,细研

右捣破胡椒,入麝香,用酒一中盏煎至半盏,稍热服。

又方：

右用黑豆二合,于瓶子中以热醋沃之,纸封,开一小孔子,令患人以口吸其气入咽喉中,即定。

又方：

右用木瓜汁、生姜汁等分和匀,温服一合。

又方：

右用薄荷汁一合、生蜜一钱和调服之。

三 焦 总 论

夫三焦者,三关也。上焦名三管反射,中焦名霍乱,下焦名走哺。合而为一,有名无形。主五脏六腑,往还神道,周身贯体,可闻不可见,和利精气,决通水道,息气肠胃之间,不可以知乎？凡上焦三管反射者,通三焦名中清之腑也,别号玉海,水道出膀胱。合者虽合而不同,亦名孤之府也。而荣出中焦,卫出上焦,荣者是络脉之气道,卫者是经脉之气道也。

上 焦 论

夫上焦者,在胃上口,并咽,上贯膈,布胸走腋,循太阴之分,主卫[1]气之所出,以荣皮肤分肉之间,养身形,若雾露之溉焉[2]。

治上焦虚寒诸方

治上焦虚寒,气滞胸膈噎闷[3],饮食全少,或时痰逆,**诃梨勒散方**：

诃梨勒皮一两　赤茯苓三分　陈橘皮三分,汤浸,去白瓤,焙　枳实半两,麸炒微黄　桂心半两　白术三分　干姜一分,炮裂,剉　甘草一分,炙微赤,剉　人参三分,去芦头　木通半两,剉　厚朴三分,去粗皮,涂生姜汁炙令香熟　半夏一分,汤浸七遍去滑

右件药捣筛为散,每服三钱,以水一中盏,入生姜半分,煎至五分,去滓,每于食后温服。

治上焦虚寒气壅,攻注头痛,胸膈不利,**大腹皮散方**：

大腹皮三分,剉　槟榔三分　木香半两　赤茯苓一两　桂心半两　半夏半两,汤洗七遍去滑　青橘

---

〔1〕　胸……主卫:此十字原残,据《类聚》卷103"三焦门·上焦"补。

〔2〕　形,若雾露之溉焉:此七字原残,据《类聚》卷103"三焦门·上焦"补。

〔3〕　闷:原误作"门",据《类聚》卷103"三焦门"引同方改。

皮三分,汤浸,去白瓤,焙　沉香半两　枳壳三分,麸炒微黄,去瓤　芎䓖半两　前胡一两,去芦头　白芷半两
人参半两,去芦头

右件药捣筛为散,每服三钱,以水一中盏,入生姜半分,煎至五分,去滓,不计时候温服。

治上焦虚寒,精神不守,泄下便利,语声不出,**白茯苓散方**:

白茯苓二两　人参二两半,去芦头　干姜一两,炮裂,剉　桂心一两　远志一两　甘草一两,炙微
赤,剉

右件药捣筛为散,每服三钱,以水一中盏,入生姜半分,煎至五分,去滓,不计时候温服。

治上焦虚寒,胸膈短气,不能下食,**黄耆散方**:

黄耆二两　桂心一两　人参一两,去芦头　桔梗一两,去芦头　干姜一两,炮裂,剉　五味子一两
白茯苓一两　甘草二两,炙微赤,剉　芎䓖一两　杏人二两,汤浸,去皮尖、双人,麸炒微黄

右件药捣筛为散,每服三钱,以水一中盏,入生姜半分,煎至五分,去滓,不计时候温服。

治上焦虚寒,短气不续,膈间厌闷,饮食先吐而后[1]下,宜服理中通膈破寒,**半夏散方**:

半夏一两,汤洗七遍去滑　麻黄一两,去根节　细辛一两　枳实二两,麸炒微黄　杏人一两,汤浸,去皮
尖、双人,麸炒微黄　前胡二两,去芦头　泽泻二两

右件药捣筛为散,每服四钱,以水一中盏,入生姜半分,煎至五分,去滓,不计时候温服。

治上焦虚热诸方

治上焦虚热,饮食不下,胃气未定,汗出,面背身中皆热,宜服通脉泻热,**泽泻散方**:

泽泻一两　地骨皮二两　半夏一两,汤洗七遍去滑　石膏三两　柴胡一两,去苗　赤茯苓二两　甘
草一两,炙微赤,剉　人参一两,去芦头　桂心一两　莼心三两

右件药捣筛为散,每服四钱,以水一中盏,入生姜半分,竹叶二十片,煎至五分,去滓,不
计时候温服。

治上焦虚热,腹满而不欲食,或食先吐而后下,肘胁挛痛,**麦门冬理中汤方**:

麦门冬二两,去心　白术二两　甘草一两,炙微赤,剉　人参二两,去芦头　赤茯苓一两　陈橘皮一
两,汤浸,去白瓤,焙　竹茹一两　芦根二两,剉　莼心二合　葳蕤一两　尘粟[2]二合

右件药捣筛为散,每服四钱,以水一中盏,入生姜半分,煎至五分,去滓,不计时候温服。

治上焦虚热,睡卧多惊,往往心忪,不欲见人,宜服**乌犀散方**:

乌犀角屑三分　龙齿一两　川升麻一两　茯神一两半　麦门冬一两半,去心　玄参一两　甜竹
根切,二合　赤芍药一两　生干地黄一两半　马牙消一两半

右件药捣筛为散,每服四钱,以水一中盏,入生姜半分,煎至五分,去滓,不计时候温服。

治上焦虚热,口干,头项烦热,宜服此方:

麦门冬一两,去心　龙胆三分,去芦头　玄参一两　栀子人一两　茅根一两半,剉　木通一两,剉
赤芍药一两

右件药捣筛为散,每服四钱,以水一中盏,煎至五分,去滓,入生地黄汁、生藕汁各半合,

---

[1] 后:原作"复",不通。本书"後(后)"字常误作"復(复)"字,据文义改。

[2] 尘粟:《正误》云:"未详。"考麦门冬理中汤首见于《千金》卷20"膀胱腑·三焦虚实",此药名"廪米"。《外台》卷6
引作"廪粟"。《普济方》卷43引作"陈粟米"。故"尘粟"即陈粟,又名陈仓米,乃贮藏日久的粟米。

和匀服之。

治上焦虚热,胸背连心痛,咳喘短气,动而好唾[1],宜服润肺止心痛,**大枣煎方**:

枣三十枚擘,去核　杏人三两,汤浸,去皮尖、双人,生用　紫菀一两,去根土　葳蕤二两　麦门冬三两,去心　百部二两　木通二两　石膏八两　五味子二两　羊肾二枚,切四破,去脂膜　麻黄三两,去根节

右件药都细锉,以水一斗煮取三升,去滓,下蜜三合,生姜汁三合,淡竹沥三合,更煎三五沸,不计时候温服二合。

治上焦虚热,膈上有痰,气壅似噎,**射干散方**:

射干一两　前胡半两,去芦头　桔梗半两,去芦头　款冬花半两　人参半两,去芦头　赤茯苓半两　半夏半两,汤洗七遍去滑　黄芩半两　甘草半两,炙微赤,锉　玄参半两　麦门冬半两,去心

右件药捣筛为散,每服四钱,以水一中盏,入生姜半分,煎至五分,去滓,每于食后温服。

治上焦壅滞,头面风热,**菊花散方**:

甘菊花半两　人参半两,去芦头　赤茯苓半两　麦门冬半两,去心　犀角屑半两　甘草半两,炙微赤,锉　防风半两,去芦头　羌活半两　地骨皮半两　羚羊角屑半两　蔓荆子半两　川升麻半两

右件药捣筛为散,每服四钱,以水一中盏,入生姜半分,煎至六分,去滓,不计时候温服。

治上焦虚热,咽干口苦,不欲饮食,方:

赤茯苓一两　麦门冬一两,去心　甘草一两,炙微赤,锉　生地黄二两

右四味捣三味为散,入地黄合捣,曝干,捣细罗为散,不计时候以温水调下一钱,日三服。

中　焦　论

夫中焦者,在胃中口,不上不下,居上焦之后。荣气之所出,主化水谷之味,泌糟粕,承津液,化为精微,上注于肺脉,以奉生身,莫贵于此。故独行于经,名曰胃气,足阳明脉也。阳明之气走太阴,络诸经之脉,上下络太仓,主熟五谷,不吐不下。实则生热,闭塞不通,上下隔绝。虚则生寒,洞泄便利霍乱,主脾胃之病也。夫血与气,异而同类,卫气是精,荣气是神,故人有一死而无再生也,犹精神及气隔绝也。若虚则补于胃,实则泻于脾,调其中,和其源,方不遗一也。

治中焦虚寒诸方[2]

治中焦虚寒,或时吐泻腹痛,**木香散方**:

木香三分　草豆蔻三分,去壳　桂心三分　附子三分,炮裂,去皮脐　白术三分　白芍药三分　丁香三分　甘草一分,炙微赤,锉　诃梨勒皮三分,微煨

右件药捣筛为散,每服三钱,以水一中盏,入煨姜半分,煎至五分,去滓,稍热服。

治中焦虚寒,好吐白沫清涎,吞酸,**厚朴散方**:

厚朴二两,去粗皮,涂生姜汁炙令香熟　吴茱萸一两,汤浸七遍,微炒　白茯苓一两　桔梗一两,去芦头

---

[1] 唾:原作"味",《类聚》卷103"三焦门"引同方亦同,义晦。《正误》:"'味'疑'吐'之讹。"考《外台》卷6"上焦热及寒吐痢肠鸣短气方"之"大枣汤"作"唾",义长,因改。

[2] 治中焦虚寒诸方:原脱。据分目录及本卷体例补。

芎䓖一两　白术二两　附子一两,炮裂,去皮脐　陈橘皮二两,汤浸,去白瓤,焙

右件药捣筛为散,每服四钱,以水一中盏,入生姜半分,煎至五分,去滓,稍热服。

治中焦虚寒,气滞不调,**槟榔散方**:

槟榔一两　赤芍药一两　人参一两,去芦头　白术一两　芎䓖一两　桂心一两　陈橘皮一两,汤浸,去白瓤,焙　前胡一两,去芦头　枳壳一两,麸炒微黄,去瓤　附子一两,炮裂,去皮脐　大腹皮一两,剉　甘草半两,炙微赤,剉

右件药捣筛为散,每服四钱,以水一中盏,入生姜半分,煎至五分,去滓,不计时候温服。

治中焦壅热诸方

治中焦壅热,闭塞隔绝,上下不通,不吐不下,肠胃膨膨,喘息常急,宜服此泻热开隔绝**大黄散方**:

川大黄二两,剉碎,微炒　黄芩一两　泽泻一两　川升麻一两　羚羊角屑一两　栀子人一两　玄参一两　川芒消二两

右件药捣筛为散,每服五钱,以水一大盏,煎至五分,去滓,下生地黄汁半合,温温频服。

治中焦壅热,闭处关隔不通,吐逆喘急,**枳壳散方**:

枳壳三分,麸炒微黄,去瓤　黄芩三分　前胡三分,去芦头　半夏三分,汤洗七遍去滑　赤茯苓三分　木香三分　人参二分,去芦头　槟榔三分　川大黄三分,剉碎,微炒

右件药捣筛为散,每服五钱,以水一大盏,入生姜半分,煎至五分,去滓,不计时候温服。

下　焦　论

夫下焦者,在脐下,当膀胱上口。主分别清浊,为传导之府,如沟水决池也。起胃下管,别回肠,注膀胱,入水壳,并拘于胃中糟粕,俱行大肠而为下焦。主足阳明,灌[1]渗津液,合膀胱主出不主入,候肝肾之病也。若实则大小便不通,气逆不续,吐呕不禁。若虚则大小便不止,津液气绝。人饮酒入胃,谷未熟而小便独先下者,盖酒是熟谷之津液也,其气滑,故谷液入则先出也。所以热则泻于肝,寒则补于肾。上中下三焦,同号为孤府也。

治下焦虚寒诸方

治下焦虚寒,腹痛气逆,不下食,附子散方:

附子二两,炮裂,去皮脐　干姜三分,炮裂,剉　桂心一两　青橘皮一两,汤浸,去白瓤,焙　芎䓖三分　当归一两,剉碎,微炒　木香半两　五味子一两　甘草半两,炙微赤,剉　吴茱萸一两,汤浸七遍,焙干微炒　厚朴一两,去粗皮,涂生姜汁炙令香熟

右件药捣筛为散,每服四钱,以水一中盏,入生姜半分,煎至五分,去滓,空心温服之。

治下焦虚寒,小腹痛不止,短气欲绝,**续气人参散方**:

人参一两,去芦头　陈橘皮一两,汤浸,去白瓤,焙　白茯苓一两　乌梅肉一两,微炒　麦门冬一两,去

---

〔1〕 灌:原作"摧",义晦。《类聚》卷103"三焦门·下焦"论同。《外台》卷6"下焦热方"论作"灌",义长,因改。

心　黄耆一两,剉　芎䓖一两　干姜一两,炮裂,剉　白术一两　厚朴二两,去粗皮,涂生姜汁炙令香熟　吴茱萸五两,汤浸七遍,焙干微炒　桂心一两

右件药捣筛为散,每服五钱,以水一大盏,入生姜半分,煎至五分,去滓,不计时候温服。

治下焦虚寒,腹中瘀滞,令人喜忘,不欲闻人声,胸中噎塞而短气,**茯苓圆方**:

白茯苓一两半　甘草一两,炙微赤,剉　人参一两半,去芦头　杏人一两,汤浸,去皮尖、双人,麸炒微黄　厚朴二两,去粗皮,涂生姜汁炙令香熟　干姜一两,炮裂,剉　黄耆一两,剉　桂心一两　当归一两半,剉碎,微炒　芎䓖一两

右件药捣罗为末,炼蜜和圆如梧桐子大,每服以粥饮下三十圆,日三服。

治下焦虚寒,或先见血后便转,此为近血,或利下,或不利,**伏龙肝散方**:

伏龙肝二两　甘草一两,炙微赤,剉　干姜一两,炮裂,剉　牛膝二两,去苗　熟干地黄二两　黄芩一两　地榆一两半　乱发灰一两,细研　阿胶一两,捣碎,炒令黄燥为末

右件药捣筛为散,每服五钱,以水一大盏煎至五分,入阿胶末一钱,发灰一钱,更煎一两沸,放温服之,日三服。

治下焦虚寒,或先便转后见血,此为还血,或利下,或不利,因劳冷而发,宜服此**续断散方**:

续断二两　当归一两,剉,微炒　甘草一两,炙微赤,剉　干姜一两,炮裂,剉　桂心一两　熟干地黄二两

右件药捣筛为散,每服五钱,以水一大盏,煎至五分,去滓,入阿胶末一钱,蒲黄一钱,更煎一两沸,温温服之,日三服。

治下焦壅热诸方

治下焦壅热,大小便俱不通,**柴胡散方**:

柴胡一两,去苗　黄芩一两　陈橘皮一两,汤浸,去白瓤,焙　泽泻二两　栀子人一两　石膏二两　羚羊角屑一两　生干地黄二两　芒消二两

右件药捣筛为散,每服五钱,以水一大盏,煎至五分,去滓,稍温频服,以利为度。

治下焦壅热,气逆不续,呕吐不禁,名曰走哺,宜服和气止呕**人参散方**:

人参二两,去芦头　芦根二两,剉　栀子人二两　葳蕤二两　黄芩二两　知母二两　赤茯苓二两　麦门冬二两,去心　陈橘皮二两,汤浸,去白瓤,焙　石膏二两

右件药捣筛为散,每服五钱,以水一大盏,煎至五分,去滓,不计时候温服。

又方:

人参二两,去芦头　栀子人二两　麦门冬二两,去心　陈橘皮二两,汤浸,去白瓤,焙　石膏二两

右件药捣筛为散,每服四钱,以水一中盏,入生姜半分,煎至六分,去滓,不计时候温服。

又方:

赤石脂一两　乌梅肉一两　栀子人一两　人参一两,去芦头　甘草半两,炙微赤,剉　川升麻一两

右件药捣筛为散,每服五钱,以水一大盏,煎至五分,去滓,不计时候温服。

又方:

豆豉一两　生干地黄二两　石膏二两　赤茯苓一两　甘草一两,炙微赤,剉

右件药捣筛为散,每服五钱,以水一大盏,入葱白五寸,煎至五分,去滓,不计时候温服。

太平圣惠方卷第四十八

凡二十三门　论二首　病源二十一首　方共计一百四十三道

积　聚　论

夫积聚者,由阴阳不和,腑脏虚弱,受于风邪,搏于腑脏之气所为也。腑者阳也,脏者阴也,阳浮而动,阴沉而伏。积者阴气,五脏所生,始发不离其部,故上下有所终始。聚者阳气,六腑所成,始发无其根本,上下无所留止,其痛无有常处。诸脏受邪,留滞不去,乃成积聚也。肝之积名曰肥气,心之积名曰伏梁,脾之积名曰痞气,肺之积名曰息贲〔2〕,肾之积名曰奔豚,此为五积也。诊其脉驮而紧,积聚也。脉浮而牢者,积聚也。脉横者,胁下有积聚,脉来小沉实者,胃中有积聚,不下食,食即吐出。脉来细软附骨者,积也。脉出在左,积在左;脉出在右,积在右;脉两旁出,积在中央,以部处之。诊得肺积,脉浮而毛,按之辟易,时下气逆,背相引痛,少气喜忘,目瞑,皮肤寒,秋愈夏剧,主皮中时痛,或如虱缘,或如针刺之状,时痒,其色白。诊得心积,脉沉而芤〔3〕,时上下无常处,病悸,腹中热,面赤咽干,心烦,掌中热,甚即唾血,主身瘈疭,主血厥,夏差冬剧,其色赤。诊得脾积,脉浮大而长,饥则减,饱则见,䐜起,邪与谷争,累累如桃李,起见于外,腹满,呕泄肠鸣,四肢重,足胫肿,厥不能卧,脾主肌肉损,其色黄。诊得肝积,其脉弦而细,两胁下痛,邪走心下,足胫寒,胁痛引小腹,男子积疝也,女子瘕聚也,身无膏泽,喜转筋,爪甲枯黑,春差秋剧,其色青。诊得肾积,脉沉而急,苦脊与腰相引,饥则见,饱则减,病腰痛,小腹里急,口干咽肿,赤痛,目视䀮䀮,骨中寒,主髓厥喜忘,其色黑。诊心腹积聚,其脉牢强急者生,虚弱急者死。又积聚之脉,实强者生,沉小者死。

治肝积气诸方

夫肝之积,名曰肥气。在左胁下如覆杯,有头足,久不愈,令人发痎疟,连岁月不已。以

---

〔1〕　治米癥诸方二道:此目原在"治发癥诸方一道"之后。排门目录同。据正文乙转。

〔2〕　贲:原作"奔",据《类聚》卷109引同论改。

〔3〕　芤:原误作"乾"。据《病源》卷19"积聚候"、《类聚》卷109"积聚论"改。

仲夏戊已得之,何以言之？肺病传肝,肝当传脾,脾以仲夏适王,王者不受邪,肝复欲还肺,肺不肯受,故留结为积,故知肥气以仲夏得之也。

治肥气在左胁下,似覆杯,咽酸吐水,面目[1]萎黄,胸膈不利,宜服**蓬藁根散**方：

蓬藁根二两,剉　牡丹一两　赤芍药一两　桂心三分　京三棱一两,炮裂　枳壳三分,麸炒微黄,去瓤　槟榔一两

右件药捣粗罗为散,每服三钱,水一中盏,入生姜半分,煎至六分,去滓,食前稍热服。

治肥气在左胁下,结聚成块,心腹妨实,不欲饮食,宜服**防葵散**方：

防葵一两　诃梨勒皮三分　白术三分　郁李人三分,汤浸,去皮,微炒　吴茱萸半两,汤浸七遍,焙干微炒　桂心三分　枳实半两,麸炒微黄　木香三分　槟榔三分

右件药捣筛为散,每服三钱,以水一中盏,入生姜半分,煎至六分,去滓,食前稍热服。

治肥气在左胁下,按之坚,不能食,脉候弦而紧,肌体萎瘦,宜服**鳖甲散**方：

鳖甲一两半,涂醋炙令黄,去裙襕　当归一两,剉,微炒　京三棱一两,炮剉　诃梨勒皮一两　大黄一两半,剉碎,微炒　枳壳半两,麸炒微黄,去瓤　吴茱萸半两,汤浸七遍,焙干微炒　桃人一两,汤浸,去皮尖、双人,麸炒微黄

右件药捣筛为散,每服三钱,水一中盏,入生姜半分,煎至六分,去滓,食前稍热服。

治肥气结聚,在左胁下,坚牢疼痛,食少体瘦,宜服**大黄圆**方：

川大黄二两,剉碎,微炒　防葵一两　木香三分　川乌头一两,炮裂,去皮脐　鳖甲一两半,醋炙令黄,去裙襕　干姜三分,炮裂,剉

右件药捣细罗为末,以陈米醋三升熬令稠,入神曲末半两煎成糊,溲和诸药末,可圆即圆如梧桐子大,每日空心以温酒下二十圆,以微利为度。

治肥气在左胁下如覆杯,有头足,令人羸瘦,发寒热,不能食,宜服**三棱圆**方：

京三棱一两　川乌头一两,炮裂,去皮脐　雄黄半两,细研　硇砂一两,不夹石者,细剉　青橘皮半两,汤浸,去白瓤,焙　干漆半两,捣碎,炒令烟出　鳖甲一两,涂酥炙令黄,去裙襕　防葵一两　麝香一分,研入

右件药捣细罗为末,入研了药令匀,以米醋一升熬令稠,入少面作糊和圆如菉豆大,每服以温酒下十圆,空心腹。

治肥气,体瘦无力,少思饮食,**鳖甲圆**方：

鳖甲一枚,可重四两,净洗,以醋和黄泥济背上,厚三分,令干　京三棱三两,炮剉　川大黄三两,剉碎,微炒　枳壳三两,麸炒微黄,去瓤　木香一两半　桃人三两,汤浸,去皮尖、双人,麸炒微黄,细研如膏

右件药除鳖甲外捣罗为末后,泥一风炉子,上开口可安得鳖甲,取前药末并桃人膏内鳖甲中,用好米醋二升,时时旋取入鳖甲内,以慢火熬令稠,取出药,却将鳖甲净洗去泥,焙干捣罗为末,与前药同和捣,为圆如梧桐子大,每日空心以温酒下二十圆,晚食前再服。

治肥气,结聚不散,腹胁胀满,呕逆酸水,饮食减少,宜服**牵牛煎圆**方：

牵牛子末三两,以生姜汁半升,酒一升慢火熬如膏　木香一两　附子一两,炮裂,去皮脐　鳖甲一两半,涂醋炙令黄,去裙襕　槟榔一两　桃人一两半,汤浸,去皮尖、双人,麸炒微黄研入　吴茱萸半两,汤浸七遍,焙干微炒　硇砂一两,不夹石者,细研入

右件药捣细罗为末,入牵牛子煎中和溲,为圆如梧桐子大,每服食前生姜汤下二十圆。

---

[1]　目:原误作"日"。据《类聚》卷110引同方改。

治肥气,结固不散,腹胁急疼,食少体瘦,宜服**三棱煎圆**方:

湿三棱七斤,净洗去泥土,剉碎　川大黄三两　芫花一两,醋拌炒令干　鳖甲三两,涂醋炙令黄,去裙襕　木香一两

右件药先以水二斗煮三棱至三升,去滓,捣罗诸药为末,入前煎中,于铜器内慢火熬之,更入米醋一升同煎熬令稠,候稍冷,并手圆如梧桐子大,每日空腹以温酒下十圆。

治肥气,经年不散,左胁下状如覆杯,天阴即疼痛,宜服**硇砂煎圆**方:

硇砂二两,不夹石者,细研,以酒醋各一升熬如膏　干漆一两,捣碎,炒令烟出　防葵一两　木香一两　川大黄一两半,剉碎,微炒

右件药捣细罗为末,入硇砂煎中,入少蒸饼和溲为圆如菉豆大,每日空心温酒下十圆。

治肥气积聚不散,方:

川大黄四两,剉碎,与鳖甲同煮,焙干　木香二两　鳖甲四两,以米醋二升,与大黄同煮令醋尽,炙令黄

右件药捣细罗为末,以酒煮面糊和圆如梧桐子大,每日空心生姜汤下二十圆。

治心积气诸方

夫心之积,名曰伏梁。起于脐上,大如臂,上至心下。以秋庚辛得之,何以言之?肾病传心,心当传肺,肺以秋适王,王者不受邪,心欲复还肾,肾不肯受,故留结为积,故知伏梁以秋得之也。

治伏梁,气在脐上心下,结固如梁之状,胸膈不利,食饮减少,宜服**防葵散**方:

防葵一两　京三棱一两,炮裂　桂心一两　赤芍药一两　鳖甲一两半,涂醋炙令黄,去裙襕　当归一两　诃梨勒皮一两　川大黄一两,剉碎,微炒　枳壳三分,麸炒微黄,去瓤

右件药捣筛为散,每服三钱,以水一中盏,入生姜半分,煎至六分,去滓,食前稍热服。

治伏梁气,横在心下,坚硬妨闷,不能食,宜服**鳖甲散**方:

鳖甲一两半,涂醋炙令黄,去裙襕　吴茱萸半两,汤浸七遍,焙干微炒　郁李人一两,汤浸,去皮,微炒　京三棱一两,炮裂　枳实三分,麸炒微黄　柴胡三分,去苗　桂心三分　槟榔一两

右件药捣筛为散,每服四钱,以水一中盏,入生姜半分,煎至六分,去滓,食前稍热服。

治伏梁气,心下硬急满闷,不能食,胸背疼痛,宜服**半夏散**方:

半夏一两半,汤洗七遍去滑　川大黄一两,剉碎,微炒　桂心一两　前胡一两,去芦头　京三棱一两,炮剉　当归一两,剉,微炒　青橘皮一两,汤浸,去白瓤,焙　鳖甲一两半,涂醋炙令黄,去裙襕　槟榔一两　诃梨勒皮一两　木香一两

右件药捣筛为散,每服三钱,以水一中盏,入生姜半分,煎至六分,去滓,不计时候稍热服。

治伏梁气结,固在心下,横大如臂,饮食渐少,肢体消瘦,宜服**川乌头圆**方:

川乌头半两,炮裂,去皮脐　芫花半两,醋拌炒令干　京三棱半两,剉,醋拌炒　桂心半两　鳖甲一两,涂醋炙令黄,去裙襕　防葵半两　干漆半两,捣碎,炒令烟出　硇砂一两半,不夹石者,细研　川大黄一两,剉碎,醋拌微炒　木香一两

右件药捣细罗为末,先以米醋三升熬令稍稠,入少面作糊和溲,捣三二百杵,为圆如菉豆大,每服空心以温酒下七圆,渐加至十圆,以取下积滞物为度,隔两日再服。

治伏梁气横在心下,坚牢不散,胸中连背多疼,宜服**干漆圆**方:

干漆_{一两,捣碎,炒令烟出}　川乌头_{半两,去皮脐,剉碎,盐拌炒令黄}　芫花_{一两,醋拌炒令黄}　桃人_{半两,}汤浸,去皮尖、双人,麸炒微黄　雄黄_{一分,细研}　鳖甲_{一两,涂醋炙令黄,去裙襕}　木香_{半两}　硇砂_{一两,不夹石}者,细研　麝香_{一分,细研}

右件药捣细罗为末,入研了药令匀,以醋煮面糊为圆如菉豆大,每服食前以温酒下十圆。

治伏梁气,久积在心下,横大如臂,发歇疼痛,胸下拘急,腹胁满闷,宜服**硇砂煎圆**方:

硇砂_{二两,不夹石者,细研,以酒醋各半升熬如膏}　干漆_{一两,捣碎,炒令烟出}　桂心_{一两}　汉椒_{一两,去目}及闭口者,微炒去汗　干姜_{半两,炮裂,剉}　附子_{一两,炮裂,去皮脐}　槟榔_{一两}　川大黄_{二两,剉碎,微炒}

右件药捣细罗为末,入硇砂煎中,更入蒸饼少许和溲,为圆如梧桐子大,每日空心温酒下十五圆至二十圆。

治伏梁气,心胸妨实,背膊烦疼,不能食,四肢无力,宜服**大黄煎圆**方:

川大黄_{三两,剉碎,微炒,别捣罗为末,以酒醋各一升熬如膏}　京三棱_{一两,剉碎,醋拌炒令干}　木香_{一两}桃人_{一两,汤浸,去皮尖、双人,麸炒微黄}　诃梨勒皮_{一两}　桂心_{一两}　青橘皮_{一两,汤浸,去白瓤,焙}　槟榔一两

右件药捣细罗为末,入大黄煎中,更入蒸饼少许和溲,为圆如梧桐子大,每日空心以温酒下十圆至十五圆。

治伏梁气横在心下,不能进饮食,宜服此方:

木香_{一两}　硇砂_{一两,不夹石者,细研入}　川大黄_{二两,剉碎,醋拌炒令干}

右件药捣罗为末,入研了硇砂令匀,以酒煮面糊和圆如梧桐子大,每服食前生姜汤下七圆。

治伏梁气在心下结聚不散,方:

消石_{半两}　牵牛子_{一两}　木香_{半两}

右件药捣细罗为末,以米醋二升内药末慢火熬令稠,入少面糊和溲为圆如梧桐子大,每服空心温酒下十圆。

又方:

桃奴_{三两}

右件药捣细罗为散,每服食前温酒调下二钱。

治脾积气诸方

夫脾之积,名曰痞气。在胃管,覆大如杯[1],久不愈,令人四肢不收,发黄疸,饮食不为肌肤。以冬壬癸得之,何以言之? 肝病传脾,脾当传肾,肾[2]以冬适王,王者不受邪,脾复欲还肝,肝不肯受,故留结为积,故知痞气以冬得之也。

治痞气,结聚在胃管,心腹妨实,不能饮食,宜服**诃梨勒散**方:

诃梨勒皮_{一两}　鳖甲_{一两半,涂醋炙令黄,去裙襕}　白术_{一两}　人参_{三分,去芦头}　桂心_{三分}　防葵三分　川大黄_{三分,剉碎,微炒}　郁李人_{三分,汤浸,去皮,微炒}　甘草_{半两,炙微赤,剉}

右件药捣筛为散,每服三钱,水一中盏,入生姜半分,煎至六分,去滓,食前稍热服。

---

〔1〕 杯:《病源》卷19"积聚候"作"盘"。

〔2〕 肾:原无。《病源》卷19"积聚候"有。《正误》:"'肾'下脱'肾'字。"因补。

治痃气,心腹胀硬,食饮不下,宜服**槟榔散**方:

槟榔一两　牵牛子一两　木香半两　白术三分　陈橘皮半两,汤浸,去白瓤,焙　高良姜半两　诃梨勒皮三分　枳实半两,麸炒微黄　甘草半两,炙微赤,剉

右件药捣筛为散,每服三钱,以水一中盏,煎至六分,去滓,食前稍热服。

治痃气,结聚在胃管,盘牢不动,食饮渐少,四肢无力,宜服**鳖甲散**方:

鳖甲一两半,涂醋炙令黄,去裙襕　川大黄一两半,剉碎,微炒　木香一两　郁李人一两,汤浸,去皮微炒　京三棱一两,炮剉　当归一两　槟榔一两　草豆蔻三分,去皮　枳壳三分,麸炒微黄,去瓤

右件药捣筛为散,每服三钱,水一中盏,入生姜半分,煎至六分,去滓,食前稍热服。

治痃气在胃管,状如覆杯,心腹胀满,不能饮食,肌体渐瘦,宜服**三棱圆**方:

京三棱二两,剉碎,醋拌炒令干　诃梨勒皮一两　川大黄二两,剉碎,微炒　鳖甲一两半,涂醋炙令黄,去裙襕　木香一两　干漆一两,捣碎,炒令烟出　桃人一两,汤浸,去皮尖、双人,麸炒微黄　槟榔一两　川乌头一两,去皮脐,剉碎,盐捣炒令黄

右件药捣细罗为末,取米醋三升熬成膏,入少蒸饼和溲为圆如梧桐子大,每日空心温酒下二十圆。

治痃气积年不差,结聚在于胃管,大如覆杯,心腹胀痛,食少无力,宜服**厚朴圆**方:

厚朴一两半,去粗皮,涂生姜汁炙令香熟　木香一两　青橘皮一两,汤浸,去白瓤,焙　川大黄一两半,剉碎,醋拌炒令干　硫黄一两,细研,水飞过　槟榔一两半

右件药捣细罗为末,入研了硫黄令匀,以酒煮面糊和圆如梧桐子大,每服食前以生姜汤下十圆。

治痃气结固不散,心腹冷疼,食少体瘦,宜服**硫黄圆**方:

硫黄二两,细研,水飞过　木香一两半,为末　川大黄二两,剉碎,微炒为末　桃人四十九枚,汤浸,去皮尖、双人,别研

右件药四味先取大黄末用酒洒湿,内新竹筒子内,闭口,入炊饭甑中蒸令饭熟为度,取出与桃人同研极烂,入硫黄、木香末研匀,入少许面糊和为圆如梧桐子大,每日空腹以酒下一十圆。

治痃气当胃管结聚如杯,积久不散,腹胁疼痛,体瘦成劳,不能饮食,宜服**鳖甲圆**方:

鳖甲三两,去裙襕,以米醋一小盏,化硇砂一两,用涂炙鳖甲,令醋尽为度　附子一两,炮裂,去皮脐　京三棱一两,微煨,剉　干漆一两,捣碎,炒令烟出　木香一两　川大黄二两,剉碎,醋拌炒令干　吴茱萸半两,汤浸七遍,焙干微炒

右件药捣细罗为末,以醋煮面糊和溲,捣三二百杵,圆如梧桐子大,每日空心温酒下二十圆。

治痃气结聚不散,心腹疼痛,**硇砂煎圆**方:

硇砂一两,不夹石者,细研　芫花一两,醋拌炒令干　木香一两　京三棱一两,微煨,剉　川乌头半两,去皮脐,剉碎,盐拌炒令黄　鳖甲一两,涂醋炙令黄,去裙襕

右件药除硇砂外捣细罗为末,先以米醋一升慢火熬硇砂,次下诸药同熬令稠,入少蒸饼和溲为圆如菉豆大,每服食前以生姜汤下十圆。

治痃气结聚在胃管,心腹胀硬,脏腑壅滞,宜服**牵牛子圆**方:

牵牛子一两半,微炒　甘遂一两,剉碎,微炒　诃梨勒皮三分　木香三分　京三棱三分,剉碎,醋拌炒令干　青橘皮三分,汤浸,去白瓤,焙

右件药捣细罗为末,以生姜汁二两,蜜四两,煎令稠熟,和溲为圆如梧桐子大,每服卧时生姜汤下二十圆,以利为度。

治痃气心腹坚胀,饮食不消,**木香圆方**:

木香一两　川大黄二两,剉碎,醋拌炒令干　硫黄一两,细研,水飞过

右件药捣细罗为末,研入硫黄令匀,以酒煮面糊和圆如梧桐子大,每服空心以生姜汤下十圆。

又方:

诃梨勒皮一两　鳖甲一两半,涂醋炙令黄,去裙襕

右件药捣细罗为散,每服二钱,食前以生姜橘皮煎汤调下。

治肺积气诸方

夫肺之积,名曰息贲。在右胁下,覆大如杯,久不愈,令人洒淅寒热,喘咳发肺痈。以春甲乙得之,何以言之? 心病传肺,肺当传肝,肝以春适王,王者不受邪,肺复欲还心,心不肯受,故留结为积,故知息贲以春得之也。

治息贲气,胸膈妨实,右胁下坚急,上气咳嗽,宜服**槟榔散方**:

槟榔一两　赤茯苓三分　赤芍药三分　食茱萸三分　京三棱三分　诃梨勒皮三分　郁李人一两,汤浸,去皮,微炒　青橘皮三分,汤浸,去白瓤,焙

右件药捣筛为散,每服三钱,水一中盏,入生姜半分,煎至六分,去滓,不计时候温服。

治息贲气,在右胁下结聚胀痛,喘促咳嗽,宜服**紫菀散方**:

紫菀一两,去苗土　吴茱萸半两,汤浸七遍,焙干微炒　白术半两　当归半两　桂心半两　鳖甲一两,涂醋炙令黄,去裙襕　槟榔半两　郁李人一两,汤浸,去皮,微炒　枳实半两,麸炒微黄

右件药捣筛为散,每服三钱,水一中盏,入生姜半分,煎至六分,去滓,不计时候温服。

治息贲气,腹胁胀硬,咳嗽见血,痰粘不利,宜服**枳实散方**:

枳实半两,麸炒微黄　木香半两　槟榔半两　诃梨勒皮半两　甜葶苈半两,隔纸炒令紫色　赤茯苓半两　五味子半两　甘草半两,炙微赤,剉　杏人一两,汤浸,去皮尖、双人,麸炒微黄

右件药捣筛为散,每服三钱,水一中盏,煎至六分,去滓,不计时候温服。

治息贲气,腹胁胀满,喘急咳嗽,坐卧不安,宜服**大腹皮散方**:

大腹皮五枚　赤茯苓一两　前胡一两,去芦头　诃梨勒皮半两　汉防己半两　木香一两　槟榔半两　桃人一两,汤浸,去皮尖、双人,麸炒微黄　川大黄一两,剉碎,微炒

右件药捣筛为散,每服三钱,以水一中盏,入生姜半分,煎至六分,去滓,不计时候温服。

治息贲气,令人喘咳,心腹胀满,胁下疼痛,宜服**牛蒡子散方**:

牛蒡子一两,微炒　木香一两　当归一两　京三棱一两,炮裂,剉　吴茱萸半两,汤浸七遍,焙干微炒　槟榔半两　川大黄一两,剉碎,微炒　鳖甲二两,涂醋炙令黄,去裙襕

右件药捣细罗为散,每服二钱,以温酒调下,食前服,生姜橘皮汤下亦得。

治息贲气,右胁下结硬如杯,心胸胀痛,不能饮食,胸膈壅闷,咳嗽喘促,宜服**桃人煎圆方**:

桃人三两,汤浸,去皮尖、双人,细研,以酒三升同硇砂煎成膏　硇砂一两半,不夹石者,细研　鳖甲一两,涂醋炙令黄,去裙襕　川乌头半两,去皮脐,剉碎,盐拌炒令黄　紫菀半两,去苗土　猪牙皂荚半两,去皮,涂酥炙令焦

黄,去子　防葵半两　木香三分　槟榔三分　干姜半两,炮裂,剉

右件药捣细罗为末,入桃人、硇砂煎中溲和圆如梧桐子大,每服食前以生姜汤下十五圆。

治息贲气,右胁下结聚成块,喘咳胸痛,呕吐痰涎,面黄体瘦,宜服**三棱圆方**:

京三棱一两,炮,剉碎,醋拌炒令黄　川大黄二两,剉碎,微炒　附子一两,炮裂,去皮脐　鳖甲一两半,涂醋炙令黄,去裙襕　槟榔一两　诃梨勒皮一两　木香一两　桃人一两,汤浸,去皮尖、双人,麸炒微黄　吴茱萸半两,汤浸七遍,焙干微炒

右件药捣细罗为末,以醋煮面糊和捣三二百杵,圆如梧桐子大,每服食前生姜汤下二十圆。

治息贲气,胸膈闷,腹胁坚急,四肢不和,食少无力,宜服**木香圆方**:

木香一两半　鳖甲一两半,涂醋炙令黄,去裙襕　桂心一两半　吴茱萸一两半,汤浸七遍,焙干微炒　诃梨勒皮一两半　槟榔一两半　枳实一两,麸炒微黄　牵牛子三两,微炒

右件药捣细罗为末,以酒煮面糊和圆如梧桐子大,每日空心温酒下三十圆。

治息贲气结块在右胁下,疼痛,**芫花煎圆方**:

芫花一两半,醋拌炒令干,为末　硇砂一两,不夹石者,细研,用米醋三升同芫花末熬成膏　京三棱一两,剉,微炒　鳖甲一两半,涂醋炙令黄,去裙襕　青橘皮一两,汤浸,去白瓤,焙

右件药捣细罗为末,入芫花、硇砂煎中,入少蒸饼和溲为圆如梧桐子大,每服食前以生姜汤下十圆。

治息贲气喘咳,心膈不利,方:

诃梨勒皮一两　郁李人一两,汤浸,去皮,微炒研入　木香一两

右件药捣细罗为末,入郁李人研令匀,每服不计时候以生姜汤调下二钱。

治肾积气诸方

夫肾之积,名曰奔豚。发于小腹,上至心下,若豚走之状,上下无时。久不愈,令人喘逆,发骨痿少气。以夏丙丁日得之,何以言之? 脾病传肾,肾当传心,心以夏适王,王者不受邪,肾欲复还脾,脾不肯受,故留结为积,故知奔豚以夏得之也。

又曰:奔豚气者,是肾之积气也。起于惊恐忧思所生。若惊恐则伤神,心藏[1]神也,忧思则伤志,肾藏志也,神志伤动[2],气积于肾,而气下上游走如豚之奔,故曰奔豚。其气乘心,若心中踊踊如车所惊,如人所恐,五脏不定,食饮辄呕,气满胸中,狂痴不定,妄言妄见,此惊恐奔豚之状也。若气满支心,心下闷乱,不欲闻人声,休作有时,乍差乍剧,翕翕短气,手足厥逆,内烦结痛,温温欲呕,此忧思奔豚之状也。诊其脉来触祝,触祝者,病奔豚也。肾脉微急沉厥者,奔豚也。其足不[3]收,不得前后,皆从惊得之,肾间有脓故也。

治奔豚气,从小腹起,上至心下,妨胀壅闷,胃中短气,坐卧不安,宜服**赤茯苓散方**:

赤茯苓一两半　大腹皮半两,剉　槟榔半两　桂心一两　吴茱萸半两,汤浸七遍,焙干微炒　高良姜半两,剉　诃梨勒皮一两　牵牛子一两,微炒

---

〔1〕 藏:原作"脏",据《病源》卷13"贲豚气候"、《类聚》卷110"治肾积气诸方"论改。下句"肾藏志"之"藏"亦同此。

〔2〕 伤动:原无,据《病源》卷13"贲豚气候"补。

〔3〕 不:原作"乃",《类聚》卷110所引同。据《病源》卷13"贲豚气候"改。

右件药捣筛为散,每服三钱,水一中盏,煎至六分,去滓,不计时候稍热服。

治奔㹠气,脐腹胀痛,翕翕短气,发作有时,四肢疼闷,宜服**甘李根散**方:

甘李根二两,剉　吴茱萸半两,汤浸七遍,焙干微炒　半夏一两,汤洗七遍去滑　人参一两,去芦头　附子一两,炮裂,去皮脐　桂心一两　当归一两,剉,微炒　干姜半两,炮裂,剉　槟榔一两

右药捣筛为散,每服三钱,水一中盏,煎至六分,去滓,不计时候稍热服。

治奔㹠气,小腹胀硬,心中满闷,宜服**槟榔散**方:

槟榔一两　沉香半两　白蒺藜半两,微炒去刺　木香半两　附子一两,炮裂,去皮脐　桂心半两　诃梨勒皮一两　青橘皮半两,汤浸,去白瓤,焙　麝香一分,研入

右件药捣细罗为散,入麝香令匀,每服不计时候以温酒调下二钱。

治奔㹠气上冲,心胸闷乱,脐腹胀痛,饮食辄呕,宜服**木香散**方:

木香一两　青橘皮半两,汤浸,去白瓤,焙　槟榔一两　白术半两　沉香一两　蘹香子半两　木瓜三分,焙干　桂心一两　蓬莪茂半两　杉木节半两

右件药捣细罗为散,每服不计时候以温酒调下二钱。

治奔㹠气,上攻心胸,喘闷胀满,**桃人散**方:

桃人一两,汤浸,去皮尖,双人,麸炒微黄,研入　牵牛子一两,微炒　槟榔半两　青橘皮半两,汤浸,去白瓤,焙　木香半两　蘹香子一两,微炒　郁李人一两,汤浸,去皮,微炒研入

右件药捣细罗为散,研入桃人、郁李人令匀,每服不计时候以温酒调下二钱。

治奔㹠气攻筑心腹,膨胀疼痛,面色唇口青黑,四肢不和,宜服**硫黄圆**方:

硫黄一两,细研　木香一两　青橘皮一两,汤浸,去白瓤,焙　桂心一两　肉豆蔻一两　蘹香子一两　附子一两,炮裂,去皮脐　干姜一两,炮裂,剉　铜青一两,细研　槟榔一两

右件药捣细罗为末,以酒煮面糊和捣三二百杵,为圆如梧桐子大,每服以生姜温酒下二十圆。

治奔㹠气,小腹积聚疼痛,或时上攻,心胸壅闷,宜服**沉香圆**方:

沉香半两　阿魏半两,以少面和溲作饼子,炙令黄　木香一分　桃人半两,汤浸,去皮尖,双人,麸炒微黄　槟榔半两　吴茱萸一分,汤浸七遍,焙干微炒　蘹香子半两　青橘皮一分,汤浸,去白瓤,焙　硇砂三两,不夹石者,细研,以汤一盏化,澄去滓取清,内银器中煎成霜,研入　蚵蚾一两,生用

右件药捣细罗为末,入硇砂令匀,以酒煮面糊和圆如梧桐子大,每服食前以姜盐汤下二十圆。

治奔㹠气在小腹,积聚成块,发歇疼痛,宜服**硇砂煎圆**方:

硇砂三两,不夹石者,细研,以酒醋各一升,慢火熬令如膏　附子一两,炮裂,去皮脐　吴茱萸半两,汤浸七遍,焙干微炒　木香三分　桃人一两,汤浸,去皮尖,双人,麸炒微黄,研入　防葵三分,剉碎,醋拌炒令黄　槟榔三分

右件药捣细罗为末,入桃人令匀,内硇砂煎中,入少蒸饼和溲为圆如梧桐子大,每服食前以温酒下十五圆。

治奔㹠气逆,上冲心满闷,脐腹虚胀,宜服此方:

槟榔一两　诃梨勒皮一两　木香一两　吴茱萸三分,汤浸七遍,焙干微炒　牵牛子二两,微炒

右件药捣细剉为散,每服一钱,以温酒一合,童子小便一合相和调下,不计时候服。

治奔㹠气在心胸,迫满闷乱,宜服此方:

半夏二两,汤洗七遍去滑　桂心一两半　人参一两,去芦头　槟榔一两　吴茱萸半两,汤浸七遍,焙干微炒　甘草半两,炙微赤,剉

右件药捣粗罗为散,每服三钱,以水一中盏,入生姜半分,煎至六分,去滓,不计时候稍热服。

治奔独气,上下冲走闷乱,面青,宜服此方:

甘李根皮三两,剉　生姜二两,炒干　吴茱萸一两,汤浸七遍,焙干微炒

右件药捣细罗为散,每服一钱,水一中盏,煎至六分,去滓,不计时候热服。

又方:

槟榔三枚,捣罗为末　生姜汁半合

右件药以童子小便一大盏微暖过,入前药二味搅令匀,分为三服,如人行五六里进一服,须臾下利为效。

治积聚诸方

夫积者,阴气也,五脏所生。聚者,阳气也,六腑所成。此皆寒温失宜,饮食不节,精气蕴蓄在内,不得宣通,结搏于脏腑之间,故为积聚之病也。

治积聚气,心腹结痛,食饮不下,宜服**鳖甲散**方:

鳖甲一两,涂醋炙令黄,去裙襕　京三棱一两,炮剉　当归半两,剉,微炒　桂心半两　赤芍药半两　木香半两　枳壳半两,麸炒微黄,去瓢　诃梨勒皮半两　槟榔半两　川大黄一两,剉碎,微炒

右件药捣筛为散,每服三钱,水一中盏,入生姜半分,煎至六分,去滓,食前稍热服。

治积聚气,腹胁坚急,心胸胀满,不能饮食,宜服**槟榔散**方:

槟榔一两　京三棱一两,炮剉　木香一两　桂心半两　桃人一两,汤浸,去皮尖、双人,麸炒微黄　青橘皮半两,汤浸,去白瓢,焙　郁李人一两,汤浸,去皮,微炒

右件药捣筛为散,每服四钱,水一中盏,入生姜半分,煎至六分,去滓,食前稍热服。

治积聚气,心腹胀痛,食饮减少,四肢不和,宜服**吴茱萸散**方:

吴茱萸一两,汤浸七遍,焙干微炒　白术一两　当归一两,剉碎,微炒　紫菀一两,去苗土　桂心一两　槟榔一两　鳖甲一两,涂醋炒令黄,去裙襕　郁李人一两,汤浸,去皮,微炒　枳实半两,麸炒微黄

右件药捣筛为散,每服三钱,水一中盏,入生姜半分,煎至六分,去滓,食前稍热服。

治积聚气,心腹胀硬如石,肚上青脉起,食饮不下,宜服**防葵散**方:

防葵半两　桔梗三分,去芦头　川朴消三分　川大黄三分,剉碎,微炒　桃人半两,汤浸,去皮尖,麸炒微黄　木香半两

右件药捣筛为散,每服三钱,水一中盏,煎至六分,去滓,食前稍热服,当利下恶物为度,未利再服。

治积聚气在腹胁,胸背疼痛,宜服**大黄圆**方:

川大黄二两,剉碎,微炒　桃人一两半,汤浸,去皮尖、双人,麸炒微黄　槟榔一两半　鳖甲一两,涂醋炙令黄,去裙襕　京三棱一两,炮剉　干姜一两,炮裂,剉　川乌头一两,炮裂,去皮脐　桂心一两　吴茱萸一两,汤浸七遍,焙干微炒

右件药捣细罗为末,以醋煮面糊和圆如梧桐子大,每服食前以生姜橘皮汤下二十圆,温酒下亦得。

治积聚气,心腹坚胀,食饮减少,面色萎黄,肌体羸瘦,宜服**干漆圆**方:

干漆一两,捣碎,炒令烟出　鳖甲一两,涂醋炙令黄,去裙襕　诃梨勒皮一两　当归一两,剉,微炒　附

子一两,炮裂,去皮脐　木香三分　枳壳一两,麸炒微黄,去瓤　白术一两　桂心一两　京三棱一两,炮剉
桃人一两,汤浸,去皮尖、双人,麸炒微黄　川大黄二两,剉碎,微炒　厚朴二两,去粗皮,涂生姜汁炙令香熟　川
椒三分,去目及闭口者,微炒去汗

右件药捣细罗为末,以酒煮面糊和捣三五百杵,圆如梧桐子大,每服食前以粥饮下三
十圆。

治久积聚气不消,心腹胀满,食少体瘦,宜服**京三棱圆方**:

京三棱一两,炮剉　桂心一两　川大黄一两半,剉碎,微炒　槟榔一两半　吴茱萸半两,汤浸七遍,焙干
微炒　干漆一两,捣碎,炒令烟出　附子一两,炮裂,去皮脐　木香一两　桃人一两半,汤浸,去皮尖、双人,麸炒
微黄　青橘皮一两,汤浸,去白瓤,焙　鳖甲一两半,涂醋炙令黄,去裙襕

右件药捣细罗为末,以醋煮面糊和圆如梧桐子大,每服食前以温酒下二十圆。

治积聚气久不消,心腹虚胀,不欲饮食,宜服**鳖甲煎圆方**:

鳖甲二两,涂醋炙令黄,去裙襕　防葵一两,剉炒令黄　川大黄二两,剉碎,微炒

已上三味并捣细罗为末,以醋二升煎令如膏。

干漆一两,捣碎,炒令烟出　桂心三分　附[1]子一两,炮裂,去皮脐　川椒红一两,微炒　桃人一两半,
汤浸,去皮尖、双人,麸炒微黄,别研入　木香一两　枳实一两,麸炒微黄

右件药捣细罗为末,内前煎中,更入少蒸饼和捣三二百杵,圆如梧桐子大,每服食前以生
姜橘皮汤下二十圆。

治积聚气久不消散,腹胁胀痛,面无颜色,四肢不和,宜服**硇砂煎圆方**:

硇砂二两,不夹石者,细研,以醋一升半,与芫花末同熬如膏　芫花一两,炒令黄,捣罗为末　川乌头半两,炮
裂,去皮脐　川大黄一两,剉碎,微炒　木香半两　鳖甲一两,涂醋炙令黄,去裙襕　当归半两　桂心半两
蓬莪荗半两　京三棱半两,炮剉　干漆三分,捣碎,炒令烟出　青橘皮三分,汤浸,去白瓤,焙

右件药细罗为末,内前煎中,更入少蒸饼和捣三二百杵,圆如梧桐子大,每服食前以温酒
下十五圆。

治积聚气结成块段在腹胁下,久不消散,发歇疼痛,宜服**狼毒圆方**:

狼毒细剉,醋拌炒令干　芫花醋拌炒令干　干漆捣碎,炒令烟出　雄雀粪微炒　五灵脂　鳖甲涂醋
炙令黄,去裙襕　硫黄细研入　硇砂不夹石者,细研,已上各一两　腻粉半两,研入

右件药捣细罗为末,入研了药令匀,以醋煮面糊和圆如梧桐子大,每服空心以醋汤下三
圆至五圆,当利下恶物。

治积聚气多年不消,变成劳证,腹内结块疼痛,两胁胀满,常吐清水,食饮不下,**硫黄
圆方**:

硫黄半两,细研　硇砂半两,不夹石者,细研　木香半两,为末　巴豆去皮,四十九粒,取萝卜一枚,四破开,钻
四十九窍,各一窍内巴豆一枚,却依旧合之,藏在土坑中深一尺,四十九日后取出巴豆,细研如膏,纸裹压去油,后研入药中

右件药取萝卜一枚剜作坑子,内前硫黄、硇砂,却以萝卜盖头,用纸一重裹,以好黄泥固
济曝干,用大火煅令通赤,候冷去泥,取出药并萝卜一时细研,入前木香末及研了巴豆令匀,
以醋煮面糊和圆如菉豆大,每服空心温酒下五圆,晚食前再服,以利为度。

治积聚气块,**防葵圆方**:

防葵半两　芫花半两,醋拌炒令干　干姜半两,炮裂,剉　鳖甲一两,涂醋炙令黄,去裙襕　硇砂一两,不

---

〔1〕 附:原误作"防"。据《类聚》卷110所引同方改。

夹石者,细研入

右件药捣细罗为末,研入硇砂令匀,以米醋一升煎令稠,下诸药末慢火熬,入少蒸饼和溲,可圆即圆如菉豆大,每服空心以温酒下十圆。

又方:

芫花一两　京三棱一两　青橘皮半两,汤浸,去白瓤,焙　干漆半两　木香半两　川大黄一两

右件药捣碎,以米醋二升慢火煎令醋尽,焙干捣细罗为末,以醋煮面糊和圆如菉豆大,每服空心以生姜汤下十五圆,渐加至二十圆。

治积聚心腹痛诸方

夫积者,阴气也,五脏所生,其痛不离其部,故上下有所穷已。聚者,阳气也,六腑所成,故无根本,上下无所留止,其痛无有常处。此皆由寒气搏于脏腑,与阴阳气相击上下,故心腹痛也。诊其寸口脉沉,而横胁下有积,腹中有横积痛。又寸口脉细沉滑者,有积聚在胁下,左右皆满,与背相引痛。又云:寸口脉紧而牢者,胁下腹中横积结痛而泄利,脉微细者生,浮者死也。

治积聚,心腹两胁疼痛,宜服**槟榔散**方:

槟榔一两　赤芍药半两　枳壳半两,麸炒微黄,去瓤　芎䓖半两　赤茯苓半两　柴胡一两,去苗　木香半两　川大黄一两,剉碎,微炒　当归二分,剉碎,微炒　陈橘皮一两,汤浸,去白瓤,焙　桃人半两,汤浸,去皮尖、双人,麸炒微黄　甘草一分,炙微赤,剉

右件药捣粗罗为散,每服三钱,以水一中盏,煎至六分,去滓,不计时候稍热服。

治积聚心腹疼痛,胸膈气滞,四肢无力,不思饮食,**木香散**方:

木香半两　诃梨勒皮半两　槟榔半两　白术一分　青橘皮半两,汤浸,去白瓤,焙　赤茯苓三分　人参一分,去芦头　厚朴半两,去粗皮,涂生姜汁炙令香熟　桂心一分

右件药捣细罗为散,每于食前以温酒调下二钱。生姜枣汤调下亦得。

治积聚心腹疼痛,面无润泽,渐黄瘦,宜服**桂心散**方:

桂心一两　川大黄一两,剉碎,微炒　桔梗一两,去芦头　附子一两,炮裂,去皮脐　木香一两　白术一两　高良姜半两,剉　芎䓖半两　当归一两,剉,微炒　槟榔一两　赤芍药一两　枳实半两,麸炒微黄

右件药捣细罗为散,每于食前以温酒调下二钱。生姜汤调下亦得。

治积聚心腹疼痛,全不欲食,宜服**青橘皮圆**方:

青橘皮二两,汤浸,去白瓤,焙　当归一两,剉,微炒　枳壳一两,麸炒微黄,去瓤　干漆一两,捣碎,炒令烟出　附子一两,炮裂,去皮脐　木香一两　白术一两　桃人一两,汤浸,去皮尖、双人,麸炒微黄　桂心一两　川椒三分,去目及闭口者,微炒去汗　川大黄二两,剉碎,微炒　厚朴一两,去粗皮,涂生姜汁炙令香熟

右件药捣罗为末,炼蜜和捣三二百杵,圆如梧桐子大,每于食前以温酒下三十圆。

治积聚心腹相引疼痛,胸膈气滞,不欲饮食,宜服**诃梨勒圆**方:

诃梨勒皮一两　川大黄二两,剉碎,微炒　乌药一两　当归一两,剉微黄　木香一两　白术一两　桂心一两　吴茱萸半两,汤浸七遍,焙干微炒　槟榔一两　蓬莪茂一两　青橘皮一两,汤浸,去白瓤,焙　神曲一两,微炒令黄　附子一两,炮裂,去皮脐　麦蘖一两,微炒令黄

右件药捣罗为末后,将硇砂三两用醋二升煎滤去滓,入前药末四两内硇砂醋中搅和匀,于银锅内煎成膏,和余药末捣三二百杵,圆如梧桐子大,每于食前以生姜橘皮汤下二十圆。

治积聚气心腹妨闷疼痛,**大黄圆**方:

川大黄一两,剉碎,微炒　当归三分,剉,微炒　芎䓖三分　诃梨勒皮一两　槟榔一两　吴茱萸半两,汤浸七遍,焙干微炒　干姜三分,炮裂,剉　川乌头一两,炮裂,去皮脐　桃人一两,汤浸,去皮尖、双人,麸炒微黄

右件药捣罗为末,炼蜜和捣三二百杵,圆如梧桐子大,不计时候以温酒下三十圆。

治心腹积聚,时有疼痛,宜服**巴豆圆**方:

巴豆二十枚,去皮心研,纸裹压去油　杏人五十枚,汤浸,去皮尖、双人,麸炒微黄　藜芦一两,去芦头,炙黄　皂荚二两,去皮,涂酥炙令黄焦,去子　桔梗一两,去芦头

右件药捣桔梗、皂荚、藜芦等罗为末后,细研巴豆、杏人如膏,炼蜜和捣三二百杵,圆如小豆大,每日空心以温水下三圆。如未觉,即加至五圆。

治积聚心腹胀满诸方

夫积者,阴气也,五脏所生,其痛不离其部,故上下有所穷已。聚者,阳气也,六腑所成,故无根本,上下无所留止,其痛无有常处也。积聚成病,蕴结在内,则气不宣通,气还搏于脏腑,心腹胀满,心腹胀满则烦而短气也。

治积聚心腹胀满,不能下食,宜服**槟榔散**方:

槟榔半两　芎䓖半两　桔梗半两,去芦头　当归半两,剉,微炒　桂心半两　赤芍药半两　白术半两　木香半两　川大黄一两,剉碎,微炒

右件药捣粗罗为散,每服四钱,以水一中盏,煎至六分,去滓,不计时候温服。

治积聚心腹胀满,不能下食,四肢瘦弱,**诃梨勒散**方:

诃梨勒三分,煨,用皮　木香三分　槟榔三分　前胡半两,去芦头　桂心半两　京三棱半两,炮剉　当归半两,剉,微炒　黄耆半两,剉　人参半两,去芦头　枳壳半两,麸炒微黄,去瓤　白术半两　赤茯苓半两　芎䓖半两　厚朴三分,去粗皮,涂生姜汁炙令香熟　青橘皮三分,汤浸,去白瓤,焙

右件药捣筛为散,每服三钱,以水一中盏,入生姜半分,枣三枚,煎至六分,去滓,每于食前稍热服之。

治积聚心腹胀满,不能饮食,宜服**白术散**方:

白术二两　赤茯苓一两　枳壳一两,麸炒微黄,去瓤　人参一两,去芦头　桔梗一两,去芦头　桂心一两　京三棱一两,炮剉　槟榔一两

右件药捣粗罗为散,每服三钱,以水一中盏,煎至六分,去滓,每于食前温服。

治积聚心腹胀满,四肢逆冷,宜服**沉香散**方:

沉香一两　吴茱萸半两,汤浸七遍,焙干微炒　槟榔一两　青橘皮一两,汤浸,去白瓤,焙　附子一两　蘹香子半两,微炒

右件药捣细罗为散,每于食前以热酒调下一钱。

治积聚心腹胀满,食少,宜服**干姜圆**方:

干姜半两,炮裂,剉　皂荚一两,去黑皮,涂酥炙令黄焦,去子　菖蒲三分　桂心三分　川乌头半两,炮裂,去皮脐　柴胡三分,去苗　人参三分,去芦头　黄连三分,去须　赤茯苓三分　吴茱萸半两,汤浸七遍,焙干微炒　川椒三分,去目及闭口者,微炒去汗　厚朴一两,去粗皮,涂生姜汁炙令香熟

右件药捣罗为末,炼蜜和捣三二百杵,圆如梧桐子大,每于食前以温酒下二十圆。

治积聚心腹胀满,脐下结硬,宜服**京三棱煎圆方**:

京三棱二两,炮裂　当归一两,剉,微炒　萆薢一两,剉　陈橘皮一两,汤浸,去白瓤,焙　厚朴一两,去粗皮,涂生姜汁炙令香熟　肉桂一两,去皱皮　赤茯苓三分　木香三分　槟榔一两

右件药捣罗为末,以酒三升煎一半药末如膏,后入余药末和捣三二百杵,圆如梧桐子大,每于食前以温酒下三十圆。

又方:

硇砂半两,研　木香一两　青橘皮一两,汤浸,去白瓤,焙　槟榔一两　桃人一两,汤浸,去皮尖、双人微炒　蘹香子二两,微炒

右件药捣细罗为散,每服食前以生姜汁半合,热酒一中盏搅和令匀,调下二钱。

治积聚心腹胀满,或时疼痛,宜服**木香圆方**:

木香一两　青橘皮二两,汤浸,去白瓤,焙　芫花三两

右件药先捣罗木香、青橘皮为末,后别捣罗芫花为末,以醋三升煎成膏,入前药末和圆如梧桐子大,每服以热酒下七圆。

治积聚心腹胀如鼓者,宜服**狼毒圆方**:

狼毒四两,剉碎,醋拌炒干　附子三两,炮裂,去皮脐　防葵三两

右件药捣罗为末,炼蜜和捣三二百杵,圆如梧桐子大,每于食前以粥饮下五圆,以利为度。

治积聚宿食不消诸方

夫积聚者,由五脏六腑所生也。而宿食不消者,盖脏腑为寒气所乘,脾胃虚冷,水谷不化,留为宿食,诊其脉来实者,是其候也。

治积聚气,脾胃虚弱,不能化谷,致宿食不消,腹胁胀痛,宜服**京三棱散方**:

京三棱一两,炮剉　桂心三分　丁香半两　益智子三分,去皮　木香半两　大腹皮一两,剉　前胡一两,去芦头　厚朴一两,去粗皮,涂生姜汁炙令香熟　白术三分　干姜半两,炮裂,剉　郁李人一两,汤浸,去皮,微炒　蓬莪茂三分　青橘皮一两,汤浸,去白瓤,焙　赤茯苓一两　川大黄一两,剉碎,微炒

右件药捣粗罗为散,每服三钱,以水一中盏,入生姜半分,枣三枚,煎至六分,去滓,每于食前稍热服。

治积聚宿食不消,四肢羸瘦乏力,宜服**诃梨勒散方**:

诃梨勒一两,煨,用皮　附子一两,炮,去皮脐　草豆蔻一两,去皮　白术三分　当归半两,剉碎,微炒　人参半两,去芦头　神曲一两,微炒　黄耆三分,剉　桂心一两　槟榔一两　陈橘皮一两,汤浸,去白瓤,焙　赤茯苓一两　郁李人一两,汤浸,去皮,微炒

右件药捣粗罗为散,每服三钱,以水一中盏,入生姜半分,枣三枚,煎至六分,去滓,不计时候稍热服。

治积聚宿食不消,腹胁下妨闷,四肢羸瘦,骨节酸疼,多有盗汗,宜服**白术圆方**:

白术一两　黄耆一两,剉　牡蛎一两,烧为粉　人参一两,去芦头　赤茯苓一两　川乌头一两,炮裂,去皮脐　干姜半两,炮裂,剉　木香一两　当归一两,剉,微炒　赤芍药三分　桂心一两　甘草半两,炙微赤,剉　防葵半两　鳖甲一两,涂醋炙令黄,去裙襕　紫菀半两,去苗　槟榔一两　桔梗半两,去芦头　枳壳一两,麸炒微黄,去瓤

右件药捣罗为末,炼蜜和捣三二百杵,圆如梧桐子大,每于食前以温酒下三十圆。

治积聚气,脾胃虚冷,宿食不消,心腹气滞,胀满疼痛,宜服**木香圆**方:

木香三分 白术三分 人参三分,去芦头 赤茯苓三分 吴茱萸半两,汤浸七遍,焙干微炒 干姜半两,炮裂,到 桂心三分 陈橘皮一两,汤浸,去白瓤,焙 诃梨勒一两,煨,用皮 槟榔一两 神曲一两,炒微黄 大麦蘖一两,炒微黄 川大黄一两,到碎,微炒 当归半两,到,微炒 桔梗半两,去芦头

右件药捣罗为末,炼蜜和捣三二百杵,圆如梧桐子大,每于食前以温酒下三十圆。

治积聚宿食不消,心腹胀满疼痛,宜服**巴豆圆**方:

巴豆半两,去皮心,出油研入 附子一两,炮裂,去皮脐 硫黄一两半,细研,水飞过 桂心一两 五灵脂一两 雄黄一两,细研水飞 麝香一分,细研 干姜一两,炮裂,到 香墨半两

右件药捣罗为末,入巴豆都研令匀,用糯米饭和圆如小豆大,每于食前以生姜橘皮汤下二圆。

治积聚气,宿食留滞,不能消化,**丁香圆**方:

丁香半两 木香半两 巴豆一分,去皮心,去油研入 硫黄半两,细研水飞 朱砂半两,细研水飞 腻粉一钱 麝香一钱,细研 乳香半两 神曲[1]一两半,别捣末

右件药捣罗为末,都研令匀,以酒煮神曲末为糊,和圆如小豆大,每服食前以生姜橘皮汤下三圆。

又方:

木香一两 青橘皮一两,汤浸,去白瓤,焙 肉豆蔻三分,去壳 巴豆半两,去皮心,去油研入 神曲一两,微炒

右件药捣罗为末,入巴豆研令匀,以醋煮饭和圆如小豆大,每服食前以生姜橘皮汤下三圆。

治积聚宿食不消,虚羸腹胀,宜服此方:

肥皂荚半两,炙去皮子,捣为末 甘遂三钱,晒干,生捣罗为末 牵牛子二钱,生捣为末

右件药一处更研细如面,患人二十已上,用药末一钱,用水湿拌,用面捏作馄饨子十枚,煮熟,别用暖水嚼破下之,良久方取下积聚。如未转,即更以煎水调药末半钱投之,良久取下积食。初服药后,患人如欲睡,是药力行,量人虚实加减服之。

又方:

吴茱萸二两,汤浸七遍,焙干微炒 巴豆半两,去皮心研如膏,纸裹压去油

右件药先捣罗茱黄为末,以酽醋一大碗浸茱黄末一宿,至来日于银锅内熬,候茱黄似膏,即入巴豆膏更熬,候可圆即圆如菉豆大,空心以温酒下三圆。如气散,恶物下,即住服。

诸　疝　论

夫诸疝者,由阴气积于内,复为寒气所加,故使荣卫不调,血气虚弱,故风冷入其腹内,而成疝也。疝者,痛也。或小腹痛,不得大小便。或手足厥冷,绕脐痛,白汗出。或冷气逆上抢心腹,令心痛,或里急而腹痛,此诸候非一,故云诸疝也。脉弦紧者,疝也。

---

〔1〕 曲:原误作"麵"(面)。据《类聚》卷110引同方改。

治七疝诸方

夫七疝者,厥疝,癥[1]疝,寒疝,气疝,盘疝,附疝,狼疝。若厥疝,心痛足冷,饮食吐逆不止,名曰厥疝。腹中气乍满,心下尽痛,气积如臂,名曰癥疝。因寒饮食,即胁下腹中尽痛,名曰寒疝。腹中乍满乍减而痛,名曰气疝。腹中痛在脐傍,名曰盘疝。腹中痛在脐下有积聚,名曰附疝。小腹与阴相引而痛,大便难,名狼疝。此皆由血气虚弱,饮食寒温不调之所生也。

治七疝,忽心腹气逆不得息,痛引背脊,或脐下坚痛,遇冷即极,若小腹虚满,引膀胱里急,宜服**川椒圆**方:

川椒一两,去目及闭口者,微炒去汗　桔梗半两,去芦头　细辛半两　厚朴一两,去粗[2]皮,涂生姜汁炙令香熟　赤芍药半两　干姜半两,炮裂,剉　附子半两,炮裂,去皮脐　川乌头半两,炮裂,去皮脐　槟榔一两

右件药捣罗为末,炼蜜和捣三二百杵,圆如梧桐子大,每于食前以生姜橘皮汤下二十圆。

治七疝诸寒,脐傍痛,上攻胸中满闷少气,**乌喙圆**方:

乌喙半两,炮裂,去皮脐　干姜一两,炮裂,剉　木香一两　细辛一两　厚朴一两,去粗皮,涂生姜汁炙令香熟　赤芍药一两　桂心一两　川椒一两,去目及闭口者,微炒去汗　柴胡一两,去苗　赤茯苓半两　槟榔半两

右件药捣罗为末,炼蜜和捣三二百杵,圆如梧桐子大,每于食前以温酒下十五圆。

治七疝气,胸腹坚痛,宜服**乌头圆**方:

川乌头一两,炮裂,去皮脐　蓬莪茂一两　木香一两　川大黄一两,剉碎,微炒　当归[3]一两,剉,微炒　芎藭一两　京三棱一两,炮剉　川椒一两,去目及闭口者,微炒去汗　桂心一两　桃人一两,汤浸,去皮尖、双人,麸炒微黄　肉豆蔻半两,去壳　干漆一两,捣碎,炒令烟出

右件药捣罗为末,先以酽醋一升入药末四两熬令减半,又渐入醋一升熬成膏,次入余药末和捣三二百杵,圆如梧桐子大,每于食前以生姜汤或暖酒下二十圆。

治七疝,四肢寒冷,脐下妨痛,不欲饮食,宜服**草豆蔻圆**方:

草豆蔻[4]一两,去皮　厚朴一两,去粗皮,涂生姜汁炙令香熟　附子一两,炮裂,去皮脐　蘹香子一两,微炒　白术一两　桂心一两　干姜一两,炮裂,剉　青橘皮一两,汤浸,去白瓤,焙　芎藭一两　川乌头一两,炮裂,去皮脐　木香一两　吴茱萸一两,汤浸七遍,焙干微炒

右件药捣罗为末,炼蜜和捣三二百杵,圆如梧桐子大,每于食前以热酒下二十圆。

治七疝气,心腹结聚疼痛,宜服**吴茱萸圆**方:

吴茱萸一两,汤浸七遍,焙干微炒　木香一两　槟榔一两　诃梨勒一两,煨,用皮　川大黄一两,剉碎,微炒　赤茯苓一两　乌喙一两,炮裂,去皮脐　当归一两,剉,微炒　赤芍药一两　枳壳一两,麸炒微黄,去瓤　桂心一两

右件药捣罗为末,炼蜜和捣三二百杵,圆如梧桐子大,每于食前以热酒下二十圆。

治七疝,脐腹坚硬,时有疼痛,宜服**芫花圆**方:

芫花一两,醋拌炒令干　川乌头一两,炮裂,去皮脐　青橘皮一两,汤浸,去白瓤,焙　附子一两,炮裂,去

---

〔1〕　癥:原误作"瘕"(瘕),与前重复。据《类聚》卷90所引"治七疝诸方"改。
〔2〕　粗:原作"裂",据《类聚》卷90所引同方改。
〔3〕　归:原误作"头"。据《类聚》卷90所引同方改。
〔4〕　蔻:原误作"劳"。据《类聚》卷90所引同方改。

皮脐　干姜半两,炮裂,剉　巴豆三七枚,去皮心,研如膏,纸裹压去油

右件药捣罗为末,入巴豆膏都研令匀,以醋煮面糊和圆如菉豆大,每服食前以温酒下三圆。

治寒疝诸方

夫寒疝者,由阴气积于内,则卫气不行,卫气不行,则寒气盛也,故令恶寒,不欲饮食,手足厥冷,绕脐痛,白汗出,遇寒即发,故云寒疝也。其脉弦紧者是也。

治寒疝,腰腹痛,胸中冷气上抢,心胁支满,不得卧,面目痛,风寒,悸悼多惊,不能食,食已即呕,寒热往来,宜服**吴茱萸圆方**:

吴茱萸三分,汤浸七遍,焙干微炒　半夏三分,汤洗七遍去滑　细辛一两　紫菀一两,去苗土　甘草半两,炙微赤,剉　附子一两,炮裂,去皮脐　旋覆花半两　前胡一两,去芦头　干姜三分,炮裂,剉　人参三分,去芦头　熟干地黄一两　赤茯苓一两　当归三分,剉碎,微炒　赤芍药三分　白术一两　桂心一两　诃梨勒一两半,用皮　木香一两

右件药捣罗为末,炼蜜和捣三二百杵,圆如梧桐子大,不计时候以生姜汤下二十圆。

治寒疝腹中痛,手足逆冷,身体疼痛,针灸诸药所不能住者,宜服**乌头散方**:

川乌头大者,十枚,炮裂,去皮脐　桂枝二两

右件药捣细罗为散,每服二钱,以水一中盏,入生姜半分,煎至五分,次入蜜半合更煎三两沸令熟,每于食前和滓温服之。

治寒疝,亦名阴疝,亦治飞尸,**走马散方**:

巴豆二枚,去皮脐　杏人二枚,去皮

右件药以绵缠,轻搥令碎,用热酒一大盏浸良久服之,须臾即差。如未差,即更服。有尸病者,宜蓄此药,用必大效。

治寒疝腹痛,饮食不下,喉中噎塞,宜服此方,立效。

川椒半两,去目及闭口者,微炒去汗　干姜半两,炮裂,剉　桂心半两

右件药以水三大盏煮取二盏,去滓,内牛蒡子末一两,又煎一盏三分,去滓,分温三服。

治寒疝来去,每发腹中疠痛,方:

吴茱萸一分,汤浸七遍,焙干微炒　生姜半两,切　豉半两

右件药以酒一大盏,煎至六分,去滓,分温二服。

又方:

吴茱萸半两,汤浸七遍,焙干微炒　桂心一两

右件药捣筛为散,每服二钱,以水一中盏,煎至六分,去滓,食前温服。

治寒疝小腹及阴中相引痛,白汗出,欲死,方:

丹参半两,剉

右捣细罗为散,每服以热酒调下二钱。

治寒疝心痛诸方

夫寒疝心痛者,由阴气积结所生也。阴气不散,则寒气盛,寒气盛则痛,上下无常,言冷

气上冲于心,故令心痛也。

治寒疝心痛闷绝,宜服**木香散**方:

木香一两　高良姜半两,剉　赤芍药半两　赤茯苓半两　芎䓖三分　干姜半两,炮裂,剉　陈橘皮半两,汤浸,去白瓤,焙　诃梨勒半两,煨,用皮　草豆蔻三分,去皮　枳壳半两,麸炒微黄,去瓤　牵牛子三分,微炒

右件药捣粗罗为散,每服三钱,以水一中盏,入生姜半分,煎至六分,去滓,不计时候稍热服。

治寒疝心痛,及诸虚冷气满闷,宜服**当归散**方:

当归一两,剉,微炒　干姜一两,炮裂,剉　甘草半两,炙微赤,剉　赤芍药一两　厚朴二两,去粗皮,涂生姜汁炙令香熟　黄耆一两,剉　川椒一两,去目及闭口者,微炒去汗　半夏一两,汤洗七遍去滑　人参一两,去芦头　桂心半两　青橘皮一两,汤浸,去白瓤,焙　附子一两,炮裂,去皮脐

右件药捣筛为散,每服三钱,以水一中盏,入生姜半分,煎至六分,去滓,不计时候稍热服。

治寒疝心痛如刺,绕脐腹中尽痛,白汗出,气欲绝,方:

川椒一分,去目及闭口者,微炒去汗　附子一两,炮裂,去皮脐　干姜半两,炮裂,剉　半夏半两,汤洗七遍去滑　甘草半两,炙微赤,剉　桂心半两

右件药捣筛为散,每服三钱,以水一中盏,入粳米半合,生姜半分,枣三枚,煎至六分,去滓,不计时候稍热服。

治寒疝心痛,四肢逆冷,不欲食,宜服此方:

蓬莪茂一两　胡椒半两　附子一两,炮裂,去皮脐　芎䓖三分　桂心一两　白术三分

右件药捣细罗为散,不计时候以热酒调下一钱。

又方:

高良姜一两,剉　当归一两,剉,微炒　桂心一两

右件药捣细罗为散,不计时候以热酒调下一钱。

又方:

桂心二两

右捣细罗为散,不计时候以热酒调下一钱。

治寒疝心腹痛诸方

夫寒疝心腹痛者,此由腑脏虚弱,风邪客于其间,与真气相击,故痛。其痛随气上下,或上冲于心,或在于腹。皆由寒气所作,所以谓之寒疝心腹痛也。

治寒疝心腹痛,四肢不和,面色青冷,不欲饮食,气渐羸弱,宜服**白术圆**方:

白术一两　干姜半两,炮裂,剉　青橘皮一两,汤浸,去白瓤,焙　当归半两,剉碎,微炒　芎䓖半两　木香半两　山姜子三分　厚朴一两,去粗皮,涂生姜汁炙令香熟　桂心一两　附子一两,炮裂,去皮脐　草豆蔻[1]一两,去皮

右件药捣为末,炼蜜捣三二百杵,圆如梧桐子大,每服不计时候以热酒下三十圆。

---

〔1〕蔻:原误作"䓖"。据《类聚》卷90所引同方改。

治寒疝心腹痛,不下饮食,痛甚引胁肋间及腹里急者,宜服**当归散**方:

当归一两,剉,微炒　干姜半两,炮裂,剉　羊肉半斤,细切　陈橘皮一两,汤浸,去白瓤,焙　白术一两,剉　荜茇半两

右件药除羊肉外捣筛为散,以水五大盏合煮取两大盏半,去滓,不计时候稍热服一小盏。

治寒疝心腹痛,胸胁支满,不能下食,**木香散**方:

木香三分　槟榔一两　赤茯苓一两　人参一两,去芦头　当归一两,剉碎,微炒　桂心一两　前胡一两,去芦头　青橘皮一两,汤浸,去白瓤,焙

右件药捣筛为散,每服四钱,以水一中盏,入生姜半分,枣三枚,煎至六分,去滓,不计时候稍热服。

治寒疝,心腹痛如刺,不下饮食,白汗出,气欲绝,**椒附散**方:

川椒半两,去目及闭口者,微炒去汗　附子一两,炮裂,去皮脐　槟榔一两　干姜半两,炮裂,剉　白术一两　青橘皮一两,汤浸,去白瓤,焙

右件药捣筛为散,每服三钱,以水一中盏,入生姜半分,枣三枚,煎至六分,去滓,不计时候稍热服。

治寒疝心腹痛,及胁肋里急,不下饮食,宜服**高良姜羊肉汤**方:

高良姜一两,剉　赤芍药一两,剉　当归一两,剉,微炒　羊肉一斤半,细切　桂心一两

右件药除羊肉外捣碎,以水五大盏,都煮取两盏半,去滓,不计时候稍热服一小盏。

治寒疝心腹痛,胸胁支满,饮食不下,宜服**芎䓖圆**方:

芎䓖一两　川椒一两半,去皮及闭口者,微炒去汗　防葵一两　白薇一两　桂心一两　白术一两　吴茱萸一两,汤浸七遍,焙干微炒　干姜一两,炮裂,剉　川乌头一两,炮裂,去皮脐

右件药捣罗为末,炼蜜和捣三二百杵,圆如梧桐子大,每服生姜橘皮汤下三十圆,日四五服。

治寒疝心腹痛,面目青黄,不下饮食,纵食呕逆,肌体羸瘦,宜服**吴茱萸圆**方:

吴茱萸半两,汤浸七遍,焙干微炒　赤茯苓半两　干姜半两,炮裂,剉　白术一两　桂心一两　甘草半两,炙微赤,剉　半夏一两,汤浸七遍去滑　赤芍药一两　前胡一两,去芦头　川椒一两,去目及闭口者,微炒去汗　当归一两,剉,微炒　陈橘皮一两,汤浸,去白瓤,焙　附子一两,炮裂,去皮脐　人参一两,去芦头　木香一两

右件药捣罗为末,炼蜜和捣三二百杵,圆如梧桐子大,每服以生姜汤下二十圆,日四五服。

治寒疝,胸胁支满,食饮不下,寒中心腹,痛及吐利,背项强急,不得俯仰,**甜瓜子散**方:

甜瓜子一两,微炒　桂心一两　白芷一两　白薇半两　川椒半两,去目及闭口者,微炒去汗　干姜半两,炮裂,剉　吴茱萸半两,汤浸七遍,焙干微炒　芎䓖一两　川乌头一两,炮裂,去皮脐　防葵半两　当归一两,剉碎,微炒　木香一两

右件药捣罗为末,炼蜜和捣三二百杵,圆如梧桐子大,每服以生姜汤下二十圆,日四五服。

治心疝诸方

夫疝者,痛也。由阴气积于内,寒气不散,上冲心,故使心痛,谓之心疝也。其痛也或如

锥刀所刺,或阴阴而疼,或四肢逆冷,或唇口变青,皆其候也。

治心疝,心腹痛如锥刀所刺,宜服**木香散**[1]方:

木香一两　羌活一两　槟榔一两　桂心一两　青橘皮一两,汤浸,去白瓤,焙　蓬莪茂一两

右件药捣罗为散,不计时候以热酒下二钱。

治心疝,心腹疗刺疼痛,胁下满胀,宜服**赤芍药圆**方:

赤芍药一两　桔梗一两,去芦头　细辛一两　桂心一两　川椒一两,去目及闭口者,微炒去汗　干姜一两,炮裂,剉　附子一两,炮裂,去皮脐　木香一两　槟榔一两

右件药捣罗为末,炼蜜和捣三二百杵,圆如梧桐子大,每服以热酒下三十圆,日四五服。

治三二十年心疝神验方:

射干半两　吴茱萸二两,汤浸七遍,焙干微炒

右件药捣罗为末,炼蜜和圆如菉豆大,每服以粥饮下五圆,日二服,药势欲尽,乃可吃热食,良。

治心疝,心腹痛,宜服**牡丹圆**方:

牡丹一两　桂心一两　川乌头一两,炮裂,去皮脐　木香一两　吴茱萸一两,汤浸七遍,焙干微炒　槟榔一两

右件药捣罗为末,炼蜜和捣三二百杵,圆如菉豆大,每服以温酒服十圆,日四五服。

治心疝,心腹中疗刺疼痛不可忍,**朱砂圆**方:

朱砂半两,细研　桂心半两　附子一两,炮裂,去皮脐　麝香半钱,细研　桃人半两,汤浸,去皮尖、双人,麸炒微黄　巴豆二十一枚,去皮心研,纸裹压去油

右件药捣罗为末,以面糊和圆如梧桐子大,每服以醋汤下二圆。

治心疝,心腹痛,四肢逆冷,面色青黑,宜服**桃人圆**方:

桃人汤浸,去皮尖、双人,麸炒微黄　没药　安息香　乳香　麝香细研　木香　桂心　吴茱萸汤浸七遍,焙干微炒,已上各一分

右件药捣罗为末,都研令匀,用蒸饼和圆如小豆大,不计时候以暖酒嚼下二十圆。

治心疝,心腹中如锥刀所刺疼痛,方:

巴豆半两　附子一两,去皮脐,生用　川乌头一两,去皮脐,生用　干漆三分,捣碎,炒令烟出　桃人三分,汤浸,去皮尖、双人,麸炒微黄　木香半两　槟榔半两　蓬莪茂三分

右件药先以巴豆、附子、乌头等三味以水煮一日久,取出各去皮,巴豆去心膜,一处捣如泥,诸药别捣罗为末,相和巴豆等,入醋煮面糊和圆如菉豆大,不计时候以醋汤下五圆。

治心疝,心腹内攻刺疼痛,腹胁虚胀,宿食不消,或时吐逆,少思饮食,方:

朱砂一两,细研,水飞过　半夏一两,汤洗七遍去滑　川乌头半两,去皮脐,生用

右件药捣罗为末,醋煮面糊和圆如小豆大,不计时候以生姜橘皮汤下五圆。

治寒疝积聚诸方

夫积聚者,由寒气在内所生也。血气虚弱,风邪搏于腑脏,寒多则气涩,气涩则生积聚

---

[1]　散:原误作"圆"。该方乃散剂,故《正误》云"'圆'当作'散'"。《类聚》卷90所引同方亦作"散",故改。

也。积者,阴气也,五脏所生,始发不离其部,故上下有穷也。聚者阳气,六腑所成也,故无根本,上下无所留止。但诸脏腑受邪,初未能为积聚,邪气留滞不去,乃成积聚。其病也或左右胁下如覆杯,或脐上下如臂,或胃管间覆大如杯,羸瘦少气,或洒淅寒热,四肢不收,饮食不为肌肤,或累累如桃李,或腹满呕泄,遇寒即痛,故云寒疝积聚也。其脉驶而紧,积聚也。浮而牢者,积聚也。牢强急者生,虚弱急者死。

治寒疝,积聚动摇,大者如鳖,小者如杯,乍来乍去,在于胃管,大肠不通,风寒则腹鸣,心下寒气上抢,胸胁支满,宜服**芫花圆方**:

芫花二两,醋拌炒令干　椒目一两　半夏半两,汤洗七遍去滑　川大黄一两,剉碎,微炒　细辛一两　桔梗半两,去芦头　川乌头一两,炮裂,去皮脐　赤芍药一两　赤茯苓一两　桂心一两　吴茱萸半两,汤浸七遍,焙干微炒　木香一两

右件药捣罗为末,炼蜜和捣三二百杵,圆如梧桐子大,每服以温酒下七圆,日三服,当下如泥,其病即愈。

治心腹牢强寒疝,邪气往来,坚固积聚,苦寒烦闷,不得眠卧,夜苦汗出,大便坚,小便不利,食不生肌,宜服**桔梗圆方**:

桔梗一两,去芦头　甜葶苈一两,微炒令香　藜芦一两,去芦头,微炙　桂心一两　厚朴一两,去粗皮,涂生姜汁炙令香熟　附子一两,炮裂,去皮脐　杏人五十枚汤浸,去皮尖,双人,麸炒微黄　当归一两,剉,微炒　鳖甲一两,涂醋炙微黄,去裙襕　川大黄一两,剉碎,微炒

右件药捣罗为末,炼蜜和捣三二百杵,圆如梧桐子大,每于食前以温酒下十五圆。

治寒疝积聚,绕脐切痛,饮食不下,**川乌头圆方**:

川乌头一两,炮裂,去皮脐　吴茱萸半两,汤浸七遍,焙干微炒　京三棱一两,煨剉　甘草半两,炙微赤,剉　细辛半两　桂心一两　藁本半两　木香一两　郁李人一两,汤浸,去皮,微炒

右件药捣罗为末,炼蜜和捣三二百杵,圆如梧桐子大,每服以生姜汤下二十圆,日三四服。

治寒疝冷气,心腹积聚,绕脐切痛,食饮不下,宜服**附子圆方**:

附子一两,炮裂,去皮脐　吴茱萸一两,汤浸七遍,焙干微炒　细辛一两　川乌头一两,炮裂,去皮脐　藁本一两　槟榔一两

右件药捣罗为末,炼蜜和捣三二百杵,圆如梧桐子大,每服以暖酒下二十圆,日三四服。

治寒疝积聚,结固不通,绕脐切痛,腹中胀满,风入五脏,忧患所积,用力不节,筋脉劳伤,羸瘦,不能饮食,宜服**鳖甲圆方**:

鳖甲一两半,涂醋炙微黄,去裙襕　甘草半两,炙微赤,剉　甜葶苈半两,微炒令香　桂心半两　川大黄半两,剉碎,微炒　芎䓖半两　赤芍药半两　川乌头半两,炮裂,去皮脐　槟榔半两

右件药捣罗为末,炼蜜和捣三二百杵,圆如梧桐子大,每于食前以生姜橘皮汤下二十圆。

治寒疝积聚,邪气往来,厥逆冲心痛,羸瘦少气,不欲饮食,宜服**食茱萸圆方**:

食茱萸一两　赤芍药半两　细辛一两　前胡一两,去芦头　干姜一两,炮裂,剉　川乌头二两,炮裂,去皮脐　紫菀一两,去苗土　当归半两　白术一两　白薇一两　芎䓖一两　人参一两,去芦头　熟干地黄三两　川椒一两,去目及闭口者,微炒去汗　桂心一两

右件药捣罗为末,炼蜜和捣三二百杵,圆如梧桐子大,每于食前以粥饮服二十圆,渐至三十圆。温酒下亦得。忌生冷、油腻、粘滑物。

治蛇瘕诸方

人有食蛇不消,因腹内生蛇瘕也。亦有蛇之精液误入饮食之内,亦令人病。其状常苦饥,而食则不下,喉中噎塞,食至胸内便却吐出,其病在腹,摸揣亦有蛇状,故谓之蛇瘕也。

治蛇瘕方:

川芒消半两　乌贼鱼骨半两　川大黄半两,剉碎,微炒　防葵半两　皂荚半两,去黑皮,涂酥炙令黄焦,去子

右件药捣粗罗为散,每服四钱,以水一中盏煎至六分,去滓温服,日三四服。

又方:

雄黄一分　白矾一分,烧为灰　硇砂一分　腻粉一钱　巴豆二七枚,去心皮研,纸裹压去油　麝香一分

右件药都研为末,以桃胶和圆如菉豆大,每服以温酒下五圆,日三四服。

治鳖瘕诸方

夫鳖瘕者,由腹中瘕结如鳖之状是也。有食鳖触冷不消而生者,亦有食诸杂肉,得冷变化而作者。皆由脾胃气虚弱,而遇冷则不能克消所致。瘕言假也,谓其有形,假而推移也。昔曾有人共奴俱患鳖瘕,奴在前死,遂破其腹,得一白鳖,仍旧活在,有人乘白马来看此鳖,白马遂尿,随落鳖上,其鳖即缩头及脚。寻以马尿灌之,即化为水。其主曰:吾将差矣。即服之,果如其言,得差如故矣。

治鳖瘕方:

川大黄半两,剉碎,微炒　干姜半两,炮裂,剉　附子半两,炮裂,去皮脐　䗪虫七枚,长一寸者,微炒　侧子半两,炮裂,去皮脐　人参半两,去芦头　桂心半两　贝母半两,煨微黄　细辛半两　白术一两　槟榔一两

右件药捣细罗为散,每服以温酒下一钱,日三四服。

又方:

防葵一两　鳖甲一两,涂醋炙令黄,去裙襕　苦楝子一两　郁李人一两,汤浸,去皮,微炒　槟榔一两

右件药捣细罗为散,每服以温酒调下二钱,日三四服。

治鱼瘕诸方

夫人胃气虚弱者,食生鱼,因为冷气所搏不能消之,结成鱼瘕。揣之有形状如鱼是也。亦有饮陂湖之水,误有小鱼入腹,不幸便即生长,亦有形状如鱼,故以名也。

治食鱼鲙及生肉住胸膈中不化,吐之不出,便成癥瘕,方:

厚朴一两,去粗皮,涂生姜汁炙令香熟　川大黄二两,剉碎,微炒

右件药细剉,分为二服,每服以酒一大盏煮取六分,去滓,放温尽服,良久再服,立消。

治食鲙不消方:

右捣马鞭草汁一大盏,煎五七沸,分温二服,服尽即消。服生姜汁亦消。

又方：

右以鱼鳞烧作灰，细研，每服以新汲水调下一钱。

治米瘕诸方

人有好食米，转久弥嗜之，若不得米，则胸中清水出，得米水便止。米不消化，遂生瘕结，若不早疗，致不能饮食，久则毙也。

治米瘕，其人恒欲食生米，常吐酸水，若食米则胸中清水止，宜服此方：

鸡粪半合　白米半合

右件药合炒，取米焦为度，捣细罗为散，用水一中盏调，顿服取尽，少时即吐，吐出病如米末也。

治米瘕久不疗，赢瘦，宜服此方：

葱白一握，切　乌梅十五枚，搥去核

右件药以水一大盏浸一宿，去滓，温暖分为二服，当吐出米末为度，未吐即再服之。

治发瘕诸方

曾有人因食饮内误有头发，随食而入成瘕，胸喉间如有虫，下上去来者是也。

治发瘕，由人因食而入，久即胸间如有虫上下去来，唯欲得饮，油方：

油一斤，香净者

右煎之，大钞锣内贮，安病人头边，以口鼻临油上，及傅之鼻面，并令有油香气，当叫唤索饮，不得与吃，必当疲极眠睡，其发当从口出，专令人守视之，见出时以石灰粉手捉，须臾抽尽，即是发也。初从腹出，形如不流水中茸菜随长短，形亦如之。

治蛟龙病方

蛟龙病者，云三月八月蛟龙子生在芹菜上，人食芹菜，不幸随食入腹，变为蛟龙。其病之状，发则如癫也。

治蛟龙病，三月八月近海及水边，因食生芹菜，为蛟龙子生在芹菜上，食入腹变成龙子，须慎之。其病发似癫，面色青黄，小腹胀，状如怀妊，宜服寒食饧方：

寒食饧三升

右每服五合，一日三服，吐出蛟龙有两头。开皇六年，又灞桥有人吐出蛟龙，大验。

太平圣惠方卷第四十九<small>凡一十九门　病源一十八首　方共计一百六十五道</small>

治痃气诸方

夫痃气者，由阴阳不调，脏腑虚弱，邪冷之气结聚所生也。其状腹内连脐左右各有一条筋脉急大如臂，次者如指，拘急如弦之状，名曰痃气也。

治痃气急痛，腹胀胃虚，不下食，**槟榔散方**：

槟榔<small>半两</small>　川乌头<small>一两，炮裂，去皮脐</small>　当归<small>半两，剉，微炒</small>　赤芍药<small>半两</small>　陈橘皮<small>三分，汤浸，去白瓤，焙</small>　人参<small>半两，去芦头</small>　枳壳<small>半两，麸炒微黄</small>　干姜<small>一两，炮裂，剉</small>　桂心<small>半两</small>　厚朴<small>半两，去粗皮，涂生姜汁炙令香熟</small>　半夏<small>半两，汤洗七遍去滑</small>　甘草<small>一分，炙微赤，剉</small>

右件药捣筛为散，每服三钱，以水一中盏，入生姜半分，煎至六分，去滓，不计时候温服。

治痃气，胃中寒，不思食，**肉豆蔻散方**：

肉豆蔻<small>三分，去壳</small>　芜荑<small>二两</small>　高良姜<small>一两，剉</small>　桂心<small>一两</small>　木香<small>一两</small>　白术<small>一两</small>　吴茱萸<small>半两，汤浸七遍，焙干微炒</small>　桃人<small>一两，汤浸，去皮尖、双人，麸炒微黄</small>　厚朴<small>四两，去粗皮，涂生姜汁炙令香熟</small>

右件药捣筛为散，用生姜一斤细切相拌，更捣作团，以面裹灰火中煨令通熟，去面候干，捣细罗为散，每服不计时候煮枣粥饮调下一钱。

治痃气，胁肋胀痛，腹内气结，不能下食，四肢少力，**狼毒圆方**：

狼毒<small>一两，微煨</small>　川乌头<small>一两，炮裂，去皮脐</small>　槟榔<small>一两</small>　木香<small>一两</small>　干漆<small>一两，捣碎，炒令烟出</small>

右件药捣罗为末，炼蜜和捣一二百杵，圆如梧桐子大，每服不计时候以温酒下五圆，渐加至十圆。

治痃气，发即两胁弦急，心肋胀痛，不能饮食，**槟榔圆方**：

槟榔<small>三分</small>　枳壳<small>一两，麸炒微黄，去瓤</small>　鳖甲<small>一两，涂醋炙令黄，去裙襕</small>　桔梗<small>半两，去芦头</small>　人参<small>半两，去芦头</small>　白术<small>三分</small>　桂心<small>三分</small>　木香<small>三分</small>　前胡<small>三分，去芦头</small>　川乌头<small>三分，炮裂，去皮脐</small>　川大黄<small>一两，剉碎，微炒</small>　当归<small>三分，剉，微炒</small>

右件药捣罗为末，炼蜜和捣三二百杵，圆如梧桐子大，每服不计时候以温酒下三十圆。

治痃气急痛，不思饮食，肌体瘦弱，**桂心圆方**：

桂心三分　川乌头一两，炮裂，去皮脐　柴胡一两，去苗　赤芍药三分　槟榔三分　木香半两　桃人一两，汤浸，去皮尖、双人，麸炒微黄　当归三分，剉，微炒

右件药捣罗为末，炼蜜和捣三二百杵，圆如梧桐子大，每服不计时候，以粥饮下二十圆。

治痃气急痛，不能饮食，**桃人散方**：

桃人一两，汤浸，去皮尖、双人，麸炒微黄　吴茱萸一两，汤浸七遍，焙干微炒　川乌头一两，炮裂，去皮脐　槟榔一两　木香一两　当归一两，剉，微炒

右件药捣筛为散，每服三钱，以水一中盏，煎至六分，去滓，不计时候稍热服。

治痃气，两胁痛不可忍，**木香圆方**：

木香三分　川乌头半两，炮裂，去皮脐　附子半两，炮裂，去皮脐　干姜半两，炮裂，剉　巴豆一两，去皮心，纸裹压去油　当归三分，剉碎，微炒

右件药捣罗为末，入巴豆同研令匀，以醋煮面糊和圆如菉豆大，每服不计时候，煎生姜醋汤下五圆。

治痃气发歇冲心疼痛，不识人，方：

胡椒　附子炮裂，去皮脐　蓬莪茂已上各半两

右件药捣细罗为散，每服不计时候以醋汤调下半钱。

又方：

川乌头一两，炮裂，去皮脐　芫花一两，醋浸一宿，炒令干　青橘皮一两，汤浸，去白瓤，焙　吴茱萸一分，汤浸七遍，焙干微炒

右件药捣罗为末，以软饭和圆如梧桐子大，每服不计时候以橘皮汤下十圆。

又方：

桃人一两，汤浸，去皮尖、双人　吴茱萸三两

右二味相和，以慢火熬桃人色稍黄即取出，用合器盛之，密盖定待冷，择去茱萸，留桃人，每日空心烂嚼二七颗，以热酒下，晚食前再服。

治癖气诸方

夫五脏调和，则荣卫气理，荣卫气理则津液通流，虽复多饮水浆，不能为病。若摄养乖方，则三焦否隔，三焦否隔则肠胃不能宣行，因饮水浆，便令停滞不散，更遇寒气，即聚而成癖也。癖者，谓癖侧在于两胁之间，有时而痛是也。

治胁肋下有癖急硬，气满不能饮食，胸背疼闷，**半夏散方**：

半夏一两，汤洗七遍去滑　桔梗三分，去芦头　前胡一两半，去芦头　吴茱萸半两，汤浸七遍，焙干微炒　人参三分，去芦头　槟榔七枚　鳖甲一两半，涂醋炙令黄，去裙襕　枳壳三分，麸炒微黄，去瓤

右件药捣筛为散，每服三钱，以水一中盏，入生姜半分，煎至六分，去滓，不计时候温服。

治癖气，两胁下硬如石，按之痛，心腹痃满，不能下食，心闷咳逆，积年不差，**鳖甲圆方**：

鳖甲一两，涂醋炙令黄，去裙襕　牛膝半两，去苗　芎藭半两　川大黄三分，剉碎，微炒　当归半两，剉，微炒　干姜半两，炮裂，剉　桂心半两　细辛半两　附子半两，炮裂，去皮脐　巴豆三十枚，去皮心，纸裹压去油　防葵半两　甘草半两，炙微赤，剉

右件药捣罗为末，研入巴豆令匀，炼蜜和捣三五百杵，圆如梧桐子大，每服食前以粥饮下

五圆,以微利为度。

治癖气,两胁下硬,按之痛,心闷[1]咳逆,不下饮食,四肢羸瘦,积年不差,**防葵圆方**:

防葵三分　芎䓖半两　赤茯苓三分　鳖甲—两,涂醋炙令黄,去裙襕　桃人三分,汤浸,去皮尖、双人,麸炒微黄　枳壳半两,麸炒微黄,去瓤　木香半两　川大黄二两,剉,微炒　当归半两,剉,微炒　干姜半两,炮裂,剉　桂心半两　细辛半两　桔梗半两,去芦头　京三棱三分,微煨,剉

右件药捣罗为末,炼蜜和捣五七百杵,圆如梧桐子大,每服不计时候,以粥饮下三十圆。

治癖气,胁下硬痛,心烦不能食,**紫葛圆方**:

紫葛—两,剉　赤芍药三分　桔梗三分,去芦头　紫菀—两,去苗土　木香三分　诃梨勒三分,煨,去皮　郁李人—两半,汤浸,去皮,微炒　川大黄—两半,剉微碎,微炒　牵牛子—两,微炒

右件药捣罗为末,炼蜜和捣三二百杵,圆如梧桐子大,每服不计时候,煎木通汤下二十圆。

治癖气,在两胁结聚不散,**硇砂圆方**:

硇砂半两,细研　干姜半两,炮裂,剉　川乌头—两,炮裂,去皮脐　芫花半两,醋拌炒令干　皂荚半两,去黑皮,涂酥炙令焦,去子　京三棱半两,微煨,剉　五灵脂—两　巴豆半两,去皮细研,纸里压去油

右件药捣罗为末,入硇砂、巴豆同研令匀,用醋熬为膏,旋圆如梧桐子大,每服空心及临卧时,以生姜橘皮汤下二圆。

治癖气胀痛,**吴茱萸圆方**:

吴茱萸半两,汤浸七遍,焙干微炒　附子—两,炮裂,去皮脐　桃人—两,汤浸,去皮尖、双人,麸炒微黄　巴豆秋夏用三十枚,春冬用五十枚,去皮心研,纸裹压去油　干姜—两,炮裂,剉

右件药捣罗为末,入巴豆研令匀,以软饭和圆如黍粒大,每服不计时候,煎生姜橘皮汤下五圆。

治癖气结硬不消,**皂荚圆方**:

猪牙皂荚四两,去黑皮,涂酥炙令焦黄,去子　巴豆—分,去皮心研,纸裹压去油　硇砂半两,用酒一盏,慢火熬成膏

右件药捣罗为末,入巴豆研令匀,用硇砂膏和圆如梧桐子大,每服食前以粥饮下三圆。

治腹满癖硬如石,积年不损,方:

右取白杨东南枝,去苍皮,细剉三斤,熬令黄,绢袋盛,用酒一斗浸,密封三五宿,每于食前暖一小盏服之。

治痃癖诸方

夫痃癖者,本因邪冷之气积聚而生也。痃者,在腹内近脐左右,各有一条筋脉急痛,大者如臂,次者如指,因气而成,如弦之状,名曰弦气也。癖者,侧在两胁之间,有时而僻,故曰癖也。夫痃之与癖,名号虽殊,针石汤圆主疗无别。此皆阴阳不和,经络否隔,饮食停滞,不得宣流,邪冷之气搏结不散,故曰痃癖也。

治痃癖,气连心肋相引痛,坚急,**大黄散方**:

川大黄—两,剉,微炒　当归—两,剉,微炒　白术—两　枳壳—两,麸炒微黄,去瓤　柴胡—两半,去苗

---

〔1〕　闷:原作"间"。据《类聚》卷110引同方改。

鳖甲一两,涂醋炙令黄,去裙襕

右件药捣筛为散,每服三钱,以水一中盏,入生姜半分,煎至五分,去滓,不计时候温服。

治痃癖气,胁肋妨闷,不欲饮食,四肢瘦弱,**木香圆方**:

木香半两　干姜一两,炮裂,到　草豆蔻一两,去皮　桂心一两　当归一两,到,微炒　陈橘皮一两,汤浸,去白瓤,焙　附子一两,炮裂,去皮脐　巴豆五十枚,去皮心研,纸裹压去油

右件药捣罗为末,入巴豆研令匀,炼蜜和捣三二百杵,圆如菉豆大,每服食前以粥饮下五圆。

治痃癖积冷,气攻心腹,如锥刀所刺,及鬼疰往来者,**乌头圆方**:

川乌头一两,炮裂,去皮脐　人参一两,去芦头　桂心一两　附子一两,炮裂,去皮脐　干姜一两,炮裂,到　赤石脂一两　朱砂三两,细研,水飞过

右件药捣罗为末,入研了药令匀,炼蜜和捣三二百杵,圆如梧桐子大,每服不计时候以暖酒下二十圆。

治痃癖,气块不消,令人羸瘦,面色萎黄,四肢少力,不欲饮食,**鳖甲圆方**:

鳖甲三两,涂醋炙令黄,去裙襕　京三棱三分,微煨,到　川大黄三两,到,微炒　陈橘皮三两,汤浸,去白瓤,焙

右件药捣罗为末,于银锅中入米醋三升,以慢火熬成膏,候可圆即圆如梧桐子大,每于食前以粥饮下三十圆。

治痃癖气,时攻心腹疼痛,令人不思饮食,渐为瘦病,**大黄圆方**:

川大黄一斤,生,为末　鳖甲三两,涂醋炙令黄,去裙襕　枳壳二两半,麸炒微黄,去瓤　当归一两半,到,微炒　赤芍药一两半　京三棱三两,微炒,到　吴茱萸一两,汤浸七遍,焙干微炒

右件药捣罗为散,先以米醋三升熬大黄为膏,次入诸药和圆如梧桐子大,每于食前以温酒下三十圆。

治痃癖冷癥块,及疗丈夫腰脚,补暖水脏,善治妇人血气,暖子宫,杀三虫,伏火,**硇砂圆方**:

右先取腊月细桑条子,不限多少,烧作灰,略以水淋却苦汁后,晒令灰干收之,每一两硇砂管灰三两,先研硇砂以水化消,拌灰令干湿得所,取一固济了瓷瓶子,底下先铺干灰半寸已来,次下硇砂灰填实,口头更着干灰覆盖,然用文火烧,后武火煅令通赤,候冷取出重研,于竹梢箕内铺纸三重,然安灰以水淋之,候药透过纸,待硇砂味断即休淋水,别取小瓷钵子一两个,盛药汁于热灰火内养之,常令鱼眼沸,直至汁尽,候干别入固济了瓶子内,便以大火煅一食久,待冷取出细研,用粟米饭和圆如菉豆大,每日空心以暖酒下五圆。

治痃癖气,冷热不调,两肋下痛,恶闻食气,四肢痠弱,口干唾粘,头目昏痛,气冲背膊,虚肿烦闷,大小便涩,发落耳鸣,弥加健忘,宜服**桂心圆方**:

桂心一两　川大黄四两,到碎,微炒　川朴消二两半　赤芍药一两

右件药捣罗为末,炼蜜和捣三二百杵,圆如梧桐子大,每于食前以暖酒下二十圆,以微利为度。

治痃癖气疼痛,**芫花圆方**:

芫花半两,醋拌炒干　硇砂一两,醋化令消尽　干姜半两,炮裂,到　京三棱半两,到碎,醋浸三宿,焙干

右件药捣罗为末,用硇砂醋熬成膏,以蒸饼少许同和圆如菉豆大,每服食前以生姜橘皮汤下十圆。

治痃癖气不消,**吴茱萸散**方:

吴茱萸半两,汤浸七遍,焙干微炒　鳖甲三两,涂醋炙令黄,去裙襕　川大黄一两,到碎,微炒　当归三分,到,微炒　京三棱一两,微炮,到　槟榔一两

右件药捣细罗为散,每于食前以暖酒调下一钱。

治积冷痃癖,不思饮食,四肢羸困,宜服此方:

莨菪子三分,水淘去浮者　大枣四十九枚

右件药以水三升相和,煮水尽,即取枣去皮核,每于食前吃一枚,粥饮下亦得,觉热即止。

治痃癖气,心腹疼痛,肌肤瘦弱,面无颜色,及男子元气,妇人血气,并宜服此**桃人煎**方:

桃人二千枚,汤浸,去皮尖、双人

右件药细研如膏,以酒二斗淘滤取汁,于净铛中以慢火煎成膏,每于食前以暖酒调下一茶匙。

治痃癖不差,胁下痛硬如石,方:

生商陆根汁一升　杏人一两,汤浸,去皮尖

右件药研杏人令烂,以商陆根汁相和研,滤取汁,以火煎如饧,每服取枣许大,空腹以热酒调服之,渐加,以利恶物为度。

治痃癖气不消,方:

京三棱一两,微煨,到　川大黄一两,到

右件药捣罗为末,用醋熬为膏,每日空心以生姜橘皮汤调下一茶匙。

治久痃癖诸方

夫久痃癖气者,本因邪气所生,不离阴阳之气,结蓄而成也。此皆由脏腑不调,脾胃虚弱,饮食积滞,不能宣行,复遇寒气在内,即结聚而不散,于脐胁左右弦急绪起,时有腹痛。时人多患此疾,卒差极难,累日逾年,积聚成块,故名久痃癖气也。

治久痃癖气,心腹胀满,时时筑心背痛,宿食不消,呕逆,不思饮食,休息气痢,喘促,黄瘦,面目虚肿,**京三棱圆**方:

京三棱三分,微煨,到　鳖甲一两,涂醋炙令黄,去裙襕　川大黄一两半,到碎,微炒　木香半两　当归三分,到,微炒　白术三分　厚朴一两,去粗皮,涂生姜汁炙令香熟　吴茱萸半两,汤浸七遍,焙干微炒　诃梨勒一两,煨,用皮　枳壳一两,麸炒微黄　麦蘖一两,炒微黄　神曲一两,到,微炒　桂心一两　槟榔一两

右件药捣罗为末,炼蜜和捣五七百杵,圆如梧桐子大,每服不计时候以粥饮下三十圆。

治久痃癖气,腹内积聚邪气往来,厥逆抢心,心胸痞闷,吐逆饮食,**乌头圆**方:

川乌头一两半,炮裂,去皮脐　吴茱萸三分,汤浸七遍,焙干微炒　川椒三分,去目及闭口者,微炒去汗　干姜三分,炮裂,到　桂心三分　柴胡一两,去苗　生干地黄一两　细辛半两　紫菀半两,去苗土　人参半两,去芦头　芎䓖半两　白术半两　白薇半两　赤芍药半两　皂荚半两,去黑皮,涂酥炙焦黄,去子

右件药捣罗为末,炼蜜和捣三二百杵,圆如梧桐子大,每服不计时候以温酒下二十圆。

治久痃癖气,或时呕哕,腹痛不能饮食,**荜茇圆**方:

荜茇一两　干姜三分,炮裂,到　胡椒三分　桂心三分　人参一两,去芦头　陈橘皮三分,汤浸,去白瓤,焙　诃梨勒一两,煨,用皮　赤茯苓一两　槟榔二两

右件药捣罗为末,炼蜜和捣五七百杵,圆如梧桐子大,每服不计时候以粥饮下二十圆。

治久痃癖气,发歇不定,肌肉消瘦,往往吐逆,肩背疼痛,宜服**大黄圆方**:

川大黄二两,剉碎,微炒　川朴消一两　蓬莪茂二两　诃梨勒一两,煨,用皮　桂心三分　枳壳一两,麸炒微黄,去瓤　吴茱萸三分,汤浸七遍,焙干微炒　金星礜石二两,泥裹烧一复时,研　柴胡一两,去苗　狼毒半两,微煨　巴豆一分,去皮心研,纸裹压去油

右件药捣罗为末,入巴豆、礜石令匀,以熟枣瓤和捣三二百杵,圆如梧桐子大,每日空心以温酒下十圆,老少临时加减圆数服之。

治久痃癖气不消,**桃人圆方**:

桃人三合,汤浸,去皮尖,双人,麸炒微黄　豉三合,炒干　川椒一两,去目及闭口者,微炒去汗　干姜一两,炮裂,剉

右件药捣罗为末,炼蜜和捣三二百杵,圆如梧桐子大,每服于食前以温酒下二十圆。

治痃癖气,食物不消,宜服此方:

木香一两　硫黄一两,细研,水飞过　川大黄三两,剉碎,微炒

右件药捣罗为末,炼蜜和捣三二百杵,圆如梧桐子大,食前以温酒下二十圆。

又方:

苍术一两,剉,微炒　川乌头二两,炮裂,去皮脐　赤芍药半两

右件药捣罗为末,用醋煮面糊和圆如梧桐子大,每于食前以生姜橘皮汤下二十圆。

治痃癖心腹胀满诸方

夫痃癖心腹胀满者,由阴阳不调,食饮宿滞,积聚成病,蕴结在内,气不宣通,邪气搏于正气,脾胃虚冷,故令心腹胀满也。

治痃癖冷气胀满,不能食,**白术散方**:

白术一两　诃梨勒皮一两　枳壳三分,麸炒微黄,去瓤　陈橘皮三分,汤浸,去白瓤,焙　干姜三分,炮裂,剉　人参一两,去芦头　桔梗半两,去芦头　桂心三分　木香三分　槟榔三分

右件药捣筛为散,每服三钱,以水一中盏,入枣二枚,煎至五分,去滓,不计时候温服。

治痃癖气,急硬满胀,心肋多痛,不能食物,气攻胸背壅闷,**半夏散方**:

半夏三分,汤浸七遍去滑　桔梗一两,去芦头　大腹皮一两,剉　前胡一两,去芦头　鳖甲一两半,涂醋炙令黄,去裙襴　枳壳一两,麸炒微黄　人参三分,去芦头　槟榔一两　赤芍药一两　吴茱萸半两,汤浸七遍,焙干微炒

右件药捣筛为散,每服三钱,以水一中盏,入生姜半分,煎至六分,去滓,不计时候温服。

治痃癖气胀,心肋急痛,不能下食,四肢少力,**枳壳散方**:

枳壳一两,麸炒微黄,去瓤　桔梗一两,去芦头　鳖甲一两,涂醋炙令黄,去裙襴　人参一两,去芦头　柴胡五两,去苗　槟榔七枚　芎䓖三分　桂心一两　陈橘皮一两,汤浸,去白瓤,焙　赤茯苓一两　木香三分　川大黄一两,剉碎,微炒　当归五分,剉,微炒　赤芍药三分

右件药捣筛为散,每服三钱,以水一中盏,入生姜半分,煎至六分,去滓,不计时候温服。

治痃癖气,腹胁胀满,喘息促急,不思饮食,宜服**大腹皮散方**:

大腹皮一两,剉　赤茯苓三分　桔梗三分,去芦头　牡丹三分　桃人半两,汤浸,去皮尖,双人,麸炒微黄　槟榔一两　桑根白皮一两,剉　枳壳三分,麸炒微黄　鳖甲一两,涂醋炙令黄,去裙襴　郁李人一两,汤浸,去皮微炒　川大黄一两半,剉碎,微炒

右件药捣粗罗为散,每服三钱,以水一中盏,入生姜半分,煎至六分,去滓,不计时候温服。

治痃癖气,心腹胀满,不下食饮,胸膈壅闷,喘嗽气急,宜服**桃人圆**[1]方:

桃人一两,汤浸,去皮尖、双人,麸炒微黄　鳖甲三分,涂醋炙令黄,去裙襕　川乌头三分,炮裂,去皮脐　皂荚半两,去黑皮,涂酥炙令黄焦,去子　枳壳三分,麸炒微黄,去瓤　白术三分　桔梗三分,去芦头　槟榔三分　防葵半两　紫菀三分,去苗土　干姜半两,炮裂,剉　细辛半两　陈橘皮一两,汤浸,去白瓤,焙

右件药捣罗为末,炼蜜和捣五七百杵,圆如梧桐子大,每服不计时候以粥饮下三十圆。

治痃癖气攻,两胁胀满,心胸不利,少思饮食,**诃梨勒圆**方:

诃梨勒一两,煨,用皮　桔梗三分,去芦头　赤芍药半两　枳壳一两,麸炒微黄,去瓤　白术一两　赤茯苓一两　桃人一两,汤浸,去皮尖、双人,麸炒微黄　鳖甲一两,涂醋炙令黄,去裙襕　桂心三分　木香半两　川大黄三分,剉碎,微炒

右件药捣罗为末,炼蜜和捣三二百杵,圆如梧桐子大,每服不计时候以温酒下三十圆。

治痃癖气,心腹胀满,不欲饮食,**京三棱圆**方:

京三棱微煨,剉　木香　肉豆蔻去壳　桃人汤浸,去皮尖、双人,麸炒微黄　干姜炮裂,剉　青橘皮汤浸,去白瓤,焙　蓬莪茂已上各一两　巴豆半两,去皮心,水煮一[2]复时,研,纸压去油

右件药捣罗为末,入巴豆研令匀,炼蜜和捣五七百杵,圆如梧桐子大,每服空心以生姜橘皮汤下三圆。

治痃癖气,吐水沫,食饮不得,气逆胀满,方:

槟榔五两　高良姜一两半　桃人三合,汤浸,去皮尖、双人,麸炒微黄

右件药捣罗为末,炼蜜和捣三二百杵,圆如弹子大,每服不计时候以温酒研下一圆。

治痃癖不能食诸方

夫痃癖不能食者,由脾胃虚弱,为邪气所搏故也。脾主攞伏水谷,以养四脏,荣于气血。若其气和平,则中焦宣畅,以纳五味也。若脏腑虚冷,为寒气所乘,则宿食不消,积聚痃癖在于腹中,脾气虚弱,故不能食也。

治痃癖气不能食,腹中痛,时嗽,四肢少力,**桂心圆**方:

桂心一两　诃梨勒皮一两　白术一两　厚朴一两半,去粗皮,涂生姜汁炙令香熟　陈橘皮二分,汤浸,去白瓤,焙　附子三分,炮裂,去皮脐　干姜三分,炮裂,剉　防葵三分　吴茱萸三分,汤浸七遍,焙干微炒　鳖甲一两,涂醋炙令黄,去裙襕　木香三分

右件药捣罗为末,炼蜜和捣三二百杵,圆如梧桐子大,每服不计时候,以生姜枣汤下三十圆。

治痃癖气,发即两胁急满,四肢烦闷,不能食,宜服**槟榔圆**方:

槟榔一两　枳壳三分,麸炒微黄,去瓤　桔梗三分,去芦头　人参三分,去芦头　白术半两　桂心半两　柴胡一两,去苗　陈橘皮三分,汤浸,去白瓤,焙　川大黄一两,剉碎,微炒　芎劳半两　草豆蔻一两,去皮

右件药捣罗为末,炼蜜和捣三二百杵,圆如梧桐子大,每服不计时候以温酒下三十圆。

---

〔1〕 圆:原误作"散"。《正误》:"'散'当作'圆'。"核之下文方剂制法,因改。

〔2〕 一:原脱。《正误》:"'煮'下脱'一'字。"一复时,即一昼夜。

治痃癖气,腹胁痛,不能食,四肢少力,宜服**木香圆方**:

木香三分 诃梨勒一两,煨,用皮 黄耆一两,剉 鳖甲一两,涂醋炙令黄,去裙襕 白术三分 赤茯苓一两 桂心三分 枳壳一两,麸炒微黄,去瓤 陈橘皮一两,汤浸,去白瓤,焙 当归一两,剉碎,微炒 槟榔一两半 五味子三分

右件药捣罗为末,炼蜜和捣三二百杵,圆如梧桐子大,每服不计时候以温酒下三十圆。

治痃癖气,不能食,心胁下满,四肢骨节痠疼,**白术圆方**:

白术三分 黄耆一两,剉 牡蛎三分,烧为粉 人参三分,去芦头 赤茯苓一两 川乌头二分,炮裂,去皮脐 干姜半两,炮裂,剉 赤芍药三分 当归三分,剉,微炒 诃梨勒皮三分 细辛半两 桂心半两 前胡半两,去芦头 甘草半两,炙微赤,剉 防葵半两 鳖甲一两,涂醋炙令黄,去裙襕 紫菀三分,去苗土 槟榔一两 桔梗半两,去芦头

右件药捣罗为末,炼蜜和捣五七百杵,圆如梧桐子大,每服不计时候以温酒下三十圆。

治痃癖气,不能食,四肢少力,**人参圆方**:

人参一两,去芦头 白术三分 枳壳三分,麸炒微黄,去瓤 陈橘皮半两,汤浸,去白瓤,焙 桂心三分 甘草半两,炙微赤,剉 桔梗半两,去芦头 干姜三分,炮裂,剉

右件药捣罗为末,炼蜜和捣三二百杵,圆如梧桐子大,每服不计时候以温酒下三十圆,姜枣汤下亦得。

治痃癖气,每发痛不能食,**京三棱圆方**:

京三棱三两,微煨,剉 益智子一两,去皮 吴白术一两 木香一两

右件药捣粗罗为散,每服三钱,以水一中盏,煎至五分,去滓,不计时候稍热服。

治痃癖羸瘦诸方

夫痃癖羸瘦者,由寒温不调,脏腑虚冷,饮食不化,邪气与脏气相搏,结聚所生也。若久不差,则经络否涩,气血不和,四肢洒淅寒热,腹中郁郁而痛,不欲饮食,脾胃气虚,不能荣于肌肉,故令羸瘦也。

治痃癖气,心腹滞闷,面色萎黄,日渐羸瘦,**紫菀圆方**:

紫菀三分,去苗土 柴胡三分,去苗 川乌头半两,炮裂,去皮脐 吴茱萸半两,汤浸七遍,焙干微炒 厚朴三分,去粗皮,涂生姜汁炙令香熟 皂荚半两,去黑皮,涂酥炙令焦黄,去子 川椒一分,去目及闭口者,微炒去汗 桔梗半两,去芦头 黄连半两,去须 肉桂半两,去皱皮 赤茯苓半两 菖蒲半两 人参半两,去芦头 干姜半两,炮裂,剉 巴豆半两,去皮心研,纸裹压去油

右件药捣罗为末,入巴豆同研令匀,炼蜜和捣五七百杵,圆如菉豆大,每服空心以粥饮下五圆。

治痃癖气,多吐清水,面色萎黄,心胁胀痛,不欲饮食,四肢羸瘦,宜服**附子圆方**:

附子四两,炮裂,去皮脐 白术三分 陈橘皮一两,汤浸,去白瓤,焙 吴茱萸一两,汤浸七遍,焙干微炒 桃人一两,汤浸,去皮尖、双人,麸炒微黄 干姜半两,炮裂,剉 木香半两 桂心三分 川大黄一两,剉碎,微炒 神曲一两,炒微黄 丁香三分 草豆蔻一两,去皮

右件药捣罗为末,炼蜜和捣三五百杵,丸如梧桐子大,每服不计时候以姜枣汤下二十圆。

治痃癖气攻心胁痛,不欲食,四肢羸瘦,**白术圆方**:

白术三分 蓬莪茂三分 乌药半两 木瓜半两 桂心半两 硇砂一两半,细研 生姜屑半两

益智子三分,去皮　木香半两　芜荑半两　神曲二两,捣罗为末,并硇砂用酒煎成膏

右件药捣罗为末,用硇砂、曲膏和圆如梧桐子大,每服不计时候,煎生姜橘皮汤下三十圆。

治痃癖气,四肢羸瘦,心神虚烦,皮肤干燥,不欲饮食,宜服**羊脂煎方**:

羊脂一升　牛髓一升　川椒一两,去目及闭口者,微炒去汗　桂心一两　人参一两,去芦头　五味子一两半　芎䓖一两　干姜一两,炮裂,剉　生干地黄二两　远志一两,去心　生姜汁二合　当归一两,剉,微炒　生地黄汁一升　吴茱萸三分,汤浸七遍,焙干微炒

右件药捣细罗为散,先用羊脂、牛髓、生姜、地黄等汁以慢火煎令沸,后入药末煎炼成膏,收于瓷器中,每服以温酒调下半匙,日三四服。

治痃癖冷气,不能饮食,四肢羸瘦少力,**枸杞子圆方**:

枸杞子三两　干姜一两,炮裂,剉　白术一两　川椒二合,去目及闭口者,微炒去汗　吴茱萸三分,汤浸七遍,焙干微炒　陈橘皮一两,汤浸,去白瓤,焙

右件药捣罗为末,炼蜜和捣三二百杵,圆如梧桐子大,每于食前以温酒下三十圆。

治痃癖气,不能食饮,虚乏羸瘦,**牛膝圆方**:

牛膝三两,去苗　生干地黄四两　当归一两半,剉,微炒　桂心三两　木香一两　五味子二两　肉苁蓉三两,酒浸一宿,剉,去皱皮,炙令干　神曲末三合,炒微黄　大麦蘖二合,炒微黄　白术一两半　人参一两半,去芦头　白茯苓三两　槟榔一两　陈橘皮二两,汤浸,去白瓤,焙

右件药捣罗为末,炼蜜和捣三二百杵,圆如梧桐子大,每日空心以温酒下三十圆,晚食前再服。

治痃癖气,胸满背痛,不能食,日渐羸瘦,四肢无力,时时惊悸,**槟榔圆方**:

槟榔一两　桔梗一两,去芦头　当归一两,剉,微炒　人参一两,去芦头　桂心一两　前胡一两,去芦头　陈橘皮三分,汤浸,去白瓤,焙　厚朴一两半,去粗皮,涂生姜汁炙令香熟　白术一两　甘草一两,炙微赤,剉　川乌头一两,炮裂,去皮脐　干姜一两,炮裂,剉　茯神一两　鳖甲二两,涂醋炙令黄,去裙襕　川大黄二两,剉碎,微炒　龙齿一两

右件药捣罗为末,炼蜜和捣五七百杵,圆如梧桐子大,每服以粥饮下三十圆,日三服。

治癥病诸方

夫癥病者,由寒温失节,致腑脏之气虚弱,而食饮不消,聚结于内,染渐生长,块段盘牢,不移动者是癥也,言其形状可征验也。若积引岁月,人即枯瘦,腹肚转大,遂至于死。诊其脉弦而伏,其癥不转者,必死矣。

治食饮不消,结成癥病,**乌头圆方**:

川乌头半两　京三棱半两,微煨,剉　芫花半两,醋拌炒令干　巴豆半两,去皮心研,纸裹压去油　硇砂半两,汤化去石,熬干　消石半两　川大黄半两,剉碎,微炒　青橘皮半两,汤浸,去白瓤,焙

右件药捣罗为末,入巴豆研令匀,以酒一升,醋二升相和,以慢火煎如稀饧即住火,后用丁香一分,木香一分,肉豆蔻半两,捣罗为末,朱砂一分细研,与前药同和圆如菉豆大,每日早晨以生姜橘皮汤下三圆,夜临卧时再服。

治癥病不消,四肢羸困,不欲饮食,久不差,**硇砂圆方**:

硇砂一两,细研　硫黄一两,细研,水飞过　木香半两　槟榔一两　川大黄三两,剉碎,微炒　牵牛子

三两,微炒　吴茱萸半两,汤浸七遍,焙干微炒　京三棱一两,微煨,剉　当归一两,剉,微炒　肉桂一两,去皱皮　青橘皮一两,汤浸,去白瓤,焙　鳖甲一两,涂醋炙令黄,去裙襕

右件药捣罗为末,入研了药令匀,炼蜜和捣三二百杵,圆如梧桐子大,每日空心及晚食前以温酒下三十圆。

治癥病腹中硬痛,不欲饮食,经久不差,羸弱无力,**朱砂圆方**:

朱砂一两,细研,水飞过　肉桂一两,去皱皮,为末　巴豆二十粒,去皮心研,纸裹压去油　禹余粮一两,烧醋淬三遍,细研　紫石英一两,细研,水飞过

右件药都研令匀,以汤浸蒸饼和圆如菉豆大,每服食前以温酒下五圆。

治癥病心腹妨闷,不欲饮食,四肢不和,**大黄圆方**:

川大黄半两,剉碎,微炒　木香半两　肉豆蔻半两,去壳　硇砂半两,细研　干姜半两,炮裂,剉　青橘皮三分,汤浸,去白瓤,焙　吴茱萸一两,汤浸七遍,焙干微炒　槟榔半两　桂心半两　蓬莪茂一两　巴豆一分,去皮心研,纸裹压去油

右件药捣罗为末,入巴豆、硇砂研令匀,以醋熬成膏,和圆如梧桐子大,每服空心以粥饮下三圆。

治癥病结硬,心腹疼痛,**京三棱圆方**:

京三棱一两半,微煨,剉　槟榔一两　木香一两　干姜一两,炮裂,剉　陈橘皮一两,汤浸,去白瓤,焙　桂心半两　当归一两,剉,微炒　巴豆半两,去皮心研,用纸裹压去油

右件药捣罗为末,用醋熬巴豆成膏,入前药末和圆如梧桐子大,每服空心以生姜橘皮汤下五圆。

治积年癥块及血块,方:

砒霜一分　粉霜一分　硇砂一分半　腻粉三钱

右件药细研令匀,用肥枣去核,入药在枣里面,以线系定,用白面饼子逐个裹,烧熟饼子为度,取出去枣皮研熟,元如菉豆大,每服空心及临卧时,以姜枣汤下三圆。

治癥病,腹中结硬,**五灵脂圆方**:

五灵脂一两　防葵半两　桂心半两　猪牙皂荚半两,去黑皮,涂酥炙令焦黄,去子　巴豆半两,和皮麸炒令黑,去皮膜心,研烂,纸裹压去油　木香半两

右件药捣罗为末,入巴豆更研令匀,用醋煮面糊和圆如黍米大,每服空心及临卧时,以生姜酒下三圆。

又方:

硫黄一两,细研　硇砂一两,细研　巴豆一两　附子一两,炮裂,去皮脐,捣罗为末

右件药先用头醋二升,煮巴豆令赤色即出之,却入冷水碗中浸两炊久,洗净去皮心,研如粉,又以醋二升与巴豆同煎至一升,然后下硫黄、硇砂、附子等末,以文火熬令稀稠得所,别入干姜末一两,和圆如黍米大,每服空心以生姜枣汤下三圆,夜临卧时再服。

治癥病久不消,令人萎黄羸瘦,不欲饮食,**巴豆圆方**:

巴豆一两,去皮心研,纸裹压去油　硫黄细研　附子炮裂,去皮脐　五灵脂　干姜炮裂,剉　木香　肉豆蔻去壳　丁香　槟榔　硇砂细研　干漆捣碎,炒令烟出,已上各半两

右件药捣罗为末,入诸药研令匀,以面糊和圆如黄米大,每服空心以醋汤下五圆,得转下恶物为效。

治久积癥癖诸方

夫久积癥癖者,因饮水气壅滞,遇寒热气相搏,便成癥癖,在于两肋下,经久不差,乃结聚成形段而起,按之乃作水鸣,积有岁年,故云久积癥癖也。

治久积癥癖,气结不散,面色萎黄,羸瘦食少,宜服**桃人散**方:

桃人一两,汤浸,去皮尖、双人,麸炒微黄　鳖甲二两半,涂醋炙令黄,去裙襕　京三棱一两,炮剉　当归三分,剉,微炒　肉桂一两,去皱皮　木香半两　枳实一两,麸炒微黄　槟榔三分　川大黄三分,剉碎,微炒

右件药粗罗为散,每服三钱,以水一中盏,入生姜半分,煎至六分,去滓,不计时候温服。

治久积癥癖气不散,胁下似覆杯,多吐酸水,面目萎黄,或腹中疼痛,**蓬莪茂散**方:

蓬莪茂一两　鳖甲二两,涂醋炙令黄,去裙襕　赤芍药半两　槟榔一两　肉桂一两,去皱皮　枳壳一两,麸炒微黄,去瓤　当归一两,剉,微炒　干姜半两,炮裂,剉　京三棱一两,炮剉　川大黄一两,剉碎,微炒　木香一两　柴胡一两半,去苗

右件药捣粗罗为散,每服三钱,以水一中盏,入生姜半分,煎至六分,去滓,不计时候温服。

治久积癥癖气不差,令人羸瘦,不思饮食,**京三棱圆**方:

京三棱二两,微煨,剉　川乌头二两,炮裂,去皮脐　陈橘皮二两,汤浸,去白瓤,焙　硇沙一两,细研　干姜一两,炮裂,剉　雄雀粪一两,微炒

右件药捣罗为末,入硇砂研令匀,以醋煮面糊和圆如梧桐子大,每于食前以酒下十圆。

治久积癥癖气不差,或于胁肋作块,形大如杯,或如鸡子,透隐皮肤,或时疼痛,坚硬如石,宜服**麝香圆**方:

麝香一两,细研　蓬莪茂二两　草薢二两,剉　芫花二两,醋拌炒令黄　神曲一两,炒令微黄　大麦蘖一两,炒令微黄　鳖甲二两,涂醋炙令黄,去裙襕　干漆一两,捣碎,炒令烟出　京三棱二两,微煨,剉

右件药捣罗为末,入麝香研令匀,用醋煮面糊和圆如梧桐子大,每于食前以温酒下十圆。

治久积癥癖坚牢,羸瘦,不能饮食,宜服**大黄圆**方:

川大黄二两,剉碎,微炒　干姜一两,炮裂,剉　甜葶苈一两半,隔纸炒令紫色　川芒消一两　桔梗一两,去芦头　赤茯苓半两　石膏半两,细研,水飞过　附子半两,炮裂,去皮脐　川乌头半两,炮裂,去皮脐　杏人半两,汤浸,去皮尖、双人,麸炒微黄　川椒半两,去目及闭口者,微炒去汗

右件药捣罗为末,入研了药令匀,炼蜜和捣三二百杵,圆如菉豆大,每服不计时候以温酒下二十圆。

治久积癥癖,腹满不能食,**附子圆**方:

附子一两,炮裂,去皮脐　巴豆三十枚,去皮心研,纸裹压去油　䗪虫三十枚,微炒　川椒一合,去目及闭口者,微炒去汗　干姜半两,炮裂,剉　防葵一两　甜葶苈一合,隔纸炒令紫色　川大黄一两,剉碎,微炒

右件药捣罗为末,研入巴豆令匀,炼蜜和捣三二百杵,圆如梧桐子大,每服食前以温酒下三圆。

治久积癥癖,及一切恶气,并宜服**巴豆圆**方:

巴豆一两,去皮心,研烂,以醋二升熬成膏　京三棱一两,微煨,剉　青橘皮一两,汤浸,去白瓤,焙　川大黄一两,剉碎,微炒　干漆一两,捣碎,炒令烟出　附子一两,炮裂,去皮脐　香墨半两　硇砂一两,细研

右件药京三棱、干漆捣罗为末,入在巴豆醋内同熬及一半,次入硇砂更熬令稠,然下大

黄、青橘皮、附子、香墨等和捣三二百杵,丸如菉豆大,每服空心煎橘皮汤下三圆。血癥块即用当归酒下,一切恶气温酒下。

治久积癥癖,及疝气急痛,方:

川乌头二两,炮裂,去皮脐　川椒一两,去目及闭口者,微炒去汗

右件药捣罗为末,用鸡子白和圆如麻子大,每服不计时候以温酒下十圆。

治久积癥癖不差,渐至羸弱,宜服此方:

右取雄鸡一只,饲之令肥,肥后却饿二日,以好朱砂一两研令细,拌饭饲鸡,着板上养,收取粪曝干,杵罗为末,每于食前以温酒调下一钱。

治久积癥癖及心腹鼓胀,并宜服此方:

右用乌牛尿五升,于银器中微火煎如稀饧,每服空心以热酒调下一匙,头服后当腹中鸣,转病出,隔日更服。

熨癥癖方:

吴茱萸一升　川乌头三两

右件药捣碎,用醋拌炒令热,分作二包,更番熨之。

治暴癥诸方

夫暴癥者,由脏腑虚弱,食生冷之物,脏既本虚,不能消之,结聚成块,卒然而起,其生无渐,名之暴癥也。本由脏弱,其癥暴生,至于成病,毙人俱速矣。

治暴癥坚结,四肢瘦瘁,食少无力,**蜥蜴圆方**:

蜥蜴一枚,微炙　蜈蚣一枚,微炙　鬼臼一两半,去须　汉防己一两半　当归一两半,剉,微炒　川大黄三两,剉碎,微炒　川芒消二两　赤芍药三两　甘草一两,炙微赤,剉

右件药捣罗为末,炼蜜和捣三二百杵,圆如梧桐子大,不计时候以温酒下十圆,以利为度。

治暴癥气攻,心腹胀痛,不欲饮食,宜服**巴豆圆方**:

巴豆一分,去皮心研,纸裹压去油　川大黄半两,剉,微炒　干姜半两,炮裂,剉　木香半两　蓬莪茂半两

右件药捣罗为末,入巴豆同研令匀,炼蜜和捣三二百杵,圆如小豆大,每服空心以生姜汤下五圆。

治卒暴癥方:

蒜二斤　桂心一两　伏龙肝一两

右件药合捣,以醇醋和之如泥,便摊于布上,罨病处,罨之一日差,逐日换之。

治卒暴癥,腹中有物如石,痛如刀刺,昼夜啼呼,宜服此方:

牛膝二斤,去苗,剉

右以酒一斗渍,密封,于热灰火中暖令味出,每于食前量力频服,以差为度。

又方:

右用商陆根不限多少,剉捣蒸之,以新布裹熨病上,冷即换之。

又方:

蚕沙一斗　桑柴灰一斗

右件药以水三斗,往复淋之五六度,取生鳖甲长一尺者一枚,内灰汁中煮之烂熟,取出擘去甲及骨,于砂盆中研令细,更入灰汁中煎熬,候可圆即圆如梧桐子大,每于食前以温酒下二十圆。

又方:

葫芦根一斤,细剉

右以酒一斗浸三五宿,每于食前暖一小盏服之。

治食不消成癥癖诸方

夫饮水结聚在于膀胱,遇冷热气相搏,因而作癥癖者,冷气也。冷气久乘于脾,脾得湿冷则不能消谷,使人羸瘦不能食,或泄痢,腹内痛,气力乏弱,颜色黧黑是也。诊其关脉细微而绝者,腹内有癥癖也。

治食不消化,结成癥癖,令人羸瘦无力,食少,**神曲散方**:

神曲一两,炒令微黄　桂心半两　甘草一分,炙　大麦蘖一两,炒令微黄　干姜半两,炮裂,剉　陈橘皮三分,汤浸,去白瓤,焙

右件药捣细罗为散,每服以清粥饮调下二钱,一日三四服。

治食不消,结成癥癖,**白术圆方**:

白术三分　川大黄二两,剉碎,微炒　枳壳三分,麸炒微黄,去瓤　厚朴三分,去粗皮,涂生姜汁炙令香熟　鳖甲二两,涂醋炙令黄,去裙襕　当归半两,剉,微炒　附子半两,炮裂,去皮脐　干姜半两,炮裂,剉　防葵三分　食茱萸半两

右件药捣罗为末,炼蜜和捣三二百杵,圆如梧桐子大,每于食前以温酒下三十圆。

治食不消,成癥癖,令人四肢干瘦,不欲饮食,**槟榔圆方**:

槟榔一两半　川大黄二两,剉碎,微炒　白术三分　枳壳三分,麸炒微黄,去瓤　木香半两　柴胡一两,去芦头　鳖甲二两,涂醋炙令黄,去裙襕

右件药捣罗为末,炼蜜和捣三二百杵,圆如梧桐子大,每于食前以暖酒下三十圆。

治食不消,结成癥癖,心腹胀痛,**硇砂圆方**:

硇砂一两,细研　京三棱半两,煨剉　芫花半两,醋拌炒令黄　猪牙皂荚半两,去黑皮,涂酥炙令黄　巴豆半两,去皮心研,纸裹压去油　干漆半两,捣碎,炒令烟出　干姜半两,炮裂,剉　大戟半两,剉炒令黄色　川乌头半两,炮裂,去皮脐

右件药捣罗为末,入研了药令匀,于银锅子内以头醋一升半慢火熬,候可圆入油单内裹,旋圆如菉豆大,每服空心及临卧时,以生姜橘皮汤下三圆。

治脾虚不能化谷,宿食留滞,致成癥癖,**木香圆方**:

木香半两　肉豆蔻半两,去壳　槟榔半两　巴豆三十枚,麸炒去皮心,纸裹压去油　干姜半两,炮裂,剉　半夏一两,汤洗七遍去滑　朱砂三分,细研　陈橘皮一两,汤浸,去白瓤,焙

右件药捣罗为末,入巴豆、朱砂更研令匀,以醋煮面糊和圆如菉豆大,每服空心以生姜枣汤下三圆。

又方:

芫花一两,醋拌炒干为末　神曲一两,末,炒黄　巴豆半两,油煎令黑,去皮心研,以醋一碗,与芫花等同熬成膏

右件药都和捣作一团,用油单裹之,旋取圆如菉豆大,每服空心以生姜橘皮汤下三圆。

又方:

木香三分 蓬莪茂一两 京三棱一两,微煨,剉 巴豆二十枚,去皮心研,纸裹压去油 朱砂三分,细研,水飞过

右件药前三味捣为末,入后二味更同研令匀,用面糊和圆如菉豆大,每服空心以生姜橘皮汤下三圆。

治食不消化,结聚成癥癖块,头面浮肿,腹胀不能食,**香墨圆方**:

香墨三分 肉豆蔻三分,去壳 槟榔三分 甘遂三分,麸炒微黄 续随子半钱 朱砂一钱,细研 麝香一钱,细研 巴豆一分,去皮心研,纸裹压去油 木香三分 猪牙皂荚一钱,去黑皮,涂酥[1]炙焦黄,去子

右件药捣罗为末,入研了麝香、朱砂、巴豆等更研令匀,以醋煮面糊和圆如菉豆大,每服以生姜汤下三圆。

治宿食不消,结成坚癥,形如杯卵,肿硬如石,宜服此方:

巴豆一两,去皮心,生研,与酥少许相和涂皂荚 杏人半两,汤浸,去皮尖、双人,麸炒微黄 皂荚一两,去皮,以前巴豆酥涂炙黄焦,去子 芫花一两半,醋拌炒令干 川乌头半两,去皮脐,生用 雄黄一分,细研 干漆半两,捣碎,炒令烟出 硇砂半两,细研

右件药捣罗为末,醋煮面糊和圆如菉豆大,每日空心以温酒下三圆。

治食不消化,腹中结聚癥块,**玉华圆方**:

消石半两 硫黄半两 白矾半两 硇砂一分

右件药捣末,用坩锅子内文火烧令赤,直候干硬,停火候冷,取药于湿地合着,以土拥之出火毒,一日后取出,细研为末,以粳米饭和圆如梧桐子大,每服以醋汤下七圆,老少临时加减。

治癥瘕诸方

夫癥瘕者,皆由寒温不调,饮食不化,与脏气虚冷所生也。其病不动者,直名为癥。若病虽有结段,而可推移者,名为瘕。瘕者,假也,谓虚假可动也。候其人发语声嘶挹舌,语而不出,此人食结在腹,其病寒,口中常有水出,四体洒洒,常如发疟,饮食不能,常自郁郁而痛,此食癥病也。诊其脉沉而中散者,寒食癥也。脉弦紧而细,癥也。若在心下,则寸口脉弦紧。在胃管,则关上弦紧。在脐下,则尺中弦紧。诊脉癥法:左手脉横,癥在左。右手脉横,癥在右。又脉头大在上,头小在下,脉来迟而牢者,为病癥也。肾脉小急,肝脉小急,心脉若数,皆为瘕。寸口脉结而伏者,腹中有癥,不可转动,必死不治。

治癥瘕气,腹胀痛,**京三棱散方**:

京三棱一两,微煨,剉 柴胡三分,去苗 桔梗一两,去芦头 木通一两,剉 当归三分,剉,微炒 赤茯苓三分 陈橘皮半两,汤浸,去白瓤,焙 赤芍药半两 鳖甲半两,涂醋炙令黄,去裙襕 郁李人三分,汤浸,去皮,微炒

右件药捣筛为散,每服三钱,以水一中盏,入生姜半分,煎至五分,去滓温服,日三四服。

治癥瘕久不差,令人不食,羸瘦少力,**芎劳散方**:

---

〔1〕 酥:原作"麻"。据《类聚》卷110引同方改。

芎䓖一两　桂心一两　川大黄二两,剉碎,微炒　鳖甲二两,涂醋炙令黄,去裙襴　京三棱一两,微煨,剉　槟榔一两

右件药捣粗罗为散,每服四钱,以水一中盏,入生姜半分,煎至六分,去滓温服,一日三四服。

又方:

鳖甲三两,涂醋炙令黄,去裙襴　桃人二百枚,汤浸,去皮尖、双人,以水三升,生研滤取汁　京三棱三两,微煨,剉

右件药鳖甲、三棱捣罗为末,先将桃人水入铛中煎三五沸,次下药末同煎至一升,渐渐入酒二升熬如饧,收瓷合中,每于食前以温酒调下一匙。

治久积癥瘕发动,心腹疼痛不可忍,**大黄圆**方:

大黄二两,剉碎,微炒　天雄一两,炮裂,去皮脐　雄黄半两,细研　麝香二钱,细研　朱砂一分,细研　胡椒半两　巴豆十四枚,去皮心,炒令黄,研,以纸裹压去油　京三棱二两　槟榔四两　当归一两,剉,微炒　桂心一两　木香半两　犀角屑一两　干姜半两,炮裂,剉

右件药捣罗为末,入研了药令匀,炼蜜和捣三二百杵,圆如小豆大,每服空心以酒粥饮下七圆。

治癥瘕,心腹胀痛,胸膈烦闷,不欲饮食,四肢少力,**木香圆**方:

木香三分　肉桂三分,去皱皮　大戟一分,剉碎,炒微黄　京三棱半两,微煨,剉　附子半两,炮裂,去皮脐　干姜半两,炮裂,剉　地霜一分　干漆半两,捣碎,炒令烟出　青橘皮半两,汤浸,去白瓤,焙　腻粉一钱　巴豆半两,去皮心研,纸裹压去油

右件药捣罗为末,入腻粉、巴豆更研令匀,用软粳米饭和圆如小豆大,每服空心以粥饮下三圆。

治癥瘕,或寒或热,羸瘦,不欲饮食,**鳖甲圆**方:

鳖甲一两,涂醋炙令黄,去裙襴　吴茱萸三分,汤浸七遍,焙干微炒　龟甲一两,涂醋炙令黄　桑耳一两,微炙　川大黄一两,微炒剉碎　防葵三分　附子半两,炮裂,去皮脐　白术半两　京三棱一两,微煨,剉

右件药捣罗为末,炼蜜和捣三二百杵,圆如梧桐子大,每服以温酒下二十圆,日三服。

治癥瘕喘嗽,腹中疞痛,吃食减少,四肢乏力,**防葵圆**[1]方:

防葵三分　桂心半两　木香半两　吴茱萸半两,汤浸七遍,焙干微炒　鳖甲一两半,涂醋炙令黄,去裙襴　桔梗三分,去芦头　川大黄一两,剉碎,微炒　当归半两,剉,微炒　京三棱三分,微煨,剉　赤芍药三分　五味子半两　槟榔一两半　郁李人一两,汤浸,去皮,微炒

右件药捣罗为末,炼蜜和捣三二百杵,圆如梧桐子大,每服不计时候以温酒下二十圆。

治癥瘕,**神效大通圆**方:

川乌头二两,炮裂,去皮脐　砒黄一分,细研　巴豆一两,去皮心研,纸裹压去油　芫花一两,醋拌炒令黄　杏人一两半,汤浸,去皮尖、双人,麸炒微黄　麝香一钱,细研　黄丹一分,炒令紫色　猪牙皂荚一两,去黑皮,涂酥炙令焦黄,去子　自然铜一两,细研别用

右件药捣罗为末,入研了药令匀,用黑豆面和圆如菉豆大,以研了自然铜末衮过,每服空心煎生姜橘皮汤下三圆。

治癥瘕腹内疼痛,**硇砂圆**方:

───────────────

〔1〕　圆:原脱。《正误》:"'葵'下脱圆'字'。"因补。

硇砂一两,细研　鳖甲一两,涂醋炙令黄,去裙襴　川大黄一两,剉碎,微炒　木香三分　肉桂二分,去皱皮　附子二分,炮裂,去皮脐　巴豆半两,去皮心研,纸裹压去油　京三棱二两,微炒,剉　槟榔三分　干姜三分,炮裂,剉　皂荚五梃,不蚛者,搥碎,以醋浸两宿,捼绞取汁,熬成膏

右件药捣罗为末,入研了药令匀,以皂荚膏和丸如菉豆大,每服空心以生姜汤下三圆。

治癥瘕不消,宜服此方:

川大黄三两,剉碎,微炒　鳖甲二两,涂醋炙令黄,去裙襴　槟榔二两　桃人一两,汤浸,去皮尖、双人,麸炒微黄　枳壳二两,麸炒微黄,去瓤

右件药捣罗为末,用酽醋二升和搅令匀,以慢火熬,候可圆即圆如梧桐子大,每日空心以温酒下二十圆,以微通转为度。

治癖结诸方

夫癖结者,此由饮水停聚不散,复因饮食相搏,致使结积在于胁下,时有弦绲起,或胀痛,或喘息短气,故云癖结。脉紧实者,癖结矣。

治癖结,腹胀满,喘促,大小便难,宜服**槟榔散**方:

槟榔一两　木香半两　白术三分　陈橘皮三分,汤浸,去白瓤,焙　赤芍药三分　桑根白皮二两,剉　木通二两,炒　牵牛子二两,微炒　川大黄一两,剉碎,微炒

右件药捣粗罗为散,每服三钱,以水一中盏,入生姜半分,煎至六分,去滓,不计时候温服。

治癖结,两胁胀痛,**大黄散**方:

川大黄一两,剉碎,微炒　京三棱一两,微煨,剉　鳖甲一两,涂醋炙令黄,去裙襴　槟榔一两　木香三分　赤芍药三分　桃人一两,汤浸,去皮尖、双人,麸炒微黄

右件药捣筛为散,每服三钱,以水一中盏,入生姜半分,煎至六分,去滓,不计时候温服。

治癖结气积聚不散,**桃人散**方:

桃人一两,汤浸,去皮尖、双人,麸炒微黄　防葵一两　枳壳三分,麸炒微黄,去瓤　赤茯苓一两　白术三分　赤芍药三分　京三棱一两,微煨,剉　桂心三分　甘草半两,炙微赤,剉　鳖甲一两,涂醋炙令微黄,去裙襴　川大黄一两半,剉碎,微炒　槟榔一两　芎藭三分　当归三分,剉,微炒

右件药捣筛为散,每服四钱,以水一中盏,入生姜半分,煎至六分,去滓,每于食前温服。

治癖结胁肋弦急疼痛,喘息短气,**鳖甲圆**方:

鳖甲三两,涂醋炙令黄,去裙襴　川大黄二两,剉碎,微炒　赤芍药一两　京三棱一两半,微煨,剉　当归一两,剉,微炒　诃梨勒一两半,煨,用皮　人参一两,去芦头　桔梗三分,去芦头　陈橘皮一两,汤浸,去白瓤,焙　五味子一两　木香三分　枳壳三分,麸炒微黄,去瓤　郁李人二两,汤浸,去皮,微炒

右件药捣罗为末,炼蜜和捣五七百杵,圆如梧桐子大,每于食前以清粥饮下三十圆。

治癖结不能饮食,心下虚满如水者,**枳实散**方:

枳实一两半,麸炒微黄　半夏一两,汤洗七遍去滑　白术一两半

右件药捣筛为散,每服三钱,以水一中盏,入生姜半分,煎至六分,去滓温服,日三四服。

治癖结坚癖,久不差,令人食少,**半夏圆**方:

半夏一两,汤洗七遍去滑　杏人一两,汤浸,去皮尖、双人,麸炒微黄　狼毒二两,微煨,剉　桂心一两　川椒一两,去目及闭口者,微炒去汗　附子三分,炮裂,去皮脐　细辛一两

右件药捣罗为末,炼蜜和捣三二百杵,圆如梧桐子大,每服以生姜粥饮下二十圆,日三服。

治癖结心下硬痛,**三圣圆方**:

巴豆五枚,去皮心研,纸裹压去油　杏人二七枚,汤浸,去皮尖、双人,麸炒微黄　川大黄一两,剉碎,微炒

右件药捣罗为末,入巴豆同研令匀,炼蜜和圆如梧桐子大,每服食前以粥饮下五圆。

治寒癖诸方

夫寒癖之为病者,是水饮停积,胁下强硬是也。因遇寒即痛,所以谓之寒癖。脉弦而大者,寒癖也。

治寒癖气腹胀,不思饮食,四肢少力,**白术圆方**:

白术一两　甘草半两,炙微赤,剉　厚朴一两,去粗皮,涂生姜汁炙令香熟　诃梨勒一两,煨,用皮　陈橘皮一两,汤浸,去白瓤,焙　芎䓖一两　桂心三分　大麦蘖一两,炒微黄　干姜三分,炮裂,剉　人参三分,去芦头

右件药捣罗为末,炼蜜和捣三二百杵,圆如梧桐子大,每服生姜枣汤下三十圆,日三四服。

治寒癖气,腹胁满胀,短气呕逆,手足厥冷,不欲饮食,腰背疼痛,**吴茱萸圆方**:

吴茱萸一两,汤浸七遍,焙干微炒　厚朴一两半,去粗皮,涂生姜汁炙令香熟　附子三分,炮裂,去皮脐　桂心三分　人参三分,去芦头　甘草三分,炙微赤,剉　半夏三分,汤洗七遍去滑　枳实一两,麸炒微黄　干姜三分,炮裂,剉

右件药捣罗为末,炼蜜和捣三二百杵,圆如梧桐子大,每服以温酒下三十圆,日三四服。

治寒癖气结涩不通,绕脐切痛,宜服**乌头圆方**:

川乌头三分,炮裂,去皮脐　甘草半两,炙微赤,剉　甜葶苈三分,隔纸炒令紫色　川大黄三分,剉碎,微炒　芎䓖半两　赤芍药半两　桂心半两

右件药捣罗为末,炼蜜和捣三二百杵,圆如梧桐子大,每服不计时候以温酒下三十圆。

治寒癖气,发即胁下痛,引膀胱里急气满,不下食,**桔梗圆方**:

桔梗一两,去芦头　枳壳一两,麸炒微黄,去瓤　人参一两,去芦头　鳖甲一两,涂醋炙令黄,去裙襕　吴茱萸三分,汤浸七遍,焙干微炒　当归一两,剉,微炒　桂心三分　白术一两　大麦蘖一两半,炒微黄　干姜一两,炮裂,剉　青橘皮一两,汤浸,去白瓤,焙　川大黄二两,剉碎,微炒

右件药捣罗为末,炼蜜和捣三二百杵,圆如梧桐子大,每服以温酒下二十圆,日三四服。

治酒癖诸方

夫酒癖者,因大饮酒后,渴而引饮无度,酒与饮俱不散,停滞在于胁肋之下,结聚成癖,时时而痛,因即呼为酒癖。其状胁下弦急,胀满而痛者是也。

治酒癖,因酒后饮水,停留于胸膈之间,及两胁下痛,短气而渴,宜服**海藻圆方**:

海藻一两,洗去咸味　汉防己一两　甘遂半两,煨微黄　吴茱萸一两,汤浸七遍,焙干微炒　川椒一两,去目及闭口者,微炒去汗　芫花一两,醋拌炒令干　甜葶苈一两,隔纸炙令紫色

右件药捣罗为末,炼蜜和捣三二百杵,圆如梧桐子大,每服以温酒下七圆,日三服。

治酒癖痃水不消,两胁脉[1]满,时复呕吐,腹中如水声,宜服**干姜圆方**:

干姜一两,炮裂,剉　葛根一两,剉　白术二两　枳壳一两,麸炒微黄,去瓤　陈橘皮三分,汤浸,去白瓤,焙　甘草半两,炒微赤,剉

右件药捣罗为末,炼蜜和捣三二百杵,圆如梧桐子大,每服以粥饮下三十圆,日三服。

治酒癖,痰吐不止,两胁胀痛,气喘上奔,不下食饮,**大黄圆方**:

川大黄一两,剉碎,微炒　干姜三分,炮裂,剉　高良姜三分,剉　甘草三分　芎藭一两　陈橘皮一两,汤浸,去白瓤,焙　桃人一两,汤浸,去皮尖、双人,麸炒微黄　川椒一两,去目及闭口者,微炒去汗

右件药捣罗为末,炼蜜和捣三二百杵,圆如梧桐子大,每服以粥饮下三十圆,日三服。

又方:

蒜蕻瓤一两　神曲末半两,微炒

右件药捣细罗为散,每服以葱白酒调下二钱。

治酒癖宿食不消诸方

夫酒癖者,由饮酒多食鱼鲙之类,腹内痞满,因而成渴,渴又饮水,水气与食结聚,兼遇寒气相加,所以成癖。癖气停积,乘于脾胃,脾胃得癖气不能消化,故令宿食不消,腹内胀满,噫气酸臭,所以谓之酒癖宿食不消也。

治酒癖久寒,宿食不消,面色萎黄,四肢无力,宜服**吴茱萸圆方**:

吴茱萸三分,汤浸七遍,焙干微炒　川大黄三两,剉碎,微炒　甘草一两　白术一两　赤茯苓一两　桃人一两,汤浸,去皮尖、双人,麸炒微黄　柴胡一两,去苗

右件药捣罗为末,炼蜜和捣三二百杵,圆如梧桐子大,每服以粥饮下三十圆,日三服。

治酒癖宿食不消,胸心胀满,呕逆,不纳饮食,小便赤黄,**半夏散方**:

半夏一两,汤浸七遍去滑　前胡二两,去芦头　白术一两　甘草三分,炙微赤,剉　枳壳一两,麸炒微黄,去瓤　赤茯苓一两　黄芩一两半　当归三分,剉,微炒　茵陈一两

右件药捣筛为散,每服三钱,以水一中盏,入生姜半分,煎至六分,去滓,不计时候温服。

治酒癖,饮酒停痰水,食不消化,呕逆,不欲闻食气,腹中水声,宜服**消痰饮圆方**:

干姜一两半,炮裂,剉　赤茯苓一两半　白术四两　枳壳一两半,麸炒微黄,去瓤　半夏一两,汤洗七遍去滑

右件药捣罗为末,炼蜜和捣三二百杵,圆如梧桐子大,每服以粥饮下三十圆,一日三四服。

治酒癖,食不消化,**白术圆方**:

白术四两　桂心二两　干姜二两,炮裂,剉

右件药捣罗为末,炼蜜和捣三二百杵,圆如梧桐子大,每服食前以粥饮下三十圆。

又方:

胡椒半两　干姜半两,炮裂,剉　马芹子半两　高良姜半两,剉　麦蘖半两,微炒　陈橘皮一两,汤浸,去白瓤,焙

---

〔1〕 脉:《类聚》卷 111 引同方亦作"脉",下注"《神巧万全方》作'胀'。"

右件药捣细罗为散，每服一钱，用猪胰一具，薤白七茎细切，以热酒一中盏沃[1]之，空心吃尽。

治食癥诸方

夫人饮食不节，生冷过度，脾胃虚弱，不能消化，与脏气相搏，结聚成块，日渐生长，盘牢不移，故谓之食癥也。

治食癥，破结块，取积年食及积恶血气，并宜服此**穿山甲圆方**：

穿山甲一分，炙令黄色　干姜一分，炮裂，剉　硇砂一分，细研　半夏一分，汤洗七遍去滑　威灵仙半两　斑猫一分，糯米拌炒微黄，去翅足　肉桂一分，去皱皮　川乌头半两，炮裂，去皮脐　芫花半两，醋拌炒令干　巴豆半两，去皮心研，纸裹压去油

右件药捣罗为末，入巴豆、硇砂研令匀，用糯米饭和丸如小豆大，每服食前煎橘皮汤，放冷下三圆。

治食癥疼痛至甚，**黑三棱圆方**：

黑三棱一两　槟榔一两　当归一两，剉，微炒　川大黄一两，剉碎，微炒　鳖甲半两，涂醋炙令黄，去裙襕

右件药捣罗为末，醋煮面糊和圆如梧桐子大，每服不计时候，以生姜橘皮汤下二十圆。

治食癥及吃食不着，**木香圆方**：

木香一两　桂心一两　五灵脂一两　干姜一两，炮裂，剉　香墨一两　巴豆半两，去皮心研，纸裹压去油　猪牙皂荚一两，去黑皮，涂酥炙令焦黄，去子

右件药捣罗为末，入巴豆研令匀，用软糯米饭和圆如菉豆大，每服食前以生姜橘皮汤下五圆。

治积年食癥，**麝香圆方**：

麝香一分，细研　硇砂半两，细研　川大黄半两，剉碎，微炒　神曲一两，微炒　巴豆三十枚，生用，去皮心　寒食白面一两，生用

右件药捣罗为末，入研了药令匀，用易州墨汁和圆如梧桐子大。如是十年至十五年食癥，即先嚼干柿半枚，裹药一圆同咽之。如寻常食癥，即圆如豌豆大，茶酒任下一圆。

治食癥，癖气食劳，宿食不消，痰逆，**京三棱圆方**：

京三棱半两，微煨，剉　乳香半两　木香半两　丁香半两　肉豆蔻半两，去壳　当归半两，剉，微炒　青橘皮半两，汤浸，去白瓤，焙　紫菀一两，洗去苗土　干姜一两，炮裂，剉　附子一两，炮裂，去皮脐　五灵脂半两　朱砂半分，细研　硇砂一两，细研　猪牙皂荚一两，去黑皮，涂酥炙令焦黄，去子　鳖甲二两，涂醋炙令黄，去裙襕　巴豆一两半，去皮不去心膜，以桑柴灰汁煮半日取出

右件药以乳香、巴豆同捣如泥，余药捣罗为末，先以酽醋一升化硇砂，去石滓，熬令稠，入面煮为糊，和诸药末令软硬得所，捣三五百杵，圆如菉豆大，每服以温酒下三圆至五圆。

治食癥癖气，脾胃虚弱，头面及四肢浮肿，欲变成水病者，**泽漆圆方**：

泽漆半两　槟榔一两　附子一两，炮裂，去皮脐　木香半两　肉桂半两，去皱皮　陈橘皮半两，汤浸，去白瓤，焙　泽泻半两　川大黄半两，剉碎，微炒　郁李人半两，汤浸，去皮，微炒　厚朴半两，去粗皮，涂生姜汁

---

[1] 沃：原作"渡"。《正误》："'渡'疑'溲'之误。"然《普济方》卷175、《类聚》卷111引同方均作"沃"，义长，因改。

炙令香熟

右件药捣罗为末，炼蜜和捣三二百杵，圆如梧桐子大，每服以温水下二十圆，日三四服。

治食癥神效方：

芫花半两，醋拌炒令干　白头翁半两　干姜一分，炮裂，剉　神曲半两，炒令微黄　麦糵半两，炒令微黄

右件药捣罗为散，每服一钱，入生姜半分，水一小盏，煎至五分，去滓，每服食前温服。

治积年食癥，巴豆圆方：

巴豆十枚，去皮心研，纸裹压去油　陈面一两，炒熟　川大黄三钱，剉碎，微炒　硇砂一钱，细研　神曲三钱，炒令黄色　芫花二钱，醋拌炒令黄

右件药捣罗为末，入巴豆等同研令匀，磨香墨浓汁和捣令匀，圆如梧桐子大，每服临卧时，用干柿一枚分为三分，以一分烂嚼破，裹药一圆咽之，如此服三圆后，吃少汤饮下之，至明当利下宿食，隔日再服，取差为度。

治食癥及气块，攻刺心腹疼痛不可忍，**硇砂圆方：**

硇砂半两　巴豆半两，去皮心研，纸裹压去油　干姜一两，炮裂，剉　附子一两，炮裂，去皮脐　青橘皮一两，汤浸，去白瓤，焙　京三棱一两，微煨，剉　干漆一两，捣碎，炒令烟出　香墨半梃

右件药各别捣细罗为散，内取硇砂、巴豆细研，用头醋两碗煎为膏，然后总入诸药末相和，圆如菉豆大，每服食前以温酒下三圆。

治食癥及恶血气，**通灵圆方：**

五灵脂一两　巴豆一两，去皮心研，纸裹压去油　杏人一两，汤浸，去皮尖、双人，麸炒微黄　砒黄一分，细研　川乌头一两，去皮脐，生用　芫花半两，醋拌炒令干　皂荚一两，去黑皮，涂酥炙令焦黄，去子　自然铜一两，细研

右件药捣罗为末，入巴豆研令匀，别入生黑豆面二两拌和令匀，滴水为圆如菉豆大，每服以生姜汤下二圆，膈上有涎即吐，有滞食血气即转下。

治食癥久不消，**礞石圆方：**

礞石半两，细研　硇砂半两　干漆一两，捣碎，炒令烟出　附子一两，炮裂，去皮脐　京三棱一两，微煨，剉　青橘皮一两，汤浸，去白瓤，焙　香墨半梃　巴豆一两，去皮心研，纸裹压去油

右件药捣罗为末，以头醋三升化硇砂，研巴豆，入银锅子内微火煎成膏，入诸药末和圆如菉豆大，每服三圆。宿食不消，茶下。妇人血瘕，当归酒下。心痛，橘皮生姜汤下。

治食癥结块在腹内，不能饮食，面色萎黄，宜服此方：

硇砂半两　芫花一两，醋拌炒令干　神曲半两，炒微黄　麦糵半两，炒微黄　青橘皮半两，汤浸，去白瓤，焙　巴豆半两，去皮心研，纸裹压去油　猪牙皂荚五梃，不蛀者，搥碎，以水一大盏浸一宿，揉滤取汁

右件药捣罗为末，入巴豆都研令匀，先将皂荚汁于锅子内慢火煎成膏，然后下药末一半，更入米醋一大盏，同煎令稀稠得所，其余药末相和，圆如梧桐子大，每服以生姜橘皮汤下三圆。

治积年食癥方：

青礞石一两，细研　硇砂半两，细研　芫花半两，醋拌炒令干　木香一分　丁香一分　巴豆三十枚，去皮心研，纸裹压去油　川大黄三两，剉碎，微炒

右件药捣罗为末，入诸药同研令匀，以头醋二升熬药令稠，可圆即圆如菉豆大，每服食前

以生姜汤下三圆。

治食癥，心腹疼痛胀满，面色萎黄，不下食，宜服此方：

巴豆半两，去皮心研，纸裹压去油　京三棱一两，微煨，剉　干漆半两，捣碎，炒令烟出　川大黄半两，剉碎，微炒　青橘皮一两，汤浸，去白瓤，焙　附子半两，炮裂，去皮脐　硇砂一分，细研　香墨半两

右件药捣罗，都细研为末，以醋煮面糊和圆如梧桐子大，每服食前以醋汤下五圆，当下恶物即差。

治蛊食癥，方：

绿矾二两，捣研如粉

右以米醋一大碗，于瓷器内煎之，用柳木篦搅成膏，入赤乌脚[1]一两，细研和圆如菉豆大，每服空心温酒下五圆。

治食鱼鲙及生肉住胸膈中不消化，吐之不出，多成癥，方：

川朴消半两　川大黄一两，剉碎，微炒

右件药捣粗罗为散，每服三钱，以酒一中盏，煎至六分，去滓，空腹温服，当下利即差。

治食癥，方：

右以青州枣两枚去核，每个入腻粉一钱，以白面裹，烧面熟，即去面，空心以枣烂嚼，暖水下之，即泻下癥块。

治积年厌食癥块诸方

夫厌食者，与食癥无异也。此皆由脏腑气虚，饮食不节，生冷过度，不能消化，与脏气相搏，结聚成块。厌伏于腹胃之间，盘牢不移，岁月弥久，渐渐增长，故名积年厌食也。

治积年厌食癥，治血气及癥块，**硇砂圆方**：

硇砂半两，细研　青礞石一分，细研　穿山甲一分，炙令黄焦　磁石一分，烧醋淬七遍，捣碎研如粉　京三棱一分，微煨，剉　干漆一分，捣碎，炒令烟出　虻虫五十枚，炒令微黄，去翅足　水蛭五十枚，炒令微黄　巴豆十三枚，去皮心研，纸裹压去油　赤石脂一分，细研

右件药捣罗为末，入巴豆都研令匀，用软饭和圆如小豆大，每服三圆，小儿一圆，以烧蒸饼灰汤下，一复时后，取下恶物。若是血气块，当归酒下，不过五服差。

治厌食及腹内气块，不计远近皆效，**木香圆方**：

木香半两　京三棱半两，微煨，剉　五灵脂半两　芫花半两，醋拌炒令干　百草霜半两　硇砂半两　皂荚五梃，去黑皮，涂酥炙令焦黄，去子

右件药捣罗为末，每一钱药末，研不去心膜巴豆一粒，每十钱入十粒，旋旋入香墨浓汁捣三千杵，干湿得所，可圆即圆如黍米大，每服以温水下五圆，看脏腑虚实加减服之，疏通后只吃粥一两日。一切气，橘皮生姜汤下。血气，当归酒下三圆。

治久厌食在腹中，成块不消，**五灵脂圆方**：

五灵脂半两　马牙消半两　木香一分，末　阿魏一分　硇砂半两　水银一分　腻粉一分　朱砂一分　桂心一分，末　青礞石半两

---

〔1〕　赤乌脚：《正误》："未详。"按：本书卷85紫金散方"紫金粉"注："名赤乌脚。"考《本草纲目》卷17"大黄"附方紫金散，乃用一味大黄煅烧而成的著名成药。

右件药同研令水银星尽，炼蜜和圆如酸枣大，每服一圆，用枣一枚去核，安一圆药在内，以白面饼子裹，慢火烧面熟为度，去面，将枣并药烂嚼，以温酒一小盏下，空心服之神效。

又方：

巴豆半两,去皮心研,纸裹压去油　青礞石一分,细研　硇砂半两,细研　干漆半两,捣碎,炒令烟出,捣末　水银一分,以枣瓤研令星尽　朱砂半两,细研

右件药都细研令匀，用软饭和圆如黍米大，每服食前以生姜橘皮汤下三圆。

治厌食久不消，令人萎黄瘦弱，宜服此方：

硇砂半两　朱砂一分,细研　甘遂半两,煨令黄色　京三棱半两,微煨,剉　川大黄一分,剉碎,微炒　大蒜一升　巴豆半两,去皮心研,纸裹压去油　麝香一钱,细研

右件药捣罗为末，入研了药令匀，用醋煮面糊和圆如菉豆大，每服食前以生姜橘皮汤下三圆。

治厌食在腹中，积聚成块，久不消散，宜服此方：

硇砂一分,细研　腻粉一分　水银一分,以枣瓤研令星尽　巴豆一分,去皮心研,纸裹压去油　京三棱一分,微煨,剉　砒霜一分,细研　五灵脂一分,以京三棱同捣为末

右件药都研为末，用枣瓤和圆如豌豆大，曝令干，每服食前以生姜酒下三圆。

治厌食癥块久不差，方：

腻粉半两　粉霜一分半,细研　礞石一分,细研　硇砂一分,醋化去石,熬取霜

右件药同研为末，用白面四两和作饼子裹药，烧面熟为度，取出更入丁香末一钱，腻粉二钱，以软饭和圆如梧桐子大，每服空心用干姜汤下三圆。

治厌食留滞在脏腑，久不消化，**朱砂圆方**：

朱砂半两　硇砂半两　巴豆一分　硫黄半两　芫花一分,醋拌炒令干,为末　礞石一两

右件药先以巴豆去皮心，瓷瓶子内盛之，于堂屋北阴下正子地掘坑埋瓶子，以盆子合，受阴气七日七夜，取出细研，纸裹压去油，其诸药相和细研如面，然入巴豆更研令匀，用醋煮面糊和圆如菉豆大，每服空心以温酒下三圆至五圆，以下宿食为度。

又方：

巴豆半两,去皮心研,纸裹压去油　皂荚二梃,去黑皮,涂酥炙令焦黄,去子　川乌头一两,以大豆煮熟,去皮脐,切曝干　芫花一两,醋拌炒令干　腻粉一分　麝香一分,细研

右件药捣细罗为末，入诸药研令匀，炼蜜和圆如菉豆大，每服空心以盐汤下三圆，妇人醋汤下。

治厌食不计年月，**神效水银圆方**：

水银半两　硇砂半两　腻粉一分　定粉一分　消石一分

右件药同研令匀，候水银星尽为度，用枣瓤和圆如酸枣大，却用枣一枚去核，安一圆在内，以面裹，烧面令黄色，去面取药药，温水嚼下，不过三服差。

治久厌食，令自消化，**巴豆圆方**：

巴豆一两,不去油,只去皮心,烂研　大麦蘖二两,炒微黄　神曲一两,炒微黄　香墨半两　礞石一两,细研　麝香一分,细研

右件药捣罗为末，用头醋一碗，于锅内先入巴豆煎三两沸，后入诸药煎令稠，可圆即圆如麻子大，每服空心以生姜汤下三丸至五圆。

又方：

豆豉二钱，炒令烟出，存[1]性，捣为末　　大戟一钱，生姜汁和面裹，煨熟，捣为末　　腻粉一钱

右件药同研令匀，如是十年已来厌食，夜后冷水调下一钱，至明即取下，然后将息十余日。

又方：

腻粉半钱　　硫黄半钱

右件药同研令细，以枣一枚去核，内药入枣内，用面裹，灰火内烧，候面熟为度，取去面，用枣药，空心以温水嚼下。

经效化气消食圆诸方

治积滞气，消宿食，除心腹胀满，不思饮食，面色萎黄，脐腹疼痛，及丈夫元气，妇人血气，并皆治之，**丁香圆方**：

丁香一两　　硇砂二两　　木香二两　　桂心二两　　附子二两，炮裂，去皮脐　　干姜二两，炮裂，剉　　川大黄二两，生　　青橘皮二两，汤浸，去白瓤，焙　　蓬莪茂二两，微煨　　巴豆霜三两　　牵牛子四两，生捣罗，取末二两　　京三棱三两，醋浸七日，煨剉　　干漆二两，捣碎，炒令烟出　　猪牙皂荚二两，炙令烟尽　　香墨二两

右件药除硇砂、大黄、巴豆霜外，余者都捣罗为末，入牵牛子令匀，先取好酽醋一大碗，化硇砂去滓，于锅中以慢火煎之，次下巴豆搅令散，经两食久，次下大黄末熬搅成稠膏，拌和诸药末，更入醋煮面糊和，令硬软得所，捣三五百杵，圆如菉豆大，每服以温酒或温水下三圆至五圆。

治宿食不化，心膈气滞，中焦不和，及癥癖积聚，或多呕逆，并宜服**乳香圆方**：

乳香半两，别研入　　木香半两　　肉豆蔻半两，去壳　　当归半两，剉，微炒　　青橘皮半两，汤浸，去白瓤，焙　　京三棱半两，煨剉　　干漆半两，捣碎，炒令烟出　　紫菀一两，去苗土　　干姜一两，炮裂，剉　　附子一两，炮裂，去皮脐　　鳖甲一两半，涂醋炙令黄，去裙襕　　朱砂一分，细研　　巴豆一两，去皮心研，纸裹压去油

右件药除乳香、朱砂、巴豆外，余药并捣罗为末，入研了药都研令匀，每两匙药末用细荞面一匙相和，更研令匀，滴水为丸如菉豆大，候干，以浆水煎令沸，下药圆子煮一两沸，候药圆子浮上乃漉出，于竹筛子内晒干，每服以温水下三圆或五圆。若有久积聚，常于临卧服五圆差。

治一切积滞气，胸膈不利，饮食难化，心腹结硬，欲成癥瘕，面色萎黄，脐腹多痛，宜服**硇砂煎圆方**：

硇砂一两，不夹石者，研　　干漆末一两　　京三棱末一两　　巴豆一两，去皮心研，纸裹压去油

已上四味用头醋五升，于瓷器内以慢火熬三日，成膏入后药末：

川大黄一两，剉碎，微炒　　附子一两，炮裂，去皮脐　　青橘皮一两，汤浸，去白瓤，焙　　香墨一两　　当归一两，剉，微炒

右件药等捣罗为末，入前煎中相和，捣一千杵，圆如菉豆大，每服以温酒下三圆。

化气消食，**七星圆方**：

巴豆一两，去皮心，油煎令黄色，去油　　朱砂半两，细研　　槟榔半两　　木香半两　　丁香半两　　乳香半两

---

〔1〕　存：原误作"右"，据《类聚》卷 111 引同方改。

肉豆蔻半两,去瓤

右件药捣罗为末,入朱砂、巴豆等研令匀,以面糊圆如麻子大,每服以温酒下五圆,汤水下亦得。

治一切气,及消宿食,朱砂圆方:

朱砂三分,细研　木香一分　槟榔一分　丁香一分　乳香一分,细研　阿魏半分　皂荚一钱,炙　麝香一钱,细研　肉豆蔻一分,去壳　巴豆二十粒,去皮心,以醋煮半日,取出研令细

右件药捣罗为末,都研令匀,以糯米饭和捣三二百杵,圆如麻子大,每服不计时候,以生姜橘皮汤下三圆至五圆。

治气消食,治心腹气痛,麝香圆方:

麝香一分,细研　木香半两　槟榔半两　五灵脂半两　陈橘皮半两,汤浸,去白瓤,焙　巴豆半两,去皮心　硫黄一两

右件药先以生绢袋盛硫黄、巴豆,同内汤中煮,悬袋于铛上,勿令着底,可半日久,去硫黄,取巴豆晒干,与木香四味捣罗为末,次入麝香同研令匀,用水浸蒸饼和圆如菉豆大,每服以橘皮汤下五圆差。

化气消食,赤圆子方:

巴豆半两,去皮,用冷水内浸一宿,取出去心膜,于纸上阴干后,溲面作饼子,摊巴豆在内,如作夹子,厚着面,勿令薄,于热油内煮,直候黄色滤出,去面取巴豆,于乳钵内一向手研,以细为度　槟榔　肉豆蔻去壳　木香细研　桂心　干姜炮裂,剉　青橘皮汤浸,去白瓤,焙,已上各半两　朱砂半两,细研

右件药捣罗为末,入巴豆更研令匀,以醋煮面糊和圆如麻子大,以朱砂末内裹过,晒干,每服以橘皮汤下三圆。

化气消食,五灵脂圆方:

五灵脂一两　巴豆四十枚,去皮心膜,以湿纸三重裹,于煻灰火内煨令熟,取出细研,压去油　木香半两

右件药捣罗为末,研入巴豆令匀,以面糊和圆如菉豆大,每服以橘皮汤下五圆。

治冷气,破积聚,消宿食,巴豆圆方:

巴豆一两,去皮,以浆水煮一复时,不住添热水,后去心膜,纸裹压去油　硫黄一两,细研,水飞过　木香一两　桂心一两　附子半两,炮裂,去皮脐　槟榔半两

右件药捣罗为末,入巴豆、硫黄同研令匀,用软饭和圆如菉豆大,每服以生姜汤下五圆。

太平圣惠方卷第五十 凡一十五门　病源一十四首　论一首　方共计一百五十五道

五膈气论

夫五膈气者，谓忧膈、恚膈、气膈、寒膈、热膈也。忧膈之病，胸中[2]气结烦闷，津液不通，饮食不下，羸瘦，全无气力。恚膈之为病，心下苦实满，噫辄醋心，食不消，心下否涩，积结在于胃中，大小便不利。气膈之为病，胸胁逆满，咽塞不通，噫闻食臭。寒膈之为病，心腹胀满，咳逆，膈上苦冷，脐腹雷鸣，食不生肌。热膈之为病，脏有热气，五心中热，口烂生疮，骨烦四肢重，唇口干燥，身体头面手足或热，腰背疼痛，胸痹引背，水谷不消，不能多食，羸瘦少气。此是五膈形证也。《经》云：阳脉结，谓之膈。言忧恚寒热，动气伤神。而气之与神，并为阳也。伤动阳气，致阴阳不和，而腑脏生病，结于胸膈之间，故称为膈气。众方说五膈，互有不同，但伤动之由有五，故云五膈气也。

治五膈气诸方

夫五膈气者，一曰忧膈，二曰恚膈，三曰气膈，四曰寒膈，五曰热膈。此皆寒温失宜，食饮乖度，或恚怒气逆，思虑伤心，致使阴阳不和，胸膈否塞，故名膈气也。

治五膈气，胸中烦满，否塞不通，心腹虚胀，心下结实，饮食不下，**诃梨勒散方**：

诃梨勒一两,煨,用皮　木香三分　人参三分,去芦头　青橘皮半两,汤浸,去白瓤,焙　厚朴三分,去粗皮,涂生姜汁炙令香熟　沉香半两　益智子半两,去皮　桂心半两　槟榔半两　枇杷叶半两,拭去毛,炙微黄　荜澄茄半两　赤茯苓半两　高良姜半两,剉　白豆蔻半两,去皮　白术半两　前胡一两,去芦头　甘草半两,炙微赤,剉

右件药捣筛为散，每服四钱，以水一中盏，入生姜半分，煎至六分，去滓，不计时候热服。

---

〔1〕气膈：原作"膈气"。本卷用"膈气"者居多，唯独此节正文用"气膈"，排门目录同。故乙转。

〔2〕中：原作"治"，不通。《正误》云："'治'疑当作'满'。"《病源》卷13"五膈气候"、《类聚》卷105"噎嗝门"均引作"中"，因改。

治五膈气噎闷,饮食不下,宜服**半夏散**方:

半夏一两,汤洗七遍去滑 木通一两,剉 桂心一两 赤茯苓二两 陈橘皮二两,汤浸,去白瓤,焙 槟榔二两

右件药捣粗罗为散,每服三钱,以水一中盏,入生姜半分,煎至六分,去滓,不计时候稍热服。

治五膈气噎,胸胁逆满,每食即气塞不通,**前胡散**方:

前胡一两,去芦头 半夏一两,汤洗七遍去滑 陈橘皮二两,汤浸,去白瓤,焙 桂心一两 诃梨勒皮一两

右件药捣粗罗为散,每服三钱,以水一中盏,入生姜半分,煎至六分,去滓,不计时候稍热服。

治五膈气,胸心气滞,满闷不通,宜服**利膈散**方:

郁李人四两,汤浸,去皮了,捣研如膏,看多少入白面滴水和溲,硬软得所,擀作饼子,于整上煿令黄色 木香半两 厚朴半两,去粗皮,涂生姜汁炙令香熟 肉豆蔻半两,去壳 槟榔半两 陈橘皮半两,汤浸,去白瓤,焙 诃梨勒一两,煨,用皮 甘草一分,炙微赤,剉 桂心半两 麝香半两,细研

右件药捣细罗为散,入麝香研令匀,不计时候以生姜汤调下二钱。

治五膈气,壅塞不通,**木香散**方:

木香一两 吴茱萸半两,汤浸七遍,焙干微炒 诃梨勒一两,煨,用皮 桃人半两,汤浸,去皮尖、双人,麸炒微黄 麝香一分,细研

右件药捣细罗为散,不计时候以热酒调下二钱。

治五膈气,食饮不下,渐将羸瘦,**桃花散**方:

桃花三两,当年者 槟榔三两 缩沙二两,去皮 马牙消二两 吴茱萸一两,汤浸七遍,焙干微炒

右件药捣细罗为散,每日不计时候以热酒调下一钱。

治五膈气,胸中不利,脏腑壅滞,宜服**通中散**方:

牵牛子一两半,微炒 槟榔三分 桂心一分 干姜一分,炮裂,剉 木香一分

右件药捣细罗为散,每服以热酒调下二钱,空腹,可二服,续续,更以一两盏热茶投之,得利三两行,下得恶物为效。

治五膈气,咽喉不利,难下饮食,胸背俱闷,或时呕哕,**桂心圆**方:

桂心 桃人汤浸,去皮尖、双人,麸炒微黄 诃梨勒皮 木香 昆布洗去咸味 琥珀细研 陈橘皮汤浸,去白瓤,焙 白术 干木瓜去瓤 沉香 鸡舌香已上各一两

右件药捣罗为末,炼蜜和捣三二百杵,圆如梧桐子大,每服以生姜汤下二十圆。或圆如弹子大,绵裹一圆,不问早晚含化咽津亦得。

治五膈气,久不下食,心胸妨闷,多吐酸水,**诃梨勒圆**方:

诃梨勒皮二两 干姜一两,炮裂,剉 甘草半两,炙微赤,剉 枳壳一两,麸炒微黄,去瓤〔1〕 桂心一两 陈橘皮二两,汤浸,去白瓤,焙 槟榔一两

右件药捣罗为末,炼蜜和捣三二百杵,圆如弹子大,每日不问早晚,常含一圆咽津。如患甚,即将一圆以煎汤嚼破服。

治五膈气,心胸壅噎,食不能下,**木香圆**方:

---

〔1〕 一两,麸炒微黄,去瓤:原脱。据《类聚》卷105引同方补。

木香一两　肉豆蔻一两,去皮　诃梨勒皮二两　槟榔一两　桂心一两　麝香一分,细研

右件药捣罗为末,入麝香研匀,炼蜜和捣三二百杵,圆如梧桐子大,每服不计时候,以生姜橘皮汤下二十圆。

治五膈气,胸心妨闷,食少胃虚,四肢无力,**羚羊角圆方**:

羚羊角屑一两　人参一两,去芦头　诃梨勒皮二两　桂心一两　干姜半两,炮裂,剉　甘草半两,炙微赤,剉　赤茯苓二两

右件药捣罗为末,炼蜜和捣三二百杵,圆如梧桐子大,每服不计时候以橘皮汤下三十圆。

治五膈气,胸膈不利,腹胁胀痛,胃气虚弱,食饮不下,**蓬莪茂圆方**:

蓬莪茂一两　诃梨勒皮二两　白术一两　桂心二两　干姜一两,炮裂,剉　赤茯苓二两　陈橘皮二两,汤浸,去白瓤,焙　木香一两　甘草半两,炙微赤,剉

右件药捣罗为末,炼蜜和捣三二百杵,圆如梧桐子大,每服不计时候以粥饮下三十圆。

治五膈气,饮食难下,胸膈噎闷,四肢不利,**草豆蔻圆方**:

草豆蔻去皮　附子炮裂,去皮脐　远志去心　桂心　细辛　干姜炮裂,剉　川椒去目及闭口者,微炒去汗,已上各一两

右件药捣罗为末,炼蜜和捣三二百杵,圆如弹子大,不计时候含一圆咽津。

治五膈气,心胸不利,痰饮留滞,宿食不消,或为霍乱,心痛醋心,心腹气满,积冷时多,**人参圆方**:

人参三分,去芦头　甘草三分,炙微赤,剉　赤茯苓三分　干姜三分,炮裂,剉　桂心三分　细辛三分　赤芍药三分　诃梨勒皮一两半　槟榔一两　陈橘皮一两,汤浸,去白瓤,焙　厚朴二两,去粗皮,涂生姜汁炙令香熟　草豆蔻一两,去皮

右件药捣罗为末,炼蜜和捣三二百杵,圆如梧桐子大,每服不计时候,以生姜枣汤下二十圆。如似有物在咽喉中,即取十圆并成一圆,含化咽津。

治五膈气,心胸气壅,宿食不消,腹胃胀满,大肠秘涩,**郁李人圆方**:

郁李人一两,汤浸,去皮,微炒　汉椒半两,去目及闭口者,微炒去汗　人参半两,去芦头　甘草一分,炙微赤,剉　桂心半两　干姜半两,炮裂,剉　细辛半两　赤芍药半两　陈橘皮一两,汤浸,去白瓤,焙　厚朴一两,去粗皮,涂生姜汁炙令香熟　胡椒半两　附子半两,炮裂,去皮脐　川大黄二两,剉碎,微炒　木香一两　诃梨勒皮二两

右件药捣罗为末,炼蜜和捣三二百杵,圆如梧桐子大,每服不计时候以热酒下三十圆。

治五种膈气,喉咽不利,心胸壅塞,食少无力,**琥珀圆方**:

琥珀一两,细研　槟榔一两　木香一两　诃梨勒皮一两　陈橘皮一两,汤浸,去白瓤,焙　五味子半两　桂心一两　桃人半两,汤浸,去皮尖、双人,麸炒微黄　川大黄一两,剉碎,微炒　半夏一两,汤洗七遍去滑　昆布半两,洗去咸味　枳壳一两,麸炒微黄,去瓤　白术一两

右件药捣罗为末,入琥珀研匀,炼蜜和捣三二百杵,圆如梧桐子大,每服不计时候,煎生姜枣汤下三十圆。

治五种膈气,壅滞气逆,心腹胀痛,宿食不消,宜服**硇砂圆方**:

硇砂一两,细研　沉香一两　木香一两　诃梨勒皮一两　附子一两半,炮裂,去皮脐　槟榔一两半　干姜一两,炮裂,剉　桃人一百二十枚,汤浸,去皮尖、双人,麸炒微黄

右件药捣罗为末,入硇砂同研令匀,炼蜜和捣三二百杵,圆如梧桐子大,每服不计时候以生姜汤下二十圆。

治五膈气逆,腹胁妨闷,羸瘦着床,往来寒热,腹中不调,或利或呕,四肢少力,宜服**川椒圆方**:

川椒一两,去目及闭口者,微炒去汗　桂心一两　食茱萸半两　细辛三分　干姜半两,炮裂,剉　诃梨勒皮一两　厚朴二两,去粗皮,涂生姜汁炙令香熟　远志半两,去心　杏人半两,汤浸,去皮尖、双人,麸炒微黄　木香半两,剉　附子半两,炮裂,去皮脐　当归半两,剉,微炒

右件药捣罗为末,炼蜜和捣三二百杵,圆如梧桐子大,每服不计时候以热酒下二十圆。

治五膈气,心痛,咽中如有物,吐之不出,食饮渐少,**干姜圆方**:

干姜一两,炮裂,剉　麦门冬一两半,去心,焙　附子半两,炮裂,去皮脐　细辛一两　川椒半两,去目及闭口者,微炒去汗　远志半两,去心　甘草半两,炙微赤,剉　人参半两,去芦头　食茱萸一两

右件药捣罗为末,炼蜜和捣三二百杵,圆如梧桐子大,每服不计时候以生姜汤下二十圆。

治五膈气,或宿食不消,或为霍乱,或心腹疼痛,腹胀,不思饮食,宜服**槟榔圆方**:

槟榔一两　桂心一两　干姜一两,炮裂,剉　赤茯苓一两　诃梨勒皮一两　白豆蔻半两,去皮　陈橘皮一两,汤浸,去白瓤,焙　甘草一分,炙微赤,剉　人参半两,去芦头　枳实半两,麸炒微黄　细辛半两　厚朴一两,去粗皮,涂生姜汁炙令香熟

右件药捣罗为末,炼蜜和捣三二百杵,圆如梧桐子大,每服不计时候以生姜汤下三十圆。

治五膈气,胸背俱闷,不下饮食,宜服此方:

陈橘皮二两,汤浸,去白瓤,焙　川朴消一两　木香一两

右件药捣罗为末,炼蜜和圆如梧桐子大,每服不计时候以热酒下三十圆。

治五膈气吐逆,食饮不下,心胸气壅滞,宜服此方:

丁香二两,末　生姜一斤,取汁　酒一中盏

右件药相和令匀,以文火熬成膏,不计时候以热酒调下半匙。

治五膈气,心胸噎塞,背闷不食,方:

诃梨勒十枚,煨,五枚用皮,五枚生用　大腹子十枚,五枚煨用,五枚生用

右件药捣罗为散,每服三钱,如茶煎服之。

治五膈气,**大黄圆方**:

川大黄剉碎,微炒　诃梨勒煨,用皮,已上各半两

右件药捣罗为末,炼蜜和圆如梧桐子大,每服以温水下二十圆,以微利为度。

治膈气咽喉噎塞诸方

夫膈气者,由胸中气结烦闷,津液不通,饮食不下是也。凡阴注于内,阳结于外,谓之膈也。皆忧恚寒热,动气伤神,气之与神并为阳也,伤动阳气,致阴阳不和,脏腑生病,结滞于胸膈之内,上搏于咽喉之间,或壅或塞,不得宣通,故言膈气咽喉不利也。

治膈气不顺,上攻咽喉,噎塞,或加烦热,四肢疼痛,**羚羊角散方**:

羚羊角屑一两　柴胡一两半,去苗　赤芍药一两　诃梨勒皮一两　桑根白皮一两,剉　半夏三分,汤洗七遍去滑　大腹皮一两,剉　枳实三分,麸炒微黄　川大黄一两,剉碎,微炒

右件药捣粗罗为散,每服三钱,以水一中盏,入生姜半分,煎至六分,去滓,不计时候稍热服之。

治膈气,咽喉噎塞,全不下食,**射干散方**:

射干一两　半夏三分,汤洗七遍去滑　甘草半两,炙微赤,剉　诃梨勒皮三分　木通三分,剉　枳实三分,麸炒微黄　桂心三分　鸡舌香三分　紫苏子三分

右件药捣粗罗为散,每服三钱,以水一中盏,入生姜半分,煎至六分,去滓,不计时候稍热服之。

治膈气,咽喉噎塞,心神虚烦,难下饮食,**人参散方**:

人参三分,去芦头　甘草半两,炙微赤,剉　射干一两　陈橘皮三分,汤浸,去白瓤,焙　羚羊角屑三分　桂心半两　诃梨勒皮一两半　乌梅一两,去核,微炒

右件药捣粗罗为散,每服三钱,以水一中盏,入生姜半分,煎至六分,去滓,不计时候稍热服之。

治膈气,咽喉噎塞,心胸满闷,不下饮食,**赤茯苓散方**:

赤茯苓一两半　桑根白皮一两半,剉　枳实一两,麸炒微黄　陈橘皮一两,汤浸,去白瓤,焙　人参一两,去芦头　木香三分　甘草三分,炙微赤,剉　射干三分　大腹皮一两,剉

右件药捣筛为散,每服三钱,以水一中盏,入生姜半分,煎至六分,去滓,不计时候稍热服。

治膈气,因食即噎塞,如有肉脔在咽中不下,**陈橘皮散方**:

陈橘皮一两,汤浸,去白瓤,焙　槟榔一两　桔梗一两,去芦头　木通三分,剉　赤茯苓一两　百合三分　羚羊角屑一两　马蔺子一两,微炒　紫菀一两,去苗土　射干三分　枳壳三分,麸炒微黄,去瓤　甘草半两,炙微赤,剉

右件药捣粗罗为散,每服三钱,以水一中盏,入生姜半分,煎至六分,去滓,不计时候稍热服。

治膈气,全不思食,或食即欲呕,咽中噎塞,食稍难下,宜服此**柴胡散方**:

柴胡一两半,去苗　桔梗三分,去芦头　槟榔三分　半夏三分,汤洗七遍去滑　诃梨勒皮三分　赤茯苓三分　陈橘皮半两,汤浸,去白瓤,焙　桂心半两

右件药捣筛为散,每服三钱,以水一中盏,入生姜半分,煎至六分,去滓,不计时候稍热服。

治膈气,咽喉噎塞,全不思食,肩背气壅,四肢烦疼,**昆布圆方**:

昆布二两,洗去咸味　羚羊角屑一两　陈橘皮一两,汤浸,去白瓤,焙　赤茯苓二两　木香一两　射干一两　旋覆花一两　前胡二两,去芦头　川升麻一两　郁李人二两,汤浸,去皮,微炒　桔梗二两,去芦头　紫菀一两,去苗土

右件药捣罗为末,炼蜜和捣三二百杵,圆如梧桐子大,每服不计时候以温酒下二十圆。

治膈气,咽喉噎塞,食饮不下,方:

半夏一两,汤洗七遍去滑　干姜一两,炮裂,剉　昆布二两,洗去咸味

右件药捣粗罗为散,每服三钱,以水一中盏,入生姜半分,煎至六分,去滓,不计时候稍热服。

又方:

右以碓觜上细糠,蜜圆如弹子大,不计时候含一圆,细细咽津。

治膈气妨闷诸方

夫膈气妨闷者,由忧恚思虑,冷热不调,气结胸中,上下否膈,饮食噎塞,津液不通,虚冷之气攻迫咽喉,故令妨闷也。

治膈气妨闷,不能下食,吐逆烦喘,**诃梨勒散方**:

诃梨勒皮一两　木香三分　陈橘皮一两,汤浸,去白瓤,焙　五味子三分　半夏三分,汤洗七遍去滑　人参三分,去芦头　桂心三分　赤茯苓三分　芦根一两,剉　枳壳三分,麸炒微黄,去瓤

右件药捣粗罗为散,每服三钱,以水一中盏,入生姜半分,煎至六分,去滓,不计时候稍热服。

治膈气不散,胸中噎塞,不下食,时时妨闷,**白术散方**:

白术半两　半夏一两,汤洗七遍去滑　青橘皮三分,汤浸,去白瓤,焙　赤茯苓一两　大腹皮一两,剉　人参半两,去芦头　枇杷叶一两,拭去毛,炙微黄　木香半两　前胡二两,去芦头　槟榔一两　厚朴一两,去粗皮,涂生姜汁炙令香熟

右件药捣筛为散,每服三钱,以水一中盏,入生姜半分,煎至六分,去滓,不计时候稍热服。

治膈气心胸妨闷,不能下食,**槟榔散方**:

槟榔三分　前胡一两,去芦头　桂心半两　郁李人三分,汤浸,去皮,微炒　草豆蔻半两　川大黄一两,剉碎,微炒　枳壳三分,麸炒微黄,去瓤　干姜半两,炮裂,剉　木香三分　甘草一分,炙微赤,剉

右件药捣筛为散,每服三钱,以水一中盏,入生姜半分,煎至六分,去滓,不计时候稍热服。

治膈气心胸壅滞妨闷,**大腹皮散方**:

大腹皮剉　赤茯苓　木香　丁香　芎藭　白术　沉香　陈橘皮汤浸,去白瓤,焙　人参去芦头　草豆蔻去皮　厚朴去粗皮,涂姜汁炙令香熟　桂心已上各半两　甘草一分,炙微赤,剉

右件药捣筛为散,每服三钱,以水一中盏,入生姜半分,煎至六分,去滓,不计时候稍热服。

治膈气胸中妨闷,痰壅,不下食,**紫苏散方**:

紫苏茎叶二两　陈橘皮一两,汤浸,去白瓤,焙　半夏一两,汤洗七遍去滑　枳壳三分,麸炒微黄,去瓤　柴胡二两,去苗　槟榔一两　赤茯苓一两　桂心一两

右件药捣筛为散,每服三钱,以水一中盏,入生姜半分,煎至六分,去滓,不计时候稍热服。

治膈气心胸妨闷,常欲呕吐,汤水不下,方:

桑根白皮一两,剉　桃人一两,汤浸,去皮尖、双人麸炒微黄　木香半两

右件药捣筛为散,每服三钱,以水一中盏,入生姜半分,煎至六分,去滓,不计时候稍热服。

治膈气胀满,吃食妨闷,脚手烦疼,渐加羸瘦,四肢无力,**枳壳圆方**:

枳壳一两,麸炒微黄,去瓤　木香一两　槟榔一两　麦门冬一两半,去心,焙　羚羊角屑一两　赤芍药一两　赤茯苓二两　前胡二两,去芦头

右件药捣罗为末,炼蜜和捣三二百杵,圆如梧桐子大,每服不计时候以粥饮下三十圆。

治膈气心腹妨闷,不能下食,**诃梨勒圆方**:

诃梨勒皮二两 槟榔一两 木香一两 陈橘皮一两,汤浸,去白瓤,焙 五味子一两 川芒消一两

右件药捣罗为末,以酒煮面糊和圆如梧桐子大,不计时候煎生姜枣汤下二十圆。

治膈气呕逆不下食诸方

夫膈气呕逆不下食者,由胃中有寒,寒从胃上,结搏于胸中,经络否涩,气不宣和,复有患怒气逆,寒热不调,脾胃气虚,痰饮留滞,故令呕逆不能下食也。

治膈气心胸不利,食即呕逆,**草豆蔻散方**:

草豆蔻一两,去皮 人参三分,去芦头 陈橘皮一两,汤浸,去白瓤,焙 白术半两 桂心半两 木通半两,剉 槟榔半两 鸡舌香半两 赤茯苓半两 半夏半两,汤洗七遍去滑

右件药捣筛为散,每服三钱,以水一中盏,入生姜半分,煎至六分,去滓,不计时候稍热服。

治膈气胸中壅滞,痰毒上攻,呕逆不能下食,**半夏散方**:

半夏一两,汤洗七遍去滑 人参一两,去芦头 赤茯苓一两 陈橘皮一两,汤浸,去白瓤,焙 射干半两 桂心半两 草豆蔻一两,去皮 旋覆花半两 枳实半两,麸炒微黄

右件药捣筛为散,每服三钱,以水一中盏,入生姜半分,煎至六分,去滓,不计时候稍热服。

治膈气胃虚呕逆,从朝至夜,不能饮食,胸中痛,气渐羸困,**白术散方**:

白术一两 人参一两,去芦头 干姜半两,炮裂,剉 甘草半两,炙微赤,剉 吴茱萸半两,汤浸七遍,焙干微炒 五味子半两 曲末一合,炒微黄 大麦蘖一合,炒微黄 桂心一两

右件药捣粗罗为散,每服三钱,以水一中盏,入生姜半分,煎至六分,去滓,不计时候稍热服。

治膈气,不多下食,心腹气满,时或呕逆,**诃梨勒散方**:

诃梨勒皮二两 赤茯苓一两 木香半两 白术一两 桂心一两 大腹皮一两,剉 木通一两,剉 草豆蔻一两,去皮 陈橘皮一两,汤浸,去白瓤,焙

右件药捣筛为散,每服三钱,以水一中盏,入生姜半分,煎至六分,去滓,不计时候稍热服。

治膈气不能食,腹内冷气,或吐逆,宜服**厚朴散方**:

厚朴一两半,去粗皮,涂生姜汁炙令香熟 人参一两,去芦头 白术一两 吴茱萸半两,汤浸七遍,焙干微炒 木通三分,剉 桂心三分 赤茯苓三分 陈橘皮一两,汤浸,去白瓤,焙 甘草半两,炙微赤,剉

右件药捣筛为散,每服三钱,以水一中盏,入生姜半分,煎至六分,去滓,不计时候稍热服。

治膈气呕逆,不下食,腹胁胀,四肢不和,宜服此方:

诃梨勒皮一两 人参三分,去芦头 青橘皮一两,汤浸,去白瓤,焙 厚朴一两,去粗皮,涂生姜汁炙令香熟 白术三分 枳壳三分,麸炒微黄,去瓤

右件药捣筛为散,每服三钱,以水一中盏,入生姜半分,枣三枚,煎至六分,去滓,不计时候稍热服。

治膈气呕逆,不能下食,脾胃气弱,四肢乏力,**丁香散方**:

丁香半两　青橘皮一两,汤浸,去白瓤,焙　白茯苓一两　人参一两,去芦头　枇杷叶半两,拭去毛,炙微黄　桂心一两　半夏一两,汤洗七遍去滑

右件药捣筛为散,每服三钱,以水一中盏,入生姜半分,枣三枚,煎至六分,去滓,不计时候稍热服。

治膈气,噎塞不能下食,食即呕逆,**人参散**方:

人参半两,去芦头　厚朴半两,去粗皮,涂生姜汁炙令香熟　陈橘皮一两,汤浸,去白瓤,焙　白术半两　沉香半两　紫苏茎叶一两

右件药捣筛为散,每服三钱,以水一中盏,入生姜半分,枣三枚,煎至六分,去滓,不计时候稍热服。

治膈气不能饮食,食即呕逆,**吴茱萸散**方:

吴茱萸半两,汤浸七遍,焙干微炒　当归一两,剉,微炒　人参一两,去芦头　青橘皮三分,汤浸,去白瓤,焙　荜茇三分　高良姜三分,剉　槟榔三分　胡椒半两

右件药捣细罗为散,每服不计时候以热酒调下一钱。

治膈气呕逆不能下食,脾气弱,**陈橘皮散**方:

陈橘皮一两,汤浸,去白瓤,焙　粟米半合,炒微黄　甘草半两,炙微赤,剉　诃梨勒皮二两　丁香一两

右件药捣细罗为散,每服不计时候以生姜汤调下一钱。

治膈气饮食不下,呕逆不定,日渐羸瘦,**木香圆**方:

木香半两　人参半两,去芦头　赤茯苓半两　甘草半两,炙微赤,剉　汉椒半两,汤浸去目及闭口者,微炒去汗　桂心一两　细辛半两　赤芍药半两　陈橘皮一两,汤浸,去白瓤,焙　川大黄一两,剉碎,微炒　附子半两,炮裂,去皮脐　干姜半两,炮裂,剉　郁李人一两,汤浸,去皮,微炒　厚朴一两,去粗皮,涂生姜汁炙令香熟　诃梨勒皮一两半

右件药捣罗为末,炼蜜和捣三二百杵,圆如梧桐子大,每服不计时候以生姜汤下二十圆。

治膈气脾胃久冷,气滞呕逆,不能下食,**枳壳圆**方:

枳壳三分,麸炒微黄,去瓤　木香半两　草豆蔻三分,去皮　赤茯苓三分　当归三分,剉,微炒　桂心三分　莳萝一两　荜茇一两　人参三分,去芦头　胡椒半两　白术三分　诃梨勒皮一两　桔梗三分,去芦头　干姜半两,炮裂,剉　槟榔三分　甘草一分,炙微赤,剉

右件药捣罗为末,以酒煮面糊和圆如梧桐子大,每服不计时候以姜枣汤下二十圆。

治膈气呕逆,不能下食,方:

桑叶末二两　半夏一两,汤洗七遍去滑

右件药捣细罗为散,每服一钱,以醋浆水一中盏煎至六分,入生姜汁少许,不计时候稍热并滓服。

治膈气痰结诸方

夫膈气痰结者,由气脉闭塞,津液不通,因饮水积聚在于胸膈之间,不能消散,故结成痰也。

治膈气痰结气滞,不思食饮,肩背壅闷,四肢烦疼,**赤茯苓散**方:

赤茯苓一两　半夏半两,汤洗七遍去滑　桂心三分　大腹皮一两,剉　枳壳一两,麸炒微黄,去瓤　陈橘皮一两,汤浸,去白瓤,焙　白术半两　木通三分,剉　旋覆花半两　前胡一两,去芦头　槟榔一两　诃

梨勒皮_{二两}

右件药捣筛为散,每服三钱,以水一中盏,入生姜半分,煎至六分,去滓,不计时候稍热服。

治膈气胸中痰结,食不消化,腹中胀满雷鸣,**大腹皮散方**:

大腹皮_{一两,剉} 吴茱萸_{一两,汤浸七遍,焙干微炒} 白术_{一两} 旋覆花_{一两} 枇杷叶_{一两,拭去毛,炙微黄} 桔梗_{二两,去芦头} 甘草_{三分,炙微赤,剉} 木香_{三分} 桂心_{一两} 厚朴_{一两半,去粗皮,涂生姜汁炙令香熟} 半夏_{一两,汤洗七遍去滑}

右件药捣粗罗为散,每服四钱,以水一中盏,入生姜半分,煎至六分,去滓,不计时候稍热服。

治膈气胸中痰结,否塞不通,不能饮食,**旋覆花散方**:

旋覆花_{半两} 木香_{半两} 赤茯苓_{一两} 白术_{一两} 人参_{一两,去芦头} 前胡_{一两,去芦头} 半夏_{一两,汤洗七遍去滑} 桂心_{一两} 青橘皮_{三分,汤浸,去白瓤,焙} 芎䓖_{一两} 附子_{半两,炮裂,去皮脐} 大腹皮_{半两,剉}

右件药捣筛为散,每服三钱,以水一中盏,入生姜半分,煎至六分,去滓,不计时候稍热服。

治膈气痰结,脾冷不能下食,胸中刺痛,**白术圆方**:

白术_{一两} 干姜_{半两,炮裂,剉} 人参_{一两,去芦头} 厚朴_{二两,去粗皮,涂生姜汁炙令香熟} 桂心_{一两} 细辛_{一两} 赤茯苓_{一两} 当归_{一两,剉,微炒} 枳壳_{一两,麸炒微黄,去瓤} 五味子_{一两} 附子_{一两,炮裂,去皮脐} 吴茱萸_{半两,汤浸七遍,焙干微炒} 旋覆花_{半两} 泽泻_{一两}

右件药捣罗为末,炼蜜和捣三二百杵,圆如梧桐子大,每服不计时候以热酒下二十圆。

治膈气痰结,脾冷食饮不下,胸中刺痛,**槟榔圆方**:

槟榔_{一两} 白术_{一两} 陈橘皮_{一两,汤浸,去白瓤,焙} 厚朴_{二两,去粗皮,涂生姜汁炙令香熟} 前胡_{一两,去芦头} 高良姜_{一两,剉} 桃人_{一两,汤浸,去皮尖、双人,麸炒微黄} 半夏_{一两,汤洗七遍去滑}

右件药捣罗为末,炼蜜和捣三二百杵,圆如梧桐子大,每服不计时候以生姜汤下二十圆。

治膈气痰结,心胸积滞,气不宣散,饮食不下,**前胡圆方**:

前胡_{一两,去芦头} 川大黄_{三分,剉碎,微炒} 白术_{三分} 旋覆花_{半两} 肉豆蔻_{三分,去壳} 人参_{三分,去芦头} 麦门冬_{一两,去心,焙} 枳壳_{三分,麸炒微黄,去瓤}

右件药捣罗为末,炼蜜和捣三二百杵,圆如梧桐子大,每服不计时候以热酒下二十圆。

治膈气痰结否塞,心胸壅闷,**芫花圆方**:

芫花_{一两,醋拌炒令干} 巴豆_{半两,去皮心研,纸裹压去油} 桂心_{一两} 杏人_{一两,汤浸,去皮尖、双人,麸炒微黄} 桔梗_{一两,去芦头}

右件药捣罗为末,炼蜜和捣三二百杵,圆如小豆大,食前以温酒下二圆。

治膈气痰结,气逆不能下食,**半夏圆方**:

半夏_{一两,汤洗七遍去滑} 陈橘皮_{三分,汤浸,去白瓤,焙} 薯蓣_{一两} 干姜_{半两,炮裂,剉} 甘草_{一分,炙微赤,剉} 黄丹_{一两,炒令黄}

右件药捣罗为末,入黄丹同研令匀,煮枣肉和圆如梧桐子大,每于食前煎人参生姜汤下二十圆。

治膈气胸中痰结,气逆不下饮食,方:

木香_{一两} 青橘皮_{二两,汤浸,去白瓤,焙} 白豆蔻_{三分,去皮} 郁李人_{二两,汤浸,去皮,微炒,剉研如泥}

右件药捣细罗为散,研入郁李人令匀,每于食前以川椒七粒煎汤,调下一钱。

治五膈气呕吐酸水诸方

夫五膈气呕吐酸水者,胸中气滞,胃有宿冷,饮水停积,乘于脾胃,脾得水湿,则不能消水谷,故令气逆胀满,呕吐酸水也。

治五膈气呕吐酸水,寒气上攻,胸中刺痛,腹胁胀满,饮食不下,**白术散方**:

白术一两 木香半两 吴茱萸半两,汤浸七遍,焙干微炒 桂心一两 陈橘皮一两,汤浸,去白瓤,焙 荜茇半两 槟榔一两 人参一两,去芦头 川大黄一两,剉碎,微炒 厚朴一两半,去粗皮,涂生姜汁炙令香熟

右件药捣粗罗为散,每服四钱,以水一中盏,入生姜半分,枣三枚,煎至六分,去滓,不计时候稍热服。

治五膈气脾胃寒,不能下食,呕吐酸水,时时胸膈刺痛,**槟榔散方**:

槟榔二两 人参一两半,去芦头 肉豆蔻一两,去壳 白术一两 陈橘皮一两,汤浸,去白瓤,焙 半夏三分,汤洗七遍去滑 荜茇一两 高良姜一两,剉 厚朴二两,去粗皮,涂生姜汁炙令香熟

右件药捣粗罗为散,每服三钱,以水一中盏,入生姜半分,煎至六分,去滓,不计时候稍热服。

治五膈气,心胸久冷结滞,时多呕吐酸水,不思饮食,**厚朴散方**:

厚朴一两半,去粗皮,涂生姜汁炙令香熟 吴茱萸半两,汤浸七遍,焙干微炒 人参一两,去芦头 陈橘皮一两,汤浸,去白瓤,焙 白术一两 甘草半两,炙微赤,剉 高良姜半两,剉 桂心半两

右件药捣粗罗为散,每服三钱,以水一中盏,入生姜半分,煎至六分,去滓,不计时候稍热服。

治五膈气脾胃冷滞,每欲食则多呕吐酸水,宜服**人参散方**:

人参一两,去芦头 槟榔一两 高良姜半两,剉 陈橘皮一两,汤浸,去白瓤,焙 荜茇一两 白术一两

右件药捣粗罗为散,每服三钱,以水一中盏,入生姜半分,煎至六分,去滓,不计时候稍热服。

治五膈气脾胃虚冷,呕吐酸水,不能下食,四肢乏力,**丁香散方**:

丁香半两 白术三分 桂心一两 陈橘皮一两,汤浸,去白瓤,焙 半夏半两,汤洗七遍去滑 枳壳半两,麸炒微黄,去瓤 藿香半两 人参三分,去芦头 赤茯苓三分 干姜半两,炮裂,剉 诃梨勒皮一两 甘草一分,炙微赤,剉 厚朴一两半,去粗皮,涂生姜汁炙令香熟

右件药捣筛为散,每服三钱,以水一中盏,入生姜半分,煎至六分,去滓,不计时候稍热服。

治五膈气胃中宿冷,食不消化,呕吐酸水,**陈橘皮散方**:

陈橘皮一两,汤浸,去白瓤,焙 白术二两 人参一两,去芦头 胡椒半两 肉豆蔻一两,去壳 甘草半两,炙微赤,剉

右件药捣筛为散,每服四钱,以水一中盏,入生姜半分,煎至六分,去滓,不计时候稍热服。

治五膈气,呕吐酸水,脾胃虚寒,不能下食,**半夏散方**:

半夏半两,汤洗七遍去滑 槟榔半两 红豆蔻半两,去皮 桂心三分 木香半两 白术三分 陈橘

皮一两,汤浸,去白瓤,焙 赤茯苓三分 当归半两,剉,微炒 高良姜半两,剉

右件药捣筛为散,每服三钱,以水一中盏,入生姜半分,煎至六分,去滓,不计时候稍热服。

治五膈气脾胃虚冷,食不消化,呕吐酸水,四肢不和,面色青黄,渐加羸弱,**木香散方**:

木香半两 陈橘皮一两,汤浸,去白瓤,焙 荜茇半两 干姜半两,炮裂,剉 诃梨勒皮一两 大腹皮三分 桂心半两 附子一两,炮裂,去皮脐 甘草一分,炙微赤,剉

右件药捣细罗为散,每服不计时候以热酒下一钱。

治五膈气,胸中噎塞,呕吐酸水,不能下食,**诃梨勒散方**:

诃梨勒皮一两 鸡舌香半两 陈橘皮一两,汤浸,去白瓤,焙 白豆蔻半两,去皮 人参半两,去芦头 赤茯苓半两 白术三分 前胡三分,去芦头 桂心一两 甘草一分,炙微赤,剉 厚朴一两,去粗皮,涂生姜汁炙令香熟 高良姜一两,剉

右件药捣细罗为散,每服不计时候以陈米粥饮下二钱。

治五膈气,及胃口不和,多吐酸水,不思饮食,**木香散方**:

木香半两 附子三分,炮裂,去皮脐 人参三分,去芦头 丁香半两 干姜半两,炮裂,剉 陈橘皮一两,汤浸,去白瓤,焙 诃梨勒皮一两 草豆蔻一两,去皮 射干半两

右件药捣细罗为散,每服不计时候煎生姜枣汤调下三钱。

治五膈气,脾胃久冷,呕吐酸水,脐腹疼痛,不思饮食,**草豆蔻圆方**:

草豆蔻一两,去皮 附子一两,炮裂,去皮脐 缩沙一两,去皮 陈橘皮一两,汤浸,去白瓤,焙 干姜半两,炮裂,剉 枳实半两,麸炒微黄 吴茱萸半两,汤浸七遍,焙干微炒 桂心三分 鸡舌香半两 槟榔半两 木香半两 当归半两,剉,微炒

右件药捣罗为末,以水浸蒸饼,和捣三二百杵,圆如梧桐子大,每服不计时候以热酒下三十圆。

治五膈气滞,宿食不消,呕吐酸水,腹胀不能下食,**赤茯苓圆方**:

赤茯苓一两 陈橘皮三分,汤浸,去白瓤,焙 大麦蘖一两,炒微黄 桂心二两 干姜一两,炮裂,剉 人参一两,去芦头 神曲二两,炒微黄 木香一两 诃梨勒皮二两 甘草半两,炙微赤,剉

右件药捣罗为末,炼蜜和捣三二百杵,圆如梧桐子大,每服不计时候以生姜汤下三十圆。

治五膈气脾胃久冷,呕吐酸水,不能下食,**木香圆方**:

木香一两 青橘皮一两,汤浸,去白瓤,焙 桂心一两 白术一两 益智子一两,去皮 肉豆蔻一两,去壳 细辛半两 吴茱萸半两,汤浸七遍,焙干微炒 干姜半两,炮裂,剉

右件药捣罗为末,酒煮饭烂研和,圆如梧桐子大,不计时候以生姜汤嚼下十圆。

治气膈心腹痞满诸方

夫气膈心腹痞满者,由寒气在于胸膈逆满,咽塞不通,噫闻食臭,心腹胀满。此皆荣卫不和,阴阳隔绝,脏腑否塞而不宣通,故令心腹痞满也。

治气膈心腹痞满,不下饮食,肩背壅闷,四肢烦疼,**柴胡散方**:

柴胡二两,去苗 枳壳一两,麸炒微黄,去瓤 白术一两 甘草半两,炙微赤,剉 赤茯苓二两 槟榔二两 陈橘皮一两,汤浸,去白瓤,焙 赤芍药一两 诃梨勒皮二两

右件药捣粗罗为散,每服四钱,以水一中盏,入生姜半分,煎至六分,去滓,不计时候稍

热服。

治气膈吐涎痰,食不消化,心腹痞满雷鸣,**枇杷叶散方**:

枇杷叶—两,拭去毛,炙微黄　人参—两,去芦头　槟榔—两　半夏—两,汤洗七遍去滑　桔梗—两,去芦头　陈橘皮二两,汤浸,去白瓤,焙

右件药捣筛为散,每服三钱,以水一中盏,入生姜半分,煎至六分,去滓,不计时候温服。

治气膈心腹痞满,脾胃气虚弱,不能饮食,**诃梨勒散方**:

诃梨勒皮—两　人参三分,去芦头　京三棱三分,微炮,剉　草豆蔻—两,去皮　白术三分　赤茯苓三分　甘草半两,炙微赤,剉　槟榔三分　陈橘皮—两,汤浸,去白瓤,焙　干姜三分,炮裂,剉　桂心三分

右件药捣细罗为散,每服不计时候煎生姜橘皮汤调下一钱。

治气膈心腹痞满,四肢拘急,体重,**白术散方**:

白术三分　木香半两　诃梨勒皮三分　桂心三分　甘草—分,炙微赤,剉　丁香半两　人参半两,去芦头　厚朴—两,去粗皮,涂生姜汁炙令香熟　陈橘皮—两,汤浸,去白瓤,焙　草豆蔻—两,去皮

右件药捣细罗为散,不计时候煎生姜木瓜汤调下一钱。

治久患气膈,心腹痞满,咽喉噎塞,不下食饮,宜服此方:

枳壳—两,麸炒微黄,去瓤　诃梨勒皮—两半

右件药捣细罗为散,每服不计时候,煎生姜橘皮汤调下一钱。

治气膈咽喉噎塞,心腹痞满,不下饮食,胸背俱闷,**赤茯苓圆方**:

赤茯苓—两　桂心—两　干姜三分,炮裂,剉　甘草半两,炙微赤,剉　枳壳—两,麸炒微黄,去瓤　羚羊角屑—两　诃梨勒皮二两半　陈橘皮—两,汤浸,去白瓤,焙　槟榔—两

右件药捣罗为末,炼蜜和捣三二百杵,圆如弹子大,不计时候常含一圆咽津。如患甚,即将一圆以煎汤研破服亦得。

治气膈心腹痞满,不下饮食,或时呕吐,四肢不和,**人参圆方**:

人参二两,去芦头　桂心—两　赤茯苓—两　诃梨勒皮—两　甘草—分,炙微赤,剉　干姜半两,炮裂,剉　槟榔—两　陈橘皮—两,汤浸,去白瓤,焙

右件药捣罗为末,炼蜜和捣三二百杵,圆如梧桐子大,每服不计时候以生姜汤下三十圆。

治气膈脾胃久冷,心腹痞满,吃食无味,面色萎黄,**沉香圆方**:

沉香半两　丁香半两　木香半两　槟榔半两　桂心—两　诃梨勒皮—两　川大黄半两,剉碎,微炒　肉豆蔻半两,去壳　麝香—分,细研

右件药捣罗为末,入麝香研匀,炼蜜和捣三二百杵,圆如梧桐子大,不计时候以姜枣汤嚼下十圆。

治膈气宿食不消诸方

夫膈气宿食不消者,由寒气在于脾胃之间,使谷不化也。此皆脾脏虚弱,不能磨之,则经宿而食不消也。

治膈气脾胃久冷,宿食不消,心腹虚胀,四肢瘦弱,宜服**厚朴散方**:

厚朴—两,去粗皮,涂生姜汁炙令香熟　沉香三分　青橘皮半两,汤浸,去白瓤,焙　槟榔半两　丁香半两　诃梨勒皮—两半　桂心半两　白术三分　高良姜三分,剉　草豆蔻—两,去皮　木香三分　人参三分,去芦头　甘草—分,炙微赤,剉

右件药捣筛为散,每服四钱,以水一中盏,入生姜半分,枣三枚,煎至六分,去滓,不计时候稍热服。

治膈气胸中不利,宿食不化,**木香散**方:

木香一两　桃人半两,汤浸,去皮尖、双人,麸炒微黄　草豆蔻一两,去皮　诃梨勒皮二两　桂心一两　槟榔一两　麦蘖三合,炒微黄　白术三分　甘草一分,炙微赤,剉

右件药捣筛为散,每服四钱,以水一中盏,入生姜半分,煎至六分,去滓,不计时候稍热服。

治膈气壅滞,不下饮食,或宿食不消,**草豆蔻散**方:

草豆蔻三分,去皮　青橘皮三分,汤浸,去白瓤,焙　诃梨勒皮一两　益智子半两,去皮　人参三分,去芦头　细辛半两　赤茯苓半两　厚朴一两,去粗皮,涂生姜汁炙令香熟　半夏半两,汤洗七遍去滑　丁香一分　甘草一分,炙微赤,剉　槟榔三分

右件药捣筛为散,每服三钱,以水一中盏,入生姜半分,煎至六分,去滓,不计时候稍热服。

治膈气壅滞,脾胃虚弱,宿食不消,四肢虚乏,**荜澄茄散**方:

荜澄茄一两　人参半两,去芦头　草豆蔻半两,去皮　细辛一两　木香半两　白术三分　大腹皮二分,剉　京三棱半两,微煨,剉　五味子半两　半夏半两,汤洗七遍去滑　高良姜半两,剉　甘草半两,炙微赤,剉　诃梨勒皮一两　青橘皮半两,汤浸,去白瓤,焙

右件药捣筛为散,每服三钱,以水一中盏,入生姜半分,枣三枚,煎至六分,去滓,不计时候稍热服。

治膈气壅滞,不下饮食,或宿食不消,**人参散**方:

人参一两,去芦头　木香半两　槟榔半两　干姜三分,炮裂,剉　白术一两　枳壳半两,麸炒微黄,去瓤　桂心一两　青橘皮三分,汤浸,去白瓤,焙　京三棱一两,微煨,剉　甘草半两,炙微赤,剉　赤茯苓一两　诃梨勒皮一两　厚朴二两,去粗皮,涂生姜汁炙令香熟

右件药捣筛为散,每服三钱,以水一中盏,煎至六分,去滓,不计时候稍热服。

治膈气脾胃积冷,宿食不消,心胸不利,**诃梨勒散**方:

诃梨勒皮一两　人参三分,去芦头　白术三分　黄耆三分,剉　神曲一两,炒微黄　木香三分　桂心三分　麦蘖三分,炒微黄　高良姜三分,剉　草豆蔻三分,去皮　陈橘皮半两,汤浸,去白瓤,焙

右件药捣细罗为末,不计时候以生姜汤调下一钱。

治胸膈气滞,脾胃虚冷,饮食不消,面无颜色,**人参散**方:

人参一两,去芦头　赤茯苓一两　木香半两　白术一两　麦蘖一分,炒微黄　附子一两,炮裂,去皮脐　诃梨勒皮一两　缩沙半两,去皮　吴茱萸一分,汤浸七遍,焙干微炒

右件药捣细罗为散,每服不计时候以粥饮调下一钱。

治膈气心胸妨闷,不能下食,食不消化,**诃梨勒圆**方:

诃梨勒皮一两半　槟榔二两　桂心一两　甘草半两,炙微赤,剉　木香一两　陈橘皮二两,汤浸,去白瓤,焙　白术一两　前胡一两半,去芦头　五味子一两

右件药捣罗为末,以枣瓤和捣三二百杵,圆如梧桐子大,每服不计时候以姜枣汤下三十圆。

治膈气不下食,纵食不能消化,**神曲圆**方:

神曲四两,炒微黄　麦蘖四两,炒微黄　厚朴二两,去粗皮,涂生姜汁炙令香熟　桂心一两　陈橘皮一两

半,汤浸,去白瓤,焙 诃梨勒皮—两半 干姜—两,炮裂,剉 槟榔—两

右件药捣罗为末,炼蜜和捣三二百杵,圆如梧桐子大,每服不计时候以生姜汤下二十圆。

治膈气心胸中痛诸方

夫膈气心胸中痛者,由宿有寒气在于脏腑之间,因其经络否涩,不得宣通,脏虚邪盛,上攻于胸中,邪气与正气相击,故令心胸中痛也。

治膈气壅滞,攻心胸中连肩背痛,日夜不止,**赤茯苓散方**:

赤茯苓—两 桂心—两 人参—两,去芦头 陈橘皮二两,汤浸,去白瓤,焙 白术—两 蓬莪茂一两 大黄—两,剉碎,微炒 吴茱萸半两,汤浸七遍,焙干微炒 厚朴二两,去粗皮,涂生姜汁炙令香熟

右件药捣粗罗为散,每服三钱,以水一中盏,入生姜半分,煎至六分,去滓,不计时候稍热服。

治膈气心胸冷硬结痛,下气,**槟榔散方**:

槟榔二两 木香—两 陈橘皮—两半,汤浸,去白瓤,焙 枳实—两,麸炒微黄 前胡—两,去芦头 川大黄二两,剉碎,微炒

右件药捣粗罗为散,每服三钱,以水一中盏,入生姜半分,煎至六分,去滓,不计时候稍热服。

治膈气心胸冷气疼痛,不食少力,**丁香散方**:

丁香半两 厚朴—两半,去粗皮,涂生姜汁炙令香熟 桂心三分 白术—两 甘草半两,炙微赤,剉 人参—两,去芦头 赤芍药半两

右件药捣粗罗为散,每服四钱,以水一中盏,煎至五分,去滓,入酒半小盏,更煎三两沸,不计时候稍热服。

治膈气心胸中伏滞冷气疼痛,饮食不下,**桂心散方**:

桂心—两 前胡—两,去芦头 人参—两,去芦头 牛李根—两,剉 诃梨勒皮二两 青橘皮—两,汤浸,去白瓤,焙

右件药捣罗为散,每服四钱,以水一中盏,煎至六分,去滓,不计时候稍热服。

治膈气心胸中烦满疼痛,及走疰,气欲绝,**柴胡散方**:

柴胡—两,去苗 甘草半两,炙微赤,剉 当归三分,剉,微炒 木香—两 槟榔—两 犀角屑—两 麝香三钱,细研

右件药捣筛为散,入麝香研匀,每服三钱,以水一中盏,煎至六分,去滓,不计时候稍热服。

治膈气心胸中积冷气痛,心中满闷,不能下食,或时呕吐,**半夏散方**:

半夏—两,汤洗七遍去滑 吴茱萸半两,汤浸七遍,焙干微炒 桂心—两 人参—两,去芦头 甘草半两,炙微赤,剉

右件药捣筛为散,每服三钱,以水一中盏,入生姜半分,枣三枚,煎至六分,去滓,不计时候稍热服。

治膈气,心胸中气痛不可忍,方:

木香五两 吴茱萸半两,汤浸七遍,焙干微炒 桂心三分

右件药捣细罗为散,每服二钱,以水一中盏煎至六分,和滓,不计时候稍热服。

治膈气心胸间痛,宜服此方:

白术一两　枳实一两,麸炒微黄　神曲一两,炒微黄

右件药捣细罗为散,每服不计时候,以热酒调下一钱。

治膈气,心胸中虚寒疼痛,**厚朴散方**:

厚朴二两,去粗皮,涂生姜汁炙令香熟　吴茱萸半两,汤浸七遍,焙干微炒　桂心一两　白术一两　陈橘皮一两半,汤浸,去白瓤,焙

右件药捣细罗为散,每服不计时候以热酒调下一钱。

治膈气食后呕逆,心胸中疠痛,方:

干姜半两,炮裂,剉　吴茱萸半两,汤浸七遍,焙干微炒　白术二两

右件药捣细罗为散,每服不计时候以热酒调下一钱。

治膈气心胸中气逆,时复疼痛,**枳实散方**:

枳实一两,麸炒微黄　桂心一两

右件药捣细罗为散,每服不计时候以热酒调下一钱。

治膈气心胸气滞,疼痛连于腹胁,饮食不下,**木香圆方**:

木香一两　青橘皮一两,汤浸,去白瓤,焙　槟榔一两　桂心一两　干姜半两,炮裂,剉　人参三分,去芦头　细辛三分　吴茱萸半两,汤浸七遍,焙干微炒　川乌头半两,炮裂,去皮脐　贝母三分,煨微黄

右件药捣罗为末,炼蜜和捣三二百杵,圆如梧桐子大,每服不计时候以粥饮下二十圆,常含三五圆咽津,甚佳。

治膈气心胸间痛,气逆,饮食不下,**小草圆方**:

小草三分　桂心三分　川椒三分,去目及闭口者,微炒去汗　干姜三分,炮裂,剉　细辛三分　附子半两,炮裂,去皮脐

右件药捣罗为末,炼蜜和捣三二百杵,圆如梧桐子大,每服不计时候以粥饮下三十圆。

治五噎诸方

夫五噎者,一曰气噎,二曰忧恚噎,三曰食噎,四曰劳噎,五曰思噎。虽有五名,皆由阴阳不和,三焦隔绝,津液不行,忧恚嗔怒,所以谓之五噎。噎者,噎塞不通故也。

治五噎,胃管气滞,心胸满闷,咽中噎塞,不能下食,**人参散方**:

人参半两,去芦头　半夏半两,汤洗七遍去滑　桂心半两　干姜半两,炮裂,剉　白术半两　草豆蔻一两,去皮　甘草半两,炙微赤,剉　陈橘皮一两,汤浸,去白瓤,焙　枇杷叶半两,拭去毛,炙微黄　荜茇半两　大腹皮一两,剉　丁香半两　诃梨勒皮一两　厚朴一两,去粗皮,涂生姜汁炙令香熟

右件药捣粗罗为散,每服三钱,以水一中盏,入生姜半分,煎至六分,去滓,不计时候稍热服。

治五噎心胸不利,痰壅[1]食少,**半夏散方**:

半夏一两,汤洗七遍去滑　槟榔二两　前胡一两,去芦头　枳壳一两,麸炒微黄,去瓤　吴茱萸半两,汤浸七遍,焙干微炒　人参一两,去芦头　甘草半两,炙微赤,剉　桔梗一两,去芦头　桂心一两

---

〔1〕　壅:原误作"罗",据《类聚》卷106引同方改。

右件药捣筛为散，每服三钱，以水一中盏，入生姜半分，小麦、豆各五十粒，煎至六分，去滓，不计时候稍热服。

治五噎食少，四肢乏力，**木香散方**：

木香半两　人参半两，去芦头　赤茯苓三分　神曲三分，炒微黄　桃人半两，汤浸，去皮尖，双人，麸炒微黄　麦蘖三分，炒微黄　肉豆蔻半两，去壳　青橘皮三分，汤浸，去白瓤，焙　甘草一分，炙微赤，剉

右件药捣细罗为散，每服一钱，以水一中盏煎至五分，和滓不计时候稍热服。

治五噎，胸心气塞，三焦隔绝，咽喉不利，食饮难下，**人参圆方**：

人参一两，去芦头　半夏一两，汤洗七遍去滑　桂心一两　防葵一两　小草一两　附子一两，炮裂，去皮脐　细辛一两　甘草一两，炙微赤，剉　食茱萸一两　紫菀三分，去苗土　干姜三分，炮裂，剉　赤芍药三分　枳实三分，麸炒微黄　川乌头三分，炮裂，去皮脐　诃梨勒皮一两

右件药捣罗为末，炼蜜和捣三二百杵，圆如梧桐子大，每服不计时候以生姜汤下二十圆。

治五噎胸中寒，呕逆气隔，饮食不下，**食茱萸圆方**：

食茱萸三分　干姜三分，炮裂，剉　川椒三分，去目及闭口者，微炒去汗　桂心三分　人参三分，去芦头　细辛三分　赤茯苓半两　白术半两　附子半两，炮裂，去皮脐　陈橘皮三分，汤浸，去白瓤，焙

右件药捣罗为末，炼蜜和捣三二百杵，圆如梧桐子大，不计时候以温酒下二十圆。

治五噎，喉咽壅塞不通，胸膈忧恚气滞，胃寒食少，**干姜圆方**：

干姜半两，炮裂，剉　川椒半两，去目及闭口者，微炒去汗　食茱萸半两　羚羊角屑一两　射干一两　马蔺子一两，微炒　人参一两，去芦头　桂心一两　细辛一两　白术一两　赤茯苓一两　附子一两，炮裂，去皮脐　陈橘皮一两，汤浸，去白瓤，焙　诃梨勒皮一两

右件药捣罗为末，炼蜜和捣三二百杵，圆如梧桐子大，不计时候以生姜汤下三十圆。

治五噎，喉咽妨塞，食饮不下，宜服**昆布圆方**：

昆布一两半，洗去咸味　羚羊角屑半两　柴胡三分，去苗　麦门冬一两半，去心，焙　杏人半两，汤浸，去皮尖，双人，麸炒微黄　天门冬一两半，去心，焙　木通三分，剉　槟榔三分　诃梨勒皮一两半　郁李人一两，汤浸，去皮，微炒　川大黄一两，剉碎，微炒　射干半两　川朴消一两　桂心一两　百合一两　紫苏子半两，微炒　陈橘皮三分，汤浸，去白瓤，焙

右件药捣罗为末，炼蜜和捣三二百杵，圆如梧桐子大，不计时候以热酒下三十圆，夜饭后取一圆如弹圆大，绵裹，含化咽津。

治五噎，心胸咽喉迫塞，痰毒壅滞，涕唾稠粘，不能下食，宜用此吐方：

硫黄一分，细研　阿魏一分，面裹，煨令面熟为度　蜜陀僧一分，细研　安息香一分　砒霜一钱，细研　朱砂一分，细研　乳香一分，别研入　麝香一钱，细研

右件药同研令细，熔乳香、安息香及炼了蜜少许，和圆如菉豆大，每服不计时候以冷茶下五圆，当吐。如人行十里未吐，即再服。

治五噎立效方：

枇杷叶一两，拭去毛，炙微黄　陈橘皮一两，汤浸，去白瓤，焙　生姜半两

右件药都以水二大盏半，煎至一盏半去滓，不计时候分温三服。

又方：

半夏半两，汤洗七遍去滑　芦根一两，剉　甜葶苈半两，隔纸炒令紫色

右件药捣筛，都以水二大盏半，入生姜半两，同煎至一盏半去滓，不计时候分温三服。

又方：

杏人二两，汤浸，去皮尖，双人，麸炒微黄　桂心二两

右件药捣罗为末，炼蜜和圆如酸枣大，不计时候含一圆咽津。

治五噎，心膈气滞烦满，吐逆不下食，方：

芦根五两，细剉，以水三大盏煮取二盏，去滓，不计时候稍热服二合。

治五噎，胸膈咽喉不利，痰逆食少，宜服此方：

半夏七枚，小者，汤洗去滑

右件药捣细罗为散，都为一服，以浓生姜汤调服之，患年多者，不过三服差。

治噎不下食烦闷诸方

夫阴阳不和，则三焦隔绝，致津液不利，故令气塞不调，是以成噎也。此由忧恚所致，忧恚则气结，气结则不宣流，食饮不下，心胸烦闷，故令噎塞不通也[1]。

治心胸噎塞烦闷，食饮不下，**木香散方**：

木香半两　赤茯苓半两　昆布三分，洗去咸味　桔梗三分，去芦头　木通三分，剉　桑根白皮一两，剉　半夏三分，汤洗七遍去滑　射干半两　枇杷叶三分，拭去毛，炙微黄　枳壳三分，麸炒微黄，去瓤　桂心三分　人参三分，去芦头

右件药捣粗罗为散，每服三钱，以水一中盏，入生姜半分，煎至六分，去滓，不计时候温服。

治噎不下食，心胸烦闷，不得眠卧，**芦根散方**：

芦根一两，剉　木通半两，剉　射干三分　半夏三分，汤洗七遍去滑　赤茯苓半两　人参一两，去芦头　甘草半两，炙微赤，剉　枳壳三分，麸炒微黄，去瓤

右件药捣筛为散，每服三钱，以水一中盏，入生姜半分，煎至六分，去滓，不计时候温服。

治噎，心胸烦满，食饮不下，腹胁妨闷，**诃梨勒散方**：

诃梨勒皮一两半　桂心三分　枳壳三分，麸炒微黄，去瓤　陈橘皮一两，汤浸，去白瓤，焙　甘草半两，炙微赤，剉　芦根一两，剉　木瓜三分，干者　木香半两　羚羊角屑三分

右件药捣细罗为散，不计时候煎木瓜汤调下一钱。

治噎，心胸短气烦闷，不能下食，**半夏圆方**：

半夏一两，汤洗七遍去滑　木香一两　枳壳二两，麸炒微黄，去瓤　羚羊角屑一两　桂心一两半

右件药捣罗为末，以生姜自然汁煮面糊，和圆如梧桐子大，每服不计时候煎木瓜汤下二十圆。

治噎，不能下食，咽喉壅塞，心胸烦闷，**生姜汁煎方**：

生姜汁五合　白蜜五两　人参二两，去芦头，捣罗为末　百合二两，捣罗为末　牛酥五合

右件药内铜锅中，以慢火煎如膏，不计时候含一圆如半枣大，咽津。或煎人参汤调下一茶匙亦得。

又方：

右取舂杵头糠细罗，以老牛涎和圆如弹子大，不计时候含一圆咽津。

---

〔1〕　也：原作"方"。此下无方，故《正误》云："'方'疑当作'也'。"

治气噎诸方

夫气噎者，由阴阳不和，脏气不理，寒气填于胸膈，故噎塞不通，而谓之气噎，令人喘悸胸背痛也。

治气噎食饮不下，腹中雷鸣，大便不通，**利气槟榔散**方：

槟榔一两　木香半两　芎䓖半两　诃梨勒皮一两　昆布一两,洗去咸味　桂心半两　甘草一分,炙微赤,剉　川大黄一两,剉碎,微炒　半夏半两,汤洗七遍去滑

右件药捣粗罗为散，每服四钱，以水一中盏，入生姜半分，煎至六分，去滓，不计时候稍热服。

治气噎不通，心悸喘急，胸背疼闷，咽喉壅塞，**半夏散**方：

半夏三分,汤洗七遍去滑　柴胡一两,去苗　羚羊角屑一两　射干三分　赤茯苓一两　桔梗三分,去芦头　昆布一两,洗去咸味　甘草半两,炙微赤,剉　木香半两

右件药捣粗罗为散，每服三钱，以水一中盏，入生姜半分，煎至六分，去滓，不计时候稍热服。

治气噎心膈壅塞，不能下食，宜服此方：

赤茯苓一两　桂心半两　桑根白皮一两

右件药捣粗罗为散，每服三钱，以水一中盏，入粟米一茶匙，煎至六分，去滓，不计时候温服。

治气噎极甚，咽喉胸膈壅塞不通，**桂心散**方：

桂心一两　吴茱萸半两,汤浸七遍,焙干微炒　射干一两　赤茯苓一两　木香半两

右件药捣粗罗为散，每服三钱，以水一中盏，入生姜半分，煎至六分，去滓，不计时候稍热服。

治咽喉不利，胸膈气噎，不能下食，方：

半夏一两半,汤洗七遍去滑　桂心三分　木香半两

右件药捣粗罗为散，每服二钱，以水一中盏，入生姜半分，煎至六分，去滓，不计时候温服。

治胸中气噎不下食，喉中如有肉块，方：

昆布二两,洗去咸味　小麦二合

右件药以水三大盏煎候小麦烂熟，去滓，每服不计时候吃一小盏，仍拣取昆布，不住含三两片子，咽津极妙。

治气噎胸膈不利，烦满不下食，方：

蜜半升　酥半升　生姜汁半升

右件药相和，以慢火煎成膏，收于瓷合中，每取半枣子大含化咽津。或内热酒中调服之亦得。

治胸膈气噎塞，烦闷不下饮食，腹胁妨胀，秘涩不通，**大腹皮圆**方：

大腹皮一两,剉　木香一两　诃梨勒皮一两　桂心半两　川大黄一两半,剉碎,微炒　半夏一两,汤洗七遍去滑　前胡一两,去芦头　枳壳一两,麸炒微黄,去瓤　青橘皮一两,汤浸,去白瓤,焙　芎䓖三分　干木瓜一两　郁李人一两,汤浸,去皮,微炒

右件药捣罗为末,炼蜜和捣三二百杵,圆如梧桐子大,每服不计时候煎生姜木通汤下三十圆。

治食噎诸方

夫食噎者,此由脏冷而不理,津液涩少,而不能传行饮食,故食入则噎塞不通,故谓之食噎。胸内痛不得喘息,食不下是也。

治饮食喜噎,宜服**半夏散**方:

半夏一两,汤洗七遍去滑　干姜一两,炮裂,剉　石膏二两　人参一两,去芦头　菰蒌根一两　桂心一两　甘草半两,炙微赤,剉　吴茱萸半两,汤浸七遍,焙干微炒

右件药捣粗罗为散,每服三钱,以水一中盏,入生姜半分,枣二枚,小麦、小豆各五十粒,同煎至六分,去滓,不计时候稍热服。

治食噎饮食不下,妨闷极甚,**羚羊角散**方:

羚羊角屑一两　前胡一两,去芦头　甘草一两,炙微赤,剉　人参二两,去芦头　陈橘皮二两,汤浸,去白瓤,焙　赤茯苓一两　马蔺子二两,微炒

右件药捣粗罗为散,每服三钱,以水一中盏,入生姜半分,煎至六分,去滓,不计时候稍热服。

治气隔食噎,方:

川大黄一两,剉碎,微炒　诃梨勒皮一两半

右件药捣罗为末,炼蜜和圆如梧桐子大,每服不计时候以粥饮下十圆。

治胸膈气滞,食噎不下,方:

舂杵头细糠一合　昆布末一两

右件药用老牛涎一合,生百合汁一合,二味以慢火煎,入少蜜搅成膏,搜前二味圆如鸡头实大,不计时候含一圆,细细咽津。

又方:

右以手巾布裹舂杵头糠,时时拭齿。

又方:

右用炭火捣细罗为散,炼蜜和圆如酸枣大,不计时候含一圆,细细咽津。

治卒食噎方:

陈橘皮一两,汤浸,去白瓤,焙干捣末

右以水一大盏煎取半盏,稍热顿服。

又方:

右用鸡毛烧灰五两,滑石末三两,相合令匀,不计时候煎榆白皮汤调下一钱。

又方:

右取老牛涎沫如枣核大,置水中饮之,终身不噎。

又方:

鸬鹚喙,当噎时以衔之,则下。

又方:

羚羊角屑一两

右捣细罗为散,每服不计时候以粥饮调服一钱。亦可以角水磨,涂咽喉外。

治噎病方:

狼喉结曝干,捣罗为末,入半钱于饭内食之。

治卒噎法:

左右傍人,可与轻解衣带,勿令噎者知,则愈。

治醋咽诸方

夫醋咽者,由上焦有停痰,脾胃有宿冷,故不能消谷,谷不能消,则胀满而气逆,所以好咽而吞酸,致气息酸臭也。

治哕逆酸咽,胸膈不利,食少腹胀,**陈橘皮散**方:

陈橘皮二两,汤浸,去白瓤,焙　白槟榔一两　人参一两,去芦头　白术一两　厚朴一两半,去粗皮,涂生姜汁炙令香熟

右件药捣粗罗为散,每服四钱,以水一中盏,入生姜半分,枣二枚,煎至六分,去滓,不计时候稍热服。

治食毕即醋咽,心胸气滞,腹胁疼痛,不能下食,**人参散**方:

人参二两,去芦头　吴茱萸半两,汤浸七遍,焙干微炒　木香半两　半夏一两,汤洗七遍去滑　陈橘皮二两,汤浸,去白瓤,焙　高良姜一两,剉

右件药捣粗罗为散,每服三钱,以水一中盏,入生姜半分,枣三枚,煎至六分,去滓,不计时候稍热服。

治酸咽吐水及白沫,食饮不消,腹胁胀满,**槟榔散**方:

槟榔一两　厚朴二两,去粗皮,涂生姜汁炙令香熟　甘草半两,炙微赤,剉　川大黄一两,剉碎,微炒　白术一两　诃梨勒皮一两　陈橘皮一两半,汤浸,去白瓤,焙　吴茱萸半两,汤浸七遍,焙干微炒　桂心一两

右件药捣粗罗为散,每服三钱,以水一中盏,入生姜半分,煎至六分,去滓,不计时候稍热服。

治食讫醋咽多噫,食饮不下,脾胃虚冷,**白术散**方:

白术一两　吴茱萸半两,汤浸七遍,焙干微炒　高良姜一两,剉　桂心一两　人参一两,去芦头

右件药捣粗罗为散,每服三钱,以水一中盏,入生姜半分,煎至六分,去滓,不计时候稍热服。

治醋咽胸中气塞,食饮不下,**半夏散**方:

半夏半两,汤洗七遍去滑　人参一两,去芦头　赤茯苓一两　甘草半两,炙微赤,剉　吴茱萸半两,汤浸七遍,焙干微炒　诃梨勒皮二两

右件药捣粗罗为散,每服三钱,以水一中盏,入生姜半分,枣三枚,煎至六分,去滓,不计时候稍热服。

治脾胃冷气上攻,胸膈切痛,醋咽不能下食,**木香散**方:

木香一两　厚朴一两,去粗皮,涂生姜汁炙令香熟　槟榔一两　陈橘皮二两,汤浸,去白瓤,焙　白术二两　甘草半两,炙微赤,剉　高良姜一两,剉　前胡二两,去芦头

右件药捣粗罗为散,每服三钱,以水一中盏,入生姜半分,煎至六分,去滓,不计时候稍热服。

治胸胁支满，背上时寒，腹胀多噫，醋咽气逆，**前胡圆方**：

前胡一两半,去芦头　枳壳一两,麸炒微黄,去瓤　桂心一两　草豆蔻一两,去壳　高良姜一两,剉　干姜半两,炮裂,剉　赤茯苓一两　吴茱萸一两,汤浸七遍,焙干微炒　赤芍药一两　厚朴二两,去粗皮,涂生姜汁炙令香熟　川大黄二两,剉碎,微炒　杏人一两,汤浸,去皮尖、双人,麸炒微黄

右件药捣罗为末，炼蜜和捣三二百杵，圆如梧桐子大，每服不计时候以生姜汤下三十圆。

治脾肺气冷，上攻胸膈，呕吐酸水，不思饮食，腹胁虚胀，**槟榔圆方**：

槟榔半两　高良姜三分,剉　陈橘皮半两,汤浸,去白瓤,焙　桂心一分　厚朴半两,去粗皮,涂生姜汁炙令香熟　诃梨勒皮半两　半夏半两,汤洗七遍去滑　草豆蔻半两,去皮　白术半两

右件药捣罗为末，炼蜜和捣三二百杵，圆如梧桐子大，不计时候以生姜汤下三十圆。

又方：

槟榔二两　陈橘皮一两半,汤浸,去白瓤,焙

右件药捣细罗为散，每服不计时候以生姜蜜汤调下一钱。